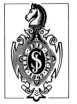

G. Riecker

Klinische Kardiologie

Krankheiten des Herzens,
des Kreislaufs und der Gefäße

Unter Mitarbeit von
H. Avenhaus, H. D. Bolte, W. Hort
B. Lüderitz, B. E. Strauer

Zweite, neubearbeitete
und ergänzte Auflage

Mit 292 Abbildungen

Springer-Verlag
Berlin Heidelberg New York 1982

Professor Dr. Gerhard Riecker
Medizinische Klinik I der Universität,
Klinikum Großhadern,
Marchioninistraße 15, 8000 München 70

ISBN 3-540-10787-8 Springer-Verlag Berlin Heidelberg New York
ISBN 0-387-10787-8 Springer-Verlag New York Heidelberg Berlin

ISBN 3-540-07316-7 1. Auflage Springer-Verlag Berlin Heidelberg New York
ISBN 0-387-07316-7 1st edition Springer-Verlag New York Heidelberg Berlin

CIP-Kurztitelaufnahme der Deutschen Bibliothek
Klinische Kardiologie: Krankheiten d. Herzens,
des Kreislaufs und der Gefäße / G. Riecker. Unter
Mitarbeit von H. Avenhaus ... – 2., neubearb.
u. erg. Aufl. – Berlin; Heidelberg; New York:
Springer, 1982.
ISBN 3-540-10787-8 (Berlin, Heidelberg, New York)
ISBN 0-387-10787-8 (New York, Heidelberg, Berlin)
NE: Riecker, Gerhard [Hrsg.]; Avenhaus, Heinrich [Mitverf.]

Das Werk ist urheberrechtlich geschützt. Die dadurch begründeten Rechte, insbesondere die der
Übersetzung, des Nachdruckes, der Entnahme von Abbildungen, der Funksendung, der Wiedergabe
auf photomechanischem oder ähnlichem Wege und der Speicherung in Datenverarbeitungsanlagen
bleiben, auch bei nur auszugsweiser Verwertung, vorbehalten. Die Vergütungsansprüche des § 54,
Abs. 2 UrhG, werden durch die „Verwertungsgesellschaft Wort", München, wahrgenommen.

© by Springer-Verlag Berlin · Heidelberg 1975, 1982

Printed in Germany.

Die Wiedergabe von Gebrauchsnamen, Handelsnamen, Warenbezeichnungen usw. in diesem Werk
berechtigt auch ohne besondere Kennzeichnung nicht zu der Annahme, daß solche Namen im Sinne
der Warenzeichen- und Markenschutz-Gesetzgebung als frei zu betrachten wären und daher von jedermann benutzt werden dürften.

Satz, Druck und Bindearbeiten: Konrad Triltsch, Würzburg
2119/3140-543210

Unseren akademischen Lehrern

Kurt Kramer
Johannes Linzbach
Herbert Schwiegk
Rudolf Zenker

in Dankbarkeit gewidmet

Vorwort

Mit dem vorliegenden Werk beabsichtigen wir, die Krankheiten des Herzens, des Kreislaufs und der Gefäße in enger Verbindung mit der gesamten inneren Medizin und in einer auf die praktischen Bedürfnisse ausgerichteten Form für Studierende und Ärzte darzustellen.
Jeder Beitrag schildert die mit den einfachen Mitteln der Vorgeschichte, des Beschwerdebildes und der körperlichen Untersuchung faßbaren Symptome und ihre differentialdiagnostische Abgrenzung, außerdem den Aussagewert apparativ ermittelter Meßgrößen sowie die Indikationen und Risiken spezieller invasiver Untersuchungsmethoden. In den Therapieempfehlungen (einschl. Notfallpläne, Prophylaxe und Nachsorgemaßnahmen) haben wir unsere eigenen Erfahrungen und die im Schrifttum niedergelegten Dosierungsangaben, ferner die verfügbaren statistischen Ergebnisse zur Spätprognose verwertet und den Wirkmechanismus, die Pharmakokinetik sowie die Nebenwirkungen der aufgeführten Pharmaka berücksichtigt. Die pathologisch-anatomischen und pathophysiologischen Erläuterungen sind problembezogen ausgewählt und sollen das Verständnis der Pathogenese vertiefen. Die knapp gehaltenen Literaturhinweise beschränken sich auf die wichtigsten Originalmitteilungen und auf das weiterführende Schrifttum.
Wir sind uns der Schwierigkeiten bewußt, die klinische Kardiologie in dem vorgegebenen Umfange umfassend zu beschreiben. Auf Vollständigkeit wurde deshalb verzichtet, was die Auslassung sehr seltener Anomalien des Herz-Gefäß-Systems, von Außenseitermethoden, von umstrittenen Behandlungsverfahren wie auch von Randgebieten erklären möge. Dessen ungeachtet erbitten wir von unseren ärztlichen Lesern Kritik und Ergänzungsvorschläge. – Dem Springer-Verlag danken wir für die bewährte Zusammenarbeit, für die sachkundige Beratung und wertvolle Unterstützung bei der Herstellung der zweiten Auflage dieses Buches.

Der Herausgeber
Die Autoren

Inhaltsverzeichnis

1	**Einleitung**	1
2	**Untersuchungsmethoden**	7
2.1	*Die allgemeinen Untersuchungsmethoden* (G. RIECKER)	7
2.1.1	Vorgeschichte	7
2.1.2	Beschwerdebild	7
2.1.3	Inspektion	10
2.1.4	Palpation	11
2.1.5	Perkussion des Herzens	12
2.1.6	Auskultation des Herzens (und der Gefäße)	12
2.2	*Spezielle Untersuchungsmethoden*	14
2.2.1	Elektrokardiogramm (B. E. STRAUER)	14
2.2.2	Phonokardiographie (B. LÜDERITZ)	26
2.2.3	Sphygmographische Methoden (B. LÜDERITZ)	30
2.2.4	Echokardiographie (H. D. BOLTE)	33
2.2.5	Vektorkardiographie (B. LÜDERITZ)	47
2.2.6	Röntgenologische Untersuchung des Herzens (H. D. BOLTE)	49
2.2.7	Angiographie des Herzens und der Gefäße (H. D. BOLTE)	55
2.2.8	Die Sondierung des Herzens (einschl. Meßgrößen) (B. E. STRAUER)	67
2.2.9	Nuklearmedizinische Methoden	84
2.2.10	Angiologische Untersuchungsmethoden (B. LÜDERITZ)	92
2.2.11	Belastungsprüfung des Herzens, der Lunge und des Kreislaufs (G. RIECKER)	99
2.3	*Literatur*	103
3	**Spezifische Herzmuskelerkrankungen und Kardiomyopathien** (H. D. BOLTE mit Beiträgen von W. HORT)	113
3.1	*Allgemeines*	113
3.2	*Rheumatische Karditis*	113
3.2.1	Pathologische Anatomie (W. HORT)	113
3.2.2	Ätiologie und Pathogenese	115
3.2.3	Klinik und Diagnostik	117
3.2.4	Therapie	123
3.2.5	Prognose	123
3.3	*Karditis bei bakterieller Sepsis*	124
3.3.1	Pathologische Anatomie (W. HORT)	124
3.3.2	Pathogenese	124
3.3.3	Klinik	126
3.3.4	Therapie	128
3.3.5	Prognose	138
3.4	*Virale Herzerkrankung*	138
3.4.1	Pathologische Anatomie (W. HORT)	138
3.4.2	Ätiologie und Pathogenese	138
3.4.3	Klinik und Diagnostik	140
3.4.4	Therapie	143
3.4.5	Prognose	144
3.5	*Immunkardiopathien*	144
3.5.1	Pathologische Anatomie (W. HORT)	144
3.5.2	Herzerkrankungen bei Kollagenosen	145
3.5.3	Postmyokardinfarkt-Spätsyndrom (Dressler-Syndrom)	147
3.5.4	Postkardiotomie-Syndrom	147
3.5.5	Obliterative (restrictive) Kardiomyopathien	148
3.6	*Alkoholische Herzerkrankung*	154
3.6.1	Symptome und Diagnostik	155
3.6.2	Therapie	161

3.7	Pathologische Anatomie der Kardiomyopathien (W. HORT) . . .	161
3.8	Ätiologisch ungeklärte Kardiomyopathien	164
3.8.1	Dilative Kardiomyopathie	164
3.8.2	Hypertrophische Kardiomyopathie – Hypertrophisch-obstruktive Kardiomyopathie	168
3.9	Perikarditis	171
3.9.1	Ätiologie und Pathogenese	172
3.9.2	Symptomatologie	173
3.9.3	Klinik und Diagnostik	174
3.9.4	Therapie	176
3.10	Literatur	179
4	**Erworbene Herzklappenfehler** (H. D. BOLTE mit einem Beitrag von W. HORT)	185
4.1	Allgemeines	185
4.2	Pathologische Anatomie (W. HORT)	185
4.2.1	Normaler Aufbau der Herzklappen	185
4.2.2	Allgemeine Pathologie	186
4.2.3	Spezielle Pathologie	187
4.2.4	Chronische Klappenfehler des rechten Herzens	188
4.3	Pathogenese	188
4.4	Mitralstenose	188
4.4.1	Funktionelle Anatomie und Hämodynamik.	188
4.4.2	Symptomatologie	189
4.4.3	Differentialdiagnose	194
4.4.4	Therapie und Prognose	196
4.5	Mitralinsuffizienz	201
4.5.1	Funktionelle Anatomie und Hämodynamik	201
4.5.2	Symptomatologie	202
4.5.3	Therapie und Prognose	204
4.6	Aortenstenose	208
4.6.1	Allgemeines und Historisches . . .	208
4.6.2	Funktionelle Anatomie und Hämodynamik.	209
4.6.3	Symptomatologie	210
4.6.4	Therapie und Prognose	215
4.7	Aorteninsuffizienz	217
4.7.1	Funktionelle Anatomie und Hämodynamik.	217
4.7.2	Symptomatologie	218
4.7.3	Therapie	223
4.7.4	Kombinierte Aortenklappenfehler .	225
4.8	Herzklappenchirurgie – allgemein .	226
4.8.1	Herzklappenprothesen	226
4.8.2	Prognose nach Klappenoperationen	227
4.9	Erworbene Tricuspidalklappen- fehler.	230
4.9.1	Tricuspidalstenose	230
4.9.2	Tricuspidalinsuffizienz	231
4.10	Pulmonalklappeninsuffizienz	232
4.11	Literatur	232
5	**Angeborene Herzfehler** (H. AVENHAUS)	237
5.1	Häufigkeit und Klassifikation . . .	237
5.2	Aortenisthmusstenose (Coarctatio aortae)	237
5.3	Offener Ductus arteriosus Botalli	240
5.3.1	Pathologische Anatomie	240
5.3.2	Pathophysiologie.	241
5.3.3	Klinische Symptomatologie	241
5.3.4	Verlauf und Komplikationen	242
5.3.5	Behandlung.	242
5.3.6	Differentialdiagnose	242
5.4	Vorhofseptumdefekt (ASD)	242
5.4.1	Pathologische Anatomie	242
5.4.2	Pathophysiologie.	243
5.4.3	Klinische Symptomatologie	243
5.4.4	Verlauf und Komplikationen	245
5.4.5	Operative Therapie	245
5.4.6	Differentialdiagnose	245
5.5	Ventrikelseptumdefekt (VSD) . . .	246
5.5.1	Pathologische Anatomie	246
5.5.2	Pathophysiologie.	246
5.5.3	Klinische Symptomatologie	246
5.5.4	Komplikationen und Verlauf . . .	247
5.5.5	Operative Therapie	248
5.5.6	Differentialdiagnose	248
5.5.7	Kombinierte Mißbildungen mit VSD	248

5.6	*Fallot-Tetralogie*	249	6.1.1 Einleitung	265
			6.1.2 Funktionelle Anatomie des	
5.6.1	Pathologische Anatomie	249	Coronargefäßsystems	265
5.6.2	Pathophysiologie	249	6.1.3 Pathologische Anatomie	
5.6.3	Klinische Symptomatologie	250	(W. HORT)	267
5.6.4	Klinischer Verlauf und		6.1.4 Pathophysiologie der Coronar-	
	Komplikationen	251	durchblutung	270
5.6.5	Behandlung	251	6.1.5 Pathophysiologie des Angina	
5.6.6	Differentialdiagnose	252	pectoris-Anfalles	275
			6.1.6 Nosologie	278
5.7	*Transposition der großen Gefäße*	252	6.1.7 Symptomatologie	283
			6.1.8 Differentialdiagnose	
5.7.1	Pathologische Anatomie	252	„Präcordialschmerz"	288
5.7.2	Pathophysiologie	252	6.1.9 Spezielle Diagnostik	289
5.7.3	Klinische Symptomatologie	252	6.1.10 Therapie und Prophylaxe	296
5.7.4	Verlauf und Komplikationen	253	6.1.11 Spontanverlauf, Prognose	
5.7.5	Behandlung	253	und Therapieresultate	312
5.7.6	Sonderformen der Transposition	254		
5.7.7	Korrigierte Transposition der		6.2 *Myokardinfarkt*	314
	großen Gefäße	254		
			6.2.1 Pathologische Anatomie	
5.8	*Truncus arteriosus communis*	254	(W. HORT)	314
			6.2.2 Hämodynamik	317
5.8.1	Pathologische Anatomie	254	6.2.3 Symptomatologie	321
5.8.2	Pathophysiologie	255	6.2.4 Spezialuntersuchungen	322
5.8.3	Klinische Symptomatologie	255	6.2.5 Differentialdiagnose	332
5.8.4	Behandlung	255	6.2.6 Komplikationen	333
5.8.5	Differentialdiagnose	256	6.2.7 Intensivpflege	336
5.8.6	Sonderformen des Truncus	256	6.2.8 Therapie	340
			6.2.9 Verlauf und Prognose	353
5.9	*Persistierender gemeinsamer Atrioventricularkanal, Endo- kardkissendefekte*	256	6.2.10 Rehabilitation	355
			6.3 *Literatur*	357
5.10	*Angeborene Tricuspidalfehler*	257		
			7 Cor pulmonale (B. E. STRAUER	
5.10.1	Ebstein-Syndrom	257	mit 2 Beiträgen von W. HORT)	363
5.10.2	Tricuspidalatresie	257		
			7.1 *Definition*	363
5.11	*Pulmonalstenose*	258		
			7.2 *Akutes Cor pulmonale*	363
5.11.1	Pathologische Anatomie	258		
5.11.2	Pathophysiologie	258	7.2.1 Pathologische Anatomie	
5.11.3	Klinische Symptomatologie	259	(W. HORT)	363
5.11.4	Operative Behandlung	260	7.2.2 Nosologie	364
			7.2.3 Hämodynamik	366
5.12	*Angeborene Aortenfehler*	260	7.2.4 Klinische Symptomatologie	366
			7.2.5 Spezialuntersuchungen	367
5.13	*Coronararterienanomalien*	261	7.2.6 Differentialdiagnose	370
			7.2.7 Verlauf und Prognose	370
5.14	*Literatur*	261	7.2.8 Therapie	370
			7.2.9 Rezidivprophylaxe und	
			Nachsorge	372
6	**Coronare Herzkrankheit** (B. E. STRAUER mit 2 Beiträgen von W. HORT)	265	7.3 *Chronisches Cor pulmonale*	374
			7.3.1 Pathologische Anatomie	
			(W. HORT)	374
6.1	*Angina pectoris und Coronar- insuffizienz*	265	7.3.2 Nosologie	374
			7.3.3 Klinische Symptomatologie	375

7.3.4	Hämodynamik	375	8.6	*Klinik spezieller Syndrome* (B. LÜDERITZ) ... 430
7.3.5	Spezialuntersuchungen	377		
7.3.6	Differentialdiagnose	378		
7.3.7	Therapie	379	8.6.1	Sinusknotensyndrom ... 430
			8.6.2	Wolff-Parkinson-White-Syndrom .. 437
7.4	*Literatur*	380	8.6.3	Carotissinussyndrom ... 443

8 Rhythmusstörungen des Herzens .. 381

8.7 *Therapie der Herzrhythmus-störungen* (B. LÜDERITZ) 444

8.1 Normale und pathologische Anatomie der Reizbildung und Erregungsleitung (W. HORT) ... 381

8.7.1 Einleitung............ 444
8.7.2 Allgemeiner Behandlungsplan ... 445
8.7.3 Medikamentöse Therapie von Herzrhythmusstörungen....... 446
8.1.1 Anatomische Vorbemerkungen .. 381
8.7.4 Elektrotherapie 469
8.1.2 Pathologisch-anatomische Befunde 382

8.8 Literatur 497

8.2 Elektrophysiologie des Herzens (H. AVENHAUS) 383

9 Schock, Kollaps, akute Kreislaufinsuffizienz (G. RIECKER) ... 507

8.2.1 Elektrophysiologie der Herzmuskelfaser........... 384
8.2.2 Die ektopische Erregung 390
9.1 Begriffe und Definitionen 507
8.2.3 Flimmertheorien. 391
8.2.4 Re-entry-Tachykardien 393
9.2 Ätiologie 507
8.2.5 Arrhythmiegenese beim Herzinfarkt........... 397
9.2.1 Hypovolämischer Schock 507
8.2.6 Die elektrische Defibrillation ... 398
9.2.2 Kardiogener Schock 509
8.2.7 Der elektrische Schrittmacher ... 398
9.2.3 Septischer Schock 509
9.2.4 Anaphylaktischer Schock 510
8.3 Das EKG bei Herzrhythmus-störungen (H. AVENHAUS) 399
9.2.5 Andere Schockformen 510

8.3.1 Definitionen............ 399
9.3 Pathophysiologie 510
8.3.2 Nomotope Reizbildungsstörungen............ 401
9.3.1 Volumenregulation........ 510
8.3.3 Heterotope Störungen der Reizbildung........... 402
9.3.2 Hämodynamik 514
9.3.3 Nierenfunktion 516
8.3.4 Störungen der Erregungsleitung .. 410
9.3.4 Mikrozirkulation und Gerinnungssystem....... 518
8.3.5 Doppelrhythmen (und Rhythmenwechsel) 416
9.3.5 Lungenfunktion 521
9.3.6 Stoffwechsel und Sauerstoffverbrauch. 522
8.4 Klinische Symptomatologie von Herzrhythmusstörungen (H. AVENHAUS) 418

9.4 Klinik 523

8.4.1 Allgemeine Symptomatologie ... 418
9.4.1 Symptomatologie 523
8.4.2 Spezielle Symptomatologie und Klinik einzelner Syndrome 423
9.4.2 Verlauf. 524
9.4.3 Komplikationen 524
9.4.4 Prognose 526
8.5 Hämodynamik bei Herzrhythmusstörungen (H. AVENHAUS) . 425
9.4.5 Überwachung des Patienten ... 527

9.5 Therapie 529
8.5.1 Hämodynamik bradykarder Herzrhythmusstörungen...... 426
9.5.1 Der allgemeine Behandlungsplan . 529
8.5.2 Hämodynamik tachykarder Herzrhythmusstörungen...... 427
9.5.2 Sofortmaßnahmen 529
9.5.3 Ärztliche Prophylaxe und Nachsorge 537
8.5.3 Hämodynamik bei Vorhofflimmern 429
8.5.4 Hämodynamik bei Extrasystolie .. 429
9.6. Literatur 538

Inhaltsverzeichnis

10	**Asthma cardiale und Lungenödem** (G. Riecker)	541
10.1	*Ätiologie und Pathophysiologie*	541
10.1.1	Störungen der Ventilation	542
10.1.2	Lungencapillardruck	542
10.1.3	Der kolloidosmotische Druck des Blutes	543
10.1.4	Die Eiweißpermeabilität der Capillarwände	544
10.1.5	Der Gewebsdruck in der Lunge	544
10.1.6	Der Einfluß einer Lymphabflußstörung	545
10.2	*Klinik*	545
10.2.1	Symptomatologie und klinischer Verlauf	545
10.2.2	Differentialdiagnose	546
10.2.3	Komplikationen	547
10.3	*Therapie und Prophylaxe*	547
10.3.1	Der allgemeine Behandlungsplan	547
10.3.2	Sofortmaßnahmen	547
10.3.2	Behandlung der Grundkrankheit	550
10.3.4	Symptomatische Therapie	551
10.3.5	Ärztliche Nachsorge und Prophylaxe	553
10.4	*Literatur*	553
11	**Chronische Herzinsuffizienz** (G. Riecker, B. Lüderitz und B. E. Strauer, mit einem Beitrag von W. Hort)	557
11.1	*Einleitung*	557
11.2	*Nosologie*	557
11.3	*Pathologische Anatomie* (W. Hort)	558
11.4	*Pathophysiologie*	562
11.4.1	Die Regulation der Herzmuskelproteinsynthese	562
11.4.2	Die Vorgänge der elektromechanischen Koppelung	567
11.4.3	Die Mechanik des insuffizienten Herzens	568
11.4.4	Die Pathogenese des kardialen Ödems	584
11.5	*Klinik*	588
11.5.1	Symptomatologie und klinischer Verlauf	588
11.6	*Therapie*	598
11.6.1	Kausaltherapie	598
11.6.2	Herzglykoside	598
11.6.3	Diuretica	609
11.6.4	Allgemeine Behandlungsmaßnahmen	616
11.6.5	Die sog. therapierefraktäre Herzinsuffizienz	616
11.7	*Literatur*	621
12	**Der arterielle Bluthochdruck** (G. Riecker, mit einem Beitrag von W. Hort)	625
12.1	*Einleitung*	625
12.2	*Pathologische Anatomie* (W. Hort)	626
12.3	*Einteilung der Hypertonieformen*	628
12.4	*Symptomatologie und klinischer Verlauf*	630
12.5	*Risikofaktoren, Organkomplikationen und Lebenserwartung*	632
12.6	*Spezielle Formen der Hypertonie*	634
12.6.1	Primäre (=essentielle) Hypertonie	634
12.6.2	Die sekundären Formen der Hypertonie	651
12.7	*Differentialdiagnose und gezielte Suchdiagnostik*	662
12.8	*Die medikamentöse Behandlung der Hypertonie*	663
12.9	*Literatur*	672
13	**Chronische Hypotension** (H. D. Bolte)	677
13.1	*Einteilung*	679
13.1.1	Primäre (konstitutionelle) Hypotension	679
13.1.2	Sekundäre Hypotension	679
13.2	*Symptomatologie*	681
13.3	*Therapie*	682
13.4	*Literatur*	684

14	**Krankheiten der Gefäße** (B. Lüderitz und G. Riecker, mit zwei Beiträgen von W. Hort) 687	14.3.2 Physiologische Vorbemerkungen . . 729
		14.3.3 Epidemiologie 730
		14.3.4 Allgemeine Symptomatologie . . . 730
		14.3.5 Therapeutische Richtlinien 735
14.1	*Begriffe und Definitionen* 687	*14.4*	*Krankheiten der Capillaren* 738
14.2	*Krankheiten der Arterien* 688	*14.5*	*Krankheiten der Lymphgefäße* . . . 741
14.2.1	Pathologische Anatomie (W. Hort) 688	*14.6*	*Mißbildungen der Blutgefäße* . . . 743
14.2.2	Physiologische Vorbemerkungen . . 693	*14.7*	*Literatur* 744
14.2.3	Klinik 694
14.2.4	Therapeutische Richtlinien 718
14.3	*Krankheiten der Venen* 728	**15**	**Zeittafel** 747
14.3.1	Pathologische Anatomie (W. Hort) 728	**16**	**Sachverzeichnis** 749

Autorenverzeichnis

Professor Dr. H. AVENHAUS
II. Medizinische Klinik
des Landeskrankenhauses
Ketschendorferstraße 33
8630 Coburg

Professor Dr. H. D. BOLTE
Medizinische Klinik I
der Universität München
Klinikum Großhadern
Marchioninistraße 15
8000 München 70

Professor Dr. W. HORT
Pathologisches Institut
der Universität
Moorenstraße 5
4000 Düsseldorf 1

Professor Dr. B. LÜDERITZ
Medizinische Klinik I
der Universität München
Klinikum Großhadern
Marchioninistraße 15
8000 München 70

Professor Dr. G. RIECKER
Medizinische Klinik I
der Universität München
Klinikum Großhadern
Marchioninistraße 15
8000 München 70

Professor Dr. B. E. STRAUER
Medizinische Klinik I
der Universität München
Klinikum Großhadern
Marchioninistraße 15
8000 München 70

1 Einleitung

rerum cognoscere causas (Horaz)

*Eine Annäherung an Wahrheit ist möglich,
sicheres Wissen ist uns versagt.
Unser Wissen ist ein kritisches Raten,
ein Netz von Hypothesen,
ein Gewebe von Vermutungen.* (K. R. Popper)

In der klinischen Kardiologie stehen wir ebenso wie in der allgemeinen Medizin in einem für unseren Beruf eigentümlichen Spannungsfeld zwischen naturwissenschaftlicher Erkenntnismethode und dem ärztlichen Handeln. Daß ärztliches Handeln auch dort noch gefordert sein kann, wo die Wissenschaft uns im Stich läßt [4], unterstreicht diese Problematik.

Die naturwissenschaftliche Methode hat Schule gemacht, und diese imponierende Entwicklung naturwissenschaftlicher Methoden war die Voraussetzung für den Erfahrungszuwachs der vergangenen Jahrzehnte. Damit eng verknüpft ist das Verhältnis der Medizin zur Technik.

Medizin und Technik. Quantitativ sehen wir uns mit einer Fülle von apparativ verarbeiteten Methoden konfrontiert, die zur Schonung des Patienten und letzten Endes auch aus Kostengründen dazu herausfordert, sorgfältig zwischen nützlichen und entbehrlichen technischen Mitteln zu unterscheiden. Denn ohne eine solche kritische Einordnung unseres Instrumentariums in den ärztlichen Arbeitsablauf würden wir der Vielfalt des Angebotenen erliegen, uns im Dickicht zahlloser maschinell gewonnener Daten verlieren und unsere Patienten einem inhumanen, weil kommunikationslosen Materialismus ausliefern.

In welchem Umfange die Technik in die moderne Medizin schon Eingang gefunden hat, zeigt sich deutlich daran, daß Sachkompetenz sich heute nicht mehr allein auf Stoffwissen und Erfahrungswissen, sondern zunehmend auf Fähigkeiten gründet, spezielle Methoden zu beherrschen. Häufig wird die Rolle, die jemand in einem vorgegebenen Arbeitsprogramm zu erfüllen hat, wesentlich vom Methodischen her bestimmt und leitet von dort her, und nicht selten überwertig, ihren Leistungswert ab.

Es ist offenkundig, daß diese Methodenexplosion der Subspezialisierung schier unaufhaltsam den Weg bereitet und die Gefahr eines unbezogenen, unkritischen Medizinkonsums heraufbeschwört, und zwar dadurch, daß sie den Kranken zum Projekt eines zum Selbstzweck angewachsenen Diagnosensystems degradiert.

Kritische Indikationsstellung, Abwägung von Aussage und Risiko, Praxisbezogenheit der Maßnahmen, interdisziplinäre Kooperation (Konsiliarsystem!) und erläuternder Dialog mit dem Patienten sind unverzichtbare Ansprüche, um der drohenden Überspezialisierung zu begegnen [7].

Weit verbreitet ist die Utopie einer grundsätzlichen Überwindbarkeit aller Krankheiten, was im sozialen Kontext leicht zu einer Überschätzung der Gesunden und vor allem zu einer Abwertung der nicht mehr oder noch nicht rehabilitierten Kranken führt. Der nicht rehabilitierbare Kranke wird dann für die moderne Gesellschaft sehr bald zu einer Last. Verführt von der Illusion einer leidfreien Gesellschaft, befinden wir uns allenthalben auf der Flucht vor dem Leiden, das wir längst heimlich zu einer sinnleeren Verlegenheit degradiert haben. Ärztlich geht es darum, uns selbst wieder leidensfähig zu machen, um dann auch am Leiden anderer zu leiden [2].

Funktionsdiagnostik in Stufen. Für die Gegebenheiten der ärztlichen Praxis macht diese Entwicklung zunächst einmal die Aufstellung von allgemein verbindlichen, d. h. standardisierten Untersuchungsprogrammen (Diagnostik in Stufen) und ebenso von standardisierten Behandlungsprogrammen (z. B. Notfallpläne, Nachsorgepläne) notwendig.

Es muß erwähnt werden, daß die gerade hierdurch erreichbare Steigerung von ärztlicher Leistung, die dem Patienten unmittelbar zugute kommt, zweifellos durch einen gewissen Verlust an individueller Handlungsfreiheit des einzelnen Arztes infolge wachsender Interdependenz mit seinen Partnern eingetauscht werden muß, ein Problem, mit dem sich jede Gesellschaft – nolens volens – auseinandersetzen muß, und das mit der technologischen Entwicklung aufs engste verknüpft ist.

In Anlehnung an die bisher geübte Praxis soll sich der Funktionsablauf eines diagnostischen Programms in 3 Hauptstufen gliedern:

Stufe I: Erstuntersuchender Arzt
bettseitige Untersuchungstechnik
kleines Labor, EKG

Stufe II: Fachärzte
Röntgenuntersuchung
nicht-invasive Registriermethoden
(z. B. EKG, Phonokardiogramm, Echokardiogramm, Pulsregistrierung, Ergometrie)
großes Routinelabor

Stufe III: Spezialisten
invasive Methoden
(Herzkathetermethoden, Angiographie, diagnostische Elektrostimulation, Myokardbiopsie)
Hormonanalysen
biochemische, immunbiologische, bakteriologische und serologische Untersuchungen
Anwendung von Radionukliden etc.

Unter der Bezeichnung „erstuntersuchender Arzt" ist derjenige Untersucher zu verstehen, der sich der Mittel der biographischen und anamnestischen Erforschung des Krankheitsverlaufs, der bettseitigen Untersuchungstechnik und wenig aufwendiger Laborhilfen sowie des EKG bedient und hieraus den weiteren Untersuchungsgang oder die Soforttherapie entscheidet. Sein Tätigkeitsbereich kann verschieden sein: praktischer Arzt, Facharzt, Betriebsarzt, Stationsarzt. Notaufnahmearzt etc. Entscheidend ist hier nicht die Berufsbezeichnung oder ein Zertifikat, sondern die ausgeübte Rolle in einem vorgegebenen diagnostischen Untersuchungsgang.

Welches Gewicht den einzelnen Untersuchungsinstanzen zukommt, ist von Krankheit zu Krankheit ganz verschieden.

Auf dem Herz-Kreislauf-Sektor gibt es eine große und immer noch wachsende Zahl von Krankheiten und Folgestörungen, die nur in gemeinsamer Bemühung und mit dem organisierten Einsatz aller technischen Hilfsmittel verhütet, diagnostiziert und behandelt werden können: sekundäre Hypertonien, erworbene und angeborene Herzfehler, Coronarinsuffizienz und Myokardinfarkt, die Myokarditiden, thromboembolische Erkrankungen, entzündliche und nichtentzündliche (z. B. diabetische) Angiopathien etc.

Die heute weitgehend standardisierten Untersuchungsprogramme bei Hypertonie sind exemplarisch für das, was unter einer gezielten, stufenweise aufgebauten Suchdiagnostik zu verstehen ist (s. S. 662).

In den meisten Fällen wird die Diagnose, zumindest die begründete Vermutungsdiagnose, mit den einfachen, aber umfassenden Hilfsmitteln der diagnostischen Stufe I gestellt, wohingegen den speziellen apparativen Hilfsmitteln (Röntgen, EKG, Echokardiogramm, Herzkatheter etc.) die Rolle zu quantifizieren, zu lokalisieren und gültig zu beweisen zukommt. In diesem Sinne muß deshalb die überragende Bedeutung der anamnestischen Erhebung und einer präzisen wie geübten Untersuchung des Kranken durch den erstuntersuchenden Arzt betont werden.

Medizin und Forschung. Die uns heute verfügbaren diagnostischen und therapeutischen Methoden wie auch die Kenntnisse über nosologische Zusammenhänge sind das Ergebnis von klinischer und experimenteller Forschung. Täglich wirft unsere Arbeit am Krankenbett neue Fragen auf, die allein mit Hilfe wissenschaftlicher (nicht allein naturwissenschaftlicher) Analyse beantwortet werden können. Daraus folgt, daß jeder Arzt, ständig um Verbesserung von Diagnostik und Therapie bemüht, klinische Forschung selbst bewegen muß oder zumindest *kritisch* die Forschungsergebnisse anderer in seine Praxis einbeziehen muß. Jeder von uns befindet sich also von der Natur der Sache her zwangsläufig in einem fortwährenden Frage-, Erkenntnis- und Lernprozeß: Ärzte – eine Gemeinschaft der Lernenden! Die Erfahrung lehrt, daß der im fließenden Erkenntnisprozeß geschulte Arzt im Vergleich zu dem auf „Kochrezepte" gedrillten Kollegen mindestens in einem entscheidenden Punkt im Vorteil ist: er denkt und handelt kritischer.

Es ist offenkundig, daß jeder Versuch, Wissen (= Besitz von Erfahrungen und Einsichten) und Erkenntnis (= sich Aneignen von Sachverhalten) zu vermehren, auf eine Vielzahl von Problemem stößt, die gedanklich berücksichtigt werden müssen. Mit jedem neuen Schritt sehen wir uns mit einem Methoden-, Theorien- und Ideenpluralismus ganz verschiedenartiger historischer Provenienz konfrontiert, der uns jedesmal zu der äußersten Bemühung auffordert, jeder Fragestellung einen ihr inhaltlich adäquaten methodischen Ansatz beizuordnen; und zwar eingedenk der Erfahrung, daß der wissenschaftliche Erkenntnisprozeß von der Methodenlehre determiniert wird.

Noch schwieriger ist der nächste Schritt, nämlich ein einmal validiertes Ergebnis in einen größeren theoretischen Zusammenhang einzubringen oder gar damit einen neuen übergreifenden Gedanken (Hypothese, Theorie) zu bemühen. Hegel sagt: „Der Lebensprozeß umfaßt die gedoppelte Tätigkeit: *einerseits* stets die Realunterschiede aller Glieder und Bestimmtheiten des Organismus zur sinnlichen Existenz zu bringen, *andererseits* aber, wenn sie in selbständiger Besonderung erstarren und abschließen wollen, an ihnen ihre allgemeine Idealität, welche ihre Belebung ist, geltend zu machen."

Bezogen auf unseren ärztlichen Beruf und auf dem Boden des gegenwärtig verfügbaren Erfahrungswissens kann man die Antinomie zwischen dem Einzelnen und dem Ganzen auch folgendermaßen formulieren: „Unter den vielen kranken Menschen öffnet jeder einzelne seinem Arzt einen jeweils anderen Zugang zum Ganzen. Die Summe dieser partikularen Einblicke in das Ganze ergibt immer noch nicht das Ganze" (RIECKER, 1979).

Am Beispiel der Hochdruckkrankheit lernen wir die fehlende Deckungsfähigkeit zwischen den Methoden und Erkenntnissen der Biologie, der Psychosomatik und der Soziologie kennen. Indem sie sich wechselseitig in der umfassenden Analyse des Krankseins ergänzen, verhalten sie sich zueinander *komplementär*. Bei gleichzeitigem Gebrauch als Erklärungsmodi für die *ganze* Wirklichkeit des Krankseins schließen sie sich aber infolge der begrenzten Reichweite ihrer jeweiligen Methoden, Begriffssysteme und Schlußfolgerungen gegenseitig aus. Obwohl aufeinander bezogen, lassen sie sich doch nicht unmittelbar ineinander überführen (BUCHBORN, 1980) [4].

Pharmakotherapie. Rational begründete und der jeweiligen Situation angemessene therapeutische Entscheidungen sind, wie der ärztliche Alltag lehrt, nicht einfach Umsetzungen von starr vorgegebenen Indikationskatalogen, sondern so gut wie immer Resultat eines ziemlich komplexen Denkprozesses, der sorgfältiges Abwägen nach Nutzen und Risiko, Erfahrung, subtile Kenntnisse der Pharmakokinetik und Pharmakodynamik sowie der Arzneimittelinteraktionen, von Nebenwirkungen und Kontraindikationen, Einfühlung in die individuelle Situation des Patienten, aber auch Intuition beinhaltet. Die Multimorbidität vieler Patienten stellt an den Ausbildungsstand des Therapeuten hohe Anforderungen.

Das pharmakologische Experiment liefert uns Angaben über Resorption, Stoffverteilung, Stoffabbau, Receptorbindung und -ausscheidung. Die enge Verknüpfung von experimenteller Pharmakologie und Pharmakotherapie liegt auf der Hand, und nirgendwo sind unsere ärztlichen Entscheidungen so sehr an naturwissenschaftliche Fakten gebunden wie hier. Beispiele sind die Abhängigkeit der Glykosidtoleranz von der extracellulären Kaliumkonzentration, die Verdrängung der Herzglykoside vom Glykosidreceptor der Herzmuskelzellmembran durch Diphenylhydantoin, die Potenzierung der Wirkung von Dicumarol durch Salicylate, Phenylbutazon usw., die barbituratinduzierte Enzymaktivität in der Leber, der gesteigerte Östrogen-Abbau und die gesteigerte Metabolisierung von Digito-

xin durch das Tuberkulostaticum Rifampicin; ferner die Hemmung der mikrosomalen Oxidation von Tolbutamid durch Chloramphenicol, die verlängerte Halbwertszeit bei gleichzeitiger Anwendung von Paracetamol und Salicylsäure durch Verminderung der Glucuronidierung beider Substanzen, verstärkter Insulineffekt durch Alkohol, etc.
Angesichts der Vielfalt dieser Determinanten verwundert die verhältnismäßig hohe Zahl von Arzneimittelnebenwirkungen, nämlich rund 5% per verordnetes Mittel [1], nicht. Zweifelsohne geht auch die Persönlichkeit des Therapeuten in das Behandlungskonzept mit ein: seine Geduld oder seine Ungeduld, seine Vorsicht wie seine Unbekümmertheit, seine intellektuelle Redlichkeit wie seine Selbstüberschätzung, seine innere Beteiligung am Schicksal seines Patienten wie auch seine Selbstgeltungsansprüche. Es liegt auf der Hand, daß das eine Verhalten therapeutische Fehlerchancen eher minimiert, das andere iatrogene Komplikationen geradezu herausfordert.

Probleme der klinischen Nosologie. Mehr als uns möglicherweise bewußt ist, bezieht sich das therapeutische Handeln zunächst auf die unmittelbar erkennbaren Krankheitszeichen (Leitsymptom- und Syndromklassifizierung) und auf die Einschätzung der Prognose. Dementsprechend zielt der patientenzentrierte Untersuchungsgang in erster Linie auf die Gewinnung von basalen Meßgrößen, ohne daß diese Befunde im einzelnen geeignet zu sein brauchen, den Erkenntnisprozeß bis hin zur nosologisch begründeten Diagnose voranzutreiben. Dieser Modus einer „Therapie ohne Diagnose" steht in der Notfallbehandlung vitaler Organfunktionsstörungen, bei unklärbaren Krankheitsbildern als „Diagnose ex iuvantibus" und nicht selten bei der Indikationsstellung zu operativen Eingriffen ganz im Vordergrund, dem sich eine Verdichtung von nachfolgend eingeholten Erkenntnisinhalten bis hin zur mehr oder weniger unscharfen Diagnose im Sinne des traditionell nosologischen Ordnungsbegriffes oder der Krankheitseinheit sukzessive anschließt. Jeder einzelne dieser Erkenntnisschritte wird zur Voraussetzung verbesserten therapeutischen Handelns.

In bezug auf den therapeutischen Nutzen „kann eine Diagnose u. U. ein bloß beschreibender oder benennender Ausdruck, ein hypothetisches Zwischenergebnis, aber auch die wissenschaftlich zwingende Zuordnung eines krankhaften Geschehens zu einem definierten Krankheitsbild sein, das in der Systematik der klinischen Nosologie einen festen Platz einnimmt und (sofern es genügend aufgeklärt und verstanden ist) eine rationelle und spezifische Therapie ermöglicht und fordert. – Einziges Ziel auch der wissenschaftlichen Medizin ist nicht die intellektuelle Befriedigung des Arztes durch die Diagnose, sondern die Behandlung des Patienten; aber auch, daß dabei die Motive des Helfenwollens untrennbar mit den Notwendigkeiten des Wissenmüssens verknüpft sind" [3]. In diesem Sinne versteht sich die klinische Kardiologie als ein unselbständiges, mit den übrigen Subspezialitäten methodisch und nosologisch vielfach verknüpftes Teilfachgebiet der inneren Medizin.

Psychovegetative Störungen. Bemerkenswert ist bei allem Umfang unseres Wissens aber doch die verbreitete Verlegenheit, ja Unfähigkeit von naturwissenschaftlich ausgebildeten Ärzten, den sog. funktionellen Organstörungen diagnostisch und therapeutisch zu begegnen. Die Angaben über die Häufigkeit funktioneller Syndrome schwanken zwischen 25 und 80%, die Altersverteilung bevorzugt das 2. und 3. Lebensjahrzehnt, die Symptomatologie ist bunt, unbestimmt und entzieht sich dem objektiven Nachweis durch Test und Zahl.
Dagegen sind einige ihrer Folgestörungen wie Trunksucht, Eßsucht, Medikamentenabusus und Rauchgewöhnung der Gegenstand wiederum genauer somatischer Analysen, gewissermaßen Forschung am Symptom, und gerade deswegen ohne Aussicht auf therapeutische Einwirkung.
Diese Beispiele sind geradezu symptomatisch dafür, daß naturwissenschaftliches Denken, wenn es sich nur noch kausal-mechanistisch oder allein mit Hilfe technisch unterstützter Testverfahren und Meßergebnisse vollzieht und dann zur materialistischen Ideologie erhebt, eine für uns und für die Erziehung unserer jungen Ärzte folgen-

schwere Fehlentwicklung beinhalten würde; die, weil zum Selbstzweck geworden, das ärztliche Urteilen und Handeln verarmen und den Patienten einem mehr oder weniger undifferenzierten und unbarmherzigen Zahlenfetischismus ausliefern würde.

Wie sehr die geistige und körperliche Gesundheit eines Menschen von seinem geglückten Lebensentwurf, von dem Erlebnis der Geborgenheit in Familie und Gemeinschaft, von der Achtung seiner Mitmenschen bestimmt wird, wissen wir alle. Um so dringlicher scheint es, daß die lehrende Medizin die Biographie des Kranken, seine sozialen Umstände und die Konformation seiner geistigen und seelischen Bedürfnisse gleichfalls methodenkritisch erfaßt und der objektiven Analyse systematisch zugänglich macht [6].

Es ist in diesem Zusammenhang der Erwähnung wert, daß HELMHOLTZ schon 1877 in seinem berühmt gewordenen, oft zitierten Antrittsvortrag zur Feier des Stiftungstages der Militärischen Bildungsanstalt in Berlin über „Das Denken in der Medizin" auf die weitreichenden Konsequenzen der naturwissenschaftlichen Denkweise und ihre Rückwirkung auf die Medizin hingewiesen hat:

„Unsere Generation hat noch unter dem Druck spiritualistischer Metaphysik gelitten, die jüngere wird sich wohl vor dem der materialistischen zu wahren haben. Ich bitte Sie, nicht zu vergessen, daß auch der Materialismus eine metaphysische Hypothese ist, eine Hypothese, die sich im Gebiet der Naturwissenschaften allerdings als sehr fruchtbar erwiesen hat, aber doch immer eine Hypothese bleibt" [5].

Literatur

1. Boston Coll. Drug. Surv. Progr. Am. J. Hosp. Pharmacol. *30*, 584 (1973)
2. BÖCKLE, F.: Humanitas et scientia. Humanitas in der Medizin ein Lernprozeß.
3. BUCHBORN, E.: Medizin ohne Diagnose? Internist *16*, 2. Berlin 1975
4. BUCHBORN, E.: Die Medizin und die Wissenschaften vom Menschen. Verhdlg. dtsch. Ges. inn. Med., J. F. Bergmann, München, 86. Band, Seite XLIII (1980)
5. HELMHOLTZ, H.: Vorträge und Reden, 2. Bd. Braunschweig 1896
6. JORES, A.: Der Kranke mit psychovegetativen Störungen. 4. Aufl. Göttingen: Vandenhoeck & Ruprecht 1973
7. RIECKER, G.: Experiment und klinische Medizin. M. M. W. *117*, 557 (1975)

2 Untersuchungsmethoden

2.1 Die allgemeinen Untersuchungsmethoden

Für die Erkennung und Beurteilung von Krankheiten des Herzens und des Kreislaufs ist die Erfassung der Vorgeschichte, des Beschwerdebildes und die körperliche Untersuchung des Kranken mit den einfachen Methoden der bettseitigen Untersuchung unerläßlich und von ergiebiger Aussagekraft. Aber erst die Verknüpfung der hierdurch gewonnenen Einzelbefunde erlaubt brauchbare diagnostische Überlegungen. Dagegen verrät der Versuch, aus einem einzigen Symptom bzw. Befund eine umfassende Diagnose zu formulieren, den klinisch Unerfahrenen. Unrationell und unverantwortlich ist es, ungezielt, d. h. ohne gründliche Untersuchung mit nicht-invasiven Methoden, die speziellen, oft risikobelasteten Untersuchungstechniken einzusetzen.

Die nachfolgenden Ausführungen sind stichwortartige Aufzählungen und sollen das praktische Vorgehen markieren. Bezüglich Einzelheiten und Grundlagen sei auf das weiterführende Schrifttum verwiesen.

2.1.1 Vorgeschichte

Familienanamnese (z. B. beim arteriellen Hochdruck), Erbleiden (z. B bei angeborenen Herz- und Gefäßanomalien), Kindheitsentwicklung, Schulfähigkeit, Geburten, Vorkrankheiten, speziell: eitrige Tonsillitis, fieberhafter Gelenkrheumatismus, Infektionskrankheiten, katarrhalische Infekte, allergische Hauterscheinungen; Angaben über das *zeitliche* Auftreten einer Blausucht, einer verminderten körperlichen Leistungsfähigkeit, von Beinschwellungen, von Atemnot, von Herzrhythmusstörungen etc. Berufsanamnese, Lebensweise, Rauchgewohnheiten, Alkoholkonsum. Medikamente, speziell Abführmittel, entwässernde Pharmaka, Digitalispräparate etc. – Psychosoziale Anamnese – Ergebnisse früherer Untersuchungen.

2.1.2 Beschwerdebild

Minderung der körperlichen Leistungsfähigkeit: entsprechend der Einteilung der New York Heart Association 1945 (s. Tabelle 11.13 auf S. 590).

Atemnot: In Ruhe (Ruhedyspnoe): beim klinischen Schweregrad IV chronischer Herzkrankheiten, bei fortgeschrittener respiratorischer Insuffizienz im Gefolge primärer Lungenkrankheiten; psychisch ausgelöste Tachypnoe und Dyspnoe; Lungenembolie. Während körperlicher Belastung (Belastungsdyspnoe): kardialer und pulmonaler Genese, Übergewicht, Trainingsmangel, Anämie.
In Form nächtlicher Anfälle von Atemnot (sog. Asthma cardiale, z. B. bei Linksherzinsuffizienz, Mitralstenose), Orthopnoe (vornehmlich bei Zuständen mit akuter und chronischer Lungenstauung). Hingegen deuten Angaben über das Empfinden „nicht durchatmen zu können" oder „gelegentlich tief Luft holen zu müssen" (Seufzeratmung), eher auf nicht-organische, psychosomatische Zusammenhänge hin.

Herzrhythmusstörungen. Herzklopfen (= verstärkter Herzschlag, meist jedoch rhythmisch und normofrequent): Trainingsmangel, Anämie, Hyperthyreose, im Gefolge psychischer Erregung, bei gesteigerter Proprioceptivität, aber auch im Verlaufe von Hochdruckkrisen, bei Herzfehlern (z. B. Aor-

teninsuffizienz höheren Schweregrades) und nach Applikation herzwirksamer Pharmaka (z. B. Digitalis, Coffein).
Herzjagen, Herzrasen (schnelle rhythmische oder arrhythmische Herzschlagfolge): meist situativ oder anfallsweise als supraventriculäre paroxysmale Tachykardie oder ventriculär entstandene Heterotopien (s. 8.3.3), seltener verursacht durch eine paroxysmale Vorhoftachykardie (z. B. bei Digitalisüberdosierung) oder bei Tachyarrhythmia absoluta (meist durch Vorhofflimmern, -flattern). – Angaben über „Aussetzen des Herzschlages" im Gefolge von supraventriculär oder ventriculär entstandenen Extrasystolen; Abhängigkeit von körperlicher Belastung weist auf organische Ursachen hin.

Schmerzen im Oberkörper. Typische Angina pectoris (im Gefolge einer Coronarinsuffizienz): Brustenge, retrosternales Brennen, Schmerzen in der Herzgegend mit Ausstrahlung meist in linke Schulter und Radialsegment des linken Armes, Hals und Unterkiefer beiderseits, weniger häufig auf die rechte vordere Brusthälfte und rechte Schulter; belastungsabhängig, Kälteauslösung, Besserung durch Nitropräparate. Im Ruhezustand auftretende Angina-pectoris-Anfälle lassen an Hochdruckkrisen oder Coronarspasmen denken! Retrosternaler Dauerschmerz: Verdacht auf Myokardinfarkt, Perikarditis; Differentialdiagnose: Refluxoesophagitis bei Hiatushernie oder Achalasie. – Atypische Angina pectoris: „early morning angina" (beim Aufwachen, Aufstehen, verschwindet beim Umhergehen); „walk through angina" (Belastungsschmerz, der beim Weitergehen verschwindet); „Prinzmetal-angina" (Schmerzanfälle in Ruhe, typischer EKG-Befund; s. S. 285); Roemheld-Syndrom (Auslösung von pectanginösen Beschwerden nach Mahlzeiten; sog. gastrokardialer Symptomenkomplex). – Plötzlich auftretender, bedrohlicher Schmerz (Zerreißschmerz) über der vorderen Brustwand *und* am Rücken zwischen den Schulterblättern: Verdacht auf eine Dissektion der Aortenwand (Differentialdiagnose: Perforation eines Sinus-Valsalvae-Aneurysmas). – Thoraxschmerzen, die supraclavicular rechts lokalisiert sind, werden beim Aneurysma bzw. bei entzündlichen Prozessen im Bereich der Aorta ascendens beobachtet.

Auf nichtkardiale Ursachen deuten Angaben über „Stechen in der Brust", „Bruststiche" oder über messerstichartige Brustschmerzen hin; häufig ist dieser Schmerztyp in der Gegend der linken Brustwarze und im Bereich der seitlichen Thoraxwand lokalisiert; tritt er im Liegen und mit Ausstrahlung in den Rücken auf, ist an vertebrogene Wurzelreizsymptome zu denken; eine Abhängigkeit von der Inspiration ist auf eine Pleuritis sicca verdächtig (z. B. Lungenembolie), wird aber auch als Begleiterscheinung einer Pleurodynie (z. B. bei Coxsackie-Virusinfektion), bei myositischen Prozessen im Bereich der Thoraxwand, nach Rippenfraktur und im Sternocostalbereich umschrieben beim Tietze-Syndrom (s. 6.1.8) beobachtet. Abgrenzung nicht-kardialer Schmerzursachen paravertebral: Nucleus-pulposus-Hernie, Kompression eines Wirbelkörpers, Tumoren im Wirbelkanal, Spondylitis ankylopoetica, Tumoren im Mediastinalbereich, Morbus Scheuermann, Tendomyose etc.

Gesichts- und Kopfschmerzen. Unter den zahlreichen Schmerzursachen seien wegen ihrer klinischen Wertigkeit die diffusen Prosopalgien bei entzündlichen Gefäßprozessen (s. S. 699) erwähnt, die bei Autoimmunopathien ggf. mit myositisch bedingten Lähmungserscheinungen der Gesichts-, Augen- und Schlundmuskulatur vergesellschaftet sein können. Hierher gehört auch die Wegener-Granulomatose, die mit schmerzhafter Augen- und Nebenhöhlensymptomatik einherzugehen pflegt (s. S. 705). – Erwähnt seien als Ursache von Gesichts- und Kopfschmerzen: Lid- und Tränendrüsenentzündungen (Hordeolum), Orbitalphlegmone, Oberlippenfurunkel, Nebenhöhlenprozesse, die Thrombophlebitis des Sinus cavernosus, der entzündliche und nicht-entzündliche Exophthalmus; genuine und symptomatische Gesichtsneuralgien (z. B. Herpes zoster ophthalmicus); akute Episkleritis und Iridocyclitis; das Horton-Syndrom (= Erythroprosopalgie: nächtlicher, oft einseitiger Gesichtsschmerz mit Tränen des Auges, Horner-Syndrom, Rötung und Hitzegefühl der Gesichtshaut und Hypersekretion und Anschwellen der Nase). – Das angiocephale Attacken-Syndrom (Migräne) und die Cephalaea vasomotorica gehören zu den alltäglichen Praxisproblemen. Von differentialdiagnostischer Bedeutung sind meningoencephal ausgelöste Kopfschmerzen, bei der akuten Subarachnoidalblutung im Nacken lokalisiert, plötzlich einsetzend und von besonderer Heftigkeit [193].

Synkopen (Anfälle von Bewußtlosigkeit) (Tabelle 2.1) kardialzirkulatorischer Genese: am häufigsten als Adams-Stokes-Anfall im Gefolge einer bradykarden (s. S. 423) oder einer extrem tachykarden Herzrhythmusstörung, bei hochgradiger valvulärer Aortenstenose (meist belastungsabhängig), beim „subclavian steal"-Syndrom, durch einen Kugelthrombus vor einer stenosierten Mitralklappe, beim seltenen Vorhofmyxom, beim hypersensitiven Carotissinussyndrom, als Lach-, Husten- oder Miktionssynkope und im Gefolge einer akuten arteriellen Hypotension bei Hypovolämie oder bei Orthostase, speziell bei der sog. „postural hypotension" (s. 13.3, Tabelle). Klinisch bedeutungsvoll sind intermittierende cerebrale Durchblutungsstörungen kardialer Genese (z. B. Herzinsuffizienz, arterielle Embolie bei Mitralstenose oder nach Myokardinfarkt) und bei Stenosierung der A. carotis interna, die mit anfallsweisem asystematischem Schwindel, vorübergehendem Bewußtseinsverlust oder neurologischen Herdsymptomen einherzugehen pflegen.

Wenig bekannt ist, daß Anfälle mit plötzlichem Hinstürzen ohne oder mit sehr kurzem Bewußtseinsverlust bei peripheren vestibulären Läsionen (z. B. beim Morbus Ménière oder bei den rezidivierenden Vestibulopathien im Intervall) vorkommen können. Diese Anfallssyndrome werden als vestibulär-cerebrale Synkopen bezeichnet. Im Sturz haben die Patienten oft für Bruchteile von Sekunden ein heftiges Schwindelgefühl, z.T. als Drehschwindel, öfter aber als Seitwärtsschwindel mit Scheinbewegungen der Umwelt. Typisch ist ferner die Kombination mit peripheren vestibulären Störungen wie Spontannystagmus, calorischer Unter- oder Überregbarkeit und mit vestibulären Schwindelanfällen [131].

Tabelle 2.1. Synkopale Anfälle (Ursachen)

Aortenstenose
Morgagni-Adams-Stokes-Anfall
Hypersensitiver Carotissinus
„Subclavian-steal"-Syndrom
Kugelthrombus im linken Vorhof
Vorhofmyxom
Lachsynkope
Hustensynkope
Miktionssynkope
„Postural hypotension"
Vagovasale Synkopen
 (z. B. Bauchtrauma, Schmerz)
Psychogene Ohnmacht
Intermittierende cerebrale Durchblutungsstörung
Arzneimittelnebenwirkungen
 (z. B. Novocain, Nitrate, Phentolamin)

Bei der genuinen Glossopharyngeusneuralgie können aufgrund der engen Beziehungen zwischen dem N. glossopharyngeus und dem N. vagus durch Husten oder Niesen vagokardiale bzw. vago-pulmonale Synkopen ausgelöst werden, die als laryngealer Schwindel oder als flüchtige Ohnmacht schon von Charcot beobachtet worden sind [193].

Kurzfristige Störungen des Bewußtseins werden nicht selten als Schwindel verkannt, wobei vor allem epileptische Äquivalente (Absencen, Aurae) und vasale oder kardiale Synkopen zu erwägen sind, gelegentlich aber auch somnolente Episoden bei Medikamenten- oder Drogenabusus vorliegen. „Drop attacks" (Basilarisinsuffizienz), kataplektische Zustände (Narkolepsie) sowie tetanische Anfälle gehen *ohne* Bewußtseinsverlust einher. Nicht selten müssen psychopathologische Syndrome wie vegetative Neurosen, hypochondrische Beschwerden, Phobien, manchmal auch kinästhetische Mißempfindungen abgegrenzt werden [33]. Abgrenzung von psychiatrischen und hirnorganischen Ursachen sowie von endogenen (z. B. Porphyrie, Durchgangssyndromen bei Überwässerung, Disequilibrium-Syndrom, Hypercalciämie, Hypoglykämie) Ursachen und exogenen Intoxikationen!

Schmerzen im Bereich der Extremitäten: Intermittierendes Hinken (Claudicatio intermittens) weist auf arterielle Durchblutungs-

störungen hin; bei Haltungsschmerz und Ruheschmerz: Abgrenzung thrombophlebitischer Ursachen, Polyneuropathie, Weichteilrheumatismus, vertebragene Wurzelreizsyndrome (Lumbosacralbereich).
Vieldeutig und diagnostisch nur in Verbindung mit anderen Symptomen wegweisend sind Angaben über Müdigkeit, Mattigkeit, Kopfdruck, kardiale Mißempfindungen („ich spüre, daß ich ein Herz habe"), über Schweregefühl der Beine, Wadenkrämpfe, kalte Hände und Füße sowie Hitzewallungen. Diagnostisch unbrauchbar ist die allgemeine Angabe von „Kreislaufstörungen". Zur Symptomatologie psychovegetativer Störungen s. [110].

2.1.3 Inspektion

Die Beobachtung des Kranken hinsichtlich seines Bewußtseinszustandes, seines Ernährungszustandes, seines Körperbaues, seiner körperlichen Belastbarkeit, Haltung, Bewegung und Sprache, Hautfarbe, Behaarung, Pigmentverteilung, Atmung, Venenfüllung, sichtbarer Pulsationen, trophischer Störungen etc. liefert eine Vielzahl wertvoller Informationen, die den Schweregrad der Krankheit und den Leidenszustand des Patienten vermitteln und darüber hinaus spezielle diagnostische Hinweise geben. Die kardiologische Diagnostik bedient sich des *gesamten* Katalogs der Körperuntersuchung; einigen Krankheitszeichen kommt allerdings eine besondere Aussagekraft zu: Cyanose, Uhrglasnägel und Trommelschlegelfinger, Raynaud-Syndrom, acrale Nekrosen, abnorme Pulsationen, Füllungszustand und Pulsationen der V. jugularis, Dyspnoe, Herz- und Gefäßgeräusche etc.

Cyanose. Die Blaufärbung der Wangen, Lippen, Schleimhäute, der Conjunctiven und des Nagelbettes wird als *zentrale Cyanose* bezeichnet; ihr liegt – mit Ausnahme der seltenen Fälle mit einer Methämoglobinämie – eine arterielle Hypoxämie entweder als Folge einer alveolären Minderbelüftung der Lunge (z. B. bei chronischer Lungenstauung, beim Lungenemphysem) oder eine Beimischung venösen Blutes in den arteriellen Kreislaufabschnitt (z. B. Rechts-links-Shunt bei Fallot-Tetralogie) zugrunde. – Eine Verlangsamung des Blutstromes in der Endstrombahn (z. B. bei chronischer Herzinsuffizienz, im Schockzustand) bewirkt eine vermehrte prozentuelle Extraktion des Blutes an Sauerstoff, die arteriovenöse Sauerstoffdifferenz wird größer, der Sauerstoffgehalt des Venenblutes ist erniedrigt; demzufolge sind die (venenreichen) Hautpartien des Körperstammes, Lippen und Akren flächenhaft livide verfärbt: *periphere Cyanose*. – Lokalisierte Cyanosen (z. B. an den Akren, Unterschenkeln, Lippen) sind Ausdruck örtlicher vasomotorischer Reaktionen (z. B. auf Kältereiz bei lokaler Stauung oder im Rahmen eines postthrombotischen Syndroms) und daher ohne Aussagewert hinsichtlich kardialer Funktionen oder allgemeiner Kreislaufperfusion. – Livedo racemosa, Raynaud-Syndrom.

Uhrglasnägel und **Trommelschlegelfinger** sind am häufigsten Begleitsymptome einer chronischen und höhergradigen arteriellen Hypoxämie pulmonaler (z. B. Asthma bronchiale) oder kardialer Genese (z. B. primär cyanotische angeborene Herzfehler).

Abnorme Pulsationen. Verstärkte Carotispulsationen (z. B. bei Aorteninsuffizienz), pulsierende Parenchymstrumen (z. B. bei Hyperthyreose), Pulsationen in der Supraclaviculargrube (z. B. bei a.v.-Fistel und Aneurysma der A. subclavia), der sichtbare Herzspitzenstoß (bei Linksherzhypertrophie), systolische Hebungen der vorderen Brustwand, oft mit einem Herzbuckel (Voussure) vergesellschaftet (bei angeborenen Herzfehlern mit Rechtsherzhypertrophie), diskrete pulssynchrone Dehnungen sichtbarer Körperarterien (z. B. infolge arteriosklerotischer Wandveränderungen der A. temporalis, A. radialis, A. tibialis post. oder Venen (z. B. der V. jugularis bei Tricuspidalinsuffizienz).

Füllungszustand und Pulsation der V. jugularis. Bei einer Steigerung des zentralen Venendruckes bleibt die *Füllung der V. jugularis* auch im Sitzen erhalten, dabei ist das Gärtnersche Zeichen (Entleerung der Handrückenvenen bei Anheben des Unterarmes über Vorhofhöhe) positiv. Ein hepatojugulärer Reflux weist auf eine verminderte Dehn-

barkeit des Niederdrucksystems (z. B. im Gefolge einer Rechtsherzinsuffizienz oder bei venöser Einflußstauung extrakardialer Ursache) hin. Mögliche Ursachen einer venösen Einflußstauung: Rechtsherzinsuffizienz, tumoröse oder entzündliche Mediastinalprozesse, Tricuspidalstenose, Constrictio pericardii (Panzerherz), Pericarditis exsudativa, substernale Struma (Tauchkropf), Thrombose der V. cava superior.
Vergrößerte Amplitude der *a-Welle* (präsystolische Welle) der V. jugularis: Formen der pulmonalen Hypertonie, Pulmonalstenose, Links-rechts-Shunt auf Venen-, Vorhof- oder Ventrikelebene (Lungenvenentransposition, Vorhofseptumdefekte, Ventrikelseptumdefekte) mit sekundärer Rechtsherzhypertrophie, Tricuspidalstenose, Tricuspidalatresie. Kammersystolische Venenpulsation: verläßliches Symptom einer Tricuspidalinsuffizienz (angeboren oder erworben), ggf. mit einem positiven Leberpuls vergesellschaftet. – Kurzzeitiger systolischer Venenkollaps trotz erhöhten venösen Füllungszustandes bei Constrictio pericardii.

Dyspnoe (= abnorm vermehrte Atemarbeit): Belastungsdyspnoe ist ein Frühsymptom bei Belastungsinsuffizienz des Herzens und bei Mitralstenose. Ruhedyspnoe beim Schweregrad IV der chronischen Herzinsuffizienz. Abgrenzung: primär pulmonale Ursachen, Lungenembolie. – Orthopnoe, anfallsweise in Form des Asthma cardiale, generell bei allen Zuständen mit chronischer Lungenstauung (z. B. Mitralstenose, Linksherzinsuffizienz, Hypervolämie), oft mit begleitender Bronchialobstruktion (verlängertes Exspirium). Abgrenzung: Bronchialasthma. – Cheyne-Stokes- und Biot-Atmung: im Gefolge cerebraler Durchblutungsstörungen, bei Linksherzinsuffizienz, pharmakologisch induzierter Atemdepression, Wernicke-Encephalopathie. – Kußmaul-Atmung: Coma diabeticum und metabolische Acidosen anderer Ursache (z. B. bei fortgeschrittener Niereninsuffizienz).

Husten: Nächtliches Auftreten von Husten: oder während körperlicher Belastung: häufig Frühsymptom einer Linksherzinsuffizienz (Stauungslunge!).

Ratschow-Lagerungsprobe: Globale, nichtinvasive Untersuchungsmethode zur Aufdeckung arterieller Durchblutungsstörungen im distalen Bereich der unteren Extremitäten (Durchführung [104]). Einzelheiten s. S. 93.

Trendelenburg-Probe: Prüfung der Klappenschlußfähigkeit im Bereich der V. saphena magna [104]. Einzelheiten s. S. 97.

Perthes-Probe: Prüfung der Klappenschlußfähigkeit der V. communicantes im Unterschenkelbereich [104]. Einzelheiten s. S. 97.

2.1.4 Palpation

Arterielle Pulsverteilung und abnorme Gefäßpulsationen: Fehlende Radialispulse bei bestimmten Formen des Aortenbogensyndroms mit Abgangsstenosen oder Verschluß der A. subclavia und ihrer distalen Aufzweigungen. – Verminderte oder fehlende Pulsation der A. femoralis bei Stenosen im Bereich der Aorta, der A. poplitea im Bereich der Oberschenkelarterien, der Fußpulse (A. tibialis post. und A. dorsalis pedis) im Unterschenkel-Fußbereich. Danach Klassifikation der obliterierenden Arteriopathien in I. Beckentyp, II. Oberschenkeltyp, und III. distalen Typ (s. S. 712). – Arterieller Hochdruck im Bereich der oberen Körperhälfte und verminderte Arterienpulse der unteren Extremitäten: Verdacht auf Aortenisthmusstenose oder Stenosen im Bereich der Bauchaorta. – Palpabler, nicht immer pulsierender Tumor im Abdomen: Verdacht auf Aneurysma der Bauchaorta. – Abnorm lokalisierte Pulsationen im Bereich arteriovenöser Fisteln und Aneurysmen (z. B. Cimino-Shunt bei Patienten im Dauerdialyseprogramm), in Form des positiven (venösen) Leberpulses bei Tricuspidalinsuffizienz und als arterielle Pulsationen intercostal bei Aortenisthmusstenose. Palpable und schmerzhafte Verdickung einer Temporalarterie bei Arteriitis cranialis (s. S. 702).

Pulsqualität: Die Unterdrückbarkeit der Radialispulse gilt als erster Hinweis auf die Höhe des arteriellen Blutdrucks (z. B. bei arteriellem Hochdruck, bei Schockzuständen). – Pulsus celer et altus (z. B. bei Aorteninsuffizienz, Ductus arteriosus Botalli persistens, große a.v.-Fisteln) – Pulsus parvus et tardus (z. B. hochgradige valvuläre Aortenstenose). – Selten eruierbar der Pulsus paradoxus bei Concretio pericardii. – (Einzelheiten s. [45, 195]).

Pulsfrequenz: Nur unsicherer Rückschluß auf die Herzfrequenz. Bei Tachyarrhythmia absoluta oder früh einfallenden Extrasystolen: Pulsdefizit! (= Differenz der über dem Herzen auskultierten Herzschlagfolge und der palpatorisch ermittelten Pulsfrequenz).

Palpables Schwirren: Über beiden Carotiden und Jugulum: fortgeleitetes Stenosegeräusch bei valvulärer Aortenstenose. Abgrenzung: Carotisstenose, Aneurysma im Bereich von Aorta ascendens und Arcus aortae, Knotenstruma, Hyperthyreose.
Im 3.–4. ICR parasternal links: Ventrikelseptumdefekt; selten bei coronarer a.v.-Fistel und nach Perforation eines Sinus-Valsalvae-Aneurysmas.
Herzspitzenregion: spätdiastolisch bei Mitralstenose.
Infraclaviculär links: Ductus arteriosus Botalli persistens.
2. ICR parasternal links: Pulmonalstenose, ggf. Durchflußgeräusch bei großem Vorhofseptumdefekt.
Mitte Sternum: Subaortenstenose und valvuläre Aortenstenose höheren Schweregrades.
Gefäßschwirren bei arteriellen Gefäßstenosen. – Abgrenzung eines palpablen Schwirrens gegen das Hautemphysem (häufig Folge von Rippenfrakturen, z. B. nach transthorakaler Herzmassage).

Hebender Herzspitzenstoß: Außerhalb der Medioclavicularlinie: Zeichen einer Linksherzhypertrophie (z. B. Aorteninsuffizienz, Mitralinsuffizienz). – Innerhalb der MCL und in Form der epigastrischen Pulsation: bei Rechtsherzhypertrophie (z. B. Formen der pulmonalen Hypertonie, Pulmonalstenose) [s. auch 195].
Die Brustwandbewegung des Herzens wird als Apexkardiogramm aufgezeichnet.

Hebende Herzaktion über dem Sternum: Meist bei Rechtsherzhypertrophie (z. B. Pulmonalstenose), selten auch bei Herzwandaneurysma im Bereich der Vorderwand der linken Kammer (z. B. nach Myokardinfarkt).

Hauttemperatur: Kalte Akren (Hände, Wangen, Nase, Stirn) mit Tachykardie, peripherer Cyanose und Hypotonie: Schocksyndrom (sog. kalte, hypotone Tachykardie). Ausnahme: Normale oder erhöhte Hauttemperatur in der frühen Phase des septischen Schocks. – Abgrenzung: Lokale arterielle Durchblutungsstörungen, Raynaud-Syndrom, vasomotorisch bedingte Herabsetzung der Hauttemperatur.

Ödeme und Höhlenergüsse sind vieldeutige Symptome; bei gleichzeitiger kardialer Grundkrankheit *und* Nachweis eines erhöhten zentralen Venendrucks auf kardiale Genese hinweisend. Abgrenzung gegen Lymphödem, Becken- und Beinvenenthrombose, gegen zahlreiche andere Ursachen generalisierter Salz-Wasser-Retention (s. S. 596).

2.1.5 Perkussion des Herzens

Unterscheidung von absoluter und relativer Herzdämpfung praktisch ohne diagnostischen Wert. – Ermittlung der Herzkonfiguration auf perkutorischem Wege ist unsicher. – Von praktischer Bedeutung ist die Perkussion der maximalen äußeren Herzgrenzen, um einen Anhalt über die Herzgröße zu gewinnen (Einzelheiten s. [104]).

2.1.6 Auskultation des Herzens (und der Gefäße)

Beurteilungskriterien: Auskultationspunkt (Punctum maximum), Extratöne (systolisch, diastolisch), Herzgeräusche (systolisch, diastolisch, kontinuierlich) und ihre Fortleitung in die benachbarten Stromabschnitte; ferner perikardiale Reibegeräusche (Grundlagen s. [104, 153, 195]).

Auskultationspunkt (Punctum maximum): Herzspitzenregion und vordere Axillarlinie

2.1 Die allgemeinen Untersuchungsmethoden

(verstärkt in Linkslage und während körperlicher Belastung): Mitralstenose, Mitralinsuffizienz.

Mitte Sternum und 4. ICR parasternal links: Aorteninsuffizienz.

2. ICR parasternal rechts mit Fortleitung in die Carotiden: *valvuläre* Aortenstenose.

Mitte Sternum mit Fortleitung zum 2. ICR parasternal rechts: fixierte oder hypertrophische Subaortenstenose.

2. und 3. ICR parasternal links: die häufigsten angeborenen Herzfehler (Vorhofseptumdefekt, Ventrikelseptumdefekt, Pulmonalstenose).

Infraclaviculär links: Ductus arteriosus Botalli persistens.

Interscapulär, paravertebral links: Aortenisthmusstenose.

Jugulum: Aneurysma der thorakalen Aorta.

Paraumbilical: Nierenarterienstenose.

Unteres Abdomen Mitte: Stenosen und Aneurysmen der Bauchaorta.

Ferner: Arterielle Gefäßgeräusche über stenosierten Gefäßabschnitten, vornehmlich der Extremitäten (A. brachialis, A. femoralis, A. poplitea) und des Halses (A. carotis communis resp. externa oder interna, Truncus brachiocephalicus).

Herztöne:
I. Herzton: verstärkt bei Mitralstenose, Hyperthyreose, sympathicotoner Reaktionslage, Bradykardie; abgeschwächt bis fehlend bei Mitralinsuffizienz, Herzinsuffizienz, Hypertonie, Aortenvitien, bei PQ-Verlängerung, im Schock; Spaltung des I. Herztones bei Schenkelblock (meist Rechtsschenkelblock), künstlichem Schrittmacher, Links-rechts-Shunt (Seitendifferente Schlagvolumina!), Klappeninsuffizienz.

II a. Herzton (Aortenklappenschlußton): verstärkt bei arterieller Hypertonie, postextrasystolischen Herzschlägen, sympathicotoner Reaktionslage, sklerosierenden Prozessen im Bereich der Aorta ascendens oder der Aortenklappen; abgeschwächt bei arterieller Hypotonie, bei valvulärer Aortenstenose, höhergradiger Aorteninsuffizienz, Linksherzinsuffizienz.

II b. Herzton (Pulmonalklappenschlußton): verstärkt bei allen Formen pulmonaler Hypertonie (prä- und postcapillar), bei erhöhtem pulmonalem Durchflußvolumen (z. B. Vorhofseptumdefekt); abgeschwächt bei Pulmonalstenose.

Spaltung der II. Herztöne: von der Respiration abhängig und physiologisch. – Abnorm weite Spaltung bei Rechtsschenkelblock, linksventriculären Extrasystolen, Vorhofseptumdefekt. – Atemfixierte Spaltung bei Vorhofseptumdefekten. – Paradoxe Spaltung (Pulmonalanteil geht dem Aortenanteil zeitlich voran) beim Linksschenkelblock, transvenösem Herzschrittmacher, bei hochgradiger valvulärer Aortenstenose und Aortenisthmusstenose sowie bei erheblicher Volumenbelastung des linken Ventrikels (großes Pendelvolumen bei Aorteninsuffizienz).

Extratöne (Abb. 4.2 auf S. 192).
Frühsystolischer Klick (= ejection click; pathologische Verstärkung des Nachsegmentes des 1. Herztones) bei Aortenstenose, Aortenklappensklerose, Aortenaneurysma, Hypertonie, Aorteninsuffizienz, Pulmonalstenose, pulmonaler Hypertonie, angeborenen Vitien mit Links-rechts-Shunt, Eisenmenger-Reaktion, M. Ebstein, Hyperthyreose.

Der *meso- und spätsystolische Klick* kann Folge einer abgelaufenen Perikarditis sein (sog. perikarditischer Extraton), in anderen Fällen folgt diesem Extraton ein Geräusch und ist hier Hinweis auf eine Mißbildung des Mitralsegels mit kammersystolischem Prolaps eines aneurysmatisch erweiterten Mitralsegels mit begleitender (meist hämodynamisch geringgradiger) Mitralinsuffizienz (s. S. 207).

Der *dritte Herzton* hat dumpfen Klangcharakter, tritt protodiastolisch auf; er ist bei Jugendlichen physiologisch und bei Zuständen mit rasch erfolgender Kammerfüllung (z. B. Mitralinsuffizienz) oder bei verminderter Dehnbarkeit eines Ventrikels (z. B. bei Herzinsuffizienz) pathologisch.

Vorhoftöne sind gewöhnlich leise und niederfrequent und Folgesymptom eines erhöhten enddiastolischen Drucks in der nachgeschalteten Kammer (z. B. Aortenstenose, Kardiomyopathien).

Der *Mitralöffnungston* (nieder- bis mittelfrequent – am häufigsten bei Mitralstenose) fällt 0,07–0,12 sec nach Beginn des II. Herztones ein (s. 4.4.2). Abgrenzung vom protodiastolischen Extraton bei Perikardverkalkungen bzw. Perikarderguß (selten!).

Herzgeräusche: Erst die Verknüpfung von Auskultationsmaximum, Fortleitung und zeitlichem Auftreten eines Geräusches während des Herzcyclus ermöglichen eine anatomische Zuordnung (s. auch [45, 104, 153]).

Systolische Geräusche: Proto-, meso-, spät- und holosystolische Geräusche. Beispiele für ein holosystolisches Geräusch sind die Mitralinsuffizienz mittleren und höheren Schweregrades, die Tricuspidalinsuffizienz und, lauter und ohrnahe, der Ventrikelseptumdefekt. – Spätsystolische Geräusche werden u.a. bei leichtgradigen Formen einer Mitralinsuffizienz gehört. – Klappenstenosen der aortalen oder pulmonalen Ausflußbahn (z.B valvuläre Aorten- oder Pulmonalstenose) oder ein vermehrter Blutdurchfluß durch diese Klappen (z.B. bei Aorteninsuffizienz, beim Vorhofseptumdefekt) führen zu Geräuschen von Crescendo-decrescendo-Charakter (Spindelform im Schallbild!), die in Abhängigkeit vom Schweregrad der Stenose mit einem Intervall vom I. Herzton beginnen (sog. Intervallgeräusche), ihr Geräuschmaximum in der Mitte der Systole oder sogar erst spätsystolisch erreichen und vor bzw. mit Beginn des II. Herztones enden. Fortleitung dieser systolischen Stenosegeräusche in die angrenzenden Gefäßstämme (z.B. bei der valvulären Aortenstenose in die Carotiden).

Diastolische Geräusche: Hochfrequentes, protodiastolisches Geräusch bei der Aorten- und Pulmonalinsuffizienz. – Niederfrequentes, erst im Anschluß an den Mitralöffnungston entstehendes Geräusch bei der Mitralstenose – Abgrenzung: Austin-Flint-Geräusch. Präsystolisches Crescendogeräusch bei Mitralstenose mit noch erhaltenem Sinusrhythmus. – Diastolische Durchflußgeräusche bei Mitral- und Tricuspidalinsuffizienz und bei Links-rechts-Shunts (z.B. Vorhofseptumdefekt, Lungenvenentransposition).

Kontinuierliches Geräusch = systolisch-diastolisches Geräusch, Maschinengeräusch: am häufigsten beim Ductus arteriosus Botalli persistens, bei coronaren a.v.-Fisteln, nach Perforation eines Sinus-Valsalvae-Aneurysmas und bei pulmonalen a.v.-Fisteln.

Herzsynchrone Reibegeräusche meist perikardialen Ursprungs (Pericarditis fibrinosa resp. sicca z.B. im Verlaufe einer Coxsackie-Virusinfektion, im Rahmen eines Dressler-Syndroms (s. S. 147), im Verlauf einer urämischen Intoxikation, beim invasiven Bronchialcarcinom etc.).

2.2 Spezielle Untersuchungsmethoden

2.2.1 Elektrokardiogramm

Ableitungsprogramm: Das Elektrokardiogramm (EKG) ist die Aufzeichnung der elektrischen Potentiale im Ablauf einer Herzaktion (Abb. 2.1). Die Potentiale entstehen im Schrittmachersystem des Herzens, werden in das Arbeitsmyokard fortgeleitet, breiten sich im Gesamtorganismus aus und werden mittels an der Körperoberfläche befestigter Elektroden abgeleitet und auf Direktschreibern, Kathodenstrahloscillographen u.a. registriert. Üblicherweise werden 12 Ableitungspositionen gewählt:
Die bipolaren Einthoven-Standardableitungen I–III (Abb. 2.2a), die unipolaren Goldberger-Ableitungen aVR, aVL, aVF (Abb. 2.2b), die unipolaren Wilson-Brustwandableitungen V_1–V_6 (Abb. 2.2c u. 2.3).

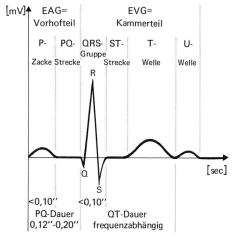

Abb. 2.1a Das normale Elektrokardiogramm einschließlich Lagetypen

2.2 Spezielle Untersuchungsmethoden

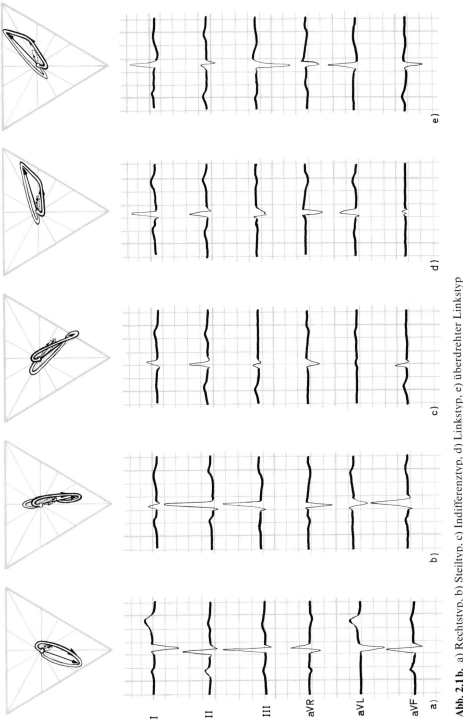

Abb. 2.1b. a) Rechtstyp, b) Steiltyp, c) Indifferenztyp, d) Linkstyp, e) überdrehter Linkstyp

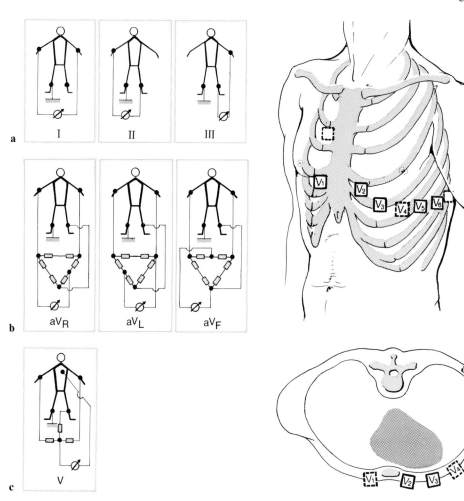

Abb. 2.2a–c. Elektrodenschaltung der Ableitungen nach EINTHOVEN (I–III), GOLDBERGER (aVR, aVL, aVF) und WILSON (V) [125]

Abb. 2.3 Elektrodenposition der Wilson-Brustwandableitungen (V_1–V_6) [125]

Daneben werden *Spezialableitungen* zur Lokalisierung des Vorhofteiles (Oesophagusableitungen, intrakardiale Ableitungen), hoch- und tiefsitzender Myokardläsionen [Wilson-Brustwandableitungen (Abb. 2.3) 2 ICR höher bzw. 2 ICR tiefer], basal und dorsal gelegener Myokardschädigungen (Nehb-Ableitungen), rechtsatrialer und rechtsventriculärer Überlastung (rechtspräcordiale Ableitungen) sowie zur Erfassung der Erregungsausbreitung im spezifischen Reizleitungssystem (His-Bündel-Elektrographie), zur Infarkt- bzw. Ischämiearealgrößenbestimmung (präcordiales EKG-Mapping) und zur Computer-Diagnostik des EKG (Frank-Ableitungen) angewendet.

Das EKG setzt sich aus einem Vorhofteil (Erregungsausbreitung und Rückbildung in den Vorhöfen (=Elektroatriogramm) und einem Kammerteil (Erregungsausbreitung und -rückbildung in den Herzkammern = Elektroventriculogramm) zusammen [107, 125] (Auswertungskriterien s. Tabelle 2.2).

Elektroatriogramm: P-Welle: Vorhofdepolarisation. PTa-Abschnitt: Dauer der Vorhoferregung. TA-Welle: Vorhofrepolarisation.

2.2 Spezielle Untersuchungsmethoden

Die P-Welle ist normalerweise in allen Ableitungen positiv außer in III, V_1 und den rechtspräcordialen Ableitungen. Bei Dextroversion, beim AV-Knoten-Rhythmus und Coronarsinusrhythmus ist P negativ (II, III, aVF, evtl. auch in $V_2 - V_6$). Beim Vorhofstillstand, beim sog. mittleren AV-Knotenrhythmus, bei Vorhofflimmern, bei paroxysmaler und Sinustachykardie und bei der AV-Dissoziation können P-Wellen im EKG fehlen. Ein negatives P_1 ist beim Situs inversus nachweisbar.

P-Dauer: bis 0,11 sec.
P-Amplitude: 0,1–0,3 mV.

Zunahmen der P-Dauer über 0,11 sec sind stets pathologisch. Da der rechte Vorhof normalerweise 0,01–0,03 sec vor dem linken Vorhof erregt wird, kommt es bei Überlastung des linken Vorhofes zu einer P-Verbreiterung und P-Doppelgipfligkeit (P sinistrocardiale: Mitralvitien, Aortenvitien, Hypertonus). Bei Überlastung des rechten Vorhofes resultiert eine P-Überhöhung (P dextrocardiale: akutes und chronisches Cor pulmonale, Pulmonalstenose, angeborene Herzvitien). Bei beidseitiger Vorhofüberlastung (dekompensierter Hypertonus, Mitralvitien, schwere Aortenvitien, congenitale Vitien) werden verbreiterte, überhöhte und biphasische Vorhofwellen registriert (P cardiale). Auriculäre Leitungsstörungen gehen meist mit einer deutlichen P-Abflachung, Doppelgipfligkeit und P-Verbreiterung einher. Intermittierendes Fehlen sowie gleitende Formveränderungen der P-Wellen werden bei sinuauriculären Blockierungen gefunden. PTa-Abschnitt und Ta-Welle sind normalerweise nur mittels intrakardialer oder Oesophagusableitungen nachweisbar. Beim Vorhofinfarkt ist gelegentlich im Extremitäten-EKG, seltener in den Brustwandableitungen, eine Anhebung des PTa-Abschnittes (linker Vorhof) oder abnorme Senkung (rechter Vorhof) zu erkennen.

Das PQ-Intervall (AV-Intervall, atrioventriculäre Überleitungszeit) entspricht dem Intervall vom Beginn der Vorhoferregung (frühester P-Beginn) bis zum Anfang der Kammererregung (frühester QRS-Beginn).

PQ-Dauer: 0,12–0,20 sec.

Die PQ-Dauer ist frequenz- und altersabhängig. Sie nimmt mit steigender Herzfrequenz ab und mit höherem Lebensalter zu. Eine Verkürzung des PQ-Intervalles tritt beim WPW-Syndrom (Antesystolie), beim Lown-Ganong-Levine-Syndrom, beim AV-Knotenrhythmus, bei Sympathicotonie und bei sinu-rechts-auriculären Leitungsstörungen auf. Die PQ-Dauer ist verlängert

Tabelle 2.2. Die Auswertung des Elektrokardiogramms

Störung	Auswertekriterium
1. Spannungsanomalien	Größter Ausschlag in den Standardableitungen > 1,5 mV < 0,5 mV
2. Abnorme Lagetypen	α_R beim Erwachsenen > −30° > +90
3. Rhythmusstörungen	P-R R-R
4. Störungen der Vorhofleitung	P > 0,1 sec; Formveränderungen
5. Störungen der Vorhof-Kammer-Überleitung	PQ > 0,2 sec
6. Störungen der intraventriculären Erregungsausbreitung	QRS > 0,1 sec
7. Störungen der intraventriculären Erregungsrückbildung	ST-T = Formveränderungen
8. Störungen der Kammererregungsdauer	QT > 0,04 sec vom Sollwert abweichend

beim AV-Block I. Grades, beim bilateralen Schenkelblock, bei Vagotonie sowie unter medikamentösen Einflüssen (Digitalis, β-Receptorenblocker, Antiarrhythmica). Gleitende Veränderungen der PQ-Dauer sind bei der AV-Dissoziation und Interferenzdissoziation nachweisbar, beim AV-Block II. Grades (Wenckebach-Periodik), bei wanderndem Vorhofschrittmacher. Beim totalen AV-Block mit AV-Knotenrhythmus mit Kammereigenrhythmus sowie bei ventriculärer Tachykardie ist eine zeitliche Beziehung zwischen der P-Welle, der PQ-Dauer und dem QRS-Komplex nicht zu erkennen.

Elektroventriculogramm: QRS-Komplex (Kammerkomplex): Beginn der Kammerdepolarisation, T-Welle: Kammerdepolarisation; ST-Abschnitt: Zustand vollständiger Kammerdepolarisation; QT-Abschnitt: elektrische Kammersystole.

Die Q-Zacke ist die erste negative Ausschlagsrichtung des Kammerkomplexes und repräsentiert normalerweise den Beginn der Kammerseptumerregung (V_4–V_6; I und aVL: Linkslagetyp; II, III, aVF: Steil- bis Rechtslagetyp). Das normale Q in den Extremitätenableitungen ist an seiner Basis nicht breiter als 0,03 sec und hat eine Amplitude von 25% der nachfolgenden R-Zacke. Lediglich bei Drehung der anatomischen Herzlängsachse im Uhrzeigersinn können tiefe und breite Q-Zacken in III (S_I–Q_{III}-Typ) auftreten. Bei Herzgesunden findet sich gelegentlich ein breites Q (bis zu 0,04 sec) in aVL. Unter Normalbedingungen sind Q-Zacken in V_1–V_3 nicht nachweisbar. Lediglich eine QS-Zacke in V_1 (isoelektrisches R) kann vorkommen. Auch in den hohen Brustwandableitungen (2 ICR höher) sind Q-Zacken in V_1–V_3 normalerweise nicht vorhanden. Q-Zacken in V_1–V_3 (V_1–V_3 2 ICR höher) sowie qrS-Komplexe und QS-Komplexe mit versenkter R-Zacke sind meist Nekrosenzeichen bzw. infarktverdächtig.

Pathologische Q-Zacken (Tabelle 2.3) sind Ausdruck einer myokardialen Nekrose und werden durch die dem nekrotischen Areal anliegenden Elektroden registriert. Sie sind breit ($\geq 0,04$ sec) und tief ($\geq 25\%$ der nachfolgenden R-Zacke) bzw. erscheinen in den Ableitungen, die normalerweise kein Q aufweisen (V_1–V_3). Von wesentlicher Bedeutung für die Erfassung eines alten Hinterwandinfarktes ist der Nachweis einer pathologischen Q-Zacke in III (Pardeè-Q). Die Kriterien sind:

Verbreiterung ($\geq 0,04$ sec),
Vertiefung ($\geq 25\%$ der nachfolgenden R-Zacke),
gleichzeitige Verbreiterung eines Q in aVL auf 0,02 sec,
gleichzeitiges Vorkommen eines Q_{II},
positives P_{II} (Ausschluß eines AV-Knotenrhythmus).

Beim WPW-Syndrom (negative Delta-Wellen) können Q-Zacken vorgetäuscht werden. Ein normales Q_{III} verschwindet bei tiefer Inspiration, das Pardeè-Q hingegen wird nur geringfügig kleiner. Beim Rechtsschenkelblock besitzen pathologische Q-Zacken die gleiche Bedeutung wie bei normaler intraventriculärer Erregungsausbreitung. Beim Linksschenkelblock sind Q-Zacken in V_5 und V_6 pathologisch; hingegen kommt tiefen Q-Zacken (QS-Komplex) in V_1–V_3 (V_4) i. allg. keine infarktverdächtige Bedeutung zu. Bei der obstruktiven hypertrophischen Kardiomyopathie sind pathologische Q-Zacken (Septumhypertrophie) auch ohne abgelaufenen Myokardinfarkt häufig (Pseudoinfarktbilder).

Tabelle 2.3. Vorkommen pathologischer Q-Zacken

I.	Vorderwandinfarkt Lateralinfarkt WPW-Syndrom Rechtsherzhypertrophie Dextroversio cordis
II.	Vorderwandinfarkt Hinterwandinfarkt (Linkstyp)
III.	Hinterwandinfarkt akutes Cor pulmonale WPW-Syndrom Herzhypertrophie (li-re) ($S_I Q_{III}$-Linkstyp) (Steil-Rechtstyp)
aVL	Lateralinfarkt WPW-Syndrom (lagebedingt)
aVF	Hinterwandinfarkt akutes Cor pulmonale WPW-Syndrom Herzhypertrophie (li-re)
V_1–V_3	Supraapicaler Vorderwandinfarkt Septuminfarkt Linksschenkelblock (QS-Komplex) WPW-Syndrom lagebedingt (QS-Komplex)
V_4–V_6	Vorderwandinfarkt Vorderwandspitzeninfarkt Vorderwandseiteninfarkt WPW-Syndrom

Die mittlere Dauer des *QRS-Komplexes* beträgt 0,08 sec (0,05–0,11 sec). Eine Verbreiterung von QRS ist beim Schenkelblock obligat; daneben können QRS-Verbreiterungen auftreten bei Herzhypertrophie, degenerativen und entzündlichen Herzerkrankungen, Hyperkaliämie sowie beim WPW-Syndrom. Die QRS-Amplitude ist abhängig vom Lagetyp (Extremitätenableitungen), der Größe des Summationsvektors, der Leitfähigkeit des Thorax. Im Brustwandprogramm ist R am kleinsten in V_1 (rS), R nimmt bis V_5 zu, bei V_6 ($-V_8$) meist wieder ab (Rs). Die RS-Relation ist in V_1 normalerweise < 1, bei V_2 (3, 4) = = 1 (Übergangszone) und bei $V_{5(6)}$ > 1. Im Bereich der Übergangszone sind Knotungen und Kerbungen des QRS-Komplexes normal, solange die Spitzen der Knotungen nicht mehr als 0,04 sec auseinanderliegen. Knotungen bei verlängerter QRS-Dauer sind meist pathologisch. Bei verzögerter intraventriculärer Erregungsausbreitung (z.B. Herzhypertrophie, Myokardinfarkt, Schenkelblock) ist der letzte, endgültige Umschlag der Aufwärts- in eine Abwärtsbewegung verlängert. Dieser „Beginn der endgültigen Negativitätsbewegung" (GNB, „oberer Umschlagspunkt") überschreitet normalerweise nicht 0,03 sec (V_1) bzw. 0,05 sec (V_5, V_6).

Eine präcordiale Hochspannung wird normalerweise bei Kindern und Jugendlichen sowie bei Magerkeit und Sympathicotonie registriert. Sie ist außerdem nachweisbar bei Herzhypertrophie, Schenkelblock, WPW-Syndrom, Extrasystolie. Die Summe der S-Amplitude in V_1 und R-Amplitude in $V_{5(6)}$ (Sokolow-Index) liegt normalerweise unter 3,5 mV, bei Linksherzhypertrophie über 3,5 mV.

Eine *QRS-Niedervoltage* (< 0.5 mV im Extremitäten-EKG und < 1,0 mV im Brustwand-EKG) wird beobachtet bei: Myokardinfarkt (Spitzen- und Vorderwandinfarkt), Lungenemphysem, Perikarderguß, Myxödem, Amyloidose. Eine präcordiale Niedervoltage tritt oft bei linksseitigem Pleuraerguß, Pneumothorax und Pneumonie, ferner bei Adipositas und Zwerchfellhochstand auf. Abnorm tiefe und breite *S-Zacken* kommen vor: lageabhängig beim Linkstyp (III, aVF) und beim Rechtstyp (I, aVL), bei Linksherzhypertrophie und beim Linksschenkelblock (III, aVF, V_1-V_3), bei Rechtsherzhypertrophie und beim Rechtsschenkelblock (I, aVL, V_4-V_7), bei der Doppelhypertrophie (V_1-V_6), beim akuten Cor pulmonale (I, aVF, V_4-V_7). Abnorm kleine S-Zacken werden beobachtet in V_1-V_3 bei Rechtshypertrophie und beim Rechtsschenkelblock, in V_4-V_7 bei Linksherzhypertrophie und beim Linksschenkelblock.

Der ST-Abschnitt entspricht physiologisch dem Zustand der vollständigen Kammerdepolarisation. Er verläuft in den Extremitätenableitungen und in den linkspräcordialen Brustwandableitungen meist isoelektrisch, in den rechtspräcordialen Ableitungen leicht konvexbogig gehoben. Senkungen des ST-Abschnittes (ascendierender ST-Abschnitt) mit oder ohne T-Abflachung und Negativierung der T-Wellen treten auf bei Tachykardie, Orthostase und Sympathicotonie. Für die akute Coronarinsuffizienz sind horizontal gesenkte und descendierende ST-Strecken mit oder ohne T-Negativierungen typisch. Bei Herzhypertrophie, erworbenen und congenitalen Vitien und entzündlichen Herzerkrankungen kommen meist ST-Streckensenkungen mit muldenförmigem oder descendierendem Verlauf vor, die T-Welle kann abgeflacht oder präterminal negativ sein. Digitalisglykoside führen typischerweise zu muldenförmigen Senkungen mit präterminalen T-Negativierungen. Die pathologischen Seitentypen gehen mit descendierenden ST-Strecken und präterminalen T-Negativierungen einher: pathologischer Linkstyp (I, aVL, V_4-V_6), pathologischer Rechtstyp (II, III, aVF, V_1-V_3, V_4). Komplette Schenkelblöcke weisen infolge QRS-Flächenverbreiterung zu den einzelnen Ableitungen diskordante Verlagerungen von ST und T auf. Entsprechendes gilt für ST- und T-Veränderungen infolge QRS-Verbreiterung beim WPW-Syndrom. Beim akuten Myokardinfarkt werden in den der Nekrose gegenüberliegenden Ableitungen oft gegensinnige ST-Streckensenkungen beobachtet. Hebungen der ST-Strecke sind typisch im akuten Myokardinfarktstadium (Vorderwandinfarkt: I, II, aVL, V_2-V_6; Hinterwandinfarkt: II, III, aVF, V_6-V_8, Nehb-D). Sie kommen darüber hinaus vor bei Vagotonie

(konvexbogig gehobene ST-Strecken mit Übergang in breite und meist hohe T-Wellen), bei der akuten Perikarditis (meist in allen Ableitungen) (s. 3.8.4), bei pathologischen Seitentypen (pathologischer Linkstyp: III, aVF, V_1-V_3; pathologischer Rechtstyp: I, aVL, V_4-V_6); beim akuten Cor pulmonale (II, aVF, V_1-V_2) und beim Schenkelblock (diskordante ST-Streckenverlagerung zu den Ableitungen mit negativer QRS-Flächenvergrößerung).
Die T-Welle ist i. allg. positiv, außer in III und V_1 (isoelektrisch oder negativ) und in aVR (stets negativ). Bis zum 25. Lebensjahr kann die T-Welle in V_1 und V_2 negativ bleiben, bei Frauen evtl. bis zum 35. Lebensjahr. Bei älteren Erwachsenen ist die T-Welle in V_2 stets positiv, ebenso in V_3-V_6. T-Negativierungen werden beobachtet: im Folgestadium des Myokardinfarktes (gleichschenklig terminal negativ) in den Ableitungen mit initialer ST-Streckenanhebung; im Folgestadium umschriebener myokardialer oder subepikardialer Läsionen (Herzoperationen, Perikardektomie, akutes Cor pulmonale, entzündliche Herzerkrankungen); beim Situs inversus (I, aVL), bei Dextroversio cordis (I). T-Überhöhungen treten auf bei schwerer und akuter Hypoxie (coronares T, Erstickungs-T), bei Hyperkaliämie (schmalbasig, spitzzeltförmig, s. Abb. 2.4), in den Ableitungen mit der größten R-Amplitude, bei Vagotonie (breitbasig, asymmetrisch).
Der QT-Abschnitt (Anfang Q-Zacke bis zum Ende der T-Welle) entspricht der elektrischen Kammersystole. Seine Dauer ist frequenzabhängig [135]. Sie ist verlängert im Folgestadium des Myokardinfarktes sowie bei entzündlichen Herzerkrankungen; bei ausgeprägter Linksherzhypertrophie, bei Hypokaliämie, beim totalen AV-Block, bei Vagotonie und Sympathicotonie, unter Belastung und medikamentösen Einflüssen (Chinidin, Novocamid). Die QT-Dauer ist verkürzt bei Hypercalciämie und Digitalisüberdosierung, gelegentlich bei Vagotonie und im Initialstadium des akuten Myokardinfarktes und entzündlicher Herzerkrankungen.
Positive U-Wellen ($\geq 1,5$ mV) werden beim Herzgesunden, bei Linksherzhypertrophie, Hyperthyreose und unter Belastung beobachtet. Biphasische und negative U-Wellen kommen vor bei Linksherzhypertrophie (V_4-V_6) und Rechtsherzhypertrophie (V_2-V_3) sowie beim frischen Hinterwandinfarkt (III, aVF). TU-Verschmelzungswellen sind fast regelmäßig bei Hypokaliämie nachweisbar (biphasisch mit T-Abflachung und U-Positivierung), gelegentlich bei cerebralen Insulten, akuter Pankreatitis, Vagotonie und unter Belastung. Akutes Cor pulmonale (V_1-V_3) und Lungenödem (V_4-V_7) gehen oft mit breiten, negativen TU-Verschmelzungswellen einher.

Elektrokardiographische Muster: Das Elektrokardiogramm ist ein unentbehrliches Hilfsmittel der kardiologischen Diagnostik in erster Linie bei:

1. Myokardinfarkt
2. Herzrhythmusstörungen
3. Coronarinsuffizienz
4. Herzhypertrophie- und Überlastung
5. Cor pulmonale
6. Perikarditis
7. Elektrolytstörungen

ad 1. Myokardinfarkt (s. 6.2.4)
ad 2. Herzrhythmusstörungen (s. Kap. 8).
ad 3. Coronarinsuffizienz (s. 6.1.9).
ad 4. Herzhypertrophie:

Die EKG-Veränderungen bei der *Kammerhypertrophie* (Tabelle 2.4, 2.5) sind bedingt durch Lageänderungen, Zunahme der Muskelmasse, Distanzänderungen zwischen Kammer- und vorderer Thoraxwand, Verzögerung der Erregungsausbreitung und Störung der Erregungsrückbildung. Demzufolge werden die Summationsvektoren nach der Seite der hypertrophierten Kammer abgelenkt, die über der hypertrophierten Kammer ableitbaren Potentiale werden größer, der Beginn der endgültigen Negativitätsbewegung wird oft verzögert und die T-Welle (Repolarisation) abgeflacht. Bei sekundärer Myokardschädigung verändern sich typischerweise auch die ST-Strecke (Senkung), die T-Welle (Negativierung) und U-Welle (negativ oder biphasisch). Die größte Treffsicherheit für eine *Linksherzhypertrophie* gibt der Sokolow-Index (S in V_1 + R in $V_{5,6}$) mit 90%. Bei Jugendlichen und Sportlern, bei de-

nen die EKG-Kriterien der Linksherzhypertrophie (s. Tabelle 2.4) auch ohne Linksbelastung häufig überschritten werden, ist eine Linksherzhypertrophie bei $SV_1 + RV_{5,6} > 3{,}5$ mV und gleichzeitigem $RV_{1,2} > 0{,}2$ mV wahrscheinlich. Die Häufigkeit der Verspätung der endgültigen Negativitätsbewegung (25–50%) hängt vom Stadium der Herzerkrankung ab. Eine ST-T-Alteration ist in 70–90% der Fälle nachweisbar. Eine schwache Korrelation weisen Veränderungen der QT-Dauer und der U-Welle auf (ca. 10%).
Die Rechtsherzhypertrophie (s. Tabelle 2.4) wird im EKG erkennbar, wenn die Relation der Gewichte des linken und rechten Ventrikels nahe oder über 1 liegt. Ein Rechtstyp ist bei Erwachsenen meist Zeichen einer Rechtshypertrophie, bei Steiltyp und Sagittaltyp Erwachsener besteht zumindest der Verdacht auf vermehrte Rechtsherzbelastung. Die elektrokardiographischen Zeichen der Rechtsherzhypertrophie (s. Tabelle 2.5) werden gelegentlich in den rechtspräcordialen Ableitungen früher oder deutlicher manifest. Das Vorliegen eines Rechtsschenkelblocks ist – ähnlich wie beim Linksschenkelblock – für eine Rechtsherzhypertrophie nicht beweisend; eine Rechtsherzhypertrophie wird wahrscheinlich, wenn gleichzeitig $RV_1 > 1{,}0$ mV bzw. $> 1{,}5$ mV.
Bei der *kombinierten Hypertrophie* überwiegen i. allg. die Zeichen der Linksherzhypertrophie. Die gleichzeitige Rechtsherzbelastung wird durch ein steil- oder rechtstypisches Extremitäten-EKG, R-Überhöhung und V_1 (auch in den rechtspräcordialen Brustwandableitungen und eine RS-Relation $(V_1) \geqq 1$ erkennbar. Bei ausgeprägter Rechtsherzhypertrophie weisen eine linkspräcordiale Hochspannung, S-Vertiefung in V_1 und V_2 sowie ein deutlicher Linkstyp im Extremitäten-EKG auf eine zusätzliche Linksherzbelastung hin.

ad 5. Cor pulmonale (s. 7.2.5).

ad 6. Perikarditis: Die Perikarditis zeigt in 60–80% der Fälle charakteristische EKG-Veränderungen:

a) im akuten Stadium ST-Streckenanhebungen in allen Ableitungen außer aVR (ST-Senkung);

b) im Zwischenstadium leicht angehobene, isoelektrische oder leicht gesenkte ST-Abschnitte mit T-Abflachungen oder T-Negativierungen;

c) im Folgestadium terminale T-Negativierungen.

Tabelle 2.4. EKG-Kriterien bei Linksherzhypertrophie

1. Linkslagetyp oder überdrehter Linkslagetyp
2. R-Überhöhung in I ($\geqq 1{,}5$ mV)
   S-Vertiefung in III ($\geqq 1{,}0$ mV)
   ($R_I + S_{III} \geqq 2{,}5$ mV)
3. R-Überhöhung in $V_{5,6}$
   S-Vertiefung in $V_{5,2}$
   ($RV_5 + SV_1 \geqq 3{,}5$ mV)
4. $(R_I - S_I) + (S_{II} - R_{III}) \geqq 1{,}7$ mV
5. Verspätung der endgültigen Negativitätsbewegung (GNB) $\geqq 0{,}055$ sec ($V_{5,6}$)
   GNB in V_6 – GNB in $V_1 \geqq 0{,}032$ sec
6. ST-Senkung in I, aVL, $V_{5,6}$
   ST-Hebung in $V_{2,3}$
   T-Abflachung bzw. Negativierung in I, aVL, $V_{5,6}$
   R/T in I, aVL, $V_{5,6} \geqq 10$
7. U-Negativierung (oder biphasisch) in I, aVL, V_{3-5}
8. QT-Verlängerung

Tabelle 2.5. EKG-Kriterien bei Rechtsherzhypertrophie

1. Rechtslagetyp, Steiltyp Erwachsener, $S_{I, II, III}$-Typ
2. R-Überhöhung in V_1 ($\geqq 0{,}7$ mV)
   S-Verkleinerung in V_1 ($\leqq 0{,}2$ mV)
   R/S-Relation (V_1) $\geqq 1$
3. R-Verkleinerung in $V_{5,6}$ ($\leqq 0{,}5$ mV)
   S-Vertiefung in $V_{5,6}$ ($\geqq 0{,}7$ mV)
   R/S-Relation ($V_{5,6}$) $\leqq 1$
4. $RV_1 + SV_5 \geqq 1{,}05$ mV
   $(R_I + S_{III}) - (S_I + R_{III}) \leqq -1{,}5$ mV
5. Verspätung der endgültigen Negativitätsbewegung (GNB) $\geqq 0{,}03$ sec (V_1)
   GNB in V_6 – GNB in $V_1 \leqq 0{,}008$ sec
6. ST-Senkung in $V_1 - V_3$
   T-Negativierung in $V_1 - V_3$
   rS-Zacken in $V_1 - V_{5,6}$

Pathologische Q-Zacken sowie R-Verlust werden bei der Perikarditis nicht beobachtet. Die ST-Streckenanhebungen und T-Negativierungen sind im Vergleich zum Myokardinfarkt weniger ausgeprägt. Bei Pericarditis exsudativa ist oft eine periphere und präcordiale Niedervoltage nachweisbar. In 10% der Fälle treten Herzrhythmusstörungen auf. Bei der Pericarditis constrictiva finden sich ge-

änderungen bei Hypercalciämie oft unspezifisch sind. Die klinische Bedeutung des Hypo- und Hyperkaliämie-EKG liegt in der einfachen Diagnosesicherung der Elektrolytstörung sowie in der Verlaufsbeobachtung.

Hypokaliämie: Mit fortschreitendem Schweregrad: T-Abflachung, ST-Streckensenkungen ($\geq 0{,}05$ mV), präterminale T-Negati-

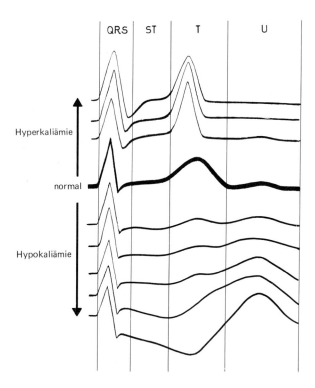

Abb. 2.4 Schematische Darstellung der Veränderungen von QRS, ST, T und U bei Veränderungen des Serum-Kaliumgehaltes [194]

kerbte P-Zacken („P en plateau"), Niedervoltage, ST-Streckensenkungen und T-Negativierungen. Oft bestehen Vorhofflimmern und Extrasystolen. Bei Veränderung der Körperlage bleibt die elektrische Herzachse meist fixiert.

ad 7. Elektrolytstörungen: Typische EKG-Bilder werden durch Störungen des Kalium- und Calciumhaushaltes hervorgerufen. Bei Hypo- und Hyperkaliämie besteht i. allg. keine enge Korrelation zwischen dem Serumspiegel und den elektrokardiographischen Veränderungen, ebensowenig im Verlauf einer Hypocalciämie, während die Ver-

vierung, Überhöhungen der U-Welle (0,1 mV), breite TU-Verschmelzungswellen; normale QT-Dauer; gelegentlich Verlängerung der PQ-Dauer (Abb. 2.4). Die Veränderungen des Kammerendteiles sind am deutlichsten in II, $V_{3,4}$ erkennbar. Bei schwerer Hypokaliämie: supraventriculäre und ventriculäre ES, AV-Knotentachykardie, Vorhofflimmern, QRS-Verbreiterungen.

Hyperkaliämie: Spitzzeltförmige, überhöhte, schmalbasige und symmetrische T-Wellen (Abb. 2.4). In schweren Fällen (>7,0 mval/l) atriale, atrioventriculäre und ventriculäre Leistungsstörungen, PQ-Verlängerung, hoch-

2.2 Spezielle Untersuchungsmethoden

gradige QRS-Verbreiterung, Vorhofextrasystolen, Vorhofstillstand, Kammereigenrhythmus, sinusoidale oder biphasische Kammerkomplexe, diastolischer Kammerstillstand. Die T-Negativierung nach einem Infarkt wird durch eine Hyperkaliämie verstärkt. T-Negativierungen im Gefolge einer Linksherzhypertrophie und Coronarinsuffizienz werden dagegen meist aufgerichtet. Funktionelle T-Negativierungen lassen sich durch Kaliumzufuhr positivieren. Bei gleichzeitiger Hyponatriämie, Hypernatriämie, Acidose und Hypocalciämie wird das Hyperkaliämie-EKG ausgeprägter.

Hypercalcämie: Verkürzung der QT-Dauer auf Kosten des ST-Segmentes. Früher Abgang der T-Welle aus dem QRS-Komplex heraus. Bei hochgradiger Hypercalciämie häufig Rhythmusstörungen (Bradykardie, Vorhofflimmern, ventriculäre Extrasystolen AV-Blockierungen).

Hypocalcämie: Verlängerung der QT-Dauer auf Kosten des ST-Segmentes, QRS und T sind unverändert. Die elektrische und mechanische Systole ist verlängert.

Spezialuntersuchungen: Mit dem *Oesophagus-Elektrogramm* können verborgene bzw. in den Standardableitungen nicht erkennbare Vorhoferregungen dargestellt werden, z.B. bei supraventriculären Arrhythmien, Vorhofflimmern und -flattern, AV-Knotenrhythmus, AV-Dissoziation [37]. Es kann in Zweifelsfällen ferner zur Unterscheidung zwischen Vorhof- bzw. supraventriculären und Kammertachykardien, zur Erkennung von Reentry-Mechanismen bei ventriculären und Vorhofarrhythmien und zur Diagnose von atrialen Erregungsausbreitungs- und Rückbildungsstörungen beitragen (Beurteilung der P-Konfiguration, der PTa-Strecke und Ta-Welle). Die herznahen EKG-Potentiale werden über eine Sondenelektrode abgeleitet, die in den Oesophagus eingeführt wird. Die Methode ist auch am bewußtlosen Patienten anwendbar. Die Qualität der Vorhofpotentiale hängt von der richtigen Lokalisation der Elektrodensonde in Vorhofnähe ab. Genauere Resultate liefert daher die Ableitung des intraatrialen Elektrogrammes mittels Elektrodenkatheter im rechten Vorhof (z.B. Einschwemmkatheter), der unter Röntgenkontrolle bis an die Vorhofwand vorgeschoben wird. Bei gleichzeitiger Registrierung des Oesophagus-EKG (linker Vorhof) kann die Überleitungszeit zwischen den Vorhöfen bestimmt werden [37].

Durch intraatriale Potentialableitungen und atriale Stimulation können Rückschlüsse auf die sinuatriale Überleitung sowie die Impulsbildung des Sinusknotens gewonnen werden (*Sinusknoten-Funktionsprüfung*). Neben der schnellen atrialen Stimulation, die eine Aussage zur Sinuknotenautomatie ermöglicht, erlaubt die gekoppelte atriale Einzelstimulation eine Messung der sinuatrialen Leitungszeit [139]. Vorhofelektrogramme und Vorhofstimulation werden über quadripolare in den Vorhof eingeführte Elektrodenkatheter durchgeführt. Das Verfahren gewinnt zunehmende Bedeutung zur Erkennung von sinuatrialen Leitungsstörungen (sinuatriale Blockierungen) und von bradykarden sowie tachykarden Rhythmusstörungen (Bradykardie-Tachykardie-Syndrom, „sick sinus"-Syndrom) [120] (s.S. 430). Die Registrierung des *His-Bündel-Elektrogrammes* ermöglicht eine Analyse der Erregungsleitung im AV-Knoten und spezifischen Leitungssystem [158, 189]. Es dient unter anderem zur Lokalisation von AV-Leitungsstörungen, zur Differenzierung zwischen recht- und rückläufigen Erregungsleitungen, zur Abgrenzung des Entstehungsortes ektoper Erregungen, z.B. bei ungeklärtem supra- bzw. infrabifurkalem Erregungsursprung, zur Objektivierung pharmakologischer Wirkungen an der AV-Überleitung. Das Verfahren zur Registrierung von His-Bündel-Elektrogrammen ist praktisch komplikationslos. Die Potentiale werden über einen in den rechten Ventrikel eingeführten Elektrodenkatheter bipolar abgeleitet und über AC-Verstärker (gemeinsam mit einigen konventionellen EKG-Ableitungen) auf einer Registriereinheit hoher zeitlicher Auflösung registriert. Die einzelnen Spikes in einer Registrierung entsprechen der Gruppe der Vorhofpotentiale (PA-Zeit: 20–30 msec), dem His-Bündel-Elektrogramm (AH-Zeit: 80–100 msec) und der Depolarisation des elektrodennahen Ventrikelseptums (HV-Zeit: 40–60 msec) (s.S. 400).

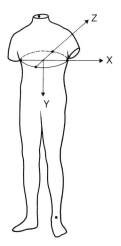

Abb. 2.5. Ableitungssystem nach Frank

Hinsichtlich der *Lokalisationsdiagnostik* sind wesentliche Resultate durch die His-Bündel-Elektrographie erbracht worden: Die AV-Blockierung I. Grades ist meist oberhalb des His-Bündels lokalisiert. Die PQ-Verlängerung beruht auf einer Verlängerung des Intervalles zwischen Vorhof- und His-Bündel-Erregung (AH-Intervall); AV-Blockierung II. Grades scheint in der Mehrzahl der Fälle proximal des His-Bündels gelegen zu sein (Wenckebach-Periodik); beim AV-Block II. Grades ohne Wenckebach-Periodik liegt die Blockierung meist distal des His-Bündels. Beim AV-Block III. Grades kann die Blockierung sowohl proximal wie distal des His-Bündels lokalisiert sein (s. S. 422).

Frank-Ableitungen: Die Frank-Ableitungen stellen orthogonale Ableitungen der räumlichen Potentialdifferenzen am Herzen mit den drei Koordinaten (Ableitungsachsen) x, y und z dar (Abb. 2.5). Sie werden vornehmlich bei der Vektorkardiographie (s. S. 48) und zur Computer-Diagnostik des Elektrokardiogrammes (s. u.) verwendet. Spezielle Aussagen sind u. a. bei Herzhypertrophie sowie beim Myokardinfarkt (Abnahme der summierten R-Potentiale, Zunahme der Q/R-Relation) möglich. Darüber hinaus lassen sich aufgrund befriedigender Korrelationen zwischen der Summe der R-Potentiale (x, y, z) und der Auswurffraktion des linken Ventrikels indirekte, nicht-invasive Aussagen zur Ventrikelfunktion treffen [88].

Computer-Diagnostik: Durch die computerisierte EKG-Diagnostik wird vorrangig eine Entlastung des ärztlichen Personals von der manuellen Auswertung angestrebt. Darüber hinaus ist eine Erweiterung und Verbesserung der Diagnostik möglich (z. B. Einführung der multivarianten Analyse mit Diskriminanzformeln). Voraussetzungen sind die computerisierte Erfassung und Auswertung von EKG-Daten, die Schaffung diagnostischer Kategorien sowie ihre gegenseitige Abgrenzung und Kombination. Technisches Prinzip ist die Digitalisierung (Digitalisierungsfrequenzen von 250–2000/sec) der EKG-Kurve (Speicherung des Analogsignales mit anschließender Digitalisierung) sowie die Verarbeitung des digitalisierten Signales mittels Computer (Rhythmusanalyse, pathophysiologische Bestimmung des Kurvenbil-

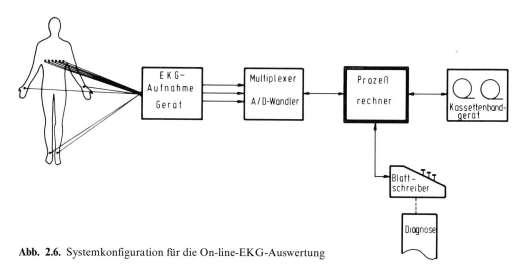

Abb. 2.6. Systemkonfiguration für die On-line-EKG-Auswertung

des, d. h. Diagnosestellung von Nekrose, Hypertrophie, Schenkelblock u.a.). Für die EKG-Programme werden konventionelle (Programm nach Caceres) oder Frank-Ableitungssysteme angewendet (Programm nach Pipberger). Spezielle Programme existieren zur computerisierten Erfassung von Belastungselektrokardiogrammen, Arrhythmien und Schrittmacherpotentialen. So lassen sich mit dem derzeit umfangreichsten Programm zur Rhythmusanalyse nach Bonner (Abb. 2.6) 25 mögliche Rhythmusdiagnosen mit 23 weiteren möglichen Zusatzinformationen erstellen. Die Sensitivität hängt von der jeweiligen Rhythmusstörung ab und beträgt z. B. für die Erkennung eines Sinusrhythmus in Abhängigkeit von der Länge des AV-Intervalles 64–97%, für Vorhofflimmern 70–80%, für Extrasystolen ca. 75–90%. Die speziellen computerisierten EKG-Auswertungen sind derzeit noch nicht routinemäßig einsetzbar. Dagegen läßt die bei entsprechender Programmierung hohe Sensitivität für normorhythmische Elektrokardiogramme mit Normalkonfiguration die Computer-Diagnostik als brauchbares Ausleseverfahren für alle Normal-EKG erscheinen. Dadurch wird eine wirksame Reduktion der manuell auszuwertenden Elektrokardiogramme auf ca. die Hälfte erreicht, ein Prozentsatz, der bei hohen täglichen EKG-Frequenzen (> 100–150/Tag) zu einer wesentlichen personellen Entlastung beitragen kann.

Präcordiales „Mapping": Das präcordiale „Mapping" stellt die indirekte Aufzeichnung der im Experiment (epikardiales „Mapping") direkt meßbaren Änderungen der Summenpotentiale des Herzens dar. Mittels präcordial sowie rechts- und linksthorakal angelegter Multielektroden (vgl. Abb. 2.7) können multiple Brustwand-Elektrokardiogramme abgeleitet werden, deren integrierte bzw. summierte ST-Streckenelevation einen indirekten Parameter für das Ausmaß einer myokardialen Ischämie- oder Nekrosezone darstellt. Kommerziell verfügbare Ableitungssysteme leiten meist mit 35 Multielektroden ab (s. Abb. 2.7), für spezielle Fragestellungen lassen sich Multielektrodenmappen mit bis zu 240 präcordialen Ableitungen

anbringen. Ausgewertet wird die Summe der ST-Streckenhebung (Σ ST) in allen Ableitungspunkten. Klinische Bedeutung erlangt das präcordiale „Mapping" bei der Therapie- und Verlaufsbeurteilung des akuten Myokardinfarktes. Eine Änderung der ST-Streckenelevation läßt sich durch Maßnahmen erzielen, die das Sauerstoffangebot und den Sauerstoffbedarf des linken Ventrikels beeinflussen (Tabelle 6.35 auf S. 331). Allerdings ist die Aussage bezüglich einer Größenbestimmung des Infarktareales und damit zur Therapiebeurteilung beim akuten Myokardinfarkt infolge der vielfachen Beeinflußbarkeit limitiert. So ergeben sich Beurteilungsfehler u. a. bei Perikardergüssen, bei pneumonischen Infiltrationen, bei Fieber, Tachykardie, Änderungen der Serum-Kaliumkonzentrationen, durch unspezifische medikamentöse Einflüsse, durch intraventriculäre Leitungsstörungen und sympathische Tonusänderungen. Bei mehrfachen Ableitungen, die zur Therapiekontrolle erforderlich sind, kommen mögliche „Verprojizierungen" der Ableitungspunkte und Änderun-

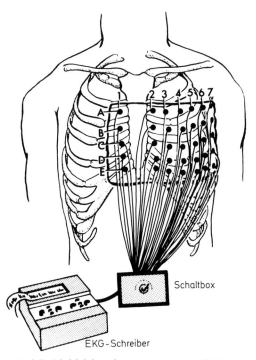

Abb. 2.7. Multielektrodenmappe zur Ableitung präcordialer Summenpotentiale

gen der Haftung und Kontaktgebung der Elektroden hinzu. Eine Beurteilung von Hinterwandinfarkten ist mit den herkömmlichen Multielektroden nicht möglich. Das präcordiale „Mapping" ist daher als routinemäßig anwendbare klinische Methode zur Ischämie- bzw. Infarktgrößenbestimmung derzeit nicht zu empfehlen. Denkbar ist, daß sich durch kombinierte Verfahren (Isotopen-Techniken, CK-Analyse, Sektor-Echokardiographie) bessere diagnostische Aussagen treffen lassen als bei alleiniger Verwendung des „Mapping".

2.2.2 Phonokardiographie

Die Phonokardiographie ist eine nicht-invasive mechanokardiographische Untersuchungsmethode, die die Registrierung der Schallphänomene des Herzens oder der Gefäße über ein Mikrophon ermöglicht. Es handelt sich dabei um ein semiquantitatives Verfahren, das sowohl von den individuellen Verhältnissen der Thoraxwand als auch von der Abnahmetechnik abhängig ist. Quantitative Aussagen sind auch hinsichtlich relativer Amplitudenveränderungen nur bedingt möglich. Für die Schallschreibung können sowohl Körperschallmikrophone verwendet werden, die direkt die Schallschwingungen von der Brustwand aufnehmen, wie Luftschallmikrophone, die die Schallwellen über Luft auf eine Membran weitergeben. Die graphische Aufzeichnung erfolgt auf einem Mehrkanalschreiber unter Verwendung geeigneter Filtersysteme, die eine optimale Verstärkung bestimmter Frequenzen zulassen. Die bei der Herzaktion entstehenden Schwingungen liegen zwischen 10 und 1 000 Hz, wobei vor allem die Geräuschphänomene unterhalb 250 Hz von Interesse sind. Die höherfrequenten Geräuschanteile, die weniger intensiv wahrgenommen werden, können durch Tiefpaßfilter selektiv verstärkt werden. Die tiefen Frequenzen werden dabei in unterschiedlichem Maße ausgefiltert bzw. abgeschwächt, so daß eine Verstärkung der höherfrequenten Schwingungsanteile resultiert. Allgemein üblich sind die Filtersysteme nach MAASS und WEBER, bestehend aus 6 Tiefpaßfiltern, die eine Differenzierung

charakteristischer Herzschallphänomene erlauben. Dementsprechend sind die Phonokardiographie-Geräte meist mit folgenden „Abstimmungen" ausgerüstet: $t_1 = 35$ Hz, $m_1 = 70$ Hz, $m_g = 140$ Hz(gehörähnlich), $m_2 = 140$ Hz, $h_1 = 250$ Hz, $h_2 = 400$ Hz. – Jede „Abstimmung" beinhaltet eine Filtercharakteristik, die angibt, in welcher Intensität ein am Eingang des Systems aufgenommener Ton am Ausgang wiedergegeben wird. Bei den genannten Abstimmungen erfahren tiefe Töne eine Intensitätsabschwächung und hohe Töne eine Intensitätsverstärkung. Steile Filter (m_2, h_1, h_2) unterdrücken tieferliegende Frequenzen, während flachere Filter (t_1, m_1) außer den Herzgeräuschen auch einen Teil der tiefen Herztonfrequenzen hindurchlassen und damit gewissermaßen das Frequenzspektrum des jeweiligen Herzschalls erkennen lassen [184].

Die technische Qualität eines Phonokardiogramms wird also bedingt durch den Frequenzgang der Herzschallabstimmungen, durch die Bauart des Mikrophons und die Art der Registriersysteme, wobei an Stelle der früher üblichen Lichtschreiber heute meist Direktschreibersysteme verwendet werden.

In der Klinik dient die Herzschallschreibung der Dokumentation und der Ergänzung des Auskultationsbefundes; d. h. Voraussetzung für eine sinnvolle Phonokardiographie ist eine genaue Auskultation.

Die Aussage des Phonokardiogramms wird wesentlich durch die Abnahmepunkte determiniert, die durch den Auskultationsbefund vorgegeben sind. Die Herzschallschreibung erfolgt also durch den Arzt im Anschluß an die Untersuchung mit dem Stethoskop. Normalerweise sind folgende Auskultationspunkte zu berücksichtigen: Mitralareal: Herzspitze; Tricuspidalklappe: 5. ICR links parasternal und über dem Sternum; Aortenklappe: 5. ICR links parasternal und über dem Sternum, 2. ICR parasternal rechts; Erb-Punkt: 3. ICR links parasternal; Pulmonalklappe: 2. ICR links parasternal.

Pathologische Befunde über der Herzspitze kommen oftmals in Linksseitenlage deutlicher zur Darstellung, funktionelle Geräusche verschwinden häufig im Inspirium. Der erste Herzton wird vornehmlich über der

Herzspitze deutlich, während der zweite Herzton vor allem über der Basis beurteilbar ist. Während der Registrierung müssen ggf. durch Kontrolle des Kurvenbildes die Lage des Patienten oder die Abnahmepunkte korrigiert werden. Für die Erstellung aussagefähiger Schallkurven ist die Regulierung der Verstärkerempfindlichkeit besonders wichtig. Hierbei ist vor allem auf eine korrekte Nullinie zu achten. Durch zu große Verstärkung können Geräusche vorgetäuscht werden; eine zu geringe Empfindlichkeit kann dazu führen, daß leise Geräusche gar nicht mehr dargestellt werden. – Bei nicht eindeutigen Befunden können die Belastungsphonokardiographie und die Herzschallschreibung mit zwei Mikrophonen weitere Aufschlüsse bringen.

Ein schneller Papiervorschub (100 oder 200 mm/sec) erleichtert die Deutung des Phonokardiogramms. Die simultane Registrierung einer EKG-Ableitung erlaubt die zeitliche Zuordnung der Schallphänomene zu den einzelnen Phasen der Herzaktion (Abb. 2.8). Sind die genannten technischen Voraussetzungen erfüllt, so stellt die Herzschallschreibung eine wichtige Hilfe bei der Erkennung kardialer Erkrankungen, insbesondere im Rahmen der Herzfehlerdiagnostik, dar.

Normalerweise sind beide Herztöne in allen Frequenzbereichen phonokardiographisch registrierbar. Der erste Herzton gliedert sich in ein Vor-, Haupt- und Nachsegment, wobei das Hauptsegment meist höherfrequent ist als Vor- und Nachsegment. Der zweite Herzton, der das Ende der mechanischen Systole anzeigt, liegt in Frequenzbereichen von 100–150 Hz. Aorten- und Pulmonalsegment sind auch beim Gesunden oft getrennt erkennbar bei vorangehendem Aortenschluß. Der aortale Anteil des zweiten Herztons weist gewöhnlich eine größere Amplitude auf.

Grundsätzlich ist auskultatorisch wie phonokardiographisch zu unterscheiden zwischen Herztönen und Herzgeräuschen. Zu den ersteren sind zu rechnen: Klappenöffnungs- und Klappenschlußtöne, Aorten- bzw. Pulmonaldehnungstöne (ejection clicks), ventriculäre Füllungstöne, extrakardiale Töne und Schluß- und Öffnungstöne nach operativem Klappenersatz (künstliche Herzklappen s.u.).

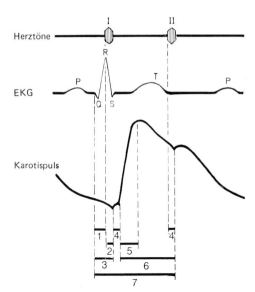

Abb. 2.8 Herzschall, EKG und Carotissphygmogramm. 1 Umformungszeit (Beginn der Q-Zacke bis zum Beginn des I. Herztons) 2 Druckanstiegszeit (Beginn des Hauptsegments des I. Herztons bis zum Steilanstieg des Carotissphygmogramms minus zentrale Pulswellenlaufzeit) 3 Anspannungszeit: Umformungszeit + Druckanstiegszeit, 4 zentrale Pulswellenlaufzeit (Beginn des II. Herztons – aortales Segment – bis zur Incisur: Verspätung des Carotissphygmogramms gegenüber den Vorgängen am Herzen); 5 Pulskurvenanstiegszeit (Beginn des Steilanstiegs bis zum Gipfelpunkt), 6 Austreibungszeit (Pulskurvenanstieg bis zur Incisur), 7 Systolendauer (Beginn der elektrischen Kammererregung bis zum Beginn des II. Herztons)

Die Bedeutung des vierten Herztones ist nicht mit letzter Sicherheit geklärt. Einerseits wird ein auskultierbarer vierter Herzton oder Vorhofton als Ausdruck einer verminderten Dehnbarkeit des linken (in seltenen Fällen des rechten) Ventrikels angesehen; andererseits konnte bei 73% älterer herzgesunder Menschen phonokardiographisch ein Vorhofton registriert werden, dem mithin kein signifikanter Krankheitswert zukäme [201]. – Als physiologisch sind leise, nicht sicher objektivierbare Vorhoftöne im Zusammenhang mit einer kleinen, nicht palpablen a-Welle im Apexkardiogramm (s. 2.2.3) anzusehen. Pathologisch sind hingegen hörbare Vorhoftöne, die mit größeren a-Wellen (mehr als 15% der Gesamtamplitude) einhergehen. Es sei jedoch betont, daß ein Vorhofton leicht

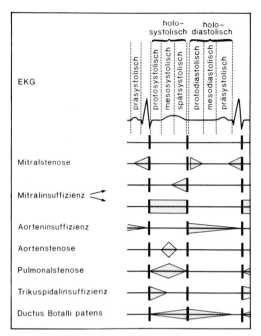

Abb. 2.9. Form und zeitliche Zuordnung der Herzgeräusche

mit der ersten Komponente eines gespaltenen ersten Herztones bzw. mit dem ersten Herzton, der von einem Austreibungston gefolgt wird, verwechselt werden kann [119]. Ein eindeutig identifizierbarer Vorhofton kann jedoch – ohne beweisend zu sein – als Hinweis auf eine gestörte Myokardfunktion gewertet werden.
Die Herzgeräusche umfassen systolische, diastolische und systolisch-diastolische (=kontinuierliche) Geräusche. Zu den während der Systole registrierbaren Geräuschen werden die Schallphänomene von Preßstrahlgeräuschen gezählt (Stenosen von Aorta und Pulmonalis) sowie die (meist holosystolischen) Insuffizienzgeräusche (Mitral-, Tricuspidalinsuffizienz). Die Geräuschmaxima dieser Phänomene sind durch die Ableitungspunkte gegeben (s. oben). Je nach der zeitlichen Zuordnung sind früh- und spätsystolische Geräusche zu differenzieren.
Bei den diastolischen Schallphänomenen sind hochfrequente Insuffizienzgeräusche (Aorta, Pulmonalis) zu trennen von den meist niederfrequenten Stenosegeräuschen (Mitralis, Tricuspidalis). – Kontinuierliche (systolisch-diastolische) Geräusche finden sich z. B. beim Ductus arteriosus Botalli persistens und bei a.v.-Fisteln (Abb. 2.9) (Einzelheiten s. Kap. 4 u. 5).
Die klinisch-diagnostische Bedeutung der Phonokardiographie gegenüber der Auskultation liegt in der Form- und Frequenzanalyse von Herzgeräuschen. Weiterhin können atemabhängige Herzschallphänomene beurteilt werden. Durch die zusätzliche zeitliche Zuordnung der phonokardiographisch dargestellten Herztöne und Geräusche kann die Identifikation der Herzschallphänomene und ihrer Kausalfaktoren wesentlich erleichtert werden [32, 106].

Syndrom des mesosystolischen Klicks bei spätsystolischem Geräusch. Durch intrakardiale Phonokardiographie konnte objektiviert werden, daß sog. Klicks in Systolenmitte und spätsystolische Geräusche über der Herzspitze nicht, wie lange vermutet, extrakardial verursacht werden, sondern durch den Mitralklappenapparat bedingt sind. Durch Angiokardiographie kann eine Mitralinsuffizienz bei Vorliegen dieses Syndroms gesichert werden.

Die Pathogenese dieses „midsystolic click – late systolic murmur"-Syndroms, das eine familiäre Häufung bei Überwiegen des weiblichen Geschlechts zeigt, konnte bislang nicht eindeutig geklärt werden. Lediglich beim Marfan-Syndrom findet sich eine überzeugende Erklärungsmöglichkeit in Form der gestörten Mitralklappenfunktion bei übermäßig gedehntem Segel- und Halteapparat. Von einigen Autoren wird das Syndrom als Form einer idiopathischen Myokardiopathie angesehen und der Gruppe der asymmetrischen Hypertrophien zugerechnet [113] (s. S. 207).

Die meisten Träger des Syndroms sind beschwerdefrei. Die Diagnose erfolgt in der Mehrzahl der Fälle zufällig aufgrund des Auskultations- bzw. Phonokardiographiebefundes.
Das spätsystolische Geräusch ist am besten über der Herzspitze auskultierbar. Das hochfrequente bzw. musikalische Geräusch währt manchmal über den Aortenklappenschluß hinaus. Der Klick ist über der Herzspitze am deutlichsten hörbar. Gemeinhin tritt der Klick nach Systolenmitte unmittelbar vor oder nach Einsetzen des Geräusches auf.

Gelegentlich sind mehrere Klicks auskultierbar. Klick und Geräusch können auch unabhängig voneinander vorkommen. Durch Aufrichten des Körpers aus der horizontalen Körperlage kommt es zu einem früheren Einsetzen des Geräusches und einem Näherrücken des Klicks an den I. Herzton [93].

Phonokardiographie bei prothetischem Herzklappenersatz. Mit der zunehmenden Implantationsfrequenz künstlicher Herzklappen hat auch die Erkennung von Funktionsstörungen der Klappenprothesen an Bedeutung gewonnen. Der Auskultation und Phonokardiographie wurde hiermit ein neues und wichtiges Aufgabengebiet erschlossen. Pathognomonische Auskultationsbefunde bei Funktionsstörungen künstlicher Herzklappen können sich sowohl bei Mitralklappenersatz als auch bei Aortenklappenprothesen und bei Zweiklappenersatz finden. Naturgemäß richten sich die Auskultationsphänomene nach Art (Kugelventilprothese, Scheibenklappe) und Lokalisation (Aorten-, Mitralklappenposition) und Material (Silikon-Kautschuk, Titanium) der künstlichen Herzklappen. – Während Ballveränderungen bei Prothesen in Mitralklappenposition relativ selten sind, finden sich Ballveränderungen bei Starr-Edwards-Aortenklappen (insbesondere bei den früheren Modellen) verhältnismäßig häufig. Lipidinfiltrationen in den Silastic-Ball können entweder einen Bruch oder eine Verkleinerung der Klappe zur Folge haben oder aber eine Vergrößerung des Balls bewirken, die die Beweglichkeit in dem Klappenkäfig z.T. hochgradig einschränkt. – Ein abgeschwächter Aortenklappenöffnungston (AKÖT) und mehr noch ein fehlender AKÖT weisen auf das Vorliegen einer Ballveränderung hin. Ein wichtiges Kriterium ist in diesem Zusammenhang der phonokardiographische Amplitudenvergleich zwischen Aortenklappenöffnungston und Aortenklappenschlußton (AKST) (Normbereich 0,7–1,2). Ist das Amplitudenverhältnis AKÖT : AKST < 0,5, so ist der Verdacht auf eine Ballveränderung gegeben.

Außer Scheiben- bzw. Ballveränderungen nach prothetischem Klappenersatz lassen sich die relativ häufigen postoperativen Klappeninsuffizienzen phonokardiographisch objektivieren. Hinweise auf eine Undichtigkeit zwischen Prothesenring einer künstlichen Aortenklappe und Anulus fibrosus bzw. umgebendem Gewebe durch Nahtinsuffizienz gibt ein hochfrequentes diastolisches Geräusch von decrescendoförmigem Charakter. Eine Mitralinsuffizienz auf der Basis einer Nahtinsuffizienz nach Mitralklappenersatz gibt sich häufig, aber keineswegs in der Regel, durch ein charakteristisches systolisches Geräusch über der Herzspitze zu erkennen. Ein zusätzlicher Hinweis ergibt sich durch das Fehlen des Mitralklappenöffnungstones [129].

Computeranwendung in der Phonokardiographie. Seit Einführung der Phonokardiographie in die Klinik sind zahlreiche methodische und technische Verbesserungen beschrieben worden, die dem Ziel dienen, die Befundaussage der Herzschallschreibung zu verbessern (Belastungs-, Stereo-, Oesophagus-Phonokardiographie, intrakardiale Phonokardiographie). Zunehmendes Interesse verdienen aber auch die Bemühungen, die Registrierung und Auswertung der Herzschallphänomene Computern zu übertragen. – Während in der Elektrokardiographie der derzeitige Entwicklungsstand der Computer-Analyse bereits weit fortgeschritten ist, befindet sich die Computeranwendung in der Phonokardiographie noch im Entwicklungsstadium. Prinzipiell gliedert sich auch hier die automatische Phonokardiographie in Analog-Signalerfassung und -speicherung, Analog-Digital-Umwandlung, Identifikation, Vermessung und Diagnosestellung [139]. Bislang ist es möglich, die klinische Auskultation mit Computern durchzuführen und eine automatische Identifikation von Systole, Diastole, Amplitude, Frequenz und Phasenlage vorzunehmen. Auch eine Globalbeurteilung von Crescendo- bzw. Decrescendocharakter oder Spindelform eines Geräusches sowie des Punctum maximum läßt sich durch Computer realisieren. Schwierigkeiten der Auswertung ergeben sich jedoch bei verschiedenen Arrhythmien, insbesondere bei ausgeprägter Extrasystolie und absoluter Arrhythmie bei Vorhofflimmern [64].

Die phonokardiographische Computer-Diagnostik hat speziell bei der Mitralinsuffizienz einen hohen Leistungsstand errreicht, der die Aussagefähigkeit des klinischen Auskultationsbefundes sogar übertreffen soll [vgl. 64]. – Obwohl diese Ansätze der automatischen Phonokardiographie als ermutigend anzusehen sind, überwiegen derzeit noch die Probleme gegenüber den objektiven Möglichkeiten des praktischen Einsatzes der Computer-Phonokardiographie.

2.2.3 Sphygmographische Methoden

Carotispulskurve: Die Registrierung des Carotissphygmogramms erfolgt durch Aufsetzen eines Pulsabnehmers über der Arteria carotis communis kurz unterhalb ihrer Teilungsstelle. Bei dieser mechanokardiographischen Untersuchungsmethode werden die wechselnden Volumenverhältnisse der Arteria carotis graphisch dargestellt, wobei eine weitgehende Korrelation zu den blutig gemessenen Druckwerten besteht. Die zeitlichen Bezüge der Carotispulskurve ergeben sich durch das in aller Regel simultan registrierte EKG und Phonokardiogramm (s. Abb. 2.8).

Die normale Carotispulskurve bietet folgendes Bild: Nach einer kleinen Vorschwankung, die in bezug zur Anspannungszeit gesehen werden muß, erfolgt der steil aufsteigende (anakrote) Schenkel, der in den Kurvengipfel übergeht und evtl. einen zweiten Gipfel (dikrote Welle) aufweisen kann. Es folgt der steil abfallende (katakrote) Schenkel mit einer typischen Incisur als Ausdruck des Aortenklappenschlusses. Diese (normalerweise) deutliche Markierung erlaubt im Phonokardiogramm die Erkennung des aortalen Segments des II. Herztons.

Das Carotissphygmogramm ist zeitlich verzögert gegenüber dem Phonokardiogramm, dem EKG und auch dem Apexkardiogramm (s. unten). Diese Verzögerung gegenüber den Vorgängen am Herzen selbst wird durch die zentrale Pulswellenlaufzeit (4 in Abb. 2.8) bestimmt, die als Distanz zwischen dem aortalen Segment des II. Herztons und der Incisur in der Carotispulskurve gemessen wird; sie ist beschleunigt bei starren Gefäßen (Hypertonie, Arteriosklerose) und in diagnostisch verwertbarer Weise bei der Hyperthyreose. Der Normalwert der Pulswellenlaufzeit liegt zwischen 0,02 und 0,04 sec. Als Umformungszeit (1) wird der Abstand zwischen dem Beginn der elektrischen Kammererregung und dem Beginn des Hauptsegments des I. Herztons verstanden. Der Normalwert liegt bei 0,05–0.06 sec. Die Druckanstiegszeit (2) bezeichnet den Beginn des Hauptsegments des I. Herztons bis zum Steilanstieg des Carotissphygmogramms, abzüglich der zentralen Pulswellenlaufzeit (s. oben) (normal: 0,03 bis 0,04 sec). Unter der Anspannungszeit (3) wird das Zeitintervall von Umformungszeit (1) zuzüglich der Druckanstiegszeit (2) verstanden, d. h. der Abstand vom Beginn der elektrischen Kammererregung bis zum Beginn des Steilanstiegs (abzüglich der zentralen Pulswellenlaufzeit). Der Normalwert für die Anspannungszeit liegt bei ca. 0,09 sec. Die Pulskurvenanstiegszeit (5) ist definiert als der Abstand vom Beginn des Steilanstiegs bis zum Gipfelpunkt des Carotissphygmogramms (Normalwert: ca. 0,06 sec). Die (frequenzabhängige) Austreibungszeit (6) erstreckt sich vom Beginn des Steilanstiegs bis zur Incisur (normal: etwa 0,28 sec). Die Systolendauer (7) umfaßt das Intervall vom Beginn der elektrischen Kammererregung bis zum Beginn des II. Herztons [106].

Klinische Bedeutung besitzt das Carotissphygmogramm vor allem bei Aortenstenosen. Die valvuläre Aortenstenose führt im Rahmen des verzögerten Blutauswurfs zu systolischen Schwingungen im Steilanstieg (Hahnenkamm-Phänomen), die sich dem Austreibungsgeräusch mitteilen. Der Pulskurvenanstieg sowie die Austreibungszeit sind bei der valvulären Aortenstenose verlängert. Die Incisur ist meist erhalten. In der frühen Systole (nach dem I. Herzton) findet sich häufig ein Aortendehnungston (ejection click), der mit dem Fußpunkt des Carotissphygmogramms koinzidiert (Abb. 4.15).

Bei der idiopathischen hypertrophischen Subaortenstenose (obstruktive Kardiomyopathie, musculäre subvalvuläre Aortenstenose) findet sich entsprechend der funktionellen hämodynamischen Zweiteilung des linken Ventrikels ein zweiter Gipfel der Carotispulskurve („Krebsschere"). Die Austreibungszeit ist häufig verlängert. Durch Amylnitrit-Inhalation können das „Krebsscheren"-Phänomen ebenso wie die auskultatorischen Befunde (vom I. Herzton abgesetztes Systolicum) verstärkt werden (s. S. 170).

Ein Pulsus bisferiens zeigt sich im Carotissphygmogramm bei schwerer Aorteninsuffizienz (Doppelgipfligkeit mit mesosystolischem Druckabfall). Die Incisur ist meist

Auch über einen intravasal liegenden Venenkatheter kann eine Venenpulskurve abgeleitet werden.

Die üblicherweise registrierte Druckpulskurve zeigt das in Abb. 2.10 wiedergegebene Kurvenbild: Die Vorhofkontraktion bedingt die a-Welle, welche einem kurzen Rückstau des venösen Volumens vor dem Herzen entspricht. Durch Fortleitung der Carotispulskurve ist die c-Welle verursacht. Der rasche

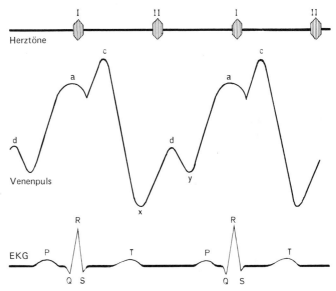

Abb. 2.10. Venenpuls und EKG. *a* a-Welle (Vorhofkontraktion), *c* c-Welle (Fortleitung der Carotispulskurve), *x* systolischer Kollaps (Tiefertreten der Ventrikelebene), *d* d-Welle (Zurücktreten der Ventilebene), *y* diastolischer Kollaps (Ventrikelfüllung)

verstrichen als Folge des gestörten Aortenklappenschlusses. Die Druckanstiegszeit ist verkürzt, die Austreibungszeit geringfügig verlängert [143] (s. Abb. 4.19).

Venenpulskurve: Durch Aufsetzen einer Druckkapsel auf den Bulbus venae jugularis kann eine Venenpulskurve zur Darstellung gebracht werden, die die Volumenänderungen im Bereich der großen Halsvenen widerspiegelt. Eine trägheitslose Registrierung der Volumenschwankungen gelingt durch Ableitung mittels eines Lichtstrahls. Zur Leberpulsregistrierung wird eine Druckkapsel auf die unterhalb des rechten Rippenbogens vordringende Leber fest aufgesetzt. –

Blutabfluß aus den Halsvenen in den rechten Vorhof bei systolischer Abwärtsbewegung der Ventilebene des Herzens führt zu dem systolischen Kollaps „x". Wenn sich die Ventrikelebene wieder nach oben (nach der Ventrikelsystole) bewegt, so kommt es zu einem kurzen Rückstau, der die d-Welle in der Venenpulskurve hervorruft. Der diastolische Kollaps „y" tritt dann ein, wenn sich die Vorhöfe (bzw. die Halsvenen) bei Öffnung der Segelklappen in den Ventrikel entleeren.

Bei rechtsventriculärer Drucksteigerung auf der Basis einer verminderten Dehnbarkeit des rechten Ventrikels findet sich nicht selten eine erhöhte a-Welle in der Venenpulskurve

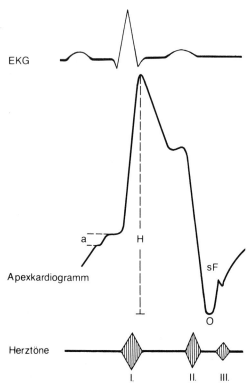

Abb. 2.11. Apexkardiogramm, EKG und Herzschall. *a* a-Welle (Vorhofkontraktion), *O* „opening point" (Zeitpunkt der Mitralklappenöffnung), *sF* schnelle Füllungswelle. *1.* I. Herzton, *2.* II. Herzton, *3.* III. Herzton oder Füllungston, *H* Höhe des Apexkardiogramms bezogen auf den Punkt O. Das Verhältnis a : H wird in Prozent angegeben

(Pulmonalstenose, pulmonale Hypertonie, sehr selten Tricuspidalstenose).
Die Tricuspidalinsuffizienz führt in schweren Fällen typischerweise zu einer Aufhebung des systolischen Kollapses (x). Der diastolische Kollaps (y) ist verstärkt aufgrund des erhöhten Volumeneinstroms.
Diagnostische Bedeutung besitzt der Venenpuls ferner bei der Pericarditis constrictiva (Panzerherz), durch die Ausbildung eines frühdiastolischen Kollapses („dip") und eines diastolischen Plateaus aufgrund der verminderten „compliance" (entsprechend der intrakardial registrierbaren Druckkurve, s. 3.8.6).

Apexkardiogramm: Das Ventrikelsphygmogramm wird in Linksseitenlage oberhalb der anatomischen Herzspitze (normalerweise 5. ICR in der Medioclavicularlinie) registriert. Diese Methode erlaubt es, den mechanischen Ausdruck der Kontraktion des linken Ventrikels ohne wesentliche Verzögerung (im Gegensatz zum Carotissphygmogramm) zu erfassen. In erster Linie lassen sich Rückschlüsse auf das Füllungsverhalten des linken Ventrikels gewinnen.
Das normale Ventrikelsphygmogramm (Abb. 2.11) weist eine relativ kleine a-Welle als Ausdruck der Vorhofkontraktion auf.
Die systolische Auswärtsbewegung entspricht dem anschließenden Steilanstieg bis zum Gipfelpunkt. Es folgt die Einwärtsbewegung (abfallende Kurve), die in der frühen Diastole mit dem Punkt O ihren Tiefstpunkt errreicht. Der Punkt O („opening point") koinzidiert zeitlich mit der Mitralklappenöffnung, d. h. dem Beginn der Ventrikelfüllung. Es schließt sich die schnelle Füllungswelle (sF) an, die ihre zeitliche Entsprechung als hämodynamisches Korrelat des raschen frühdiastolischen Einstroms in den linken Ventrikel in einem dritten Herzton oder Füllungston findet. – Die Höhe der a-Welle (a) kann prozentual in Beziehung gesetzt werden zur Höhe H (Gesamthöhe des Apexkardiogramms bezogen auf den tiefsten Punkt O). Das Verhältnis a zu H ist z. B. bei der idiopathischen hypertrophischen Subaortenstenose zugunsten von a verschoben aufgrund der verminderten Dehnbarkeit des linken Ventrikels bei musculärer Hypertrophie mit funktioneller Zweiteilung des linken Ventrikels [82, 143].
Die klinische Bedeutung des Apexkardiogramms wird besonders bei Mitralvitien deutlich. Bei der Mitralstenose ist naturgemäß aufgrund der alterierten Mitralsegel die Füllung des linken Ventrikels verzögert. Die schnelle Füllungswelle ist deshalb allenfalls nur angedeutet nachweisbar. Der Punkt O des Apexkardiogramms fällt typischerweise mit dem Mitralöffnungston (MÖT) zeitlich zusammen (Abb. 4.1). Bei Vorhofflimmern fehlt die a-Welle.
Bei Vorliegen einer Mitralinsuffizienz ist hingegen die schnelle Füllungswelle betont wegen des erhöhten Einstromvolumens in den linken Ventrikel bei zeitlicher Koinzidenz mit einem dritten Herzton.

2.2 Spezielle Untersuchungsmethoden

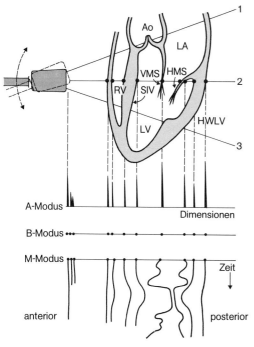

Abb. 2.12. Darstellung eines zweidimensionalen schematischen Längsachsenquerschnitts des Herzens mit Einbeziehung der Herzstrukturen. Der Einelementschallkopf wird i.allg. parasternal im 4. ICR links angelegt. Das Schallbündel (*Linie 2*) verläuft bei senkrechter Einstellung auf den Thorax von vorn nach hinten: vordere Herzwand, rechte Ventrikelhöhle (*RV*), Septum interventriculare (*SIV*), linke Ventrikelhöhle (*LV*) mit den freistehenden Rändern der vorderen (*vMS*) und hinteren Mitralklappensegel (*hMS*) und hintere Wand des linken Ventrikels (*hWLV*). Die Echos erscheinen in der klassischen Weise der drei Arten oscillographischer Präsentation, nämlich zugeordnet dem *A-*, *B-* und *M-Modus* (Amplitude, Helligkeit, Zeit-Weg). Bei der A-Präsentation stellt die Höhe der Echos die Intensität des von den Grenzflächen reflektierten Ultraschalls dar; Gewebstiefe bzw. Dimensionen sind von links nach rechts abzulesen. Der *B-Modus* stellt eine Zwischenstufe dar, in der *A-Modus*-Echos in Punkte umgewandelt werden; ihre jeweilige Intensität wird durch ihre Helligkeit ausgedrückt. Anschließend wird der in der traditionellen Echokardiographie allgemein verwandte *M-Modus* dargestellt, indem der *B-Modus* mit konstanter Geschwindigkeit über den Schirm bewegt wird, während der Schallkopf stationär bleibt. Das charakteristische Bewegungsbild der Herzstrukturen kann nun analysiert werden. Ausgehend von dieser Standardposition auf dem Thorax kann der Schallkopf gekippt und das Schallbündel von der Aorta (*Ao*; *Strahl 1*) zur Herzspitze (*Strahl 3*) des Herzens (Sektorlotung) hin gelenkt werden. Diese Winkelverschiebung des Strahls während der Aufnahme ermöglicht eine Interpretation der strukturellen Beziehungen, wie die auf dem Querschnitt zu erkennende Mitral-Aortenund Septum-Aorten-Kontinuität. Eine gewisse Verzerrung kommt allerdings insofern ins Bild, als ein keilförmiger Abschnitt des Herzens in der Aufzeichnung in rechteckiger Form erscheint. (LA = linkes Atrium). [177]

Bei kombinierten Mitralvitien kann aufgrund des Apexkardiogramms auf die dominierende Komponente des Herzfehlers geschlossen werden. Bei überwiegender Stenose fehlt die schnelle Füllungswelle, während sie bei Vorhandensein einer vorwiegenden Mitralinsuffizienz sehr ausgeprägt ist. Das Apexkardiogramm erlaubt die Differenzierung eines Mitralöffnungstones (bei Mitralstenose) von einem dritten Herzton durch die Zuordnungsmöglichkeit des Punktes O der Spitzenstoßkurve [vgl. 140].

2.2.4 Echokardiographie

Die echokardiographische Diagnostik des Herzens ist heute unbestritten eine sehr wichtige, nicht-invasive kardiologische Untersuchungsmethode. Sie geht zurück auf erste Untersuchungen von EDLER und HERTZ [63a], hat aber erst in Verbindung mit dem technologischen Fortschritt praktische klinische Bedeutung erlangt.

Physikalisch-technische Voraussetzungen. Schallwellen werden von den Grenzflächen zwischen zwei Medien mit unterschiedlichen mechanischen Eigenschaften partiell reflektiert (akustische Impedanz). Da der Schallimpuls Zeit braucht, um in tieferliegende Strukturen vorzudringen, kehrt sein Echo aus diesen Strukturen später als aus höher gelegenen Schichten zur Körperoberfläche zurück. Aus dem zeitlichen Ablauf der zurückkehrenden Echos lassen sich über die

Dimensionen der inneren Strukturen, die das Schallbündel durchdringt, in vielfältiger Weise Informationen gewinnen.

Die heute zur Anwendung gelangenden piezoelektrischen Kristallumformer wandeln elektrische Signale in Ultraschallimpulse um und umgekehrt. Sie können daher sowohl zum Senden als auch zum Empfang benutzt werden. Mit Hilfe eines solchen Einelementschallkopfes, der Ultraschallwellen hoher Frequenz (1,6–7 MHz) aussendet und Echos aus den darunterliegenden Strukturen empfängt, werden die intrakardialen Strukturen als Funktion der Zeit im sog. M-mode-Verfahren erfaßt.

Technische Verfahren (s. Tabelle 2.6). Zum Verständnis s. Abb. 2.12 und 2.13. Mit Hilfe der *A-mode-Technik* (*A*mplitude) wird die Intensität der Echos, im wesentlichen unabhängig von der Zeit, erfaßt. Hierdurch gewinnt man bereits einen Eindruck von den vom Ultraschallstrahl getroffenen Strukturen und deren Distanzen voneinander. Je höher die registrierte Linie, um so höher ist die Echointensität. Diese Technik erlaubt eine

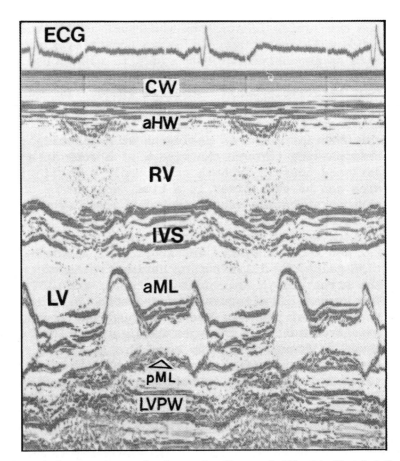

Abb. 2.13 M-mode-Registrierung entsprechend dem Echostrahl 2 in Abb. 2.12 u. 2.14a. Eine elektrokardiographische Registrierung (*ECG*) wird jeweils simultan mitregistriert wegen der zeitlichen Zuordnung der echokardiographischen Linien zur Herzaktion. *CW* Thoraxwand; *aHW:* vordere Herzwand; *RV* rechter Ventrikel, Cavum; *LV* linker Ventrikel, *IVS* interventriculäres Septum; *aML* und *pML* vorderes und hinteres Mitralklappensegel; man beachte die typischerweise reziproken Bewegungsmuster; *LVPW* linksventriculäre Hinterwand

2.2 Spezielle Untersuchungsmethoden

Einstellung der Apparateempfindlichkeit zur Registrierung verwertbarer Echokardiogramme. – Die *B-mode-Technik* (*Brightness*) wandelt die Höhe der A-mode-Linie in Intensitätsunterschiede von Leuchtpunkten um. Wird nun mit einer geeichten Geschwindigkeit lichtempfindliches Papier unter diesen Leuchtpunkten vorbeigezogen, dann kommt es zur Registrierung von Echolinien, die in Abhängigkeit von der Zeit Bewegungsänderungen der Strukturen deutlich wiedergeben. Dieses Verfahren entspricht der *M-mode-Technik* (*Motion*).

Tabelle 2.6. Echokardiographische Verfahren

1. Monoscan	
A-mode	
B-mode	
M-mode	(Abb. 2.13)
(größte praktische Bedeutung)	
Sectorscan, mechanisch	(Abb. 2.14)
2. Sectorscan	
a) mechanisch	
b) elektronisch	
(phased array)	(Abb. 2.14)
3. Parallel Scan (Multiscan)	(Abb. 2.15)

Die heute meistens angewandte Registriertechnik mittels lichtempfindlichen Registrierpapiers, das eine kontinuierliche Beobachtung erlaubt, hat ohne Zweifel Vorzüge gegenüber dem früher gebräuchlichen Verfahren einer photographischen Registrierung mittels Polaroidkamera, wobei formatbegrenzend jeweils nur *ein* Strahlendurchgang vom Oscillographen erfaßt werden konnte. Bis zum nächsten Strahlendurchgang mußte dann eine zeitliche Verzögerung von bis zu 1 sec in Kauf genommen werden. Das heute geübte Verfahren mittels kontinuierlicher Registrierung erlaubt außerdem durch langsame Bewegung des Transducers, die Nachbarschaft der zuvor registrierten Strukturen im Herzen gewissermaßen „auszutasten". Technisch perfektioniert ist diese Möglichkeit durch das sog. Sektorscan (s. Abb. 2.14 a, b).
Man unterscheidet technologisch zwei Arten des Sektorscan (nach [176]):

A) Mechanischer Sektorscan: Bei diesen Geräten werden Querschnitte in einer Geschwindigkeit von 30 Bildern/sec hergestellt, wobei ein Transducer auf mechanischem Wege oscilliert zwischen einem Winkel von 30–45°. Das Prinzip der Erzeugung von Bildern auf dem Oscilloskop ist darüber hinaus geknüpft an ein elektronisches System, das den jeweiligen Ortsbezug der einzelnen Strukturen im Herzen herstellt (B-Scanning). Der Vorteil dieses Systems besteht darin, daß durch das sog. „Echofenster" das Herz jeweils in verschiedenen Richtungen und unter verschiedenen Winkelgraden ausgetastet werden kann. Querschnitte mit einem noch größeren Winkel sind durch das folgende System zu gewinnen.

B) Elektronischer „phased array"-Sektorscan: Der Transducer dieses elektronischen Sektorscan besteht aus 16 kleinen Transducer-Elementen, die so angeordnet sind, daß ein Sektor von bis zu 80° erfaßt werden kann, bei Registriergeschwindigkeiten von 30–40 Bildern/sec. Auf diese Weise lassen sich zwar anatomisch sehr korrekte Ventrikeldimensionen und Strukturen erfassen, wenngleich der erhebliche technische und Kostenaufwand einer weiten Verbreitung dieses technischen Prinzips im Wege steht.

Multielement-Transducer mit „real time"-Verfahren (s. Abb. 2.15): Das Multiscan-Echokardiogramm mit parallel zueinander angeordneten Transducern (Echokardiovisorsystem) hat zwar im Vergleich zu dem Sektorscan nicht das gleiche Auflösungsvermögen, erlaubt aber eine noch höhere Anschaulichkeit des Bewegungsablaufs von Klappen und Ventrikelwänden bei Betrachtung auf einem Oscilloskop. Diese Form von Multiscan-Echokardiographie stellt für den echokardiographischen Anfänger eine Möglichkeit dar, die Barriere zwischen Anschaulichkeit und flächenhaft registriertem M-mode-Bild zu überwinden. Auch eignet sie sich besonders als Screening-Untersuchung für eine detaillierte Registrierung mittels M-mode-Technik.

Doppler-Echokardiographie. Das Doppler-Verfahren mit Ultraschall verwendet ein an-

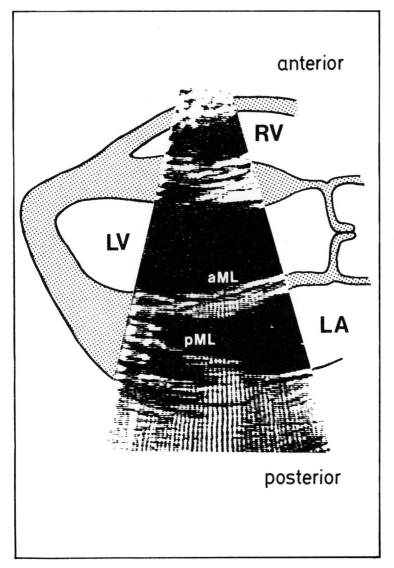

Abb. 2.14a. Mittdiastolisches 30°-Sektorscan der Mitralklappe, registriert mit einem mechanischen Sektorscanner. *aML* und *pML* vorderes und hinteres Mitralklappensegel; *LA* linker Vorhof; *LV* linker Ventrikel; *RV* rechter Ventrikel. Aus [176]

deres Prinzip. Es basiert auf einem kontinuierlichen Ultraschallstrahl statt auf einem pulsierenden. Trifft dieser Strahl ein bewegtes Ziel, z. B. ein Klappensegel, eine Wandoberfläche, so ändert sich die Frequenz des zurückkommenden Ultraschallsignals. Diese Frequenzänderung ist als „Doppler-Verschiebung" (Doppler-Shift) bekannt. Das Verfahren hat sich in der Anwendung bei peripheren Gefäßerkrankungen bereits bewährt (s. S. 95). Bei der Anwendung am Herzen ergibt sich aber die Problematik einer

2.2 Spezielle Untersuchungsmethoden

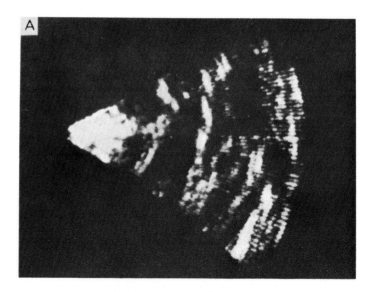

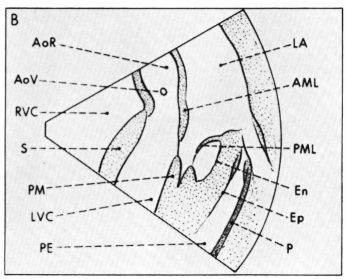

Abb. 2.14b. Echokardiographisches Schnittbild von einem elektronischen Sectorscanner (phased array). Diese Photographie eines Einzelbildes von einem Videoband stellt einen Sectorscan von 60° durch folgende Strukturen dar: Aortenwurzel (*AOR*), linkes Atrium (*LA*), Cavum des rechten Ventrikels (*RVC*) und Cavum des linken Ventrikels (*LVC*). Der Patient hatte einen Perikarderguß (*PE*). *AOV* Aortenklappe, *AML* anteriores Mitralsegel, *PML* posteriores Mitralsegel, *En* Endokard der linken Hinterwand, *Ep* Epikard der linken Hinterwand, *P* Perikard, *PM* Papillarmuskel, *S* Septum [68]

schriftlichen Dokumentation der registrierten Signale. Nur wenige Arbeitsgruppen haben sich bisher mit Doppler-Echokardiographie befaßt. Eine praktische Bedeutung hat die Doppler-Echokardiographie bisher noch nicht erlangt. Wahrscheinlich wird aber eine simultane Registrierung von Impuls-Doppler- und Schnittbild-Echokardiographie (realtime) einmal eine diagnostische Bedeutung gewinnen.

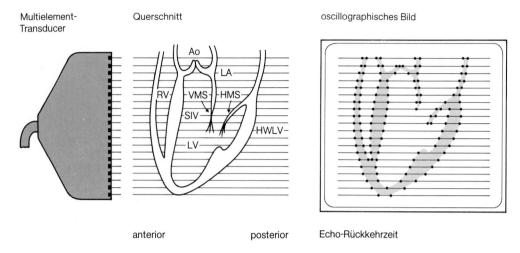

Abb. 2.15. Gleicher Längsachsenquerschnitt des Herzens wie in Abbildung 2.12 mit angelegtem Multielement-Transducer. Die in Serie von oben nach unten angeordneten Elemente senden einen kurzen Schallimpuls in die Gewebe aus. Echos von den akustischen Grenzflächen (d.h. den Herzstrukturen) werden elektronisch in Punkte umgewandelt und auf einer horizontalen Linie auf dem Oscillographen (B-Modus) dargestellt. Ihre Positionen (Rückkehrzeit des Echos) stellen die Tiefendimensionen des Herzens, die der Echostrahl durchläuft, dar. Die vertikale Position jeder Linie entspricht der jeweiligen Position des Elements im Transducer. Unter normalen Arbeitsbedingungen werden die horizontalen Transmissionslinien mehr oder weniger unterdrückt; auf dem Schirm erscheinen nur die Echos. Eine schnelle elektronische Schaltung von einem Element zum anderen führt zu einer „sofortigen" Sichtbarmachung eines „anatomisch richtigen" zweidimensionalen Querschnitts in einer Folge von 160 Aufnahmen pro sec auf dem Leuchtschirm, was eine Analyse von Anatomie und Bewegung der Herzstrukturen gestattet. (Abkürzungen wie in Abbildung 2.12). [177]

Praktische Durchführung der Untersuchung:
Bei der Untersuchung liegt der Patient auf einer Liege, meist in schräger Linksseitenlage oder auch auf dem Rücken, und der Scanner wird am linken Sternalrand im 3. oder 4. ICR aufgesetzt. Das „echokardiographische Fenster", von dem aus eine Registrierung möglich ist, entspricht etwa der Ausdehnung der absoluten Herzdämpfung. Befindet sich Lungengewebe zwischen Schallkopf und Herz, wird eine Registrierung weitgehend unmöglich, weil Ultraschall die Lunge (zahlreiche Grenzflächen, Luft, Alveolen) sehr schlecht zu durchdringen vermag. Durch Veränderung der Position des Schallkopfes mit resultierender Änderung der Richtung des Schallstrahles, wird das Herz in verschiedenen Regionen ausgetastet. Neben der Kenntnis der typischen Bewegungsmuster (z. B. Mitralklappenbewegung) ist für die Deutung der registrierten Vorgänge eine klare Vorstellung der Anatomie des Herzens Voraussetzung (s. Abb. 2.16 a, b).
Wegen der anatomischen Lage und des charakteristischen Bewegungsmusters ist das vordere Mitralsegel Ausgangs- und Orientierungspunkt der weiteren Untersuchung. Zu einem vollständigen Untersuchungsgang gehört die Darstellung einer kontinuierlichen Schwenkung des Schallkopfes durch die einzelnen Herzabschnitte. Die Abb. 2.16a zeigt schematisch vier Strahlengänge, die bei vier verschiedenen Neigungswinkeln des Schallkopfes entstehen, und läßt die dabei darstellbaren Grenzflächen des Herzens erkennen. Abb. 2.16 b zeigt schematisch das Bild, welches entsteht, wenn der Schallkopf kontinuierlich aus Position 1 in

2.2 Spezielle Untersuchungsmethoden

Abb. 2.16. a Schematisches Schnittbild durch vordere Thoraxwand und Herz entlang der kardialen Längsachse. Der Ultraschallstrahl penetriert je nach Stellung des Schallkopfes mehr apical bzw. basal (Strahl 1–4). In praxi muß dabei ein zwischen Schallkopf und Haut bestehender Spalt mit Kontaktgel ausgefüllt sein. *S* Sternum, *VRV* Vorderwand des rechten Ventrikels, *VS* Ventrikelseptum. *LV* Cavum des linken Ventrikels, *VMS* vorderes Mitralsegel, *AO* Lumen der Aorta, *HPM* hinterer Papillarmuskel, *HLV* Hinterwand des linken Ventrikels, *HMS* hinteres Mitralsegel, *LA* Cavum des linken Vorhofs. (Nach Feigenbaum) [68]

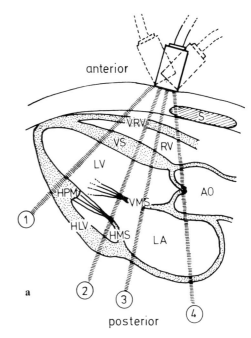

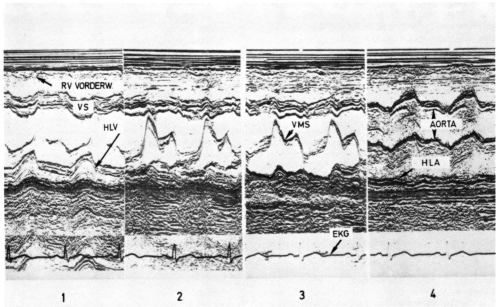

Abb. 2.16. b Echokardiographische Registrierung entsprechend der schematischen Darstellung in **a** [17]

Position 4 der Abb. 2.16a bewegt wird, und zeigt, wie die Messung der Bewegungsgeschwindigkeit kardialer Strukturen durchgeführt wird.

Nach Abschluß der Registrierung werden bestimmte Größen meßtechnisch aus dem Echokardiogramm ausgewertet, die in Tabelle 2.7 zusammen mit Normalwerten aufgelistet sind. Für spezielle Fragestellungen und unter wissenschaftlichen Gesichtspunkten kann eine zusätzliche erhebliche Anzahl von Meßgrößen erfaßt werden.

Tabelle 2.7. Normalwerte (Erwachsene) [165]

	Bereich (mm)	Körper-oberfläche (mm/m²)	n
Rechtsventriculäre Dimension (Abstand zwischen Vorderwand des rechten Ventrikels und der rechten Seite des interventriculären Septums, enddiastolisch)			
Rückenlage	5 – 23		60
Linksseitenlage	8 – 26	4 – 13	172
Linksventriculäre Dimension, enddiastolisch (Abstand zwischen der vorderen Ecke des linksseitigen interventriculären Septums und der vorderen Ecke der endokardialen Seite der linksventriculären Hinterwand)			
Links lateral	33 – 58		201
		19 – 32	73
Linksventriculäre Wanddicke (Hinterwand)			
diastolisch	6 – 12		203
Interventriculäres Septum, Dicke			
diastolisch	6 – 12		201
Linke Vorhofdimension			
enddiastolisch	15 – 40		200
		12 – 21	72
Linker Vorhof/Aortendurchmesser	0,8 – 1,3		128
Aortendurchmesser, enddiastolisch (Abstand des vorderen Randes der vorderen Aortenwand zum vorderen Rand der Aortenhinterwand zum Zeitpunkt der R-Zacke im EKG)	20 – 32		192
		13 – 22	63
Linksventriculäre Funktion: Fraktionelle Verkürzung = 0,28 – 0,41 (diastolische Dimension minus systolische Dimension/diastolische Dimension)			125
Mittlere circumferentielle Verkürzungsgeschwindigkeit, bezogen auf die diastolische Circumferenz = 1,15 – 1,29 circ/sec. (diastolische Dimension minus systolische Dimension/diastolische Dimension · Austreibungszeit)			125

Charakteristische echokardiographische Befundemuster. Aus der Vielzahl der Indikationen für echokardiographische Untersuchungen (s. Tabelle 2.8) seien im folgenden einige hinsichtlich ihrer typischen Befundecharakteristik näher dargestellt.

Mitralstenose: Bei der Mitralstenose zeigt die Bewegung des vorderen und hinteren Mitralsegels charakteristische Änderungen (s. Abb. 2.17 u. vgl. Abb. 2.16; 2.18 a):

1. Die Amplitude der Klappenbewegungen nimmt ab.
2. Die diastolische Schließungsbewegung des vorderen Mitralsegels ist verlangsamt (normal: mindestens 30 mm/sec).
3. Bei Sinusrhythmus bewirkt die Vorhofkontraktion nur noch eine minimale enddiastolische Öffnungsbewegung des vorderen Mitralsegels (im Anschluß an die P-Welle des Elektrokardiogramms).
4. Das hintere Mitralsegel bewegt sich auch während der Diastole gleichmäßig mit

2.2 Spezielle Untersuchungsmethoden

Tabelle 2.8. Indikationen zur echokardiographischen Diagnostik

Klappenfehler
Mitralstenose
Mitralklappenprolaps
Aorteninsuffizienz
Aortenstenosen
Klappenverkalkung (Mitralklappe, Aortenklappe)
Kardiomyopathien
Asymmetrische Septumhypertrophie
Hypertrophisch-obstruktive Kardiomyopathie
Dilative Kardiomyopathie
Coronare Herzerkrankung
Hypokinesien, regional (z. B. Hinterwand)
Hyperkinesien, regional (z. B. Septum)
Perikarderguß
Vorhoftumoren
Angeborene Vitien (insbesondere mit Multiscan- und Sectorscan-Echokardiographie)
z. B. Vorhofseptumdefekt
    Tricuspidalatresie
    „double outlet right ventricle"
    Ebstein-Anomalie
    Truncus arteriosus
    Fallot-Anomalien
    (Shunt-Diagnostik mit isoton. NaCl-Lösung)
	Myokardiale Funktionsdiagnostik
	a) Mittels Pharmaka und/oder isometrischem Faustschluß
	b) Als Verlaufskriterium
	
	Quantitative Diagnostik (Normalwerte s. Tabelle 2.7)
	
	Anatomische Größen
	    Linker Ventrikel-Durchmesser
	    Rechter Ventrikel-Durchmesser
	    Dicke des Kammerseptums
	    Linker Vorhof-Durchmesser
	    Aortendurchmesser (Aortenwurzel)
	
	Funktionelle Größen
	    Frühdiastolische Öffnungshöhe des vorderen Mitralklappensegels
	    Frühdiastolische Rückschlagbewegung des vorderen Mitralklappensegels
	    Fraktionelle Durchmesserverkürzung
	    Circumferentielle Verkürzungsgeschwindigkeit
	    Systolische und diastolische Zeitintervalle (Aortenwurzel-Echo, EKG)

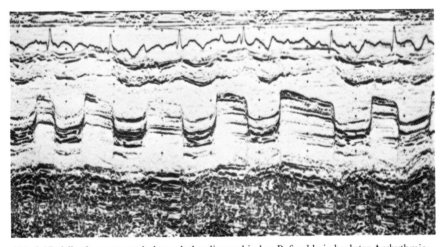

Abb. 2.17. Mitralstenose: typischer echokardiographischer Befund bei absoluter Arrhythmie

dem vorderen Segel und nicht entgegengesetzt wie beim Gesunden.
5. Bei starker narbiger Verdickung oder Verkalkung der Mitralklappe nimmt die Echointensität zu.

Nach einer Commissurotomie sind diese Veränderungen z. T. rückbildungsfähig.

Mitralklappenprolaps: Während für eine Mitralinsuffizienz aus Gründen einer Läsion

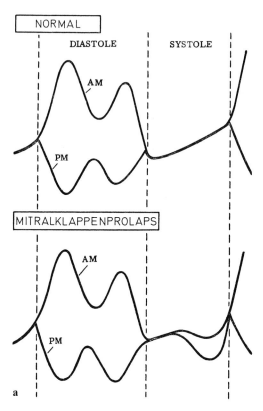

der Klappe selbst ein typisches Befundmuster fehlt, ist ein systolischer Prolaps eines Mitralsegels in den linken Vorhof durch eine abnorme systolische Separation des vorderen vom hinteren Mitralsegel gekennzeichnet (s. Abb. 2.18a, b, c). Der Hauptbefund ist in der späten Systole zu registrieren. Normalerweise treten die Klappensegel der Mitralis in der Systole zusammen und zeigen eine allmähliche Vorwärtsbewegung während der gesamten systolischen Phase des Herzcyclus. Wie im Schema der Abb. 2.18a dargestellt, tritt gelegentlich bei Mitralklappenprolaps eine leichte Rückwärtsbewegung in der frühen Systole auf. Bei vielen Patienten ist die initiale Bewegung der Klappensegel in der Systole normal, während in der Mitte der Systole ein nach unten bzw. hinten gerichtetes Abknicken der Mitralsegel während der gesamten zweiten Hälfte der Systole auftritt. Die Klappensegel können unmittelbar vor Beginn der Diastole in ihre normale Position zurückkehren.

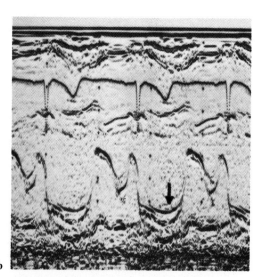

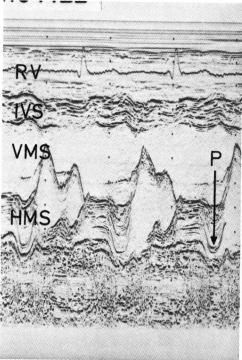

Abb. 2.18. a Schematische Darstellung der normalen Bewegung des vorderen (*AM*) und des hinteren (*PM*) Mitralsegels sowie des Musters, das bei Patienten mit Mitralklappenprolaps zu sehen ist [68] **b** Mitralklappenprolaps, annähernd holosystolisch (Pfeil) **c** Mitralklappenprolaps, spätsystolisch (*P*)

2.2 Spezielle Untersuchungsmethoden

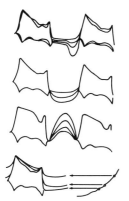

Mitralklappenprolaps mittsystolisch beginnend

Mitralklappenprolaps pansystolisch

Hypertrophisch-obstruktive Kardiomyopathie, (systolische Vorwärtsbewegung; SAM)

Multiple Echos des vorderen Klappensegels

Abb. 2.18 d. Störungen der systolischen Mitralklappenbewegung

Obwohl sich die echokardiographische Diagnose des Mitralklappenprolapses als differentialdiagnostisch sehr wichtig herausgestellt hat, kann die Technik zur Registrierung gelegentlich sehr schwierig sein. Zur Differentialdiagnose systolischer Bewegungsmuster der Mitralklappe siehe Abb. 2.18 d.

Die Frage eines Mitralklappenprolapses stellt sich immer dann, wenn uncharakteristische kardiale Beschwerden mit einem mesospätsystolischen kurzen Geräusch apical festgestellt werden. Ursache eines Mitralklappenprolapses können u. a. sein: coronare Herzerkrankung, Myokarditis, Kardiomyopathie, Anlageanomalie. Einzelheiten s. Seite 207).

Aorteninsuffizienz: Die Registrierung der Aortenklappen selbst ist für die Diagnose der Aorteninsuffizienz von untergeordneter Bedeutung und wegen der möglichen Fehlerquellen dabei unzuverlässig. Als typisches indirektes Zeichen einer Aorteninsuffizienz gilt hingegen das fehlerhafte aortale Klappenecho während der Diastole. Dieser echokardiographische Befund tritt am häufigsten bei Patienten auf, die ausgedehnte Zerstörungen der Aortenklappen aufweisen, gewöhnlich infolge einer bakteriellen Endokarditis oder einer übermäßig beweglichen Klappe.

Außerdem äußert sich eine Aorteninsuffizienz echokardiographisch in einer „Vibration" (s. Abb. 2.19) des vorderen Mitralsegels. Der Befund ermöglicht außerdem den Ausschluß oder den Beweis einer begleitenden Mitralstenose, je nachdem, ob die Grundbewegung der Mitralklappe normal oder in der für eine Mitralstenose typischen Weise verändert ist. Der vorzeitige Schluß der Mitralklappe bei extremer Erhöhung des enddiastolischen Drucks im linken Ventrikel, der für die hochgradige Aorteninsuffizienz typisch ist, läßt sich echokardiographisch sicher registrieren.

Perikarderguß (Abb. 2.20): Die echokardiographische Diagnose eines Perikardgusses zählt zweifellos zu den wichtigsten, weil da-

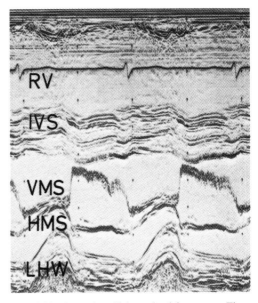

Abb. 2.19. Aorteninsuffizienz: hochfrequentes Flattern des vorderen Mitralklappensegels

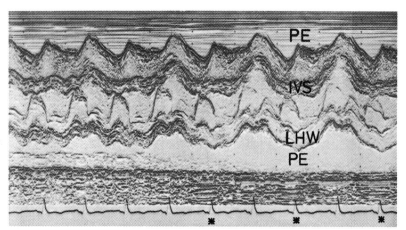

Abb. 2.20. Perikarderguß (*PE*) – Echofreier Raum zwischen Perikard und Epikard

durch beim Schwerstkranken das therapeutische Vorgehen, das lebensrettend sein kann, entscheidend bestimmt wird. Wie bei jeder echokardiographischen Untersuchung hat die Kippung des Schallkopfes zur Erzielung eines M-mode-Scan auch bei der Suche nach einem Perikarderguß einen beträchtlichen Vorteil. Der wichtige Befund besteht in dem Verschwinden des relativ echofreien Raumes am Übergang zwischen Hinterwand des linken Ventikels und linkem Atrium. Dieser Befund ist zu erwarten, weil das Perikard durch die Einmündung der Lungenvenen hinter dem linken Vorhof festgeheftet ist.

Der echofreie Raum zwischen Hinterwand des Herzens und Perikard ist als relativ echofrei zu beschreiben, da mitunter die Perikardflüssigkeit auch echogebende Strukturen enthält. Bei zu empfindlicher Einstellung der elektronischen Verstärkung kann sogar ein Perikarderguß unter diesen Umständen der Registrierung entgehen. – Ein häufiger tech-

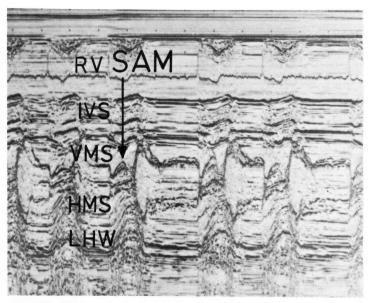

Abb. 2.21. Hypertrophisch-obstruktive Kardiomyopathie; *SAM* (systolic anterior motion): systolische Vorwärtsbewegung der Mitralklappe

2.2 Spezielle Untersuchungsmethoden 45

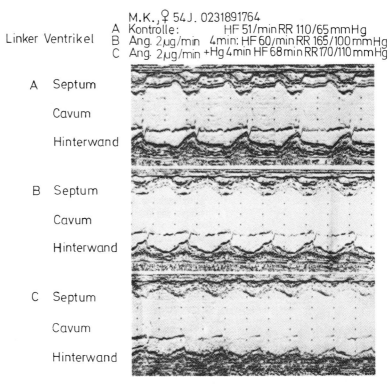

Abb. 2.22. Angiotensin (Infusion 2 µg/min) (*B*) und Angiotensin plus „handgrip"-Belastung (*C*) im Vergleich zu einer Kontrollperiode (*A*) – Echokardiographische Registrierung bei einer Patientin mit coronarer Herzerkrankung und apicaler Dyskinesie. – Man beachte die Abnahme der Bewegungsamplitude des interventriculären Septums und besonders der Hinterwand im Verlauf von *A* bis *C*, die einer Abnahme der Durchmesserverkürzung entspricht [20, 34]

nischer Fehler bei der Registrierung des Perikardergusses besteht in einer zu weit nach medial gerichteten Transducerlage.

Unproblematisch ist allerdings die Feststellung eines großen Perikardergusses. Dabei kommt es dann zum echokardiographischen Bild des sog. „swinging heart" wegen der Eigenbewegungen des Herzens in der Perikardflüssigkeit.

Hypertrophische Kardiomyopathie (Abb. 2.21): Das Ventrikelseptum übertrifft in seiner Dicke um den Faktor 1,3 oder mehr die Dicke der Hinterwand des linken Ventrikels. Als charakteristische echokardiographische Anomalie bei idiopathischer hypertrophischer Subaortenstenose gilt auch die systolische Vorwärtsbewegung des vorderen Mitralsegels (systolic anterior motion, SAM). Das vordere Mitralsegel bewegt sich kurz nach Beginn der Systole dabei nach vorn auf das Ventrikelseptum zu und kehrt kurz vor Beginn der ventriculären Diastole in seine normale Position zurück. Aus der Deutlichkeit dieses Phänomens im Echokardiogramm kann aber kein zuverlässiger Rückschluß auf den Obstruktionsgrad gestellt werden. Andererseits lassen Provokationsverfahren (Valsalva-Preßversuch, Amylnitrit, intravenös Isoproterenol) die systolische Vorwärtsbewegung der Mitralklappe erkennbar werden, wenn sie in Ruhe fehlen sollte.

Größen der Ventrikeldimension. Neben der diagnostischen Rolle der Echokardiographie bei Herzklappenfehlern, Herzmuskelerkrankungen und angeborenen Anomalien hat in neuerer Zeit die Bewertung von Ventrikeldimensionsgrößen einschließlich der Erfassung der Durchmesserverkürzung und Ventrikelwanddicken, ferner des endsystolischen Durchmessers eine wichtige diagnostische Bedeutung hoher Aussagefähigkeit erlangt. Wegen der Nichtinvasivität und der Wiederholbarkeit des Untersuchungsverfahrens ist dieses geradezu prädisponiert zum Studium des Verlaufs myokardialer Erkrankungen. Neben den globalen, d. h. das gesamte Ventrikelmyokard betreffenden Pumpfunktionsstörungen zeigt, z. B. eine Zunahme der Bewegungsamplitude des interventriculären Septums.

Coronare Herzerkrankung: Bei Patienten mit coronarer Herzkrankheit haben AUTENRIETH u. Mitarb. [21] eine Erhöhung der Nachlast des Ventrikels mittels Angiotensin in einer Dosis von 0,9–2 µg/min erzeugt zusammen mit additiver Anwendung einer isometri-

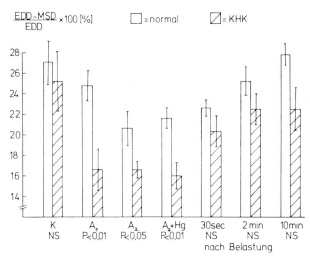

Abb. 2.23. Echokardiographisch bestimmte Durchmesserverkürzung des linken Ventrikels (gemessen in der Mitte der Systole MSD) in Prozent des enddiastolischen Durchmessers (EDD) unter dem Einfluß von Angiotensin (A_1 1 µg/min; A_2 2 µg/min) und in Kombination mit isometrischer Belastung (Hg). K Kontrollperiode. Die Untersuchungen wurden bei Patienten mit coronarographisch objektivierter coronarer Herzkrankheit durchgeführt im Vergleich mit einem Kontrollkollektiv. – Man beachte die erheblich größere Abnahme der Durchmesserverkürzung bei coronarer Herzkrankheit (KHK) [34]

sind auch regionale Kontraktionsstörungen des Herzens echokardiographisch dokumentierbar. Die echokardiographische Aussage über regionale Kontraktionsstörungen ist aber davon abhängig, inwieweit es gelingt, durch Provokationsverfahren, etwa durch Erhöhung des arteriellen Blutdruckes oder unter dem Einfluß eines isometrischen Faustschlusses, regionale Kontraktionsstörungen zu erfassen, die unter Ruhebedingungen nicht oder nur diskret nachgewiesen werden können. Auch ist dabei zu berücksichtigen, daß bei Vorderwandhypo- oder -akinesien das nicht-ischämische Restmyokard eine besonders ausgeprägte und im Vergleich zur Norm geänderte Bewegung schen Belastung (isometrischer Faustschluß) (Abb. 2.22), d. h. bei Patienten mit coronarer Herzkrankheit ist die systolische Durchmesserverkürzung des linken Ventrikels unter dem Einfluß von Angiotensin im Vergleich zu einem Kontrollkollektiv deutlich reduziert (Abb. 2.23). Diese Größe wird durch additive Anwendung von isometrischem Faustschluß zusätzlich vermindert. Gleichfalls reduziert werden in ähnlicher quantitativer Beziehung die mittsystolische Durchmesserverkürzung sowie die mittlere circumferentielle Verkürzungsgeschwindigkeit. Diese Störungen der Ventrikelfunktion sind unter Ruhebedingungen nicht erkennbar. Da es sich bei den Größen der früh- und mittsystolischen Durchmesserverkürzung des Ventrikels um analoge Größen zur Auswurffraktion handelt, werden fundamentale Störungen der Pumpfunktion durch die Nachlasterhöhung mit Angiotensin aufgedeckt [21]. Durch dieses Verfahren ist es also möglich, reversible Kontraktionsanomalien des linken Ventrikels auszulösen, quantitativ zu erfassen und in ihrem zeitlichen Verlauf zu beobachten.

Bewegungsstörungen der Ventrikelwand, die echokardiographisch nachzuweisen sind, betreffen aber nicht grundsätzlich eine Funktionsstörung, sondern Dyskinesien von entfernteren, echokardiographisch nicht erfaßbaren Ventrikelregionen (z. B. Herzwandaneurysmen der Vorderwand) bewirken sekundär ein abnormes Wandbewegungsmuster von voll funktionsfähigem Myokard. So ist eine Zunahme der Amplitude der Septumbewegung nachzuweisen bei ventriculographisch nachgewiesenen Kontraktionsstörungen an anderen Abschnitten des linken Ventrikels (z. B. der Hinterwand) [19].

Im Vergleich mit coronarographischen Befunden der echokardiographisch untersuchten Patienten ergaben sich folgende Charakteristika:

1. Eine frühdiastolische Vorwärtsbewegung der linksventriculären Hinterwand und eine Zunahme der Septumamplitude läßt bereits bei 60% der Patienten die Diagnose einer coronaren Herzkrankheit mit hoher Wahrscheinlichkeit zu. Bei nur 10% war eine regionale Myokarderkrankung nicht eindeutig nachzuweisen.
2. Eine Hypokinesie im Bereich der Hinterwand oder des ventriculären Septums ist bei der geschilderten Funktionsprüfung mit Angiotensin und isometrischem Faustschluß nur dann nachweisbar, wenn eine Hauptstammstenose (mehr als 60%) vorliegt.
3. Eine von der Norm abweichende Steigerung der Septumamplitude ist einer coronaren Perfusionsstörung im Hinterwandbereich mit großer Sicherheit zuzuordnen.

2.2.5 Vektorkardiographie

Mit der Vektorkardiographie werden prinzipiell die gleichen bioelektrischen Vorgänge erfaßt und registriert wie mit der Elektrokardiographie.

Während das EKG die skalare Registrierung elektromotorischer Potentiale beinhaltet, ohne die Richtung anzugeben, gibt die Vektorkardiographie nicht nur Aufschluß über Spannung (Größe), Positivität oder Negativität (Sinn), sondern auch über die Richtung entsprechend der vektoriellen Aufzeichnung elektromotorischer Kräfte. Die Vektorschleife setzt sich bei der vektoriellen Registrierung aus der Verbindung der Einzelvektoren zusammen, die während eines Herzcyclus auftreten. Die Größe des Vektors wird durch die Länge eines Pfeiles angegeben, die Spitze bezeichnet die Richtung, und die Lage gibt den Sinn (Positivität oder Negativität) zu erkennen. Der Ursprung der Vektoren liegt im Nullpunkt des axialen Systems. – Im Unterschied zum EKG erfolgt beim Vektorkardiogramm (VKG) die Projektion der elektrischen Potentiale des Herzens auf eine Ebene der Körperoberfläche, resultierend aus mehreren Ableitungen (zwei oder mehrere) in dieser Ebene. Die Vektorschleife (s. Abb. 2.1b auf S. 15) wird gewöhnlich auf die Frontal-, Horizontal und Sagittalebene projiziert. Der räumliche Vektor kann aus den zweidimensionalen Projektionen konstruiert werden. Durch Berücksichtigung der wechselnden Momentanachsen im Verlaufe eines Herzcyclus ist es möglich, durch die Verbindung der somit resultierenden Einzelvektoren aus dem Elektrokardiogramm eine Vektorschleife zu konstruieren. – Üblicherweise wird das Vektorkardiogramm jedoch über einen Kathodenstrahloscillographen photographisch registriert. Im normalen VKG lassen sich drei Schleifen unterscheiden: die kleinere P- und T-Schleife sowie die größere QRS-Schleife, welche eine elliptische Form aufweist. Die Vektorschleife, die im Nullpunkt beginnt, endet auch dort und ist somit geschlossen (Abb. 2.1b auf S. 15). Anfangs- und Endteil der Schleife werden langsam registriert, der Hauptteil wird schneller aufgezeichnet. Die Vektorschleife stimmt weitgehend mit der anatomischen Herzachse überein. Es sei darauf hingewiesen, daß für die Erstellung eines VKG verschiedene Elektrodenan-

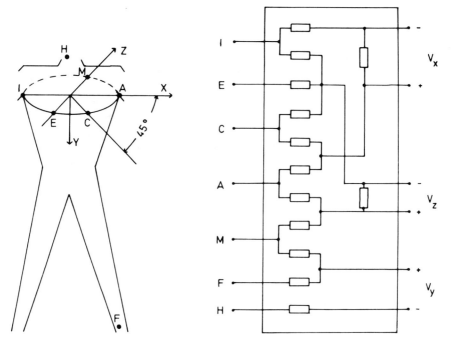

Abb. 2.24. Schaltschema der korrigierten orthogonalen Ableitungen nach Frank mit Darstellung von Widerstandsnetz, Elektrodenlokalisation und Leitungsverbindungen. X horizontale, Y vertikale, Z sagittale Ableitung. Die Elektroden werden zirkulär am Thorax (Elektrode A, C, E, I, M) sowie an Stirn (Elektrode H) und Unterschenkel (Elektrode F) angebracht

ordnungen und Referenzsysteme verwendet werden können, die erhebliche Deutungsunterschiede bedingen. Am weitesten verbreitet ist das Franksche System [78, 218].
Die gedankliche Grundlage dieses sog. orthogonalen (aufeinander senkrecht stehenden) Ableitungsprinzips bildet die Dipol-Hypothese, die besagt, daß die Erregung des Herzens als ein sich zeitlich und räumlich verändernder Dipol aufzufassen ist, der sich als Vektor von bestimmter Größe und Richtung definieren läßt. Als Ableitungsvektor wird dabei die Diskrepanz zwischen Dipolachse und Ableitungslinie bezeichnet. Um eine quantitative Vergleichbarkeit der Amplituden zu ermöglichen, müssen die Ableitungsvektoren hinsichtlich Größe und Richtung einheitlich sein. Die anatomischen Verhältnisse beim Menschen bedingen nämlich, daß die räumlichen orthogonalen Ableitungen nicht mit den elektrischen identisch zu sein brauchen. Um die möglichen Vektorverzerrungen zu vermeiden, ist eine entsprechende Korrektur der orthogonalen Ableitungen notwendig. Diese Voraussetzung ist gegeben bei den korrigierten orthogonalen Ableitungen [78, vgl. 191]. – Durch Elektrodengruppen, die über Widerstände miteinander verbunden sind, wurden Ableitungen geschaffen, die in ihrer Charakteristik den orthogonalen entsprechen, d. h. Ableitungsvektoren, deren Richtung und Größe einander gleichen (Abb. 2.24) [139]. Drei Ableitungen stehen senkrecht zueinander: X = horizontal, Y = vertikal, Z = sagittal. Mit diesen Ableitungslinien, deren Schnittpunkt im elektrischen Nullpunkt des Herzens liegt, ist eine hinreichende räumliche Darstellbarkeit des elektrischen Ausdrucks der Herztätigkeit gegeben (Einzelheiten s. [134]).
Die klinischen Vorteile des Vektorkardiogramms gegenüber dem EKG sind nicht eindeutig belegt. Dennoch kann das VKG eine wichtige diagnostische Hilfe sein, wenn das EKG keine schlüssigen Befunde zu erkennen gibt. Dies gilt vor allem für die Erkennung einer rechts- oder linksventri-

culären Hypertrophie bei Rechts- bzw. Linksschenkelblock. – In der Infarktdiagnostik kann das VKG bei der Beurteilung nichtpenetrierender Infarkte, eines posterobasalen Infarktes und bei gleichzeitigem Vorliegen von Infarkt und Linksschenkelblock von Vorteil sein. – Außerdem hat sich das Vektorkardiogramm bei Verlaufsbeobachtungen erworbener oder angeborener Vitien als nützliche Ergänzung erwiesen [s. 137, 217].

2.2.6 Röntgenologische Untersuchung des Herzens

Röntgenologische Untersuchungstechniken stellen einen essentiellen Bestandteil der kardiologischen Diagnostik dar sowohl zur Feststellung qualitativer Größen als auch in quantitativer Hinsicht (z. B. Ventrikelvolumina, Coronarographie). Die folgende Darstellung soll stichwortartig orientieren und die Benutzung weiterführender Literatur erleichtern.

Herzfernaufnahme: Durch den großen Abstand (2 m) zwischen Röhrenfocus und Film wird eine verzerrungsfreie Beurteilung der Herzgröße ermöglicht (paralleler Strahlengang).
Im p.-a. (postero-anterioren) Strahlengang sind folgende Herz- und Gefäßabschnitte randständig (Abb. 2.25):

a) *links von oben nach unten*
1. Distaler Bereich des Aortenbogens (Aorta ascendens) – nach links und oben ausladend bei Aortenaneurysma
2. Hauptstamm der Pulmonalarterie – erweitert und prominent bei pulmonaler Hypertonie (z. B. primär oder sekundär bei Vorhofseptumdefekt, Ventrikelseptumdefekt, inkomplettem und komplettem AV.-Kanal; physiologisch im Kindesalter)
3. Linkes Herzohr – prominent bei Hypertrophie des linken Vorhofes, z. B. bei Mitralstenose, Mitralinsuffizienz, Kardiomyopathien – Zeichen der „verstrichenen Herztaille"! – Außerdem findet sich bei Vergrößerung des linken Vorhofes eine vermehrte Spreizung der Trachealbifurkation (90° und > 90°) (normal ~ 60°) (Abb. 2.26 a)
4. Linker Ventrikel – prominent und nach links ausladend bis thoraxwandständig bei Druck- und Volumenbelastungen des linken Herzens: Hypertonie, Aorteninsuffizienz, Mitralinsuffizienz, Kardiomyopathien unterschiedlicher Ätiologie

b) *rechts von oben nach unten*
1. Vena cava superior – erweitert bei Tricuspidalinsuffizienz
2. Rechter Vorhof – betont nach rechts ausladend bei überwiegender Rechtsherzinsuffizienz; pulmonaler Hypertonie, Tricuspidalinsuffizienz, absoluter Arrhythmie

Rechtes vorderes Schrägbild (1. schräger Durchmesser, Fechterstellung) (Abb. 2.27 a) – Der Patient ist zur Filmebene mit der rechten Schulter nach vorn gedreht in einem Winkel von 45–60°. Randbildend sind vorn von oben nach unten:

1. Aorta ascendens (teilweise),
2. Truncus pulmonalis,
3. Conus pulmonalis,
4. linker Ventrikel.

Randbildend sind von oben nach unten:
1. Gefäße (Vena cava superior, distaler Arcus aortae) und Aorta descendens, rechter Hauptstamm der Art. pulmonalis,
2. linker Vorhof,
3. rechter Vorhof,
4. Vena cava inferior.

Der Raum, der in dieser Stellung nach hinten von der Wirbelsäule und nach unten vom Zwerchfell begrenzt wird, heißt retrokardialer Raum. Hier verlaufen Oesophagus und Aorta descendens. Eine Vergrößerung des linken Vorhofes nach hinten bewirkt im rechten Schrägbild eine Verschattung des normalerweise hellen retrokardialen Raumes. Faßbar wird die Vergrößerung des linken Vorhofes in einer umschriebenen Verlagerung des Oesophagus, der durch Kontrastmittelfüllung („Breischluck") sichtbar wird (Abb. 2.27 b).

Linkes vorderes Schrägbild (2. schräger Durchmesser, Boxerstellung) (s. Abb. 2.27 b) – Der Patient ist zur Filmebene mit der

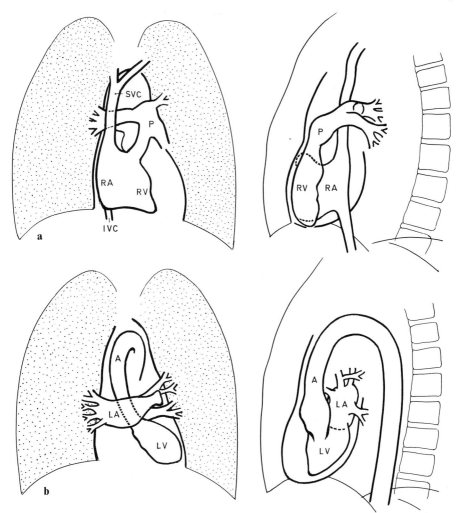

Abb. 2.25 a, b. Röntgenologische Topographie a des rechten und b des linken Herzens einschließlich der zu- und abführenden großen Gefäße (p.-a.- und Seitenbild). *SVC* Vena cava sup.; *IVC* Vena cava inf.; *P* arteria pulmonalis; *RA* rechter Vorhof; *RV* rechter Ventrikel; *LA* linker Vorhof; *LV* linker Ventrikel; *A* Aorta

linken Schulter nach vorn gedreht (Drehungswinkel 45–60°).
Randbildend sind *vorn* von oben nach unten:

1. Aorta ascendens,
2. rechtes Herzohr,
3. rechter Ventrikel.

Randbildend sind *hinten* von oben nach unten:

1. Aorta ascendens und Pulmonalgefäße,
2. linker Vorhof,
3. linker Ventrikel,
4. Vena cava inferior (inkonstant).

Der Bezirk, der vorn vom linken Vorhof, hinten von der Wirbelsäule und oben vom Gefäßstiel bzw. dem Aortenbogen gebildet wird, wird als „Aortenfenster" bezeichnet. Eine besonders helle Darstellung dieses Bezirkes spricht für eine verminderte pulmonale Perfusion (z. B. Pulmonalstenose). Im linken vorderen Schrägbild wird das Septum interventriculare orthograd getroffen, so daß rechter Ventrikel nach vorn und linker

2.2 Spezielle Untersuchungsmethoden

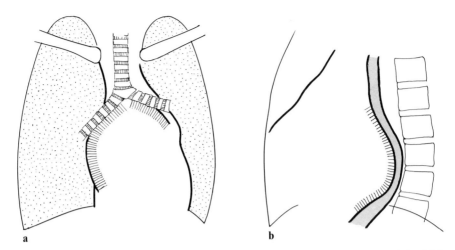

Abb. 2.26a, b. Vergrößerung des linken Vorhofes (z. B. bei Mitralstenose). **a** vermehrte Spreizung der Trachealbifurkation (p.-a. Aufnahme), **b** Verlagerung des Oesophagus nach dorsal (Seitenbild, Oesophaguskontrastbreischluck)

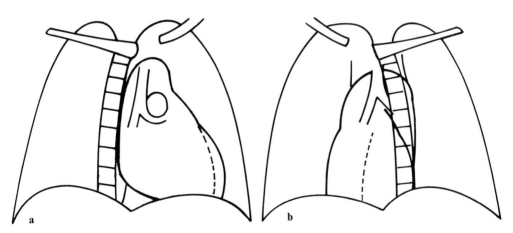

Abb. 2.27 a, b. Schematische Darstellung der Lage des Herzens bei vorderen Schrägaufnahmen. **a** Vordere schrägrechte Projektion: Die Drehung des Patienten nach links ist ausreichend, wenn sich der hintere Herzrand gerade vor die Wirbelsäule projiziert. Gang der Durchleuchtung: rechtes Unter- bis Oberfeld mit rechtem Hilus – vordere Herzgefäßkontur mit Aorta ascendens, Pulmonalarterie (und linkem) Hauptstamm und linkem (oder rechtem) Ventrikel – Hinterrand des linken Ventrikels – Gegend der Mitral- und Aortenklappe und rechter Coronararterie – Hauptstamm linke Coronararterie und Ramus interventricularis anterior. *Gestrichelte Linie:* Trennlinie linker/rechter Ventrikel. **b** Vordere schräglinke Projektion: Die Drehung des Patienten nach rechts ist ausreichend, wenn der Abschnitt vor der Wirbelsäule etwa zweimal so breit ist wie derjenige hinter der Wirbelsäule. Gang der Durchleuchtung: rechtes Unterfeld bis Oberfeld mit linkem Hilus, linkem Ventrikel und Aorta thoracica descendens – Mittelschatten mit Trachea, Aortenbogen und Cavaschatten – rechtes Ober- bis Unterfeld mit rechtem Herzen – Raum unter linkem Hauptbronchus mit linkem Vorhof und linker Coronararterie. *Gestrichelte Linie:* Trennlinie linkes/rechtes Herz [187]

Ventrikel nach hinten annähernd gleichmäßig ausladen. In der internistisch-kardiologischen Praxis ist zur Beurteilung des Herzens die Seitenaufnahme (üblicherweise das linke Seitenbild) nur selten von geringerer Aussagefähigkeit als die Aufnahmen im 1. und 2. schrägen Durchmesser zusammengenommen. Deshalb gehört dem Seitenbild in der internistischen und kardiologischen

3. linker Ventrikel,
4. untere Hohlvene.

Ist der linke Vorhof vergrößert (z. B. bei Mitralstenose), dann wird im Seitenbild seine Kontur bogig nach hinten verlagert, wodurch der Oesophagus nach hinten abgedrängt wird: Der Holzknecht-Raum wird eingeengt. Dieser Befund läßt sich besonders

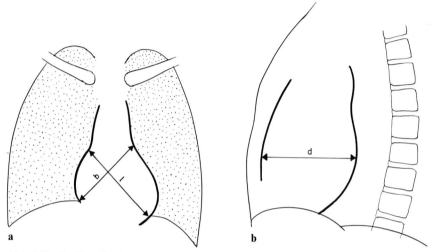

Abb. 2.28a, b. Herzdurchmesser zur Bestimmung des röntgenologischen Herzvolumens [49]

Praxis Vorzug vor den Aufnahmen in den schrägen Durchmessern, sofern nicht angeborene Anomalien vermutet werden (z. B. Transpositionen der großen Gefäße).

Seitenbild: (s. auch Abb. 2.25 und 2.26 b)
Es ist üblich, das linke Seitenbild zur Auswertung heranzuziehen. Bei der Aufnahme liegt die linke Thoraxseite dem Film an.
Vorn randbildend sind von oben nach unten:

1. Aorta ascendens,
2. Hauptstamm der Pulmonalarterie,
3. rechter Ventrikel.

Der zwischen diesen Konturen und der vorderen Thoraxwand befindliche Bezirk wird als retrosternaler Raum bezeichnet.
Hinten randbildend sind von oben nach unten:

1. Aorta descendens und Pulmonalgefäße,
2. linker Vorhof,

klar röntgenologisch durch Kontrastmittel im Oesophagus belegen (Oesophagus-Breischluck) (s. Abb. 2.26 b).
Eine Vergrößerung des linken Ventrikels (z. B. bei Aorteninsuffizienz, Mitralinsuffizienz, fortgeschrittener Hypertonie) ist erkennbar an einer Dorsalverlagerung der randbildenden Kontur im Seitenbild nach hinten. Dieses Symptom geht bei mittelgradigen Aortenklappenstenosen einer im p.-a. Röntgenbild feststellbaren Linksherzvergrößerung voraus.
Aus dem p.-a. Röntgen des Thorax sowie dem Seitbild (Herzaufnahme, Focus-Film-Abstand: 2 m) läßt sich nach folgender Methode intravital eine Größe für das Herzvolumen gewinnen: Das Herzvolumen ergibt sich aus dem Produkt des größten Längen(l)- und Breiten(b)-Durchmessers mit dem größten Tiefendurchmesser (t_{max}) und einem Korrekturfaktor, welcher bei einem Focusabstand von 2 m 0,4 beträgt. Dieser

Korrekturfaktor gleicht sowohl die geringen projektionstechnisch bedingten Verzerrungen aus wie auch die Tatsache, daß die Herzform geometrisch nicht exakt zu definieren ist. Die Formel zur Berechnung des Herzvolumens lautet somit:

$$V = l \cdot b \cdot t_{max} \cdot 0{,}4$$

Die Festlegung der Herzdimensionen sowie die Berechnung ist nicht aufwendig. Man gewinnt auf diese Weise ein Maß für das Herzvolumen in Millilitern (s. Abb. 2.28) [61, 62].

Röntgendurchleuchtung (nach SCHAD [187]): Die Durchleuchtung des Herzens wird gezielt eingesetzt zur Beantwortung von bestimmten Fragen, die mit den üblichen Herzfernaufnahmen nicht beantwortet werden können:

1. Suche und Lokalisierung von kleinen Verkalkungen, in erster Linie von Coronarverkalkungen,
2. Ausschluß oder Beweis von leichter Vergrößerung einer Herzkammer oder eines großen Gefäßes, z. B. des linken Vorhofes oder der Pulmonalarterie,
3. Erkennung abnormer Konturen, die sich nur in einer ganz bestimmten aber variierenden Projektionsrichtung darstellen, z. B. die Doppelkontur eines dissezierenden Aortenaneurysmas oder der verdickte Bronchialring bei pulmonaler Stauung oder Peribronchitis,
4. Feststellen der Ausdehnung einer abnormen Verschattung am Herzen wie z. B. bei Tumoren, die dem Herzen aufliegen,
5. Beurteilung von Lungengefäßstrukturen während der Herzaktion („tanzende Hili" bei Rezirkulationsherzen), von Zwerchfellbeweglichkeit, Belüftung und Weite des Bronchialraumes und der Trachea während der Atmung (air-trapping, Trachealverschiebung),
6. bestimmte pulsatorische Phänomene, z. B. bei unterschiedlicher Pulsation der Aorta ascendens im Vergleich zur Aorta descendens.

Coronarverkalkungen finden sich am häufigsten im Bereich der Aufteilungsstelle der linken Coronararterie (s. Abb. 2.29). Da der Hauptstamm der linken Coronararterie in seiner Länge stark schwanken kann, kann die Aufteilungsstelle näher oder weiter entfernt von der Aorta liegen. Man erkennt aber die Verkalkung im Gebiet der Aufzweigungsstelle an der typischen rotierenden Bewegung eines nicht selten rundlichen Konglomerates von mehreren kleinen kalkdichten Schatten, besonders bei Inspirationsstellung des Patienten.

Nach Verkalkungen der rechten Coronararterie sucht man am besten durch längliche Spaltöffnung der tiefen Blenden und etwas stärkere Drehung schräg nach links, wodurch sie etwas näher an den Herzrand rücken (s. Abb. 2.30). Diese Verkalkungen werden nur bei sehr tiefer Einatmung und nach Herausprojektion aus dem Zwerchfellschatten sichtbar.

Wie auch bei der selektiven Coronarangiographie wird die Untersuchungsausbeute von Coronarkalk durch Hinzuziehung beider schräger Durchleuchtungsprojektionen (links-anterior und rechts-anterior) gesteigert.

Flächenkymographie [173a]. Dieses Verfahren dient zur Registrierung der Bewegung von Herzwandkonturen (z. B. aufgehoben oder stark reduziert bei Perikardtamponade). Dabei wird während einer Aufnahme ein zwischen Kassette und Objekt befindlicher Bleiraster (0,5 mm breite Schlitze im Abstand von 1,2 cm) parallel zur Filmebene und senkrecht zum Bleischlitz bewegt. Dadurch wird jede quer zu den Schlitzen bewegte Bildlinie in eine Kurve ausgezogen. Die Methode gestattet die gleichzeitige Registrierung der Bewegung aller randbildenden (schattengebenden) Herzabschnitte, vorausgesetzt, diese unterscheiden sich in ihrer Dichte von der Umgebung.

Die Flächenkymographie ist als Screeningmethode bei kardialen, perikardialen und Erkrankungen der großen Gefäße indiziert, wenn Anomalien des Bewegungsablaufs zu erwarten sind: z. B. bei größeren Myokardinfarkten, Aneurysmen, bei exsudativen und konstriktiven Perikarditiden, bei angeborenen und erworbenen Vitien sowie bei Klappen- und Gefäßverkalkungen.

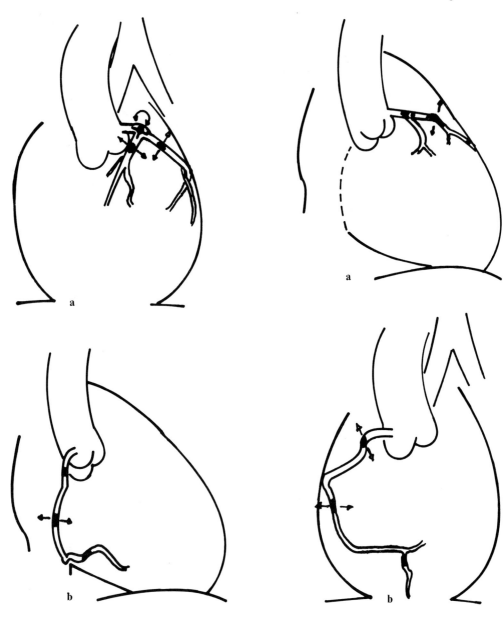

Abb. 2.29. a Häufige Verkalkungen an der linken Coronararterie. Unterhalb des linken Hauptbronchus und der Kontur des linken Vorhofs Verkalkung an der Aufteilungsstelle mit Fortsätzen („liegender Mercedesstern") und typischer rotierender Bewegung Ramus-circumflexus-Verkalkung mit Auf- und Abbewegung – Anteriordescendens-Verkalkung (Ramus interventricularis anterior) mit Links-rechts-Bewegung. **b** Verkalkungen am Hauptstamm und am Ramus anterior descendens (LAD) der linken Coronararterie. Beginn und Ausdehnung linearer Verkalkungen am Hauptstamm und an der LAD feststellbar

Abb. 2.30. a Häufigste Verkalkungen an der rechten Coronararterie. Die Verkalkungen liegen am Aufhellungsband des Sulcus atrioventricularis (s. Abb. 2.29b gestrichelte Linie) und bewegen sich mit dem Sulcus sehr stark von links nach rechts, besonders im mittleren Drittel. **b** Häufigste Verkalkungen an der rechten Coronararterie. Nahe dem rechten Herzrand Verkalkungen im ersten, zweiten und dritten Drittel der rechten Coronararterie. Auf- und Abbewegung der ostiumnahen Verkalkung. Links-rechts-Bewegung der Verkalkung am mittleren Drittel [187]

Durch den kleinen Maßstab des Flächenkymogramms sind manche Bewegungsabläufe, die mit einer Änderung der Amplitudenhöhe und -form einhergehen, nur schwer zu beurteilen.
Eine bessere Beurteilbarkeit der Amplitudenhöhe ergibt sich bei der Anwendung der EKG-getriggerten Flächenkymographie, wobei Endsystole und Enddiastole gut voneinander abgrenzbar sind.

2.2.7 Angiographie des Herzens und der Gefäße

Ventriculographie (Normalwerte s. 2.22a auf S. 77). Die Kontrastmittelinjektion erfolgt mit Hilfe von Kathetern, die zur möglichst guten Durchmischung im Blut mehrere seitliche Mündungen besitzen (z. B. Oedman-, „pig tail"-Katheter), über die Vena oder Arteria femoralis in den rechten bzw. linken Ventrikel. Die Injektion mittels maschineller Injektionsspritze hat heute wegen der höheren Flußgeschwindigkeiten (ca. 14–16 ml/sec) des Kontrastmittels und zur Applikation größerer Kontrastmittelmengen (40–60 ml) den Vorzug gegenüber manuellen Injektionstechniken. Die röntgenologische Aufnahmetechnik erfolgt in der Regel kinematographisch mit einer Bildfrequenz von 50/sec. Zur Gewinnung anatomischer Details gebührt dem AOT-Verfahren (Großbildaufnahmen mit Filmblattwechsel im Format 35 × 35 cm) der Vorzug.
Die Aufnahmetechnik des linken Ventrikels wird in 30–45° rechts-anteriorer Position durchgeführt.
Dabei ist es vorteilhaft, wenn die Möglichkeit besteht, mit Hilfe des zweidimensionalen Röntgenverfahrens, gewissermaßen simultan, eine zweite Ebene zu registrieren, die dann meist senkrecht 90° zu der ersten Ebene angeordnet ist. Auf diese Weise wird eine zweite Kontrastmittelinjektion erspart bei annähernd gleicher Bildqualität. Nicht nur wegen der qualitativen Diagnostik hat diese simultane Ventriculographie in zwei Ebenen Vorteile, sondern auch wegen der präziseren Ermittlung von ventrikulären Volumengrößen (s. u.).

Indikationen für die Ventriculographie sind:
Mitralinsuffizienz (Objektivierung eines Kontrastmittelrefluxes an der Mitralklappe als Ausdruck einer Schlußunfähigkeit der Mitralklappe), hypertrophische obstruktive Kardiomyopathie (Kontraktionsablauf, Feststellung der Obstruktion), Myokardinsuffizienz (Herzmuskelerkrankungen unterschiedlicher Ätiologie). Zur Bewertung ventriculographischer Meßdaten s. S. 58.
Unter Zugrundelegung des links-intraventriculären Volumens als einem Rotationsellipsoid wird aus dem Flächenbild, das angiographisch ermittelt wird, das endsystolische Volumen sowie das enddiastolische Volumen nach folgender Formel ermittelt (Achsenmethode, s. a. S. 56):

$$V = \frac{\pi}{6} L \cdot D^2 \cdot f^3 \quad [86]$$

L: Distanz zwischen der Mitte der Aortenklappe und der Herzspitze;
D: senkrecht zu L verlaufender größter Querdurchmesser;
f: Verstärkungsfaktor (abhängig von Entfernung der Röntgenröhre vom Herzen des Patienten sowie der Verstärkung durch das Projektionsgerät).
Die Auswertung erfolgt anhand von kinematographischen Registrierungen. Die Differenz aus dem endsystolischen Volumen (ESV) und dem enddiastolischen Volumen (EDV) entspricht dem Schlagvolumen (SV). Das Produkt aus Schlagvolumen und Herzfrequenz ergibt das Herzzeitvolumen. Aus der Differenz zwischen dem so gemessenen Herzzeitvolumen und dem Herzzeitvolumen, das mit Hilfe von Indikatorverdünnungsmethoden beim gleichen Patienten gemessen wird, läßt sich bei Klappenschlußunfähigkeit (Mitralklappen, Aortenklappen) das Regurgitationsvolumen herleiten. Die Auswurffraktion (AF) ergibt sich aus dem Quotienten: Schlagvolumen (SV) dividiert durch enddiastolisches Volumen (SV/EDV), Normalwerte liegen oberhalb 60–65%. Starke Erniedrigungen der Auswurffraktion sind bei fortgeschrittener coronarer Herzkrankheit und Herzwandaneurysma zu beobachten, ferner bei hämodynamisch höhergradigen Herzklappenfehlererkrankungen, sowie bei Kardiomyopathien.

Von den zahlreichen Methoden zur Volumenbestimmung des linken Ventrikels hat die oben geschilderte Flächen-Längen-Methode [61, 86, 122, 185] die größere praktische Bedeutung erlangt gegenüber anderen Methoden (Achsenmethode unter Anwendung der Formel für das Volumen eines Rotationsellipsoides und der Flächen-Schwerpunkt-Methode) [116].

Aus Gründen der Methodenkritik seien die genannten Methoden hinsichtlich der rechnerischen Auswertung im folgenden kurz dargestellt:

1. Achsenmethode: Erst wird der größte Längsdurchmesser (L) aufgesucht und der hierauf senkrecht stehende größte Querdurchmesser (D_1). Der senkrecht zur Bildebene stehende Tiefendurchmesser (D_2) wird mit 85% von D_1 in die folgende Formel eingesetzt.

Die Formel für das Ventrikelvolumen lautet dann:

$$V = \frac{4}{3} \cdot \pi \cdot \frac{D_1}{2} \cdot \frac{D_1'}{2} \cdot \frac{L}{2} \cdot f^3.$$

Das so errechnete Volumen ergibt sich aus der Formel für ein Rotationsellipsoid nach ARVIDSSON [12]

f: Verstärkungsfaktor (abhängig von Entfernung der Röntgenröhre vom Herzen des Patienten sowie von der Vergrößerung durch das Projektionsgerät).

2. Flächen-Längen-Methode [62]: Die Ventrikelfläche (F) wird planimetriert und der größte Längendurchmesser (L) eingezeichnet. Der senkrecht hierauf stehende Querdurchmesser wird dann nach der Ellipsenformel folgendermaßen errechnet:

$$D = \frac{4F}{\pi} \cdot L.$$

Geht man davon aus, daß beide Querdurchmesser (D_1 und D_2) als gleichgroß angenommen werden können (D), dann ergibt sich die Formel

$$V = \frac{\pi}{6} \cdot L \cdot D^2 \cdot f^3.$$

3. Flächen-Schwerpunkt-Methode: Bei diesem Verfahren wird davon ausgegangen, daß das Volumen eines Rotationskörpers gleich dem Produkt aus der erzeugten Fläche und dem Weg des Schwerpunktes ist. (GULDIN-Regel). Demnach ergeben sich folgende Formeln für die Volumenhälften entsprechend den unterschiedlichen Radien:

$$V_1 = 2\pi r_1 F_1 \cdot f^3$$
$$V_2 = 2\pi r_2 F_2 \cdot f^3$$
$$V = \frac{V_1 + V_2}{2}.$$

Geht man davon aus, daß die Radien der beiden Teilflächen gleich sind, daß also der Abstand (r) des Schwerpunktes von der Rotationsachse identisch ist, dann vereinfacht sich die Formel für $V_{1,2}$ zu folgendem Ausdruck:

$$V = 2\pi \cdot F \cdot r \cdot f^3$$

Die Flächen-Schwerpunkt-Methode ist wahrscheinlich aus Gründen der theoretischen Voraussetzungen die genaueste. Ihre Anwendung ist aber wegen der Bestimmung des Schwerpunktes in beiden Teilflächen sehr zeitraubend und erscheint für die Praxis wenig geeignet. Nach Untersuchungen von KALTENBACH [116] scheint die Flächen-Längen-Methode Ergebnisse zu liefern, welche mit der Flächen-Schwerpunkt-Methode übereinstimmen. Aus diesen Gründen und aus Gründen der Praktikabilität hat die Flächen-Längen-Methode [62] die größte Verbreitung erlangt.

An entsprechenden Betrachtungsgeräten (z. B. TAGARNO) kann die Ventrikelkontur mit geringem Zeitaufwand umfahren werden. Die Errechnung der Volumendaten ist wenig aufwendig, insbesondere wenn Kleinrechner benutzt werden.

Die Bestimmung des Verstärkungsfaktors, der mit der dritten Potenz in die Berechnung der Volumendaten eingeht, erfordert einige Sorgfalt und geht von dem Prinzip aus, einen in seinen Dimensionen bekannten Körper oder eine bekannte Strecke in Beziehung zu setzen zur röntgenologischen Abbildung desselben. Dadurch werden sämtliche Einflüsse auf den Verstärkungsfaktor summarisch mitberücksichtigt. Sehr zweckmäßig erscheint ein Verfahren mittels eines Katheters, der im rechten Vorhof plaziert wird. Eine Verschiebung des Patienten bei bleibender Katheterlage um einen bekannten Betrag, ergibt dann anhand der im Röntgenbild entstandenen Verschiebung des Katheters auf einfache Weise durch Quotientenbildung den Verstärkungsfaktor (f).

Septumhypertrophie) in Verbindung mit Asynchronien sind bei obstruktiven Kardiomyopathien zu beobachten. Sanduhrförmige, aber auch bizarre andere Konfigurationen sind hierbei anhand der Ventriculogramme festzustellen.

Zur Diagnose einer Septumhypertrophie bei rechtsventriculärer Ausflußtrakt-Obstruktion

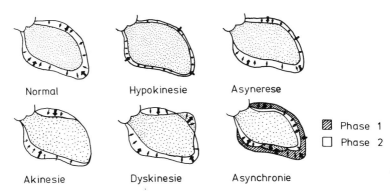

Abb. 2.31. Verschiedene Störungen des ventriculären Kontraktionsablaufes

Neben der Feststellung der genannten Ventrikeldaten (enddiastolisches Volumen, endsystolisches Volumen, Schlagvolumen, Auswurffraktion, Regurgitationsvolumen, Herzminutenvolumen) gestattet die Ventriculographie in Verbindung mit gemessenen intraventriculären Drucken Angaben über die ventriculäre Dehnbarkeit während der Diastole und über Änderungen der Wandspannung während der Systole. Außerdem vermittelt die kinematographische Technik die Feststellung von ventriculären Asynergien [199] (s. Abb. 2.31):

Hypokinesie: Verminderung der systolischen Bewegung der Ventrikelwand;
Asynerese: umschriebene Hypokinesie;
Akinesie: völliges Sistieren eines umschriebenen Ventrikelwandbezirkes;
Dyskinesie: paradoxe Bewegung von einzelnen Bezirken der Ventrikelwand (=Ventrikelwandaneurysma);
Asynchronie: Störung des zeitlichen Kontraktionsablaufes, z.B. bei multiplen kleineren Dyskinesien in Verbindung mit Hypokinesien. Umschriebene Hypertrophien (z.B.

ist die Ventriculographie des rechten Ventrikels in 30° linksanteriorer Position angezeigt. In der gleichen Aufnahmeposition ist bei Ventrikelseptumdefekt ein ggf. vorhandener Shunt durch Ventriculographie zu erfassen [30].

Pharmakologische Funktionsprüfungen (nach [34])

Inotropie und Pumpfunktion

Zur Beurteilung der *Inotropie* des ganzen Herzens haben sich unter klinischen Bedingungen folgende Größen bewährt:

maximale Druckanstiegsgeschwindigkeit – dp/dt_{max}
maximale Druckabfallsgeschwindigkeit – dp/dt_{min}
V_{CE} (Verkürzungsgeschwindigkeit des kontraktilen Elements) – $ML/sec = (dp/dt_{max})/28 \cdot P$; P = instanter Druck; 28 = Elastizitätskoeffizient des serienelastischen Elements

V_{max} (maximale Verkürzungsgeschwindigkeit des kontraktilen Elements) extrapoliert bei linksventriculärem Druck 0 mmHg – ML/sec

Als Größen bzw. Indices der *Pumpfunktion* gelten: Herzzeitvolumen – l/min
Herzindex (Herzzeitvolumen/Körperoberfläche) – l/min · m²
Schlagvolumenindex (Schlagvolumen/m² Körperoberfläche) – ml/m²
Schlagarbeitsindex (LVSWI) – g · m/m².
Der Schlagarbeitsindex ergibt sich aus folgender Beziehung:
LVSWI = (SV · (LVP-LVEDP) · 1,36)/100 · BSA
SV (Schlagvolumen) – ml
LVP (linksventriculärer Druck) – mmHg
LVEDP (linksventriculärer enddiastolischer Druck) – mmHg
BSA (Körperoberfläche) – m² (errechenbar aus Größe und Gewicht) (Boyd)
EDV (enddiastolisches Volumen) – ml
ESV (endsystolisches Volumen) – ml
SV = EDV minus ESV
EF (Ejektionsfraktion) – %
EF = SV/EDV = Auswurffraktion (AF) s. o.
Normalwerte s. Tab. 2.22 auf S. 77; Meßwerte bei chronischer Druck- bzw. Volumenbelastung des linken Ventrikels s. Abb. 2.37 auf S. 76.

Kontrastmittelinjektion. Die Injektion von Kontrastmittel in den linken Ventrikel ist unter klinischen Bedingungen eine wichtige Methode zur Bestimmung der Auswurffraktion (zum Methodischen s. [36]).
Durch Untersuchungen beim Menschen ist gut belegt, daß die Injektion des Kontrastmittels bis zum 5. Herzschlag nach Beginn der Kontrastmittelinjektion keine hierdurch bedingten Änderungen des Ventriculogrammes hervorruft, die für die Bestimmung der Ventrikelvolumina (ESV, EDV, EF) von Bedeutung sind [20a, 69a]. Hingegen kommt es innerhalb der ersten 3 Minuten nach der Kontrastmittelinjektion von insgesamt 30–40 ml aus Gründen der Osmose zu einem Volumeneinstrom von etwa 300 ml in das Gefäßsystem, und zwar steht der Gipfel des Volumeneinstromes in enger Korrelation zum Gipfel des Herzzeitvolumenanstiegs unter diesen Bedingungen [29]. Weniger ins Gewicht fällt ein myokarddepressorischer Effekt des Kontrastmittels, der in der 1. Minute in einer Erniedrigung des Herzzeitvolumens sichtbar wird, wohingegen beim Herzgesunden in der 3. bis 4. Minute nach der Kontrastmittelinjektion durchweg ein höheres Herzzeitvolumen gemessen wird [43].

Messungen von Pump- und Inotropiegrößen können daher 3 Minuten nach der Kontrastmittelinjektion in den linken Ventrikel als Kriterien für die Funktionstestung durch das Kontrastmittel herangezogen werden, wobei die Funktionsprüfung im wesentlichen einer Volumenbelastung von etwa 300 ml (Volumeneinstrom in das intravasculäre Kompartiment), also einer *Erhöhung der Vorlast (preload)*, gleichzusetzen ist. Cyran und Bolte [54] haben den enddiastolischen linksventriculären Druck (LVEDP) in Beziehung zum Schlagarbeitsindex (LVSWI) gesetzt anhand eines Koordinatensystems. Dabei ließ sich nachweisen, daß Patienten mit coronarer Herzkrankheit vom coronarographischen Schweregrad I und II (s. [36]) ohne Dyskinesien im Ventriculogramm nicht unterscheidbar waren von einem Kontrollkollektiv. Demgegenüber zeigte sich bei Patienten mit congestiver Kardiomyopathie sowie solchen mit coronarer Herzkrankheit vom coronarographischen Schweregrad III und IV mit gleichzeitig vorhandenen Ventrikelwanddyskinesien ein pathologischer Anstieg des linksventriculären enddiastolischen Druckes (LVEDP) ohne gleichzeitigen Anstieg des Schlagarbeitsindex. Diese Meßwerte erlauben über die Bestimmung der Auswurffraktion hinaus die Objektivierung einer Pumpfunktionsstörung. Diese ist insbesondere dann von Bedeutung, wenn bei Patienten mit coronarer Herzkrankheit und Ventrikelwanddyskinesien die Auswurffraktion in Ruhe nur unerheblich pathologisch erniedrigt ist.

Hinsichtlich der Inotropiegrößen ist als pathologisch zu werten, wenn Inotropie-Indices unter dem Einfluß des Kontrastmittels nicht ansteigen. Das bedeutet, weil normalerweise eine Erhöhung der Vorlast (LVEDP-Anstieg) mit einer Zunahme der Inotropie-Indices einhergeht [213], daß das Ventrikelmyokard auf einen Volumeneinstrom nicht

2.2 Spezielle Untersuchungsmethoden

mit einer Zunahme der Kontraktilitätsgrößen zu reagieren vermag. Bemerkenswert ist, daß 3 Minuten nach der Kontrastmittelinjektion die Herzfrequenz und der mittlere Aortendruck (after-load) von der Kontrollperiode nicht unterschieden sind. Damit ist dieser Funktionstest in seiner Aussagefähigkeit nicht eingeschränkt durch eine Änderung der Herzfrequenz und der Nachlast,

erworbenen Herzklappenfehlern, Ausdruck einer musculären Funktionsstörung des Herzens als Pumpe.

Angiotensin-Infusionstest (Erhöhung der Nachlast). Messungen der Myokardfunktion unter der Einwirkung von Angiotensin sind von mehreren Untersuchern [53, 63, 138, 160, 169, 177a, 179a] durchgeführt worden.

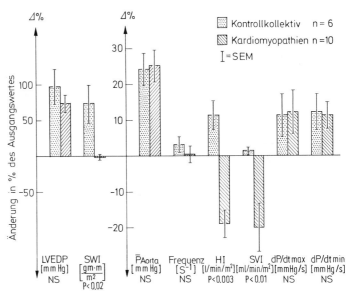

Abb. 2.32. Auswirkungen von Angiotensin auf Größe der Pumpfunktion und Inotropie bei Patienten mit Kardiomyopathien unterschiedlicher Ätiologie im Vergleich zu einem Kontrollkollektiv. *LVEDP* Enddiastolischer Druck im linken Ventrikel, *SWI* Schlagarbeitsindex [34]

wie das bei ergometrischen Belastungsprüfungen der Fall ist.
An modifizierenden Einflüssen auf das Testergebnis werden diskutiert: a) Änderungen der peripheren Hämodynamik, b) ein direkt myokarddepressorischer Effekt sowie c) Auswirkungen der Hyperosmolarität des Kontrastmittels mit Änderungen der Blutviscosität [156]. Im Vergleich zum Volumeneinstrom (s. o.) sind diese Faktoren aber von untergeordneter Bedeutung.
Damit ist das Ergebnis der Funktionsprüfung des Herzens mittels Kontrastmittel im wesentlichen eine Prüfung des Frank-Starling-Mechanismus. Abweichungen von der Norm sind auch nach Untersuchungen anderer Autoren [167], beispielsweise bei

Diese Ergebnisse sind z.T. uneinheitlich, weil eine Standardisierung hinsichtlich der Zeitdauer und der Geschwindigkeit der Angiotensinzufuhr nicht immer vergleichbar ist. In von uns [55] durchgeführten Untersuchungen wurde Angiotensin in einer Dosis von 2 µg/min als Anfangsdosis infundiert. Dabei kam es bei allen untersuchten Patienten zu einem raschen Anstieg des Aortenmitteldruckes um durchschnittlich 25 mmHg, der sich von der 10. Infusionsminute an wieder zurückbildete. Demzufolge wurden die Messungen 2 Minuten nach dem Erreichen eines erhöhten Aortenmitteldruckniveaus durchgeführt.
Wie aus Abb. 2.32 zu entnehmen, erlaubt der Angiotensin-Infusionstest eine Unter-

scheidung von Patienten mit Kardiomyopathien unterschiedlicher Ätiologie von einem Kontrollkollektiv (keine Herzerkrankung). Die beiden Größen linksventriculärer enddiastolischer Druck (LVEDP) und Schlagarbeitsindex (SWI) erweisen sich hierbei als die empfindlichsten und kennzeichnen die Patienten mit Kardiomyopathien durch eine erhebliche Reduktion des SWI um 60% des Ausgangswertes. Die Änderung des LVEDP war im Vergleich zur Norm geringer, wobei aber zu berücksichtigen ist, daß bereits unter Ruhebedingungen LVEDP-Werte zwischen 12 und 20 mmHg gemessen wurden, wohingegen beim Kontrollkollektiv die LVEDP-Werte zwischen 8 und 15 mmHg lagen. Diese Veränderungen waren die Folge einer in beiden Kollektiven gleich großen durch Angiotensin bewirkten Zunahme des Aortenmitteldruckes um 25 mmHg. Bemerkenswert ist auch bei diesem Test die Konstanz der Herzfrequenz unter dem Einfluß von Angiotensin. Ähnliche Resultate sind bei Patienten mit chronischem Alkoholüberkonsum beobachtet worden [169].

Die Funktionstestung des Ventrikelmyokards mittels Angiotensin entspricht im wesentlichen einer *Erhöhung der Nachlast* (Erhöhung des Aortenmitteldruckes). Die größte Aussagekraft hinsichtlich der resultierenden Änderungen haben die Pumpfunktionsgrößen Schlagarbeitsindex, Schlagvolumenindex und Herzindex.

Für die Aussagefähigkeit des Angiotensin-Tests ist es bedeutsam, daß die Kontrollmessungen vor der 10. Infusionsminute, d. h. bei erhöhter Nachlast im Gleichgewicht (steady state) durchgeführt werden, da *nach* diesem Zeitpunkt Einwirkungen des Angiotensins auf die Myokardfunktion zu einer Abnahme der Kontraktilitätseigenschaften und der Pumpfunktionsgrößen des Ventrikels führen können. Für diese Umstände sind in erster Linie Baroreceptorenreflexe sowie Beeinträchtigungen der coronaren Perfusion in Betracht zu ziehen.

Der diagnostische Wert des Angiotensin-Infusionstestes besteht darin, daß Patienten mit Kardiomyopathien von Herzgesunden unterscheidbar werden, selbst wenn unter Ruhebedingungen die mit Hilfe invasiver Methoden (Herzkatheterismus) gewonnenen Untersuchungsbefunde keine Unterscheidung bzw. Charakterisierung zulassen.

Weniger zuverlässig als bei Kardiomyopathien scheint der Angiotensin-Test bei Patienten mit coronarer Herzkrankheit zur Erkennung einer Störung der Pumpfunktion zu sein [177a].

Patienten mit Aortenklappeninsuffizienz lassen sich durch den Angiotensin-Test einteilen in solche, bei denen die Auswurffraktion unverändert bleibt, und andere, bei denen die Auswurffraktion um mehr als 0,10 abnimmt. Letztere Gruppe ist außerdem durch einen höheren LVEDP und eine höhere Regurgitationsfraktion gekennzeichnet [32a]. Bei Auftreten von Angina pectoris ist durch Beendigung der Angiotensin-Infusion eine rasche (2–3 min) Beseitigung der Nachlasterhöhung zu erreichen. Sinnvollerweise sollte eine Coronarangiographie bei klinisch gegebenem Verdacht auf eine coronare Herzerkrankung dem Angiotensin-Test vorausgehen.

Vergleichende Untersuchungen von Angiotensin-Test und einem isometrischen Belastungstest mittels handgrip [162] zeigen, daß sich der Angiotensin-Test weniger zur Bestimmung der Leistungsreserve des Herzens eignet im Vergleich zu dem ergometrischen Test als vielmehr zur Erkennung einer sonst latenten herzmuskulären Pumpfunktionsstörung (s. Abb. 2.33). Durch Angiotensin her-

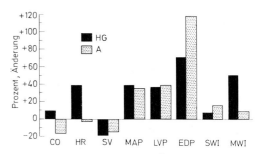

Abb. 2.33. Hämodynamische Änderungen unter Angiotensin-Infusion (*A*) im Vergleich mit einem isometrischen Belastungstest (Handgrip) (*HG*). *CO* Herzzeitvolumen; *HR* Herzfrequenz; *LVP* mittlerer linksventriculärer Druck während der Auswurfperiode; *EDP* enddiastolischer Druck im linken Ventrikel; *MAP* mittlerer Aortendruck; *MWI* Minuten-Arbeitsindex; *SV* Schlagvolumen; *SWI* Schlagarbeitsindex [17]

vorgerufene Änderungen der Inotropie-Indices sind, insbesondere beim Vorhandensein von Kardiomyopathien, vieldeutig und nicht verwertbar, zumal die zur Verwendung kommenden Dosierungen von Angiotensin zu niedrig sind, als daß sie als Ursache eines direkten positiv inotropen Effektes, der im Tierexperiment nachzuweisen ist, angesehen werden könnten [7].

Postextrasystolische Potenzierung (PESP) und 1-Epinephrininfusion. Positiv inotrope Maßnahmen, die kurzfristig wirksam sind, eignen sich bei Patienten mit reduzierter myokardialer Funktion, bezogen auf eine erniedrigte Auswurffraktion (< 50%), zur Abschätzung der Kontraktilitätsreserve und Prognose der Patienten. So war es möglich, bei 56 Patienten mit coronarer Herzkrankheit, von denen 37 coronarchirurgisch und 19 medikamentös behandelt wurden, festzustellen, daß solche Patienten mit einem Anstieg der Ejektionsfraktion nach positiv inotroper Einwirkung (PESP, 1-Epinephrin) die bessere Prognose hatten [50]. Diese positiv inotropen Maßnahmen eignen sich also auch dazu, den Verlauf einer herzmusculären Erkrankung anhand von Bestimmungen der Pumpfunktionsreserve zu erfassen.

Dobutamin. Neuerdings wurde mit ähnlicher Zielsetzung Dobutamin von uns verwendet [56], das den Vorzug einer selektiven, positiv-inotropen Wirkung besitzt, ohne die coronare Perfusion direkt zu beeinflussen [121b]. Es hat ferner den Vorzug im Vergleich mit anderen Catecholaminen wie Isoproterenol, Noradrenalin und Dopamin, in wesentlich geringerem Ausmaß positiv chronotrop und arrhythmogen zu sein, und besitzt außerdem nur geringfügige periphervasculäre Effekte [29, 212].
Verbunden mit einem Anstieg von Kontraktilitätsindices (V_{max}, dp/dt_{max}) kommt es unter dem Einfluß einer Dobutamin-Infusion in einer Dosierung von 2,2–3,9 µg/kg Körpergewicht sowohl bei Herzgesunden als auch bei Coronarkranken zu keinem verwertbaren Anstieg der Herzfrequenz und des arteriellen Mitteldruckes. Ähnlich wie bei der Auswertung der Resultate unter dem Einfluß von Angiotensin erweist sich auch unter Dobutamin die Korrelation Schlagarbeitsindex/linksventriculärerenddiastolischer Druck als besonders aussagefähig zur Erkennung einer globalen myokardialen Funktionsstörung. Die Anwendung von Dobutamin entspricht einer weitgehend selektiven, positiv inotropen pharmakologischen Einwirkung; es handelt sich also um einen *Inotropie-Test*.

Die Domäne der Funktionsprüfungen mit positiv inotropen Pharmaka und Einwirkungen (Epinephrin, Dobutamin, postextrasystolische Potenzierung) ist aber die Beurteilung *regionaler* Myokardfunktionsstörungen.

Regionale Kontraktionsstörungen des Myokards

Regionale Kontraktionsstörungen des Myokards sind bei coronarer Herzkrankheit charakteristische Zeichen von Perfusionsstörungen. Sie sind qualitativ mittels der Kineangiographie als Hypokinesien, Akinesien bzw. Dyskinesien erfaßbar. Aufgrund einer solchen Untersuchung ist nicht immer klar erkennbar, ob eine Kontraktionsstörung lediglich als Folge einer perfusionsbedingten Minder*funktion* anzusehen ist oder ob es sich um eine umschriebene Narbe handelt. Die Beantwortung dieser Frage hat insbesondere zur Abgrenzung von aneurysmatischen Erweiterungen des Ventrikels als Akinesien eine Bedeutung zur Indikationsstellung beispielsweise einer das Ventrikelvolumen verkleinernden chirurgischen Maßnahme (Aneurysmektomie). Auch ist hinsichtlich der Indikation zu einem coronarchirurgischen Eingriff bedeutsam, ob durch eine Verbesserung der Perfusion mittels Bypass-Operation eine Beseitigung der regionalen Kontraktionsstörungen zu erwarten ist oder nicht.

Epinephrin. Eine konstante Infusion von 1-Epinephrin in einer Dosierung von 1–4 µg/min nach einem mittleren Zeitraum von 9 Minuten ist als „steady state" einer positiv inotropen Wirkung anzusehen. Wird unter diesen Bedingungen eine Ventriculographie durchgeführt, dann ist bei patienten mit coronarer Herzkrankheit und coronaren hämodynamisch wirksamen Stenosierungen eine Änderung des Ausmaßes der regionalen Kontraktionsstörung, die man unter Kontrollbedingungen ohne Epinephrin feststellen kann, zu beobachten. In Untersuchungen an herzgesunden Personen sowie bei coronarer Herzkrankheit ließ sich in keinem Fall eine im Kontrollventriculogramm nicht sichtbare Störung des Kontraktionsablaufes provozieren. Hingegen war zu beobachten, daß regionale Kontraktionsstörungen durch Epinephrin gebessert werden können oder daß sie gleichbleiben. In seltenen Fällen ist auch eine Verstärkung zu beobachten [99, 107a].

Region nicht-vitalen Myokards. Dieses Verfahren, das ebenso wie bei der Anwendung von Epinephrin und anderen Catecholaminen den Nachteil hat, daß 2 Ventriculographien in gleicher Sitzung durchgeführt werden müssen, kann ergänzt werden durch die postextrasystolische Potenzierung. In der postextrasystolischen Herzaktion lassen sich die zu beobachtenden Kontraktionsstörun-

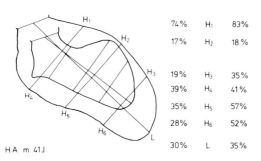
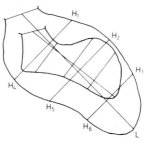

Abb. 2.34. Anwendung von Dobutamin zur Untersuchung regionaler Kontraktionsstörungen des Ventrikelmyokards. Man beachte die fehlende Zunahme der prozentualen Faserverkürzung an der *Achse H 2*. (Aus [20])

Dobutamin. In der oben angegebenen Dosierung (s. Abschnitt Inotropie und Pumpfunktion) ist die Untersuchung regionaler Kontraktionsstörungen möglich. Ein Beispiel ist in Abb. 2.34 dargestellt. Im Vergleich mit den Konturen „endsystolisch" und „enddiastolisch" unter Kontrollbedingungen, die anhand einer ersten Ventriculographie gewonnen werden, findet sich unter dem Einfluß von Dobutamin in einer 2. Ventriculographie eine deutliche Zunahme der prozentualen Achsenverkürzung. Lediglich eine aneurysmatisch erweiterte Zone zwischen den Achsen H 2 und H 3 bleibt akinetisch, wie sich auch an der nahezu vollständigen Gleichheit der Prozentzahlen 17% und 18% erkennen läßt. Der Befund spricht für eine

gen verstärken. Zur genauen Zuordnung der Extrasystole ist aber eine ventriculäre Stimulation mittels Verweilsonde notwendig.

Regionale Kontraktionsstörungen sind außer bei coronarer Herzkrankheit auch bei congestiven Kardiomyopathien zu beobachten [59]. Der genaue Mechanismus und die Aussagefähigkeit der mit Hilfe dieser positiv inotropen Maßnahmen objektivierten regionalen Kontraktionsstörungen ist aber im einzelnen ungeklärt.

Nitroglycerin. Nitroglycerin führt bekanntermaßen zu einer Abnahme von Vor- und Nachlast des Ventrikels. So ist es zu verstehen, daß regionale Kontraktionsstörungen des Herzens unter dem Einfluß von Nitroglycerin rückbildungsfähig sind. In systematischen Untersuchungen, die vergleichend mit postextrasystolischer Potenzierung und auch additiv mit diesem Verfahren vorgenommen wurden, erwies sich die Kombination von Nitroglycerin und postextrasystolischer Potenzierung als besonders wirksam, um asynerge Zonen, die im Kontrollventiculogramm nachweisbar waren, zu differenzieren.

Bei insgesamt 36 Patienten mit coronarer Herzkrankheit entsprechend coronaren Stenosen von mehr als 75% an mindestens einem Koronargefäß fand sich bei 12 von 13 hypokinetischen Zonen eine Besserung der Hypokinesie mittels Nitroglycerin und postextrasystolischer Potenzierung. Bei 15 akinetischen Bezirken wurden 4 gebessert, während 10 unverändert blieben; 1 Akinesie, obwohl besserungsfähig mit Nitroglycerin, blieb unverändert mit postextrasystolischer Potenzierung; 4 dyskinetische Bezirke waren mit beiden Methoden nicht zu beeinflussen; 6 Asynergien sprachen auf Nitroglycerin allein an und ließen einen verstärkten Effekt erkennen bei Kombination von Nitroglycerin und postextrasystolischer Potenzierung. Keine von 13 durch Nitroglycerin nicht beeinflußbaren Dyskinesien war durch die Kombination mit postextrasystolischer Potenzierung zu beeinflussen [22]. Zu ähnlichen Resultaten gelangten auch andere Autoren [166].

In umgekehrter Weise können durch *Propranolol* Asynergien der Ventrikelwand nach Verabfolgung von 5 mg Propranolol i.v. mittels Kineangiographie provoziert werden, bzw. sie werden nachweisbar, ohne daß sich bei einer Kontrollventriculographie hierfür Hinweise ergeben haben [97]. Dieses Verfahren ist als Funktionsprüfung zwar nicht zu empfehlen, die Untersuchungsbefunde zeigen aber, daß der Befund einer Verminderung von regionalen Kontraktionsstörungen des Ventrikels unter dem Einfluß positiv inotroper Pharmaka gleichzusetzen ist mit noch funktionsfähigem Myokard, wohingegen persistierende Ventrikelwanddyskinesien als Folge irreversibler myokardialer Schädigungen zu deuten sind. Damit eröffnet sich eine neue Möglichkeit, die Indikation coronarchirurgischer Eingriffe zu differenzieren. Außerdem besteht die Möglichkeit aufgrund von Kontroll-Kineangiographien unter Verwendung dieser Testpharmaka, die Effizienz coronarchirurgischer Operationen risikoarm zu überprüfen bzw. den Erfolg von perfusionsverbessernden Maßnahmen mittels Coronarchirurgie zu objektivieren.

Coronarangiographie. Die röntgenologische Darstellung der Coronararterien und ihrer Äste mittels Kontrastmittel (z.B. Urografin 76%, Hypaque 85, Conray 480) dient der Feststellung von Stenosierungen bzw. Anomalien als Voraussetzung für die Indikationsstellung zu einem coronarchirurgischen Eingriff. Zu den Indikationen s. Tabelle auf S. 65.

Praktisches Vorgehen
a) nach JUDKINS [111] (s. Abb. 2.35):
– Punktion der Arteria femoralis nach SELDINGER
– Einbringung eines Führungsdrahtes (Mandrin)
– Zurückziehen der Punktionskanüle
– Einführung des Katheters über den Führungsdraht in die Aorta descendens
– Zurückziehen des Führungsdrahtes
– Anschluß des Katheters an eine Hahnkombination mit Saug-/Injektionsspritze
– Die Hahnkombination besitzt einen Anschluß zur Anbringung eines Druckreceptors (Statham-Element)
– Aspiration von Blut und Spülung des Katheters mit physiologischer Kochsalzlösung (versetzt mit 5000 E Heparin/500 ml Kochsalzlösung)
– Vorschieben des Katheters im Aortenbogen, dessen Spitze sich auf Grund einer Vorbiegung meist dann leicht im Ostium der *linken* Coronararterie plazieren läßt
– Injektion von Kontrastmittel (3–5 ml innerhalb von 1–3 sec)
– Während der Injektion Röntgen-Kineangiographie in linksanteriorer Position (40–50°)
– Bei guter Bildqualität sofort anschließende erneute Injektion von Kontrastmittel nunmehr in rechtsanteriorer Position (20–30°)
– Zurückziehen des Katheters

Zehn Minuten vor der Angiographie erhält der Patient 0,8–1,6 mg Nitroglycerin (Nitrolingual-Kapseln), sowie 0,5–1 mg Atropin s.c. bzw. i.v. zur Prophylaxe von Bradykardien. Unmittelbar nach der Kontrastmittelinjektion wird der Patient durch Zuruf zu kräftigen Hustenstößen aufgefordert mit dem Ziel, durch Zwerchfellaktionen eine eine beschleunigte Passage des Kontrast-

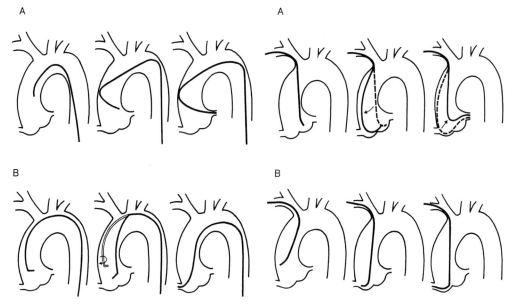

Abb. 2.35. Schematische Darstellung der selektiven Katheterisierung der linken (*A*) und rechten (*B*) Coronararterie nach der Judkins-Technik

Abb. 2.36. Schematische Darstellung der selektiven Katheterisierung der linken (*A*) und rechten (*B*) Coronararterie nach der Sones-Technik

mittels zu erzielen und eine Bradykardisierung zu vermeiden.

Es hat sich bewährt, unmittelbar nach jeder coronarangiographischen Szene über ein Video-Band-System nach Stenosierungen zu fahnden, die möglicherweise spezielle Projektionswinkel erforderlich machen, um eine eindeutige Dokumentation zu erreichen. Dabei hat sich die Betrachtung von Bandregistrierungen (Videosystem) simultan zu den Filmregistrierungen als äußerst zweckmäßig erwiesen.

Steht ein U-Stand-Gerät zur Verfügung, sind auch ohne weiteres Schrägprojektionen in a.-p. Richtung möglich. Bei Systemen, die mit einer drehbaren Liegemulde arbeiten, ist ggf. der Oberkörper durch entsprechende Lagerungskeile hochzulagern.

Nach der Darstellung der linken Coronararterienäste wird über einen Führungsdraht der Katheter zurückgezogen und anschließend ein mit entsprechender Vorbiegung versehener Coronarkatheter zur Darstellung der *rechten* Coronararterie über den Führungsdraht vorgeschoben.

Coronarographie der rechten Coronararterie analog dem Vorgehen bei der linken. Dabei wird durch Drehung des Katheters im Uhrzeigersinn bei entsprechender Vorbiegung des Katheters die Erreichung des Ostiums der rechten Coronararterie erleichtert.

Entsprechend der Krümmung des Aortenbogens ist die Verwendung von verschiedenen Kathetern nach JUDKINS mit unterschiedlich langer Biegung (Größe 4, Größe 5, Größe 6) möglich. Entsprechende Katheter sind auch für die Durchführung der Coronarographie der rechten Coronararterie vorhanden.

Nach Darstellung der rechten Coronararterie in den 2 Ebenen (s. o.) wird die Ventriculographie mittels „pig-tail"-Katheter angeschlossen (s. o.). Wird jedoch eine Auswertung von isovolumetrischen Ventrikeldaten angestrebt, dann sollte die Ventriculographie vor der Coronarangiographie durchgeführt werden.

b) nach SONES [199] (s. Abb. 2.36):

Arteriotomie der rechten Arteria brachialis, Einführung des Sones-Katheters, der eine Biegung besitzt, die sich mit Hilfe entsprechender Manipulationen sowohl zur Sondierung der linken als auch der rechten Coronararterie eignet.

Nach erfolgter Sondierung der Coronararterienostien wird entsprechend dem Verfahren nach JUDKINS vorgegangen.

c) nach BOURASSA u. LESPERANCE bzw. AMPLATZ u. Mitarb. [9, 38]: Da technisch die Sondierung des rechten Coronararterienostiums mit Hilfe von Judkins-Kathetern in seltenen Fällen von ausgeprägter Aortenelongation bzw. -dilatation erschwert ist, kann in solchen Fällen die Anwendung von modifizierten Judkins-Kathetern nach BOURASSA oder AMPLATZ hinsichtlich der Sondierung des Ostiums doch noch erfolgreich sein.

Zu den *Komplikationen* der Coronarangiographie s. Tabelle 2.9, II.

Es hat sich bewährt, coronare Stenosierungen nach ihrem Ausmaß mit römischen Ziffern zu bezeichnen. Die Mehrzahl der Arbeitsgruppen befolgt heute das nachstehende Einteilungsprinzip:

Stenosen Grad I: Einengungen kleiner als 50%
Stenosen Grad II: Einengungen von 50–75%
Stenosen Grad III: Einengungen von 75% bis zum subtotalen Verschluß
Stenosen Grad IV: Gefäßverschluß

Selbstverständlich sind diese Einteilungen in Stenosegrade approximativ. Es kommt dazu, daß der Grad einer Stenose coronarangiographisch i. allg. unterschätzt wird, wie vergleichende Untersuchungen unter Berücksichtigung pathologisch-anatomischer Befunde ergeben haben [23]. Je höhergradig eine Stenose ist, um so eher wird sie unterschätzt, und zwar insbesondere an der rechten Kranzarterie und am Ramus circumflexus.

Für die coronarographische Gesamtbeurteilung ist außerdem die Feststellung von Collateralen, Anastomosen und retrograder Perfundierung poststenotischer Gefäßabschnitte von Bedeutung hinsichtlich der Prognose des Patienten und der Indikation zum coronarchirurgischen Eingriff.

Die Komplikationsrate bei Durchführung der Coronarangiographie ist wesentlich bestimmt durch die Erfahrung und Geschicklichkeit des Untersuchers, die Dauer der Untersuchung, die technischen Apparaturen sowie die Möglichkeiten der akuten Notfallmaßnahmen. Untersuchungen mit zusätzlichen Messungen, die die Untersuchungszeit wesentlich verlängern, erhöhen das Risiko von thromboembolischen Komplikationen.

Die Gesamtletalität der Coronarangiographie betrug früher etwa 0,5% [6]. In einer neueren Zusammenstellung wird aber deutlich, daß durch eine Heparinisierung der Patienten kurz vor der Coronarangiographie die Letalität auf annähernd 0 bei einem Gesamterfahrungsgut von 880 Patienten gesenkt werden konnte. Gleichfalls ließ sich die Komplikationsrate von

Tabelle 2.9. Coronarangiographie

I. Indikationen

1. Präoperative Diagnose bei coronarer Herzerkrankung
   A. Ischämische Herzerkrankung
      a) Stabile Angina pectoris
      b) Instabile Angina pectoris
      c) Zustand nach Myokardinfarkt
   B. Erworbene und angeborene Vitien
2. Ischämie-Reaktion im Elektrokardiogramm unter Belastung
3. Kardiomegalie
4. Fakultative Indikationen
   Bestimmte Abnormitäten im Ruhe-EKG
   Thoraxschmerzen mit normalem Belastungs-EKG (Ergometrie, submaximale Belastung)
   Nosologisch unklare Herzrhythmusstörungen und Myokarderkrankungen
   Postoperative Dokumentation von aortocoranen Bypasses

II. Komplikationen (nach DAVIS u. Mitarb. [58])

	Zugang: A. brachialis (n = 1187)	Zugang: A. femoralis (n = 6328)
Todesfälle	0,5%	0,14%
Myokardinfarkte	0,44%	0,22%
Embolien	0,17%	0,08%
Gefäßkomplikationen	2,78%	0,36%

cerebralen Embolien (bisher 0,03–0,13%) sowie von Myokardinfarkten (bisher 0,12–1,01%) auf annähernd 0 senken. Die Komplikation von ileofemoralen (brachialen) Thrombosen wurde von bisher 0,3–1,67% auf 0,11% erniedrigt [83].

In Herzkatheterabteilungen mit weniger als 100 Coronarangiographien pro Jahr ist die Komplikationsrate etwa 6–10fach höher als in kardiologischen Zentren mit höheren Untersuchungsziffern. Die Thrombosehäufigkeit ist bei der Sones-Technik höher. Der Prozentsatz der Ausbildung von Pseudoaneurysmen ist bei beiden Verfahren etwa gleich hoch. Die Darstellung der Coronararterien ist bei Verwendung der Judkins-Technik meist kontrastreicher; hingegen treten Coronarspasmen häufiger auf. Die Trefferquote ist für beide Verfahren (SONES, JUDKINS) annähernd gleich hoch (92–98%). Allerdings ist der für die Sondierung der Coronararterien erforderliche Zeitraum im Vergleich zur Sones-Technik bei der Judkins-Technik nur etwa halb so groß.

Neuerdings wurde im Rahmen einer prospektiven Studie, an der 13 amerikanische Kliniken teilnahmen, die Komplikationsrate bei 7553 Coronarangiographien und Ventriculographien untersucht (Zugang über die A. femoralis oder die A. brachialis). Komplikationen wurden als untersuchungsbedingt angesehen, wenn sie innerhalb der ersten 48 Stunden nach Angiographie auftraten [58] (s. Tabelle 2.9).

76% der untersuchten Patienten waren Männer (mittleres Alter 53 Jahre). Die Zahl der für die Studie auswertbaren Untersuchungen lag zwischen 166 und 945 pro Jahr. Tod und schwerwiegende Komplikationen wie Myokardinfarkt traten nur bei Patienten mit nicht bekannten Coronarstenosierungen auf. Die meisten dieser Patienten wiesen zusätzliche Risikofaktoren wie Herzinsuffizienz, Rhythmusstörungen und Hypertonie auf. – Die Letalität betrug insgesamt 2 pro 1000 Untersuchungen, die Zahl der Herzinfarkte 2,5 pro 1000. Todesfälle waren nach Zugang über die A. brachialis häufiger als bei transfemoraler Technik. Dieser Unterschied bestand jedoch nicht in Kliniken, in denen vorwiegend die transbrachiale Untersuchungstechnik angewendet wurde. Zu arteriellen Embolien mit Funktionsstörungen des Nervensystems kam es bei 0,3% der Eingriffe. Vasculäre Komplikationen traten bei Zugang über die A. brachialis häufiger auf als bei transfemoraler Technik. Das Risiko eines Herzinfarktes war erwartungsgemäß bei Patienten mit instabiler Angina pectoris gesteigert. Eine Zusammenfassung der Daten ist aus der Tabelle 2.9, II zu entnehmen.

Zusammengenommen kann es danach heute als gesichert gelten, daß als Routineverfahren die Technik nach JUDKINS aus Gründen der Praktikabilität und der Komplikationen und Risiken gegenüber der Technik nach SONES mehr Vorteile als Nachteile hat.

Aortographie. Die Aortographie mit der Darstellung der Aorta ascendens, des Aortenbogens sowie der von der Aorta abgehenden Gefäße wird durch eine mittels Katheter im Bereich der Aortenwurzel injizierten Kontrastmittelmenge von 40–60 ml Urografin 76% durchgeführt. Das retrograde Vorgehen mittels Katheterapplikation über die Arteria femoralis ist wegen Perforationsgefahr dann kontraindiziert, wenn Stenosierungen im Bereich des Aortenrohres vermutet werden (z. B. Aortenisthmusstenose). In einem solchen Falle ist das Vorgehen über die Arteria brachialis, zweckmäßigerweise vom rechten Arm aus, zur röntgenologischen Darstellung des stenosierten Gefäßabschnittes (z. B. Aortenisthmusstenose) sinnvoll. Zur Verwendung gelangen Katheter nach OEDMANN sowie Modifikationen (pig-tail).

Bei gegebenem Verdacht auf ein dissezierendes Aortenaneurysma ist ein besonders vorsichtiges Vorgehen am Platze. Wird die Dissektion an der Aorta ascendens vermutet (verbreitertes Mediastinum, Hinweise für Perikardtamponade), dann sollte versucht werden, vom venösen Zugang aus (Vena femoralis) über ein möglicherweise vorhandenes offenes Foramen ovale eine Angiographie des linken Ventrikels durchzuführen, um so jegliche Berührung mit der Gefäßläsion zu vermeiden. Sind die Femoralarterien gut palpabel, dann kann aber auch versucht werden, über die A. femoralis einen

Pig-tail-Katheter vorzuschieben, wobei auf Behinderungen beim Vorschieben (via falsa im Dissektionssack) besonders zu achten ist. Beweisend für Dissektion ist die Darstellung einer Doppelkontur der Aortenwand. Für das chirurgische Vorgehen wichtig ist außerdem eine angiographische Erfassung der Abgänge der großen Gefäße am Aortenbogen. Diese Informationen sind bei geschickter Kameraführung auch kineangiographisch zu gewinnen. Diese Methode hat auch den Vorteil, daß der Bewegungsablauf an der Dissektionsstelle besonders prägnant dargestellt werden kann. Alternativ ist eine 100-mm-Kamera bzw. eine AOT-Technik zu verwenden.

Zur genauen Lokalisation von stenosierten Gefäßen sind Großbildaufnahmen erforderlich, wobei möglichst die simultane Aufnahmetechnik in zwei aufeinander senkrecht stehenden Ebenen (streng a.-p. und seitlich) durchzuführen ist.

Eine Aortographie ist indiziert bei Hinweisen auf folgende Erkrankungen: 1. Aortenisthmusstenose (Coarctatio aortae), 2. dissezierendes Aortenaneurysma, 3. Aortenbogensyndrom (Diagnostik der Abgangsstenosen), 4. Aortenklappeninsuffizienz (zur Feststellung des Regurgitationsvolumens an der Aortenklappe), 5. Angeborene Anomalien der großen Gefäße; bei korrigierter Transposition verläuft die Aorta vorn retrosternal und nicht wie normalerweise hinter der Arteria pulmonalis (seitliches Bild).

Pulmonalisangiographie. Zur angiographischen Darstellung herznaher Pulmonalisstenosen empfiehlt sich die Angiographie aus dem rechten Ventrikel. Um Überlagerungseffekte zu vermeiden ist aber zur Darstellung der mehr peripheren Pulmonalisgefäßabschnitte das Kontrastmittel in den Pulmonalarterienstamm zu injizieren. Indikationen sind: periphere Pulmonalarterienstenosen bzw. Thromboembolie (präoperative Diagnostik der Embolektomie aus der A. pulmonalis, s. S. 378), Hinweise für hämodynamisch wirksame pulmonalarteriovenöse Kurzschlußverbindungen. – Bei Verdacht auf Lungenembolie ist der Zugang von einer Armvene aus mit Venae sectio zu wählen, da dieses Verfahren keine Kontraindikationen für eine ggf. anzuschließende Anticoagulantien- bzw. thrombolytische Therapie darstellt.

2.2.8 Sondierung des Herzens (einschl. Meßgrößen)

Die Herzkatheterisierung dient der Sondierung des Herzens und angrenzender Gefäße, der intra- und extrakardialen Druckmessung, der Ermittlung kardialer und hämodynamischer Funktionsgrößen sowie der Kontrastmitteldarstellung des Herzens, der Coronararterien und herznaher Gefäße (Angiokardiographie) (Tabelle 2.10). Entsprechend den Indikationen (Tabelle 2.11) werden Katheterisierungen des rechten Herzens einschließlich des Sinus coronarius und der Herzvenen der Lungenstrombahn (Rechtsherzkatheterisierung), der Aorta und des linken Ventrikels (Linksherzkatheterisierung) sowie des linken Vorhofes und des linken Ventrikels (transseptale Linksherzkatheterisierung) durchgeführt, ggf. in Verbindung mit Kontrastmitteldarstellungen der Ventrikel, der Lungenstrombahn, der Aorta und der Coronararterien (Ventriculographie, Pulmonalisangiographie, Aortographie, Coronarangiographie).

Kathetertechniken: Das Einführen der Katheter erfolgt durch transcutane Punktion (Seldinger-Technik) oder mittels Gefäßfreilegung. Beide Eingriffe werden in Lokalanaesthesie durchgeführt. Der Punktionsort ist in der Regel die Inguinalregion 1–2 Querfinger unterhalb des Leistenbandes. Eine Punktion in Höhe des Leistenbandes ist wegen der Gefahr extraperitonealer Blutungen auf jeden Fall zu vermeiden. Bei spezieller Indikation, z. B. Aortographie bei Aortenisthmusstenose, kann auch die Arteria cubitalis mittels Seldinger-Technik punktiert werden. Die Gefäßfreilegung erfolgt in der Cubitalregion (Arteria und Vena cubitalis). *Die Seldinger-Technik* [196] umfaßt im einzelnen die transcutane Punktion des Gefäßes, das Einführen eines Führungsdrahtes durch die Punktionskanüle, die Entfernung

Tabelle 2.10. Untersuchungen bei der Herzkatheterisierung

I. Sondierung des Herzens und herznaher Gefäße: Erfassung von aortopulmonalen, arteriovenösen, interventriculären und interatrialen Kurzschlußverbindungen, von Arterien- und Venentranspositionen, Gefäßstenosen und abnormen Gefäßverläufen, von Ventrikel- und Vorhofdimensionen

II. Intra- und extrakardiale Druckmessung: Erfassung von atrialen, arteriellen und ventriculären Druckgrößen (systolisch, diastolisch, Mitteldruck), von Druckgradienten, Druckkonturen (Formanalyse) und Druckamplituden; ggf. Druckmessung in Ruhe und unter Belastung sowie unter pharmakologischen Eingriffen (Amylnitrit, Nitroglycerin u. a.)

III. Kardiale und hämodynamische Funktionsgrößen: Erfassung von Herzminutenvolumen, Herzindex und Schlagvolumen (Indikatorverdünnungstechniken), von intra- und extrakardialen Sauerstoffsättigungen, von Säure-Basen-Status; Ermittlung der äußeren Herzarbeit, des Tension-Time-Index, von Kreislaufwiderständen, von Shuntvolumina, von Klappenöffnungsflächen; Bestimmung der Inotropieindices, der ventriculären Dehnbarkeit, ggf. Messung der Coronardurchblutung (Fremdgasmethoden)

IV. Angiokardiographie: Erfassung abnormer Verläufe und Kaliber der großen Gefäße, von Fisteln, Aneurysmen und Stenosen; Feststellung von Shunts; Bestimmung ventriculärer Volumengrößen (enddiastolisch, endsystolisch, Auswurffraktion) und Regurgitationsvolumina (Mitralklappe, Aortenklappe); selektive Darstellung der Coronararterien (Coronarangiographie)

der Punktionskanüle, das Einführen des Katheters über den Führungsdraht und die Entfernung des Führungsdrahtes (s. S.63). Das Verfahren ermöglicht eine rasche Kathetereinführung unter Vermeidung von Gefäßeröffnung und Gefäßnaht. Die Komplikationen betreffen Fehlpunktionen, Blutungen, Thromboembolien, lokale Infektionen ([84a] und Tabelle 2.12). Bei Punktion arteriosklerotischer Plaques können periphere Embolien auftreten. Die Komplikationsrate liegt insgesamt unter 1%. Die Kathetereinführung mittels direkter *Gefäßfreilegung* ist zeitaufwendiger. Sie wird gelegentlich durch Gefäßspasmen erschwert. Im Anschluß an die Katheterisierung ist eine sorgfältige Gefäßnaht erforderlich. Zu den Komplikationen zählen Blutungen, Hämatome, Gefäßstenosierungen (Tabelle 2.12). Das Verfahren ist indiziert bei ineffektiver Seldinger-Technik, zur Einführung endständig verschlossener Katheter (Angiographiekatheter, Schrittmachersonden, Kathetertip-Manometer) und bei der Coronarangiographie nach SONES [199] (s. S. 63).

Zur intrakardialen Einführung der Katheter sowie zur Kontrolle der Katheterposition ist eine Röntgendurchleuchtungseinrichtung erforderlich, üblicherweise mit Bildwandler und Fernsehvorrichtung (Vermeidung größerer Strahlenbelastung). Die Registrierung von Angio- und Ventriculogrammen erfolgt durch eine Cine-Vorrichtung mit Kleinbildkamera (32–200 Bilder/sec) in 1 oder 2 Ebenen. Unterschiedliche Projektionsebenen (linker und rechter vorderer Schrägdurchmesser u. a.) werden durch Drehung des Patienten in einer Drehmulde oder

Tabelle 2.11. Indikationen zur Herzkatheterisierung

Angeborene und erworbene Herzfehler
Erkrankungen herznaher Gefäße
Kardiomyopathien
Coronare Herzkrankheit
Pulmonale Hypertonie

Tabelle 2.12. Komplikationen der Herzkatheterisierung

1. Punktionsstelle: Thromboembolie, Blutung, Pseudoaneurysma, arteriovenöse Fistel, Perforation, Gefäßspasmus

2. Herz und herznahe Gefäße: Erregungsbildungs- und -leitungsstörungen, Ischämiereaktion, Endokardläsion, Vorhof-, Ventrikel- und Gefäßperforation, vagovasale Synkope, Gefäßocclusion, Kontrastmittelpenetration, Intima- und Endokardinfektion

3. Weitere Komplikationen: Knoten- und Schlingenbildung des Katheters, Luftembolie, Aortenklappenperforation, Coronarsinusperforation, Coronararterienperforation und -dissektion, Kontrastmittelüberempfindlichkeit (Angiokardiographie)

2.2 Spezielle Untersuchungsmethoden

durch Drehung der Röntgenfilmanlage um den liegenden Patienten erreicht. Zur Erfassung von Anomalien herznaher Gefäßstämme sowie bei erforderlichen Großblattaufnahmen werden die Kontrastmitteldarstellungen auf 35 × 35-cm-Film registriert, der während der Kontrastmittelinjektion mit einer Geschwindigkeit von 1–3 Bildern pro sec in 1 oder 2 Ebenen an der darzustellenden Region abläuft.

Die *Rechtsherzkatheterisierung* erfolgt mit endständigen Cournand-Kathetern (Ch. 6 und 7, 100 oder 125 cm lang), mit denen neben den Drücken im rechten Vorhof, dem rechten Ventrikel und in der Pulmonalarterie auch der Druck in den Pulmonalcapillaren gemessen werden kann. Zu jedem Katheter sollten Führungsdrähte mit flexibler Spitze verfügbar sein, um ein Auswechseln der Katheter zu ermöglichen und die Katheterposition schneller zu erreichen (Verringerung der Strahlenbelastung). Zur Katheterisierung des Sinus coronarius und zur kontinuierlichen Blutentnahme sind end- *und* seitenständige Katheter vorzuziehen, ebenso für die Durchführung der rechtsseitigen Ventriculographie und Pulmonalisangiographie. Zur Vermeidung des Rückschlagens des Katheters während der Kontrastmittelinjektion und zur besseren Kontrastmittelanfärbung empfiehlt es sich, weitlumige Katheter (CH. 8, 9) zu verwenden und die Katheterisierung von der Vena cubitalis (linker Arm) durchzuführen. Alle zur Herzkatheterisierung verwendeten Katheter müssen steril, frei von Blut- und Farbstoffresten und von äußeren Rauhigkeiten sein. Dies bedeutet, daß die Katheter nach jedem Eingriff sorgfältig in fließendem Wasser (½–1 Std.) durchgespült, anschließend mit Preßluft getrocknet und sterilisiert werden. Beschädigte Katheter sind zu verwerfen. Einmalkatheter sind aus Gründen der Sterilität und Infektionsprophylaxe dem mehrfach verwendbaren Kathetermaterial vorzuziehen.

Die Katheterisierung des rechten Herzens mittels *Einschwemmkathetertechnik* ist indiziert bei der Verlaufskontrolle hämodynamischer Größen (z.B. Myokardinfarkt, akutes Cor pulmonale), zur Druckmessung bei pulmonaler Hypertonie, zur Feststellung von Kurzschlußverbindungen. Das Einführen des Katheters erfolgt durch Seldinger-Technik (Vena mediana cubiti, Vena femoralis) (s.S. 63) ohne Röntgenkontrolle. Die Katheterposition wird durch Druckanalyse gesichert. Bei Katheterlage in peripheren Pulmonalisästen kann das Gefäß durch kurzzeitiges Aufblasen eines Ballons in Katheterspitzennähe verschlossen werden, so daß ein dem Pulmonalcapillardruck entsprechender Druck registriert wird. Neben der Druckmessung können Blutproben entnommen sowie Injektionen (Pharmaka, eiskalte Ringer-Lösung zur Bestimmung des Herzminutenvolumens u.a.) durchgeführt werden. Die mittels Einschwemmkathetertechnik gemessenen Drücke weisen z.T. erhebliche Phasenverschiebungen und Dämpfungen auf, so daß eine routinemäßige Anwendung zur präoperativen Diagnostik von Herzfehlern nicht sinnvoll erscheint. Darüber hinaus ist das Verfahren wesentlich zeitaufwendiger als die Rechtsherzkatheterisierung mit Seldinger-Verfahren und Cournand-Kathetern. Komplikationen sind u.a. Herzrhythmusstörungen, Katheterabrisse, Thromboembolie und Luftembolie.

Die retrograde *Linksherzkatheterisierung* erfolgt mittels end- *und* seitenständiger Katheter. Der Katheter wird über den Aortenbogen bis zur Aortenwurzel vorgeschoben und durch leichtes Drehen in den linken Ventrikel eingeführt. Die Position des Katheters im linken Ventrikel soll nach Möglichkeit so gewählt werden, daß Herzrhythmusstörungen nicht auftreten. Eine retrograde Katheterisierung des linken Vorhofes vom linken Ventrikel aus gelingt nur in wenigen Fällen. Die Ventriculographie erfolgt mittels Injektion von Kontrastmittel (z.B. Urografin, 76%) mit einer Geschwindigkeit von 14–18 ml/sec für 3–4 sec. Während der Kontrastmittelinjektion treten häufig Herzrhythmusstörungen auf (meist ventriculäre Extrasystolen), die sich durch vorherige Austastung des Ventrikels zwecks störungsfreier Katheterlokalisation weitgehend vermeiden lassen. Bei der Rechts- und Linksherzkatheterisierung ist vordringlich auf ein luftblasen- und blutfreies Kathetersystem zu achten. Bei Aspiration von Blutgerinnseln ist der Katheter nach Zurückziehen in die Aorta descendens mehrfach abzusaugen bzw. zu wechseln.

Die *transseptale Katheterisierung* [42, 178] erfordert die Punktion des Vorhofseptums mittels einer Perforationsnadel, über die ein Katheter (ÖDMAN, BROCKENBROUGH) in den linken Vorhof und weiter in den linken Ventrikel geführt wird. Nach Punktion und Einführen des Katheters in den linken Vorhof kann auch bei Verwendung einer weichen Spirale der Ventrikel sondiert und der Katheter über die Spirale in den linken Ventrikel vorgeschoben werden. Die Punktion des Vorhofseptums darf nur bei Kontakt mit dem Limbus des Foramen ovale und bei Schmerzfreiheit erfolgen. Komplikationen sind Vorhofperforationen mit Gefahr der Herzbeuteltamponade und Punktion der Aorta. Eine linksventriculäre Kontrastmittelinjektion durch den transseptal eingeführten Brockenbrough-Katheter sollte wegen der Gefahr der transmuralen Kontrastmittelpenetration vermieden werden; hingegen läßt sich eine Lävokardiographie mit einem transseptal eingeführten Katheter, z. B. vom Typ „pig-tail", ohne weiteres durchführen (linker Vorhof, linker Ventrikel) [203]. Die transseptale und retrograde Linksherzkatheterisierung sollte nur dort durchgeführt werden, wo thorax- und herzchirurgische Eingriffe zur Behandlung etwaiger Komplikationen möglich sind.

Zur Coronarangiographie nach JUDKINS werden transcutan Katheter eingeführt, mit denen die linke und rechte Coronararterie selektiv sondiert werden. Vor dem Einführen der Katheter ist auf sorgfältige luftblasen- und blutfreie Durchspülung und Füllung der Katheter mit Kontrastmittel zu achten. Das Einführen selbst hat zur Vermeidung von Coronararterienläsionen vorsichtig unter fortlaufender Druckregistrierung zu erfolgen. Nach vorheriger Applikation von Nitroglycerin und Atropin werden 3–5 ml Kontrastmittel in jede Coronararterie injiziert (linker und rechter vorderer Schrägdurchmesser). (Weitere Einzelheiten s. S. 63). Das Verfahren nach SONES erfordert die Arteriotomie (rechter Arm). Das methodische Vorgehen entspricht prinzipiell der Judkins-Technik. Zu den Komplikationen beider Verfahren [84a] s. Tabelle 2.9, II.

Tabelle 2.13. Indikationen zur Katheterisierung des Sinus Coronarius

I. Messung der Coronardurchblutung des linken Ventrikels
- Fremdgasverfahren (Argon, Stickoxydul u. a.)
- Thermodilution
- Doppler-Flow
- Regionale Flußmessungen (Drainagevenen des linken Ventrikels)

II. Oxymetrie
- Coronararteriovenöse Fisteln
- Pharmakologische und ergometrische Belastungsprüfungen

III. Metabolische Messungen
- Bestimmung des Sauerstoffverbrauches des linken Ventrikels
- Analyse von Metaboliten, Elektrolyten, Enzymen u. a.

Die Sondierung des *Sinus coronarius* (SC) erlangt im Rahmen von Messungen der Coronardurchblutung (Fremdgasmethoden, Thermodilutionsverfahren, Doppler-Flow-Techniken), von oxymetrischen Analysen (coronararteriovenöse Fisteln, O_2-Sättigungsanalyse vor und nach pharmakologischen und ergometrischen Belastungsprüfungen) und von metabolischen Untersuchungen (Bestimmungen von Lactat, Adenosin, Inosin, Hypoxanthin u. a.) klinische Bedeutung (Tabelle 2.13). Sie erfolgt zweckmäßigerweise mittels end- und seitenständiger Katheter (Goodale-Lubin), durch die störungsfreie Blutentnahmen auch bei Anlegen der Katheterspitze an die Innenwand des SC möglich sind. Als Zugangswege eignen sich die rechte Vena femoralis (Seldinger-Technik) oder die linke Vena cubitalis (Venae sectio). Bei Aufsuchen des SC durch die Vena femoralis ist meist zunächst eine sigmaförmige Schlaufenbildung im rechten Vorhof erforderlich, um dem Katheter die notwendige Richtungsweisung in das Ostium des SC zu verleihen. Beim Sondieren vom linken Arm aus, das mittels vorgekrümmter Katheter erfolgen sollte, ist eine Schlaufenbildung nicht erforderlich. Bei der Blutentnahme ist darauf zu achten, daß die Ostien des Katheters ausreichend tief im SC plaziert sind und daß das Blut langsam

2.2 Spezielle Untersuchungsmethoden

abgesaugt wird, um ein retrogrades Ansaugen von Blut aus dem rechten Vorhof zu vermeiden. Ferner ist darauf zu achten, daß der Katheter nicht zu tief eingeführt wird, da sonst Positionierungen mit Sinus- bzw. Venenverschlußdrücken mit der Gefahr myokardialer Läsionen auftreten können. Zur Entnahme von coronarvenös repräsentativem Blut des Drainagegebietes des linken Ventrikels ist die Katheterposition in Sinusmitte bzw. vor der Einmündungsstelle der Herzvenen erforderlich. Mittels Sondierung der in den SC einmündenden Venen kann selektiv Blut aus den Drainagegebieten der Arteria coronaria dextra (Vena interventricularis dorsalis cordis), des Ramus circumflexus (Vena dorsalis ventriculi sinistri) und des Ramus descendens anterior der Arteria coronaria sinistra (Vena interventricularis anterior) entnommen werden. Damit ist zumindest für das klinisch praktikable Sondieren der Vena cordis magna und der Vena interventricularis anterior die Möglichkeit zur selektiven Blutentnahme mit der Analyse von Sauerstoff, Substraten, Elektrolyten, Enzymen u. a. aus dem Versorgungsgebiet der linken Herzkranzarterie (R. descendens anterior) gegeben.

Die derzeit am häufigsten eingesetzten Verfahren zur Messung der *Coronar- bzw. Myokarddurchblutung* sind a) Fremdgasmethoden (Argon, Stickoxydul, Helium u. a.) und b) radioaktive Techniken (s. S. 85). Bei Verwendung der Argon-Methode mit gaschromatographischer Analyse von Argon im arteriellen und coronarvenösen Blut ist neben der exakten Bestimmung der Ruhe-Coronardurchblutung und des Ruhe-Coronarwiderstandes darüber hinaus die sehr genaue Messung der unter dem Einfluß eines Coronardilatators maximal erreichbaren Coronardurchblutung mit Ermittlung der Coronarreserve möglich.

Für die coronare Funktionsdiagnostik mittels der Argon-Methode sind die Katheterisierung des Sinus coronarius, Oxymetrieverfahren, Blutentnahmen und gaschromatographische Analyse von Argon im arteriellen und coronarvenösen Blut erforderlich. Das Verfahren ist für den Patienten nicht oder minimal belastend, die für eine Doppelmessung abzunehmende Blutmenge beträgt 60 ml. Eine Argon-Aufsättigung mit simultanen Blutentnahmen dauert 5 min, bei anschließender Bestimmung der maximal erreichbaren Coronardurchblutung nach vorheriger Injektion eines geeigneten Coronardilatators (z. B. Dipyridamol, 0,5 mg/kg i. v.) insgesamt 20–25 min. Die Argon-Analyse selbst ist zeitaufwendiger und dauert 2–3 Std. für eine Doppelbestimmung der Coronardurchblutung. Die gesamte experimentelle Ausrüstung (Gaschromatograph, Extraktionskammer, Blutentnahmepumpen u. a.) ist im Vergleich zu anderen Methoden zur Messung der Coronardurchblutung äußerst preisgünstig, so daß eine derzeit unübertroffene Kosten-Nutzen-Relation gegeben ist.

Für die klinisch-praktische Durchführung der Durchblutungsmessung erfolgt zunächst die Sondierung des Sinus coronarius. Anschließend werden arterielle und coronarvenöse Sauerstoffsättigungen, Hämoglobingehalt, Hämatokrit, arterieller Druck und ggf. weitere hämodynamische Parameter als Ausgangswerte bestimmt. Der Patient atmet dann über 5 min ein Argon-Sauerstoffgemisch. Während dieser Zeit wird fortlaufend arterielles und coronarvenöses Blut simultan entnommen. Nach Beendigung der ersten Messung wird Dipyridamol 8–10 min lang intravenös unter fortlaufender Kontrolle von Herzfrequenz und arteriellem Druck injiziert. Die Dipyridamol-Menge beträgt 0,5 mg/kg. Die Verwendung höherer Dipyridamol-Dosen ergibt i. allg. keine höhere Durchblutungsreserve. Ebenso ist auch bei schneller Dipyridamol-Injektion keine höhere Durchblutung zu erwarten. Dagegen können höhere Dipyridamol-Mengen und kürzere Injektionszeiten zu häufigeren Nebenwirkungen (Frequenzanstieg, Blutdruckabfall) führen, die bei dem obengenannten Injektionsmodus in der Regel vermeidbar sind. Die Herzfrequenz nimmt nach eigenen Erfahrungen aus ca. 500 Coronardurchblutungsmessungen im Mittel um 12/min zu, während der mittlere Aortendruck durchschnittlich um 7 mm Hg abnimmt. Die Nebenwirkungen bzw. Komplikationen der Dipyridamol-Injektion sind somit unter Berücksichtigung der angegebenen Kautelen vernachlässigbar gering.

Tabelle 2.14. Normalwerte coronarer Funktionsgrößen

P_{cor}	(coronarer Perfusionsdruck)	82 ± 2 mm Hg
$avDO_2$	(arteriocoronarvenöse Sauerstoffdifferenz)	12,2 Vol.-%
V_{cor}	(Coronardurchblutung des linken Ventrikels)	71 ml/(min · 100 g)
R_{cor}	(Coronarwiderstand)	$1,15 \pm 0,04$ mm Hg · min · 100 g · ml^{-1}
R_{cor}/R_{cor*} = Coronarreserve		4,2 – 5,4
R_{cor*}	(Coronarwiderstand nach Dipyridamol (0,5 mg/kg, i.v.))	

Die *Coronarreserve* des linken Ventrikels ist als das Verhältnis des Coronarwiderstandes unter Ausgangsbedingungen zum Coronarwiderstand unter maximaler Coronardilatation definiert. Der Coronarwiderstand repräsentiert die reziproke Leitfähigkeit des Coronargefäßsystems und entspricht dem Quotienten aus dem coronaren Perfusionsdruck und der Coronardurchblutung des linken Ventrikels. Demzufolge hat die quantitative Bestimmung der Coronarreserve neben der Ermittlung der Coronardurchblutung stets auch die Änderungen des coronaren Perfusionsdruckes (Tabelle 2.14) zu berücksichtigen. Der coronar wirksame Perfusionsdruck wird als Differenz aus dem mittleren diastolischen Aortendruck und dem mittleren diastolischen Druck im linken Ventrikel in mm Hg angegeben, die Coronardurchblutung ergibt sich als Durchblutungsgröße des linken Ventrikels pro Zeit- (min) und Gewichtseinheit (100 g).

Neben einer vasal bedingten Steuerung der Coronardurchblutung (*vasale Komponente des Coronarwiderstandes*), die normalerweise vom Gefäßtonus der Arteriolen und somit von humoralen, metabolischen und nervösen Faktoren abhängig ist und die bei strukturellen Coronararterienveränderungen, speziell bei der coronaren Herzkrankheit, durch Verminderung der coronaren Dilatationsfähigkeit erheblich eingeschränkt ist, können intraventriculäre bzw. myokardiale Faktoren zu einer Beeinträchtigung der Coronardilatation und damit zu einer abnormen Herabsetzung der Coronarreserve führen (*myokardiale Komponente des Coronarwiderstandes*). Die myokardiale Komponente des Coronarwiderstandes umfaßt somit bilanzmäßig die von der Gefäßkomponente unabhängigen, durch den Kontraktions- und Relaxationsvorgang verursachten Auswirkungen auf den Coronarwiderstand. Sie äußert sich vornehmlich bei abnormen Erhöhungen des enddiastolischen Druckes im linken Ventrikel, bei abnormer Myokardhypertrophie mit Myokardödem, bei Tachykardien, bei entzündlichen und fibrotischen Myokarderkrankungen.

Da die Coronarreserve als das Verhältnis von Coronarwiderständen definiert ist, kommt der Ermittlung des Coronarwiderstandes eine vorrangige Bedeutung in der klinisch-coronaren Funktionsdiagnostik mittels der quantitativen Bestimmung der Coronarreserve zu. Dies bedeutet allerdings auch, daß die Coronarreserve definitionsgemäß auch dann eingeschränkt ist, wenn bereits unter Ausgangsbedingungen ein z. B. als Folge eines erhöhten myokardialen Energiebedarfes erniedrigter Coronarwiderstand vorliegt, so daß der Quotient aus Coronarwiderstand unter Ausgangsbedingungen zum Coronarwiderstand unter maximaler Coronardilatation im Vergleich zur Norm herabgesetzt sein kann. Dies bedeutet ferner, daß die Coronarreserve in diesem Fall durch Normalisierung des myokardialen Sauerstoffverbrauchs normalisiert werden kann. Die so definierte Coronarreserve berücksichtigt die funktionelle coronare und metabolische Regulationsbreite des Herzens und läßt den unter einem Provokationstest absolut erreichbaren minimalen Coronarwiderstand weitgehend außer acht. Für klinische Fragestellungen hat sich die Coronarreserve, ermittelt aus den Coronarwiderständen, bewährt; zur Beurteilung der absoluten coronaren Leitfähigkeit ist allerdings auch stets der minimale Coronarwiderstand zu berücksichtigen.

Die Indikationen zur Messung der Conorarreserve (Tabelle 2.15) betreffen insbesondere die Fälle mit Angina pectoris und normalem Coronarangiogramm (Immunvasculitis, systemische Kollagenosen, essentielle Hyper-

2.2 Spezielle Untersuchungsmethoden

tonie, congestive Kardiomyopathie u. a.), bei denen durch den Nachweis einer signifikanten Einschränkung der Coronarreserve der Existenznachweis einer coronaren Mikrozirkulationsstörung möglich ist. Hochgradige Einschränkungen der Coronarreserve finden sich außer bei der coronaren Herzkrankheit beim Lupus erythematodes, bei der progressiven Sklerodermie und der chronischen rheumatoiden Arthritis (s. S. 280). In diesen Fällen sind durch Steroide und Immunsuppressiva eindrucksvolle Besserungen der Symptomatik parallel zur Besserung der Coronarreserve möglich. Dagegen beruht die Einschränkung der Coronarreserve bei Erkrankungen mit erhöhtem Ruhe-Sauerstoffverbrauch des linken Ventrikels (z. B. Aorten- und Mitralklappenfehler) auf einer bereits initialen Erniedrigung des Coronarwiderstandes, so daß der Quotient aus initialem und minimal erreichbarem Coronarwiderstand bereits metabolisch abgeschöpft ist.

Druck- und Volumenmessung: Das konventionelle druckaufnehmende System besteht aus dem Herzkatheter, einem Mehrwegehahnsystem und dem Druckreceptor. Die intrakardial auftretenden Drücke werden über die Flüssigkeitssäule auf den Druckreceptor übertragen, in dem entsprechend der Druckänderung Bewegungen einer Metallmembran auftreten. Die Membran ist mit einem nach dem Prinzip des Dehnungsmeßstreifens arbeitenden Glied einer Wheatstone-Brücke verbunden. Die auftretenden Spannungsänderungen werden elektrisch verstärkt, auf Kathodenstrahloscillographen sichtbar gemacht und auf Photo-, UV- oder Direktschreibern registriert. Vor jeder Druckmessung müssen der Druckreceptor geeicht, der auf die Atmosphäre bezogene Nulldruck ermittelt und die Trägerfrequenzbrücken abgeglichen werden. Bei Verwendung der Katheter „pig-tail" und „Brockenbrough" ohne Zwischenstück lassen sich Drücke mit einer Frequenztreue von 18–22 Hz messen. Dementsprechend sind unter Verwendung des Katheters „pig-tail" Messungen der Drücke und Druckanstiegsgeschwindigkeiten in Ruhe und unter mittelgradiger körperlicher Belastung möglich. Höhere Eigenfrequenzen werden durch Kathetertip-Manometer erreicht, bei denen ein Mikrodruckreceptor an der Spitze des Katheters (Ch. 5–8) lokalisiert ist (Normalwerte s. Tabelle 2.16).

Der Nachteil dieser Spezialkatheter sind der hohe Preis, die erhöhte Reparaturanfälligkeit, die erforderliche Einführung über ein eröffnetes Gefäß bzw. durch einen mittels Seldinger-Technik eingeführten weitlumigen Schlauch; darüber hinaus ist nur bei wenigen Modellen mit vertretbaren Außendurchmessern (Ch. 7) eine zusätzliche Leitung für Nullpunktbestimmung, Blutentnahmen und Ventriculographie verfügbar.

Dämpfungsgrad (h) und Eigenfrequenz (F) des druckaufnehmenden Systems lassen

Tabelle 2.15. Indikationen zur Bestimmung der Coronarreserve

Coronare Herzkrankheit

Angina pectoris bei normalem Coronarangiogramm bei
– arterieller Hypertonie
– systemischen Kollagenosen
– Immunvasculitis
– Congestiven Kardiomyopathien
– Herzklappenfehlern

„Small vessel disease" anderer Ätiologie

Therapiekontrolle nach aortocoronarem Bypass

Tabelle 2.16. Normalwerte kardialer Drücke (mm Hg)

$\bar{P}_{RA}$	$5{,}5 \pm 0{,}5$	(Mitteldruck im rechten Vorhof)
P_{RVS}	$28 \pm 3{,}5$	(systolischer Druck im rechten Ventrikel)
P_{APS}	$27 \pm 3{,}5$	(systolischer Druck in der Pulmonalarterie)
P_{APD}	$12{,}5 \pm 2$	(diastolischer Druck in der Pulmonalarterie)
$\bar{P}_{AP}$	17 ± 2	(Pulmonalarterienmitteldruck)
P_{LVS}	124 ± 4	(systolischer Druck im linken Ventrikel)
P_{LVED}	10 ± 1	(enddiastolischer Druck im linken Ventrikel)
$\bar{P}_{LA}$	$6{,}5 \pm 1$	(Mitteldruck im linken Vorhof)

sich aus induzierten Schwingungen nach folgenden Formeln berechnen [81]:

$$h = \sqrt{\frac{\log \cdot (x_2/x_1)}{2 + \log(x_2/x_1)}}$$

$$F = \frac{Fd}{\sqrt{1-h^2}}$$

(P = Dauer der gedämpften Schwingung; 1/p = Fd = Schwingungsfrequenz)

Neben der Messung der intrakardialen Drücke (s. Tabelle 2.16) hat sich zur Beurteilung der Ventrikel- und Myokardfunktion die Erfassung diastolischer Funktionsgrößen, systolischer auxotoner Volumen- und Geschwindigkeitsparameter, isovolumetrischer Geschwindigkeitsindices, Funktionsgrößen der Ventrikelgeometrie (Masse, Volumen, Wandspannung) sowie Parameter zur Beurteilung der regionalen Wandkontraktilität des linken Ventrikels bewährt (Tabelle 2.17, 2.18).

Zu den isovolumetrischen Geschwindigkeitsindices gehören u.a.: maximale Druckanstiegsgeschwindigkeit im linken Ventrikel (dp/dt_{max}), Zeitintervall vom Beginn des Ventrikeldruckanstiegs bis zum Erreichen von dp/dt_{max} ($t-dp/dt_{max}$), Quotient aus maximaler Druckanstiegsgeschwindigkeit und dem isovolumetrischen Druck (IP) zum Zeitpunkt von dp/dt_{max} ($dp/dt_{max}/IP$), isovolumetrische Kraft-Geschwindigkeitsbeziehungen (V_{CE}-IP-Kurven) mit Ermittlung von V_{CE-max} und V_{max}. Voraussetzungen (Tabellen 2.19, 2.20) sind eine phasen- und frequenzgetreue Druckregistrierung, im Idealfall mittels Kathetertip-Manometer, sowie die Ermittlung des 1. Differentialquotienten des Druckes im linken Ventrikel (P) nach der Zeit (dp/dt_{max});

Tabelle 2.17. Beurteilung der Herzfunktion

I. Diastole

Diastolische Dimensionen, Druck-Volumen-Beziehungen und Dehnbarkeit, bewertet durch
- Diastolische Volumina und Volumenänderungen
- Diastolische Drücke und Druckänderungen
- Diastolische Wanddicken und Muskelmasse
- Diastolische Masse-Volumen-Relation
- Diastolische Dehnbarkeitsindices

II. Systole

Globale Kontraktionsstörungen des linken Ventrikels, bewertet durch
- Pumpgrößen (Herzindex, Schlagvolumenindex u.a.)
- Isovolumetrische Geschwindigkeitsindices
- Auxotone Parameter (Auswurffraktion u.a.)
- Endsystolische Druck-Volumen-Beziehungen
- Systolische Masse-Volumen- zu Wandspannungsbeziehungen

Regionale Kontraktionsstörungen des linken Ventrikels, bewertet durch
- Regionale Wandmotilität (Achsen- und Hemiachsenänderungen)
- Regionale Wanddicken und Wanddickenänderungen
- Regionale Auswurffraktion
- Regionale Myokardrelaxation

Tabelle 2.18. Normalwerte auxotoner Volumen- und Kontraktilitätsparameter

HZV	$7{,}17 \pm 0{,}49$ (l/min)
HI	$3{,}97 \pm 0{,}23$ [l/(min · m²)]
SV	107 ± 6 (ml)
SVI	58 ± 4 (ml/m²)
AF	$70-72\%$
$\bar{V}_{CF}$	$1{,}62 \pm 0{,}13$ (circ/sec)
MNSER	$2{,}52 \pm 0{,}18$ (vol/sec)

HZV = Herzzeitvolumen; HI = Herzindex; SV = Schlagvolumen; SVI = Schlagvolumenindex; AF = Auswurffraktion; $\bar{V}_{CF}$ = mittlere circumferentielle Verkürzungsgeschwindigkeit; MNSER = „mean normalized systolic ejection rate".

Tabelle 2.19. Normalwerte isovolumetrischer Geschwindigkeitsindices

dp/dt_{max}	1690 ± 90 (mm Hg/sec)
dp/dt_{min}	1303 ± 79 (mm Hg/sec)
$t-dp/dt_{max}$	61 ± 5 (msec)
$dp/dt_{max}/IP$	35 ± 4 (1/sec)

dp/dt_{max} = maximale Druckanstiegsgeschwindigkeit im linken Ventrikel; dp/dt_{min} = maximale Druckabfallsgeschwindigkeit; $t-dp/dt_{max}$ = Zeitintervall vom Beginn der Ventrikelkontraktion bis zum Erreichen von dp/dt_{max}; $dp/dt_{max}/IP$ = Quotient aus maximaler Druckanstiegsgeschwindigkeit und dem isovolumetrischen Druck zum Zeitpunkt von dp/dt_{max}

2.2 Spezielle Untersuchungsmethoden

Tabelle 2.20. Voraussetzungen der isovolumetrischen Druck- und Geschwindigkeitsanalyse

I. Konstante Ventrikelgeometrie ($V_{CF} = 0$, $V_{CE} = V_{SE}$)
   $V_{CF} \neq 0$
   1. Herzklappenregurgitationen — JARMAKANI et al. [109]
      (Aorteninsuffizienz, Mitralinsuffizienz) — LEVINE et al. [136]
      (Pulmonalinsuffizienz, Tricuspidalinsuffizienz) — FALSETTI et al. [67]
   2. Intrakardiale Kurzschlußverbindungen — JARMAKANI et al. [109]
      (Ventrikelseptumdefekt, LV-RA-Shunt)
   3. Inhomogenität der Ventrikelkontraktion — FORWAND et al. [77]
      (Coronare Herzkrankheit, ventriculäre Leitungsstörungen u. a.) — LEVINE et al. [136]
   4. Variation der Mitralklappenbewegung — KARLINER et al. [121]
      (Überbeweglichkeit, Mitralklappenprolaps u. a.) — FEIGL et al. [71]
   5. Veränderung der Ventrikelwanddicke — FEIGL et al. [71]
      (normal $\leq 10\%$) — COTHRAN et al. [52]

II. Unabhängigkeit der Indices von Preload und Afterload — NEJAD et al. [157]
    ($\neq$ Volumen- und Druckbelastung) — POLLACK et al. [164]

III. Isovolumetrische Position von dp/dt_{max} — SCHAPER et al. [188]
     ($\neq$ erniedrigter diastolischer Aortendruck) — WILDENTHAL et al. [219]

IV. Konstanz der Serienelastizitätskonstanten — FORWAND et al. [77]
    ($\neq$ Coronare Herzkrankheit)

V. Frequenzgetreue Druckmessung — LEVINE et al. [136]

VI. Extrapolierbarer Verlauf der V_{CE}-IP-Kurve — MIRSKY et al. [154]

VII. Konstantes Lebensalter — GRAHAM et al. [84]

VIII. Konstante Herzfrequenz — COVELL et al. [53]
      — LEVINE et al. [136]

dp/dt kann graphisch aus Schnellregistrierungen mit hoher zeitlicher Auflösung bestimmt oder – nach dynamischer oder graphischer Eichung – mittels Differenzierverstärker fortlaufend ermittelt und registriert werden. Aus simultan registrierten intraventriculären Drücken und Kineventriculogrammen lassen sich diastolische Druck-Volumenbeziehungen des linken Ventrikels sowie Aussagen über die linksventriculäre Dehnbarkeit („Compliance") herleiten (Tabelle 2.21).
Mittels der Kineventriculographie [30° rechter vorderer Schrägdurchmesser (RAO), 60° linker vorderer Schrägdurchmesser (LAO)] können *Volumengrößen* des linken Ventrikels bestimmt werden (enddiastolisches, endsystolisches und Schlagvolumen, Auswurffraktion) Methodische Einzelheiten s. S. 55.

Intraventriculäre Volumina (s. Tabelle 2.22): Die an Patienten mit Druck- und Volumenbelastungen des linken Ventrikels anhand ventriculographischer Volumenanalyse (s. S. 57ff.) ermittelten linksventriculären Volumina zeigen, daß das die Größe des linken Ventrikels wesentlich bestimmende enddiastolische Volumen (EDV) bei Druckbelastungen (essentielle Hypertonie, Aortenste-

Tabelle 2.21. Normalwerte ventriculärer Dehnbarkeitsindices

dP/dV	$0{,}151 \pm 0{,}008$ (mm Hg/ml)
dV/dP	$6{,}78 \pm 1{,}02$ (ml/mm Hg)
dV/dP · V	$0{,}079 \pm 0{,}009$ (1/mm Hg)
LMFS	508 ± 98 (rel. Einheiten)
dp/dt_{diast}	32 ± 4 (mm Hg/sec)

dP = spätdiastolischer Druckanstieg im linken Ventrikel; dV = spätdiastolischer Volumeneinstrom; dp/dV = Steifigkeitsindex; dV/dP = Dehnbarkeitsindex (Volumendehnbarkeit); LMFS = linear muscle fiber stretch = T_{diast} · (dV · d/3 V · dP); dp/dt_{diast} = spätdiastolische Druckanstiegsgeschwindigkeit im linken Ventrikel

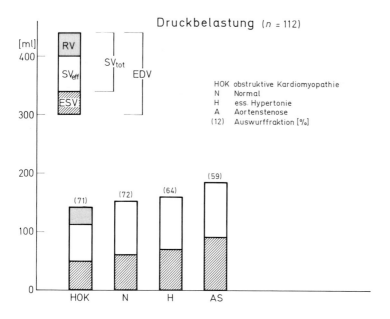

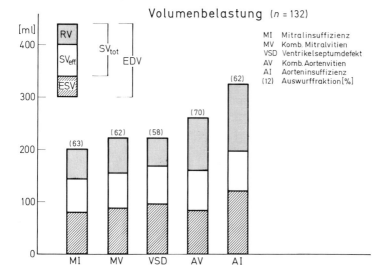

Abb. 2.37. Linksventriculäre Volumina bei Druck- und Volumenbelastungen des menschlichen Herzens. *EDV* enddiastolisches Volumen, *ESV* endsystolisches Volumen, *AF* Auswurffraktion, SV_{eff} effektives Schlagvolumen, SV_{tot} totales Schlagvolumen, *RV* Regurgitationsvolumen

nose, hypertrophische obstruktive Kardiomyopathie) im Mittel erheblich kleiner ist als bei chronischen Volumenbelastungen (Aorteninsuffizienz, Mitralinsuffizienz, kombinierte Aorten- und Mitralvitien, Ventrikelseptumdefekt) (Abb. 2.37). Dies korreliert mit der röntgenologisch im Mittel kleineren Herzsilhouette bzw. dem kleineren Herzvolumen bei Druckbelastungen im Vergleich zu der vergrößerten Silhouette des linken Ventrikels bei chronischen Volumenbelastungen. Da das effektive Vorwärts-Schlag-

2.2 Spezielle Untersuchungsmethoden

Tabelle 2.22a. Quantitative Ventriculographie (Normalwerte)

EDV	81±6 (ml/m²)
ESV	24±4 (ml/m²)
AF	70–72%
dV	33,5±6 (ml/m²)
D_{diast}	0,62±0,02 (cm/m²)
d_{syst}	0,98±0,05 (cm/m²)
LVMM	92±6 (g/m²) bzw. 2,35 g/kg
LVMM/EDV	1,14

EDV = enddiastolisches Volumen; ESV = endsystolisches Volumen; AF = Auswurffraktion; dV = spätdiastolischer Volumeneinstrom; d_{diast} = diastolische circumferentielle Wanddicke des linken Ventrikels; d_{syst} = systolische Wanddicke; LVMM = linksventriculäre Muskelmasse; LVMM/EDV = Masse-Volumen-Relation des linken Ventrikels

Tabelle 2.22b. Quantitative Ventriculographie (Normalwerte)

T_{diast}	26±3 (10³ dyn/cm²)
T_{syst}	221±27 (10³ dyn/cm²)
T_{ges}	246±11 (10³ dyn/cm²)
$T_{syst} \cdot n$	16 280 (10³ dyn/cm²/min)
$T_{syst} \cdot SVI$	11 220 (rel. Einheiten)

T_{diast} = circumferentielle enddiastolische Wandspannung des linken Ventrikels; T_{syst} = maximale systolische, circumferentielle Wandspannung; T_{ges} = Gesamtspannung; $T_{syst} \cdot n$ = Herzleistung (Produkt aus systolischer Wandspannung und Herzfrequenz) entsprechend dem Wandspannungs-Zeit-Integral; $T_{syst} \cdot SVI$ = Herzleistung (Produkt aus systolischer Wandspannung und dem Schlagvolumenindex) entsprechend der Druck(-Spannungs-)Volumen-Leistung des linken Ventrikels

volumen (SV_{eff}), d. h. der vom linken Ventrikel in die Arterienperipherie vorwärts getriebene Herzauswurf, bei Druck- und Volumenbelastungen im Mittel annähernd gleich hoch und das endsystolische Volumen (ESV) bei Volumenbelastungen meist nur mäßiggradig erhöht ist, kommt der bei Volumenbelastungen zugrundeliegenden Aorten- und Mitralklappenregurgitation bzw. dem ventriculären Shunt eine wesentliche Bedeutung in der Vergrößerung des enddiastolischen Volumens und damit der röntgenologisch faßbaren Vergrößerung der Herzsilhouette zu. So ist unter Berücksichtigung größerer Fallzahlen das enddiastolische Volumen bei der Mitralinsuffizienz gegenüber der Norm um ca. 36% und bei der Aorteninsuffizienz um 116% erhöht (s. Abb. 2.37). Das ventriculographisch meßbare totale Schlagvolumen zeigt Steigerungen um 11% (Mitralinsuffizienz) und 86% (Aorteninsuffizienz). Das Regurgitationsvolumen (RV) an der Mitralklappe beträgt 47% und an der Aortenklappe im Mittel 64% des totalen Schlagvolumens. Das ventriculographisch bestimmte enddiastolische Volumen zeigt somit eine deutliche Abhängigkeit von der Höhe des Regurgitationsvolumens. Gleichermaßen nimmt das totale Schlagvolumen mit steigendem enddiastolischem Volumen zu. Der linke Ventrikel hält somit sein effektives Vorwärts-Schlagvolumen bei Herzklappenregurgitationen über einen weiten Bereich konstant, indem eine Zunahme der Klappenregurgitation und dementsprechend eine Zunahme des Regurgitationsvolumens durch eine Erhöhung des enddiastolischen Volumens und des totalen Schlagvolumens kompensiert wird. Die Regurgitation selbst ist somit in diesen Fällen als Ursache der Zunahme der Ventrikelgröße und Erhöhung des totalen Schlagvolumens anzusehen.

Ein wesentlicher Parameter für die Beurteilung der kontraktilen Funktion des linken Ventrikels ist die *Auswurffraktion*. Die Auswurffraktion ist das Verhältnis des vom Ventrikel ausgeworfenen Schlagvolumens zum ursprünglichen Füllungsvolumen (enddiastolisches Volumen). Sie beträgt normalerweise ca. 70%. Die Auswurffraktion wird vorrangig von der Nachbelastung (afterload) und der Inotropie des Myokards determiniert und ist weitgehend unabhängig von Änderungen der Vorlast (preload). Sie ist daher zur Kontraktionsbewertung bei Erkrankungen geeignet, die sowohl mit Änderungen des afterload wie auch mit Änderungen der Inotropie einhergehen (Druck- und Volumenbelastungen des Herzens, arterielle Hypertonie, coronare Herzkrankheit u. a.). Die Auswurffraktion weist für zahlreiche Herzerkrankungen eine chrakteristische Beziehung zur Größe des enddiastolischen Volumens auf (Abb. 11.12, S. 578).

So bleibt die Auswurffraktion bei der Aorteninsuffizienz bis zu sehr hohen Füllungsvolumina weitgehend konstant, während sich z.B. bei Aortenstenosen, bei der essentiellen Hypertonie und der coronaren Herzkrankheit empfindliche Abnahmen der Auswurffraktion bei Zunahme des enddiastolischen Volumens ergeben. Das Spektrum des inversen Verhaltens zwischen dem enddiastolischen Volumen und der Auswurffraktion ist somit geeignet, die Ventrikelfunktion bei verschiedenen Herzerkrankungen quantitativ zu erfassen. Da die Größe des enddiastolischen Volumens die Größe des linken Ventrikels bzw. des Ventrikelvolumens im p.a. Thorax-Röntgenbild bestimmt, ist bei Kenntnis der zugrundeliegenden Herz- oder Herzklappenerkrankung eine näherungsweise Beurteilung der Ventrikelfunktion anhand der Ventrikelgröße im p.-a. Thorax-Röntgenbild möglich.

Bestimmung des Herzminutenvolumens: Die Ermittlung des Herzzeitvolumens (HZV) bzw. Herzminutenvolumens (HMV) erfolgt nach dem *Fick-Prinzip* bzw. nach abgeleiteten Verfahren, insbesondere den Indikatorverdünnungstechniken. Nach dem Fick-Prinzip ist

$$HMV = \frac{\text{Sauerstoffverbrauch (ml/min} \cdot 100)}{\text{avDO}_2 \text{ (Vol.\%)}}$$

Der Sauerstoffverbrauch wird unter „steady-state"-Bedingungen über 3 min gemessen. Die Ermittlung der arteriovenösen Sauerstoffdifferenz (avDO$_2$) erfolgt in Blutproben aus einer Arterie und aus der Arteria pulmonalis. Zur Berechnung des O$_2$-Gehaltes wird zunächst die O$_2$-Kapazität ermittelt (Hb-Gehalt [g%]) multipliziert mit der Hüfner-Zahl (1,34) zuzüglich des physikalisch gelösten Sauerstoffes von ca. 0,3 Vol.%. Durch Multiplikation der O$_2$-Kapazität des Blutes mit der arteriellen und venösen O$_2$-Sättigung ergibt sich der O$_2$-Gehalt des arteriellen und venösen Blutes, dessen Differenz als avDO$_2$ (Vol.%) in die Bestimmung des HZV eingeht. Das Verfahren setzt genaue Bestimmungen des Sauerstoffverbrauches, der arteriellen und venösen O$_2$-Sättigungen und des Hb-Gehaltes des Blutes voraus.

Zuverlässige und hinreichend genau reproduzierbare Meßergebnisse liefern die *Indikatorverdünnungstechniken* [94, 142]. Ein definierter Kälte- oder Farbstoffbolus wird in das rechte Herz injiziert. Nach Passage der Lungenstrombahn und des linken Herzens gelangt der Testbolus in den großen Kreislauf. Mittels eines intraarteriell eingeführten Thermoelementes wird die ankommende Kältemenge erfaßt und in Form der Kälteverdünnungskurve auf Kompensationsschreibern hoher Empfindlichkeit registriert (Thermodilutionskurve). Bei Verwendung von Farbstoff (z.B. Indocyanin) wird arterielles Blut abgesaugt und durch eine Photozellenküvette geleitet. Die im infraroten Spektralbereich (800 nm) gemessene Farbstoffkonzentration wird in Form der Farbstoffverdünnungskurve auf Kompensationsschreibern registriert [126]. Nach semilogarithmischer Extrapolation des absteigenden Kurvenabschnittes bis zur Nullinie wird das Integral der Konzentrations-Zeit-Kurve des Indikators ermittelt und das Herzzeitvolumen berechnet. Unter Verwendung von Farbstoff ist die mittlere Farbstoffkonzentration direkt proportional der injizierten Menge (i) und indirekt proportional dem Durchflußvolumen pro Zeit (HMV). Das Herzminutenvolumen (1/min) errechnet sich somit als Quotient der injizierten Farbstoffmenge und der Beziehung:

$$HMV = \frac{i \cdot 60}{\bar{c} \cdot t}$$

[i: injizierte Farbstoffmenge (mg); $\bar{c}$: mittlere Indikatorkonzentration (mg/l); t: Zeitintervall zwischen Erscheinen des Indikators und dem Schnittpunkt der extrapolierten Indikatorverdünnungskurve mit der Nullinie (sec)]. Das erhaltene Plasma-Herzminutenvolumen ist unter Berücksichtigung des Hämatokrit auf Vollblut umzurechnen. Die Eichung der Farbstoffverdünnungskurven erfolgt durch Messung definierter Farbstoffkonzentrationen.

Für die Eichung der Thermodilutionskurven ist die Ermittlung der Temperaturcharakteristik des Thermoelementes erforderlich. Die Auswertung der Thermodilutionskurven unterscheidet sich prinzipiell nicht von der

Farbstoffverdünnungstechnik. Unter Verwendung eines Thermoelementes mit bekanntem Temperaturempfindlichkeitskoeffizienten e_2 und eines Kompensationsschreibers mit definierter Papiervorschubgeschwindigkeit e_1 ist:

$$\mathring{V} = v \cdot \frac{T_R - T_i}{\mathring{F} \cdot e_1 \cdot e_2}$$

$$\left[\frac{ml}{min}\right] = [ml] \frac{[°C]}{[mm^2] \cdot [min/mm] \cdot [°C/mm]}$$

$\mathring{F}\,[mm^2]$ – planimetrierte Fläche der Kurve.
$\mathring{V}$ – HZV [ml/min]
v – Injektionsvolumen [m³]
T_R – Rectaltemperatur [°C]
T_i – Temperatur der injizierten Lösung (ca. 0 °C)
$T_R - T_i - T[°C]$
e_1 – 1/Papiergeschwindigkeit [min/mm] z. B. Vorschubgeschwindigkeit 200 mm/min $\cong e_1$ = 1/200 = 0,005 [min/mm]
e_2 – Temperaturempfindlichkeit des Thermoelementes [°C/mm] (für jedes Element durch Eichung zu bestimmen).

Die Meßgenauigkeit beider Methoden setzt eine weitgehend konstante Blutströmungsgeschwindigkeit und eine vollständige Durchmischung des Indikators mit dem Blut oder Plasma voraus. Bei der Farbstoffverdünnungstechnik ist eine konstante Absauggeschwindigkeit erforderlich. Die Vorteile der Kälteverdünnungstechnik sind u.a. geringer apparativer Aufwand und niedrige Betriebskosten. Die Kälteinjektion kann während einer Untersuchung beliebig oft wiederholt werden; eine störende Rezirkulationswelle tritt nicht auf. Blutverluste, wie sie durch das Absaugen arteriellen Blutes bei der Farbstoffverdünnungstechnik vorkommen, werden vermieden. Allerdings können quantitative Messungen bei langen Meßstrecken (z.B. Injektion in die obere und untere Hohlvene und in den rechten Vorhof bei Lokalisation des Temperaturreceptors in der Aorta abdominalis) infolge des Temperaturverlustes an das umgebende Gewebe verfälscht werden.

Durch Verwendung von Injektionskathetern mit distal eingelassenen Temperaturfühlern (Einschwemmkatheter) erübrigt sich die arterielle Punktion und das Einbringen des Thermoelementes. Eine vollständige Durchmischung des Indikators wird jedoch infolge der kurzen Meßstrecke meist nicht erreicht. Allerdings haben vergleichende Untersuchungen eine befriedigende Korrelation zu den mittels Verwendung von Injektionskathetern und separat eingeführten Thermoelementen gemessenen Herzminutenvolumina gezeigt. Die Katheter werden üblicherweise in die Arteria pulmonalis vorgeschoben (Einschwemmkathetertechnik) und eignen sich zur Bestimmung und Überwachung des Herzminutenvolumens, z. B. bei Intensivpatienten, und zur Verlaufskontrolle nach Myokardinfarkt. Durch gleichzeitigen Einsatz von Analogrechnern wird das Herzminutenvolumen wenige Sekunden nach Kälteinjektion digital angezeigt.

Neben der Ermittlung der Zeitvolumina lassen sich mit den Indikatorverdünnungstechniken Kreislaufzeiten, Shunts und Regurgitationsvolumina feststellen [27, 225]. Ein verzögerter Indikatordurchgang zeigt einen Links-rechts-Shunt, ein verfrühter Indikatordurchgang einen Rechts-links-Shunt. Die Shuntvolumina können mittels Kurvenanalyse bzw. dem Fick-Prinzip berechnet werden. Zum Nachweis eines Rechts-Links-Shunt wird das Thermoelement wie bei der Bestimmung des Herzminutenvolumens in die Aorta abdominalis eingeführt, bei Links-rechts-Shunt in die Nähe des vermuteten Defektes. Zur Ermittlung von Regurgitationen wird das Thermoelement in den Herzabschnitt gebracht, in den das Blut zurückfließt (z. B. linker Vorhof bei Mitralinsuffizienz, linker Ventrikel bei Aorteninsuffizienz).

Shuntdiagnostik: Zur Lokalisationsdiagnostik und quantitativen Shuntvolumenberechnung von Links-rechts-Shunts und von Rechts-links-Shunts werden vornehmlich oxymetrische sowie Indikatorverdünnungstechniken eingesetzt. Die qualitative Ermittlung von *Links-rechts-Shunts* erfolgt a) durch die vergleichende oxymetrische Bestimmung der Sauerstoffsättigungen oder des Sauerstoffgehaltes in verschiedenen Etagen des rechten Herzens und b) durch die Registrierung einer frühen Rezirkulation (verzögerter Indikatordurchgang) in einer Indikatorverdünnungskurve (Kälte, Farbstoff) nach Indikatorinjektion in die Pulmonalarterie. Zur Lokalisationsdiagnostik der Shunts werden aus verschiedenen Katheterpositionen des rechten Herzens (rechte und linke Pulmonalarterie, Pulmonalarterienhauptstamm, Ausflußtrakt des rechten Ventrikels, rechte Ventrikelspitze, rechter Vorhof: Mitte, oben, unten; obere und untere Hohlvene) Blutproben entnommen und oxymetriert. Bei Auftreten eines rechtskardialen Sauerstoffsättigungssprunges kann sehr genau auf den Ort des Shunt geschlossen werden. Gleichzeitig gibt die Differenz der Sauerstoffsättigungen zwischen den zentralen Hohlvenen und dem rechtskardialen Shuntzuflußgebiet einerseits sowie zwischen den zentralen Hohlvenen und der arteriellen Seite andererseits ($avDO_2$) ein brauchbares Maß zur quantitativen Ermittlung eines Links-rechts-Shunt. Als Oxymeter kommen kommerziell verfügbare Geräte mit kurzer (10–20 sec) Analysedauer (AO-Oxymeter, CO-Oxymeter) in Betracht. Mittels intravasal und intrakardial einführbarer Oxymetriekatheter mit an der Katheterspitze eingelassenen Sensoren können die Sauerstoffsättigungen auch fortlaufend gemessen und digital angezeigt werden. Allerdings sind der finanzielle Aufwand erheblich und sichere diagnostische Vorteile nur selten vorhanden.

Während mittels der Oxymetrie eine genaue Lokalisationsdiagnostik sowie darüber hinaus auch eine hinreichend genaue quantitative Beurteilung eines Links-rechts-Shunt möglich ist, dient die Erkennung einer frühen Rezirkulationswelle in einer Indikatorverdünnungskurve vornehmlich dem Existenznachweis eines Links-rechts-Shunt. Die frühe Rezirkulation im abfallenden Schenkel der Indikatorverdünnungskurve kommt dadurch zustande, daß der rechtskardial injizierte Indikator nach linkskardialer Ankunft wieder in das rechte Herz gelangt (Links-rechts-Shunt) und erneut nach links zirkuliert, so daß der normalerweise harmonisch abfallende Schenkel der Indikatorverdünnungskurve auf ein erhöhtes Niveau abknickt und dort mit früher Rezirkulationswelle persistiert. Mittels separater Extrapolation und Planimetrie der beiden Indikatorverdünnungskurven (Verhältnis der verlängerten Hauptkurvenfläche zur shuntbedingten Kurvenfläche) kann der Shuntanteil (bei Shunts unter 50%) am kleinen Körperkreislaufvolumen ermittelt werden.

Die Bestimmung von *Rechts-links-Shunts* erfolgt a) durch Angiographie bzw. Ventriculographie, b) durch Registrierung einer verfrühten Indikatorpassage („early hump") vor und während eines Valsalva-Preßversuches mittels Indikatorverdünnungstechniken und c) mittels Oxymetrie durch Auffinden eines Sättigungsabfalles im linken Herzen. Aus dem Verhältnis der Vorwelle (verfrühte Indikatorpassage) zur Hauptkurve ist eine Abschätzung des quantitativen Shuntvolumens möglich. Dabei werden die Flächen der beiden Kurven planimetriert und miteinander verglichen.

Die quantitative Ermittlung von Shuntvolumina kann auch über die Berechnung der pulmonalen und systemischen Flüsse erfolgen. Der Lungendurchfluß (PBF) errechnet sich als Quotient aus dem Sauerstoffverbrauch und der Sauerstoffgehaltdifferenz (ml/l) zwischen Lungenvenen (PV) und Pulmonalarterie (PA):

$$\text{PBF (l/min)} = \frac{\text{Sauerstoffverbrauch (ml/min)}}{(\text{P}\bar{\text{V}}\text{-O}_2\text{-Gehalt}) - (\text{PA-O}_2\text{-Gehalt})}.$$

Ist die Katheterisierung einer Lungenvene nicht möglich, kann der systemisch-arterielle Sauerstoffgehalt (bzw. 98% Sauerstoffsättigung) eingesetzt werden. Entsprechend erfolgt die Berechnung des systemischen Flusses (SBF) als Quotient aus dem Sauerstoffverbrauch (ml/min) und der Differenz aus systemisch-arteriellem Sauerstoffgehalt (ml/l) und dem zentralvenösen Sauerstoffgehalt (ml/l):

$$\text{SBF (l/min)} = \frac{\text{Sauerstoffverbrauch (ml/min)}}{(\text{systemisch-arterieller} - (\text{zentralvenöser}\atop \text{O}_2\text{-Gehalt)} \quad \text{O}_2\text{-Gehalt})}.$$

2.2 Spezielle Untersuchungsmethoden

Die Größe der Shunts (l/min) ergibt sich aus den Differenzen von PBF und SBF. Bei bidirektionalem Shunt errechnet sich der Links-rechts-Shunt (l/min) als

$$\frac{a\,(b-d)}{(b-c)}$$

und der Rechts-links-Shunt (l/min) als

$$\frac{a\,(c-b)\,(d-c)}{(f-b)\,(b-c)},$$

wobei a = PBF (l/min), b = venöser Sauerstoffgehalt vor dem Shunt, c = Sauerstoffgehalt des lungenvenösen Blutes (ml/l), d = Sauerstoffgehalt in der Pulmonalarterie, f = systemisch-arterieller Sauerstoffgehalt.

Ermittlung hämodynamischer Größen:

Herzindex, Schlagvolumen und Schlagvolumenindex: Aus dem Herzminutenvolumen (l/min) wird durch Einbeziehung der Körperoberfläche (m²) der Herzindex errechnet [l/(min/m²)]. Das Schlagvolumen ergibt sich durch Division des Herzminutenvolumens durch die Herzfrequenz (ml). Für die Ermittlung des Schlagvolumenindex [ml/(Schlag/m²)] ist das Schlagvolumen durch die Körperoberfläche zu dividieren. Schlagvolumen und Schlagvolumenindex lassen sich ausschließlich bei regelmäßigem Rhythmus berechnen. Bei absoluter Arrhythmie und ventriculärer Extrasystolie kann die Berechnung beider Größen sowie der Herzarbeit und des Tension-Time-Index durch Mittelwertbildung von Herzfrequenz und mittlerem systolischem Druck über 1 min näherungsweise erfolgen.

Kreislaufwiderstände: Die Berechnung der Kreislaufwiderstände erfolgt nach dem Ohm-Gesetz. Der Widerstand (R) ist gleich dem Quotienten aus der Spannung bzw. dem Druck (U) und der Stromstärke (I). Für die Berechnung des Strömungswiderstandes im großen Kreislauf (R_S) wird U als Differenz des arteriellen ($\bar{P}_{art}$) und rechtsatrialen Mitteldruckes ($\bar{P}_{RA}$) angegeben (mm Hg); die Stromstärke ist gleichbedeutend mit dem Herzzeit- bzw. Herzminutenvolumen (l/min).

Zur Standardisierung wird der Druck in dyn/cm² umgerechnet (Umrechnungsfaktor: 1,332):

$$R_S = \frac{(\bar{P}_{art} - \bar{P}_{RA}) \cdot 80}{HZV}\ [\mathrm{dyn \cdot sec \cdot cm^{-5}}]$$

$$R_S = \frac{(\bar{P}_{art} - \bar{P}_{RA}) \cdot 1{,}332}{HZV/60}\ [\mathrm{dyn \cdot sec \cdot cm^{-5}}]$$

Für die Berechnung des Strömungswiderstandes im kleinen Kreislauf (R_L) wird die Differenz der Mitteldrücke zwischen der Arteria pulmonalis ($\bar{P}_{AP}$) und dem linken Vorhof ($\bar{P}_{LA}$) bzw. den Pulmonalcapillaren ($\bar{P}_{PC}$) ermittelt:

$$R_L = \frac{(\bar{P}_{AP} - \bar{P}_{LA}) \cdot 80}{HZV}\ [\mathrm{dyn \cdot sec \cdot cm^{-5}}].$$

Bei Verwendung der Druckdifferenz zwischen Arteria pulmonalis und dem mittleren diastolischen Druck im linken Ventrikel kann der sog. gesamte Lungenstrombahnwiderstand ($R_{L\text{-ges}}$) berechnet werden. Die Differenz zwischen R_L und $R_{L\text{-ges}}$ gibt ein Maß für den Stenosegrad bei Mitralklappenstenosen.

Herzarbeit: Die äußere Herzarbeit ist überwiegend eine Druck-Volumen-Arbeit und ergibt sich als Produkt aus dem mittleren systolischen Druck und dem Herzminutenvolumen. Zur Standardisierung kann das HMV auf das Körpergewicht bezogen werden. Entsprechend der Dimension handelt es sich um die Herzleistung:

Herzarbeit
$$= (\bar{P}_{art} - \bar{P}_{PC}) \cdot HMV/kg\ \left[\frac{\mathrm{mm\,Hg \cdot ml}}{\mathrm{min \cdot kg}}\right].$$

Anstelle des mittleren systolischen Aortendruckes, der mittels Planimetrie ermittelt wird, kann auch die Differenz zwischen dem arteriellen Mitteldruck ($\bar{P}_{art}$) und dem mittleren diastolischen Ventrikeldruck bzw. dem Mitteldruck im linken Vorhof ($\bar{P}_{LA}$) oder in der Pulmonalcapillare ($\bar{P}_{PC}$) eingesetzt werden:

Herzarbeit
$$= (\bar{P}_{art} - \bar{P}_{PC}) \cdot HMV/kg\ \left[\frac{\mathrm{mm\,Hg \cdot ml}}{\mathrm{min \cdot kg}}\right].$$

Unter Berücksichtigung des spezifischen Gewichtes von Blut (1,055), des Umrechnungsfaktors von [mm Hg] in [cm H$_2$O] und der Dimension [m · kg · min^{-1}] ergibt sich:

Herzarbeit = $(\bar{P}_{art} - \bar{P}_{PC})$ · HMV ·
1,055 · 1,36 · 10^{-3} [mg · kg · min^{-1}]

Die Berechnung der Arbeit des rechten Ventrikels erfolgt durch Einsetzen der Druckdifferenz zwischen dem Mitteldruck in der Arteria pulmonalis und im rechten Vorhof. Allerdings ist zu berücksichtigen, daß der Anteil der Beschleunigungsarbeit des rechten Ventrikels in Relation zur Druck-Volumen-Arbeit wesentlich höher ist als für den linken Ventrikel, so daß die Druck-Volumen-Arbeit des rechten Ventrikels unter pathologischen Funktionszuständen und pharmakologischen Eingriffen für die gesamte äußere Herzarbeit nicht repräsentativ zu sein braucht.

Tension-Time-Index (TTI): Der Tension-Time-Index entspricht dem systolischen Spannungs-Zeit-Integral bzw. dem systolischen Druck-Zeit-Integral eines Ventrikels. Er gibt ein Maß für die systolisch entwickelte und aufrechterhaltene Myokardspannung und somit für die Haltebetätigung des Herzens. Er wird durch Planimetrierung der systolischen Ventrikeldruckkurve pro min berechnet und in [mm Hg/min] angegeben. Als Näherungsformel kann das Produkt aus dem mittleren systolischen Druck und der Quadratwurzel der Herzfrequenz ermittelt werden ($\bar{P}_{syst}$ · $\sqrt{n}$) [39].

Oxymetrie und Blutgasanalyse: Die Bestimmung der Sauerstoffsättigung im arteriellen und venösen Blut stellt ein wesentliches Hilfsmittel zur Feststellung von Lokalisation und Ausmaß von Kurzschlußverbindungen dar. Die O$_2$-Sättigung in der Arteria pulmonalis gibt zudem ein brauchbares Maß für die Verlaufsabschätzung des HZV bei Herzerkrankungen. Die Höhe der arteriellen O$_2$-Sättigung zeigt u.a. Störungen der alveolären Ventilation an. Bei jeder Herzkatheterisierung werden Blutproben aus der Vena cava inferior, der Vena cava superior, dem rechten Vorhof, der Arteria pulmonalis, dem linken Ventrikel und ggf.

dem linken Vorhof entnommen. Die Blutentnahme erfolgt langsam unter Vermeidung von Luftblasenbeimischung. Plastikspritzen sollten wegen der Diffusion von O$_2$ und CO$_2$ in das Material nicht verwendet werden. Durch Beimischung einer kleinen Menge Heparin wird die Blutcoagulation verhindert. Die Blutproben werden unmittelbar nach der Entnahme analysiert. Die Sauerstoffsättigungen werden mittels Transmissionsoxymetrie (z.B. Oxymeter der Fa. Atlas) oder Reflexionsoxymetrie (z.B. Oxymeter der Fa. American Optical) bestimmt [126, 224]. Wegen z.T. erheblicher Meßungenauigkeiten einiger Reflexionsoxymeter im Bereich niedriger Sauerstoffsättigungen (z.B. Sinus coronarius) sollte die Meßgenauigkeit des Oxymeters mit einem Standardverfahren (z.B. mittels manometrischer Blutgasanalyse nach VAN SLYKE) überprüft werden. Neue Techniken ermöglichen eine direkte Bestimmung des Sauerstoffgehaltes im Blut (z.B. Lex-O$_2$-Con der Fa. Lexington Apparatus) sowie eine fortlaufende Messung der Sauerstoffsättigung im Blut mittels intravasal eingeführter Oxymetriekatheter (Fa. Edwards).

Die Beziehung zwischen der Sauerstoffsättigung (%) und dem Sauerstoffpartialdruck (mm Hg) ist durch die Dissoziationskurve des Hämoglobins festgelegt. Diese Charakteristik ist abhängig von der Temperatur und dem pH bzw. dem CO$_2$-Partialdruck (PCO$_2$). Unter Zugrundelegung von Sauerstoffsättigung, Temperatur und PCO$_2$ kann der PO$_2$ der Dissoziationskurve entnommen werden. Der PO$_2$ wird in der Praxis mittels Elektrodentechnik bestimmt (Clark-Elektroden). Der physikalisch gelöste Sauerstoff ist dem PO$_2$ direkt proportional korreliert. Für die Bestimmung ist der Löslichkeitskoeffizient zu berücksichtigen.

Ein erniedrigter arterieller PO$_2$ (<80 mm Hg) sowie eine niedrige arterielle O$_2$-Sättigung (<90%) finden sich u.a. bei alveolärer Hypoventilation, bei Atelektasen, bei Störungen des Verhältnisses zwischen pulmonaler Ventilation und Perfusion. Bei akuter Hypoventilation wird eine Abnahme des PO$_2$ oft schneller nachweisbar als eine Zunahme des PCO$_2$. Der arterielle PCO$_2$ gibt einen wesentlichen Anhaltspunkt für die alveoläre Ventilation. Ein $PCO_2 > 45$ mm Hg (Hyperkapnie) weist auf eine alveoläre Hypoventilation (oder Inhalation von CO_2) hin (z. B. zentrale Atemdepression, Lungenemphysem). Bei einem $PCO_2 < 35$ mm Hg liegt meist eine alveoläre Hyperventilation vor (z. B. bei gesteigertem Atemantrieb, bei intrapulmonalen Verteilungsstörungen, in der Schwangerschaft). Bei metabolischer Acidose kann der PCO_2 infolge Stimulation der Chemoreceptoren mit konsekutiver Hyperventilation proportional mit der Abnahme des pH erniedrigt sein [192].

Rasche Änderungen des pH treten bei respiratorischer Acidose und Alkalose auf, ohne daß nennenswerte Änderungen der Pufferkapazität meßbar sein müssen. Metabolische Acidose und Alkalose verändern die Pufferkapazität entsprechend der Ionenverteilung im Blut sowie im Intra- und Extracellulärraum. Eine akute metabolische Acidose kann durch Zufuhr von Na-Bicarbonat ausgeglichen werden (Basendefizit multipliziert mit 30% des Körpergewichtes, z. B. Basendefizit 15 mVal/l, Körpergewicht 70 kg: $15 \cdot 0,3 \cdot 70 = 315$ mVal Na-Bicarbonat). Ein akutes Basendefizit zeigt eine stattgehabte Gewebshypoxie und anaerobe Stoffwechselphase an (z. B. Schock, arterielle Hypoxie, acidotisches Coma diabeticum). Ein chronisches Basendefizit tritt oft bei Nierenerkrankungen (hyperchlorämische Acidose) oder infolge renaler Kompensation bei Höhenbewohnern sowie nach Hyperventilation auf. Ein akuter Basenüberschuß ist typisch nach schwerem Erbrechen (hypochlorämische Alkalose), ferner bei chronischer Hyperkapnie, beim Aldosteronismus, unter Steroidbehandlung, beim M. Cushing. Die gesamte Pufferkapazität des Blutes (Plasmabicarbonat, Hämoglobin, basische Plasmaproteine) beträgt normalerweise etwa 48 mVal/l (42 mVal/l bei hämoglobinfreiem Blut). Der Gehalt abnormer saurer und basischer Valenzen im Blut wird als Basendefizit bzw. Basenüberschuß angegeben.

Die Beziehungen zwischen pH, PCO_2 und HCO_3 sind durch die Gleichung

$$pH = pK + \log \frac{[HCO_3^-]}{a \cdot PCO_a}$$

festgelegt.

$$(pK = \log \frac{[H^+][HCO_3^-]}{[CO_2]}$$

HCO_3^- = Plasmabicarbonatkonzentration:
$a \cdot PCO_2$ = Plasmakonzentration an gelöstem CO_2).

Wenn Blut (37 °C) mit definiertem PCO_2 äquilibriert wird, können über die Messung des pH der äquilibrierten Blutprobe der PCO_2, der Basen-Exzeß, Plasmabicarbonat und Standardbicarbonat ermittelt werden. Die Beziehungen lassen sich graphisch unter Verwendung des pH-log-PCO_2-Diagrammes darstellen (Abb. 2.38). Auf der Abszisse ist der pH (linear), auf der Ordinate der log PCO_2 aufgetragen. Die horizontalen Linien sind die PCO_2-Isobaren [16, 57].

Beispiel [nach 57]:

A. Das Blut wird mit einem Gasgemisch äquilibriert (z. B. 2,66% CO_2, 25% O_2). Der Blut-pH ist 7,31 (37 °C); Barometerdruck (P_B) = 743 mm Hg; Wasserdampfdruck (P-H_2O) = 47 mm Hg, $PCO_2 = (743-47) (2,66)/100 = 18,5$ mm Hg. Diese Werte (pH = 7,31, $PCO_2 = 18,5$ mm Hg) werden in das Diagramm eingetragen (A).

B. Eine zweite Blutprobe wird mit einem Gasgemisch höherer CO_2-Konzentration äquilibriert (z. B. 9,33% CO_2, 25% O_2), pH = 7.03. $PCO_2 = 65$ mm Hg. Dieser Punkt (B) wird ebenfalls auf dem Diagramm markiert. Die Verbindungslinie zwischen beiden Punkten entspricht der in vitro bestimmten Pufferlinie des Blutes. Ihr Schnittpunkt mit der Basen-Exzeß-Skala gibt den Wert des vorliegenden Basen-Exzeß (mval/l).

C. Der aktuelle Blut-pH ist 7,23. Die Vertikale zu diesem pH schneidet die Pufferlinie (C). Die durch diesen Punkt verlaufende Horizontale (PCO_2-Isobare) ergibt den aktuellen PCO_2 im Blut (= 26,5 mm Hg).

D. Zur Bestimmung der Plasmabicarbonatkonzentration wird die diesem Beispiel zugehörige Gerade konstanter Bicarbonatkonzentration ermittelt, auf der Punkt C liegt, d. h. eine Gerade (Steigung −1) durch C. Der Schnittpunkt mit der 40-mm-Hg-Isobare gibt den Wert der Plasmabicarbonatkonzentration an.

Hinsichtlich der Normalwerte der arteriellen Blutgase s. Tabelle 2.23.

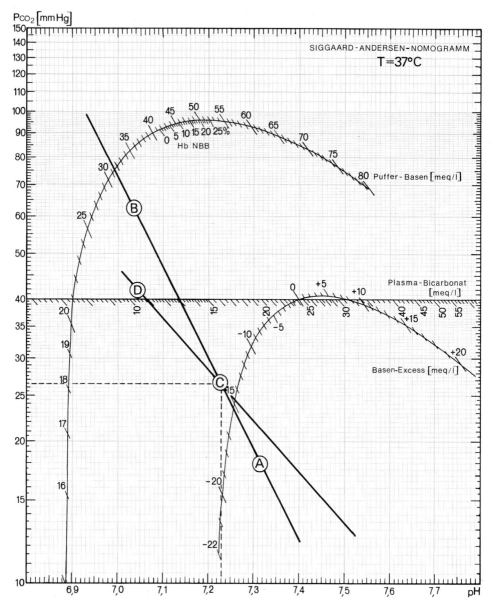

Abb. 2.38. Nomogramm nach Siggaard-Andersen

2.2.9 Nuklearmedizinische Methoden

Mit dem Einsatz nuklearmedizinischer Verfahren in der Kardiologie wird additiv zu den konventionellen graphischen, nicht-invasiven und invasiven Techniken ein Zugewinn an diagnostischer Information angestrebt. Dabei werden vorrangig drei Ziele verfolgt:

a) die möglichst nicht-invasive Erfassung von ventrikeldynamischen und hämodynamischen Funktionsgrößen in der Vorfelddiagnostik zu invasiven Herzkatheteruntersuchungen (Bestimmungen von Auswurffraktion, Schlagvolumen und Herzrandbewegung),

b) die Erfassung von kardialen Funktions-

größen, die durch die invasiven Techniken nicht objektivierbar sind (regionale Myokardperfusion in Ruhe und unter körperlicher Belastung),
c) die Erfassung von alternativ zur invasiven Herzkatheterdiagnostik bestimmbaren nuklearmedizinischen Größen im Rahmen von klinischen und hämodynamischen Verlaufskontrollen (Kreislauf- und Transitzeiten u. a.).

Die Verwirklichung dieser Ziele wird derzeit durch nuklearmedizinische Techniken angestrebt, die zur Erfassung der funktionellen, d. h. perfundierten und vitalen linksventriculären Muskelmasse, der Myokardperfusion und der globalen und regionalen Ventrikelfunktion beitragen (Tabelle 2.24). Aufgrund laufender Neuentwicklungen von radioaktiven Tracern, Gamma-Kamerasystemen und Computerprogrammen werden zahlreiche Verfahren in der nuklearmedizinischen Diagnostik kardiovasculärer Erkrankungen erprobt, so daß die Darstellung dieser Techniken nur einen sehr aktuellen und in der langfristigen Relevanz begrenzten Überblick geben kann.

Kardiovasculäre Kreislaufzeiten und Funktionsszintigraphie. Aus konventionellen Zeitaktivitätskurven, die das Zeitintervall vom Beginn der Injektion eines Radioindikators bis zu seinem Erscheinen über einem definierten Meßpunkt des Herz-Kreislauf-Systems festlegen, lassen sich Zeitbestimmungen für Teilbereiche des Herzens und des Kreislaufes durchführen (Ankunftszeiten, mittlere Transitzeiten). Bei ausreichend hohem Auflösungsvermögen des Kamera-Datenverarbeitungssystems können die Transitzeiten selektiv für definierte Herzabschnitte (rechter Ventrikel, Pulmonalarterie, Lungenperipherie, linker Ventrikel, Aorta) erstellt werden. Damit sind nicht-invasive Abschätzungen der Pumpfunktion des Herzens, insbesondere nach herzchirurgischen Eingriffen und zur Verlaufskontrolle möglich. Die nuklearmedizinisch bestimmten Kreislaufzeiten sind direkt proportional dem enddiastolischen Volumen des linken Ventrikels (mittlere Transitzeit des linken Ventrikels, Peak-Zeit rechter Ventrikel – linker Ventrikel), direkt proportional dem Pulmonalarterienmitteldruck (Peak-Zeit rechter Ventrikel – Arteria pulmonalis (Abb. 2.39) indirekt proportional dem Herzminutenvolumen und ohne Beziehung zu den enddiastolischen Drücken in beiden Ventrikeln [41, 66]. Die Verlängerung der Kreislaufzeiten (z. B. Peak-Zeit rechter Ventrikel – linker Ventrikel) korreliert mit dem durch Messungen von Herzindex, enddiastolischem

Tabelle 2.23. Normalwerte der arteriellen Blutgasanalyse

pH	7,38 – 7,44
O_2-Sättigung (%)	94
pO_2 (mm Hg)	85 – 90
pCO_2 (mm Hg)	37 – 43
CO_2-Gehalt im Plasma (mM/l)	21 – 28
Plasmabicarbonatkonzentration (mVal/l)	21 – 27
Standardbicarbonatkonzentration (mVal/l) (pCO_2 = 40 mm Hg, O_2-Sättigung = 100%)	21 – 27
Basen-Exzeß (mVal/l) (pCO_2 = 40 mm Hg, pH = 7,4)	– 3 bis + 3
Pufferkapazität (mVal/l)	44 – 48

Tabelle 2.24. Nuklearmedizinische Verfahren in der Kardiologie

I. Erfassung der globalen und regionalen Ventrikelfunktion
– Kardiovasculäre Kreislaufzeiten
– Minimale Transitzeiten
– Volumen-äquivalente Kurven
– Erste Radioindikatorpassage
– Kamerakinematographie

II. Erfassung der Myokardperfusion
– Selektive coronare Perfusionsszintigraphie
– Xenon-131-Clearance-Technik

III. Erfassung der funktionellen Ventrikelmasse
– Thallium-201-Szintigraphie
– Bestimmung der Myokardinfarktgröße

IV. Erfassung energieäquivalenter Parameter
– Sequenzszintigraphie mit Jod[123]-Heptadekansäure
– Positonentomographie mit C^{11}-markierter Methyl-D-Cellulose

Druck, Auswurffraktion und Pulmonalarterienmitteldruck quantifizierten hämodynamischen Schweregrad der Herzerkrankung. Als Normalwerte der mittleren Transitzeiten gelten: rechter Ventrikel – Lungenperipherie: 2,54 ± 0,44 sec; Lungenperipherie – linkes Herz: 3,87 ± 0,7 sec; die Peak-Zeit (rechter Ventrikel – linker Ventrikel) beträgt normalerweise 5,6 ± 0,9 sec (vgl. Tabelle 2.25).

Wert. Die Passage des intravenös injizierten Aktivitätsbolus (z. B. ^{113}In) durch das Herz wird mit einer schnellen Kamera aufgenommen und ausgedruckt. Die Differenz zwischen zwei nachfolgenden Ankunftszeiten wird als minimale Transitzeit abgelesen. Es besteht eine brauchbare Korrelation zwischen der ventriculographisch und mittels der minimalen Transitzeit bestimmten Aus-

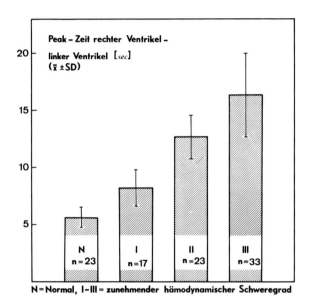

Abb. 2.39. Peak-Zeit rechter Ventrikel – linker Ventrikel. Beachte die Zunahme der Peak-Zeit mit zunehmendem hämodynamischen Schweregrad

Minimale Transitzeiten. Die minimale Transitzeit ist die minimale Differenz in den Erscheinungszeiten von Indikatorsubstanzen in benachbarten bzw. nachgeordneten Kompartimenten. Sie ist abhängig von der Größe des pro Zeit durchströmten Volumens. Bei vergleichbarem Herzminutenvolumen ist die Strömungsgeschwindigkeit in einem definierten Segment (z. B. linker Ventrikel) umgekehrt proportional zu dessen Volumen. Unter der Voraussetzung konstanter Herzfrequenzen ist die minimale Transitzeit somit ein Index zur Ermittlung der Auswurffraktion. Das Verfahren zu ihrer Bestimmung ist einfach, nicht-invasiv, beliebig oft reproduzierbar und speziell auch in Anbetracht der günstigen Kosten-Nutzen-Relation bei Verlaufsuntersuchungen zur Beurteilung der Ventrikelfunktion von klinischem

wurffraktion des linken Ventrikels. Eine Normierung auf die individuelle Herzfrequenz ist erforderlich und durch verfügbare Nomogramme möglich. Als Normalwerte gelten für die minimale kardiale Transitzeit (rechter Vorhof – Aorta ascendens): 6,6 sec ± 4%. Die segmentalen Transitzeiten durch selektiv anwählbare Herzabschnitte betragen: 0,82 sec ± 18% (rechter Vorhof), 0,7 sec ± 18% (rechter Ventrikel), 3,22 sec ± 10% (Lunge), 0,92 sec ± 12% (linker Vorhof), 0,87 sec ± 15% (linker Ventrikel) [72].

Volumenäquivalente Kurven. Nach intravenöser Injektion von 10 mCi ^{99m}TC-Albumin und Gleichverteilung des Radiopharmakons im Organismus werden über dem linken Ventrikel mittels R-Zacken-ge-

2.2 Spezielle Untersuchungsmethoden

Tabelle 2.25. Intrakardiale Kreislaufzeiten bei Herzklappenerkrankungen

	Peak-Zeit vom rechten zum linken Ventrikel ($\bar{x} \pm SD$)
Herzgesunde	5,6 + 0,9 sec (n = 23)
Leichter Schweregrad (I)	8,2 ± 1,6 sec (n = 17)
Mittlerer Schweregrad (II)	12,7 ± 1,9 sec (n = 23)
Hoher Schweregrad (III)	16,3 ± 3,7 sec (n = 33)

triggerter EKG-Steuerung Sequenzszintigramme aufgenommen und als repräsentative Herzaktionen gemittelt. Darüber hinaus werden durch definierte stufenweise (je 31,8 msec bei Aufnahmeintervallen von 20 msec) zeitliche Versetzung jeweils weitgehend identische Phasen der registrierten Herzcyclen (bis zu 9000) erfaßt. Es resultiert eine Zeitaktivitätskurve, die nach Mittelung und Glättung die mittleren Volumenänderungen des linken Ventrikels wiedergibt. Aus dem Kurvenverlauf lassen sich folgende Parameter bestimmten [144]:

a) isovolumetrische Anspannungszeit,
b) mechanische Systolenzeit,
c) mechanische Diastolenzeit,
d) Auswurffraktion des linken Ventrikels (relativ),
e) mittlere Auswurfrate (relativ).

Obwohl die numerischen Werte für die so gewonnene Auswurffraktion mit den ventriculographisch bestimmten Auswurffraktionen nicht übereinstimmen müssen, werden mit großer Genauigkeit und Reproduzierbarkeit den tatsächlichen Werten äquivalente Relativwerte erfaßt. Das Verfahren ist besonders für Verlaufskontrollen brauchbar, allerdings ist die Anwendung bei Vorliegen von Herzrhythmusstörungen (z.B. absolute Arrhythmie bei Vorhofflimmern) limitiert.

Erste Radioindikatorpassage. Neben der auf der Erfassung der intra- oder extrakardialen Kreislaufzeiten basierenden Funktionsszintigraphie haben die aus der ersten Radioindikatorpassage abgeleiteten Techniken für die Beurteilung der regionalen und globalen Wandbewegung des linken Ventrikels weitergehende klinische Bedeutung erlangt [4]. Nach schneller bolusartiger intravenöser Injektion von ^{99m}Tc passiert der Tracer den linken Ventrikel. Die während dieser Passage anfallenden 3–7 Herzcyclen werden registriert und gespeichert. Somit entsteht eine Bildsequenz über einen gesamten Herzcyclus. Nach Untergrundsubtraktion wird wahlweise die endsystolische Ventrikelinnenkontur von der enddiastolischen bzw. jeweils die der vorherigen Kontraktion nachfolgende Herzaktion subtrahiert, so daß sowohl das Schlagvolumen (Subtraktion der endsystolischen von der enddiastolischen Verteilung) als auch die globale und regionale Wandbewegung (Subtraktion der endsystolischen von den enddiastolischen Flächen oder Hemiachsen) hinreichend genau erfaßt werden können. Die Aufnahmeprojektionen werden analog zu den ventriculographischen Darstellungen gewählt. Mit dem Verfahren lassen sich neben den mittleren Transitzeiten auch regionale Wandkontraktionsstörungen (Hypokinesie, Akinesie, Dyskinesie) qualitativ erkennen und quantitativ abschätzen. Darüber hinaus ist die Ermittlung der Auswurffraktion des linken Ventrikels möglich.

Gleichverteilungsmethoden. Bei intravenöser Injektion (10 min) von ^{99m}Tc-Humanserumalbumin hebt sich das blutgefüllte Herz deutlich vom Untergrund ab. Durch R-Zacken-gesteuerte Triggerung bzw. mit Zeitmittelungsverfahren, die analoge Herzphasen des gesamten Herzcyclus jeweils aufeinander addieren, können Szintigramme von beliebig gewählten Herzphasen während der Kontraktion und Relaxation ermittelt werden. Neben der Gesamtdarstellung des Herzens lassen sich die Längs- und Querachsenbewegungen erfassen und Zeitaktivitätskurven über regionalen Ventrikelabschnitten erstellen [3]. Außer der Bewegung des Herzrandes wird somit die Bewegungsaufzeichnung jeweils ausgewählter Herzabschnitte möglich.

Rechter und linker Ventrikel können bei guter Separation durch das Ventrikelseptum differenziert werden. Wesentlicher Vorteil dieses Verfahrens ist die Möglichkeit der nicht-invasiven Erfassung von ventriculären Volumengrößen (z. B. Auswurffraktion) und von regionalen Achsen- und Ventrikelwandbewegungen.

Gleichverteilungsmethoden (Synonyma: Äquilibrium Radionuklid-Ventrikulographie, gated bloodpool, multiple-gated-bloodpool-acquisition-(MUGA-) Szintigraphie, EKG-getriggerte Herzbinnenraum-Szintigraphie, Kamera-Kinematographie) benötigen den Einsatz einer EKG-Steuerung entweder zur Prädeterminierung des Speicherortes im Rechner während der Aufnahme (externes Gate; es entstehen je ein enddiastolisches und endsystolisches Bild) oder zur zeitlichen Zuordnung von gespeicherten Meßdaten zur Herzaktion (internes Gate; es entstehen etwa 50 Einzelbilder, die einen R-R Zyklus repräsentieren). Die Aufnahmedauer beträgt 10 bis 15 Minuten, die Gammakamera ist entweder in 30° bis 45° linker vorderer schräger oder in anterior-posteriorer Projektion positioniert. Gleichverteilungsmethoden ermöglichen die Bestimmung rechts- und linksventrikulärer Funktionsgrößen sowohl in Ruhe als auch nach körperlicher Belastung oder pharmakologischer Intervention nach nur einer Radioaktivitätsinjektion.

Erste Passage und Gleichverteilungsmethoden sind komplementäre Verfahren. Sie ergänzen sich in der biplanen Erfassung des Kavums des linken Ventrikels (30° RAO und 45° LAO). Außerdem können beide Methoden nach einer einzigen Injektion von 15 mCi ^{99m}Tc-HSA oder markierten Erythrozyten angewandt werden. Zusätzlich erlaubt die erste Passage den einfachen Nachweis von Links-rechts-Shunts. Umstritten ist die Möglichkeit zum sicheren Nachweis eines Mitralrefluxes. Soll die Funktionsprüfung des linken Ventrikels bei akut kranken Patienten (z. B. nach Myokardinfarkt) im Sinne einer sogenannten Bedside-Untersuchung durchgeführt werden, liefert der Einsatz einer Einkristall-Gammakamera bei der ersten Passage ausreichende Resultate (AF, EDV, SV, ESV, rAF, RHWB). Der Vorteil der Methode liegt in der kurzen Untersuchungszeit (30 Sekunden) und in der Darstellung von Vorderwand und Hinterwand (30°-RAO-Projektion). Werden allerdings konsekutive Messungen (z. B. im Abstand von einigen Stunden) verlangt, dann sind Gleichverteilungsmethoden vorzuziehen.

Soll die Funktionsprüfung des linken Ventrikels zum Nachweis oder zum Ausschluß einer koronaren Herzkrankheit erfolgen, kann die erste Passage mit der Einkristall-Gammakamera die Daten zur linksventrikulären Funktion unter Ruhebedingungen liefern. Da zwischen den errechneten Herzfunktionsparametern eine gute Korrelation besteht für die Bestimmung mit erster Passage oder Gleichverteilungsmethoden, ist der Einsatz des Gleichverteilungsverfahrens nur nach pharmakologischer Intervention oder nach körperlicher Belastung denkbar. Damit sind beide Verfahren mit derselben Einrichtung (Einkristall-Gammakamera) unmittelbar nacheinander nach nur einer Radioaktivitätsinjektion durchführbar. Der Kombination von erster Passage (Ruhe) und Gleichverteilung (nach Belastung) steht nur eine wesentliche Einschränkung gegenüber: Der Zustand maximaler oder submaximaler körperlicher Belastung hält nach Beendigung des „Stress" nur kurz an. Darum müssen bei Gleichverteilungsmethoden verkürzte Aufnahmezeiten (drei bis vier Minuten) eingehalten werden. Dies bedingt wiederum eine schlechtere Zählratenstatistik für dieses in diesem Punkt sonst überlegene Verfahren.

Selektive coronare Perfusionsszintigraphie. Bei diesem Verfahren werden mit radioaktiven Tracern markierte (^{131}J, ^{99m}Tc, ^{113}In) Makroalbuminaggregate (MAA) im Rahmen diagnostischer Coronarangiographien in die linke und rechte Coronararterie injiziert [9 a, 53]. Die inkorporierte Partikelmenge (Durchmesser 20–50 μm) bei 60 000 bis 100 000 Teilchen pro Injektion entspricht einer Radioaktivität von 1,5–4,0 mCi (^{99m}Tc, ^{113}In). In verschiedenen Zeitabständen nach der Injektion werden Szintigramme mit einer Szintillationskamera aufgenommen, gespeichert und unter Zuhilfenahme von Computerprogrammen zu qualitativen Verteilungsmustern oder quantitativen Ausdrucken verarbeitet. Infolge der dem regionalen Blutfluß entsprechenden Verteilung im intrakoronaren Stromgebiet sind Aussagen über die regionale Myokardperfusion möglich. Zur Differenzierung zwischen den Stromgebieten der linken und der rechten Coronararterie können auch Doppelisotopenmethoden Anwendung finden, bei denen z. B. 300 µCi ^{131}J-MAA in die linke und 4 mCi ^{99m}Tc-Mikrosphären in die rechte Coronararterie injiziert werden. Durch Injektion der MAA unmittelbar im Anschluß an die selektive Coronarangiographie können infolge der durch die Kontrastmittelinjektion ausgelösten Zunahme der Myokardperfusion Perfusionsszintigramme wie unter submaximaler Coronardilatation registriert werden. Bei normalen Coronararterien ist die Verteilung der Partikel in Ruhe und nach bzw. während kontrastmittelinduzierter Hyperämie qualitativ gleich. Signifikante Perfusionsdefekte im Ruheszintigramm sind i. allg. bei Coronarstenosierungen über 80–85% sichtbar, während sich unter Zuhilfenahme der kontrastmittelinduzierten Hyperämie bereits Stenosen ab 40–50% aufdecken lassen.

Durch die Injektion von Mikrosphären verteilen sich ca. 500–1000 Partikel auf 1 g Muskelmasse. Die resultierende Einengung der Endstrombahn (0,05–0,1%) hat nach den bisherigen Erfahrungen jedoch auch bei schwerer, höhergradiger coronarer Herzkrankheit keine erkennbaren Nebenwirkungen. Die Vorteile des Verfahrens liegen in der guten bildlichen Darstellung der Myokardperfusion und in einer hohen räumlichen Auflösung, die auch eine Darstellung von im Ventriculogramm nicht erkennbaren kleinen narbigen Bezirken ermöglicht. Wesentliche Nachteile sind die Invasivität, d. h. die erforderliche selektive Sondierung der Coronararterien, und mögliche Nebenwirkungen von seiten coronarer Katheterembolisierungen.

Radioaktive Coronardurchblutungsmessungen. Mittels der radioaktiven Auswaschtechniken zur Ermittlung der Coronardurchblutung werden Ausmaß und Geschwindigkeit der präcordialen Radioaktivitätsabnahme nach intracoronarer Injektion von z. B. ^{133}Xe gemessen. Da die myokardiale Auswaschgeschwindigkeit des leicht diffusiblen Indikators Xenon von der Gewebsdurchblutung abhängig ist, kann nach der Formel von Kety und Schmidt die Myokardperfusion ermittelt werden. Die theoretischen Voraussetzungen betreffen u. a. die weitgehende Konstanz von arteriellem Einstrom und venösem Abfluß, ein unmittelbares Equilibrium zwischen Gewebe und Blut nach erfolgter Injektion, die fehlende Metabolisierung des Indikators und eine weitgehende homogene Gewebsperfusion. Vorteile der Methode sind die Möglichkeit der Ermittlung regionaler Myokarddurchblutungen sowie die rasche Wiederholbarkeit der Messungen am gleichen Patienten. Da Xenon eine relativ hohe Lipoidlöslichkeit besitzt, führt die hierdurch verzögerte Auswaschung allerdings zu einer quantitativen Unterbewertung der tatsächlichen Perfusion. Ebenso können hohe Durchblutungswerte [>180–200 ml/(min · 100 g)] nicht erfaßt werden, so daß die Bestimmung der Coronarreserve nicht hinreichend genau möglich ist [103]. Darüber hinaus können sich Fehlbeurteilungen der quantitativen Durchblutungswerte durch arterielle Rezirkulation, inhomogene Verteilung im Myokard, Überlappungen von rechtem und linkem Ventrikel und bei Lungenerkrankungen (Störung des alveolären Gasaustausches) ergeben.

Thallium-^{201}Szintigraphie. ^{201}Tl wird nach intravenöser Injektion in Abhängigkeit von der perfundierten Ventrikelmasse, der Myokardperfusion und dem myokardialen Sauerstoffverbrauch in der Myokardmasse angereichert bzw. konzentriert. Ab 10 min nach der Injektion von 1–2 mCi ^{201}Tl werden in verschiedenen Projektionen mittels einer Großfeld-Gamma-Kamera die myokardialen Speicherdaten gemessen. Aufgrund der sehr viel größeren Muskelmasse kommt der linke Ventrikel nahezu selektiv zur Darstellung. Allerdings kann bei Rechtsherzhypertrophie auch eine Anreicherung im rechten Ventrikel erfolgen. Entsprechend den Determinanten der myokardialen Thallium-201-Speicherung sind durch die

Myokardszintigraphie mit ^{201}Tl Aussagen über Größenänderungen der Ventrikelmasse (Hypertrophie), über Perfusionsänderungen (coronare Herzkrankheit) und über Stoffwechseländerungen (abnorme Druck- und Volumenbelastungen) des Herzens möglich [209, 210]. Neben der qualitativen Bildauswertung invasive Technik zur Erfassung von Kontraktionsanomalien des linken Ventrikels im Gefolge regionaler Störungen der Myokardperfusion gegeben (Abb. 2.40).
Unter körperlicher Belastung lassen sich darüber hinaus Speicherdefekte in belastungsinduzierten ischämischen Myokard-

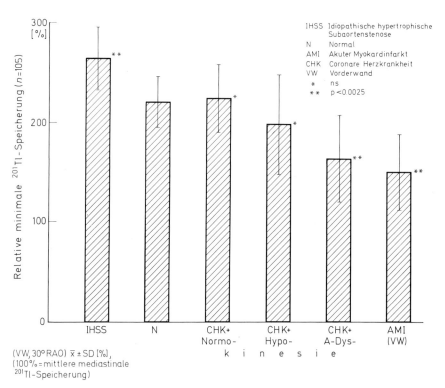

Abb. 2.40. Myokardszintigraphie: Abhängigkeit der Thallium-201-Speicherung von Kontraktionsstörungen durch Perfusionsstörungen des Myokards

wertung (Szintiphotographie) bietet die computerassistierte quantitative ^{201}Tl-Szintigraphie ein Verfahren zur genauen, d. h. quantitativen Ermittlung minderperfundierter und avitaler Myokardbezirke, so daß bereits unter Ruhebedingungen signifikante Unterschiede in der ^{201}Tl-Speicherung bei regionalen Wandkontraktionsstörungen und beim akuten Myokardinfarkt objektivierbar sind. Damit ist neben der nicht-invasiven Abschätzung von Ventrikelmasse und Myokardperfusion eine sehr genaue nicht-arealen aufdecken (*Belastungsszintigraphie*) ein Verfahren, das in Verbindung mit der ergometrischen EKG-Analyse eine wesentlich höhere Trefferquote als das Belastungselektrokardiogramm allein zur Erfassung einer coronaren Herzkrankheit aufweist (90–95%). Allerdings ist der Kostenaufwand der Thallium-201-Szintigraphie auch bei alleiniger Beschränkung auf die photographische Bildbetrachtung erheblich, so daß sich im Vergleich zum Belastungs-EKG eine eher ungünstige Kosten-Nutzen-Relation ergibt.

Dennoch bietet die Thallium-201-Szintigraphie das derzeit empfindlichste, nichtinvasive Verfahren zur Beurteilung und Quantifizierung der perfundierten funktionellen Muskelmasse. Damit sind weitergehende diagnostische Aussagen, insbesondere bei der coronaren Herzkrankheit (Erkennung und Quantifizierung von regionalen Wandkontraktionsstörungen, Erkennung minderperfundierter Bezirke und ischämischer Areale im Rahmen der Belastungsszintigraphie, Myokardperfusion vor und nach transluminaler Angioplastie), bei der linksventriculären Hypertrophie (arterielle Hypertonie, abnorme Volumenbelastungen, hypertrophische obstruktive Kardiomyopathie) sowie in der Diagnostik und Verlaufskontrolle des akuten Myokardinfarktes (lokale und systemische Streptokinasetherapie) möglich.

Radioaktive Infarktgrößenbestimmung. Zahlreiche intravenös applizierte radioaktive Substanzen (^{99m}Tc-Tetracyclin, ^{67}Ga, ^{99m}Tc-Pyrophosphat) besitzen die Eigenschaft, in akut infarzierte Gewebe zu penetrieren. Nach experimentellen Untersuchungen ist mit einer Aufnahme des radioaktiven Tracers in das Infarktgebiet ca. 10–12 Std. nach dem Infarktbeginn zu rechnen [163]. Die maximale Aufnahmefähigkeit ist nach ca. 48–72 Std. erreicht, nach 14 Tagen wird i. allg. keiner der Tracer mehr vom Infarkt aufgenommen. Der zugrundeliegende Mechanismus der Speicherung ist ungeklärt. Da die Blutzufuhr ins nekrotische Infarktgebiet weitgehend unterbrochen ist, kommt ein Antransport des Tracers mit dem Blut nicht in Betracht. Dennoch ist die Anreicherung in den Randzonen und in reperfundierten Infarkten größer als bei totaler Unterbrechung der Blutzufuhr. Möglicherweise spielen Diffusion und ein der gesteigerten Calciumaufnahme in nekrotischen Arealen vergleichbarer Prozeß eine Rolle. 60–90 min nach Injektion von 15 mCi ^{99m}Tc-Pyrophosphat werden die ersten Szintiphotogramme über dem Infarktareal auswertbar. Der Zeitverlauf des Einwärts- und Auswärtstransportes hängt von dem verwendeten Tracer ab, für ^{99m}Tc-Pyrophosphat ist eine Wiederholung der Infarktdarstellung oft bereits nach 1–2 Tagen möglich. Falsch-negative Resultate treten in 4–10% und falsch-positive Resultate in 10–20% der Fälle auf. Gelegentlich finden sich falsch-positive ^{99m}Tc-Pyrophosphat-Speicherungen auch in alten Infarktnarben, bei Herzklappenverkalkungen und nach Kardioversion. Nach experimentellen Studien können Myokardnekrosen ab einem Gewicht von 3 g erkannt werden. Eine vergleichbar gute Sensitivität ist für die Infarktgrößenbestimmung am Patienten anzunehmen. Darüber hinaus kann die Methode zur Abgrenzung zwischen Innenschichtischämien und Innenschichtnekrosen, zur Diagnostik akuter Myokardinfarkte bei Linksschenkelblock und zur Lokalisationsdiagnostik des akuten Myokardinfarktes nach aortocoronarem Bypass beitragen. Wegen der relativ langen Konzentrierungsdauer des Radiopharmazeutikums ist das Verfahren zur akuten Infarktdiagnostik und Verlaufsbeurteilung weniger geeignet. Dagegen sind Techniken zur Größenbestimmung des akuten Myokardinfarktes wie im Rahmen infarkt- und ischämieverkleinernder pharmakologischer Eingriffe derzeit in Erprobung.

2.2.10 Angiologische Untersuchungsmethoden

Allgemeine Diagnostik

1. Anamnese: Zur Allgemeindiagnostik der Gefäßerkrankungen gehört zunächst die Erhebung einer ausführlichen Anamnese (vgl. Tabelle 2.26). Auf eine familiäre Belastung ist dabei besonders zu achten (Diabetes mellitus, Hypertonie, coronare Herzkrankheit, Venenleiden etc.). Eine spezielle berufliche Belastung (sitzende Tätigkeit, Arbeit am Preßlufthammer, Exposition gegenüber chemischen Noxen) kann wichtige diagnostische Hinweise geben. Auch auf besondere Lebensgewohnheiten (Nicotinabusus, Alkohol, Medikamente) sollte geachtet werden. Besonderes Gewicht ist auf die Eruierung von Vorkrankheiten zu legen: rheumatische Krankheiten als Prädisposition von Arteriitiden und Endokarditiden; Myokardinfarkt,

Tabelle 2.26. Untersuchungsgang bei Gefäßerkrankungen

Allgemeine Diagnostik
1. Anamnese (hereditäre Belastung, berufliche Exposition, Lebensgewohnheiten, Noxen, subjektive Beschwerden)
2. Inspektion (trophische Störungen, Hautfarbe, Varicen, Induration, Ödeme)

Diagnostik arterieller Erkrankungen
1. Palpation (Allen-Test, Adson-Test, Test beim Schultergürtelsyndrom: Hyperabduktionssyndrom, Costoclavicularsyndrom)
2. Auskultation und Phonoangiographie
3. Lagerungsprobe (Ratschow), Faustschlußprobe
4. Gehprobe
5. Oscillographie (einschl. Belastungsoscillographie)
6. Rheographie (Querschnitt- und Längsschnittrheographie)
7. Plethysmographie
8. Ophthalmodynamometrie
9. Thermographie
10. Röntgen, Angiographie
11. Doppler-Ultraschallsonographie
12. Spezielle Methoden (Isotopen, Fremdgas, elektromagnetisches Flowmeter)

Spezielle Diagnostik bei venösen Erkrankungen
1. Perkussionsversuch
2. Perthes-Versuch
3. Trendelenburg-Versuch
4. Lowenberg-Test
5. Phlebographie
6. Nuklearmedizinische Verfahren

cerebraler Insult bei arteriellen Gefäßerkrankungen (zu den Risikofaktoren der Arteriosklerose s. 14.2.3). Nach einem Vitium cordis muß bei Verdacht auf eine Embolie gefahndet werden (z. B. Mitralstenose mit Vorhofflimmern). Schließlich geben die subjektiven Beschwerden des Patienten entscheidende Hinweise. Schmerzen bei arteriellen Erkrankungen (Claudicatio intermittens, Dyspragia intermittens angiosklerotica Ortner), Hitzegefühl bei Erythromelalgie; Spannungsgefühl und krampfartige Schmerzen, z. B. beim Paget-von Schroetter-Syndrom (Verschluß bzw. Kompression der Vena axillaris), Paraesthesien können bei Ischämiesymptomen auf der Basis arterieller Verschlüsse und bei funktionellen Durchblutungsstörungen (Raynaud-Syndrom) auftreten. Rasche Ermüdbarkeit und Kältegefühl sind weitere Hinweise auf Durchblutungsstörungen.

2. Inspektion: Die Inspektion bietet in fortgeschrittenen Stadien meist auffallende Befunde. Hierbei ist vor allem auf Hautfarbe und trophische Störungen zu achten. Bei arteriellen Verschlußkrankheiten findet sich häufig eine blasse, kühle, evtl. blaß-cyanotische oder marmorierte Haut. Tiefrot und warm ist die Haut bei Erythromelalgie. Lokale venöse Stauungszustände bedingen eine cyanotische Haut. Die Akrocyanose wird in ursächlichem Zusammenhang mit einer lokalen Überempfindlichkeit gegenüber Kältereizen gesehen. Zu den trophischen Störungen gehören Hautnekrosen, Ulcera und Gangrän. Varicen (aneurysmatische Aussackungen der Venen) können Ausdruck einer primären Venenwandschwäche oder Folge von Venenthrombosen sein. Bei Störungen des venösen Rückflusses finden sich häufig Ödeme.

Diagnostik arterieller Erkrankungen:

1. Palpation: Die Prüfung der Hauttemperatur kann durch einfaches Auflegen der Hand erfolgen. – Bei der Suche nach arteriellen Durchblutungsstörungen sollten zunächst die tastbaren Pulse palpiert werden: Arteria carotis communis, Arteria subclavia, Arteria axillaris, Arteria brachialis, Arteria radialis u. ulnaris, Aorta abdominalis, Arteria iliaca, Arteria femoralis, Arteria poplitea, Arteria tibialis posterior und Arteria dorsalis pedis. Ist einer dieser Pulse nicht palpabel oder stark abgeschwächt, so muß eine Verlegung proximal der Palpationsstelle angenommen werden. Durch Vergleich mit dem eigenen Radialispuls können Verwechselungen mit dem Fingerkuppenpuls des Untersuchers vermieden werden.

Der *Allen-Test* dient der Differenzierung von Verschlüssen der Arteria radialis und ulnaris. In Supinationsstellung der Hand wird die Arteria ulnaris komprimiert bei gleichzeitiger Ausführung von Faustschlußbewegungen; ist die Arteria radialis obliteriert, so tritt eine diffuse Abblassung der Haut ein, die nach Lösung der Kompression

wieder zurückgeht. Eine Obliteration der Arteria ulnaris wird durch Kompression der Arteria radialis in Pronationsstellung ausgeschlossen.
Der *Adson-Test* kann zum Ausschluß eines Scalenus-anterior- oder Halsrippen-Syndroms angewendet werden: Bei abduzierten Armen wird der Kopf nach hinten gebeugt und zur mutmaßlich kranken Seite in tiefer Inspiration gedreht. Der Test ist positiv, wenn sich (infolge Einengung der Strombahn) der Puls stark abschwächt oder verschwindet.
Beim Hyperabduktionssyndrom ist beim Kreuzen der Arme hinter dem Kopf der Radialispuls abgeschwächt oder überhaupt nicht mehr palpabel.
Das Costoclavicularsyndrom ist durch Beschwerden bei zurückgezogenen und hängenden Schultern charakterisiert.
2. Auskultation, Phonoangiographie: Bei Einengung des Arterienlumens finden sich häufig über dem betroffenen Gefäß mit dem Stethoskop auskultierbare Geräusche, die auf Schwingungen der Gefäßwand und der umgebenden Weichteile zurückzuführen sind (Strömungsgeräusche). Stenosegeräusche können als Frühsymptome chronischer arterieller Verschlußkrankheiten gelten. Die phonoangiographische Registrierung dient der Dokumentation und der Lokalisationsdiagnostik.
3. Lagerungsprobe, Faustschlußprobe: Die Lagerungsprobe nach Ratschow als Funktionsprüfung der Hautdurchblutung hat für die Beurteilung arterieller Verschlußkrankheiten große Bedeutung erlangt. – Der liegende Patient führt 2 min lang mit senkrecht erhobenen Beinen 30 Rollbewegungen pro min mit Plantar- bzw. Dorsalflexion des Fußes aus. Bei arteriellen Verschlüssen kommt es zu einer fleckförmigen Abblassung der Haut, besonders an den Fußsohlen, evtl. auch zu Schmerzen. Nach Hinsetzen und Hängenlassen der Beine tritt normalerweise nach 3–5 sec eine diffuse Rötung und nach 15 sec eine Füllung der kollabierten Venen des Fußrückens ein. Bei arteriellen Verschlußkrankheiten ist die reaktive Hyperämie verzögert (20–60 sec und länger); ebenfalls verspätet ist die Venenfüllung (bis über 60 sec). – Die Faustschlußprobe stellt eine ähnliche Funktionsprobe an den oberen Extremitäten dar (60 Faustschlußbewegungen bei erhobenen Armen).
4. Gehprobe: Die ärztlich kontrollierte Gehprobe (120 Schritte pro min auf ebenem Boden) gibt wichtige Aufschlüsse über den Kompensationsgrad von Durchblutungsstörungen. Zu beurteilen sind die Gehstrecke (Claudicatio-distance) und die Gehzeit (Claudicatio-time) bis zum Auftreten des Claudicatio-Schmerzes, ferner der Beginn der Tempoverlangsamung und der Zeitpunkt schmerzbedingten Anhaltens.
5. Oscillographie: Die Oscillographie dient der Erfassung von pulsatorischen Volumen- und Druckschwankungen. – Es ist zu unterscheiden zwischen der mechanischen Oscillographie, bei der die pneumatischen Schwankungen des Manschettendrucks (Blutdruckmanschette) registriert werden, und der weitaus empfindlicheren elektronischen Oscillographie. Bei der acralen Oscillographie werden elektronische Pulsabnehmer an den Kuppen der Zehen (oder Finger) fixiert. – Arrhythmien erschweren die Auswertung, bei der die Kurvenform, die Amplitudengröße, die Zeitwerte sowie die Seitendifferenzen zu beurteilen sind. Der oscillometrische Index bezeichnet die höchsten Ausschläge (Gefäßpulsationen) über bestimmten Extremitätenabschnitten. Obliterierende Gefäßprozesse weisen eine einseitige plötzliche Verminderung der Ausschläge auf. Die Kurvenform läßt bei elektronischer Oscillographie Rückschlüsse auf die Elastizität der Gefäße, stenosierende Prozesse und Kompensationsgrad zu. Bei obliterierenden Gefäßprozessen findet sich auf der betroffenen Seite eine Verschiebung des oscillometrischen Indexes zu niedrigen Entlastungsdrücken hin. Lassen die Ruhekurven keine eindeutige Beurteilung zu, so stellt die Belastungsoscillographie eine wichtige Hilfe dar. Ein normales Belastungsoscillogramm macht eine hämodynamisch relevante Strombahnbehinderung unwahrscheinlich.
6. Rheographie: Bei der Rheographie werden über Elektroden die Schwankungen der Blutfüllung als Funktion veränderter elektrischer Leitfähigkeit erfaßt. Die Volumenpulskurven entsprechen dabei weitgehend denen der elektronischen Oscillographie. Die Rheographie erfaßt jedoch eher die

funktionelle Durchblutungssituation (Längsschnitt- und Querschnittrheographie: gegenüberliegende Elektroden auf verschiedenen Höhen der Gliedmaßen).

7. *Plethysmographie:* Die Plethysmographie dient der Erfassung von Volumenschwankungen und läßt somit eine Bestimmung des arteriellen Stromvolumens in den Extremitäten zu. Bedeutung besitzt insbesondere die Venenverschlußplethysmographie, die die Volumenzunahme distal einer venösen Blockade erfaßt und eine quantitative Durchblutungsmessung erlaubt. Für die Bestimmung von Umfangsänderungen kommen verschiedene Verfahren in Betracht (z. B. luftgefüllte Manschette, Dehnungsmeßstreifen). Auch eine Differenzierung zwischen Haut- und Muskeldurchblutung ist mit plethysmographischen Methoden möglich. Die Ruhedurchblutung (angegeben in ml/ 100 ml Gewebe pro min) ist klinisch weniger bedeutungsvoll als die „Maximaldurchblutung" (nach arterieller Drosselung bzw. Muskelarbeit), die als Kriterium der Kompensation eines arteriellen Gefäßverschlusses angesehen werden kann.

8. *Ophthalmodynamometrie:* Bei dieser Methode wird mit einer Druckkapsel indirekt der arterielle Druck in der Orbita bzw. der Arteria ophthalmica gemessen und zu dem Systemblutdruck in Beziehung gesetzt. Es wird dabei derjenige Druck bestimmt, bei dem pulsatorische Schwankungen unterdrückt werden können. Diagnostisch wesentlich sind vor allem die Seitenunterschiede, die Hinweise für eine Obliteration der Arteria carotis interna, carotis communis bzw. A. ophthalmica darstellen können.

9. *Thermographie:* Die Thermographie kann zur Beurteilung organischer und funktioneller Durchblutungsstörungen eingesetzt werden; daneben ist die Methode vor allem für die Früherfassung des Mammacarcinoms von Bedeutung. Über einen Detektor wird die von der Durchblutung abhängige infrarote Strahlung erfaßt, die die Hautoberfläche abgibt. Als Raster aus zahlreichen Einzelmessungen werden die Zonen unterschiedlicher Hauttemperatur photographisch registriert. Technische Weiterentwicklungen (Densitometer, Farbaufnahme) und Provokationsverfahren haben die Aussagefähigkeit dieser Methode erhöhen können. Durchblutungsstörungen der unteren und oberen Extremitäten sind ebenso thermographisch erfaßbar wie cerebrale Durchblutungsstörungen bei intra- und extrakraniellen Gefäßerkrankungen [220].

10. *Angiographie:* Bei der Röntgenuntersuchung der Gefäße sind Weichteilaufnahmen und Kontrastmitteldarstellungen zu unterscheiden, wobei die letzteren die wesentlich größere Aussagekraft besitzen. Leeraufnahmen kommen zur Erkennung von Gefäßverkalkungen in Frage, lassen im übrigen aber nur bedingt diagnostische Schlüsse zu und sind auf die Fälle begrenzt, in denen angiographische Methoden kontraindiziert sind (Blutungsbereitschaft, Kontrastmittelunverträglichkeit, schwere Herzinsuffizienz). Die Arteriographie ist vornehmlich zur Abklärung organischer Arterienveränderungen indiziert. Die Vasographie der Arterien mit Röntgenkontrastmitteln kann durch direkte Punktion erfolgen (hohe subdiaphragmale oder lumbale Aortographie, Punktion der Arteria femoralis) oder durch Katheterangiographie (indirekte Vasographie), die besonders für die selektive Darstellung einzelner Organgefäße und Gefäßverzweigungen geeignet ist. (vgl. Abb. 2.41).

11. *Doppler-Ultraschallsonographie:* Eine nicht-invasive Methode zur Abschätzung peripherer Durchblutungsstörungen ist das Ultraschall-Echoverfahren, das auf einem Doppler-Effekt bei der Reflexion von Ultraschallwellen an Blutpartikeln (Erythrocyten) beruht. Das Verfahren basiert physikalisch auf Frequenzänderungen, die eintreten, wenn eine Schallquelle (Sender) und ein Empfänger sich mit unterschiedlicher Geschwindigkeit aufeinander zu oder voneinander weg bewegen. Diese Bedingung ist gegeben, wenn die Ultraschallsonde unter einem nicht orthogonalen Winkel (vgl. Abb. 2.42) auf ein Blutgefäß gerichtet ist. Differenzen zwischen ausgesandten und empfangenen Frequenzen fallen bei den üblicherweise verwendeten Schwingungszahlen von 10 MHz in den hörbaren Bereich [175]. Mit den gebräuchlichen Doppler-Ultraschallgeräten ist es möglich, die Strömung in einem Gefäß nachzuweisen und deren Richtung zu be-

stimmen. Die absolute Strömungsgeschwindigkeit ist jedoch bei Unkenntnis des Winkels alpha (vgl. Abb. 2.42) nicht meßbar [92]. Mit der Ultraschallsonographie können pulsatile Strömungssignale auch von solchen Arterien gewonnen werden, die der Pulspalpation nicht zugänglich sind, z.B. Digitalarterien, Arteria vertebralis und Arteria carotis interna. Die Möglichkeit einer unblutigen Druckmessung in den postokklusiven Abschnitten auch kleinerer Gefäße unter zusätzlicher Verwendung eines üblichen Blutdruckmeßgerätes stellt einen weiteren Vorteil der Methode dar [102].

12. *Spezielle Methoden* (Isotopen, Fremdgas, elektromagnetisches Flowmeter): Zur Diagnostik und Therapiekontrolle peripherer Durchblutungsstörungen werden in neuerer Zeit auch nuklearmedizinische Methoden eingesetzt. Mit der Xenon-133-Clearance ist eine getrennte Bestimmung der Haut- und Muskeldurchblutung möglich. Außerdem kann eine Abschätzung der Durchblutung bei Belastung (Gehen) in verschiedenen Muskeln vorgenommen werden [96]. Die Anwendung von Technetium-99m hat sich bei der Beurteilung der distalen Gliedmaßendurchblutung, insbesondere bei Blutverteilungsstörungen, als nützlich erwiesen. Mit Hilfe von szintigraphischen Sequenzbildern, statischen szintigraphischen Summationsbildern und durch eine Gamma-Kamera aufgezeichneten Aktivität-Zeit-Kurven bestimmter Extremitätenregionen wird nach intravenöser Applikation der radioaktiven Substanz die Verteilung verfolgt. Das Verfahren kann bei arterieller Makroangiopathie und bei chronischen Phlebopathien diagnostisch hilfreich sein. Zur Anwendung gelangt Technetium-99m (mit einer Halbwertszeit von 6 Std.) entweder als ^{99m}Tc-Pertechnetat oder als ^{99m}Tc-S-Kolloid (Einzeldosis 15 mCi) [118].

Weitere, technisch aufwendige Methoden zur Durchblutungsmessung sind die Kine- bzw. Videodensitometrie und die Fremdgasanalyse (Argon, Stickoxydul), ferner die Anwendung elektromagnetischer Flowmeter.

Cerebrovasculäre Diagnostik. Für die Diagnostik cerebrovasculärer Erkrankungen haben nicht-invasive Methoden ohne Anwendung radioaktiver Substanzen heute ebenso

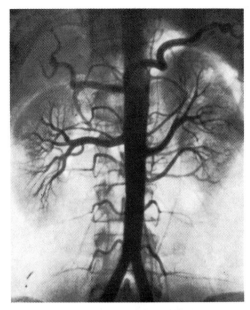

Abb. 2.41. Normales lumbales Aortogramm mit deutlicher Kontrastmittelanfärbung der Aorta abdominalis und ihrer visceralen Nebenäste [216]

an Boden gewonnen wie nuklearmedizinische Verfahren. Real-time-Ultraschalleinrichtungen ermöglichen bereits die visuelle Darstellung der A. carotis und erlauben schon die Abschätzung des Ausmaßes atherosklerotischer Veränderungen [85]. Steno-

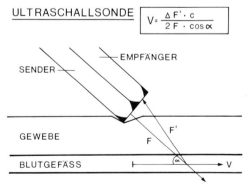

Abb. 2.42. Prinzip der percutanen Messung der intravasalen Blutströmungsgeschwindigkeit mittels Ultraschall-Doppler-Technik. *V* Strömungsgeschwindigkeit des Blutes, *F* Sendefrequenz des Ultraschalls; α Beschallungswinkel, *F'* Frequenzänderung des reflektierten Ultraschall, c Schallgeschwindigkeit

sen der A. carotis interna von mehr als 50% des Gefäßdurchmessers werden unter Anwendung des Doppler-Prinzips dann in 98,7% der Fälle richtig erfaßt, wenn spezielle Untersuchungstechniken (Kompression einzelner Äste der A. carotis externa) hinzugezogen werden [24]. Die Grenze für Ultraschallverfahren stellt allerdings nach wie vor die Schädelbasis dar: Stenosen von A. cerebri media oder anterior und deren Ästen entziehen sich dem Nachweis.

Die Möglichkeiten der quantitativen Bestimmung der regionalen Hirnperfusion im Rahmen des Einsatzes von ^{99m}Tc-Verbindungen sind begrenzt. Verantwortlich dafür sind die notwendige Zwangshaltung des Kopfes (stark überstreckter Hals), zusätzliche Abschirmungen der Schultern und die Überlagerung durch Radioaktivität aus der blutreichen Schädelbasis. Vorteilhaft ist die simultane Erfassung der Perfusion in den Versorgungsgebieten der großen Hirnarterien bzw. in den parietalen Einzelarealen der Media-Versorgungsgebiete. Bei cerebrovasculären Erkrankungen erbrachte die computergestützte Radionuklid-Angiographie mit ^{99m}Tc-Pertechnetat unter Beschränkung auf je eine Hemisphärenregion und bei Bezug auf klinische Befunde weiterführende Ergebnisse [168], die aber nur relative Werte (Normierung auf patienteneigene „Normwerte") der Hirnperfusion widerspiegeln.

Zur Errechnung absoluter Werte des globalen und/oder regionalen Blutflusses in den Großhirnhemisphären bzw. im Hirnstamm und Kleinhirn tragen bisher nur invasive, inhalatorische und intravenöse Methoden bei. Von großem Interesse sind dabei die nicht-invasiven Verfahren. Realisierbar für die tägliche Routine in der nuklearmedizinischen Klinik oder Abteilung sind bisher nur die ^{133}Xe-Verfahren. – In der Regel wird nach OBRIST u. Mitarb. [159] ^{133}Xe-Gas verwendet, das auf dem Wege der Inhalation verabreicht wird. Die Messung von ^{133}Xe erfolgt mit 16 oder 32 kollimierten Einzelsonden [vgl. 44].

Gesichert ist die Notwendigkeit der Bestimmung des regionalen Blutflusses für die Indikation von extra-intrakraniellen Anastomosen sowie zur frühzeitigen Erfassung der sozialen Prognose nach ischämischem cerebralen Insult [95]. Denkbar ist der Einsatz solcher nicht-invasiver Verfahren als Suchmethode zur Erfassung und Klassifizierung cerebrovasculärer Erkrankungen zusätzlich oder anstelle der Radionuklid-Angiographie mit ^{99m}Tc-Verbindungen.

Neuerdings hat sich gezeigt, daß mit der computerisierten axialen Tomographie beim Einsatz schneller T-CAT-Einheiten (Umlaufzeit 1 min) brauchbare Ergebnisse zur Bestimmung des regionalen cerebralen Blutvolumens erzielt werden. Hierbei konnten die Blutmengen in der grauen und weißen Substanz sowohl differenziert als auch errechnet werden [132] (vgl. [44]).

Spezielle Diagnostik bei venösen Erkrankungen:

Bei Thrombophlebitiden sind palpatorisch oft schmerzhafte Stränge zu fühlen. Häufig finden sich entzündliche Infiltrationen des umgebenden Gewebes, evtl. sind schmerzhafte Resistenzen in der Tiefe zu tasten. – Unterschenkelödeme bei chronischer Abflußstauung sind palpatorisch leicht erkennbar. Druckschmerz der Plantarmuskulatur des Fußes (Payr-Zeichen) und Wadenschmerz bei Dorsalflexion des Fußes (Homan-Zeichen) sind Hinweise für eine Thrombophlebitis bzw. Phlebothrombose.

1. Perkussionsversuch: Mit den Fingerspitzen werden am stehenden Patienten die Varicen in Wadenhöhe palpiert, zugleich werden sie mit den Fingern der anderen Hand am Oberschenkel perkutiert. Bei Klappeninsuffizienz (vornehmlich Vena saphena magna) wird distal die Erschütterung der klopfenden Finger gefühlt [117].

2. Perthes-Versuch: Der Perthes-Versuch dient als Funktionsprüfung der tiefen Venen und der Venae perforantes bei Varicenträgern. Am stehenden Patienten wird unterhalb des Knies ein Stauschlauch angelegt. Der Patient belastet sich anschließend durch Umhergehen. Bei Durchgängigkeit der tiefen Venen und der Vv. perforantes entleeren sich die zuvor gestauten oberflächlichen Varicen.

3. Trendelenburg-Versuch: Der Trendelenburg-Versuch wird zur Prüfung der Klappenfunktion der Vena saphena magna und der Vv. perforantes bei Oberschenkelvaricen durchgeführt. Bei angehobenen Beinen in Rückenlage werden die Varicen der Vena saphena magna ausgestrichen. Danach wird ein Stauschlauch unterhalb des Leistenbandes angelegt. Wenn sich die Varicen im Stehen nicht füllen, so sind die Vv. perforantes intakt. Kommt es nach Abnahme des Stauschlauches zu einer raschen retrograden Auffüllung, so handelt es sich um eine Klappeninsuffizienz der Vena saphena magna. Eine entsprechende Funktionsprüfung der Vena saphena parva ist bei Kompression in der Kniekehle möglich. Der *Mahorner-Ochser-Versuch* ermöglicht durch Anlegen mehrerer Tourniquets eine Lokalisationsdiagnostik insuffizienter Venae perforantes.

4. *Lowenberg-Test:* Beim Lowenberg-Test wird durch Kompression mit einer Blutdruckmanschette die Schmerzschwelle an den unteren Extremitäten bestimmt, um Venenthrombosen auszumachen, die klinisch ohne erkennbare Symptome sind. Bei Beinvenenthrombosen liegt die Schmerzschwelle niedriger als bei Normalpersonen (160–180 mm Hg) aufgrund entzündlicher Alterationen der Venenwand bzw. des umgebenden Gewebes.

5. *Phlebographie:* Die Phlebographie ist die röntgenologische Darstellung des venösen Systems nach Kontrastmittelinjektion und ermöglicht darüber hinaus die Beurteilung verschiedener Durchfluß- und Abflußphasen (Phleboskopie). Die Phlebographie kann zur Collateralenbeurteilung vor Varicenverödung und vor der operativen Varicenentfernung bzw. Ligatur insuffizienter Vv. communicantes notwendig werden.

Bei Lungenembolien als Folge multipler Mikroembolien dient die Phlebographie der Lokalisation des Streuherdes und kann somit zu seiner Ausschaltung beitragen. Beim postthrombotischen Syndrom wird die Indikation zur Operation (Therapie-Ligatur insuffizienter Perforans-Venen, saphenofemorale Umleitungsoperation, saphenopopliteale Anastomose) vom phlebographischen Befund bestimmt. Naturgemäß ist die Phlebographie auch bei congenitalen Angiodysplasien indiziert. An seltenen Komplikationen sind die umschriebene oberflächliche Thrombophlebitis an der Punktionsstelle und die Kollapsneigung bei Patienten mit orthostatischer Fehlregulation zu nennen.

In methodischer Hinsicht ist zu unterscheiden zwischen der indirekten Phlebographie mit intraarterieller Kontrastmittelinjektion (Verdacht auf angeborene oder erworbene arteriovenöse Fistel), der retrograden descendierenden Phlebographie mit Injektion des Kontrastmittels in die Vena femoralis oder Vena poplitea (Beurteilung der Klappenfunktionsfähigkeit in einem Venenabschnitt) und der am häufigsten angewendeten intravenösen ascendierenden Phlebographie (Kontrastmittelinjektion in eine oberflächliche Fußrückenvene). Eine Phlebographie ist kontraindiziert bei Kontrastmittelüberempfindlichkeit. Seit der Einführung trijodierter Kontrastmittel ist die Incidenz von Zwischenfällen jedoch deutlich zurückgegangen. Auch bei oberflächlicher Thrombophlebitis sollte von einer Phlebographie abgesehen werden [214] (vgl. Abb. 2.43).

Neben den dargestellten Untersuchungsverfahren werden bei venösen Erkrankungen die Thermographie, die Infrarotphotographie und plethysmographische Methoden eingesetzt. Letztere dienen zur Abklärung von Schwellungszuständen der unteren Extremitäten, zum Nachweis insuffizienter Vv. communicantes und zur Objektivierung von Therapieergebnissen (s. o.).

6. *Nuklearmedizinische Verfahren:* In der Diagnostik von Venenthrombosen werden in neuerer Zeit neben der klassischen Phlebographie zunehmend Radioisotopenverfahren angewendet. Der Thrombus wird entweder indirekt durch szintigraphische Aktivitätsaussparung erfaßt oder direkt durch Einlagerung thrombusaffiner radioaktiver Verbindungen dargestellt.

Der indirekte Thrombusnachweis erfolgt durch die sog. Isotopenvenographie. Hierbei werden radioaktiv markierte Partikel (Technetium-99m-Makroaggregat oder Technetium-99m-Mikrosphären) simultan in beide Fußrückenvenen injiziert und durch eine rasch registrierende Gamma-Kamera in Extremitäten- und Beckenvenen erfaßt. Sog. „hot-spots", die durch einen Aufstau der

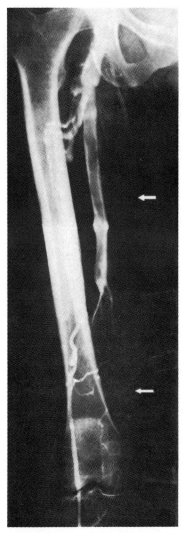

Abb. 2.43. Flottierender Thrombus im Lumen der Vena femoralis superficialis (→, oben). Die Vena poplitea ist nicht dargestellt, da vollständig thrombosiert (→, unten) [214]

radioaktiven Partikel entstehen, sind thromboseverdächtig, ebenso Aussparungen und Collateralzirkulationen [79].

Die direkte Thrombusdarstellung beruht auf dem spezifischen Einbau radioaktiver Substanzen in den Venenthrombus. Klinisch bewährt hat sich das Radiofibrinogen (markiert mit Jod-131 oder Jod-125), das als Radiofibrin in den Thrombus integriert wird. In Hinblick auf die geringere Strahlenbelastung wird dem niederenergetischen Gammastrahler Radiojod-125 in Form des Radiofibrinogentestes (RFT) meist der Vorzug gegeben. Bei blockierter Schilddrüse werden 0,1 mCi Jod-125-Fibrinogen i.v. verabreicht.

Der Thrombosenachweis ist wegen der geringen Halbwertszeit nur im Bereich der Extremitäten möglich.

Die prospektive Radiofibrinogengabe (mit intravenöser Applikation der radioaktiven Substanz vor Entstehung eines Thrombus) ist eher auf wissenschaftliche Fragestellungen beschränkt und kommt allenfalls zur Überwachung von Risikopatienten oder zur Verlaufskontrolle von Thrombosen in Frage. Die größere klinische Bedeutung kommt der retrospektiven Gabe von Radiofibrinogen zu, das sich im etablierten Venenthrombus anlagert. Der Indikationskatalog umfaßt die Diagnostik venöser Thrombosen in den Extremitäten und deren grobanatomische Zuordnung, ferner die Verlaufskontrolle (Spontanlyse oder Progredienz) etablierter Thrombosen sowie die Beurteilung einer medikamentösen Therapie (Thrombolyse).

Die Treffsicherheit des RFT wird bei prospektiver und retrospektiver Radiofibrinogengabe mit 90% angegeben (gemessen am phlebographischen Befund). Zur genauen Lokalisation und zur Abschätzung des Alters von Thrombosen erscheint das Verfahren weniger geeignet [79]. Prozesse, die mit einer Fibrinogenablagerung einhergehen, wie Hämatome, Ulcera und Hautwunden können zu einer Verfälschung des RFT führen. – Die möglichen Risiken bestehen in der (sehr seltenen) Übertragung einer Serumhepatitis und in der Strahlenbelastung, die mit einer Gonadendosis von max. 50 mrd und einer Schilddrüsenbelastung unter 100 mrad als zumutbar angesehen wird [79]. Bei negativem Radiofibrinogentest kann von einer weiteren Abklärung Abstand genommen werden, bei positivem RFT sollte eine Phlebographie angeschlossen werden. – Die kombinierte Anwendung von RFT und Impedanzplethysmographie stellt in manchen Fällen eine Alternative zur Phlebographie dar [108].

2.2.11 Belastungsprüfung des Herzens, der Lunge und des Kreislaufs (Ergometrie) [221]

La fixité du milieu interne est la condition de la vie libre (CLAUDE BERNARD, 1867). Nach den Meßergebnissen der Humanphysiologie hat diese dogmatische Formulierung heute nur noch für Ruhebedingungen allgemeine Gültigkeit, wobei die jeweils herrschenden Gleichgewichtszustände von Individuum zu Individuum verschieden sind und im einzelnen mit dem Trainingszustand korrelieren. – Beispielsweise beläuft sich unter der sportlichen Höchstbelastung eines Kurzstreckenlaufs der O_2-Bedarf auf etwa 5½ l in 10 sec; bei einem tatsächlichen O_2-Angebot von 0,5 l im gleichen Zeitraum wird die körperliche Belastung mit einem O_2-Defizit von rund 5 l beendet, was auf ein Drittel der maximalen O_2-Schuld hinausläuft. Danach besteht unter den Bedingungen einer körperlichen Belastung der Zustand einer Heterostase, worauf sich der obige Lehrsatz wie folgt abwandeln ließe: La fixité du milieu interne est la condition de la vie libre pendant inactivité. La mobilité du milieu interne est la condition de la vie pendant travail musculaire.

Durch eine Belastungsprüfung sollen einmal die Arbeitskapazität des Gesamtorganismus, zum anderen spezielle Funktionsgrößen des Herz-Kreislauf-Lungensystems erfaßt werden. Eine Steigerung von Teilfunktionen läßt sich z.B. durch Frequenz-, Volumen- oder Druckbelastung, durch Pharmaka oder durch eine isometrische Kontraktion bestimmter Muskelgruppen (sog. „handgrip"-Verfahren) induzieren. Die Funktionssteigerung des Gesamtorganismus erfolgt am wirkungsvollsten durch körperliche Belastung. Die Ergometrie nimmt deshalb in der Sport- und Arbeitsmedizin wie auch in der klinischen Medizin einschließlich rehabilitiver Kardiologie und Pädiatrie eine zentrale Stellung ein.

Der Anwendungsbereich einer Belastungsprüfung des Herz-Kreislauf-Lungensystems umfaßt:

1. die quantitative Messung der maximalen Bruttoleistungsfähigkeit,
2. die objektive Erfassung einer Belastungsinsuffizienz des Herzens,
3. die Diagnostik der Coronarinsuffizienz,
4. die Darstellung belastungsinduzierter Reizbildungs- und Reizleitungsstörungen;
5. die Diagnostik einer Belastungshypertonie oder Belastungshypotonie, eines hyperkinetischen Herzsyndroms, einer peripheren arteriellen Durchblutungsstörung im Frühstadium;
6. die Beurteilung des Erfolges therapeutischer Maßnahmen (Herzklappenersatz, coronarer Bypass, Aneurysmektomie, Schrittmacherimplantation, Medikamentenapplikation, Rehabilitationsverfahren),
7. die Prüfung der Lungenfunktion im engeren Sinne.

Belastungsformen. Zu den generellen Anforderungen hinsichtlich der Standardisierung gehören ein für die meisten Patienten gewohnter Bewegungsablauf, die Belastung großer Muskelgruppen sowie die Quantifizierbarkeit (nach den Empfehlungen der WHO [222] in Stufen des einfachen Vielfachen von 25 Watt) und Reproduzierbarkeit der äußeren Arbeit [222]. Je nach apparativer Ausrüstung kann die Belastung mit dem „handgrip"-Verfahren, mit dem Ein- und Zweistufentest nach Master, an der Kletterstufe, auf dem Laufband-Ergometer, am Drehkurbel-Ergometer und im Liegen oder Sitzen am Fahrrad-Ergometer erfolgen. Bezüglich der Erfassung hämodynamischer Meßgrößen mit Hilfe invasiver Methoden s. S. 73.

Die genannten Belastungsformen ergeben in Abhängigkeit von ihrem Bewegungsmuster einen unterschiedlichen Wirkungsgrad, d.h. ein unterschiedliches Verhältnis von äußerer Arbeit A (gemessen in mkp, wobei 1 mkp = 2,34 Cal) zur Energieaufnahme E (gemessen an der Sauerstoffaufnahme). Dieser liegt bei der Fahrrad-Ergometrie im Vergleich zu den Stufentests höher, wenn er auch mit einer größeren Schwankung für verschiedene Belastungsstufen einhergeht [114]. – Die Leistung ist definiert als Arbeit (in mkp) pro Zeiteinheit:

1 Watt (W) = 0,102 kp · m/sec
= 6,12 kp · m/min,
1 kp · m/sec = 9,81 W,
1 kp · m/min = 0,163 W.

Belastungsstufen von 300 kp · m/min entsprechen somit ca. 50 Watt. Ruhiges Gehen auf ebener Strecke erfordert eine Leistung von 25 Watt, Höchstleistungen trainierter Sportler liegen bei 400–450 Watt.
Die Belastung kann erfolgen:

1. als konstante Einstufenbelastung,
2. in Form diskontinuierlicher Serien steigender Belastungen mit eingelegten Ruhepausen,
3. als kontinuierlich steigende Belastung,
4. als treppenförmig steigende Belastung mit relativem „steady-state" (d.h. einem Gleichgewichtszustand der Meßwerte) auf jeder Belastungsstufe [222].

Hierbei ist zu berücksichtigen, daß ein relatives „steady-state" der verschiedenen Meßgrößen nach unterschiedlichen Belastungszeiten erreicht wird [46]: Für die Druckwerte in Aorta, A. pulmonalis und im pulmonalen Capillargebiet bereits nach etwa 2 min, für das Herzzeitvolumen und die Sauerstoffaufnahme erst nach 2–4 min. Die Herzfrequenz dagegen zeigt eine über die ganze Belastungszeit steigende Tendenz.

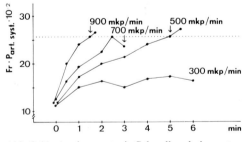

Abb. 2.44. Angina-pectoris-Schwelle bei unterschiedlichen Belastungsstufen in Abhängigkeit von der Belastungsdauer. Die Untersuchungen stammen von einem Patienten. Beginn der Schmerzsymptomatik (↓) bei jeweils gleich großer Herzarbeit (Produkt aus Herzfrequenz (*Fr*) und systolischem Blutdruck (Part. syst.)) bzw. bei gleich großer äußerer Arbeit (Produkt aus Leistung und Zeit) [211]

Den Einfluß der Belastungsstärke auf die Belastungsdauer bis zum Erreichen der Angina-pectoris-Schwelle bei einem coronarkranken Patienten zeigt Abb. 2.44. Die Schmerzschwelle liegt intraindividuell gut reproduzierbar bei annähernd gleich großer Herzarbeit, d. h. bei konstantem Produkt aus Leistung und Belastungsdauer. Die Leistungsfähigkeit solcher Patienten ist nicht durch ihre theoretisch mögliche maximale Sauerstoffaufnahme, sondern durch das myokardiale Sauerstoffangebot in poststenotischen Bezirken bzw. durch die Wandmotilitätsstörung limitiert.
Hinsichtlich Methodik und Aussagekraft eines Elektrokardiogramms unter Belastung bei Patienten mit coronarer Herzkrankheit s. S. 290. Die Kontraindikationen sind in Tabelle 2.27 zusammengefaßt. Die Letalität der Untersuchung liegt nach einer Statistik über ca. 170 000 Belastungsuntersuchungen, welche überwiegend im Rahmen der Diagnostik einer coronaren Herzkrankheit durchgeführt wurden, bei 1 : 10 000, die Morbidität bei 4 : 10 000 Untersuchungen [174]. Dabei dominierte der akut aufgetretene Herzinfarkt, meist kombiniert mit einer Rhythmusstörung, als Todesursache. Es besteht keine eindeutige Beziehung zu den unterschiedlichen Belastungsformen, 12 von 13 verstorbenen Patienten mit coronarer Herzkrankheit waren submaximal bis maximal belastet worden. Bezüglich der Haftung des Arztes bei Untersuchungen ohne Defibrillationsgerät s. [173].

Brutto-Leistungsfähigkeit (aerobe Kapazität). Den apparativ bedingten Unterschieden in der physikalischen Leistung (gemessen in mkp/sec oder in Watt) steht die biochemische Leistung des Gesamtorganismus (gemessen am Sauerstoffverbrauch pro Zeiteinheit) als wesentlich genauerer Parameter einer globalen Funktionssteigerung gegenüber. Mit dem vermehrten Sauerstoffbedarf der arbeitenden Muskulatur kommt es unter dem Einfluß der vasodilatatorischen Wirkung saurer Stoffwechselmetabolite zu einer Umverteilung des regionalen Blutflusses zugunsten der Arbeitsmuskulatur. Von den Nahrungsstoffen werden vor allem Kohlenhydrate und Fette in aeroben und anaero-

2.2 Spezielle Untersuchungsmethoden

Tabelle 2.27. Kontraindikationen für Belastungsprüfungen [21]

1. Ruheinsuffizienz des Herzens
2. Herzwandaneurysma
3. Aneurysma arterieller Gefäße
4. Myokarditis
5. Verdacht auf frischen Herzinfarkt
6. Crescendo-Angina pectoris, instabile Angina pectoris, Präinfarktsyndrom
7. Gehäufte, gekoppelte, polytope ventriculäre Extrasystolen in Ruhe; Vorhofflimmern
8. Aortenstenosen
9. Respiratorische Insuffizienz in Ruhe; Cor pulmonale; Lungenembolie
10. Reduzierter Kräftezustand; akuter Infekt; Anämie; Azotämie; dekompensierter Diabetes mellitus
11. Neuromusculäre Krankheiten; Skelettanomalien

Tabelle 2.28. Faktoren, welche die Bruttoleistungsfähigkeit (aerobe Kapazität) beeinflussen

Belastungsmodus
Lebensalter
Trainingszustand
Muskelmasse
Raumtemperatur
Ausgangsblutdruck
Ausgangsfrequenz des Herzens
Vormedikation
  (z. B. Digitalis, Betareceptorenblocker)
Herzrhythmusstörungen
Pulmonaler Gasaustausch
Kontraktilität des Herzens
Herzfehler (Stenose, Regurgitation, Shunt)
Künstliche Herzklappen
Blutvolumen, Hämoglobingehalt
Hormonale Faktoren (z. B. Hyperthyreose)
Blutzuckerspiegel
Kraftentfaltung der Skelettmuskulatur
Kooperation des Probanden

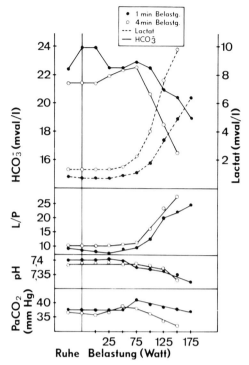

Abb. 2.45. Lactatkonzentration, Lactat-Pyruvat-Quotient (L/P), pH-Wert, Standardbicarbonat ($-HCO_3$) und arterieller CO_2-Partialdruck ($PaCO_2$) unter ansteigender Belastung. Die metabolischen Veränderungen sind bei gleicher Wattzahl unter der 4-min-Belastung ausgeprägter als unter der 1-min-Belastung [215]

ben Reaktionen abgebaut. Die freiwerdende Energie ermöglicht die Rephosphorylierung von ADP zu ATP mittels der Kreatin-Phosphokinase. Bei maximaler Arbeit verbraucht die Muskulatur mehr ATP, als sie aerob restituieren kann. Es kommt zu einer Zunahme der anaeroben Energiegewinnung durch Glykolyse. Dabei steigen die Serumkonzentrationen von Milchsäure und Brenztraubensäure, welche nicht mehr adäquat verbrannt bzw. zu Glykogen resynthetisiert

werden: Der pH-Wert fällt ab, gleichzeitig auch das Standardbicarbonat und der CO_2-Partialdruck (Abb. 2.45). Das theoretische Sauerstoffäquivalent, welches für das anaerob gebildete ATP benötigt würde, stellt die sog. Sauerstoffschuld dar [10].
Bei Gesunden korreliert die Sauerstoffaufnahme mit der Herzfrequenz, dem Herzzeitvolumen und der arteriovenösen Sauerstoffdifferenz [65], ihr Maximalwert ($\dot{V}O_2max$, Normalwerte in Abb. 2.46) entspricht der aeroben Kapazität (aerobic work capacity [15]) und ist von mehreren Faktoren abhängig (Tabelle 2.28). Die aerobe Kapazität wird begrenzt durch die anaerobe Schwelle [215]. Eine Fortsetzung der körperlichen Arbeit über den Zeitpunkt der maximalen Sauerstoffaufnahme hinaus ist nur durch eine vermehrte Inanspruchnahme der eben-

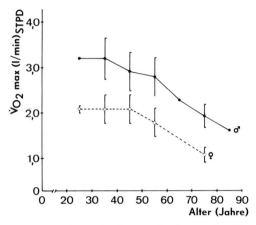

Abb. 2.46. Maximale Sauerstoffaufnahme in Abhängigkeit von Alter und Geschlecht [133]

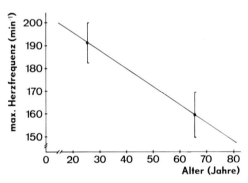

Abb. 2.47. Altersabhängigkeit der maximalen Herzfrequenz [133]

Tabelle 2.29. Durchschnittswerte für den maximalen Sauerstoffpuls bei Normalpersonen verschiedener Altersgruppen sowie bei Sportlern [149]

Altersklassen	O_2-Puls	±3 sec
Normalpersonen		
12 und 13	9,1	±2,4
14 und 15	12,4	±3,8
16 und 17	14,6	±3,2
18 und 19	17,1	±3,5
20 bis 40	16,8	±3,3
41 bis 50	15,6	±2,9
51 bis 60	13,0	±3,8
61 bis 70	11,1	±2,0
71 bis 80	11,0	±3,1
Sportler		
20 bis 40	21,6	±3,4

falls quantifizierbaren anaeroben Kapazität [171] möglich, bis schließlich die körperliche Erschöpfung eintritt. Häufig wird nur eine submaximale Belastung [198] angestrebt, da bei Patienten und älteren Personen ein erhöhtes Untersuchungsrisiko besteht und sich die Leistungsmotivation, z. B. in gutachterlichen Fällen, oftmals problematisch gestaltet. Hierbei besteht die Möglichkeit, den sog. maximalen Sauerstoffpuls im relativen „steady-state" (d. h. den Quotienten aus Sauerstoffaufnahme und Herzfrequenz) zu ermitteln. Bei Sportlern liegt dieser Wert deutlich über denen des Normalkollektivs (Tabelle 2.29), Herzkranke hingegen erreichen oft nur einen Sauerstoffpuls von 10 oder weniger. Ein weiterer Weg der quantitativen Leistungsbemessung unter submaximaler Belastung bietet sich in der Extrapolation der maximalen Sauerstoffaufnahme aus Nomogrammen an [4]. In beide Berechnungen geht jedoch die Herzfrequenz ein,

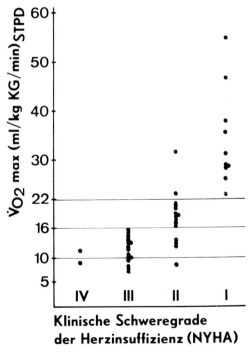

Abb. 2.48. Korrelation der maximalen Sauerstoffaufnahme (VO_2max) mit den klinischen Schweregraden der Herzinsuffizienz, entsprechend der Einteilung der NYHA 1945 [161]

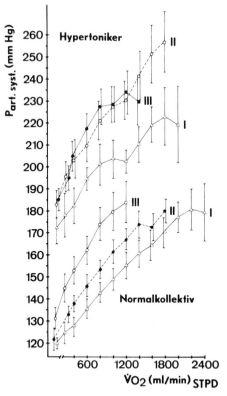

Abb. 2.49. Systolische Blutdruckwerte (Part. syst.) mit Standardabweichung bei Normalpersonen und Hypertonikern in Abhängigkeit von Sauerstoffaufnahme und Altersgruppen. Gruppe I: 19–34 Jahre, Gruppe II: 35–49 Jahre, Gruppe III: 50–60 Jahre [8]

welche bei Patienten mit eingeschränkter chronotroper Reserve, z. B. bei pathologischer Bradykardie, im Altersvergleich (Abb. 2.47) zu niedrig liegen kann.

Die maximale Sauerstoffaufnahme korreliert verhältnismäßig gut mit dem klinischen Schweregrad einer Herzinsuffizienz (Abb. 2.48).

Methodenkritik. Die Reaktion des Organismus auf eine körperliche Belastung dieser Art, z. B. die erreichte äußere Arbeit, das Blutdruckverhalten, der Anstieg der Herzfrequenz, die Veränderungen hämodynamischer Größen (z. B. des Pulmonalarteriendrucks), wird aber von einer Reihe von Faktoren, die das Meßergebnis abwandeln, beeinflußt [14, 146]. Selbst bei sorgfältiger Berücksichtigung der gewählten Arbeitsform, der erwähnten Störfaktoren und der Altersnorm und bei strenger Einhaltung des genormten Untersuchungsablaufs erlaubt das erzielte Bruttoergebnis keine Schlüsse auf einzelne Organfunktionen. Wird beispielsweise die Arbeitskapazität unterhalb der Altersnorm gefunden, sind ohne Kenntnis weiterer klinischer Daten (z. B. der Grundkrankheit, des Herzauswurfs, der Herzfrequenz, der Herzgröße, der Blutgasanalyse etc.) Rückschlüsse auf spezielle Organfunktionen – etwa im Sinne einer Herzinsuffizienz – nicht möglich und deshalb auch nicht statthaft.

2.3 Literatur

1. ABBASI, A. S.: Echocardiography in the differential diagnosis of the large heart. Am. J. Med. *60,* 677 (1976)
2. ABOTT, J. A., HIRSCHFELD, D. S., KUNKEL, F. W., SCHEINMAN, M. M.: Graded exercise testing in patients with sinus node dysfunction. Am. J. Med. *62,* 330 (1977)
3. ADAM, W. E., MEYER, G., BITTER, F., KAMPMANN, H., BARGON, G., STAUCH, M.: Kamera-Kinematographie des Herzens. ROEFO *123,* 19 (1975)
4. ADAM, W. E., MEYER, G., BITTER, F., KAMPMANN, H.: Radiokardiographie auf der Basis der ersten Radioindikatorpassage und des steady state. In: Nuklearmedizin. VS. 27–31, Stuttgart New York: Schattauer 1975, Pabst, H. W., Hör, G., Schmidt, H. A. E., (Hrsg.)
5. ADAMS, C. W.: Symposium on exercise and heart. Am. J. Cardiol. *30,* 713 (1972)
6. ADAMS, D. F., FRASER, D. B., ABRAMS, H. L.: The complications of coronary arteriography. Circulation *48,* 609 (1973)
7. AHMED, S. S., LEVINSON, G. E., WEISSE, A. B., REGAN, T. J.: The effect of angiotensin on myocardial contractility. J. clin. Pharm. *15,* 276 (1975)
8. AMERY, A., JULIUS, S., WHITLOCK, L. S., CONWAY, J.: Influence of hypertension on the hemodynamic response to exercise. Circulation *36,* 231 (1967)
9. AMPLATZ, K., FORMANEK, G., STANGER, P., WILSON, W.: Mechanics of selective coronary artery catheterization via femoral approach. J. Radiol. *89,* 1040–1047 (1967)

10. AMSTERDAM, E. A., WILMORE, J. H., DEMARIA, A. N.: Symposium on exercise in cardiovascular health and disease. Am. J. Cardiol. 33, 713 (1974)
11. ASHBURN, W. L., BRAUNWALD, E., SIMON, A. L., PETERSEN, K. L., GAULT, J. H.: Myocardial perfusion imaging with radioactive labelled particles injected directly into the coronary circulation in patients with coronary artery disease. Circulation 44, 851 (1971)
12. ARVIDSSON, H.: Angiocardiographic determination of left ventricular volume. Acta Radiol. Scand. 56, 321 (1961)
13. ÅSTRAND, I.: Aerobic work capacity in men and women with special reference to age. Acta Physiol. Scand. 49, 169 (1960)
14. ÅSTRAND, P. O.: Quantification of exercise capability and evalvation of physical capacity in man. Prog. Cardiovasc. Dis. 19, 51 (1976)
15. ASTRAND, P.-O.: Aerobic work capacity during maximal performance under various conditions. Circ. Res. [Suppl. I] 20/21, 202 (1967)
16. ASTRUP, P.: A simple electrometric technique for the determination of carbon dioxide tension in blood and plasma, total content of carbon dioxide in plasma, and bicarbonate content in "separated" plasma at a fixed carbon dioxide tension (40 mm Hg). Scand. J. Clin. Lab. Invest. 8, 33 (1956)
17. AUTENRIETH, G.: Echokardiographie. Grundlagen, Anwendungsbereich und Aussagewert der Methode. Internist (Berlin) 16, 172 (1975)
18. AUTENRIETH, G.: Echokardiographie. Klinikarzt 5, 428 (1977)
19. AUTENRIETH, G.: Pharmakologische Funktionsprüfungen bei Herzmuskelerkrankungen unter besonderer Berücksichtigung der Echokardiographie. Habilitationsschrift, Universität München 1979
20. AUTENRIETH, G., ANGERMANN, C., GOSS, F., BOLTE, H.-D., Echokardiographic evaluation of myocardial performance during infusion of angiotensin and handgripexercise. In: International Boehringer Mannheim Symposia: Myocardial failure. Riecker, G., Weber, A., Goodwin, J. (eds), p. 220. Berlin, Heidelberg, New York: Springer 1977
21. AUTENRIETH, G., Angermann, C., GOSS, F., BOLTE, H.-D., Belastungsechokardiographie bei Patienten mit coronarer Herzkrankheit. Verh. Dtsch. Ges. Inn. Med. 83, 231–236 (1977)
22. BANKA, V. S., BODENHEIMER, M., SHAH, R., HELFANT, R. H.: Intervention ventriculography; comparative value of nitroglycerin, postextrasystolic potentation and nitroglycerin plus post-extrasystoly potentation. Circulation 53, 632 (1976)

23. BARMEYER, J., BAUMSIETER, L., BLÜMCHEN, G.: Morphologie und postmortales Angiogramm bei Coronarsklerose. Z. Kreislaufforsch. 60, 679 (1971)
24. BARNES, R., RUSSELL, H. E., BONE, G. E., SLAYMAKER, E. E.: Doppler cerebrovascular examination: improved results with refinements in technique. Stroke 8, 470 (1977)
25. BARMEYER, J., BAUMEISTER, L., BLÜMCHEN, G.: Morphologie und postmortales Angiogramm bei Coronarsklerose. Z. Kreislaufforsch. 60, 679 (1971)
26. BARON, M. G.: Angiocardiographic determination of ejection fraction in coronary artery disease. Am. J. Cardiol. 31, 803 (1973)
27. BAYER, O., LOOGEN, F., WOLTER, H. H.: Die Herzkatheterisierung bei angeborenen und erworbenen Herzfehlern. Stuttgart: Thieme 1967
28. BEREGOVICH, J., BIANCHI, C., D'ANGELO, R., DIAZ, R., RUBLER, S.: Hemodynamic effects of a new inotropic agent (dobutamine) in chronic cardiac failure. Br. Heart J. 37, 629 (1975)
29. BERI, L. T., KAPLAN, M. A., EVANS, M. J.: Effect of concentrated contrast media during angiography on plasma volume and plasma osmolality. Am. Heart J. 69, 154 (1965)
30. BEUREN, A. J.: Die angiographische Darstellung kongenitaler Herzfehler – Ein Atlas. Berlin: de Gruyter 1966
31. BLÖMER, H.: Was leistet die Phonokardiographie. Med. Klin. 62, 1710 (1967)
32. BLÖMER, H.: Auskultation des Herzens, 2. Aufl. München: Urban & Schwarzenberg 1969
32 a. BOLEN, J. L., HOLLOWAY, E. L., ZENER, J. C., HARRISON, D. C., ALDERMAN, E. L.: Evaluation of left ventricular function in patients with aortic regurgitation using afterload stress. Circulation 53, 138 (1976)
33. BOHNERT, B.: Die anamnestische Analyse des Symptoms Schwindel. Dtsch. Med. Wochenschr. 102, 869 (1977)
34. BOLTE, H.-D.: Pharmakologische Funktionsprüfungen des Herzens. Internist (Berlin) 18, 571 (1977)
35. BOLTE, H.-D.: Pharmakologische Funktionsprüfungen des Herzens. Internist (Berlin) 18, 571 (1977)
36. BOLTE, H.-D.: Stufenweiser Einsatz nicht invasiver und invasiver diagnostischer Methoden bei koronarer Herzkrankheit. Internist (Berlin) 18, 303 (1977)
37. BOTH, A., GLEICHMANN, K., SEIPEL, L.: EKG-Diagnostik in der Intensivmedizin mit Hilfe intrakardialer und oesophagealer Ableitungen. Intensivmedizin 10, 343 (1973)
38. BOURASSA, M. G., LESPERANCE, J.: Selective coronary arteriography by the percu-

taneous femoral artery approach. A. J. R. *107*, 377 (1969)
39. BRETSCHNEIDER, H. J.: Aktuelle Probleme der Koronardurchblutung und des Myokardstoffwechsels. Regensburger aerztl. Fortbildung XV. *1*, 1–27 (1967)
40. BREUEL, H. P., STRAUER, B. E., DE VIVIE, R., WICKE, A., EMRICH, D.: Funktionsszintigraphie des Herzens: Korrelation mit kardiologischen Parametern. Z. Kardiol. *64*, 815 (1975)
41. BREUEL, H. P., STRAUER, B. E., DE VIVIE, R., EMRICH, D.: Klinische Untersuchungen zur kardiologischen Wertigkeit der Funktionsszintigraphie des Herzens. In: Nuklearmedizin. S. 78–83. Stuttgart, New York: Schattauer 1975, Pabst, H. W., Hör, G. Schmidt, H. A. E. (Hrsg.)
42. BROCKENBROUGH, E. C., BRAUNWALD, E., Ross, J. Jr.: Transseptal left heart catheterization: A review of 450 studies and description of an unproved technic. Circulation *25*, 15 (1962)
43. BROWN, R., RAHIMTOOLA, S. H., DAVIES, G. D.: The effect of angiocardiographic contrast medium on circulatory dynamics in man. Circulation *31*, 234 (1965)
44. BÜLL, U.: Erfassung der cerebralen Durchblutung: Alternativen zur Verwendung von 99 mTc-Verbindungen. Nuklearmediziner 2, *125* (1979)
45. BURCH, G. E.: A primer of cardiology 4th ed. Philadelphia: Lea & Febiger 1971
46. BURKART, F.: Der Belastungsversuch zur besseren Beurteilung der Hämodynamik verschiedener Herzkrankheiten. Bern, Stuttgart, Wien: Huber 1973
47. CACERES, C. A.: Limitations of the computer in electrocardiographic interpretation. Am. J. Cardiol. *38*, 362 (1976)
48. CHIDSEY, C. A., HARRISON, D. C., BAUNWALD, E.: Augmentation of the plasma nor-epinephrine response to exercise in patients with congestive heart failure. N. Engl. J. Med. *267*, 650 (1962)
49. COCCHI, U., THURN, P., BÜCHELER, E.: Einführung in die Röntgendiagnostik. Stuttgart: Thieme 1971
50. COHN, P. F., GORLIN, R., HERMAN, M. V., SONNENBLICK, E. H., HORN, H. W., COHN, L. H., COLLINS, I. J., Jr.: Relation between contractile reserve and prognosis in patients with coronary artery disease and a depressed ejection fraction. Circulation *51*, 414 (1975)
51. CONTI, C. R.ß Coronary arteriography. Circulation *55*, 227 (1977)
52. COTHRAN, L. M., BOWIE, W. C. et al.: Left ventricular wall thickness changes in anesthetized horses. In: Factors influencing myocardial contractility. Tanz, R. D., et al. (eds.), New York 1967
53. COVELL, J. W., et al.: Effects of increasing frequency of contraction on the force velocity relation of left ventricle. Cardivas. Res. *1*, 2 (1967)
54. CYRAN, J., BOLTE, H.-D.: Kontrastmittelbedingte Änderung der Myokardfunktion bei Kardiomyopathien und koronarer Herzkrankheit. Z. Kardiol. [Suppl.] *3*, 102 (1976)
55. CYRAN, J., BOLTE, H.-D.: Angiotensin-Infusionstest als Funktionsprüfung des Ventrikelmyokards. Verh. dtsch. Ges. Kreislauf-Forsch. *42*, 147 (1976)
56. CYRAN, J., BOLTE, H.-D.: Messungen der Ventrikelfunktion bei koronarer Herzkrankheit unter dem Einfluß von Dobutamin (Dobutamintest). Verh. dtsch. Ges. Kreislaufforsch. *43*, 317 (1977)
57. DAVENPORT, H. W.: The ABC of acid-base chemistry. Chicago: University Chicago Press 1963
58. DAVIS, K., KENNEDY, J. W., KEMP, H. G., JUDRINS, M. P., GOSSELIN, A. J., KILLIP, T. H.: Complications of coronary arteriography from the collaborative study of coronary artery surgery (CASS). Circulation *59*, 1105 (1979)
59. DELIUS, W.: Klinik und Verlauf der kongestiven Kardiomyopathie ungeklärter Ätiologie. Dtsch. Med. Wochenschr. *101*, 635 (1976)
60. DEMANY, M. A., TAMBE, A., ZIMMERMAN, H. A.: Correlation between coronary arteriography and the post-erxercise electrocardiogram. Am. J. Cardiol. *19*, 526 (1967)
61. DODGE, H. T., BAXLEY, W.: Left ventricular volume and mass and their significance in heart disease. Am. J. Cardiol. *23*, 528–537 (1969)
62. DODGE, H. T., SANDLER, H., BOXLEY, W. H., HAWLEY, R. R.: Usefulness and limitations of radiographic method for determining left ventricular volumes. Am. J. Cardiol. *18*, 10 (1966)
63. DOWNING, S. E., SONNENBLICK, E. H.: Effects of continuous administration of angiotensin II on ventricular performance. J. appl. Physiol. *18*, 585 (1963)
63a. EDLER, J., HERTZ, C. A.: The use of ultrasonic reflectoscope for the continuous recording of the movement of heart walls. K. Fysiogr. Satellsk. Lund Forh *24* (1954)
64. EGIDY, H. v.: Computeranwendung und Phonokardiographie. Therapiewoche *50*, 3299 (1970)
65. EKELUND, L. G., HOMGREN, A.: Central hemodynamics during exercise. Circ. Res. [Suppl. I] *20/21*, 33 (1967)
66. EMRICH, D., LUIG, H., BREUEL, H. P., NEUBAUR, J., STRAUER, B. E.: Funktions-

szintigraphie der Kontraktionen des linken Ventrikels. In: Nuklearmedizin. Pabst, H. W., Hör, G. (Hrsg.), S. 215–219. Stuttgart, New York: Schattauer 1974

67. FALSETTI, H. L., MATES, R. E., GEENE, D. E., BUNNELL, C. L.: V_{max} as an index of contractile state in man. Circulation *43*, 467 (1971)

68. FEIGENBAUM, H.: Echocardiography. Philadelphia: Lea & Febiger 1973

69. FEIGENBAUM H. Echokardiographie. (Übers. und Hrsg. AUTENRIETH, G.). Erlangen: Perimed 1979

70. FEIGENBAUM, H., ZAKY, A., NASSER, W. K.: Use of ultrasound to measure left ventricular stroke volume. Circulation *36*, 480 (1967)

71. FEIGL, E. O., FREY, D. L.: Myocardial mural thickness during the cardiac cycle. Circ. Res. *14*, 541 (1964)

72. FEINENDEGEN, L. E., BECKER, V., FREUNDLIEB, C., SCHICHA, H., VYSKA, K.: Minimale kardiale Transitzeiten in der klinischen Diagnostik. In: Nuklearmedizin. Pabst, H. W., Hör, G., Schmidt, H. A. E., (Hrsg.), S. 63–67. Stuttgart New York: Schattauer 1975

73. FELIX, R., PENSKY, W., WAGNER, J., THURN, P., SIMON, H. J., SCHAEDE, A., WINKLER, C.: Das selektive koronare Perfusionsszintigramm. I. Grundlagen und normale Perfusionsverteilung. Dtsch. Med. Wochenschr. *99*, 2258 (1974)

74. FOLLATH, F.: Die Echokardiographie. Schweiz. Rundsch. Med. *62*, 585 (1973)

75. FOLLATH, F.: Echokardiographische Untersuchungen vor und nach mitraler Komissurotomie. Schweiz. Med. Wochenschr. *103*, 279 (1973)

76. FOLLATH, F., SCHMITT, H. E., BURKART, F.: Echokardiographische Beurteilung der linksventrikulären Funktion. Schweiz. Med. Wochenschr. *103*, 1776 (1973)

77. FORWAND, S. A., MCINTYRE, K. M., LIPANA, J. G., LEVINE, H. J.: Active stiffness of the intact canine left ventricle – with observations on the effect of acute and chronic myocardial infarction. Circ. Res. *19*, 970 (1966)

78. FRANK, E.: An accurate clinically practical system for spatial vector cardiography. Circulation *13*, 737 (1956)

79. FRIDRICH, R., SCHMITT, H. E.: Zur Diagnose von Venenthrombosen mit nuklearmedizinischen Verfahren. Med. Welt *26*, 1960 (1975)

80. FRIEDBERG, C. K.: Erkrankungen des Herzens. Stuttgart: Thieme 1972

81. FRY, D. L.: Physiologic recording by modern instruments with particular reference to pressure recording. Physiol. Rev. *40*, 753 (1960)

82. GADIENT, A., MANOLAS, J., ARBENZ, U., MEHMEL, H., WIRZ, P., RUTISHAUSER, W.: Zeitwerte im Apex-Kardiogramm bei Koronarsklerose. Schweiz. Med. Wochenschr. *103*, 315 (1973)

83. GANDER, M. P., JUDKINS, M. P.: Advances in coronary arteriography using Judkins technique. In: Coronary angiography and angina pectoris. Lichtlen, P. (ed.), p. 26. Stuttgart: Thieme 1975

84. GRAHAM, T. H. et al.: Left heart volume estimation in infancy and childhood reevaluation of methodology and normal valves. Circulation *43*, 895–904 (1971)

84a. GREEN, G. S., MCKINNON, C. M., RÖSCH, J., JUDKINS, M. P.: Complications of selective percutaneous transfemoral coronary arteriography and their prevention. Circulation *45*, 552–557 (1972)

85. GREEN, P. S., TAENZER, J. C., RAMSEY, S. D., HOLZEMER, J. F., SUAREZ, J. R., MARCH, K. W.: A real-time ultrasonic imaging system for carotid arteriography. Ultrasound Med. Biol. *3*, 129 (1977)

86. GREENE, D. G., CARLISLE, R., GRANT, C., BUNNELL, I. L.: Estimation of left ventricular volume by one-plane cineangiography. Circulation *35*, 61–69 (1967)

87. GLOGER, K.: Die Altersabhängigkeit des Pulmonalarteriendruckes während stufenweise gesteigerter Ergometerarbeit. Z. Kreislaufforsch. *61*, 728 (1972)

88. GOTTWIK, M. G., PARISI, A. F., ASKENAZI, J., MCCAUGHAN, D.: Computerized orthogonal electrocardiogram: relation of QRS forces to left ventricular ejection fraction. Am. J. Cardiol. *41*, 9 (1978)

89. GROSSMAN, W.: Cardiac catheterization and angiography. Philadelphia: Lea & Febiger 1974

90. HAMMERMEISTER, K. E., WARBASSE, J. R.: The immediate hemodynamic effects of cardiac angiography in man. Am. J. Cardiol. *31*, 307 (1973)

91. HASSELBACH, W.: Muskel. In: Physiologie des Menschen. GAUER, O. H., KRAMER, K., JUNG, R., (Hrsg.) Bd. 4, München, Berlin, Wien: Urban & Schwarzenberg 1971

92. HAUKE, P., ZEUMER, H.: Doppler-sonographische Funktionsuntersuchung bei Subclavia-Anzapfsyndrom. Dtsch. Med. Wochenschr. *101*, 1912 (1976)

93. HECHELHAMMER, P.: Das mid systolic click-late systolic murmur-Syndrom. Schweiz. Rundsch. Med. *18*, 545 (1975)

94. HEGGLIN, R., RUTISHAUSER, W., KAUFMANN, G., LÜTHY, E., SCHEU, H.: Kreislaufdiagnostik mit der Farbstoffverdünnungsmethode. Stuttgart: Thieme 1962

95. HEISS, W. D., ZEILER, K., HALEVEC, L.: Hirndurchblutung und soziale Prognose nach ischämischem zerebralen Insult. Dtsch. Med. Wochenschr. *103*, 597 (1978)
96. HELD, K., SCHREIER, A.: Die 133-Xenon Clearance der Armmuskulatur. Klin. Wochenschr. *52*, 728 (1974)
97. HELFANT, R. H., HERMAN, M., GORLIN, R.: Abnormalities of left ventricular contraction induced by beta adrenergic blockade. Circulation *43*, 641 (1971)
98. HENNING, H., HARDARSON, T., FRANCIS, G., O'ROURKE, R. A., RYAN, W., ROSS, J., Jr.: Approach to the estimation of myocardial infarct size by analysis of precordial ST segment and R wave maps. Am. J. Cardiol. *41*, 1 (1978)
99. HERMAN, M. V.: Is reversibility of ventricular function disorders predictable? In: Ventricular function at rest and during exercise. ROSKAMM, H., HAHN, C., (eds.), p. 154. Berlin, Heidelberg, New York: Springer 1976
100. HERMAN, M. V., GORLIN, R.: Implications of left ventricular asynergy. Am. J. Cardiol. *23*, 538–547 (1969)
101. HERZOG, H., KOPP, C., PERRUCHOUD, A.: Prophylaktische und therapeutische Maßnahmen bei chronischem Cor pulmonale. Klin. Wochenschr. *55*, 777 (1977)
102. HILD, R.: Praktische Diagnostik arterieller und venöser Erkrankungen. Med. Welt *25*, 1185 (1974)
103. HIRZEL, H. O., KRAYENBÜHL, H. P.: Validity of the 133-Xenon method for measuring coronary blood flow. Pfluegers Arch. *349*, 159 (1974)
104. HOLLDACK, K.: Lehrbuch der Auskultation und Palpation, 8. Aufl. Stuttgart: Thieme 1974
105. HOLLDACK, K., WOLF, D.: Herzschallfibel. Stuttgart: Thieme 1967
106. HOLLDACK, K., WOLF, D.: Phonokardiographie, 4. Aufl. Stuttgart: Thieme 1974
107. HOLZMANN, M.: Klinische Elektrokardiographie. Stuttgart: Thieme 1965
107a. HORN, H. R., TEICHHOLZ, M. D., COHN, P. F., HERMAN, M. V., GORLIN, R.: Augmentation of left ventricular contraction pattern in coronary artery disease by an inotropic catecholamine. Circulation *44*, 1063 (1974)
108. HULL, R., HIRSH, J., SACKETT, D. L., POWERS, P., TURPIE, A. G. G., WALKER, I.: Combined use of leg scanning and impedance pletysmography in suspected venous thrombosis. N. Engl. J. Med. *296*, 1497 (1977)
109. JARMAKANI, M. M., EDWARDS, S. B., SPACH, M. S., et al.: Left ventricular pressure – volume characteristics in cogenital heart disease. Circulation *37*, 879–889

110. JORES, A.: Der Kranke mit psychovegetativen Störungen. Göttingen: Vandenhoeck & Ruprecht 1973
111. JUDKINS, M. P.: Percutaneous transfemoral selective coronary arteriography. Radiol Clin North Am. *6*, 467–495 (1968)
112. JUNG, W., FRIDRICH, R., DUCKERT, F., GRUBER, U. F.: Der Radiofibrinogentest zur Diagnose frischer tiefer Venenthrombosen. Schweiz. Med. Wochenschr. *105*, 39 (1975)
113. JUST, H., LOMBOURG, P., LANG, K. K., HABIGHORST, L. V., SCHULTEHINRICHS, D., SCHÖLMERICH, P.: Das Syndrom des spätsystolischen Geräusches mit mesosystolischem Klick als Sonderform der idiopathischen Myokardiopathie. Verh. Dtsch. Ges. Inn. Med. *77*, 919 (1971)
114. KALTENBACH, M.: Die Belastungsuntersuchung von Herzkranken. Mannheim: Boehringer 1974
115. KALTENBACH, M.: Der Aussagewert von Belastungsprüfungen. Internist (Berlin) *16*, 152 (1975)
116. KALTENBACH, M., MARTIN, K. L., ZILLES, K.: Volumenbestimmung des linken Ventrikels aus dem Kineangiogramm. Verh. Dtsch. Ges. Kreislaufforsch. *37*, 423 (1971)
117. KAPPERT, A.: Lehrbuch und Atlas der Angiologie, 8. Aufl. Bern, Stuttgart, Wien: Huber 1976
118. KAPPERT, A., RÖSLER, H.: Die nuklearmedizinische Analyse der peripheren Strombahn mit Hilfe von 99m-Technetium. Schweiz. Med. Wochenschr. *103*, 1087 (1973)
119. KAUFMANN, G.: 4. Herzton. Schweiz. Med. Wochenschr. *106*, 526 (1976)
120. KAPLAN, B. M., LANGENDORF, R., LEO, M., PICK, A.: Tachycardie-Bradycardie-Syndrome (so-called "Sick-Sinus Syndrome") Am. J. Cardiol. *31*, 497 (1973)
121. KARLINER, J., GAULT, J.: Left ventricular geometry prior to aortic valve opening in man. Circulation [Suppl. III] *42*, 60 (1970)
122. DODGE, H. T., BACKMON, J. R.: Quantitative angiocardiography – 1. The normal left ventricle in man. Circulation *34*, 272–278 (1966)
123. KLEPZIG, H., FRISCH, P.: Röntgenologische Herzvolumenbestimmung. Stuttgart: Thieme 1976
124. KÖHLER, E.: Echokardiographie. I. Grundlagen, Anwendung, Informationsgehalt. Herz/Kreislauf *11*, 571 (1979)
125. KOENIG, W.: Klinisch-physiologische Untersuchungsmethoden. Stuttgart: Thieme 1972
126. KRAMER, K.: Bestimmung des Sauerstoffgehaltes und der Hämoglobinkonzentration in Hämoglobinlösung und hämoglobinfreiem Blut auf lichtelektrischem Wege. Z. Biol. *95*, 126 (1934)

127. Kramer, R. S., Mason, D. T., Braunwald, E.: Augmented sympathetic neurotransmitter activity in the peripheral vascular bed of patients with congestive heart failure and cardiac norepinephrine depletion. Circulation 38, 629 (1968)
128. Kreulen, T. H., Bove, A. A., McDonough, M. T., Sands, M. J., Spann, J. F.: The evaluation of left ventricular function in man. A comparison of methods. Circulation 51, 677 (1975)
129. Kübler, W., Mäurer, W., Witte, A., Loogen, F.: Die Erkennung von Funktionsstörungen künstlicher Herzklappen mit unblutigen Methoden. Inn. Med. 1, 46 (1974)
130. Kübler, W., Mäurer, W., Schömig, A., Dietz, R.: Plasmakatecholamine und kardiale Katecholaminfreisetzung bei Patienten mit koronarer Herzerkrankung. The first 24 hours in myocardial infarction. An Internat. Sympos. Eur. Soc. Cardiol. Wien 1977, S. 63. Baden-Baden, Köln, New York: Witzstrock 1977
131. Kuhl, W.: Vestibulo-zerebrale Synkopen. Dtsch. Med. Wochenschr. 105, 41 (1980)
132. Ladurner, G., Zilkha, E., Sager, W. D., Iliff, L. D., Lechner, H., du Boulay, G. H.: Measurement of regional cerebral blood volume using the EMI 1010 scanner. Br. J. Radiol. 32, 371 (1979)
133. Lange Andersen, K., Shephard, R. J., Denolin, H., Varnaukas, E., Masironi, R.: Fundamentals of exercise testing. Geneva: World Heahlth Organisation 1971
134. Lemmerz, A. H.: Das orthogonale EKG-Ableitungssystem nach Frank im Routinebetrieb. Basel: Krager 1971
135. Lepeschkin, E.: Das Elektrokardiogramm – Ein Handbuch für Theorie und Praxis. Dresden, Leipzig: Steinkopff 1957
136. Levine, H. J., McIntyre, K. M., Lipana, J. G., et al: Force velocity relations in failing and nonfailing hearts of subjects with aortic stenosis. Am. J. Med. Sci 259, 79–89 (1970)
137. Lichtlen, P.: Klinische Vektor-Elektrographie. Berlin, Heidelberg, New York: Springer 1969
138. Linhart, J. W., Hildner, F. J., Barold, S. S.: Myocardial function in patients with coronary artery disease. Am. J. Cardiol. 23, 379 (1969)
139. Lüderitz, B.: Fortschritte der Elektrokardiographie – einschließlich intrakardialer Ableitungen. Internist (Berlin) 16, 137 (1975)
140. Lüderitz, B.: Auskultation und Phonokardiographie: Wertigkeit in der kardiologischen Diagnostik. Diagnostik 9, 270 (1976)
141. Lüderitz, B., Heimburg, P., Riecker, G.: Aneurysma dissecans bei Aortenisthmusstenose. Dtsch. Med. Wochenschr. 97, 562 (1972)
142. Lüthy, E.: Die Hämodynamik des suffizienten und insuffizienten rechten Herzens mit besonderer Berücksichtigung der Thermodilutionsmethode und der Bestimmung des enddiastolischen Ventrikelvolumens. Bibl. Cardiol. 11, (1962)
143. Lüthy, E., Wirz, P., Rutishauser, W., Krayenbühl, H.-P., Scheu, H.: Herz. In: Klinische Pathophysiologie. Siegenthaler, W., (Hrsg.), S. 448. Stuttgart: Thieme 1973
144. Luig, H., Emrich, D., Breuel, H. P., Strauer, B. E., Neubaur, J., Kisselbach, V. J.: Non-invasive determination of volume-equivalent curves of the left ventricle. In: Dynamic studies with radioisotopes in medicine. IAEA-SM 185/56. Knoxville, S. 207–217 1974 vol. II
145. Martinez-Ries, M. A., Bruto de Costa, B. C., Cecena-Seldner, F. A., Gensin, G. C.: Normal electrocardiogram in the presence of severe coronary artery disease. Am. J. Cardiol. 25, 320 (1970)
146. Mason, D. T., Zelis, K., Longhurst, J., Lee, G.: Cardiocirculatory responses to muscular exercise in congestive heart failure. Prog. Cardiovasc. Dis. 19, 475 (1977)
147. Master, A. M.: Exercise testing for evaluation of cardiac performance. Am. J. Cardiol. 30, 718 (1972)
148. Mester, A. M., Oppenheimer, E. T.: A simple tolerance test for circulatory efficiency with standard tables for normal individuals. Am. J. Med. Sci. 177, 223 (1929)
149. Mellerowicz, H.: Ergometrie. München, Berlin, Wien: Urban & Schwarzenberg 1975
150. Mendel, D.: A practice of cardiac catheterization. Oxford, Edinburgh: Blackwell 1968
151. Mengden, H. J. von: Computer-Diagnostik des Elektrokardiogramms. Dtsch. Med. Wochenschr. 102, 529 (1977)
152. Meyer, S. L., Curry, G. C., Donsky, M. S., Twieg, D. B., Paskey, R. W., Willerson, J. T.: Influence of dobutamine on hemodynamics and coronary blood flow in patients with and without coronary artery disease. Am. J. Cardiol. 38, 103 (1976)
153. Michel, D.: Die angeborenen Herzfehler (Auskultation, Phonokardiographie, Differentialdiagnose). Berlin, Göttingen, Heidelberg: Springer 1964
154. Mirsky, I.: A critical review of cardiac function parameters. Circulation [Suppl. III] 40, 147 (1969)
155. Muller, J. E., Maroko, P. R., Braunwald, E.: Precordial electrocardiographic mapping. Circulation 57, 1 (1978)

2.3 Literatur

156. MULLINS, C. B., LESHIN, S. J., MIERZWIAK, D. S., ALSOBROOK, H. D., MITCHELL, J. H.: Changes in left ventricular function produced by the injection of contrast media. Am. Heart J. *83*, 373 (1972)
157. NEJAD, N. F., KLEIN, M., MIRSKY, I.: Assessment of contractile state of the heart utilizing the maximum value of (dP/dt)/P. Physiologist *12*, 313 (1969)
158. NEUSS, H., SCHLEPPER, M.: Die Registrierung von Elektrogrammen des Hisschen Bündels beim Menschen. Herz Kreislauf *3*, 12 (1971)
159. OBRIST, W. D., THOMPSON, H. K., WANG H. S., WILKINSON, W. E.: Regional cerebral blood flow estimated by 133Xe inhalation. Stroke *6*, 245 (1975)
160. O'ROURKE, R. A., PEGRAM, B., BISHOP, V. S.: Variable effect of angiotensin infusion on left ventricular function. Cardiovasc. Res. *6*, 240 (1972)
161. PATTERSON, J. A., NAUGHTON, J. PIETRAS, R. J., GUNNAR, R. M.: Treadmill exercise in assessment of the functional capacity of patients with cardiac disease. Am. J. Cardiol. *30*, 757 (1972)
162. PAYNE, R. M., HORWITZ, L. D., MULLINS, C. B.: Comparison of isometric exercise and angiotensin infusion as stress for evaluation of left ventricular function. Am. J. Cardiol. *31*, 428 (1973)
163. POLINER, L. R., BUJA, L. M., PARKEY, R. W., STOKELY, E. M., STONE, M. J., HARRIS, R., SAFFER, S. W., TEMPLETON, G. H., BONTE, F. J., WILLERSON, J. T.: Comparison of different noninvasive methods of infarct sizing during experimental myocardial infarction. J. Nucl. Med. *18*, 517 (1977)
164. POLLACK, G. H.: Maximum velocity as an index of contractility in cardiac muscle. Circ. Res. *26*, 111 (1970)
165. POPP, R. L.: Echocardiographic assessment of cardiac disease. Circulation *4*, 538 (1976)
166. RAFFENBEUL, W., AMENDE, J., SIMON, R., ENGEL, J. H.: Qualitative und quantitative Cineangiographie vor und nach Nitroglycerin. In: H. ROSKAM, Ch. HAHN (eds.): Ventricular function at rest and during exercise, p. 53. Berlin, Heidelberg, New York: Springer 1976
167. RAHIMTOOLA, S., DUFFY, J. P., SWAN, A. J. C.: Ventricular performance after angiography. Circulation *35*, 70 (1967)
168. RATH, M., BÜLL, U., WIESBAUER, A., ULBERT, V.: Multiparameter-Auswertung von Hirnperfusionskurven bei zerebrovaskulären Erkrankungen. Ergebnisse der computergestützten Radionuklidangiographie. Nuklearmedizin (to be published)
169. REGAN, T. J. LEVINSON, G. E., OLDENWURTEL, H. A., FRANK, M. J., WEISSE, A. B., MOSCHOS, C. B.: Ventricular function in noncardiacs with alcoholic fatty liver: Role of ethanol on the production of cardiomyopathy. J. clin. Invest. *48*, 379 (1969)
170. REINDELL, H., MUSSHOFF, K., KLEPZIG, H.: Physiologische und pathophysiologische Grundlagen der Größen- und Formänderungen des Herzens. In: Handbuch der inneren Medizin. Schwiegk, H. (Hrsg.), 4 Aufl., Bd. IX/1. Berlin, Göttingen, Heidelberg: Springer 1960
171. REITERER, W.: Evaluation of physical performance by rectangular-triangular bicycle ergometry. Basic Res. Cardiol. *71*, 482 (1976)
172. RIECKER, G.: Wertigkeit klinischer Belastungsprüfungen bei koronarer Herzkrankheit. Dtsch. Med. Wochenschr. *98*, 891 (1973)
173. RIEGER, H. J.: Haftung des Arztes bei Belastungsuntersuchungen ohne Defibrillationsgerät. Dtsch. Med. Wochenschr. *102*, 1167 (1977)
173a. RIENMÜLLER, R.: persönliche Mitteilung, 1981
174. ROCHMIS, P., BLACKBURN, H.: Exercise tests. A survey of procedures, safety, and litigation experience in approximately 170 000 tests. *217*, 1061 (1971)
175. RODE, V., SCHÜTZ, R.-M.: Doppler-Ultraschall-Messungen: Relevanz ihrer Maßzahlen für die klinische und die Funktionsdiagnostik. Herz Kreislauf *9*, 422 (1977)
176. ROELANDT, J.: Practical echocardiography. Forest Grove Ore: Research Studies Press 1977
177. ROELANDT, J., BOM, N.: Ultraschall-Querschnittsuntersuchungen am schlagenden Herzen: Möglichkeiten und Aussichten. Triangel *13*, 139 (1975)
177a. ROMAN, J. A., STEELMAN, R. B., SCHRANK, J. P., COCHRAN, P. T.: The angiotensininfusion test as a method of evaluating left ventricular function. Am. Heart J. *89*, 554 (1975)
178. ROSS, J., Jr.: Transseptal left heart catheterization. A new method of left atrial puncture. Ann. Surg. *149*, 395 (1959)
179. ROSS, J. Jr.: Electrocardiographic ST segment analysis in the characterisation of myocardial ischemia and infarction. Circulation *53*, I-73 (1976)
179a. ROSS, J., Jr., BRAUNWALD, E.: The study of left ventricular function in man by increasing resistance to ventricular ejection with angiotensin. Circulation *29*, 739 (1964)
180. ROSSKAMM, H.: Das Belastungs-EKG. Mannheim: Boehringer 1968
181. ROSSKAMM, H.: Funktionsprüfung von Herz und Kreislauf. Nürnberg: Sandoz 1971

182. ROSSKAMM, H., HAHN, C.: Ventricular function at rest and during exercise. Berlin, Heidelberg, New York: Springer 1976
183. ROSSKAMM, H., BLÜMCHEN, G., KIEFER, H., WRONKA, M., SCHNELLBACHER, K., WINK, K., JAEDICKE, W., LÖNNE, E., REINDELL, H.: Die Indikation zur Koronarangiographie. Herz Kreislauf *4*, 315 (1972)
184. SANDEN, K. v., FERRONI, E., GAEDCKE, W.: Einige Grundfragen der Phonokardiographie. S. R. W. Nachrichten *5/6* (1958)
185. SANDLER, H., DODGE, H. T.: The use of single plane angiocardiograms for the calculation of left ventricular volume in man. Am. Heart J. *3*, 325–334 (1968)
186. SCHAD, N.: Nichtinvasive Darstellung der Wandbewegung und Schlagvolumenverteilung des linken Ventrikels nach Myokardinfarkt. ROEFO *124*, 201 (1976)
187. SCHAD, N.: Die gezielte Durchleuchtung des Herzens in der radiologischen und internistischen Praxis. Schweiz. Med. Wochenschr. *109*, 884 (1979)
188. SCHAPER, W. K. A., LEWI, P., et al.: The determinants of the rate of change of the left ventricular pressure (dp/dt). Arch. Kreislaufforsch. *46*, 27 (1965)
189. SCHERLAG, B. J., LAU, S. H., HELFANT, R. M., BERKOWITZ, W. D., STEIN, E., DAMATO, A. N.: Catheter technique for recording his-bundle activity in man. Circulation *39*, 13 (1969)
190. SCHIMERT, G., SCHIMMLER, W., SCHWALB, H., EBERL, J.: Die Coronarinsuffizienz. In: Handbuch der inneren Medizin. Schwiegk, H. (Hrsg.), Bd. 9/3. Berlin Göttingen Heidelberg: Springer 1960
191. SCHMITT, O. H., SIMONSON, E.: The present status of electrocardiography. Arch. Intern. Med. *96*, 574 (1955)
192. SCHOFFA, G., EGGENBERGER, O., KRÜGER, G.: Ein integriertes On-line-System für die Auswertung der Elektrokardiogramme mit einem klinischen Prozeßrechner. Angew. Inf. *11*, 467 (1975)
193. SCHRADER A.: Der Gesichts- und Kopfschmerz aus der Sicht des Neurologen. Laryngol. Rhinol. Otol. (Stuttg.) *56*, 287 (1977)
194. SCHRÖDER, R., SÜDHOF, H.: Praktische EKG-Auswertung. Stuttgart: Schattauer 1968
195. SCHWEIZER, W.: Einführung in die Kardiologie. Bern, Stuttgart, Wien: Huber 1972
196. SELDINGER, S. J.: Technik der Arteriographie. In: Handbuch der medizinischen Radiologie. Olsson, O., Strud, F., Vieten, H., Zuppinger, A., (Hrsg.), Bd. X/3. Berlin, Göttingen, Heidelberg, New York: Springer 1964

197. SEVERINGHAUS, J. W.: Blood gas concentrations. In: Handbook of physiology. Hamilton, W. F., Daw, P., Chap. 61. Baltimore: Williams & Williams 1973
198. SHEPHARD, R. J., ALLEN, C., BENADE, A. J. S., DAVIES, C. T. M., DI PRAMPERO P. E., HEDMAN, R., MERRIMAN, J. E., MYHRE, K., SIMMONS, R.: Standardisation of submaximal exercise tests. Bull. W. H. O. *38*, 765 (1968)
199. SONES, M. Jr.: Cinecardioangiography. Clinical cardiopulmonary physiology. Burgess L., Gordon, Ross, C., (eds.). Kory, New York: 1960
200. SPIECKERMANN, P. G., BRETSCHNEIDER, H. J.: Vereinfachte quantitative Auswertung von Indikatorverdünnungskurven. Tierexperimentelle und Modellversuche zur Fehlerbreite von Näherungsverfahren für eine vereinfachte oder automatische Herz-Zeit-Volumen-Bestimmung mit der Kälteverdünnungsmethode. Arch. Kreislaufforsch. *55*, 211 (1968)
201. SPODICK, H. D.: Fourth sound gallop or split first sound. Am. J. Cardiol. *31*, 530 (1973)
202. STEIN, G.: Belastbarkeit des Infarktpatienten. Med. Klin. *67*, 836 (1972)
203. STEINHART, L., ENDRYS, J.: Die transseptale Lävokardiographie. ROEFO *93*, 753 (1960)
204. STRAUER, B. E.: Koronarangiographie. Internist (Berlin) *16*, 161–167 (1975)
205. STRAUER, B. E.: Änderungen der Kontraktilität bei Druck- und Volumenbelastungen des Herzens. Verh. Dtsch. Ges. Kreislaufforsch. *42*, 69 (1976)
206. STRAUER, B. E.: Ventrikelfunktion und koronare Hämodynamik bei der essentiellen Hypertonie. Verh. Dtsch. Ges. Kreislaufforsch. *43*, 41 (1977)
207. STRAUER, B. E., BOLTE, H. D., HEIMBURG, P., RIECKER, G.: Zur koronaren Herzkrankheit. I.: Eine korrelative Studie über Hämodynamik und Kontraktilität an 110 Patienten. Z. Kardiol. *64*, 300 (1975)
208. STRAUER, B. E., BOLTE, H. D., HEIMBURG, P., RIECKER, G.: Zur koronaren Herzkrankheit. II.: Eine Analyse diastolischer Druck-Volumen-Beziehungen und linksventrikulärer Dehnbarkeit an 110 Patienten. Z. Kardiol. *64*, 311 (1975)
209. STRAUER, B. E., BÜRGER, S., BÜLL, U.: Multifactorial determination of ^{201}Thallium uptake of the heart: an experimental study concerning the influence of ventricular mass, perfusion and oxygen consumption. Basic Res. Cardiol. *73*, 298 (1978)
210. STRAUER, B. E., BÜLL, U., BÜRGER, S.: Clinical studies concerning the determinants of myocardial ^{201}Thallium uptake. Basic Res. Cardiol. *73*, 365 (1978)

211. Trap-Jensen, J., Clausen, J. P.: Effects of physical training: myocardial pressure work. In: Das chronisch kranke Herz. Rosskamm, H., Reindell, H., (Hrsg.) Stuttgart: Schattauer 1973, S. 457–462
212. Tuttle, R. R., Nills, J.: Dobutamine. Circ. Res. *36*, 185 (1975)
213. Ullrich, K. J., Riecker, G., Kramer, K.: Das Druckvolumendiagramm des Warmblüterherzens. Pfluegers Arch. *259*, 481 (1954)
214. Vielhauer, E., Köpf, I.: Phlebographie der unteren Extremitäten. Dtsch. Aerztebl. *46*, 3322 (1974)
215. Wassermann, K., Whipp, B. J., Koyal, S. N., Beaver, W. L.: Anaerobic threshold and respiratory gas exchange during exercise. J. Appl. Physiol. *35*, 236 (1973)
216. Wellauer, J.: Radiologie der Aorta und der großen Gefäße. Schweiz. Med. Wochenschr. *95*, 1640 (1695)
217. Wenger, R.: Klinische Vektorkardiographie, 2. Aufl. Darmstadt: Steinkopff 1969
218. Wenger, R.: Klinische Bedeutung der Vektorkardiographie. Med. Klin. *67*, 827 (1972)
219. Wildenthal, K., Mierzwak, D. S., Mitchell, J. H.: Effect of sudden changes in aortic pressure on left ventricular dp/dt. Am. J. Physiol. *216*, 185–190 (1969)
220. Winsor, T.: Thermographie. In: Lehrbuch und Atlas der Angiologie. Kappert, A., (Hrsg.), 8. Aufl. Bern, Stuttgart, Wien: Huber 92 (1976)
221. Witte, J.: Die Ergometrie in der Diagnostik der Belastungsinsuffizienz des Herzens. Internist (Berlin) *18*, 564 (1977)
222. World Health Organisation: Exercise tests in Relation to cardiovascular function. W. H. O. Tech. Rep. Ser. *388*, (1968)
223. Zelis, R., Longhorst, J., Capone, R. J., Mason, D. T.: A comparison of regional blood flow and oxygen utilization during dynamic forearm exercise in normal subjects and patients with congestive heart failure. Circulation *50*, 137 (1974)
224. Ziljstra, W. G.: Reflektionsoxymetrie. In: Oxymetrie, Theorie und klinische Anwendung. Kramer, K., (Hrsg.). Stuttgart: Thieme 1960
225. Zimmerman, H. A.: Intravascular catheterization. Springfield/Ill.: Thomas 1966

3 Spezifische Herzmuskelerkrankungen und Kardiomyopathien

3.1 Allgemeines

Nach klinisch-praktischen Gesichtspunkten haben die einzelnen Erkrankungen des Herzens eine unterschiedliche Wertigkeit hinsichtlich Morbidität und den Möglichkeiten des diagnostischen und therapeutischen Zugangs. Außerdem stehen je nach dem klinischen Bild einmal mehr diagnostische Überlegungen mit Fragen nach der Ätiologie und ein andermal mehr therapeutische Erwägungen im Vordergrund. Deshalb ergeben sich unterschiedliche Einteilungen der Erkrankungen des Herzens.
Zur *Einteilung* der Herzmuskelerkrankungen nach ätiologischen Gesichtspunkten s. Tabelle 3.1. Während sich bei dieser Anordnung die geringsten Überschneidungen ergeben, sind bei einer Einteilung nach anatomischen Gesichtspunkten, wie sie Tabelle 3.2 wiedergibt, beim Patienten im Einzelfall jeweils krankhafte Prozesse an mehreren Strukturen oder Funktionssystemen gleichzeitig erfaßt (z. B. gleichzeitiges Auftreten von Endokarditis, Myokarditis, Perikarditis und Herzrhythmusstörungen bei Endocarditis lenta).
Aus praktischen Gründen hat sich außerdem eine Unterscheidung in entzündliche und nichtentzündliche Herzerkrankungen eingebürgert, wobei zur Gruppe der entzündlichen alle diejenigen gezählt werden, die im Gefolge einer Infektion (Bakterien, Viren) oder im Rahmen rheumatisch-allergischer Erkrankungen (rheumatische Karditis, Immunkarditis) entstanden sind. Allerdings schließt der fehlende Nachweis von entzündlichen klinischen Zeichen jeweils entzündliche Veränderungen pathologisch-morphologischer Art nicht aus.
Im folgenden sollen im einzelnen diejenigen Erkrankungen des Herzens besprochen werden, die in der kardiologischen Praxis die größte Bedeutung haben.

3.2 Rheumatische Karditis

3.2.1 Pathologische Anatomie

Die rheumatische Karditis tritt bei akutem rheumatischem Fieber in der Mehrzahl der Fälle im Kindesalter, bei Erwachsenen seltener auf. Die Häufigkeitsangaben schwanken stark.
Die rheumatische Karditis kann das Endokard, das Myokard und auch das Perikard befallen. Bei einer Pankarditis – der am häufigsten eine rheumatische Genese zugrunde liegt – sind alle drei Schichten befallen.
Die rheumatische Endokarditis ist im Kapitel 4 behandelt.
Bei einer rheumatischen Myokarditis ist im floriden Stadium das Aschoff-Geipel-Knötchen pathognomonisch. In seiner klassischen Form wird es nur im Herzmuskel gefunden. Die Knötchen entwickeln sich weitgehend im kollagenen Bindegewebe des Herzens, bevorzugt liegen sie neben kleinen Arterien. In der Regel beginnt die Bildung des Granuloms mit einer fibrinoiden Verquellung der Grundsubstanz [79] und einer sog. fibrinoiden Nekrose kollagener Fasern. In diesem Anfangsstadium erfolgt eine Fibrinexsudation aus kleinen Blutgefäßen ins Gewebe. Es schließt sich eine Zellproliferation an, die in jüngeren Granulomen [50] aus größeren rundlichen bis ovalen Zellen mit einem basophilen Cytoplasma besteht. Später sollen diese Zellen eine spindelförmige Gestalt – wie Fibroblasten – an-

Tabelle 3.1. Klassifikation der Herzmuskelerkrankungen nach nosologischen Gesichtspunkten [101a]

I. Kardiomyopathien (ohne ätiologische Hinweise)
1. Dilative Kardiomyopathie
2. Hypertrophische Kardiomyopathien
   a) Obstruktiv
   b) Nicht obstruktiv
3. Restriktive Kardiomyopathien
   a) Endokardiale Fibroelastose
   b) Endomyokardfibrose

II. Spezifische Herzmuskelerkrankungen

A. Infektiös
   1. Viren
   2. Bakterien
   3. Rickettsien
   4. Protozoen
   5. Metazoen

B. Toxisch
   1. Pharmaka (z. B. Barbiturate, Analgetica, Anaesthetica, Isoproterenol, Antracycline)
   2. Vergiftungen (z. B. Kobalt, Cadmium, Arsen)
   3. Alkoholische Herzerkrankung

C. Allergisch-rheumatisch
   1. Anaphylaxie, postvaccinal (Serumkrankheit, Nahrungsmittel- und Pollenallergien)
   2. Rheumatische Karditis (Endo-, Myo-, Perikarditis)
   3. Immunkardiomyopathien
      a) bei Kollagenosen:
         Erythematodes
         Dermatomyositis
         Sklerodermie
         Periarteriitis nodosa
      b) Bei Dressler-Syndrom
      c) Bei Postkardiotomiesyndrom

D. Endokrin
   1. Hyperthyreose
   2. Hypothyreose
   3. Somatotropismus
   4. Carcinoid
   5. Diabetes mellitus
   6. Schwangerschaft, Puerperium
   7. Bei Phäochromocytom

E. Metabolisch
   1. Ischämische Herzerkrankung
   2. Anämie
   3. Chronische und akute Hypokaliämie
   4. Glykogenspeicherkrankheiten
   5. Hämochromatose
   6. Xanthomatose
   7. Amyloidose
   8. Malnutrition
   9. Urämie
   10. Oxalose
   11. Hypovitaminose (z. B. Thiaminmangel)
   12. M. Fabry

F. Infiltrativ
   1. Infiltrative Metastasen maligner Tumoren
   2. Hämoblastose
   3. Sarkoidose

G. Primäre Herztumoren

H. Herzerkrankungen bei neuromuskulären Störungen
   1. Progressive Muskeldystrophie
   2. Myotonische Dystrophie
   3. Paroxysmale hypokaliämische Lähmung
   4. Friedreich-Ataxie

J. Physikalische Einwirkungen
   1. Thoraxkontusion
   2. Elektroschock
   3. Bei Strahlentherapie

K. Senile Herzerkrankungen (senile Polypathie)

---

nehmen und sich fischzugartig anordnen. Das Granulom vernarbt dann allmählich.

Die Herkunft der Zellen in dem Aschoff-Geipel-Knötchen hat viele Kontroversen ausgelöst. Der Streit entzündete sich vor allem an zwei besonderen Zellformen, die in den Granulomen vorkommen: den Anitschkow-Zellen und den mehrkernigen Riesenzellen. Die Anitschkow-Zellen zeichnen sich durch einen hellen Zellkern aus, dessen Chromatin in einem gewundenen Faden („raupenförmig") inmitten des Kernes liegt. Diese Zelle wird heute von der Mehrzahl der Autoren aus dem undifferenzierten Mesenchym abgeleitet und als Kardiohistiocyt bezeichnet, da sie nur im Herzen vorkommt. Bei den seltener auftretenden mehrkernigen Riesenzellen, die auch Aschoff-Zellen oder Eulenaugenzellen genannt werden, wird neben der Herkunft aus großen Histiocyten auch eine myogene Genese diskutiert. Reste untergegangener Herzmuskelfasern sind in den Granulomen gelegentlich nachgewiesen worden, und neuerdings

3.2 Rheumatische Karditis

Tabelle 3.2. Klassifikation der Herzerkrankungen nach anatomischen Gesichtspunkten. (Modif. n. [48])

Endokarderkrankungen
 Endokarditis
 Herzklappenfehler

Myokarderkrankungen

Perikarderkrankungen
 Perikarditis
 Perikardconstriction
 Perikardtamponade

Coronare Herzkrankheit

Rhythmusstörungen
(System der Erregungsbildung und Erregungsleitung)

---

ließ sich, z. B. mit markierten Antiseren, ein Antigen ähnlich dem Actomyosin von Herzmuskelzellen nachweisen.
Die Granulome können an vielen Stellen des Myokards vorkommen. Bevorzugt sind [45] der Bindegewebszwickel zwischen Aorta und Mitralklappe sowie die linke Kammerwand und die Herzspitze.
Ein rheumatisches Granulom geht allmählich in eine bindegewebige Narbe über. Die Narbenbildung trägt an den Herzklappen wesentlich zur Deformierung bei. Im Myokard ist die Möglichkeit zu erwägen, daß schrumpfende perivasculäre Narben oder eine bindegewebige Verdickung der Intima zu einer Lichtungseinengung der kleinen Arterien und damit zu einer unzureichenden Versorgung der regionalen Muskelfasern führen können.
Bei Patienten mit einer Verschlechterung der präoperativen kardialen Symptomatik sind gehäuft Aschoff-Geipel-Knötchen in den resezierten Herzohren beobachtet worden. Postoperative Rezidive treten jedoch bei Patienten mit Aschoff-Geipel-Knötchen im Herzohr nicht gehäuft auf, und auch die Letalität ist bei ihnen offenbar nicht erhöht. Unter dem Einfluß einer Cortisontherapie gebildete Aschoff-Geipel-Knötchen sollen zellärmer als unbehandelte sein [59a].
Beim rheumatischen Fieber kann es auch zu unspezifischen entzündlichen Veränderungen im Myokard mit interstitiellen Infiltraten mit Lymphocyten und Plasmazellen kommen. Ihnen messen SAPHIR und LANGENDORF [106] im Verein mit degenerativen Veränderungen der Muskelfasern eine größere Bedeutung als Substrat für die schweren klinischen kardialen Symptome zu als den rheumatischen Knötchen.
Das Reizleitungssystem wird beim akuten rheumatischen Fieber häufig mitbefallen. Während Aschoff-Geipel-Knötchen im übrigen Myokard ohne klinische Bedeutung bleiben können, vermögen sie im spezifischen Muskelsystem eine Unterbrechung der Reizleitung zu bewirken.
Bei der rheumatischen Perikarditis steht in der Regel die Exsudation im Vordergrund. Es entwickelt sich eine fibrinöse Entzündung mit feinzottigen Vorsprüngen.

3.2.2 Ätiologie und Pathogenese
(Tabelle 3.3)

Die rheumatische Karditis ist die folgenschwerste Manifestation des akuten rheumatischen Fiebers und für den Krankheitsverlauf entscheidend. Das Prädilektionsalter der erkrankten Patienten liegt zwischen dem 5. und 24. Lebensjahr mit einem Maximum zwischen dem 5. und 17. Lebensjahr. Nach übereinstimmenden Mitteilungen im Schrifttum liegt die Erkrankungshäufigkeit zwi-

Tabelle 3.3. Pathogenetische Faktoren der rheumatischen Karditis

---

β-hämolysierende Streptokokken

 Antigene:
 M(?)-Protein (KAPLAN [73])
 C-Substanz (MCCARTHY [90])
 N-Acetylglucosamin

Kreuzreagierende humorale Antikörper gegen Herzgewebe

Celluläre immunologische Vorgänge (H3-Thymidin-Einbau immunkompetenter Lymphocyten gesteigert)

Ablagerung von Immunkomplexen

Immunologische Reaktionslage (u. a. Erbfaktoren)

Virusinfekte als Manifestationsfaktor
(BURCH u. Mitarb. [30])

Soziales Milieu

schen 2 und 4‰ im Alter zwischen 6 und 19 Jahren [1, 2].

Die *ätiologische Bedeutung* β-hämolysierender Streptokokken der Gruppe A für die Entstehung der rheumatischen Karditis ist aufgrund klinischer, epidemiologischer, bakteriologischer und immunologischer Beobachtungen allgemein anerkannt. Die Primärinfektion spielt sich in der überwiegenden Zahl der Fälle im Nasen-Rachen-Raum ab. Eine Angina tonsillaris etwa 1–3 Wochen vor einem rheumatischen Fieber ist typisch. Auch Rezidive eines rheumatischen Fiebers und einer rheumatischen Karditis entstehen häufig einige Wochen nach einer Pharynxinfektion mit hämolytischen Streptokokken. Patienten mit einer Streptokokkeninfektion (Kinder, Adolescenten, junge Erwachsene) erkranken mit einer Häufigkeit von 0,5–3% an einem rheumatischen Fieber. Erkrankungen an rheumatischem Fieber sind zwischen 37 und 50% mit einer rheumatischen Karditis mit Klappenläsionen vergesellschaftet. Diese Zahlen lassen deutlich werden, daß eine bestimmte Konstellation gegeben sein muß, ehe eine Infektion mit β-hämolysierenden Streptokokken zu einer Erkrankung an rheumatischer Karditis führt. Eine schlüssige Klärung der Pathogenese ist bis heute nicht erfolgt. Außer Frage steht aber, daß immunologische Reaktionen im Zusammenhang mit einer Infektion mit β-hämolysierenden Streptokokken eine wichtige Rolle spielen.

Bestimmte Fraktionen der cellulären Membran der Streptokokken stellen nämlich Antigene dar für Antikörper, die im menschlichen Organismus nach einer Infektion mit Streptokokken gebildet werden. Die Untersuchungen von KAPLAN [73] ergaben ein Protein, das ein Bestandteil der Streptokokkenzellwand ist. Es entspricht wahrscheinlich dem M-Protein (s. Abb. 3.1) und wurde *kreuzreagierendes* Antigen genannt, weil es zur Bildung von Antikörpern führt, die sowohl mit Herzmuskelsarkolemm als auch mit Streptokokkensubstanzen reagieren. Diese Antikörper können bei der Mehrzahl der Patienten mit rheumatischem Fieber nachgewiesen werden.

Durch andere Untersuchungen [90] ist der antigene Charakter der C-Substanz β-hämo-

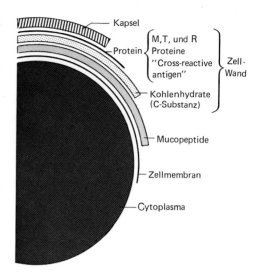

Abb. 3.1. Biochemische Matrix der Streptokokkenzellwand (schematisch) [64]

lysierender Streptokokken untersucht worden. Einer der immunologisch wirksamen Komponenten dieser C-Substanz ist *N-Acetylglucosamin*. Diese Substanz ist ein wichtiger Bestandteil von Glucoproteinen und Mucopolysacchariden menschlichen Bindegewebes. Es zeigt eine positive Kreuzreaktion mit Antiseren gegen menschliches Bindegewebe. Demnach können auch auf diese Weise kreuzreagierende Antikörper für die Pathogenese der rheumatischen Karditis von Bedeutung sein. Es ist aber nicht gesichert, ob diese Immunreaktionen tatsächlich die Pathogenese bestimmen, oder ob sie lediglich Begleitphänomene der zugrundeliegenden Herzerkrankung sind.

Die Vermutung, daß neben humoral erfaßbaren Antigen-Antikörper-Reaktionen auch eine Beeinflussung cellulär vermittelter Immunreaktionen bei rheumatischer Karditis abläuft, hat zu Versuchen mit Lymphocyten von Mäusen geführt, die mit Streptokokkenmembranen immunisiert waren. Die Lymphocyten solcherart vorbehandelter Mäuse zeigten eine erhöhte Einbaurate von H3-Thymidin in Desoxyribonucleinsäure. Dies zeigte sich sowohl bei Immunisierung mit autologer Herzmuskulatur als auch mit menschlicher Herzmuskulatur. Sinngemäß ähnliche Resultate wurden gewonnen bei Verwendung des sog. Makrophagen-Inhibitionstestes (MIF). Dabei wurde die Migration von mit Streptokokkenmembranen sensibilisierten peritonealen Zellen inhibiert bei Zufügung einer cellulären myokardialen Membranfraktion des Menschen [34].

Wesentlich für die Entstehung der rheumatischen Karditis scheinen Ablagerungen von Antigen-Antikörper-Komplexen im Herzmuskel zu sein, wobei die Bindung von Antikörpern mit dem Verbrauch von Komplement (Beta$_1$-C-Globulin) (wesentlicher Repräsentant der C$_3$-Komplement-Komponente) einhergeht. Ort der Antikörperbindung ist nach fluorescenzserologischen Untersuchungen [65, 75] das subendokardiale Gewebe, ferner arterielle Gefäße des Interstitiums, Strukturen des Aschoff-Knötchens und das Sarkolemm der Muskelfibrillen. – Das Antigen ist bisher chemisch nicht identifiziert. Immerhin s nd aber korrespondierende Antikörper sowohl durch Extrakte aus menschlichem Herzgewebe als auch durch A-Streptokokken absorbierbar [73].

Darüber hinaus ist eine *erbliche Disposition* zu vermuten, weil Erkrankungen an rheumatischem Fieber sich in bestimmten Familien häufen. Dieser Umstand sowie die Bevorzugung des jüngeren Lebensalters bis etwa zum 25. Lebensjahr stehen im Einklang mit einer unterschiedlichen immunologischen Reaktion auf eine Infektion mit β-hämolysierenden Streptokokken. Schließlich ist auch an die Beteiligung von *Virusinfektionen* zu denken. So scheint nach den Untersuchungen von BURCH und GILES [28] ein Streptokokkeninfekt als konditionierender Faktor dafür angesehen werden zu können, daß eine klinisch latente Virusinfektion manifest wird.

Die Pathogenese der rheumatischen Karditis ist also offensichtlich ein komplexer Vorgang, der von zahlreichen Faktoren bestimmt wird, deren Prävalenz jeweils beim einzelnen Patienten nicht immer klar erkennbar wird.

Weniger für die Pathogenese als vielmehr für die Diagnostik bedeutsam ist eine weitere Eigenschaft hämolysierender Streptokokken: Hämolysierende Streptokokken führen im menschlichen Organismus zur Bildung von *Antistreptolysinen*, die als Antikörper gegen Streptolysin oder Streptohämolysin gerichtet sind. Diese Substanzen sind Enzyme, die von Streptokokken gebildet werden. Es sind zwei Varianten beschrieben worden: Streptolysin O (sauerstofflabil) und Streptolysin S (sauerstoffstabil).

Durch diese Substanzen entstehen auf Blutagarplatten klare hämolytische Zonen um die Kolonnen der hämolytischen Streptokokken. Nur das Streptolysin O wirkt als Antigen, und die Entwicklung der Antikörper auf Streptolysin O (Antistreptolysin O, ASLO) im menschlichen Serum wird als eigentliches spezifisches Zeichen einer vorausgegangenen Streptococcus-A-Infektion angesehen.

70–90% der Patienten, die an einem akuten rheumatischen Fieber leiden, weisen erhöhte Antistreptolysin-O-Titer im Serum auf. Das Fehlen des Antistreptolysins bei einigen Infektionen mit hämolytischen Streptokokken oder rheumatischem Fieber kann darauf beruhen, daß bestimmte dieser Streptococcus-A-Stämme kein Streptolysin O bilden. Andererseits sind andere Streptococcus-A-Antikörper wie das Antifibrinolysin (Antistreptokinase) oder die Antihyaluronidase häufig auch ohne den Anstieg des Antistreptolysin-O-Titers deutlich erhöht. Weitere nachweisbare Antikörper sind: Antidiphosphopyridinnucleotidase und Antidesoxyribonuclease.

Unterschiede in der Virulenz der Streptokokken und in den immunologischen Reaktionen, aber auch die unterschiedliche Anfälligkeit des Wirtes begründen, daß auf viele Infektionen mit hämolytischen Streptokokken keine aktive rheumatische Erkrankung folgt.

3.2.3 Klinik und Diagnostik

Die kardialen Manifestationen des rheumatischen Fiebers sind entzündliche Veränderungen am Myokard, am Endokard, insbesondere an den Herzklappen, sowie am Perikard. Bei nur etwa der Hälfte der Patienten mit rheumatischem Fieber kommt es zur Ausbildung der rheumatischen Karditis, obwohl pathologisch-anatomisch häufiger

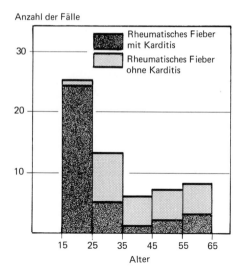

Abb. 3.2. Häufigkeit rheumatischer Karditis bei Patienten mit rheumatischem Fieber in Abhängigkeit vom Lebensalter [4]

Zeichen einer rheumatischen Karditis (s. 3.2.1) nachgewiesen werden können. Dabei besteht eine deutliche Altersabhängigkeit in der Weise, daß im Alter zwischen 15 und 25 Jahren die kardiale Manifestation bei etwa 90% liegt, während sie in den folgenden Jahrzehnten wesentlich hinter dem Prozentsatz der Patienten ohne Karditis zurücksteht (hierzu s. Abb. 3.2).

Die *klinische Symptomatologie* (s. Tabelle 3.4) der rheumatischen Karditis kann sehr wechselvoll sein, und auch die Schwierigkeit einer sicheren Erkennung des rheumatischen Fiebers erschwert die Diagnose erheblich. Das Zusammentreffen folgender Symptome kann die Diagnose erleichtern (modifizierte Jones-Kriterien [3, 38]:

Hauptsymptome:
Karditis,
Polyarthritis,
Chorea,
subcutane Knötchen,
Erythema marginatum.

Nebensymptome:
Fieber,
Arthralgie,
Blutsenkungsreaktion beschleunigt,
Leukocytose,
C-reaktives Protein erhöht,
verlängertes AV-Intervall im EKG,
vorausgegangener Streptokokkeninfekt,
rheumatischer Herzklappenfehler oder rheumatisches Fieber in der Vorgeschichte.

Diese Zusammenstellung von Symptomen, die als sog. Jones-Kriterien bekannt geworden sind, hat sich insofern als brauchbar erwiesen, als sich mit ihrer Hilfe die Diagnose eines akuten rheumatischen Fiebers sichern läßt, wenn folgendes Zusammentreffen gegeben ist:
Ein rheumatisches Fieber kann angenommen werden, wenn zwei Hauptkriterien oder ein Hauptkriterium zusammen mit zwei Nebenkriterien nachweisbar sind. So nützlich die Verwendung dieser diagnostischen Kriterien vor allem für Verlaufsbeobachtungen ist, so kann doch nicht bestritten werden, daß bei manchen Patienten mit rheumatischem Herzklappenfehler in der Anamnese weder ein akutes rheumatisches Fieber noch ein Streptokokkeninfekt nachgewiesen werden kann. Man muß annehmen, daß in solchen Fällen eine rheumatische Infektion vorlag, ohne daß es zu so ausgeprägten Symptomen gekommen ist, daß die modifizierten Jones-Kriterien als positiv bewertet werden konnten [4] (s. auch Kapitel Pathogenese).

Tabelle 3.4. Klinische Symptome bei rheumatischem Fieber

Fieber

Arthralgie mit Schwellung, Rötung

Karditis
  Perikarditis (Perikardreiben!)
  Myokarditis
  Herzinsuffizienz
  Tachykardie

Valvulitis
  Pathologische Geräusche und Töne

Hautzeichen
  Rötung
  Erythema marginatum (~5%)
  Rheumatische Knötchen
  (Knöchel, Ellbogen, Knie, Fußrücken,
   Sehnen der Hand)

Chorea SYDENHAM
  (Spätmanifestation, nach 2 – 6 Monaten)

Abdominalschmerzen (~10%)

3.2 Rheumatische Karditis

Der dringende Verdacht auf eine rheumatische Aktivität bei rheumatischem Herzfehler ist gegeben bei sich rasch verstärkender Herzinsuffizienz, einer Kardiomegalie, bei Neuauftreten von Herzgeräuschen sowie elektrokardiographischen Veränderungen. Es ist anzunehmen, daß eine rheumatische Aktivität subklinisch in der Mehrzahl der scheinbar inaktiven rheumatischen Herzfehler abläuft.

Laboratoriumsdiagnostik: Typische Untersuchungsbefunde beim akuten rheumatischen Fieber sind eine Erhöhung der Blutsenkungsreaktion um 70 mm in der ersten Stunde und eine Erhöhung der α_2-Globuline auf mehr als 0,6 g/100 ml. Diese Erhöhung der α_2-Globuline ist vorwiegend bedingt durch eine Vermehrung von α_2-Makroglobulin. Das Immunglobulin A (IgA) ist in der akuten Phase erhöht, während in dem subchronisch-chronischen Verlauf dann die Immunglobulin-A-Vermehrung durch eine Immunglobulin-G-(IgG)-Vermehrung abgelöst wird. Erhöhungen des Antistreptolysintiters auf mehr als 250 I.E. finden sich in 77–97% der Fälle mit rheumatischer Karditis demgegenüber in 10–35% der Fälle ohne klinische Hinweise auf eine rheumatische Aktivität. Findet sich wiederholt ein Antistreptolysintiter im Normbereich, so schließt ein solcher Befund ein rheumatisches Fieber und eine rheumatische Karditis zu 80% aus [77a].

Unspezifisch erhöhte Antistreptolysintiterwerte können bedingt sein durch bakterielle Verunreinigungen der zu untersuchenden Seren, durch Hämolyse (Kälte, Wärme), durch eine Hyperlipoproteinämie sowie durch Hypercholesterinämie, beispielsweise bei Hepatitis oder nephrotischem Syndrom. Der Mechanismus dieser unspezifischen Titererhöhungen ist nicht geklärt. Es scheint aber sicher zu sein, daß Cholesterin in Verbindung mit Phosphatiden wesentlich ist [87].

Ergeben sich Verdachtsmomente dafür, daß Antistreptolysintiterwerte unspezifisch erhöht sind, dann sind folgende diagnostische Möglichkeiten vorhanden, um eine Infektion mit Streptokokken festzustellen, sofern diese zur Bildung von entsprechenden Antikörpern geführt haben: a) durch

Tabelle 3.5. Humorale Antikörper gegen Myokardsarkolemm bei rheumatischer Karditis [65]

	Zahl der Patienten	Positiver indirekter Immunfluorescenztest
Rheumatisches Fieber	171	41,5%
a) Mit Karditis	71	63,5%
b) Ohne Karditis	74	26,0%
c) Fragliche Karditis	26	26,9%

den Nachweis von Antikörpern gegen andere Streptokokkenantigene, z.B. die Antistreptokokken-NAD-ase-Reaktion [97]; b) durch die von BADIN [33] und CABAU [32] empfohlene Albuminmethode (Zusatz einer bestimmten Menge von Humanalbumin in Form der Fraktion V nach COHN [2,4 mg/ml] zum Serum); c) durch die Dextransulfat-Methode nach BURSTEIN und SAMAILLE (Fällung der β-Lipoproteide mit Dextransulfat und Calciumchlorid) [87].

Nach klinischen Erfahrungen scheint das Dextransulfat-Verfahren das praktikabelste zu sein.
Die Antistreptolysin-O-Bildung kann durch Penicillinmedikation unterdrückt werden. Deshalb kann das rheumatische Fieber ohne Antistreptolysintiteranstieg bei gleichzeitiger Penicillinbehandlung verlaufen [107].
Die Aktivitätsbeurteilung einer floriden rheumatischen Karditis kann außerdem durch die Bestimmung von Myokardantikörpern mittels der Immunfluorescenztechniken erzielt werden (s. hierzu 3.2.2 und Tabelle 3.5). Im allgemeinen werden zur Beurteilung des Verlaufsstadiums einer rheumatischen Karditis unter Berücksichtigung der unspezifischen Wirkung der antirheumatischen Therapie auf serologische Meßgrößen die Blutsenkungsreaktion sowie die Bestimmung des α_2-Globulins, insbesondere mit seiner Unterfraktion, dem α_2-Makroglobulin, herangezogen. Die Höhe des Antistreptolysintiters erlaubt einen zuverlässigen Schluß auf die Aktivität der rheumatischen Erkrankung. Die Erhöhung der Immunglobulin-A-Konzentration im Serum kann ein zusätzlicher Hinweis für ein Rezidiv sein (s. auch Tabelle 3.6).

Tabelle 3.6. Serologische Diagnostik bei rheumatischer Karditis

Blutsenkung	Erhöht ~70 mm in der 1. Std.
α_2-Globuline (α_2-Makroglobulin)	> 0,6 g/100 ml
Immunglobulin G	Erhöht (> 1670 mg%)
Immunglobulin A	Erhöht (> 360 mg%)
Antistreptolysintiter	> 1 : 250 O.E. (Cave: falsch-positive Resultate bei dekomp. Rechtsinsuffizienz, Hepatitis, Hyperlipämie, nephrotischem Syndrom)
Myokardantikörpernachweis (indir. Immunfluorescenztest)	positiv bei 40 – 70% Sarkolemmaler Typ

Differentialdiagnose der rheumatischen Karditis: Die differentialdiagnostischen Überlegungen werden sich im Einzelfall jeweils nach dem Leitsymptom richten (z. B. Arthralgie, kardialer Auskultationsbefund, humorale Entzündungszeichen, Herzinsuffizienz). Im einzelnen sind abzugrenzen: (in Stichworten) bakterielle Endokarditis, Lupus erythematodes, Vorhofseptumdefekt mit congenitaler Mitralinsuffizienz, rheumatoide Arthritis, nichtrheumatische Myokarditis bzw. Kardiomyopathie, Papillarmuskeldysfunktion, Vorhofmyxom, Fibroelastose, grippale Infekte, Gonorrhoe, Erythema nodosum, chronische Anämien (Sichelzellanämie), Meningokokken-Meningitis.

Indirekter Immunfluorescenztest zum Nachweis humoraler Antikörper gegen Myokard (s. [10]):

In der klinisch-immunologischen Diagnostik ist der Nachweis eines humoralen, im Blut zirkulierenden Antikörpers (Immungloblin) zu erbringen, wenn ein bekanntes Antigen in vitro mit dem gesuchten Antikörper zur Reaktion gebracht wird. Je genauer das Antigen untersucht und damit definiert ist, um so exakter ist die Aussage über die Spezifität der dem Nachweis dienenden Antigen-Antikörper-Reaktion. Dabei kann man sich folgender Nachweisreaktionen bedienen: Präzipitation (quantitative Präcipitinkurven, Präcipitation in Gelen, radiale Immundiffusion, Immunelektrophorese), Antigenbindungsreaktionen (Antigenbindungskapazität, quantitative Immunabsorption, Radioimmunossay), Reaktionen mit cellulären Oberflächenantigenen (Bindung, Agglutination, cytotoxische Reaktion u. a.), Reaktionen mit Komplement (z B. Komplementbindungsreaktion), Reaktionen mit markierten (Fluorescein-Isothiocyanat, Peroxydase, Ferritin) Antikörpern.

Zum Nachweis der humoralen Antikörper dient als Antigenmaterial ein 5-Mikron-Gefrierschnitt von Herzmuskulatur (Mensch, Meerschweinchen, Ratte). Das auf einem Objektträger befindliche Präparat wird mit dem Testserum (fraglich antikörperhaltig) überschichtet. Nach einer standardisierten Einwirkungszeit, während der sich Antikörpermoleküle an das Antigenmaterial binden, wird durch Phosphatpufferlösung nicht gebundenes Protein abgewaschen. Anschließend wird das Präparat überschichtet mit einem Fluorescein-markierten Antiimmunglobulin jeweils aus der IgG-, IgA- und IgM-Fraktion, wodurch erreicht wird, daß sich fluorescierendes Material an den Myokard-Antigen-Antikörper-Komplex bindet. Diese Komplexe fluorescieren im ultravioletten Licht und lassen sich mit Hilfe eines Fluorescenzmikroskopes sichtbar machen. Neben der Unterscheidung, ob es sich um eine positive oder negative Reaktion handelt, kann differenziert werden zwischen verschiedenen Lokalisationen. So unterscheiden wir Antikörper, die gegen sarkolemmale Strukturen gerichtet sind (sarkolemmaler Typ), solche, die gegen Kernmaterial gerichtet sind (nucleärer Typ) und solche, die gegen Myofibrillen gerichtet sind (myofibrillärer Typ). Darüber hinaus läßt sich gelegentlich auch eine intermyofibrilläre Lokalisation der fluorescierenden Komplexe feststellen. Auch Mischtypen sind gelegentlich zu beobachten. Eine weitere Differenzierungsmöglichkeit ergibt sich aus der Tatsache, daß positive Reaktionen mit Fluorescein-konjugiertem Immunglobulin verschiedener Fraktionen (IgG, IgA, IgM) möglich sind.

Im Unterschied zu diesem oben beschriebenen indirekten Immunfluorescenztest unter-

3.2 Rheumatische Karditis

scheidet sich der direkte Immunfluorescenztest dadurch, daß ein Fluorescein-markiertes Antiimmunglobulin direkt mit Myokard als Antigen reagiert. Dieser Test hat für die diagnostische Differenzierung unter Verwendung von Biopsiematerial wahrscheinlich eine praktische Bedeutung.

Nach unseren [10] und den Untersuchungen anderer Autoren findet sich aber auch bei Verwendung menschlichen Myokards als Antigen in hohem Prozentsatz (~ 90%) eine positive Reaktion gegen Kernmaterial. Bei Patienten mit florider *rheumatischer Karditis* ist mit einer Koinzidenz von 60–80% ein

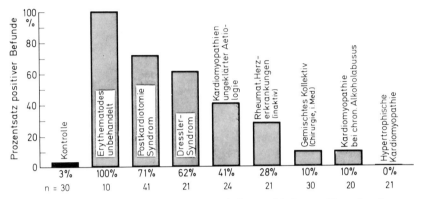

Abb. 3.3. Humorale Antikörper gegen Myokard (indirekter Immunfluorescenztest) in prozentualer Inzidenz bei verschiedenen Herzerkrankungen [13]

Zur Herstellung des fluorescenzmarkierten Immunglobulins, das mit dem nachzuweisenden Antigen-Antikörper-Komplex reagieren soll, sind im Prinzip folgende Arbeitsschritte notwendig: Präparation des Antigens – Immunisierung (Ziege, Schaf, Kaninchen) – Bestimmung des Antikörpertiters – Reinigung des Antikörpers – Markierung mit Fluorescenzfarbstoff (Fluorescein) – Reinigung des markierten Antikörpers (Sephadex-Gel-Filtration, Säulenchromatographie u. a.) – Bestimmung des Quotienten aus unspezifischer (Protein-)Fluorescenz und spezifischer Immunfluorescenz. Fluorescein-markierte Anti(Mensch)-Immunglobuline sind im Handel erhältlich.

Dieses Verfahren der indirekten Immunfluorescenz (COONS [39]) gestattet also im Vergleich zu anderen Nachweisreaktionen nicht nur die Feststellung einer Antigen-Antikörper-Reaktion, sondern es erlaubt darüber hinaus auch deren morphologische Lokalisation.

Resultate bei Patienten (s. Abb. 3.3 u. Tabelle 3.7): Charakteristischerweise lassen sich bei Patienten mit der visceralen Form des *Lupus erythematodes* humorale Antikörper gegen Kernsubstanzen (DNS, RNS) feststellen. Das hierzu in zahlreichen Tests verwendete Antigenmaterial ist meist heterologen Ursprunges (z. B. Hühnererythrocyten).

positives Testergebnis mit sarkolemmaler Lokalisation nachzuweisen. Aber auch bei rheumatischen Karditiden, im Verlauf *rheumatischer Herzklappenfehler* ohne klinisch nachweisbare Aktivität des rheumatischen Prozesses finden sich in allerdings geringerem Prozentsatz (20–30%) im indirekten Immunfluorescenztest humorale Antikörper vom sarkolemmalen Typ. Beim *Postkardiotomiesyndrom* ist der indirekte Myokardimmunfluorescenztest in ca. 80–100% der Fälle positiv (sarkolemmaler Typ) und diagnostisch von hoher Treffsicherheit. Dabei steht ein positives Testergebnis in guter Übereinstimmung zur klinischen Symptomatologie und gestattet eine differentialdiagnostische Abgrenzung gegenüber anderen entzündlichen Erkrankungen. Ein Postkardiotomiesyndrom tritt auf bei etwa einem Drittel der Patienten nach kardiochirurgischen Eingriffen. Bei *Postmyokardinfarktsyndrom* ist in etwa 30–50% der Fälle mit einem positiven Testergebnis zu rechnen. Außerdem findet sich bei Patienten mit idiopathischer, *ätiologisch ungeklärter Kardiomyopathie* (primäre Kardiomyopathie) in

Tabelle 3.7. Ergebnisse des indirekten Immunfluorescenztestes (Myokard als Antigen) bei verschiedenen Krankheitsbildern [13]

Krankengut	n	Positive Reaktion	Indirekter Immunfluorescenztest			Positive Reaktion
			SS	IF	NUCL	%
Primäre Kardiomyopathie	24	10	8	2		41
Rheumatische Karditis (floride)	15 40	25	10	15 [a]		78 77
Rheumatische Klappenfehler (inaktiv)	21	6	5	1		28
Myokardinfarkt	12	3	3			25
Postmyokardinfarktsyndrom	32	10	10			31
Postkardiotomiesyndrom	26	23	23			88
Lupus erythematodes visceralis (unbehandelt)	10	10			10	100
Primär chronische Polyarthritis	7	3			3	43
Blutspender	30	1	1			3
Chir.-intern. Krankenkollektiv	30	3	2		1	10

SS = sarkolemmal-subsarkolemmal, IF = intermyofibrillär-myofibrillär, NUCL = nucleär
[a] „diffus-sarkoplasmatisch"

etwa 30–50% der Fälle eine positive Reaktion (sarkolemmaler Typ). Korreliert man das klinische Bild bei primären Kardiomyopathien mit den Befunden des indirekten Immunfluorescenztestes, dann sind Symptome wie Herzrhythmusstörungen, Kardiomegalie sowie Links- und Rechtsherzinsuffizienz bei Myokardantikörperträgern häufiger und ausgeprägter. Durchschnittlich haben Patienten mit positiven Testbefunden einen längeren Krankheitsverlauf als diejenigen ohne Antikörpernachweis [93].

Der hohe Prozentsatz, in dem gegen Myokard gerichtete Antikörper bei primären Kardiomyopathien nachzuweisen sind, läßt auf eine Beteiligung des Immunsystems bei dieser Erkrankung schließen. Dabei ist die Frage einer autoimmunologischen Reaktion im engeren Sinne unbeantwortet. Die Validität des indirekten Immunfluorescenztestes ist zur Abgrenzung einer *Viruskarditis* noch unbestimmt, da bisher eindeutige Kriterien für eine virusbedingte Herzmuskelerkrankung unter klinischen Bedingungen nur selten zu gewinnen sind. Bei Alkoholkardiomyopathie wurden in nur 10% der Fälle positive Befunde erhoben. Negative Immunfluorescenzergebnisse (0% pos.) haben wir bei einem Kollektiv von Patienten mit hypertrophisch-obstruktiver Kardiomyopathie beobachtet.

Zur Beurteilung der Validität des indirekten Immunfluorescenztestes ist zu berücksichtigen, daß bei etwa 3% klinisch gesunder Personen (Blutspender) positive Testresultate bei Verwendung von Myokard als Antigen festzustellen sind und in etwa 10% bei einem gemischten chirurgisch-internistischen Krankenkollektiv ohne Hinweise auf eine Immunkrankheit.

Schlußfolgerungen: Unter Voraussetzung der methodologischen Gegebenheiten ist die diagnostische Validität eines Tests ganz allgemein am größten, wenn einerseits ein hoher Prozentsatz positiver Resultate koindiziert mit einem klar definierten Krankheitsbild und wenn andererseits eine besonders geringgradige Koinzidenz mit einer ebenfalls klar definierten Erkrankung anzutreffen ist. Ersteres ist beim indirekten Immunfluorescenztest der Fall bei Postkardiotomiesyndrom, rheumatischer Karditis im akuten Schub und Lupus erythematodes visceralis. Letzteres ist der Fall bei Alkoholkardiomyopathie. Für die

3.2 Rheumatische Karditis

diagnostische Differenzierung von primären, ätiologisch ungeklärten Kardiomyopathien ist ein positiver indirekter Immunfluorescenztest in etwa ein bis zwei Drittel der Fälle nachweisbar, dem für die therapeutischen Maßnahmen eine Bedeutung zukommen kann. Ob aber bei solchen primären Kardiomyopathien mit nachgewiesenen Antikörpern gegen Myokardgewebe eine immunsuppressive Therapie erfolgreicher ist als bei den Patienten ohne Antikörpernachweis, ist die Frage und Aufgabe einer kontrollierten Studie.

Zweifellos gewinnt der indirekte Immunfluorescenztest zum Nachweis von Antikörpern gegen Myokard im Serum von herzkranken Patienten erst seine volle diagnostische Wertigkeit unter Berücksichtigung des gesamten diagnostischen Befundmusters, bestehend aus Vorgeschichte, klinischem Untersuchungsbefund, Elektrokardiogramm, Herzkatheterisierung, Angiographie, Coronarangiographie, klinisch-chemischen Untersuchungsbefunden und zusätzlich klinisch-immunologischen Untersuchungen wie Antistreptolysintiter, quantitative Immunglobulinbestimmung, Luesreaktionen, Immunelektrophorese u. a.

3.2.4 Therapie (s. Tabelle 3.8)

Die Behandlung der rheumatischen Karditis ist von zwei Gesichtspunkten bestimmt: 1. soll der für die Endo- bzw. Myokarditis pathognomische Prozeß der streptokokkenallergischen Antigen-Antikörper-Reaktion gehemmt bzw. unterbunden werden; 2. soll durch die Hemmung des Streptokokkenwachstums die Produktion von Streptokokkenantigenen verhindert werden.

Tabelle 3.8. Behandlungsprinzipien der rheumatischen Karditis

---

Corticosteroide
z. B. Prednisolon 50 mg tgl. beginnend, alle 4 Tage reduzierend um 5 mg, insgesamt 6 Wochen

Acid. acetylosalicylicum
z. B. 3mal tgl. 1–2 g

Salicylate

Pyrazolonkörper

Penicillin
3mal tgl. 2 Mill. I. E. p. o. für 10 Tage, dann 3mal tgl. 1 Mill. I. E.

Elimination von Infektionsquellen

Der Behandlungsplan (s. Tabelle 3.8) der rheumatischen Endokarditis unterscheidet sich in diesem frühen Stadium von dem der rheumatischen Myo- bzw. Perikarditis nicht. Er sieht vor: Corticosteroide oder Salicylate oder Pyrazolonkörper. Die Anwendung von Steroiden hat vergleichsweise die geringste Quote an Unverträglichkeitserscheinungen bzw. Nebenwirkungen, sofern Kontraindikationen (Ulcuskrankheit, Diabetes mellitus, noch nicht abgeschlossenes Knochenwachstum) berücksichtigt werden. Beim Erwachsenen wird eine Therapie mit 50 mg Prednisolon täglich empfohlen unter langsamer Reduktion um 5 mg alle 4 Tage. Insgesamt sollte diese Behandlung mindestens 6 Wochen durchgeführt werden. Bei erneutem Auftreten von Aktivitätszeichen muß die Dosis wieder erhöht werden.

Außerdem ist eine Behandlung mit Penicillin indiziert, entsprechend einer Dosierung von 3mal 2 Mill. I.E. täglich für 10 Tage und dann 3mal 1 Mill. I.E. täglich per os.

Nach dem Abklingen der floriden rheumatischen Zeichen ist eine prophylaktische Penicillinbehandlung bis zum 25. Lebensjahr mit einer täglichen Dosis von 2mal 1 Mill. I.E. per os oder einer i.m. Injektion von Depot-Penicillin 1,2 Mill. I.E. (z. B. Tardocillin 1200) im Abstand von 3 Wochen notwendig. Bei Erwachsenen (> 25 J.) soll die Prophylaxe für 3 Jahre nach dem akuten rheumatischen Fieber durchgeführt werden [108]. Außerdem ist für die Ausschaltung von Infektionen zu sorgen (z. B. Tonsillektomie, Zahnextraktion).

3.2.5 Prognose

Die *Häufigkeit* von Herzklappenfehlern wird beim Kind mit 60% [69], beim Erwachsenen mit 18% bzw. 11,6% [1] nach Abklingen des akuten rheumatischen Schubes beziffert. In der genannten Häufigkeit ist also mit einem das weitere Leben bestimmenden Herzklappenfehler zu rechnen. (Hierzu s. Kap. 4).

Tödliche Verläufe in der akuten Phase des rheumatischen Fiebers haben sich in den letzten 40 Jahren von ca. 20% auf ca. 2% vermindert. Dabei ist die Todesursache eine akute Herzinsuffizienz, die sich infolge eines myogenen Herzversagens entwickelt oder im Rahmen von Herzrhythmusstörungen auftritt. Ehe aber die Diagnose einer myogenen Herzinsuffizienz gestellt wird, muß eine Herzbeuteltamponade bzw. ein Perikarderguß ausgeschlossen werden. (Hierzu s. S. 174.) Rezidive des rheumatischen Fiebers sind in 30–75%, vorwiegend bei Jugendlichen, zu erwarten. Die Spätprognose des rheumatischen Fiebers hängt in erster Linie davon ab, ob ein Klappenfehler entsteht oder nicht. Die Häufigkeit wird auf 30–40% geschätzt. Sie wird größer mit jedem Rezidiv, bis zu 90% nach zwei oder mehr Rückfällen. Diese Zahlen unterstreichen ganz besonders die Bedeutung der Penicillinprophylaxe. Die Prognose der rheumatischen Herzklappenfehler wird an anderer Stelle (s. Kap. 4) erörtert.

3.3 Karditis bei bakterieller Sepsis

3.3.1 Pathologische Anatomie

Das Angehen einer Infektion auf den Herzklappen hängt von der Abwehrkraft des Organismus sowie von der Virulenz und der Anzahl der Erreger ab. In erster Linie werden die mechanisch stärker beanspruchten Klappen des linken Herzens befallen. Vermutlich begünstigen winzige Läsionen die Ansiedlung der Erreger.

Häufig lassen sich klinisch und pathologisch-anatomisch eine akute und eine subakute bakterielle Endokarditis unterscheiden. Eine akute bakterielle Endokarditis geht meist auf makroskopisch unveränderten Klappen in Szene. Als Erreger spielen β-hämolysierende Streptokokken, Pneumokokken und Staphylokokken die Hauptrolle. Sie rufen oberflächliche Nekrosen im Klappengewebe hervor, die häufig von Fibrin und bakterienhaltigen Thromben bedeckt werden. Wenn sie embolisch verschleppt werden, entstehen metastatische Abscesse.

Eine *subakute bakterielle Endokarditis* (=Endocarditis lenta) spielt sich meist auf deformierten Klappen bei erworbenen oder angeborenen Vitien ab. Es entwickelt sich eine ulzerös-thrombotische Entzündung, bei der die Thromben meist größer als bei der akuten bakteriellen Endokarditis sind. Als Erreger werden überwiegend vergrünende Streptokokken nachgewiesen, sie dominieren aber heute nicht mehr so eindeutig wie früher.

An den Klappen der rechten Herzhälfte siedeln sich vor allem hochvirulente und resistente Erreger an, die direkt in das venöse System eingebracht worden sind. Als häufigste Quellen stellten sich unsterile Injektionen bei Drogensüchtigen oder länger liegende Kunststoffkatheter heraus.

Einer ulzerösen Entzündung kann eine Klappenperforation folgen. Nach dem Abtöten der Erreger kommt es dann zu einer Defektheilung mit Klappeninsuffizienz, der oft eine Herzinsuffizienz nachfolgt.

Im Rahmen einer bakteriellen Sepsis wird nicht selten auch das Myokard befallen, entweder von einem extrakardialen Streuherd oder über eine bakterielle Endokarditis. Dabei entstehen oft etwa stecknadelkopfgroße Abscesse im Herzmuskel, die häufig Staphylokokken oder Streptokokken enthalten. Subendokardial gelegene Abscesse können über eine Geschwürsbildung am Endokard zu einem Einbruch in die Herzkammer führen, subepikardiale Herde rufen eine Perikarditis hervor.

3.3.2 Pathogenese

Die *bakterielle Endokarditis* ist eine Erkrankung der Herzklappen und des muralen Endokards durch eine bakterielle Infektion. Voraussetzung sind eine Bakteriämie und eine Absiedlung der Erreger im Bereich der Klappen, auch an Klappenprothesen. Die Art und Häufigkeit der pathogenen Keime ist aus Abb. 3.4 zu ersehen. Die weitaus häufigste Infektion mit der Folge einer bakteriellen Endokarditis ist durch Streptococcus viridans (~ 70%) verursacht. Bemerkenswert ist ferner der zweithäufigste Befall mit Staphylokokken entsprechend einer Zahl von 7,8%. Staphylokokken-Endokarditiden

3.3 Karditis bei bakterieller Sepsis

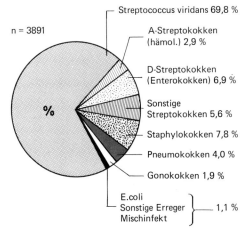

Abb. 3.4. Häufigkeit von Erregern bei bakterieller Endokarditis (3891 Fälle) [108]

verlaufen erfahrungsgemäß foudroyant mit den klinischen Zeichen einer Sepsis.
Es nimmt nicht wunder, daß Operationen im Nasen-Rachen-Raum und im Munde vorwiegend Streptokokkenbakteriämien mit resultierender bakterieller Karditis begünstigen. So sind Zahnextraktionen und Tonsillektomien häufige prädisponierende Ereignisse. Beziehungen zwischen anamnestischen Faktoren und zu vermutendem Keimbefall sind aus einer Zusammenstellung von FRIEDBERG [55] (s. Tabelle 3.9) zu ersehen. Staphylokokken sind gewöhnlich Ursache einer bakteriellen Endokarditis, die auf eine offene Herzoperation wegen einer angeborenen Herzkrankheit oder bei Klappenersatz wegen einer erworbenen Herzklappenerkrankung folgen. Staphylokokken verursachen eine bestimmte Form der Endokarditis an der Tricuspidalklappe von Heroinsüchtigen.
Coagulasepositive Staphylokokken produzieren das Enzym Coagulase, das sich mit einem reagierenden Faktor des Blutes verbindet und Plasma coaguliert. Coagulase begünstigt Staphylokokken bei der Abszeßbildung, indem sie zu Fibrinbildung führt, das die Bakterien vor einer Phagocytose schützt. Außerdem bewirkt sie in kleinen Gefäßen Thrombenbildung, die zur ischämischen Nekrose führen. *Staphylococcus aureus* ist gewöhnlich coagulasepositiv und pathogen; Staphylococcus albus coagulasenegativ.
Der Nachweis von Coagulase gilt als ein wichtiges Kriterium der Pathogenität von Keimen. Weitere Kriterien sind die Fähigkeit bakterieller Kulturen zur Mannitspaltung und der Nachweis von Phosphatase. Es sei betont, daß alle chronischen eitrigen Entzündungen mit Abszeßbildungen wie beispielsweise Osteomyelitiden und Zahngranulome fakultative Ursachen einer Bakteriämie sein können.
Folgende Faktoren prädisponieren unabhängig von der Eintrittspforte und von der Art des Keimes in erhöhtem Maße zur bakteriellen Endokarditis: Aufgrund anamnestischer und autoptischer Untersuchungen ergeben sich bei 40–74% der Patienten mit bakterieller Endokarditis Hinweise auf eine früher abgelaufene *rheumatische Karditis* [4]. Es ist nun aber nicht so, daß ein besonders schwerer Verlauf eines fortgeschrittenen Klappenfehlers rheumatischer Ätiologie besonders zur bakteriellen Besiedlung neigt. Vielmehr dekompensiert der lange bestehende kompensierte Klappenfehler in dem Augenblick der bakteriellen Besiedelung, was nach autoptischen Untersuchungen in ca. 40% gleichzeitig zu einer Myokarditis führt.

Tabelle 3.9. Anamnestische Hinweise für in Frage kommende Erreger bei bakterieller Karditis. [55]

Zahnextraktion Streptococcus viridans Streptococcus faecalis	Furunkel, Nagelbeißen Staphylokokken
Intestinale Eingriffe Streptococcus faecalis Escherichia coli	Epidermophytose Staphylokokken Streptococcus haemolyticus
Urologische Eingriffe Streptococcus faecalis Gramnegative Bakterien	Narkoticasüchtige Staphylokokken Hefebakterien
Abort Streptococcus faecalis Staphylococcus aureus Corynebakterien Anaerobe Streptokokken	Kontakt mit Ratten Spirillum Streptobacillus moniliformis Katzenbiß Pasteurella

Hinzu kommt ferner, daß *congenitale Vitien* in unterschiedlicher Häufigkeit für eine bakterielle Endokarditis prädisponieren, außerdem prothetische Klappenersatzoperationen, besonders in Aortenposition.

Im Vergleich zur Vorantibioticaära hat die bakterielle Endokarditis als Komplikation bei angeborenen kardialen Anomalien deutlich abgenommen. Deshalb ist bei Ventrikelseptumdefekt nur noch in etwa 10–15% der Fälle und bei offenem Ductus arteriosus Botalli in etwa 25% der Fälle mit einer bakteriellen Endokarditis zu rechnen.

Eine ausgeprägte Bevorzugung des Jugendlichenalters für die Erkrankung, wie wir sie bei der rheumatischen Karditis kennen, ist bei der bakteriellen Endokarditis nicht nachweisbar.

3.3.3 Klinik

Vorbemerkungen: Die bakterielle Karditis manifestiert sich klinisch in den meisten Fällen zunächst als *Endo*karditis. Besonders foudroyant verläuft die *akute Endokarditis* (meist verursacht durch Staphylokokken), die innerhalb von zwei Monaten zum Tode führt. Sie ist zu unterscheiden von der *subakuten bakteriellen Endokarditis* (LIBMAN). Synonym gebraucht wird der Begriff *Endocarditis lenta*, wobei ursprünglich diese Bezeichnung von SCHOTTMÜLLER eingeführt wurde für die Endokarditis, die durch Streptococcus viridans hervorgerufen wird.

Fälschlicherweise besteht die Tendenz, den coagulasenegativen Staphylococcus albus nicht als pathogen zu betrachten. Staphylococcus albus ist heute jedoch häufiger als früher Ursache von akuter und subakuter bakterieller Endokarditis, besonders nach operativen Eingriffen am Herzen (etwa 12% der Erkrankungen mit subakuter bakterieller Endokarditis).

Symptomatologie: Die ersten Zeichen einer bakteriellen Endokarditis können so unterschiedlich sein, daß die Diagnose oft über Wochen verfehlt wird. Die Patienten klagen über ein allgemeines Krankheitsgefühl, Gewichtsverlust, leichte Ermüdbarkeit, subfebrile Temperaturen, Schweißneigung, Kopf- und Muskelschmerzen sowie über Gelenkbeschwerden. In akuten Fällen treten auch erhöhte Temperaturen (>39 °C) und Schüttelfrost verbunden mit Dyspnoe und Oppressionsgefühl auf. Nach längerem Verlauf stellen sich Blässe und ein fahlgraues Colorit (Anämie!) sowie Petechien an den Conjunctiven und am Gaumen ein.

Als pathognomonisch gelten sog. *Osler-Knötchen*. Es handelt sich dabei um kleine gering erhabene Zonen etwa von der Größe einer Erbse, die aber auch größer oder so klein wie ein Stecknadelkopf sein können. Charakteristischerweise haben sie eine bläuliche Färbung. Am häufigsten treten sie an den Fingerbeeren und Zehen auf, im Thenar oder Hypothenar oder an den Fußsohlen, selten an den Seiten der Finger oder an den Häuten zwischen den Zehen. Sie sind immer druckempfindlich, und die Patienten können ihr plötzliches Auftreten durch den Schmerz feststellen, den sie hervorrufen. In Einzelfällen sind Fingerschmerzen, hervorgerufen durch Osler-Knötchen, erste und wegweisende Beschwerden. Es handelt sich dabei mutmaßlich um Mikroembolien. In anderen Fällen ist das erste Symptom eine cerebrale Embolie mit Hemiparese bei Vorhofflimmern. (Zur Häufigkeit anamnestischer Angaben s. Tabelle 3.10).

Die *klinische Symptomatologie* wird in erster Linie durch den Herzklappenfehler bestimmt. In der überwiegenden Zahl der Fälle sind Mitral- und Aortenklappe gemeinsam befallen (~ 50%). Die klinische Symptomatologie der Klappenfehler entspricht derjenigen der rheumatischen Klap-

Tabelle 3.10. Anamnestische Hinweise für eine subakute bakterielle Endokarditis [4]

Fieber	92%
Appetitlosigkeit	68%
Schweißausbruch	62%
Schüttelfrost	49%
Gewichtsverlust	49%
Herzbeschwerden	31%
Arthralgie	29%
Hautembolien	20%
Arterielle Embolien	15%
Nasenbluten	8%
Hämaturie	4%

3.3 Karditis bei bakterieller Sepsis

penfehler und wird im einzelnen in Kap. 4 abgehandelt. Das Ausmaß der Klappenzerstörung ist i. allg. aber größer, so daß die rasche Entwicklung einer Herzinsuffizienz beobachtet wird. Das Myokard ist nicht allein durch die abnorme Hämodynamik durch Klappendestruktion belastet, sondern Coronariitis, perivasculäre Infiltrate und Abscesse sind in einem Teil der Fälle pathologisch-anatomisch nachweisbar. Elektrokardiographisch sind pathologische Befunde häufig, aber nicht pathognomonisch.

Renale Symptome in Form von Erythrocyturie und Proteinurie zählen zu den nahezu obligaten Begleiterscheinungen einer bakteriellen Endokarditis. Leber und Milz sind häufig vergrößert.

Geordnet nach der Häufigkeit finden sich die einzelnen Symptome zusammengestellt in der Abb. 3.5.

Die *Diagnose* einer subakuten bakteriellen Endokarditis beruht 1. auf dem Vorliegen eines Klappenfehlers oder einer angeborenen kardiovasculären Mißbildung (Geräuschbefund!), 2. auf einem fieberhaften Verlauf, 3. auf Embolien und 4. auf einer positiven Blutkultur. Für die Prognose entscheidend ist die Diagnose einer bakteriellen Karditis in einem Stadium, in dem es noch zu keiner Klappenläsion gekommen ist.

Wegen der entscheidenden Bedeutung einer *Frühdiagnose* sollte eine subakute bakterielle Endokarditis für sehr wahrscheinlich gehalten werden, wenn ein Patient mit einem charakteristischen Geräusch eines Herzklappenfehlers länger als eine Woche fieberhaft erkrankt ist. In diesem Stadium kann die Feststellung von Petechien oder Osler-Knötchen die Diagnose sichern. Eine erhöhte Senkungsgeschwindigkeit und eine mäßige Leukocytose mit Linksverschiebung sind regelmäßige Befunde auch in der Frühphase einer bakteriellen Endokarditis. Eine Anämie, eine Splenomegalie, Trommelschlegelfinger und Nieren- bzw. Milzinfarkte gelten als verhältnismäßig späte Symptome. (Zur Differentialdiagnose s. Tabelle 3.11.)

Zur Gewinnung von *Blutkulturen* sollten in stündlichen Abständen ca. 5 Kulturen angelegt werden; dabei empfiehlt es sich wegen der höheren Trefferquote zur Hälfte arterielle Blutproben zu entnehmen. – Erst nach

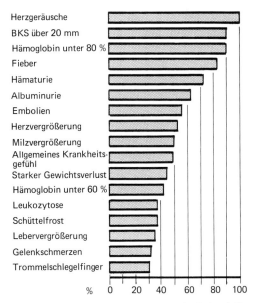

Abb. 3.5. Klinische Symptome bei bakterieller Endokarditis mit prozentualen Angaben über die Häufigkeit der Einzelsymptome [108, 109]

Entnahme der Blutproben für die Blutkulturen sollte mit der antibiotischen Therapie begonnen werden.

Zwischen dem Eindringen der Bakterien in die Blutbahn und häufig folgendem Schüttelfrost bzw. dem Fiebermaximum liegt in der Regel eine Zeitspanne von 1–2 Std. Als günstigste Zeit für die Blutentnahme gilt die Periode des Fieberanstieges, also 1–2 Std. vor dem Temperaturmaximum. Bei Verdacht auf Erkrankungen, bei denen die Zahl der Erreger in der Blutbahn erfahrungsgemäß nur gering ist, z. B. bei der Endocarditis lenta, sollten 4 Blutproben innerhalb von 2 Tagen entnommen werden.

Tabelle 3.11. Differentialdiagnose der bakteriellen Endokarditis

Virusinfektion (Grippe)
Reaktivierung eines rheumatischen Prozesses
Lupus erythematodes
Cerebrale Thrombose oder Blutung
Meningitis
Chronische Pyelonephritis
Harnwegsinfektion mit Urolithiasis
Neoplasma mit Tumorfieber

Tabelle 3.12. Therapeutisches Vorgehen bei bakterieller Endokarditis [94]

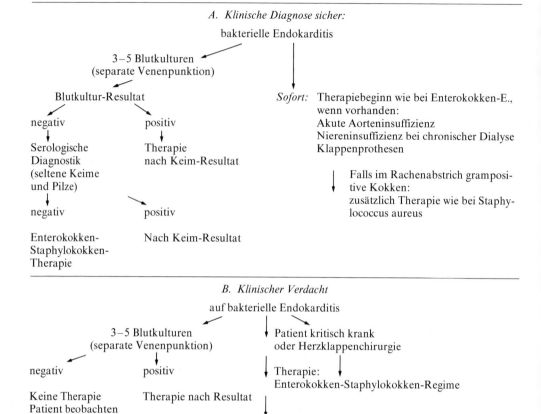

Zur Technik der Blutentnahme für eine kulturelle Züchtung der Keime: Bei der Blutentnahme ist streng aseptisches Vorgehen eine wichtige Voraussetzung für die Verwertbarkeit der Untersuchungsergebnisse. Die Probe wird gewöhnlich aus einer Vene in der Ellenbeuge entnommen: Injektionsstelle mittels zweier mit Desinfektionsmittel getränkter Tupfer gründlich reinigen; dann mittels steriler Spritze mindestens 8–10 ml Blut entnehmen und noch vor Eintritt der Gerinnung die bereitgestellten Nährmedien beimpfen. Zur Verbesserung und Beschleunigung des Erregernachweises empfiehlt es sich, die Nährsubstrate zuvor im Brutschrank anzuwärmen. Ist eine unmittelbare Beimpfung nicht möglich, so ist die Verwendung von evakuierten, Liquoid (polyanetholphosphorsaures Natrium) enthaltenden Venülen (Hersteller: Behringwerke, Marburg) zweckmäßig. Liquoid verhindert die Gerinnung des Blutes. Wenn nicht Einwegspritzen und -kanülen verwendet werden, sollte die benutzte Spritze heißluftsterilisiert sein. Kolben und Zylinder sind mittels steriler Pinzetten zusammenzusetzen, auch die Kanüle ist unter Verwendung einer Pinzette aufzustecken, damit eine Kontamination mit Keimen vermieden wird.

3.3.4 Therapie (s. Tabelle 3.12)

Die entscheidende therapeutische Maßnahme bei bakterieller Karditis ist die Behandlung mit dem geeigneten Antibioticum.

Tabelle 3.13. Prophylaxe gegen bakterielle Endokarditis [38 a]

A. Zahn-, Mund- und Racheneingriffe

1. Penicillin V: 3 Mill. Einheiten ½–1 Std. vor dem Eingriff, anschließend 1 Mill. E. alle 6 Stunden für 48 Std.
2. Bei Allergie gegen Penicillin
   Erythromycin: 1 g ½–1 Std. vor dem Eingriff, anschließend 0,5 g alle 6 Std. für 48 Std.

B. Gastrointestinale, gynäkologische und urologische Eingriffe

1. 1. Ampicillin: 1 g i.v. kombiniert mit
   Gentamycin: 1,5 mg/kg, nicht mehr als 80 mg i.v. ½–1 Std. vor dem Eingriff, anschließend alle 8 Std. wiederholen für 24 Std.
2. Bei Allergie gegen Penicillin
   Vancomycin: 1 g i.v. + 1 g Streptomycin als Infusion über ½–1 Std.

Nicht immer ist es ärztlich vertretbar, mit der Antibioticatherapie erst dann zu beginnen, wenn das Ergebnis der Blutkulturen sowie die Bestimmungen der Antibioticaresistenz der jeweiligen Keime vorliegen, vor allem dann nicht, wenn ein akuter Verlauf zu einem sofortigen therapeutischen Handeln zwingt. Im Hinblick auf die Wahrscheinlichkeit der in Frage kommenden Keime (vgl. Kap. 3.3.2 Pathogenese) hat die sofortige Anwendung von Penicillin in hoher Dosierung die größte Erfolgswahrscheinlichkeit. Sofern keine Penicillinallergie vorliegt, ist folgendes Vorgehen zweckmäßig: 20–40 Mega *Penicillin* pro Tag in 4 Einzeldosen jeweils als Kurzinfusion intravenös. Diese hohe Dosis ist erforderlich, da die Infektion an der Klappe bactericide Antibioticakonzentrationen erforderlich macht. Insofern sind bakteriostatisch wirksame Antibiotica wie Tetracycline, Sulfonamide, Chloramphenicol u.a. meist nur unzureichend wirksam. Die Anwendung von Penicillin per os ist bei dieser Indikation zu unsicher. Die Ausscheidung von Penicillin kann durch Probenecid in einer Dosierung von 4×0,5 g/Tag vermindert werden [47] mit der Folge erhöhter Plasmakonzentrationen von Penicillin (cave neurotoxische Nebenwirkungen von Penicillin!).

Um insbesondere bei akuten Verlaufsformen das Antibioticaspektrum noch zu erweitern, wird die Gabe von *Streptomycin* in einer Dosis von 3mal 0,5 g/Tag für die Zeit bis zum Vorliegen von Resultaten der Blutkulturen empfohlen. Anticoagulantien und Corticosteroidbehandlungen sollten in dieser Phase der Erkrankung vermieden werden.

Im Falle einer Penicillinallergie empfiehlt sich die Anwendung von Cephalosporinen (z.B. Cephalotin in einer Dosis von 3mal 4 g/Tag jeweils als Kurzinfusion intravenös). Auch dabei kann die Elimination durch Probenecid in einer Dosis von 4mal 0,5 g/Tag verzögert werden. Eine Steigerung der bactericiden Wirkung ist durch Kombination mit Gentamycin in schon niedriger Dosis von nur 2mal 20 mg/Tag i.v. möglich. Wegen nicht sicher nephrotoxischer Wirkungen ist insbesondere bei der Anwendung von Cephaloridin eine regelmäßige Kontrolle der Nierenfunktion durch Messung des Serum-Kreatinins dringend anzuraten.

Besteht eine Parallelallergie gegen Penicillin und Cephalotin oder anderen Cephalosporinen, ist eine Behandlung mit *Lincomycin* (Albiotic) in einer Dosierung von 2mal 2 g/ Tag in jeweils 250 ml notwendig (Infusionsgeschwindigkeit 50 mg/kg pro Std. Außerdem kommt Erythromycin (2–3 g/Tag in 4 Kurzinfusionen) in Frage. Allerdings ist bei diesem Antibioticum eine rasche Resistenzentwicklung der Keime möglich.

Enterokokken-Karditiden erfordern eine kombinierte Behandlung z.B. mit Penicillin und Streptomycin in der oben angegebenen Dosierung. Empfohlen wird auch eine Behandlung mit Ampicillin (4mal 5 g/Tag i.v.) zusammen mit Gentamycin in subinhibitorischen Dosierungen (z.B. 2mal 20 mg/Tag i.v.) (s. Tabellen 3.13–3.15).

Tabelle 3.14a. Auswahl antiinfektiöser Arzneimittel (aus [2a])
(* Da Resistenz nicht auszuschließen ist, sollten entsprechende Tests durchgeführt werden)

Infektionserreger	Arzneimittel der ersten Wahl	Alternative Arzneimittel
Grampositive Kokken		
*Staphylococcus aureus nicht Penicillinase bildend	Penicillin G oder V	Ein Cephalosporin; Clindamycin; Vancomycin
Penicillinase bildend	Ein penicillinaseresistentes Penicillin	Ein Cephalosporin; Clindamycin[3]; Vancomycin
Streptococcus pyogenes (Gruppe A) und Gruppen C und G	Penicillin G oder V	Ein Erythromycin
*Streptococcus, Gruppe B	Penicillin G	Chloramphenicol, ein Erythromycin
*Streptococcus, Viridans-Gruppe[6]	Penicillin G mit oder ohne Streptomycin	Ein Cephalosporin; Vancomycin[3]
*Streptococcus bovis[6]	Penicillin G	Ein Cephalosporin; Vancomycin[3]
*Streptococcus, Enterokokken-Gruppe, Endokarditis[6] oder eine andere schwere Infektion	Ampicillin oder Penicillin G mit Streptomycin, Kanamycin oder Gentamycin	Vancomycin[3] mit oder ohne Streptomycin, Kanamycin oder Gentamycin
Unkomplizierter Harnwegsinfekt[7]	Ampicillin oder Penicillin G	Ein Tetracyclin
Streptococcus, anaerob	Penicillin G	Clindamycin; ein Tetracyclin; ein Erythromycin; Chloramphenicol[3]
*Streptococcus pneumoniae (Pneumococcus)	Penicillin G oder V	Ein Erythromycin; ein Cephalosporin; Chloramphenicol, Vancomycin
Gramnegative Kokken		
*Neisseria gonorrhoeae[10]	Penicillin G	Ampicillin; Amoxicillin; Spectinomycin; ein Tetracyclin; ein Erythromycin
Neisseria meningitidis[11]	Penicillin G	Chloramphenicol[3]; ein Sulfonamid[12]
Grampositive Stäbchen		
Bacillus anthracis (Anthrax)	Penicillin G	Ein Erythromycin; ein Tetracyclin
Clostridium perfringens (Welchii)[13]	Penicillin G	Chloramphenicol; Clindamycin[3]; ein Tetracyclin
Clostridium tetani[14]	Penicillin G	Ein Tetracyclin[8]; ein Cephalosporin[2]
Corynebacterium diphtheriae[15]	Ein Erythromycin	Penicillin G
Listeria monocytogenes	Ampicillin mit oder ohne Streptomycin[16]	Ein Erythromycin; ein Tetracyclin[8]; Chloramphenicol

3.3 Karditis bei bakterieller Sepsis

Tabelle 3.14a. (Fortsetzung)

Infektionserreger	Arzneimittel der ersten Wahl	Alternative Arzneimittel
Gramnegative Darmbakterien		
*Bacteroides oropharyngealer Abstammung gastrointestinaler Abstammung	Penicillin G Clindamycin	Clindamycin; ein Erythromycin; ein Tetracyclin[8]; Chloramphenicol; Carbenicillin oder Ticarcillin; Metronidazol; ein Tetracyclin
*Enterobacter	Gentamycin oder Tobramycin	Carbenicillin oder Ticarcillin; Kanamycin; Amikacin; Chloramphenicol; ein Tetracyclin[8]
*Escherichia coli	Gentamycin[20] oder Tobramycin[20]	Ampicillin; Carbenicillin oder Ticarcillin; ein Cephalosporin[2]; Kanamycin; Amikacin; ein Tetracyclin; Trimethoprim-Sulfamethoxazol (Co-Trimoxazol); Chloramphenicol
*Klebsiella pneumoniae	Gentamycin oder Tobramycin	Ein Cephalosporin; Kanamycin; Amikacin; ein Tetracyclin[8]; Co-Trimoxazol; Chloramphenicol
*Proteus mirabilis	Ampicillin	Gentamycin oder Tobramycin; Carbenicillin oder Ticarcillin; ein Cephalosporin[2]; Kanamycin; Amikacin; Co-Trimoxazol; Chloramphenicol
*Andere Proteusarten	Gentamycin oder Tobramycin	Carbenicillin oder Ticarcillin; Kanamycin; Amikacin; ein Tetracyclin; Co-Trimoxazol; Chloramphenicol[3]
*Providencia	Amikacin	Kanamycin; Gentamycin oder Tobramycin; Carbenicillin oder Ticarcillin; Co-Trimoxazol; Chloramphenicol
*Salmonella typhi	Chloramphenicol	Ampicillin; Amoxicillin; Co-Trimoxazol
*Andere Salmonellen[25]	Ampicillin oder Amoxicillin[23]	Chloramphenicol[3]; Co-Trimoxazol
*Serratia	Gentamycin oder Tobramycin	Carbenicillin oder Ticarcillin; Kanamycin; Amikacin; Co-Trimoxazol; Chloramphenicol[3]
*Shigella	Ampicillin	Co-Trimoxazol[23]; Chloramphenicol
Andere gramnegative Bakterien		
*Acinetobacter (Mima, Herellea)	Gentamycin oder Tobramycin	Kanamycin; Amikacin; Chloramphenicol; Minocyclin
Bordetella pertussis (Keuchhusten)	Ein Erythromycin	Ampicillin
*Brucella (Brucellosis)	Ein Tetracyclin mit oder ohne Streptomycin	Chloramphenicol mit oder ohne Streptomycin; Co-Trimoxazol

Tabelle 3.14 a. (Fortsetzung)

Infektionserreger	Arzneimittel der ersten Wahl	Alternative Arzneimittel
Calymmatobacterium granulomatis (Granuloma inguinale)	Ein Tetracyclin	Streptomycin
*Francisella tularensis (Tularämie)	Streptomycin	Ein Tetracyclin; Chloramphenicol[3]
Haemophilus Ducreyi (Ulcus molle)	Trisulfapyrimidin	Ein Tetracylin; Streptomycin
*Haemophilus influenzae Meningitis, Epiglottitis und andere lebensgefährliche Infekte)	Chloramphenicol	Ampicillin; ein Tetracyclin
Andere Infektionen	Ampicillin oder Amoxicillin	Ein Tetracyclin; Co-Trimoxazol; ein Sulfonamid; Streptomycin
Legionärskrankheit, Erreger der	Ein Erythromycin	Ein Tetracyclin
Leptotrichia buccalis (Plaut-Vincent-Angina)	Penicillin G	Ein Tetracyclin; ein Erythromycin
Pasteurella multocida	Penicillin G	Ein Tetracyclin
*Pseudomonas aeruginosa (Harnwegsinfektionen)	Carbenicillin oder Ticarcillin, Azlocillin	Gentamycin oder Tobramycin; Amikacin; ein Polymyxin
Andere Infektionen	Gentamicin oder Tobramycin mit Carbenicillin oder Ticarcillin[27]	Amikacin mit Carbenicillin oder Ticarcillin[27]
Pseudomonas (Actinobacillus) mallei	Streptomycin mit einem Tetracyclin[8]	Streptomycin mit Chloramphenicol[3]
*Pseudomonas pseudomallei (Melioidose)	Ein Tetracyclin mit oder ohne Chloramphenicol	Trisulfapyrimidine
Spirillum minus (Rattenbißfieber)	Penicillin G	Ein Tetracyclin; Streptomycin
Streptobacillus moniliformis (Rattenbißfieber; Haverhill-Fieber)	Penicillin G	Ein Tetracyclin; Streptomycin
Vibrio cholerae (Cholera)[29]	Ein Tetracyclin[8]	Co-Trimoxazol[23]
Yersinia pestis (Bubonenpest)	Streptomycin	Ein Tetracyclin[8]; Chloramphenicol[3]
Säurefeste Stäbchen		
*Mycobacterium tuberculosis	Isoniazid mit Ethambutol, mit oder ohne Rifampicin	Streptomycin; Paraaminosalizylsäure (PAS); Pyrazinamid; Cycloserin; Ethionamid; Viomycin; Kanamycin; Capreomycin[3]
*Atypische Mykobakterien	Isoniazid mit Rifampicin, mit oder ohne Ethambutol	Streptomycin; Ethionamid Cycloserin; Pyrazinamid; Viomycin; Kanamycin; Capreomycin[3]; ein Erythromycin; Paraaminosalizylsäure (PAS)

3.3 Karditis bei bakterieller Sepsis

Tabelle 3.14a. (Fortsetzung)

Infektionserreger	Arzneimmitel der ersten Wahl	Alternative Arzneimittel
*Mycobacterium marinum (balnei)	Minocyclin	Isoniazid und Rifampicin, mit oder ohne Ethambutol; ein Tetracyclin
Actinomyceten		
*Actinomyces israelii (Aktinomykose)	Penicillin G	Ein Tetracyclin[8]
*Nocardia	Trisulfapyrimidine	Co-Trimoxazol, Trisulfapyrimidine mit Minocyclin oder Ampicillin oder Erythromycin; Cycloserin[3]
Chlamydia		
Chlamydia psittaci (Psittakose, ornithose)	Ein Tetracyclin	Chloramphenicol
Chlamydia trachomatis (Einschlußkörperchen-Konjunktivitis)	Ein Tetracyclin (lokal plus oral); Ein Erythromycin (lokal plus oral);	Ein Sulfonamid (lokal plus oral); Ein Tetracyclin[8] (lokal plus, bei Erwachsenen, oral); ein Sulfonamid (lokal plus oral);
(Pneumonie)	Ein Erythromycin;	Ein Sulfonamid;
(Urethritis)	Ein Tetracyclin	Ein Sulfonamid
Pilze		
Aspergillus	Amphotericin B	Keine verläßliche Alternative
Blastomyces dermatitidis	Amphotericin B	Hydroxystilbamidin
*Candida albicans[34]	Amphotericin B	Flucytosin Nystatin (oral oder lokal); Miconazol (lokal); Clotrimazol (lokal)
Chromomycosis	Flucytosin[3]	Amphotericin B
Coccidioides immitis	Amphotericin B	Miconazol
Cryptococcus neoformans	Amphotericin B mit oder ohne Flucytosin	Keine verläßliche Alternative
Histoplasma capsulatum	Amphotericin B	Keine verläßliche Alternative
Mucor	Amphotericin B	Keine verläßliche Alternative
Paracoccidioides brasiliensis	Amphotericin B	Ein Sulfonamid
Sporothrix schenckii	Ein Jodid	Amphotericin B[3]
Mykoplasmen		
Mycoplasma pneumoniae	Ein Erythromycin oder ein Tetracyclin	Keine Alternative
Pneumocystis carinii	Co-Trimoxazol	Pentamidin

Tabelle 3.14a. (Fortsetzung)

Infektionserreger	Arzneimittel der ersten Wahl	Alternative Arzneimittel
Rickettsien		
Rocky Mountain spotted fever; endemic typhus (murine); Zeckenbißfieber; Fleckfieber; Rickettsienpocken; scrub typhus; Q-Fieber	Ein Tetracyclin	Chloramphenicol
Spirochäten		
Borrelia recurrentis (Rückfallfieber)	Ein Tetracyclin[3]	Penicillin G
Leptospiren	Penicillin G	Ein Tetracyclin
Treponema pallidum (Syphilis)	Penicillin G	Ein Tetracyclin; ein Erythromycin
Treponema pertenue (Framboesie)	Penicillin G	Ein Tetracyclin
Viren		
Herpes simplex (Keratitis)	Vidarabin (lokal)	Idoxuridin (lokal)
Herpes simplex (Encephalitis)	Vidarabin	Keine Alternative
Influenza A[39]	Amantadin	Keine Alternative
Vaccinia	Methisazon mit oder ohne Vaccinia-Immun-Globulin	Keine Alternative

Tabelle 3.14b. Liste der deutschen Markennamen für die oben genannten Antibiotica

Antibiotica	Deutscher Markenname	Antibiotica	Deutscher Markenname
Amantadin	Amantadin Ratiopharm Contenton PK Merz Symmetrel	Cephaloridin	Cephaloridin Glaxo Kefspor
		Cephalotin	Cephalotin Lilly Cepovenin
Amikacin	Biklin	Cephapirin	Bristocef
Amoxicillin	Amoxypen Clamoxyl	Cephazolin	Elzogram Gramaxin
Amphotericin B	Ampho-Moronal Amphotericin B		Zolicef
		Chloramphenicol	Chloramphenicol
Ampicillin	Amblosin Ampicillin Binotal u. a.		Chloramsaar Duraphenicol Fenbiotic
Capreomycin	Ogostal		Kamaver u. a.
Carbenicillin	Anabactyl Carinolapen Microcillin	Chlortetracyclin	Aureomycin
		Clindamycin	Sobelin
		Clofazimin	Lampren
Cefradin	Eskacef Sefril	Clotrimazol	Canesten
		Colistin	Colistin
Cephalexin	Ceporexin Oracef	Cycloserin	Cycloserin Kabi D-Cycloserin Roche

3.3 Karditis bei bakterieller Sepsis

Tabelle 3.14b. (Fortsetzung)

Antibiotica	Deutscher Markenname	Antibiotica	Deutscher Markenname
Dicloxacillin	Constaphyl	Nitrofurantoin	Furadantin
	Dichlor-Stapenor		Fua-Med
Doxycyclin	Vibramycin		Ituran
	Vibravenos		Uro-Tablinen u. a.
Erythromycin	Erythromycin	Novobiocin	Inamycin
	Erythrocin	Nystatin	Biofanal
	Erycinum		Candio-Hermal
	Duraerythromycin u. a.		Moronal
Ethambutol	EMB-Fetal		Nystatin „Lederle"
	Myambutol	Oxytetracyclin	Dura-Tetracyclin
Flucytosin	Ancotil		Macocyn
Gentamycin	Refobacin		Oxytetracyclin Holz
	Sulmycin		Tetramycin
Griseofulvin	Fulcin S		Tetra-Tablinen
	Likuden M	Benzathin-Penicillin G	Tardocillin
Haloprogin	Mycanden	Penicillin G	Penicillin Sarbach u. a.
Idoxuridin	Idu Röhm Pharma	Procain-Penicillin G	Horocillin u. a.
	Iduridin	Penicillin V	Arcasin
	Symniol		Beromycin
	Virunguent		Isocillin u. a.
Isoniazid	Gluronazid	Polymyxin B	Polymyxin B Novo
	INH		Polymyxin B Pfizer
	Isozid	Pyrazinamid	Pyrafat
	Neoteben		PZA-CP
	Rimifon	Rifampicin	Rifa
	Tb-Phlogin		Rimactan
Kanamycin	Kanabristol	Spectomycin	Stanilo
Lincomycin	Albiotic	Streptomycin	Streptomycin „Novo"
	Cillimycin		Streptothenat u. a.
Methacyclin	Rondomycin	Sulfisoxazol	Gantrisin
Methenamin	Aci-Steril (Orthophosphat)	Tetracyclin	Achromycin u. a.
	Hexamethylentetramin	Ticarcillin	Aerugipen
	Hiprex (Hippurat)	Tobramycin	Gernebcin
	Mandelamine (Mandelat)	Tolnaftat	Tonoftal
Miconazol	Dactar	Trimethoprim-	Bactrim, Eusaprim
	Epi-Monistat	Sulfamethoxazol,	Co-Trim-Tablinen
Minocyclin	Klinomycin	Co-Trimoxazol	Co-Trimoxazol u. a.
Nalidixinsäure	Nogram	Vidarabin	Vidaridinphosphat
Neomycin	Bycomycin	Viomycin	Viocin
	Myacine		

Die Behandlung von *Staphylokokken-Endokarditiden* erfolgt mit *Oxacillin* in einer Dosis von 12–16 g/Tag in 4 Kurzinfusionen, bei Penicillinallergie mit Cephalotin (3–4mal 5 g/Tag als Kurzinfusionen). Zweckmäßig ist auch hierbei die Kombination mit Probenecid (3–4mal 0,5 g oral).
Für seltenere Erreger wie *Coli* und *coliforme Keime, Proteus mirabilis,* ist eine Behandlung mit Ampicillin oder Cephalosporinen in Kombination mit Gentamycin angezeigt, vorausgesetzt, daß Resistenzbestimmungen nicht andere Resultate ergeben bzw. nicht vorliegen.
Im Falle eines Erregernachweises von indolpositiven Proteuskeimen und Pseudomonas

aeruginosa sowie Keimen der Coli-Gruppe wird empfohlen, Ticarcillin oder Azlocillin in Kombination mit Gentamycin (2,4–3,2 mg/kg Körpergewicht bei normalem Glomerulumfiltrat) anzuwenden (s. Tabelle 3.15).

Tabelle 3.15. Antibiotische Behandlung bei Erwachsenen mit Endokarditis durch gramnegative Bakterien [94]

Keim	Antibioticum/Dosierung
Pseudomonas aeruginosa	Ticarcillin 18 g/Tag oder Azlocillin 12 g/Tag + Tobramycin 3–5 mg/kg/Tag
Enterobacteriaceae	Ampicillin 12 g/Tag oder Ticarcillin 18 g/Tag oder Cephazolin 4–8 g/Tag + Gentamycin 3–5 mg/kg/Tag oder ein anderes Aminoglykosid
Salmonellen	Ampicillin 12 g/Tag + Gentamycin 3–5 mg/kg/Tag
Bacteroides fragilis	Ticarcillin 18 g/Tag + Metronidazole 4 g/Tag

In neuerer Zeit ermöglicht eine Vielfalt von verfügbaren Cephalosporin-Antibiotica (z. B. Cephaloridin, Cephalotin, Cephalexin, Cephazolin, Cephacetril, Cefradin) eine differenzierte Anwendung bei einzelnen Keimen (E. coli, Proteus mirabilis, Klebsiella) unter Berücksichtigung von minimalen Hemmkonzentrationen und der Bioverfügbarkeit (Gewebskonzentrationen, Plasmakonzentrationen, renale Elimination u. a.). Außerdem hat die Behandlung von Infektionen mit E. coli, Pseudomonas aeruginosa, Klebsiella u. a. durch neuere Aminoglykosid-Antibiotica (Tobramycin, Amikacin, insbesondere bei Klebsiella-Stämmen) neben Gentamycin eine Bereicherung erfahren (s. Tabelle 3.14).

Unter den *Pilzinfektionen* sind am häufigsten solche mit Histoplasma capsulatum und Candida albicans. Dabei empfiehlt sich neuerdings die Behandlung per os mit einem Antimycoticum (Canesten), das in einer parenteralen Applikationsform noch nicht im Handel ist, fungistatisch wirksam und ohne toxische Nebenwirkungen sein soll.

Für die parenterale Anwendung stehen Miconazol (Dactar) und 9α-Fluor-Cytosin (Ancotil) zur Verfügung.

Entwickelt sich unmittelbar *nach herzchirurgischen Eingriffen,* Operationen im Bereich des Urogenitaltraktes, des Abdomens, nach Zahnextraktionen oder im Verlaufe von Pyodermien eine hochakute Endokarditis, dann sind mit großer Wahrscheinlichkeit die verursachenden Keime *Staphylokokken.* Diese Behandlung sollte modifiziert werden je nach dem Resultat einer kulturellen Züchtung des betreffenden Keimes.

Führt eine antibiotische Behandlung bei nachgewiesener bakterieller Endokarditis und begleitendem Herzklappenfehler nicht zum Erfolg, dann ist ein frühzeitiger chirurgischer Eingriff mit prothetischem Klappenersatz u. U. lebensrettend.

Bei den Patienten mit bakterieller Endokarditis, bei denen die Diagnose klinisch sicher, aber bakteriologisch unbewiesen ist, sollte die Therapie mit tägl. 25 Mill. I.E. G-Penicillin im 24-Std.-Dauertropf begonnen werden, zusätzlich 1 g Streptomycin intramusculär. Die Gabe von Probenecid (Benemid) (0,5 g alle 6 Std.) erhöht den Plasmawirkspiegel von Penicillin. Läßt sich das Zustandsbild innerhalb von 2–3 Tagen durch diese Behandlung nicht beeinflussen, ist die tägliche Penicillindosis zu verdoppeln. Ist auch diese Therapie ohne Effekt, dann sollte Cephalotin in einer Dosis von 3mal 4 bis 3mal 6 g/Tag jeweils als Kurzinfusion angewendet werden. – Als weitere Kombinationen bieten sich an: Penicillin + Oxacillin oder Cephalotin + Gentamycin oder Azlocillin+Gentamycin (s. Tabelle 3.14).

Vor Abschluß der Antibioticatherapie, die i. allg. einen Zeitraum von 4–6 Wochen nach Fieberfreiheit umfaßt, ist es erforderlich, daß die Ausgangsherde für eine bakterielle Besiedlung (Tonsillen, Zähne, Nebenhöhlen, Urogenitalsystem u. a.) beseitigt werden. Bei operablen congenitalen Herzfehlern ist die Ausheilung einer bakteriellen Endokarditis eine dringliche Indikation zur operativen Korrektur. Zur Verhütung von Rezidiven ist eine Antibioticaprophylaxe mit Penicillin bei allen Bedingungen zu empfehlen, unter denen mit einer Bakteriämie zu rechnen ist, insbesondere bei Zahnextraktionen, Tonsillektomien und Operationen. Die Prophylaxe sollte einen Tag vor der Operation beginnen und postoperativ 2–3 Tage fortgesetzt werden (s. Tabelle 3.13). (Über die Therapie der Klappendefekte s. S. 185 ff.; über die Therapie der Herzinsuffizienz, s. S. 598.)

Folgende *allgemeine Richtlinien* für die antibiotische Therapie der bakteriellen Endokarditis sollten beachtet werden [94]:

1. Bactericide Antibiotica sollten vor bacteriostatischen bevorzugt werden, weil bei letzteren die Rezidivrate höher ist als bei ersteren Allerdings kann sogar wenn in vitro eine Bactericidie nachgewiesen ist, in vivo während der Medikation die Infektion latent sein und nach Absetzen des Antibioticums wieder aufflammen.
2. Die parenterale Applikationsform von Antibiotica ist der oralen vorzuziehen, um die individuelle Streubreite von Absorption und Medikamenteneinnahme zu vermindern und sicher zu gehen, daß die Serumspiegel auch dann noch bactericid sind, wenn das Serum 1:8 verdünnt worden ist. Kontrollierte Studien, die beweisen, daß die Verdünnung von mehr als 1:8 einen optimalen Bactericidiespiegel darstellt, sind allerdings nicht vorhanden.
3. Die antibiotische Therapie sollte genügend lange durchgeführt werden, um Rezidive zu vermeiden. Im allgemeinen sind 4 Wochen notwendig, aber auch 6 Wochen und länger sind zu empfehlen für bestimmte Bakterien, z. B. Staphylococcus aureus und Enterokokken.
4. Die antibiotische Empfindlichkeit der Bakterien in vitro sollte erfaßt werden durch eine Bestimmung der minimalen Hemmkonzentration und der minimalen Bactericidiekonzentration. Die Hemmkonzentration kann beträchtlich niedriger sein als die bactericide Konzentration. Erstrebenswert ist natürlich eine Korrelation zu den Plasmaspiegeln. Bisher sind derartige Messungen unter praktischen Bedingungen nur für Aminoglykoside möglich.
5. In der Initialphase der antibiotischen Therapie der Endokarditis ist Bettruhe indiziert wie bei jeder anderen ernsten Infektion. Das Risiko von thromboembolischen Komplikationen wirft die Frage einer prophylaktischen Anticoagulantientherapie auf. Diesbezüglich sind kontrollierte Studien nicht bekannt. Eine Risikoabwägung mag im Einzelfall die Entscheidung für oder gegen eine Thromboembolieprophylaxe mit Anticoagulantien erleichtern.
6. Die Antibiotica sollten Fibrin zu penetrieren vermögen. Die Effizienz von Penicillin ist wahrscheinlich teilweise auf seine Fähigkeit zurückzuführen, besser als andere Antibiotica Fibrin zu penetrieren.
7. Eine antibiotische Therapie, die vor Bekanntsein der verursachenden Keime begonnen werden muß, sollte gegen solche Bakterien gerichtet sein, die mit größter Wahrscheinlichkeit in dem Einzelfall in Betracht kommen. Alphahämolytische Streptokokken sind nach wie vor die häufigsten Keime bei Endokarditis. Hinsichtlich des weiteren Vorgehens s. Tabellen 3.12–3.15.

Problematisch bleiben diejenigen Formen von Endokarditis, bei denen trotz wiederholter Versuche ein positiver Keimnachweis nicht gelingt. In solchen Fällen ist eine *nichtbakterielle thrombotische Endokarditis* in Betracht zu ziehen, die wahrscheinlich in enger pathogenetischer Verknüpfung mit einer disseminierten intravasculären Gerinnung abläuft. Nach pathologisch-anatomischen Untersuchungen fand sich eine nichtbakterielle thrombotische Endokarditis bei 0,75% meist älteren Patienten aus einem Gesamtkrankengut von 4783 Fällen beiderlei Geschlechts. Vorzugsweise Mitral- und Aortenklappen waren dabei betroffen. Bei 18 der 36 Fälle gelang die histologische Diagnose einer disseminierten intravasculären Gerinnung in Form von Fibrinthromben in kleinkalibrigen Blutgefäßen mehrerer Organe (Nieren, Nebennieren, Lungen, Leber, Herz und Milz mit abnehmender Häufigkeit). Die Untersucher rechnen damit, daß bei etwa 12% aller verstorbenen Patienten mit einer disseminierten intravasculären Gerinnung eine nichtbakterielle thrombotische Endokarditis vermutet werden kann [77].

3.3.5 Prognose

Die Prognose der Patienten mit bakterieller Endokarditis wird bestimmt durch die Art, Menge und Virulenz der Erreger, die Dauer der Erkrankung, die Art und den Schweregrad der Klappendefekte und durch das Lebensalter.
Die Heilungsziffern bei Endocarditis lenta (Streptococcus viridans) liegen zwischen 60 und 90%. Dabei sind die höheren Zahlen gültig für die Patienten, bei denen das Intervall zwischen Diagnosestellung und Behandlungsbeginn verhältnismäßig kurz ist (vgl. Abb. 3.6).
Akut verlaufende Endokarditiden, meist durch Staphylococcus aureus verursacht, haben hingegen eine wesentlich schlechtere Prognose. Hierbei liegen die Überlebenszahlen nur um 20–30%. Stark belastet ist auch die Prognose von Endokarditiden infolge von Infektion mit Pilzen sowie bestimmten gramnegativen Bakterien, besonders Pseudomonas aeruginosa, ohne daß hierfür Anhaltszahlen bekannt sind. Die ungünstige Prognose erklärt sich durch die schlechte therapeutische Zugänglichkeit mit Antibiotica. (Zur Prognose der erworbenen Herzklappenfehler s. S. 185 ff.)

3.4 Virale Herzerkrankung

3.4.1 Pathologische Anatomie

Öfter wird ein Virusinfekt von einer Myokarditis begleitet, vor allem bei Grippe, Poliomyelitis, Masern, Varicellen, Virushepatitis, Mumps, Röteln, infektiöser Mononucleose und Psittakose. Diese Myokarditiden verlaufen in der Regel gutartig und klingen innerhalb von Tagen oder wenigen Wochen ab. Im Säuglingsalter sind Todesfälle bei Coxsackie-B-Myokarditis öfter beobachtet worden.
Die Infiltrate bevorzugen bei der Virusmyokarditis die Hinterwände der Vorhöfe, die Septen und die Herzspitze [45]. Mikroskopisch beherrschen meist Lymphocyten, Plasmazellen und Monocyten das Bild. In frühen Stadien können aber auch neutrophile Granulocyten auftreten. Charakteristisch sind ferner Einzelfasernekrosen. Tierexperimentell sind Erweiterungen der Zisternen des sarkoplasmatischen Reticulums nachgewiesen worden, die mit einer Behinderung der elektromechanischen Koppelung in Zusammenhang gebracht werden.
Schwer zu klären ist oft die Frage, ob Narben im Myokard Folge einer vorausgegangenen Virusmyokarditis sind und ob Zusammenhänge zwischen einer restrictiven Kardiomyopathie und einer früher abgelaufenen Herzmuskelentzündung bestehen.

3.4.2 Ätiologie und Pathogenese

Die einzelne Viruseinheit, das sog. Virion, besteht aus einem zentralen Kern von infektiöser Nucleinsäure, der von einer Proteinhülle, dem sog. Capsid umgeben ist. Die Funktion des Capsids besteht u.a. darin, das Eindringen der Nucleinsäure in die Wirtszelle zu erleichtern bzw. zu ermöglichen. Dabei wird die Wirtsspezifität des Virus vom Capsid bestimmt. Das Protein bzw. die Proteine des Capsids oder seiner Untereinheiten, der sog. Capsomeren, wirken als Antigen. Die Anordnung der Capsomeren ergibt die für die einzelnen Virusarten unterschiedliche Form des Virions. Als Nucleocapsid bezeichnet man die aus Nucleinsäure und Capsid bestehende Einheit. Diese kann noch von Außenhüllen umgeben sein, die aus Protein, Kohlenhydrat und Lipoiden bestehen. Bei verschiedenen Viren sind darüber hinaus Fermente wie Phosphatasen, Katalasen, Lipasen und die für die Anheftung an die Wirtszelle wichtige Neuraminidase (Myxoviren) festgestellt worden.
Virusinfektionen führen, sofern es zu einer Erkrankung des Herzens als Karditis kommt, in erster Linie zu Entzündungsreaktionen am Perikard in Form einer Perikarditis. In zweiter Linie wird das Myokard befallen. Bislang nicht gesichert, aber wahrscheinlich ist, daß auch in seltenen Fällen eine Endokarditis bei Infektionen mit Coxsackie-Viren auftritt. Die häufigsten Erreger,

3.4 Virale Herzerkrankung

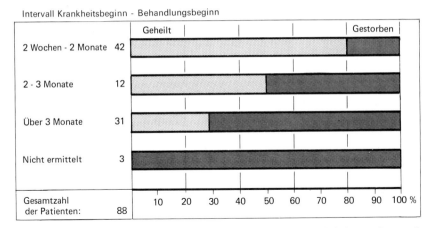

Abb. 3.6. Prognose quoad vitam bei Patienten mit bakterieller Karditis in Abhängigkeit vom Intervall zwischen Krankheitsbeginn und Behandlungsbeginn [109]

die zu einer Manifestation der Erkrankung am Herzen führen, sind – der Häufigkeit nach geordnet – in Tabelle 3.16 aufgeführt. Der häufigste Viruskeim, der bei einer Viruskarditis nachgewiesen werden kann, gehört der Gruppe Coxsackie-B an, insbesondere Coxsackie-B_5. Von BURCH u. Mitarb. ist wiederholt darauf hingewiesen worden, daß Viren in vielfältiger Weise die Entstehung anderer Kardiomyopathien begünstigen können [26, 28, 30]. So wird es von diesen Autoren sogar für wahrscheinlich gehalten, daß eine Virusinfektion eine Prädisposition bildet, beispielsweise für die Erkrankung an rheumatischer Karditis im Verlaufe eines rheumatischen Fiebers. Das Prinzip dieses Konzepts wird deutlich aus der Abb. 3.7. Grundlagen hierfür sind Unter-

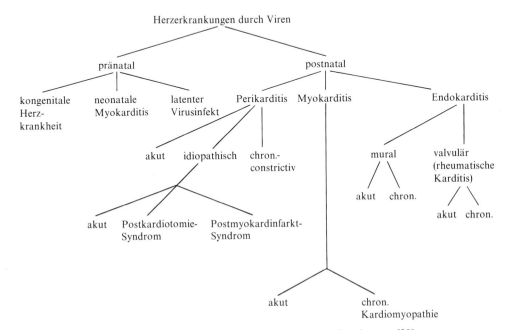

Abb. 3.7. Mögliche Bedeutung von Viren für die Entstehung von Herzerkrankungen [28]

Tabelle 3.16. Virusinfektionen als Ursache für Herzerkrankungen, geordnet nach der Häufigkeit von Infektionen. Am häufigsten ist ein Verlauf als Perikarditis, weniger häufig als Myokarditis und selten als Endokarditis [28]

Perikarditis	Myokarditis	Endokarditis
Coxsackie B	Coxsackie B	Coxsackie B
Influenza	Influenza	
Adenovirus	Adenovirus	
ECHO	ECHO	
Coxsackie A	Coxsackie A	Coxsackie A
Mumps		
Herpes zoster	Herpes zoster	
Herpes simplex		
Poliomyelitis	Poliomyelitis	
Infektiöse	Cytomegalie	
Mononucleose	Röteln	
(EB-Virus)	Hepatitis	
	Varicellen	
	Gelbfieber	
	Choriomeningitis, (lymphocytär)	

suchungen an der Herzmuskulatur von Kranken, die aus nichtkardialen Ursachen verstorben waren. Es ließ sich nämlich bei diesen Patienten mit Hilfe von fluorescenzoptischen Methoden (direkter Immunfluorescenztest) der Nachweis von gegen Viruspartikel gerichteten Antikörpern auf der Herzmuskelmembran erbringen [29].

3.4.3 Klinik und Diagnostik

Die Erkennung einer virusbedingten Herzerkrankung beim Menschen basiert gewöhnlich auf einer klinischen Diagnose. Untersuchungsbefunde wie die Isolation von Viren aus dem Stuhl, aus Rachenspülwasser und anderen Körperflüssigkeiten sowie eine Änderung von Antikörpertitern tragen zur Diagnosestellung bei. Die Patienten machen sehr häufig Angaben über vorausgegangene uncharakteristische fieberhafte Erkrankungen mit Beteiligung der oberen Luftwege. Bei einigen Virusinfektionen sind die klinischen Zeichen so typisch, daß die Diagnose einer virusbedingten Nasopharyngitis, Tonsillitis, Sinusitis oder einer Mumpsinfektion gestellt werden kann. Sofern nicht der Virusinfekt, beispielsweise als Mumps oder Masern, offensichtlich ist, ist man mitunter geneigt, eine *bakterielle Infektion* im Respirationstrakt anzunehmen, zumal der Nachweis von bakteriellen Keimen wesentlich leichter zu erbringen ist als von Viren. So bedeutet der kulturelle Nachweis von Bakterien aus dem Nasen-Rachen-Raum nämlich nicht den Ausschluß eines gleichzeitigen Virusinfektes. In einigen wenigen Fällen steht die kardiale Symptomatologie bereits bei Beginn der Erkrankung im Vordergrund. Meist läßt sich aber eine Latenzperiode von einigen Tagen nach Abklingen der allgemeinen Zeichen des Virusinfektes eruieren, während der der Patient symptomlos ist. Dieses Intervall wird dann gefolgt von den Symptomen der Herzerkrankung.
Typische *klinische Zeichen einer Viruskarditis* sind: Plötzlicher Beginn der kardialen Erkrankung entweder mit Präcordialschmerz infolge einer akuten Perikarditis oder mit Rhythmusstörungen. Beispielsweise kann im Anschluß an eine außergewöhnliche körperliche Belastung ein totaler AV-Block unter dem Bilde eines Adams-Stokes-Anfalles auftreten, oder es entwickelt sich eine tachykarde Rhythmusstörung unter dem Erscheinungsbild einer Herzinsuffizienz. Auch eine akute Myokardinsuffizienz mit den Zeichen des Linksherzversagens (Lungenödem) kann Beginn einer Viruskarditis sein. Hinweissymptome sind ferner der bevorzugte Befall jüngerer Personen und eine epidemische Häufung der Erkrankung. – Insbesondere bei Coxsackie-Infektionen läßt sich ein Intervall von 8–14 Tagen zwischen dem Beginn der Karditis und einem vorausgegangenen grippalen Infekt (Rhinitis, Myalgien, Fieber, Tracheobronchitis) eruieren.
Das *Elektrokardiogramm* der Patienten zeigt ggf. die klassischen Zeichen einer akuten Perikarditis oder unspezifische negative T-Wellen sowie Abnormitäten der ST-Strecke (s. EKG bei Perikarditis, S. 174). Außerdem sind verschiedene Ausprägungen von atrioventriculären Überleitungsstörungen zu beobachten sowie Störungen der atrialen und ventriculären Erregungsausbreitung und -rückbildung, ferner Rhythmustörungen. Andererseits kennen wir sehr diskrete Verlaufsformen einer Viruskarditis, wobei das

3.4 Virale Herzerkrankung

Auftreten einer Ruhetachykardie, einzelner Extrasystolen oder einer Abflachung von T-Wellen im Elektrokardiogramm die einzigen Zeichen einer kardialen Begleiterkrankung bei Virusinfekt darstellen.
Die *virusbedingte Myokarditis* ist in ihrer akuten Form gekennzeichnet durch sich rasch ausbildende Symptome der Herzinsuffizienz mit klinischer und röntgenologischer Größenzunahme des Herzens sowie die schon erwähnten elektrokardiographischen Zeichen. In welcher Häufigkeit die chronische Persistenz dieser Symptome einer Viruskarditis nach dem Abklingen der humoralen entzündlichen Zeichen schließlich als eine „chronische Myokarditis" oder als Kardiomyopathie diagnostiziert wird, bzw. in welcher Häufigkeit eine congestive Kardiomyopathie die Folge einer Viruskarditis ist, ist eine wichtige, aber ungelöste Frage (s. S. 165).
Virusendokarditiden sind bislang sicher nur pathologisch-anatomisch diagnostiziert worden, wenngleich man annehmen muß, daß bei vorbestehenden Klappenfehlern infolge von zusätzlich auftretenden Virusinfekten Verschlechterungen herbeigeführt werden, die im Sinne einer virusbedingten Myo- und Endokarditis gedeutet werden müssen [30].
Neben der klinischen *Diagnostik* sind Methoden zur Erkennung von Virusinfektionen nützlich, die im Prinzip darauf hinauslaufen, einerseits serologische Anhaltspunkte zu gewinnen mit Hilfe des Neutralisationstestes, der Komplementbindungsreaktion und der Hämagglutinationstests und andererseits durch den Nachweis des Virus (Virusisolation) den pathogenen Keim selbst nachzuweisen. Eine Zusammenstellung der in Frage kommenden Methoden sowie ihre Ergiebigkeit ist aus Tabelle 3.17 zu ersehen.
Dabei ist besonders zu berücksichtigen, daß die einmalige Bestimmung eines Antikörpertiters wertlos ist, da sich nur aus dem Verlauf heraus, durch wenigstens zwei – aber möglichst mehr – Bestimmungen die Diagnose stellen läßt. Es ist nämlich bekannt, daß es nach einer Infektion zu einem Anstieg der Antikörpertiter kommt, woraufhin nach einem einige Zeit erhöht bleibenden Titerwert wieder ein Abfall der Meßgrößen zu beobachten ist. Eine größere Zuverlässig-

Tabelle 3.17. Immunologische Untersuchungsmethoden zur Diagnostik bei Viruskarditiden

Virus	Antikörpernachweis (Serologie)	Virusisolation aus:
Coxsackie A+B	NT, KBR	Faeces, Rachenabstrich u. a.
Influenza	HHT, KBR	Rachenabstrich
Adenovirus	KBR, NT	Faeces, Rachenabstrich u. a.
ECHO	NT, KBR	Faeces, Rachenabstrich u. a.
Poliomyelitis	NT, KBR	Faeces, Rachenabstrich u. a.
Varicella	KBR, NT	Bläscheninhalt
Herpes	NT, KBR	Bläscheninhalt
Mumps	KBR, HHT, NT	Rachenabstrich, Urin
E. B.-Virus	Paul-Bunnel-Test	

NT = Neutralisationstest, KBR = Komplementbindungsreaktion, HHT = Hämagglutinationshemmungstest

keit für die Diagnose kommt der Virusisolation zu, wobei für die häufigsten in Frage kommenden Viren Coxsackie-B- und A- sowie Influenzaviren Proben von Faeces, Rachenabstriche bzw. Rachenspülwasser zur Untersuchung gelangen müssen.
Die serologischen Untersuchungsbefunde mit dem Nachweis von Antikörpern gegen Viren mit Hilfe der Komplementbindungsreaktion oder des Hämagglutinationshemmtests oder noch besser der direkte Virusnachweis mit Hilfe von Neutralisationstests tragen zur Diagnose bei, wobei eine exakte ätiologische Zuordnung erhöhter Antivirustiter zur Herzerkrankung oft fraglich bleibt. Dies ist um so mehr deshalb der Fall, weil mindestens eine zweimalige Bestimmung von Antivirusantikörpern im Abstand von Wochen notwendig ist, um die Virusätiologie wahrscheinlich zu machen. Hinzu kommt, daß die Erkrankung in einem floriden Stadium sein kann, ohne daß bereits positive serologische Befunde gewonnen werden können, da noch keine Antikörper gebildet worden sind. Beweisend wäre der direkte

Nachweis des Virus im erkrankten Organ. Diese Möglichkeit ist heute durch die endomyokardiale Myokardbiopsie gegeben [15].
Humorale Antikörper gegen heterologes Myokard wurden von unserer Arbeitsgruppe bei Patienten mit der klinischen Symptomatologie einer Viruskarditis nachgewiesen. An insgesamt 17 Patienten fanden wir mit Hilfe des indirekten Immunfluorescenztests bei 76% positive Befunde: Dabei war der Fluorescenztyp in 41% der Fälle nucleär, 23% sarkolemmal und in 12% intermyofibrillär. Nucleäre Antikörper (41%) waren klassifizierbar: 100% IgM, 51% IgA und 14% IgG [17]. Die Befunde lassen erkennen, daß eine virusbedingte Herzerkrankung durch immunologische Phänomene ausgezeichnet ist, unter denen die vorzugsweise Bindung von nucleären Antikörpern aus der IgM-Klasse hervorsticht. Wenngleich noch nicht geklärt ist, ob diesen Untersuchungsbefunden als diagnostisches Merkmal auch eine Bedeutung hinsichtlich der Pathogenese zukommt, so ist doch zu vermuten, daß in Analogie zur Hepatitis Immunreaktionen ablaufen können.
So finden sich auch bei der chronisch-aktiven Hepatitis in etwa 30–40% der Fälle antinucleäre Antikörper [68]. Teilt man die chronisch-aktiven Hepatitiden nach dem HB_s-Ag-Befund auf, so zeigt sich, daß die autoimmun-HB_s-Ag-negativen chronisch-aktiven Hepatitisfälle in 55% und die HB_s-Ag-positiven Fälle in 16% antinucleäre Antikörper im Serum aufweisen. Allerdings sind die HB_s-Ag-positiven Fälle meist nur transitorisch und niedrigtitrig positiv. Außerdem ist bei Hepatitis bekannt, daß humorale Antikörper das Virus neutralisieren können und daß die Anwesenheit von HB-Antigen-Antikörper-Komplexen zu einer generalisierten Immunkomplexkrankheit mit Ablagerung vorzugsweise in den Gefäßen im Sinne einer diffusen Vasculitis führt [57, 58].
Die durch Viren hervorgerufene Herzmuskelerkrankung betrifft nicht immer den ganzen Herzmuskel, sondern kann einzelne Herzabschnitte bevorzugen. – Das folgende kasuistische Beispiel schildert eine typische Befundekonstellation bei Virusmyokarditis.

Kasuistik

Ein 31jähriger Patient erlitt nach einer schweren körperlichen Arbeit nach anfänglich hochgradiger Dyspnoe einen Anfall von Bewußtlosigkeit, nachdem etwa 8–10 Tage zuvor ein fieberhafter grippaler Infekt vorausgegangen war. Der Patient erlangte nach etwa 5–10 min wieder das Bewußtsein und wurde daraufhin in unsere Klinik eingewiesen. Bei der Aufnahmeuntersuchung waren zahlreiche, teils polytope ventriculäre Extrasystolen zu registrieren bei einer Sinustachykardie von um 100/min.

Laborbefunde: Deutliche Verminderung von Serum-IgG auf 440 mg%. Indirekter Immunfluorescenztest zum Nachweis humoraler Antikörper negativ. Erst 6 Wochen nach Beginn der kardialen Symptome deutlich erhöhter Titer gegen ECHO 9 (1:2048), abklingend nach weiteren vier Wochen auf 1:1024. (Neutralisationstest) Tests auf Picornaviren negativ.

Herzkatheteruntersuchung: Geringe Erhöhung des enddiastolischen Druckes im linken Ventrikel auf 17 mm Hg, sonst normale Druckwerte in den sondierten Herzabschnitten (rechter Ventrikel, rechter Vorhof, A. pulmonalis). Das enddiastolische Volumen war auf 200 ml mäßig erhöht. Auswurffraktion auf 43% deutlich erniedrigt. Ventriculographisch fand sich eine ausgeprägte Hypo- bis Akinesie im Bereich der Hinterwand, die auch das Septum mitbetraf. Unauffälliges Coronarogramm (s. hierzu Abb. 3.8).

Myokardbiopsie: Morphologie (Olsen, London): granulomatöse Myokarditis mit ausgeprägter Fibrose und Zeichen einer myokardialen Hypertrophie an einigen Herzmuskelzellen. Mehrere Arte-

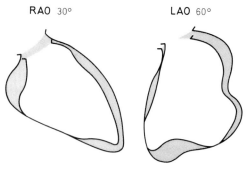

Abb. 3.8. Schematische Darstellung eines Ventriculogramms von einem Patienten mit Myokarditis nach Abklingen der akuten Phase. Man beachte, daß die ausgeprägte Hypo-/Akinesie auf die Herzhinterwandregion und Anteile des Ventrikelseptums beschränkt ist. Innere Kontur endsystolisch; äußere Kontur enddiastolisch

3.4 Virale Herzerkrankung

riolen, die in der Biopsie erkennbar waren, zeigten eine Mediahypertrophie sowie eine Intimaverdickung. Kein Hinweis auf Arteriitis.

Direkter Immunfluorescenztest: Bindung von Immunglobulin A an sarkolemmale Strukturen (1:10). C_3, C_4 negativ.

Das kasuistische Beispiel zeigt den diagnostischen Wert der rechtsventriculären Myokardbiopsie in diesem Falle als Korrelat zu einer Myokarditis. Der Befund macht die Erkrankung des ganzen Herzens deutlich, wobei ventriculographisch ausgeprägte Hypokinesien auf die linksventriculäre Hinterwand-/Septumregion beschränkt waren. Es läßt ferner die Beteiligung des Immunsystems sichtbar werden, wobei eine Verminderung der Immunglobulin-G-Konzentration bemerkenswert ist, ohne daß deren nosologische Bedeutung als primär oder sekundär eingestuft werden kann. außerdem zeigt sich eine erhebliche zeitliche Dissoziation zwischen dem Auftreten positiver serologischer Befunde bei Viruskarditis und der Herzerkrankung.

Zusammengenommen ergibt sich die Diagnose einer Viruskarditis im Sinne eines Syndroms aus einer Vielzahl teils heterogener Symptome (s. Abb. 3.9). Hinzu kommt, daß häufig erst retrospektiv das volle Ausmaß der Erkrankung in Einzelheiten erkennbar wird. Auf dem Höhepunkt der Erkrankung sind serologische Untersuchungsmethoden leider von untergeordneter Bedeutung, hingegen versprechen Methoden, die dem direkten Nachweis des Virus bzw. des Virusantigens dienen [Untersuchung des Stuhls bei Enteroviren; Nachweis des Virusantigens im Myokard (Myokardbiopsie)] ein Höchstmaß an Spezifität.

Umstritten ist die *chronische Virusmyokarditis.* Experimentelle Untersuchungen an Mäusen, die mit Coxsackie-B3-Virus infiziert waren, zeigten zu einem Drittel bis zur Hälfte myokardiale Nekrosen. Dabei ließ sich in der Herzmuskulatur dieser Tiere das Virus vom 9. Tag nach der Inoculation an nicht nachweisen. Dennoch waren eine ausgeprägte Fibrose sowie die mikroskopischen Zeichen der Entzündung und Herzmuskelhypertrophie auch noch 6 Monate danach deutlich erkennbar. Der Pathomechanismus der Erkrankung ist unklar. Immerhin könnten immunologische Vorgänge eine Rolle spielen. So könnte man sich vorstellen, daß bei Patienten, bei denen eine chronische Kardiomyopathie mit zahlreichen fieberhaften Schüben diagnostiziert wurde, ein spätes immunologisches Stadium einer Coxsackie-Virusinfektion besteht. Für diese Hypothese sprechen Untersuchungsbefunde bei an Myokarditis verstorbenen Patienten, bei denen sich im Myokard virales Antigenmaterial mit fluorescenzoptischen Methoden nachweisen ließ [76].

Allgemeine Symptome	*Kardiale Symptome*
Hinweise für Infektionen der oberen Luftwege	Ruhetachykardie
	Perikarditis
	Zeichen der Myokardinsuffizienz
Gastro-Enteritis	
Myalgie	Rhythmusstörungen
Fieber	EKG-Veränderungen
Meningeale Zeichen	Myokardbiopsie:
Lymphknotenvergrößerung	„Myokarditis" morphologisch;
Exanthem	Ig-Bindung,
Hypotonie	immunhistologisch
↘ **Viruskarditis** ↙	
↗	↖
Serologische Methoden	*Virusnachweis*
IgM-Antikörper (ELISA-Test)	Myokardbiopsie-Immunofluoreszenz
KBR	(Nachweis von Capsid)
Neutralisationstest	
Humorale Myokardantikörper	

Abb. 3.9. Diagnostik der Viruskarditis

3.4.4 Therapie

Für die *Behandlung* der Viruskarditiden gelten zunächst allgemeine Richtlinien: Bettruhe, Therapie der Herzinsuffizienz (Glykoside, Diuretica); Therapie der Rhythmusstörungen; bei Fieber Antipyretica bzw. Wadenwickel. Bei akuter Symptomatik ist vor der Anwendung von Steroiden zu warnen, da Verschlechterungen bei akuter Viruskarditis, insbesondere bei Kindern, beobachtet wurden. Bei chronisch-rezidivierenden Viruskarditiden mit persistierender Symptomatologie der Herzinsuffizienz, bei Kardiomegalie, wobei die differentialdiagnostische Unterscheidung zur Kardiomyopathie unklarer Ätiologie Schwierigkeiten bereiten kann, ist ein Behandlungsversuch mit *Corticosteroiden* gerechtfertigt; dabei sollte für 6–8 Wochen behandelt werden, und zwar beginnend mit einer Dosierung von 40 mg Prednisolon täglich mit Reduktion der Dosis um 5 mg alle 5 Tage bis zu einer täglichen Dosierung von 10–15 mg.

Der therapeutische Nutzen einer prolongierten *Bettruhe* ist besonders bei den mehr protrahiert verlaufenden Kardiopathien nachgewiesenermaßen von hohem Wert. Auf die Befolgung dieses therapeutischen Grundsatzes muß bei den betreffenden Patienten daher besonderer Nachdruck gelegt werden [91].

Bei Patienten mit Sinustachykardie im Rahmen der virologischen Grundkrankheit hat sich in unserer Klinik in einzelnen Fällen, selbst bei mittelgradigen Zeichen einer Pumpfunktionsstörung des Herzens, die Anwendung von β-Receptorenblockern bewährt. Um die Komplikationen mit Myokardversagen möglichst zu vermeiden, empfiehlt es sich, mit sehr niedrigen Einzeldosierungen zu beginnen, z. B. 3mal täglich 10 mg Oxprenolol (Trasicor). Auf diese Weise gelang es bereits mehrmals, die Herzfrequenz um 10–15% gegenüber dem Ausgangswert in Ruhe zu senken. Durch Bevorzugung von β-Receptorenblockern mit kurzer Halbwertszeit ist außerdem im Falle einer Überdosierung verhältnismäßig rasch ein Abklingen der Betablockade zu erwarten (s. auch [14]).

Bei unkomplizierter Virusperikarditis erübrigt sich eine medikamentöse Therapie. Bedeutung hat bei gefährdeten Patienten (Herzklappenfehler mit Myokardinsuffizienz) die Prophylaxe von Virusinfekten mit Hilfe von Vaccinen, wobei allerdings die Wirksamkeit von Vaccinen gegen kardiotrope Viren (Coxsackie und Influenza) noch nicht eindeutig erwiesen ist.

Anticoagulantien sind insbesondere bei Perikarditis wegen der Gefahr der Perikardtamponade durch Blutung kontraindiziert.

3.4.5 Prognose

Die Prognose der akuten Viruskarditis ist i. allg. günstig, die meisten Patienten, die mit den Zeichen der akuten Perikarditis im Rahmen einer Virusinfektion erkranken, werden wieder symptomlos. Eine klare quantitative Aussage ist allerdings aus Gründen des schwierigen diagnostischen Zugangs nicht möglich. Ganz besonders erschwert sind klare prognostische Angaben im Falle der chronischen Viruskarditis, da bisher nicht geklärt ist, ob und wenn ja, in welchen Fällen Beziehungen von Viruskardiopathien zu solchen Zustandsbildern bestehen, die wir unter der Diagnose ätiologisch ungeklärter Kardiomyopathien zusammenfassen. (Hierzu s. auch S. 161 und 164 ff.)

3.5 Immunkardiopathien

3.5.1 Pathologische Anatomie

An den Herzklappen kann sich beim *Erythematodes visceralis* eine atypische abakterielle Endokarditis entwickeln.

Die Vegetationen auf den Klappen sind gewöhnlich etwas größer und ausgedehnter als beim rheumatischen Fieber. Auch befallen sie häufig die Ober- und Unterseite der Klappen, und nicht selten sind sie auch an der Klappenbasis, am muralen Endokard und auch auf Sehnenfäden entfaltet. Charakteristisch ist der Befall mehrerer Klappen und die häufige Beteiligung des rechten Herzens. Die Tricuspidalis ist gewöhnlich gemeinsam mit der Mitralis befallen, die Pulmonalklappen häufiger als die Aortenklappen. Abgeheilte atypische Endokarditiden führen zwar zu fibrösen Verdickungen der Klappe, aber nicht zu Defekten mit Perforation.

Mikroskopisch finden sich in den Klappen ein herdförmiges Ödem, fibrinoid degenerierte kollagene Fasern, Ansammlungen von Histiocyten, Lymphocyten und Plasmazellen sowie auch die charakteristischen „purple bodies", die den aus Kernresten entstandenen Einschlüssen in den LE-Zellen entsprechen.

Die Wärzchen bestehen aus Fibrin, Blutplättchen und nekrotischen Klappenanteilen. Auch sie können Hämatoxylin-Körperchen (purple bodies) enthalten. Am Perikard tritt oft eine fibrinöse oder serös-fibrinöse

Entzündung auf, der später umschriebene Verwachsungen oder eine vollständige Obliteration des Herzbeutels folgen. Im Myokard sind mikroskopisch herdförmige Entzündungen mit Infiltraten aus Histiocyten, Lymphocyten und Plasmazellen nachgewiesen worden. An den Gefäßen treten manchmal Veränderungen ähnlich wie bei einer Panarteriitis auf. Selten sind Sinus- und AV-Knoten mitbefallen [72], oder es tritt ein kompletter AV-Block auf.

Bei der *Panarteriitis* (Periarteriitis) nodosa sind die Coronararterien häufig miterkrankt, nach BURCK [31] bei 80%. Makroskopisch sind an den Kranzarterien manchmal perlschnurartig angeordnete Knötchen sichtbar. Auf der entzündeten Intima können sich Thromben entwickeln, die bei einer kritischen Einengung oder bei Verschluß der Lichtung zu einer Ischämie führen. Da die Hauptstämme der Coronararterien meist verschont bleiben, treten gewöhnlich nur kleinfleckige Nekrosen im Myokard und nur selten größere Infarkte auf. Als Rarität kann auf dem Boden der entzündlichen Wandveränderungen ein Coronararterienaneurysma mit Perforation in den Herzbeutel und tödlichem Hämatoperikard entstehen.

Bei der *Sklerodermie* kann sich ein Cor pulmonale auf dem Boden einer Lungenfibrose entwickeln, und außerdem ist im Myokard die Entstehung einer schweren Fibrose möglich.

3.5.2 Herzerkrankungen bei Kollagenosen

Erythematodes: Beim Erythematodes werden klinische Zeichen der Herzerkrankungen bei 55–60% der Patienten beobachtet. Die klinischen kardialen Manifestationen sind weniger deutlich ausgeprägt als die anderen Zeichen des Erythematodes wie Fieber, Arthritis, Hautsymptome, Nierensymptome und hämatologische Befunde.

Klinisch verläuft die Herzerkrankung als akute, subakute oder chronische Perikarditis mit Ergußbildung, Kardiomegalie und den Zeichen der Rechtsherzinsuffizienz. Im Beginn stehen ein protodiastolischer Galopprhythmus und eine Tachykardie im Vordergrund. Eine Rechtsherzinsuffizienz ist in etwa 10% der Fälle vorhanden. Elektrokardiographische Veränderungen sind, abgesehen von den Zeichen der akuten Perikarditis, uncharakteristisch. Differentialdiagnostisch ist der indirekte Immunfluorescenztest (s. Kap. 3.2.) verwertbar. Es zeigt sich charakteristischerweise eine ausgeprägte Fluorescenz von Kernmaterial als sog. nucleärer Typ der Immunfluorescenz, ohne daß wie bei anderen Kardiomyopathien auch andere Strukturen das Fluorescenzphänomen zeigen.

Der positive Ausfall des Immunfluorescenztests ist dabei durch eine homogene Fluorescenz des Kerns gekennzeichnet. Eine vorzugsweise am Kernrand lokalisierte Fluorescenz soll für ein Überwiegen von Antikörpern gegen Desoxyribonucleinsäure sprechen. Eine fleckförmige Immunfluorescenz findet sich bei dem Sharp-Syndrom (mixed connective tissue disease). Dabei findet sich außerdem charakteristischerweise eine Verhinderung des Fluorescenzphänomens durch Vorbehandlung des Serums mit Ribonuclease.

Der Nachweis von nucleären Antikörpern korreliert anhand von Titerstufen mit der immunologischen Aktivität bei Erythematodes. Außerdem findet man bei aktivem Erythematodes eine Reduktion von T-Lymphocyten und eine verminderte Ansprechbarkeit auf Concanavalin A (H3-Thymidin-Einbau) außerdem eine Hemmung der Suppressor-T-Zell-Aktivität (Concanavalin-A-Stimulation) zit. nach [15].

Die *Prognose* wird durch eine Herzinsuffizienz bei Erythematodes zusätzlich belastet. Therapeutische Erfolge können erzielt werden, wenn die übliche Behandlung der Herzinsuffizienz (s. dort) mit Corticoiden kombiniert wird.

Die *autoptisch* nachzuweisenden Veränderungen am Endokard, die als Libman-Sacks-Endokarditis bekannt sind, haben keinen sicheren Krankheitswert.

Periarteriitis nodosa und nekrotisierende Angiitis: Bei der Periarteriitis nodosa und verwandten Formen der nekrotisierenden Angiitis (hyperergische Angiitis) mit Beteiligung der kleinen Coronargefäße kommt es zu Myokardläsionen und auch Myokardinfarkten. Eine Analyse von 60 autoptisch bestätigten Periarteriitis-nodosa-Fällen – unter besonderer Berücksichtigung des Herzens – ergab, daß Beschwerden und Symptome der Herzinsuffizienz die wesentlichen klinischen Zeichen waren [70]. Herzinsuffizienz war bei 57% der Fälle aufgetreten; 44% waren daran verstorben. Bei nur 3 Fällen war klinisch ein Myokardinfarkt diagnostiziert worden.

Die Unterscheidung einer *Periarteriitis nodosa* von einer *Hypersensitivitätsangiitis* kann sich prämortal nur auf Vermutungen stützen. Als Hinweis kann lediglich dienen, daß bei der tetzteren pulmonale pathologische Befunde im Röntgenbild verhältnismäßig häufig sind. Für die Therapie ist die Unterscheidung aber ohne Bedeutung, da bei beiden Erkrankungen eine hochdosierte Steroidbehandlung die Therapie der Wahl ist.

Diesen Gefäßerkrankungen des allergischhyperergischen Formenkreises steht die *Wegener Granulomatose* nahe. Diese Erkrankung ist ausgezeichnet durch die klassische Trias: Granulome, meist blutend, im mittleren Nasenraum, Lungeninfiltrate und Nierensymptome wie bei subakuter Glomerulonephritis. Am Herzmuskel finden sich pathologisch-anatomisch eine focale nekrotisierende Vasculitis, Muskelfasernekrosen und entzündliche Zellinfiltrate, gelegentlich Riesenzellen.

Das klinische Bild ist gekennzeichnet durch eine röntgenologische Vergrößerung des Herzens sowie durch die Symptomatik der Herzinsuffizienz mit Perikarditis und Perikarderguß (s. auch S. 176).

Primär chronische Polyarthritis: Die Miterkrankung des Herzens bei primär chronischer Polyarthritis ist umstritten. Immerhin ist nachgewiesen worden, daß Herzklappenveränderungen entzündlicher Ätiologie häufiger bei Erkrankungen mit primär chronischer Polyarthritis vorkommen als dies bei einer gesunden Normalbevölkerung der Fall ist. Ein hämodynamisch wirksamer Herzklappenfehler ist nur selten nachweisbar.

Relativ häufig hingegen ist die Perikarditis im Rahmen der primär chronischen Polyarthritis; die Häufigkeit des Auftretens wird mit 3–25% beziffert [4]. Klinisch leichte Verlaufsformen der Perikarditis überwiegen.

Bei einer **Dermatomyositis** kommt es in etwa 30% der Fälle zu einer kardialen Begleiterkrankung. Das pathologisch-anatomische Substrat besteht in einer interstitiellen Myositis. Die Symptomatologie ist gekennzeichnet durch Tachykardie, Arrhythmie und Dilatation des Herzens, wobei als charakteristisch eine sog. digitalis-refraktäre Tachykardie gilt.

Bei **Sklerodermie** ist das Herz in etwa einem Drittel der Fälle miterkrankt. Es werden interstitielle Infiltrate im Herzmuskel beobachtet, die fibrös umgewandelt werden und verkalken können. Coronararterien sind nicht befallen. Klinisch imponieren Herzrhythmusstörungen, insbesondere Überleitungsstörungen, sowie uncharakteristische elektrokardiographische Befunde. Auch die Zeichen einer musculären Herzinsuffizienz sind beobachtet worden.

Immunvasculitis

In neuerer Zeit ergeben sich Hinweise dafür, daß bei den Herzerkrankungen im Rahmen der Kollagenosen (s. o.), aber auch in einzelnen Fällen von virusinduzierten Immunopathien, Vasculitiden entwickeln, die aufgrund einer möglichen Lokalisation an den kleinen Gefäßen des Herzens die coronare Durchblutung mitbetreffen. Klinische Hinweise ergeben sich dann, wenn die Patienten über Angina-pectoris-Beschwerden klagen und sich bei der Coronarographie an den Coronararterien keine Stenosierung nachweisen läßt.

Ist in solchen Fällen, wie bei Patienten mit Erythematodes nachgewiesen [117], die Coronardurchblutung (Argon-Methode) nach intravenöser Injektion von Dipyridamol im Vergleich zur Norm nur unzureichend gesteigert (verminderte „Coronarreserve"), dann liegt eine Erkrankung der kleinen Gefäße des Myokards nahe. Ein solcher Verdacht wird unterstützt, wenn sich in anderen Geweben (z. B. Haut) Zeichen einer Ablagerung von Immunkomplexen in der Arteriolenwand ergeben. Außerdem sind bei Lupus erythematodes und Sklerodermie pathologisch-anatomisch Stenosierungen an den kleinen Gefäßen des Coronarsystems beobachtet worden [51], wenngleich nicht gesichert ist, daß eine interstitielle Fibrose, wie sie bei den genannten Kollagenosen im Myokard des öfteren gefunden wird, vorzugsweise auf vasculitische Veränderungen zurückzuführen ist.

3.5.3 Postmyokardinfarkt-Spätsyndrom (Dressler-Syndrom)

Im Anschluß an einen Myokardinfarkt kann im Verlauf von 8–10 Tagen nach dem Infarktereignis eine Symptomatologie auftreten, die als Dressler-Syndrom zusammengefaßt wird. Man findet bei diesen Patienten Pleuraschmerzen, Fieber, eine erhöhte Blutsenkungsreaktion sowie eine peristierende Leukocytose in nahezu allen Fällen, ferner Hinweise für eine Pleuritis, eine Perikarditis, gelegentlich Pneumonie und Eosinophilie (s. Abb. 3.10). Ferner findet sich charakteristischerweise bei etwa 60% der Patienten, die klinischen Hinweise im genannten Sinne zeigen, der Nachweis von humoralen myokardialen Antikörpern gegen sarkolemmale Strukturen.
Die Antikörperbefunde werden im zeitlichen Zusammenhang mit der Rückbildung der klinischen Symptomatik wieder negativ. Zwar ist nicht geklärt, ob den Antikörpern gegen Herzgewebe für die Pathogenese des Syndroms eine Bedeutung zukommt. Eigene klinische Beobachtungen haben aber gezeigt, daß sich während der vollen Ausbildung des Syndroms erniedrigt gemessene Herzzeitvolumina zur Norm zurückgebildet haben [59a]. Ein Perikarderguß war bei diesen Patienten enhokardiographisch nicht vorhanden gewesen. Ist eine Perikarditis nach Myokardinfarkt vorhanden, dann erlaubt die Bestimmung von Serum-Hemmfaktoren eine weitere immunologische Differenzierung [86].
Hinsichtlich der diagnostischen Aussagefähigkeit humoraler Antikörper bei Dressler-Syndrom ist zu bemerken, daß ein negatives Testresultat zu differentialdiagnostischen Überlegungen in anderer Richtung Anlaß

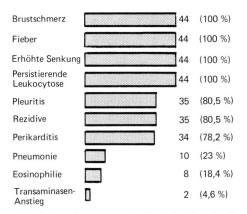

Abb. 3.10. Symptomatologie bei Dressler-Syndrom [46]

geben sollte, zumal auch bei Myokardinfarkt ohne Zeichen eines Postmyokardinfarktsyndroms in etwa 20% humorale Antikörper gegen Myokardgewebe festgestellt worden sind (s. Tabelle 3.7 und Abb. 3.3).
Zur Behandlung des Postmyokardinfarktsyndroms und des Postkardiotomiesyndroms werden mit Erfolg Steroide eingesetzt.

3.5.4 Postkardiotomie-Syndrom

Unter einem *Postkardiotomiesyndrom* versteht man einen Symptomenkomplex, der dem Postmyokardinfarktsyndrom ähnlich ist, der anfangs als Postcommissurotomiesyndrom beschrieben wurde (Soloff): 4–21 Tage nach einem operativen Eingriff am Herzen kommt es unter retrosternalen Schmerzen zu den Zeichen einer Perikarditis mit Perikardreiben, gelegentlich auch Pleuraergüssen, ferner zu Gelenkbeschwerden, Temperaturerhöhungen, Tachykardie, Leukocytose und Anstieg der Blutsenkungsreaktion.
Besonders charakteristisch ist auch für diese Symptomkonstellation ebenso wie für das Postmyokardinfarktsyndrom der Nachweis von zirkulierenden Myokardantikörpern, die in etwa 70–95% der Fälle nachgewiesen wurden (s. Tabelle 3.7 und Abb. 3.3).
Während bei Zustand nach Myokardinfarkt prospektive Studien hinsichtlich der Häufig-

keit des Auftretens von Dressler-Syndromen nicht vorliegen, ist nach den Untersuchungen von READ und Mitarb. [99] in etwa 61% der Fälle mit einer solchen Immunerkrankung zu rechnen (s. Abb. 3.11).

Den zirkulierenden Antikörpern fehlt im Gegensatz zur rheumatischen Karditis die typische Kreuzreaktion mit A-Steptokokken-Antigen. Für die Differentialdiagnose zur postoperativ aktivierten rheumatischen Karditis haben der Antistreptolysintiter sowie die Bestimmung der α2-Globulinfraktion differentialdiagnostische Bedeutung.

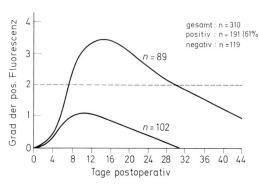

Abb. 3.11. Koinzidenz von Antikörpern gegen Herzmuskelsarkolemm bei Postkardiotomiesyndrom bezogen auf ein Gesamtkollektiv von Patienten mit Herzoperationen im zeitlichen Verlauf postoperativ [99]

Neuerdings sind nach akutem Myokardinfarkt zirkulierende *Immunkomplexe* im Serum beobachtet worden bei 56–66% der Patienten unter Verwendung eines C1q-(Komplement)-Bindungsassays. Daraus ergibt sich wie auch aus den schon dargestellten immunologischen Befunden (Nachweis von serkolemmalen Myokardantikörpern im indirekten Immunfluorescenztest) ein weiteres wichtiges diagnostisches Merkmal für die Immunerkrankung nach Myokardinfarkt [15]. Es sei erwähnt, daß zirkulierende Immunkomplexe auch bei bakterieller Endokarditis nachgewiesen worden sind, denen ebenfalls eine pathogenetische Rolle am gesamten klinischen Bild dieser Erkrankung zugeschrieben wurde, zumal sich bei vermindertem Serumkomplement in den Komplexen Komplement nachweisen ließ [15].

Außerdem sind mit Hilfe von Messungen des H3-Thymidin-Einbaus in Lymphocyten von Gesunden unter Stimulation mit Phythämagglutinin Serum-Hemmfaktoren bei Postkardiotomiesyndrom beobachtet worden. Es ist bemerkenswert, daß diese Hemmfaktoren bei Dressler-Syndrom nicht nachzuweisen waren [88].

Therapeutisch haben sich bei Patienten mit Postkardiotomiesyndrom Corticosteroide bewährt.

3.5.5 Obliterative (restrictive) Kardiomyopathien

Endokarditis fibroplastica (Löffler): Die parietale fibroplastische Endokarditis (Löffler) ist pathologisch-anatomisch gekennzeichnet durch eine ausgedehnte Verdickung des linksventriculären Endokards, besonders in der Nähe der Herzspitze, in Verbindung mit wandständigen Thromben und Herzdilatation ohne Klappenläsion. In Einzelfällen sind auch Myokard und Perikard betroffen. Das Herzgewicht überschreitet gewöhnlich die 400-g-Grenze.

Klinisch ist die Symptomatologie gekennzeichnet durch eine chronische Stauungsinsuffizienz, wobei die Patienten besonders unter paroxysmaler Dyspnoe und Angina pectoris leiden. Häufig wird das klinische Bild einer constrictiven Perikarditis nachgeahmt, charakterisiert durch Tachykardie, Leber- und Milzvergrößerung, seröse Pleuraergüsse und Ödeme. Diagnostisch wichtiges Zeichen ist eine beträchtliche Eosinophilie (bis zu 70%) bei außerdem ausgeprägter Leukocytose. Es erkranken hauptsächlich Männer im 3.–5. Lebensjahrzehnt. Die Verlaufsdauer bis zum Tode beträgt einige Monate bis 3–4 Jahre, im Mittel 18 Monate.

Nicht immer sind die klassischen Zeichen einer Eosinophilie im Differentialblutbild bei restrictiven Herzmuskelerkrankungen, dann als sog. *Endocarditis fibroplastica Löffler*, vorhanden. Pathologisch-anatomisch ist die Erkrankung gekennzeichnet durch eine ausgedehnte Verdickung des meist linksventriculären Endokards mit wandadhärenten Thromben.

Wir selbst haben bei einem Patienten mit ausgeprägter Eosinophilie und einer extrem ausgeprägten allergischen Diathese gegenüber multiplen Substanzen (Antibiotica, einschl. Gentamycin) bei vorherrschender Asthma-bronchiale-Symptomatik und ausgeprägter Erhöhung von IgE eine eosinophile Endomyokarditis mit Hilfe der rechtsventriculären Myokardbiopsie diagnostiziert. Offensichtlich entsprach diese Erkrankung einer Reagin-vermittelten Hypersensitivität, die nur unter Einsatz von Steroiden und Antimetaboliten (Azathioprin) zu bessern war [11].

So einheitlich die im Schrifttum mitgeteilten Fälle mit eosinophiler Endokarditis und Endomyokardfibrose sich darstellen lassen hinsichtlich der hämodynamischen und angiographischen Zeichen der Restriction und des pathologisch-anatomischen Befundemusters (s. o.) [21, 36], so scheint die Genese dieser Erkrankung doch sehr unterschiedlich zu sein. Allerdings ist in den Fällen mit Eosinophilie am ehesten eine allergisch-hyperergische Erkrankung zu vermuten, obwohl hierdurch die Pathogenese der Endomyokardfibrose nicht weiter verständlich ist.

Klinische Zeichen der Perikardconstriction mit der Symptomatik der Rechts- und Linksherzinsuffizienz machen aus differentialdiagnostischen Überlegungen heraus die Abgrenzung von einer restriktiven Kardiomyopathie im Sinne einer Endomyokardfibrose notwendig. Die klinische Erfahrung lehrt nämlich, daß bei fehlenden Perikardverkalkungen chirurgische Fensterungsoperationen nicht selten erfolglos waren hinsichtlich einer Verbesserung der Pumpfunktion des Herzens. Die Sicherung der Diagnose durch eine Myokardbiopsie als Endomyokardfibrose bewahrt den Patienten vor einem ihn gefährdenden Eingriff.

Hypereosinophiles Syndrom: Ausgehend von der Eosinophilie bei Endocarditis fibroplastica LÖFFLER [86], ist man in neuerer Zeit auf die pathogenetische Bedeutung der Vermehrung von eosinophilen Granulocyten (mehr als 1500/mm³) zunehmend aufmerksam geworden. Eine Durchsicht des angloamerikanischen Schrifttums, betreffend insgesamt 65 Fälle mit derartiger Eosinophilie, hat eine beträchtliche Häufung kardiovasculärer Manifestationen gezeigt: Dyspnoe (60%), Zeichen der dilativen Herzinsuffizienz (75%), systolisches Geräusch einer Mitralinsuffizienz (79%), Kardiomegalie (37%), T-Negativierungen im Elektrokardiogramm (37%) und pathologisch-anatomische Befunde von Endokardfibrose, Myokardentzündung und muralen Thrombusbildungen (57%) [95]. Neuere Studien unter Verwendung moderner diagnostischer Methoden an insgesamt 22 Patienten (9 Jahre prospektive Analyse; 24 Jahre retrospektive Analyse) ergaben folgende Befunde: In 82% der Fälle waren echokardiographische Zeichen einer kardialen Funktionsstörung gegeben: Zunahme der linksventriculären Wanddicke (68%), der linksventriculären Masse (73%) und der linken Vorhofgröße (30%). Prospektive echokardiographische Studien an 18 Patienten ergaben, daß 7 von 8 unbehandelten oder unzureichend behandelten Patienten eine weitere Zunahme der linksventriculären Wanddicke zeigten, wohingegen 8 von 10 behandelten Patienten eine Abnahme oder 2 von 10 eine Konstanz der linksventriculären Wanddicke zeigten. Diese Untersucher, die zur Behandlung Prednisolon und/oder Hydroxyharnstoff anwendeten, vermuten, daß diese Behandlungsform eine Besserung der kardialen Manifestation des hypereosinophilen Syndroms herbeigeführt hat [95].

In pathogenetischer Hinsicht ist zu vermuten, daß die sog. Endocarditis fibroplastica Löffler gewissermaßen einen Endzustand eines hypereosinophilen Syndroms darstellt.

Endomyokardfibrose: Als eigenständige Erkrankung tritt eine Endomyokardfibrose vor allem im tropischen Afrika auf. In Uganda liegt sie etwa 15% aller durch Herzinsuffizienz bedingten Todesfälle zugrunde. Bei dieser eingehend untersuchten Form besteht meist eine hochgradige Verdickung des beiderseitigen Kammerendokards, vor allem im Spitzenbereich [43]. Die Lichtung des rechten Ventrikels kann völlig obliterieren. Parietale Thromben findet man bevorzugt im linken Ventrikel. Ein Mitbefall der hinteren Papillarmuskeln und Sehnenfäden kann zu einer Klappeninsuffizenz führen. Die Gewichtsvermehrung des Herzens liegt

im Durchschnitt bei gut ⅓ [113], die Dilatation ist unterschiedlich stark ausgeprägt.
Mikroskopisch sind das Endokard und das angrenzende Myokard durch ein Granulationsgewebe ersetzt. An der Basis liegt ein faserreiches Bindegewebe, das auf das Myokard übergreift.
Weniger stark ausgeprägt ist die Endokardverdickung bei zwei weiteren, vor allem in Südafrika beschriebenen Formen der Endomyokardfibrose: Bei der *kardiovasculären Kollagenose* [7] treten als Frühveränderungen herdförmige Ansammlungen von sauren Mucopolysacchariden im endokardialen Bindegewebe und nachfolgende degenerative Veränderungen auf, und die sog. *kryptogene Herzerkrankung* [66] ist der kardiovasculären Kollagenose weitgehend ähnlich. Entsprechende Herzerkrankungen sind sporadisch auch in anderen Gebieten Afrikas und in anderen Kontinenten beobachtet worden. Auch erkrankten einige Europäer nach jahrelangem Aufenthalt in den Tropen.
Die *Ätiologie* der afrikanischen Endomyokardfibrose ist noch ungeklärt. Diskutiert werden besonders bei der in Uganda und Westafrika gehäuft auftretenden Form Ernährungseinflüsse. Ob tatsächlich dem in Bananen und Feigen reichlich vorkommenden 5-Hydroxytryptamin oder einer proteinarmen Kost eine ursächliche Bedeutung zukommt, erscheint zweifelhaft. Ferner wird an einen Zusammenhang mit Filarien- oder anderen Infektionen, an Lymphabflußstörungen, pathogene Immunreaktionen oder Autoimmunphänomene gedacht.
Auch wird eine pathogenetische Verwandtschaft zur Endocarditis fibroplastica diskutiert, zumal wenn eine Eosinophilie beobachtet wird.
In Europa können selten einmal primäre Kardiomyopathien mit Myokardfibrosen von einer geringen fleckförmigen Endokardfibrose begleitet werden.
Schließlich lassen *Spätstadien* der parietalen fibroplastischen Endokarditis mit Bluteosinophilie [86] eine große Ähnlichkeit mit manchen Formen der afrikanischen Endomyokardfibrose erkennen. Bei der Löfflerschen Endokarditis bestehen in Frühstadien [101] entzündliche Veränderungen im Endokard mit reichlich eosinophilen Granulocyten und Thrombenbildungen. Nach der Thrombenorganisation entwickeln sich herdförmig betonte Endokardverdickungen. Die Thromben können manchmal die Kammerlichtung beträchtlich einengen. Das Myokard läßt in Frühstadien eine eosinophile Myokarditis, in Spätstadien eine Fibrose erkennen.

Fibroelastose: Bei der Fibroelastose steht die Beteiligung des Endokards ganz im Vordergrund. Deshalb spricht man auch von einer Endokardfibroelastose. Sie kann isoliert oder kombiniert mit anderen Herzmißbildungen auftreten. Eine Kombination ist vor allem mit Aortenstenosen oder im Rahmen einer Linksherzhypoplasie mit Aorten- und Mitralstenosen bekannt [59]. Eine sekundäre Endokardfibrose beim Fehlabgang der linken Coronararterie aus der Arteria pulmonalis oder an Stellen, an denen das Blut auf das Endokard aufprallt (Aufprall- oder Insuffizienzschwielen), ist überwiegend von pathologisch-anatomischem Interesse und tritt hinter den anderen Veränderungen am Herzen zurück.
Bei der *primären Form* steht die Endokardfibroelastose im Mittelpunkt. Sie führt in der Regel im Säuglings- oder Kindesalter zum Tode, im Erwachsenenalter wird sie seltener beobachtet. Makroskopisch findet sich – bevorzugt im linken Ventrikel – eine in der Regel diffuse, grauweißliche bis graugelbliche, mitunter auch porzellanartige Endokardverdickung [101]. Der linke Vorhof kann ebenfalls befallen sein, gewöhnlich in Kombination mit dem linken Ventrikel. Mikroskopisch liegen der Verdickung vermehrte kollagene und elastische Fasern zugrunde, die meist parallel zur endokardialen Oberfläche angeordnet sind. Daneben kommen auch glatte Muskelfasern vor. Ähnliche Veränderungen können in den Coronararterienwänden gefunden werden. Ein Übergreifen des Prozesses auf innere Wandschichten des Myokards kommt vor. In der Herzmuskulatur ist eine Faserhyperplasie beschrieben worden [9].
Die *Ätiologie* der angeborenen Endokardfibroelastose ist unklar. Diskutiert werden embryonale und fetale Entzündungen, Miß-

bildungen, Stoffwechselstörungen, Behinderung des Lymphabflusses, vermehrte Druckbeanspruchung, Anoxie und Kollagenkrankheiten. Beim Erwachsenen wird auch eine postmyokarditische Entstehuno erwogen. Im Erwachsenenalter sind die Endokardveränderungen weniger eindrucksvoll, und sie werden nicht selten von parietalen Thromben überdeckt.

Die *Diagnose* einer Fibroelastose des Endokards muß, insbesondere bei einem Kleinkind, dann in Erwägung gezogen werden, wenn die Zeichen der Herzinsuffizienz ohne Herzgeräusche oder zentrale Cyanose bei einem vergrößerten Herzen, besonders mit Vergrößerung des linken Ventrikels und linken Vorhofs, vorhanden sind und das EKG die Zeichen einer Linkshypertrophie zeigt.

Amyloidose des Herzens: Neuere Untersuchungsbefunde mit Hilfe der Myokardbiopsie-Technik haben restrictive Kardiomyopathien als Amyloidosen des Herzens ausgewiesen [36, 110]. Dabei zählt eine Herzvergrößerung keineswegs zu den häufigen klinischen Zeichen. Hervorstechend ist eine Überempfindlichkeit gegenüber Digitalisglykosiden und deren therapeutische Ineffizienz, ferner eine bunte Symptomatologie von artrioventriculären Leitungsstörungen und Herzrhythmusstörungen [24]. Nach einer Studie von BUJA u. Mitarb. [24] waren bei insgesamt 6 von 15 Patienten Einengungen der intramuralen Coronararterien nachzuweisen, wobei die Hälfte dieser 6 Patienten auch über Angina pectoris klagte und einer von diesen einen frischen Myokardinfarkt erlitten hatte. 14 der untersuchten 15 Patienten zeigten elektrokardiographisch eine Niederspannung, was den differentialdiagnostischen Hinweischarakter dieses Symptoms bei gleichzeitig vorhandener Herzinsuffizienzsymptomatologie deutlich macht.

Die Immunpathogenese der kardialen Amyloidose ist im einzelnen unbekannt, wenngleich wegen des klinischen Zusammenhanges zu Paraproteinosen und chronischen entzündlichen Erkrankungen generell eine immunologische Ursache der Amyloidablagerungen anzunehmen ist.

Carcinoid-Herz: Beim metastasierenden Carcinoid kommt es vor allem am rechten Herzen zu Klappenveränderungen und zu herdförmigen oder diffusen, fibrösen oder knorpelähnlichen Verdickungen des Endokards, in denen elastische Fasern vermißt werden. Die Sehnenfäden können mitbefallen sein und schrumpfen. Als initiale Veränderungen sollen ein subendotheliales Ödem und eine Ansammlung saurer Mucopolysaccharide auftreten [44]. Infolge der Klappenveränderungen stellen sich am häufigsten eine Pulmonalstenose und eine Tricuspidalinsuffizienz ein. Nach WENGER ist beim Carcinoidsyndrom die rechte Herzkammer in 80% allein befallen, in 15% gemeinsam mit der linken, und nur in 5% ist der linke Ventrikel allein betroffen [62, 111, 124].

Der Entstehungsmechanismus der Endokard- und der Klappenveränderungen ist bisher noch nicht in seinen Einzelheiten geklärt. Diskutiert wird vor allem die Rolle des Serotonins [62], aber auch des Bradykinins.

Sarkoidose des Herzens: Beim Morbus Boeck werden epitheloidzellige Granulome im Myokard in etwa 20% der Fälle beobachtet [78]. Auch kommen größere tumorähnliche Infiltrate vor. Die schwersten Veränderungen liegen gewöhnlich im Kammerseptum. Nur selten führt eine Mitbeteiligung des Herzens beim Morbus Boeck zu einer tödlichen Herzinsuffizienz.

Die Sarkoidose des Myokards kann klinisch symptomlos verlaufen. Nicht ungewöhnlich sind aber Herzinsuffizienzsymptome und Rhythmusstörungen. Verhältnismäßig häufig sind totale AV-Blockierungen im Schrifttum beschrieben. In etwa 20% der Fälle ist mit Erkrankungen des Herzens bei Boeck-Sarkoid zu rechnen. Die verstorbenen Patienten waren in den meisten Fällen nicht jünger als 40 Jahre [98].

Das durchschnittliche Lebensalter der Patienten mit kardialer Sarkoidose beträgt 40 Jahre ohne Geschlechtsprävalenz [52]. Charakteristische elektrokardiographische Veränderungen beim Boeck-Sarkoid sind Verlängerungen des AV-Intervalls, inkomplette und komplette Schenkelblockierungen, totaler AV-Block sowie Störungen der Erregungsrückbildung. Gelegentlich werden erhöhte P-Wellen sowie Vorhofflimmern beobachtet.

Die *Diagnose* einer Herzsarkoidose ist bei Patienten mit Herzinsuffizienz zu vermuten, bei denen gleichzeitig durch andere klinische Untersuchungsmethoden ein Morbus Boeck gesichert ist, und zwar insbesondere dann, wenn der pulmonale Befund für die Erklärung der Herzinsuffizienz nicht ausreicht. Eine Sakoidose des Herzens sollte in Erwägung gezogen werden, wenn bei jungen Erwachsenen ein totaler AV-Block beobachtet wird.

In therapeutischer Hinsicht ist der Versuch einer Steroidtheraphie gerechtfertigt. Es ist nämlich über eine Reversibilität von AV-Leitungsstörungen unter einer Behandlung mit Fluocortolon berichtet worden [104].

Stellen sich aber wegen der geringen Spezifität der bei kardialer Sarkoidose anzutreffenden Symptome differentialdiagnostische Fragen, dann sollte möglichst eine Myokardbiopsie als Diagnosticum mit in die Überlegungen einbezogen werden. Dies zeigte sich besonders eindrucksvoll bei einer kürzlich von uns beobachteten Kasuistik.

Kasuistik. Es handelte sich um eine 48jährige Patientin, bei der aufgrund einer Mediastinoskopie und Leberblindpunktion ein Morbus Boeck diagnostiziert worden war. Wegen isoelektrischer T-Wellen und Zeichen einer verminderten kardialen Leistungsfähigkeit und Extrasystolie wurde eine Herzkatheteruntersuchung durchgeführt. Dabei zeigte sich eine deutliche Reduktion in Inotropiegrößen sowie eine Erhöhung des linksventriculären enddiastolischen Drucks auf 19 mm Hg. Diese Befundekonstellation nahmen wir zum Anlaß, aus dem rechten Ventrikel Myokardbiopsien zu entnehmen. Die lichtmikroskopische und insbesondere die elektronenmikroskopische Untersuchung ergab dann ein typisches Befundemuster, wie man es bei Morbus Fabry findet. Damit war der Nachweis einer metabolischen Störung erbracht, die als Ursache für die kardialen Symptome gelten mußte. Nicht ausgeschlossen ist auch ein Zusammenhang mit der granulierenden Entzündung, die sich morphologisch an Leberbiopsiegewebe im Sinne eines Morbus Boeck dargestellt hat.

Morbus Fabry: Es handelt sich um eine Glykolipid-Speicherkrankheit, die generalisiert auftritt und auf einen Enzymmangel zurückzuführen ist. Das Fehlen des Enzyms Alphagalaktosidase bewirkt, daß ein in Zellmembranen vorkommendes Strukturlipoid, nämlich Ceramidtrihexosid, nicht regelrecht abgebaut wird, sondern intracellulär anfangs in den Lysosomen und später im übrigen cytoplasmatischen Raum abgelagert wird. Die Speichersubstanzen können in verschiedenen Geweben nachgewiesen werden, so in Herzmuskulatur, Nierenzellen, Leber, Haut, glatten Muskelzellen und anderen Organen. Der Erbgang ist x-chromosomal, recessiv. Deshalb erkranken in der Regel heterozygote Frauen nur abortiv. Allerdings haben genaue Stammbaumanalysen in Familien mit Morbus Fabry gezeigt, daß Frauen durchaus nicht nur Konduktorinnen sind, sondern von geringer Symptomatik bis hin zum vollen Krankheitsbild alle Zeichen der Erkrankung aufweisen können.

Das intracelluläre, in Form von myelinartigen Lamellen abgelagerte Glykosphingolipoid führt zur Zellschädigung bzw. -zerstörung. Dementsprechend ist die klinische Symptomatik der Erkrankung äußerst vielgestaltig und hängt vom Ausmaß der Organschädigung ab. Dermatologisch ist die Erkrankung als Angiokeratoma corporis diffusum bekannt. Ein typisches ophthalmologisches Zeichen ist die Cornea verticillata.

Kardiale Symptome: Im Vordergrund stehen Zeichen der kardialen Leistungsminderung, verminderte Belastungstoleranz und pathologisches Elektrokardiogramm bei Belastung und in Ruhe sowie Hinweise für eine coronare Herzkrankheit mit Angina pectoris. Wie auch bei unserem kasuistischem Beispiel kann die Durchblutungssteigerung der Coronarien, die man mit Hilfe von Dipyridamol als „Coronarreserve" messen kann, vermindert sein [46a].

Herzmuskelerkrankung bei Phäochromocytom: Nicht selten stellt das Myokardversagen innerhalb weniger Tage bei unerkannt gebliebenem Phäochromocytom das letzte Stadium der Erkrankung dar. Übereinstimmend wird in solchen Fällen im Schrifttum darüber berichtet, daß Zeichen einer Kardiomyopathie „beobachtet" wurden. Nur

3.5 Immunkardiopathien

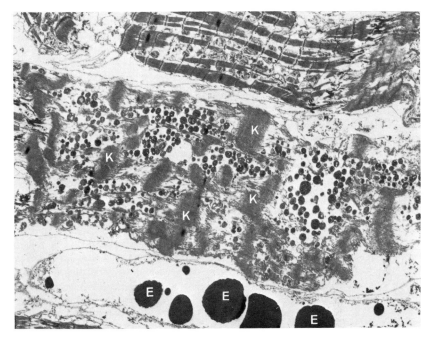

Abb. 3.12. Herz einer 30 Jahre alt gewordenen Frau: Catecholamin-Kardiomyopathie bei Phäochromocytom (Autopsiematerial). In der oberen Bildhälfte dilatierte Herzmuskelzelle mit geschwollenen („blassen") Mitochondrien (üblicher Befund bei Autopsiematerial). In Bildmitte dagegen überkontrahierte Herzmuskelzelle mit Kontraktionsstreifen *K* (Catecholamin-Wirkung) und verdichteten Mitochondrien. *E* Erythrocyten in Capillare. Elektronenmikroskopische Aufnahme. Vergr. 3600× (Hübner, G., München)

etwa 50% der Patienten in einer Beobachtungsserie von 26 Patienten hatten eine Hypertonie. Etwa in gleicher Häufigkeit war eine Tachykardie von mehr als 100/min festzustellen. In dieser Serie prävalierten die kardialen Zeichen der Herzinsuffizienz mit Dyspnoe und Palpitationen und röntgenologischer Kardiomegalie. Elektrokardiographisch waren Zeichen der Linksherzhypertrophie nachzuweisen.

Morphologische Befunde: Als charakteristisch werden focale myokardiale Läsionen mit Einzelfasernekrosen und cellulärer granulocytärer Infiltration angesehen. Auch Histiocyten sind nachzuweisen. Außerdem fand sich in Einzelfällen eine frühe Form von Fibrose, insbesondere in der Umgebung kleiner Gefäße. Außerdem sind die Zeichen der Hypertrophie durchweg nachweisbar. Sinngemäß die gleichen morphologischen Veränderungen werden bei experimenteller Kardiomyopathie mittels Norepinephrin beobachtet.

Einen elektronenmikroskopischen Befund bei einem bioptisch gesicherten Fall mit Phäochromocytom zeigt die Abb. 3.12 (G. Hübner, München).

Ohne Zweifel handelt es sich um eine seltene Form einer Herzmuskelerkrankung, deren Kenntnis aber deshalb von großer Bedeutung ist, weil Anhaltspunkte dafür gegeben sind, daß längerfristige intravenöse Anwendungen von Noradrenalin zum gleichen morphologischen Bild führen können und dann diese ihrerseits möglicherweise einem Myokardversagen Vorschub leisten.

Adriamycin-Herzerkrankung: Adriamycin besitzt ebenso wie Daunomycin kardiotoxische Wirkungen, die die therapeutischen Möglichkeiten bei neoplastischen Erkrankungen gravierend einschränken [56]. Klinisch sind zwei Arten einer Adriamycin-Kardiomyopathie zu unterscheiden, nämlich der Soforttyp und der Spättyp.

Der Soforttyp ist gekennzeichnet durch elektrokardiographische Veränderungen wie Sinustachykardie, ST-Streckensenkung, T-Wellen-Abflachung und supraventriculäre und ventriculäre Extrasystolen. Diese Veränderungen treten bei etwa 10–30% der Patienten während oder nach der Adriamycin-Applikation auf und verschwinden meist völlig innerhalb von Stunden oder Tagen. Das Auftreten ist unabhängig von der Einzel- oder Gesamtdosis. Ein Zusammenhang mit dem Zeitpunkt des späteren Auftretens einer Kardiomyopathie scheint nicht zu bestehen [63].

Der Spättyp ist gekennzeichnet durch eine progressive Myokardinsuffizienz. Sie entsteht in Abhängigkeit von der verabfolgten Gesamtdosis, die im einzelnen aber nicht genau vorhersehbar ist. Empfohlen wird eine Höchstdosis von 550 mg/m² Körperoberfläche, entsprechend einer Dosis von etwa 1 g/Patient. Es wird aber auch über Patienten berichtet, die eine Dosis über 1000 mg/m² unbeschadet überstanden haben [85]. Neuerdings wurden elektrokardiographische Erhebungen vorgenommen bei 17 Patienten, die mit einer Gesamtdosis von 550 mg/m² behandelt worden waren, bei denen Zeichen einer Herzinsuffizienz auftraten. Diese wurden verglichen mit 36 Patienten, die mit gleicher Dosis behandelt wurden, ohne eine Herzinsuffizienzsymptomatologie zu zeigen. Die Analyse ergab, daß das Risiko einer Herzerkrankung größer war, wenn im Elektrokardiogramm eine Verminderung der Amplitude des QRS-Komplexes um mehr als 30% auftrat. Die Entwicklung der Kardiomyopathie wurde auch begünstigt durch gleichzeitige Gabe von Cyclophosphamid und durch eine Radiotherapie des Mediastinums. Weitere Risikofaktoren bei der Behandlung waren Hypertonie und vorbestehende Herzerkrankungen [92].

Im Einzelfall ist aber die Behandlung bzw. ihre Fortsetzung oft deshalb problematisch, weil Möglichkeiten einer Funktionsuntersuchung des Herzens unter dem Einfluß von Adriamycin bisher fehlen. Offen ist auch die Frage, ob Adriamycin bereits bei der erstmaligen Anwendung eine Funktionsstörung des Herzens mit Verminderung der Herzkraft hervorruft.

Tierexperimentell ließ sich nachweisen, daß bei Adriamycin-Konzentrationen, die mit großer Wahrscheinlichkeit auch im Serum des Menschen erreicht werden, eine Reduktion der Maximalspannungsentwicklung um etwa 15% zu beobachten war. Die Reduktion der Kontraktionskraft durch Adriamycin war bei cyclisch mit Adriamycin vorbehandelten Tieren nur etwa halb so groß. Dabei ist allerdings eine bereits vorbestehende Erniedrigung der Spannungsentwicklung zu berücksichtigen. Auch ließ sich zeigen, daß die Ansprechbarkeit auf Catecholamine (Adrenalin und Dobutamin) bei chronischer, cyclischer Vorbehandlung mit Adriamycin (3–4 Behandlungscyclen, jeweils 3 Tage lang tägl. 1 mg Adriamycin/kg Körpergewicht intraperitoneal mit nachfolgender viertägiger Behandlungspause entsprechend einer Gesamtdosis von maximal 12 mg/kg Körpergewicht erheblich reduziert ist, und zwar um etwa ⅔ im Vergleich zu den unbehandelten Tieren (HÖFFLING u. BOLTE, unveröffentlicht).

Aus den Untersuchungsbefunden ist zu vermuten, daß die pharmakologische Funktionsprüfung mit Catecholaminen eine frühzeitige Erfassung der Kardiotoxizität von Adriamycin beim Menschen ermöglicht.

3.6 Alkoholische Herzerkrankung

Es steht heute außer Zweifel, daß ein chronischer Alkoholismus ebenso wie eine akute Erhöhung der Blutalkoholkonzentration zahlreiche Funktionsstörungen des Herzens hervorrufen kann, ohne daß der Überkonsum von Äthanol immer als die alleinige Ursache gelten kann. So sind prädisponierende Erkrankungen, wie z. B. eine Myokarditis, eine dilative Kardiomyopathie und eine Malnutrition in Betracht zu ziehen. Inotropiegrößen des Herzens werden vermindert gefunden, und elektrokardiographische Zeichen (Senkung der ST-Strecke, AV-Blok-

3.6 Alkoholische Herzerkrankung

kierungen I. und II. Grades) sowie Rhythmusstörungen (Vorhoftachykardien, Vorhofflimmern, Extrasystolien etc.) sind zu beobachten. Das klinische Bild wird wie auch bei anderen Kardiomyopathien im ausgeprägten Fall bestimmt von den Zeichen der Links- und Rechtsherzinsuffizienz. Ein typisches klinisch-kasuistisches Beispiel möge dies verdeutlichen:

Kasuistik: 40jähriger Pat.; seit 1970 Abnahme der körperlichen Leistungsfähigkeit, zunehmende Belastungsdyspnoe; Mai 1973 und Juli 1973 dekompensierte Herzinsuffizienz entsprechend einem klinischen Schweregrad IV, stationäre Diagnostik und Behandlung. Keine anamnestischen Hinweise auf Gelenkrheumatismus. Keine Hypertonie. Bei der klinischen Untersuchung Zeichen der Links- und Rechtsherzinsuffizienz: Ruhedyspnoe, geringgradige Knöchelödeme, Lippencyanose, Zentralisation, Zeichen der Links- und Rechtsherzhypertrophie. Protodiastolischer Galopprhythmus. Herzaktion regelmäßig. Blutdruck 100/70 mm Hg. Mittellautes, annähernd bandförmiges systolisches Geräusch an der Herzspitze. Hepar 14 cm in der Medioclavicularlinie vergrößert palpabel. Röntgenologisch beidseits vergrößertes Herz bei Hinweisen für chronische pulmonale Stauung. Elektrokardiographisch bei Sinustachykardie und Frequenz von 100/min überdrehter Linkstyp. AV-Block 1. Grades. Intermittierend wandernder Schrittmacher. P mitrale, inkompletter Rechtsschenkelblock. Bei der Herzkatheteruntersuchung Zeichen der ausgeprägten pulmonalen Hypertonie, ausgeprägt erhöhte enddiastolische Ventrikeldrücke als Zeichen einer verminderten Dehnbarkeit, stark erniedrigtes Herzzeitvolumen und erniedrigter Herzindex. Ventriculographisch großer linker Ventrikel mit akinetischen Bezirken im Bereich der Vorderwand. Mäßiger Kontrastmittelreflux in den linken Vorhof. Durch Befragung der Ehefrau ergab sich, daß der Patient jahrelang täglich mehrere Flaschen Bier und mehrere Schnäpse konsumiert hat ($\sim$ 2 g Alkohol/kg Körpergew. tägl). Myokardantikörper waren fluorescenzmikroskopisch nicht nachweisbar. Die quantitative Bestimmung der Immunglobuline ergab eine ausgeprägte Erhöhung von IgA auf 378 mg-% bei nicht erhöhten IgG und IgM.
Pathologisch-anatomisch fanden sich eine hochgradige exzentrische Hypertrophie des linken Ventrikels, eine deutliche Dilatation des rechten Ventrikels, Dilatation beider Vorhöfe sowie zarte Klappen und Coronarien. Histologisch (Flachschnitt, Hinterwand, linker Ventrikel) war eine ausgeprägte feinstreifige netzige Fibrose zwischen hypertrophierten Herzmuskelzellen nachweisbar (aus [19]).

– Elektronenmikroskopisch lassen sich in solchen Fällen Destruktionen und Erweiterung des sarkoplasmatischen Reticulums und Störungen der Textur der Sarkomeren nachweisen (6) sowie eine Fragmentation der mitochondralen Cristae (14).

Dieses klinisch-kasuistische Beispiel zeigt eine große Ähnlichkeit mit Kardiomyopathien anderer Ätiologie. Um so mehr muß die klinische Diagnostik darauf ausgerichtet sein, zusätzliche diagnostische Möglichkeiten zur differentialdiagnostischen Abgrenzung zu erschließen.

3.6.1 Symptome und Diagnostik

Das *Elektrokardiogramm* vermag bei Patienten mit Alkoholabusus keine nähere Differenzierung herbeizuführen. Wir haben bei insgesamt 18 Patienten mit Alkoholkardiomyopathie die elektrokardiographischen Befunde nach ihrer Häufigkeit aufgeschlüsselt (s. Tabelle 3.18); das Resultat entsprach demjenigen anderer Autoren [7]. Es findet sich eine Häufung von tachykarden Vorhofrhythmusstörungen, Tachyarrhythmie, Sinustachykardie, Vorhofflimmern sowie Störungen der Erregungsrückbildung mit Senkungen der ST-Strecke und nur verhältnismäßig selten eine pathologische P-Welle. Außerdem werden ventriculäre Arrhythmien (Extrasystolen, Kammertachykardien) beobachtet, ohne daß Elektrolytstö-

Tabelle 3.18. Elektrokardiographische Befunde bei alkoholischer Herzerkrankung (18 Patienten) [18]

Normalbefunde	0%
Pathologische Befunde	100%
Sinustachykardie	33%
Erregungsrückbildungsstörung	33%
Absolute Arrhythmie bei Vorhofflimmern	26%
Linksschenkelblock	20%
Linksanteriorer Hemiblock	20%
AV-Block I. und II. Grades	20%
Hypertrophiezeichen	20%
Periphere Niedervoltage	20%
Ventriculäre Extrasystolen	13%
Rechtsschenkelblock	7%
Abnorme P-Wellen	7%

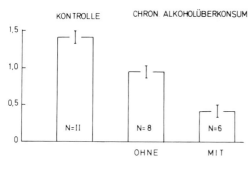

Abb. 3.13. Reduktion eines linksventriculären Kontraktilitätsindex (dp/dt$_{max}$/IP/2πr) bei Patienten mit Alkoholüberkonsum ohne Herzinsuffizienz und mit Herzinsuffizienz im Vergleich zu Kontrollen. (Aus [100]) dp/dt$_{max}$: maximale Druckanstiegsgeschwindigkeit, IP: Instanter Druck, 2πr: Kreisumfang

rungen hierfür pathogenetisch in Frage kommen [114].
Diese elektrokardiographischen Befunde stehen in Einklang mit tierexperimentellen Befunden unserer Arbeitsgruppe, wonach die Refraktärperiode des Aktionspotentials, aber auch die Dauer des Aktionspotentials unter dem Einfluß einer chronischen Alkoholeinwirkung deutlich reduziert werden, und wir konnten außerdem nachweisen, daß im chronischen Zustand der Alkoholeinwirkung verhältnismäßig große Änderungen der Refraktärperiode nachzuweisen sind im Vergleich zu Bedingungen, bei denen nur eine akute Alkoholwirkung experimentell herbeigeführt wurde.
Man weiß seit langem, daß eine unmittelbare Einwirkung von Alkohol auf den isolierten Herzmuskel eine Reduktion der *Kontraktilitätsgrößen* zur Folge hat. So fanden wir auch in eigenen Untersuchungen eine Reduktion der Kontraktionsamplitude und der maximalen Anstiegsgeschwindigkeit der Kraftentwicklung mit zunehmenden Alkoholkonzentrationen (BOLTE u. TANNER, unveröffentlicht). Diese Änderungen der Inotropie-Indices haben ein Korrelat beim Patienten: Bei chronischem Alkoholabusus mit und ohne Herzinsuffizienz wurde von REGAN u. Mitarb. [100] ein Kontraktilitätsindex bestimmt, der die maximale Druckanstiegsgeschwindigkeit als wesentlichste Größe enthält, und dabei findet sich, daß auch bei noch nicht klinisch manifester Herzinsuffizienz bereits die Kontraktilität eingeschränkt ist und besonders ausgeprägt bei den Zeichen der hochgradigen Herzinsuffizienz (Abb. 3.13).
Änderungen der Kontraktilität sind aber abzugrenzen von solchen der *Pumpfunktion des Herzens*. So ist die Erniedrigung des Herzminutenvolumens die eigentliche Determinante der Herzinsuffizienzsymptomatologie nach chronischem Alkoholabusus. Wie aus Abb. 3.14 zu ersehen, kommt es bei chronischem Genuß von Alkohol in einer Dosis von täglich 2 g/kg Körpergewicht schließlich nach einiger Zeit zur typischen Symptomatik der Herzinsuffizienz, synoptisch dargestellt durch eine Zunahme der Herzfrequenz, das Auftreten eines protodiastolischen Galopprhythmus, eine Abnahme des Harnzeitvolumens und eine Zunahme des zentralen Venendruckes [100].
Die gleichen Autoren [100] haben bei Patienten mit chronischem Alkoholabusus einen Funktionstest des linken Ventrikels vorgenommen. Sie haben durch Angiotensin eine definierte Erhöhung der Nachlast des Ventrikels erzeugt. Angiotensin vermag nämlich den peripheren Gefäßwiderstand zs erhöhen, ohne dabei als pharmakologisches Agens die Herzmuskelfunktion unmittelbar wesentlich zu beeinflussen, so daß man auf diese Weise unter bestimmten Voraussetzungen eine Funktionstestung des Ventrikels mit Erhöhung der Nachlast vornehmen kann. Abb. 3.15 zeigt die Resultate, und zwar ausgedrückt als Schlagvolumenindex in Abhängigkeit vom linksventrikulären enddiastolischen Druck. Bei Patienten mit chronischem Alkoholabusus findet sich eine inadäquate Zunahme des Schlagvolumenindex bei starker Zunahme des linksventrikulären enddiastolischen Druckes. Diese Befunde sprechen im gleichen Sinne wie das kasuistische Beispiel des oben geschilderten Patienten, bei dem ebenfalls eine ausgeprägte Erhöhung des linksventrikulären enddiastolischen Druckes bei Abnahme des Schlagvolumens festgestellt wurde.
Von uns wurde über Untersuchungen bei insgesamt 18 Patienten mit chronischem

3.6 Alkoholische Herzerkrankung

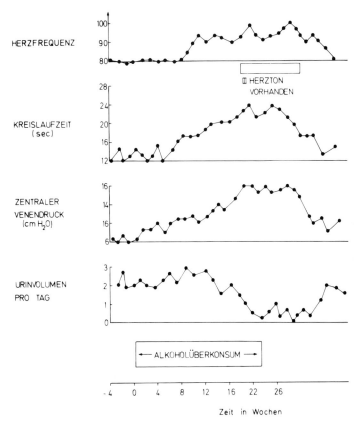

Abb. 3.14. Entwicklung der Symptomatologie einer Herzinsuffizienz nach wochenlangem Alkoholüberkonsum von 2 g Alkohol/kg Körpergewicht und Tag. Man beachte die Zunahme der Herzfrequenz mit Entwicklung eines diastolischen Galopprhythmus (III. Herzton), die Zunahme der Kreislaufzeit, des zentralen Venendruckes und die Abnahme des Harnzeitvolumens. Man beachte die Rückläufigkeit der Veränderungen nach Alkoholkarenz [100]

Alkoholismus (täglicher Alkoholkonsum: 1,4 g/kg Körpergewicht über viele Jahre) mit den klinischen Zeichen einer Kardiomyopathie (Herzinsuffizienz bei röntgenologischer Herzvergrößerung) ohne Hinweise auf rheumatische Karditis, Hypertonie, ischämische Herzerkrankung berichtet.

Es fand sich bei diesen Patienten eine ausgeprägte Erhöhung der Immunglobuline A um rund 100% gegenüber der Norm sowie eine Erhöhung der Immunglobuline G um rund 35% gegenüber der Norm [19]. Außerdem fand sich bei allen untersuchten Patienten ein negatives Testergebnis zum Nachweis humoraler Antikörper gegen Myokard mit Hilfe des indirekten Immunfluorescenztestes. Letzterer Befund ist insofern bemerkenswert, als sich bei zahlreichen anderen Kardiomyopathien humorale Antikörper gegen Myokardgewebe nachweisen lassen (s. Kap. 3.2).

Dem widerspricht nicht, daß wir in neuerer Zeit bei einer größeren Untersuchungsziffer von Patienten mit Kardiomyopathie bei chronischem Alkoholüberkonsum in einigen wenigen Fällen auch einen positiven Befund von Myokardantikörpern erbracht haben. Wahrscheinlich handelt es sich um eine Kombination unterschiedlicher Krankheitsmechanismen.

Die Untersuchungsbefunde einer erhöhten Immunglobulin-A-Konzentration, eines negativen Myokardimmunfluorescenztestes

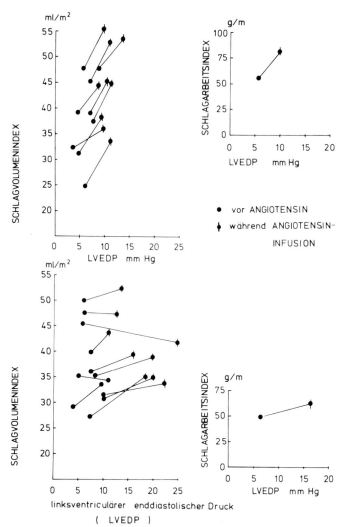

Abb. 3.15. Auswirkungen eines chronischen Alkoholabusus auf die Beziehung von Schlagvolumenindex und Schlagarbeit in Abhängigkeit von linksventriculärem enddiastolischem Druck (LVEDP) im Vergleich mit einem Kontrollkollektiv (oben). Schlagvolumenindex und Schlagarbeitsindex nehmen beim Alkoholkollektiv im Vergleich zu den Kontrollen nicht zu. Hingegen steigt der linksventriculäre enddiastolische Druck als Hinweis für eine Verminderung der linksventriculären Dehnbarkeit [100]

(indirekt) gegen humorale Antikörper bei klinischen Zeichen der Kardiomyopathie und anamnestischen Hinweisen auf einen chronischen Alkoholismus (täglicher Konsum etwa 1,4 g/kg Körpergewicht über viele Jahre) bedeuten also in dieser Konstellation zusammengenommen diagnostische Merkmale zur differentialdiagnostischen Abgrenzung einer alkoholischen Herzerkrankung von anderen Kardiomyopathien.

Pathogenese (s. auch Abb. 3.17). Im Gegensatz zu unseren Kenntnissen über die Änderungen der Herzmuskelfunktion unter dem Einfluß eines chronischen Alkoholabusus sind die Befunde zur Pathogenese dieser Störungen verhältnismäßig lückenhaft. Man weiß, daß Äthylalkohol durch Alkoholdehydrogenase, ein zinkhaltiges Enzym, umgewandelt wird in Acetaldehyd [71, 125]. Da dieses Enzym in der Herzmuskulatur im

3.6 Alkoholische Herzerkrankung

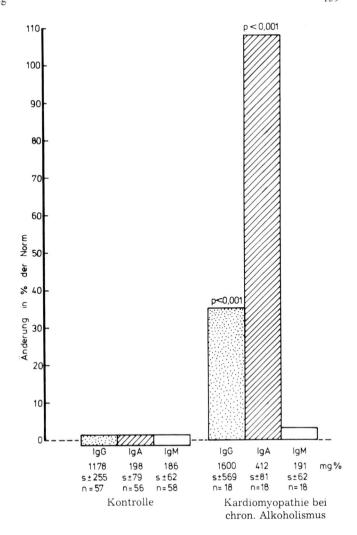

Abb. 3.16. Änderungen der Immunglobulinkonzentrationen im Serum bei Patienten mit Kardiomyopathie bei chronischem Alkoholabusus in Prozent der Norm. Gleichzeitig sind am unteren Bildrand Mittelwerte und Standardabweichungen (*S*) der Kollektive angegeben

Vergleich zu anderen Geweben nur in Spuren nachweisbar ist, lag die Annahme nahe, daß sich Alkohol direkt auf die Herzmuskelzellen toxisch auszuwirken vermag, wie auch durch experimentelle Untersuchungen nachgewiesen wurde (s. o.) Andererseits ist auch besonders Acetaldehyd imstande, ähnliche toxische Wirkungen hervorzurufen, wobei dieser Metabolit in vergleichbaren Konzentrationen wesentlich toxischer ist als Äthylalkohol. So konnten wir anhand vergleichender Untersuchungen der durch Natrium- und Kaliumionen aktivierbaren und durch Herzglykoside charakteristischerweise hemmbaren (Membran-) ATPase zeigen, daß Acetaldehyd in wesentlich stärkerem Ausmaße als Äthylalkohol dieses Enzym hemmt. Diese Befunde sind insofern bemerkenswert, als das genannte Enzym als ein Schlüsselenzym der Glykosid-

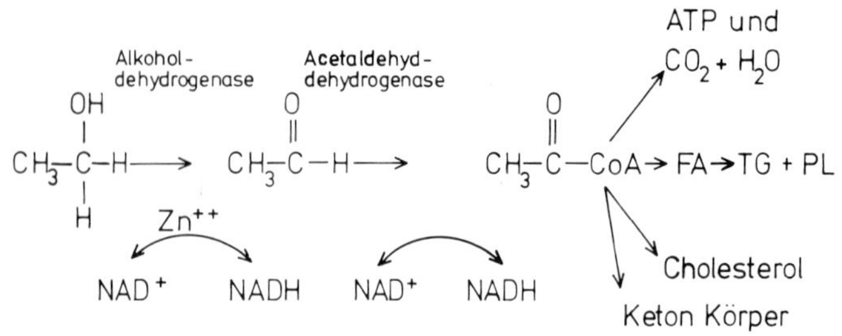

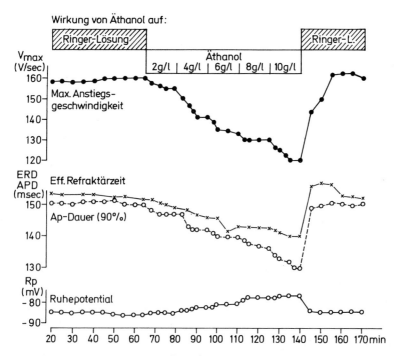

Abb. 3.17. Metabolisierung von Äthylalkohol zu Acetaldehyd und Acetyl-CoA

wirkung am Herzen gilt und für die Pathogenese von Herzrhythmusstörungen ebenso wie Hypomagnesiämie und/oder Hypokaliämie eine Rolle spielen kann.

Neuerdings wurden in Myokardbiopsien eine Erhöhung der LDH 1 beobachtet, die im Unterschied zur dilativen Kardiomyopathie geringer ausgeprägt ist. Dieser Unterschied, dessen pathogenetische Bedeutung nicht geklärt ist, erlaubt eine differentialdiagnostische Abgrenzung der alkoholischen Herzerkrankung. Außerdem sind wahrscheinlich zusätzliche Störungen der oxydativen Phosphorylierung von Bedeutung [110a]. Das sog. Beri-Beri-Herz, von dem man angenommen hat, es sei identisch mit der alkoholischen Herzerkrankung, ist eine Erkrankung anderer Pathogenese. Die Beri-Beri-Herzkrankheit ist gekennzeichnet durch einen sog. High-output-failure, d.h. das Herzzeitvolumen ist dabei erhöht. Das Gegenteil ist der Fall bei Alkoholkardiomyo-

Abb. 3.18. Auswirkungen von Äthylalkohol in steigenden Konzentrationen im Inkubationsmedium auf elektrophysiologische Grundgrößen. Man beachte die Reversibilität der Veränderungen in der Auswaschperiode. Man beachte ferner, daß sämtliche Messungen bei konstanter Position der messenden Punktionselektrode über den gesamten Beobachtungszeitraum gewonnen wurden [18]

pathie. Hinzu kommt, daß in Europa bei Patienten mit chronischem Alkoholabusus eine Herzinsuffizienzsymptomatik so gut wie nie durch eine Vitamin-B1-Medikation allein therapeutisch zu beeinflussen ist. Diese Umstände sprechen allein schon dafür, daß die alkoholische Herzerkrankung nicht identisch ist mit dem Beri-Beri-Herz.

Zur Pathogenese der Herzrhythmusstörungen wurden von uns Messungen von Membranpotential, Aktionspotential und Refraktärperiode sowie der Anstiegsgeschwindigkeit des Aktionspotentials mit Hilfe von Mikroelektroden an myokardialen Einzelfasern im Tierexperiment vorgenommen. Die Änderungen unter Äthylalkohol im Akutversuch sind aus Abb. 3.18 zu ersehen. Außerdem fand sich, daß bei Herzmuskelfasern, die durch einen chronischen Alkoholismus vorgeschädigt sind, bereits geringe Alkoholkonzentrationen genügen, um Verkürzungen der Refraktärperiode hervorzurufen, was die Entstehung von Herzrhythmusstörungen begünstigen kann. Diese Verkürzungen der Refraktärperiode werden am gesunden Herzmuskel erst bei doppelt so hohen Konzentrationen erreicht. Die Befunde erklären die klinische Erfahrung, daß chronische Alkoholiker nach einem Alkoholexzeß sehr häufig mit tachysystolischen Herzrhythmusstörungen in die Klinik eingewiesen werden.

3.6.2 Therapie

Die *therapeutischen Bemühungen* müssen darauf gerichtet sein, den Genuß von Alkohol völlig zu unterbinden, woraus sich ähnlich wie bei alkoholbedingten Lebererkrankungen in zahlreichen Fällen eine gute Prognose für den Patienten ergibt [112]. Darüber hinaus soll eine prolongierte Bettruhe von großem Wert sein, besonders in den Fällen, in denen die congestive Kardiomyopathie verbunden mit einer starken Erniedrigung der Auswurffraktion des Ventrikels nachweisbar ist. Im übrigen gelten die Behandlungsprinzipien der Herzinsuffizienz auch für die Kardiomyopathie bei chronischem Alkoholabusus, nämlich eine Behandlung mit Digitalisglykosiden, Salidiuretica und kaliumretinierenden Diuretica, ferner nach Möglichkeit Pharmaka zur Verminderung der Lastfaktoren (z. B. Hydralazin).

Herzrhythmusstörungen, die bei alkoholischer Herzerkrankung auftreten, erfordern eine besondere Indikationsstellung hinsichtlich der Anwendung von Antiarrhythmica. Bei hochgradigen Hypertrophien des Ventrikels ist die Ausbildung von wandadhärenten Thromben im Ventrikel möglich, und aus diesem Grunde ist in diesen Fällen eine Anticoagulationstherapie, beispielsweise mit Marcumar, vorzunehmen. Nicht sinnvoll erscheint die Anwendung von Steroiden, zumal ein autoimmunologischer Prozeß bei alkoholischer Herzerkrankung als sehr unwahrscheinlich gelten muß.

3.7 Pathologische Anatomie der Kardiomyopathien

Die Kardiomyopathien stellen eine heute vielbeachtete, aber keineswegs neu entstandene Gruppe von Herzerkrankungen dar. Über ihre Klassifizierung herrscht noch keine Einigkeit, abgesehen davon, daß die meisten Autoren einen Negativ-Katalog anerkennen und unter einer Kardiomyopathie eine Herzerkrankung verstehen, bei der keine coronare Herzerkrankung, keine Hypertoniefolgen und auch kein angeborener Herzfehler oder erworbener Herzklappenfehler vorliegt.

Zunehmend werden drei Hauptformen von Kardiomyopathien unterschieden, die wir als Kardiomyopathien im engeren Sinne bezeichnen wollen: die *hypertrophe*, die *dilative* und die *restriktive* Kardiomyopathie. Hinzu kommen – je nach Autor – noch einige oder sogar zahlreiche weitere Herzerkrankungen, die z. B. als sekundäre Kardiomyopathien bezeichnet werden. Darunter haben die alkoholischen Kardiomyopathien eine besondere Bedeutung erlangt.

Die Morphologie der drei Haupttypen der Kardiomyopathien sollen der Reihe nach kurz erörtert werden:

3.7.1 Hypertrophe Kardiomyopathie

Sie zeichnet sich durch eine enge Ventrikellichtung aus. Es werden eine obstruktive Form mit Einengung der Ausflußbahn des linken und/oder des rechten Ventrikels sowie eine nicht obstruktive Form unterschieden.

a) Mit Obstruktion. Für diese hypertrophe obstruktive Kardiomyopathie (HOCM) existieren viele Synonyma, z.B. idiopathische hypertrophe Subaortenstenose (IHSS), asymmetrische Hypertrophie des linken Ventrikels, musculäre subvalvuläre Aortenstenose oder Pseudoaortenstenose. Eine familiäre Häufung ist bei 20–30% dieser Patienten beschrieben worden (s. [42]). Die Hypertrophie der Kammerwand geht mit einer Erhöhung des enddiastolischen Druckes einher. Nicht selten besteht auch eine Mitralinsuffizienz, für die – bei der engen Kammerlichtung – eine Dysfunktion der Papillarmuskeln verantwortlich gemacht wird.

Die pathologischen Veränderungen manifestieren sich in Anomalien im makroskopischen, lichtmikroskopischen und im submikroskopischen Bereich.

Makroskopisch imponiert eine asymmetrische Hypertrophie des Kammerseptums, die bevorzugt in Septummitte gelegen ist [102]. Lichtmikroskopisch sind die Herzmuskelfasern im hypertrophierten Bereich des

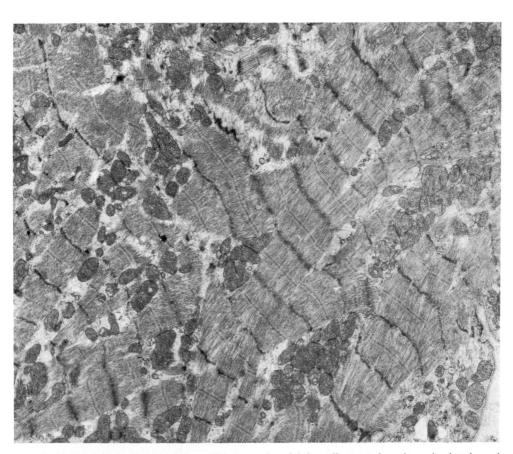

Abb. 3.19. Elektronenmikroskopisches Bild aus dem Myokard eines Patienten mit hypertropher obstruktiver Kardiomyopathie. Es ist eine deutliche Divergenz in der Anordnung der Myofibrillen sichtbar, die normalerweise weitgehend parallel in den Herzmuskelzellen angeordnet sind. 8600× vergrößert

Kammerseptums deutlich verdickt und irregulär angeordnet. Ihr Durchmesser kann gelegentlich 100 µm erreichen. Die einzelnen Herzmuskelfasern sind in der Regel kurz und verlaufen oft divergierend, manchmal wirbelartig. VAN NOORDEN u. Mitarb. [120] haben für diese Irregularitäten einen histologischen Index aufgestellt.

Die Texturstörungen setzen sich auch in den elektronenmikroskopischen Bereich fort (Abb. 3.19). Die Myofibrillen sind oft unterschiedlich dick und können unregelmäßig verlaufen. Auch kommt eine Verbreiterung der Z-Streifen vor. Ins Auge springt oft eine Vermehrung der Mitochondrien (sog. Mitochondriose).

Die Patienten mit einer hypertrophen obstruktiven Kardiomyopathie erliegen nur selten einer Herzinsuffizienz, aber ihnen droht ein akuter Herztod.

b) Ohne Obstruktion. Nicht selten läßt eine asymmetrische Septumhypertrophie eine Obstruktion vermissen. Die Texturstörung im licht- und elektronenmikroskopischen Bereich kann hier in großen Teilen oder in der gesamten linken Kammerwand vorhanden sein [89].

3.7.2 Congestive Kardiomyopathie

Diese Form kommt unter den Kardiomyopathien am häufigsten vor und ist klinisch am wichtigsten. Sie ist makroskopisch gekennzeichnet durch eine exzentrische Links- und Rechtshypertrophie. Die Patienten versterben meist im mittleren Erwachsenenalter an einer therapeutisch unbeeinflußbaren Herzinsuffizienz. In den dilatierten Herzhöhlen bilden sich oft Thromben, die zur Emboliequelle werden können.

Licht- und elektronenmikroskopisch gibt es bis heute keinen pathognomonischen Befund bei der congestiven Kardiomyopathie (COCM), aber eine Reihe recht charakteristischer Veränderungen.

Schon lichtmikroskopisch läßt sich eine ungleichmäßige Hypertrophie der Herzmuskelfasern erkennen, und es besteht eine teils kleinfleckige, teils stärker ausgeprägte Fibrose. Die elektronenmikroskopische Untersuchung deckt häufig degenerative Veränderungen in den Herzmuskelfasern auf. Mit zunehmender Ausprägung degenerativer Veränderungen in den Mitochondrien, Myelinfiguren, lysosomalen Einschlüssen und gelegentlich sogar Sequestration von nekrotischen Zellbestandteilen wird die Prognose ungünstiger (s. [80]). Eine Fehlanordnung von Myofibrillen sogar mit dreidimensionalen Verzweigungen ist von KUHN u. Mitarb. [84] relativ häufig, von ROBERTS u. FERRANS [102] dagegen nur sehr selten beobachtet worden.

Die Pathogenese der COCM ist noch ungeklärt. Vermutlich handelt es sich hier um einen Sammeltopf, der Endstadien verschiedener Erkrankungen einschließt. Gelegentlich dürfte eine vorausgegangene Myokarditis, manchmal vielleicht eine dekompensierte Hypertonie zu einem solchen Endstadium geführt haben.

3.7.3 Constrictive (obliterative) Kardiomyopathie

Sie ist in Mitteleuropa die seltenste Gruppe. Hervorgerufen wird sie durch eine angeborene Fibroelastose oder eine Endomyokardfibrose. Die letztere Form tritt in Afrika gehäuft, bei uns nur sehr selten und dann meist in Form einer Endocarditis fibroplastica Löffler (mit oder ohne Bluteosinophilie) auf. Befallen sind bei den constrictiven Endomyokardfibrosen beide Kammerwände gemeinsam oder nur eine allein (s. S. 148).

Weitere Kardiomyopathien: Hier beschränken wir uns auf die alkoholische Herzerkrankung. Sie tritt bevorzugt bei Männern auf, die länger als 10 Jahre reichlich Alkohol getrunken haben. Etwa 20% der schweren Alkoholiker erleiden eine alkoholische Herzerkrankung. In den Spätstadien entspricht ihr Verlauf der congestiven Kardiomyopathie, und auch morphologisch gibt es Ähnlichkeiten. Oft werden Fibrosen sowie degenerative Veränderungen in den Herzmuskelfasern in Form von Neutralfettablagerungen sowie kleine Vacuolen nachgewiesen. Elektronenmikroskopisch sind Schwellungen der Mitochondrien, z.T. auch fragmentierte Cristae, zerstörte Myofibrillen, ein geschwollenes sarkoplasmatisches Reticulum sowie vermehrt Lysosomen nachgewiesen worden.

Heute dürfte bei den meisten chronischen Alkoholikern ein toxischer Effekt des Alkohols allein für die Entwicklung der alkoholischen Herzerkrankung verantwortlich sein. Ein Thiaminmangel z. T. kombiniert mit Proteinmangel bei Mangelernährung dürfte nur bei 10–15% der chronischen Alkoholiker mit im Spiele sein (vgl. [80]). Andere zusätzlich schädigende Agentien, wie z. B. das Kobaltchlorid als Schaumstabilisator, spielen heute keine Rolle mehr.

Beim chronischen Alkoholiker ist bei Abstinenz nicht nur eine ausgeprägte Verfettung der Leber, sondern auch die gestörte Herzfunktion einschließlich der morphologischen Veränderungen reversibel. Dies dürfte zumindest für die leichten und mittelschweren Formen der alkoholischen Herzerkrankung gelten.

3.8 Ätiologisch ungeklärte Kardiomyopathien

3.8.1 Dilative Kardiomyopathie

Aus der Vielzahl von Kardiomyopathien (s. Tabelle 3.1) muß eine solche Gruppe von Herzerkrankungen abgegrenzt werden, bei der Hinweise für Ätiologie und Pathogenese fehlen. Synonyma dieser Erkrankungen sind: chronische Myokarditis, idiopathische Kardiomyopathie, primäre Myokarderkrankung u. a. Die Schwierigkeit des diagnostischen Zugangs besteht darin, daß neben einer Vielzahl von Ausschlußkriterien auch positive diagnostische Merkmale festgestellt werden müssen, was eine Bedeutung hat, wenn zusätzlich andere Myokarderkrankungen bestehen.

Die *Diagnose einer idiopathischen Myokarderkrankung* ist bei folgender Konstellation zu vermuten: klinische und röntgenologische Kardiomegalie; elektrokardiographische Zeichen der Linksherzhypertrophie; Fehlen einer interkurrierenden Herzerkrankung, wobei die frühere kardiale Vorgeschichte unauffällig ist und klinische Zeichen für erworbene Herzklappenfehler, angeborene Vitien, eine coronare Herzkrankheit, eine Hypertonie, eine Perikarditis und eine Erkrankung der Lunge fehlen. Auch sollten ätiologische Hinweise wie chronischer Alkoholismus, vorausgegangene Virusinfektion, Kollagenosen, metabolische Störungen wie beispielsweise eine Oxalose [8] u. a. bedacht werden (s. Tabelle 3.1).

Die klinische Symptomatologie wird bestimmt von den Zeichen der Myokardinsuffizienz. Anamnestisch häufig sind Präcordialschmerz sowie Hinweise für Embolien (ventrikelwandadhärente Thromben) sowohl arteriell als auch venös (Lungenembolie). Die klinische Untersuchung ergibt Hinweise für Linksherzhypertrophie, pulmonale Hypertension, ferner Galopprhythmen (III. und IV. Herzton), mesosystolische Geräusche und holosystolische Geräusche als Ausdruck von Schlußunfähigkeiten der Atrioventricularklappen. Elektrokardiographisch sind zu beobachten: Tachyarrhythmie mit Überleitungsstörungen (AV-Blockierungen, Schenkelblockierungen), Linkstyp bzw. überdrehter Linkstyp, „Infarktzeichen", uncharakteristische Störungen der Erregungsrückbildung, aber auch elektrokardiographische Normalbefunde. Röntgenologisch können die Zeichen der Kardiomegalie mit und ohne Pulmonalstauung mit besonderer Betonung des linken Ventrikels festgestellt werden [96] (s. Tabelle 3.19).

Die ventriculographisch gemessene Auswurffraktion ist vermindert und das enddiastolische Füllungsvolumen des linken Ventrikels vergrößert (s. Tabelle 3.20). Je ausgeprägter diese Veränderungen (Auswurffraktion $\cong$ 15%, enddiastolisches Volumen > 200 ml), um so mehr ist die Langzeitprognose quoad vitam belastet. Diejenigen Patienten mit beträchtlicher Vermehrung der Muskelmasse des Herzens (Ventrikelwanddicke) haben vergleichsweise die beste Prognose [60].

Die Möglichkeit der Unterscheidung einzelner Fälle mit idiopathischer Kardiomyopathie deutet sich in neuerer Zeit an, da es gelingt, mit Hilfe fluorescenzoptischer Me-

3.8 Ätiologisch ungeklärte Kardiomyopathien

Tabelle 3.19. Dilative Kardiomyopathie – nichtinvasive Diagnostik –

Vorgeschichte und klinische Symptome:
  Jüngeres bis mittleres Lebensalter
  Schleichender Beginn
  Links- und Rechtsherzinsuffizienz
  Hypotension
  Herzrhythmusstörungen
  Auskultation: III. Herzton
  Keine Hinweise auf Klappenfehler
Elektrokardiogramm:
  AV-Blockierungen
  Schenkelblockierungen
  Supraventriculäre und ventriculäre Rhythmusstörungen
Röntgen:
  Kardiomegalie (linkes und rechtes Herz)
Echokardiogramm:
  Ventrikelwandbewegung reduziert
  Ventrikeldurchmesser erhöht
  Durchmesserverkürzung reduziert

Tabelle 3.20. Dilative Kardiomyopathie – invasive Diagnostik –

Coronarogramm: normale Befunde

Ventriculogramm:
  Enddiastolisches Volumen erhöht
  Auswurffraktion vermindert
  Steifigkeit des linken Ventrikels erhöht
  Ventrikelwanddyskinesien

Myokardbiopsie:

  a) Morphologie:
    Interstitielle Fibrose
    Hypertrophie und daneben
    Verschmälerung von Herzmuskelzellen
    (Dilatation)
    Kernpolymorphie, Karyopyknose

  b) Immunologie:
    Bindung von Immunglobulinen an Herzmuskelzellmembranen (s. Tabelle 3.21)

thoden bei einem Teil der Fälle gegen Myokard gerichtete humorale Antikörper nachzuweisen [16, 17, 10, 93] (s. Abb. 3.3 u. Tabelle 3.7).

Immunologie. Immunologische Vorgänge sind in vielfältiger Weise bei dilativen Kardiomyopathien erkennbar. So ist von mehreren Untersuchern der Nachweis von humoralen Antikörpern gegen Myokardgewebe bei Patienten mit congestiven Herzmuskelerkrankungen gewonnen worden (s. bei [13]). Wir haben bei 24 Patienten in 41% eine positive Reaktion im Immunfluorescenztest beobachtet [13] (s. Abb. 3.21). Davon zeigten 8 sarkolemmal-subsarkolemmale Antikörper, 2 intermyofibrilläre und keiner der untersuchten Patienten nucleäre Antikörper. Diese Befunde stehen in Übereinstimmung mit ähnlichen Untersuchungen anderer Autoren [41, 103, 105]. In Kontrolluntersuchungen (klinisch gesunde Personen) (n = 30) wurde nur in 3% der Fälle ein positives Testresultat beobachtet. In einer mehr quantitativen Untersuchung konnten wir sinngemäß die gleichen Resultate durch den Antiglobinkonsumptionstest beobachten (s. Abb. 3.20). Dabei zeigte sich eine statistisch signifikant höhere Antiglobulinkonsumption bei den immunfluorescenzpositiven Patienten im Vergleich zu den negativen. Positive Befunde im indirekten Immunfluorescenztest koinzidierten mit den schweren Symptomen der Herzinsuffizienz im Vergleich zu den Patienten mit negativen Antikörperbefunden. Außerdem zeigte sich, daß mit Zunahme der Dauer der klinischen Symptomatologie auch der Prozentsatz an positiven Immunfluorescenzbefunden ansteigt. Damit wird erkennbar, daß dem Nachweis von humoralen Antikörpern im indirekten Immunfluorescenztest eine Bedeutung hinsichtlich des Schweregrades und auch der Prognose zukommt,

Tabelle 3.21. Dilative Kardiomyopathie (n = 16)

Unbekannte Ätiologie
Herzinsuffizienz vom congestiven Typ: NYHA-Klass. Grad III/IV
Auswurffraktion: 31 (s = ± 11)%
Enddiastolisches Volumen: 315 (s = ± 102) ml

Immunologische Befunde:
Myokardantikörper (indirekter Immunfluorescenztest): positiv 43% (7/16)

Bindung von Immunglobulinen an Herzmuskelgewebe (Biopsie)
IgG   81% (13/16)
IgA   50% (8/16)
IgM   8% (2/16)

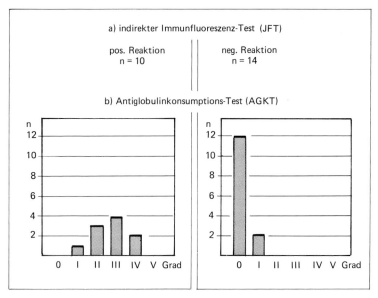

Abb. 3.20. Myokardantikörper-Bestimmung bei 24 Patienten mit primärer Kardiomyopathie. Die Gradeinteilung in 0, I, II, III, IV und V entspricht Titerstufen 1 : 512, 1 : 256, 1 : 128, 1 : 64, 1 : 32 und 1 : 16. Indirekter Immunfluoreszenz-Test nach COONS; Antiglobulinkonsumptions-Test nach STEFFEN [93]

ganz abgesehen von einer etwaigen pathogenetischen Bedeutung [167] (Abb. 3.21).
In neuerer Zeit haben wir die Technik der endomyokardialen Myokardbiopsie genutzt, um in Korrelation zum hämodynamischen Schweregrad der Herzmuskelerkrankung den Nachweis der Bindung von Immunglobulinen im direkten Immunfluorescenztest am Myokardgewebe selbst zu führen. Wie die Tabelle 3.21 zeigt, fand sich bei diesem Kollektiv im gleichen Prozentsatz der indirekte Immunfluorescenztest positiv,

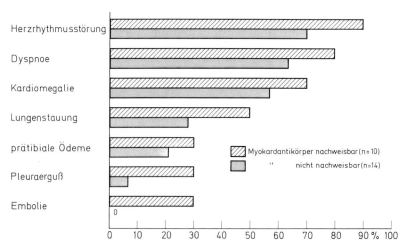

Abb. 3.21. Beziehung zwischen dem klinischen Schweregrad (Symptomatologie) der Patienten mit dilativer Kardiomyopathie und humoralen Myokardantikörpern im Serum. Man beachte, daß die aufgelisteten Symptome häufiger bei Antikörper-positiven Patienten anzutreffen sind als bei Antikörper-negativen [16].

3.8 Ätiologisch ungeklärte Kardiomyopathien

nämlich bei 43% der untersuchten Patienten. Außerdem zeigte sich in hohem Prozentsatz eine Bindung von Immunglobulin G an sarkolemmale Strukturen im direkten Immunfluorescenztest sowie von Immunglobulin A und in geringem Prozentsatz von Immunglobulin M. In neueren Untersuchungen konnten wir zeigen, daß eine Korrelation besteht zur Auswurffraktion: Je niedriger die Auswurffraktion, um so größer ist die Anzahl der Patienten, bei denen Immunglobuline ans Myokard gebunden werden [17, 20].

In diesem Zusammenhang ist ein Befund von Das u. Mitarb. [41] bemerkenswert: Bei Patienten, bei denen eine Herztransplantation wegen einer congestiven Kardiomyopathie extremen Schweregrades vorgenommen wurde, zeigte sich an dem explantierten Myokard in einem ausgeprägten Maße die Bindung von Immunglobulin G.

In Entsprechung zu diesen Befunden erscheinen Untersuchungen bedeutsam, die die Suppressorzellfunktion bestimmter Lymphocytenpopulationen betreffen. Es hat sich nämlich anhand des H_3-Thymidineinbaues in die DNS von Concanavalin-A-stimulierten Lymphocytenkulturen gezeigt, daß bei Patienten mit dilativen Herzmuskelerkrankungen ungeklärter Ätiologie die Suppressorzellfunktion von mononucleären Zellen vermindert ist. Das bedeutet, daß dadurch eine physiologische Hemmung der Produktion möglicherweise cytotoxischer Antikörper aufgehoben wird. Auch ist euf diese Weise eine normalerweise vorhandene Hemmung der Produktion humoraler Antikörper aufgehoben oder reduziert [54]. Demzufolge ist die Bindung von Immunglobulinen an Strukturen des Herzens von Patienten mit dilativen Kardiomyopathien mit Bildung von Antigen-Antikörper-Komplexen als Ausdruck einer verminderten Suppressorzellfunktion deutbar.

Außerdem zeichnet sich ab, in welcher Weise bei sog. Herzmuskelerkrankungen ungeklärter Ätiologie vom congestiven Typ (congestive Kardiomyopathie) humorale und celluläre Immunabwehrsysteme verknüpft sein können.

Wie schon im Kapitel über die virusinduzierten Herzmuskelerkrankungen erkennbar, ist bei einigen Patienten eine Verknüpfung einer dilativen Herzmuskelerkrankung zu einer Virusinfektion naheliegend. Dieser Gesichtspunkt wird unterstützt durch Untersuchungsbefunde von Cambridge et al. [35] und Waterson et al. [123]. Diese Untersucher stellten bei insgesamt 50 Patienten mit congestiver Kardiomyopathie eine höhere Koinzidenz von Coxsackie-B-Virus-Neutralisationstitern (1 : 1024) fest, als bei einem Kontrollkollektiv. Hohe Titer waren dabei häufiger, wenn eine fieberhafte Erkrankung bei Beginn der Symptome vorlag oder wenn die Krankheitsgeschichte der Patienten nicht länger als 1 Jahr war. Ein gleichzeitiger Nachweis von Virusantigen in Biopsiematerial des Herzens war nicht gegeben.

Im Einzelfall kommen beim Nachweis humoraler Antikörper gegen Myokardgewebe und beim Nachweis einer Bindung von Immunglobulinen an das Myokard anhand von Herzmuskelbiopsiebefunden folgende Möglichkeiten einer Interpretation in Betracht:

1. Der Antikörper kann cytotoxisch für die Herzmuskelzelle sein.
2. Der Antikörper kann durch Bindung an das Hermuskelsarkolemm eine antikörperabhängige lymphocytenvermittelte Cytotoxizität hervorrufen.
3. Der Antikörper kann eine Maskierung der antigenen Determinanten an der Herzmuskelzelle bedeuten und dadurch die Zellen vor der cytotoxischen Wirkung sensibilisierter Lymphocyten schützen.
4. Die Befunde könnten als Epiphänomene aufgefaßt werden.

Therapie: Aus den dargestellten Befunden läßt sich bisher nicht die Schlußfolgerung ziehen, daß Immunsuppressiva bei dilativen Herzmuskelerkrankungen generell indiziert sind, selbst wenn der Nachweis von Antikörpern gegen Myokardgewebe geführt werden kann. Neben den allgemein bekannten therapeutischen Möglichkeiten, z.B. mit herzwirksamen Glykosiden und Salidiuretica scheinen aber zusätzlich lastvermindernde Pharmaka wie Hydralazin erfolgversprechend zu sein. Auch erlauben neuere kontrollierte Studien mit Betareceptorenblockern die Vermutung, daß die Langzeitprognose dieser Patienten durch Betablocker-Medikation gebessert wird [122].

Endomyokard-Biopsie. In neuerer Zeit gewinnt das Verfahren der *endokardialen Myokardbiopsie* für die Diagnostik und die Beurteilung der Prognose einer congestiven Kardiomyopathie zunehmend an Bedeutung.

Dabei wird transvernös ein Biopsieinstrument in den rechten oder linken Ventrikel eingeführt, das unter röntgenologischer Sicht mit Hilfe eines zangenähnlichen Schneidinstrumentes die Entnahme von Herzmuskelgewebe in der Größe von 1 mm² (etwa 1 mg) gestattet. Die Komplikationen durch dieses bioptische Verfahren sind bei kundiger Anwendung als geringfügig anzusehen, auch wenn man die Angaben aus dem Schrifttum mit Erfahrungen bei Hunderten von Patienten berücksichtigt. Lediglich vereinzelte

Tabelle 3.22. Möglichkeiten der Myokardbiopsie-Diagnostik

Morphologie:
Herzmuskelzelle
  Zellkern
  Cytoplasma
  Mitochondrien
  Myofibrillen
  Endoplasmatisches Retikulum
  Glykogen
  Lysosomen
  Zellmembran
Interstitium und Endokard
  Gefäßveränderungen
  Entzündungszellen
  Fibrose
  Elastose
  Amyloid
Morphometrie

Immunologie:
Mit fluoresceinkonjugierten Antikörpern (IGG, IGA, IGM)
  Zellkerne
  Sarkolemm
  Myofibrillen
  Immunkomplexe

Biochemie:
z. B. Lactat-Dehydrogenase-Isoenzyme

Tabelle 3.23. Transvenöse Endomyokardbiopsie – Indikationen –

Congestive Kardiomyopathien

Hypertrophische Kardiomyopathien

Restrictive Kardiomyopathien
  Endomyokardfibrose
  Endokarditis fibroplastica (Löffler)

Spezifische Herzmuskelerkrankungen
  Metabolisch-toxisch
    z. B. Alkoholische Herzerkrankung
  Speicherkrankheiten
    z. B. Glykogenosen, primäre Oxalose
    Hämochromatose
    Amyloidose
  Autoimmunerkrankungen
  Karditiden
    z. B. viral, rheumatisch

Extrasystolen und das Auftreten von Rechtsschenkelblock im Zusammenhang mit der Biopsie sind mitgeteilt (Schrifttum siehe [84]).

Die bioptisch gewonnenen Muskelproben können einer licht- und elektronenoptischen Untersuchung, ferner immunologischen und biochemischen Analysen zugeführt werden. Die Bedeutung dieser Untersuchungsbefunde ist je nach Lage des Einzelfalles unterschiedlich. Die diagnostischen Möglichkeiten sowie die Indikationen der transvenösen Endomyokardbiopsie sind in den Tabellen 3.22 und 3.23 zusammengestellt.

3.8.2 Hypertrophische Kardiomyopathie – Hypertrophisch-obstruktive Kardiomyopathie

Bei der hypertrophischen Kardiomyopathie (HCM) handelt es sich um eine Herzerkrankung, die mit einer Hypertrophie der Ventrikelmuskulatur, insbesondere des Kammerseptums, einhergeht und in lokalisierter oder diffuser Ausprägung vorkommen kann. Dabei kann es während der Ventrikelsystole zu einer Obstruktion des Ausflußtraktes des linken, des rechten oder beider Ventrikel kommen. Ist die Ventrikelmuskulatur diffus hypertrophiert, so entstehen während der

Kammersystole lediglich im Bereich der Ventrikelspitze Druckunterschiede (catheterentrapment [40]), ohne daß es zu einer Obstruktion der Ausflußbahn kommt.

Nomenklatur: Über die (HCM) mit ihren hämodynamischen und klinischen Eigenschaften und das Problem ihrer Entstehung haben eine Vielzahl von Autoren berichtet, wobei verschiedene Bezeichnungen für dieses Krankheitsbild verwendet wurden:

Asymmetrische Hypertrophie des linken Ventrikels
Funktionelle Obstruktion des linken Ventrikels
Pseudoaortenstenose
Obstruktive Kardiomyopathie (HOCM)
Idiopathische hypertrophische Subaortenstenose
Funktionelle Subaortenstenose
Idiopathische Myokardhypertrophie

Die erste morphologische Beschreibung der Erkrankung wird SCHMINCKE im Jahre 1907 zugeschrieben. BROCK [22] grenzte sie 1957 als klinisches Krankheitsbild unter der Bezeichnung „Funktionelle Obstruktion des linken Ventrikels" von den organisch fixierten Aortenklappenstenosen ab. TEARE [118] beschrieb 1958 das Krankheitsbild als „Asymmetrische Hypertrophie des Herzens". Weitere Benennungen stammen von BRAUNWALD (1960): „Hypertrophische Kardiomyopathie" und GOODWIN (1960): „Obstruktive Kardiomyopathie". In der Annahme, daß die Herzmuskelhypertrophie in der Pathogenese der Obstruktion die bedingende Größe sei, benannten COHEN u. Mitarb. [37] die Krankheit als hypertrophische obstruktive Kardiomyopathie. Da die Obstruktion nach neueren Erkenntnissen nicht obligat ist, bezeichnete GOODWIN [61] die Erkrankung als hypertrophische Kardiomyopathie, obstruktiv oder nicht-obstruktiv (Schrifttum s. [82]).

Morphologie. Die histologische Untersuchung betroffener Muskelabschnitte zeigt eine ungewöhnlich starke Hypertrophie der einzelnen Muskelfasern. Im hypertrophierten Herzmuskel sind vermehrt hyalines und elastisches fibröses Bindegewebe sowie ein intrafibrilläres Ödem nachweisbar. TEARE [118] beschreibt Muskelfaserbündel in bizarrer Anordnung, die durch Bindegewebssepten voneinander getrennt sind. Diese Veränderungen betreffen nicht nur die Region der Ausflußbahnobstruktion, sondern finden sich auch in den übrigen Teilen des Ventrikelmyokards [37]. Außerdem werden gehäuft Muskelfaser-Texturstörungen beobachtet. Histochemisch und elektronenmikroskopisch sind darüber hinaus gegenüber anderen Formen der Myokardhypertrophie keine verwertbaren Unterschiede nachweisbar.

Klinik und Diagnostik

Beschwerdebild: Die Beschwerden der Patienten mit hypertrophischer obstruktiver Kardiomyopathie sind unterschiedlich. Am häufigsten werden Belastungsdyspnoe, Leistungsminderung, Müdigkeit, Schwindel und Tachykardie angegeben. Andere Fälle der HOCM werden erst kurz vor dem Tode der Patienten klinisch manifest und können erst bei der Sektion diagnostiziert werden. Der Verlauf der Erkrankung ist, soweit beurteilbar, progredient, die Lebenserwartung ist eingeschränkt. Plötzliche Todesfälle, wahrscheinlich durch Rhythmusstörungen bedingt, sind nicht selten.

Klinische Untersuchungsbefunde: Die palpatorische Untersuchung zeigt eine Herzvergrößerung sowie einen hebenden und oftmals gedoppelten Spitzenstoß. Ein systolisches Schwirren wird häufig getastet, es setzt sich in der Regel nicht in die Carotiden fort. Bei der Auskultation läßt sich fast immer ein spätsystolisches Geräusch mit p.m. über die Spitze und im 3.–4. ICR links parasternal feststellen. Selten tritt ein diastolisches Geräusch auf. Häufig wird ein vierter Herzton, seltener ein dritter Herzton auskultiert. Ein frühsystolischer Extraton, als „ejection click" bezeichnet, wird bei der HCM selten beobachtet.
Die physikalischen Befunde der HCM können somit eine Mitralinsuffizienz oder einen Ventrikelseptumdefekt vortäuschen.

Röntgen: In der Thoraxübersichtsaufnahme ist eine Linksbetonung des Herzens charakteristisch. Häufig sind der linke Vorhof und der linke Ventrikel, gelegentlich auch der rechte Ventrikel und der rechte Vorhof vergrößert. Im Falle einer Vergrößerung des linken Vorhofes ist diese durch eine mit der HCM kombinierte Mitralinsuffizienz bedingt. Die Aorta ist im Gegensatz zur valvulären oder supravalvulären Aortenstenose schmal und zeigt keine poststenotische Dilatation.

Elektrokardiogramm: Das Elektrokardiogramm zeigt einen abnormen Erregungsablauf. Am häufigsten ist die Erregungsrückbildung gestört. In der Regel finden sich Zeichen einer linksventriculären, gelegentlich auch einer rechtsventriculären Hypertrophie. Den auffälligsten elektrokardiographischen Befund stellen pathologische Q-Zacken in den rechts- und linkspräcordialen Ableitungen dar, wie sie auch bei Myokardinfarkt beobachtet werden können.

Carotispulskurve: Die Form der Carotispulskurve im ersten Teil der Auswurfphase ist charakterisiert durch einen schnellen steilen Anstieg der Kurve und den doppelgipfligen Verlauf, der durch einen Abfall der Pulskurve in der Systole bedingt ist. Der zweite Gipfel ist dabei niedriger als der erste.

Apexkardiogramm: Die für die HOCM typische Veränderung im Apexkardiogramm besteht in einer Erhöhung der Vorhofkontraktionswelle (a-Welle). Die systolische Welle im Apexkardiogramm zeigt häufig eine Doppelgipfligkeit, die mit der Obstruktion im Ausflußtrakt in Zusammenhang gebracht wird.

Echokardiogramm: Hypertrophische Kardiomyopathie und hypertrophisch-obstruktive Kardiomyopathie können mit der echokardiographischen Diagnostik mit hoher Zuverlässigkeit diagnostiziert werden. Als ein besonders typisches Zeichen gilt eine systolische Vorwärtsbewegung des vorderen Mitralsegels (systolic anterior motion, SAM). Das vordere Mitralsegel bewegt sich kurz nach Beginn der Systole nach vorn auf das Ventrikelseptum zu und kehrt eben vor Beginn der ventriculären Diastole in seine normale Position zurück. Diese echokardiographische Beobachtung gilt als weiterer Hinweis darauf, daß die Mitralklappe beim Verschluß des linken Ausflußtraktes eine

Rolle spielt und zur Entwicklung des Druckgradienten unterhalb der Aortenklappe beiträgt. Umstritten ist, ob das Muster der systolischen Vorwärtsbewegung der Mitralklappe (SAM) den Grad der Obstruktion anzeigt. Provokatorische Manöver wie Valsalva-Preßversuch, Amylnitrit oder intravenöse Verabreichung von Isoproterenol können die systolische Vorwärtsbewegung der Mitralklappe dekuvrieren, wenn sie in Ruhe nicht vorhanden sein sollte.

Zweifellos wichtigstes Zeichen der Erkrankung ist die enhokardiographisch nachzuweisende Verdickung des Ventrikelseptums, die, in Beziehung gesetzt zur oft gleichfalls verdickten Hinterwand des Ventrikels, dann beweisend ist, wenn der Quotient der Wanddicken (Septum/Hinterwand) den Faktor von 1,3 übersteigt. Ferner s. hierzu Kap. 2.2.4.

Herzkatheteruntersuchung: Bei der Herzkatheterisierung läßt sich charakteristischerweise ein erhöhter enddiastolischer Druck im linken Ventrikel feststellen, der durch eine verminderte Dehnbarkeit der linken Kammer bedingt sein kann [83]. Zwischen der linken Ventrikelhöhle und dem Ausflußtrakt, u.U. auch zwischen der rechten Ventrikelhöhle und dem Ausflußtrakt, findet sich bei der HOCM ein Druckgradient. Er ist quantitativ unterschiedlich und kann linksventriculär bis auf 200 mm Hg ansteigen [22]. Daneben gibt es intraventriculäre Druckdifferenzen, die nicht durch Obstruktionen bedingt sind, sondern durch die Einschnürung der Katheterspitze in der hypertrophierten Ventrikelmuskulatur.

Geht einer Aktion eine Extrasystole voraus, so entsteht das bei der HOCM typische Brockenbrough-Phänomen. Hierbei tritt der steile Kurvenanstieg nicht auf bei einer Herzaktion, die auf die kompensatorische Pause nach einer Extrasystole folgt. Durch die verstärkte Kontraktion des Ventrikels nach der Extrasystole entsteht eine Zunahme des Ventrikeldruckes sowie eine Abnahme des Aortendruckes.

Angiokardiogramm: Bei der Angiokardiographie fallen die starke Verdickung der freien Wand des linken und manchmal auch des rechten Ventrikels sowie die engen Ventrikelhöhlen auf. Durch Hypertrophie der Trabekel- und Papillarmuskulatur erscheint die linke Ventrikelhöhle verformt [82]. Die Vorwölbung des Septums in den linken Ventrikel während der Systole gemeinsam mit der Verdickung der freien Ventrikelwand kann ein für die HOCM charakteristisches Bild mit einer langen, verengten Region zwischen Ventrikelhöhle und Ausflußtrakt bedingen („Sanduhrform").

Die wichtigsten diagnostischen Befunde der hypertrophisch-obstruktiven Kardiomyopathie sind in den Tabellen 3.24 und 3.25 zusammengefaßt.

Therapeutisch werden β-Receptorenblocker mit Erfolg zur Linderung der Beschwerden verwendet, obwohl die Prognose quoad vitam wahrscheinlich nicht gebessert wird. Bei ausgeprägter Septumhypertrophie wird auch ein operatives Vorgehen empfohlen. Die Indikationsstellung gilt dabei heute nur dann als gegeben, wenn die therapeutischen Möglichkeiten einer medika-

Tabelle 3.24. Hypertrophisch-obstruktive Kardiomyopathie – nicht-invasive Diagnostik –

Vorgeschichte und klinische Symptome:
   Leistungsminderung und pectanginöse Beschwerden entsprechend einem mittleren klinischen Schweregrad
   Schwindel
   Synkopen
   Familiäre Häufung

Auskultation:
   Spindelförmiges systolisches Geräusch mit Punctum Maximum etwa in der unteren Sternelregion, IV. Herzton

Elektrokardiogramm:
   Q-Zacke im Brustwand-EKG wie bei Anteroseptalinfarkt

Apexkardiographie:
   Ausgeprägt erhöhte A-Welle
   Doppelgipflige Ventrikelkurve

Echokardiographie:
   Verhältnis Septumdicke zu Hinterwand > 1:3; charakteristisch: systolische Vorwärtsbewegung der Mitralklappe oder einzelner Anteile (SAM: „systolic anterior motion") (s. Beispiel S.44)

Tabelle 3.25. Hypertrophisch-obstruktive Kardiomyopathie – invasive Diagnostik –

Coronarogramm:
   Normale Befunde

Ventriculogramm:
   Verdicktes Ventrikelmyokard
   Deformierung der endsystolischen Ventrikelsilhouette mit z.T. bizarren Formen (Sanduhr)
   Steifigkeit des linken Ventrikels erhöht
   Brockenbrough-Phänomen: fehlender Steilanstieg der Aortendruckkurve bei einer postextrasystolischen Herzaktion
   Intraventriculärer systolischer Druckgradient
   Verstärkung nach Inhalation von Amylnitrit oder unter Valsalva-Versuch

Myokardbiopsie:
   Texturstörungen der Myokardfasern
   Hypertrophie der Einzelfasern (bis 100 μm)
   Perinucleäre Aufhellungen
   Große und bizarre Kerne

mentösen Behandlung mit β-Receptorenblockern und/oder Verapamil bzw. Nifedipin ausgeschöpft sind mit unzureichendem therapeutischen Resultat. Dabei wird der klinischen Symptomatik (intraktable Angina pectoris, Zeichen der Rechts- und Linksherzinsuffizienz, klinischer Schweregrad III–IV) für die Entscheidung zur Operation die wesentliche Bedeutung zugemessen, sofern die diagnostischen Resultate (s.o.) sinngemäß eine Interpretation dieser Symptome bedeuten. Herzglykoside sind möglichst zu vermeiden, da sie wie auch andere positiv inotrope Pharmaka den intraventriculären Druckgradienten steigern.

3.9 Perikarditis

Entzündliche Erkrankungen des Herzens sind, sofern sie das Perikard und den perikardialen Spaltraum betreffen, durch besondere klinische Krankheitsbilder charakterisiert, die sich von Erkrankungen, die das Myokard und/oder Endokard bevorzugen, wesentlich unterscheiden (s. Tabelle 3.26). Wegen der sich daraus herleitenden therapeutischen Maßnahmen sollen die Erkrankungen des Perikards im folgenden gesondert behandelt werden.

Tabelle 3.26. Klinische Einteilung von Perikarderkrankungen

Akute Perikarditis
Chronische Perikarditis
Pericarditis constrictiva
Perikarderguß
Perikardtamponade

Tabelle 3.27. Ursachen der akuten Perikarditis. [115]

A. *Idiopathische Perikarditis*

B. *Infektiöse Perikarditis:*
1. Bakteriell
2. Viral
3. Durch Pilze
4. Bei parasitären Erkrankungen
5. Bei Lues

C. *Perikarditis bei Kollagenkrankheiten:*
1. Rheumatisches Fieber
2. Lupus erythematodes visceralis
3. Spondylarthritis ankylopoetica
4. Sklerodermie
5. Dermatomyositis
6. Panarteriitis
7. Rheumatoide Arthritis

D. *Perikarditis als Überempfindlichkeitsreaktion oder Autoimmunprozeß:*
1. Serumkrankheit
2. Postperikardiotomiesyndrom
3. Postmyokardinfarktsyndrom

E. *Perikarditis als Miterkrankung benachbarter Organe:*
1. Myokardinfarkt
2. Myokarditis
3. Aortenaneurysma mit Dissektion
4. Lungenembolie
5. Erkrankungen des Oesophagus

F. *Perikarditis bei Stoffwechselerkrankungen:*
1. Urämie, Niereninsuffizienz
2. Myxödem
3. Cholesterin-Perikarditis
4. Addison-Krise
5. Diabetische Ketoacidose

G. *Perikarditis bei Tumoren:*
1. Sekundär
2. Primär

H. *Perikarditis bei Traumen:*
1. Direkte Einwirkung
   a) Penetrierende Thoraxtraumen
   b) Perforation des Oesophagus
   c) Fremdkörper
2. Indirekte Einwirkung
   a) Nichtpenetrierende Thoraxtraumen
   b) Tumorbestrahlung

3.9.1 Ätiologie und Pathogenese

Für die Therapie entscheidend ist die Erkennung einer *Perikarditis als Leitsymptom* einer zugrundeliegenden Ersterkrankung wie beispielsweise bei Virusinfekten, Tuberkulose, Urämie, Erythematodes sowie bei neoplastischen Erkrankungen. Weitere klinische Ursachen sind aus Tabelle 3.27 zu entnehmen.

Die häufigste Form der Perikarditis ist die sog. akute benigne Perikarditis; Synonyma sind: idiopathische benigne, akute unspezifische Perikarditis. In Epidemien ist die akute benigne Perikarditis verursacht durch Coxsackie-Viren der Gruppe B oder A oder durch Influenzaviren. – Immunologische Ursachen im Sinne einer Autoimmunkrankheit liegen dem Postkardiotomiesyndrom oder dem Postmyokardinfarktsyndrom sowie der rheumatischen Perikarditis zugrunde. Letztere ist bei Erwachsenen im Gegensatz zu Kindern eine Rarität. – Maligne metastasierende Tumoren bei Bronchialcarcinom, Mammacarcinom und Oesophaguscarcinom führen durch infiltratives Wachstum zur Beteiligung des Perikards (s. Tabelle 3.28). Primäre Perikardtumoren wie etwa ein Mesotheliom sind Seltenheiten. – Eine urämische Perikarditis ist typisch für späte Verlaufsstadien einer chronischen Niereninsuffizienz. Beim Erythematodes ist eine Perikar-

Tabelle 3.28. Klinische Ursachen der chronischen constrictiven Perikarditis

Infektionen
 a) Bakterielle Infekte
 b) Tuberkulose
 c) Pilzerkrankungen (z. B. Histoplasmose)
 d) Viruserkrankungen (z. B. Coxsackie-B3-Virus)

Erkrankungen des rheumatischen Formenkreises

Neoplastische Erkrankungen
 a) Mesotheliome oder Sarkome
 b) Metastasierungen (bei Bronchialcarcinom, Mammacarcinom, Leukämie u. a.)

Traumen

Tumorbestrahlung

Ätiologisch ungeklärte Formen

ditis in etwa der Hälfte der Fälle vorhanden, sie stellt aber nicht die Erstmanifestation dieser Erkrankung dar. – Dissezierende Aortenaneurysmen führen dann zu einer Perikardbeteiligung mit entsprechenden Symptomen, wenn Blut zwischen die Perikardblätter eindringt, ohne daß es dabei regelmäßig zu einer Perikardtamponade zu kommen braucht. – Traumatische Perikarditiden werden durch scharfe oder stumpfe Traumen mit und ohne Perikardblutungen verursacht.

3.9.2 Symptomatologie

Zur Vorgeschichte: Charakteristisch ist ein plötzlich einsetzender *Brustschmerz*, der in die Mitte des Thorax lokalisiert wird, wobei differentialdiagnostisch eine akute Angina-pectoris-Symptomatik naheliegt. Der Schmerz wird in die Gegend des Sternums lokalisiert und strahlt in den Halsbereich und die linke obere Extremität aus. Bei tiefer Einatmung oder bei Drehungen des Thorax nimmt der Schmerz zu. Die Intensität kann nachlassen, wenn der Patient aufsitzt und sich nach vorn beugt. Bei sich langsam entwickelnden Perikarditiden (beispielsweise bei Tuberkulose und bei Erkrankungen des rheumatischen Formenkreises) ist die Schmerzsymptomatik weniger eindrucksvoll. Verläuft eine Perikarditis exsudativ mit Entwicklung einer Herzbeuteltamponade, dann treten subjektive Beschwerden der Einflußstauung wie Dyspnoe, Orthopnoe und Schwellungen an den Extremitäten auf, ohne daß gleichzeitig Schmerzen vorhanden sein müssen.

Klinische Symptome: Ein für Perikarditis pathognomonischer Befund ist das *perikardiale Reibegeräusch*. Es zeigt charakteristischerweise eine Lageabhängigkeit: So kann es sich beim liegenden Patienten dem Nachweis entziehen, während es in aufrechter Körperposition, im Sitzen oder beim Vorwärtsbeugen des Oberkörpers deutlich auskultierbar ist. Je nach der Lokalisation des perikarditischen Prozesses fällt es mit der Vorhofsystole, der Ventrikelsystole oder der Ventrikeldiastole, oder mit allen gleichzeitig zusammen und hat so ggf. mehrere Komponenten. Sind mehrere Komponenten am Patienten auskultierbar, dann ist die diagnostische Wertigkeit besonders groß. Hingegen wird die Unterscheidung von einem extrakardialen akzidentellen Geräusch zu treffen sein, wenn nur *eine* Geräuschkomponente des perikarditischen Reibegeräusches nachweisbar ist. Kurzfristige Wiederholungen der Auskultation erlauben meist die Sicherung der Diagnose, zumal dann, wenn andere klinische Verdachtsmomente für eine Perikarditis sprechen. Werden perikardiale Reibegeräusche apical auskultiert, ist die Unterscheidung von einem begleitenden pleuralen Reibegeräusch ggf. zu treffen, das charakteristischerweise in Abhängigkeit von der Atemphase auftritt. Ein Grund für Verwechslungen ist häufig der, daß die Intensität von Perikardreibegeräuschen in Abhängigkeit von der Atemphase wechselt. Verläuft eine akute Perikarditis mit *Perikarderguß*, dann ändert sich die Symptomatik.

Bei rascher Entstehung eines Perikardergusses genügen bereits wenige hundert Milliliter, um eine Tamponade zu verursachen (zur Ätiologie der Herzbeuteltamponade s. Tabelle 3.29). Hinweissymptome für einen tamponierenden Perikarderguß sind in Tabelle 3.30 zusammengestellt.
Ein besonders typisches Zeichen für einen sich rasch entwickelnden Perikarderguß ist der Pulsus paradoxus. Man versteht darunter eine abnorme Abnahme des Blutdrucks und der palpablen Puls-

Tabelle 3.29. Klinische Ursachen einer Perikardtamponade

1. Exsudative Perikarditis
   (z. B. Virusinfektionen, Tuberkulose)
2. Urämische Perikarditis
3. Malignome, Metastasen
4. Herzwandruptur und Rupturen der großen herznahen Gefäße (Aortendissektion)
5. Iatrogen:
   Anticoagulantientherapie
   Nach diagnostischen Eingriffen
   (z. B. Herzkatheteruntersuchung)
   Schrittmacherbehandlung
   (Sondenperforation)
   Bestrahlungsbehandlung bei Mediastinaltumoren, Cytostatika-Therapie (z. B. Adriamycin)
6. Traumen

Tabelle 3.30. Tamponierender Perikarderguß

1. Klinische Hinweise:
   Herzspitzenstoß nicht tastbar
   Herztöne sehr leise
   Perikardreiben
   Herzgrenzen perkutorisch verbreitert
2. Elektrokardiogramm:
   Periphere u. zentrale Niederspannung
   Elektrischer Alternans
3. Echokardiogramm:
   Echofreie Zone zwischen Perikard und Epikard
4. Röntgen:
   Randpulsation des Herzens aufgehoben
   Katheter im rechten Vorhof nicht randständig zu lokalisieren
   Ergußmantel erkennbar bei Angiographie des rechten Ventrikels
5. Hämodynamik:
   Blutdruck (arteriell) erniedrigt: < 100 mm Hg systolisch
   Blutdruck (arteriell) sinkt inspiratorisch ab
   Venendruck (zentral) erhöht: > 25 cm H_2O
   Lungencapillardruck erhöht: > 20 mm Hg
6. Szintigraphie:
   Fehlendes szintigraphisches Impulsmuster im Ergußbezirk

welle bei der Inspiration. Die Grenze zu dem normalen Phänomen einer bei Inspiration vorhandenen geringen Abnahme des systolischen Blutdruckes ist fließend. Als eindeutig pathologisch gilt ein inspiratorisches Absinken des systolischen Blutdruckes um mehr als 8–10 mm Hg, sofern die Atmung nicht forciert durchgeführt wird. Differentialdiagnostisch ist allerdings zu berücksichtigen, daß ein Pulsus paradoxus auch bei einer obstruktiven Ventilationsstörung (z. B. bei Bronchialasthma oder bei Lungenemphysem) anzutreffen ist.

Bei einem ausgeprägten Perikarderguß ergibt die Perkussion eine Vergrößerung der Herzdämpfungsfigur, die beim liegenden Patienten annähernd eine runde Konfiguration annimmt. Entlang dem linken Rand der Dämpfungsfigur entsteht ein plötzlicher Übergang des Lungenklopfschalls zur absoluten Herzdämpfung. Eine perkutorische Dämpfung über der unteren Hälfte des Sternums spricht mit hoher Treffsicherheit für einen Perikarderguß. Dabei ist der Puls schwach und fadenförmig palpabel und kann völlig schwinden. Analog sind die Herztöne, besonders beim liegenden Patien-

ten, sehr leise. Aber selbst bei großen Perikardergüssen ist der Herzspitzenstoß, wenn auch diskret, palpabel. Bei einem sich langsam entwickelnden Perikarderguß, bei dem selbst Ergußmengen von 1 Liter eine verhältnismäßig geringgradige Symptomatik verursachen, und bei einer Pericarditis constrictiva wird das klinische Bild von den Zeichen der Links- und Rechtsherzinsuffizienz bestimmt. Dabei überwiegen die Zeichen der Rechtsherzinsuffizienz mit Hepatomegalie, ausgeprägtem Ascites und Anasarka. Herzglykoside sind bei Pericarditis constrictiva und tamponierendem Perikarderguß selbstredend nur unzureichend oder nicht wirksam (s. auch Tabelle 3.30).

3.9.3 Klinik und Diagnostik

Röntgenuntersuchung: Bei geringen Ergußmengen sind röntgenologische Untersuchungsbefunde nicht wegweisend. So entziehen sich Ergußmengen von um 100 ml dem röntgenologischen Nachweis sowohl im Standardröntgen als auch bei der Durchleuchtung. Erst mehrere hundert Milliliter führen zu einer Vergrößerung der Herzsilhouette, die eine rundliche, dreieckige oder bocksbeutelartige Form annimmt. Im Flächenkymogramm sind die typischen Randpulsationen des Herzens aufgehoben oder stark reduziert. Die Lungenzeichnung ist weit weniger vermehrt als bei Patienten mit einer chronischen Myokardinsuffizienz des Herzens. Patienten mit akuter benigner Perikarditis lassen zusätzlich einen Pleuraerguß sowie umschriebene bronchitische Veränderungen erkennen. Bei constrictiver Perikarditis ist der Nachweis von perikardialen Verkalkungen kennzeichnend.

Elektrokardiogramm: Die häufigste und wesentlichste elektrokardiographische Veränderung ist eine Hebung der ST-Strecke, entweder in allen drei Standardableitungen (I, II, III) oder in Ableitung I und II bzw. in II oder III oder nur in der Ableitung I. Gleichzeitig sind diese Veränderungen auch in den präcordialen Ableitungen vorhanden. Die ST-Strecke unterscheidet sich von derjenigen bei Myokardinfarkt insofern, als sie

3.9 Perikarditis

gradlinig schräg nach oben oder mit einer aufwärts gerichteten Konkavität zu einer positiven T-Welle verläuft. Bei Myokardinfarkt mit angehobener RT-Strecke zeigt sich eine nach oben gerichtete Konvexität. Neben den angehobenen ST-Strecken findet sich in den Verlaufsstadien eine negative T-Welle. Dabei wird das Stadium der Isoelektrizität zwischenzeitlich durchlaufen. Eine T-Negativierung in allen drei Extremitätenableitungen ist für Perikarditis in hohem Maße charakteristisch.

Eine periphere und zentrale Niederspannung ist als Zeichen eines Perikardergusses zu werten, sofern diese Veränderung sich im Verlaufe des Krankheitsbildes entwickelt hat.

Elektrokardiographische Differentialdiagnose zwischen Perikarditis und Myokardinfarkt:
1. Die ST-Anhebung in den Ableitungen I oder III tritt bei Perikarditis ohne eine reziproke Senkung der ST-Strecke auf, wie sie beim Myokardinfarkt vorkommt, auf.
2. Eine negative T-Welle in allen drei Standardableitungen spricht für Perikarditis und gegen Myokardinfarkt.
3. Eine R-Zacke in den Brustwandableitungen fehlt bei Perikarditis extrem selten, dagegen häufig beim Myokardinfarkt.
4. Q-Zacken in den Standardableitungen sprechen für Myokardinfarkt und gegen Perikarditis. Eine elektrokardiographische Abgrenzung einer Perikarditis von einem Myokardinfarkt ist immer dann erschwert, wenn perikardiale und myokardiale Schädigungen gleichzeitig manifest sind, wie es im Verlaufe eines Myokardinfarktes der Fall sein kann.

Echokardiographie: Die echokardiographische Diagnostik ist eine besonders empfindliche Methode zum Nachweis eines Perikardergusses. So läßt sich echokardiographisch eine echofreie Zone zwischen linker oder rechter Ventrikelwand und Perikard nachweisen, die der Flüssigkeitsansammlung entspricht (s. Abb. 3.22 und Abb. 2.20).

Herzkatheteruntersuchung und Angiographie: Bei Rechtsherzinsuffizienz findet sich

Tabelle 3.31. Hämodynamik bei Kardiomyopathie im Vergleich mit constrictiver Perikarditis [53]

	Constrictive Perikarditis	Kardiomyopathie
1. Druckwerte		
a) Linker Vorhof (LAP)	Angleichung an RAP	10–20 mm Hg > RAP
b) Rechter Vorhof (RAP)	Meist > 15 mm Hg y-Tal prominent	Meist < 15 mm Hg
c) Rechter Ventrikel (RV)	Frühdiastolischer Druckabfall obligat	Frühdiastolischer Druckabfall möglich
d) Diastolischer Druck im rechten Ventrikel	> 1/3 des systolischen Drucks	< ~ 1/3 des systolischen Drucks
e) Pulmonalarterie (PA)	Meist < 40 mm Hg systolisch	Meist > 50 mm Hg systolisch
f) Diastolisches Druckplateau	RAP = RV = PAD = PWP*	PWP* > RAP
2. Atmungsabhängigkeit des Druckwertes	Meist nicht vorhanden	Meist vorhanden

ebenso wie bei Perikarditis eine Erhöhung des rechtsventriculären diastolischen Kammerdruckes. Dabei ist der systolische Ventrikeldruck leicht erhöht. Charakteristisch ist bei Perikardconstriction ein frühdiastolisches Absinken des Drucks („dip") mit nachfolgendem hohen diastolischen Plateau (s. Abb. 3.23). Der enddiastolische Druck beträgt dann mehr als 1/3 des systolischen Druckes im rechten Ventrikel und die Druckamplitude ist insgesamt vermindert. Letztere Kriterien können zur differentialdiagnostischen Abgrenzung gegenüber einer Rechtsherzinsuffizienz ggf. herangezogen werden. Entsprechende Änderungen des Druckverlaufs sind auch im linken Ventrikel, wenn auch nicht so ausgeprägt, nachzuweisen. Zur differentialdiagnostischen Abgrenzung einer Perikardconstriction von einer Kardiomyopathie s. Tabelle 3.31 und S. 148.

Bei Perikardtamponade ist eine Angiographie des rechten Vorhofs für einen Perikarderguß beweisend, wenn die angiographische

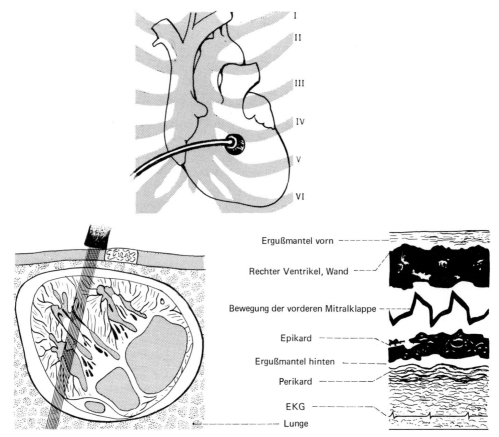

Abb. 3.22. Echokardiographischer Nachweis eines Perikardergusses. Man beachte die echofreie Zone vor und hinter den Herzwandkonturen

Herzrandkontur lateral vom rechten röntgenologischen Herzrand festzustellen ist.

Szintigraphie des Herzens: Durch *szintigraphische Untersuchungen* des Herzens ist ein Perikarderguß größeren Ausmaßes dadurch zu verifizieren, daß zwischen Herz und Lungen im a.-p. Bild ein dem Erguß entsprechender Bezirk mit fehlendem radioaktiven Impulsmuster nachzuweisen ist.
Die sichere Diagnose einer Perikardtamponade ist für das Schicksal des betroffenen Patienten entscheidend, da eine Entlastungspunktion lebensrettend ist.

3.9.4 Therapie

Behandlung der akuten Perikardtamponade
Perikardpunktion: Für eine Perikardpunktion ergeben sich zwei Indikationen: 1. die Entlastung bei nachgewiesener Herzbeuteltamponade, 2. die Gewinnung von Punktionsflüssigkeit für diagnostische Zwecke.
Folgende Punktionsverfahren sind gebräuchlich:
Technik des substernalen Zuganges: Diese Technik wird von uns bevorzugt, da hierbei die geringsten Komplikationen zu erwarten sind. – Der Patient wird mit Kissen im Rücken mit dem Oberkörper etwa 30–45° hochgelagert, um den Sternalfortsatz mehr nach vorn zu bringen. Mit der üblichen aseptischen Technik wird das Gebiet im Bereich des Processus xiphoides vorbereitet und durch Infiltration mit 2%iger Novocainlösung anaesthesiert. – Eine Lumbalpunktionsnadel (Stärke 17–18 von 8–20 cm Länge) wird dicht unterhalb des Schwertfortsatzes in der Mittellinie oder 1 cm links lateral der Mittellinie eingestochen. Die Spitze der

3.9 Perikarditis

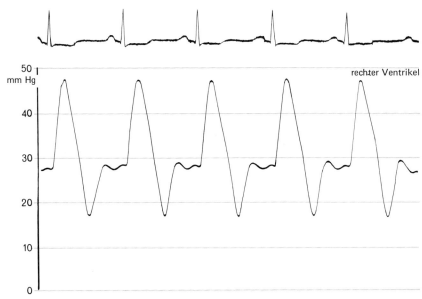

Abb. 3.23. Verlauf der rechtsventrikulären Druckkurve bei Perikardtamponade. Man beachte frühdiastolisches Dip-Phänomen und hohe diastolische Drücke

Nadel wird aufwärtsgerichtet und dicht an der Dorsalseite des Schwertfortsatzes bzw. des Sternums gehalten. Während die Nadel langsam und vorsichtig vorgeführt wird, drückt man das Nadelende mit dem Conus gegen die Bauchhaut. Auf diese Weise wird die Nadel entlang der Dorsalfläche des Sternums geführt, bis sie in die Perikardhöhle eintritt. Wenn man eine kratzende Berührung oder mit der Herzaktion synchrone Bewegungen mit der Nadel spürt, sollte man sie etwas zurückziehen. Das Verfahren kann durch Anwendung des Elektrokardiogramms, das über die Punktionsnadel abgeleitet wird, wesentlich sicherer gestaltet werden.

Hierzu wird über der Punktionsnadel mit Hilfe einer Klemme eine elektrokardiographische Ableitung nach Wilson registriert. Im Augenblick der Berührung der Punktionsnadel mit dem Myokard ändert sich das elektrokardiographische Bild mit Ausbildung einer monophasischen Deformierung. Ein leichtes Zurückziehen der Punktionsnadel läßt dann elektrokardiographisch erkennen, daß keine Berührung mehr mit dem Myokard besteht. Nunmehr kann die Aspiration der Perikardflüssigkeit durch die Punktionsnadel erfolgen.

Bereits die Aspiration von nur verhältnismäßig wenig Flüssigkeit (Transsudat, Exsudat, Blut, 50–100–150 ml) bewirkt hämodynamisch eine ausgeprägte Besserung, die im Laufe von ¼–½ Std nach der Punktion voll manifest wird.

Dabei hat es sich bewährt, über einen Mandrin einen dünnen Katheter durch den Punktionskanal in die Perikardhöhle einzuführen. Auf diese Weise ist es möglich, kontinuierlich unter schwachem Sog über längere Zeit (einige Stunden) Perikardflüssigkeit zu aspirieren. Außerdem können Pharmaka instilliert werden, die zum Ziele haben, die Perikardblätter möglichst zu veröden. Hierzu bieten sich bei Perikardergüssen im Verlaufe von malignen Erkrankungen Cytostatica an. Anderenfalls eignen sich Tetracycline oder andere unspezifische Substanzen (s. Tabelle 3.32).

Die Technik des apicalen Zugangs: Während der Patient sitzend gehalten wird, wird die linke Grenze des Zwerchfells durch Perkussion bestimmt. Eine Durchleuchtung kann notwendig werden, um diese Linie zu überprüfen.

Der 5. ICR wird aufgesucht. Die Haut in diesem Gebiet wird gründlich gereinigt und dann mit sterilen Tüchern abgedeckt. Eine

Tabelle 3.32. Intraperikardial instillierbare Substanzen [5]

Substanz	Einzeldosis	Toxizität
1. *Cytostatica:*		
Stickstofflost (Mustargen)	bis 0,2 mg/kg KG	Knochenmark, Nausea, Erbrechen
Triäthylenthiophorphoramid (Thio-Tepa)	bis 0,4 mg/kg KG	Knochenmark
5-Fluorouracil (Fluorouracil)	bis 7,0 mg/kg KG	Knochenmark
Cytosin-Arabinosid (Alexan)	bis 1,0 mg/kg KG	Knochenmark
2. *Unspezifische Substanzen:*		
Quinacrin (Atebrin-Winthrop)	beginnend mit 50 mg in 10 ml Kochsalzlösung	Starke Schmerzen, Fieber, tägliche Wiederholung mit verdoppelten Dosen bis 180 mg
Tetracycline	600 mg pro Dosis	Schmerzen, Fieber, Wiederholung nach 2–3 Tagen, insgesamt bis 4 g
Triamcinolon-Acetonid (5) Kristallsuspension (Volon)	20 mg	

kurzgeschliffene 18er-Nadel – zur leichteren Handhabung – auf einer 5- oder 10 cm-Spritze wird in den 5. ICR auf der durch die äußere Grenze der Herzdämpfung festgelegten Linie, aber außerhalb des Herzspitzenstoßes, eingestochen, wenn dieser bestimmt werden kann. Die Nadel wird nach dorsal und medial in Richtung auf die Wirbelsäule vorgeführt, während man aspiriert. Der wichtigste Faktor bei der Wahl des Zuganges für die Perikardpunktion ist die Sicherheit des Zuganges. Eine Verletzung der umgebenden Organe (Arteria mammaria interna, Lunge, Magen) oder das Anstechen einer Coronararterie oder des Myokards sind die Hauptgefahren. Seltener beschriebene Komplikationen sind ein Pneumothorax, eine Ventrikeltachykardie, Kammerflimmern oder eine Infektion der Pleura mediastinalis oder des Peritoneums durch eitriges Exsudat, wenn die Nadel aus dem Perikard zurückgezogen wird.

Bei der substernalen Punktion, mit der man die am tiefsten liegenden Anteile des Perikardbeutels erreicht, liegen der Magen, die Oberfläche der Leber, die Arteria epigastrica superior und die Bauchhöhle innerhalb der Reichweite der vordringenden Nadel. Wenn die Nadel dicht hinter den Schwertfortsatz und das Sternum gerichtet wird, bleibt sie ventral vom Peritoneum.

Nach erfolgter Perikardpunktion und Aspiration von Ergußflüssigkeit können sich eine periphere Niederspannung, eine zentrale Venendrucksteigerung und eine arterielle Hypotonie mit drohender Schocksymptomatik rasch zurückbilden.

Kasuistik: Es handelte sich um einen 48jährigen Patienten mit Myokardinfarkt, bei dem zur Vermeidung von thromboembolischen Komplikationen eine Anticoagulantientherapie mit Phenprocoumon durchgeführt worden war. Im Laufe weniger Tage entwickelte sich das klinische Bild der zunehmenden Myokardinsuffizienz mit Anstieg des zentralen Venendruckes und Absinken des systemischen Blutdruckes. Hand in Hand damit nahm die Urinausscheidung ab, der Serumkreatininwert stieg von 1,4 auf 2,6 mg% an. Schließlich traten als Zeichen des Linksherzversagens Somnolenz und Verwirrtheit hinzu. Der Herzspitzenstoß war nur angedeutet palpabel. Bei der Auskultation des Herzens waren deutlich erster und zweiter Herzton feststellbar. Mäßig verbreiterte Herzdämpfungsfigur perkutorisch. Eine röntgenologische Durchleuchtung ergab aufgehobene Randpulsationen des Herzens. Im Elektrokardiogramm war eine ausgeprägte periphere und zentrale Niederspannung nachweisbar. Aufgrund dieser Symptomenkonstellation wurde die Diagnose eines tamponierenden Perikardergusses gestellt. Eine Entlastungspunktion von nur 60 ml eines sanguinolenten Exsudats führte rasch zum Anstieg des Blutdruckes und zum Absinken des zentralen Venendruckes. Das Sensorium war bereits 1 Std nach Entlastungspunktion unauffällig.

Eine Behandlung der Perikardtamponade durch Perikardiocentese ist aber nur der erste Schritt eines therapeutischen Planes, der die Ursache bzw. das Grundleiden zu berücksichtigen hat. Die aspirierte Flüssigkeit sollte mikroskopisch und bakteriologisch untersucht werden, um der Krankheitsursache näherzukommen. Bei einer Aspiration von blutiger Flüssigkeit hat sich das Ausspritzen auf ein Filterpapier als Schnelltest bewährt, weil ein blutiges Exsudat oder Transsudat wegen des verhältnismäßig niedrigen Hämatokrit an einem großen Flüssigkeitshof um die corpusculären Anteile des Blutes herum zu erkennen ist. Die Bestimmung des Hämatokrit ist selbstverständlich die zuverlässigere Methode, um Blut von anderen Flüssigkeiten zu unterscheiden.

Eine Anticoagulantientherapie ist bei nachgewiesener Perikardtamponade selbstverständlich zu beenden. Eine Perikardiocentese ist bei bestehender Anticoagulation kontraindiziert. Im übrigen richtet sich die Behandlung des Perikardergusses nach dem Grundleiden.

Eine chirurgische Behandlung einer Perikardtamponade ist dann notwendig, wenn wiederholt durch Flüssigkeitsansammlung im Perikardraum die Notwendigkeit einer Perikardiocentese entsteht. Die chirurgische Behandlung ist die Methode der Wahl, wenn die Tamponade durch ein Trauma verursacht wurde.

Mit der Instillation verschiedener Pharmaka kann eine lokale Rezidivprophylaxe gewöhnlich durch Verklebung der Perikardblätter bei bestimmten Patienten (z. B. Tumorkranke) erzielt werden. Auch Tetracyclin eignet sich, wie schon erwähnt, zu diesem Zweck.

Generell gilt für die Anwendung dieser Substanzen, insbesondere von Cytostatica, daß der Erguß nicht gekammert sein darf. Eine Kammerung des Ergusses gilt als Kontraindikation für die Instillation von Medikamenten, weil lokal zu hohe Pharmakakonzentrationen auftreten können mit entsprechenden lokalen toxischen Wirkungen.

Bei urämischer Perikarditis sind teils Erfolge mit Perikardektomien erzielt worden, teilweise aber auch mit Flüssigkeitsrestriction und systemischer Steroidanwendung.

Behandlung der constrictiven Perikarditis. Die Behandlung der constrictiven Perikarditis mit venöser Einflußstauung besteht in einer partiellen chirurgischen Resektion des Perikards („Fensterung"). Dadurch kann die Symptomatik in etwa 60% der Fälle befriedigend gebessert werden. Allerdings beträgt die Operationsletalität in verschiedenen Kliniken zwischen 10 und 20%. Wenn es als Folge der Erkrankung zu einer ausgedehnten Myokardfibrose gekommen ist, bleibt das Operationsresultat meist enttäuschend. Eine Infusionsbehandlung mit Serumproteinen präoperativ hat sich als geeignet erwiesen, die Operationsletalität zu reduzieren. – Die medikamentöse Behandlung folgt den üblichen Prinzipien einer Therapie der Herzinsuffizienz (s. S. 598).

Zur Behandlung der akuten benignen Perikarditis s. S. 176.

3.10 Literatur

1. ABLARD, G., LARCHAN, A.: Der akute Gelenkrheumatismus des Erwachsenen. Acta Rheumatol. *20*, 1 (1963)
2. ALBAN, B., EPSTEIN, J. A., FEINSTEIN, A. R., GAVRIN, J. B., JONAS, S., KLEINBERG, E., SIMPSON, R., SPAGNUOLO, M., STOLLERMANN, G. H., TARANTA, A., TURSKY, E., WOOD, H. F.: Rheumatic fever in children and adolescents. Am. Intern. Med. [Suppl. 5] *60* (1964)

2a. Arzneimittelbrief: Die Auswahl antiinfektiöser Arzneimittel *12*, 93 (1978)

3. American Heart Association: Report of committee on standards and criteria for programs of care of council on rheumatic fever: Jones criteria (modified) for guidance in diagnosis of rheumatic fever. – Modified concepts. Cardiovasc. Dis. *24*, 291 (1955)
4. ANSCHÜTZ, F.: Endokarditis. Stuttgart: Thieme 1968
5. AUTENRIETH, G.: Der tamponierende Perikarderguß. Internist (Berlin) *21*, 17 (1980)
6. BACHMANN, G. W., GALM, Y., RAPP, W.: Der diagnostische Beitrag immunologischer Untersuchungsmethoden in der Kardiologie. Wiederbelebung Organersatz *4*, 119 (1967)
7. BECKER, B. J. P., CHATGIDAKIS, C. B., VAN LINGEN, B.: Cardiovascular collagenosis with parietal endocardial thrombosis. A clinicopathologic study of forty cases. Circulation *7*, 345–356 (1953)
8. BEIL, E., SEIBEL, K., RIECKER, G.: Herzerkrankung bei primärer Oxalose. Klin. Wochenschr. *47*, 513 (1969)
9. BLACK-SCHAFFER, B., TURNER, M. E.: Hyperplastic infantile cardiomegaly. Am. J. Pathol. *34*, 745–765 (1958)

10. Bolte, H. D.: Diagnostische Wertigkeit des indirekten Immunfluoreszenztestes zum Nachweis humoraler Antikörper gegen Myokard. Internist (Berlin) *16*, 180–184 (1975)
11. Bolte, H.-D., Bergstermann, K., Hübner, F. – unveröffentlicht
12. Bolte, H. D.: Die Alkoholkardiomyopathie. M. M. W. *118*, 355–360 (1976)
13. Bolte, H. D.: Immunerkrankungen des Herzens. Internist (Berlin) *20*, 479 (1979)
14. Bolte, H. D. (Hrsg.): Therapie mit Beta-Rezeptoren-Blockern. Berlin, Heidelberg, New York: Springer 1979
15. Bolte, H. D., Fischer, S., Ludwig, B.: Immunologische Befunde bei dilativen Kardiomyopathien. Ztschr. f. Kardiologie 1982, im Druck
16. Bolte, H. D., Grothey, K.: Cardiomyopathies related to immunological processes. In: Myocardial failure. Riecker, G., Weber, A., Goodwin, J. (eds.), p. 266. Heidelberg, Berlin, New York: Springer 1977
17. Bolte, H. D., Schultheiss, P.: Immunological results in myocardial diseases. Postgrad. Med. J. *54*, 500 (1978)
18. Bolte, H. D., Tebbe, U.: Elektrophysiologische Untersuchungen bei Alkoholkardiomyopathie. In: Herzrhythmusstörungen. Antoni, Bender, Gerlach (Hrsg.), Schattauer. Stuttgart New York 1979
19. Bolte, H. D., Milstrey, H. R., Tebbe, U., Rahlf, G.: Neuere Aspekte zur klinischen Diagnostik der Alkoholkardiomyopathie. Verh. Dtsch. Ges. Inn. Med. *80*, 1206–1210 (1974)
20. Bolte, H. D., Schultheiss, P. Cyran, J., Goss, G.: Binding of immunoglobulins in the myocardium (biopsies) of patients with cardiomyopathies. In: Myocardial biopsy diagnostic significance. Bolte, H. D. (ed.) Berlin, Heidelberg, New York: Springer 1980
21. Brockington, I. F., Olsen, E. G. J.: Löffler's endocarditis and Davies' endomyocardial fibrosis. Am. Heart J. *85*, 308 (1973)
22. Brock, R.: Functional obstruction of the left ventricle. Guy's Hosp. Rep. *106*, 221–238 (1957)
23. Bronn, G. C., Evans, T. N.: Serologic evidence of coxsackievirus. Etiology of congenital heart disease. J. A. M. A. *199*, 151 (1967)
24. Buja, L. M., Khoi, N. B., Roberts, W. C.: Clinically significant cardiac amyloidosis. Am. J. Cardiol. *26*, 394 (1970)
25. Bulloch, R. T., Pearce, M. B., Murphy, M. L., Jenkins, B. J., Davies, J. L.: Myocardial lesions in idiopathic and alcoholic cardiomyopathy. Am. J. Cardiol. *29*, 15 (1972)
26. Burch, G. E., Colough, H. L.: Progressive coxsackie viral pancarditis and nephritis. Ann. Intern. Med. *71*, 963–970 (1969)
27. Burch, G. E., de Pasquale, N. P.: Alcoholic cardiomyopathy. Am. J. Cardiol. *23*, 723 (1969)
28. Burch, G. E., Giles, T. D.: The role of viruses in the production of heart disease. Am. J. Med. *29*, 231–240 (1972)
29. Burch, G. E., Sun, S. C., Colcolough, H. L., Sohal, R. S., de Pasquale, M. P.: Coxsackie B viral myocarditis and valvulitis identified in routine autopsy specimens by immunofluorescent techniques. Am. Heart J. *74*, 13–23 (1967)
30. Burch, G. E., Giles, T. D., Colcolough, H. L.: Pathogenesis of rheumatic heart disease: Critique and theory. Am. Heart J. *80*, 556 (1970)
31. Burck, H.-C.: Panarteriitis nodosa und ihre Sonderformen. Dtsch. Med. Wochenschr. *94*, 912–914 (1969)
32. Cabau, N.: Study of non-specific serum inhibitors of streptolysin 0. Inhibition of streptolysin in pulmonary tuberculosis in relation to the evolution and nature of the lesions. Rev. Tuberc. Pneumol. *25*, 75 (1961)
33. Cabau, N., Badin, J.: Effects de l'addition d'albumine sur l'inhibition specifique et non spécifique de la streptolysine 0 par le sérum humain. (Effects of the addition of albumin on specific and nonspecific inhibition of streptolysin 0 by human serum). C. R. Soc. Biol (Paris) *3*, 153 (1959)
34. Cafruny, W. A., Freimer, E. H., Pansky, B., Senitzer, D.: Induction of cell-mediated immunity to cardiac determinants by group A streptococcal antigens. Circulation [Suppl. II] *51/52*, 45, 170 (1975)
35. Cambridge, G., McArthur, C. G. C., Waterson, A. P., Goodwin, J. F., Oakley, C. M.: Antibodies to coxsackie B viruses in congestive cardiomyopathy. Br. Heart J. (to be published)
36. Chew, C. Y. C., Ziady, G. M., Raphael, M. J., Nellen, M., Oakley, C. M.: Primary restrictive cardiomyopathy. Br. Heart J. *39*, 399 (1977)
37. Cohen, J., Effat, H., Goodwin, K. F., Oakley, D. M., Steiner, R. E.: Hypertrophic obstructive cardiomyopathie. Br. Heart J. *26*, 16–32 (1964)
38. Commitee Report: Jones criteria (revised) for guidance in the diagnosis of rheumatic fever. Circulation *32*, 664 (1965)
38a. Committee on prevention of rheumatic fever and bacterial endocarditis of the American Heart Assoc.: Prevention of bacterial endocarditis circulation *56*, 139 A (1977)
39. Coons, A. H., Creech, H. J., Jones, R. N.: Immunological properties of an antibody

3.10 Literatur

containing a fluorescent group. Proc. Soc. Exp. Biol. Med. *47*, 200–202 (1941)
40. CRILEY, J. M., LEWIS, K. B., WHITE, Jr. R. I.: Pressure gradients without obstruction. A new concept of hypertrophic subaortic stenosis. Circulation *32*, 881–887 (1965)
41. DAS, S. K., CALLEN, J. P., DODSON, V. N., CASSIDY, J. T.: Immunoglobulin binding in cardiomyopathic hearts. Circulation *44*, 612 (1971)
42. DAVIES, M. J.: The cardiomyopathies. In: The pathology of the heart. Pomerance, A., Davies, M. J. (eds.), Oxford: Blackwell 1975
43. DAVIES, J. N. P., BALL, J. D.: The pathology of endomyocardial fibrosis in Uganda. Br. Heart J. *17*, 337–359 (1955)
44. DIRSCHMID, K.: Myokardmetastasen eines Karzinoids mit Endokardverdickung. Beitrag zur Genese der Bindegewebsveränderungen bei Karzinoiden. Wien. Klin. Wochenschr. *81*, 940–941 (1969)
45. DOERR, W.: Entzündliche Erkrankungen des Myokard. Verh. Dtsch. Ges. Pathol. *51*, 67–101 (1967)
46. DRESSLER, W.: The post-myocardial-infarction syndrome. Arch. Intern. Med. *103*, 28 (1959)
46 a. ERDMANN, E., BOLTE, H. D., STRAUER, B. E.: Myokardiale Beteiligung bei M. Fabry. Dtsch. Med. Wochenschr. *105*, 1618 (1980)
47. ECKHARDT, R., SCHÖLMERICH, P., THEILE, U.: Endokarditis. In: Therapie innerer Krankheiten. Buchborn, E., Jahrmärker, H., Karl, H. J., Martini, G. A., Riecker, G., Schwiegk, H., Siegenthaler, W., Stich, W. (Hrsg.), S. 4–44. Berlin, Heidelberg, New York: Springer 1973
48. EMANUEL, R.: A classification for the cardiomyopathies. Am. J. Cardiol. *26*, 438–439 (1970)
49. EVANS, W.: The electrocardiogram of alcoholic cardiomyopathy. Br. Heart J. *21*, 445 (1959)
50. FASSBENDER, H. G.: Zur Morphogenese und Pathologie der rheumatischen Herzerkrankungen. In: Die erworbenen Herzerkrankungen im Kindesalter. Graser, F. (Hrsg.), S. 1–5. Stuttgart: Schattauer 1964
51. FAUCI, A. S., HAYNES, B. F., KATZ, P.: The spectrum of vasculitis. Ann. Intern. Med. *89*, 660 (1978)
52. FLEMING, H. A.: Sarcoid heart disease. Br. Heart J. *36*, 54 (1974)
53. FOWLER, N. O.: Pericardial disease. In: The heart. Hurst, J. W. (ed) 3. ed., pp. 1387–1405. New York: McGraw-Hill 1974
54. FOWLES, R. E., BIEBER, C. P., STINSON, E. B.: Defective in vitro suppressor cell function in idiopathic congestive cardiomyopathy. Circulation *59*, 483 (1979)
55. FRIEDBERG, C. K.: Erkrankungen des Herzens. Stuttgart: Thieme 1972
56. GALLIDOGA, A. C., MANUEL, C., TANY, C. G. C., WOLLNER, N., STERNBERG, S. S., MURPHY, M. L.: Cardiotoxicity of adriamycin and daunomycin in children. Cancer *37*, 1070 (1976)
57. GOCKE, D. J., HSU, K., MORGAN, C., BOMBARDIERI, S., LOCKSHIN, U., CHRISTIAN, C. L.: Association between polyarteritis and Australia antigen. Lancet *1970/II*, 1149
58. GOCKE, D. J., HSU, K., MORGAN, C., BOMBARDIERE, S., LOCKSHIN, M., CHRISTIAN, C. L.: Vasculitis in association with Australia antigen. J. Exp. Med. *134*, 3, 330 (1971)
59. GOERTTLER, K.: Die Mißbildungen des Herzens und der großen Gefäße. In: Lehrbuch der speziellen Pathologischen Anatomie. Staemmler, M. (Hrsg.), 11. u. 12. Aufl., Erg.-Band I/1, S. 301–464. Berlin: de Gruyter 1969
59 a. GOLDEN, A., HURST, J. W.: Alterations of the lesions of acute rheumatic myocarditis during cortisone therapy. Circulation *7*, 218–223 (1953)
60. GOODWIN, J. F.: Hypertrophic diseases of the myocardium. Prog. Cardiovasc. Dis. *16*, 199–238 (1973)
61. GOODWIN, J. F.: Congestive and hypertrophic cardiomyopathies: A decade of study. Lancet *1970/I*, 733
62. HEDINGER, C., GLOOR, R.: Metastasierende Dünndarmkarzinoide, Tricuspidalklappenveränderungen und Pulmonalstenose – ein neues Syndrom. Schweiz. Med. Wochenschr. *84*, 942–946 (1954)
63. HERMANN, R.: Die Adriamycinkardiomyopathie. Dtsch. Med. Wochensch. *102*, 1820 (1977)
63 a. BOLTE, H. D.: Langzeittherapie bei Tumorpatienten. MMW *122*, 1219–1222 (1980)
64. HERXHEIMER, H., MEYER-BÜSCHENFELDE, K. H., PRIBILLA, W. (eds.): Die Auswahl antiinfektiöser Arzneimittel. Arzneimittelbrief *12*, 93 (1978)
65. HESS, E. V., FINK, C. W., TARANTA, A., ZIFF, M.: Heart muscle antibodies in rheumatic fever and other diseases. J. Clin. Invest. *43*, 886–893 (1964)
66. HIGGINSON, J., ISAACSON, C., SIMSON, I.: The pathology of cryptogenic heart disease. Arch. Pathol. *70*, 497–507 (1960)
66 a. HÖFLING, B., BOLTE, H. D.: Acute negative inotropic effect of adriamycin. Naunyn. Schmied. Arch. Pharmacol. *317*, 252–256 (1981)
68. HOLBOROW, E. J., ASHERSON, G. L., JOHNSON, G. D., BARNES, R. D. S., CARMICHAEL, D. S.: Antinuclear factor and

other antibodies in blood and liver disease. Br. Med. J. *1963/1*, 656
69. HOLLISTER, J. E., ENGLEMAN, E. P.: Rheumatic fever in military personal. U.S. Armed Forces Med. J. *9*, 1436 (1958)
70. HOLSINGER, D. R., OSMUNDSOON, P. J., EDWARDS, J. E.: The heart in periarteriitis nodosa. Circulation *25*, 610 (1962)
71. JAMES, T. N., BEAR, E. S.: Effects of ethanol and acetaldehyde on the heart. Am. Heart J. *74*, 243 (1967)
72. JAMES, T. N., RUPE, C. E., MONTO, R. W.: Pathology of the cardiac conduction system in systemic lupus erythematodes. Ann. Intern. Med. *63*, 402–410 (1965)
73. KAPLAN, M. H.: Autoantibodies to heart and rheumatic fever: The induction of autoimmunity to heart by streptococcal antigen cross-reactive with heart. Ann. N.Y. Acad. Sci. *124*, 903–915 (1965)
74. KAPLAN, M. H., FRENGLEY, D.: Autoimmunity to the heart in cardiac disease. Am. J. Cardiol. *24*, 459 (1969)
75. KAPLAN, M. H., MEYESERIAN, M., KUSHNER, J.: Immunologic studies of heart tissue as revealed by immunfluorescent methods: Isoimmune Wassermann and antiimmunic reactions. J. Exp. Med. *113*, 17 (1961)
76. KAWAI, C.: Idiopathic cardiomyopathy. A study on the infections-immune theory as a cause of the disease. Jpn. Circ. J. *35*, 765–770 (1971)
77. KIM, H. S.: Nonbacterial, thrombotic endocarditis and disseminated intravascular coagulation: Autopsy study of 36 patients. Arch. Pathol. Lab. Med. *101*, 65 (1977)
77a. KINDLER, U.: Zur serologischen Diagnostik der rheumatischen Karditis. Dtsch. Med. Wochenschr. *21*, 850 (1972)
78. KIRCHHEINER, B.: Sarcoidosis cordis. Acta Med. Scand. *168*, 223–234 (1960)
79. KLINGE, F.: Der Rheumatismus. Erg. Pathol. *27*, 1–336 (1933)
80. KNIERIEM, H.-J.: Morphologic changes of the myocardium induced bei different toxic agents. In: Cardiomyopathy and myocardial biopsy. Kaltenbach, M., Loogen, F., Olson, E. G. J. (eds.), pp. 2–11. Berlin, Heidelberg, New York: Springer 1978
81. KUHN, H., LOOGEN, F.: Hypertrophische Kardiomyopathie. Z. f. Kardiol. 1982 – im Druck
82. KOCHSIEK, K., LARBIG, D., HARMJANZ, D.: Die hypertrophische obstruktive Kardiomyopathie. Berlin, Heidelberg, New York: Springer 1971
83. KRASNOW, N.: Hypertrophic obstructive cardiomyopathy. Am. Heart J. *69*, 820–833 (1965)
84. KUHN, H., BREITHARDT, G., KNIERIEM, H.-J., LOOGEN, F., BOCH, A., SCHMIDT, W. A. K., STROOBRANDT, R., GLEICHMANN, U.: Die Bedeutung der endomyokardialen Katheterbiopsie für die Diagnostik und die Beurteilung der Prognose der kongestiven Kardiomyopathie. Dtsch. Med. Wochenschr. *14*, 717 (1975).
85. LEFRAK, E. A., PITHA, J., ROSENHEIM, F., GOTTLIEB, J. A.: A clinical pathologic analysis of adriamycin cardiotoxicity. Cancer *32*, 302 (1973)
86. LÖFFLER, W.: Endocarditis parietalis fibroplastica mit Bluteosinophilie. Ein eigenartiges Krankheitsbild. Schweiz. Med. Wochenschr. *66*, 817–820 (1936)
87. LOHNES, H.: Das ABC des Rheumatismus, S. 139. Konstanz: Alma-Mater 1967
88. MAISCH, B., SCHNUFF-WERNER, P., BERG, P. A.: Immunphänomene nach Kardiotomie und Herzinfarkt. Verh. Dtsch. Ges. Inn. Med. *81*, 831 (1977)
89. MARON, B. J., FERRANS, V. J., HENRY, W. L., CLARK, C. E., REDWOOD, D. R., ROBERTS, W. C., MORROW, A. G., EPSTEIN, S. E.: Differences in distribution of myocardial abnormalities in patients with obstruktive and non-obstructive asymmetrical septal hypertrophy (ASH). Light and electron microscopic findings. Circulation *50*, 436–446 (1974)
90. MCCARTHY, M.: Missing links in the streptococcal chain leading to rheumatic fever. Circulation *29*, 488 (1964)
91. MCDONALD, C. D., BURCH, G. E., WALSH, J. J.: Prolonged bed rest in the treatment of idiopathic cardiomyopathy. Am. J. Med. *52*, 41–50 (1972)
92. MINOW, R. A., BENJAMIN, R. S., LEE, E. T., GOTTLIEB, J. A.: Adriamycin cardiomyopathy – Risk faktors. Cancer *39*, 1397 (1977)
93. OEVERMANN, W., BOLTE, H. D., ZWEHL, U.: Indirekter Immunfluoreszenztest und Antiglobulin-Konsumptionstest in der Diagnostik primärer Kardiomyopathien. Verh. Dtsch. Ges. Inn. Med. *79*, 1121 (1973)
94. PANKEY, R.: The prevention and treatment of bacterial endocarditis. Am. Heart J. *98*, 102 (1979)
95. PARRILLO, J. E., BORER, J. S., HENRY, W. L., WOLFF, S. M., FAUCI, A. S.: The cardiovascular manifestations of the hypereosinophilic syndrome. Am. J. Med. *67*, 572 (1979)
96. PERLOFF, J. K.: The cardiomyopathies – current perspectives. Circulation *44*, 942–949 (1971)
97. PETERSEN, K. F., NOWAK, P., THIELE, O. W.: Investigations concerning the action of streptolysin 0 and its unspecific inhibition by lipids. Int. Arch. Allergy Appl. Immunol. *29*, 69 (1966)

98. Porter, G. H.: Sarcoid heart disease. N. Engl. J. Med. *263*, 1350 (1960)
99. Read, S. E., Engle, M. A., Zabriskie, J. D.: Humoral and cellular studies in diseases with heart reactive antibodies. In: Myocardial failure. Riecker, G., Weber, A., Goodwin, J. (eds.), Berlin, Heidelberg, New York: Springer 1975 p. 201
100. Regan, T. J., Levinson, G. E., Oldewurtel, H. A., Frank, M. J., Weisse, A. B., Moschos, C. B.: Ventricular function in noncardiacs with alcoholic fatty liver: Role of ethanol in the production of cardiomyopathy. J Clin. Invest. *48*, 397 (1969)
101. Remmele, W.: Die Erkrankungen des Wandendokards unter besonderer Berücksichtigung ihrer pathologischen Anatomie. Klin. Wochenschr. *40*, 379–391 (1962)
101a: Report of the WHO/ISFC Task Force on Definition and Classification of Cardiomyopathies. Brit. Heart J. *44*, 672 (1980)
102. Roberts, W. C., Ferrans, V. J.: Pathologic anatomy of the cardiomyopathies. Hum. Pathol. *6*, 287–342 (1975)
103. Robinson, J., Anderson, T., Grieble, H.: Serologic anomalies in idiopathic myocardial disease. Clin Res. *14*, 355 (1966)
104. Runge, M., Wichert, P. von: Herzbeteiligung bei Sarkoidose. Herz/Kreislauf *9*, 413 (1978)
105. Sack, W., Sebening, H., Wachsmut, E. D.: Auto-Antikörper gegen Herzmuskelsarkolemm im Serum von Patienten mit primärer Cardiomyopathie. Klin. Wochenschr. *35*, 103 (1975)
106. Saphir, O., Langendorf, R.: Nonspecific myocarditis in acute rheumatic fever. Am. Heart. J. *46*, 432–442 (1953)
107. Schmidt, K.: Die Serologie der Rheuma-Diagnostik. Therapiewoche *21*, 2943 (1971)
108. Schölmerich, P.: Erkrankungen des Endokard. In: Handbuch der inneren Medizin. Schwiegk, H. (Hrsg.), Bd. IX/II, S. 543. Berlin, Göttingen, Heidelberg: Springer 1960
109. Schölmerich, P.: Bakterielle Endokarditis. In: Lehrbuch der Inneren Medizin, Gross, R., Jahn, D., Schölmerich, P. (Hrsg.), S. 285. Stuttgart: Schattauer 1970
110. Schroeder, J. S., Billingham, M. E., Rider, A. K.: Cardiac amyloidosis. Am. J. Med. *59*, 269 (1975)
110a. Schultheiss, H. P., Bolte, H. D., Cyran, J.: Lactate Dehydrogenase Isoenzyme Pattern in Myocardial Biopsies of Patients with Congestive Cardiomyopathy and with Alcoholic Cardiomyopathy. In: Bolte, H. D. (ed.). Myocardial Biopsy, Springer Verlag, Berlin, Heidelberg, New York 1980, p. 102
111. Schwaber, J. R., Lukas, D. S.: Hyperkinetic and cardiac failure in the carcinoid syndrome. Am. J. Med. *32*, 846 (1962)
112. Schwartz, L., Sample, K. A., Wigle, E. D.: Severe alcoholic cardiomyopathy reversed with abstention from alcohol. Am. J. Cardiol. *36*, 963 (1975)
113. Shaper, A. G., Hutt, M. S. R., Coles, R. M.: Necropsy study of endomyocardial fibrosis and rheumatic heart disease in Uganda. Br. Heart J. *30*, 391–401 (1968)
114. Singer, K., Lundberg, W. B.: Ventricular arrhythmias associated with the ingestion of alcohol. Ann. Intern. Med. *77*, 247 (1972)
115. Spodick, D. H.: Acute pericarditis. New York, London: Grune & Stratton 1959
116. Spodick, D. H.: Differential diagnosis of acute pericarditis. Prog. Cardiovasc. Dis. *14*, 192–209 (1971)
117. Strauer, B. E., Brune, J., Schenk, H., Knoll, D., Perings, E.: Lupus cardiomyopathy: Cardiac mechanics, hemodynamics and coronary blood flow in uncomplicated systemic lupus erythematodes. Am. Heart J. *92*, 715 (1976)
118. Teare, D.: Asymmetrical hypertrophy of the heart in young adults. Br. Heart J. *20*, 1–8 (1958)
119. Twomey, J. J., Laughter, A. H., Steinberg, A. D.: A serum inhibitor of immune regulation in patients with systemic Lupus Erythematodes. J. Clin. Invest. *21*, 713 (1978)
120. van Noorden, S., Olsen, E. G. J., Pearce, G. E.: Hypertrophic obstructive cardiomyopathy, a histological, histochemical and ultrastructural study of biopsy material. Cardiovasc. Res. *5*, 118 (1971)
121. Vliet, P. D. van, Burchen, H. B., Titus, J. L.: Focal myocarditis with pheochromocytoma.
122. Waagstein, F., Hjalmarson, A., Varnauskas, E., Wallentin, J.: Effect of chronic betaadrenergic receptor blockade in congestive cardiomyopathy. Br. Heart J. *37*, 1022 (1975)
123. Waterson, A. P.: Virological investigations in congestive cardiomyopathy. Postgrad. Med. J. *54*, 501 (1978)
124. Wenger, R.: Endokardfibrosen. Klinik, Therapie, Pathologie. Stuttgart: Thieme 1964
125. Whereat, A. F., Perloff, J. K.: Ethyl alcohol and myocardial metabolism. Circulation *47*, 915 (1973)
126. Wostenholme, R., O'Connor, M. (eds.): Hypertrophic obstructive cardiomyopathy. London: Churchill 1971

4 Erworbene Herzklappenfehler

4.1 Allgemeines

Erkrankungen infolge von Herzklappenfehlern haben auf den Lebenslauf der betroffenen Patienten einen einschneidenden, wenn nicht gar bestimmenden Einfluß. Die Verflechtung von Prophylaxe, Erkennung und Behandlung dieser Erkrankungen vollzieht sich nämlich für den einzelnen über Zeiträume von Jahren und Jahrzehnten.

Die häufigste *Ursache* der Klappenerkrankungen (s. Tabelle 4.1) ist die rheumatische Karditis im Rahmen eines akuten Gelenkrheumatismus. In der überwiegenden Mehrzahl der Fälle ist die Mitralklappe betroffen. An zweiter Stelle sind die rheumatischen Veränderungen an der Aortenklappe lokalisiert und führen zu Aortenklappenstenose oder -insuffizienz. Nur gelegentlich treten Erkrankungen der Tricuspidalklappe auf; auch Pulmonalklappenläsionen sind selten. Bei rheumatischer Ätiologie findet sich in etwa knapp der Hälfte der Fälle ein gleichzeitiger Befall von Mitral- und Aortenklappe. In ungefähr 10% ist dann außerdem die Tricuspidalklappe mitbetroffen. In Gegenden mit einer hohen Luesmorbidität ist die Zahl der Erkrankungen an Aortenklappeninsuffizienz verhältnismäßig hoch [28] (s. S. 217).

Um die *subjektive* Leistungseinschränkung von Patienten mit erworbenen Herzklappenfehlern zu beschreiben, hat sich eine Einteilung der New York Heart Association (1945) bewährt. Diese sieht vier Grade vor und geht von den subjektiven Beschwerden des Patienten aus (s. hierzu S. 590). Dabei besteht zwischen dem klinischen Schweregrad und dem hämodynamischen Schweregrad nicht immer eine enge Korrelation, und zwar am wenigsten bei den leichten Fällen. Hingegen ist bei den höheren Schweregraden auch meistens ein hoher hämodynamischer Schweregrad zu objektivieren. Für die Beurteilung des gesamten Bildes, die für die Indikationsstellung zur korrigierenden Herzklappenoperation unerläßlich ist, kann aber

Tabelle 4.1. Ursachen von erworbenen Klappenerkrankungen

Rheumatische Karditis
Bakterielle Karditis
Kardiomyopathien
Papillarmuskeldysfunktion
    Zustand nach Myokardinfarkt
    Coronare Herzkrankheit
Herztumoren (Myxome, Sarkome, Metastasen)
Traumen

---

nur eine integrierende, die besonderen Verhältnisse bei der Betrachtung des Einzelfalles abwägende Berücksichtigung *aller* gemessenen Daten von Nutzen sein.

4.2 Pathologische Anatomie

4.2.1 Normaler Aufbau der Herzklappen

Die Herzklappen bestehen aus einem fibrösen Skelet mit einem endokardialen Überzug. Dem fibrösen Skelet liegt eine kollagene Faserplatte zugrunde. Zu beiden Seiten schließt sich eine fibrös-elastische Schicht an, die an der ventriculären Seite der Semilunarklappen und atrialen Seite der Taschenklappen breit und an der gegenüberliegenden Seite schmal ist. An der Oberfläche werden die Klappen von einem in der Norm lückenlosen Endothelbelag bedeckt. Seine Zellkerne weisen bei Jugendlichen einen recht hohen Ordnungsgrad auf. Mit zunehmendem Alter macht er einer steigenden Unordnung Platz, und es treten sogar Riesenkerne auf. An den Schließungsrändern der Semilunarklappen sind die Endothelien dichter gelagert.

Für die Semilunarklappen trifft zu, daß normale Herzklappen gefäßfrei sind. Die AV-Klappen enthalten jedoch auch unter normalen Bedingungen einige Herzmuskelfasern, Nerven und kleine begleitende Blutgefäße, die jedoch mit bloßem Auge nicht sichtbar sind [5, 32].

4.2.2 Allgemeine Pathologie

Ein erworbener Herzklappenfehler entsteht häufiger chronisch als akut. Er kann zu einer Stenose oder Insuffizienz führen.

Akut entstandene Herzklappenfehler: Eine akut entstandene Stenose ist eine Seltenheit. Ihr liegt meist ein größerer Thrombus oder ein Vorhofmyxom zugrunde. Eine akute Schlußunfähigkeit (Insuffizienz) der Klappen entsteht in der Regel durch eine plötzliche Klappenperforation oder Einrisse, gewöhnlich bei einer ulcerösen Endokarditis, sehr selten infolge eines Traumas, durch eine endokarditisch bedingte Zerreißung von Sehnenfäden oder durch einen Papillarmuskelabriß (meist infolge eines Herzinfarktes).

Relative Klappeninsuffizienz: Einer relativen Insuffizienz liegt eine Erweiterung des Klappenostiums zugrunde. Unter physiologischen Bedingungen sind die Klappenflächen deutlich größer als die Ostien. Sie überlappen sich und verfügen über eine Reserve für den Klappenschluß. Bei einer raschen Erweiterung des Klappenringes oder beim Überschreiten der Adaptationsbreite stellt sich jedoch – bei anatomisch intakten Klappen – eine relative Insuffizienz ein. An der Mitralis wird sie vor allem bei Myokarditis, Infarkten, dekompensierter Hypertonie, selten auch bei Anämie beobachtet. Eine chronische Rechtsinsuffizienz des Herzens führt oft zu einer relativen Tricuspidalinsuffizienz. Sie kann auch eine Pulmonalinsuffizienz bedingen [49].

Chronisch entstandene Herzklappenfehler: Sie zeichnen sich durch fortschreitende Vernarbungen der Klappen aus. Wenn Verwachsungen an den Commissuren im Vordergrund stehen, entsteht eine Stenose. Beherrschen dagegen narbige Retraktionen und Verkürzungen der Klappen das Bild, so entwickelt sich eine Insuffizienz. Häufig verhindern die fibrösen Prozesse an Klappen mit Commissurenverwachsungen sowohl eine genügende Klappenöffnung als auch einen ausreichenden Klappenschluß, so daß dann eine Kombination von Stenose und Insuffizienz vorliegt.

Erworbene Herzklappenfehler sind überwiegend rheumatischen Ursprungs. Am Anfang steht eine abakterielle rheumatische Endokarditis. Sie spielt sich bevorzugt auf den mechanisch am stärksten beanspruchten Klappenpartien ab, d.h. an den Schließungsrändern der Mitralis- und der Aortenklappen. Am häufigsten ist die Mitralis allein befallen, dann folgen Mitralis und Aorta gemeinsam und schließlich die Aortenklappen allein. Rheumatische Entzündungen der Klappen des rechten Herzens sind sehr selten.

Die bekannteste Veränderung bei einer frischeren rheumatischen Endokarditis ist die *Endocarditis verrucosa*. Sie steht jedoch nicht am Anfang der rheumatischen Entzündung der Klappen. BÖHMIG [7] vermutet eine seröse Entzündung als Initialveränderung, der dann Fibrinablagerungen im Interstitium nachfolgen. Charakteristisch sind Verquellungen von kollagenen Fasern und Proliferationen von Histiocyten. Vollständige rheumatische Granulome, wie sie vor allem im Myokard auftreten, werden in den Herzklappen jedoch meist vermißt.

Bei der rheumatischen Endokarditis gibt es verschiedene *Verlaufsformen*. Sie kann ohne funktionelle Beeinträchtigung der Klappen ausheilen. Sie kann aber auch zu einem erworbenen Herzklappenfehler führen. Er entwickelt sich schleichend, meist erst im Lauf mehrerer Jahre. In erster Linie werden rezidivierende rheumatische Entzündungen für seine Entstehung verantwortlich gemacht. Es ist jedoch sehr wahrscheinlich, daß auch unspezifische Prozesse eine fördernde Rolle im Werdegang der rheumatisch bedingten Herzklappenfehler spielen können, z. B. Ablagerungen von Mikrothromben auf den unebenen Klappenoberflächen oder ein Wasserstrahlpumpeneffekt bei engen Klappenlichtungen, der eine Bindegewebsproliferation anregen könnte.

Mikroskopisch sind nach abgelaufener rheumatischer Entzündung auf den rauhen Klappenoberflächen gehäuft Fibrinthromben nachgewiesen worden [34]. Bei ihrer Incorporation führen sie zu einer weiteren Klappenverdickung, und es wird auch ihre Rolle bei der Restenosierung nach operativer Herzklappensprengung diskutiert.

Die rheumatische Entzündung greift oft auf die Sehnenfäden über. Sie werden kürzer und dicker und verwachsen oft miteinander.

Mit zunehmender Überlebenszeit der Patienten mit *bakterieller Endokarditis* werden gehäuft Herzklappenfehler beobachtet. Sie treten vor allem nach Endocarditis lenta auf und können vorher bestehende rheumatische Herzklappenfehler verschlimmern. Ulceröse Endokarditiden hinterlassen häufig Klappendefekte mit Insuffizienz.

Eine tertiäre *Lues* spielte früher eine große Rolle bei der Entstehung einer chronischen Aorteninsuffizienz. Heute tritt sie vor allem wegen der wirksamen Bekämpfung luetischer Frühstadien nur noch sehr selten auf. Entweder liegt ihr im Zusammenhang mit einer Aortendilatation nur eine Dehnung des Aortenklappenringes mit Auseinanderweichen der Commissuren zugrunde, oder die Insuffizienz ist durch eine Klappenschrumpfung entstanden.

Unter den *degenerativen Veränderungen* spielt lediglich die Verkalkung eine Rolle bei der Entstehung erworbener Herzklappenfehler. Kalkeinlagerungen in postendokarditisch vernarbten Aorten- und Mitralklappen oder Verkalkungen von Klappenthromben kommen häufig vor. An der Aorta muß jedoch einer Klappenverkalkung nicht unbedingt eine Klappenentzündung vorausgegangen sein. MÖNCKEBERG [37] hat zuerst die nichtentzündliche Sklerose der Aortenklappen beschrieben. Sie tritt im höheren Alter solitär an der Aortenklappe auf, und die Verkalkungen beginnen dabei an der Klappenbasis. Sie sind vor allem in den Sinus ausgeprägt und können zu einer primär calcifizierenden Aortenstenose führen. Im Spätstadium ist eine exakte Abgrenzung entzündlich und nicht entzündlich bedingter Aortenstenosen oft schwer oder sogar unmöglich.

An der Mitralklappe können umfangreiche Verkalkungen im subvalvulären Recessus des muralen Mitralsegels die Klappenfunktion behindern und sogar zu Stenose oder Insuffizienz führen. Für ihre Entstehung werden vorausgegangene Thromben angeschuldigt.

Herzklappenfehler beim *Carcinoidsyndrom* werden gesondert besprochen (s. Kap. 3.5.5).

4.2.3 Spezielle Pathologie

Die **Mitralstenose** ist meist rheumatischen Ursprungs, seltener liegt ihr eine überstandene bakterielle Endokarditis zugrunde. Je nach dem Stenosegrad sind die Commissurenverwachsungen gering oder umfangreich. Die Segel sind narbig verdickt. Bei ausgeprägter Stenose begrenzen ihre plumpen verdickten Ränder einen schmalen Schlitz, der gern mit einem Fischmaul verglichen wird. Bei starker Raffung der Sehnenfäden können die Klappen trichterförmig deformiert sein.

Wenn tatsächlich der seltene Fall einer reinen Mitralstenose vorliegt (und nicht eine begleitende Insuffizienz mit im Spiele ist), kommt es zu einer Atrophie des linken Ventrikels [14]. Der linke Vorhof ist dilatiert und hypertrophiert, sein Endokard ist bindegewebig verdickt. In extremen Fällen kann der linke Vorhof mehrere Liter Blut fassen. Die Stauung setzt sich über die klappenlosen Lungenvenen auf die Lungencapillaren fort. Bei längerer Dauer wird die Media der Lungenarterien infolge der Druckerhöhung im kleinen Kreislauf dicker, und es entwickelt sich eine braune Induration der Lunge. Eine Rechtshypertrophie schließt sich an, der eine Dilatation des rechten Vorhofes nachfolgt. In dem dilatierten linken Vorhof, vor allem im Herzohr, können sich Thromben entwikkeln.

Die **Mitralinsuffizienz** entsteht meist infolge einer rheumatischen Endokarditis, seltener durch eine Segelruptur bei bakterieller Endokarditis oder nach Abriß eines Papillarmuskels oder von Sehnenfäden. Oft ist sie mit einer Mitralstenose kombiniert.

Die **valvuläre Aortenstenose** geht in der Regel mit Verkalkungen einher. Die isolierte verkalkende Aortenstenose läßt oft Hinweise auf eine vorangegangene Entzündung vermissen und wird dann als nichtentzündliche Stenose aufgefaßt. Im angloamerikanischen Schrifttum wird diese Form auch als Mönckeberg-Aortenstenose bezeichnet.

Die Aortenstenose führt zu einer konzentrischen Druckhypertrophie der linken Kammerwand. Dem Dekompensationsstadium entspricht eine exzentrische Hypertrophie. Bei einer reinen, im jüngeren Lebensalter erworbenen Aortenstenose ist die Aortenintima wegen der geringen Druckbelastung zart.

Aorteninsuffizienz: Am häufigsten ist sie rheumatischen Ursprungs, oder sie entsteht nach bakterieller Endokarditis mit Klappenruptur, seltener im Gefolge einer tertiären Lues.

Die Regurgitation des Blutes während der Diastole führt zu einer exzentrischen Volumenhypertrophie der linken Kammer. Auf den Anprall des zurückfließenden Blutes wird das Zahn-Insuffizienzzeichen zurückgeführt. Es besteht aus halbmond-, leistenoder faltenartigen Verdickungen, manchmal auch aus Miniaturklappen, die in der septalen Ausflußbahn liegen und zur Aorta hin geöffnet sind.

4.2.4 Chronische Klappenfehler des rechten Herzens

Sie sind sehr selten. Stenosen und Insuffizienz der Tricuspidal- und Pulmonalklappen können rheumatischen Ursprungs sein. Daneben kommen aber auch abgeheilte bakterielle Endokarditiden und auch das Carcinoidsyndrom als gelegentliche Entstehungsursache in Frage.

4.3 Pathogenese (s. Kap. 3, S. 113)

4.4 Mitralstenose

4.4.1 Funktionelle Anatomie und Hämodynamik

Entzündliche Läsionen an der Mitralklappe bestehen in Verschmelzung der Sehnenfäden, Verdickung der Klappenränder mit Verkalkung sowie Verklebung und Verwachsung der Commissuren. Wenn die Verwachsung der Commissuren vorherrscht, kann eine erhebliche valvuläre Einengung zustande kommen, obwohl die Klappen selbst verhältnismäßig beweglich sind. Trotz gleichen Stenoseausmaßes unterscheiden sich aber in klinischem Bild und Prognose Patienten mit Mitralstenose und guter Klappenbeweglichkeit deutlich von solchen mit verkalkter, rigider und unbeweglicher Mitralklappe.

Klinische Symptome einer Mitralklappenstenose sind erst zu erwarten, wenn das Klappenareal auf etwa die Hälfte reduziert ist. Erst dann kommt es zu einer Behinderung des Blutstromes vom linken Vorhof in den linken Ventrikel mit Entwicklung eines Druckgradienten und Anstieg des linken Vorhofdruckes um ein Mehrfaches der Norm (s. Abb. 4.5.). Außerdem ist die Geschwindigkeit der Druckabnahme (träger v-y-Abfall in der Vorhofdruckkurve) während der Diastole verlangsamt, und zwar in Abhängigkeit vom Schweregrad der Stenose. Insofern wird der linke Vorhofdruck eine Funktion der Diastolendauer, und er steigt noch weiter an, wenn durch eine Tachykardie die diastolische Füllungszeit verkürzt wird. Im Gefolge dieser hämodynamischen Auswirkungen kommt es zu Vergrößerung und Hypertrophie des linken Vorhofes. In frühen Stadien einer Mitralklappenstenose kann in Ruhe das linksventriculäre Füllungsvolumen normal sein. Tritt aber mit zunehmender Dilatation des linken Vorhofes schließlich Vorhofflimmern mit absoluter Arrhythmie ein, dann wird infolge einer fehlenden mechanischen Vorhofsystole die Ventrikelfüllung deutlich geringer [31, 52].

Vorhofflimmern tritt anfangs nur intermittierend auf, persistiert aber später so gut wie immer.
Mit dem Auftreten von Vorhofflimmern nimmt das Schlagvolumen des Herzens ab trotz eines Anstieges des mittleren Vorhofdruckes. Infolge der Blutstase in den fibrillierenden Vorhöfen wird die Neigung zu einer Thrombosierung verstärkt, insbesondere in den Herzohren. In diesem Stadium kommt es häufig zu Embolien in den peripheren Kreislauf und auch in die Lunge.
Die unmittelbare Folge der erhöhten linksatrialen Drücke ist eine Einbeziehung der Lungenstrombahn mit Verminderung der Lungencompliance, Abnahme der Vitalkapazität und Anstieg der Atemarbeit. Die Wechselwirkung zwischen Körperposition und Druck im Bereich der Lungenvenen ist bei Patienten mit Mitralstenose sehr bedeutsam. Im Liegen ist der pulmonalvenöse Druck gleichmäßig in der gesamten Lunge erhöht. In aufrechter Körperposition jedoch findet sich ein deutlich geringerer Druck in den Oberlappenanteilen im Vergleich zu den unteren, was eine verminderte Perfusion und Ventilation der unteren Lungenanteile gegenüber den oberen zur Folge hat [29].
Im Gefolge der chronischen pulmonalvenösen Druckerhöhung entwickelt sich schließlich eine pulmonalarterielle Hypertension mit progredientem Anstieg des pulmonalvasculären Widerstandes. Daraus resultieren eine rechtsventriculäre Hypertrophie und eine Herzinsuffizienz, die zusätzlich eine Tricuspidalinsuffizienz, gelegentlich auch eine Pulmonalinsuffizienz sowie eine Vergrößerung des rechten Vorhofes zusammen mit einer Erhöhung des zentralen Venendrucks zur Folge hat [57].

Es zählt zur allgemeinen klinischen Erfahrung, daß bei Erwachsenen mit einer erworbenen pulmonalen Hypertonie, etwa bei Mitralklappenstenose, häufig eine Rechtsherzinsuffizienz bereits bei pulmonalen Drücken eintritt, die weit unter dem systemischen Blutdruck liegen, während z.B. bei Fallot-Tetralogie der rechtsventriculäre Druck höher ist als der linksventriculäre, ohne daß es zu Insuffizienzzeichen kommt. Wenn auch die Gründe hierfür nicht klar belegt sind, so ist doch wahrscheinlich, daß eine Anpassung an die erhöhten Drücke seit Geburt dabei eine wesentliche Rolle spielt.

4.4.2 Symptomatologie

Zur Vorgeschichte: Obwohl das akute rheumatische Fieber für die Pathogenese der Mitralklappenstenose einen entscheidenden Faktor darstellt, ist doch nicht zu bezweifeln, daß bei einer nicht geringen Anzahl von Patienten mit Mitralklappenstenose Symptome für ein rheumatisches Fieber in der Vorgeschichte nicht nachzuweisen sind. Bemerkenswert ist aber die häufige Angabe durchgemachter eitriger Racheninfektionen. Die Möglichkeit einer nichtrheumatischen, d.h. viralen Genese der Stenose ist vielfach erörtert, aber bisher nicht bewiesen worden. Bei Patienten mit anamnestischen Hinweisen für rheumatisches Fieber ist häufig auch zusätzlich zur Klappenerkrankung eine Herzmuskelerkrankung nach oder bei einer rheumatischen *Karditis* nachweisbar. Eine Antibioticaprophylaxe vermag nach durchgemachtem rheumatischen Fieber die Entwicklung einer Mitralklappenstenose stark zu verzögern oder sogar zu verhindern.
Klinisch manifeste Mitralklappenstenosen können bereits früh, d.h. etwa 2 Jahre nach dem rheumatischen Fieber, diagnostisch erkennbar sein, aber in der Regel verstreichen etwa 10 Jahre, ehe sich eine hämodynamisch wirksame Mitralklappenstenose entwickelt, und etwa 20 Jahre bis zur Faßbarkeit von Beschwerden und klinischen Symptomen. Das bedeutet, daß in einem Lebensalter von 30–40 Jahren die meisten Mitralklappenstenosen diagnostiziert werden. Das Altersspektrum der Mitralstenose hat sich in neuerer Zeit mehr ins höhere Lebensalter verlagert. Diese Patienten berichten selten über Symptome eines akuten rheumatischen Fiebers in der Jugendzeit. Neuerdings ist aufgrund einer subtilen Durchsicht des Schrifttums die Hypothese vertreten worden, daß eine Mitralklappenstenose auch nach abgeheilter rheumatischer Endokarditis im Rahmen degenerativer Veränderungen an den Klappenrändern zunehmen bzw. erst entstehen kann. Hierbei ist an eine Virusätiologie zu denken und an Folgezustände einer abgeheilten bakteriellen Endokarditis.

Klinische Symptome: Erstes für den Patienten erkennbares Symptom ist oft *paroxysma-*

les Vorhofflimmern, das wegen der resultierenden absoluten Arrhythmie subjektiv als Herzklopfen und Herzstolpern bemerkt wird. In unmittelbarem Zusammenhang damit kommt es zu Dyspnoe, die dem Patienten als eine vermehrte Atemarbeit auffällt. Bei Mitralklappenstenose geringen Schweregrades und bei noch bestehendem Sinusrhythmus ist Kurzatmigkeit nur bei schweren körperlichen Belastungen spürbar (klinischer Schweregrad II). Bei höhergradiger Klappenstenosierung kommt es zu *Orthopnoe* und *paroxysmaler nächtlicher Dyspnoe* (Asthma cardiale) im Rahmen eines klinischen Schweregrades III–IV (s. o.). Die Zeichen der Dyspnoe können abnehmen, wenn Vorhofflimmern und rechtsventrikuläre Dekompensation auftreten. Für die Patienten stehen dann eher subjektive Zeichen einer leichten Erschöpfbarkeit und allgemeinen Leistungsminderung im Vordergrund. Die Neigung zu Husten und Hustenreiz ist Folge der pulmonalvenösen Hypertonie, wobei geringe Mengen eines oft blutig tingierten Sputums abgehustet werden.

Manche Patienten klagen auch über *Brustschmerzen,* die von einer echten Angina pectoris bei coronarer Herzkrankheit nicht unterscheidbar sind. In solchen Fällen ist eine coronarographische Diagnostik zum Ausschluß von coronaren Stenosen erforderlich, insbesondere dann, wenn eine Herzklappenoperation ansteht.

Zu den gefürchteten Komplikationen des Vorhofflimmerns bei Mitralklappenstenose zählen *arterielle Embolien.* In Fällen, in denen es auch bei Sinusrhythmus zu einer arteriellen Embolie kommt, ist intermittierendes Vorhofflimmern zu vermuten. In beiden Fällen ist eine prophylaktische Anticoagulation indiziert.

Typisch für Mitralklappenstenose sind *Hämoptysen* verschiedener Ausprägung von rostigbraunen Blutbeimengungen im Sputum bis zu profusen Blutungen aus bronchialen Venen. Letztere werden hervorgerufen durch einen abrupten Anstieg des linken Vorhofdruckes im Rahmen einer körperlichen Belastung. Hämoptysen, die aufgrund von Lungenembolien entstehen mit Ausbildung eines Lungeninfarktes, zählen zu den späten Folgen einer Mitralstenose, die dann unter dem Bild einer chronischen Herzinsuffizienz verläuft. Insgesamt hat man aber den Eindruck, daß Hämoptysekomplikationen in früheren Jahren häufiger waren, was wohl zurückzuführen ist auf die heute verhältnismäßig frühzeitige chirurgische Therapie.

In den späteren Verlaufsstadien einer Mitralstenose sind Asthma-cardiale-Anfälle und ein rezidivierendes akutes Lungenödem für eine hochgradige Stenosierung charakteristisch. Vorboten sind häufig feinblasige feuchte Rasselgeräusche in den basalen Lungenpartien.

Eine *Erhöhung des zentralen Venendrucks* mit den Zeichen der Einflußstauung im Rahmen eines Rechtsherzversagens zusammen mit Ödemen, Ascites und Lebervergrößerung zählen zu den Spätsymptomen einer hochgradigen Mitralstenose. Nach allgemeiner klinischer Erfahrung nehmen bei Patienten mit Mitralklappenstenose die Beschwerden relativ langsam zu, und trotz ausgeprägter Zeichen der Rechtsherzinsuffizienz sind Dyspnoebeschwerden oft nur geringgradig.

Zu den typischen klinischen Zeichen zählen Lippencyanose, eine rötlich-livide Verfärbung der Wangen (Facies mitralis), eine erhöhte a-Welle der Venenpulskurve bei Sinusrhythmus, ein schlecht zu fühlender arterieller Puls, eine hebende Herzaktion über der vorderen Brustwand als Zeichen der Rechtsherzhypertrophie und eine Hypotension. Im Falle einer Hypertonie bei Mitralklappenstenose ist eine arterielle Embolisation in die Nierenarterien zu erwägen.

Bei der **Auskultation** finden sich die wesentlichen Befunde in der apicalen Region bis zur vorderen Axillarlinie. Ein *lauter, paukender I. Herzton* wird gefolgt von einer geräuschfreien Systole. Dem I. Herzton unmittelbar voraus geht bei Sinusrhythmus ein *präsystolisches Geräusch,* das mit Punctum maximum umschrieben apical oder im 4. ICR links parasternal zu auskultieren ist. Das Präsystolicum ist aber auch bei Aorteninsuffizienz und intakter Mitralklappe feststellbar. – *Der II. Herzton* kann normal sein, sofern keine pulmonale Hypertonie besteht. Mit zunehmendem Druck in der A. pulmonalis wird der Pulmonalklappenschlußton lauter und kann gelegentlich sogar palpabel sein.

4.4 Mitralstenose

Im Anschluß an den II. Herzton ist ein als *Mitralöffnungston* bezeichneter Extraton auskultierbar, dessen Abstand (> 0,07 sec) vom II. Herzton mit der linksatrialen Druckerhöhung invers korreliert, d.h. mit Abnahme der zeitlichen Distanz des Mitralöffnungstones vom II. Herzton ist eine Zunahme der linksatrialen Druckentwicklung und damit des hämodynamischen Schweregrades der Mitralstenose zu vermuten (Abb. 4.1.). Bei geringgradiger Mitralklappenstenose kann der Mitralöffnungston sogar etwa 0,12 sec nach dem Aortenklappenschluß einfallen. Im Phonokardiogramm koinzidiert er zeitlich mit dem Punkt 0 des Apexkardiogramms und ist so unterscheidbar von einem III. Herzton. Bei hochgradiger Mitralklappenstenose kann der Mitralöffnungston schon 0,05 sec nach dem Aortenklappenschlußton feststellbar sein. Aber in Einzelfällen kann auch bei hochgradiger Mitralklappenstenose ein längeres Intervall, besonders bei älteren Patienten, nachweisbar sein (s. auch Abb. 4.2.).

Das *diastolische niederfrequente Geräusch* bei Mitralklappenstenose schließt sich dem Mitralöffnungston unmittelbar an, hat Decrescendocharakter, schließt bei Sinusrhythmus mit einem präsystolischen Crescendogeräusch ab und ist apical mit Ausbreitung in die Axillarregion hörbar, mit Punctum maximum in der Region des palpablen Herzspitzenstoßes. Dabei kann eine Umlagerung auf die linke Seite (etwa 30° gegenüber der Horizontalen) die Auskultation erleichtern, weil auf diese Weise der linke Ventrikel dem auskultierenden Stethoskop angenähert wird. In Einzelfällen kann das diastolische Geräusch sogar auskultatorisch fehlen, wenn eine besonders ausgeprägte rechtsventriculäre Hypertrophie vorhanden ist, die den linken Ventrikel nach hinten abdrängt (sog. stumme Mitralstenose).

Da die Lautheit der auskultierbaren Geräuschphänomene wesentlich von der Intensität des Blutstromes abhängt, kann durch eine körperliche Belastung (mehrmaliges Aufsetzen und Hinlegen) eine Intensitätssteigerung des Auskultationsbefundes erreicht werden. Insbesondere wird so ein bei leichteren Mitralstenosen nur schwach hörbares *präsystolisches Geräusch* bei Sinus-

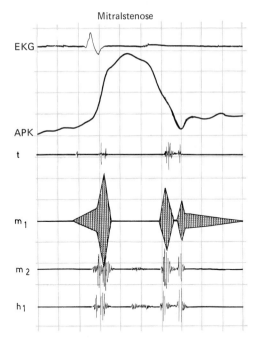

Abb. 4.1. Phonokardiogramm bei Mitralklappenstenose bei Sinusrhythmus. Man beachte die Koinzidenz des Mitralöffnungstones mit dem 0-Punkt des Apexkardiogramms (*APK*) (*m*$_1$)

rhythmus deutlicher. Bei Vorhofflimmern kann die Dauer des diastolischen Geräusches während langer Diastolen als ein empfindlicher Index für den hämodynamischen Schweregrad der Stenose angesehen werden. Ein holodiastolisches niederfrequentes Geräusch während langer Diastolendauer spricht für eine hochgradige Stenose [6].

Differentialdiagnostisch ist eine begleitende funktionelle *Pulmonalklappeninsuffizienz* (GRAHAM STEELL) abzugrenzen, die durch ein weiches hochfrequentes Diastolicum mit Punctum maximum an der Pulmonalis-Auskultationsstelle charakterisiert ist und als Zeichen einer begleitenden pulmonalen Hypertonie gilt.

Auch kann im Zusammenhang damit ein pulmonaler frühsystolischer Extraton (ejection click) vorhanden sein, der charakteristischerweise bei Inspiration an Intensität nachläßt. Eine rechtsventriculäre Dekompensation macht sich bemerkbar durch die Zeichen einer Tricuspidalinsuffizienz (positiver Venenpuls, systolisches Geräusch am

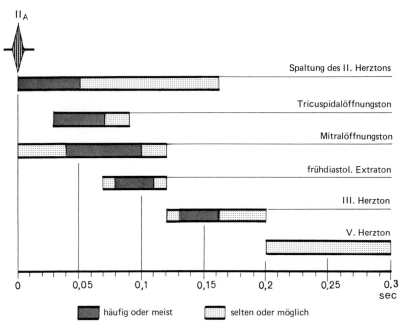

Abb. 4.2. Differentialdiagnose diastolischer Extratöne nach ihrem zeitlichen Abstand vom Aortenklappenschlußton [36]

unteren rechten Sternalrand) und durch einen rechtsventriculären III. Herzton.
Zur Differentialdiagnose der diastolischen Extratöne s. Abb. 4.2.
Diese Auskultationsphänomene nehmen bei Inspiration an Intensität zu, sofern nicht eine gleichzeitig bestehende absolute Arrhythmie eine genauere Analyse unmöglich macht.

Elektrokardiogramm: Das Elektrokardiogramm stellt einen verhältnismäßig unempfindlichen Parameter zur Beurteilung des Schweregrades einer Mitralklappenstenose dar. Bei Sinusrhythmus kann eine doppelgipflige P-Welle mit einer pathologischen Verlängerung (P-sinistrocardiale) in Ableitung II sowie eine prominente spätnegative Deflexion in Ableitung V_1 nachweisbar sein. Die elektrische Herzachse ist leicht nach rechts gerichtet und weicht nicht mehr als 100° ab. Erst in den späteren Stadien wird das elektrokardiographische Bild von den Zeichen der Rechtsherzbelastung und -hypertrophie bestimmt. Vorhofflimmern oder Vorhofflattern sprechen für einen fortgeschrittenen hämodynamischen Schweregrad.

Thorax-Röntgen (s. Abb. 4.3.; Abb. 4.4): Eine Vergrößerung des linken Vorhofs äußert sich in einer Dorsalverlagerung des Oesophagus durch Kontrastmittelbreischluck, durch eine Spreizung der Trachealbifurkation (s. Abb. 2.26.) und durch eine Kernschattenbildung (linker Vorhof) in der rechten Herzsilhouette bei der p.-a. Aufnahme. Der Nachweis von Kerley-B-Linien im Bereich der unteren Lungenpartien gilt als zuverlässige Begleiterscheinung einer chronisch-venösen Lungenstauung. Der Nachweis von Mitralklappenkalk bei der röntgenologischen Durchleuchtung vermag die Diagnose zu präzisieren und ist mitbestimmend für die operative Therapie hinsichtlich der Frage, ob eine Commissurotomie oder ein Klappenersatz vorzunehmen ist.
In späteren Stadien kommen die Zeichen der rechtsventriculären Vergrößerung hinzu: Der rechte Ventrikel, der vorwiegend an der rechten Vorderfläche des Herzens liegt, dehnt sich in seiner Ausflußbahn nach oben aus (Seitenbild, s. S. 51). Dadurch wird die Pulmonalarterie nach cranial verlagert und

4.4 Mitralstenose

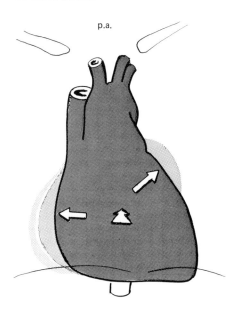

Abb. 4.3. Änderung der röntgenologischen Herzkonfiguration bei Mitralstenose in p.-a. Projektion. Die Pfeile symbolisieren die Richtung der Vergrößerung des linken Vorhofes, der im p.-a. Bild einen Kernschatten in der röntgenologischen Region des rechten Vorhofes bildet (s. auch Kap. 2.2.6 Abb. 2.26)

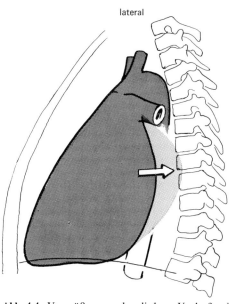

Abb. 4.4. Vergrößerung des linken Vorhofes im seitlichen Thoraxröntgenbild (Pfeil) nach dorsal bei Mitralstenose

füllt die sog. Herzbucht weitgehend aus. Allerdings ist nicht jede Herzform mit ausgefüllter Herzbucht und nur leicht vorspringendem Pulmonalissegment als Zeichen einer Vergrößerung des rechten Ventrikels zu werten, da diese Konfiguration im Kindesalter häufig und beim Erwachsenen manchmal als normaler Befund zu bewerten ist. In seitlicher Richtung dehnt sich der rechte Ventrikel bei einer Vergrößerung röntgenologisch nach links aus. Dies führt zu einer Verbreiterung der Herzkonfiguration nach links. Der rechte Ventrikel wird dann links randständig und nimmt im Extrem unterhalb der Pulmonalis den ganzen Herzrand ein. Da bei einer Vergrößerung des rechten Ventrikels eine Rotation des Herzens nach links stattfindet, wird der linke Ventrikel in dieser Situation weitgehend oder vollständig an die linke Herzhinterfläche verlagert. Im linken Seitenbild kommt es durch die erweiterte rechte Kammer zu einer Ausfüllung des retrosternalen Raumes, die im oberen Herzbereich zusammen mit einer erheblichen Dilatation des Ausflußtraktes deutlich wird.

Echokardiographie. Die Ultraschallkardiographie erfaßt die Beweglichkeit der Mitralklappensegel. Normalerweise folgt auf die initiale, vorwärts gerichtete diastolische Öffnungsbewegung des Anteriorsegels ein Flottieren nach dorsal während der schnellen ventriculären Füllungsphase, und zwar mit einer Geschwindigkeit von 80–150 mm/sec Bei Sinusrhythmus führt die Vorhofsystole zu einer erneuten Öffnung des anterioren Segels. Bei Mitralstenose ist die frühe diastolische Bewegung verlangsamt. Bei Patienten mit beweglichen, nicht calcifizierten Klappen steht die Geschwindigkeit der Klappenbewegung in guter Korrelation zur mitralen Öffnungsfläche, Patienten mit hochgradiger Mitralklappenstenose haben eine Klappenauslenkung von 15 mm/sec oder weniger, solche mit mäßiger Mitralklappenstenose von 15–25 mm/sec. Darüber hinaus ist bei erhaltenem Sinusrhythmus die Wirkung der Vorhofsystole herabgesetzt oder nicht nachweisbar. Normalerweise bewegt sich das posteriore Segel entgegengesetzt zum anterioren Segel während der Diastole. Bei Mitralklappenstenose sind die beiden Segel einander angenähert, wodurch das posteriore Segel sich in dieselbe Richtung wie das anteriore während der Diastole bewegt [15, 17] (siehe auch Kap. 2 Abb. 2.17 auf S. 41).

Phonokardiographie und Apexkardiographie (s. Abb. 4.1): Obwohl die Diagnose einer Mitralklappenstenose i. allg. auch ohne phonokardiographische Methoden klinisch eindeutig ist, kann es doch nützlich sein, in Zweifelsfällen das Phonokardiogramm und das Apexkardiogramm zusätzlich heranzuziehen. Das ist der Fall bei einer nicht exakten Abgrenzung des Mitralöffnungstones vom II. Herzton; in solchen Fällen ist die Apexkardiographie in synchroner Schreibung nützlich, wobei der Punkt O des Apexkardiogramms mit dem Mitralöffnungston koindiziert. Auf diese Weise ist auch die Abgrenzung von einem dritten Herzton möglich (s. auch [55]). (Zur Differentialdiagnose der diastolischen Extratöne s. Abb. 4.2).

Herzkatheteruntersuchung (Normalwerte s. Tabellen 2.15 u. 2.21; Druckänderungen bei Mitralstenose s. Tabelle 4.2 sowie Abb. 4.5; s. auch S. 73): Der linke mittlere Vorhofdruck und entsprechend der mittlere Druck in den Pulmonalcapillaren sind bei der Mitralklappenstenose erhöht. Kurvenanalytisch findet sich ein träger Abfall der v-y-Strecke (Abb. 4.5). Die a-Welle ist gegenüber der v-Welle deutlich größer, es sei denn, daß Vorhofflimmern besteht. Bei vorhandenem Begleitsystolicum kann zum Ausschluß einer wirksamen Mitralklappeninsuffizienz eine linksventriculäre Angiographie notwendig sein. Bei höhergradiger Mitralklappenstenose sind auch der pulmonalarterielle Mitteldruck und der rechtsventriculäre systolische Druck erhöht. Der rechtsventriculäre enddiastolische Druck und der mittlere

Tabelle 4.2. Druckänderungen im Herzen und den großen herznahen Gefäßen bei Mitralstenose in Abhängigkeit vom hämodynamischen Schweregrad – Meßwerte in mmHg

Lage des Katheters	Normalwerte	Hämodynamischer Schweregrad	
		niedrig	hoch
a-Welle (li. Vorhof)	< v-Welle	> v-Welle	> v-Welle
Rechter Vorhof (Mitteldruck)	5	10	18
Rechter Ventrikel	20/0	35/0–5	60/0–10
A. pulmonalis	20/12	35/18	60/40
Linker Vorhof (Mitteldruck)	10	20	40
Linker Ventrikel	125/0–7	125/0–7	100/0–5
Aorta	125/80	125/80	100/85

rechte Vorhofdruck steigen im Stadium der Rechtsherzinsuffizienz an. Quantitative Beziehungen bestehen zwischen dem klinischen Schweregrad und dem systolischen Druck in der Arteria pulmonalis.

Unter körperlicher Belastung steigen die Lungenarteriendrücke in Abhängigkeit vom Grad der Stenosierung weiter an (Abb. 4.6a); der Herzauswurf wird kleiner und die arteriovenöse Sauerstoffdifferenz entsprechend größer (s. Abb. 4.6b). Zur Coronarreserve s. S. 73.

4.4.3 Differentialdiagnose

Zur differentialdiagnostischen Abgrenzung einer Mitralstenose gegenüber einem *Vorhoftumor* können folgende Hinweise dienen: Ein rheumatisches Fieber in der Vorgeschichte spricht gegen Vorhoftumor. Auskultatorische Zeichen können denen einer organischen Mitralstenose sehr ähnlich sein, wobei lageabhängig im Gegensatz zur organi-

4.4 Mitralstenose

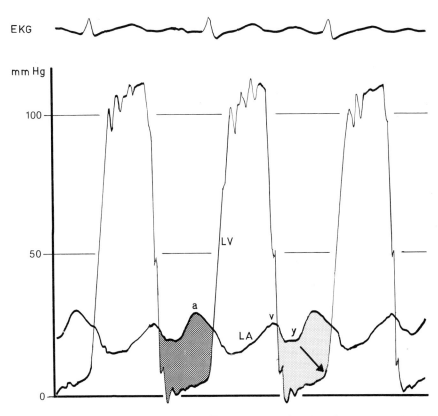

Abb. 4.5. Reine Mitralklappenstenose bei Sinusrhythmus. Druckkurven im linken Ventrikel (*LV*) und linken Vorhof (*LA*) synchron zum Elektrokardiogramm. Man beachte die hohe a-Welle im linken Vorhof bei hohem diastolischen Gradienten an der Mitralklappe (*schraffierte Fläche*)

schen Mitralstenose der frühdiastolische Extraton inkonstant und niederfrequent sein kann. Außerdem findet man eine stark erhöhte Blutsenkungsreaktion, eine meist geringgradige Hämolyse und häufig arterielle Embolien. Von großem Wert ist die Echokardiographie, die charakteristischerweise multiple Echos zwischen vorderem und hinterem Segel der Mitralklappe diastolisch erkennen läßt. Entscheidend für die Abklärung ist die Angiokardiographie aus dem rechten Ventrikel, ggf. mit der röntgenologischen Darstellung des Tumors im linken Vorhof [39, 48].

Ein *Vorhofseptumdefekt* bei Erwachsenen kann vom Auskultationsbefund her (weite Spaltung des II. Herztones, betonter Pulmonalklappenschlußton, Zeichen der Rechtsinsuffizienz) zu Verwechslungen mit einer Mitralstenose führen. Die Herzkatheteruntersuchung sichert die Diagnose durch den Nachweis eines Shunts (O_2-Sättigungsbestimmung, Indikatorverdünnungskurven) sowie die Echokardiographie [30] im Falle eines Vorhofseptumdefektes. Beim *Lutembacher-Syndrom* ist ein Vorhofseptumdefekt mit einer angeborenen, hämodynamisch nicht hochgradigen Mitralstenose vergesellschaftet. Ein besonderes Kennzeichen dieses Syndroms ist eine erhebliche Dilatation der Arteria pulmonalis und ihrer Äste.

Differentialdiagnostisch sind ferner zu erwägen: seltenere angeborene Anomalien wie *Pulmonalvenenstenosen*, eine *angeborene Mitralstenose* mit und ohne *Cor triatriatum*.

Gelegentlich kann es nach der klinischen Symptomatologie schwierig sein, eine Mitralstenose mit relativer Pulmonalinsuffizienz (GRAHAM STEELL) zu unterscheiden von einer *Aorteninsuffizienz mit relativer Mi-*

tralstenose (AUSTIN-FLINT). Die Diagnose kann gestellt werden durch die Herzkatheteruntersuchung mit Aortographie (s. auch Tabelle 4.10). Bei relativer Mitralklappenstenose infolge einer Aorteninsuffizienz ist echokardiographisch die Mitralklappenbewegung durch einen vorzeitigen Klappenschluß charakterisiert. Zur Unterscheidung einer organischen Mitralstenose von einer relativen Mitralstenose s. auch Abb. 4.4.

4.4.4 Therapie und Prognose

Konservative Behandlung: Die allgemeinen Behandlungsprinzipien bei erworbenen Herzklappenfehlern sind aus der Tabelle 4.3 zu ersehen.

Die Angaben des älteren wie des neueren Schrifttums stimmen darin weitgehend über-

Tabelle 4.3. Behandlung erworbener Herzklappenfehler

Konservativ:
1. Körperliche Schonung
2. Herzinsuffizienztherapie
   Glykoside (nicht bei Mitralstenose mit Sinusrhythmus)
   Diuretica
   Aldosteronantagonisten
   Kaliumretinierende Diuretica
   Vasodilatantien (z. B. Hydralazin bei Aorteninsuffizienz oder Mitralinsuffizienz) (7a, 31a)
   Betareceptorenblocker (z. B. in Kombination mit Glykosiden bei Tachyarrhythmie und Vorhofflimmern oder bei Mitralstenose mit Sinusrhythmus)
3. Antibiotica
   a) Bei rheumatischer Karditis Penicillin, auch zur Prophylaxe als Langzeitmedikation [56]
   b) Bei bakterieller Endokarditis entsprechend kulturellem Resultat oder Breitbandantibioticum
4. Steroide
   Bei akuter rheumatischer Karditis oder nachgewiesenem Rezidiv
5. Anticoagulation zur Prophylaxe thromboembolischer Komplikationen (z. B. Mitralstenose mit Vorhofflimmern, Zustand nach prothetischem Klappenersatz)

Operativ:
1. Rekonstruktive Operationen
   Commissurotomie
   Valvuloplastik
2. Prothetischer Klappenersatz
   z. B. Starr-Edwards-Ventil
   Björk-Key-Shiley-Ventil
   Bioprothese nach Hancock
   St.-Jude-Medical-Prothese

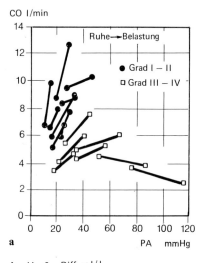

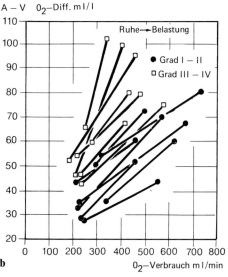

Abb. 4.6 a, b. Herzauswurf und Lungenarteriendruck sowie arteriovenöse Sauerstoffdifferenz bei Patienten mit Mitralstenose in Ruhe und bei körperlicher Belastung. Mit zunehmendem klinischen Schweregrad steigen die Lungenarteriendrücke (**a**) und die arteriovenöse Sauerstoffdifferenz (**b**) an, und der Herzauswurf wird kleiner (**a**). *PA* Pulmonalarterieller Mitteldruck. (Nach THOMASSON u. Mitarb., zit aus [44])

ein, daß die Mehrzahl der Patienten mit Mitralstenose das fünfte Lebensjahrzehnt erreicht, etwa ein Fünftel überlebt das 60. Lebensjahr. Nicht selten erreichen Patienten mit leichtgradiger Mitralstenose sogar ein im Vergleich zur Normalbevölkerung hohes Lebensalter [35 a].

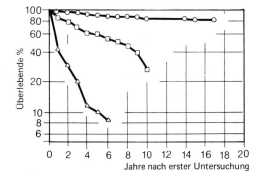

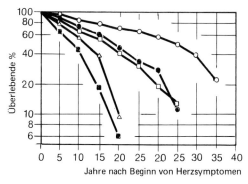

Abb. 4.7. Überlebenskurven konservativ behandelter Patienten mit Mitralstenose, aufgeteilt nach klinischen Schweregraden (*oben*) und Lebensalter (*unten*). Schweregrad II (○), III (□) und IV (△). Erste Herzsymptome vor dem 20. Lebensjahr (○), zwischen dem 20. und 29. Lebensjahr (●), zwischen dem 30. und 39. Lebensjahr (□), zwischen dem 40. und 49. Lebensjahr (△) und nach dem 50. Lebensjahr (■) [41] und [24]

Die Spanne zwischen dem ersten rheumatischen Entzündungsschub und dem Tode beträgt durchschnittlich zwischen zwei und drei Lebensjahrzehnten. In dem Patientengut von OLESEN, das 267 Fälle umfaßt, lebten 40 Jahre nach der rheumatischen Erstinfektion noch rund 50% der Betroffenen. Die ersten Beschwerden stellten sich mit weiter Streuung des Einzelfalles nach durchschnittlich 14 Jahren, Vorhofflimmern nach 27 Jahren, objektive Symptome einer Rechtsherzinsuffizienz nach 29 Jahren ein [40].

Eine die Mitralstenose begleitende, aber hämodynamisch wenig belastende Mitralinsuffizienz verkürzt die Lebenserwartung erfahrungsgemäß nicht weiter. Der klinische Verlauf einer Mitralstenose ist durch das verhältnismäßig frühzeitige Auftreten von Beschwerden charakterisiert, wohingegen eine den linken Ventrikel hämodynamisch überlastende Mitralinsuffizienz lange symptomlos bleiben kann, bis schließlich eine Linksinsuffizienz die Progredienz des Leidens auch klinisch manifestiert.

Ein anderes Verlaufskriterium ist die *mittlere Überlebenszeit* nach dem ersten Auftreten einer kardialen Leistungseinschränkung. Sie steht bei Erwachsenen in einer statistisch faßbaren Beziehung zum Schweregrad des Fehlers und zum Lebensalter (s. Abb. 4.7). Stellen sich schon im Kindes- bzw. Jugendlichenalter anhaltend leistungseinschränkende Beschwerden ein, dann verlaufen diese Kurven steiler und damit ungünstiger. Nach eingetretener Rechtsherzdekompensation stirbt die Hälfte der Patienten innerhalb weniger Jahre.

Abweichend vom durchschnittlichen Leidensverlauf (unabhängig vom klinischen Schweregrad etwa 17 Jahre) kann sich der klinische Zustand durch eine massive Hämoptoe, ein akutes Lungenödem, durch paroxysmale Tachyarrhythmien oder durch embolische Komplikationen unerwartet und oft ohne Korrelation zum klinisch faßbaren Stenosegrad verschlimmern. Besonders gefürchtet sind Lungenödemattacken während der Schwangerschaft.

Die Prognose der Patienten mit Herzklappenfehlern aufgrund einer rheumatischen Endokarditis ist auch durch den Umstand belastet, daß die rheumatische Klappenläsion prädisponiert zu einer bakteriellen Klappenendokarditis im Gefolge einer Bakteriämie oder Sepsis. Andererseits ist eine Beurteilung des Verlaufes einer reinen rheumatischen Klappenendokarditis sehr fragwürdig, da immer die Möglichkeit einer zusätzlichen bakteriellen Besiedlung der Klappe zwischenzeitlich als möglich angenommen werden muß.

Nach einer neueren Studie von RAPAPORT [43] leben 10 Jahre nach der Diagnosestellung des Herzklappenfehlers bei Patienten mit Aorteninsuffizienz, Mitralinsuffizienz und Mitralstenose noch etwa 60% der Patienten. Erst höhergradige Beschwerden (Grad III, NYHA) bei Vorhofflimmern und pulmonaler Hypertonie signalisieren meist die Notwendigkeit einer Klappenoperation [6a]. Im Unterschied dazu ist die Prognose bei Patienten mit Aortenklappenstenose wesentlich schlechter, weil, wie auch aus der Abb. 4.18 zu erkennen ist, 10 Jahre nach der Diagnosestellung nur noch rund 20% der Patienten am Leben sind. Diese Befunde unterstreichen, wie dringlich die Indikationsstellung zum rechtzeitigen prothetischen Aortenklappenersatz ist. Ist eine Linksherzvergrößerung nachweisbar mit den elektrokardiographischen Zeichen des pathologischen Linkstyps und mit Angina-pectoris-Symptomatik, dann sind rasche Verschlechterungen mit Todesfolge innerhalb von 1½–3 Jahren die Regel.

Embolische Komplikationen belasten die Spätprognose einer Mitralklappenstenose empfindlich. Es ist allgemein bekannt, daß Vorhofflimmern und eine Rechtsherzinsuffizienz die Entstehung von Lungenembolien begünstigen. Vorhofarrhythmien sind außerdem maßgebliche Vorbedingungen für die Entstehung wandständiger Thromben im linken Vorhof und in den Herzohren und damit auch für arterielle Embolien. Dabei muß man mit einer Sterblichkeit zwischen 24% (erstmalig) und 36% (wiederholt) rechnen. Bei rund 60% aller beobachteten arteriellen Embolien liegen Mitralklappenfehler vor [46, 50, 58–60].

Viele Beobachtungen sprechen dafür, daß die *Spätprognose* konservativ behandelter Mitralstenosen durch herdsanierende Maßnahmen, Penicillin-Dauermedikation, Regularisierung von Rhythmusstörungen, Behandlung einer drohenden Rechtsherzinsuffizienz und durch die Langzeittherapie mit Anticoagulantien verbessert werden kann.

Operative Behandlung: Die Erweiterung des stenosierten Mitralostiums wird operativ durch instrumentelle Dilatation (Tubbs-Dilatator) auf transventriculärem Wege oder, wenn besondere Umstände wie Klappenverkalkungen, Vorhofthromben, begleitende leichtere Mitralklappeninsuffizienz, Kombination mit Aortenfehlern vorliegen, durch Korrektur am eröffneten Herzen vorgenommen. Die Kombination einer Mitralklappenstenose mit einer hämodynamisch belastenden Mitralinsuffizienz gilt als Indikation zum Mitralklappenersatz. Die digitale Sprengung der Klappe oder die Erweiterung durch blindes Einschneiden der Commissuren vom linken Vorhof aus sind verlassene Methoden, jedoch beziehen die meisten Erfahrungsberichte auch die mit diesen früheren Techniken erzielten Behandlungserfolge in die Statistik mit ein [16, 22].

In den ersten 4 Wochen nach einer Commissurotomie beträgt die Letalität bei erfahrenen Operateuren etwa 1–3% [50a]. Bei Mitralklappenersatz beträgt die Operationsmortalität etwa 5–10% [10a].

Innerhalb eines mittleren Beobachtungszeitraumes von etwa 4 Jahren betragen heute die Gesamtüberlebensziffern nach operativem Mitralklappenersatz etwa 75%, nach einem Jahr 90% [27]. Acht Jahre nach der Commissurotomie ist etwa die Hälfte der operierten Patienten verstorben [51]. Abgesehen vom klinischen Schweregrad liegt die Sterblichkeit bei den Patienten mit Vorhofflimmern, mit einer postoperativ nachweisbaren und hämodynamisch belastenden Mitralinsuffizienz, bei Patienten höheren Lebensalters (über 60 Jahre) oder mit einer pulmonalen Hypertonie (präoperative Lungenarteriendrücke systolisch höher als 60 mm Hg) relativ höher. Dies schließt auch solche Patienten ein, bei denen die Operation aus akuter Indikation (unbeeinflußbares Lungenödem, massive Hämoptoe, Kugelthrombus, Tachyarrhythmie) als Zweitoperation infolge Restenosierung oder mit Klappenersatz vorgenommen werden mußte.

Innerhalb des ersten und zweiten Jahres nach Operation wird von der überwiegenden Mehrzahl der Patienten (mehr als 75%) sowohl eine Erleichterung ihrer Beschwer-

4.4 Mitralstenose

den als auch eine Steigerung ihrer körperlichen Leistungsfähigkeit geschildert. Von den klinischen Schweregraden III und IV werden sogar mehr als ein Drittel der operierten Patienten um zwei oder mehr Grade gebes-

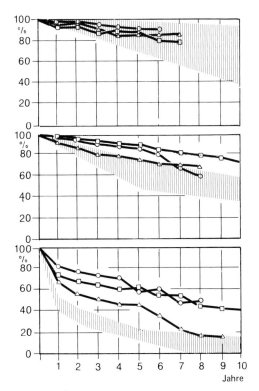

Abb. 4.8. Überlebenskurven operierter Mitralstenosen des funktionellen Schweregrades II (*oben*), III (*Mitte*) und IV (*unten*). Die schraffierte Fläche umfaßt den Streubereich der Überlebenskurven konservativ behandelter Mitralstenosen [35 a]

sert. Weniger als ein Fünftel bleibt klinisch unverändert, wenige Prozent werden durch den Eingriff verschlechtert [1, 44] (s. Abb. 4.8).
Über die Früh- (5 Jahre) und Spätletalität (10 Jahre) bei Patienten nach Mitralklappenersatz gibt eine Studie bei insgesamt 1684 Patienten Aufschluß:
Bei Patienten mit *Mitralklappenersatz* überlebten 78% die Fünfjahresgrenze postoperativ im Vergleich zu 95% Überlebenswahr-

scheinlichkeit bei der Normalbevölkerung. Unter Abzug der Operationsletalität zeigt diese Sterbequote aber ein deutlich besseres Resultat als die 56% Überlebensrate, die von OLESEN [40] berichtet wurde anhand von Beobachtungen bei konservativ behandelten Mitralklappenfehlern entsprechend einem klinischen Schweregrad II. Eine ähnliche prognostische Bedeutung wie die Vergrößerung des linken Ventrikels bei Aortenklappenfehlern hat bei Mitralklappenfehlern die Vergrößerung des linken Ventrikels bei Aortenklappenfehlern hat bei Mitralklappenfehlern die Vergrößerung des linken Vorhofes: dabei steht einer Frühletalität von 2% bei kleinem linken Vorhof eine Frühletalität von 28% bei großem linken Vorhof gegenüber. Zusammengenommen betrug die Frühletalität bei Mitralklappenersatz (März 1966 bis Januar 1972; Starr-Edwards-Prothese Modell 6120) 9% [2].
Als klinisch günstig zu bewertende *Verlaufskriterien* nach Commissurotomie gelten neben dem gesteigerten klinischen Leistungsgrad noch eine Verkleinerung des transversalen Herzdurchmessers, eine verminderte Amplitude des I. Herztones und des Mitralöffnungstones sowie des diastolischen Geräusches, ferner ein verlängertes Intervall zwischen dem II. Herzton und dem Mitralöffnungston und eine Verkürzung des Abstandes zwischen der Q-Zacke im EKG und dem Beginn des I. Herztones. Dagegen weist auskultatorisch ein rechtsventriculärer III. Herzton auf ein beginnendes Rechtsherzversagen hin; linksventriculär tritt er bei Mitralinsuffizienz auch ohne Linksherzversagen auf. Ein systolisches Geräusch als Ausdruck einer begleitenden Mitralinsuffizienz erscheint nach Operation in 40% der Fälle [47]; sein Auftreten braucht aber nicht ohne weiteres mit einem hämodynamisch belastenden Reflux gleichgesetzt zu werden. Unmittelbar nach der Operation und noch im Verlaufe von Monaten und Jahren können sich im EKG vordem bestehende Rechtshypertrophiezeichen zurückbilden.
Im Verlaufe nach erfolgter Commissurotomie wird, wenn auch oft erst nach Monaten, eine Senkung der Mitteldrücke in der Pulmonalis sowie im linken Vorhof und eine Erniedrigung des mittleren diastolischen

Druckgradienten zwischen linkem Vorhof und linker Kammer beobachtet.
Die *Ursachen unbefriedigender Operationsergebnisse* müssen einmal in einer ungenügenden Erweiterung des Mitralostiums, in embolischen Komplikationen, in einem Fortbestehen oder in einer Verstärkung einer Begleitinsuffizienz, in einer fortbestehenden pulmonalen Hypertonie infolge irreversibler Lungengefäßveränderungen und auf längere Sicht in einer Restenosierung durch rheumatische Reaktivierung gesucht werden, die in etwa 20% der Fälle mit Zustand nach Commissurotomie innerhalb von 10 Jahren danach eintritt. Außerdem belasten eine verbleibende Herzdilatation als Zeichen einer myogenen Komponente und begleitende Aortenfehler das Spätresultat [26].
Ein *Postcommissurotomiesyndrom,* das dem Postkardiotomiesyndrom gleichzusetzen ist, als Ausdruck autoimmunologischer Reaktionen mit Nachweis von Antikörpern gegen Herzmuskelgewebe ist meist passager und nur selten mit einem rheumatisch-endokarditischen Schub vergesellschaftet. (Zur differentialdiagnostischen Abgrenzung s. Kap. 3, S. 121.)
Ein Fortbestehen des Vorhofflimmerns erhöht die Emboliegefährdung und vermindert die Leistungsreserve des Herzens durch Wegfall der mechanisch unterstützenden Vorhofaktion. Der Versuch einer Regularisierung ist bei hämodynamisch gutem Operationsresultat gerechtfertigt. Nach voraufgegangener 3–4wöchiger Anticoagulantientherapie (Organisierung wandadhärenter Thromben) sowie nach Abklingen einer ggf. durchgeführten Glykosidbehandlung kann eine *Kardioversion* medikamentös oder durch elektrische Verfahren mit der Aussicht auf dann persistierenden Sinusrhythmus versucht werden (s. S. 485).
Indikation zur Klappenoperation bei Mitralstenose: Bei Patienten mit Mitralstenose entsprechend einem klinischen Schweregrad III und IV ist eine deutliche Steigerung der Lebenserwartung durch einen operativen Eingriff an der Klappe zu erwarten (s. Abb. 4.8). Für die Entscheidung und Indikationsstellung zur Operation im Einzelfall bedarf es aber zahlreicher zusätzlicher Erwägungen.

Bei der *Klassifikation* der Patienten nach dem klinischen Schweregrad wird ausgegangen von den Beschwerden des Patienten. Diese subjektiven Symptome stehen im Einzelfall nicht immer in Einklang mit den objektiven klinischen Symptomen und den bei der Herzkatheterisierung gemessenen Druckwerten. Dieser Umstand hat seine Begründung z. T. darin, daß aufgrund der körperlichen Belastungen, denen die Patienten in ihrem Tagesablauf ausgesetzt sind, eine wechselnde Beeinträchtigung ihres Befindens resultiert, ganz abgesehen von einer unterschiedlichen Empfindlichkeit und unterschiedlicher Selbstbeobachtung der Patienten. Das bedeutet, daß für die Entscheidung zur Operation *alle* erhobenen Untersuchungsbefunde einschließlich der Beschwerden ins Kalkül gezogen werden müssen. Eindeutig zu befürworten ist eine Operation an der Mitralklappe (Commissurotomie oder Klappenersatz) aber bei einem Schweregrad III mit pulmonaler Hypertonie, mittelgradig erhöhtem linken Vorhofdruck, mäßig erniedrigtem Herzzeitvolumen in Ruhe und den Zeichen einer Rechtsherzinsuffizienz bei absoluter Arrhythmie.
Dringlich ist die Indikation zur Operation auch dann, wenn bereits Beschwerden in Ruhe nachweisbar sind (z. B. Orthopnoe). Bei einem voll ausgebildeten Schweregrad IV ist die Prognose im Hinblick auf eine zu erwartende Besserung erheblich belastet. Deshalb wird die Indikation zur Operation in den fortgeschrittenen Stadien der Erkrankung dann eingeschränkt, wenn eine myokardiale Komponente das Gesamtbild überwiegend bestimmt (z. B. schwerste Rechtsherzinsuffizienz mit Tricuspidalinsuffizienz und pulmonaler Hypertonie).
Bei einem klinischen Schweregrad II ist eine abwartende Haltung bezüglich der Operation geboten, sofern nicht besondere Umstände und Komplikationen (z. B. rezidivierende arterielle Embolien, rezidivierendes akutes Lungenödem, beträchtliche Druckerhöhung im linken Vorhof um 30 mm Hg) zusätzlich vorhanden sind. Dabei sind der röntgenologische Nachweis von Klappenkalk ebenso wie Vorhofflimmern Symptome, die einen höheren Schweregrad einer Mitralstenose anzeigen.

4.5 Mitralinsuffizienz

Zum besseren Verständnis seien stichwortartig die folgenden, für die Pathogenese der gestörten Hämodynamik bei Mitralinsuffizienz bedeutsamen anatomischen Strukturen genannt: hintere linke atriale Wand, Mitralklappenring, Mitralklappensegel, Chordae tendineae, Papillarmuskeln, linke Ventrikelwand.

4.5.1 Funktionelle Anatomie und Hämodynamik

Klappenschlußunfähigkeiten der Mitralklappe sind in erster Linie rheumatischer Ätiologie (s. Tabelle 4.4). Normalerweise überragt die ausgebreitete Klappenfläche die jeweilige Öffnungsfläche um ein Vielfaches (etwa 2,5fach). Der Mitralklappenring nimmt in seinem Umfang während der Systole normalerweise ab, was die Klappenöffnungsfläche reduziert und auf diese Weise die Schlußfähigkeit der Klappen erhöht. Ursachen für eine Regurgitation können sowohl eine zu kleine als auch zu große Segelklappengewebsflächen oder aber eine eingeschränkte Klappenbeweglichkeit sein. Bei rheumatischer Endokarditis kommt es zur Schrumpfung und Retraktion der Klappen und auf diese Weise zu einer Schlußunfähigkeit. Außerdem ist dabei, besonders wenn gleichzeitig eine Mitralklappenstenose besteht, der sehnige Halteapparat der Klappen beeinträchtigt.

Weitere Ursachen einer Mitralinsuffizienz sind Papillarmuskeldysfunktionen: z.B. bei Hinterwandinfarkt, coronarer Herzkrankheit (Midsystolic-click-Syndrom), Kardiomyopathien verschiedener Ätiologie (z.B. Alkoholkardiomyopathie, fortgeschrittene congestive Kardiomyopathie), ein abnormer sehniger Klappenapparat (Barlow-Syndrom, flopping valve), ein Papillarmuskelabriß.

Eine chronische Mitralklappeninsuffizienz führt zu Dilatation des linken Vorhofes und des linken Ventrikels. Im kompensierten Stadium wird das Regurgitationsvolumen durch ein erhöhtes Schlagvolumen ausgeglichen. Dadurch wird auch die normale Konfiguration der Papillarmuskeln sowie des Halteapparates der Klappen verändert. Wenn der linke Vorhof dilatiert, kann aufgrund des anatomischen Zusammenhanges mit dem hinteren Segel die hintere Vorhofwand nach dorsal und unten gezogen werden, was die Insuffizienz der Klappe weiter fördert. Der linke Vorhof kann bei Mitralinsuffizienz gelegentlich groteske Ausmaße annehmen.

Bei mittlerem Insuffizienzgrad der Mitralklappe regurgitieren pro Herzschlag etwa

Tabelle 4.4. Ursachen einer Mitralinsuffizienz

Rheumatische Karditis
Bakterielle Endokarditis
Spezifische Herzmuskelerkrankungen
  (Viren, Alkohol, Coronarsklerose u.a.)
Papillarmuskeldysfunktionen
  Zustand nach Hinterwandinfarkt
  Coronare Herzkrankheit
  Papillarmuskelabriß
Marfan-Syndrom
Barlow-Syndrom
  (=click-syndrom; flopping valve)

Angeboren:
Endokardkissendefekte
  Septum-primum-Defekt
  Inkompletter oder kompletter Atrioventricularkanal

20–50 ml oder rund ein Drittel des gesamten Schlagvolumens und bei hochgradiger Klappeninsuffizienz bis annähernd 100 ml oder weit über die Hälfte des erhöhten Schlagvolumens in den linken Vorhof. Zwischen dem Insuffizienzgrad und dem enddiastolischen Ventrikelvolumen besteht eine annähernd lineare Korrelation. Selbst bei erheblicher Regurgitation bleibt der hypertrophierte und dilatierte linke Ventrikel verhältnismäßig lange suffizient und fördert zumindest in Ruhe ein normales oder nur leicht vermindertes Großkreislaufminutenvolumen. In diesem Stadium sind die Druckwerte in der venösen Lungenstrombahn gleichfalls noch im Normbereich oder nur unwesentlich gesteigert.

4.5.2 Symptomatologie

Zur Vorgeschichte: Zu den Frühsymptomen einer Mitralinsuffizienz zählen leichte Ermüdbarkeit, Belastungsdyspnoe und Palpitationen. Charakteristischerweise lassen die Beschwerden bei körperlicher Ruhe nach bzw. verschwinden ganz. Dabei können die objektiven Symptome (Auskultationsbefund, Röntgenbefund) bereits einen hohen hämodynamischen Schweregrad anzeigen. In fortgeschrittenen Stadien tritt wie bei Mitralstenose eine absolute Arrhythmie mit Vorhofflimmern auf, wobei die Gefahr einer arteriellen Embolie aus dem linken Vorhof besteht wie bei Mitralstenose. Hämoptoe und akutes Lungenödem sind seltene Symptome im Vergleich mit einer Mitralstenose. Kommt es in den fortgeschrittenen Stadien einer Mitralinsuffizienz zum Linksherzversagen, dann ist die Lungenödem-Symptomatologie und die der protrahierten Linksherzinsuffizienz vorherrschendes Merkmal der Erkrankung. Bei akuten Mitralinsuffizienzen (s. Tabelle 4.4) sind die Zeichen einer Linksherzinsuffizienz verhältnismäßig frühzeitig nachweisbar.

Eine Rechtsherzinsuffizienz ist kennzeichnend für ein spätes Krankheitsstadium. Sie ist einer konservativen Therapie nur unzureichend zugänglich. Hepatomegalie, Druckempfindlichkeit der Leber, periphere Ödeme und Ascites werden dem Patienten selbst erkennbar.

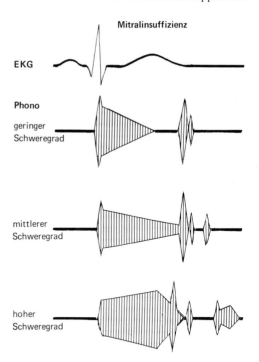

Abb. 4.9. Änderung des phonokardiographischen Befundes in Abhängigkeit vom hämodynamischen Schweregrad bei Mitralklappeninsuffizienz. Man beachte: (mit zunehmendem Schweregrad) Verschwinden eines I. Herztones; Amplitudenzunahme des systolischen Geräusches, das den Aortenklappenschlußton überdauern kann; Auftreten eines mitralen Durchflußgeräusches bei hochgradiger Klappeninsuffizienz; zeitliche Vorverlagerung des Aortenklappenschlußtones (Einzelheiten s. Text) [36]

Klinische Symptome: Der Herzspitzenstoß ist als Zeichen der Linksherzhypertrophie und -dilatation verstärkt, verbreitert und hebend. Bei der *Auskultation* ist das Leitsymptom einer Mitralinsuffizienz ein *mittel- bis hochfrequentes holosystolisches Sofortgeräusch* mit Punctum maximum an der Herzspitze. Es zeigt bei hohem hämodynamischem Schweregrad eine bandförmige Charakteristik, während es bei geringem Schweregrad frühsystolisch akzentuiert ist (Abb. 4.9). Spätsystolisch akzentuiert ist das Systolicum bei Papillarmuskeldysfunktion. Bei Tricuspidalinsuffizienz hingegen ist ein Systolicum mit Punctum maximum am linken unteren Sternalrand auskultierbar und bei Inspiration verstärkt [6].

Bei einem Lungenemphysem und einer hochgradigen Adipositas kann das Mitralinsuffizienzgeräusch dem Nachweis entgehen. In solchen Fällen ist die Suche nach dem *Herzspitzenstoß* besonders wesentlich und für die Diagnose u. U. entscheidend. Im typischen Fall ist er hebend, verbreitert und nach links außen und unten verlagert. Bei schlanken Personen kann der ganze Thorax eine hebende Herzaktion zeigen.

Der *I. Herzton* ist nur schwach oder bei systolischem Sofortgeräusch nicht auskultierbar. Letzterer Befund spricht für einen höheren hämodynamischen Schweregrad. Andererseits kann man gelegentlich bei hochgradiger Mitralinsuffizienz einen normal lauten oder sogar akzentuierten I. Herz-

4.5 Mitralinsuffizienz

ton feststellen, was dann mit einem rigiden oder zerstörten anterioren Mitralklappensegel koinzidiert.

Der *II. Herzton* kann bei fortgeschrittener Mitralinsuffizienz weit gespalten sein, was die Differentialdiagnose zur Abgrenzung eines Mitralöffnungstones erschwert. In solchen Fällen ist eine subtile phonokardiographische Diagnostik einschließlich Apexkardiographie sinnvoll.

Der *III. Herzton* ist bei Mitralinsuffizienz ein typisches Zeichen einer linksventriculären Volumenbelastung. Er ist im Vergleich zum Mitralöffnungston niederfrequent und setzt später in der Diastole ein (mehr als 0,13 sec nach dem II. Herzton; Abb. 4.2). Gelegentlich kann der III. Herzton sogar als Pulsation palpatorisch erkannt werden. Wenn Insuffizienz und Stenose an der Mitralklappe gleichzeitig bestehen, ist die Existenz eines III. Herztones Zeichen einer überwiegenden Mitralklappeninsuffizienz. Gelegentlich kann der III. Herzton auch überlagert sein von einem mitralen Durchflußgeräusch. Es besteht in einem kurzen Decrescendogeräusch, ohne daß sich daraus (vergleichende Mitralstenose) eine dem I. Herzton unmittelbar vorausgehende präsystolische Komponente entwickelt. Das systolische Geräusch bei der Mitralinsuffizienz kann durch Applikation von Amylnitrit reduziert werden, was die Abgrenzung gegenüber dem systolischen Geräusch einer obstruktiven Kardiomyopathie ermöglicht. Durch die Applikation von Amylnitrit werden bei Mitralinsuffizienz außer dem systolischen Geräusch auch der III. Herzton und ein mitrales Durchflußgeräusch abgeschwächt.

Elektrokardiogramm: Neben einer pathologischen P-Konfiguration im Sinne des P sinistrocardiale mit verlängerter P-Dauer und Doppelgipfligkeit, insbesondere in der Ableitung V_1 der Wilson-Ableitungen, sind die Zeichen der linksventriculären Hypertrophie charakteristischerweise deutlich bei höherem hämodynamischen Schweregrad. Eine begleitende Rechtsherzhypertrophie ist elektrokardiographisch bei Mitralklappeninsuffizienz selten ausgeprägt erkennbar.

Thorax-Röntgen: Der linke Ventrikel reicht im p.-a. Strahlengang weit nach außen und unten. Die sog. Herztaille ist charakteristischerweise verstrichen, d.h. der Pulmonalisbogen und der große linke Vorhofbogen springen vor. In späteren Stadien kommen die Zeichen der rechtsventriculären Vergrößerung hinzu. Hinweise auf eine Lungenstauung sind, wenn überhaupt, deutlich geringer ausgeprägt als bei Mitralstenose. Kerley-B-Linien gehören nicht zum typischen Bild der Mitralinsuffizienz. Die Vergrößerung des linken Vorhofes ist röntgenologisch deutlich stärker als bei Mitralklappenstenose ausgeprägt, wobei dann die Abgrenzung zwischen einem vergrößerten linken und rechten Ventrikel schwierig sein kann (Abb. 4.10).

Echokardiographie: Die frühdiastolische Füllung des linken Ventrikels ist bei Mitralklappeninsuffizienz vergrößert und beschleunigt die frühe diastolische Rückwärtsbewegung des anterioren Mitralklappensegels. Der Feststellung einer leichten Mitralklappenstenosekomponente bei der Messung der Auslenkung des anterioren Segels kann bedeutungsvoll sein für die Diagnose eines

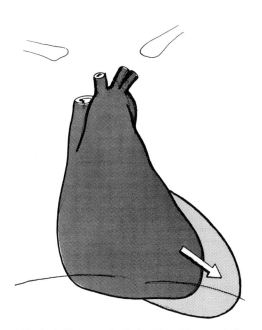

Abb. 4.10. Röntgenologische Vergrößerung (schematisch) des linken Ventrikels bei Mitralklappeninsuffizienz (schematisch, p.-a. Projektion)

kombinierten Klappenfehlers. Differentialdiagnostisch ist zur Abgrenzung und Erkennung eines Mitralklappenprolapses ein typischer echokardiographischer Befund (systolische Rückwärtsbewegung („Durchhängen") des Mitralklappenapparates) beweisend. – Einzelheiten siehe S. 42 und S. 207.

Phonokardiogramm und Apexkardiogramm: Das Apexkardiogramm zeigt eine ausgeprägte schnelle Füllungswelle und kennzeichnet einen frühen diastolischen Ton als dritten Herzton. Das Phonokardiogramm kann, synchron registriert, bei kombinierten Klappenfehlern (Stenose und Insuffizienz an der Mitralklappe) für die Identifikation eines Mitralöffnungstones, eines dritten Herztones und einer weiten Spaltung des zweiten Herztones von Nutzen sein. Im übrigen s. Auskultation S. 202 u. Abb. 4.9.

Tabelle 4.5. Herzkatheteruntersuchung bei mittelgradiger Mitralinsuffizienz (Normalwerte: Tabellen 4.2, 2.16, 2.18 u. 2.22)

Herzzeitvolumen (effektiv)	5,60 l/min
Herzindex	2,83 l/min m²

Li. Ventrikel:

EDV	(enddiastolisches Volumen)	235 ml
ESV	(endsystolisches Volumen)	105 ml
SV	(Schlagvolumen)	130 ml
AF	(Auswurffraktion)	55%
RV	(Regurgitationsvolumen)	~65 ml

Lage des Katheters	Druck (mm Hg)	Mitteldruck (mm Hg)	Sauerstoffsättigung (%)
Vena cava sup.			61
Vena cava inf.			66
Rechter Vorhof	15/10	12,5	63
Rechter Ventrikel	36/12–6		66
A. pulmonalis	35/20	25	66
Linker Vorhof	23/18	20	95
Linker Ventrikel	140/14		95
Aorta	140/110	125	94

Herzkatheterisierung und Ventriculographie: Charakteristischerweise findet sich eine ausgeprägte v-Welle der Druckkurve des linken Vorhofes, wobei diese Welle höher ist als die a-Welle. Gleichsinnige Veränderungen zeigt die Druckkurve in den Pulmonalcapillaren. Außerdem findet sich ein steiler Abfall der v-y-Strecke. Der Mitteldruck kann trotz einer hochgradigen Mitralklappeninsuffizienz nur verhältnismäßig geringgradig erhöht sein, obwohl die erzeugten Druckspitzen bei schmalbasiger ventricularisierter Vorhofdruckkurve beträchtlich sind. Zur Abschätzung der Regurgitation leistet die Ventrikelangiographie mit Darstellung des Kontrastmittelrefluxes an der Mitralklappe wertvolle Hilfe (s. S. 76). Außerdem kann aufgrund von Volumendaten, die angiographisch ermittelt werden, das Schlagvolumen des Herzens annähernd ermittelt werden (s. S. 55 u. 77). Unter Berücksichtigung der Herzfrequenz und eines mit anderen Methoden gemessenen Herzzeitvolumens (Indikatorverdünnungsmethoden) (s. Kap. 2) läßt sich das Regurgitationsvolumen abschätzen. Es beträgt je nach dem hämodynamischen Schweregrad bis zu mehr als 50% des gesamten Schlagvolumens (s. Tabelle 4.5). Zur Coronarreserve s. S. 73.

4.5.3 Therapie und Prognose

Konservative Behandlung: Der Krankheitsverlauf einer Mitralinsuffizienz wird in erster Linie durch die Volumenbelastung des linken Ventrikels bestimmt. Entwickelt sie sich langsam, dann adaptiert sich der linke Ventrikel durch Hypertrophie und Dilatation. Bei *plötzlich auftretender Klappeninsuffizienz* (traumatischer Abriß von Sehnenfäden, Perforation und Einriß von Klappen während Commissurotomie, Myokardinfarkt) kann es zu einem akuten und lebensbedrohlichen Herzversagen kommen.
Hinsichtlich der mittleren Lebenserwartung bestehen zwischen Mitralstenose und Mitralinsuffizienz vergleichbaren Grades keine wesentlichen Differenzen. Hier wie dort erreicht die Mehrzahl der Patienten das 5. Lebensjahrzehnt, rund ein Viertel der Betroffenen wird älter als 50 Jahre. Von anderen Autoren wird die *Prognose* der leicht- bis

4.5 Mitralinsuffizienz

mittelgradigen Mitralinsuffizienz noch günstiger eingeschätzt.
Unter den *Todesursachen* steht die Herzinsuffizienz an erster Stelle. Ein vorzeitiges Herzversagen ist zu befürchten, wenn nicht allein die Volumenüberlastung, sondern außerdem noch rheumatische Entzündungsschübe, eine bei diesem Klappenfehler häufig auftretende subakute bakterielle Endokarditis oder coronarsklerotisch bedingte Durchblutungsstörungen zusätzlich auf das Kammermyokard einwirken. Arterielle Embolien werden bei Mitralinsuffizienz seltener als bei Mitralklappenstenose beobachtet.

Tabelle 4.6. Komplikationen nach prothetischem Mitralklappenersatz

---

Thromboembolien
Persistierende Myokardinsuffizienz
Rezidivierende Myokardinsuffizienz
  (Endokardifibrose linksventriculär)
Bakterielle Endokarditis
Komplikationen einer Langzeitbehandlung mit
  Anticoagulantien
Postkardiotomiesyndrom
Hämolytische Anämie
Paravalvuläres Leck

Operative Behandlung: Die operative Korrektur der reinen Mitralklappeninsuffizienz und kombinierter Mitralklappenfehler mit wesentlicher Begleitinsuffizienz wird mit Hilfe der Herz-Lungen-Maschine und bei elektrisch induziertem Ventrikelflimmern am offenen Herzen und unter Sicht vorgenommen. In Notfällen sind diese Eingriffe heute auch in der ersten Schwangerschaftshälfte ohne wesentlich vermehrte Gefahr für die Mutter durchführbar. In früheren Jahren ist bei Mitralinsuffizienz mit vorherrschender Ringdilatation und beweglichen Klappensegeln häufig der Versuch gemacht worden, durch plastische Verfahren mit dem Ziel einer Raffung bzw. Verkleinerung des erweiterten Klappenringes eine Schlußfähigkeit der noch erhaltenen Segelränder zu erreichen. Demgegenüber hat sich in neuerer Zeit das Verfahren des Mitralklappenersatzes durchgesetzt. Erstmalig wurde ein erfolgreicher Klappenersatz im Jahre 1960 von ALBERT STARR ausgeführt.

Nach den Erfahrungsberichten zahlreicher Autoren liegt die Hospitalletalität bei Patienten nach Mitralklappenersatz durch eine Klappenprothese ohne nähere Differenzierung nach dem präoperativen Schweregrad zwischen 5 und 20%. Die Letalitätsziffern nach der operativen Korrektur einer Mitralinsuffizienz sind nicht ganz einheitlich anzugeben. Sie hängen einmal vom Patientengut (Lebensalter, klinischer Gesamtschweregrad, Zustand des Myokards) ab, außerdem vom mechanischen Operationsresultat (erreichte Schlußfähigkeit der Mitralklappe), von der Operationstechnik und von der Verhütung postoperativer Komplikationen.
Luftembolien, Thrombusbildung an der Klappenprothese oder im linken Vorhof mit arteriellen Embolien, Endokarditis, Infektionen und Blutungen als Folge von Gerinnungsstörungen sind die häufigsten Komplikationen, die bei mehr als 20% der Operierten aufzutreten pflegen und den unmittelbaren Operationserfolg oder dessen Spätresultat in Frage stellen können (s. auch Tabelle 4.6). Ungünstig werden auch die Aussichten jener Patienten beurteilt, bei denen schon präoperativ eine pulmonale Hypertonie durch reaktive Gefäßveränderungen oder erhebliche Myokardläsionen mit Herzdilatation und rezidivierender Dekompensation vorliegen. Zur Vermeidung des Thromboembolierisikos bei der Starr-Edwards-Klappe sind in den letzten Jahren zahlreiche Versuche unternommen worden, durch Modifikationen des prothetischen Klappenapparates die klappenbedingten Thromboembolien zu vermindern. Von ihnen hat die Prothese nach BJÖRK-SHILEY (Discusklappe) größere Verbreitung erlangt. Während die Hospitalletalität mit rund 10% etwas niedriger zu liegen scheint als bei Verwendung der Starr-Edwards-Klappe, ist das Thromboembolierisiko wahrscheinlich nicht geringer. Deshalb sollte heute noch bei jeder Form des prothetischen Klappenersatzes eine Daueranticoagulation durchgeführt werden.
Körperliche Leistungssteigerung, Besserung oder Verschwinden von Atemnot, von Palpitationen, von anginösen Beschwerden und Synkopen charakterisieren klinisch ein gutes Operationsergebnis. Es herrscht Übereinstimmung darüber, daß mehr als zwei Drit-

tel der überlebenden Patienten gebessert aus stationärer Behandlung entlassen werden und daß dieses funktionelle Resultat innerhalb des ersten Jahres, am Ende des zweiten Jahres und im dritten postoperativen Jahr bei der überwiegenden Mehrzahl der Patienten erhalten bleibt. Schätzungsweise bei etwa 15% der aus stationärer Behandlung entlassenen Operierten muß mit Spätkomplikationen gerechnet werden.

Die Spätletalität schwankt in weiten Grenzen. Nach McGoon [35] scheinen die Größe des linken Vorhofes bei Patienten mit erfolgtem prothetischem Mitralklappenersatz sowie das Lebensalter einen gewichtigen Einfluß auf die Spätletalität zu haben. So ist die Wahrscheinlichkeit des Überlebens bei Patienten über 50 Jahren mit großem linken Vorhof 5 Jahre nach dem erfolgten Klappenersatz nur noch halb so groß wie bei den Patienten unter 50 Jahren mit kleinem linken Vorhof (Abb. 4.11).

Die Effektivität einer Behandlung bei Mitralklappenfehlern wird in erster Linie bestimmt durch den präoperativen klinischen Schweregrad sowie durch eine Reihe von belastenden Begleitumständen wie Lebensalter, rheumatische Aktivität und Kombination mit anderen Klappenfehlern, ferner durch Komplikationen wie Arrhythmien, Myokardschädigung, Thromboembolien, pulmonale Hypertonie, bakterielle Endokarditis und individuelle Ansprechbarkeit auf gezielte prophylaktische und therapeutische Maßnahmen: Penicillinprophylaxe, Embolieprophylaxe, Herzinsuffizienzbehandlung, Beseitigung von Herzrhythmusstörungen.

Zugunsten der konservativen Behandlungsmethode kann verallgemeinernd gesagt werden, daß Patienten mit Mitralklappenfehler des Schweregrades I und II, die keine rheumatische Aktivierung erkennen lassen und im mittleren Lebensalter weder durch Vorhofflimmern noch durch eine progrediente Herzvergrößerung mit drohender Herzinsuffizienz oder durch Thromboembolien kompliziert sind, zu derjenigen Gruppe gezählt werden dürfen, deren Lebenserwartung sich auch ohne einen operativen Eingriff bei schonender körperlicher Tätigkeit nicht von der normalen zu unterscheiden braucht. Es herrscht aber Übereinstimmung darüber,

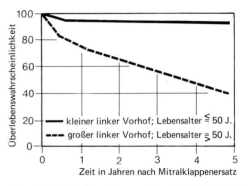

Abb. 4.11. Die Überlebenswahrscheinlichkeit bei Patienten, die 30 Tage nach erfolgreicher Implantation einer Starr-Edwards-Klappenprothese überlebten. Die Abb. zeigt den Einfluß von Risikofaktoren wie Größe des linken Vorhofes und Lebensalter auf die Überlebenszeit nach der Operation [35]

daß der Leistungszustand und die Lebenserwartung des Patienten des klinischen Schweregrades III und IV und der komplikationsbelasteten Fälle niedriger Schweregrade durch einen operativen Eingriff wesentlich verbessert werden können (Abb. 4.12).

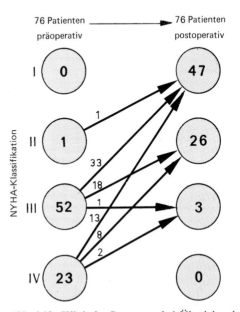

Abb. 4.12. Klinische Besserung bei Überlebenden nach Mitralklappenersatz (New York Heart Ass.-Klassifikation). ([38] zit. nach [3])

4.5.4 Mitralklappenprolapssyndrom

In neuerer Zeit erlaubt die Echokardiographie bei Patienten mit uncharakteristischen Herzbeschwerden (Effort-Syndrom, Da Costa-Syndrom u. a.) in einem hohen Prozentsatz die Diagnose eines Mitralklappenprolapses (s. S. 42). Daneben scheinen konstitutionelle Faktoren (leptosomer Habitus, Flachthorax) mitbestimmend zu sein. Nicht selten finden sich dabei auch Herzrhythmusstörungen, meist in Form von ventrikulären Extrasystolen und gelegentlich stechende Schmerzen in der linken Thoraxregion. Nicht immer läßt sich ein Mitralklappenprolaps einer organischen Herzerkrankung zuordnen. Finden sich jedoch elektrokardiographisch Störungen der Erregungsrückbildung oder Zeichen einer Myokardinsuffizienz oder gar echte Angina pectoris-Symptome, dann muß diesem Syndrom ein Krankheitswert beigemessen werden. Ein Mitralklappenprolaps als Ausdruck einer Papillarmuskeldysfunktion kann sein Korrelat in einer koronaren Herzerkrankung haben, wobei die Myokardischämie im Bereich des Papillarmuskels ursächlich mit dem Mitralklappenprolapssyndrom in Verbindung zu bringen ist. In diesen Fällen finden sich meist auskultatorisch mesosystolische kurze Geräusche oder „Clicks" [29a]. Auch im Rahmen einer Herzmuskelerkrankung sind Mitralklappenprolapssyndrome beobachtet worden. So fand sich bei Patienten mit echokardiographisch nachgewiesenem Mitralklappenprolaps und zusätzlichen, aber unspezifischen Zeichen einer myokardialen Erkrankung (z. B. Störungen der Erregungsrückbildung im EKG) in einem hohen Prozentsatz ein pathologischer morphologischer Befund anhand rechtsventrikulärer Myokardbiopsien [34a].

Geht ein Mitralklappenprolaps mit Extrasystolen einher, dann empfiehlt sich die Medikation von Beta-Rezeptorenblockern, da auf diese Weise sowohl antiadrenerg-antiarrhythmisch als auch über einer Verringerung der Kraftentwicklung am Halteapparat der Mitralklappe mit konsekutiver Verminderung der mechanischen Reizung des Myokards eine Wirksamkeit erzielt werden kann. Eine Behandlung mit Beta-Rezeptorenblockern zur Prophylaxe von Herzrhythmusstörungen empfiehlt sich dabei auch schon deshalb, weil Beobachtungen von plötzlichen Todesfällen bei solchen Patienten im Schrifttum mitgeteilt wurden [47a]. Welche Bedeutung diesen Beobachtungen hinsichtlich einer Verallgemeinerung zukommt, ist bisher allerdings noch offen, zumal der natürliche Verlauf des Mitralklappenprolapssyndroms bisher unbekannt ist.

Komplikationen

Der Großteil der Patienten mit einem Mitralklappenprolaps bleibt klinisch asymptomatisch; ein geringer Prozentsatz zeigt jedoch eine Progression der Klappenveränderungen oder andere Komplikationen, welche zu einem fatalen Ausgang führen können, wenn Patienten aus diesen Risikogruppen nicht ausreichend überwacht werden.

Rhythmusstörungen werden bei etwa einem Viertel bis zu einem Drittel der Patienten bereits im Ruhe-EKG beobachtet, bei Anwendung eines 24 h-Langzeit-EKGs (*Holter-EKG*) steigt der Prozentsatz noch deutlich an: Supraventrikuläre und ventrikuläre Extrasystolen, Vorhofflimmern und -flattern, SA-Blockierungen, Kammerflattern und -flimmern können auftreten. Es gibt Berichte über maligne Rhythmusstörungen und plötzliche Todesfälle. Insgesamt sind diese Ereignisse jedoch selten.

Die bakterielle Endokarditis stellt eine Gefährdung aller Patienten mit Mitralklappenprolaps dar, möglicherweise sind die Patienten mit Mitralinsuffizienz eine besonders bedrohte Gruppe innerhalb dieses Syndroms. Bei bakteriellen Infektionen oder ärztlichen (zahnärztlichen) Eingriffen mit der Gefahr einer Bakteriämie sollte deshalb eine Endokarditisprophylaxe durchgeführt werden.

Die Zunahme der Mitralinsuffizienz wird als Folge einer bakteriellen Endokarditis oder im natürlichen Verlauf der myxomatösen Klappendegeneration, eventuell mit Sehnenfadenabriß, beobachtet. Ein prothetischer Klappenersatz ist aber glücklicherweise selten erforderlich.

Thrombembolien mit Auftreten transitorischer ischämischer Attacken oder kompletter Schlaganfälle werden im Zusammenhang mit dem Mitralklappenprolaps beschrieben.

4.6 Aortenstenose

4.6.1 Allgemeines und Historisches

Die Aortenklappenstenose gilt als der häufigste *Aorten*klappenfehler. Dabei wird durch die gleichzeitige Kombination mit anderen Klappenfehlern das klinische und pathologisch-anatomische Bild variiert. So findet sich bei Patienten mit überwiegender Mitralklappenstenose in etwa einem Drittel der Fälle gleichzeitig eine Aortenklappenstenose, während andererseits bei etwa der Hälfte der Patienten mit Aortenklappenstenose auch eine deutliche begleitende Mitralstenose nachzuweisen ist.

Je nach der Lokalisation (Abb. 4.13) unterscheidet man bei Aortenstenosen *drei Typen:* a) die valvuläre Klappenstenose, b) die subvalvuläre Stenose, c) die supravalvuläre Stenose. Alle drei Formen können angeboren sein, während es sich bei den erworbenen um valvuläre Aortenstenosen handelt. Im folgenden soll überwiegend die erworbene valvuläre Aortenklappenstenose behandelt werden.

Im allgemeinen wird das akute rheumatische Fieber als der häufigste pathogenetische Faktor für die Entstehung der valvulären Aortenstenose angesehen. Es bestehen aber Zweifel im Hinblick auf die Beziehung zur verkalkenden Aortenstenose, die bei ver-

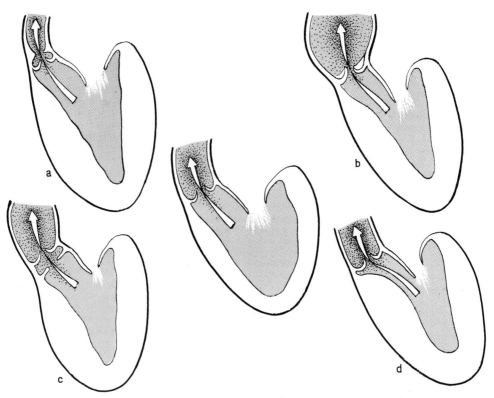

Abb. 4.13 a–d. Schematische Darstellung von vier Stenoseformen im linksventriculären Ausflußtrakt. Die Darstellung in der Mitte veranschaulicht normale Verhältnisse. **a** Supravalvuläre Aortenstenose, **b** valvuläre Aortenstenose (Kalkablagerungen!), **c** subvalvuläre Aortenstenose (membranöse Form, **d** subvalvuläre Aortenstenose (musculäre Form, Syn.: obstruktive hypertrophische Kardiomyopathie) [10]

hältnismäßig alten Menschen (6. Lebensjahrzehnt und darüber) ohne Erkrankung anderer Klappen beobachtet wird. Wird vor dem 20. Lebensjahr eine reine Aortenklappenstenose ohne begleitende andere Klappenfehler diagnostiziert, so handelt es sich dabei eher um eine angeborene als um eine erworbene Aortenstenose.

Die *congenitale valvuläre Stenose* entsteht in einem Großteil der Fälle durch eine spätfetale Endokarditis. Man findet pathologisch-anatomisch eine Verdickung des Klappengewebes und eine unterschiedlich ausgedehnte Verklebung der Klappenränder, wobei oft eine angedeutete oder vollständige Bicuspidalklappe vorliegt. In anderen Fällen sind Commissuren nicht zu erkennen, die Klappe besteht aus einer Membran mit zentral oder exzentrisch gelegener Öffnung. Vereinzelt wird eine Verengung des Klappenbasisringes beobachtet. Durch spätere endokarditische Klappenbesiedlung kann es bei der angeborenen valvulären Aortenstenose zu Kalkeinlagerungen kommen, die sich meistens jenseits des 30. Lebensjahres manifestieren.

Die *subvalvuläre Stenose* wird von einer ringförmigen Endokardleiste, die elastisch ist und kollagenes Bindegewebe enthält, gebildet. Sie liegt meist etwa 5–15 mm unterhalb der Klappenbasis. Oft kommt es zu einer endokarditischen Veränderung an der stenosierenden Endokardleiste mit Übergreifen auf die Aortenklappen. – Von dieser *membranösen* subvalvulären Aortenstenose ist die *musculäre* subvalvuläre Aortenstenose zu unterscheiden, die als idiopathische hypertrophische obstruktive Kardiomyopathie bekannt ist (s. Kap. 3).

Die *supravalvuläre Stenose* liegt zwischen den Semilunarklappen und dem Abgang des Truncus brachiocephalicus, meist oberhalb des Abganges der Coronararterien. Sie kann isoliert vorkommen oder mit zusätzlichen Gefäßveränderungen anderer Lokalisation (periphere Pulmonalstenosen, Aorta angusta) sowie mit hormonellen und cerebralen Entwicklungsstörungen kombiniert sein. Von einigen Autoren wird eine Hypercalciämie möglicherweise im Gefolge einer Vitamin-D-Intoxikation als wesentlicher pathogenetischer Faktor diskutiert.

Bei den erworbenen Aortenklappenstenosen beginnt der Prozeß als Endomyokarditis und greift vom Klappenring auf die Commissuren über. Es kommt zur ödematösen Quellung, Capillarisierung, Fibrosierung und später zu Kalkeinlagerungen. Das Endresultat sind verdickte Segel mit verklebten Commissuren, narbiger Schrumpfung und eingerollten Klappenrändern.

MÖNCKEBERG hat 1904 [37] eine sklerotisch calcifizierende Aortenstenose beschrieben und diese von sekundär calcifizierenden Aortenstenosen abgegrenzt.

4.6.2 Funktionelle Anatomie und Hämodynamik

Normalerweise beträgt die *Aortenklappenöffnungsfläche* etwa 3 cm². Wird durch eine Klappenendokarditis die Aortenklappenöffnungsfläche um etwa die Hälfte reduziert, dann kommt es zur Ausbildung eines systolischen Druckgradienten an der Klappe. Die linksventriculäre Austreibungsgeschwindigkeit ist zwar erniedrigt, aber die Austreibungszeit steigt an, so daß es in Ruhe nicht regelmäßig zu einem Absinken des Herzschlagvolumens zu kommen braucht.

Der *intraventriculäre systolische Druck* im linken Ventrikel nimmt zu und erreicht im Extremfall Werte um 300 mm Hg. Demgegenüber nimmt der systolische Aortdruck ab, wodurch es bei höhergradigen Stenosen zum klinischen Bild einer chronischen Hypotension kommt. Bei mittelgradigen Aortenstenosen finden sich systolische Druckgradienten von 50–100 mm Hg, bei hochgradigen Aortenstenosen solche von 200–250 mm Hg.

Der erhöhte intraventriculäre Druck geht mit einer Hypertrophie der Ventrikelmuskulatur zunächst ohne Zeichen der Dilatation einher. In den fortgeschrittenen Stadien steigt neben dem systolischen auch der diastolische intraventriculäre Druck an, besonders ausgeprägt enddiastolisch. Letzterer Befund spricht für eine Reduktion der Compliance des linken Ventrikels. Dabei ist neben der Linksherzhypertrophie auch eine Septumhypertrophie als pathogenetischer Faktor einer erniedrigten Compliance anzusehen. Außerdem entwickeln sich in den fortgeschrittenen Stadien der Aortenklappenstenose die Zeichen der Rechtsherzhypertrophie. Druckerhöhungen im rechten Ventrikel tragen zusätzlich zu einer Erhöhung der Steifigkeit des Ventrikelseptums bei [9, 10].

In den fortgeschrittenen Stadien einer Aortenklappenstenose ist der *Druck im linken Vorhof* erhöht, und es treten die Zeichen der fäßsystem anatomisch nicht eingeengt zu sein braucht [13].

Dabei wirken sich folgende Faktoren zusätzlich ungünstig aus: Die Zahl der Blutcapillaren nimmt im Verhältnis zur Muskelmasse bei Herzmuskelhypertrophie ab. Entsprechend nehmen die Diffusionsstrecken für Sauerstoff bei den hypertrophierten Muskelfasern zu. Coronarsklerotische Veränderungen finden sich verhältnismäßig selten, stel-

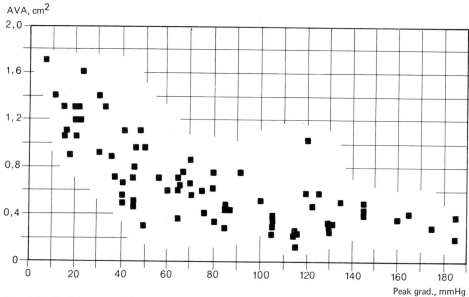

Abb. 4.14. Beziehung zwischen Aortenklappenöffnungsfläche (AVA) und dem systolischen Druckgradienten an der Aortenklappe bei Patienten mit valvulärer Aortenstenose [13]

Rechtsherzinsuffizienz hinzu. Insbesondere sind die a-Welle des linken Vorhofes und der enddiastolische Druck des rechten Ventrikels erhöht; eine pulmonale Hypertonie tritt aber erst zu einem verhältnismäßig späten Zeitpunkt auf.

Die Beziehungen zwischen Aortenklappenöffnungsfläche und systolischem Druckgradienten an der Aortenklappe sind aus Abb. 4.14 zu entnehmen.

Die unvermeidliche Folge der Ventrikelhypertrophie und der vermehrten Druckarbeit bei Aortenklappenstenose ist ein Anstieg des myokardialen Sauerstoffverbrauches. Dieser Anstieg ist besonders ausgeprägt bei körperlicher Belastung. Daraus resultiert eine Myokardischämie, obwohl das coronare Ge- len aber im Falle ihres Vorhandenseins, besonders bei älteren Patienten, einen zusätzlichen gravierenden pathogenetischen Faktor für eine unzureichende coronare Perfusion dar.

4.6.3 Symptomatologie

Vorgeschichte und Beschwerdebild: Die im Vergleich mit Mitralklappenfehlern verhältnismäßig geringen körperlichen Beschwerden trotz ausgeprägter hämodynamischer Veränderungen zählen zu den Charakteristika der Aortenklappenfehler. Erst im Laufe der höheren klinischen Schweregrade (s. S. 590) entwickelt sich bei noch ausreichender Kompensation ein charakteristisches Beschwerdebild. Die Patienten klagen über eine Neigung zu Schwindel bis hin zu synkopalen Anfällen, ferner über präcordiale Schmerzen mit Belastungsabhängigkeit sowie Zeichen der Herzinsuffizienz im Sinne des Vorwärtsversagens des linken Ventrikels. Bei Patienten mit verkalkender Aortenstenose in höherem Lebensalter kann ein akutes Lungenödem das erste Krankheitszeichen sein. Andere Folgeerscheinungen einer Aortenklappenstenose sind Hypotension und Arrhythmien, die eine Erniedrigung der cerebralen Perfusion zur Folge haben, was Müdigkeit, Abgeschlagenheit bis hin zur Synkope verursachen kann. Allgemeinsymptome wie Müdigkeit und Belastungsdyspnoe gelten als frühe Hinweise, sofern nicht andere objektive klinische Zeichen bei den Patienten zu beobachten sind.

Nicht selten ist bei diesen Patienten ein plötzliches Herzversagen, insbesondere wenn bereits Schwindel, Synkopen und Angina pectoris aufgefallen waren. – Die frühzeitige Erkennung des Verlaufsstadiums ist daher entscheidend, um den für die Operation geeignetsten Zeitpunkt zu erfassen.

Klinische Symptome: Der *Puls* ist nur schlecht gefüllt palpabel, da die Anstiegsgeschwindigkeit der Pulswelle deutlich vermindert ist, wie auch an der Carotispulskurvenschreibung objektiviert werden kann (Pulsus tardus et parvus). Der *Herzspitzenstoß* ist verbreitert, nach links und unten verlagert, wenn eine Vergrößerung und Hypertrophie des Herzens vorhanden sind. Typischerweise findet sich ein *systolisches Schwirren* über der Herzbasis rechts parasternal, in den Halsgefäßen sowie der Fossa jugularis. Es ist charakteristischerweise besonders ausgeprägt bei hämodynamisch höhergradigen Aortenstenosen. Im Unterschied dazu ist bei Patienten mit hypertrophischer Subaortenstenose das Schwirren ebenso wie auch die maximale Lautstärke des Geräusches über der Spitze oder links vom unteren Sternum, aber nicht über der Aortenauskultationsstelle, am deutlichsten.

Auskultation: I. und II. Herzton sind charakteristischerweise abgeschwächt. Bei hohem hämodynamischem Schweregrad kommt es zum Phänomen der umgekehrten Spaltung des II. Herztones, wobei der betonte Pulmonalton im Unterschied zur Norm vor dem Aortenklappenschlußton feststellbar ist. Diese „umgekehrte" Spaltung des II. Herztones verschwindet in Inspiration bzw. wird enger. Das Auftreten eines IV. Herztones ist bei Patienten unter 40 Jahren ein recht verläßlicher Hinweis für einen systolischen Druckgradienten von mehr als 75 mm Hg, sofern die übrigen Befunde für eine Aortenklappenstenose typisch sind. Ein fehlender IV. Herzton bei Aortenklappenstenose spricht andererseits gegen einen höheren Druckgradienten als etwa 60 mm Hg [12]. Mit p.m. an der Aortenauskultationsstelle und Fortleitung in die Carotiden findet sich ein spindelförmiges systolisches Geräusch (Abb. 4.15), das mit zunehmendem Druckgradienten spätsystolisch akzentuiert ist (Abb. 4.16). Die Ausbreitung des Geräusches umgreift auch die Region zwischen Aortenauskultationsstelle und apicaler Region. Gelegentlich ist es auch im Rücken interscapulär nachweisbar. Ein frühsystolisches Sofortgeräusch mit deutlich nachweis-

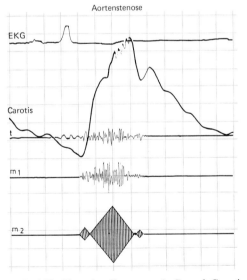

Abb. 4.15. Phonokardiogramm (*m1*) und Carotissphygmogramm bei Aortenklappenstenose (*m2* schematisiert). Man beachte das typische „Hahnenkammphänomen" im Carotissphygmogramm sowie die Verlängerung der Austreibungsperiode

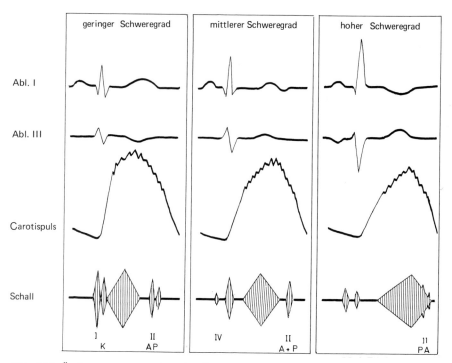

Abb. 4.16. Änderung von phonokardiographischem Befund, Carotispulskurve und EKG in Abhängigkeit vom hämodynamischen Schweregrad bei Aortenklappenstenose. (Einzelheiten s. Text.) – Man beachte: mit zunehmendem Schweregrad Amplitudenabnahme des I. und II. Herztones; Verschwinden eines „ejection click" (K); Auftreten eines Vorhoftones (IV. Herzton); Verschmelzung bzw. paradoxe Spaltung von Aortenklappen- und Pulmonalklappenschlußton [36]

barem I. und II. Herzton spricht für einen geringen hämodynamischen Schweregrad.
Der „click" kann den Eindruck eines lauten oder gespaltenen ersten Tones machen. Er ist zu einer poststenotischen Dilatation in Beziehung gesetzt worden, und man hat angenommen, daß er durch den Blutstoß oder den Widerstand gegenüber dem Blutstoß an der erkrankten und verhältnismäßig wenig dehnbaren Aortenwand entsteht (Aortendehnungston) [6]. Einen „ejection click" findet man selten oder so gut wie nie bei idiopathischer musculärer Subaortenstenose, gelegentlich bei Patienten mit membranöser Subvalvulärstenose, häufiger bei rheumatischer Klappenstenose und am häufigsten bei der angeborenen Aortenklappenstenose.

Elektrokardiogramm: Die elektrokardiographischen Veränderungen bei Aortenstenose sind abhängig vom Schweregrad und von der Verlaufsdauer des Herzklappenfehlers. Daraus ergibt sich, daß bei Erwachsenen mit angeborener oder früh erworbener Stenose die EKG-Veränderungen eine bessere Korrelation zum hämodynamischen Schweregrad erkennen lassen als bei kleinen Kindern.
Die AV-Überleitungszeit ist i. allg. nicht pathologisch verändert. Die Vorhofpotentiale lassen gelegentlich Zeichen vermehrter Belastung des linken Vorhofes (P sinistrocardiale) erkennen. Solange keine myokardiale Dekompensation vorliegt, besteht meist ein Sinusrhythmus. Der Lagetyp im Extremitäten-EKG ist bei Aortenstenose nicht charakteristisch. Es finden sich mittel- bis steiltypische Vektorprojektionen. In den Brustwandableitungen sind die sog. Zeichen der Linkshypertrophie (Sokolow-Index) manchmal schon bei leichten Stenosen (Druckgradient etwa 40 mm Hg) vorhanden. Bei mittelschweren und schweren (mehr als 80 mmHg)

4.6 Aortenstenose

fehlen sie nur selten. Die zuverlässigsten elektrokardiographischen Hinweise für den Stenosegrad gibt das Verhalten der ST-Strecke und der T-Welle. Die Häufigkeit von ST-Senkungen zeigt eine gute Korrelation zum Stenosegrad. Bei Druckgradienten um 40 mm Hg und darunter werden sie nur gelegentlich, bei Druckgradienten von mehr als 60 mm Hg werden sie sehr häufig beobachtet. Im Gegensatz zu den R-Potentialen, die keine sichere Abhängigkeit vom Stenosegrad zeigen, liegt bei den T-Potentialen eine gute Korrelation vor. Der T-Vektor verhält sich in den linksprakordialen Ableitungen bei den leichten Stenosen konkordant zu R, während er bei den mittelschweren und schweren Stenosen eine zu R diskordante Richtung annimmt. Bei systolischen Druckdifferenzen an der Aortenklappe von mehr als 60 mm Hg wird eine T-Negativität beobachtet [23].

Thorax-Röntgen: Im Gefolge der Druckbelastung des linken Ventrikels kommt es zunächst zu einer konzentrischen Hypertrophie. Trotz starker Zunahme der linksventriculären Muskelmasse braucht aber röntgenologisch eine Vergrößerung des Herzens nicht ohne weiteres erkennbar zu werden. Erst wenn bei einer hochgradigen Stenose zusätzlich eine linksventriculäre Dilatation eintritt, wird dies auch röntgenologisch durch eine Verbreiterung der Herzsilhouette sichtbar. Der hämodynamische Schweregrad einer Aortenklappenstenose ist damit aus dem Röntgenbild in der posterior-anterioren Aufnahmetechnik nicht festzustellen.

Da eine Vergrößerung des linken Ventrikels vornehmlich nach hinten erfolgt, kann das Sagittalbild ein normales Herz vortäuschen. Auffällig ist aber oft eine verstärkte Rundung der Herzspitze, und bei einer röntgenologischen Untersuchung in linker Schrägstellung findet sich dann auch ohne Zuhilfenahme spezieller Untersuchungsmethoden eine Zunahme des linken Ventrikels.

Der linke Vorhof ist bei der Aortenklappenstenose röntgenologisch nicht vergrößert. Eine Vergrößerung des linken Vorhofes ist daher verdächtig auf begleitende Mitralklappenfehler (z. B. eine relative Mitralinsuffizienz). Charakteristisch ist eine poststenotische Dilatation der Aorta, die auf den Ascendensanteil begrenzt ist.

Echokardiographie: Der Echokardiographiebefund ist wesentlich für die differentialdiagnostische Abgrenzung einer Subaortenstenose sowie zur Feststellung begleitender Klappenfehler, beispielsweise einer Mitralklappenstenose; echokardiographische Messungen der Ventrikelwanddicke und des Septums bestätigen das Vorhandensein einer Muskelhypertrophie bei nur leichter valvulärer Aortenstenose. Indices für das linksventriculäre Volumen und die Ejektionsfraktion sind als zusätzliche Befunde in Ergänzung der hämodynamischen und angiographischen Untersuchungen anzusehen.

Phonokardiogramm und Carotispulsschreibung (Abb. 4.16): Neben den auskultatorisch zu erhebenden Befunden des systolischen Geräusches sowie des abgeschwächten I. und II. Herztons ist phonokardiographisch die sichere Beurteilung von diastolischen Extratönen und „ejection clicks" möglich. Ist die Stenose höhergradig, dann ist bei guter

Tabelle 4.7. Herzkatheteruntersuchung bei Aortenstenose (Normalwerte: Tabellen 4.2, 2.16 und 2.18)

Herzzeitvolumen	4,6 l/min
Herzindex	2,3 l/min m²
Aortenklappenkalk	+ +

Lage des Katheters	Druck (mm Hg)	Mitteldruck (mm Hg)	Sauerstoffsättigung (%)
Vena cava sup.			75
Vena cava inf.			76
Rechter Vorhof	12/7	9	75
Rechter Ventrikel	40/0–11		75
A. pulmonalis	40/20	24	
Linker Vorhof	24/16	20	
Linker Ventrikel	250/0–20		95
Aorta	150/100	120	96

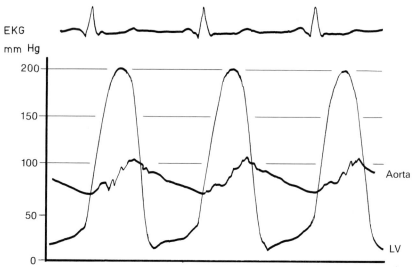

Abb. 4.17. Valvuläre verkalkte Aortenklappenstenose. Druckkurven im linken Ventrikel und in der Aorta synchron zum EKG. Man beachte: hoher intraventriculärer systolischer Druck bei hohem systolischen Druckgradienten an der Aortenklappe; erhöhter enddiastolischer Druck im linken Ventrikel. (Normalwerte zum Vergleich s. Tabellen 4.2 und 2.16)

Ventrikelfunktion die Austreibungszeit verlängert (> 0,3 sec). Wird durch eine Myokardinsuffizienz bei höhergradigen Aortenklappenstenosen das Schlagvolumen vermindert, dann kann auch die Austreibungszeit trotz hochgradiger Stenose verkürzt sein. Voraussetzung für die Untersuchungsmethode ist eine subtile Registrierung der Carotispulskurve mit eindeutiger Darstellung der Aortenklappenschlußincisur (s. auch S. 30).

Herzkatheterisierung: Sind klinische Verdachtsmomente auf eine hämodynamisch wirksame Aortenstenose gegeben, ist die Messung des systolischen Druckgradienten an der Aortenklappe notwendig (s. Abb. 4.17 und Tabelle 4.7).
Die technisch einfachste und den Patienten am wenigsten gefährdende Methode ist die retrograde Sondierung des linken Ventrikels, wobei die Rückzugskurve aus dem linken Ventrikel in die Aorta neben der Registrierung des systolischen Druckgradienten auch differentialdiagnostische Hinweise zur Abgrenzung von nicht-valvulären Aortenstenosen (subvalvuläre, supravalvuläre Aortenstenose; hypertrophe obstruktive Kardiomyopathie) gestattet. Gelingt die retrograde Sondierung des linken Ventrikels bei Aortenklappenstenose nicht, was nicht selten bei höhergradigen Aortenstenosen der Fall ist, dann muß durch eine Punktion des Vorhofseptums (transseptale Katheterisation) mit Hilfe eines Stiletts über den linken Vorhof der linke Ventrikel sondiert werden. So wird durch gleichzeitige Registrierung des Aortendrucks synchron mit dem intraventriculären Druck die Registrierung des Druckgradienten an der Aortenklappe erreicht. Die retrograde Katheteruntersuchung wird nach der Seldinger-Technik durchgeführt. Dabei wird eine periphere Arterie (zweckmäßigerweise die Arteria femoralis) mit einer weitlumigen Kanüle punktiert. Durch die Kanüle wird ein Führungsdraht eingeführt, über den ein Katheter vorgeschoben wird (s. Kap. 2 S. 67).
Bestehen Zweifel an der Lokalisation der Stenose, dann ist eine angiographische Darstellung zur Ermittlung der Stenoselokalisation notwendig. Diese Untersuchung kann i. allg. im Anschluß an die Druckregistrierung im linken Ventrikel als Kontrastmitteldarstellung des linken Ventrikels und der Aorta durchgeführt werden. Auf diese Weise gelingt auch leicht die Erkennung einer supravalvulären Stenose sowie die deutliche

4.6 Aortenstenose

Darstellung der dabei auffällig weiten Coronararterienäste. Die für eine obstruktive Kardiomyopathie typische funktionelle Einengung der Ventrikelausstrombahn während der Systole stellt sich angiographisch oft in bizarren, gelegentlich sanduhrförmigen Stenosierungen dar, wobei auch insbesondere die Verdickung der Ventrikelwand und des Ventrikelseptums imponiert (s. S. 76 und 168).

Eine pathognomonische Bedeutung zur differentialdiagnostischen Abgrenzung der obstruktiven Kardiomyopathie besitzt das sog. paradoxe Druckverhalten (BROCKENBROUGH-Phänomen). Während es nämlich bei allen anderen Fällen bei einer Extrasystolie mit postextrasystolischer Pause durch das größere Schlagvolumen zu einem Anstieg des systolischen Ventrikel- *und* Aortendruckes kommt, steigt bei der idiopathischen hypertrophischen subaortalen Stenose zwar der Ventrikeldruck an, der Aortendruck bleibt aber unverändert oder nimmt sogar ab.

Besteht der Verdacht auf einen kombinierten Aortenklappenfehler, so ist zur Objektivierung eine Aortographie durchzuführen, wobei der Kontrastmittelreflux an der Klappe in den linken Ventrikel hinein das Ausmaß einer begleitenden Aorteninsuffizienz zu erkennen gibt. Gleichzeitig kann dabei die Beweglichkeit der Aortenklappen festgestellt werden. Wegen einer begleitenden coronaren Herzkrankheit ist bei älteren Patienten, sofern ausgeprägte Angina-pectoris-Beschwerden bestehen, eine angiographische Darstellung des Coronarsystems notwendig. Aus dieser Untersuchung ergeben sich sowohl Gesichtspunkte für die Operationsindikation (erhöhtes Risiko, überwiegende ischämische Kardiomyopathie) und die Art des operativen Eingriffes (coronarchirurgische Operation, Klappenoperation) als auch für die Gesamtprognose des Patienten. Zur Coronarreserve s. S. 73.

4.6.4 Therapie und Prognose

Konservative Behandlung: Typischerweise finden sich bei Patienten mit Aortenklappenstenose selbst höheren hämodynamischen Schweregrades mit beträchtlichen systolischen Druckgradienten an der Aorten-

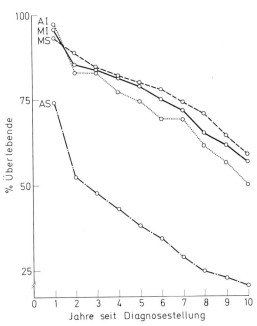

Abb. 4.18. Überlebensrate von Patienten mit Aorteninsuffizienz (*AI*), Mitralinsuffizienz (*MI*), Mitralstenose (*MS*) und Aortenstenose (*AS*) bei konservativer Behandlung vom Zeitpunkt der Diagnosestellung an [43]. Zahlen der lebenden Patienten 1 Jahr nach Diagnosestellung: AI: 35; MI: 70; MS: 133; AS: 42

klappe (um 60 mm Hg) nur geringgradige Herzinsuffizienzbeschwerden. Verlaufszeiträume von 30 Jahren sind keine Seltenheit. Wenn erstmalig eine dekompensierte Herzinsuffizienz beobachtet wird, dann ist nach den Zahlenangaben von Studien die Prognose erheblich belastet: Die mittlere Überlebenszeit beträgt dann nur noch 1½–3 Jahre. Außerdem sind plötzliche Todesfälle, meist infolge von Herzrhythmusstörungen, keine Seltenheit, und zwar sogar bei Patienten, die bis dahin symptomlos waren. Große klinische Beobachtungsreihen zeigen, daß der Altersgipfel bei klinisch diagnostizierten Aortenklappenstenosen 48 Jahre beträgt, während der Sterbegipfel bei 63 Jahren liegt. In einer prospektiven Studie [19] betrug bei 15 Erwachsenen mit hämodynamisch mittelgradiger Aortenklappenstenose die Sterberate 52% innerhalb von 5 Jahren und 90% innerhalb von 10 Jahren nach Diagnosestel-

lung. Nach einer anderen Studie zeigte sich, daß nur 38% der Patienten mit einer Aortenstenose 5 Jahre nach der Diagnosestellung noch lebten und 20% nach 10 Jahren [43] (s. Abb. 4.18).
Im Vergleich zu Patienten mit Mitralinsuffizienz und Mitralstenose ist eine deutlich schlechtere Prognose vom Zeitpunkt der Diagnosestellung an zu verzeichnen. Dies wird daraus deutlich, daß bei diesen Patienten 5 Jahre nach der Diagnosestellung noch etwa 75% und 10 Jahre danach noch etwa 60% am Leben waren [43]. – Diese Daten unterstreichen noch einmal die Bedeutung einer frühzeitigen Diagnosestellung und die Notwendigkeit einer im Vergleich zu Mitralklappenstenosen frühzeitigen Indikationsstellung zur Operation. – Allgemeine Behandlungsprinzipien s. Tabelle 4.3.

Operative Behandlung: Die rekonstruktiven Maßnahmen an der Aortenklappe mit Beseitigung von Klappenkalk und Mobilisierung der Taschenklappen sind heute – wegen der relativ hohen Rezidivquote – weitgehend verlassen worden. Statt dessen wird bevorzugt das Verfahren des prothetischen Aortenklappenersatzes angewendet (s. Abb. 4.23). Die Operationsindikation ist bei einem eingetretenen Schweregrad III als besonders dringlich anzusehen. Dabei wird zur Zeit die Excision der Aortenklappe mit Implantation eines Kugelprothesenventils nach STARR-EDWARDS oder Modifikationen wie z.B. nach SMELOFF-CUTTER bevorzugt. Die jüngst eingeführten Verfahren (seit 1967) mit autologem Sehnentransplantat (Fascia lata) sind bereits von zahlreichen Zentren – wegen häufiger Endokarditiskomplikationen – wieder verlassen. Eine operative Behandlung bei Patienten mit dem klinischen Schweregrad IV ist belastet mit einer hohen Hospitalletalität der Patienten. Er muß daher in jedem Fall der Versuch unternommen werden, eine Rekompensation mit klinischen Maßnahmen zu erreichen.
Als *Komplikationen* einer valvulären Aortenstenose, deren Erkennung für das operative Vorgehen von Bedeutung ist, sind zu nennen: eine musculäre subaortale Stenose, eine interstitielle myokardiale Fibrose, eine Herz-

Tabelle 4.8. Klappenersatz-Operationen wegen erworbener Aortenklappenfehler (1963–1972; Starr-Edwards [2])

Diagnose	Fallzahl	Todesfälle	
		Früh	Spät
Klappeninsuffizienz	280	21 = 8%	–
Klappenstenose	507	35 = 7%	–
Komb. Klappenfehler	204	9 = 4%	–
Zusammen	991	65 = 6%	259 = 25%

muskelinsuffizienz, eine bakterielle oder eine mykotische Endokarditis, eine cystische Medianekrose der Aorta, eine embolische Verschleppung von Klappenkalk, eine relative Mitralklappeninsuffizienz, ein fasciculärer Block, eine Einengung der coronaren Ostien durch Klappenkalk und unabhängig davon eine relative Coronarinsuffizienz, hervorgerufen durch eine beträchtliche Vermehrung der Herzmuskelmasse im Rahmen der intraventriculären Druckerhöhung bei Aortenstenose.
Bei den erworbenen Aortenklappenstenosen wird die *Letalität* entscheidend vom Zustand der Klappen und den Myokardveränderungen bestimmt. Die Gesamtletalität in dieser Gruppe liegt etwa bei 20% (s. Tabelle 4.8 und Abb. 4.24). Bei der Beurteilung der Operationsergebnisse ist zu berücksichtigen, daß die heute zur Verfügung stehenden Statistiken z.T. Operationsmethoden berücksichtigen, die inzwischen verlassen worden sind. Das betrifft z.B. die blinde transventriculäre Sprengung der Stenose, die heute nur noch in Ausnahmefällen ihre Berechtigung hat. Statistiken, die nur den letzten Stand der Operationstechniken berücksichtigen, haben den Nachteil der zu kleinen Fallzahl und der zu kurzen postoperativen Beobachtungszeit.
Aus einer 1975 erschienenen Übersicht [2], betreffend Verlaufsbeobachtungen bei insgesamt 1684 Patienten mit prothetischem

Klappenersatz (Starr-Edwards-Prothese) in Aorten- und Mitralposition, geht folgendes hervor: Frühletalität bei Aortenklappenersatz 6%; bei Mitralklappenersatz 9%. Diese Zahlen beziehen sich auf die ausschließliche Verwendung der Starr-Edwards-Prothese Modell 6120.

Acht Jahre nach *Aortenklappenersatz* überlebten 65%, verglichen mit 85% der Normalbevölkerung. Dabei ist bemerkenswert, daß 94% derjenigen Patienten mit kleinem linken Ventrikel 5 Jahre nach der Operation noch am Leben waren im Vergleich zu nur 58% mit großem linken Ventrikel. Dieser Befund kennzeichnet die wesentliche prognostische Bedeutung der Größe des linken Ventrikels bei Aortenklappenfehlern.

Der Einfluß von zahlreichen Klappenprothesenmodifikationen auf die Früh- und Spätletalität und auf die Häufigkeit von thromboembolischen Komplikationen hierbei ist noch nicht klar erkennbar. Zur Implantation gelangen Prothesen nach STARR-EDWARDS, BRAUNWALD-CUTTER, SMELOFF-CUTTER (Kugelventile) und BJÖRK-SHILEY, LILLEHEI-KASTER (Klappenventile). Außerdem werden mehr und mehr Bioklappen benutzt (z.B. nach HANCOCK oder IONESCU), daneben technische Prothesen mit besseren Flußeigenschaften (z.B. St.-Jude-Prothese). – Einzelheiten s. S. 226.

4.7 Aorteninsuffizienz

4.7.1 Funktionelle Anatomie und Hämodynamik

Bei der Mehrzahl der Patienten mit reiner Aortenklappeninsuffizienz ist für die Pathogenese eine rheumatische Herzkrankheit auslösend. Eine bakterielle Endokarditis ist bei der Entstehung der Aorteninsuffizienz allerdings häufiger die Ursache als bei anderen Klappenfehlern.

Wie auch bei anderen Aortenklappenerkrankungen überwiegt das männliche Geschlecht. Die Regurgitation an der Aortenklappe kann im Anschluß an die rheumatische Karditis gering bleiben oder auch schrittweise zunehmen. Neben entzündlichen Ursachen können auch degenerative Veränderungen eine Aorteninsuffizienz hervorrufen, z.B. eine Medianekrose, oder sie tritt als Symptom bei Marfan-Syndrom auf. Eine luetische Genese der Aorteninsuffizienz wird heute selten beobachtet. Eine Klappenschlußunfähigkeit kann sich auch als Folge eines Aneurysmas des Sinus Valsalvae oder eines Aneurysma dissecans der Aorta ascendens ausbilden (s. auch Tabelle 4.9).

Tabelle 4.9. Ursachen einer Aorteninsuffizienz

Rheumatische Endokarditis
Bakterielle Endokarditis
Mesaortitis luica
Medianekrose der Aorta
Marfan-Syndrom
Sinus-Valsalvae-Aneurysma
Aneurysma dissecans der Aorta ascendens
Trauma
Morquio-Ullrich-Syndrom

Der makroskopische morphologische Befund an den Klappen wird bestimmt von der Retraktion der Klappen mit Verlust an Gesamtfläche. Infolge des großen diastolischen Druckgradienten zwischen Aorta und linkem Ventrikel an der Aortenklappe kann durch eine verhältnismäßig kleine Schlußunfähigkeit ein großes Regurgitationsvolumen zustande kommen.

Bei höherem hämodynamischen Schweregrad steigen enddiastolisches ventriculäres Volumen und Schlagvolumen an, wodurch ein normales effektives Kreislaufminutenvolumen in Ruhe aufrechterhalten werden kann. Bei hohem hämodynamischen Schweregrad einer Aorteninsuffizienz steigen enddiastolisches Volumen und enddiastolischer Druck so stark an, daß daraus eine Einstrombehinderung an der Mitralklappe im Sinne einer funktionellen Mitralstenose (*Austin-Flint-Geräusch*) entstehen kann. Auch die Entwicklung einer relativen Mitralklappeninsuffizienz ist infolge der Volumenbelastung des Ventrikels möglich. Außerdem steigt durch Hypertrophie und Dilatation des linken Ventrikels der myokardiale Sauerstoffverbrauch an. Durch eine verminderte Coronarperfusion infolge der durch die Klappenschlußunfähigkeit verringerten coronaren Perfusion in der Diastole wird die Sauerstoffversorgung des Herzens zusätzlich kritisch vermindert. Damit Hand in Hand kommt es bei Belastung zu Angina-pectoris-Anfällen. Dabei sind nach coronarographischen Befunden die Coronararterien bei diesen Patienten oft besonders weit und nicht arteriosklerotisch verändert.

4.7.2 Symptomatologie

Vorgeschichte und Beschwerdebild: Der typische Auskultationsbefund bei rheumatischer Aortenklappeninsuffizienz kann bereits während der akuten rheumatischen Karditis auftreten.
Patienten mit Aorteninsuffizienz sind typischerweise jahrelang völlig beschwerdefrei trotz hämodynamisch nicht unerheblicher Aortenklappeninsuffizienz, so daß ein oder mehrere Jahrzehnte vergehen können, ehe es zu einer Diagnosestellung kommt. Häufig wird ein für Aorteninsuffizienz typischer Auskultationsbefund bei Routineuntersuchungen festgestellt. Pectanginöse Beschwerden und Schwindel werden bei klinischem Schweregrad II–III in etwa einem Viertel der Fälle geklagt. Außerdem steht dann eine Dyspnoe im Vordergrund der kardialen Beschwerden. Manche Patienten klagen auch über ein unangenehmes pulssynchrones Klopfen im Kopf- und Halsbereich (verstärkte Carotispulsation). Gelegentlich, insbesondere bei den hohen klinischen Schweregraden, werden zusätzlich Schmerzen im Abdomen oder im Halsbereich angegeben. Im späteren Verlauf sind die Symptome der Linksherzinsuffizienz bei der Aorteninsuffizienz mit den Zeichen eines Rechtsherzversagens kombiniert.

Klinische Symptome: Der Herzspitzenstoß ist hebend und nach links außen unten verlagert. Gelegentlich ist er weit seitlich in Richtung auf die linke Axillarlinie oder caudal im 6. oder 7. ICR zu sehen oder zu palpieren.
Bei der Aortenklappeninsuffizienz besteht eine enge Beziehung zwischen dem diastolischen Blutdruck und dem Regurgitationsvolumen (weniger der Blutdruckamplitude). Bei normalem diastolischen Druck wird eine erhöhte Blutdruckamplitude nämlich auch bei anderen Krankheitszuständen (z. B. Aortensklerose, pathologische Bradykardie, beginnende essentielle Hypertonie, Ductus arteriosus Botalli apertus) beobachtet. Besteht gleichzeitig eine Myokardinsuffizienz, dann steigt der diastolische Blutdruck unabhängig vom Grad der Klappeninsuffizienz an. Außerdem gleichen sich bei langsamer Herzfrequenz in der späten Diastole der diastolische Blutdruck und der enddiastolische linke Ventrikeldruck an. Hierdurch ist zu erklären, daß der diastolische Blutdruckwert selbst bei hochgradiger Klappeninsuffizienz Minimalwerte von etwa 20 mm Hg nicht unterschreitet.
Der Befund, daß an den unteren Extremitäten häufig höhere systolische Blutdruckwerte gemessen werden – im Vergleich zu herznahen Gefäßabschnitten – ist infolge einer Superposition von Grundschwingung und reflektierter Welle schon beim Gesunden zu erheben. Demgegenüber ist bei Aortenklappeninsuffizienz die Druckdifferenz besonders ausgeprägt (Hill-Phänomen). Die durch die Regurgitation und das dadurch vergrößerte Herzschlagvolumen veränderten dynamischen Eigenschaften des Arterienpulses sind damit Ursache der geläufigen klinischen Symptome bei Aorteninsuffizienz: *Pulsus celer et altus* (Kollapspuls, Corrigan-Puls, Wasserhammer-Puls), *Quincke-Capillarpuls, Musset-Zeichen* (pulssynchrone Bewegungen von Kopf, Oberkörper und Extremitäten) und bei Auskultation peripherer Arterien der *Traube-Doppelton* und das *Duroziez-Doppelgeräusch* (unter leichter Kompression der Arterie mit dem Stethoskop). Die Patienten mit höhergradiger Aorteninsuffizienz zeigen eine meist blasse Hautfarbe und neigen zu Hyperhidrosis.
Auskultation: Bei unauffälligem I. Herzton ist der II. Herzton in seiner Intensität stark abgeschwächt und geht bei hohem hämodynamischem Schweregrad im Beginn des diastolischen Sofortgeräusches auf.
Mit p.m. im 3. ICR links parasternal findet sich ein hochfrequentes *diastolisches Sofortgeräusch* von Decrescendocharakter, das bei

4.7 Aorteninsuffizienz

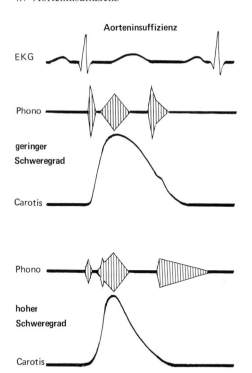

Abb. 4.19. Phonokardiogramm und Carotissphygmogramm bei Aorteninsuffizienz in Abhängigkeit vom hämodynamischen Schweregrad [36]

hohem hämodynamischem Schweregrad bis zum Ende der Diastole reicht (Abb. 4.19). Ein hiervon zu unterscheidendes diastolisches Geräusch findet sich an der Herzspitze, wenn gleichzeitig eine relative Mitralstenose besteht. Es handelt sich dabei um ein niederfrequentes diastolisches Geräusch (Austin-Flint-Geräusch), das sich dadurch vom Geräusch bei organischer Mitralstenose unterscheidet, daß ihm nicht ein Mitralöffnungston vorausgeht. Es ist insbesondere bei eingetretener Dekompensation nachweisbar, und es verschwindet typischerweise bei klinischer Besserung. (Zur Differentialdiagnose s. Tabelle 4.10.)
Bei der Mehrzahl der Patienten mit hämodynamisch wirksamer Aorteninsuffizienz läßt sich außerdem ein systolisches, annähernd spindelförmiges, meist frühsystolisches Geräusch auskultieren, das das typische diastolische Geräusch bei Aorteninsuffizienz an Lautheit übertrifft und deshalb häufig zu Fehldeutungen Anlaß gibt. Es ist strömungsbedingt und nicht Ausdruck einer gleichzeitigen Aortenklappenstenose, sofern andere Hinweise für begleitende Aortenstenose fehlen.
Differentialdiagnostisch ist bei kombinierten Aortenklappenfehlern eine erhöhte Blutdruckamplitude mit niedrigem diastolischem

Tabelle 4.10. Differentialdiagnose zwischen Aorteninsuffizienz mit Austin-Flint-Geräusch und der Kombination einer Aorteninsuffizienz mit Mitralstenose [36]

	Aorteninsuffizienz mit organischer Mitralstenose	Aorteninsuffizienz mit Austin-Flint-Geräusch
Beginn des Geräusches nach der P-Zacke des EKG	Spät	Früh
Erster Herzton	Über der Spitze paukend	Über der Spitze normal, unauffällig oder abgeschwächt
Dritter Herzton	∅	+
Mitralöffnungston	+	∅
Amylnitritinhalation	Das präsystolische Geräusch wird lauter	Das präsystolische Geräusch wird leiser
Druckanstiegs-, Anspannungszeit	Normal oder verlängert	Verkürzt
Frequenzbezogene Austreibungszeit	Verkürzt	Verlängert
Rechtshypertrophie- oder Rechtsbelastungszeichen im EKG	+	∅
Dilatation der A. pulmonalis	+	∅
Oesophagusverlagerung	Umschrieben und erheblich	In einem größeren Bereich, aber geringer
Kerley-Linien	+	∅
Hämoptyse	+	∅
Hautfarbe	Mitralgesicht	blaß

Druck zusammen mit den Zeichen der Linksherzhypertrophie und -dilatation kennzeichnend für eine überwiegende Aortenklappeninsuffizienz.

Von allen klinischen Befunden und Symptomen für die Beurteilung des Schweregrades einer Aorteninsuffizienz hat der *diastolische Blutdruck* die größte Bedeutung. Während die systolischen Blutdruckwerte, die mit Hilfe der Blutdruckmeßmethoden nach RIVA-ROCCI gemessen werden, durch eine Summation von Schlauch- und Reflexionswellen höher als die zentralen sind, stimmt der unblutig gemessene diastolische Druck mit dem diastolischen zentralen Blutdruck i. allg. überein.

Ein diastolischer Blutdruckwert wird dann korrekt gemessen, wenn die Lautstärke des Korotkoff-Tones erstmals abnimmt. Häufig kommt es bei einer Aorteninsuffizienz nicht zu einem völligen Verschwinden des Korotkoff-Tones, so daß irrtümlicherweise diastolische Blutdruckwerte von 0 mm Hg angegeben werden. In Wirklichkeit kann aber der diastolische Blutdruck niedrigstenfalls die Höhe des enddiastolischen Ventrikeldruckes annehmen, der in der Größenordnung von mehr als 20 mm Hg bei fortgeschrittenen Aortenklappeninsuffizienzen liegt. Damit wird erkennbar, daß die unblutige Blutdruckmessung in diesem Bereich methodische Grenzen hat.

Elektrokardiogramm: Das Elektrokardiogramm ist gekennzeichnet durch die Zeichen der Linksherzhypertrophie und -schädigung. Bei hämodynamisch höherem Schweregrad findet sich der typische Befund eines pathologischen Linkstyps, ohne daß durch den Nachweis eines Normal- oder Steiltyps eine Aorteninsuffizienz auch höheren Schweregrades ausgeschlossen werden kann. Eine absolute Arrhythmie bei Vorhofflimmern oder -flattern gehört nicht zum typischen Bild der Aorteninsuffizienz. Ein solcher Befund ist daher verdächtig auf einen begleitenden Mitralklappenfehler.

Thorax-Röntgen: Röntgenologisch begleitende Veränderungen einer Aortenklappeninsuffizienz sind erst bei einem mittleren hämodynamischen Schweregrad zu erwarten. Es findet sich dann die charakteristische Aortenkonfiguration: 1) Der linke untere Anteil des Herzschattens, der in der a.-p. Aufnahme den linken Ventrikel darstellt, wird nach unten und links verlängert und vergrößert. 2) Der Winkel mit dem Pulmonalarterienvorsprung wird spitzer als normal. 3) Der Aortenknopf ragt gewöhnlich vor, und der übrige Aortenbogen ist dilatiert. 4) Bei der Durchleuchtung oder auf dem Röntgenkymogramm läßt sich feststellen, daß linker Ventrikel sowie ascendierende und descendierende Aorta vergrößerte Exkursionen zeigen. Im linken Durchmesser kann man die Vergrößerung des linken Ventrikels daran erkennen, daß er den Schatten der Wirbelsäule überdeckt. Bei luetischer Aorteninsuffizienz gilt die streifenförmige Verkalkung der Aorta ascendens als typisches Zeichen einer Mesaortitis luica.

Tritt bei zunehmendem Linksherzversagen eine relative Insuffizienz der Mitralklappe auf, dann erscheint röntgenologisch auch der linke Vorhof vergrößert, damit nähert sich die Aortenkonfiguration des Herzens einer mitralen Konfiguration an („mitralisierte Aortenkonfiguration"). Entwickelt sich zusätzlich eine Rechtsherzinsuffizienz, dann sind röntgenologisch auch rechter Ventrikel und rechter Vorhof vergrößert.
Zum Vergleich mit der Norm s. Kap. 2.2.6.

Echokardiogramm (siehe S. 43): Echokardiographisch zeigen sich diastolische Vibrationen des anterioren Segels der Mitralklappe bei mäßiger oder hochgradiger Aorteninsuffizienz, vorausgesetzt daß die Mitralklappen normal sind. Die echokardiographische Diagnostik eignet sich insbesondere bei Aorteninsuffizienz zum Ausschluß einer organischen Mitralklappenstenose. Außerdem läßt sich näherungsweise eine Messung der Auswurffraktion vornehmen.

Phonokardiographie, Apexkardiogramm und Carotispulsschreibung (Abb. 4.19): Bei hämodynamisch geringgradiger Aortenklappeninsuffizienz ist die Aortenklappenschlußincisur in der Carotispulskurve noch deutlich ausgeprägt. Sie fällt mit dem meist deutlich vorhandenen II. Herzton, dem Aortenklappenschlußton, zusammen, mit dem das diastolische Geräusch beginnt, das die ganze Diastole ausfüllen kann. Nicht selten ist auch bei Aorteninsuffizienz ein „ejection

4.7 Aorteninsuffizienz

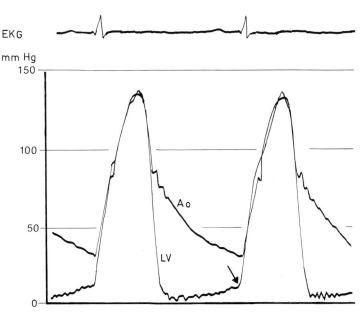

Abb. 4.20. Aorteninsuffizienz: Druckkurven im linken Ventrikel (*LV*) und in der Aorta (*Ao*) synchron zum EKG. Man beachte: erhöhte Aortendruckamplitude, aufgehobene Aortenklappenschlußincisur, erniedrigter diastolischer Aortendruck

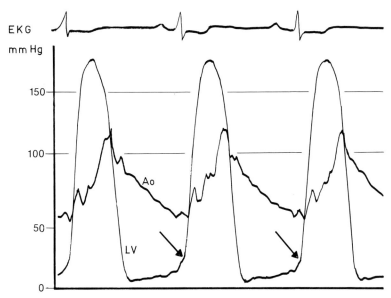

Abb. 4.21. Kombiniertes Aortenklappenvitium (Stenose und Insuffizienz). Druckkurven im linken Ventrikel (*LV*) und in der Aorta (*Ao*) synchron zum EKG. Man beachte: erhöhter intraventriculärer Druck mit systolischem Druckgradienten an der Aortenklappe; erhöhter enddiastolischer Druck im linken Ventrikel

click" nachweisbar. Bei hämodynamisch höhergradigen Aorteninsuffizienzen ist die Carotispulskurve doppelgipfelig (Pulsus bispheriens), und die Aortenklappenschlußincisur ist verstrichen, wobei das laute, hochfrequente diastolische Geräusch eine Crescendo-Decrescendo-Form annehmen kann. Es ist bisher nicht sicher geklärt, ob diese Geräuschform alleinige Folge der hochgradigen Aorteninsuffizienz ist oder auch mit bedingt ist durch ein Austin-Flint-Geräusch. Das *Apexkardiogramm* zeigt bei hohem hämodynamischem Schweregrad eine deutlich betonte Vorhofkontraktionswelle (a-Welle), einen raschen Steilanstieg sowie einen breiten plateauförmigen Kurvengipfel und einen steilen Kurvenabfall.

Herzkatheterisierung und Angiographie (Abb. 4.20 u. 4.21): Über den hämodynamischen Schweregrad geben die bei der Katheterisierung gemessenen Daten Aufschluß. Die Druckwerte des rechten Herzens, der Arteria pulmonalis und der Pulmonalcapillaren sind bei höherem hämodynamischem Schweregrad mit Auswirkung auf den linken Vorhof, die Lungenstrombahn und das rechte Herz deutlich erhöht. Meist gelingt durch retrograde Katheterisierung von der Aorta aus die Messung der linksventriculären Drücke. Dabei findet sich ein deutlicher Anstieg des enddiastolischen Ventrikeldruckes, der sich dem diastolischen Aortendruck bei hochgradiger Aorteninsuffizienz annähert bzw. sogar angleicht. Über diese Meßwerte hinaus gestattet die Bestimmung des angiographischen Regurgitationsvolumens durch Aortographie eine zusätzliche Information (Tabelle 4.11).
Durch eine ventriculographische Darstellung kann mit Hilfe einer planimetrischen Bestimmung des Schlagvolumens des Herzens unter der Annahme eines Rotationsellipsoides das tatsächliche Schlagvolumen des Herzens aus der Differenz zwischen dem enddiastolischen und endsystolischen Volumen ermittelt werden (s. S. 76). Das effektive Schlagvolumen ergibt sich aus der Division von Herzzeitvolumen, das mit Hilfe von Indikatorverdünnungsmethoden gemessen werden kann, und der Herzfrequenz. Aus der Differenz zwischen dem effektiven Herzzeitvolumen und dem tatsächlichen Herzzeitvolumen läßt sich dann das Regurgitationsvolumen abschätzen (s. Kap. 2.2.7). Die wichtigsten Größen, die durch Herzkatheteruntersuchung gewonnen werden, sind anhand eines charakteristischen Beispiels aus Abb. 4.22 zu entnehmen. Zur Coronarreserve s. S. 73.

Differentialdiagnose: Differentialdiagnostische Schwierigkeiten können bestehen hinsichtlich der Abgrenzung von Anomalien mit ähnlichen hämodynamischen Meßwerten. Zu denken ist an ein perforiertes Aneurysma eines Sinus Valsalvae sowie an eine coronararteriovenöse Fistel. Auch sind zu erwägen ein Ductus arteriosus Botalli apertus sowie ein aortopulmonales Fenster, wobei das kontinuierliche systolisch-diastolische Geräusch und die überwiegenden Zei-

Tabelle 4.11. Herzkatheteruntersuchung bei höhergradiger Aorteninsuffizienz (Normalwerte: Tabellen 4.2, 2.16, 2.18 u. 2.22)

Herzzeitvolumen (effektiv)	6,7 l/min
Herzindex (effektiv)	3,9 l/min m²

Linker Ventrikel:

EDV	(enddiastolisches Volumen)	380 ml
ESV	(endsystolisches Volumen)	170 ml
SV	(Schlagvolumen)	210 ml
AF	(Auswurffraktion)	56%
RV	(Regurgitationsvolumen)	110 ml
SV_{eff}	(effektives Schlagvolumen)	100 ml

Lage des Katheters	Druck (mm Hg)	Mitteldruck (mm Hg)	Sauerstoffsättigung (%)
Vena cava sup.			68
Vena cava inf.			73
Rechter Vorhof	10/4	8	74
Rechter Ventrikel	41/8		
A. pulmonalis	24/14	17	74
Linker Vorhof	17/13	15	
Linker Ventrikel	170/0–11		96
Aorta	170/50	100	95

4.7 Aorteninsuffizienz

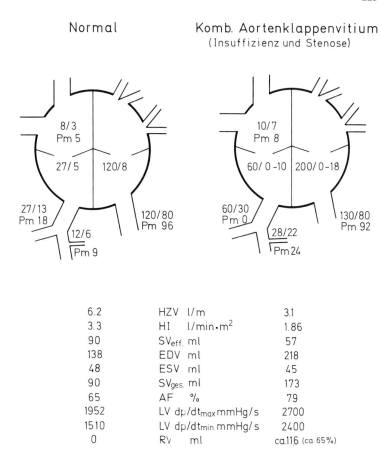

Abb. 4.22. Hämodynamische Größen (Pumpfunktion, Druckwerte und Regurgitationsvolumen *RV*) bei kombiniertem Aortenklappenvitium höheren Schweregrades

chen der Rechtsherzbelastung hierfür wegweisend sein können. Außerdem ist bei der Auskultation eines hochfrequenten diastolischen Geräusches im 3. ICR linksparasternal eine Pulmonalklappeninsuffizienz klinisch in Betracht zu ziehen.

4.7.3 Therapie

Konservative Behandlung: Für die konservative Behandlung ist das bei der Aortenklappenstenose Gesagte ebenfalls gültig (s.S. 215). Die Patienten bedürfen einer körperlichen Schonung, und auch bei banalen Infektionen ist eine verhältnismäßig frühzeitige und hochdosierte antibiotische Therapie zur Vermeidung einer bakteriellen Endokarditis angezeigt. Bei klinisch manifesten Zeichen der Herzinsuffizienz ist eine Glykosidbehandlung indiziert (s. Behandlung der Herzinsuffizienz), wobei eine starke Frequenzsenkung unter 80/min bei Aorteninsuffizienz hämodynamisch eher ungünstig ist (s.o.).

Der Beginn des Herzklappenfehlers fällt allgemein in die Mitte des zweiten Lebensjahrzehnts. Klinische Verläufe von mehreren Jahrzehnten sind keine Seltenheit. Ist einmal eine Dekompensation eingetreten und der Patient dem klinischen Schweregrad III oder gar IV zuzuordnen, ist die Prognose äußerst belastet. Die Kombination einer Linksherzvergrößerung mit dem elektrokardiographischen Nachweis einer Linksherzhypertrophie und Angina pectoris führt in etwa einem Drittel der Fälle zu Herzinsuffizienz oder zum Tod innerhalb von drei Jahren bei zwei Dritteln der Patienten. Ist eine Herzinsuffizienzsymptomatik einmal eingetreten, können eine rasche Verschlechterung und der Tod etwa innerhalb von zwei Jahren eintreten.

Operative Behandlung: Die Indikationsstellung zur Operation mit Herzklappenersatz durch eine Ventilprothese (Abb. 4.23) oder WARDS bevorzugt. Auch Modifikationen wie z. B. nach SMELOFF-CUTTER, die bei gleichem Außendurchmesser eine größere Öffnungsfläche hat, werden verwendet (s. auch operative Behandlung bei Aortenstenose auf S. 216).

Postoperativ nimmt die linksventrikuläre Dilatation häufig innerhalb weniger Tage eklatant ab, erkennbar an einer weitgehenden Normalisierung der Herzgröße im Thorax-

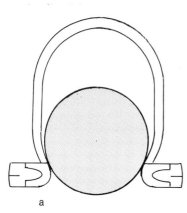
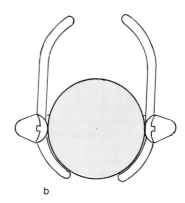
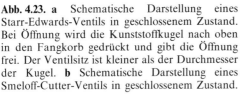

Abb. 4.23. a Schematische Darstellung eines Starr-Edwards-Ventils in geschlossenem Zustand. Bei Öffnung wird die Kunststoffkugel nach oben in den Fangkorb gedrückt und gibt die Öffnung frei. Der Ventilsitz ist kleiner als der Durchmesser der Kugel. **b** Schematische Darstellung eines Smeloff-Cutter-Ventils in geschlossenem Zustand. Öffnungsmechanismus wie bei a. Die Kugel verschließt im Gegensatz zu a mit ihrem größten Querschnitt die Öffnungsfläche. So kann bei gleicher Öffnungsfläche die Kugel kleiner gehalten werden. Ein Durchrutschen wird durch einen zweiten Fangkorb verhindert [33]

einer Bio-(Transplantat-)Klappe richtet sich nicht allein nach dem hämodynamischen Schweregrad des Herzklappenfehlers, sondern auch nach dem klinischen Gesamtschweregrad. Bei einem klinischen Schweregrad II ist eine operative Behandlung nicht angezeigt. Hingegen muß bei den höheren Schweregraden die Progredienz des Leidens gegen das jeweilige Operationsrisiko abgewogen werden. Dabei scheint das Alter der Patienten für die Operationsindikation eine untergeordnete Rolle zu spielen, da sich gezeigt hat, daß auch bei Patienten in höherem Alter (60 Jahre und mehr) das Operationsrisiko nicht nennenswert über dem jüngerer Patienten liegt [8] (s. Tabelle 4.8; s. auch Abb. 4.24).

In den letzten Jahren wurde als Klappenprothese die Klappe nach STARR-ED- röntgenbild. In diesen Fällen nehmen auch die Parameter der Auswurffraktion echokardiographisch oft deutlich in Richtung zur Norm zu. In einigen Fällen persistieren aber die Zeichen der Pumpfunktionsstörung längere Zeit, so daß hierbei realistische Beurteilungen des Operationsergebnisses erst etwa nach einem Jahr möglich sind [11 a].

Nachbehandlung: Bei allen Formen eines prothetischen Herzklappenersatzes ist als Nachbehandlung eine Anticoagulation zweckmäßigerweise mit oralen Anticoagulantien vorzunehmen. Ferner ist i. allg. eine Weiterbehandlung mit Herzglykosiden auch bei guten Operationsergebnissen für ein weiteres ganzes Jahr nach der Operation angezeigt. Gegebenenfalls ist die rechtzeitige

Gabe von Penicillin bei jedem nicht näher geklärten Infekt aus prophylaktischen Gründen zur Vermeidung einer Endokarditis indiziert.

Wenn auch wenige Wochen nach der Operation eine Mobilisierung der Patienten zweckmäßig ist, so sollte doch eine Eingliederung in den Arbeitsprozeß nicht vor einem halben Jahr nach der Operation erfolgen. Auch dann muß darauf geachtet werden, daß den Patienten nur eine leichte körperliche Tätigkeit zugemutet wird. Erst nach einem vollen Jahr postoperativ sollte endgültig zur Arbeitsfähigkeit Stellung genommen werden.

4.7.4 Kombinierte Aortenklappenfehler

Im folgenden soll auf einige Besonderheiten eingegangen werden, die sich bei Vorhandensein mehrerer Klappenfehler ergeben. So sind etwa ein Drittel aller Aortenklappenfehler kombinierte Aortenklappenfehler, bei denen eine Insuffizienz mit einer Stenose kombiniert auftritt. Bei insgesamt etwa einem Sechstel aller Patienten mit Aortenklappenfehler werden gleichzeitig Mitralklappenfehler festgestellt.

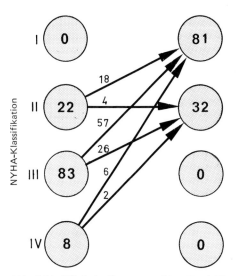

Abb. 4.24. Klinische Besserung (New York Heart-Ass.-Klassifikation) bei Überlebenden nach Aortenklappenersatz. [38]

Patienten, bei denen ein prothetischer Aortenklappenersatz mit Hilfe eines Starr-Edwards-Ventils durchgeführt wird, erfahren in einem hohen Prozentsatz von etwa 80–90% eine deutliche klinische Besserung. Das bedeutet – unter Berücksichtigung der Schweregrad-Nomenklatur der New York Heart Association – eine Besserung um meistens zwei Schweregrade (hierzu Abb. 4.24). Die Verwendung von Hancock-Bioprothesen scheint keine weitere Besserung dieser Resultate zu ermöglichen [61]. Die *Hospitalletalität* wird mit etwa 20% beziffert, wobei die Zahlen im Schrifttum zwischen 6 und 30% liegen. Eine verhältnismäßig schlechte Langzeitprognose durch ein fortgeschrittenes Lebensalter, vorausgegangene Operationen, Vorhofflimmern, begleitende Klappenfehler, eine reduzierte coronare Perfusion ist bisher nicht gesichert. Lediglich eine fortgeschrittene Reduktion des Allgemeinzustandes und die Zeichen einer musculären Linksherzinsuffizienz und eine Dilatation des Aortenrohres belasten nachweislich die Prognose, wenn auch geringgradig.

Zusammenfassend kann man davon ausgehen, daß bei operativem prothetischem Klappenersatz (Aortenposition oder Mitralposition) eine Operationsletalität von etwa 5% anzunehmen ist unter der Voraussetzung eines erfahrenen Herzchirurgenteams und bei mittlerem Patientenrisiko. Die *Häufigkeit von Embolien* beträgt etwa 20%. Die *jährliche Sterbequote* von Patienten mit prothetischem Klappenersatz an einer Klappe beträgt etwa 5% bei Aortenklappenersatz und noch weniger bei Mitralklappenersatz. Neuere Klappenkonstruktionen (z.B. BJÖRK-SHILEY und LILLEHEI-KASTER) lassen einen weiteren Rückgang der Sterbequoten erwarten.

Von der klinischen Symptomatologie her ergibt sich eine Kombination der Symptome, wobei hierbei die rasche Progredienz bei einmal eingetretener Dekompensation besonders hervorzuheben ist. Pathophysiologisch herrschen bei diesen Klappenfehlern eine gleichzeitige Druck- und Volumenbelastung vor, in deren Gefolge sich eine relative Mitralinsuffizienz entwickeln kann. Bezüglich Operationsrisiko und Prognose nach prothetischem Klappenersatz unterscheiden sie sich so gut wie nicht von den reinen Aortenklappenfehlern.

4.8 Herzklappenchirurgie – allgemein

4.8.1 Herzklappenprothesen
(Nach 55 u. 56)

1. Björk-Shiley-Scheibenprothese (Abb. 4.25): Die von BJÖRK entwickelte und 1969 erstmals klinisch erprobte Scheibenprothese besteht aus einem Titaniumgehäuse mit einem Teflongewebering, durch den die Nähte gestochen werden, die das Ventil an dem Klappenring des Patienten fixieren. In geschlossener Position liegt der Discus innerhalb des Gehäuseringes; die Ventilkonstruktion erlaubt es ihm, einmal während 100–200 Herzcyclen in sich zu rotieren. Die Scheibe besteht aus einem hochpolymerisierten Kohlenstoff (Pyrolyte), ist durch einen eingearbeiteten Metallring für Röntgen kontrastgebend und öffnet sich um 60° (s. Abb. 4.25).

2. Bioprothese nach Carpentier (Abb. 4.27): Die Bioprothesen bestehen aus sehr sorgfältig gewonnenen Präparationen von Schweineaortenklappen, die in einer bilanzierten Elektrolytlösung mit gepuffertem Glutaraldehyd (0,2%–0,652%) zur Fixation gebracht

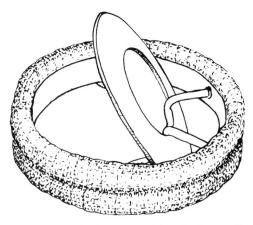

Abb. 4.25. Prinzip des Kippscheibenventils (BJÖRK-SHILEY)

und mit Sterilisation konserviert werden. Glutaraldehyd führt Schweineklappengewebe in ein stabiles, nicht vitales und gewebeverträgliches Polymer über, das die ausgezeichnete Flexibilität und biologischen Eigenschaften der ursprünglichen Strukturen erhält. Die so gewonnenen Klappen werden auf einen mit Dacron bezogenen flexiblen Polypropylenrahmen geeigneter Größe aufgespannt und durch mikroskopische Nahttechnik befestigt. Ein mit Silikonschaum gefütterter Prothesenring dient der Fixierung der Bioprothese in der entsprechenden Ventilebene am Herzen. Für die klinische Anwendung jeder Klappe muß durch mehrfache Kulturen die Keimfreiheit nachgewiesen worden sein.

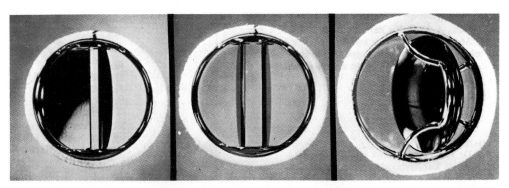

Abb. 4.26. St.-Jude-Medical-Prothese, halbgeschlossen (*links*), geöffnet (*Mitte*), Björk-Shiley-Prothese, geöffnet (*rechts*)

3. St.-Jude-Medical-Prothese (s. Abb. 4.26): Es handelt sich um eine Neukonstruktion, die seit Anfang des Jahres 1978 erprobt wird. Das Ventil ist vollständig aus Pyrolyte gefertigt, einem biologisch inerten Kunststoff mit sehr großer Haltbarkeit. Es besitzt 2 sich türflügelartig öffnende Segel, die die

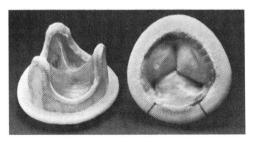

Abb. 4.27. Biologische Herzklappenprothese (Carpentier)

Öffnungsfläche in 3 fast gleiche Abschnitte unterteilen. Im Vergleich zur Björk-Shiley-Prothese läßt sich erkennen, daß durch diesen neuen Türflügelmechanismus ein weitgehend ungehinderter zentraler Durchtritt des Blutstroms gewährleistet ist. Die mit einem Öffnungswinkel von 60° funktionierende Björk-Shiley-Klappe muß zwangsläufig eine Behinderung verursachen und erzeugt zudem durch seitliche Ablenkung des Blutstromes eine deutlich stärkere Turbulenzentwicklung (aus [18]). Weitere Vorteile sind wahrscheinlich eine geringere Incidenz thromboembolischer Komplikationen und eine geringere Klappen-bedingte Hämolyse [27a].

4. Kugelventil (Abb. 4.23): Richtungsweisend für die Herzklappenprothesenentwicklung wurde zweifellos das 1952 erstmals bei einem jungen Patienten mit Aorteninsuffizienz in die descendierende Aorta implantierte Plexiglaskugelventil. Die Einpflanzung der Coronarostien und der Kopfgefäßabgänge war ohne Herz-Lungen-Maschine möglich, ist jedoch nur bei der reinen Insuffizienz indiziert und kann bestenfalls als eine Palliativmaßnahme angesehen werden.
Das Prinzip des *Kugelventils* blieb lange Zeit bestimmend für weitere Überlegungen, denn es stellte eine unkomplizierte und deshalb zuverlässige und wenig störanfällige Konstruktion dar, die in der Lage ist, einen gerichteten Blutstrom zu gewährleisten. Die allgemein bekannte *Kugelventilprothese vom Typ* STARR-EDWARDS fand von den frühen sechziger Jahren an bis heute klinische Anwendung. Unter Beibehaltung der kaum veränderten Form bestanden einige Modifikationen in der Verwendung verschleißfesterer Kunststoffmaterialien oder Käfigverkleidungen, die die Hämolyserate und die Thromboemboliegefahr verringern sollten. Die erhebliche Raumbeanspruchung der relativ großen Starr-Edwards-Klappen, die bei kleinen Ventrikeln zu Ausflußtraktverengungen und Rhythmusstörungen führen kann, wurde Anlaß für die Entwicklung von Linsen- oder Scheibenventilen, die zunächst nach dem sog. Hubscheibenprinzip konzipiert waren.

5. Klappe nach Ionescu: Bei dieser Dreitaschenklappe wird aus autologen Fascien- oder Perikardstreifen nach der Methode von IONESCU eine Klappe konstruiert, die sich wegen des häufigen Auftretens von Insuffizienzen nicht durchgehend bewährt hat. Sie stellt gewissermaßen eine Art Vorläufer zum Ventil nach HANCOCK dar (Glutaraldehyd-Konservierung von Allotransplantaten).

4.8.2 Prognose nach Klappenoperationen

Hinsichtlich der Auswahl der einzelnen Klappenprothesen und der resultierenden Prognose bei den operierten Patienten ergibt sich etwa folgendes Bild: Im Vergleich zu früheren Jahren sind bei den Aortenklappenfehlern die rheumatischen Grunderkrankungen deutlich zurückgegangen. Es dominieren jetzt die bicuspidalen Aortenfehler mit bakterieller Endokarditis.
Kugelprothesen haben leider eine relativ hohe Thrombembolierate zur Folge. Trotz Anticoagulantienbehandlung bei Kugelklappenprothesenträgern ist die Emborate größer als im Vergleich zu Björk-Ventilen mit nur 15% Emboliekomplikationen über 8 Jahre (ROTHLIN, persönliche Mittei-

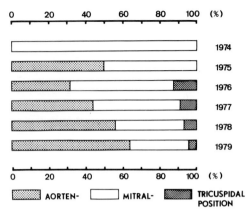

Abb. 4.28. Prozentuale Verteilung der Bioprothesen auf unterschiedliche Klappenpositionen beim Herzklappenersatz. Im Vergleich zu der Mitralposition hat der Klappenersatz in Aortenposition mit Bioprothesen während der letzten Jahre zugenommen [53, 54]

Tabelle 4.12. Auftreten von Thrombembolien geordnet nach unterschiedlichen Klappentypen unter Anticoagulation. (Nach Literaturangaben. Zit. nach [21])

Klappentyp	Häufigkeit von Thrombembolien	
	Mitralposition	Aortenposition
Starr-Edwards	61%	35%
M 6000, A 1000	5%	4%
M 6310, A 2310	3,2%	–
	9%	
Björk-Shiley	9%	5%
	4,7%	–
Lillehei-Kaster	4,8%	–

lung). Bevorzugt werden heute etwa zur Hälfte Bioprothesen (s.o., s. Abb. 4.28 zur Verteilung auf einzelne Klappen) und zur anderen Hälfte Kippscheibenplatten.
Neuere Kugelklappenprothesen (Starr-Edwards M 6310, A 2310) haben wegen eines Teflonüberzugs des Klappengerüstes ein den Björk-Ventilen ähnliches Thrombembolierisiko, sind aber strömungstechnisch weniger günstig. – Einzelheiten bzw. Thrombemboliekomplikationen s. Tabellen 4.12 und 4.13.
Die Bioprothesen sind in ihrer prognostischen Charakterisierung noch nicht eindeutig einzuschätzen, da Materialermüdungen erst nach 10–15 Jahren zu erwarten sind.
Die Endokarditishäufigkeit bei Bioprothesen soll im Vergleich zu technischen Prothesen nicht erhöht sein. Gänzlich verlassen worden ist die sog. Fascia-lata-Prothese wegen einer Endokarditishäufigkeit zwischen 25 und 30%.
Die Operationsletalität (Tabellen 4.14 u. 4.15) bei Aortenklappenersatz liegt etwa bei 2%, bei Mitralklappenersatz bei etwa 4–5%. Diese Ziffer trifft auch für den Doppelklappenersatz zu. Nach 5 Jahren leben von Aortenklappenträgern noch 84%, die Operationsletalität eingeschlossen. Beim Mitralklappenersatz leben nach 8 Jahren noch 80%, ebenfalls einschließlich Operationsleta-

Tabelle 4.13. Häufigkeit von Thrombembolien bei Björk-Shiley- und Bioprothesen mit und ohne Anticoagulation bei Patienten mit isoliertem Mineral- oder Aortenklappenersatz [21]

	Zahl der Patienten	Embolien
I. Mit Anticoagulation		
Björk-Shiley		
– Mitralis	42	3 (7,14%)
– Aorta	98	2 (2,04%)
Bioprothese		
– Mitralis	30	0
– Aorta	3	0
II. Ohne Anticoagulation		
Björk-Shiley		
– Mitralis	1	0
– Aorta	4	1 (25,0%)
Bioprothese		
– Mitralis	2	0
– Aorta	15	0
Gesamt	195	6 (3,20%)

lität. Bei 80–90% aller Klappenfehleroperationen werden die Beschwerden deutlich verringert, 10% der Kranken zeigen keine Besserung; 80% der Operierten werden wieder arbeitsfähig.
Patienten mit Bioprothesen werden nur kurzfristig für etwa 3 Monate postoperativ

4.8 Herzklappenchirurgie – allgemein

Tabelle 4.14. Verteilung der Bioprothesen auf Einzelklappen- und Mehrfachklappenoperationen zwischen August 1974 und September 1978. Für die einzelnen Kollektive sind das durchschnittliche Alter und die Letalität aufgeführt. Die Gesamtbeobachtungszeit beträgt 5910 Patientenmonate postoperativ [53, 54]

	Patienten (N)	Alter (J.)	Prothesen (N)	Letalität (%) Früh	Spät
Aortenklappenersatz	139	58,8	139	5,8	4,3
Mitralklappenersatz	126	50,2	128	12,7	4,8
Tricuspidalklappenersatz	7	33,7	7	42,9	0
Einzelklappenersatz + Klappenplastik	12	44,7	12	8,3	0
Mehrfachklappenersatz (MKE)	45	45,0	95	17,8	4,4
MKE (Bioprothesen und alloplastische Prothesen)	17	49,6	20	41,2	0

Tabelle 4.15. Letalität nach Herzklappenersatz durch Bioprothesen bei elektiven Operationen (Ausschluß der Notfalleingriffe) [53, 54]

	Früh-letalität (%)	Spät-letalität (%)
Aortenklappenersatz	2,9	2,9
Mitralklappenersatz	9,6	4,8
Mehrfachklappenersatz	14,5	4,4

mit Marcumar behandelt. Im Anschluß daran wird eine Anticoagulantienbehandlung aufgegeben, sofern eine Vergrößerung des linken Vorhofes, thromboembolische Komplikationen in der Vorgeschichte und eine absolute Arrhythmie bei Vorhofflimmern nicht vorhanden sind.

Durch die modernen kardiochirurgischen Verfahren ist die Prognose der Herzklappenfehler gegenüber der konservativen Therapie wesentlich gebessert worden, betreffend die klinischen Schweregrade III und IV (New York Heart Association). Während bei Mitralklappenfehlern bei klinischem Schweregrad II die chirurgische Therapie gegenüber dem konservativen Vorgehen keine Vorteile bietet, ist bei klinischem Schweregrad III oder IV die Wahrscheinlichkeit einer Besserung um 1–2 klinische Schweregrade überzeugend. Hinzu kommt, daß die Hospitalletalität sowohl bei Mitral- als auch bei Aortenklappenersatz zwischen 6 und 10% beträgt.

Dabei hat sich (s.a.S. 227) die prognostische Bedeutung der Größe des linken Ventrikels bei Aortenklappenersatz herausgestellt: 94% der Überlebenden mit kleinem linken Ventrikel nach Aortenklappenersatz überlebten die 5-Jahres-Grenze im Vergleich zu nur 58% der Patienten mit großem linken Ventrikel [2]. Eine ähnliche Bedeutung hinsichtlich der Prognose hat die Größe des linken Vorhofes bei Mitralklappenersatz: So betrug die Hospitalletalität bei großem linken Vorhof 28%, während bei mäßig vergrößertem und kleinem linken Vorhof die Hospitalletalität (innerhalb von 30 Tagen nach der Operation) 6 und 2% betrug [2].

Spätresultate und Komplikationen: Die weitaus häufigste Komplikation prothetischer Herzklappen liegt in der Neigung zur Thrombenbildung, die einerseits zu Embolien und andererseits zu Funktionsstörungen an der Klappe führen kann. Durch eine Daueranticoagulation läßt sich das Embolierisiko auf ein Drittel senken. Allerdings darf nicht außer acht gelassen werden, daß die Daueranticoagulation nicht selten zu bedrohlichen Blutungskomplikationen führt, die ihrerseits den Tod verursachen können. Wegen dieser Gegebenheiten bei Anticoagulation mit Dicumarol-Präparaten wurde als Thromboseprophylaxe die Anwendung von Thrombocytenaggregationshemmern geprüft. Nach diesen Studien ist es zweifelsfrei, daß ein prophylaktischer Effekt auch durch diese Substanzen nachzuweisen ist, der aber nicht in allen Fällen den prophylaktischen

Effekt von Dicumarolen erreicht. Allerdings sind die Blutungskomplikationen insgesamt geringer.

Der Verhinderung der Thrombenbildung galt auch die Weiterentwicklung der Starr-Edwards-Kugelventile von einer Kunststoffkugel im Metallkäfig zu einer hohlen Metallkugel in einem gewebeüberzogenen Käfig. Der Vergleich der Spätresultate mit diesen verschiedenen Prothesen zeigt, daß die Thromboembolierate durch die Einkleidung des Metallkäfigs auf die Hälfte reduziert werden konnte (s.o.). Andererseits war die Spätletalität nach 6 Jahren mit 22% für das ältere und 28% für das neuere Modell praktisch identisch. Nach erfolgreichem Mitralklappenersatz mittels Starr-Edwards-Ventilen ist mit einer 8–10-Jahres-Überlebensrate von etwa 60% nach Mitralklappenersatz zu rechnen [45].

Die Pendelscheibenventile verursachen einen relativ hohen Druckgradienten und ausgeprägte Hämolyse, zusätzlich zeigt ein großer Teil dieser Prothesen nach einigen Jahren Materialdefekte. Von den Kippscheibenventilen weist die Björk-Shiley-Prothese vergleichsweise gute hämodynamische Eigenschaften auf, während bei der Lillehei-Kaster-Prothese die Modelle bis zu einem Außendurchmesser von 27 mm bedeutende Druckgradienten verursachen.

Bioprothesen: Ein entscheidender Vorteil der Bioprothesen besteht darin, daß thromboembolische Komplikationen verhältnismäßig gering sind und eine Daueranticoagulation von vielen Zentren für entbehrlich gehalten wird. Demgegenüber ist die Häufigkeit der infektiösen Endokarditis bei Klappen aus biologischem Gewebe wahrscheinlich nicht größer als bei künstlichen Klappenprothesen.

Dennoch sind thromboembolische Komplikationen auch bei Bioprothesen zu befürchten, besonders bei Vorhofflimmern und Mitralklappenersatz. Auch sind über die Haltbarkeit zur Zeit noch keine präzisen Daten verfügbar. Immerhin ergibt sich nach einer Studie mit 128 Patienten, bei denen zwischen 1972 und 1975 eine Hancock-Bioprothese implantiert wurde, eine Gesamtüberlebenswahrscheinlichkeit von etwa 80%. 2 von 43 Patienten mit Aortenklappenersatz und 9 von 62 Patienten mit Mitralklappenersatz erlitten thromboembolische Komplikationen [12a].

Bei kritischer Würdigung dieser Umstände empfiehlt sich daher in Übereinstimmung mit einem Vorschlag von KIRKLIN [31b], bei gegebener Indikation für einen Klappenersatz die Implantation von Bioklappen-Prothesen eigentlich nur bei Frauen mit Kinderwunsch, sofern Sinusrhythmus besteht, bei Patienten mit einem Lebensalter von mehr als 65 Jahren, bei denen ein Aortenklappenersatz notwendig ist und bei Patienten über 65 Jahren, bei denen ein Mitralklappenersatz indiziert ist, aber nur, wenn noch Sinusrhythmus besteht [42].

Klappenersatz im höheren Lebensalter. Auf dem Hintergrund der gegenüber früheren Jahren gebesserten Mortalitätsziffern nach kardiochirurgischen Eingriffen stellt ein hohes Lebensalter keine Kontraindikation dar. Eine kürzlich publizierte Studie [28a] gibt Auskunft über die Überlebenszeiten nach Klappenersatz bei Patienten im Alter zwischen 65 und 75 Jahren. Die mittlere 50%-Überlebenswahrscheinlichkeit betrug bei diesem Kollektiv (n=320) etwa 5 Jahre. Es handelte sich etwa zu gleichen Teilen um mechanische Prothesen (n=146) und Bioprothesen (n=190). Bis auf 16 Fälle wurde jeweils nur ein Ein-Klappenersatz durchgeführt. Etwa 1–2 Jahre länger sind die Überlebenszeiten nach Aortenklappenersatz im Vergleich zu Mitralklappenersatz.

Eklatant kürzer ist die mittlere Überlebenswahrscheinlichkeit (50%) mit nur etwa einem Jahr nach Doppelklappenersatz und nur drei Jahre nach Mitralklappenersatz bei Männern [28a].

4.9 Erworbene Tricuspidalklappenfehler

4.9.1 Tricuspidalstenose

Eine erworbene isolierte Tricuspidalstenose ist fast ausnahmslos rheumatischer Ätiologie. Sie zählt zu den Raritäten und ist häufig vergesellschaftet mit einer Mitralklappenstenose. Eine hämodynamisch wirksame Tricuspidalstenose ist gekennzeichnet durch einen stark erhöhten rechten Vorhofdruck, der sich im Vergleich zu anderen Klappenfehlern besonders ausgeprägt in einer Erhöhung der a-Welle in der Venenpulskurve äußert. Dabei sind die Zeichen der Lungenstauung charakteristischerweise nicht ausgeprägt („klare Lungenfelder"). Ist einmal eine Erhöhung des zentralen Venendruckes zusammen mit den klinischen Hinweisen für Rechtsherzinsuffizienz wie Ödemen, Ascites und stauungsbedingter Lebervergrößerung eingetreten, dann ist auch Vorhofflimmern ein geläufiges Symptom. Eine prominente a-Welle in der jugularen Venenpulskurve ist ein kardinales Symptom der Tricuspidalstenose bei Sinusrhythmus und diagnostisch wegweisend, sofern die Zeichen einer pulmonalen Hypertension fehlen. Die Patienten klagen häufig über Palpitationen [20].

Typischer **Auskultationsbefund** bei Sinusrhythmus ist ein lautes präsystolisches Geräusch am linken unteren Sternalrand. Im Unterschied zur Mitralklappenstenose hat dieses präsystolische Geräusch bei Tricuspidalstenose einen Crescendo-Decrescendo-Charakter und ist in seiner Intensität kurz vor dem Beginn des ersten Herztones verstärkt. Noch wesentlicher ist die deutliche Zunahme des Geräusches an Lautheit bei Inspiration. Besteht Vorhofflimmern, findet sich dieses Geräusch in der Mitte der Diastole, wobei die Tendenz der Intensitätssteigerung bei Inspiration ebenfalls nachzuweisen ist.

Im **Elektrokardiogramm** fällt eine betonte P-Welle auf bei fehlenden Zeichen einer rechtsventriculären Belastung bzw. Hypertrophie.

Der Wert der **Phonokardiographie** für die Diagnose der Tricuspidalstenose besteht im Nachweis der deutlichen Inspirationsabhängigkeit der Lautheit des Geräusches sowie in der Identifikation der beiden Komponenten des II. Herztones. Ein Öffnungston analog zur Mitralklappe ist nur selten sicher zu identifizieren.

Bei der **Herzkatheteruntersuchung** zeigen simultan geschriebene Druckkurven im rechten Vorhof und rechten Ventrikel bei kombinierter Tricuspidalstenose und Mitralklappenerkrankung, aber auch bei der isolierten Tricuspidalstenose, einen diastolischen Druckgradienten an der Tricuspidalklappe zwischen 2 und 12 mm Hg. Wegen der gelegentlich geringen Druckgradienten sollte bei Verdacht auf Tricuspidalstenose eine simultane Druckregistrierung durch einen doppellumigen Katheter vorgenommen werden. Der Druckgradient nimmt bei tiefer Inspiration zu. Besteht Vorhofflimmern, dann ist der Druckgradient während der frühen Diastole am größten. Bei Sinusrhythmus ist er während der Vorhofkontraktionswelle am größten. Besteht gleichzeitig ein Mitralklappenfehler, dann sind der Druck der Pulmonalarterie und der systolische Druck im rechten Ventrikel erhöht. Aber in etwa einem bdrittel der Fälle mit Tricuspidalstenose bleibt der mittlere Druck in der Arteria pulmonalis normal.

4.9.2 Tricuspidalinsuffizienz

In den meisten Fällen von rheumatischer Herzkrankheit ist eine begleitende Tricuspidalinsuffizienz nicht durch organische Veränderungen an der Tricuspidalklappe bedingt, sondern als Folgeerscheinung eines vorgeschalteten Vitiums anzusehen. Hierfür ist auch charakteristisch, daß eine Tricuspidalinsuffizienz sich im Laufe der späten Stadien eines vorgeschalteten Klappenfehlers entwickelt.

Charakteristisch ist die hohe v-Welle in der **Venenpulskurve,** die auch als sog. positiver Venenpuls bezeichnet wird. Gleichzeitig bestehen ausgeprägte Zeichen der Rechtsherzinsuffizienz. Auskultatorisch ist, aber nicht obligat, am unteren Sternalrand ein systolisches Durchflußgeräusch festzustellen, wobei auch manchmal ein rechtsventriculärer dritter Herzton mit tricuspidalem Durchflußgeräusch oder auch ohne ein solches in der Diastole zu objektivieren ist. Charakteristischerweise nimmt das systolische Geräusch bei Inspiration an Lautheit wesentlich zu, allerdings nur bei weitgehender Komhensation des rechten Ventrikels [20].

Röntgenologisch findet sich in a.-p. Aufnahmetechnik eine enorme ausladende Vergrößerung des rechten Vorhofes, wobei dann gleichzeitig im Unterschied zur Tricuspidalstenose Hinweise für eine pulmonale Stauung bestehen.

Echokardiographische Zeichen einer Volumenbelastung des rechten Ventrikels sind eine Zunahme der Dimensionsparameter und eine Umkehr der normalerweise nach hinten gerichteten systolischen Bewegung des Ventrikelseptums. Diese Zeichen sind bei rechtsventriculärer Druckbelastung nicht nachweisbar.

Bei der **Herzkatheteruntersuchung** findet sich charakteristischerweise eine ausgeprägt erhöhte, mit der Ventrikelsystole zusammenfallende Druckwelle (positiver Venenpuls), die an der Stelle des x-Tales der rechten Vorhofdruckkurve auftritt. Entsprechend ist der mittlere rechte Vorhofdruck erhöht und nimmt bei Belastung beträchtlich zu.

4.10 Pulmonalklappeninsuffizienz

Eine Pulmonalklappeninsuffizienz aufgrund organischer entzündlicher Veränderungen an den Pulmonalklappen ist selten. In der Häufigkeit der Ursachenskala führt die bakterielle Endokarditis, und erst in zweiter Linie ist an eine rheumatische Karditis zu denken. Häufiger als die organisch bedingte Pulmonalklappeninsuffizienz ist eine funktionelle Pulmonalinsuffizienz bei pulmonaler Hypertonie, wie sie im Rahmen von Mitralklappenfehlern und bronchopulmonalen Erkrankungen oder auch bei primärer pulmonaler Hypertonie nachweisbar ist.

Die Folgen einer Pulmonalklappeninsuffizienz sind eine Hypertrophie des rechten Ventrikels, eine Regurgitation an der Pulmonalklappe in den rechten Ventrikel, verbunden mit einem diastolischen Geräusch sowie eine ausgeprägte Dilatation der Pulmonalarterien. Als Folge des hohen Regurgitationsvolumens können sich analog zur Aorteninsuffizienz eine Hypertrophie und Dilatation des rechten Ventrikels entwickeln. Die Rechtsherzhypertrophie mit verhältnismäßig leichter Dilatation kann aber auch der Pulmonalinsuffizienz vorausgegangen sein, wenn sich bei chronischen pulmonalen Erkrankungen als Folge der pulmonalen Hypertonie eine erhöhte Druckbelastung entwickelt hat.

Ein führendes diagnostisches Zeichen bei der Pulmonalinsuffizienz ist *auskultatorisch* ein diastolisches Geräusch mit Punctum maximum im 2. oder 3. ICR links. Man spricht von GRAHAM-STEELL-Geräusch, wenn die Pulmonalinsuffizienz im Rahmen einer Mitralklappenstenose sich sekundär entwickelt hat. Der Geräuschcharakter kann laut und hochfrequent sein. Bei Pulmonalinsuffizienz infolge pulmonaler Hypertonie hat das Geräusch einen mehr niederfrequenten und rumpelnden Crescendo-Decrescendo-Charakter. Bei tiefer Inspiration nimmt die Intensität zu.

Röntgenologisch bestehen die Zeichen der Rechtsherzhypertrophie sowie einer ausgeprägten Dilatation der pulmonalen Arterien. Der Hilusschatten kann prominent und so groß sein, daß er für einen Mediastinaltumor gehalten werden kann. Prognose und Behandlung werden durch die zugrundeliegende oder begleitende Erkrankung bestimmt. Die isolierte Pulmonalinsuffizienz führt nur selten zu Beschwerden.

4.11 Literatur

1. BAKER, C., in DOCK, W., SNAPPER, J.: Surgical treatment of mitral stenosis and aortic stenosis. Adv. Intern. Med. *10*, 13 (1960)
2. BARNHORST, D. A., OXMAN, H. A., CONNOLLY, D. C., PLUTH, J. R., DANIELSON, G. K., WALLACE, R. B., McGOON, D. C.: Long-term follow-up of isolated replacement of the aortic or mitral valve with the Starr-Edwards prosthesis. Am. J. Cardiol. *35*, 228–233 (1975)
3. BEHRENDT, M. D., AUSTEN, W. G.: Current status of prosthetics for heart valve replacement. Prog. Cardiovasc. Dis. *15*, 369 (1973)
4. BENISCH, B. M.: Mitral stenosis and insufficiency: A complication of healed bacterial endocarditis. Am. Heart. J. *82*, 39 (1971)
5. BENNINGHOFF, A.: Blutgefäße und Herz. In: Handbuch der mikroskopischen Anatomie des Menschen. Bargmann, W. (Hrsg.), Bd. 6/1, S. 1–232. Berlin: Springer 1930

6. BLÖMER, H.: Auskultation des Herzens und ihre hämodynamischen Grundlagen. München, Berlin, Wien: Urban & Schwarzenberg 1969
6a. BLÖMER, H., W. DELIUS, H. SEBENING: Natürlicher Verlauf bei Patienten mit Mitral- und Aortenklappenfehlern. Z. Kardiol. 66, 159, 1977
7. BÖHMIG, R., KLEIN, P.: Pathologie und Bakteriologie der Endokarditis. Berlin, Göttingen, Heidelberg: Springer 1953
7a. BOLTE, H. D.: Therapie der Herzinsuffizienz mit Vasodilatantien. Internist 12, 753, 1980
8. BOWLES, L. T., HALLMANN, G. L., COOLEY, D. A.: Openheart surgery on the elderly: Results in 54 patients fifty years of age or older. Circulation 33, 540 (1966)
9. BRAUNWALD, E., GOLDBLATT, A., AYGEN, M. M., ROCKOFF, S. D., MORROW, A. G.: Congenital aortic stenosis: Clinical and hemodynamic findings in 100 patients. Circulations 27, 426 (1963)
10. BRAUNWALD, E., ROBERTS, W. C., GOLDBLATT, A., AYGEN, M. M., ROCKOFF, S. D., GILBERT, J. W.: Aortic stenosis: Physiological, pathological and clinical concepts. Ann. Intern. Med. 58, 494–522 (1963)
10a. BRAUNWALD, E.: Valvular Heart Disease. In: Braunwald, E. (ed.): Heart Disease. Saunders, Philadelphia, London, Toronto 1980, p. 1095
11. BURCH, G. E., COLCOLOUGH, H. L.: Viral valvulitis. Am. Heart J. 78, 119 (1969)
11a. CARROLL, W. H. GAASCH: Left ventricular volume, mass, and function following surgical correction of chronic aortic regurgitation. Herz 6, 131, 1981
12. CAULFIELD, W. H., DE LEON, A. C., PERLOFF, J. K., STEELMAN, R. B.: The clinical significance of the fourth heart sound in aortic stenosis. Am. J. Cardiol. 28, 179 (1971)
12a. COHN, L. H., MUDGE, G. H., PRATTER, F., COLLINS, J. J.: Five to eight-year follow up of patients undergoing porcine heart-valve replacement. N. E. J. M. 304, 258 1981
13. CULLHED, J.: Aortic stenosis. Stockholm: Almquist & Wiksell 1964
14. CURRY, G. C., ELLIOT, L. P., RAMSEY, H. W.: Quantitative left ventricular angiocardiographic findings in mitral stenosis. Detailed analysis of the anterolateral wall of the left ventricle. Am. J. Cardiol. 29, 621 (1972)
15. DUCHAK, J. M., JR, CHANG, S., FEIGENBAUM, H.: The posterior mitral echo and the echocardiographic diagnosis of mitral stenosis. Am. J. Cardiol. 29, 628 (1972)
16. ELLIS, L. B., ADLER, L. N.: Criteria for surgery in mitral valvular disease. Am. J. Cardiol. 12, 17 (1963)
17. FEIGENBAUM, H.: Clinical applications of echocardiography. Prog. Cardiovasc. Dis. 14, 531 (1972)
18. FRAEDRICH, G., GOTTWIK, M., HEHRLEIN, F. W., MULCH, J.: Erste Erfahrungen mit der SJM-Herzklappe. Klinikarzt 8, 752 (1979)
19. FRANK, S., JOHNSON, A., ROSS, J., JR.: Natural history of valvular aortic stenosis. Br. Heart J. 35, 41–46 (1973)
20. BRAUNWALD, E (ed.): Heart Disease; W. B. Saunders Comp. Philidelphia, London, Toronto 1980, p. 1147
21. FROER, K. L., GEHRKE, L., GOEDELMEINEN, L., PETRI, H., LORACHER, C., RUDOLPH, W.: Langzeitbetreuung von Patienten nach künstlichem Klappenersatz. Herz 2, 275 (1977)
22. GIALLORETO, O. P., TARDIFF, B.: Observations on the value of mitral commissurotomy: An analysis of long-term results. Can. Med. Assoc J. 89, 589 (1963)
23. GILLMANN, H., LOOGEN, F.: Beziehungen zwischen Schweregrad und klinischen Befunden bei Aortenstenosen. Arch. Kreislaufforsch. 32, 14, (1966)
24. GROSSE-BROCKHOFF, F., KAISER, K., LOOGEN, F.: Erworbene Herzklappenfehler. In: Handbuch der inneren Medizin. Schwiegk, H. (Hrsg.) Bd. 9, S. 1288. Berlin, Göttingen, Heidelberg: Springer 1960
25. HEHRLEIN, F. W.: Herzklappenersatz: Historischer Rückblick. Klinikarzt 8, 713 (1979)
26. HILDNER, F. J., JAVIER, R. P., COHEN, L. S., SAMET, P., NATHAN, M. J., YAHR, W. Z., GREENBERG, J. J.: Myocardial dysfunction associated with valvular heart disease. Am. J. Cardiol. 30, 319 (1972)
27. HOLPER, K., STRUCK, E., LAAS, J.: Herzklappenersatz durch biologische Prothesen. Herz 2, 252 (1977)
27a. HORSTKOTTE, D., HAERTEN, K., HERZER, J. A., SEIPEL, L., BIRCKS, W., LOOGEN, F.: Preliminary results in mitral valve replacement with the St. Jude Medical prothesis: Comparison with the Björk Shiley valve. Circ. 64, II-203, 1981
28. HURST, J. W., LOGUE, R. B., SCHLANT, R. C., WENGER, N. K.: The heart, arteries and veins. New York: McGraw-Hill 1974
28a. JAMIESON, W. R. E., DOONER, J., MUNRO, A. J., JANUSZ, M. T., BURGESS, J. J., MIYAGISHIMA, R. R., GERAIN, A. N., ALLEN, P.: Cardiac valve replacement in the elderly: A review of 320 consecutive cases. Circul. 64, II-177, 1981
29. JEBAVY, P., RUNCZIK, J., OPPELT, A., TILSCH, J., STANEK, V., WIDIMSKY, J.: Regional pulmonary function in patients with mitral stenosis in relation to hemodynamic data. Br. Heart J. 32, 330 (1970)
29a. JERESAKY, R. M.: Mitralvalve prolapse – mitralclick syndrome. Prog. Cardiovasc. Dis. 15, 623 (1973)
30. KAMIGAKI, M., GOLDSCHLAGER, N.: Echocardiographic analysis of mitral valve

motion in atrial septal defect. Am. J. Cardiol. *30*, 343 (1972)
31. KELLY, D. T., SPOTZNITZ, H. M., BEISER, G. D., PIERCE, J. E., EPSTEIN, S. E.: Effects of chronic right ventricular volume and pressure loading on left ventricular performance. Circulation *44*, 403 (1971)
31a. KLEIN, G., WIRTZFELD, A., HIMMLER, F. C., VOGLER, E.: Therapie dekompensierter Herzklappenvitien mit Nitroglycerin. D. med. Wschr. *104*, 582 (1979)
32. LAUTSCH, E. V.: Functional morphology of heart valves? Exp. Pathol. *5*, 214–234 (1971)
33. LOOGEN, F., BOSTROEM, B., GLEICHMANN, U., KREUZER, H.: Aortenstenose und Aorteninsuffizienz, Forum cardiologicum. Mannheim: Boehringer 1969
34. MAGAREY, F. R.: Pathogenesis of mitral stenosis. Br. Med. J. *1951 I*, 856–857
34a. MASON, J. W., KOCH, S. H., BILINGHAM, M. E., WINKLE, R. A.: Cardiac biopsy evidence for a cardiomyopathy associated with symptomatic mitralvalve prolapse. Am J. Cardiol. *42*, 557 (1978)
35. MCGOON, D. D.: Editorial on evaluating valves. Mayo Clin. Proc. *49*, 233–235 (1974)
35a. MEIER, G., REINDELL, H.: Spätergebnisse operierter Mitralstenosen. Ergeb. Inn. Med. Kinderheilkd. *23*, 221 (1965)
36. MICHEL, D., ZIMMERMANN, W.: Differentialdiagnose der Herztöne und Herzgeräusche. München: Barth 1968
37. MÖNCKEBERG, J. G.: Der normale histologische Bau und die Sklerose der Aortenklappen. Virchows Arch. [Pathol. Anat.] *176*, 472–514 (1904)
38. MORROW, J. J., OLDHAM, H. N., ELKINS, R. C., BRAUNWALD, E.: Prosthetic replacement of mitral valve. Circulation *35*, 962 (1967)
39. NASSER, W. K., DAVIS, R. K., DILLON, J. C.: Atrial myxome: phonocardiographic, echocardiographic, hemodynamic and angiographic features in nine cases. Am. Heart. J. *83*, 810 (1972)
40. OLESEN, K. H.: Mitral stenosis. A follow-up of 351 patients. Kopenhagen: Munksgaards 1955
41. OLESEN, K. H.: The natural history of 271 patients with mitral stenosis under medical treatment. Br. Heart J. *24*, 349 (1962)
42. KIRKLIN, J. W.: The replacement of cardiac valves NE. J. M. *304*, 291 (1981)
43. RAPAPORT, E.: Natural history of aortic and mitral valve disease. Am. J. Cardiol. *35*, 221 (1975)
44. RIECKER, G.: Die Erfolge konservativer und operativer Behandlungsmethoden. Internist (Berlin) *6*, 540–546 (1965)
45. ROTHLIN, M. E., KRAYENBÜHL, H. P., MESSMER, B. J., SENNING, Å.: Langzeitverlauf nach Aorten- und Mitralklappenersatz. Herz *2*, 268 (1977)
46. ROWE, J. C., BLAND, F., SPRAGUE, H. B., WHITE, P. D.: Course of mitral stenosis without surgery: Ten and twenty year perspectives. Ann. Intern. Med. *52*, 741 (1960)
47. SCHAUB, F., ROSSIER, P. H.: Die Mitralstenose, Pathophysiologie, Klinik, chirurgische Therapie. (Mitralstenosis, pathophysiology, clinical picture and surgical therapy). Helv. Med. Acta *24*, 622 (1957)
47a. SHAPPELL, S. D., MARSHALL, C. E., BROWN, R. E.: Sudden deaths and the family occurrence of midsystolic-click, late systolic murmursyndrome. Circulation *48*, 1128 (1973)
48. SCHLEGEL, B.: Die klinische Bedeutung der Herzkatheterisierung. Aerztl. Wochenschr. *11*, 385 (1956)
49. SCHOENMACKERS, J.: Pathologische Anatomie des insuffizienten Herzklappenapparates. Verh. Dtsch. Ges. Kreislaufforsch. *31*, 15–29 (1965)
50. SELZER, A., COHN, K. E.: Natural history of mitral stenosis: A review. Circulation *45*, 878 (1972)
50a. SPENCER, F. C: A plea for early open mitral commissurotomy. Am. Heart J. *95*, 668 (1978)
51. STEIN, E., SCHÖLMERICH, P., BUCHHOLZ, L.: Klinische Ergebnisse der operativen Klappensprengung bei Mitralstenose. Dtsch. Med. Wochenschr. *89*, 201 (1964)
52. STOTT, D. K., MARPOLE, D. G. F., BRISTOW, J. D., KLOSTER, F. E., GRISWOLD, H. E.: The role of left atrial transport in aortic and mitral stenosis. Circulation *41*, 1031 (1970)
53. STRUCK, E., MEISNER, H., SCHMIDT-HABELMANN, P., SEBENING, F.: Dreijährige Erfahrungen mit biologischen Herzklappenprothesen. Thoraxchirurgie *26*, 1 (1978)
54. STRUCK, E., MEISNER, H., SCHMIDT-HABELMANN, P., SEBENING, F.: Cardiac replacement with Hancock and Carpentier-Edwards bioprostheses. In: Symposium on Bioprosthetic Cardiac Valves. Sebening, F., Klövekorn, W. P., Meisner, H., Struck, E. (eds.), München: Deutsches Herzzentrum 1979
55. TAVEL, M. E., FRAZIER, W. J., FISCH, C.: Use of phenylephrine in the detection of the opening snap of mitral stenosis. Am. Heart J. *77*, 274 (1969).
56. TOMPLINS, D. G., BOXERBAUM, B., LIEBMAN, J.: Long-term prognosis of rheumatic fever patients receiving regular intramuscular benzathine penicillin. Circulation *45*, 543 (1972)
57. WILHELMSEN, L.: Lung mechanics in rheumatic heart disease. Acta Med. Scand. [Suppl.] *489*, 3 (1968)

58. WILSON, M. G., LIM, W. N.: The natural history of rheumatic heart disease in the nosis with special reference to survivorship. Circulation *16*, 700 (1957)
59. WOLLEY, C. F., GOODWIN, R. S., RYAN, J. M.: Mitral stenosis: A perspective. Arch. Intern. Med. *127*, 737 (1971)
60. WOOD, P.: An appreciation of mitral stenosis. Br. Med. J. *1954 I*, 1051, 1113
61. ZUSMAN, D. R., LEVINE, F. H., CARTER, J. E., BUCKLEY, M. J.: Hemodynamic and clinical evaluation of the Hancock modified orifice aortic bioprothesis. Circulation *64*, II-189, (1981)

5 Angeborene Herzfehler

5.1 Häufigkeit und Klassifikation

Angeborene Vitien bestehen bei ca. 0,8% aller Lebendgeborenen; bei Zwillingen wird eine Häufigkeit von 1,65% angegeben [26]. Männliche (48,5%) und weibliche (51,5%) Kinder sind annähernd gleichmäßig belastet; beim männlichen Geschlecht sind Aortenisthmusstenosen, Aortenstenosen und Transpositionen der großen Gefäße häufiger, beim weiblichen Geschlecht dagegen Vorhofseptumdefekte und ein offener Ductus Botalli. Eine Übersicht der häufigsten angeborenen Herz- und Gefäßmißbildungen in einem pädiatrisch-kardiologischen Krankengut gibt Tabelle 5.1.

Mehr als 80% aller angeborenen Vitien sind chirurgisch korrigierbar, bei einem weiteren Teil sind Palliativoperationen möglich. Nur 10–15% der Fälle, darunter die ausgesprochenen Primitivherzen und fixierte pulmonale Hypertonien, lassen heute noch keine erfolgreiche chirurgische Korrektur zu.

5.2 Aortenisthmusstenose (Coarctatio aortae)

Pathologische Anatomie: Es besteht eine Einengung im Anfangsteil der descendierenden Aorta. Ausmaß und Länge der Stenose sind variabel. Entsprechend der anatomischen Beziehung zum Ductus arteriosus bzw. Ligamentum arteriosum werden eine präduktale (infantiler Typ) und eine postduktale Isthmusstenose (Erwachsenenform) unterschieden. Im einzelnen sind die zahlreichen Varianten in der folgenden *Einteilung*

Tabelle 5.1. Einteilung und Häufigkeit angeborener Herzfehler [17]

	(%)
1. Vitien mit vorwiegendem Links-rechts-Shunt	
a) *Shunt zwischen den großen Gefäßen*	
Offener Ductus Botalli	13
Sonstige Querverbindungen zwischen den großen Gefäßen	< 1
b) *Shunt auf Vorhofebene*	
Septum-secundum-Defekt	14
Septum-primum-Defekt	2
Einzelne fehleinmündende Lungenvenen	1
c) *Shunt auf Ventrikelebene*	
Ventrikelseptumdefekt	25
2. Vitien mit Cyanose (vorwiegend Rechts-links-Shunt)	
a) *Mit verminderter Lungendurchblutung*	
Fallot-Tetralogie	9
Tricuspidalatresie	1
b) *Mit vermehrter Lungendurchblutung*	
Transposition der großen Gefäße	11
Truncus arteriosus communis	< 1
Fehleinmündung aller Lungenvenen	1
Sonstige cyanotische Vitien mit vermehrter Lungendurchblutung	2
3. Vitien ohne Shunt	
a) *Angeborene Stenosen der Herzklappen*	
Pulmonalstenose	7
Aortenstenose	6
b) *Anomalien der Aorta*	
Aortenisthmusstenose	4
Anomalien des Aortenbogens	1
4. Sehr seltene Vitien	1

nach EDWARDS zusammengefaßt:

1. Isthmusstenose distal des Ductus arteriosus mit geschlossenem (Erwachsenenform) oder offenem Ductus.
2. Isthmusstenose proximal des Ductus arteriosus mit offenem Ductus (Infantiler Typ) oder geschlossenem Ductus.
3. Isthmusstenose mit Anomalien der linken oder rechten A. subclavia oder des Aortenbogens:
   a) Atresie oder Stenose der linken A. subclavia,
   b) Stenose der rechten A. subclavia,
   c) anomaler Ursprung der rechten A. subclavia distal oder proximal der Isthmusstenose,
   d) doppelter Aortenbogen mit Stenose des rechten und Isthmusstenose des linken Aortenbogens.
4. Isthmusstenose ungewöhnlicher Lokalisation:
   a) proximal der linken A. subclavia mit normalen Ästen oder anomalem Ursprung der rechten A. subclavia,
   b) multiple Stenosen,
   c) Stenosen der tieferen Brustaorta oder der Bauchaorta.

Unter dem Begriff „atypische suprarenale Aortencoarctation" fassen wir folgende Formen zusammen:

1. atypische Stenosen der thoracoabdominalen Aorta oberhalb der Nierenarterien,
2. atypische abdominale Aortenstenosen im Bereich der Nierenarterien, die sog. interrenalen Stenosen, mit oder ohne zusätzliche Abgangsstenose der Nierenarterien,
3. atypische Aortenstenosen auch unterhalb der Nierenarterien bei Einbeziehung einer Nierenarterie, ggf. einer Polarterie, in die Stenose.

Bei der großen Mehrzahl der Erwachsenen liegt die Striktur wenig unterhalb des Ligamentum arteriosum, sie ist sanduhrförmig (Durchmesser des Lumens gewöhnlich 0,5–2,0 mm) und kurz, selten atretisch oder lang (in Einzelfällen bis 10 cm). Bei gleichzeitigem offenen Ductus Botalli entsteht ein Links-rechts-Shunt, wenn der Ductus oberhalb der Isthmusstenose mündet (Entwicklung zur pulmonalen Hypertonie möglich) bzw. ein Rechts-links-Shunt, wenn der Ductus groß ist und unterhalb der Isthmusstenose mündet. In diesen Fällen besteht eine Cyanose der unteren Körperhälfte.

Die *Collateralversorgung* der unteren Körperhälfte erfolgt über Äste der A. subclavia, im besonderem über die A. thoracica interna, die über die Intercostalarterien Anschluß an die Brustaorta gewinnt. Daneben sind der Truncus costocervicalis und der Truncus thyreocervicalis an der Collateralversorgung beteiligt (Abb. 5.1).

Klinische Symptomatologie: Die häufigsten *subjektiven Beschwerden* sind Kopfschmerzen, Schwindelerscheinungen, Druckgefühl im Kopf und Nasenbluten (Hypertonie!); die Minderdurchblutung der unteren Körperhälfte führt zu kalten Füßen, rascher Ermüdbarkeit der Beine bei längerem Gehen, selten zur Claudicatio intermittens (Differentialdiagnose: arterielle Verschlußkrankheit). Bei Männern finden sich gelegentlich Potenzstörungen. In auffälligem Gegensatz zur kräftigen Entwicklung des Oberkörpers und der Arme steht manchmal der grazile und schlanke Bau der unteren Körperhälfte und der Beine. – Die überwiegende Mehrzahl der Jugendlichen und Erwachsenen ist beschwerdefrei, die Diagnose wird dann bei einer routinemäßigen *Blutdruckmessung* gestellt: Arterielle Blutdruckdifferenz (systolisch > 40 mm Hg) zwischen der oberen und unteren Körperhälfte.

Auskultation und Phonokardiographie: Typisch ist ein spätsystolisches spindelförmiges Geräusch im 2.–3. ICR links parasternal, das über den II. Herzton hinausreicht, häufig im Rücken lauter hörbar ist und dort eine zusätzliche Verspätung erfährt (dorsale Herzgeräuschverspätung). Über dem Herzen kann jedenfalls das Geräusch sehr diskret sein, es fehlt bei Atresie in der Regel. Der I. Herzton ist normal, ihm folgt nicht selten ein „ejection click" (aortaler Dehnungston), der Aortenklappenschlußton kann betont sein. Ein systolisches Geräusch über der Aorta läßt an eine begleitende bicuspidale Aortenklappe bzw. dadurch entstandene Aortenstenose (häufige Kombination!) denken, diastolische Geräusche sind Ausdruck einer Aorteninsuffizienz oder eines offenen

5.2 Aortenisthmusstenose (Coarctatio aortae)

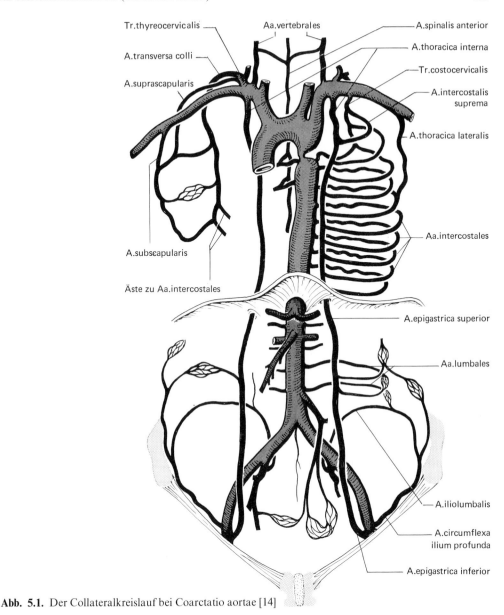

Abb. 5.1. Der Collateralkreislauf bei Coarctatio aortae [14]

Ductus arteriosus Botalli. Bei stärkerer Linkshypertrophie entsteht ein Vorhofton, ein III. Herzton ist bei Jugendlichen physiologisch, kann aber eine beginnende Linksherzinsuffizienz anzeigen.
Elektrokardiographisch besteht ein Linkstyp, in fortgeschrittenen Fällen mit erheblicher Hypertonie eine Linkshypertrophie. Im *Echokardiogramm* können die Stenose des Isthmus sowie evtl. Begleitstenosen der Klappe sichtbar sein.
Röntgenologisch ist das Herz entsprechend der Hypertonie linksbetont, evtl. bereits vergrößert, die Aorta ascendens erweitert. Der Aortenknopf ist meist betont und weist in manchen Fällen eine typische Kerbe auf. Bei der Durchleuchtung sind die unterschiedlichen Pulsationen der Aorta oberhalb

und unterhalb der Stenose besonders gut erkennbar, stets ist auch nach Verkalkungen der Aortenklappe zu fahnden (bicuspidale Aortenklappe → Verkalkung, evtl. Stenose). Beweisend für die Aortenisthmusstenose sind Rippenusuren am Unterrand der 3.–8. Rippe, die durch Arrosionen der z.T. aneurysmatisch erweiterten und geschlängelt verlaufenden Intercostalarterien entstehen, bei Kindern allerdings in der Regel noch fehlen. Die *Herzkatheterisierung* dient der Feststellung des Druckgradienten durch Messung des prä- und poststenotischen Druckes (Simultanmessung) und dem Ausschluß einer begleitenden Aortenklappenstenose, nötigenfalls durch Transseptalkatheter. Für die operative Korrektur ist außerdem eine angiographische Darstellung von Lage und Länge der Stenose sowie der Collateralversorgung der unteren Körperhälfte notwendig.

Verlauf und Komplikationen: Die *mittlere Lebenserwartung* der nichtoperierten Patienten wird mit 35 Jahren angegeben, jedoch ist der Verlauf im Einzelfall variabel und vom Schweregrad der Stenose und begleitenden Mißbildungen abhängig. Die meisten Erwachsenen sterben an den Folgen der Hypertonie, bei der Sektion ist in diesen Fällen die Arteriosklerose oberhalb der Stenose besonders ausgeprägt. Kindliche Todesfälle beruhen in der Regel auf einem zusätzlichen offenen Ductus Botalli mit seinen hämodynamischen Folgen. Ernste Komplikationen sind die Ruptur der Aorta, die Dissektion der Aortenwand und die Endocarditis lenta (Ductitis), sehr selten sind intrakranielle Blutungen als Folge angeborener Hirnbasisaneurysmen.

Operative Therapie: Die Operationsindikation besteht bei einem Druckgradienten von über 40 mm Hg in Ruhe. Das günstigste Operationsalter liegt zwischen dem 4. und 16. Lebensjahr. Als Operationsverfahren kommen die Resektion der Stenose mit End-zu-End-Anastomose und bei ausgedehnter Stenose, Hypoplasie oder Aplasie der Aorta sowie beim Vorliegen prä- und poststenotischer Aneurysmen die Gefäßprothese als Implantat oder als Umgehung (Bypass) zur Anwendung [14].

Die Angaben über die Operationssterblichkeit schwanken zwischen 2% und 8%, wobei mehr als ein Viertel zu Lasten der Operation im Säuglingsalter geht. Die Frühletalität bei Erwachsenen jenseits des 30. Lebensjahres beträgt etwa 10%, weil in diesem Alter arteriosklerotische Veränderungen proximal der Stenose bereits sehr ausgeprägt sein können und postoperative Anastomoseninsuffizienzen dann häufiger auftreten. Die Operationssterblichkeit wird deshalb ganz wesentlich von der Alterszusammensetzung des Krankengutes bestimmt. Häufigste unmittelbare Todesursachen sind Herzversagen mit Lungenödem, Anastomoseninsuffizienz, intraoperative Blutungen, nekrotisierende Arteriitis mit Infarkten im Magen-Darm-Bereich und Hirnblutungen, Embolien und Rückenmarksläsionen (A. spinalis anterior!) [14].

In etwa zwei Dritteln der Fälle kann mit einer Normalisierung des Blutdruckes gerechnet werden. Bei den Versagerfällen liegt entweder eine Reststenose vor oder, vornehmlich bei älteren Patienten, eine (renale?) Fixierung des Hochdrucks trotz erfolgreicher Beseitigung des Strömungshindernisses. Das Fortbestehen des typischen Gefäßgeräusches in der Umgebung der Anastomosenstelle wird auch nach Normalisierung des Blutdruckes festgestellt und läßt sich nicht im Sinne einer verbliebenen Reststenose deuten. Gewöhnlich verschwinden die subjektiven Beschwerden der Patienten fast unmittelbar nach der Operation.

5.3 Offener Ductus arteriosus Botalli

5.3.1 Pathologische Anatomie

Der offene Ductus arteriosus verbindet die Aorta mit der linken Arteria pulmonalis, die Aortenöffnung liegt dicht hinter dem Abgang der linken Arteria subclavia. Form, Durchmesser und Länge sind variabel; bei Erwachsenen ist das Kaliber meist zylindrisch, Durchmesser und Länge meist um oder unter 10 mm. Begleitende Mißbildungen sind häufig (etwa 30% der Fälle): Aortenisthmusstenose (meist präduktal), Ventrikelseptumdefekt, Transposition der großen Gefäße, Aortenatresie, Pulmonalatresie, Vorhofseptumdefekt und periphere Pulmonalstenose. In einigen dieser Fälle ist der offene Ductus arteriosus lebensnotwendig. Ein Ductus kann Anteil eines Gefäßringes sein und sowohl die Trachea als auch den Oesophagus komprimieren (COOLEY, zit. nach [20]).

5.3.2 Pathophysiologie

Aufgrund des hohen Druckunterschiedes zwischen Aorta und Arteria pulmonalis fließt systolisch und diastolisch arterielles Blut von der Aorta in die Arteria pulmonalis. Durch den resultierenden Links-rechts-Shunt ist die pulmonale Durchblutung erhöht (pulmonale Rezirkulation). Bei reinem Links-rechts-Shunt und normalem Lungenarteriendruck und -widerstand ist der linke Ventrikel hypertrophiert und die Ventrikelhöhle dilatiert. Der linke Vorhof ist dann ebenfalls vergrößert. Bei großlumigem Ductus mit sehr großen Shuntvolumina teilt sich der Aortendruck ungehindert dem Pulmonalis-Druck mit. In diesen Fällen und bei pulmonaler Widerstandserhöhung ist auch der rechte Ventrikel hypertrophiert. Unter Anstieg des pulmonalen Gefäßwiderstandes tritt in vielen Fällen im Lauf des Lebens eine pulmonale Hypertonie auf, die das Shuntvolumen reduziert und schließlich zur Shuntumkehr und damit zur Cyanose führt.

5.3.3 Klinische Symptomatologie

Subjektiv sind die meisten Patienten mit offenem Ductus Botalli zunächst beschwerdefrei. Eine Cyanose fehlt, kann aber bei Kleinkindern während des Schreiens, beim Husten oder bei interkurrenten pulmonalen Infekten vorübergehend auftreten. Im Erwachsenenalter sind Belastungsdyspnoe, Herzklopfen und rasche Ermüdbarkeit häufige, aber unspezifische Klagen der meist schlanken und blassen, gelegentlich körperlich unterentwickelten Patienten.

Auskultation und Phonokardiographie: Klinisches Leitsymptom des offenen Ductus arteriosus Botalli ist das kontinuierliche systolisch-diastolische Maschinengeräusch. Sein Punctum maximum liegt im 2. ICR links parasternal bzw. links infraclaviculär, es ist häufig auch am Rücken zwischen den Schulterblättern hörbar. Tastbares Schwirren ist bei lautem Geräusch ein häufiger Befund. Der II. Herzton ist selten hörbar, seine Betonung spricht für eine pulmonale Hypertonie. Gelegentlich besteht ein diastolisches Geräusch über der Herzspitze infolge relativer Mitralstenose bei großem Rezirkulationsvolumen. Der arterielle Blutdruck hat typischerweise eine hohe Amplitude („Loch im Windkessel"), dementsprechend besteht häufig ein Pulsus celer et altus.

Röntgenbefunde: Röntgenologisch ist die Größe des Herzschattens bei kleinem Shuntvolumen normal. Bei größerem Shunt ist der linke Ventrikel, aber auch der linke Vorhof vergrößert. Der Pulmonalbogen ist entsprechend der Shuntgröße erweitert, die Hiluszeichnung infolge der vermehrten Lungendurchblutung verstärkt. Bei der Durchleuchtung sind Hiluspulsationen sichtbar. Bei pulmonaler Hypertonie wird die Lungendurchblutung auch röntgenologisch geringer, der rechte Ventrikel vergrößert. Im seitlichen Strahlengang ist das retrosternale Dreieck dann eingeengt.

Das **Elektrokardiogramm** kann entsprechend der Linkshypertrophie verändert sein. Im *Echokardiogramm* sind linker Ventrikel und Vorhof (LA:Ao > 1,2) entsprechend der Größe des Li-Re-Shunts vergrößert.

Die **Katheterisierung des rechten Herzens** dient der Quantifizierung des Shuntvolumens, welches aus dem Sauerstoffsprung zwischen Arteria pulmonalis distal des Ductus und dem Stamm der Arteria pulmonalis bzw. dem rechten Ventrikel errechnet werden kann. Der Druck in der Arteria pulmonalis wird normal, leicht erhöht oder in Spätstadien mit Cyanose massiv erhöht gefunden. In etwa der Hälfte der Fälle kann der Ductus von der Arteria pulmonalis aus sondiert und die Aorta descendens erreicht werden (typische Rückzugskurve). Die retrograde Sondierung mit Angiographie hat Bedeutung bei Verdacht auf zusätzliche Anomalien, z. B. Isthmusstenose, Ventrikelseptumdefekt.

5.3.4 Verlauf und Komplikationen

Die durchschnittliche *Lebenserwartung* bei offenem Ductus Botalli wird mit 24–30 Jahren angegeben, andererseits sind Patienten mit uneingeschränkter Leistungsfähigkeit bis ins hohe Alter beschrieben worden. Häufigste Komplikation sind die chronische Stauungsinsuffizienz (Todesursache bei 30–80% der Fälle), die Endocarditis lenta und die pulmonale Hypertonie mit Shuntumkehr, Cyanose und Rechtsversagen (Häufigkeit 3–6% der Fälle). Von besonderer Bedeutung und auch für die Operationsindikation mitentscheidend ist die Endocarditis lenta, die am Ductus selbst beginnt (sog. Ductitis!) und eine Häufigkeit bis zu 20% haben soll. Aneurysmatische Erweiterungen des Ductus im Zusammenhang mit infektiösen Prozessen am Ductus sind keineswegs selten und gehen mit Änderungen des Maschinengeräusches einher.

5.3.5 Behandlung

Es ist heute allgemein anerkannt, daß jeder gesicherte Ductus arteriosus operativ durchtrennt werden sollte. Das aktive Vorgehen ist gerechtfertigt durch die Häufigkeit der genannten Komplikationen bei spontanem Verlauf einerseits und die geringe Operationsletalität von 0,5–2% andererseits. Bei pulmonaler Hypertonie steigt das Operationsrisiko allerdings auf 5–10% an. Das optimale Operationsalter liegt zwischen dem 3. und 20. Lebensjahr. Ductus-Fälle mit schwerer pulmonaler Hypertonie und Rechts-links-Shunt gelten als inoperabel. Zwischen präoperativem Lungenwiderstand und postoperativer Entwicklung des pulmonalen Strömungswiderstandes besteht keine enge Beziehung; für die Langzeitprognose sind vielmehr die postoperativ gemessenen Werte von entscheidender Bedeutung [13].

Ein medikamentöser Verschluß eines offenen Ductus arteriosus Botalli kann bei Neu- und Frühgeborenen mit Indomethacin (0,2 mg/kg KG) versucht werden. Kontraindikationen (hämorrhagische Diathese, Hyperbilirubinämie, Niereninsuffizienz) und Komplikationen (Darmblutungen, Niereninsuffizienz) sowie Therapieversager (evtl. Wiederholung der Therapie unter kontrollierten Bedingungen: Indomethacin-Blutspiegel!) mahnen jedoch zu besonderer Vorsicht [26a].

5.3.6 Differentialdiagnose

Die Differentialdiagnose des offenen Ductus arteriosus umfaßt alle Fehler mit kontinuierlichem systolisch-diastolischem Geräusch: 1. Aortopulmonales Fenster mit kontinuierlichem Geräusch im 3.–4. ICR links (Operationsindikation); 2. Perforiertes Sinus-Valsalvae-Aneurysma (Leitsymptom ist ein neu aufgetretenes kontinuierliches Geräusch mit Links-rechts-Shunt in den rechten Vorhof oder den rechten Ventrikel – Operationsindikation); 3. coronare arteriovenöse Fistel (s. Seite 261); 4. Ventrikelseptumdefekt mit Aorteninsuffizienz (s. S. 248).

5.4 Vorhofseptumdefekt (ASD)

5.4.1 Pathologische Anatomie

Beim Vorhofseptumdefekt besteht eine offene Verbindung zwischen linkem und rechtem Vorhof, wobei wegen des höheren Druckes im linken Vorhof arterielles Blut von links nach rechts fließt. Die Größe des Defektes variiert von einigen Millimetern bis ca. 4 cm und mehr, am häufigsten sind Defekte von 2–3 cm Durchmesser, sie sind z. T. gefenstert. Nach der Lokalisation unterscheidet man den Defekt des Ostium secundum (häufigste Form), der in der Gegend des Foramen ovale liegt, von einem sog. Primum-Defekt, der auf einer Entwicklungshemmung des Septum primum beruht, im caudalen Teil des Vorhofseptums liegt und

5.4 Vorhofseptumdefekt (ASD)

bis zur AV-Klappenebene reicht. Der Primum-Defekt geht demgemäß mit Deformitäten der Mitralklappe (Mitralinsuffizienz), seltener der Tricuspidalklappe einher. Der Primum-Defekt entspricht somit einem partiellen AV-Kanal (Endokardkissendefekt). Partielle Lungenvenentranspositionen werden in ca. 15% aller Vorhofseptumdefekte beobachtet. Hochsitzende Defekte können Anschluß an die obere Hohlvene erhalten. Wegen ihres Ursprunges aus dem primitiven Sinus venosus nennt man diese Defekte Sinus-venosus-Defekte, sie sind in der Regel mit einer Lungenvenentransposition, gewöhnlich aus der rechten Lunge, vergesellschaftet. Fehlen des ganzen Vorhofseptums führt zum Cor triloculare biventriculare, wenn das Ventrikelseptum erhalten ist. Diese Anomalie ist selten und besonders häufig mit anderen Mißbildungen kombiniert. Begleitende Mißbildungen sind auch beim Vorhofseptumdefekt vom Secundum-Typ häufig: Tricuspidalatresie, Pulmonalstenose (= Fallot-Trilogie), Transposition der großen Gefäße, Eisenmenger-Komplex und Ebstein-Syndrom. Die Kombination mit einer rheumatischen, sehr selten angeborenen Mitralstenose ist als Lutembacher-Syndrom bekannt (ca. 5% der Vorhofseptumdefekte).

5.4.2 Pathophysiologie

Bei unkompliziertem Vorhofseptumdefekt besteht in Abhängigkeit von der Größe des Defektes ein Links-rechts-Shunt auf Vorhofebene, der das Herzzeitvolumen des rechten Ventrikels und der A. pulmonalis vergrößert, und zwar auf das 1,5–4fache des Großkreislaufminutenvolumens. Trotzdem ist der Druck in der A. pulmonalis lange Zeit normal oder nur geringfügig erhöht, weil der Lungengefäßwiderstand normal ist oder sogar leicht erniedrigt sein kann. So wird neben der anatomischen Defektgröße der pulmonale Gefäßwiderstand zur wesentlichen Determinante des Shuntvolumens. Das Auftreten einer pulmonalen Hypertonie wird beim Vorhofseptumdefekt in der Regel später beobachtet als beim Ventrikelseptumdefekt und beim offenen Ductus Botalli, und zwar meist erst nach dem 20. Lebensjahr. Viele Patienten mit Vorhofseptumdefekt erreichen ein normales Lebensalter, ohne eine pulmonale Hypertonie zu entwickeln.

Der Anstieg des pulmonalen Gefäßwiderstandes und damit die pulmonale Hypertonie führen zur Hypertrophie des rechten Ventrikels und schließlich zur Rechtsherzinsuffizienz. Während dieser Entwicklung nimmt das Shuntvolumen allmählich ab, bis bei ansteigendem rechtsventriculären Füllungsdruck die Shuntumkehr und damit eine Mischungscyanose auftritt.

5.4.3 Klinische Symptomatologie

Viele Patienten mit Vorhofseptumdefekt sind beschwerdefrei, auch die kindliche Entwicklung ist in der Regel normal verlaufen. Einige Patienten suchen wegen Atemnot, Leistungsminderung oder Herzklopfen den Arzt auf, bei anderen wird der Herzfehler anläßlich einer Routineuntersuchung durch das systolische Geräusch und/oder einen pathologischen EKG-Befund vermutet.

Patienten mit größeren Defekten sind nicht selten unterentwickelt, infantil, asthenisch; Pubertät und Menstruation setzen verspätet ein. Fakultative Begleitsymptome sind Arachnodaktylie, hoher Gaumen, Hühnerbrust und Linsenverschiebungen. Die Kombination eines Vorhofseptumdefektes mit Skeletanomalien einer oberen Extremität mit autosomal-dominantem Erbgang ist als Holt-Oram-Syndrom bekannt [15].

Wegen der spät bzw. nicht oder intermittierend bei körperlicher Belastung auftretenden Mischungscyanose fehlen in den meisten Fällen Trommelschlegelfinger und Uhrglasnägel. Thoraxdeformitäten (präcordiale Vorwölbung, Voussure) sind hingegen relativ häufig und zeigen das Ausmaß der rechtsventriculären Volumen- bzw. Druckbelastung an. Schwirren fehlt und spricht – falls vorhanden – für eine zusätzliche oder andere Anomalie (z. B. Pulmonalstenose, Ventrikelseptumdefekt).

Auskultation und Phonokardiographie: Klinisches Leitsymptom des Vorhofseptumdefektes vom Secundum-Typ sind das systolische Geräusch im 2.–3. ICR links parasternal und die fixierte Spaltung des zweiten Herztones. Das systolische Geräusch entsteht bei hohem Durchfluß an der Pulmonalklappe, hat Crescendo-Decrescendo-Form und endet vor dem II. Herzton. Sein Amplitudenmaximum liegt in der ersten Hälfte der Systole. Die Spaltung des II. Herztones ist atemunabhängig und Folge des Rechtsschenkelblockes und/oder der rechtsventriculären Volumenbelastung. Das Intervall zwischen A2 und P2 beträgt 0,05 sec oder mehr, die Amplitude von P2 ist kleiner als die von A2. Bei pulmonaler Hypertonie wird das Intervall kleiner oder fehlt ganz; P2 ist dann betont. Diastolische Geräusche entstehen fakultativ entweder an der Pulmonalklappe als relative Pulmonalinsuffizienz (=Graham-Steell-Geräusch) unmittelbar im Anschluß an den Pulmonalklappenschlußton oder als relative Tricuspidalstenose in Form eines präsystolischen Crescendogeräusches bei hohem Shuntvolumen. In diesen Fällen wird sehr selten auch an unveränderter Klappe ein Tricuspidalöffnungston beobachtet. Ein Vorhofton und ein „ejection click" (Pulmonaldehnungston) sind auch in Spätstadien selten.

Ein band- oder decrescendoförmiges hochfrequentes systolisches Geräusch über der Herzspitze in Verbindung mit einem abgeschwächten I. Herzton und/oder einem III. Herzton sprechen für eine begleitende Mitralinsuffizienz und damit für einen Primum-Defekt.

Elektrokardiogramm: Ein unvollständiger oder vollständiger Rechtsschenkelblock besteht bei 90–95% aller Vorhofseptumdefekte; in späteren Stadien Rechtstyp- und Rechtshypertrophiekurve. Das Auftreten von Vorhofflimmern bzw. -flattern leitet nicht selten die kardiale Dekompensation ein.

Ein überdrehter Linkstyp in den Extremitätenableitungen und/oder ein verlängertes AV-Intervall (=AV-Block I. Grades) sprechen in Kombination mit dem Auskultationsbefund einer begleitenden Mitralinsuffizienz für einen Primum-Defekt.

Die **Echokardiographie** weist die Dilatation des rechten Ventrikels mit abnormer Septumbewegung nach (Volumenbelastung) [1]. Intravenös injizierte Kontrastechos sind im Mitralostium nachweisbar. Im Schnittbild kann der Shunt-Strom in den rechten Vorhof die Kontrast-Echos dort auswaschen („negativer Kontrast-Effekt").

Röntgenbefunde: Beim Vorhofseptumdefekt als Prototyp der reinen Rechtsbelastung ist ausschließlich das rechte Herz vergrößert, der rechte Ventrikel wird u.U. links randbildend. Arteria pulmonalis und Hili sind betont, bei der Durchleuchtung pulsierend (sog. tanzende Hili), der Aortenknopf ist klein oder fehlt sogar.

Im seitlichen Strahlengang ist das retrosternale Dreieck durch die A. pulmonalis eingeengt, der Oesophagus verläuft gerade, er wird nur bei gleichzeitiger Mitralstenose (=Lutembacher-Syndrom) oder Mitralinsuffizienz (=Primum-Defekt) nach dorsal verlagert. In den Endstadien der pulmonalen Hypertonie (Eisenmenger-Reaktion) kontrastieren die erweiterten zentralen Lungengefäße mit verengten Lungengefäßen der Peripherie (sog. amputierte Hili bzw. peripherer Gefäßabbruch).

Herzkatheterisierung: Eine Sondierung des Defektes gelingt am ehesten von der rechten Vena femoralis aus, dabei sind in den meisten Fällen linker Vorhof und linker Ventrikel erreichbar. Ziel der Herzkatheterisierung sind daneben die Feststellung von Richtung und Ausmaß des Shunts, Nachweis bzw. Ausschluß einer pulmonalen Hypertonie und die Aufdeckung von zusätzlichen Anomalien (z.B. Lungenvenenfehlmündung). Der Nachweis kleiner Rechts-links-Shunts bei überwiegendem Links-rechts-Shunt gelingt am ehesten durch Injektion von Farbstoff oder Kälte in den rechten Vorhof mit anschließender Messung in der Aorta. Eine *Angiokardiographie* ist in unkomplizierten Fällen entbehrlich, bei Verdacht auf begleitende Mitralinsuffizienz (=Primum-Defekt) jedoch zweckmäßig (Kontrastmittelinjektion in den linken Ventrikel).

5.4.4 Verlauf und Komplikationen

Die Prognose des Vorhofseptumdefektes ist im Vergleich zu anderen angeborenen Vitien günstig, er ist deshalb im Jugend- und Erwachsenenalter der häufigste Fehler. Das durchschnittliche Todesalter liegt um 35–40 Jahre, die Hälfte der Patienten überlebt das 50. Lebensjahr. Auch 70jährige Patienten mit Vorhofseptumdefekt sind keine Seltenheit; es besteht dann meist eine Herzinsuffizienz mit pulmonaler Hypertonie, Vorhofflimmern und relativer Tricuspidalinsuffizienz, so daß an einen Vorhofseptumdefekt nicht mehr gedacht wird.

In selteneren Fällen tritt unter ansteigendem Lungengefäßwiderstand eine pulmonale Hypertonie mit erhöhtem Füllungs- und Vorhofdruck und damit eine Mischungscyanose auf. Hinweis auf einen solchen Verlauf sind zunehmende Leistungsminderung sowie Atemnot und schließlich Cyanose bei körperlicher Belastung, später auch in Ruhe. Das Terminalstadium entspricht der Eisenmenger-Reaktion, die eine klinische Differenzierung der einzelnen primär acyanotischen Vitien nicht mehr erlaubt.

5.4.5 Operative Therapie

Die Indikation zum operativen Verschluß eines Vorhofseptumdefektes wird gestellt, wenn das Shuntvolumen größer als 40% des Lungendurchflusses bzw. das Verhältnis von Kleinkreislauf- zu Großkreislaufvolumen 2:1 oder größer ist. Bei pulmonaler Hypertonie mit noch überwiegendem Links-rechts-Shunt ist die Operation möglich, jedoch mit einem mehrfach erhöhten Risiko behaftet. Im Stadium der Shuntumkehr ist die Operation kontraindiziert. Die Operationsletalität liegt um 1%, bei pulmonaler Hypertonie bei 10–15%. Die Gesamtletalität unter Einschluß komplizierter Fälle liegt derzeit bei 3–4%.

Im einzelnen erfolgt der Verschluß eines Secundum-Defektes durch direkte Naht oder plastisch, bei hochsitzendem Vorhofseptumdefekt mit fehleinmündender Lungenvene (Sinus-venosus-Defekt) ebenso und beim Primum-Defekt in Abhängigkeit von der Schwere des Defektes des anterioren Mitralsegels durch gleichzeitige Naht, evtl. sogar Klappenersatz (Operationsletalität um 10% und höher; Operationskomplikation: totaler AV-Block, dann Schrittmachertherapie). Begleitende Lungenvenenfehlmündungen werden jeweils gleichzeitig korrigiert.

Häufiger als ursprünglich angenommen besteht nach operativem Verschluß großer Vorhofseptumdefekte die Gefahr eines postoperativen Lungenödems, wenn bei hypoplastischem Ventrikel die AV-Klappenebene intraoperativ verzogen oder der linke Vorhof verkleinert wird. Bei drohendem Linksherzversagen kann sich postoperativ dann die Notwendigkeit einer partiellen Wiedereröffnung des Defektes ergeben [20].

Der operative Verschluß eines Vorhofseptumdefektes beim Lutembacher-Syndrom ist mit einem beträchtlichen Risiko verbunden, wenn die begleitende Mitralstenose nicht optimal (nötigenfalls Klappenersatz) beseitigt werden kann. Bei ansteigendem Druck im linken Vorhof ist postoperativ mit einem Linksherzversagen zu rechnen.

5.4.6 Differentialdiagnose

Sie umfaßt alle Erkrankungen mit systolischem Geräusch über der Pulmonalis und inkomplettem oder komplettem Rechtsschenkelblock im EKG, in erster Linie also die Pulmonalstenose (Lungendurchblutung normal oder vermindert), den Ventrikelseptumdefekt (tiefergelegenes holosystolisches Geräusch, Rechts- und Linkshypertrophie), den offenen Ductus arteriosus Botalli (kontinuierliches Geräusch, großer Aortenknopf, Links- und Rechtshypertrophie) und die partielle Lungenvenentransposition (Herzkatheterisierung). Bei Jugendlichen ist ein funktionelles systolisches Geräusch über der Pulmonalis gelegentlich Anlaß zur Herzkatheterisierung zum Ausschluß eines Vorhofseptumdefektes. Bei älteren Patienten verbirgt sich hinter einer Rechtsherzinsuffizienz mit pulmonaler Hypertonie, Flimmerarrhythmie, relativer Tricuspidalinsuffizienz und leichter Cyanose nicht selten ein unerkannter Vorhofseptumdefekt.

5.5 Ventrikelseptumdefekt (VSD)

5.5.1 Pathologische Anatomie

Unabhängig von Größe und Lokalisation wird eine abnorme Verbindung zwischen beiden Ventrikeln als Ventrikelseptumdefekt bezeichnet. Der Formenreichtum dieser Mißbildung hat zu folgender Einteilung geführt (zit. nach [32 a]):

1. Infundibulärer VSD (Bulbus-Septal-Defekt) supra- oder intrakristal (8%)
2. Membranöser VSD (perimembranös) infra- bzw. retrokristal (70%)
3. AV-Kanal-Defekt (Sinus-Septal-Defekt) posterior bzw. paratricuspid (8%)
4. Muskulärer VSD anterior und posterior apical (12%)
5. Kombination verschiedener Defekte (2%)

Eine Verbindung zwischen dem Ausflußtrakt des linken Ventrikels und dem rechten Vorhof (left ventricular–right atrial shunt) beruht auf einem Defekt im atrioventriculären und im interventriculären Anteil des membranösen Septums. Es werden drei Formen unterschieden, und zwar ein supratricuspidaler Defekt mit intakter Tricuspidalklappe, ein transtricuspidaler, zentral im membranösen Septum in Höhe des Tricuspidalklappenrings gelegener Defekt mit Unterbrechung der Kontinuität zwischen anteriorem und septalem Tricuspidalsegel, und schließlich ein subtricuspidaler Defekt mit primär interventriculärer Verbindung (zit. nach [32 a]).

Ventrikelseptumdefekte sind in etwa einem Drittel der Fälle kombiniert mit anderen Herz- und Gefäßmißbildungen: Vorhofseptumdefekt, offener Ductus arteriosus, Tricuspidal-, Mitral- oder Aorteninsuffizienz, verschiedene Formen der Pulmonalstenose, Fehlbildungen des Aortenbogens, korrigierte Transposition der großen Gefäße, fehlmündende Lungenvenen, Aneurysmen des membranösen Septums mit Obstruktion der rechtsventriculären Ausflußbahn, seltene Kombination mit Ebstein-Syndrom.

5.5.2 Pathophysiologie

Größe des Ventrikelseptumdefektes und Lungengefäßwiderstand bestimmen die Hämodynamik und damit den klinischen Verlauf.

Kleine Ventrikelseptumdefekte mit drucktrennender Wirkung sind durch normale Druckwerte im rechten Ventrikel und im Lungenkreislauf gekennzeichnet. Trotz des hohen systolischen Druckgradienten zwischen beiden Kammern sind die Shuntvolumina klein und überschreiten nur selten den Wert von 3 l/min. Die Belastung durch das um das Shuntvolumen vergrößerte Rezirkulationsvolumen, die zu gleichen Teilen den linken und rechten Ventrikel betrifft, wird vom Herzen über viele Jahre ertragen. Gleiches gilt auch für die Lungengefäße, die i. allg. keine bzw. dem Alter entsprechende Veränderungen aufweisen.

Große Ventrikelseptumdefekte etwa von der Größe des Aortenquerschnitts führen zu systolischer Druckangleichung im großen und kleinen Kreislauf. Solange der pulmonale Gefäßwiderstand kleiner ist als im großen Kreislauf, besteht eine z. T. sehr hohe Lungendurchblutung infolge des Links-rechts-Shunts auf Ventrikelebene. Demgemäß sterben etwa 50% dieser Patienten innerhalb des ersten Lebensjahres an Herzversagen. Wird diese Phase überlebt, steigt der pulmonale Gefäßwiderstand allmählich an, und die Shuntvolumina nehmen ab. Die betreffenden Patienten entwickeln sich in dieser Phase u. U. normal, bis es unter weiter ansteigenden Gefäßwiderständen im Lungenkreislauf, durchschnittlich im 1.–10. Lebensjahr, zur Shuntumkehr und damit zur Cyanose kommt.

Mittelgroße Defekte haben hämodynamisch sehr unterschiedliche Folgen. Größe und Richtung des Shunts sind auch hier abhängig vom Verhältnis des Lungengefäßwiderstandes zum Körpergefäßwiderstand. Verlaufsprognosen sind in den meisten Fällen demgemäß nur schwer möglich.

5.5.3 Klinische Symptomatologie

Entsprechend der Größe des Defektes und des Shuntvolumens variieren die subjektiven Beschwerden von vollständiger Beschwerdefreiheit bis zur schwersten Beeinträchtigung mit Herzinsuffizienz und Cyanose. Das Auftreten der prognostisch schwerwiegenden Mischungscyanose erfolgt bei großen Defekten um das 2. Lebensjahr, häufiger jedoch im 2.–10. Lebensjahr. Trommelschlegelfinger gehören nicht zum Bild des VSD, es sei denn, die Mischungscyanose besteht seit frühester Kindheit. Eine Vorwölbung der Brustwand (Voussure) wird nur bei größeren Defekten gefunden.

Auskultation und Phonokardiographie: Leitsymptom des VSD ist ein lautes systolisches Geräusch im 3.–4. ICR links parasternal (sog. Roger-Geräusch), dessen Amplitude in keiner Beziehung zur Größe des Shuntvolumens steht. Bei kleinen Defekten ist es häufig besonders laut. Das systolische Geräusch wird in etwa der Hälfte der Fälle von Schwirren begleitet. Eine atemabhängige Spaltung des II. Herztones wird nur bei kleinen Defekten beobachtet; der Pulmonalklappenschlußton kann entsprechend dem Ausmaß der pulmonalen Hypertonie betont sein. Mehrfach ist über diastolische Geräusche berichtet worden, hervorgerufen durch eine begleitende Aorteninsuffizienz, eine relative Pulmonalinsuffizienz (bei pulmonaler Hypertonie) oder eine relative Mitralstenose (bei hohem Durchflußvolumen). Ein pulmonaler Dehnungston kann ebenfalls als Ausdruck der pulmonalen Hypertonie nachweisbar sein.

Elektrokardiogramm: Das *EKG* ist bei kleinen Defekten normal und zeigt bei zunehmender pulmonaler Hypertonie die Rechtsbelastung an, die bei cyanotischen Patienten dann sehr ausgeprägt sein kann.

Die **Echokardiographie** zeigt zweidimensional größere Defekte direkt. Abhängig von der Shunt-Größe sind linker Ventrikel sowie der Vorhof [23] dilatiert. Kontrast-Echos tauchen linksventrikulär zwischen Septum und Mitralecho auf. Der „Jet" in den rechten Ventrikel kann mit Doppler-Sonographie nachgewiesen werden.

Röntgenbefunde: Röntgenologisch ist die Herzgröße bei kleinen Defekten normal, der Pulmonalisbogen ist betont, die Lungenzeichnung entsprechend dem Shuntvolumen vermehrt. Bei größeren und sehr großen Defekten ist das Herz dann z. T. massiv vergrößert, wobei die Vergrößerung den rechten und linken Ventrikel gleichermaßen betrifft.

Herzkatheterisierung und Angiographie: Die Katheterisierung des rechten Herzens ermöglicht die Quantifizierung der pulmonalen Hypertonie (Minutenvolumenhochdruck, Widerstandshochdruck) und die Berechnung der Shuntvolumina aus den Sauerstoffwerten vor und hinter dem Defekt. Eine Sondierung des Defektes selbst gelingt nur selten. Die Herzkatheterisierung einschließlich der Angiographie des linken Ventrikels dient gleichzeitig dem Nachweis bzw. dem Ausschluß begleitender Anomalien.

5.5.4 Komplikationen und Verlauf

Die häufigste Komplikation der großen Ventrikelseptumdefekte ist die Herzinsuffizienz, der im Laufe des 1. Lebensjahres mehr als 50% der Patienten erliegen. Pulmonale Infektionen sind bei großen Shuntvolumina sehr viel häufiger als bei herzgesunden Kindern und sind für einen Teil frühzeitiger tödlicher Ausgänge verantwortlich. In etwa 20–25% der Fälle treten schließlich bakterielle Endokarditiden auf, die sich bevorzugt an den Rändern des Defektes establieren.
Sofern die Kinder das besonders gefährdete 1. Lebensjahr überstehen, wird der weitere Verlauf durch die pulmonale Widerstandserhöhung mit Shuntumkehr, Cyanose, Hypoxämie und Herzversagen bestimmt.
Kleinere Defekte rufen geringe oder gar keine Beschwerden hervor, solange der Druck in der A. pulmonalis normal ist; 20% dieser Defekte schließen sich im Laufe des Lebens spontan; 70% aller Ventrikelseptumdefekte jenseits des 1. Lebensjahres bleiben asymptomatisch. Als seltene Komplikationen im Erwachsenenalter gelten die bakterielle Endokarditis und die Entwicklung einer Herzinsuffizienz [8].

5.5.5 Operative Therapie

Unterschiedliche Größen des VSD und natürlicher Verlauf der großen Defekte sind für die operative Behandlung von entscheidender Bedeutung. Zur Verhinderung der

Pulmonalsklerose bei hohen Shuntvolumina wird im Säuglingsalter eine Herabsetzung der erhöhten Lungendurchblutung entweder durch eine palliative Bändelung der Arteria pulmonalis oder durch Primärkorrektur vorgenommen. Bei der Banding-Operation soll der distale Pulmonalarteriendruck um 50% des Ausgangswertes gesenkt werden. Infolge der Verminderung des Links-rechts-Shunts steigt der Systemdruck um 10–30 mm Hg schon während der Operation an.

Die operative Korrektur eines mittelgroßen VSD wird möglichst im Vorschulalter durchgeführt. Bei Erwachsenen ist die Operationsindikation abhängig vom Shuntvolumen einerseits und vom Lungengefäßwiderstand andererseits. Die Operation ist i. allg. indiziert, wenn der Links-rechts-Shunt größer als 30% des Lungendurchflusses und der Widerstand im kleinen Kreislauf kleiner als im arteriellen System ist. Der Quotient Lungengefäßwiderstand zu Systemgefäßwiderstand (Rp/Rs) steigt mit zunehmender pulmonaler Hypertonie an. Bei Werten von 0,45–0,75 besteht eine eindeutige Operationsindikation; bei Werten von 0,75–0,90 kann eine Operation in Erwägung gezogen werden, ohne daß jedoch eine Prognose über die postoperative Entwicklung der pulmonalen Hypertonie möglich ist [6].

Als Kontraindikationen gelten Druckgleichheit im großen und kleinen Kreislauf (Rp/Rs > 0,90) und die Shuntumkehr.

Unter den operativen Komplikationen kommen das Auftreten eines totalen AV-Blockes (3–5% der Fälle) und der inkomplette Defektverschluß am häufigsten vor [2].

Die Operationsletalität wird in unkomplizierten Fällen mit 1–2% angegeben und steigt bei pulmonaler Hypertonie bis auf 20% an. Die Spätergebnisse sind von der weiteren Entwicklung einer pulmonalen Hypertonie abhängig. Maßgebend für die Langzeitprognose ist der pulmonale Gefäßwiderstand einen Monat nach der Operation [13].

5.5.6 Differentialdiagnose

Bei acyanotischen Patienten mit relativ kleinem VSD und lautem Geräusch kommen differentialdiagnostisch Vorhofseptumdefekte, evtl. auch ein Ductus arteriosus persistens und eine valvuläre oder infundibuläre Pulmonalstenose in Betracht. Bei leisem Geräusch kann die Abgrenzung gegenüber einem akzidentellen Geräusch Schwierigkeit bereiten.

Im Stadium der Shuntumkehr ist mit klinischen Methoden eine Differenzierung gegenüber dem offenen Ductus arteriosus, dem aortopulmonalen Fenster und dem Vorhofseptumdefekt einerseits (sog. Eisenmenger-Reaktion) und den primär cyanotischen Vitien andererseits kaum mehr möglich. Selbst bei Katheteruntersuchungen incl. Angiokardiographien sind Fehlinterpretationen, vor allem bei kombinierten Mißbildungen, möglich.

5.5.7 Kombinierte Mißbildungen mit VSD

VSD mit Aorteninsuffizienz (< 5% der Fälle von VSD): Die Aorteninsuffizienz ist Folge der angeborenen Mißbildung oder sekundär durch eine bakterielle Endokarditis erworben.

VSD mit Mitralklappenanomalien (< 4% der Fälle von VSD): Mitralstenosen sind häufiger als angeborene Mitralinsuffizienzen.

Cor triloculare biatriatum (single ventricle): Häufig besteht zusätzlich ein ASD oder ein Cor biloculare, z. T. mit Mitral- oder Tricuspidalatresie, ferner eine Transposition bzw. korrigierte Transposition der großen Gefäße, Dextrokardie, infundibuläre Pulmonalstenose oder Subaortenstenose.

Cor biloculare: Vorhof- und Kammerseptum sind nicht oder rudimentär entwickelt. Es besteht ein einziger Vorhof, ein einziger Ventrikel und ein gemeinsamer AV-Kanal mit gemeinsamer Klappe. Auch hier sind weitere Mißbildungen (Pulmonalatresie, Transposition der großen Gefäße, fehlmündende Lungenvenen, persistierende linke Vena cava superior) häufig. Die Erkrankung wird vor allem bei Mongolismus beobachtet (ca. 50% der Fälle von Cor biloculare).

Ivemark-Syndrom: VSD oder völliges Fehlen des Septums, z. T. mit ASD (Cor biloculare) und/oder anderen cardialen Anomalien in Kombination mit fehlender viszeraler Asymmetrieausbildung und Asplenie [31 a].

Eisenmenger-Komplex: Anatomisch beinhaltet dieser Begriff die Kombination eines VSD, einer reitenden Aorta, einer Rechtshypertrophie und einer normalen oder dilatierten Pulmonalarterie. Da die pathophysiologisch wesentlichen Anomalien dabei der VSD, der Rechts-links-Shunt und der im Lungenkreislauf höher als im großen Kreislauf liegende Gefäßwiderstand sind und auch andere primär acyanotische Shunt-Vitien diesen Verlauf nehmen können, werden heutzutage alle diese Fehler im Stadium der Shunt-Umkehr unter dem Begriff der Eisenmenger-Reaktion (= Eisenmenger-Syndrom) subsumiert.

5.6 Fallot-Tetralogie

5.6.1 Pathologische Anatomie

Die Kombination eines Ventrikelseptumdefektes mit Pulmonalstenose, Dextroposition der Aorta (reitende Aorta) und Hypertrophie des rechten Ventrikels ist als Fallot-Tetralogie bekannt, deren variable Phänomenologie von der Entwicklung des Truncus und des Bulbus arteriosus und ihres gemeinsamen Septums bestimmt wird. In den meisten Fällen ist die Aorta nach rechts verlagert, sie entspringt dann aus beiden Ventrikeln. In anderen Fällen entspringt sie lediglich aus dem rechten Ventrikel (einfache Transposition oder Dextroposition der Aorta); schließlich kann auch der Ursprung beider Gefäße transponiert sein (gekreuzte oder vollständige Transposition der großen Gefäße). Auch kann die Lage der Aorta und der Pulmonalis vertauscht sein, aber ihr Ursprung aus dem richtigen Ventrikel erfolgen (korrigierte Transposition).
Pathophysiologisch bedeutsam sind vor allem die Pulmonalstenose und der Ventrikelseptumdefekt. Der Schweregrad der Pulmonalstenose variiert außerordentlich. Im einzelnen besteht in 25% der Fälle eine infundibuläre, in 15% eine valvuläre und in 60% eine kombinierte infundibuläre und valvuläre Pulmonalstenose [20]. Die Ausflußbahn des rechten Ventrikels ist meist hypoplastisch (selten zu einer dritten Kammer erweitert), auch der Pulmonalisstamm kann stenosiert sein (Pseudotruncus).

Der Ventrikelseptumdefekt der Fallot-Tetralogie ist meist groß, er liegt unter und hinter der Crista supraventricularis im membranösen Teil. Bei fehlender Crista supraventricularis erstreckt sich der Defekt gelegentlich bis an die stenosierte Pulmonalklappe.

Die Dextroposition der Aorta über dem Ventrikelseptumdefekt beträgt in den meisten Fällen etwa 10–50%, ihr Ursprung ist biventriculär. Der Aortenbogen liegt in 75% der Fälle links, in 25% rechts. Bei etwa 20% findet sich gleichzeitig eine zusätzliche rechte A. subclavia.

Die Rechtshypertrophie der Fallot-Tetralogie ist sekundärer Natur und Folge der Pulmonalstenose. Der rechte Ventrikel ist ebenso dick wie der linke oder sogar stärker.

Als zusätzliche Anomalien bestehen nicht selten ein Vorhofseptumdefekt (= Fallot-Pentalogie), eine partielle Lungenvenenfehlmündung, Tricuspidalinsuffizienz, AV-Kanal und Pulmonalatresie.

5.6.2 Pathophysiologie

Wesentliche Determinanten des Schweregrades sind die Pulmonalstenose und der Ventrikelseptumdefekt, welche die Lungendurchblutung herabsetzen, einen Rechts-links-Shunt auf Ventrikelebene zur Folge haben und zur Hypertrophie des rechten Ventrikels führen. Zwischen rechtem und linkem Ventrikel besteht Druckgleichheit. Der Strömungswiderstand in der Aorta ist geringer als in der Pulmonalis, die nur geringe Mengen Blut zur Oxygenisierung in der Lunge erhält, welches sich dann über den linken Vorhof im linken Ventrikel mit dem aus dem rechten Ventrikel geshunteten Blut mischt und zusammen mit dem venösen Blut des rechten Ventrikels über die reitende Aorta in die Körperperipherie gelangt.

An der Entstehung der sichtbaren Cyanose sind also der Rechts-links-Shunt und die Minderdurchblutung der Lunge gleichermaßen beteiligt. Je schwerer die Pulmonalstenose, desto größer ist der Rechts-links-Shunt. Bei milder Pulmonalstenose mit verhältnismäßig gering erhöhtem Druckgradienten besteht in Einzelfällen ein vorwiegender Links-rechts-Shunt mit geringer oder fehlender Cyanose entsprechend einem reinen Ventrikelseptumdefekt (acyanotische Fallot-Tetralogie). Umgekehrt entstehen bei hochgradiger Pulmonalstenose und kleinem Ventrikelseptumdefekt der isolierten Pulmonalstenose analoge hämodynamische Verhältnisse. Diese Fälle sind jedoch selten.

5.6.3 Klinische Symptomatologie

Klinische Leitsymptome der Fallot-Tetralogie sind die Cyanose und die Trommelschlegelfinger. Verweigerung der Nahrungsaufnahme, mangelhafte Gewichtszunahme und verzögerte Entwicklung setzen bereits in den ersten Lebensmonaten ein. Die Cyanose wird mit zunehmendem Verschluß des Ductus arteriosus, der in den ersten Lebenstagen noch an der Lungendurchblutung beteiligt ist, intensiver; sie besteht zunächst nur beim Schreien, dann auch bei der Nahrungsaufnahme und schließlich auch bei Bewegungen und in Ruhe. Polycythämie und Trommelschlegelfinger und -zehen entwickeln sich später mit zunehmender Cyanose.
Bei schweren Fällen sind plötzliche Anfälle von Bewußtlosigkeit und vertiefter Cyanose ein alarmierendes Zeichen. Die Synkopen setzen mit spontaner oder belastungsabhängiger Atemnot ein, der nach einigen Minuten Krämpfe, Apoplexien oder Tod folgen können (sog. hypoxische bzw. anoxische Anfälle). Es wird angenommen, daß diese Anfälle auf einer vorübergehenden Zunahme der infundibulären Stenose in der Ausflußbahn des rechten Ventrikels mit weiterer Abnahme der Lungendurchblutung beruhen.
Typisch für die Fallot-Tetralogie ist schließlich die Hockstellung. Nachdem das Kind laufen gelernt hat, verweilt es nicht selten bereits nach kurzer Belastung in hockender Stellung. Als Sofortmaßnahme bei anoxischen Anfällen kann durch Pressen der Knie gegen die Brust des Säuglings eine extreme Hockstellung simuliert werden. Wahrscheinlich wird durch die Hockstellung der venöse Rückfluß zum Herzen gedrosselt und/oder der arterielle Widerstand erhöht, beides führt zur Abnahme des Rechts-links-Shunts und damit zum meßbaren Anstieg der arteriellen Sauerstoffsättigung [4].
Durch den chronischen Sauerstoffmangel entwickelt sich eine *Polyglobulie* mit Hämoglobinwerten bis 20 g% und einem Hämatokrit von 60–70%, was Schwindelerscheinungen, Krämpfe und Synkopen begünstigt und zu cerebralen Thrombosen und Blutungen führen kann. Weitere fakultative Folgen der Polyglobulie sind Epistaxis, Hämoptoe und eine conjunctivale Injektion der Augen.

Auskultation und Phonokardiographie: Im Vordergrund steht das systolische Austreibungsgeräusch der Pulmonalstenose im 2.–3. ICR links parasternal, es kann von Schwirren begleitet sein. Bei großem Ventrikelseptumdefekt ist ein systolisches Geräusch im 4. ICR links parasternal hörbar, eine Trennung beider Geräusche ist jedoch nur in Einzelfällen möglich. Der Pulmonalklappenschlußton fehlt, der Aortenklappenschlußton ist von normaler Amplitude, sein Maximum im 2. ICR links parasternal soll für eine stärkere Dextroposition der Aorta sprechen. Diastolische Geräusche gehören nicht zur Fallot-Tetralogie, sie weisen auf eine zusätzliche oder andere Anomalie hin.

Im **Elektrokardiogramm** bestehen P pulmonale, Rechtstyp und Rechtshypertrophie.

Das **Echokardiogramm** zeigt Rechtshypertrophie und Diskontinuität von Septum und Aortenvorderwand, im Schnittbild auch das Reiten der Aorta über dem VSD sowie die Weite der rechten Ausflußbahn und evtl. die Pulmonalklappe.

Röntgenbefunde: Die Herzvergrößerung bei Fallot-Tetralogie ist i. allg. nicht übermäßig stark. Das breit aufliegende Herz mit angehobener Herzspitze ist als „Cœur en sabot" bekannt, kann aber fehlen. Die Herztaille ist konkav, da der Pulmonalisbogen klein ist oder fehlt. Die Lungendurchblutung ist vermindert. Eine Rechtslage der Aorta (25% der Fälle) kann bereits in der Übersichtsaufnahme erkennbar sein.

Herzkatheterisierung: Ziel der Katheterisierung von der Vena femoralis aus ist die Messung des rechtsventriculären Druckes (Systemdruck!), der Nachweis eines begleitenden Vorhofseptumdefektes (niedrige O_2-Sättigung im linken Vorhof nach Sondierung des Vorhofseptumdefektes) und vor allem die Sondierung von A. pulmonalis (Druckgradient in der Ausflußbahn und/oder an der Klappe) und Aorta. Beides gelingt leider nicht immer, die Angiographie ist demgemäß Methode der Wahl.

Angiographie des rechten Ventrikels: Bei vorgesehener Operation hat die Angiographie folgende Aufgaben [3]: 1. Darstellung der anatomischen und funktionellen Verschiedenheiten (Form der Pulmonalstenose, Größe des Ventrikelseptumdefektes, Grad des Überreitens der Aorta, Größe der A. pulmonalis); 2. Darstellung der zur Anastomosierung geeigneten Arterien; 3. Differenzierung einer Fallot-Tetralogie vom Ursprung beider Gefäße aus dem rechten Ventrikel mit Pulmonalstenose (klinische Differenzierung oft nicht möglich); 4. Differenzierung einer Fallot-Tetralogie mit Pulmonalatresie vom sog. Pseudotruncus (Differenzierung auch angiographisch schwer oder unmöglich); 5. Darstellung der Größe des linken Ventrikels: Lävogramm zum Ausschluß einer Hypoplasie des linken Ventrikels; 6. Sicherung der Diagnose.

5.6.4 Klinischer Verlauf und Komplikationen

Die meisten Patienten mit nichtkorrigierter Fallot-Tetralogie sterben innerhalb der ersten 20 Lebensjahre an Anoxie, Apoplexie, Polyglobulie, Hirnabsceß, bakterieller Endokarditis, Hämoptoe oder pulmonalen Infektionen einschließlich Tuberkulose. Die Häufigkeit cerebraler Komplikationen ist proportional dem Schweregrad der arteriellen Sauerstoffuntersättigung und damit der Cyanose und der Hämaterhöhung. Ein operativer Eingriff ist zu planen bei Hämatokritwerten um 55 bis 60%.

Bei acyanotischen Patienten mit Fallot-Tetralogie ist die Prognose auch bei konservativer Behandlung besser, diese Patienten erreichen nicht selten ein Alter von 40 Jahren und darüber.

5.6.5 Behandlung

Die konservative Therapie umfaßt die Besserung der Polyglobulie (Aderlässe!), die Antibiotica-Prophylaxe pulmonaler Infekte und der Endokarditis und die Sofortmaßnahmen bei Synkopen (Hockstellung einnehmen, Sedierung). Glykoside sind in der Regel nicht indiziert.

Palliativoperationen werden zur Besserung der Lungendurchblutung und Öffnung des Lungengefäßbettes mittels folgender Anastomosierungen durchgeführt: Blalock-Taussig-Anastomose zwischen A. subclavia rechts (bei rechts verlaufendem Aortenbogen links) und A. pulmonalis; Pott-Anastomose zwischen descendierender Aorta und A. pulmonalis (heute weitgehend verlassen); Waterston-Cooley-Anastomose zwischen ascendierender Aorta und rechter A. pulmonalis. Das letztgenannte Verfahren ist bereits im frühen Säuglingsalter möglich, die klinische Besserung ist oft eindrucksvoll, und die Patienten erreichen damit ein korrekturfähiges Alter. Die Operationsletalität wird mit 5–10% angegeben, bei Kindern über 3 Jahren liegt sie mittlerweile generell unter 5%. Als Komplikationen, die unter Umständen erst einige Jahre nach Shuntoperationen auftreten können, sind Herzinsuffizienz (Shunt zwischen großem und kleinem Kreislauf), pulmonale Hypertonie (bei zu großer Anastomose) und selten das Auftreten eines Subclavian-Steal-Syndroms (nach End-zu-Seit-Anastomosierung der A. subclavia mit der A. pulmonalis) bekannt.

Die *Totalkorrektur* der Fallot-Tetralogie wird im Alter von 3–5 (bis 10) Jahren vorgenommen. Dabei werden der Ventrikelseptumdefekt verschlossen und die Stenose im Ausflußtrakt des rechten Ventrikels beseitigt. Die Operationsletalität liegt heute um 10%; 80–90% der Kinder werden rasch beschwerdefrei. An Restsymptomen bestehen gelegentlich ein kleiner Ventrikelseptumdefekt, ein Druckgradient in der Ausflußbahn des rechten Ventrikels von 10–20 mm Hg, eine leichte Pulmonalinsuffizienz und/oder ein Rechtsschenkelblock [33]. In Einzelfällen erfordert ein intraoperativ auftretender totaler AV-Block eine Schrittmachertherapie [36].

Plötzliche Todesfälle nach mehrere Jahre zurückliegender Korrekturoperation werden vor allem bei Patienten mit Rechtsschenkelblock und ventriculären Extrasystolen sowie bei inkomplettem trifasciculärem Schenkelblock beobachtet [28].

5.6.6 Differentialdiagnose

Sie umfaßt praktisch alle primär cyanotischen Vitien, in erster Linie die komplette Transposition der großen Gefäße mit Ventrikelseptumdefekt und Pulmonalstenose, den Truncus arteriosus communis und den Pseudotruncus sowie die Pulmonalstenose mit Vorhofseptumdefekt (Fallot-Trilogie).

5.7 Transposition der großen Gefäße

5.7.1 Pathologische Anatomie

Der Ursprung der großen Gefäße ist vertauscht, so daß die Aorta vom anatomisch rechten Ventrikel entspringt und meist vorn steht, während die Arteria pulmonalis aus dem anatomisch linken Ventrikel entspringt und meist hinten steht. Voraussetzung für die Lebensfähigkeit der Kinder ist eine Shuntverbindung zwischen den beiden getrennten Kreisläufen, und zwar in Form eines offenen Ductus arteriosus Botalli, eines Ventrikelseptumdefektes und/oder eines Vorhofseptumdefektes. Es wird angenommen, daß die Transposition der großen Gefäße durch das Ausbleiben der Teilung des Bulbärtruncus in der normalen Spiralform während der 5.–7. Schwangerschaftswoche entsteht.

5.7.2 Pathophysiologie

Die anatomische Trennung beider Kreisläufe hat zur Folge, daß das Körpervenenblut über den rechten Ventrikel in die Aorta und das arterialisierte Blut aus den Lungenvenen über den linken Ventrikel wieder in die Arteria pulmonalis fließt. Arterielles Blut gelangt nur über einen Ductus arteriosus Botalli, einen Ventrikelseptumdefekt oder einen Vorhofseptumdefekt in die Aorta, wie umgekehrt venöses Blut nur über diese Verbindungen, selten sogar ausschließlich über Bronchialarterien in die Lunge gelangt. Bei gleichzeitigem Vorliegen einer Pulmonalstenose im linken Ventrikel und eines Ventrikelseptumdefektes kommt es zu einem Links-rechts-Shunt des arterialisierten Blutes durch den Ventrikelseptumdefekt in den rechten Ventrikel und die Aorta. In diesen Fällen kann die arterielle Sauerstoffsättigung ausreichend und die Cyanose diskret sein.

5.7.3 Klinische Symptomatologie

In der Mehrzahl der Fälle ist die Cyanose im Gegensatz zur Fallot-Tetralogie bereits bei der Geburt vorhanden und schwer. Die körperliche Leistungsfähigkeit ist eingeschränkt, die Entwicklung verzögert. Dyspnoe, Lebervergrößerung und Ödeme sind Zeichen der zunehmenden Herzinsuffizienz. Anoxische Anfälle und Hockstellung sind seltener als bei Fallot-Tetralogie. Nach einigen Monaten entstehen eine Polyglobulie, Trommelschlegelfinger, cerebrale Thrombosen, evtl. Hirnabsceß.

Auskultation und Phonokardiographie. Die Befunde sind variabel und von der intrakardialen Shuntverbindung abhängig. Ein systolisches Geräusch findet sich in der Mehrzahl der Fälle, bei gleichzeitigem Vorhofseptumdefekt kann es diskret sein. Bei kleinem Ventrikelseptumdefekt oder begleitender Pulmonalstenose ist das Geräusch holosystolisch und laut, ein offener Ductus arteriosus Botalli geht mit einem kontinuierlichen Geräusch einher. Das Auftreten einer Herzinsuffizienz führt u. U. zu einem Galopprhythmus.

Das **Elektrokardiogramm** kann in den ersten Wochen post partum normal sein, später bilden sich ein Rechtstyp und Rechtshypertrophiezeichen aus. Vorhofrhythmusstörungen sind mit zunehmender Herzinsuffizienz häufig.

Die **Echokardiographie** kann eindimensional oft beide Taschenklappen in einem Strahlengang erfassen, wobei die Pulmonalis hinten liegt [18]. Das Schnittbild (kurze Achse) zeigt die gegenseitige Lage der großen Gefäße und die Morphologie der AV-Klappen. Kontrast-Echos können bei Verfolgung des venösen Blutstroms helfen.

Das **Röntgenbild** zeigt in typischen Fällen eine Eiform des sich rasch vergrößernden Herzens. Das Gefäßband ist schmal, die Lungendurchblutung mit Ausnahme der Fälle mit Pulmonalstenose vermehrt.

Herzkatheterisierung und Angiographie: Alleinige Herzkatheterisierung vermag die Diagnose einer Transposition nicht zu sichern, jedoch dient sie der Bestimmung der intrakardialen O_2-Sättigung im rechten Vorhof (extrem niedrig) und im rechten (= arteriellen) Ventrikel (abhängig von der begleitenden Shuntverbindung). Der Druck im rechten Ventrikel entspricht dem Systemdruck. Bei selektiver Kontrastmittelinjektion in den rechten Ventrikel füllt sich die Aorta, die Injektion in den linken Ventrikel führt zur Darstellung der Arteria pulmonalis. Aufnahmen in mehreren Ebenen und Heranziehung der *Computertomographie* ermöglichen den Nachweis zusätzlicher Anomalien und eine exakte anatomische Darstellung der Topographie.

5.7.4 Verlauf und Komplikationen

Die Lebenserwartung der Patienten beträgt ohne chirurgische Intervention durchschnittlich 4–5 Monate; 50% der Fälle sterben im 1. Monat, 85–90% in den ersten 6 Monaten, nur 5–10% vollenden das 1. Lebensjahr. Hauptsächliche Todesursachen sind die cerebralen Folgen der Hypoxie und später die Herzinsuffizienz. Längere Überlebenszeiten finden sich nur bei den Fällen mit intaktem Ventrikelseptum und großem Vorhofseptumdefekt.

5.7.5 Behandlung

Die konservative Therapie umfaßt die Besserung der Polyglobulie durch Aderlässe, bei Herzinsuffizienz außerdem Digitalisglykoside und Diuretica.
Größere Überlebenschancen bestehen nur durch operative Vergrößerung der intrakardialen arteriovenösen Durchmischung. Folgende Palliativeingriffe kommen in Betracht: Schnelle Hilfe bringt die Ballonseptostomie nach RASHKIND [29] bereits in den ersten Lebenstagen: Mittels eines von der V. femoralis über ein offenes Foramen ovale in den linken Vorhof geführten Ballonkatheters wird durch Einreißen des Vorhofseptums ein großer Septumdefekt geschaffen und durch Vergrößerung des Linksrechts-Shunts auf Vorhofebene eine Verbesserung der arteriellen Sauerstoffsättigung der aus dem rechten Ventrikel entspringenden Aorta mit sofortiger Besserung der Cyanose erreicht. Die Ballonseptostomie wird in den meisten Fällen an die diagnostische Herzkatheterisierung unmittelbar angeschlossen [25a]. Die operative Anlage eines Vorhofseptumdefektes nach BLALOCK-HANLON wird wegen des vergleichsweise höheren Risikos (ca. 25%) nur bei unzureichendem Effekt der Ballonseptostomie durchgeführt. Weitere Verfahren: Operative Einengung der A. pulmonalis bei großem Ventrikelseptumdefekt zur Prophylaxe einer pulmonalen Widerstandserhöhung; Blalock-Taussig-Anastomose bei gleichzeitiger Pulmonalstenose.
Korrekturoperationen wurden zuerst von SENNING durch Vorhofumkehr versucht. In neuerer Zeit wird allgemein die Operation nach MUSTARD bevorzugt, sobald die Kinder ein korrekturfähiges Alter (1–2 Jahre) erreicht haben. Dabei dient ein Perikardlappen nach Excision des Vorhofseptums der Umleitung der Lungenvenen in den rechten Vorhof und der Hohlvenen über die Mitralklappe in den linken Ventrikel. Das Operationsrisiko dieser funktionellen Korrektur ist hoch, es wird durch einen Ven-

trikelseptumdefekt noch zusätzlich erhöht [21].
Die Spätergebnisse nach einem Beobachtungszeitraum bis zu 10 Jahren sind gut [32 b], werden jedoch durch das Auftreten von Lungenvenenverschlüssen (Häufigkeit ca. 10%) beeinträchtigt [9]. Der rechte Ventrikel scheint jedenfalls als Systemventrikel adaptierbar zu sein [20].

5.7.6 Sonderformen der Transposition

Einteilung der Transposition der großen Gefäße [3]:
1. Transposition mit einem oder beiden großen Gefäßen über einem Ventrikelseptumdefekt reitend.
   a) Taussig-Bing-Transposition: Gefäße Seite an Seite. Die A. pulmonalis reitet über einem Ventrikelseptumdefekt (Chir. Korrektur möglich, aber schwierig). Vorkommen auch bei „single ventricle".
   b) Transposition der großen Gefäße mit posterior liegender überreitender A. pulmonalis. Aorta anterior.
   c) Transposition der großen Gefäße, Aorta anterior, einen Ventrikelseptumdefekt überreitend.
   d) Beide großen Gefäße überreiten einen Ventrikelseptumdefekt und liegen Seite an Seite: A. pulmonalis links, Aorta rechts.
2. Komplette Transposition (Prototyp).
   a) Rotation ca. 90°; A. pulmonalis rechts seitlich.
   b) Rotation ca. 180°; A. Pulmonalis hinten.
3. Ursprung beider Gefäße aus dem gleichen Ventrikel.
   a) Ursprung beider Gefäße aus dem rechten Ventrikel: DORV = Double Outlet Right Ventricle (Chir. Korrektur möglich, aber schwierig).
   b) Ursprung beider Gefäße aus dem linken Ventrikel.
Zur Therapie s. [32 b].

5.7.7 Korrigierte Transposition der großen Gefäße

Transposition der großen Gefäße mit Vertauschen der Ventrikel und der AV-Klappen. Beim Fehlen zusätzlicher Mißbildungen (Deformität der arteriellen AV-Klappe, Ventrikelseptumdefekt, Ventrikelseptumdefekt und Pulmonalstenose, „single ventricle", AV-Kanal, Vorhofseptumdefekt usw.) bestehen normale hämodynamische Verhältnisse und demgemäß keine Beschwerden. Die Diagnose kann klinisch (Verdacht auf Mitralinsuffizienz), elektrokardiographisch (AV-Block, pathologischer Rechtstyp) und röntgenologisch (Herzvergrößerung mit prominenten Lungenarterien) vermutet und angiographisch gesichert werden [19].

5.8 Truncus arteriosus communis

5.8.1 Pathologische Anatomie

Aus beiden Ventrikeln entspringt ein einziges großes Gefäß, das über einem Ventrikelseptumdefekt reitet. Entsprechend dem unterschiedlichen Ursprung der Lungenarterien werden folgende vier Typen unterschieden (nach COLLET und EDWARDS, 1949; zit. nach [32 a]):

Typ I: Im ascendierenden Teil der Aorta Abgang einer gemeinsamen A. pulmonalis, die sich wenig später in die rechte und linke A. pulmonalis teilt. Die Lungendurchblutung ist erhöht.

Typ II: Die beiden Lungenarterien gehen gemeinsam oder getrennt von der Hinterwand des ascendierenden Truncus ab. Die Lungendurchblutung ist vermindert, gelegentlich normal oder vermehrt.

Typ III: Beide Lungenarterien entspringen getrennt seitlich am ascendierenden Truncus. Die Größe der Lungenarterien ist unterschiedlich.

Typ IV: Die Lungenarterien fehlen, die Lungendurchblutung erfolgt über Bronchialarterien und ist demgemäß vermindert (Formenkreis der Pulmonalatresie mit VSI).

Eine andere Einteilung stammt von VAN PRAAGH (1965): Typ A1 (= Typ I) 50% der Fälle; Typ A2 (Typ II und Typ III) 21% der Fälle; Übergangsformen A1/A2 9% der Fälle; Typ A3 8% der Fälle; Typ A4 12% der Fälle; Untergruppen B2 und B4 mit intaktem Ventrikelseptum (zit. nach [32a]).

Die gemeinsame Semilunarklappe enthält 2–6, gewöhnlich 3 Klappentaschen, Klappeninsuffizienzen sind häufig. Der Ventrikelseptumdefekt ist in der Regel groß, gelegentlich besteht ein „single ventricle". Rechtslage des Aortenbogens findet sich in 20% der Fälle.

5.8.2 Pathophysiologie

Für das Ausmaß der Cyanose ist die Größe der Lungendurchblutung bestimmend. Bei verminderter Lungendurchblutung mit entsprechend hohem Lungenwiderstand wird ein Großteil des rechtsventriculären Blutes zusammen mit dem linksventriculären Blut in den Systemkreislauf gepumpt, die Cyanose ist beträchtlich.

Bei normaler oder erhöhter Lungendurchblutung wird eine verhältnismäßig große Blutmenge während der Lungenpassage arterialisiert, die Cyanose ist diskret oder fehlt sogar. Im rechten und linken Ventrikel besteht Druckgleichheit.

5.8.3 Klinische Symptomatologie

Der Herzfehler führt bereits im Säuglingsalter zu erheblichen Störungen der Entwicklung, wenn die Lungendurchblutung vermindert und die Cyanose intensiv sind. Bei ausreichender oder vermehrter Lungendurchblutung ist das klinische Bild den Erkrankungen mit großem Links-rechts-Shunt vergleichbar; eine Cyanose besteht zunächst nicht oder ist minimal; frühzeitig tritt eine Stauungsinsuffizienz auf, die dann auch die Todesursache ist.

Die Prognose ist immer schlecht. Die meisten Kinder sterben in den ersten Wochen bis Monaten, nur 15–30% überleben das erste Lebensjahr. Nur vereinzelt wurden Überlebenszeiten von 30–40 Jahren (bis 43 Jahre) beschrieben. In einer Serie von 23 Kindern starben 11 im Alter von wenigen Tagen bis 12 Jahren, der älteste lebende Patient war 16 Jahre alt [24].

Auskultation und Phonokardiographie: Gewöhnlich besteht ein lautes holosystolisches Geräusch am linken Sternalrand. Diastolische Geräusche bestehen bei begleitender Schlußunfähigkeit der Semilunarklappe und sind im Rücken als kontinuierliches Geräusch bei Durchblutung der Lunge über Bronchialarterien hörbar. Der II. Herzton ist betont, eine Spaltung des II. Herztones besteht naturgemäß nicht.

Im **Elektrokardiogramm** besteht ein pathologischer Rechtstyp oder eine biventriculäre Hypertrophie.

Röntgenbefunde: Das Herz ist vergrößert, der Pulmonalisbogen fehlt, das Gefäßband durch den großen Truncus verbreitert. Die Hili sind entsprechend der unterschiedlichen Lungendurchblutung im Einzelfall variabel. Ergänzende Befunde mit Hilfe der Computertomographie.

Bei der **Herzkatheterisierung** werden im rechten und linken Ventrikel gleiche Systemdrücke gemessen, die arterielle O_2-Sättigung beträgt bei den cyanotischen Fällen 50–70%, bei den acyanotischen Fällen 80% und darüber. Die Angiographie des rechten Ventrikels und des ascendierenden Truncus sichert die Diagnose.

5.8.4 Behandlung

Die medikamentöse Therapie umfaßt die Besserung der Polyglobulie bei cyanotischen Patienten mit Aderlässen und die Behandlung der Herzinsuffizienz mit Digitalis und Diuretica. Operativ ist bei erheblich verminderter Lungendurchblutung evtl. die Anlage einer Blalock-Taussig-Anastomose angezeigt.

Ergebnisse von Korrekturoperationen bei 92 Patienten des Typs I–III liegen aus der Mayo-Klinik vor: Im einzelnen wird die Pulmonalarterie vom Truncus getrennt, der entstehende Defekt verschlossen, ein Ventrikelseptumdefekt mittels Patch verschlossen und der rechte Ventrikel mit der A. pulmonalis durch eine klappentragende Dacron-Prothese (HANCOCK) verbunden. Die Operationsletalität betrug 25%, zuletzt 9%; die Spätletalität wird mit 9% angegeben [25]. Die Langzeitergebnisse sind durch Obstruktionen der HANCOCK-Prothese (Druckgradient über 70 mm Hg in 3 von 12 Fällen nach 0,5–5 Jahren) belastet [32].

5.8.5 Differentialdiagnose

Sie umfaßt alle primär cyanotischen Vitien, die Differentialdiagnose von Pseudotruncus (s. unten) und Fallot-Tetralogie ist nur angiographisch möglich. Bei kontinuierlichem Geräusch wird in erster Linie an einen offenen Ductus arteriosus Botalli oder einen Ventrikelseptumdefekt mit Aorteninsuffizienz gedacht.

5.8.6 Sonderformen des Truncus

Der **Pseudotruncus** entspricht hämodynamisch einer Fallot-Tetralogie mit Pulmonalatresie; beide Gefäße sind zwar angelegt, die A. pulmonalis ist jedoch atretisch. Dies ist auch der anatomische Unterschied zur Fallot-Tetralogie mit Pulmonalatresie, bei der nur die Klappe, nicht aber das Gefäß, atretisch ist. Die Lungendurchblutung ist jedenfalls in beiden Fällen stark vermindert und erfolgt beim Pseudotruncus meist über Bronchialarterien.

Beim **Hemitruncus** arteriosus führt die A. pulmonalis aus dem rechten Ventrikel nur in eine Lunge. Die andere Lunge wird über den Truncus gespeist. Die Mißbildung wird auch als einseitige Agenesie der A. pulmonalis bezeichnet.

5.9 Persistierender gemeinsamer Atrioventricularkanal, Endokardkissendefekte

Embryologisch bezeichnet man Mesenchymanhäufungen im zentralen Teil des Herzens als Endokardkissen. Sie sind an der Bildung von Mitral- und Tricuspidalklappe, im besonderen für das vordere Segel beider Klappen, ihrer Chordae und des Atrioventricularseptums beteiligt. Die vielfältigen Mißbildungen dieser Entwicklung werden unter den Begriff der Endokardkissendefekte subsumiert:

1. **Komplette Form des persistierenden gemeinsamen AV-Kanals:** Es besteht ein hochsitzender Ventrikelseptumdefekt und ein Vorhofseptumdefekt vom Primum-Typ. Mitral- und Tricuspidalklappe sind deformiert, und zwar ist das gemeinsame vordere Segel von Mitral- und Tricuspidalklappe ungeteilt (Nach [30] Typ I) oder geteilt und mit dem Septum verbunden (Typ II). Bei Typ I sind kardiale und extrakardiale Begleitmißbildungen (Truncus, infundibuläre Aortenstenose, Aortenbogenhypoplasie, Polysplenie und Asplenie) häufig; Typ II ist häufiger, Begleitmißbildungen des Herzens sind selten, in 40% dieser Fälle besteht jedoch ein Mongolismus [34].
2. **Partielle Form des persistierenden gemeinsamen AV-Kanals:** Es besteht kein Ventrikelseptumdefekt, jedoch ein großer Vorhofseptumdefekt vom Primum-Typ (s. dort) und ein Spalt im anterioren Segel der Mitralklappe mit entsprechender Mitralinsuffizienz.
3. **Übergangsformen:** Dazu gehören der Primum-Defekt mit teilweiser Fusion der atrioventriculären Klappenringe, die gespaltene Mitralklappe mit Ventrikelseptumdefekt, die gespaltene Tricuspidalklappe mit Ventrikelseptumdefekt – als „left ventricular right atrial shunt" bekannt (s. dort) – und weitere seltene Formen mit unterschiedlicher hämodynamischer Relevanz.

Die Operationsindikation besteht beim isolierten Ostium-Primum-Defekt und beim partiellen AV-Kanal bis zum Schulalter. Beim totalen AV-Kanal muß die Indikation mitunter schon im Säuglingsalter gestellt werden, um die Entwicklung einer pulmonalen Hypertonie zu verhindern. Bei erheblichen Mißbildungen der AV-Klappen ist eine Korrektur häufig nicht möglich, stattdessen wird eine operative Einengung der Lungenschlagader zur Drosselung der Lungendurchblutung vorgenommen.

Im einzelnen besteht die operative Korrektur des partiellen AV-Kanals in einer Beseitigung des Mitralklappenspaltes und in einem Verschluß des Primum-Defektes mittels eines Kunststoffflickens (Operationsletalität 5–10%). Bei totalem AV-Kanal müssen Ventrikelseptumdefekt und Primum-Defekt verschlossen und die defekte Klappe rekonstruiert, u. U. künstlich ersetzt werden. Das Operationsergebnis ist vielfach unbefriedigend, die Letalität wird mit 25–50% angegeben, in günstig gelagerten Fällen 10%. Postoperative AV-Blockierungen sind bei partiellem und totalem AV-Kanal häufig und erfordern eine Schrittmacher-Therapie [20].

5.10 Angeborene Tricuspidalfehler

5.10.1 Ebstein-Syndrom

Pathologisch-anatomisch besteht eine Verlagerung des hinteren und meist auch des septalen Segels der Tricuspidalis in den rechten Ventrikel, der dadurch in einen distalen und einen proximalen oder atrialisierten Ventrikel geteilt wird.

Die *Hämodynamik* und damit die klinische Symptomatologie wird vom Grad der Klappenverlagerung, begleitenden Klappenveränderungen und dem Ausmaß einer meist interatrial gelegenen Querverbindung bestimmt. Die funktionelle Verkleinerung des rechten Ventrikels führt zur Abnahme des Schlagvolumens dieses Ventrikels und damit zur Abnahme von Lungendurchblutung und Herzminutenvolumen. Der volumenbelastete rechte Vorhof ist vergrößert. Bei offenem Foramen ovale und/oder gleichzeitigem Vorhofseptumdefekt (50% der Fälle) entsteht ein Rechts-links-Shunt und damit eine Cyanose (Spätcyanose).

Die *Diagnose* eines Ebstein-Syndroms ist klinisch möglich, und zwar aufgrund des vergrößerten Herzens (Kugelform, Bocksbeutelform), der fehlenden bzw. spät auftretenden Cyanose und des typischen EKG-Befundes mit z. T. sehr hoher P-Welle und bizarrer Aufsplittung des QRS-Komplexes in Ableitung V_1. Die intrakardiale Elektrokardiographie ist für die Diagnose beweisend, wenn sich im Vorhof Ventrikelpotentiale nachweisen lassen. Wegen der bekannten Neigung zu Herzrhythmusstörungen (paroxysmale supraventriculäre und ventriculäre Tachykardien, Vorhofflimmern, -flattern) ist bei der Katheterisierung von Patienten mit Ebstein-Syndrom Vorsicht geboten. Die zweidimensionale Echokardiographie zeigt den Grad der Caudalverlagerung der Tricuspidalklappe am besten an.

Verlauf und Komplikationen werden vom Ausmaß der Herzinsuffizienz, der Cyanose und den Herzrhythmusstörungen bestimmt. Die mittlere Lebenserwartung beträgt ca. 20 Jahre mit weiter Streuung im Einzelfall (1–60 Jahre) [22].

Die operative Therapie (Rekonstruktion, u. U. Klappenersatz) ist noch mit einem verhältnismäßig hohen Risiko behaftet (20–45%) und nur bei intraktablen Rhythmusstörungen, schwerer Herzinsuffizienz und/oder Cyanose gerechtfertigt.

5.10.2 Tricuspidalatresie

Die Tricuspidalklappe ist atretisch, die begleitenden Mißbildungen haben zu folgender Einteilung geführt:

1. Tricuspidalatresie mit Vorhofseptumdefekt, Pulmonalatresie, intaktes Ventrikelseptum, offener Ductus arteriosus (Lungendurchblutung über den Ductus).
2. Tricuspidalatresie mit Vorhofseptumdefekt, Ventrikelseptumdefekt und Infundibulumstenose des rechten Ventrikels.
3. Tricuspidalatresie mit Vorhofseptumdefekt, intaktes Ventrikelseptum, Transposition der großen Gefäße mit Aortenatresie und offenem Ductus Botalli.
4. Tricuspidalatresie mit Vorhofseptumdefekt, Ventrikelseptumdefekt und Transposition der großen Gefäße.
5. Hypoplastisches, mehr oder weniger stenotisches Tricuspidalostium mit Pulmonalatresie bei intaktem Ventrikelseptum.

Die Lungendurchblutung ist mit Ausnahme der Fälle mit Transposition der großen Gefäße immer vermindert, die Säuglinge sind cyanotisch. Leitsymptom für die klinische Verdachtsdiagnose ist die Kombination von Cyanose und Linkshypertrophie im EKG.

Eine echte Korrekturoperation der Tricuspidalatresie ist wegen des nur rudimentär angelegten rechten Ventrikels nicht möglich. Palliativmaßnahmen sind die Blalock-Anastomose, die Operation nach WATERSTON-COOLEY (Anastomose zwischen ascendierender Aorta und rechter A. pulmonalis) oder die Glenn-Operation (Anastomose zwischen V. cava superior und rechter A. pulmonalis). Infolge Venendruckanstiegs in der oberen Hohlvene führt die letztgenannte Operation nicht selten zum Hirnödem. Das Verfahren nach FONTAN [10] schafft durch eine klappentragende Gefäßprothese eine Verbindung zwischen rechtem Vorhof und linker A. pulmonalis, zusätzlich wird in diesen Fällen eine Glenn-Anastomose angelegt. Diese Operation ist nur möglich bei normaler Stellung und Weite der großen Gefäße. Langzeitergebnisse stehen noch aus.

5.11 Pulmonalstenose

5.11.1 Pathologische Anatomie

Entsprechend der Lokalisation und Form isolierter Pulmonalstenosen ergibt sich folgende Einteilung:

1. **Valvuläre Pulmonalstenose:** a) domförmige Stenose mit guter Bewegungsfähigkeit der Klappen; b) diaphragmaförmige Klappe mit geringer Bewegungsfähigkeit, die sich in der Systole nicht in die Arteria pulmonalis vorwölbt; c) Stenose mit weitgehender Deformierung der Klappe und irregulärer Fusion der Klappenblätter; d) unvollständige Öffnung der Klappen in der Systole [3].
2. **Infundibuläre Pulmonalstenosen** sind als isolierte Form selten (ca. 10% der Pulmonalstenosen): Bei hochgradiger Hypertrophie der Muskelbänder im rechten Ventrikel entsteht eine Zweiteilung der Kammer, der hinter der Infundibulumstenose gelegene Teil bildet dann eine dritte Kammer (sog. „third ventricle"). Diese Kammer ist meist weiter als bei der Fallot-Tetralogie. In sie führt das enge Ostium infunduli, welches tief im rechtsventriculären Ausflußtrakt gelegen ist. In isolierten Fällen ist die Pulmonalklappe normal. Die Wand des rechten Ventrikels ist hypertrophiert, die der Infundibulumkammer eher dünn. Die Kombination einer infundibulären Pulmonalstenose mit einem Ventrikelseptumdefekt ist häufiger als die isolierte Form.
3. Bei **valvulärer und infundibulärer Pulmonalstenose** entwickelt sich die infundibuläre Obstruktion nicht selten sekundär durch Hypertrophie der Crista supraventricularis und der subvalvulären Muskulatur, welche reversibel sein kann (nach Pulmonalvalvulotomie).
4. **Supravalvuläre und periphere Pulmonalstenosen** können als isolierte Mißbildung oder kombiniert mit anderen Fehlern einzeln oder multipel auftreten, in hochgradigen Fällen ist die gesamte A. pulmonalis klein und hypoplastisch. Die Stenosen finden sich im Stamm der A. pulmonalis oder in der rechten und/oder linken Pulmonalarterie, z.T. mit poststenotischer Dilatation.
5. **Seltene Formen:** akzessorische Tricuspidalklappe in der Ausflußbahn des rechten Ventrikels; Prolaps der Aortenklappe in die Ausflußbahn des rechten Ventrikels bei gleichzeitigem VSD; Sinus-Valsalvae-Aneurysma mit rechtsventriculärer Ausflußbahnbehinderung; Tumoren in der Ausflußbahn des rechten Ventrikels; infundibuläre und periphere Pulmonalstenose im Rahmen einer Rötelnembryopathie [7].

5.11.2 Pathophysiologie

Die hämodynamische Situation wird bestimmt vom Schweregrad der Stenose, dem Zustand der Tricuspidalklappe und der Öffnung im Vorhofseptum. Bei jeder hämodynamisch relevanten Stenose kommt es zur rechtsventriculären Hypertrophie, wobei der Druckgradient vor und hinter der Stenose ein Maß für die Schwere der Erkrankung ist. Druckgradienten über 100 mm Hg sind keine Seltenheit. Bei solch schweren Stenosen kommt es u.U. sehr frühzeitig zum Rechtsherzversagen, welches bei geschlossenem Foramen ovale acyanotisch verläuft. Bei offenem Foramen ovale oder begleitendem Vorhofseptumdefekt tritt im Zusammenhang mit der Rechtsherzinsuffizienz infolge des resultierenden Rechts-links-Shunts auf Vorhofebene eine Cyanose auf.

5.11.3 Klinische Symptomatologie

Die klinischen Symptome werden durch die Schwere der Stenose bestimmt. Patienten mit leichter und mittelgradiger Stenose sind beschwerdefrei, bei ihnen wird die Erkrankung u.U. als Zufallsbefund aufgrund des charakteristischen Geräusches entdeckt. Höhergradige Stenosen führen bereits im Kleinkindesalter zu Leistungsminderung und Dyspnoe, z.T. treten solche Symptome erst im jugendlichen Erwachsenenalter auf. Die schwersten Stenosen bis zu fast atretischen Pulmonalklappen führen bereits in den ersten Lebenstagen zum Tod.
Klinisches Leitsymptom ist das systolische Austreibungsgeräusch über der Pulmonalis, welches meist mit Schwirren einhergeht. Epigastrische Pulsationen und hebende Aktion des Sternums sind Hinweise auf die Schwere der rechtsventriculären Hypertrophie. Der Venenpuls zeigt eine erhöhte a-Welle; bei Vorliegen einer (relativen) Tricuspidalinsuffizienz besteht eine systolische Halsvenen- und Leberpulsation.

Auskultation und Phonokardiographie: Der I. Herzton ist normal, ihm folgen häufig ein pulmonaler „ejection click" und das spindelförmige Austreibungsgeräusch über der Pulmonalis, dessen Maximum um so später liegt, je hochgradiger die Stenose ist. Bei valvulärer Stenose liegt das Punctum maximum im 2. ICR links, bei infundibulärer Stenose im 3.–4. ICR links (Differentialdiagnose: Ventrikelseptumdefekt). Der II. Herzton ist weiter als normal gespalten (0,03–0,06 sec). Bei valvulärer Stenose kann der Pulmonalklappenschlußton fehlen, während ein normaler P_2 für eine infundibuläre Stenose sprechen soll. Insgesamt ist die klinische Differenzierung der verschiedenen Formen jedoch unzuverlässig.

Elektrokardiogramm: Die elektrokardiographischen Zeichen der Rechtshypertrophie mit Rechtstyp, Rechtsverspätung und Rechtsschenkelblock sind abhängig von Schwere und Dauer der Erkrankung. Ein P pulmonale ist häufig.

Die **Echokardiographie** ermöglicht unter bestimmten Umständen die Darstellung der Pulmonalklappe, deren Bewegungsablauf bei valvulärer Pulmonalstenose verändert ist. Auch bei infundibulärer Pulmonalstenose mit entsprechender Septumhypertrophie können typische Befunde erhoben werden [27]. Wegen des geringen diastolischen Druckgradienten an der Pulmonalklappe führen jedoch bereits kleine diastolische Druckänderungen vor oder hinter der Klappe zu Änderungen der Klappenbewegungen, was die Beurteilung erschwert [35].

Röntgenbefunde: Die Größe des Herzschattens ist in leichten bis mittelschweren Fällen normal, in fortgeschrittenen Fällen kommt es zu einer progredienten Vergrößerung des rechten Ventrikels und des rechten Vorhofes. Gewöhnlich ist die Lungengefäßzeichnung vermindert, eine normale Hiluszeichnung schließt aber eine Pulmonalstenose nicht aus. Bei valvulärer Pulmonalstenose besteht regelmäßig ein betonter Pulmonalisbogen, u.U. eine aneurysmatische Erweiterung als Folge der poststenotischen Dilatation, die bei infundibulärer Stenose fehlt.

Herzkatheterisierung und Angiokardiographie: Die Katheterisierung des rechten Herzens dient der Quantifizierung des Druckgradienten und dem Ausschluß weiterer Anomalien. Bei valvulärer Stenose findet sich ein einstufiger systolischer und diastolischer Druckgradient – bei infundibulärer Stenose zeigt die Rückzugskurve an der

Klappe den normalen diastolischen Drucksprung und im Bereich der Infundibulumstenose einen systolischen Drucksprung – bei kombinierter valvulärer und infundibulärer Stenose ein zweistufiger systolischer Druckgradient. Die Diagnostik wird zweckmäßigerweise ergänzt durch eine rechtsventriculäre Angiographie, mit der die Lage der Pulmonalis, zusätzliche Shuntverbindungen auf Ventrikelebene und schließlich auch periphere Pulmonalstenosen erfaßt werden.

5.11.4 Operative Behandlung

Die operative Behandlung ist indiziert bei hochgradiger klinischer Symptomatik und Leistungsminderung sowie Herzinsuffizienz. Sie kann auch bei cyanotischen Patienten (mit ASD) vorgenommen werden. Bei symptomfreien Erwachsenen wird die Operation empfohlen, wenn der rechtsventriculäre Druck größer als 70 mm Hg systolisch und der Druckgradient größer als 50 mm Hg ist. Die operative Behandlung kann notfalls bereits im Säuglings- und Kleinkindesalter durchgeführt werden, wenn eine kardiale Dekompensation, hypoxische Anfälle und eine extreme rechtsventriculäre Hypertonie (100–200 mm Hg systolisch) vorliegen. Das optimale Operationsalter liegt aber normalerweise zwischen 3. und 20. Lebensjahr.

Bei valvulärer Pulmonalstenose erfolgt die Commissurotomie nach BROCK am geschlossenen Herzen oder am offenen Herzen mit Hilfe der Herz-Lungen-Maschine (Letalität 2–5%). In 20–30% der Fälle verbleibt ein Druckgradient mit systolischem Geräusch an der Klappe, eine postoperative Pulmonalinsuffizienz ist in der Regel hämodynamisch geringfügig. Bei subvalvulärer Pulmonalstenose erfolgt die Infundibulektomie am offenen Herzen mit einer Letalität von 3–6% [20]. Periphere Pulmonalstenosen, im besonderen die Pulmonalatresie, machen als Palliativmaßnahme aortopulmonale Gefäßverbindungen erforderlich; die definitive Korrektur mittels prothetischer Überbrückung des atretischen Pulmonalarterienstammes erfolgt dann zu einem späteren Zeitpunkt.

5.12 Angeborene Aortenfehler

Bei **valvulärer Aortenstenose** ist die Klappe nicht selten verformt, unvollständig angelegt, wenig differenziert, z.T. domförmig, häufig rein bicuspidal. Auch die primär nichtstenosierte bicuspidale Aortenklappe neigt zu späterer Verkalkung.
Die hämodynamischen Folgen und die dadurch hervorgerufenen klinischen Symptome sind abhängig von der Klappenöffnung, die nur wenige Millimeter betragen kann. In diesen Fällen ist eine frühzeitige Operation notwendig.

Die **subvalvuläre Aortenstenose** ist charakterisiert durch eine in der Ausflußbahn des linken Ventrikels gelegene fibröse Endokardleiste, die zu einer zirkulären oder halbkreisförmigen Stenose führt. Bicuspidale Aortenklappen, Septumhypertrophien, Dextroposition der Aortenbasis, Infundibulumstenosen des rechten Ventrikels und ein offener Ductus arteriosus sind gelegentliche Begleitmißbildungen. Die subvalvuläre Aortenstenose ist seltener als die Aortenklappenstenose, der Druckgradient aber immer erheblich. Deshalb besteht in der Regel die Notwendigkeit chirurgischer Korrektur.

Die **supravalvuläre Aortenstenose** ist gekennzeichnet durch taillenartige oder diaphragmale Einschnürung des Lumens der ascendierenden Aorta oberhalb des Sinus Valsalvae. In extrem seltenen Fällen besteht eine bis zum Abgang der großen Gefäße reichende lange Stenose, und schließlich werden quer durch das Aortenlumen gespannte fibröse Bänder beschrieben, die das Geräusch einer Aortenstenose, jedoch keinen Druckgradienten aufweisen. Der pathogenetische Zusammenhang zwischen idiopathischer Hypercalciämie mit geistiger Retardierung, typischem Gesichtsausdruck und Zahnmißbildungen einerseits und der supravalvulären Aortenstenose andererseits wurde vor allem von BEUREN [3] beschrieben, der die im Vitamin-D-Haushalt liegende Stoffwechselstörung als Ursache der Wachstumshemmung an den großen Gefäßen ansieht.

Die Operationsindikation angeborener Aortenstenosen besteht bei Druckgradienten über 40–60 mm Hg, und zwar bei valvulärer und membranöser subvalvulärer Aortenstenose mittels Commissurotomie (Letalität 2–5%). Bei so operierten Klappenstenosen ist vielfach 10–30 Jahre nach der Erstoperation ein künstlicher Aortenklappenersatz notwendig. Bei supravalvulärer Aortenstenose richtet sich das operative Verfahren (Prothese, Bypass) nach der anatomischen Situation, die Letalität wird hier mit 10–15% angegeben [20], sie ist bei längeren Stenosen, die einen Bypass vom linken Ventrikel zur Aorta erfordern, jedoch höher [16].

Zum Krankheitsbild der *idiopathischen hypertrophischen Subaortenstenose* (IHSS) bzw. der *obstruktiven Kardiomyopathie* (s. S. 168).

5.13 Coronararterienanomalien

Die **coronare AV-Fistel** ist charakterisiert durch eine abnorme Verbindung zwischen einer Coronararterie und dem rechten Vorhof oder dem rechten Ventrikel, ausnahmsweise auch dem linken Ventrikel. In den meisten Fällen besteht ein Links-rechts-Shunt zwischen rechter Coronararterie und rechtem Ventrikel mit entsprechendem kontinuierlichem systolisch-diastolischem Geräusch. Zur Differentialdiagnose s. Seite 242. Die Fistel läßt sich coronarangiographisch gut darstellen. In der Regel besteht eine Operationsindikation.

Als **Bland-White-Garland-Syndrom** ist der Ursprung der linken Coronararterie aus der A. pulmonalis bekannt. Dabei kommt es nach Rückbildung der postnatalen pulmonalen Hypertonie (asymptomatische Neonatalphase, Phase I) zur Minderperfusion der linken Kranzarterie mit venösem Blut. Solange zwischen linker und rechter Coronararterie noch kein Collateralkreislauf ausgebildet ist, können bereits im Säuglingsalter tödliche Herzinfarkte im Versorgungsbereich des Gefäßes auftreten (Phase II). Im späteren Alter entsteht durch Collateralisation beider Kranzgefäße (Phase III) ein coronarer Links-rechts-Shunt von der rechten Kranzarterie über die linke Kranzarterie in die A. pulmonalis. Das unterschiedliche Lebensalter dieser Patienten (bis zu 64 Jahren!) wird mit dem Umfang des zur Ausbildung kommenden Collateralkreislaufes erklärt. In der Regel besteht eine beträchtliche Linkshypertrophie bis zum 4fachen der Norm. Der Tod kann plötzlich auftreten (coronares „Steal-Syndrom", Phase IV) [12].

Klinisches Leitsymptom ist der EKG-Befund, der bereits im Säuglingsalter Zeichen eines Vorderwandinfarktes, selten eines Hinterwandinfarktes, aufweisen kann. Daneben bestehen im EKG Zeichen der Linkshypertrophie. Im Röntgenbild ist der linke Ventrikel z.T. stark vergrößert, bei Vorliegen einer Mitralinsuffizienz infolge Papillarmuskelinsuffizienz (holosystolisches Geräusch über der Herzspitze) ist auch der linke Vorhof vergrößert.

Die chirurgische Ligatur der linken Coronararterie am Abgang der A. pulmonalis führt nicht selten zur akuten Coronarinsuffizienz. Deshalb empfiehlt Cooley, das Gefäß von der A. pulmonalis abzusetzen und mittels eines Venentransplantates mit der Aorta zu anastomosieren.

Der Ursprung der rechten Coronararterie aus der A. pulmonalis scheint extrem selten zu sein. Die Mißbildung soll keine klinische Bedeutung haben.

Eine **solitäre Coronararterie** wird mitunter bei Fallot-Tetralogie beobachtet. Als isolierte Mißbildung ist sie extrem selten. Herzmuskelveränderungen können vorhanden sein oder fehlen, die Mißbildung ist dann ohne klinische Bedeutung. Gleiches gilt für multipel angelegte Coronarostien und -arterien, besonders der rechten Kranzarterie, die als Zufallsbefund bei Sektionen nicht ganz selten sind.

5.14 Literatur

1. AUTENRIETH, G.: Echokardiographie, Grundlagen, Anwendungsbereich und Aussagewert der Methode. Internist (Berlin) *16*, 172 (1975)
2. BARNARD, C. N., SCHRIRE, V.: Die Chirurgie der häufigen angeborenen Herzmißbildungen. Übers. von BORST, H. G. Berlin, Heidelberg, New York: Springer 1969

3. BEUREN, A. J.: Die angiokardiographische Darstellung kongenitaler Herzfehler. Ein Atlas. Berlin: de Gruyter 1967
4. BEUREN, A. J.: Primär-zyanotische angeborene Herzfehler. In: Innere Medizin in Praxis und Klinik. HORNBOSTEL, H., KAUFMANN, W., SIEGENTHALER, W. (Hrsg.), Bd. I, S. 1–68. Stuttgart: Thieme 1973
5. BONCHECK, L. J., STARR, A., SUNDERLAND, C. O., MENASHE, V. D.: Natural history of tetralogy of Fallot in infancy. Clinical classification and therapeutic implications. Circulation 48, 392 (1973)
6. BRUNNER, L., HEISIG, B., DE VIVIE, R., OEVERMANN, W., BAUMGARTEN, C., HOFFMEISTER, H. E., KIRCHHOFF, P. G., RASTAN, H., REGENSBURGER, D., STAPENHORST, K., KONCZ, J.: Über den Einfluß des pulmonalen Hochdruckes auf die Ergebnisse des operativen Verschlusses von Ventrikelseptumdefekten. Thoraxchir. Vask. Chir. 20, 11 (1972)
7. CASTANEADA-ZUNIGA, W. R., FORMANEK, A., AMPLATZ, K.: Radiologic diagnosis of different types of pulmonary stenoses. Cardiovasc. Res. 1, 2 (1977)
8. CORONE, P., DOYON, F., GAUDEAU, S., GUERIN, F., VERNANT, P., DUCAM, H., RUMEAU-ROUQUETTE, C., GAUDEUL, P.: Natural history of ventricular septal defect. A study involving 790 cases. Circulation 55, 908 (1977)
9. DRISCOLL, D. J., NIHILL, M. R., VARGO, T. A., MULLINS, C. E., McNAMARA, D. G.: Late development of pulmonary venous obstruction following Mustard's operation using an Dacron baffle. Circulation 55, 484 (1977).
10. FONTAN, F., BAUDEX, E.: Surgical repair of tricuspid atresia. Thorax 26, 240 (1971)
11. FRIEDBERG, C. K.: Erkrankungen des Herzens. Stuttgart: Thieme 1972
12. GROSSE-BROCKHOFF, F., LOOGEN, F., SCHAEDE, A.: Angeborene Herz- und Gefäßmißbildungen. In: Handbuch der inneren Medizin. SCHWIEGK, H. (Hrsg.), Bd. IX/3, S. 105. Berlin, Göttingen, Heidelberg: Springer 1960
13. HAERTEN, K., BOTH, A., OPHERK, D., LOOGEN, F.: Langzeitbeobachtungen nach operativer Behandlung von Ductus arteriosus apertus und Ventrikelseptumdefekt mit Widerstandserhöhung in der Lungenstrombahn. Z. Kardiol. 66, 19 (1977)
14. HEBERER, G., RAU, G., LÖHR, H. H.: Aorta und große Arterien. Berlin, Heidelberg, New York: Springer 1966
15. HOLT, M., ORAM, S.: Familial heart disease with skeletal malformations. Br. Heart J. 22, 236 (1960)
16. KEANE, J. F., FELLOWS, K. E., LAFARGE, C. G., NADAS, A. S., BERNHARD, W. F.: The surgical management of discrete and diffuse supravalvar aortic stenosis. Circulation 54, 112 (1976)
17. KECK, E. W.: Erkrankungen des Herzens und des Kreislaufs. In: Lehrbuch der Kinderheilkunde. HARNACK, G. A. von, (Hrsg.), S. 256. Berlin, Heidelberg, New York: Springer 1972
18. KECK, E. W.: Transposition der großen Gefäße (Sammelreferat). Herz Kreislauf 6, 457 (1974)
19. KECK, E. W., HAUCH, H. J., LASSRICH, M. A., RODEWALD, G., BOURGEOIS, M., HARMS, H., MÜLLER-BRUNOTTE, P. H., NITSCHKE, M., TENCKHOFF, L.: Die korrigierte Transposition der großen Gefäße. Cardiologia 47, 158 (1965)
20. KLINNER, W., BRUNNER, L.: Die Chirurgie der angeborenen Herzfehler, Erlangen: Straube 1977
21. KREUZER, E., HÖHNE, H., KLINNER, W.: Zur chirurgischen Behandlung der Transposition der großen Gefäße. Fortschr. Med. 91, 219 (1973)
22. KUMAR, A. E., FLYER, D. C., MIETTINER, O. S., NADAS, A. S.: Ebstein's anomaly. Clinical profil and natural history. Am. J. Cardiol. 28, 84 (1971)
23. LEWIS, A. B., TAKAHASHI, M.: Echocardiographic assessment of left-to-right-shunt volume in children with ventricular septal defect. Circulation 54, 78 (1976)
24. MARCELLETTI, C., McGOON, D. C., MAIR, D. D.: The natural history of truncus arteriosus. Circulation 54, 108 (1976)
25. MARCELLETTI, C., McGOON, D. C., DANIELSON, G. K., WALLACE, R. B., MAIR, D. D.: Early and late results of surgical repair of truncus arteriosus. Circulation 55, 636 (1977)
25 a. MOCELLIN, K., HENGLEIN, D., BRODHERR, S.: Zur Prognose von Neugeborenen mit Transposition der großen Arterien nach Ballon-Atrioseptostomie und nach operativer Vorhofumkehr. Herz 6, No. 6, 325 (1981)
26. MITCHELL, S. C., SELLMAN, A. H., WESTPHAL, M. C., PARK, J.: Etiologic correlates in a study of congenital heart disease in 56109 births. Am. J. Cardiol. 28, 653 (1971)
26 a. NADAS, A. S.: Indomethacin and the patent ductus arteriosus. New Engl. J. Med. 305, 97 (1981)
27. POPP, R. L.: Echokardiographic assessment of cardiac disease. Circulation 54, 538 (1976)
28. QUATTLEBAUM, T. G., VARGHESE, P. J., NEIL, C. A., DONAHOO, J. S.: Sudden death among postoperative patients with tetralogy of Fallot. A follow-up study of 243 patients for an average of twelve years. Circulation 54, 289 (1976)
29. RASHKIND, W. J., MILLER, W. W.: Transposition of the great arteries. Results of palliation by balloon atrioseptostomy in thirty-one infants. Circulation 38, 453 (1968)
30. RASTELLI, G. C., KIRKLIN, J. W., TITUS, J. L.: Anatomic observations on complete form

of persistent common atrioventricular canal. Mayo Clin. Proc. *41*, 296 (1966)
31. RECKE, S. H.: Azyanotische angeborene Herzfehler. In: Innere Medizin in Praxis und Klinik. HORNBOSTEL, H., KAUFMANN, W., SIEGENTHALER, W. (Hrsg.), Bd. I, 1–88. Stuttgart: Thieme 1973
31 a. REUSS, M., WILKER, D.: Ivemark-Syndrom. Z. Kardiol. *69*, 499 (1980)
32. ROCCHINI, A. P., ROSENTHAL, A., KEANE, J. F., CASTANEDA, A. R., NADAS, A. S.: Hemodynamics after surgical repair with right ventricle to pulmonary artery conduit. Circulation *54*, 951 (1976)
32 a. SCHUMACHER, G., BÜHLMEYER, K.: Diagnostik angeborener Herzfehler. Band 2 – Systematik der angeborenen Herzfehler. Dr. D. Straube, Erlangen 1980.
32 b. SCHUMACHER, G., LORENZ, H. P., SCHREIBER, R.: Operative Therapie bei komplexen Formen der kompletten Transposition der großen Arterien. Herz *6*, No. 6, 344 (1981)
33. SUTHERLAND, C. O., MATARAZZO, R. G., LEES, M. H., MENASHE, V. D., BONCHEK, L. J., ROSENBERG, J. A., STARR, A.: Total correction of tetralogy of Fallot in infancy, postoperative hemodynamic evaluation. Circulation *48*, 398 (1973)
34. TENCKHOFF, L., STAMM, S. J.: An analysis form of persistent common atrioventricular canal. Circulation *48*, 416 (1973)
35. WEYMAN, A. E.: Pulmonary valve echo motion in clinical pratice. Am. J. Med. *62*, 843 (1977)
36. WOLFF, G. S., ROWLAND, T. W., ELLISON, R. C.: Surgically induced right bundle-branch-block with left anterior hemiblock. An ominous sign in postoperative tetralogy of Fallot. Circulation *46*, 587 (1972)

6 Coronare Herzkrankheit

6.1 Angina pectoris und Coronarinsuffizienz

6.1.1 Einleitung

Die coronare Herzkrankheit (CHK) repräsentiert ein klinisches Syndrom aus Angina pectoris, Myokardinfarkt und konsekutiven Folgeerkrankungen (Herzinsuffizienz, Rhythmusstörungen, plötzlicher Herztod (Tabelle 6.1). Die pathophysiologische Basis ist eine Limitierung der myokardialen O_2-Verfügbarkeit durch Einschränkung der Coronarreserve und der regionalen sowie globalen myokardialen O_2-Zufuhr. Ursächlich liegt in der Mehrzahl der Fälle (ca. 80–95%) eine stenosierende Coronarsklerose der großen extramuralen Coronararterien zugrunde, in ca. 5–20% sind Gefäßerkrankungen der kleinen, intramuralen Arterien und Arteriolen im Rahmen internistischer Erkrankungen sowie extracoronare Ursachen ausschlaggebend.

Die CHK ist eine der häufigsten Krankheiten überhaupt. 1978 gab es in der Bundesrepublik ca. 500 000 coronarkranke Patienten, d.h. auf 140 Einwohner kommt ein Patient mit CHK. In den USA ist die Häufigkeit der Erkrankung etwa doppelt so hoch, d.h. ein Coronarkranker auf 70 Einwohner. Die Häufigkeit der CHK hat in den letzten Jahrzehnten erheblich zugenommen. Auch wenn seit einigen Jahren eine Abflachung der Morbiditätskurve eingetreten ist, beträgt der Mortalitätszuwachs pro Dezennium mehr als 100% [115]. Mehr als 80% aller plötzlichen Herztodesfälle treten auf dem Boden einer CHK auf.

Unter Berücksichtigung der vier wichtigsten klinischen Manifestationen entfallen von der Gesamtheit aller Patienten mit coronarer Herzkrankheit in einer mittelalten Durchschnittsbevölkerung 38% (männl.) bzw. 61% (weibl.) auf das klinische Symptom Angina pectoris, 42% (männl.) bzw. 21% (weibl.) auf den Myokardinfarkt, 7% (männl.) bzw. 8% (weibl.) auf eine nicht-invasiv (EKG) erfaßbare Coronarinsuffizienz und 13% (männl.) bzw. 10% (weibl.) auf den plötzlichen, coronaren Herztod [63].

6.1.2 Funktionelle Anatomie des Coronargefäßsystems

Der Herzmuskel wird über die rechte und linke Coronararterie versorgt. Die rechte entspringt aus dem rechten Sinus coronarius und läuft in der Coronarfurche nach rechts, meist überqueren ihre Endäste noch das Herzkreuz, d.h. den Schnittpunkt zwischen Coronarfurche und hinterer Interventricularfurche. Die linke Coronararterie entspringt aus dem linken Coronarsinus. Der gemeinsame Anfangsteil ist im Durchschnitt knapp 1 cm lang und teilt sich dann in den linken absteigenden Ast (R. descendens anterior) und den linken umschlingenden Ast (R. circumflexus).

Die Kranzarterien zeichnen sich durch ein sehr variables Verteilungsmuster aus. Es

Tabelle 6.1. Erscheinungsformen der coronaren Herzkrankheit

Angina pectoris
Myokardinfarkt
Wandkontraktionsstörungen
Herzinsuffizienz
Herzrhythmusstörungen
Papillarmuskeldysfunktion
Plötzlicher Herztod

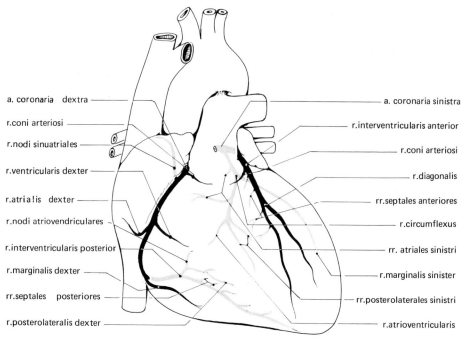

Abb. 6.1. Schematische Darstellung der Herzkranzgefäßversorgung [69]

dürfte kaum zwei Herzen geben, bei denen Länge und Verzweigungsmuster der Kranzarterien (s. Abb. 6.1) völlig übereinstimmen. Besonders groß ist die Variabilität bei der rechten Kranzarterie und dem linken umschlingenden Ast. Sie zeigen ein reziprokes Verhalten. Einer langen rechten Coronararterie entspricht ein kurzer linker umschlingender Ast und umgekehrt. Am konstantesten ist das Versorgungsgebiet des linken absteigenden Astes. Bei den meisten Herzen, d. h. beim Normalversorgungstyp, der sich nach unseren Untersuchungen [50, 59] bei gut 80% findet, wird die linke Hinterwand gemeinsam von der rechten Coronararterie und dem linken umschlingenden Ast versorgt. Beim Rechtsversorgungstyp (etwa 10%) versorgt die rechte Kranzarterie die linke Hinterwand allein, zumindest im Basisbereich. Beim Linksversorgungstyp (knapp 10%) übernimmt der linke umschlingende Ast allein die Versorgung der linken Hinterwand und kann auch noch wechselnde Anteile der rechten Hinterwand mitversorgen.

Meist wird das Spitzengebiet der Hinterwand durch den Endast des R. desc. ant. mitversorgt, der die Herzspitze umschlingt. Vom Kammerseptum werden etwa die vorderen zwei Drittel vom R. desc. ant. und das hintere Drittel von jenem Ast versorgt, der in der hinteren Interventricularfurche absteigt, also meist von der rechten Kranzarterie. Die Ernährung der rechten Kammerwand geschieht weitgehend über die rechte Kranzarterie. Lediglich ein schmaler vorderer Streifen neben dem Septum wird vom R. desc. ant. versorgt. Die Papillarmuskeln werden oft aus mehreren Quellen gespeist: der linke hintere in der Regel von Endästen der rechten Coronararterie und des linken umschlingenden Astes, der linke vordere weitgehend vom R. desc. ant.

Den verschiedenen Versorgungstypen kann eine praktische Bedeutung unter pathologischen Bedingungen zukommen. Ein Verschluß des gemeinsamen Anfangsteils der linken Kranzarterie kann z. B. bei einem Linksversorgungstyp eine Infarzierung der gesamten linken Kammerwand zur Folge haben.

Der venöse Rückfluß aus dem Myokard erfolgt größtenteils über subepikardiale Venen. Die größte davon ist die V. cordis

magna. Sie geht in den Sinus coronarius über, der im Bereich der Kranzfurche in die Hinterwand des rechten Ventrikels zwischen unterer Hohlvene und Tricuspidalklappenansatz einmündet. Der Sinus coronarius ist einem über die obere oder untere Hohlvene eingeführten Herzkatheter leicht zugänglich. Zusätzlich fließt Blut aus den Vv. cordis anteriores (ventrales) unter Umgehung des Coronarsinus in den rechten Vorhof ein. Außerdem gibt es einen Rückfluß venösen Blutes direkt in die Kammerlichtungen über die Kurzschlüsse der Thebesius-Venen. Er dürfte jedoch insgesamt nur gering sein.
Die Lymphgefäße bilden im Myokard ein außerordentlich weitmaschiges Capillarnetz im Gegensatz zu dem engen Raster der Blutcapillaren (BOEGER und HORT).

Anomalien der Coronararterien:
1. Isolierter Abgang einer einzigen Coronararterie: Die Arteria coronaria teilt sich meist wenige Millimeter nach ihrem aortalen Ursprung in einen rechten und linken Ast. Die Blutversorgung der Ventrikel ist ausreichend. Das Vorliegen einer einzigen Arteria coronaria ist meist mit anderen, schweren Mißbildungen vergesellschaftet und oft mit dem Leben für nur kurze Zeit vereinbar.
2. Abgang beider Coronararterien von der Arteria pulmonalis: Diese Anomalie ist eine seltene Mißbildung und mit dem Leben nicht vereinbar.
3. Abgang der Arteria coronaria dextra von der Arteria pulmonalis: Bei normaler rechtsventriculärer Dynamik (fehlende Druck- und Volumenbelastung) ist diese Anomalie harmlos und ein oft zufälliger autoptischer Befund. Die Sauerstoffversorgung des rechten Ventrikels ist durch das Pulmonalarterienblut ausreichend gewährleistet, der linke Ventrikel wird von der linken Coronararterie versorgt.
4. Abgang der Arteria coronaria sinistra von der Arteria pulmonalis (Bland-White-Garland-Syndrom): Die Arteria coronaria sinistra ist meist englumig und dünnwandig, die Arteria coronaria dextra (Abgang von der Aorta) meist beträchtlich dilatiert. Infolge niedriger coronararterieller Sauerstoffsättigung (entsprechend der Sättigung in der Arteria pulmonalis) und niedrigen coronaren Perfusionsdrücken kommt es zu einer Malnutrition des linken Ventrikels. Der hohe Druckgradient zwischen rechter und linker Coronararterie ermöglicht eine linksventriculäre Symbiose durch retrograden Fluß von der rechten in die linke Coronararterie. Anfälle von Angina pectoris, lokale und disseminierte Myokardnekrosen (links-

ventriculär) und Myokardinfarkte sind häufig. Oft wird eine erhebliche kompensatorische Hypertrophie des linken Ventrikels bis zur vierfachen Gewichtszunahme gefunden. In anderen Fällen wird der linke Ventrikel atrophisch, calcifiziert, aneurysmatisch und extrem dünnwandig. Das Perikard ist stets fibrös verdickt (Fibroelastose). Papillarmuskelfibrosen führen zur funktionellen Mitralinsuffizienz. Die O_2-Sättigung der Arteria pulmonalis ist erhöht, coronarographisch lassen sich der abnorme Abgang, Anastomosen sowie die retrograde Flußrichtung mit Mündung in die Arteria pulmonalis nachweisen.
Das klinische Bild wird nach dem 1. Lebensquartal manifest: Luftnot, Tachypnoe (bis zu 100/min) und periphere Cyanose dominieren. Mit der Tachypnoe stets vergesellschaftet ist ein Krankheitsbild mit kolikartigen Schmerzen (insbesondere nach den Mahlzeiten), Schweißausbrüchen, extremer Blässe, Schockzuständen, Herzzwang, so daß die Annahme eines Herzleidens mit mutmaßlicher schwerer Angina pectoris gerechtfertigt ist. Im höheren Lebensalter (20.–70. Lebensjahr), das ca. $1/3$ der Patienten erreichen, prävalieren heftige pectanginöse Anfälle. Bei diesen Patienten wird eine erheblich erweiterte Arteria coronaria dextra gefunden, die beide Ventrikel versorgt. Das elektrokardiographische Bild ähnelt dem eines ausgedehnten Anterolateralinfarktes, oft mit Zeichen der Linkshypertrophie. Röntgenologisch wird eine extreme Herzdilatation selten vermißt. Therapeutisch haben sich eine Unterbindung der Arteria coronaria sinistra (Vermeidung des Coronarblutabflusses in die Arteria pulmonalis) sowie eine Anastomosierung der Arteria coronaria sinistra mit der Aorta bewährt.
5. Coronarfisteln finden sich in 0,01–0,05‰ der Bevölkerung. Meist sind sie rechtscoronar angelegt, so daß in der Mehrzahl (90%) ein Links-Rechts-Shunt zum rechten Vorhof oder rechten Ventrikel besteht.
6. Ektopische aortale Abgangsstellen der Coronararterien, d. h. Abgänge > 1 cm außerhalb bzw. oberhalb der sinu-tubulären Grenze, finden sich in 8–10% coronarangiographierter Patienten, während Normvarianten (erhöhte, dorsale, anteriore Abgänge) mit 30% häufiger sind. Die Kenntnis variabler Positionen der Coronararterienostien ist für die diagnostische Coronarangiographie und Coronarchirurgie von klinischer Bedeutung.

6.1.3 Pathologische Anatomie

Einer *ungenügenden Blutzufuhr* liegt meist eine *Stenose in den Kranzarterien* zugrunde. Sie spielt eine wesentliche Rolle beim pectanginösen Anfall und wird ganz überwiegend durch eine Coronarsklerose in den subepikardialen Ästen hervorgerufen.

Eine Stenose der Coronarostien entsteht meist auf dem Boden einer Mesaortitis luica. Sie wird heute nur noch sehr selten beobachtet.

Als Ursache eines pectanginösen Anfalles wird ein akuter Sauerstoffmangel im Myokard angeschuldigt [24, 65]. BÜCHNER [23, 24] konnte die Auffassung durch den Nachweis hypoxischer Nekrosen in den Innenschichten der linken Kammerwand stützen. Bei Hypertonikern findet sich außer den arteriosklerotischen Beeten eine deutliche diffuse Intimaverdickung, die sich nicht nur auf die Anfangsteile der Kranzarterien beschränkt. Die stenosierende Coronarsklerose nimmt eine Schlüsselstellung beim pectanginösen Anfall ein.

Eine Coronarinsuffizienz führt in der Regel zu morphologisch faßbaren Folgen im Myokard. Es treten kleine Nekrosen in den inneren Wandschichten auf, weil hier wegen des hohen intramuralen Druckes die phasische Durchblutungsabnahme während der Systole am größten ist. Meist liegen die Nekrosen und die daraus entstehenden kleinen Narben in der linken Kammerwand, selten – beim Cor pulmonale – in der rechten.

Die Arteriosklerose der Kranzarterien (=Coronarsklerose) ist oft wesentlich stärker ausgeprägt als in anderen Organarterien, z.B. der Niere oder der Milz. Es besteht häufig keine Übereinstimmung im Schweregrad der Aorten-, Cerebral- und Coronarsklerose.

Die Coronarsklerose dürfte begünstigt werden durch die Bewegungen der Kranzarterien während der Herzaktion. Schon unter physiologischen Bedingungen wächst die Intima der Kranzarterien stärker als in anderen musculären Organarterien, und sie ist bei 40jährigen etwa gleich dick wie die Media. Diesem physiologischen Prozeß pfropft sich sehr oft eine Coronarsklerose auf. Sie findet sich in der Regel am stärksten ausgeprägt an bestimmten Prädilektionsstellen. Sie liegen nach pathologisch-anatomischen und nach kineangiographischen Untersuchungen im Anfangsteil der drei großen Kranzarterienäste (linker absteigender und linker umschlingender Ast sowie rechte Kranzarterie), 2–5 cm vom Ostium entfernt. In der rechten Coronararterie verläuft der Häufigkeitsgipfel allerdings flacher, und es kann hier ein eben angedeuteter 2. Häufigkeitspiegel in der Peripherie auftreten. Bei jüngeren Menschen treten an diesen Stellen oft gelblich gefärbte Polster auf, die Lipidablagerungen enthalten. Bei älteren Menschen herrschen grauweißliche Polster vor. Sie sind reich an kollagenem Bindegewebe. Die coronarsklerotischen Beete werden für den Patienten in der Regel dann gefährlich, wenn sie eine deutliche Lichtungseinengung bedingen. In solchen Beeten sieht man mikroskopisch oft Anzeichen einer schubweisen Apposition. Halbmondförmige Anteile mit unterschiedlicher Faserdichte sind übereinandergelagert. Häufig lassen sich in größeren arteriosklerotischen Beeten an der schlecht ernährten Basis degenerative Veränderungen mit Nekrosen nachweisen. Diese weichen nekrotischen Massen werden von einer bindegewebigen Deckplatte bedeckt, die eine wesentlich festere Konsistenz aufweist. Diese Deckplatte kann – wahrscheinlich bei erhöhter mechanischer Beanspruchung – einreißen. Ein derartiger Polsterriß liegt nach neuen Untersuchungen so gut wie immer einer Coronarthrombose beim Herzinfarkt zugrunde [25, 27, 37, 122].

Degenerativ veränderte Partien in arteriosklerotischen Polstern verkalken nicht selten. Umfangreichere Kalkablagerungen führen zu einer umschriebenen Starre der Gefäßwände, die eine Änderung der Lichtungsweite verhindert.

Die Coronarsklerose ist kein kontinuierlich fortschreitender Prozeß, sondern ein schubweises Geschehen, das sich bevorzugt an bestimmten Prädilektionsstellen in den großen Coronararterienstämmen abspielt. Über die beschriebenen Prädilektionsstellen in den Hauptästen der Kranzarterien darf man jedoch nicht die Seitenäste vernachlässigen. Manchmal liegt erst in ihnen die für den Infarkt verantwortliche Stenose oder der Verschluß. Allerdings ist in den meisten Ästen im Durchschnitt die Coronarsklerose deutlich geringer ausgeprägt als in den Hauptstämmen [93].

Meist befällt die Coronarsklerose mehrere oder alle großen Coronararterienäste gleich-

zeitig oder nacheinander, und es können sogar mehrere Verschlüsse bei einem Patienten auftreten.
Sogenannte Eingefäßerkrankungen werden mit zunehmendem Alter immer seltener.
Im Werdegang der Coronarsklerose dürfte einer Insudation von Blutplasmabestandteilen in die Gefäßwände eine wesentliche Bedeutung zukommen. Wie weit dabei eine Endothelschädigung eine Rolle spielt, ist für den Menschen bisher noch ungeklärt. Im Tierversuch sind jedoch, z. B. bei der experimentellen Hypertonie, eindrucksvolle Veränderungen am Endothel beschrieben worden, die sogar mit winzigen Lückenbildungen im Endothelverband einhergehen. Daneben kann aber auch eine Aufnahme (= Incorporation) flacher (parietaler) Thromben zu einem Wachstum arteriosklerotischer Polster in Coronararterien führen. Daß ein solcher Mechanismus beim Menschen eine Rolle spielt, ist erwiesen [32, 90]; wie häufig er auftritt, ist aber noch unklar. Dieser Prozeß ist wegen der Therapie mit Anticoagulantien für den behandelnden Arzt besonders interessant.

Collateralen und Anastomosen: Eine schwere Coronarsklerose verursacht gewöhnlich Durchblutungsstörungen im Myokard. Man darf aber eine Coronarsklerose nicht mit einem Coronarleiden gleichsetzen. Der Relation zu dem myokardialen Versorgungsgebiet kommt hierbei eine wesentliche Bedeutung zu. Eine einengende Coronarsklerose wird z. B. in einem stark hypertrophierten Herzen viel eher zu einer Ischämie führen als in einem normalgewichtigen.
Wenn eine stark einengende oder gar verschließende Coronarsklerose ohne Folgen für das Myokard bleibt, muß ihr Versorgungsgebiet genügend Blut über andere Coronararterienäste erhalten. Diese Zufuhr erfolgt über Collateralen und Anastomosen. Nach der Definition von SPALTEHOLZ [126] versteht man unter einer Collaterale eine Verbindung zwischen zwei Ästen derselben Arterie, unter einer Anastomose dagegen Verbindungen zwischen zwei verschiedenen Arterien (bzw. Hauptstämmen der Coronararterien). Die Bezeichnungen Collateralen und Anastomosen werden heute jedoch oft synonym verwendet.
Im normalen Herzen kommen präformierte Collateralen und Anastomosen vor. Die Angaben über ihre Häufigkeit schwanken zwischen 6% und 100%. Ihre Durchmesser werden meist zwischen 20 µm und 300 µm angegeben [88, 112]. Diese Diskrepanzen sind großenteils methodisch bedingt. Die recht englumigen vorgebildeten Collateralen und Anastomosen reichen für einen funktionell wirksamen Collateralkreislauf nicht aus. Unter physiologischen Bedingungen sind beim Menschen die Coronararterien funktionelle Endarterien. Der Ausbau präformierter Collateralen und Anastomosen zu weiterlumigen Gefäßen, die einen wirksamen Collateralkreislauf erlauben, erfolgt in der Regel erst unter pathologischen Bedingungen. Nach SCHAPER [112] handelt es sich bei den Collateralen und Anastomosen um Arteriolen, die zu kleinen Arterien auswachsen können. FULTON [38] hob die Dünnwandigkeit der Anastomosen hervor. Ob funktionell wirksame Anastomosen de novo aus Capillaren entstehen können, wird diskutiert. Ein wirksamer Collateralkreislauf liegt dann vor, wenn ein Gefäßverschluß ohne Folgen vertragen wird. Im Tierexperiment fand sich, daß ein allmählicher Lichtungsverschluß eines Coronararterienastes mit Ameroid-Constrictoren ohne Infarkt überstanden wird. Beim Hund hängt das Überleben bei hoher Kranzarterienunterbindung vom Vorhandensein von Spontancollateralen ab, die bei dieser Tierart häufiger vorkommen [119]. Bei Tieren läßt sich die Collateralentwicklung durch körperliches Training unterstützen. Auch rufen bestimmte Pharmaka (Dipyridamid, Hexobendin) die Ausbildung funktionell wirksamer Collateralen hervor. Wesentlich erscheint jedoch, daß nach tierexperimentellen Untersuchungen die Versorgung selbst durch die besten Collateralen schlechter als durch das ursprüngliche gesunde Gefäß ist.
Beim Menschen gibt es bisher noch keinen Beweis dafür, daß Pharmaka oder ein körperliches Training für sich allein wirksame Collateralen entwickeln. Einer solchen Prüfung stehen bisher zu große methodische Schwierigkeiten entgegen. Dagegen steht

fest, daß eine chronische Hypoxie zur Entwicklung von Collateralen führt. Sie sind am menschlichen Herzen um so ausgeprägter, je schwerer die Coronarstenosen sind. Ihre Ausbildung ist proportional dem Grad der Lichtungseinengung. Bei postmortalen Untersuchungen findet sich bei einer Lichtungseinengung bis zu 60% nur eine minimale Zunahme der Anastomosen, bei einer Einengung zwischen 60%–80% dagegen eine deutliche und bei einem alten Verschluß eine beträchtliche Vermehrung [7]. Auch intravital sind bei kineangiographischen Untersuchungen reichlich Anastomosen bei Patienten mit Coronarverschluß nachgewiesen worden [99]. GENSINI und DA COSTA vermißten bei intravitaler Kineangiographie, die Gefäße bis zu einem Durchmesser von 100 µm darstellt, Collateralen bei 53 Patienten mit normalen Kranzarterien oder Lichtungseinengungen unter 50%. Sie ließen sich dagegen nachweisen bei 37 von 47 Patienten mit Lichtungseinengung in Kranzarterien von über 50% [39].

Die Entwicklungsgeschwindigkeit der Collateralen ist beim Menschen nicht genau bekannt. Im Tierexperiment beträgt sie minimal knapp eine Woche [84] bis zu mehreren Monaten [13, 88]. Bei der Entwicklung einer beträchtlich stenosierenden Coronarsklerose dürfte es zu einem Wettlauf zwischen der fortschreitenden Lichtungseinengung und der Collateralenentwicklung kommen. Collateralen und Anastomosen können über eine Regulierung der Blutverteilung die Entstehung von Nekrosen hinter einer Coronararterienstenose verhindern oder zumindest einen Teil der Muskulatur bei fleckförmigem Infarkt überleben lassen [40]. Sie garantieren jedoch keinen sicheren Schutz vor einer Durchblutungsnot. Bei einer sehr raschen Lichtungseinengung sind sie noch nicht genügend entwickelt, und bei einer progredient stenosierenden Sklerose in mehreren Coronararterienästen oder bei zusätzlichen Thrombosen können sie unwirksam werden, wenn ihr Zufluß zu stark gedrosselt wird. Dabei können Infarkte „auf Distanz" entstehen, z. B. ein frischer Infarkt im Versorgungsgebiet eines schon lange coronarsklerotisch stenosierten Astes der linken Kranzarterie bei frischem thrombotischen Verschluß der rechten Coronararterie, wenn diese den Collateralkreislauf für das Versorgungsgebiet des stenosierten linken Kranzarterienastes speiste.

6.1.4 Pathophysiologie der Coronardurchblutung

Methoden zur Messung der Coronardurchblutung: Der Einsatz direkter Verfahren, z. B. mittels Messung des coronarvenösen Ausstromes (Flowmeter, Rotameter, Coronarsinusdrainage) ist am Patienten nicht vertretbar. Dagegen erfüllen neuere, indirekte Methoden die zur Coronardurchblutungsmessung notwendigen Voraussetzungen: geringes Risiko, ausreichende Meßgenauigkeit auch bei hohen Coronardurchblutungen, Gültigkeit der theoretischen Voraussetzungen, vertretbarer finanzieller Aufwand. Am Patienten werden vornehmlich vier Methoden angewendet:

a) Fremdgasmethoden (Stickoxydul, Argon),
b) Clearance- bzw. Anreicherungstechniken (Rubidium, Kalium),
c) Auswaschverfahren (Krypton, Xenon),
d) Indikatorverdünnungsverfahren (^{131}J, Thermodilution).

Die Clearance-Verfahren sind im Bereich niedriger und mittlerer Durchblutungen mit guter und reproduzierbarer Meßgenauigkeit anwendbar, scheinen jedoch infolge der Flußabhängigkeit des Extraktionsquotienten für Rubidium und Kalium im Bereich hoher Coronardurchflußvolumina nicht hinreichend genau zu sein. Für die Indikator- bzw. Teststoffverdünnungsverfahren sind die theoretischen Voraussetzungen z.T. noch nicht ausreichend untersucht. Auswaschverfahren erfordern stets die Sondierung einer Coronararterie; die für die Meßgenauigkeit erforderliche rasche Äquilibrierung der verwendeten Edelgase (Krypton, Xenon) zwischen Blut und Myokard ist nicht immer gegeben, der finanzielle Aufwand ist erheblich. Die *Fremdgasmethoden* (Stickoxydul, Argon), die bekanntesten indirekten Meßverfahren, beruhen auf dem Fick-Prinzip. Die Testsubstanzen (Argon, Stickoxydul) sind inerte Gase, die eine schnelle Gewebsdiffusion aufweisen, so daß es zu einem Gleichgewicht zwischen Gasdruck im Gewebe und im Venenblut kommt. Entsprechend dem Verteilungsquotienten der Gase zwischen Blut und Gewebe kann unter einem erreichten „steady state" die pro 100 g Myokardgewebe aufgenommene Menge Testsubstanz ermittelt werden. Der Patient atmet ein Gemisch von Sauerstoff, Stickstoff und Stickoxydul bzw. Argon. Während dieser Zeit wird punktuell oder fortlaufend Blut simultan aus dem Sinus coronarius und

6.1 Angina pectoris und Coronarinsuffizienz

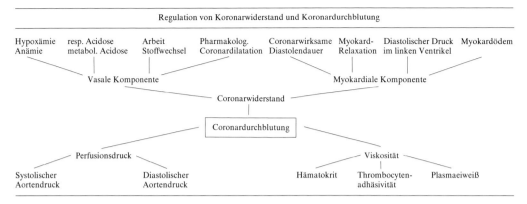

Abb. 6.2. Schematische Darstellung der Regulation der Coronardurchblutung [18, 74]

einer peripheren Arterie entnommen. Für die Entnahme der coronarvenösen Blutprobe ist es lediglich erforderlich, daß repräsentatives Coronarvenenblut (Sinus coronarius) entnommen wird, da eine gleich hohe Konzentration der Testsubstanz in allen abführenden Venen anzunehmen ist. Unter Kontrollbedingungen liefert die Stickoxydulmethode hinreichend genaue Werte, bei höheren Durchblutungsgrößen ergibt die Verwendung des Edelgases Argon mit gaschromatographischer Analyse eine weitaus bessere Meßgenauigkeit [19, 68].

Der *Coronardurchfluß* wird vom Perfusionsdruck, dem Coronarwiderstand und der Blutviscosität bestimmt (Abb. 6.2). Der coronarwirksame Perfusionsdruck entspricht weitgehend dem mittleren diastolischen Aortendruck. Die coronare *Druck-Durchfluß-Beziehung* wird durch die Elastizität der Widerstandsgefäße, die metabolische und myogene Autoregulation sowie durch Veränderungen des myokardialen Energiebedarfes über eine Veränderung herzmechanischer Größen beeinflußt [18, 74].

Der *Coronarwiderstand* (mittlerer diastolischer Aortendruck, abzüglich des mittleren diastolischen Druckes im linken Ventrikel, dividiert durch die Coronardurchblutung pro min und 100 g linken Ventrikelgewichtes: mm Hg/ml · 100 g · min) setzt sich aus einer vasalen und einer myokardialen Komponente zusammen: Die vasale, vorwiegend an der physiologischen Regulation der Coronardurchblutung beteiligte Komponente ist vom Gefäßquerschnitt abhängig und wird durch den Gefäßtonus der kleineren Widerstandsgefäße eingestellt. Der Gefäßtonus ist vom Sauerstoffangebot, vom Säure-Basen-Status (u. a. CO_2-Konzentration, pH), von nervösen, metabolischen und humoralen Einflüssen abhängig. Die myokardiale Komponente des Coronarwiderstandes umfaßt die Bilanz der primär von der Gefäßkomponente unabhängigen, durch den Kontraktions- und Relaxationsablauf des Myokards bedingten Auswirkungen auf den Coronarwiderstand. Die Bedeutung der myokardialen (extravasalen) Komponente des Coronarwiderstandes ist unter Normalbedingungen vernachlässigbar gering, bei pathologischen Funktionszuständen hingegen erheblich (akuter Angina-pectoris-Anfall, akute und chronische Herzinsuffizienz, Tachykardie, Myokarditis, Perikarditis).

Bei konstantem Hämatokrit nimmt der Strömungswiderstand mit abnehmender Strömungsgeschwindigkeit über die *Viscosität* zu. Die apparente Viscosität des Blutes ist insgesamt abhängig vom Hämatokrit, von der Weite des Gefäßlumens, der Strömungsgeschwindigkeit und der Zellform (erhöht bei Sichelzellen, Stechapfelformen, Zellaggregaten). Zunahmen des Hämatokrits (Polyglobulie) und des Gefäßlumens, Veränderungen der Strömungsgeschwindigkeit (poststenotische Gefäßabschnitte) und rigide Zellformen führen daher zu einer Zunahme der apparenten Blutviscosität und quantitativ zu einer Erhöhung des Coronarwiderstandes.

Bei der coronaren Herzkrankheit ist die *Coronardurchblutung* unter Ruhebedingungen und im anfallsfreien Intervall gegenüber der

Norm im Mittel um 10–15% herabgesetzt (normal: 71±3 ml/min · 100 g), CHK: 64±3 ml/min · 100 g). Die leichte Erniedrigung der Ruhedurchblutung korreliert nicht mit dem coronarangiographischen Schweregrad. Bei im Vergleich zur Norm im wesentlichen unveränderter arteriocoronarvenöser Sauerstoffdifferenz (normal: 12,2 Vol.%; CHK: 12,8 Vol.%) ist der Sauerstoffverbrauch des linken Ventrikels entsprechend der Abnahme der Coronardurchblutung geringgradig erniedrigt. Der Coronarwiderstand ist demzufolge bei der coronaren Herzkrankheit (1,36±0,09 mm Hg/ml · min · 100 g) gegenüber der Norm (1,15±0,04 mm Hg/ml · min · 100 g) geringgradig erhöht. Während eines spontanen Angina-pectoris-Anfalles entspricht die Ruhedurchblutung annähernd einem Normalwert, wobei die hypoxiebedingte Durchblutungszunahme im dilatationsfähigen Coronararterienstromgebiet durch die gleichzeitig einsetzende Erhöhung der myokardialen Komponente des Coronarwiderstandes (erhöhter enddiastolischer Druck, Kontraktilitätsabnahme) quantitativ kompensiert wird. In Perfusionsstudien mit Radionukliden konnte gezeigt werden, daß die regionale Myokarddurchblutung in coronarstenotischen Arealen herabgesetzt ist. Ebenso sind Durchblutungsdefekte bei atypischer Prinzmetal-Angina nachweisbar. Unter den Bedingungen einer maximalen pharmakologisch induzierten Coronardilatation zeigt sich, daß die Coronarreserve bei der coronaren Herzkrankheit infolge Erhöhung der vasalen Komponente des Coronarwiderstandes auf ein Drittel der Norm eingeschränkt ist (normal: 4,8; CHK: 1,98). Dies bedeutet, daß das coronarkranke Herz im Unterschied zur Norm eine um ca. 60% verminderte Dilatationsfähigkeit des Coronargefäßsystems aufweist, die als Ursache für die Entstehung einer Coronarinsuffizienz und eines Angina-pectoris-Anfalles anzusehen ist. Die Höhe der klinisch meßbaren Coronarreserve gibt ein quantifizierbares Maß für die Belastungsreserve und Ischämiegefährdung des linken Ventrikels.
Neben der coronaren Herzkrankheit können myokardiale, valvuläre und systemische Erkrankungen auch bei strukturell normalen Coronararterien mit einer pathologischen Regulationsbreite des Coronargefäßsystemes einhergehen. In diesen Fällen führt die abnorme Erhöhung des coronaren Widerlagers infolge Hypertrophie, Dilatation oder Myokardfibrosierung zu einer Verminderung der coronaren Dilatationsfähigkeit. Bei Herzklappenfehlern mit Druck- und Volumenhypertrophie des linken Ventrikels sind Ruhedurchblutung und myokardialer Sauerstoffverbrauch gegenüber der Norm signifikant erhöht (s. Abb. 6.6 b).
Die Zunahme beider Größen ist die Folge eines erhöhten Sauerstoffbedarfes des Herzens, der in erster Linie durch die maximale systolische Wandspannung des linken Ventrikels determiniert ist. Entsprechend dem erhöhten Sauerstoffverbrauch mit konsekutiver Erhöhung der Coronardurchblutung ist der Coronarwiderstand bereits in Ruhe erniedrigt (s. Abb. 6.6 b). Unter maximaler Coronardilatation setzt eine Widerstandsabnahme um lediglich 50% des Ausgangswertes ein, so daß die Coronarreserve beträchtlich eingeschränkt ist (Abb. 6.6 b). Die Ermittlung der Coronarreserve hat allerdings zu berücksichtigen, daß bereits der Ausgangswert des coronaren Widerstandes erheblich erniedrigt ist, so daß die pharmakologisch erschließbare Coronarreserve die tatsächliche Regulationsbreite des Coronargefäßsystemes in diesen Fällen wahrscheinlich unterbewertet. Der Anteil der myokardialen Komponente des Coronarwiderstandes an der Einschränkung der Coronarreserve, abschätzbar an der Differenz der minimalen Coronarwiderstände (normal: 0,19±0,01 mm Hg/ml · min · 100 g; Hypertrophie: 0,30±0,11 mm Hg/ml · min · 100 g) ist somit bei der kompensierten Hypertrophie quantitativ geringer als z.B. der Anteil einer Erhöhung der vasalen Komponente aufgrund von Coronarstenosierungen bei der coronaren Herzkrankheit. Dagegen kann bei dekompensierten Herzklappenvitien und bei congestiven Kardiomyopathien, d.h. bei Erkrankungen mit erheblicher Ventrikeldilatation und Erhöhung des enddiastolischen Druckes im linken Ventrikel, die pathologische Erhöhung der myokardialen Komponente des Coronarwiderstandes für die coronare Regulationsbreite limitierend sein. So ist die Coronarreserve bei der congestiven Kardiomyopathie ver-

6.1 Angina pectoris und Coronarinsuffizienz

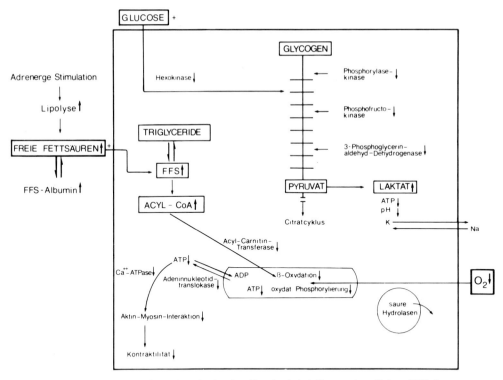

Abb. 6.3. Schematische Darstellung des Myokardstoffwechsels bei Coronarinsuffizienz [108 a]

gleichbar der coronaren Herzkrankheit auf etwa ⅓ der Norm reduziert, ein Befund, der die Ischämiegefährdung des linken Ventrikels sowie die Angina-pectoris-Bereitschaft bei dieser Erkrankung demonstriert.
Bei einem Sauerstoffverbrauch von 8,0 ml/min · 100 g beträgt der Sauerstoffverbrauch pro Schlag (Frequenz: 80/min): 0,1 ml/(min · 100 g). Der *Sauerstoffvorrat* des Myokards beläuft sich entsprechend einem Myoglobingehalt von 0,4 g/100 g, dem Sauerstoffbindungsvermögen des Myoglobulins und dem physiologisch gelösten Sauerstoff auf ca. 0,7 ml/100 g. Bei einer kompletten Unterbrechung der Sauerstoffzufuhr (Coronarligatur, Coronararterienembolie) ist der myokardiale Sauerstoffgehalt dementsprechend nur für wenige Systolen ausreichend. Die für die Pumpfunktion des Herzens erforderliche Energie wird hauptsächlich durch Oxydation von Glucose, Milchsäure und freien Fettsäuren gewonnen (s. Abb. 6.3).
Der Energiebedarf des menschlichen Herzens wird durch Glucose (10–30%), Milchsäure (8–20%) und freie Fettsäuren (35–60%) gedeckt. Entsprechend dem arteriellen Angebot kann der Anteil der Sauerstoffextraktion der Substrate erheblich schwanken. Normalerweise wird dem Coronarblut Milchsäure entnommen. Bei Unterschreiten einer kritischen Sauerstoffspannung hingegen (z. B. unter Arbeits- und Frequenzbelastung) wird vom Herzmuskel Milchsäure abgegeben, die arteriocoronarvenöse Milchsäuredifferenz kehrt sich um.
Hypoxie (Sauerstoffmangel) ist der stärkste Reiz für eine Dilatation der Coronargefäße. Bei körperlicher Arbeit kommt es zu einem Anstieg der mechanischen Determinanten des myokardialen Energiebedarfes (Druck, Druckanstiegsgeschwindigkeit, Frequenz, Herzzeitvolumen) und damit zu einem erhöhten myokardialen Sauerstoffverbrauch. Die *Arbeitsmehrdurchblutung* wird somit durch eine relative Hypoxie infolge vermehrten Sauerstoffverbrauches ausgelöst.

Am menschlichen Herzen führt jede Veränderung der Funktion (Herzmechanik) über eine Veränderung des Sauerstoffbedarfes zu einer Veränderung der Coronardurchblutung. Da die *Sauerstoffextraktion* des Coronarblutes bereits unter Kontrollbedingungen sehr hoch ist und am Patienten unter Belastungsbedingungen nicht wesentlich gesteigert werden kann, muß der erhöhte Sauerstoffbedarf vornehmlich über eine vermehrte Coronardurchblutung gedeckt werden. Eine quantitativ geringfügige Energiebereitstellung durch Glykolyse ist für das menschliche Herz nur für kurze Zeit möglich. Eine adäquate Anpassung des Coronargefäßsystemes an körperlicher Belastung setzt daher eine ausreichende Dilatationsfähigkeit der Coronargefäße voraus.

Die dem menschlichen Herzen *maximal* zur Verfügung stehende Sauerstoffmenge errechnet sich aus dem Produkt der Coronardurchblutung bei maximaler Dilatation (ca. 400 ml pro min und 100 g) und der maximalen arteriocoronarvenösen Sauerstoffdifferenz (ca. 18 Vol.%). Sie beträgt ca. 72 ml/(min · 100 g). Die höchsten am Patienten bisher gemessenen Werte des myokardialen Sauerstoffverbrauches liegen bei 30 ml/(min · 100 g). Die unter Normalbedingungen verfügbare Sauerstoffmenge bildet also eine Reserve von über 100%. Eine Herabsetzung des Sauerstoffangebotes an das Herz (arterielle Hypoxie, Anämie, niedriger Perfusionsdruck, leichtere Coronarstenosen) bleibt daher unter Normalbedingungen relativ lange symptomlos. Hingegen wirkt sich bei Patienten mit CHK die Einschränkung der maximal erreichbaren Coronardurchblutung und der maximalen arteriocoronarvenösen Sauerstoffdifferenz multiplikativ auf das maximal zur Verfügung stehende Sauerstoffangebot aus, z. B. Einschränkung der maximal erreichbaren Coronardurchblutung auf 190–200 ml/(min · 100 g), a.-v. DO_2: 11–13 Vol.%: O_2-Verbrauch: ca. 20–25 ml/(min · 100 g).

Mehr als 90% des Substrat- und Sauerstoffverbrauches des menschlichen Herzens werden zur Erzeugung von Spannung bzw. Druck, Muskelfaserverkürzung und Schlagarbeit benötigt. Der myokardiale Energiebedarf wird somit durch die mechanischen, kontraktilen und hämodynamischen Anforderungen determiniert. Das Herz extrahiert die dazu erforderlichen Substrate (freie Fettsäuren, Glucose, Lactat, Pyruvat) sowie Sauerstoff aus dem Coronarblut. Der Myokardstoffwechsel erfolgt normalerweise ausschließlich aerob. Da die Sauerstoffextraktion unter Ruhebedingungen bereits submaximal ist, erfolgt jede Zunahme des Energiebedarfes über eine Zunahme der Coronardurchblutung. Die Coronardurchblutung des linken Ventrikels ist daher linear mit dem myokardialen Sauerstoffverbrauch korreliert.

Bei der Coronarinsuffizienz wird das Sauerstoffangebot an das Herz der entscheidende limitierende Faktor, da Substrate im Coronarblut meist ausreichend verfügbar und zudem untereinander weitgehend austauschbar sind. Bei Unterschreiten eines kritischen Sauerstoffpartialdruckes im Myokard wird die anaerobe glykolytische Energiebereitstellung aktiviert, die allerdings nur für wenige Kontraktionen bilanzmäßig ausreichend wäre. Mit fortschreitender Ischämiezeit kommt es somit zu einem Energiedefizit mit Zerfall energiereicher Phosphate (Adenosintriphosphat, Kreatinphosphat). Dieser Prozeß ist besonders ausgeprägt in den Innenschichten des Myokards. Gleichzeitig wird Lactat produziert, das allerdings den Energiebedarf des Herzens allein nicht zu decken vermag.

Normalerweise extrahiert das Herz Lactat aus dem arteriellen Blut. Demzufolge ist die Lactatkonzentration im coronarvenösen Ausstrom niedriger als im coronararteriellen Einstrom. Lactat wird im Myokard wie die Mehrzahl anderer Substrate metabolisiert und in den Citratcyclus eingeschleust. Umgekehrt wird unter Ischämiebedingungen Lactat abgegeben, so daß die coronarvenöse Lactatkonzentration höher sein kann als im arteriellen Blut (Lactatumkehr). Die arteriocoronarvenöse Lactatkonzentration stellt somit einen Indikator für das Ausmaß und die Geschwindigkeit der Ischämie bzw. der anaeroben Glykolyse dar. Die diagnostische Validität der coronarvenösen Lactatbestimmung setzt allerdings voraus, daß Lactat – wie auch Pyruvat – frei durch die Zellmembran permeieren und daß keine Gewebskompartimentierungen vorliegen. Sie setzt ferner eine Reihe von Kautelen voraus, deren Nichtbeachtung zu einer Fehlinterpretation arteriocoronarvenöser Lactatwerte führen können:

Im Nüchternzustand ist die myokardiale Lactataufnahme vermindert. Dies ist z.T. auf eine Erhöhung der freien Fettsäuren im Serum zurückzuführen, die alternativ zu anderen Substraten (Glucose, Lactat, Pyruvat) vermehrt metabolisiert werden; darüber hinaus ist in diesen Fällen die arterielle Lactatkonzentration meist erniedrigt. Der Lactat-Pyruvat-Quotient ist demzufolge herabgesetzt. Körperliche Belastungsprüfungen führen zu einem Anstieg der arteriellen Lactatkonzentration. Ebenso gehen Schockzustände und allgemeine arterielle Hypoxie mit einer Zunahme der arteriellen Lactatkonzentration einher. Beim Diabetes mellitus sind die myokardiale Lactataufnahme und der Lactat-Pyruvat-Quotient erniedrigt, da freie Fettsäuren und Ketonkörper im Unterschied zum Lactat bevorzugt metabolisiert werden. Ebenso können weitere, mit einer Mobilisierung freier Fettsäuren einhergehende Prozesse (Catecholaminexzeß, Wachstumshormon, Corticosteroide, Heparin) Änderungen der Lactatkonzentration hervorrufen. Durch eine Alkalose (z.B. respiratorisch bei Hyperventilation) kann die myokardiale Lactatproduktion nahezu verdoppelt werden. Ebenso ist die myokardiale Lactatextraktion unter dem Einfluß von Alkohol und positivinotropen Stimuli oft erhöht. Die klinische Anwendung einer arteriocoronarvenösen Lactatbestimmung für die Beurteilung einer Coronarinsuffizienz und myokardialen Energiebilanzstörung setzt somit die gleichzeitige Kontrolle bzw. Berücksichtigung des pH, der Bicarbonatkonzentration, der arteriellen und venösen Glucosekonzentration und des Serumspiegels an freien Fettsäuren voraus.

Bei der coronaren Herzkrankheit kann durch einen positiv-inotropen Eingriff, der eine Zunahme des myokardialen Energiebedarfes bewirkt, ein Mißverhältnis zwischen Sauerstoffangebot und Sauerstoffbedarf auftreten. So führt eine Isoproterenolbelastung zu einem Lactatanstieg (s. Abb. 6.4); die normalerweise positive Lactatextraktion kehrt sich um. Entsprechende Veränderungen lassen sich durch schnelle Vorhofstimulation mit Auslösen von Angina pectoris bzw. mit Erreichen der anginösen Schmerzschwelle induzieren. Bei Patienten mit coronarer Herzkrankheit kann ferner die selektive Sondierung der dem arteriellen Stenosegebiet nachgeschalteten Herzvenen mit Messung der coronarvenösen Lactatkonzentration zur Schweregradbeurteilung der regionalen Coronarinsuffizienz, zur postoperativen (Bypass-Operation) Verlaufskontrolle und zur Abschätzung des Operationsresultates beitragen.

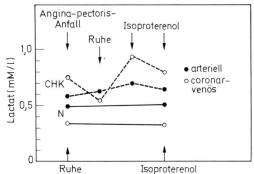

Abb. 6.4. Arterielle und coronarvenöse Lactatkonzentrationen. Während eines spontanen Angina-pectoris-Anfalles wird Lactat vom Myokard produziert; unter Provokation mittels Infusion von Isoproterenol kann die Lactatproduktion quantitativ noch weiter gesteigert werden. Im Unterschied zum coronarkranken Patienten extrahiert der normale Patient Lactat in Ruhe und unter Provokation mit Isoproterenol, so daß eine Glykolyse, im Unterschied zum Coronarkranken, nicht faßbar ist. (Nach Gorlin) (aus [128])

6.1.5 Pathophysiologie des Angina-pectoris-Anfalles

Der Ausdruck „Angina pectoris" einschließlich der ersten klassischen Beschreibung der Beschwerdensymptomatik wurde 1768 von HEBERDEN geprägt. Die kausale Verknüpfung des klinischen Bildes mit strukturellen Wand- und Lumenveränderungen der Coronararterien erfolgte wenige Jahre später (1776) durch PARY [98]. Die elektrokardiographische Manifestation der akuten Coronarinsuffizienz wurde erstmals von DIETRICH u. SCHWIEGK [31] nachgewiesen.

Die pathophysiologische Basis des Angina-pectoris-Anfalles besteht in einer *Einschränkung der Coronarreserve* des linken Ventrikels zum überwiegenden Teil auf dem Boden einer Erhöhung der vasalen Komponente des Coronarwiderstandes (Coronarstenosierung), daneben auch durch Erhöhung der myokardialen Komponente des Coronarwiderstandes. Die Auslösungsbedingung für die Entstehung des Angina-pectoris-Anfalles ist ein *Mißverhältnis zwischen Sauerstoffangebot und Sauerstoffbedarf* (s. Abb. 6.5): durch momentane Erhöhung des Sauerstoffbedarfes (Steigerung des arteriellen Druckes, körperliche und psychische Belastung, Frequenzsteigerung) wie auch durch eine Verminderung des Sauerstoffangebotes (Verminderung des coronaren Perfusionsdruckes, Anämie, Hypoxie, Viscositätserhöhung). Die Verminderung des Sauerstoffangebotes an das Herz führt zu einer myokardialen Ischämie (Coronarinsuffizienz) und Kontraktilitätsabnahme. Die Kontraktilitätsabnahme führt zu einer pathologischen Erhöhung der myokardialen Komponente des Coronarwiderstandes und damit zu einer weiteren Verminderung des Sauerstoffangebotes an das Herz. Dieser Circulus vitiosus der Entstehung, Aufrechterhaltung und Intensivierung des Angina-pectoris-Anfalles [10, 48] ist somit an eine Einschränkung der Coronarreserve sowie an aktuelle Auslösungsbedingungen gebunden, die ein Mißverhältnis zwischen Sauerstoffangebot und Sauerstoffbedarf hervorrufen.

Mit zunehmendem Stenosegrad einer Coronararterie, der u. a. a) durch die Lumeneinengung bzw. Abnahme der coronararteriellen Querschnittsfläche und b) durch die Länge der Stenose determiniert wird, kommt es flußabhängig zu einer lokalen, metabolisch bedingten Ausschöpfung der Coronarreserve und zu einer relativen Verminderung der myokardialen O_2-Verfügbarkeit. Höhergradige (>70%) und Langstreckenstenosen wirken sich bei Druck-, Frequenz- und Volumenbelastungen des Myokards (Blutdruckspitzen mit Zunahme der systolischen Wandspannung, Ventrikeldilatation, Catecholaminexzeß u. a.) um so gravierender auf die myokardiale O_2-Bilanz aus, je mehr die metabolische Reserve des linken Ventrikels durch die jeweilige ventrikeldynamisch bedingte Myokardbelastung ausgenutzt wird.

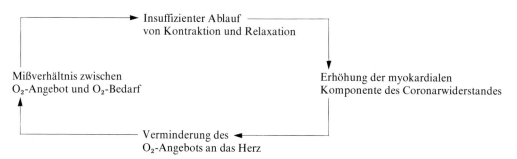

Abb. 6.5 Circulus vitiosus der Entstehung und Aufrechterhaltung des Angina pectoris-Anfalles

Ein höhergradiger Stenosegrad ist daher um so ischämiepotenter, je höher das nachgeschaltete Ventrikelmyokard mechanischen Belastungen und somit metabolischen Anforderungen ausgesetzt ist.

Für die Entstehung des Angina-pectoris-*Schmerzes* werden hypoxische, metabolische (Adeninnucleotide) und adrenerge Einflüsse (Kälte, psychische und physische Belastungen) diskutiert. Die Annahme von Coronarspasmen (s. S. 22) ist entbehrlich, da die Coronargefäße im Anfall infolge des starken dilatierenden Reizes eines Sauerstoffmangels maximal erweitert werden und somit eventuelle Spasmen von selbst gelöst werden [8]. Neben dem Mißverhältnis zwischen Sauerstoffangebot und Sauerstoffbedarf kommt für die Schmerzentstehung der jeweiligen individuellen Schmerzschwelle erhebliche Bedeutung zu.

Der *Ort* der Schmerzentstehung ist das Myokard. Die Impulse werden durch sympathische Nervenfasern zum oberflächlichen und tiefen Plexus cardiacus des Sympathicus geleitet und von dort zu den oberen thorakalen sympathischen Ganglien und weiter zum Rückenmark (über die Rami communicantes und die oberen 4–5 thorakalen Spinalnerven). Daneben ist eine Impulsleitung über Vagusfasern und den Nervus phrenicus denkbar. Entsprechend diesem lokalen Erregungsmuster sind die Dermatome Th_1–Th_5 befallen (Praecordium, medialer Anteil des Oberarmes,

6.1 Angina pectoris und Coronarinsuffizienz

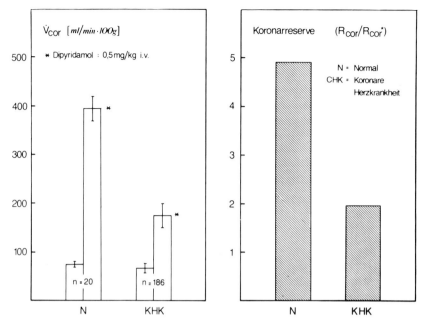

Abb. 6.6a. Coronardurchblutung (V_{cor}) und Coronarreserve bei Normalpatienten (N) und bei Patienten mit coronarangiographisch gesicherter coronarer Herzkrankheit (CHK). Beachte die deutliche Einschränkung der Coronarreserve bei CHK

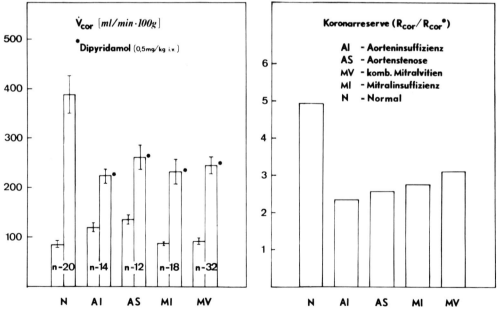

Abb. 6.6b. Coronardurchblutungen (V_{cor}) und Coronarreserven bei Normalpatienten, Aorteninsuffizienz, Aortenstenose, kombinierten Mitralvitien und Mitralinsuffizienz. Beachte die Einschränkungen der Coronarreserven bei allen untersuchten Herzklappenvitien (mit statistisch signifikanter Erhöhung der systolischen Wandspannung) infolge erhöhten myokardialen Sauerstoffverbrauches bereits unter Ruhebedingungen, so daß die Coronarreserveeinschränkung als Folge der metabolischen „Abschöpfung" resultiert

Unterarm, Ellenbogen und Finger). Wie die klinische Symptomatik zeigt, kann die Schmerzausdehnung dieses Gebiet über- und unterschreiten.

Neben der CHK im engeren Sinne mit Erhöhung des Coronarwiderstandes infolge Erhöhung der vasalen und/oder myokardialen Komponente kann sich eine Angina pectoris als Folgesymptomatik bei *extracoronaren* Erkrankungen manifestieren. Dazu gehören: Anämie, Hypoxie, Druck- und Volumenbelastung des linken Ventrikels, ausgeprägte Änderungen der Herzfrequenz, Viscositätserhöhungen des Blutes sowie ein Abfall des Aortendruckes bzw. des coronaren Perfusionsdruckes (s. Abb. 6.6 b). Diesen Auslösungsbedingungen ist ebenfalls gemeinsam, daß ein Mißverhältnis zwischen Sauerstoffangebot und Sauerstoffbedarf entsteht: durch *Abnahme des Sauerstoffangebotes* an das Herz (Anämie, Hypoxie, Polyglobulie und Blutdruckabfall), durch *Erhöhung des myokardialen Energiebedarfes* (bei extremen Änderungen der Herzfrequenzen sowie bei Druck- und Volumenbelastung des linken Ventrikels). So beträgt die Angina-pectoris-Häufigkeit bei Patienten mit Aortenvitien 33%, aber nur bei 2–4% der Fälle sind Coronarstenosen nachweisbar [9a]. Entscheidend für die Behandlung der Schmerzsymptomatik bei diesen Erkrankungen ist die Beseitigung der extracoronaren Ursachen, zumal die übliche Angina-pectoris-Therapie kontraindiziert sein kann.

6.1.6 Nosologie

Zahlreiche für die Entstehung, Progredienz und Komplikationen der coronaren Herzkrankheit verantwortliche Faktoren (Tabelle 6.2) sind in ihrer Wertigkeit durch neuere Statistiken [62, 63, 85], insbesondere durch die *Framingham-Studie,* erarbeitet worden, in der innerhalb von 14 Jahren insgesamt 5127 Testpersonen 2jährlichen Kontrolluntersuchungen unterzogen wurden.

Etwa 50% aller Coronarkranken weisen eine *familiäre Häufung* auf. Bei ihnen tritt die Manifestation der coronaren Herzkrankheit früher in Erscheinung als bei familiär nicht vorbelasteten Testpersonen.

Sowohl der labile wie auch der fixierte *Hochdruck* mit erhöhten systolischen und/oder diastolischen Werten geht mit einem erhöhten Risiko der CHK einher. Über 50% der männlichen und über 80% der weiblichen Coronarherzkranken weisen erhöhte Blutdruckwerte auf.

An der Entstehung und Entwicklung der Gefäßsklerose ist eine Vielzahl von *Lipiden und Lipoproteinen* (Triglyceride, Cholesterin, Phospholipide) beteiligt. Nicht eindeutig gesichert ist ihre unterschiedliche pathogenetische Valenz und die jeweilige Bedeutung einer primär unkontrollierten Biosynthese der Lipide, eines mangelnden Transportes oder einer diätetischen Überlastung. Für Coronargesunde nimmt das Risiko einer künftigen Coronarerkrankung mit steigender Anzahl und Konzentration der Serumlipide zu. Männer im Alter zwischen 30 und 49 Jahren zeigen bei Serumcholesterinwerten von 240–259 mg% eine Morbiditätsrate von 1,71, bei Serumcholesterinkonzentrationen von über 260 mg% eine Morbiditätsrate von 2,2. Ein für das Auftreten der CHK verantwortlicher Grenzwert des Serumcholesterinspiegels existiert nicht [29]. Mit steigendem Serumcholesterin steigt das Risiko; je niedriger der Cholesterinspiegel, desto geringer ist das Risiko (Abb. 6.7). Männer mit einem Serumcholesterinspiegel über 260 mg% haben ein dreifach höheres Myokardinfarktrisiko als bei einem Serumcholesterinspiegel unter 200 mg%. Der Serumkonzentration an LDL-Cholesterin kommt eine atherogene Wirkung zu, dem HDL-Cholesterin ein anti-atherogener Effekt zu. Das Auftreten der CHK ist gehäuft bei Erkrankungen, die mit einem erhöhten Serumcholesterinspiegel einhergehen (Diabetes mellitus, Hyperlipoproteinämien). Krankheiten mit niedrigem Serum-

Tabelle 6.2. Risikofaktoren der coronaren Herzkrankheit

Hochdruck	Hyperuricämie
Zigarettenrauchen	Thromboseneigung
Hyperlipoproteinämien	Hypothyreose
Übergewicht	Hormonelle Einflüsse
Diabetes mellitus	Erniedrigte Vitalkapazität
Physische Inaktivität	
Psychosozialer Streß	Blutgruppe A_1 B J k[a]

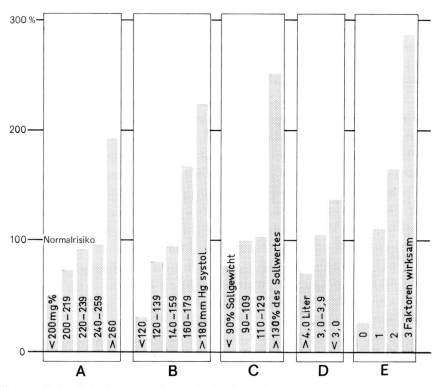

Abb. 6.7. Risikokonstellation bei abnormem Serumcholesterin (A), erhöhtem systolischem Blutdruck (B) und Körpergewicht (C) und eingeschränkter Vitalkapazität (D) [120]

cholesterinspiegel gehen nicht oder nur äußerst selten mit einer CHK einher (Perniciosa, Steatorrhoe, Hyperthyreose). Bei Malnutrition ist die Morbiditätsrate erniedrigt, bei übercalorischer Ernährung erhöht.

Bei *Rauchern* sind die Myokardinfarkthäufigkeit sowie das Risiko eines plötzlichen Herztodes etwa 2–3mal höher als bei Nichtrauchern. Eine besonders hohe Mortalitätsrate (plötzlicher Herztod) ist bei Zigarettenrauchern mit bereits vorbestehender symptomatischer CHK nachweisbar. Das Risiko korreliert mit der Anzahl der täglich konsumierten Zigaretten, nicht mit der Dauer der Raucherperiode. Bei Zigarren- und Pfeifenrauchern ist ein erhöhtes Risiko nicht gesichert.

Mangelnde körperliche Belastung wird bevorzugt in der Vorgeschichte von Coronarkranken mit plötzlichem Herztod gefunden, während die Häufigkeit leichter und schwerer Angina-pectoris-Anfälle ohne Herztod bei Aktiven und Inaktiven annähernd gleich hoch ist. Der protektive Faktor liegt vermutlich in der stärkeren Collateralenausbildung bei Trainierten.

Die Bedeutung *psychosozialer Faktoren* für die CHK liegt in ihrer Erkennung und Behandlung bzw. Ausschaltung bei coronarverdächtigen Personen bzw. bei Erkrankten. Es gibt keine spezifischen psychosozialen Risikofaktoren, jedoch existieren für den Individualfall spezifische Situationen, die die Entwicklung einer CHK fördern können.

Bei *Adipösen* mit 130% des Sollgewichtes und mehr treten Angina pectoris und plötzlicher Herztod etwa fünfmal häufiger auf als bei Untergewichtigen und etwa zweimal häufiger im Vergleich zu Normalgewichtigen. Das Risiko der Übergewichtigkeit besteht darin, daß Hypertonus, Diabetes mellitus, Hyperlipidämie und mangelnde Collateralausbildung häufiger sind.

Das Morbiditätsrisiko ist beim klinischen und subklinischen *Diabetes mellitus* (im

Sinne einer verringerten Glucosetoleranz) erhöht. Bei Myokardinfarktpatienten ist eine hohe Rate abnormer Glucosetoleranz bis zu 80% der Fälle nachweisbar. Von den korrelierten Risikofaktoren ist die Hypertriglyceridämie bedeutungsvoll, die als Typ 4 der Hyperlipoproteinämie, vergesellschaftet mit Übergewichtigkeit und diabetischer Stoffwechsellage, eine häufige Konstellation bei Coronarherzkranken darstellt.

Die *Gicht* (Hyperuricämie) muß sowohl als selbständiger wie auch als korrelierter Risikofaktor (Lipiderhöhung, Hypertonus, Übergewichtigkeit) angesehen werden.

Die *Kombination* verschiedener Risikofaktoren wirkt sich mindestens additiv aus (Abb. 6.7). Die 10-Jahres-Letalitätsrate ist bei Männern mit Hypercholesterinämie, Hypertonus und Zigarettenrauchen 3–6fach höher als bei Männern ohne Risikofaktoren. Die Gesamtsterberate ist 3–5fach höher.

Coronarinsuffizienz bei normalem Coronarangiogramm. Bei ca. 30% aller Patienten mit typischer oder atypischer Angina pectoris findet sich nach Ausschluß extrakardialer Ursachen von Präcordialschmerz ein normales Coronarangiogramm [136a]. Der Prozentsatz verringert sich auf 10–15%, wenn lediglich Fälle mit typischer Belastungsangina berücksichtigt werden. Die Nitroglycerinansprechbarkeit der Patienten ist meist vorhanden. Bei 50% dieser Patienten sind elektrokardiographisch Kammerendteilveränderungen (ST-Streckensenkungen, T-Abflachungen, T-Negativierungen) nachweisbar, das Belastungselektrokardiogramm ist bei ca. 20% positiv. In weiteren 20% der Fälle tritt unter körperlicher Belastung eine arteriocoronarvenöse Lactatumkehr mit myokardialer Lactatproduktion auf. Ursächlich müssen neben einer Fehlinterpretation des Coronarangiogrammes diejenigen Faktoren berücksichtigt werden, die zu einem verminderten Sauerstoffangebot an das Herz und einem erhöhten Sauerstoffbedarf führen (Tabelle 6.3). Gelegentlich können Coronarspasmen zur Coronarinsuffizienz führen. Bei arteriellem Bluthochdruck (essentielle Hypertonie) ist die Coronarreserve auch bei normalem Coronarangiogramm und bei nur mäßiggradiger Linksherzhypertrophie um 30–40% ein-

Tabelle 6.3. Coronarinsuffizienz bei normalem Coronarangiogramm [136a]

A. Vermindertes O_2-Angebot an das Herz
   Anämie
   Hypoxie
   CO-Vergiftung
   Hb-O_2-Dissoziationsstörungen
   Viscositätserhöhungen des Blutes
   Coronarspasmen (Einflüsse abnormer Plättchenfunktion, Innervation, Prostaglandin G_2, Thromboxan A_2?)

B. Erhöhter O_2-Bedarf des Herzens
   Abnorme Druck- und Volumenbelastungen
   Extreme Frequenzänderungen
   Stoffwechselsteigerungen (Hyperthyreose, Fieber, Phäochromocytom)

C. Coronare Mikrozirkulationsstörungen
   Systemische Kollagenosen (Immunkomplexvasculitiden bei Lupus erythematodes, progressiver Sklerodermie, Dermatomyositis, Periarteriitis nodosa u. a.)
   Colitis ulcerosa
   Neuromuskuläre Erkrankungen
   Endomyokardfibrose
   Bakterielle Endokarditis (nekrotisierende Vaskulitis)
   Arterielle Hypertonie
   Diabetische Mikroangiopathie

geschränkt. Weitaus häufiger als allgemein angenommen kann eine Erkrankung der kleinen, im Coronarangiogramm nicht beurteilbaren Coronararterien (Durchmesser ≤ 200 µm) eine Coronarinsuffizienz mit schwerer Angina pectoris auslösen. Darüber hinaus sind bei einer Vielzahl sekundärer Kardiomyopathien die kleinen Coronargefäße als Folge einer Gefäß- und/oder Myokardläsion involviert, so daß die Coronarreserve des linken Ventrikels eingeschränkt sein kann.

Coronaren Mikrozirkulationsstörungen liegen Durchblutungsstörungen der kleinen (≤ 200 µ) intramuralen, arteriolären Widerstandsgefäße und/oder des coronaren Kapillargefäßsystems mit potentieller Entwicklung einer Coronarinsuffizienz bei normalem Coronarangiogramm zugrunde. Dieses coronare Syndrom impliziert im Unterschied zu den ausschließlich morphologisch diskutierten Läsionen der kleinen Herzkranzgefäße („small vessel disease", „Syndrom X" u. a.)

6.1 Angina pectoris und Coronarinsuffizienz

Tabelle 6.4. Koronare Mikrozirkulationsstörungen [136a]

A. Vaskuläre Ursachen

Systemische Kollagenosen (Lupus erythematodes, progressive Sklerodermie, Dermatomyositis, Periarteriitis nodosa u.a.)
Immunkomplexvaskulitiden (viral, toxisch, medikamentös u.a.)
Arterielle Hypertonie (hypertensive Mikroangiopathie)
Diabetes mellitus (Diabetische Mikroangiopathie)
Bakterielle Endokarditis (nekrotisierende Vaskulitis)
Vaskuläre Beteiligung bei Endomyokardfibrose, Colitis ulcerosa, Amyloidose u.a.

B. Rheologische Ursachen

Paraproteinämie (M. Waldenström, Plasmozytom u.a.)
Polyglobulien (Polycythämie, symptomatische Polyglobulien u.a.)
Hyperlipoproteinämie (Hypertriglyceridämie, Hyperchylomikronämie u.a.)

C. Metabolische Ursachen

Störungen von O_2-Diffusion und Transport (CO-Intoxikation, Methämoglobinämien, Hyperlipoproteinämien u.a.)

---

sowohl vaskuläre, rheologische als auch metabolische Ursachen (Tabelle 6.4). Es ist somit keine morphologische und klinische Krankheitseinheit, sondern die Summe der funktionellen Manifestationen ätiologisch verschiedenartiger coronarer Durchblutungsstörungen.

Die größte Häufigkeit dürfte den *vasculären* Erkrankungen (entzündlich, nicht-entzündlich) zukommen, wie z. B. bei der arteriellen Hypertonie (hypertensive Mikroangiopathie), aber auch bei den vaskulären Beteiligungen im Rahmen der diabetischen Mikroangiopathie, von Amyloidosen, bakterieller Endokarditis und Cardiomyopathien. Die Ruhedurchblutung ist meist normal, die Coronarreserve des linken Ventrikels ist regelhaft erheblich eingeschränkt [13]. Die *rheologisch* bedingten coronaren Mikrozirkulationsstörungen betreffen nach unserer bisherigen Kenntnis überwiegend Paraproteinämien, Hyperlipoproteinämien, Polyzythämien, Polyglobulien und Makroglobulinämien. Bei normalem Coronarangiogramm ist bereits unter Ruhebedingungen eine Abnahme der Coronardurchblutung des Coronargefäßsystems mit kritisch hoher Sauerstoffextraktion sowie eine deutliche Einschränkung der Coronarreserve nachweisbar. Ursächlich ist dies auf eine abnorme Erhöhung der Gesamtviskosität des Blutes zurückzuführen, die bei Paraproteinämien um mehr als das Doppelte der Norm erhöht sein kann. Hierbei gibt im Unterschied zu den vasculär bedingten Mikrozirkulationsstörungen bereits die Bestimmung der Ruhe-Coronardurchblutung ätiologisch und therapeutisch weiterführende Aussagen, und es sind die „rheologischen" Erkrankungen, die uns erstmals gezeigt haben, daß 1. eine erhebliche Zunahme der Coronardurchblutung des menschlichen Herzens auch durch extravasculäre, viskositätsmindernde Therapiemaßnahmen unter Umgehung vasculärer Eingriffe erreichbar ist und daß der Viskosität somit eine wesentliche Bedeutung in der coronaren Mikrozirkulation zukommen kann, 2. daß eine Zunahme der Ruhe-Coronardurchblutung und äquivalente Abnahme der coronaren Sauerstoffextraktion bei Konstanz des myokardialen Sauerstoffverbrauches mit einer effektiven Steigerung der Coronarreserve einhergehen kann, auch wenn die pharmakologisch bestimmbare Coronarreserve unverändert bleibt, und daß somit eine Steigerung der Coronarreserve auch unabhängig von der vasalen Komponente des Coronarwiderstandes, d. h. ausschließlich rheologisch bedingt, therapeutisch erreichbar ist. Schließlich kann über eine Limitierung der O_2-Verfügbarkeit (CO-Intoxikation, Methämoglobinämien) wie auch durch Viskositätserhöhungen mit gleichzeitiger Abnahme der Sauerstoffdiffusion (Hyperlipoproteinämien) eine Störung der coronaren Mikrozirkulation mit konsekutiver Verschlechterung des Sauerstoffangebotes an das Herz auftreten, und ferner wird bei allen kardialen oder extrakardialen Erkrankungen mit erhöhtem Ruhe-Sauerstoffverbrauch des Myokards (Druck, Volumen- und Frequenzbelastungen) eine Abschöpfung, d. h. *metabolisch* bedingte Erniedrigung der Coronarreserve infolge abnorm erhöhter Ruhecoronardurchblutung wirksam.

Die klinische Relevanz coronarer Mikrozirkulationsstörungen ist durch die Tatsache begründet, daß ca. 10–20% aller Patienten mit typischer, belastungsinduzierter Coronarinsuffizienz ein normales Coronarangiogramm aufweisen und daß die Coronarinsuffizienz in diesen Fällen in der Mehrzahl auf Störungen der coronaren Mikrozirkulation (vasculär, rheologisch) zurückzuführen ist. Der methodologische Zugang ist seit der klinischen Verfügbarkeit von Coronardurchblutungsmeßverfahren gegeben, die die Bestimmung der coronaren Hämodynamik im gesamtem klinischen Bereich ermöglichen.

Die Konstellation „Coronarinsuffizienz bei normalem Coronarangiogramm" zeigt eine meist vorhandene Nitroglycerin-Ansprechbarkeit (80–90%), spezifische Risikofaktoren bestehen nicht. Bei 58% unseres Patientengutes (n = 92) waren elektrokardiographisch Kammerendteilveränderungen (ST-Strekkensenkung, T-Abflachung, T-Negativierung) nachweisbar, 29% dieser Patienten hatten elektrokardiographisch nichttransmurale Infarkte; regionale Wandkontraktionsstörungen fanden sich in 27%, Herzinsuffizienz bei 23% und Cardiomegalie bei 16%. Transmurale Infarkte sind selten (3%), so daß sich das Verteilungsmuster der coronaren und myokardialen Folgeerkrankung bei den coronaren Mikrozirkulationsstörungen sehr zugunsten der regionalen und globalen Coronarinsuffizienz des linken Ventrikels verlagert. Das führende klinisch-kardiale *Symptom* ist daher die Angina pectoris, und der führende klinische *Befund* die elektrokardiographisch faßbare, belastungsinduzierte Coronarinsuffizienz.

Die *Diagnostik* coronarer Mikrozirkulationsstörungen basiert auf der Erfassung der internistischen, d. h. kardialen oder extrakardialen Grundkrankheit. Neben Anamnese, körperlicher Untersuchung, Anfertigung von EKG und Thorax-Röntgenaufnahmen und Ermittlung laborchemischer Allgemeinbefunde erlangt der Ausschluß bzw. Nachweis von Systemerkrankungen diagnostische Bedeutung. Anhand langjähriger Verlaufsbeurteilungen sowie aus Gründen der klinisch relevanten, therapeutischen Konsequenzen hat sich ein diagnostischer Untersuchungsgang bewährt, der insbesondere die Erkennung therapierbarer entzündlicher und nicht entzündlicher Gefäßerkrankungen zum Ziel hat durch
– Serum- und Blutuntersuchungen;
– Bestimmung der coronaren Hämodynamik;
– bioptische Methoden.

Die *Serum- und Blutuntersuchungen* beinhalten die Erfassung degenerativer, entzündlicher und immunologisch bedingter Gefäßerkrankungen, u. a. die Bestimmung sog. Risikofaktoren (Cholesterin im Serum, Triglyceride, Blutzucker, Harnsäure u. a.), die Bestimmung von Hämatokrit und Blutviskosität bei Polyglobulie und Polyzythämie; Messung der Blut- und Plasmaviskositäten bei Paraproteinämien; Analyse der Makroglobulinkomponenten des Blutes bei Diabetes mellitus und Paraproteinämien; Nachweis antinucleärer Antikörper, zirkulierende Immunkomplexe, Komplementverbrauch u. a. bei systemischen Immunkomplexvasculitiden; Nachweis extrahierbarer nucleärer Antikörper (Sharp-Syndrom) u. a.

Die sicherste, klinisch-diagnostisch weiterführende Methode zum Nachweis rheologisch bedingter coronarer Mikrozirkulationsstörungen ist die *funktionelle* Quantifizierung der coronaren Hämodynamik durch Bestimmung der Coronardurchblutung und Coronarreserve. Aus Gründen der Meßgenauigkeit, Praktikabilität und Kosten-Nutzen-Relation hat sich die Argon-Fremdgasmethode vorrangig bewährt.

Zu den *bioptischen* Methoden, die über die Erkennung einer systemischen Vasculitis zur Verdachtsdiagnose einer coronaren Mikrozirkulationsstörung auf dem Boden einer coronaren Vasculitis führen, gehören vorrangig Beckenkammbiopsie, arterielle Gefäßbiopsie und Hautbiopsie mit histologischer und immunhistologischer Untersuchung von Arteriolen und Kapillaren. Die Trefferquote von Blutgefäßen im Biopsiematerial (Beckenkamm, Haut) ist hoch (mehr als 90%), ähnlich die Inzidenz von systemischer Vasculitis und positiver Knochenmarkshistologie. Die Inzidenz zwischen systemischen extrakardialen sowie coronaren Vasculitiden dürfte bei ca. 2/3 der Fälle vorliegen. Die Myokardbiopsie hat sich zur Erkennung von coronaren Vasculitiden bislang nicht bewährt. Die-

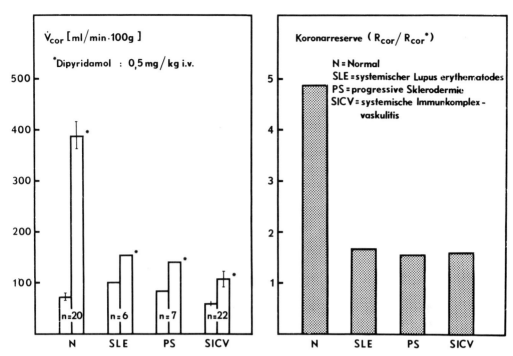

Abb. 6.8. Coronardurchblutung und Coronarreserven bei Kollagenosen, bei coronarer Herzkrankheit und bei kongestiven Kardiomyopathien [136a]

se Technik könnte allerdings dann aussichtsreich sein, wenn die Möglichkeit einer ausreichenden Gewinnung von Blutgefäßen im Biopsiematerial, die Erfassung repräsentativen linksventrikulären Myokards und insbesondere die adäquate immunhistologische Aufarbeitung verfügbar wären. Zur Diagnostik coronarer Mikrozirkulationsstörungen auf vasculitischer Basis stellt somit die Synopsis aus Symptomatik (Anamnese, Elektrokardiogramm, Nitroglycerinansprechbarkeit u.a.), Funktionsdiagnostik (Coronardurchblutung, arteriocoronarvenöse Sauerstoffdifferenz, Coronarreserve), Laborserologie, Histologie und Immunhistologie (Haut, Beckenkamm, Arterien) die Basis einer klinisch weiterführenden Diagnostik dar.

Die zahlenmäßig hohe coronare Beteiligung bei systemischen Kollagenosen (Lupus erythematodes, Sklerodermie, rheumatoider Arthritis und Polyarteriitis nodosa) erklärt sich aus dem systemischen bzw. vielfältigen Gefäß- und Organbefall. Bereits beim jugendlichen und klinisch unkomplizierten Lupus erythematodes disseminatus sind histologisch in nahezu allen Fällen fibrinoide Degenerationen und Rundzellinfiltrate der großen und kleinen Coronararterien sowie Myokardfibrosierungen und -nekrosen nachweisbar. Die Coronarreserve des linken Ventrikels ist hochgradig eingeschränkt (Abb. 6.8). Darüber hinaus finden sich bei normalen enddiastolischen Ventrikeldimensionen, normaler Muskelmasse und Wanddicke herabgesetzte Pumpfunktion und Kontraktilität des linken Ventrikels, meßbar an den Veränderungen der Auswurffraktion (normal: 72%; Lupus erythematodes: 56%) und isovolumetrischer Inotropieindices (z.B. maximale Druckanstiegsgeschwindigkeit im linken Ventrikel: normal 1850 mm Hg/sec, bei Lupus erythematodes 1240 mm Hg/sec), so daß in diesen Fällen die Erkrankung der Coronararterien mit einer Lupus-Kardiomyopathie einhergeht. Gegenüber dem klinisch unkomplizierten Lupus erythematodes dominiert im fortgeschrittenen Stadium einer kardialen Beteiligung das Vollbild der dekompensierten Herzinsuffizienz mit Pankarditis, pulmonaler oder systemischer Hypertonie, Herzrhythmusstörungen und Überleitungsstörungen. Die Gesamtletalität aus kardialer Ursache beträgt bis zu 25%. Quantitativ vergleichbare Veränderungen der coronaren Hämodynamik und Ventrikelfunktion finden sich bei der progressiven Sklerodermie, die bei normalem Coronarangiogramm fast regelhaft eine hochgradige Einschränkung der Coronarreserve aufweist. Auch bei diesem Krankheitsbild sind morphologisch Lumeneinengungen, Verschlüsse und Wandinfiltrationen der kleinen Coronararterien objektivierbar. Die Existenz eines „small vessel disease" bei systemischen Kollagenosen schließt nicht aus, daß sich auch Stenosierungen der großen Coronararterien entwickeln können.

6.1.7 Symptomatologie

Typische Angina pectoris (Tabelle 6.5): Der akute Angina-pectoris-Anfall wird durch körperliche oder seelische Belastung, Lagewechsel, Nicotinabusus, Kältereiz, Hyperglykämie, Magenüberfüllung, Schlafmangel, sexuelle Erregung, schwierige Defäkationen, schmerzhafte Wirbelsäulenaffektionen, während des Schlafes (insbesondere in den frühen Morgenstunden), beim Aufwachen u. a. ausgelöst. Oftmals tritt der Anfall in Ruhe unvermittelt und ohne erkennbaren Anlaß auf. Die Auslösungsbedingungen können bei demselben Patienten vielfältig sein; der Schmerzcharakter hingegen ist für den Individualfall meist spezifisch und erlaubt dem Patienten eine unmißverständliche Abtrennung von andersartigen thorakalen Schmerzzuständen.

Die *klinischen Zeichen* des akuten Angina-pectoris-Anfalles werden beherrscht vom Schmerz und dem leidenden Krankheitsgefühl des Patienten. Das Kriterium „Schmerz" ist nicht immer erfüllt und erheblich von der individuellen Schmerzschwelle beeinflußt. In vielen Fällen wird über ein dumpfes Druckgefühl, Beklemmung, Einengungsgefühl, thorakales Unbehagen, Brennen, Luftnot (insbesondere behinderte Einatmung), Angst und Übelkeit geklagt. In schweren Fällen dominieren heftige, sich bis zur Todesangst und zum Vernichtungsgefühl steigernde Schmerzen, deren Charakter als stechend, bohrend, drückend, reißend und brennend geschildert wird. Der akute Schmerz zwingt den Patienten zur sofortigen Immobilisation.

Die häufigste *Schmerzlokalisation* ist retrosternal mit Ausdehnung auf das mittlere und linke Praecordium. Oft bleibt der Schmerz thorakal begrenzt (linker Sternalrand, 2. und 3. ICR, Epigastrium), in vielen Fällen strahlt er typischerweise in die gesamte linke obere Extremität aus mit Schmerzempfindungen in der linken Schulter bis zu den Fingerspitzen: im Ober- und Unterarm, im Ellenbogen, in der Dorsalseite des Oberarmes und in der Hand. Neben dem typischen Ursprungs- und Ausstrahlungsgebiet wird der Schmerz gelegentlich in beiden oberen Extremitäten empfunden, zwischen den Schulterblättern, links parascapular und im Hals. Seltenere Schmerzprojizierungen sind der Unterkiefer, die unteren Zahnreihen, das Gesicht, der Hinterkopf, der Nacken, das mittlere und untere Abdomen.

Die Angina pectoris überfällt den Patienten stets plötzlich. Leichtere Schmerzen und Mißempfindungen können sich innerhalb weniger Sekunden zum Vernichtungsgefühl steigern. Durch *körperliche Belastung* induzierte Schmerzen ebben bei sofortiger Schonhaltung oft innerhalb weniger Minuten ab. Hingegen halten *psychisch ausgelöste Schmerzen* in Abhängigkeit von der emotionellen Situation oftmals wesentlich länger an. Ähnliches gilt für die *spontan* auftre-

Tabelle 6.5. Klinische Erscheinungsformen der Angina pectoris

---

Angina pectoris (Belastungsangina, Ruheangina)
- Mit typischer Schmerzlokalisation
  (Praecordium, linke Schulter, linker Arm)
- Mit atypischer Schmerzlokalisation
  (Unterkiefer, Nacken, Brust, Abdomen u. a.)
- Mit und ohne Nitroglycerin-Ansprechbarkeit
- Mit Variationen
  („early morning"-Angina)
  („walk through"-Angina)
  („second wind"-Angina)
- Präinfarktangina (Crescendo-Angina)
- Prinzmetal-Angina

tende Angina pectoris. Die *Anfallsfrequenz* variiert erheblich: In vielen Fällen wird nicht mehr als ein Angina-pectoris-Anfall pro Woche registriert, in schweren Fällen intraktabler Angina treten mehrere Schmerzanfälle pro Tag auf. Durch Vermeidung individueller schmerzauslösender Ereignisse kann die Anfallsfrequenz beträchtlich gesenkt werden. Nach dem Anfall wird häufig ein über Stunden anhaltendes präcordiales Engegefühl angegeben.

Blutdruck und Herzfrequenz sind im Anfall meist erhöht. Die Haut ist blaß, kühl und feucht. Röntgenologisch ist das Herz (linker Ventrikel) in Abhängigkeit vom Insuffizienzgrad oftmals dilatiert, die Vorhofkontur ist prominent. Vorhofkontraktionen können gelegentlich getastet werden. Der enddiastolische Druck im linken Ventrikel ist stets beträchtlich erhöht.

Die *Diagnose* des Angina-pectoris-Anfalles wird aus der Anamnese, der Symptomatik und der Ansprechbarkeit auf Nitroglycerin gestellt. Nach Nitroglycerin setzt in der Mehrzahl der Fälle eine prompte und völlige Schmerzfreiheit ein. Der erhöhte systolische und diastolische Blutdruck nimmt ab; Atmung, Hauttemperatur und Hautfarbe werden normalisiert. Intrakardiale Druckmessungen im Angina-pectoris-Anfall haben eine deutliche Senkung des erhöhten enddiastolischen Druckes im linken Ventrikel und des erhöhten Druckes im Pulmonalkreislauf nach Nitroglycerin gezeigt [64]. Der Ablauf von Kontraktion und Relaxation wird infolge der direkten positiv-inotropen Wirkung des Nitroglycerins normalisiert. Der vergrößerte Herzdurchmesser nimmt ab. Der schnelle Puls, meist durch Schmerz, Angst und Oppressionsgefühl bedingt, wird verlangsamt, so daß die frequenzsteigernde Wirkung des Nitroglycerins in vielen Fällen nicht meßbar wird. Der *Nitroglycerinverbrauch* pro Tag ist ein wertvolles Kriterium für die Schwere der Angina pectoris.

Die Diagnose der Angina pectoris (Tabelle 6.5) wird in leichteren Fällen erschwert durch Nichtbeachtung von präcordialem Unwohlsein, ungezielte Patientenbefragung, Indolenz, ungenaue Angaben über die Schmerzabhängigkeit von Belastung, Mahlzeiten oder Lagewechsel sowie über die

Tabelle 6.6. Untersuchungen bei coronarer Herzkrankheit [108]

A. Nach Indikationsstellung routinemäßig angewandte Methoden:
1. *Anamnese:* Vorkrankheiten, Beschwerdetypus, körperliche Leistungsfähigkeit unter natürlichen Belastungsbedingungen, Rauchen, Intoxikationen, Infektionen, Thromboembolien, Ansprechbarkeit auf Medikamente (Nitroglycerin)
2. *Körperliche Untersuchung:* Erfassung von Hochdruck, Gefäßkrankheiten, Vitien, Herzrhythmusstörungen, pulmonalen Erkrankungen
3. *Elektrokardiogramm:* Herzrhythmusstörungen, Ruhe- und Belastungselektrokardiogramm (quantitativ)
4. *Klinisch-chemische Befunde:* Serumcholesterin, Serumtriglyceride, Blutzuckertagesprofil, Sauerstoffkapazität des Blutes, Hämatokrit, Harnsäure
5. *Röntgenuntersuchung der Thoraxorgane* (in zwei Ebenen)
6. *Selektive Coronarangiographie* (einschließlich Ventriculographie)

B. Zusätzliche, mit spezieller Fragestellung ausgeübte Methoden:
1. Messung der *coronaren arteriovenösen O_2-Differenz,* der *Coronardurchblutung* und der *Coronarreserve* (in Ruhe, unter körperlicher Belastung bzw. Dipyridamol)
2. *Messung der Dynamik des linken Ventrikels:* enddiastolischer Druck, enddiastolisches Volumen, Herzzeitvolumen, Herzschlagvolumen, Kontraktilitätsparameter, Compliance, „wall stiffness", passiver Elastizitätsmodul (in Ruhe, unter körperlicher Belastung, während Vorhofstimulation)
3. Bestimmung coronarer *Substratextraktion:* Glucose, Kalium, Lactat (in Ruhe, unter körperlicher Belastung, während Vorhofstimulation)

Schmerzlokalisation. In sehr schweren Fällen ist eine anamnestische Befragung meist nicht möglich. Die Symptomatik, der Nitroglycerintest, das EKG sowie der differentialdiagnostische Ausschluß weiterer thorakaler Schmerzzustände sichern die Diagnose.

Atypische Angina pectoris
Prinzmetal-Angina: Sie stellt eine unter Ruhebedingungen und meist cyclisch in regel-

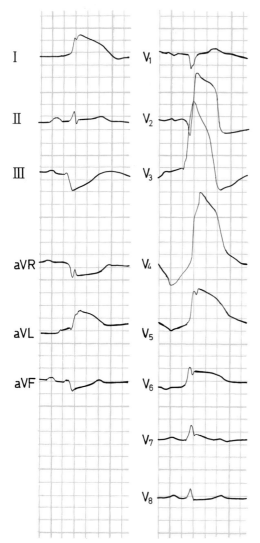

Abb. 6.9. Prinzmetal-Angina. EKG während eines Anfalles (völlige Rückbildung und Normalisierung der elektrokardiographischen Veränderungen nach dem Anfall, ca. 30 min)

mäßigen Intervallen auftretende Form der Angina pectoris dar mit heftiger und oft langdauernder Schmerzintensität [102]. Die Ansprechbarkeit auf Nitroglycerin ist oft erhalten. Die typischen elektrokardiographischen Zeichen sind ST-Streckenanhebungen, monophasische QRS-Deformierungen und gelegentlich R-Reduktionen während des Schmerzanfalles (Abb. 6.9). ST-Streckensenkungen werden im Anfall nicht beobachtet.

Hingegen kann das Belastungs-EKG im Intervall die typischen ST-Streckensenkungen aufweisen. Morphologisch kann das Coronararteriensystem normal (Coronarspasmus) oder hochgradig stenosiert sein. Die Myokardinfarkthäufigkeit bei Patienten mit Prinzmetal-Angina ist erhöht.

Als Therapiemaßnahmen kommen a) die hochdosierte Zufuhr von Calciumantagonisten (Nifedipin) und Nitraten, b) von Betareceptorenblockern (nicht bei Coronarspasmen) und c) operative Eingriffe in Betracht. Bei entsprechender Symptomatologie und normalem Coronarangiogramm (mit oder ohne Nachweis von Coronarspasmen) prävaliert die konservative Therapie mit Calciumantagonisten, ggf. in Kombination mit Isosorbiddinitrat und Nitroglycerin. Dadurch läßt sich eine Beschwerdenbesserung in mehr als ⅔ der Fälle erreichen. Überraschenderweise wurde auch über günstige Operationsresultate in Fällen mit normalem Coronarangiogramm berichtet [25, 28]. Die Indikation zum operativen Vorgehen sollte allerdings bei entsprechender Symptomatologie auf die Fälle mit organisch fixierten Stenosen begrenzt bleiben.

Coronarspasmen: Coronarspasmen sind selten und können spontan (Prinzmetal-Angina mit und ohne Coronarstenosen) auftreten, medikamentös induziert werden (Ergonovin) und katheterinduziert, d. h. durch die Kathetermanipulation im proximalen Coronararterienabschnitt oder durch Kontrastmittel bedingt sein. Meist führen Coronarspasmen zu nicht-ischämisierenden Stenosen mit Lumeneinengungen bis zu 70–80% (1–2% der Coronarangiographien), in einem weitaus geringeren Prozentsatz (0,01–0,02% der Coronarangiographien) zu ischämisierenden höhergradigen Stenosen. Elektrokardiographisch kommt es bei ischämisierenden Spasmen meist zu transienten ST-Hebungen. Die Spasmusdauer kann Minuten bis Tage betragen. Bei Spasmen im Verlauf von Coronarangiographien ist die Spasmuslyse durch Nitroglycerin (1–3 × 0,4–0,8 mg sublingual, Nitroglycerininfusion) und Nifedipin (Adalat) (2–4 × 10 mg peroral) meist erfolgreich. Bei Therapieresistenz, spastischen Langstreckenstenosen und konzentrischen

6.1 Angina pectoris und Coronarinsuffizienz

Einengungen der gesamten betroffenen Coronararterie ist die Untersuchung abzubrechen. Ob die bei Patienten mit Prinzmetal-Angina zu 70–90% der Fälle beobachtete Provokation von Coronarspasmen durch Ergonovin einem eigenständigen Krankheitsbild entspricht, ist derzeit offen.

Wenckebachs „second wind"-Angina: Bei dieser Variante kann der drohende Anginapectoris-Schmerz durch Fortsetzung leichterer körperlicher Betätigung aufgehoben bzw. vermieden werden („walk through"). Eine verzögerte Dilatation von Coronargefäßen und Collateralen wird ursächlich diskutiert.

Bradykardie-Angina: Bei bradykarden Rhythmusstörungen (AV-Block, Sinusbradykardie, Coronarsinusrhythmus, AV-Rhythmus, Digitalisüberdosierung) sind pectanginöse Beschwerden häufig. Sie treten in Ruhe, insbesondere jedoch unter Belastungsbedingungen bei relativ zu niedriger Herzfrequenz auf. Der Schmerz muß als Symptom eines relativen myokardialen Sauerstoffminderangebotes bei erhöhtem Bedarf (hohes Schlagvolumen, hohe systolische Druckentwicklung, hohes enddiastolisches Volumen) angesehen werden. Nach Frequenznormalisierung (z. B. Schrittmachersonde) ist die Angina pectoris reversibel.

Paroxysmales Vorhofflimmern: Diese Rhythmusstörungen stellen bei älteren Patienten oftmals das erste klinische Zeichen einer CHK dar. Typische Schmerzanfälle können auftreten. Meist bleiben jedoch die Paroxysmen vom Patienten unbemerkt.

Unstabile Angina pectoris. Die unstabile Angina pectoris ist ein klinisches Syndrom, das symptomatologisch und funktionell zwischen der stabilen Angina pectoris und dem akuten Myokardinfarkt einzuordnen ist. Sie ist durch eine zeitlich und symptomatologisch neu einsetzende Schmerzsymptomatik gekennzeichnet, so daß ein schnell ablaufender Beschwerdewandel eintritt oder durch die Anzahl der Anfälle, deren Dauer und Intensität innerhalb kurzer Zeit (Tage bis Monate) zunehmen (Tabelle 6.7). Definitionsgemäß ist ein akuter Myokardinfarkt durch EKG- und Enzymanalyse ausgeschlossen;

Tabelle 6.7. Unstabile Angina pectoris („Präinfarktangina")

Symptomatik:
- Akut aufgetretene Angina pectoris
- Akuter Beschwerdenwandel einer bestehenden Angina pectoris
- Zunahme der Anfallshäufigkeit
- Zunahme der Anfallsintensität
- Zunahme der Anfallsdauer
- Abnahme der Nitroglycerinansprechbarkeit

Klinische Befunde:
- Keine Serumenzymveränderungen
- Keine neuen Q-Zacken
- Transiente EKG-Veränderungen

ein Übergang in einen akuten Myokardinfarkt tritt allerdings in 10–25% der Fälle auf („Präinfarktangina"). In 10% findet sich ein normales Coronarangiogramm, in 15% eine linkscoronare Hauptstammstenose und in 75% eine 3-Gefäß-Erkrankung.

6.1.8 Differentialdiagnose „Präcordialschmerz" (Tabelle 6.8)

Schmerzen bei funktionellen kardiovasculären Störungen (sympathicotone Anfälle, Effort-Syndrom, Da-Costa-Syndrom): Der *funktionelle Herzschmerz* wird im Unterschied zur Angina pectoris nur selten durch Belastung, Kälteeinwirkung oder Mahlzeiten provoziert. Er tritt überwiegend spontan auf.

Tabelle 6.8. Differentialdiagnose „Präcordialschmerz"

Angina pectoris und Myokardinfarkt	Myalgien
Perikarditis	Herpes zoster
Lungenembolie	Tietze-Syndrom
Herzrhythmusstörungen	Mediastinalprozesse
Aortenvitien	Achalasie
Aneurysma dissecans	Hiatushernie mit Refluxoesophagitis
Effort-Syndrom	
	Gallen- und Pankreasaffektionen
Pleuritis	
Pleuratumoren	
Spontanpneumothorax	Ulcus ventriculi
Radiculäre Schmerzen	Oesophagusdivertikel
Rippenfrakturen	

Meist handelt es sich um vegetativ stimulierte Patienten mit Neigung zu Schweißausbrüchen, Dermographismus, Schlafstörungen, Angstzuständen, Herzklopfen, Herzstichen, vagovasalen Synkopen und Hyperventilation. Eine Besserung der Symptomatik durch Nitroglycerin wird nicht erreicht. Es finden sich normale, bradykarde oder tachykarde Herzfrequenzen. Bei langdauernder Tachykardie können tachykardiebedingte ST-Streckensenkungen im EKG (Ausdruck einer temporären Tachykardieischämie) nachweisbar sein, die auch nach der Schmerz- oder Tachykardieattacke für längere Zeit bestehen bleiben können. Typische ST-Streckensenkungen wir bei akuter Coronarinsuffizienz treten nicht auf. Bei Bradykardie (Vagotonie-EKG) überwiegen hohe, breite T-Wellen. Therapeutisch sprechen diese Patienten auf Sedativa, Tranquilizer, eine regelmäßige körperliche Betätigung (Schwimmen, Laufen, Spazierengehen usw.) sowie auf psychotherapeutische Maßnahmen an.

Myokardinfarkt (s. S. 321): Der Schmerz ist ein Dauerschmerz und durch Nitroglycerin nicht beeinflußbar. Neben der Schmerzsymptomatik wird die Differentialdiagnose wesentlich vom EKG und der Enzymdiagnostik geleitet.

Perikarditis (s. S. 171): Der Schmerz bei der Perikarditis ist meist dumpf und entwickelt sich nicht so dramatisch wie bei der Angina pectoris oder dem Myokardinfarkt, wenn auch gelegentlich akut einsetzende Schmerzanfälle mit synkopalem Bewußtseinsverlust, Schweißausbruch u. a. auftreten können. Bei Perikarditiden mit Myokardbeteiligung fehlen elektrokardiographische Veränderungen selten, ein negativer elektrokardiographischer Befund schließt jedoch eine Perikarditis nicht aus. Perikarditisches Reiben mit und ohne respiratorische Beeinflußbarkeit, röntgenologische Zunahme der Herzsilhouette, Verbreiterung der Herzdämpfung, leiser werdende Herztöne sind bedeutsame differentialdiagnostische Leitsymptome.

Weitere Erkrankungen mit Retrosternal- bzw. Präcordialschmerz (vgl. Tabelle 6.8) lassen sich meist bei Berücksichtigung der Anamnese und der klinischen Symptomatik (Dauer, Intensität, Lokalisation, Ausstrahlung des Schmerzes), des EKG- und Laborbefundes von der Angina pectoris vera differentialdiagnostisch abtrennen.

Selten ist das Vorliegen eines primär dissezierenden Coronararterienaneurysmas, das vorzugsweise bei jungen Frauen post partum auftritt, mit heftigen Präcordialschmerzen einhergeht und meist zu einem schweren Myokardinfarkt mit letalem Ausgang führt.

6.1.9 Spezielle Diagnostik

Die Durchführung von *Belastungstests* soll unter standardisierten Bedingungen (Stufentest, Kletterstufe, Fahrradergometer, elektrische Vorhofstimulation) individuell dosiert und in Gegenwart eines Arztes sowie unter strenger Beachtung der Kontraindikationen erfolgen (s. S. 101). Der Anteil *falsch-negativer* Belastungs-EKGs ist bei submaximaler Belastung am geringsten, beträgt dann allerdings immer noch 20–30% [30, 61]. Die Ursachen sind meist unterschiedliche Trainingszustände, Collateralenausbildung und EKG-Auswertungsfehler. Der Anteil *falsch-positiver* Belastungselektrokardiogramme beträgt (nach Ausschluß von Glykosideinflüssen, Anämie, exzessiver Herzhypertrophie, Myokarditis) bei mittelgradiger Belastung 25%, bei individueller Ausschöpfung der Arbeitstoleranz weniger als 10%. Zwischen der maximalen Arbeitstoleranz und dem Schweregrad der angiographisch faßbaren Coronarstenosierungen besteht keine enge Korrelation [109].

Die *elektrokardiographischen Veränderungen* der Belastungsprüfungen sind Ausdruck einer diffusen oder herdförmigen Innenschichtischämie. Normale EKG-Veränderungen unter Belastung sind u.a. eine Verkleinerung der T-Wellen unmittelbar nach Belastung und eine Vergrößerung nach 3–6 min (insbesondere bei vegetativ labilen, untrainierten Personen). Geringe ST-Streckensenkungen mit ansteigendem ST-Verlauf sind nicht pathologisch und meist tachykardiebedingt. Bereits unter Ruhebedingungen bestehende muldenförmige ST-Streckensenkungen (z. B. unter Digitalistherapie) werden unter Belastung meist deutlicher. Eine sichere pathologische Bedeutung kommt ihnen nicht zu. Weitere uncharakteristische EKG-Veränderungen sind: Zunahme der P-Amplitude, gelegentlich auch der P-Breite, eine geringe Verkürzung des AV-Intervalles, Verkürzung der QT-Zeit (frequenzabhängig), Zunahme von Dauer und Amplitude der U-Welle.

Hinweise für eine Coronarinsuffizienz sind:
a) horizontal gesenkter oder descendierender ST-Streckenverlauf um mehr als 0,1 mV (Extremitäten-EKG) bzw. 0,2 mV (Brustwand-EKG) (Abb. 6.10a und b),
b) deutliche Negativierung vorher positiver T-Wellen (I, aVL, V_4–V_6),
c) Umwandlung eines vorher präterminal negativen oder flachen T in ein hochpositives T,
d) Auftreten gehäufter ventriculärer Extrasystolen (Abb. 6.10c) [58].

Bei Patienten mit CHK sind durch Belastungstests provozierte ventriculäre Arrhythmien doppelt so häufig wie bei Coronargesunden. Eine Beziehung zwischen ischämischer ST-Streckensenkung und der Arrhythmiehäufigkeit besteht allerdings nicht. Die Reproduzierbarkeit ventriculärer Arrhythmien liegt bei der CHK zwischen 30 und 50% [58].

Die *Indikation* zur Durchführung des Tests wird für alle auf das Vorliegen einer CHK suspekten Fälle gestellt.
Bei Auftreten von Angina pectoris und Herzrhythmusstörungen ist der Test sofort abzubrechen. Die Letalität 24 Std. nach einem Belastungstest liegt bei < 0,1‰. Kontraindikationen s. Tabelle 6.9.

Serumenzyme: Eine pathologische Erhöhung der Serumenzyme (CPK, SGOT, SGPT, LDH) ist nach einem Angina-pectoris-Anfall in der Mehrzahl nicht nachweisbar. Allerdings ist bei schweren Angina-pectoris-Anfällen mit untypischem EKG-Befund oftmals mit leichten Enzymerhöhungen infolge lokaler oder disseminierter Zellschädigungen zu rechnen (bevorzugt Innenschichten), so daß die Differentialdiagnose zwischen einem enzymatisch positiven, elektrokardiographisch stummen Myokardinfarkt und einer Angina pectoris vera erschwert ist. Ebenso schwierig kann die Differentialdiagnose zwischen schweren, rezidivierenden, meist mehrstündigen und mehrtägigen Anfällen von Angina pectoris (Status anginosus) mit leichtem Enzymanstieg und schubweise verlaufenden Myokardnekrosen sein. In diesen Grenzfällen mit positivem Enzymbefund und nicht eindeutigen elektrokardiographischen Veränderungen wird man aus prophylaktischen und therapeutischen Erwägungen eine Myokardinfarktbehandlung einleiten. Zu beachten ist, daß Enzymstiege (CPK) auch nach intramusculären Injektionen auftreten können.

Tabelle 6.9. Kontraindikationen von Belastungsprüfungen bei CHK

Ein bereits unter Ruhebedingungen pathologisches EKG
Frischer Myokardinfarkt
Verdacht auf Myokardinfarkt
Ruheangina
Pathologische Bradykardie und Tachykardie
Manifeste Herzinsuffizienz
Hypertonus (systolisch ≧ 180–200 mm Hg)
Schlechter Allgemeinzustand
Schwere Aortenstenose
Akute Thrombophlebitis

Tabelle 6.10. Indikationen zur Coronarangiographie

Angeborene Coronararterienanomalien, Vitien und Perikarderkrankungen
Typische und atypische Angina pectoris
Coronarinsuffizienz
Abgelaufener Myokardinfarkt (älter als 1–3 Monate)
Präoperativ: Coronar- und Ventrikelchirurgie, Aorten- und Mitralvitien mit Angina pectoris
Postoperativ: Kontrolle von Bypass-Implantaten
Herzwandaneurysma
Kardiomyopathie
Ungeklärte Kardiomegalie
Rechtsherzhypertrophie mit Angina pectoris

Fakultative Indikationen
Ungeklärte Herzrhythmusstörungen
Ungeklärte EKG-Veränderungen (ST-, T-Anomalien, ungeklärte Leitungs- und Überleitungsanomalien)
Papillarmuskelinsuffizienz

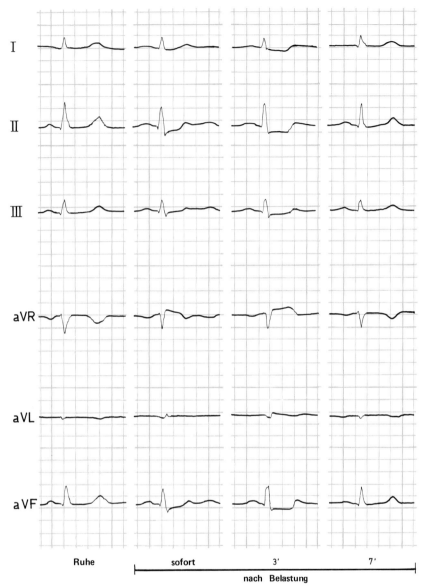

Abb. 6.10 a. Pathologisches Belastungs-EKG bei Coronarinsuffizienz (Extremitäten- und Goldberger-Ableitungen)

Coronarangiographie: Die Kontrastmitteldarstellung der Coronararterien (Coronarangiographie) ermöglicht die Feststellung und Quantifizierung obliterierender und stenosierender Gefäßveränderungen und abnormer Gefäßverläufe, Abb. 6.11 a–e (5 Coronarangiogramme). Sie ist indiziert bei denjenigen Patienten, die aufgrund der Anamnese, der Risikofaktoren, Symptomatik und klinischen Befundkonstellation als coronarkrank eingestuft werden müssen (Tabelle 6.10). Neben den obligaten Indikationen repräsentiert die Coronarangiographie ein wichtiges Hilfsmittel, den coronarographischen Verlauf der CHK, die postoperativen Resultate und das Ausmaß von Collateralenentwicklungen zu untersuchen [33, 141] (s. Tabelle 6.10).

6.1 Angina pectoris und Coronarinsuffizienz

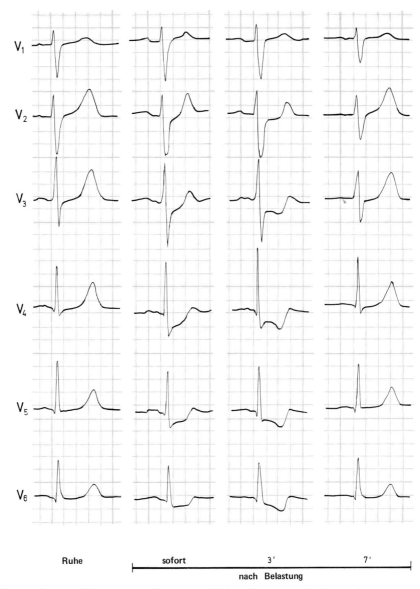

Abb. 6.10 b. EKG unter Ruhe und Belastung bei Coronarinsuffizienz (Brustwandableitungen)

Eine allgemeingültige Altersgrenze für die Durchführung oder den Ausschluß einer Coronarangiographie und Ventriculographie besteht nicht. Bei älteren Angina-pectoris-Patienten (> 60–65 Jahre) mit generalisiertem arteriosklerotischen Gefäßleiden, bei Patienten in schlechtem Allgemeinzustand und bei Patienten mit prävalierenden Zweiterkrankungen wird man konservative Behandlungsmöglichkeiten ausschöpfen und invasive diagnostische Maßnahmen zurückstellen. Andererseits können bei älteren coronarkranken Patienten in operationsfähigem Allgemeinzustand, bei Patienten mit Herzwandaneurysma, intraktablen Herzrhythmusstörungen, rezidivierender Thromboembolie und Herzinsuffizienz operative Eingriffe zu einer deutlichen Besserung der

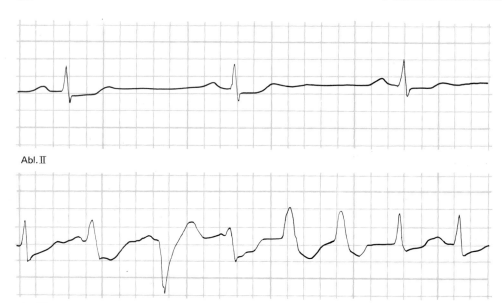

Abb. 6.10c. EKG in Ruhe (oben) und unter Belastung (unten) bei Coronarinsuffizienz; Auftreten polytoper ventrikulärer Extrasystolen

Symptomatik und zu Beschwerdefreiheit führen, so daß eine präoperative Diagnostik auch in diesen Fällen sinnvoll sein kann (Tabelle 6.11 a–e).

Zur *Durchführung* und Aussagefähigkeit der Coronarangiographie (Sones-Technik, Judkins-Technik, Bourassa-Technik) gehören eine kineangiographische Anlage mit geeignetem Bildverstärker, ausreichender Bildfrequenz ($\geqq 50/min$), guter Reproduzierbarkeit der angiographisch dargestellten Gefäße sowie eine exakte Interpretation der Befunde auf der Basis der radiologischen Anatomie. Die coronarographische Darstellung des Coronargefäßsystemes erlaubt Lumenbeurteilungen ab einem Durchmesser von 0,2 mm. Strukturveränderungen der intramyokardialen Arteriolen (ϕ: 40–80 µm) werden nicht sichtbar. Da die CHK eine Erkrankung der größeren Arterien darstellt, ist die coronarographische Darstellung für die Beurteilung von Ausmaß, Lokalisation und Schweregrad der betroffenen Gefäßveränderungen sowie für die chirurgische Operationsindikationsstellung ausreichend. Aussagen über coronare Durchflußvolumina mittels Coronarangiographie sind nicht möglich.

Die Stenosierung der Coronararterien liegt in der Regel focal (Abb. 6.11 a–e). Schwierig ist die *Beurteilung,* wenn in seltenen Fällen die dargestellte Coronararterie in ihrem gesamten Verlauf konzentrisch eingeengt ist, so daß sie als enges, im Rahmen der Norm oder einer Normvariante zu interpretierendes Gefäß erscheint. Eine Abgrenzung gegenüber funktionellen Stenosen oder Gefäßspasmen, die oftmals im proximalen Abschnitt der Arteria coronaria dextra sichtbar sind, gelingt mittels Angiographie nach Applikation von Nitroglycerin. Eine organische Stenosierung wird nach Vasodilatation ausgeprägter erkennbar, da die normalen Gefäßabschnitte sowie der poststenotische Anteil dilatiert werden. Systolische Coronarstenosierungen, die diastolisch nicht nachweisbar sind (insbesondere im Verlauf des Ramus descen-

Tabelle 6.11. Angiographische Diagnostik zur Coronarchirurgie

Selektive Coronarangiographie
  Verlauf der Arterien (gestreckt, geschlängelt)
  Variation („Versorgungstypen")
  Kaliber (Stenosierungen, coronarographische
    Stadieneinteilung)
  Nebenäste (intercoronare Anastomosen, Collateralen)

Ventriculographie
  Ventrikeldimension
  Wandstärke
  Ventrikelvolumina
  Auswurffraktion
  Ventrikeldehnbarkeit

6.1 Angina pectoris und Coronarinsuffizienz

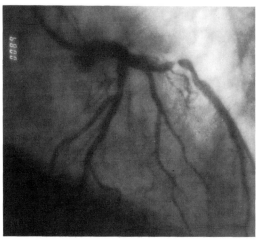 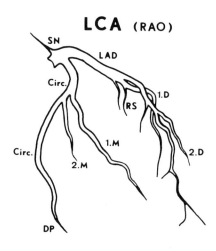

Abb. 6.11a. Subtotale Stenose des Ramus descendens anterior der linken Coronararterie, mittelgradige Stenose am Ramus circumflexus und ersten Diagonalast

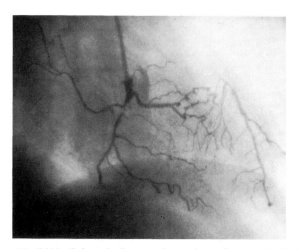 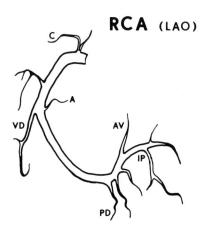

Abb. 6.11b. Subtotale Stenose der rechten Coronararterie (proximales Drittel). Gefäßverschluß der linken Coronararterie, retrograde Perfusion der linken Coronararterie durch Anastomosierung und Kollaterale vom Versorgungsgebiet der rechten Coronararterie

dens der Arteria coronaria sinistra), werden häufig durch mechanische Kompressionen intra- und/ oder extravasaler Sklerosierungen verursacht. Coronararterienkatheter können lokale Gefäßspasmen erzeugen. Inhomogenität und Sedimentation des Kontrastmittels (in den abhängigen Coronararterien) können zur falsch-positiven Beurteilung von Lumenänderungen der Coronararterien führen.
Die *Komplikationen* der Coronarangiographie (Tabelle 2.9) [1, 61] betreffen die lokalen Gefäßtraumatisierungen der Arteria femoralis bzw. Arteria cubitalis (Thrombose, Embolie, Hämatombildung, Pseudoaneurysma, Gefäßstenose), mögliche Intimaläsionen infolge Kathetermanipulation in der Coronararterie selbst sowie die Loslösung von sklerotischen Plaques (Coronararterienembolie). Coronararterienobliterationen durch den Katheter selbst lassen sich unter simultaner arterieller Druckmessung vermeiden. Während der Kontrastmittelinjektion wird der Patient zum wiederholten Husten angehalten, um das Herz für den Fall extremer Bradykardie durch Zwerchfellkontraktionen mechanisch zu stimulieren („innere Herzmassage"). Die routinemäßige temporäre Schrittmachersondenimplantation ist entbehrlich.

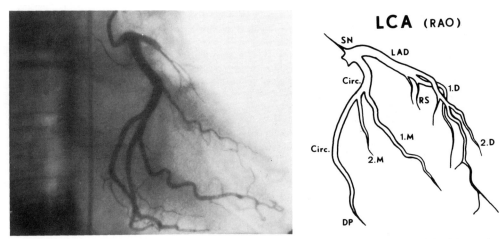

Abb. 6.11c. Abbruch des Ramus descendens anterior der linken Coronararterie unter Einbeziehung der Diagonaläste

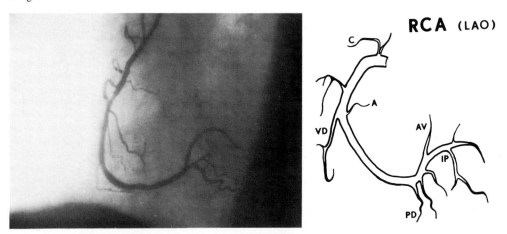

Abb. 6.11d. Isolierte, subtotale Stenose im mittleren Drittel der rechten Coronararterie

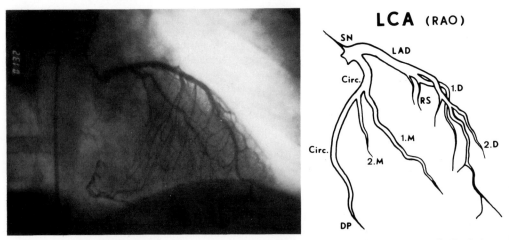

Abb. 6.11e. Abbruch des Ramus circumflexus einschließlich der Marginaläste. Retrograde Perfusion vom Versorgungsgebiet des Ramus descendens anterior und der Diagonaläste

6.1 Angina pectoris und Coronarinsuffizienz

Die prophylaktische Atropingabe (0,5–1 mg subcutan) wird angeraten. Die Passagezeit des Kontrastmittels (2–4 sec) durch ein unilaterales Coronargefäßsystem (vorübergehende Anoxie) führt in etwa 0,2% der Fälle zu einer myokardialen Nekrose. EKG-Veränderungen während der Kontrastmittelpassage zeigen in Fällen stenosierender Coronararterienerkrankungen meist das Muster einer akuten Ischämiereaktion. Die Technik der Coronarangiographie sollte stets nur dort durchgeführt werden, wo die Möglichkeiten der Intensivpflege, Elektroschockbehandlung und thoraxchirurgischer Eingriffe bestehen.
Kontraindikationen der Coronarangiographie sind hochgradige Kontrastmittelüberempfindlichkeit (selten), hämorrhagische Diathese und überschießende Anticoagulantienbehandlung.

Tabelle 6.12. Selektive Coronarangiographie. Einteilung nach Schweregraden [72, 73]

I. Minimale Stenosierungen: Gefäßlumen um weniger als 50% eingeengt

II. Partielle Stenosierungen: Gefäßlumen um 50–75% eingeengt, Kontinuität des Gefäßes jedoch noch gut sichtbar gewährleistet

III. Subtotale Stenosierungen: Gefäßlumen um über 75% eingeengt, Kontinuität noch vorhanden, Gefäß jedoch in der Regel fadenförmig eingeengt

IV. Totale Stenosierungen: vollständige Unterbrechung der Gefäßkontinuität mit fehlender distaler Füllung oder retrograder Perfusion über Anastomosen resp. antegrader Füllung über Collateralen

Die *Gesamtletalität* der selektiven Coronarangiographie beträgt 0,45% (Sones-Technik: 0,13%, Judkins-Technik: 0,78%) [1]. Dabei ist die Letalitätsrate wie auch die Häufigkeit anderer Komplikationen (Myokardinfarkt, Lungenembolie usw.) in Kliniken mit weniger als 200 Coronarographien pro Jahr ca. 8fach höher als in Kliniken mit über 800 Untersuchungen. Kammerflimmern tritt in 1,3% der Fälle auf; Thrombosen werden in 1,4%, Blutungen in 0,12% und Lungenembolien in 0,23% beobachtet. Die Häufigkeit von Kontrastmittelreaktionen beträgt 0,14%. Der *Ramus descendens* der Arteria coronaria sinistra ist die bei der CHK am häufigsten betroffene Coronararterie (83%). Die Arteria coronaria dextra ist zu 73% involviert, der Ramus circumflexus zu 66%. Die Arteria coronaria dextra weist die höchste Zahl kompletter Occlusionen auf. Die häufigste Kombination ist der Befall des Ramus descendens der Arteria coronaria sinistra und der Arteria coronaria dextra. Die Stenosierungen und Occlusionen sind meist im proximalen und mittleren Drittel lokalisiert. Die regionale Coronardurchblutung ist in dem betroffenen Areal stets vermindert. Poststenotisch ist oft eine deutliche Collateralentwicklung erkennbar. Das Ausmaß der Collateralentwicklung ist von den Risikofaktoren unabhängig.
Bei Patienten mit typischer Angina pectoris besteht in ca. 4% der coronarographische Schweregrad I, in 5% der Schweregrad II, in 26% der Schweregrad III und in 54% der Schweregrad IV (s. Tabelle 6.12). In 2–10% der Fälle ist das Coronarogramm unauffällig [14, 21, 73]. Die Anzahl totaler *Coronarocclusionen* ist bei Patienten mit durchgemachtem Myokardinfarkt am größten. Ein Myokardinfarkt bei normalem Coronarogramm ist äußerst selten und tritt fast ausschließlich bei jüngeren Patienten auf (< 40 Jahre) [94]. Die Häufigkeit coronarographischer Veränderungen ist bei Männern doppelt so hoch wie bei Frauen. Die Coronarstenosierungen werden im Alterszeitraum von 40–60 Jahren am häufigsten beobachtet.
Die Korrelation zwischen *Risikofaktoren* und dem coronarographischen Schweregrad ergibt erhebliche pathologische Veränderungen (Grad III, IV) in 6–7% ohne Risikofaktoren, in 50–70% mit latentem oder manifestem Diabetes mellitus, in 50–60% bei Übergewicht (> 130% des Sollgewichtes), in 22–55% bei Hochdruck (> 160 mm Hg systolisch), in 52–73% bei Hypercholesterinämie (> 280 mg%) und in 38% bei Nicotinabusus (> 20 Zigaretten pro Tag) [20, 28, 103].
In Abhängigkeit vom coronarographischen Schweregrad ist die *myokardiale Leistungsfähigkeit* bei der CHK vermindert (Tabelle 6.13). Herzindex, Schlagvolumen und Auswurffraktion sind schweregradabhängig herabgesetzt [93–96]; Pulmonalarteriendruck und enddiastolischer Druck im linken Ventrikel sind bei höhergradiger CHK erhöht. Die linksventrikuläre *Dehnbarkeit* des coronarkranken linken Ventrikels ist signifikant vermindert [133]. Unter Belastungs-

Tabelle 6.13. Drücke und hämodynamische Größen bei einem Normalkollektiv und bei coronarer Herzkrankheit (CHK) unterschiedlicher Schweregrade (I–IV) sowie bei Herzwandaneurysma (HWA). $\bar{P}_{AP}$ mittlerer Druck in der Pulmonalarterie, P_{LVED} enddiastolischer Druck im linken Ventrikel, HI Herzindex, SV Schlagvolumen, EDV enddiastolisches Volumen des linken Ventrikels, AF Auswurffraktion. $\Delta P/\Delta V$ Quotient aus spätdiastolischer Druckdifferenz und spätdiastolischem Volumeneinstrom als Index der linksventriculären Steifigkeit [134, 135]

	$\bar{P}_{AP}$ (mm Hg)	P_{LVED} (mm Hg)	HI (l/min · m²)	SV (ml)	EDV (ml)	AF (%)	$\Delta P/\Delta V$ (mm Hg/ml)
Normal	17±2	10±1	3,97±0,23	107± 6	152±15	72±2	0,13±0,05
CHK	26±1	23±1	3,17±0,16	76± 6	198±15	51±2	0,36±0,05
I/II	24±1	18±1	3,38±0,20	80± 7	151± 6	69±2	0,28±0,06
III	25±1	21±2	2,89±0,27	75±22	181±14	55±5	0,31±0,10
IV	27±3,5	24±3	2,59±0,39	70±18	194±10	48±5	0,38±0,11
HWA	28±3	27±4	2,43±0,08	44± 5	260±30	32±8	0,48±0,13

bedingungen sind die Zunahmen von Herzindex, Schlagvolumen und Auswurffraktion gegenüber der Norm schweregradabhängig reduziert; die hämodynamische und Kontraktilitätsreserve ist eingeschränkt.

6.1.10 Therapie und Prophylaxe

Die Therapie der CHK hat eine Verbesserung der myokardialen O_2-Verfügbarkeit durch medikamentöse, physikalische und operative Maßnahmen zum Ziel (Tabelle 6.14). Dadurch werden eine Verlängerung der Lebenserwartung, Abnahme myokardialer und coronarer Komplikationen Herzinsuffizienz, Myokardinfarkt, Mitralinsuffizienz) sowie eine Besserung der Symptomatologie (Angina pectoris, Belastungstoleranz, Herzrhythmusstörungen) angestrebt. Die wesentlichen Therapiegrundlagen sind daher die mechanische und metabolische Entlastung des Myokards (konservative Therapie) sowie die Ausschaltung einer hämody-

Tabelle 6.14. Therapeutische Ziele bei coronarer Herzkrankheit

Abnahme der Myokardinfarkthäufigkeit
Verhütung bedrohlicher Herzrhythmusstörungen
Verbesserung der Ventrikelfunktion
Verlängerung der Lebenserwartung
Verbesserung der klinischen Symptomatologie
  (Angina pectoris, Belastungstoleranz)

Tabelle 6.15. Therapie der coronaren Herzkrankheit

A. Risikofaktoren und Gesundheitserziehung

   Ausschaltung der therapierbaren Risikofaktoren (Hochdruck, Diabetes mellitus, Hyperlipoproteinämien u. a.)
   Gesundheitserziehung (Nicotinkarenz, Gewichtsabnahme, Streßreduktion, Umstellung des Lebensstiles u. a.)
   Früh- und Spätrehabilitation nach Myokardinfarkt (Heilverfahren, hausärztliche Betreuung, Coronarclubs u. a.)

B. Medikamentöse Maßnahmen

   Stabile Angina pectoris (Nitrate, Betareceptorenblocker oder Calciumantagonisten, Sedativa)
   Unstabile Angina pectoris (strikte Bettruhe, hochdosierte Zufuhr von Nitraten, Calciumantagonisten und Betareceptorenblockern, Analgetica, Anticoagulantien)
   Angina pectoris bei normalem Coronarangiogramm (Behandlung der coronaren, myokardialen und extracoronaren Ursachen)

C. Operative Eingriffe

   Aortocoronare Bypass-Operationen (Ein-, Mehrfach-Bypass)
   Aortocoronarer Bypass mit Ventrikelchirurgie (z. B. Herzwandaneurysmen) und Herzklappenoperationen (z. B. Mitralinsuffizienz)
   Andere Verfahren (indirekte Revascularisation, Endarteriektomie)

D. Invasive, nicht-operative Eingriffe (transluminale koronare Angioplastik)

E. Systemische bzw. intrakoronare Streptokinasetherapie (akuter Myokardinfarkt)

6.1 Angina pectoris und Coronarinsuffizienz

namisch wirksamen Coronarstenose (operative Therapie) (s. Tabelle 6.15).

Durch ausreichend dosierte coronar- und myokardwirksame Pharmaka wird im Mittel bei 60% (Bereich: 40–90%) der Angina-pectoris-Patienten eine signifikante Symptomenbesserung, Zunahme der Belastungstoleranz und Abnahme der elektrokardiographischen Ischämiereaktionen erreicht.

Für die **Therapie des Anfalles** kommen Mechanismen in Betracht, mit denen es gelingt, sowohl den Sauerstoffverbrauch des Herzmuskels zu senken als auch das Sauerstoffangebot zu erhöhen. Das Mittel der Wahl ist *Nitroglycerin* (Tabelle 6.16, Abb. 6.12). Es gibt bis jetzt kein anderes Medikament, das die Schmerzsymptomatik entsprechend rasch und zuverlässig beseitigt. Die Ansprechbarkeit des akuten Angina-pectoris-Anfalles auf schnellwirkende organische Nitrate (Nitroglycerin) liegt bei 80–90%. Nitroglycerin wird zweckmäßigerweise in Form von Aerosolen, Salben (auf Stirn oder Brust aufzutragen), Pflastern oder Gelatinekapseln appliziert, die im Mund zerbissen werden. Das freiwerdende Nitroglycerin wird sublingual oder buccal resorbiert. Nitroglycerin-

Tabelle 6.16. Therapie des akuten Angina-pectoris-Anfalles

Sofortige Ruhigstellung
Nitroglycerin
 (z. B. 1–2 Kapseln Nitrolingual)
 (z. B. 1–2 Sprays)
Isosorbiddinitrat
 (z. B. 1–2 Tabletten Corovliss rapid)
 (z. B. 1–2 Sprays)
Sedativa bzw. Tranquilizer
 (z. B. 5–10 mg Valium per os bzw. per injectionem)
Physikalische Maßnahmen
 (z. B. kalte Kompressen, heiße oder kalte Armbäder)

Aerosole wirken nicht wesentlich schneller als sublingual oder buccal appliziertes Nitroglycerin. Der *Wirkungseintritt* erfolgt rasch, meist innerhalb der ersten 1–2 min nach Applikation. Setzt keine Besserung der Schmerzsymptomatik ein, kann die Dosis 1–2mal wiederholt werden. Höhere Dosen sollten nicht versucht werden, da die Gefahr einer nitroglycerininduzierten Blutdrucksenkung mit konsekutiver Senkung des corona-

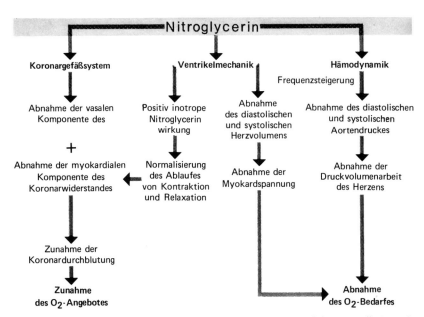

Abb. 6.12. Schematische Darstellung der Nitroglycerinwirkung auf das Coronargefäßsystem, die Ventrikelmechanik und Hämodynamik

ren Perfusionsdruckes besteht. Die Behandlung eines Angina pectoris-Anfalles mit Nitroglycerin ist auch bei Verdacht auf das Vorliegen eines akuten Myokardinfarktes vertretbar, solange eine deutliche Hypotension und zu hohe Herzfrequenzen nicht vorliegen. Zu den *Nebenwirkungen* gehören Tachykardie, Blutdrucksenkung (vgl. Kontraindikationen, Tabelle 6.17), Kopfschmerz,

Tabelle 6.17. Kontraindikationen für Nitroglycerin

Aortenstenose
Hypertrophische obstruktive Kardiomyopathie
Paroxysmale Tachykardie
Extreme Bradykardie
Schock

Hitzegefühl und Schwindel. Eine Behandlung der Nebenwirkungen ist i. allg. nicht erforderlich. Methämoglobinämien treten unter therapeutischen Dosen nicht auf.

Die vorrangige hämodynamische Wirkung von *Nitroglycerin* als dem Prototyp organischer Nitrate beruht auf der Relaxation der glatten Muskulatur. Als Folge dieses Wirkungsprinzips kommt es zu Kapazitätsänderungen des Gefäßbettes, die ihrerseits die Ventrikelfunktion und Hämodynamik beeinflussen. Neben der peripheren Wirkung besitzt Nitroglycerin myokardiale und coronare Angriffspunkte. Für den Mechanismus der Nitroglycerinwirkung ergeben sich insgesamt 3 qualitativ wesentliche kardiovasculäre Angriffspunkte: das extracoronare Gefäßsystem, das Coronargefäßsystem und der Ventrikel (Abb. 6.12, Tabelle 6.18).

1. In der systemischen Strombahn kommt es zu einer Zunahme der vasculären Volumenkapazität. Dadurch wird das venöse Angebot an das Herz vermindert, Pulmonalarteriendruck und enddiastolischer Druck im linken Ventrikel nehmen ab. Das Preload wird erheblich gesenkt. Bei verkleinertem Ventrikelradius und normalem Druck nimmt die systolische Wandspannung, das ventriculäre Afterload, als entscheidende Determinante des myokardialen Sauerstoffverbrauches ab.
2. Am Coronargefäßsystem erfolgt eine Abnahme der Coronardurchblutung (Tabelle 6.18). Dies ist überwiegend durch die Abnahme des Sauerstoffverbrauches infolge bilanzmäßiger Abnahme seiner hämodynamischen Determinanten verursacht. Allerdings ist eine gleichzeitige Änderung der Coronardurchblutung über eine Änderung des coronaren Perfusionsdruckes nicht auszuschließen (s. Tabelle 6.19).
3. Am Ventrikel erzeugt Nitroglycerin eine Kontraktilitätssteigerung, die durch einen direkten myokardialen Angriffspunkt und indirekt über Veränderungen von Preload und Afterload sowie reflektorisch verursacht ist (s. Abb. 6.13). Damit verbunden ist ein verbesserter Kontraktions- und Relaxationsablauf. Quantitativ dürfte in der Bilanz die erhebliche Abnahme des Preload mit konsekutiver Abnahme der systolischen Wandspannung für die Abnahme von Sauerstoffverbrauch und Coronardurchblutung verantwortlich sein. Dadurch ist Nitroglycerin als Vasodilatator einzustufen, der seine Wirkung am Herzen überwiegend durch Abnahme des venösen Angebotes auslöst.
4. Die vasculäre Kapazitätszunahme ist quantitativ erheblich und entspricht einem dosisabhängig induzierbaren, hämodynamisch wirksamen, inneren Aderlaß.

Die ausgeprägte preloadsenkende Wirkung des Nitroglycerins legt es nahe, Nitroglycerin über die Therapie der Angina pectoris hinaus bei kardialen Erkrankungen mit abnormer Erhöhung des Preload einzusetzen. Beim akuten Myokardinfarkt mit Linksherzinsuffizienz bewirkt Nitroglycerin in der Regel eine deutliche Senkung des erhöhten Pulmonalarteriendruckes und enddiastolischen Druckes im linken Ventrikel (s. S. 346). In der Mehrzahl der Fälle nimmt das Herzminutenvolumen ab, in einigen Fällen sind Zunahmen beschrieben worden. Gleichzeitig findet sich eine mehr oder weniger stark ausgeprägte arterielle Drucksenkung, die unter therapeutischer Dosierung 15–20% der Ausgangsdruckwerte nicht übersteigt. Nitroglycerin geht demnach mit deutlichen Abnahmen des Pulmonalcapillardruckes und mit nicht eindeutig vorhersehbaren Änderungen des Herzindex einher, der in der Mehrzahl der Fälle von Herzinsuffizienz bei Myokardinfarkt abnimmt (s. S. 548).

Neben der praktisch obligaten Nitroglycerin-Applikation ist eine sofortige körperliche *Ruhigstellung* der Angina-pectoris-Patienten erforderlich. Häufig sind hierzu Sedativa notwendig. Bei leichteren Angina-pectoris-Fällen können zusätzlich Analgetica versucht werden. Die Anwendung von Morphinderivaten sollte aus Gründen der Suchtgefahr vermieden werden.

Eine kausale Intervallbehandlung und Prophylaxe der CHK beinhaltet in erster Linie

6.1 Angina pectoris und Coronarinsuffizienz

Tabelle 6.18. Wirkungen des Nitroglycerins auf das extracoronare Gefäßsystem, das Coronargefäßsystem und die Ventrikelfunktion

Nitroglycerin

A. Extracoronares Gefäßsystem
 – Vasculäre Kapazitätszunahme (pooling) – Pulmonalarteriendrucksenkung
 – Abnahme von enddiastolischem Druck und Volumen (Preload)
 – Abnahme der systolischen Wandspannung (Afterload)

B. Coronargefäßsystem
 – Abnahme der Coronardurchblutung
 – Konstanz oder Abnahme der coronaren Sauerstoffdifferenz
 – Abnahme des myokardialen Sauerstoffverbrauches

C. Ventrikel
 – Zunahme der Kontraktilität
 – Verbesserung des Ablaufes von Kontraktion und Relaxation
 – Abnahme einer erhöhten myokardialen Komponente des Coronarwiderstandes

Tabelle 6.19. Hämodynamische Komplikationen der Nitroglycerintherapie

Kritische Senkung des enddiastolischen Druckes
→ Abnahme des Herzminutenvolumens mit Organminderperfusion

Kritische Senkung des arteriellen Druckes
→ Abnahme des coronaren Perfusionsdruckes mit myokardialer Minderperfusion

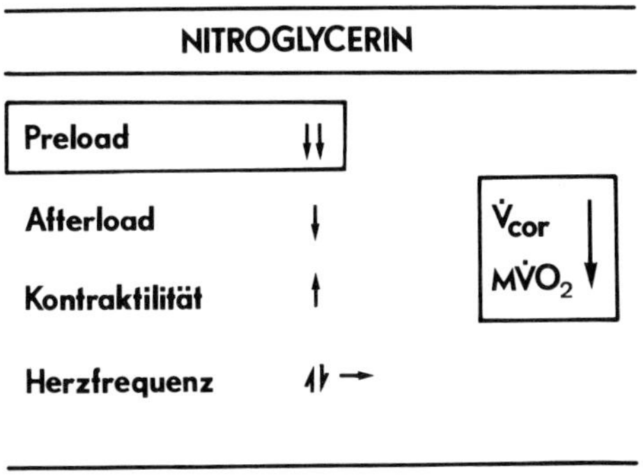

NITROGLYCERIN

Preload	↓↓	
Afterload	↓	$\dot{V}_{cor}$ ↓
Kontraktilität	↑	$M\dot{V}O_2$ ↓
Herzfrequenz	↓↑ →	

Abb. 6.13. Schematische Darstellung der Wirkungen von Nitroglycerin auf Preload, Afterload, Kontraktilität und Herzfrequenz

die Ausschaltung der Risikofaktoren (s. Tabelle 6.20):
durch dosierte Blutdrucksenkung,
durch Senkung des Serumlipidspiegels,
durch Nicotinkarenz,
durch regelmäßige körperliche Betätigung,
durch Gewichtsreduktion,
durch Vermeidung von Streßsituationen,
durch Diabeteseinstellung,
durch Normalisierung eines erhöhten Harnsäurespiegels.

Voraussetzung für eine erfolgreiche Intervallbehandlung ist in vielen Fällen eine konsequente *Umstellung der Lebensweise:* Einschränkung einer strapazierenden beruflichen Tätigkeit, konsequente Mittagsruhe, ausreichender Nachtschlaf, arbeitsfreies Wochenende, ausreichender jährlicher Urlaub u.a. Die Gewichtsabnahme adipöser Patienten sollte durch eine Beschränkung der Calorienzufuhr erfolgen. In therapieresistenten Fällen ist eine *Diätberatung* erforderlich. Die diätetische Senkung des Cholesterinspiegels basiert a) auf einer verminderten Zufuhr gesättigter Fette und deren Ersatz durch mehrfach ungesättigte Fette, b) einer Einschränkung des Cholesterinkonsums (Verzicht auf Fette tierischen Ursprun-

Tabelle 6.20. Medikementöse Intervallbehandlung der Angina pectoris

Vermeidung der Auslösungsbedingungen – (physische und psychische Belastungen u.a.)

Ausschaltung der Risikofaktoren

Betareceptorenblocker
 (z. B. 3 · 40 bis 3 · 80 mg Dociton)
 (z. B. 3 · 20 bis 3 · 80 mg Trasicor)

Organische Nitrate
 (z. B. Corovliss 3 · 20 mg)
 (z. B. Ismo 20, 2 · 1)
 (z. B. Isoket retard 3 · 20 mg)

Sedativa bzw. Tranquilizer
 (z. B. Valium 3 · 5 mg)

Molsidomin u.a.
 (z. B. Corvaton 2 · 1 bis 3 · 2 mg)

Calciumantagonisten
 (z. B. Adalat 3 · 10 bis 3 · 20 mg)

Digitalisglykoside
 (z. B. Lanicor, Lanitop, Novodigal)

ges: Fleisch, Wurst, Käse, Eier, Vollmilch) sowie auf deren Ersatz durch linolsäurehaltige Pflanzenkeimöle und entsprechende Margarinen. Pro Gramm gesättigten Fettes sollen 2 g mehrfach ungesättigten Fettes eingenommen werden. Die tägliche Cholesterinzufuhr soll 300 mg nicht überschreiten [116]. Für die Senkung des Triglyceridspiegels empfiehlt sich eine Diabeteskost, die gleichzeitig die bei 80% der Patienten mit Hypertriglyceridämie bestehende Glucoseintoleranz berücksichtigt. Es ist darauf hinzuweisen, daß Alkohol in jeder Form wirksame Calorien (7,2 Calorien pro Gramm) enthält und bei disponierten Patienten in wenigen Stunden einen deutlichen Anstieg der Serumtriglyceride hervorrufen kann. Der Anteil von Fett am täglichen Calorienbedarf sollte auf etwa 25% eingeschränkt werden, d.h. bei einem Bedarf von 2000 Calorien sollten 500 Calorien durch Fett gedeckt werden. Dies bedeutet, daß die tägliche Zufuhr auf ca. 50 g reduziert wird. Da die eingesparten Fettcalorien in der Regel durch Kohlenhydrate ersetzt werden, muß darauf hingewiesen werden, daß eine solche Restriction bei der kohlenhydratinduzierten Hypertriglyceridämie kontraindiziert ist. Kaffee und Tee sind in kleinen Mengen erlaubt, vorausgesetzt, daß eine Verstärkung der Beschwerden, z.B. infolge Tachykardie und Schlafstörungen, nicht auftritt. *Nicotinentzug* ist in jedem Fall geboten. Exraucher nehmen zwar an Gewicht zu, haben jedoch ein vermindertes Infarktrisiko. Coronarkranke Patienten sollten Großstadtzentren während der Rush-hour wegen der Gefahr kohlenmonoxidinduzierter Angina pectoris meiden. Ein direkter Einfluß von *Coffein* auf die Häufigkeit der coronaren Herzkrankheit ist bislang nicht gesichert. Zur Prophylaxe des Angina-pectoris-Anfalles gehört eine dosierte *Blutdrucksenkung,* die bei hypertonischen Coronarkranken obligat ist.

Für Gesamtverlauf und Prognose der CHK sind die Beseitigung der medikamentös und nicht-medikamentös therapierbaren Risikofaktoren sowie eine konsequente Gesundheitserziehung von vorrangiger Bedeutung. Dies erfordert oft eine eingreifende Umstellung des Lebensstiles und Erzeugung eines dem Krankheitswert angepaßten neuen Gesundheitsbewußtseins. Entscheidende, die Morbiditätsincidenz um das 3–10fache erhöhende Risikofaktoren sind arterieller Bluthochdruck, Zigarettenrauchen, Hyperlipoproteinämien, Adipositas, Hyperuricämie und Diabetes mellitus. Eine 2-, 3- oder Mehrfachkombination an Risikofaktoren gewinnt potenzierenden Krankheitswert, während durch ihre erfolgreiche Ausschaltung eine wirksame Reduktion der Morbiditätsincidenz und Letalitätsrate erreicht werden. So ist die 10-Jahres-Letalität bei Männern mit 3 Risikofaktoren (Hypertonus, Hyperlipoproteinämie, Zigarettenrauchen) 3–6fach höher als bei gleichaltrigen Männern ohne diese Risikofaktoren. Der Verbrauch an coronarwirksamen Medikamenten kann bei Ausschaltung der ausschaltbaren Risikofaktoren bis auf ⅕ der ursprünglichen Menge reduziert werden, unter coronarchirurgischen Operationen erhöhen sich die perioperative Infarktrate und postoperative Letalität bei mehreren simultanen Risikofaktoren um ein Mehrfaches. Dies bedeutet, daß Präventivprogramme und Maßnahmen zur Gesundheitserziehung und Ausschaltung von Risikofaktoren eine unabdingbare Therapiegrundlage sind, für die es eine Alternativtherapie nicht gibt. Dies bedeutet ferner, daß diesen Präventivmaßnahmen ein vorrangiger kurativer Wert zukommt und daß der Erfolg anderer, additiver Therapiemöglichkeiten, wie medikamentöser und/oder operativer Maßnahmen, von der Konsequenz profitiert, mit der Risikofaktorenausschaltung, Gesundheitserziehung und Neueinstellung des Lebensstiles individuell initiiert und durchgesetzt werden. Es ist denkbar, daß Plateau und Abnahme der Morbiditätsrate an CHK in den USA, in Großbritannien und in der Bundesrepublik mit konsekutiver Verbesserung des „natürlichen" Verlaufes in der Bilanz auf die in den letzten Jahren erfolgreiche kurative Umsetzung präventiver Maßnahmen zurückzuführen ist. Die derzeit wirksamste medikamentöse Maßnahme zur Vorbeugung von Anfällen stellt die Behandlung mit *β-Receptoren-Blockern* dar (Tabelle 6.21–6.29).

Betareceptorenblocker: Durch ihren Einsatz wird eine Senkung des myokardialen Ener-

6.1 Angina pectoris und Coronarinsuffizienz

giebedarfes (Sauerstoffverbrauch) über eine Senkung seiner hämodynamischen und herzmuskelmechanischen Determinanten (Frequenz, Druck, Wandspannung, Kontraktilität) angestrebt (Abb. 6.14). Daraus resultiert dosisabhängig eine der wirksamsten Möglichkeiten zur chronischen ventrikeldynamischen und metabolischen Entlastung des Herzens.

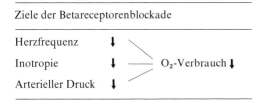

Abb. 6.14. Ziele der Betareceptorenblockade

Betareceptorenblocker wirken durch die Blockade zellmembranständiger adrenerger Betareceptoren, die als eine biochemische Kette, bestehend aus Receptor, Adenylcyclase und einer nachfolgenden Enzymkaskade, zu verstehen sind. Eine strukturelle Zuordnung der Betareceptoren ist bislang nicht möglich. Die Dichte dieser funktionellen Receptoren läßt sich pro Zelloberfläche oder pro mg Protein quantifizieren und beträgt ca. 1000–2000 pro Erythrocyt oder Leukocyt. Die hohe Affinität der Betareceptorenblocker führt zu einer kompetitiven Hemmung der Noradrenalinbindung an den Receptor. *Spezifische* Betareceptorenblocker wirken ausschließlich am Receptor (z.B. kardioselektive, spezifische, β_1-Receptoren-Blocker). Die *unspezifischen* Membranwirkungen sind an eine mehr oder weniger stark ausgeprägte Lipophilie der Betareceptorenblocker gebunden.

Die Betareceptoren entfalten peripher (Blutgefäße, Bronchialsystem, Uterus) hemmende, d.h. tonusvermindernde, und zentral (=kardial) stimulierende, d.h. positiv-chronotrope und -inotrope Wirkungen (Tabelle 6.21). Neben Anzahl und Dichte der Betareceptoren werden Ausmaß und Wirkungsqualität eines Betareceptorenblockers auch von dem Verteilungsmuster der 2 verschiedenen Typen von Betareceptorenblockern (β_1- und β_2-Receptoren) bestimmt. Zur differenzierten bzw. selektiven Blockade der in der Therapie der coronaren Herzkrankheit und arteriellen Hypertonie wichtigen β_1-Receptoren des Herzens sind neben den die β_1- und β_2-Receptoren des Herzens quantitativ gleichermaßen blockierenden Betareceptorenblockern (z.B. Propranolol) solche mit selektiver Wirkung auf die β_1-Receptoren verfügbar (z.B. Atenolol, Metoprolol). Allerdings ist diese Kardioselektivität nur in niedrigen Dosisbereichen vorhanden und verschwindet bei hoher Dosierung (Metoprolol, Atenolol), bei der dann β_1- und β_2-Receptoren wie bei Propranolol gleichermaßen gehemmt werden. Darüber hinaus sind bereits bei therapeutischen Dosierungen systemische und periphere Effekte nachweisbar. Umgekehrt stimulieren β_2-Sympathicomimetica (z.B. Terbutalin, Fenoterol) in niedriger Dosierung weitgehend selektiv das Bronchialsystem mit konsekutiver Bronchialdilatation, während sie in hohen Dosen dem Isoproterenol vergleichbare stimulierende Wirkungen auf β_1- und β_2-Receptoren mit Zunahme von Herzfrequenz, Myokardkontraktilität und Leitungsgeschwindigkeit ausüben. Eine absolute Organspezifität für β_1- und β_2-Receptoren existiert nicht;

Tabelle 6.21. Lokalisation und Wirkung von β_1- und β_2-Receptoren

Receptortyp	Lokalisation	Wirkung
β_1-Receptoren	Herz	Herzfrequenz ↑ Kontraktilität ↑ Leitungsgeschwindigkeit ↑
	Niere	Reninfreisetzung ↑
	Noradrenerge Nervenendigungen	Noradrenalinfreisetzung ↑
β_2-Receptoren	Gefäße Bronchien Uterus	Tonus ↓
	Pankreas	Insulinfreisetzung (?)
	Fettgewebe	Lipolyse (?)
	Leber	Glykogenolyse (?)
	Skeletmuskel	Glykogenolyse (?)

Tabelle 6.22. Wirkungscharakteristika der Betareceptorenblocker

	Selektive β_1-blockierende Potenz (Herz)	Intrinsische betasympathicomimetische Wirkung	Lokalanästhetische Wirkung	Betablockierende Potenz (Propranolol = 1)	Relative kontraktilitätshemmende Potenz
Propranolol	−	−	+	1	1
Oxprenolol	−	+	+	1	0,15
Alprenolol	−	+	+	1	1
Pindolol	−	+	+	∼10 (−20)	0,2
Practolol	+	+	+	0,3−0,5	0,07
Metoprolol	+	−	−	∼1	( )
Atenolol	+	−	−	∼1	( )
Timolol	−	−	−	10	( )
Sotalol	−	−	−	0,2	( )
Toliprolol	−	(−)	−	1	0,5

desgleichen keine absolute Wirkungsselektivität für Betasympathicomimetica bzw. Betareceptorenblocker. Darüber hinaus ist die bislang speziell bei den Substanzen Practolol, Metoprolol und Atenolol erreichte β_1-blockierende Selektivität nicht ausreichend, um die Nebenwirkung „Bronchialconstriction" bzw. die Kontraindikation „Asthma bronchiale" bei der praktisch-therapeutischen Anwendung vernachlässigen zu können.

Die derzeit verfügbaren und therapeutisch genutzten Betareceptorenblocker (Tabellen 6.22, 6.23) unterscheiden sich u. a. in folgenden Wirkungscharakteristika:

1. betareceptorenblockierende Potenz
2. lokalanästhetische Wirkung
3. kontraktilitätshemmende Potenz
4. partieller Betareceptorenagonismus (betasympathicomimetische Eigenwirkung)
5. Kardioselektivität
6. Metabolismus und Bioverfügbarkeit

Die betareceptorenblockierende Potenz der Betareceptorenblocker unterscheidet sich maximal um das 100fache (z. B. 0,2 für Sotalol und 10−20 für Pindolol) und ist (Propranolol = 1) für Timolol und Pindolol erheblich höher, für Oxprenolol, Alprenolol, Atenolol, Metoprolol und Toliprolol dem Propranolol vergleichbar und für Practolol und Sotalol erheblich geringer (Tabelle 6.22). Die lokalanästhetische Wirkung der Betareceptorenblocker kommt erst bei sehr hohen Dosen zur Geltung und könnte dann neben der durch spezifische β_1-Receptoren-Blockade bedingten Hemmung der Kontraktilität als additive Komponente zur Kardiodepression beitragen. Für das Racemat Propranolol spielt allerdings die durch die lokalanästhetische Wirkung mögliche Kontraktilitätshemmung klinisch keine Rolle. Hervorzuheben ist die unterschiedliche relative kontraktilitätshemmende Potenz, die aus der molaren Kontraktilitätshemmung eines Betareceptorenblockers und seiner betareceptorenblockierenden Potenz resultiert. So ist die relative kontraktilitätshemmende Potenz von Practolol ca. 15−20fach geringer als eine vergleichbare betareceptorenblockierende Dosis von Propranolol (Tabelle 6.21). Für die Behandlung herzinsuf-

Tabelle 6.23. Gebräuchliche Betareceptorenblocker

Freiname	Handelsname	Dosis/Tbl.
Acebutolol	Prent	200 mg
Alprenolol	Aptin	50 mg
Atenolol	Tenormin	50, 100 mg
Bunitrolol	Stresson	10 mg
Bupranolol	Betadrenol	40 mg
Metoprolol	Beloc, Lopresor	100 mg
Oxprenolol	Trasicor	40, 80 mg
Pindolol	Visken	5 mg
Propranolol	Dociton	10, 40 mg
Sotalol	Sotalex	160 mg
Timolol	Temserin	10 mg
Toliprolol	Doberol, Sinorytmal	10, 50 bzw. 35 mg

fizienter Patienten werden daher Betareceptorenblocker mit geringer relativer kontraktilitätshemmender Potenz vorzuziehen sein. Die betasympathicomimetische Eigenwirkung (=intrinsische Aktivität) einiger Betareceptorenblocker (z. B. Pindolol) beruht wahrscheinlich auf einer partiellen Affinitätsbildung bzw. Kopplung zwischen Betareceptor und Enzym (Adenylcyclase), auch wenn alle Betareceptoren der Membran bereits durch die Affinität des Blockers kompetitiv gehemmt sind. Bei der Anwendung partiell sympathicomimetisch wirkenden Betareceptorenblocker ist die akute bradykardisierende Wirkung nicht sehr ausgeprägt, allerdings läßt sich diese Wirkungsqualität bei chronischer Anwendung therapeutisch meist nicht nutzen.

Die Kardiospezifität der Betareceptorenblocker korreliert mit ihrer Lipoidlöslichkeit: Propranolol < Pindolol < Metoprolol < Sotalol < Practolol. In der gleichen Reihenfolge nehmen die Plasmahalbwertszeiten zu. Trotz unterschiedlicher Lipophilie sind die cerebralen und psychoreaktiven Nebenwirkungen von Betareceptorenblockern bei ausreichend langer Applikationsdauer prinzipiell gleich. Dennoch kann bei derselben Substanz (z. B. Propranolol) ein gleich starker antianginöser und antihypertensiver Effekt bei einer 10fach unterschiedlichen oralen Tagesdosis auftreten (z. B. 2 mg/kg täglich bzw. 20 mg/kg täglich). Ursächlich kommt eine sehr unterschiedliche Bioverfügbarkeit von Propranolol in Betracht, zumal bei gleicher Dosis und verschiedenen Patienten bis zu 20fache Variationen der Plasmakonzentrationen auftreten können. Dies bedeutet andererseits, daß die Bestimmung von Plasmakonzentrationen zur Beurteilung eines therapeutischen Effektes nur einen sehr begrenzten Aussagewert besitzt und daß sich zur Erzielung der gewünschten therapeutischen Wirkung stets die Anpassung der für das Individuum optimalen Dosis empfiehlt.

Die Elimination der Betareceptorenblocker erfolgt hepatisch, renal und hepatorenal. Alprenolol, Oxprenolol und Propranolol (Gruppe I) werden überwiegend durch die Leber, Sotalol und Practolol (Gruppe II) durch die Niere und Pindolol, Metoprolol und Atenolol (Gruppe III) durch beide Organsysteme eliminiert. Die Halbwertszeit für Gruppe I beträgt 1–3 Std, für Gruppe II bis zu 20 Std und für Gruppe III bis zu 9 Std. Bei Lebererkrankungen (portocavaler Shunt, Lebercirrhose) kann die Halbwertszeit von Propranolol auf 10 Std ansteigen. Ebenso wird die Halbwertszeit der Betareceptorenblocker der Gruppe II bei Nierenerkrankungen parallel zur Abnahme der Kreatinin-Clearance verlängert.

Die hämodynamischen, kontraktilen und coronaren Effekte einer akuten, kardioselektiven β_1-Receptoren-Blockade (Atenolol, Tabelle 6.24) sind durch eine überwiegend frequenzabhängige Änderung der Ventrikelfunktion und durch eine metabolische Entlastung des Herzens gekennzeichnet. Es kommt a) zu einer frequenzabhängigen Abnahme von Herzminutenvolumen und Herzindex. Das Schlagvolumen bleibt im wesentlichen unbeeinflußt. Der arterielle Druck wird praktisch nicht verändert. Demzufolge nehmen Herzarbeit und Tension-Time-Index entsprechend der frequenzbedingten Abnahme des Herzminutenvolumens bzw. des Herzindex ab. b) Ebenfalls als Folge der Änderung der Herzfrequenz sowie als direkte Folge einer kardiodepressiven Wirkung nehmen die klinisch erfaßbaren Kontraktilitätsindices entsprechend einer leichten Kontraktilitätsabnahme des linken Ventrikels ab. Die negativ-inotrope Potenz (= relative kontraktilitätshemmende Potenz, vgl. Tabelle 6.22) ist für Propranolol wesentlich stärker als für Oxprenolol. c) Als Folge der herzdynamischen und metabolischen Entlastung sowie als direkte Wirkung auf die kardialen und coronaren β_1-Receptoren nimmt der Coronarwiderstand normal perfundierter Coronararterien bzw. der Gesamtcoronarwiderstand des Coronararteriensystems des linken Ventrikels zu. Konsekutiv sinkt die Coronardurchblutung. Bei weitgehend unveränderter arteriocoronarvenöser Sauerstoffdifferenz wird als Folge des verminderten myokardialen Energiebedarfes somit der myokardiale Sauerstoffverbrauch quantitativ entsprechend der Abnahme der Coronardurchblutung gesenkt.

Die als pathophysiologische Basis für die Entstehung der Angina pectoris bei der coronaren Herzkrankheit zugrundeliegende Einschränkung der Coronarreserve läßt sich durch Betareceptorenblocker verbessern.

Bei Patienten mit coronarer Herzkrankheit vor und nach akuter Betareceptorenblockade mit Atenolol (5 mg i.v.) durchgeführte Coronarreservenbestimmungen ergaben eine Zunahme der Coronarreserve um 19%. Dies ist darauf zurückzufüh-

Tabelle 6.24. Wirkung eines β_1-Receptoren-Blockers auf das Herz am Beispiel des Atenolol [131]

	Vor	Nach	P	%
	Atenolol			
P_{LV} [mm Hg]	158 ± 32	151 ± 28	n. s.	− 4,6
P_{LVED} [mm Hg]	17 ± 2,7	16 ± 2,4	n. s.	− 5,8
dp/dt_{max} [mm Hg/sec]	1843 ± 379	1723 ± 307	n. s.	− 6,5
Herzfrequenz [l/min]	82 ± 12,2	67 ± 8,7	< 0,001	− 18,7
Herzindex [l/min · m²]	3,5 ± 0,6	3,0 ± 0,38	< 0,001	− 12,6
Schlagindex [ml/Schlag · m²]	42,1 ± 6,5	45 ± 6,2	n. s.	+ 6,8
Herzarbeit [mm Hg · ml/min · m²]	515 ± 106	442 ± 80	< 0,005	− 14,1
~TTI (~$\bar{P}_{syst}$ · n)	1447 ± 323	1248 ± 253	< 0,001	− 13,7
$\dot{V}_{cor}$ [ml/min · 100 g]	86 ± 16,9	72 ± 15,6	< 0,005	− 15,7
R_{cor} [mm Hg · min · 100 g · ml^{-1}]	1,15 ± 0,3	1,38 ± 0,37	< 0,001	+ 19,7
$avDO_2$ [Vol.-%]	11,6 ± 1,3	11,5 ± 1,18	n. s.	− 1,4
$M\dot{V}O_2$ [ml/min · 100 g]	9,82 ± 1,68	8,13 ± 1,48	< 0,005	− 17,2

Ventrikelfunktion und coronare Hämodynamik vor bzw. 30 min nach Injektion von 5 mg Atenolol. P_{LV} = systolischer Druck im linken Ventrikel, P_{LVED} = enddiastolischer Druck im linken Ventrikel, dp/dt_{max} = maximale Druckanstiegsgeschwindigkeit im linken Ventrikel, TTI = Näherungsformel des „tension time index" als Druck-Frequenz-Produkt aus dem mittleren systolischen Druck und der Herzfrequenz, $\dot{V}_{cor}$ = Koronardurchblutung des linken Ventrikels, R_{cor} = Koronarwiderstand, $avDO_2$ = arterio-koronarvenöse Sauerstoffdifferenz, $M\dot{V}O_2$ = Sauerstoffverbrauch des linken Ventrikels. n. s. = nicht signifikant

ren, daß der Coronarwiderstand unter Atenolol zunimmt und daß der bei der coronaren Herzkrankheit minimal erreichbare Coronarwiderstand praktisch unverändert bleibt, so daß die Relation der Coronarwiderstände vor und nach Dipyridamol ansteigt. Wahrscheinlich findet diese Zunahme der Coronarreserve ihr klinisches Korrelat in der verbesserten Belastungstoleranz und reduzierten Schmerzanfälligkeit bei mit Betareceptorenblockern behandelten Patienten mit coronarer Herzkrankheit. Es ist vorstellbar, daß auch andere metabolisch entlastende Eingriffe, die mit einer Abnahme von Coronardurchblutung und myokardialem Sauerstoffverbrauch und einer Erhöhung des Coronarwiderstandes einhergehen, wie negativ-inotrope, negativ-chronotrope und blutdrucksenkende Pharmaka zu einer Zunahme der Coronarreserve und damit der coronaren Belastbarkeit der Patienten führen können. Insofern ist eine Verbesserung der Coronarreserve des Herzens durch eine Herabsetzung der mechanischen und hämodynamischen Determinanten des myokardialen Energiebedarfes über negativ-inotrope und negativ-chronotrope Maßnahmen zu erwarten, während umgekehrt Eingriffe mit Steigerung des myokardialen Sauerstoffverbrauches in der Regel auch mit einer Abnahme der Coronarreserve einhergehen.

In der regionalen coronaren Strombahn bewirken Betareceptorenblocker zumindest unter Akutbedingungen darüber hinaus eine coronare Blutumverteilung von nicht-ischämischen und normal perfundierten Myokardarealen in minderperfundierte Bezirke, so daß sowohl die Coronarreserve des gesamten linken Ventrikels, d. h. vornehmlich des gesunden und normal perfundierten Myokards, wie auch die Perfusion der ischämischen Areale durch Betareceptorenblocker verbessert werden können. Zu den Akutwirkungen addiert sich bei chronischer Anwendung die antihypertensive bzw. hypotensive Wirkung, die neben der frequenzsenkenden Wirkung als wesentlicher Faktor für die Senkung des myokardialen Energiebedarfes anzusehen ist.

Für den antihypertensiven Wirkungsmechanismus der Betareceptorenblocker sind mehrere Theorien entwickelt worden: a) Die Renin-Theorie geht davon aus, daß die basale und maximal stimulierbare Plasmareninaktivität bei Hypertonikern durch Propranolol gesenkt wird. Demzufolge müßte u. a. die reninsenkende Potenz eines Betareceptorenblockers mit seiner antihypertensiven Wirkung korrelieren, eine Annahme, deren klinische Relevanz bislang nicht gesichert werden konnte. b) Nach der zentralnervösen Theorie, die überwiegend auf tierexperimentellen Studien basiert, kön-

6.1 Angina pectoris und Coronarinsuffizienz

nen durch die zentrale Applikation von Betareceptorenblockern (hypothalamisch, intraventriculär, intranucleär) arterielle Blutdrucksenkungen ausgelöst werden. Ein Zusammenhang zwischen der Hirngewebskonzentration der Betareceptorenblocker und ihrer antihypertensiven Wirkung wird angenommen. c) Der kardiodepressive Effekt von Betareceptorenblockern dürfte für die antihypertensive Wirkung von untergeordneter Bedeutung sein, da bereits bei akuter Anwendung eines Betareceptorenblockers (z. B. Propranolol, Atenolol) signifikante Abnahmen von Herzfrequenz, Herzminutenvolumen und Herzindex auftreten können, ohne daß sich der arterielle Blutdruck nennenswert ändert. Demgegenüber zeigen die genannten hämodynamischen Größen keine weitere Änderung bzw. Erniedrigung nach 4–6 Tagen, einem Zeitintervall, bei dem die antihypertensive Wirkung von Propranolol in der Regel voll entwickelt ist. d) Die Baroreceptoren-Theorie stützt sich auf den Befund einer erhöhten Baroreceptorensensitivität nach einmaliger intravenöser und langfristiger oraler Applikation von Betareceptorenblockern. Allerdings ist eine chronische arterielle Blutdrucksenkung durch Baroreceptorenstimulation am Menschen praktisch nicht realisierbar. Ebenso wenig wahrscheinlich ist, daß e) unterschiedliche Metaboliten an der hypotensiven Wirkung beteiligt sind, da z. B. das Dextroisomer von Propranolol in die gleichen Metaboliten wie das Racemat abgebaut wird; jedoch besitzt nur das Racemat einen sicher antihypertensiven Effekt.

Ob eine und welche dieser Theorien für den antihypertensiven Wirkungsmechanismus in Betracht kommt, ist offen. Wahrscheinlich wirken mehrere Faktoren zusammen, und möglicherweise spielt auch die Dämpfung des peripheren autonomen sympathischen Nervensystemes mit konsekutiver Abnahme der zentralnervösen Aktivität eine Rolle.

Klinisch bedeutungsvoll ist, daß alle Betareceptorenblocker prinzipiell einen annähernd gleich starken antihypertensiven Effekt besitzen. Zur Erzielung eines gleich starken antihypertensiven Effektes können jedoch ganz unterschiedliche chronotrope und inotrope Wirkungen auftreten, so daß aus differentialtherapeutischen und praktischen Gründen bei bradykarder Ausgangslage zur Vermeidung zu starker bradykardisierender Nebenwirkungen Betareceptorenblocker mit betasympathicomimetischer Eigenwirkung (Oxprenolol, Acebutolol, Pindolol) und andererseits bei latenter oder Belastungsherzinsuffizienz Betareceptorenblocker mit geringer kontraktilitätshemmender Potenz (z. B. Atenolol, Metoprolol, Oxprenolol) Anwendung finden sollten. Bei einer bestehenden Therapie mit Betareceptorenblockern ist das Präparat zur Vermeidung eines möglichen Rebound-Effektes nicht abrupt, sondern ausschleichend abzusetzen. Obwohl i. allg. eine deutliche Korrelation zwischen dem Logarithmus der Plasmakonzentration bei chronischer Anwendung eines Betareceptorenblockers (z. B. Propranolol) und der antihypertensiven und hypotensiven Wirkung besteht, kommt es bei einer Überdosierung von Propranolol nicht oder nur selten zu einer Hypotension von Krankheitswert. Wegen der individuell erheblichen Schwankungsbreite in der blutdrucksenkenden, antianginösen und antiarrhythmischen Potenz, die wahrscheinlich auf die unterschiedliche Bioverfügbarkeit zurückzuführen ist, sollten Betareceptorenblocker stets individuell unter Beachtung der Nebenwirkungen und Kontraindikationen dosiert werden. Es ist zu beachten, daß die antihypertensive Wirkung von Propranolol erst nach 48–72 Std beginnt und nach Absetzen des Präparates etwa 36–48 Std anhält.

Entsprechend den Wirkungen von Betareceptorenblockern umfaßt ihr klinisches Anwendungsgebiet Erkrankungen, bei denen eine Senkung von arteriellem Druck, Herzfrequenz, Kontraktilität und myokardialem Sauerstoffverbrauch angestrebt wird (Tabelle 6.25). Die Intervallbehandlung der Angina pectoris hat zu berücksichtigen, daß eine zu starke arterielle Drucksenkung und Abnahme der Herzfrequenz zu vermeiden sind, da über eine arterielle Drucksenkung eine Abnahme des coronaren Perfusionsdruckes und über eine zu starke Abnahme der Herzfrequenz neben einer erwünschten Senkung des myokardialen Sauerstoffverbrauches auch eine pro Schlag erhöhte Herzarbeit mit Zunahme des Sauerstoffverbrauches pro Schlag einsetzen kann. In nicht

Tabelle 6.25. Indikationen für Betareceptorenblocker – Herz, Kreislauf –

Angina pectoris (Intervallbehandlung)
Herzrhythmusstörungen
Arterielle Hypertonie
Funktionelle Herzbeschwerden
Hypertrophische obstruktive Kardiomyopathie
Hyperthyreose

wenigen Einzelfällen mit coronarer Herzkrankheit wird durch Betareceptorenblocker eine bestehende Hypotension zu einem Krankheitsbild mit Krankheitswert verstärkt. In diesen Fällen ist eine Dosisreduktion oder ein Wechsel des Präparates angezeigt. Ebenso ist bei der hypertensiven coronaren Herzkrankheit eine zu starke Bradykardisierung zu vermeiden, da Hochdruckspitzen sowie eine Intensivierung der Angina pectoris auftreten können. Ferner ist zu berücksichtigen, daß bei der Hyperthyreose mit Angina pectoris bei thyreostatischer Therapie im Vergleich zur euthyreoten coronaren Herzkrankheit höhere Dosen von Betareceptorenblockern erforderlich sind, um eine entsprechende Beschwerdenbesserung zu erreichen. Trotz der signifikanten ventrikeldynamischen und metabolischen Entlastung des Herzens ist eine signifikante Prophylaxe und Therapie des Myokardinfarktes durch prophylaktische oder therapeutische Anwendung von Betareceptorenblockern bislang nicht gesichert. Dagegen scheint das Infarktrisiko bei mit Betareceptorenblockern behandelten Hypertonikern geringer als bei Hypertonikern zu sein, bei denen eine vergleichbare arterielle Blutdrucksenkung mit anderen antihypertensiven Maßnahmen erzielt wurde. Zu erwähnen ist, daß bei den meisten Betareceptorenblockern eine einmalige morgendliche Dosis (z.B. 50 oder 100 mg Atenolol) zur Erzielung der therapeutischen Wirkung ausreichend ist.

Die Existenz von Betareceptoren in den verschiedensten Organsystemen bedeutet, daß bei einer therapeutisch wirksamen kardialen Betareceptorenblockade auch Betareceptoren anderer Organe blockiert werden. Dies kann außer den spezifischen und unspezifischen Nebenwirkungen durch die verwendete Substanz selbst darüber hinaus zu zahlreichen Organnebenwirkungen führen. Auch der Einsatz kardioselektiver β_1-Receptoren-Blocker schützt bei ausreichender hoher, d.h. therapeutischer Dosierung davor nicht. Klinisch wichtig sind insbesondere die kardialen (Bradykardie, negative Inotropie), bronchialen (Zunahme der Widerstände in den Lungengefäßen und Bronchen), systemisch arteriellen (Zunahme des peripheren Widerstandes, Abnahme des Herzminutenvolumens) Nebenwirkungen und die von seiten des Gastrointestinaltraktes sowie mögliche Arzneimittelinteraktionen (Tabellen 6.26–6.28). Die hypotensive bzw. antihypertensive Wirkung von Betareceptorenblockern wird durch Narkotica, Alkohol, Reserpin und Guanethidin verstärkt. Die gleichzeitige Applikation von Insulin und oralen Antidiabetica kann zu Hypoglykämien führen. Bei vorbestehender Medikation mit Monoaminooxidasehemmern können Blutdruckspitzen auftreten. Die Therapie der Nebenwirkungen (Tabelle 6.29) beinhaltet neben dem Absetzen des Präparates den Einsatz antagonistischer Maßnahmen. Kontraindikationen (Tabelle 6.27) für die klinische Anwendung von Betareceptorenblockern sind Herzinsuffizienz, bradykarde Herzrhythmusstörungen, Lungenerkrankungen (Asthma bronchiale, Lungenemphysem, Cor pulmonale u.a.), schwere Hypotonien und pränarkotische bzw. präoperative Zustände. Prinzipiell sind Betareceptorenblocker intra graviditatem kontraindiziert, allerdings kann ihr Einsatz u.a. bei medikamentös oder nicht-medikamentös nicht beeinflußbaren tachykarden Herzrhythmusstörungen (z.B. WPW-Syndrom) erforderlich sein.

Durch langwirkende **Nitrokörper** kann die Belastungstoleranz gesteigert sowie die Anzahl der Angina-pectoris-Anfälle gesenkt werden. Eine Toleranzentwicklung bei chronischer Anwendung wird diskutiert.

Der Einsatz von **Digitalisglykosiden** ist bei latent oder manifest herzinsuffizienten Coronarkranken indiziert, bei kompensierten Patienten besteht keine Indikation für eine Digitalisierung dieser Patienten.

Durch dosierte und **regelmäßige körperliche Belastung** wird die *Belastungstoleranz* erheblich gesteigert. Es empfiehlt sich, mit dem Patienten ein Coronartrainingsprogramm aufzustellen. Man wählt Belastungsformen, die für den Patienten geeignet und durchführbar sind, z.B. Radfahren, Gartenarbeit, Spaziergänge, Schwimmen, Übungen in sitzender und liegender Stellung. Die Dosierung der Belastung richtet sich nach dem Auftreten von Schmerzen. Bei einer richtig dosierten Belastung bewegt sich der Patient am Rande der Schmerzschwelle. Schon der

6.1 Angina pectoris und Coronarinsuffizienz

Tabelle 6.26. Nebenwirkungen von Betareceptorenblockern – Herz, Lungen und Kreislauf –

Bradykardie
AV-Blockierungen
Asystolie
Herzinsuffizienz
Asthma cardiale, Lungenödem
Erhöhung des Coronarwiderstandes
Abnahme der Coronardurchblutung
Zunahme der Coronarreserve
Erhöhung des Atemwegswiderstandes
Erhöhung des Lungengefäßwiderstandes
Bronchoconstriction
  (Lungenemphysem, asthmoide Bronchitis)
Zunahme des peripheren Widerstandes
Periphere Durchblutungsstörungen
  (kalte Füße)
Abnahme von Herzminutenvolumen und Herzarbeit
Blutdrucksenkung
– Potenzierung durch Narkotica, Alkohol, Phenothiazine u. a.
Orthostatische Hypotonie

Tabelle 6.27. Kontraindikationen für Betareceptorenblocker

Herzinsuffizienz
  (Ruheinsuffizienz, Belastungsinsuffizienz)
Bradykarde Herzrhythmusstörungen
  (Sinusbradykardie u. a.)
Lungenemphysem, asthmoide Emphysembronchitis, Asthma bronchiale
Cor pulmonale
Pulmonale Hypertonie
Hypotonie, orthostatische Hypotonie
Narkosen
Gravidität

Tabelle 6.28. Betareceptorenblocker: Arzneimittelinteraktionen

Alkohol	Blutdruckabfall
Narkotica (Halothan, Fluothane, u. a.)	Blutdruckabfall Bradykardie
MAO-Hemmer	Blutdruckspitzen
Reserpin Guanethidin	Verstärkung der antihypertensiven Wirkung
Methylxanthine	Bronchospasmolyse
Insulin Orale Antidiabetica	Hypoglykämie

Tabelle 6.29. Betareceptorenblocker – Therapie der Nebenwirkungen –

Absetzen der Betareceptorenblocker

1. Bradykardie:
   Atropin (0,5–2 mg i. v.)
   Glucagon (1–5mal 1 mg i. v.)
   ggf. Schrittmacherstimulation

2. Bronchospastik:
   Theophyllin (0,24 g langsam i. v.)

3. Hypoglykämie:
   Glucagon (1–5mal 1 mg i. v.)
   Glucoseinfusion

4. Hypotonie:
   Volumenzufuhr, bei gleichzeitiger Bradykardie:
   Atropin, Glucagon

5. Herzinsuffizienz:
   Übliche Herzinsuffizienz- und Lungenödembehandlung, additiv Glucagon (Injektion oder Infusion)

geringste Schmerz zeigt an, daß das Maß der Belastbarkeit überschritten ist. Die Effektivität des Belastungsprogrammes läßt sich durch die subjektiv angegebene Belastungstoleranz sowie objektiv mittels Ergometrie feststellen.
Coronardilatatoren haben sich zur Coronardiagnostik bewährt, z. B. im Rahmen von Durchblutungsmessungen mit Bestimmung der Coronarreserve [47, 132]. Ihr Einsatz zur Coronartherapie ist entbehrlich. Im Tierexperiment ist eine vermehrte Collateralenentwicklung nachweisbar [87, 112]; am Patienten steht dieser Nachweis bislang aus. In Einzelfällen kann es unter Coronardilatatoren zur Auslösung von Angina-pectoris-Anfällen kommen [139].
Für die Intervallbehandlung und Prophylaxe der Angina pectoris ist mit einer deutlichen Schmerzlinderung in ca. der Hälfte und mit Beschwerdefreiheit in ca. einem Viertel der Fälle unter organischen Nitraten (Langzeitnitrate, Isosorbiddinitrat) zu rechnen. Wesentlich bessere Therapieresultate werden bei gleichzeitiger Gabe von Betareceptorenblockern erreicht, durch die eine wirksame ventrikeldynamische Entlastung (Abnahme von Herzfrequenz, Blutdruck, Wandspannung und Kontraktilität) mit klinisch meßbarer Abnahme des myo-

kardialen O_2-Verbrauches einsetzt. Bei Hypertonikern läßt sich darüber hinaus eine wirksame Blutdrucksenkung erzielen. Etwa 35% aller Patienten mit Angina pectoris werden unter Betareceptorenblockern beschwerdefrei, in 60–80% ist eine deutliche Symptomenbesserung zu verzeichnen. Therapierefraktärität, Hypotonie, Herzinsuffizienz, abnorme Bradykardisierung und unerwünschte Arzneimittelnebenwirkungen rechtfertigen Therapieversuche mit **Calciumantagonisten** (Nifedipin, Fendiline u. a.). Bei Intraktabilität können unter Beachtung der Nebenwirkungen (Hypotension, negative Inotropie, negative Chronotropie) auch Calciumantagonisten und Betareceptorenblocker kombiniert werden. Bei manifester und Belastungsherzinsuffizienz sowie bei Kardiomegalie, die bei der CHK regelhaft mit einer Abnahme der Ventrikelfunktion einhergeht, sind Digitalisglykoside indiziert, wodurch eine signifikante Zunahme der Belastungstoleranz über eine Verbesserung der Ventrikelfunktion erreicht wird. Sedativa bzw. Tranquilizer sind bei psychisch disponierten Patienten einzusetzen. Die durchschnittliche symptomatische Erfolgsquote (Angina pectoris, elektrokardiographische Ischämiezeichen, Belastungstoleranz) unter medikamentösen Kombinationsbehandlungen mit organischen Nitraten, Betareceptorenblockern, Calciumantagonisten u. a. liegt somit bei ca. 60%. Beschwerdefreiheit tritt in 30–40% der Fälle ein.

Therapie der Herzinsuffizienz und regionalen Wandkontraktionsstörungen. Die Behandlung der Herzinsuffizienz im Rahmen einer CHK und ihrer Folgeerkrankungen wird fast ausschließlich medikamentös, d. h. durch positiv-inotrop wirkende Pharmaka (Digitalisglykoside), Diuretica sowie durch pre- und afterloadsenkende Medikamente (Nitrate, Nitrite, Molsidomin; Prazosin, Hydralazin u. a.) durchgeführt. Dies gilt für Herzen mit globalen (dekompensierte Herzinsuffizienz, globale Hypo- und Akinesien) und regionalen Wandkontraktionsstörungen (circumscripte Hypokinesien, Akinesien und Dyskinesien). Dosierung und Anwendung der Substanzen erfolgen entsprechend den allgemeinen Richtlinien der Herzinsuffizienzbehandlung.

Coronarchirurgische Eingriffe kommen zur Herzinsuffizienzbehandlung nicht in Betracht, da sich die globale Ventrikelfunktion bei coronaroperierten Patienten postoperativ lediglich in 12% bessert, während sie in 55% der Fälle unverändert und in 33% verschlechtert ist. Ähnliche Resultate werden für regionale Wandkontraktionsstörungen mitgeteilt, die sich postoperativ in 12% bessern, die in 50% unverändert bleiben und sich in 38% verschlechtern. Dies gilt auch für Patienten mit postoperativ verbesserter Belastungstoleranz, deren Besserung als symptomatische Folge der erhöhten Angina-pectoris-Schwelle und kaum als Zeichen einer verbesserten Ventrikelfunktion anzusehen ist. Hinzu kommt, daß eine schlechte Ventrikelfunktion, meßbar an einer Herabsetzung der globalen und regionalen Auswurffraktion des linken Ventrikels, selbst einen Risikofaktor für coronarchirurgische Maßnahmen darstellt, so daß mit einem erhöhten perioperativen Risiko zu rechnen ist. Je schwerer die Herzinsuffizienz, deren Beseitigung die coronarchirurgische Therapie als Ziel hätte, desto größer wäre das Operationsrisiko.

Der Wert ventrikelchirurgischer Maßnahmen (mit oder ohne aortocoronaren Bypass) zur Behandlung der Herzinsuffizienz bei CHK mit Herzwandaneurysmen und segmentalen, circumskripten Akinesien ist zweifelhaft. Den überaus positiven Berichten Anfang der siebziger Jahre sind kritische Studien gefolgt, die eine hohe Operationsletalität (30–40%), eine peri/postoperativ kaum gebesserte Ventrikelfunktion und eine postoperativ weiterhin schwere, teils intraktable Herzinsuffizienz gezeigt haben. Eine Herzinsuffizienz bei CHK, auch im Gefolge abgegrenzter Akinesien und Dyskinesien, stellt daher fast regelhaft eine konsequente Indikation zur konservativen Therapie dar. In Einzelfällen (junge Patienten, Therapierefraktärität, fehlende Zweiterkrankungen, gleichzeitig operable Coronarstenosen) ist eine ventrikel- und coronarchirurgische Therapie dann zu erwägen, wenn eine gute Kontraktionsfunktion des Restmyokards vorliegt.

Therapie der Herzrhythmusstörungen. Die Incidenz von ventriculären Herzrhythmusstörungen ist bei der CHK unter medikamentöser und operativer Therapie im Mittel gleich hoch. Unter körperlicher Belastung scheinen ventriculäre Herzrhythmusstörungen bei Bypass-operierten Patienten sogar häufiger aufzutreten. Eine Resektion oder Revascularisation von ischämischen Myokardarealen, die als Leitungswege für Reentry-Mechanismen in Betracht kämen, könnte alternativ zur konservativen Therapie für die Behandlung bedrohlicher ventriculärer Arrhythmien von Nutzen sein. Dieses Verfahren setzt allerdings eine genaue prä- bzw. intraoperative Lokalisationsdiagnostik mittels subtiler Mapping-Verfahren voraus, die in den meisten Kliniken bislang nicht durchgeführt werden. Zu erwähnen ist, daß nach aortocoronarem Bypass in ca. 20% der Fälle ventriculäre Leitungsstörungen neu auftreten [kompletter Rechtsschenkelblock (RBBB): 6%, linksanteriorer Hemiblock (LAH) 6% u.a.]; bei diesen Patienten scheinen die Spätletalität und Reinfarkthäufigkeit erhöht zu sein. Eine symptomatische oder kausale Beeinflussung von Herzrhythmusstörungen läßt sich somit durch coronarchirurgische Maßnahmen derzeit nicht erreichen, und es ist das Spektrum medikamentöser Maßnahmen, worauf die Behandlung von Tachyarrhythmien bei CHK basiert. Dem widerspricht nicht, daß gelegentlich in Einzelfällen mit Herzwandaneurysma, Akinesien, circumscripten und lokalisierten Coronarstenosen und Prinzmetal-Angina medikamentös therapierefraktäre Arrhythmien nachweisbar sind, die sich im Gefolge operativer Maßnahmen bessern können.

Die **chirurgische Behandlung** der coronaren Herzkrankheit hat das Ziel, die Angina-pectoris-Symptomatik zu bessern, die Infarkthäufigkeit zu senken und die Lebenserwartung zu erhöhen [101]. Darüber hinaus können Folgeerkrankungen bzw. Komplikationen der CHK erfolgreich operativ behandelt werden, wie die Resektion eines Ventrikelaneurysmas, die Korrektur einer Papillarmuskeldysfunktion mit Mitralklappeninsuffizienz und der Verschluß eines Ventrikelseptumdefektes nach Myokardinfarkt. Vor jedem coronarchirurgischen Eingriff steht die Frage, ob das Risiko der Operation ein vernünftiges Verhältnis zur Lebenserwartung und zur Spontanprognose der Coronarerkrankung aufweist. Der Einsatz operativer Techniken zur Behandlung der CHK geht von den Annahmen aus, daß a) eine hämodynamisch wirksame ($>70\%$) Stenosierung einer großen epikardialen Coronararterie eine Myokardischämie verursacht, daß b) durch eine Myokardischämie Symptome (Angina pectoris) und kardiale Folgeerkrankungen (Myokardinfarkt, Herzrhythmusstörungen, plötzlicher Herztod u.a.) hervorgerufen werden, daß c) revascularisierende Maßnahmen Myokardperfusion und Symptome verbessern und daß d) dadurch eine Lebensverlängerung durch Abnahme von Reinfarktincidenz und lebensbedrohlichen Herzrhythmusstörungen erreicht werden kann.

Von den zahlreichen coronarchirurgischen Eingriffen ist der aortacoronare Bypass der wichtigste Eingriff, da 70% aller lokalisierten Verschlüsse in den proximalen vier Zentimetern coronarer Hauptäste auftreten. Durch den aortocoronaren Bypass lassen sich im Mittel in 60–70% eine postoperative Beschwerdefreiheit und zudem in 20–30% eine deutliche Beschwerdenbesserung erzielen. Damit geht eine Zunahme der Belastungstoleranz einher. Der Medikamentenverbrauch an Nitraten ($\frac{1}{4}$ der präoperativen Menge) und Betareceptorenblockern ($\frac{1}{5}$ der präoperativen Dosis) geht erheblich zurück. Die Symptomenbesserung ist im 1. und 2. postoperativen Jahr am deutlichsten, um ab dem Beginn des 3. postoperativen Jahres oft wieder abzunehmen. Die Ursache des schmerzlindernden Effektes der Operation ist möglicherweise auf die regional verbesserte Myokardperfusion im poststenotischen Areal zurückzuführen. Allerdings ist völlige Beschwerdefreiheit bei 40–50% aller Patienten mit total verschlossenen Implantaten nachweisbar, und 40% der postoperativ beschwerdefreien Patienten haben ein positives Belastungs-, d.h. ein Ischämie-EKG. Die Diskrepanz zwischen der Besserung der Symptomatologie (Angina pectoris, Belastungstoleranz) und der hohen Verschlußrate der

Implantate läßt an dem Konzept einer ausschließlich durch Venenimplantation verbesserten Myokardperfusion mit konsekutiver Ischämieminderung zweifeln. Vielmehr ist zu berücksichtigen, daß Placeboeffekte, die nachweislich bis zu 4 Jahren postoperativ anhalten können, lokale coronararterielle Denervierungen, perioperativ verursachte Myokardinfarkte, postoperative Collateralentwicklungen und Spontanremissionen der Symptomatologie in einem nicht zu unterschätzenden Maß an der postoperativen Besserung der Symptome beteiligt sein können. Dies ändert allerdings nichts an der Tatsache, daß es im Gefolge aller mit der Operation zusammenhängenden Maßnahmen zu einer signifikanteren Symptomenbesserung kommt, als es durch die medikamentöse Therapie allein möglich wäre. Der durch die Operation zusätzlich zur medikamentösen Behandlung erreichbare symptomebessernde Nettoeffekt wird quantitativ auf ca. 15–20% geschätzt.

Die *Operationsletalität* der aortocoronaren Bypass-Chirurgie ist vom Operationszeitpunkt, vom Ausmaß der Angina pectoris, dem Grad der Coronarstenosierungen und von der Anzahl der betroffenen Gefäße sowie von kardialen und extrakardialen Zweiterkrankungen abhängig (Vitien, Myokardfunktion, Erregungsbildungs- und -leitungsstörungen, Hochdruck, Risikofaktoren u.a.). Bei stabiler Angina pectoris mit Ein- und Mehrgefäßerkrankungen beträgt die peri- und postoperative Hospitalletalität 1–12%, bei linkscoronarer Hauptstammstenose zwischen 8 und 20% und bei unstabiler Angina pectoris 5–13%. Eine noch größere Variationsbreite betrifft die perioperative Myokardinfarktrate, die bei stabiler Angina pectoris 0,5–10%, bei unstabiler Angina pectoris bis zu 30% und bei linkscoronarer Hauptstammstenose 10–16% beträgt. Die Letalität einer aortocoronaren Bypass-Operation ist um so höher, je eher der operative Eingriff im Anschluß an einen stattgehabten Myokardinfarkt erfolgt: Innerhalb der ersten sieben Tage nach Myokardinfarkt sterben bis zu 38%, innerhalb der ersten 4 Wochen bis zu 16% und 2 Monate nach Myokardinfarkt 5,8% aller operierten Patienten. Zwecks Reduzierung perioperativer Komplikationen sollte daher ein operatives Vorgehen auch bei unstabiler bzw. Präinfarktangina erst nach konservativer Stabilisierung erfolgen. Erstrebenswert und derzeit vertretbar wären unter Berücksichtigung weltweit vorliegender coronarchirurgischer Statistiken bei stabiler Angina pectoris eine perioperative Hospitalletalität von 1–5% und eine Myokardinfarktrate von 3–6%, wenn auch von zahlreichen herzchirurgischen Kliniken bereits weitaus günstigere Operationsresultate vorliegen. Die zahlenmäßig erheblichen Unterschiede beruhen neben unterschiedlicher herzchirurgischer Erfahrung und Operationstechnik in sehr hohem Maße auf der Selektion des Patientengutes, die durch den coronarmorphologischen Befund, das Alter der Patienten, den Allgemeinzustand sowie durch Vor- und Zweiterkrankungen getroffen wird.

Die *Indikation* zum operativen Vorgehen wird vorrangig von der Intraktabilität der Beschwerden bestimmt (Tabellen 6.30, 6.31). Individuelle Situationen (Angina pectoris

Tabelle 6.30. Indikationen zur Coronarchirurgie

1. Intraktable Angina pectoris
2. Linkscoronare Hauptstammstenose
3. Angina pectoris bei hauptstammäquivalenten Stenosen

Tabelle 6.31. Zweifelhafte Indikationen zur Coronarchirurgie

1. Angina pectoris bei (1-2-)3-Gefäß-Erkrankung und schlechter Ventrikelfunktion (Auswurffraktion < 30%)
2. Prinzmetal-Angina bei normalem Coronarangiogramm
3. Angina pectoris mit poststenotischen Akinesien (narbiger Funktionsverlust)
4. Angina pectoris mit multiplen, diffusen Stenosierungen (erschwerte und risikoreiche Operabilität)
5. Angina pectoris mit 1-3-Gefäß-Stenosierungen und kardialen oder extrakardialen Zweiterkrankungen (Herzinsuffizienz, Kardiomegalie, Schlaganfall, fortgeschrittenes Alter, arterielle Hypertonie II/III WHO, abnormes Ruhe-EKG u.a.)

bei linkscoronarer Hauptstammstenose bzw. hauptstammäquivalenter Stenose) rechtfertigen ebenfalls operative Maßnahmen. 10% der operierten Patienten sind therapierefraktär. Eine Verlängerung der Überlebensrate, Verringerung der Infarktrate, Abnahme plötzlicher Herztodesfälle, Besserung von bedrohlichen Herzrhythmusstörungen und Rekompensierung einer Herzinsuffizienz sind auch bei kompletter Revascularisation statistisch nicht nachweisbar. Prophylaktische Operationen mit dem spekulativen Ziel einer Therapierbarkeit der coronaren Organmanifestation sowie Notfalleingriffe mit dem Ziel einer Infarktprophylaxe und Lebensverlängerung sind abzulehnen. Die peri- und postoperativen Infarkt- und Komplikationsraten sind nicht zu vernachlässigende Risikofaktoren des operativen Vorgehens. Die Nettoauswirkungen der aortocoronaren Bypass-Chirurgie auf die Wiederherstellung der Arbeitsfähigkeit sind im Vergleich zu den konservativ behandelten Patienten gleich hoch. Der finanzielle Aufwand der operativen Maßnahmen übertrifft die Summe der konservativen Therapie um ein Vielfaches. Es ist stets zu bedenken, daß das operative Vorgehen keine Alternativtherapie zum Spektrum der Konservativmaßnahmen darstellt, sondern zusätzlich zur medikamentösen Basistherapie als wirksame Additive anzusehen ist, wenn eine symptomatische Behandlung der Angina pectoris mit konservativen Mitteln allein nicht möglich ist.

Transluminale coronare Angioplastik. Dieses Verfahren beruht auf einer Dilatation von stenosierten Coronararterien mittels percutan eingeführter Ballonkatheter [42 a, b]. Voraussetzung der Anwendung sind nicht verkalkte, proximal lokalisierte Coronarstenosen mit Stenosesegmenten < 2 cm (Eingefäßerkrankung). Bei Berücksichtigung dieser Kriterien kommen ca. 5–10% aller coronarangiographierten Patienten für die transluminale Angioplastik potentiell in Betracht. Stenosen an Bifurkationsstellen sollten wegen der Gefahr der Kompression der kontralateralen Coronararterie bei Dilatation des homolateralen Gefäßes nicht dilatiert werden; bei Hauptstammstenosen ist das Risiko erhöht.

Die bislang vorliegenden therapeutischen Erfahrungen zeigen, daß bei ⅔ der Patienten eine aorto-coronare Bypass-Operation durch die transluminale Dilatation ersetzbar ist, daß eine signifikante Abnahme des mittleren transstenotischen Druckgradienten und eine erhebliche Verbesserung der poststenotischen Myokardperfusion erreichbar sind.
Die Komplikationen betreffen u. a. eine Dissekation der stenosierten Coronararterie, einen akuten Verschluß der dilatierten Stenose sowie das Auftreten eines akuten Myokardinfarktes. Wegen der potentiellen Komplikationen ($\sim 6\%$) und gegebenenfalls Erforderlichkeit einer akuten Bypass-Operation bei komplizierter Katheterdilatation sollte dieses Verfahren nur in Kliniken mit der Möglichkeit akuter coronarer Notoperation eingesetzt werden.

Therapie der unstabilen Angina pectoris. Vorrangiges therapeutisches Ziel ist es, eine Schmerzlinderung und Abnahme der Infarktincidenz zu erreichen. Durch konservative, medikamentöse Maßnahmen (hochdosierte Zufuhr von Nitraten, Betarezeptorenblockern und Sedativa bei gleichzeitiger Heparinisierung) läßt sich eine signifikante Beschwerdebesserung lediglich in bis zu 40% erreichen. Bei gleichzeitiger Analgeticazufuhr erhöht sich dieser Prozentsatz meist dosisabhängig, so daß in therapeutischer Dosierung auch in schweren Fällen mit einer Schmerzlinderung in etwa der Hälfte der Fälle zu rechnen ist. Gesicherte Erfahrungen über den Erfolg einer hochdosierten Zufuhr von Alpharecetorenblockern und sog. Calciumantagonisten liegen nicht vor.
Die mit dem Ziel einer Infarktverhütung durchgeführten operativen Studien zeigen, daß dieses Ziel durch den aortocoronaren Bypass nicht immer erreichbar ist. Die perioperative Myokardinfarktrate (bis zu 30%) ist hoch und die Spätinfarktrate im Vergleich zur medikamentösen Therapie nicht günstiger. Die Operationsletalität liegt bei 5–13%, wobei Fälle mit kombinierten Risikofaktoren (medikamentöse Therapierefraktärität, 3-Gefäß-Erkrankung, arterieller Hochdruck) eine 2- bis 3mal so hohe Operationsletalität aufweisen können. Die operativen Resultate sind um so günstiger, je vollständiger eine

unstabile Angina pectoris durch eine konsequente medikamentöse Kombinationstherapie in eine stabile Angina pectoris übergeführt, d. h. stabilisiert wird. Bei völliger Symptomenremission lassen sich Operationsresultate wie bei stabiler Angina pectoris erreichen. Eine notfallmäßige Coronaroperation bei unstabiler Angina pectoris ist daher unter dem Gesichtspunkt der Infarktverhütung und Lebensverlängerung nicht gerechtfertigt. Allerdings ist bei medikamentöser Therapierefraktärität einer unstabilen Angina pectoris (ca. 40–50% der Fälle) ein operatives Vorgehen meist unvermeidbar und nach 24 h erfolgloser konservativer Therapie induziert. Präoperativ ist eine Coronarangiographie in Bereitschaft von Operationsteam und interner Gegenpulsation erforderlich. Postoperativ ist bei ca. 90% der überlebenden Patienten mit einer deutlichen Beschwerdebesserung zu rechnen, so daß eine nach Ausschöpfung aller medikamentösen Maßnahmen weiterhin intraktable Angina pectoris unter dem Gesichtspunkt der analgetischen Behandlung eine derzeit klare Operationsindikation darstellt.

Therapie der coronaren Mikrozirkulationsstörungen. Die aus dem diagnostischen Spektrum (s. S. 280) ableitbaren therapeutischen Konsequenzen bei coronaren Mikrozirkulationsstörungen betreffen:

a) Hämodilution und zytostatische Maßnahmen bei Paraproteinämien (Morbus Waldenström, Plasmozytom);

b) Aderlaß-Therapie (Polyglobulie) ggf. radioaktive Maßnahmen und Cytostatica bei Polyzythämie, Behandlung der kardialen und pulmonalen Ursache bei Polyglobulien;

c) Blut- und Sauerstoffzufuhr bei vermindertem Sauerstoffangebot an das Herz u. a.

d) antihypertensive Therapie bei hypertensiver Herzhypertrophie mit coronarer Mikroangiopathie;

e) Beseitigung der Grundursache bei medikamentös, toxisch und viral induzierten Immunkomplexvaskulitiden;

f) immunsuppressive Behandlung coronarer Mikrozirkulationsstörungen bei systemischen Kollagenosen (Lupus erythematodes, progressive Sklerodermie, Periarteriitis nodosa u. a.).

Durch die genannten Maßnahmen wird auf der Basis ätiologisch begründbarer und funktionsbezogener Diagnostik eine rationale Kausaltherapie angestrebt. Bei erklärbarer und diagnostizierbarer Grundkrankheit ist durch die gezielte Therapie mit einem hohen therapeutischen Nutzen zu rechnen. Eine persistierende Angina pectoris und Coronarinsuffizienz trotz normalem Coronarangiogramm impliziert daher nicht etwa den Abschluß der coronaren Diagnostik, sondern vielmehr die gedankliche und klinische Aufforderung zur Anwendung neuer diagnostischer Möglichkeiten, die eine funktionelle und therapiebezogene Erfassung der coronaren Mikrozirkulation ermöglichen.

6.1.11 Spontanverlauf, Prognose und Therapieresultate

Die *Angina-pectoris-Häufigkeit* bei Männern über 40 Jahren beträgt durchschnittlich 0,7%. Sie nimmt bis zum 59. Lebensjahr zu und bleibt dann weitgehend konstant [85]. Bei Männern mit coronarer Herzkrankheit beginnt die Erkrankung in ca. 40% mit Angina pectoris, bei Frauen in 60%. Bei 53% der erkrankten Männer bleibt die Angina pectoris einziges Krankheitssymptom, bei 37% entwickelt sich ein *Myokardinfarkt,* in 10% tritt eine Angina pectoris erst nach einem Myokardinfarkt in Erscheinung. Hingegen weisen ca. 85% der erkrankten Frauen eine komplikationslose Angina pectoris auf, und nur in 15% der Fälle wird nach Einsetzen der Angina-pectoris-Symptome ein Myokardinfarkt manifest. Der Zeitpunkt eines Myokardinfarktes liegt bei Frauen ca. 20 Jahre später als bei Männern.

Bei Männern und Frauen mit Angina pectoris vor dem 50. Lebensjahr ist das Letalitätsrisiko gleich hoch [63]. Bei weiblichen Angina-pectoris-Kranken bis zum 60. Lebensjahr ist die Überlebensrate höher als bei

6.1 Angina pectoris und Coronarinsuffizienz

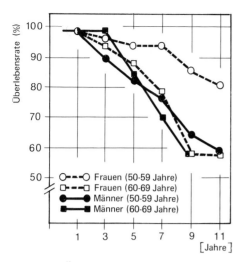

Abb. 6.15. Überlebensrate bei Patienten mit Angina pectoris [63]

gleichaltrigen Männern und älteren Frauen (Abb. 6.15). Bei männlichen Angina-pectoris-Kranken beeinflußt das Alter die Überlebensrate praktisch nicht (Abb. 6.15). In einem Beobachtungszeitraum von 8 Jahren sterben 40% aller männlichen Angina-pectoris-Kranken (50–69 Jahre) und älterer Frauen (60–69 Jahre); die Letalität der weiblichen Angina-pectoris-Kranken bis zum 60. Lebensjahr hingegen ist mit 15% erheblich niedriger (Abb. 6.15). Die Letalität männlicher Angina-pectoris-Kranker beträgt pro Jahr durchschnittlich 4–6%.

Die *5-Jahres-Letalität* der CHK (34,4%) zeigt eine deutliche Abhängigkeit von Ausmaß und Anzahl der Coronarstenosierungen. Sie beträgt bei Stenosierungen (>50%) und Occlusionen einzelner coronarer Hauptäste 10% (Arteria coronaria dextra), 20% (Ramus descendens anterior) und 15% (Ramus circumflexus), im Mittel 14,6% [21]. Bei Befall zweier großer Gefäße steigt die 5-Jahres-Letalität auf 38% an, bei Befall dreier großer Gefäße auf über 53%. Nach ventriculographischen Kriterien variiert die 5-Jahres-Letalität zwischen 25 und 69% [22]. Die höchste Letalität besteht bei dilatierten und aneurysmatischen Ventrikeln.

Stabile Angina pectoris. Bei der stabilen Angina pectoris beträgt die spontane, durchschnittliche 1-Jahres-Letalität in Abhängigkeit vom coronarographischen Schweregrad 1–3% (1-Gefäß-Erkrankung), 6–7% (2-Gefäß-Erkrankung) und 10–11% (3-Gefäß-Erkrankung) (Abb. 6.16). Im Mittel liegt somit die jährliche Sterberate bei 4–6%. Die Pro-

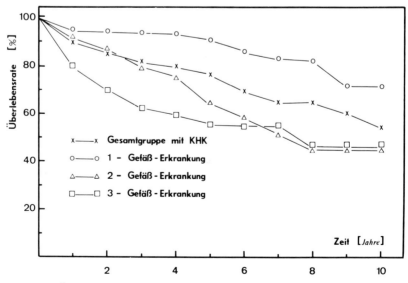

Abb. 6.16. Überlebensraten bei coronarer Herzkrankheit [24a]

gnose verschlechtert sich, wenn gleichzeitig arterieller Bluthochdruck, Hypertrophie, Herzinsuffizienz und ein bereits unter Ruhebedingungen abnormes EKG vorliegen. Bei Herabsetzung der linksventriculären Auswurffraktion unter 30% sind die Letalitätsraten etwa doppelt so hoch bis verdreifacht. Eine passagere, transiente, d. h. 1–2 Jahre nach Auftreten wieder remittierende Angina pectoris, hat eine mit 1,5% entschieden geringere 4-Jahres-Letalität als eine persistierende Krankheitsform (16%).

Linkscoronare Hauptstammstenose. Eine linkscoronare Hauptstammstenose findet sich in 8% aller Patienten mit stabiler Angina pectoris und in 15% mit unstabiler Angina pectoris. Die jährliche Letalität beträgt 10–12%. Das hohe Risiko erklärt sich aus der hohen und bedrohlichen Myokardinfarktrate. Der klinische Verlauf wird vom Stenosegrad, einer evtl. dominierenden rechten Coronararterie, dem Ausmaß distaler, poststenotischer Coronarstenosierungen und der Ventrikelfunktion beeinflußt. Die Überlebensrate erreicht bei guter Ventrikelfunktion und bei medikamentöser Therapie meist die operativen Resultate; allerdings läßt die Mehrzahl der Studien eine Verlängerung der Überlebensrate erkennen, so daß die Diagnose einer Hauptstammstenose bei Angina pectoris eine Indikation zum aortocoronaren Bypass repräsentiert (Tabelle 6.29).

Hauptstammäquivalente Stenosen. Eine isolierte und hochgradige (> 70%) Stenose des Ramus interventricularis anterior geht als 1-Gefäß-Erkrankung unter konservativer Therapie mit einer höheren Letalität (4–5% pro Jahr), Infarktrate (Vorderwandinfarkt), Incidenz von Herzrhythmusstörungen, Herzinsuffizienz und plötzlichem Herztod einher als eine vergleichbare 1-Gefäß-Stenose der rechten Coronararterie oder des Ramus circumflexus (Letalität pro Jahr ca. 2,3%). Diesem Stenosierungstyp wird daher Krankheitspotenz wie bei linkscoronarer Hauptstammstenose zugeschrieben. Über die Wertigkeit dieser Hauptstammäquivalenz und die Komplikationsrate bei den zahlreichen Untergruppen und kombinierten Stenosierungsmöglichkeiten (z. B hochgradige Stenose des Ramus interventricularis anterior und Verschluß der rechten Coronararterie) liegen allerdings keine randomisierten Studien vor. Soweit aus verfügbaren Daten ableitbar, scheint ein operatives Vorgehen bei signifikanter Symptomatologie, normaler Ventrikelfunktion und poststenotisch reperfundierbarem Myokard günstiger (jährliche Letalität: 2–3%) als unter konservativer Therapie (jährliche Letalität: 4–5%). Dies gilt insbesondere für Angina pectoris bei hochgradigen Stenosierungen des Ramus interventricularis anterior und gleichzeitigem Verschluß der rechten Coronararterie. Bei großen Arealen regionaler Wandkontraktionsanomalien (Akinesien, Dyskinesien), schlechter Ventrikelfunktion und abnormem Ruhe-EKG sind konservative Maßnahmen vorzuziehen.

6.2 Myokardinfarkt

Der Myokardinfarkt ist ein Krankheitsbild, das durch Unterbrechung bzw. Einschränkung der myokardialen Sauerstoffzufuhr entsteht. Er ist charakterisiert durch schweren Präcordialschmerz, durch die hämodynamischen Auswirkungen der Myokardläsion, einschließlich der Störungen der Erregungsbildung und -leitung, sowie durch elektrokardiographische und laborchemische Zeichen der Myokardnekrose.

6.2.1 Pathologische Anatomie

Ein Herzinfarkt tritt erst nach einer irreversiblen Schädigung der Herzmuskelfasern ein, d. h. nach dem Überschreiten der Wiederbelebungszeit. Erliegt ein Patient nach Sekunden oder wenigen Minuten einem akuten Herzanfall, so ist er an einem akuten Herztod (akuter Coronartod) verstorben, aber nicht an einem Herzinfarkt. Diese beiden Begriffe – akuter Herztod und Herzinfarkt – sollten streng auseinandergehalten werden.

6.2 Myokardinfarkt

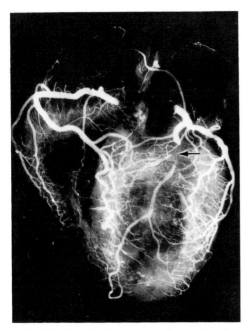

Abb. 6.17. Verschluß einer großen epikardialen Herzkranzarterie (R. interventricularis anterior der linken Coronararterie)

Fast immer liegt einem Herzinfarkt eine hochgradige Stenose oder ein Verschluß in dem versorgenden großen epikardialen Coronararterienast zugrunde (Abb. 6.17). Die Ursache der Lichtungseinengung ist fast stets eine Coronarsklerose, der sich oft eine Coronarthrombose aufpfropft [37]. Eine große Bedeutung kommt der Coronarthrombose beim Herzinfarkt zu. Bei sorgfältiger Obduktionstechnik findet sie sich in 80–90% der großen, transmuralen Infarkte [121–123], bei kleinen Infarkten seltener. Die Thromben verschließen entweder die Lichtung vollständig oder engen sie hochgradig ein [125].

Es wird lebhaft diskutiert, ob die Thrombose einem Infarkt vorausgeht – ihn also verursacht – oder ob sie ihm nachfolgt und dann keine kausale Bedeutung hätte [104]. Eine Coronarthrombose entwickelt sich praktisch nie in einer unveränderten Kranzarterie, sondern auf dem Boden einer meist beträchtlichen Coronarsklerose. Sie hat eine begrenzte Ausdehnung, ist meist etwa 2 cm lang und reicht fast nie bis an das Infarktgebiet heran.

Der Aufbau eines Coronarthrombus variiert. Häufig entsprechen größere Anteile einem Gerinnungsthrombus, der sich einem älteren parietalen Abscheidungsthrombus aus Fibrin und Blutplättchen aufgepfropft hat [121]. Die Altersbestimmung der Thromben ist schwierig. Für eine sichere Beantwortung der Frage, ob der Thrombus dem Infarkt tatsächlich vorausgeht, müßte man das Thrombenalter sozusagen auf die Minute genau bestimmen können. Über eine derartige Methode verfügen wir bisher aber nicht. Die jetzigen Methoden sprechen jedoch dafür, daß die Thromben älter als die Infarkte sind. Ein weiteres gewichtiges Argument für die Priorität der Thrombosen sind die Polsterrisse, die so gut wie immer den Coronarthrombosen beim Infarkt zugrunde liegen. Es ist schwer vorstellbar, daß nach einem Infarkt ein Polster einreißt und dann erst von einem Thrombus bedeckt wird. Viel näher liegt der Gedanke, daß ein Polsterriß am Anfang des Geschehens steht, dem dann die Thrombose und schließlich der Infarkt nachfolgt.

Ein weiteres gewichtiges Argument für die coronarogene Entstehung des Herzinfarktes ist in dem Befund gegeben, daß das Infarktgebiet und das poststenotische oder postocclusive Versorgungsgebiet der regionalen Coronararterie sehr gut übereinstimmen (HORT u. Mitarb. 1977). Außerdem konnten wir zeigen, daß die Infarktarterie in der Regel stärker stenosiert ist als die Nichtinfarktarterien desselben Herzens. Auch die klinische Beobachtung, daß bei einem akuten Anteroseptalinfarkt durch Wiedereröffnung des Infarktgefäßes durch transluminale Rekanalisation und intracoronare Streptokinaseapplikation eine ausgedehnte Nekrose verhindert werden konnte [107], unterstreicht die coronarogene Theorie der Infarktentstehung.

Nur sehr selten liegt einem Herzinfarkt eine Coronarembolie, ein dissezierendes Aneurysma, eine Arteriitis, eine Kompression einer Kranzarterie oder ein Fehlabgang der linken Coronararterie aus der A. pulmonalis zugrunde.

Bei einer Coronarembolie – z.B. auf dem Boden einer mit größeren Thrombenbildungen einhergehenden Endokarditis – kann der Embolus in einer Kranzarterie an einer Stelle ohne wesentliche Sklerose steckenbleiben. Hier findet er wesentlich günstigere Organisationsbedingungen vor als ein Thrombus auf dem Boden eines dicken, schlecht vascularisierten arteriosklerotischen Polsters. Ein solcher Embolus kann nach einer Reihe von Wochen so weit rekanalisiert werden, daß er sich im Coronarogramm kaum noch erkennen läßt und dann einen Nonobturationsinfarkt vortäuscht.

Ablauf eines Herzinfarktes: Die kritische Grenze für die Entstehung eines Herzinfarktes ist die Wiederbelebungszeit des Myokards. Wird sie überschritten, so ist die Schädigung im Herzmuskel irreversibel, und die betroffenen Muskelfasern sind unwiederbringlich verloren. Sie werden schließlich durch ein funktionell minderwertiges Narbengewebe ersetzt. Die Herzmuskelfasern bezahlen ihre maximale Differenzierung mit einem Verlust ihrer Regenerationsfähigkeit.

Beim Hund überlebt das Myokard, wenn eine Unterbindung an den Coronararterien nach spätestens 20 bis 30 min wieder gelöst wird. Der menschliche Herzmuskel dürfte eine temporäre Ischämie dieser Größenordnung ebenfalls ohne irreversible Veränderungen im Myokard tolerieren.

Mikroskopisch faßbare Veränderungen treten im Herzmuskel schon vor dem Ende der Wiederbelebungszeit ein. Beim experimentellen Infarkt ist zuerst eine Störung der Schrankenfunktion der Zellmembranen nachweisbar. Schon in der ersten Minute tritt Kalium aus dem Zellinnern in das Interstitium aus, und Wasser sowie Natrium strömen ein. Dadurch kommt es zu Störungen in der Polarisation der Zellmembran, und es beginnen die EKG-Veränderungen. Auch die im Cytoplasma gelösten Enzyme beginnen bereits vor dem Ablauf der Wiederbelebungszeit aus dem Cytoplasma auszuwandern, z.B. die GOT und die LDH. Stärkere, klinisch verwertbare Konzentrationserhöhungen stellen sich allerdings im Plasma erst nach einigen Stunden ein.

Elektronenmikroskopisch ist schon wenige Minuten nach einer Coronararterienunterbindung als Folge des Wassereinstromes eine Schwellung der Mitochondrien und des sarkoplasmatischen Reticulums nachweisbar. Mit dem Ende der Wiederbelebungszeit verliert das geschädigte Areal im Myokard die Fähigkeit zur Ausbildung einer Totenstarre mit Kontraktion der Herzmuskelfasern. Dieses Phänomen haben wir uns für die früheste Infarktdiagnose zunutze gemacht [48]. Die histochemischen und fluorescenzmikroskopischen Methoden zeigen einen Infarkt erst nach einigen Stunden an. Mit der konventionellen HE-Färbung kann man ihn frühestens nach 6 Std nachweisen. Das coagulierte Eiweiß in den Herzmuskelzellen bedingt dann eine intensivere Rotfärbung des Cytoplasmas.

Die untergegangenen Herzmuskelfasern rufen – wohl über Zellzerfallstoffe – Leukocyten herbei. Sie beginnen schon am ersten Tage vom Rand her einzuwandern, und sind am 5. Tage in großer Zahl, oft als abszeßähnlicher Randwall, nachweisbar. Am 4. Tage beginnt das Granulationsgewebe einzusprossen [77]. Histiocyten, Fibroblasten und Capillaren wandern in die Nekrose ein und räumen in 10 Tagen einen 1 mm breiten Bezirk ab. Vom Endokard her erfolgt die Organisation allerdings stark verzögert. Eine mittelgroße Nekrose ist nach 4–6 Wochen abgeräumt, in einem sehr großen transmuralen Infarkt können aber noch nach 2–3 Monaten zentrale Nekrosen übriggeblieben sein [49].

Die Nekrose wird durch ein Narbengewebe ersetzt.

Die kollagenen Fasern sind weitgehend parallel angeordnet und fügen sich in die Verlaufsrichtung der Herzmuskelfasern ein. In großen Narben können elastische Fasern neu gebildet werden. Sie sind das wesentliche Substrat einer begrenzten Dehnbarkeit mancher Infarktnarben. Eine Schrumpfung großer Narben dürfte meist durch den rhythmischen Muskelzug an den Narbenrändern verhindert werden.

Komplikationen des Herzinfarktes:
Pericarditis epistenocardica: Über größeren, bis zum Epikard reichenden Infarkten entwickelt sich in der Regel eine fibrinöse Entzündung des Epikards, die auf das Perikard übergreifen kann. Die Organisation einer Perikarditis führt oft zu einer Herzbeutel-

verwachsung, die meist nur einen harmlosen Nebenbefund darstellt.
Thrombosen: Im Infarktgebiet können sich auf dem geschädigten Endokard parietale Thromben ablagern. Vor der Anticoagulantientherapie traten sie bei etwa jedem zweiten Infarktpatienten auf, heute erheblich seltener (nur noch bei etwa jedem zehnten). Dementsprechend sind heute auch die embolischen Komplikationen (vor allem Hirn- und Nierenembolien) stark in den Hintergrund getreten.
Herzruptur: Sie stellt die ernsteste und fast immer tödliche Komplikation dar. Wahrscheinlich wird ihre Entstehung oft durch eine massive Leukocyteneinwanderung in das Infarktgebiet begünstigt, die nicht selten zum Auftreten von Mikrorupturen führen kann. Eine Ruptur der Kammerwand führt zu einer tödlichen Herzbeuteltamponade, eine Septumruptur zu einer akuten Rechtsinsuffizienz.
Herzwandaneurysma: Einem großen transmuralen Infarkt folgt häufig ein Herzwandaneurysma nach. Die Infarktnarbe ist erheblich dünner, als es das zerstörte Myokard war. Oft liegt die Narbe dem Epikard an, so daß eine Aussparung an den Konturen des Endokards entsteht (sog. inneres Aneurysma). Seltener buckelt sich das Aneurysma an der äußeren Oberfläche vor. Manche dieser Aneurysmen haben keine starre, sondern eine noch etwas dehnbare Wand (s. o.). Sie ist für eine paradoxe systolische Vorwölbung des Infarktbezirkes verantwortlich. Die Prognose bei großen Aneurysmen ist schlecht. Diese Herzen haben ein besonders hohes Gewicht [54] und arbeiten häufig mit einem großen fixierten Restblut. Oft stellt sich eine chronische Herzinsuffizienz ein. Eine Resektion kann – bei günstiger Lokalisation des Aneurysmas – die Arbeitsfähigkeit des Patienten wiederherstellen.

Infarktmuster: Eine Infarktnekrose heilt zwar im Myokard nach demselben Schema ab, wegen der unterschiedlichen Größe und Lokalisation und wegen der Rezidive gibt es aber eine Fülle verschiedener Infarktmuster. Ein tödlicher Infarkt ist meist ein großer, kompakter Infarkt, ein überlebter oft ein fleckförmiger oder netzartiger Infarkt.

Die Größe eines Infarktes hängt wesentlich von dem Sitz der Coronarstenose bzw. des Coronarverschlusses ab. Je höher der Verschluß, um so größer ist im Durchschnitt der Infarkt. Bei sehr großen Infarkten kommt es zum kardiogenen Schock. Dabei sind 40% oder mehr von der Muskulatur des linken Ventrikels zerstört [96].
Reinfarkte treten häufig auf. Etwa jeder zweite tödliche Infarkt ist ein Reinfarkt. Meist liegt er in einem anderen Versorgungsgebiet als der Erstinfarkt, z. B. anteroseptal bei altem Hinterwandinfarkt. Unter den überlebten Infarkten stehen die in der Hinterwand gelegenen an der Spitze. Nur relativ selten schlägt ein Reinfarkt in dieselbe Kerbe. Dann kommt es zu einem sog. Mosaikinfarkt, bei dem nebeneinander alte Narben und frische Nekrosen vorliegen. Bei Patienten mit Reinfarkten weisen im Durchschnitt mehr Coronararterienäste eine deutliche einengende Sklerose auf als bei einzeitigem Infarkt [51].
Bei *akutem Coronartod* findet sich in der Regel eine stark ausgeprägte Coronarsklerose, oft mit älterem Verschluß sowie alten Narben und kleineren frischen Nekrosen im Myokard. Coronarthromben kommen dagegen seltener als beim Herzinfarkt vor.

6.2.2 Hämodynamik

Entsprechend dem Konzept der klassischen Ventrikelfunktionskurve, d. h. der Beziehung zwischen dem enddiastolischen Druck und der Schlagarbeit (Abb. 6.18) zeigt der hämodynamisch unkomplizierte Myokardinfarkt einen Normalverlauf. Bei Catecholaminexzeß, Tachykardie oder erniedrigtem Afterload kommt es zu einem nach oben verlagerten Kurvenverlauf; bei gesteigertem Afterload oder bei Herzinsuffizienz resultiert eine Depression des Kurvenverlaufs zu niedrigeren Auswurfleistungen bei gleich hohem, erniedrigtem oder erhöhtem Fülldruck. Unter den meßmethodischen Gegebenheiten unserer Intensivstationen erlaubt diese globale Beziehung einen praktisch brauchbaren Zugang zur ventriculären Pumpfunktion.

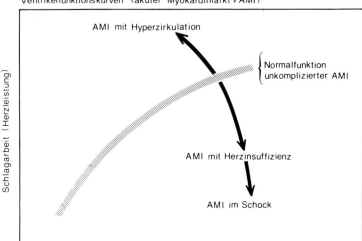

Abb. 6.18. Beziehung der Herzgröße bzw. der systolischen Wandspannung (= Afterload) und der Ventrikelfunktion. Beachte die Modifizierbarkeit der Beziehung zwischen beiden Variablen durch inotrope Eingriffe sowie durch Änderungen von Preload und Afterload

Die Bestimmung von Herzfrequenz, Pulmonalarteriendruck und Volumengrößen ermöglicht eine hämodynamische Verlaufskontrolle des Myokardinfarktes, die Erfassung von sog. Ventrikelfunktionskurven (Abb. 6.18) sowie die Objektivierung der Wirksamkeit therapeutischer Maßnahmen [105]. Simultane Messungen des enddiastolischen Druckes im linken Ventrikel und des diastolischen Druckes in der Pulmonalarterie haben eine enge Korrelation beider Druckgrößen zueinander ergeben, solange primäre Widerstandserhöhungen im Pulmonalkreislauf und Mitralvitien ausgeschlossen sind. Die Bestimmung des Pulmonalarteriendruckes, z. B. mittels Einschwemmkathetertechniken, ermöglicht somit beim Myokardinfarkt ohne direkte linksventriculäre Katheterisierung eine quantitativ hinreichend genaue Abschätzung des enddiastolischen Druckes im linken Ventrikel. Dagegen zeigt der zentrale Venendruck bei guter Korrelation zum Druck im rechten Vorhof keine konstante und direkte Beziehung zu dem diastolischen Druck in der Pulmonalarterie und dem enddiastolischen Druck im linken Ventrikel. Die stärksten enddiastolischen Druckerhöhungen werden bei akuter Linksherzinsuffizienz und im kardiogenen Schock gefunden. Bei Patienten mit Galopprhythmus ist der diastolische Druck im linken Ventrikel und in der Arteria pulmonalis auf über 20–30 mm Hg erhöht.

Der hämodynamisch *unkomplizierte Myokardinfarkt* (kleines Infarktareal, keine Herzinsuffizienz) ist i. allg. durch eine regelrechte Pumpfunktion gekennzeichnet (Abb. 6.19) (Normalwerte für Herzminutenvolumen, Schlagvolumen, Herzindex, Auswurffraktion, Herzarbeit). Hingegen ist die ventriculäre Dehnbarkeit bereits in der Frühphase herabgesetzt (erhöhter diastolischer Pulmonalarteriendruck und hoher enddiastolischer Druck im linken Ventrikel bei weitgehend normalem enddiastolischen Volumen), so daß eine Zunahme der Anstiegssteilheit der linksventriculären Druck-Volumen-Beziehung anzunehmen ist [137].

Der *komplizierte Myokardinfarkt* (kleines oder großes Infarktareal mit leichter oder manifester Linksherzinsuffizienz) wird klinisch an den typischen physikalischen Untersuchungsbefunden erkannt (Venenstauung, Rasselgeräusche, Lungenstauung, Herzvergrößerung, III. Herzton u. a.). Der diasto-

6.2 Myokardinfarkt

lische Pulmonalarteriendruck, der Pulmonalcapillardruck und der enddiastolische Druck im linken Ventrikel sind meist erhöht (>18 mm Hg). Herzminutenvolumen (<3,5–3,9 l/min) und Herzindex (<2,0 l/min·m²) sind erniedrigt. Die Beziehung zwischen dem enddiastolischen Volumen und dem Schlagvolumen ist zuungunsten des Schlagvolumens abgeflacht (Abb. 6.18) und wird auch durch Zunahme des linksventriculären Füllungsvolumens nicht normalisiert; die Aufwurffraktion des linken Ventrikels, d.h. der Anteil des vom enddiastolischen Füllungsvolumen geförderten Schlagvolumens, ist als Funktion des Infarktareales herabgesetzt [137]. Die linksventriculäre Dehnbarkeit ist vermindert [11]. Bei gleichzeitiger Ventrikeldilatation, einhergehend mit einer Zunahme des enddiastolischen Volumens (EDV) und einer Erhöhung der systolischen Wandspannung, nimmt die Ventrikelfunktion ab, meßbar an der Auswurffraktion des linken Ventrikels (AF). Bei Änderung der Infarktgröße und unter inotropen Eingriffen wird die Ventrikelfunktion zudem unabhängig von ventrikelgeometrischen Einflüssen verändert (Abb. 6.19). Durch begleitende bradykarde oder tachykarde Herzrhythmusstörungen kann die effektive Pumpfunktion des linken Ventrikels weiter verschlechtert werden (bradykardiebedingte Abnahme des Herzminutenvolumens, tachykardiebedingte Abnahme der diastolischen Füllung, Verlust der atrialen Ventrikelfüllung bei Vorhofflimmern u.a.).

Der *kardiogene Schock* ist durch die hämodynamischen Auswirkungen (systemische Minderperfusion aller Organe) einer extrem reduzierten Pumpfunktion und Kontraktilität des linken Ventrikels charakterisiert. Herzminutenvolumen, Schlagvolumen, Herzindex und Auswurffraktion sind erheblich herabgesetzt. Diastolischer Pulmonalarteriendruck, Pulmonalcapillardruck und enddiastolischer Druck im linken Ventrikel sind deutlich erhöht. Der periphere Widerstand ist infolge des herabgesetzten Herzminutenvolumens und des erniedrigten arteriellen Druckes erhöht. Isovolumetrische Inotropieindices des linken Ventrikels sind entsprechend einer erheblichen Inotropieabnahme erniedrigt. Wegen des meist schlechten All-

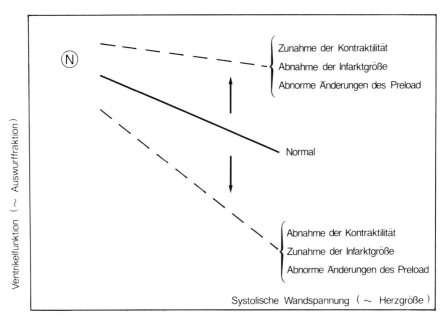

Abb. 6.19. Beziehung zwischen der systolischen Wandspannung (Nachlast) und der Ventrikelfunktion. Beachte die Abnahme der Ventrikelfunktion mit steigender Wandspannung. Beachte ferner, daß bei Verlust an kontraktiler Substanz (akuter Myokardinfarkt) stärkere Abnahmen der Ventrikelfunktion bei vergleichbarer systolischer Wandspannung auftreten

gemeinzustandes der Patienten und der Gefahr der Auslösung von lebensbedrohlichen Rhythmusstörungen sollte von einer routinemäßigen Linksherzkatheterisierung beim akuten Myokardinfarkt abgesehen werden, zumal die durch Messung des Herzzeitvolumens, Schlagvolumens und Pulmonalarteriendruckes verfügbaren Daten für die hämodynamische Beurteilung und Therapiekontrolle in der Regel ausreichend sind. Bei Vorderwandinfarkten ist die Abnahme der linksventriculären *Pumpfunktion* meist ausgeprägter als bei Hinterwandinfarkten, d.h. höherer enddiastolischer Füllungsdruck, niedrigeres Schlagvolumen, häufiger Galopprhythmus und Lungenödem [110].

Die Letalitätsrate von Patienten im kardiogenen Schock korreliert mit dem Ausmaß der diastolischen Druckerhöhung in der Arteria pulmonalis und im linken Ventrikel. Patienten mit extremem diastolischem Druckanstieg (≥ 40 mm Hg) haben die schlechteste Überlebenschance. Prognostisch ungünstig ist ebenso eine Abnahme des Herzindex unter 2,0 l/(min·m²) [137]. Eine annähernd 100%ige Letalität ist auch unter optimaler Intensivversorgung des kardiogenen Schocks zu erwarten, wenn a) diastolische Druckerhöhung im linken Ventrikel und der Arteria pulmonalis über 30 mm Hg und b) Druckerhöhungen über 20 mm Hg bei gleichzeitiger Abnahme des Herzindex unter 2,0 l/(min·m²) nachweisbar werden. Der klinischen Besserung während der Myokardinfarktperiode geht in der Regel eine Verbesserung der Pumpfunktion des Herzens (diastolischer Pulmonalarteriendruck, Herzzeitvolumen, Herzindex) parallel.

Die zentralvenöse Sauerstoffsättigung ist beim akuten Myokardinfarkt in Abhängigkeit von einer begleitenden Herzinsuffizienz erniedrigt, bei gleichbleibender arterieller Sauerstoffdifferenz somit vergrößert ($> 5,5$ Vol.-%). Allerdings kann die arteriovenöse Sauerstoffdifferenz bei gleichzeitiger Abnahme der arteriellen Sauerstoffsättigung noch normal sein. Der pH fällt mit zunehmender Herzinsuffizienz in der Regel ab. Messungen der regionalen und totalen *Coronardurchblutung* haben eine signifikante Abnahme der Myokarddurchblutung über dem infarzierten Gebiet ergeben, die Gesamtcoronardurchblutung hingegen sowie der Coronarwiderstand sind im Vergleich zur Norm auch bei ausgedehntem Myokardinfarkt praktisch unverändert. *Freie Fettsäuren* (Linolsäure, Palmitinsäure u.a.), die im akuten Myokardinfarktstadium oftmals erhöht sind, besitzen einen direkten negativ-inotropen Effekt am Ventrikelmyokard bei gleichzeitig gesteigerter Heterotopieneigung. Patienten mit hohen Serumkonzentrationen an freien Fettsäuren weisen eine höhere Rate an Herzrhythmusstörungen und plötzlichem Herztod auf.

Selten sind Myokardinfarkte des *rechten* Ventrikels. Sie können intra vitam an zunehmendem Rechtsherzversagen erkannt werden. Im EKG finden sich Infarktbilder wie beim Hinterwandinfarkt; Rhythmusstörungen und AV-Blockierungen sind häufig. Die Druckmessung zeigt erniedrigte systolische Drücke im rechten Ventrikel und in der Arteria pulmonalis sowie einen erhöhten Mitteldruck im rechten Vorhof und einen erhöhten enddiastolischen Druck im rechten Ventrikel. Der linksventriculäre Füllungsdruck ist meist normal [26].

Die regionalen Kontraktions- und Relaxationsstörungen des Infarktareals sind im einzelnen in Tabelle 6.32 aufgeführt. Sekundär nehmen die Längenverkürzung und systolische Spannungsentwicklung der nichtischämischen Myokardareale zu. Die *globale* Ventrikelfunktion wird von beiden Komponenten determiniert: 1. vom Ausmaß der hypodynamen Zone und 2. von der Wand-

Tabelle 6.32. Akuter Myokardinfarkt

Ischämische regionale Kontraktions- und Relaxationsstörungen

1. Verkürzung der Kontraktionsdauer
2. Verzögerte Relaxationsgeschwindigkeit
3. Zunahme der enddiastolischen Segmentlänge
4. Herabsetzung der systolischen Spannungsentwicklung
5. Systolische Auswärtsbewegung der zentralen Ischämiezone
6. Hypokinesie der Randbezirke

Im weiteren Verlauf:

7. Dehnbarkeitsverminderung des fibromusculären Narbenbezirks

spannungsreserve bzw. von dem möglichen Verkürzungszuwachs des nicht-ischämischen, hyperdynamen Restmyokards; ferner von der Herzfrequenz, von Vorlast und Nachlast, von sekundären metabolischen, nervalen und hormonellen Einflüssen sowie von den passiv-elastischen Eigenschaften des Perikards.

Der Versuch einer Einteilung nach Schweregraden folgt klinischen, röntgenologischen und hämodynamischen Kriterien. In der Mehrzahl der Fälle mit Myokardversagen findet sich eine enge Korrelation zwischen Infarktgröße, Pumpversagen und Letalität. So unterscheiden sich Herzindex und Lungencapillardruck nach Myokardinfarkt bei überlebenden und verstorbenen Patienten signifikant. Das Risiko eines akuten Herzinfarktes mit kardiogenem Schock ist bei Patienten mit einem Herminutenvolumenindex unter 1,75 l/(min · m²), wenn gleichzeitig der linksventriculäre Füllungsdruck über 17 mm Hg erhöht ist und der Quotient aus Schlagarbeitsindex und diastolischem Druck im linken Ventrikel auf unter 1,2 g · m/(m² · mm Hg) fällt [10, 11, 108 a].

6.2.3 Symptomatologie

Das hervorstechende klinische Merkmal ist der heftige und langanhaltende *Präcordialschmerz* (60% der Fälle). Er ist dem Schmerz bei Angina pectoris qualitativ sehr ähnlich (bohrend, reißend, beengend), jedoch meist länger dauernd (Stunden bis Tage), heftiger und in der Regel durch Bettruhe und Nitroglycerin nicht beeinflußbar. Ein pectanginöser Präcordialschmerz, der länger als eine halbe Stunde anhält, ist stets myokardinfarktverdächtig. Oft bestehen Luftnot, Todesangst (Angor animi), Vernichtungsgefühl, Hautblässe, kalter Schweiß, seltener Übelkeit, Erbrechen, unfreiwilliger Stuhlabgang. Bei schwerer begleitender Myokardinsuffizienz beherrschen die Zeichen der Linksherzinsuffizienz, des Lungenödems bzw. des kardiogenen Schocks das klinische Bild.

Bei der Mehrzahl der Patienten gehen dem akuten Myokardinfarktereignis für Tage bis Wochen *prämonitorische* pectanginöse Beschwerden voraus, bei anderen verschlimmert sich eine bereits seit Jahren bestehende Angina pectoris kurzfristig (36% der Fälle). In anderen Fällen wiederum ist lediglich ein einmaliges Schmerzereignis mit anschließendem Wohlbefinden faßbar, so daß der Patient nur mit Mühe von dem Myokardinfarktereignis und den notwendigen therapeutischen Maßnahmen überzeugt werden kann. Manchmal erscheint ein Myokardinfarkt als „stumm", wenn gleichzeitig Linksherzinsuffizienz, Analgeticaapplikation, Narkoseeinleitung u. a. die Schmerzsymptomatik überlagern bzw. verschleiern. Plötzlich auftretende Herzrhythmusstörungen, insbesondere bei älteren Angina-pectoris-Patienten, sind infarktverdächtig. *Stumme* Myokardinfarkte im engeren Sinne, die ohne Schmerzäquivalente, Rhythmusstörungen o. ä. einhergehen, sind in 10–17% elektrokardiographisch nachweisbar und treten bevorzugt bei älteren Patienten und bei Diabetikern auf [78]. Ursache für die schmerzlosen Infarkte bei Diabetikern ist die diabetische Neuropathie, die in unterschiedlichem Maße auch die für die kardiale Schmerzleitung verantwortlichen Nervenbahnen involviert.

Auskultatorisch finden sich oft fein- bis mittelblasige Rasselgeräusche über beiden Lungen, über dem Herzen ein Vorhofton, ein protodiastolischer Galopprhythmus, eine Betonung des Pulmonalklappensegmentes des II. Herztones sowie Perikardreiben (bei Vorderwandinfarkten). Der Blutdruck ist – abgesehen von den Fällen mit heftigem Präcordialschmerz und Excitation – normal oder erniedrigt. Der zentrale Venendruck ist oft erhöht. Tachykardien und Bradykardien kommen gleichermaßen häufig vor. Anstiege der Körpertemperatur sind meist vom 2. Tag an meßbar und können bis zu 6–8 Tagen anhalten. Bei längeranhaltenden Temperatursteigerungen besteht stets der Verdacht auf Komplikationen (Lungenembolie, Pneumonie, Postmyokardinfarktsyndrom). Eine Leukocytose (10000–15000/mm³) tritt oft bereits nach 6–12 Std auf und verschwindet meist am Ende der 1. Krankheitswoche. Längerdauernde Leukocytenanstiege sowie Werte über 20000/mm³ weisen stets auf Komplikationen hin. Die Blutkörperchen-

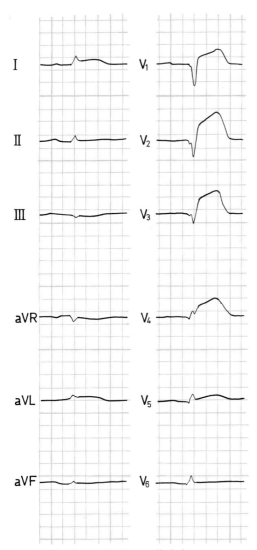

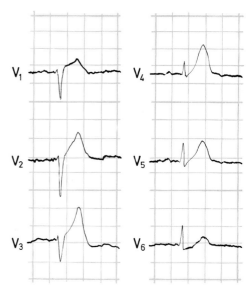

Abb. 6.21. Erstickungs-T bei akutem Vorderwandinfarkt

Abb. 6.20. Akuter Vorderwandinfarkt

senkungsgeschwindigkeit ist erhöht, in der Regel ab dem 2.–3. Tag nach dem Infarktereignis, und kann über Wochen erhöht bleiben. Blutzuckeranstiege sind meist nach 12–48 Std meßbar und klingen nach 5–6 Tagen wieder ab. Glucosurie wird nur selten beobachtet.

6.2.4 Spezialuntersuchungen

Elektrokardiogramm: Der Myokardinfarkt zeigt elektrokardiographisch einen typischen Stadienablauf:

I. Akutes Stadium: Ausbildung pathologischer Q-Zacken, R-Reduktion (R-Verlust), ST-Streckenanhebung („ST-Stadium") (Abb. 6.20), gelegentlich T-Überhöhungen (Erstickungs-T) (Abb. 6.21). Beginn der Veränderungen meist nach 1–6 Std, Dauer bis zu 3–10 Tagen.

II. Folgestadium: a) Zwischenstadium: Pathologische Q-Zacken, weiterhin R-Reduktion (R-Verlust), Abflachung der ST-Streckenanhebung, Ausbildung terminaler T-Negativierungen („ST- und T-Stadium"). Dauer: 2. Krankheitswoche bis zu 2 Monaten.

b) Endstadium: pathologische Q-Zacken (gelegentlich Rückbildung!), R-Reduktion, gleichschenklig terminale T-Negativierung („T-Stadium"). Gelegentlich Normalisierung des QRS-Komplexes. Der Kammerendteil kann sich nach Monaten völlig normalisieren. Dauer: 4.–8. Krankheitswoche bis zu mehreren Jahren.

Diese *direkten* Infarktzeichen sind am ausgeprägtesten in den Ableitungen nachweisbar, die dem Projektionsgebiet des Infarktes entsprechen. Daneben werden oftmals *indirekte* Infarktzeichen in den der Nekrose ge-

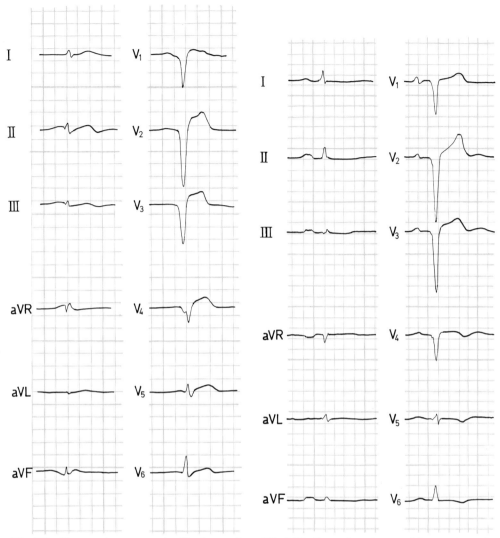

Abb. 6.22. Herzwandaneurysma im Vorderwandspitzenbereich

Abb. 6.23. Zustand nach ausgedehntem Anterolateralinfarkt

genüberliegenden Ableitungen beobachtet: z. B. ST-Streckensenkungen im akuten Stadium und R- und T-Überhöhungen im Folgestadium eines Hinterwandmyokardinfarktes in I, aVL, V_2–V_4 (V_5). Bei ventriculären Tachykardien lassen sich die typischen Infarktzeichen oft nicht nachweisen. Das Ausmaß der ST-Streckenanhebung gibt einen Anhaltspunkt für die Größe des Infarktes. Bei persistierender ST-Streckenanhebung besteht stets der Verdacht auf das Vorliegen eines Herzwandaneurysmas (Abb. 6.22).
Der Nachweis elektrokardiographischer *Infarktmuster* ermöglicht eine weitgehende Lokalisationsdiagnostik:

1. Vorderwand-Spitzen-Infarkt: direkte Infarktzeichen in I, aVL, V_2–V_5 (V_6); indirekte Infarktzeichen in III, aVF (Abb. 6.22).
2. Anteroseptalinfarkt: direkte Infarktzeichen in V_2–V_4 (bzw. 2 ICR höher), angedeutet in I, aVL und Nehb.-I.
3. Anterolateralinfarkt: direkte Infarktzeichen in I, II, aVL und Nehb-A sowie – je nach Ausdehnung – in V_3–V_6 (V_7) (Abb. 6.23, 6.24).

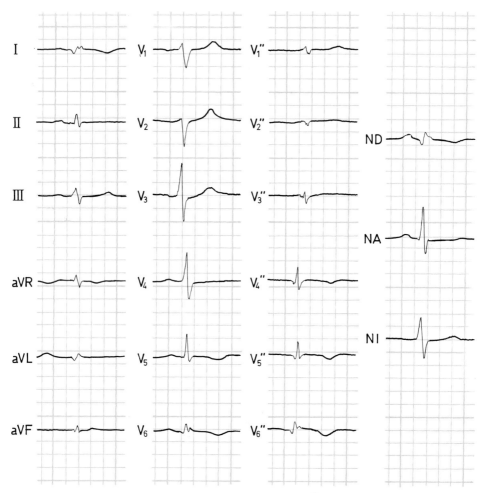

Abb. 6.24. Zustand nach hochsitzendem Anterolateralinfarkt (V^{II}: Brustwandableitungen 2 ICR höher)

4. *Lateralinfarkt:* direkte Infarktzeichen oft nur in (I) und aVL, gelegentlich in V_5-V_7. Bei hoher Lage in den Ableitungen 2 ICR höher (V_1-V_3).

5. *Posterolateralinfarkt:* direkte Infarktzeichen in II, III, aVF, Nehb-D sowie $V_{(4)5}-V_7$, bei hoher Lage auch in aVL (Abb. 6.25).

6. *Hinterwandinfarkt:* direkte Infarktzeichen in II, III, aVF, Nehb-D, bei tieflateraler Infarktausdehnung auch in V_5-V_7, bei hochlateraler Ausdehnung auch in I und aVL. Indirekte Infarktzeichen (R-Überhöhung, ST- und T-Senkung) in I, aVL, V_2-V_4 (V_5) (Abb. 6.25, 6.26). Gelegentlich auch R-Überhöhungen in den Ableitungen mit direkten Infarktzeichen.

7. *Septuminfarkt:* direkte Infarktzeichen (ST-Anhebungen, QS-, qrS-Zacke) in V_1-V_2. Häufig Auftreten eines Rechtsschenkelblockes. Bei Übergreifen auf die Hinterwand Infarktzeichen in (II), III, aVF. Bei Beteiligung von Hinterwand und Vorderwand (H-Form) direkte Infarktzeichen in II, aVL sowie V_1-V_4 (Abb. 6.27).

8. *Rudimentärer Vorderwandinfarkt:* meist unverändertes Extremitäten-EKG, in den Brustwandableitungen lediglich flüchtige terminale T-Negativierungen ($V_2-V_{3(4)}$) ohne QRS-Alteration (nicht-transmuraler Infarkt (Abb. 6.28).

9. *Innenschichtinfarkt:* Im akuten Stadium persistierende, muldenförmige ST-Strecken-

senkungen (I, aVL, $V_{(2)3}-V_6$), in der Regel kein Folgestadium; gelegentliche Entwicklung eines transmuralen Infarktes nach mehreren Tagen.

10. Vorhofinfarkt: Senkung der PTa-Strecke in II, III, aVF (rechter Vorhof) bzw. Anhebung (linker Vorhof). Isolierte Vorhofinfarkte sind äußerst selten. Hingegen ist pathologisch-anatomisch ein Vorhofinfarkt bei Ventrikelinfarkt in bis zu 27% der Fälle nachweisbar [124].

Ein *Reinfarkt* wird an dem erneuten Auftreten infarkttypischer Veränderungen im ursprünglichen oder einem neuen Infarktareal erkannt. Die Diagnose wird erleichtert, wenn frühere EKG zum Vergleich vorliegen. Das elektrokardiographische Bild des alten Infarktes bleibt meist unverändert. Bei anteriorer Septumbeteiligung (Septuminfarkt, Anteroseptalinfarkt, Vorderwand-Spitzen-Infarkt) tritt häufig ein *Rechtsschenkelblock* auf, im akuten Stadium typisches Infarkt-Q und ST-Streckenanhebungen sowie tiefe S-Zacken in I, aVL und V_5-V_6; im Folgestadium überlagern sich die infarkt- und blockbedingten Veränderungen; das Infarkt-

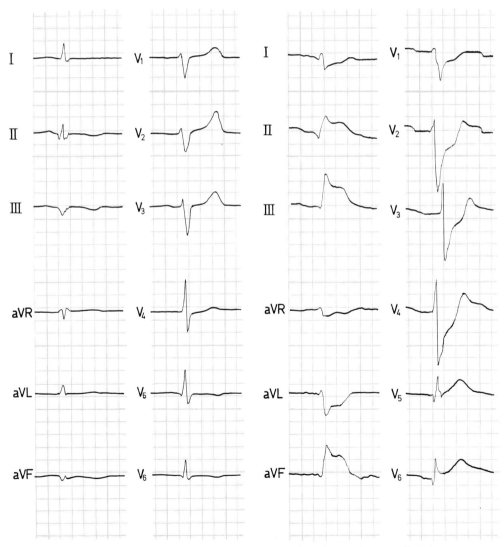

Abb. 6.25. Posterolateralinfarkt

Abb. 6.26. Akuter Hinterwandinfarkt

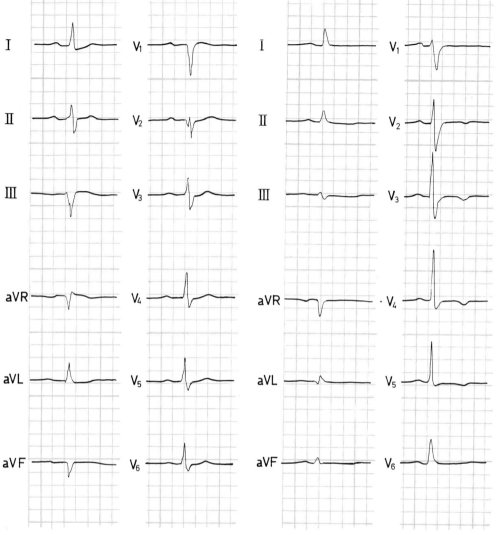

Abb. 6.27. Septuminfarkt

Abb. 6.28. Rudimentärer Vorderwandinfarkt

Q bleibt meist bestehen, die T-Negativierungen sind im Unterschied zu dem Rechtsschenkelblock-T gleichschenkelig terminal negativ.

Bei basal-posteriorer Septumbeteiligung (Hinterwandinfarkt, Posterolateralinfarkt) entsteht häufig ein *Linksschenkelblock,* der eine Infarktdiagnostik erschwert. Infarktverdacht besteht bei ausgeprägten ST-Streckenanhebungen (akutes Stadium) in II, III, aVF und V_5 und V_6 sowie bei coronaren T-Wellen in II, III, aVF (Folgestadium). Ein Vergleich mit früheren EKG kann zur Diagnosesicherung beitragen. Bei intermittierendem Linksschenkelblock gelingt die Infarktdiagnose aus den QRS-Komplexen mit normaler, intraventriculärer Erregungsausbreitung. Beim Linksschenkelblock und Vorderwandinfarkt besteht Infarktverdacht, wenn tiefe Q-Zacken in I und aVL, versenkte R-Zacken präcordial sowie ausgeprägte ST-Streckenanhebungen (Vergleichs-EKG!) nachweisbar sind.

Infarktbilder können im Gefolge einer Lungenembolie (s. S. 368), eines dissezierenden Aortenaneurysmas (s. S. 714), bei schweren

Aortenklappenvitien (s.S. 212 und 220), akuter Pankreatitis (Hinterwandinfarktbild) sowie bei Starkstromunfällen entstehen. Umgekehrt werden beim Myokardinfarkt gelegentlich normale Elektrokardiogramme registriert. Dies beruht meist auf phasenungerechter EKG-Schreibung: Bei klinischem Infarktverdacht sollten bis zu Diagnosesicherung mehrere EKG-Registrierungen in mehrstündigen Abständen erfolgen. Bei zu später EKG-Schreibung können insbesondere flüchtige Infarktveränderungen (biphasische und negative U-Wellen, T-Negativierungen, ST-Streckenanhebungen) dem elektrokardiographischen Nachweis entgehen. Oftmals gibt die Enzymdiagnostik in diesen Fällen den einzigen Hinweis.

11. Rechtsventrikulärer Myokardinfarkt: Der rechtsventrikuläre Myokardinfarkt betrifft überwiegend die linksseitige Hinterwand des rechten Ventrikels, weniger die rechtsventrikuläre Vorderwand, während eine septale Nekrose beim posterioren und anterioren Hinterwandinfarkt annähernd gleichermaßen häufig auftritt. Klinisch prävalieren Rechtsherzinsuffizienz, low-output-Syndrom und kardiogener Schock. Meist ist der rechtsatriale Druck höher als der mittlere Pulmonalkapillardruck. Direkte Infarktzeichen sind nahezu regelhaft in den rechtspräkardialen Brustwandableitungen nachweisbar (V_{4R}, V_{3R}). Durch ein- und zweidimensionale Echokardiographie läßt sich die Dilatation des rechten Ventrikels als auch der regionale Kontraktionsverlust nachweisen. Mittels der Pyrophosphat-Myokardszintigraphie ist eine klinisch aussagefähige Infarktlokalisation möglich. Die rechtsventrikulären Dehnbarkeitsindizes sind meist herabgesetzt. Die klinisch wichtigsten Kriterien zur Diagnostik des rechtsventrikulären Infarktes sind die erhöhte Relation zwischen rechtsatrialem und Pulmonalkapillardruck, die rechtsventrikuläre Dehnbarkeitsminderung sowie die echokardiographisch nachweisbare Dilatation und Kontraktionsstörung des rechten Ventrikels.

Enzymdiagnostik: Die *zeitgerechte* Bestimmung der Serumenzymaktivitäten verschiedener Enzyme ist für die Diagnosestellung und Verlaufsbeurteilung des Myokardinfarktes von wesentlicher Bedeutung. Die für die Infarktdiagnostik wichtigsten Enzyme sind: Kreatin-Phosphokinase (CPK), Normalwert: 0–50 mU/ml; MB-Isoenzym der Kreatin-Phosphokinase, Normalwert: <6%; Serum-Glutamat-Oxalacetat-Transaminase (GOT), Normalwert: 4–20 mU/ml; Lactatdehydrogenase (LDH), Normalwert: 50–200 mU/ml. Die Bestimmung der Serum-Glutamat-Pyruvat-Transaminase (GPT) (Normalwert: 2–20 mU/ml) ist im Rahmen eines Myokardinfarktes bedeutungsvoll bei gleichzeitiger Rechtsherzinsuffizienz (Abb. 6.29); die Bestimmung der α-HBDH (α-Hydroxy-Butyrat-Dehydrogenase), die zu einer LDH-Fraktion mit hoher Affinität zur α-Hydroxy-Buttersäure gehört, hat sich zur Infarktdiagnostik bislang nicht durchgesetzt.
GOT, CPK und LDH sind Zellenzyme. Bei myokardialer Zellnekrose kommt es zu einem Enzymaustritt und zu einem entsprechenden Anstieg der Serumenzymaktivitäten. Der Beginn der Zellschädigung setzt stets akut ein, das Nekroseareal ist meist circumscript, das Ausmaß der Einzelzellschädigung erheblich. Der zeitgerechte Nachweis der Serumenzymaktivitäten ergibt ein für den Myokardinfarkt typisches *Enzymmuster* [117]. Der Anstiegsbeginn der CPK liegt zwischen 3 und 6 Std, der GOT zwischen 5 und 8 Std, der LDH zwischen 8 und 12 Std. Die maximalen Serumenzymaktivitäten werden nach 18–36 Std (CPK), 24–48 Std (GOT), 48–72 Std (LDH) gefunden (Tabelle 6.33). Nach einem einmaligen Infarktereignis sind die Serumenzymaktivitäten der CPK nach 3–6 Tagen, der GOT nach 4–7 Tagen und der LDH nach 8–9 Tagen normalisiert. Langdauernde Serumenzymerhöhungen können für die LDH-Isoenzyme 1 und 2 (10–14 Tage) nachweisbar sein. Bei Reinfarkten kommt es zu einem erneuten Serumenzymanstieg mit typischem Verteilungsmuster. Es besteht eine enge Korrelation zwischen dem absoluten Ausmaß der myokardialen Nekrose und dem Ausmaß sowie der Dauer des Serumenzymanstieges. Die myokardiale Enzymelimination kann allerdings im Rahmen einer Streptokinasebehandlung beschleunigt werden, so daß in Relation zum Infarktareal zu hohe

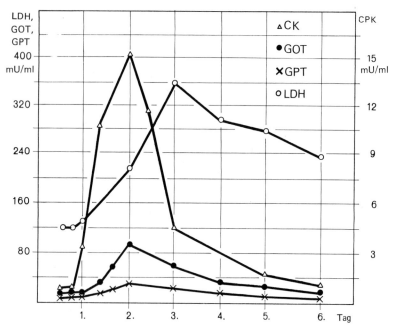

Abb. 6.29. Verlauf der Serumenzyme beim Myokardinfarkt (Anstieg der GPT bei gleichzeitiger Rechtsherzinsuffizienz)

Enzymaktivitäten gemessen werden. Die *Treffsicherheit* der enzymologischen Infarktdiagnostik liegt bei 86% (LDH), 93% (GOT) und 96–99% (CPK einschließlich CPK-MB). Bei Reinfarkten ist die Enzymbestimmung der elektrokardiographischen Diagnostik oft überlegen, da die Infarkte im gleichen Infarktareal elektrokardiographisch nicht immer erfaßt werden können. Andererseits schließt ein fehlender Enzymanstieg das Vorliegen eines kleinen Myokardinfarktes nicht aus. In der überwiegenden Zahl dient die Enzymdiagnostik der Bestätigung der elektrokardiographischen Diagnose, jedoch wird ein Optimum an Information erst durch die Kombination beider Verfahren gewonnen.

Der Prozeß der Enzymelimination ist weitgehend unbekannt. Die Halbwertszeiten liegen bei ca. 2–4 Tagen. Eine direkte renale Ausscheidung kommt infolge ihres hohen Molekulargewichtes kaum in Betracht.

Für die Blutentnahme bei Infarktpatienten ist zu beachten, daß Hämolysierungen vermieden und die frischen Serumproben bei 1–5 °C aufbewahrt werden, da bei Zimmertemperatur erhebliche Aktivitätsabnahmen der Serumenzyme auftreten.

Bei schweren Infarkten wird die Aussagefähigkeit von Ausmaß und Dauer der Serumenzymanstiege durch begleitende Schädigungen anderer Organe kompliziert (kardiogener Schock, langdauernde Bewußtlosigkeit, cerebrale Störungen, Skeletmuskeltraumatisierungen, manifeste Herzinsuffizienz u.a.), so daß Abweichungen vom typischen Infarktmuster sowie „falsch-hohe" Enzymanstiege auftreten können. Der SGOT/SGPT-Quotient liegt beim Myokardinfarkt über 1; bei akuter Rechtsherzinsuffizienz mit Anstieg der GPT, z.B. im Gefolge eines Reinfarktes, kann der Quotient unter 1 absin-

Tabelle 6.33. Verlauf der Serumenzyme beim Myokardinfarkt

Enzym	Anstiegs- beginn (Std)	Aktivitäts- maximum (Std)	Normali- sierung (Tage)
CPK	3–6	18–36	3–6
SGOT	5–8	24–48	4–7
LDH	8–12	48–72	8–9

ken. Langanhaltende Erhöhungen der CPK auf das Fünffache der Norm (über den 4.–6.Tag hinaus) sowie Anstiege der SGOT auf über 200 mU/ml und der LDH auf über 800–1000 mU/ml müssen hinsichtlich der Überlebensrate beim Myokardinfarkt als prognostisch ungünstige Zeichen angesehen werden.

Erhöhungen der Serumenzyme (CPK-MB, SGOT, LDH und LDH_1) sind beim *transmuralen* Infarkt in etwa 90%, beim *rudimentären* Infarkt in 50–60% und bei schwerer *Coronarinsuffizienz* in bis zu 30% der Fälle nachweisbar.

CPK-Anstiege können u.a. auftreten bei (Tabelle 6.34) Skeletmuskelerkrankungen, cerebralen Prozessen, entzündlichen Schilddrüsenerkrankungen, Perikarditis, Myokarditis, Tachyarrhythmien, elektrischer Defibrillation, i.m. Injektionen, Alkoholintoxikation, schwerem Diabetes mellitus, Strahlenbehandlung, chirurgischen Eingriffen, Psychosen, nach schwerer körperlicher Arbeit, bei Herzkatheteruntersuchungen (insbesondere Coronarographie). SGOT-Erhöhungen werden außer beim Myokardinfarkt gefunden bei akuten und chronischen Lebererkrankungen, Skeletmuskelerkrankungen, Herzinsuffizienz, Myokarditis, Perikarditis, Lungenembolie, Tachyarrhythmie, elektrischer Defibrillation, i.m. Infektionen, ferner beim Schock, bei chirurgischen Eingriffen, Herzkatheteruntersuchungen sowie unter Contraceptiva (8–11% der Fälle) und Clofibrat (8%). Erhöhungen der LDH sind nachweisbar u.a. bei Hämolyse (u.a. Herzklappenprothesen), Leukämien, megaloblastärer Anämie, akuten und chronischen Lebererkrankungen, Lungenembolie, neoplastischen Prozessen, Myokarditis, ferner bei der akuten und chronischen Herzinsuffizienz, im Schock, beim Lungeninfarkt, Niereninfarkt,

Tabelle 6.34. Differentialdiagnostik der Serumenzymaktivitäten

	CK	GOT	LDH
Myokard			
Akuter Myokardinfarkt	+ + + +	+ + +	+ +
Myokarditis	–	±	+
Perikarditis	±	+	+
Leber			
Hepatitis	–	+ + +	+ + +
Lebercirrhose	–	±	±
Cholostase	–	+ +	+ +
Metastasen	–	+ +	+ +
Cholecystitis	–	–	–
Skeletmuskel			
Trauma, Verbrennung	+ +	+ +	+ +
Dermatomyositis	+ + +	+ +	+ +
Muskeldystrophie	+ + +	+ +	+ +
Muskelatrophie	–	–	–
Paroxysmale Myoglobinurie	+ + + + +	+ + +	+ + +
Gehirn			
Blutung	+	±	±
Tumor	±	±	±
Krampfanfälle	–	–	–
Intoxikation			
Opiate Schlafmittel	+	+ +	+ +
Lungeninfarkt	–	±	+ +(+ + +)
Hämolyse	–	±	+ + +

nach schwerer körperlicher Arbeit und nach elektrischer Defibrillation.

Die Bestimmung der *LDH-Isoenzyme* (Fraktion LDH_1–LDH_5) kann zur enzymologischen Diagnostik bei myokardialen (LDH_1) und Leber- bzw. Skeletmuskelerkrankungen (LDH_4, LDH_5) beitragen. Die LDH_1 ist das am frühesten nachweisbare Serumenzym beim Myokardinfarkt. Die Treffsicherheit beträgt über 95%. LDH_1 ist außerdem erhöht bei Patienten mit Herzklappenprothesen, bei Muskeldystrophie, beim Niereninfarkt und gelegentlich bei der Myokarditis. LDH_1 ist u. a. nicht erhöht bei Tachyarrhythmie, elektrischer Defibrillation, Perikarditis, Herzkatheteruntersuchungen. Bei der chronischen Herzinsuffizienz werden Anstiege der LDH_5, bei der Lungenembolie Erhöhungen der LDH_2 und LDH_3 gefunden. Leichte Enzymanstiege bei der Angina pectoris weisen auf eine ischämische Myokardschädigung hin. Bei der Perikarditis kommt es nur dann zu Enzymanstiegen, wenn gleichzeitig eine Myokardbeteiligung vorliegt. Enzymerhöhungen bei Herzinsuffizienz sind meist auf eine stauungsbedingte Leberzellschädigung (Rechtsherzinsuffizienz) bzw. Skeletmuskelbeteiligung zurückzuführen (Linksherzinsuffizienz).

Der Nachweis von *Myoglobin* im Urin ist für die Infarktdiagnostik von hoher Treffsicherheit, solange Skeletmuskeltraumatisierungen ausgeschlossen sind.

Röntgendiagnostik: Zur Erkennung des akuten Myokardinfarktes trägt die Röntgendiagnostik wenig bei. Von praktischem Wert hingegen ist sie in Fällen mit Linksherzinsuffizienz, Herzdilatation, Pleura- und Perikarderguß (insbesondere im Verlauf des Postmyokardinfarktstadiums), zur Diagnosesicherung von Herzwandaneurysmen (Kymogramm), Lungenembolien sowie zur Abklärung thorakaler Schmerzzustände im Rahmen der Differentialdiagnose des Myokardinfarktes. Die *Coronarangiographie mit Ventriculographie* (s. S. 63) ist im akuten Infarktstadium zur Diagnostik kontraindiziert, zur Diagnosesicherung einer Septumruptur sowie einer Mitralinsuffizienz infolge Papillarmuskelabriß unumgänglich und zur Lokalisationsdiagnostik von Herzwandaneurysmen, Coronarstenosierungen u. a. im Postmyokardinfarktstadium nach einem längeren Intervall (3–6 Monate) im Hinblick auf operative Maßnahmen erforderlich.

Infarktgrößenbestimmung. Zur indirekten Ermittlung der Infarktgröße, deren Kenntnis prognostische und therapeutische Aussagen (z. B. im Rahmen medikamentöser Maßnahmen zur Verkleinerung des Infarktareales) ermöglichen könnte, werden derzeit nuklearmedizinische (s. S. 85), elektrokardiographische und enzymkinetische Verfahren eingesetzt.

Die nuklearmedizinischen Verfahren basieren auf der Fähigkeit radioaktiver Indikatoren, langsam in das nekrotische Myokardareal zu penetrieren, dort zu akkumulieren und so einer präcordialen Detektion durch eine Kamera zugänglich zu sein. Nach Festlegung von Zeit-Aktivitäts-Kurven und Gewebs-Indikator-Korrelationen erscheint eine annähernde Infarktgrößenbestimmung möglich, allerdings fehlt bislang eine standardisierte Technik.

Die elektrokardiographischen Methoden (präcordiales „Mapping") erfassen die Summe von präcordial registrierten Potentialen (62–64 präcordiale Multielektroden) bzw. abnorm veränderten Potentialanteilen des elektrokardiographischen Kammerendteiles (ST-Strecke), während die enzymologischen Verfahren durch Ermittlung der Menge und der Kinetik von CPK-Enzymerhöhungen im Serum Rückschlüsse auf die während eines Infarktereignisses insgesamt freigesetzte CPK-Menge und damit auf die infarzierte und nekrotische Muskelmasse ermöglichen. In der Regel besteht eine deutliche Korrelation zwischen der freigesetzten CPK-Menge und dem Ausmaß der Myokardnekrose.

Die klinische Bedeutung des *präcordialen „Mapping"* wird durch zahlreiche Störfaktoren limitiert. So können Änderungen der Serumkaliumkonzentration (Hypo- und Hyperkaliämie), der Körpertemperatur (Fieber), der Herzfrequenz (Tachykardie, tachykarde Herzrhythmusstörungen), medikamentöse Einflüsse (Methylprednisolon, Digitalisglykoside, Chinidin), Perikarditis u. a. zu einer Zunahme der summierten ST-Streckenelevation führen, während durch Betareceptorenblocker, Insulin-Glucose-Kalium, intraaortale Gegenpulsation u. a. eine Abnahme der ST-Streckenelevation eintreten kann (Tabelle 6.35). Meist gehen Maßnahmen, die zu einer Zunahme des myokardialen Sauerstoffverbrauches führen (positiv-

Tabelle 6.35a. Zunahme von Myokardischämie und Infarktareal (Σ ST-Elevation ↑)

A. Vermindertes O_2-Angebot an das Herz
Hypoxie
Anämie
Polyglobulie
Viskositätserhöhung des Blutes
Senkung eines normalen coronaren Perfusionsdruckes
– Na-Nitroprussid   ⎫ mit aortaler
– Nitroglycerin   ⎬ Hypotension
– α-Receptoren-Blocker ⎭ ($P_{syst} \leqq 100$ mm Hg)

B. Erhöhter O_2-Bedarf des Herzens
Positiv-inotrop wirkende Pharmaka
– Catecholamine
– Calcium
– Glucagon
– Digitalisglykoside
  (bei normaler Ventrikelfunktion)
Stoffwechselsteigerungen
  (Fieber, Hyperthyreose, Phäochromocytom)
Tachykardie
β-Receptoren-Stimulantien
Abnorme Druck- und Volumenbelastung

Tabelle 6.35b. Abnahme von Myokardischämie und Infarktareal (Σ ST-Elevation ↓)

A. Erhöhung des O_2-Angebotes an das Herz
O_2-Zufuhr   (bei Hypoxie)
Blutzufuhr   (bei Anämie)
Aderlaß   (bei Polyglobulie)
Hämodilution   (bei Viskositätserhöhung
                   des Blutes)
Normalisierung bzw. Erhöhung des coronaren Perfusionsdruckes
– Volumenzufuhr
– Frequenznormalisierung
– Rhythmusnormalisierung
– Vermeidung hypotensiver Maßnahmen, d. h.
  Na-Nitroprussid   bei aortaler
  Nitroglycerin   Hypotension
  α-Receptoren-Blocker ($P_{syst} \leqq 100$ mm Hg)

B. Senkung des O_2-Bedarfes des Herzens
Normalisierung einer abnormen Druckbelastung
Abnahme von Preload und Afterload
– Na-Nitroprussid   bei aortaler
– Nitroglycerin   Normotonie
– α-Receptoren-Blocker ($P_{syst} > 100$ mm Hg)
Frequenznormalisierung
Senkung einer erhöhten Myokardspannung
  (Digitalisglykoside)
Stoffwechselnormalisierung
  (Hyperthyreose, Phäochromocytom)
Fiebersenkung

C. Metabolische Eingriffe
Glucose-Insulin-Kalium
  (Hyperosmolare Lösungen, Hyaluronidase,
  Glucocorticoide, Cobra-venom-Faktor)

---

inotrope Eingriffe, Tachykardie) mit einer Zunahme der ST-Streckenelevation einher, während herzentlastende und negativ-inotrope Eingriffe entgegengesetzte Wirkungen haben. Die Entwicklung eines Perikard- und Pleuraergusses, Blutdruckänderungen sowie schiebende und Reinfarkte der Seiten- und Hinterwand können das ST-Elevationsmuster einer akuten Vorderwandnekrose diagnostisch verfälschen. Ein direkter Rückschluß von intramyokardial oder epikardial auftretenden ST-Streckenveränderungen des Experimentes auf präcordiale ST-Streckenbefunde des klinischen Infarktes sind nicht ohne weiteres möglich.

Durch die *Enzymanalyse* der CPK und CPK-MB, die mittels serieller und quantitativer spektrophotometrischer, elektrophoretischer oder immunologischer Bestimmungen der CPK- bzw. ihrer Isoenzyme durchgeführt wird, lassen sich Abschätzungen der Infarktgröße sowie prognostische Aussagen treffen. Überlebende nach Herzinfarkt haben meist niedrigere CPK-Indices als „Nichtüberlebende". Korrelationen zur Herzgröße und zu hämodynamischen Parametern sind mitgeteilt worden. Nachteile dieser Methode, die eine programmierte CPK-Bestimmung im Serum erfordert, sind u. a. die oft nicht verfügbaren Enzymwerte vor der stationären Einweisung, so daß der volle Zeitverlauf der Enzymkinetik nicht erfaßt wird. Darüber hinaus können Verteilung und Elimination der Serum-CPK erheblich variieren, wodurch z.T. erhebliche Streubreiten der errechneten Infarktgröße vorhanden sein können. Bezüglich der Beeinflußbarkeit durch den Energiebedarf des linken Ventrikels bestimmende kardiale und extrakardiale Faktoren (positiv- und negativ-inotrope Eingriffe, Blutdruckschwankungen, Frequenzänderungen, Fieber) sind ähnliche Limitationen wie bei der ST-Streckensummierung gültig.

Echokardiographie. Mittels der ein- und zweidimensionalen Echokardiographie können im frischen und subakuten Infarktstadium Lokalisation, Größe, Ausdehnung und

Funktion kinesiegestörter und nicht-infarzierter Myokardabschnitte nicht-invasiv ermittelt werden. Diagnostisch ausreichende Registrierungen sind bei ⅔ (eindimensionale M-mode-Echokardiographie) bzw. ⅘ (zweidimensionale Echokardiographie) aller Infarktpatienten möglich. Die sichersten Infarktkriterien sind die Kinesiestörung und Wanddickenänderung im Infarktareal, die Hypokinesie und Verschmälerung des Ventrikelseptums (Vorderwandinfarkt) und Hyperkinesie des gesunden Restmyokards. Echokardiographische Verlaufsuntersuchungen innerhalb der ersten 6 Tage nach dem Infarktereignis haben gezeigt, daß die Ventrikelfunktion mit zunehmender Infarktgröße progradient abnimmt und daß infolge Verlustes an kontraktiler Substanz eine erhebliche globale Ventrikelfunktionsabnahme auch bei normaler Ventrikel- und Herzgröße und normaler systolischer Wandspannung eintreten kann. Neben der diagnostisch-funktionellen und prognostischen Relevanz (Infarktgrößenbestimmung) gewinnt die Echokardiographie bei akutem Perikarderguß, Papillarmuskelabriß und der Ventrikelseptumruptur im Rahmen des akuten Myokardinfarktes diagnostische Bedeutung.

6.2.5 Differentialdiagnose

Die Diagnose des ausgedehnten Myokardinfarktes bereitet in der Regel keine Schwierigkeiten. Differentialdiagnostisch kommen in Betracht:

1. *Kardiale Ursachen:*
   Angina pectoris
   Perikarditis
   funktionelle kardiovasculäre Störungen
2. *Thorakale Ursachen:*
   Lungenembolie
   Pleuritis
   dissezierendes Aortenaneurysma
   Hiatushernie
   Spontanpneumothorax
3. *Extrathorakale Ursachen:*
   akute Pankreatitis
   akute Gallenkolik
   Ulcus ventriculi, duodeni
   Discusprolaps

Mesenterialvenenthrombose
Mesenterialarterienembolie
akute intermittierende Porphyrie

Die *Angina pectoris* (s. S. 283) geht ohne Blutzucker-, Leukocyten- und Temperaturerhöhungen einher. Das EKG zeigt kein infarktspezifisches Muster. Eine Grenzkonstellation repräsentieren Myokardläsionen, die mit einem leichten Anstieg der Serumenzyme einhergehen (s. o.).
Die *akute Perikarditis* (s. S. 172) ist durch die inspiratorische und meist durch Seitenlagerung induzierbare Intensivierung des Präcordialschmerzes und die Schmerzlinderung in sitzender Stellung gekennzeichnet. Enzymanstiege fehlen bei alleiniger Perikardbeteiligung, bei gleichzeitiger Myokardläsion sind die Enzymanstiege meist gering. Oftmals ist Perikardreiben auskultierbar. Bei Infarkten mit Infarktperikarditis ist der zweizeitige Schmerzablauf typisch (Infarktschmerz, Pleuroperikardialschmerz). Elektrokardiographisch sind bei der Perikarditis – im Unterschied zur Infarktperikarditis – pathologische Q-Zacken nicht nachweisbar. ST-Streckenanhebungen treten sowohl bei der Perikarditis als auch beim Myokardinfarkt auf; doch sind diese bei der Perikarditis in fast allen EKG-Ableitungen und ohne diskordante ST-Streckensenkungen vorhanden.
Die *Lungenembolie* (s. S. 367) wird anamnestisch, klinisch, röntgenologisch und elektrokardiographisch sowie mittels Lungenszintigraphie ausgeschlossen. Der Venendruck ist meist stark erhöht. CPK-Anstiege werden in der Regel vermißt. Beim *dissezierenden Aortenaneurysma* wird die Diagnose durch die Anamnese (Hypertonus, Alter, Lues), klinisch (Blutdruckdifferenz, ggf. perkutorisch nachweisbare Dämpfung), elektrokardiographisch, röntgenologisch bzw. angiographisch gesichert.
Hiatushernie, Spontanpneumothorax, Cholecystitis, penetrierendes Ulcus, akute Pankreatitis, Pleuritis, Discusprolaps, Mesenterialvenenthrombose, Mesenterialarterienembolie und funktionelle kardiovasculäre Störungen lassen sich klinisch, elektrokardiographisch, röntgenologisch und laborchemisch vom Myokardinfarkt zuverlässig abgrenzen. Hervorzuheben ist, daß bei der

akuten Pankreatitis (Erhöhungen der Amylasen!) EKG-Veränderungen wie beim akuten Hinterwandmyokardinfarkt auftreten können.

6.2.6 Komplikationen

Der klinische Verlauf wird nach einem akuten Myokardinfarkt u. a. von folgenden Faktoren beeinflußt:

1. vom Auftreten spezieller Komplikationen (z. B. Herzinsuffizienz oder Herzrhythmusstörungen etc.),
2. von der Infarktgröße,
3. vom Alter des Patienten,
4. von der Vorschädigung des Herzens,
5. von einer begleitenden arteriellen Hypoxämie.

Herzrhythmusstörungen sind bei 90–93% aller akuten Myokardinfarktpatienten nachweisbar [76, 89, 106]. Die Bedeutung der Herzrhythmusstörungen liegt in der Ausbildung eines plötzlichen Herztodes (Kammerflimmern, Asystolie), einer Herzinsuffizienz (verminderte bzw. fehlende diastolische Ventrikelfüllung und systolische Entleerung), einer Hypotonie (mit myokardialer und allgemeiner arterieller O_2-Minderversorgung) und eines kardiogenen Schocks. Die Art der Herzrhythmusstörung (Tabelle 6.36), ihr Beginn sowie die Häufigkeit kann von Patient zu Patient sowie beim Individualfall erheblich variieren. Ihre Entstehung wird auf eine *elektrische Unstabilität* des infarzierten und ischämischen Myokards zurückgeführt. Kammerflimmern tritt bevorzugt in den ersten 5 Std nach dem Infarktereignis auf. Kammertachykardien, die unbehandelt rasch zum Linksherzversagen führen können, werden zu jedem Zeitpunkt nach dem Infarktereignis beobachtet. Paroxysmales Vorhofflimmern setzt oft innerhalb der ersten 24–48 Std ein, AV-Knotenrhythmen werden häufig bei Hinterwandinfarkten beobachtet (Versorgung der AV-Knoten-Arterie durch die Arteria coronaria dextra).
Angaben über das quantitative Ausmaß von Herzrhythmusstörungen sind von der Möglichkeit der monitorischen Überwachung ab-

Tabelle 6.36. Rhythmusstörungen beim Myokardinfarkt

1. Bradykarde Rhythmusstörungen
  Sinusbradykardie (15–25%)
  Sinuauriculärer Block (4–6%)
  Atrioventriculäre Überleitungsstörungen (20–35%)
    AV-Block I° (8–25%)
    AV-Block II° (2–20%)
    AV-Block III° (10%)
  Schenkelblockierungen (18–20%)
    Linksanteriorer Hemiblock (10–15%)
    Linksposteriorer Hemiblock (1–4%)
    Rechtsschenkelblock (6–15%)

2. Tachykarde Rhythmusstörungen
  Sinustachykardie (30%)
  Vorhoftachykardie (25–30%)
  Frequenter AV-Knoten-Rhythmus (20–25%)
  Kammertachykardie, Kammerflimmern (20%)
  Vorhofflimmern (8–12%)
  Vorhofflattern (5–6%)
  Paroxysmale Vorhoftachykardie (PAT; 1–8%)
  AV-Dissoziation, Interferenzdissoziation (1–6%)
  Vorhofextrasystolen (15–30%)
  Kammerextrasystolen (>80%)

hängig. So werden z. B. Kammertachykardien in 1% aller Myokardinfarkte ohne kontinuierliche Überwachung und in 12% mit fortlaufender Überwachung registriert. Viele Herzrhythmusstörungen sind nur vorübergehend und bleiben hinsichtlich der hämodynamischen Auswirkungen symptomlos. Einzelne ektopische Kammeraktionen sind oft Vorboten von Kammertachykardien, Kammerflimmern, Vorhofflimmern- und -flattern, paroxysmaler Vorhoftachykardie und unterschiedlichen Graden atrioventriculärer Blockierungen. Ein totaler AV-Block mit oder ohne begleitende Adams-Stokes-Anfälle bildet sich meist am Ende der 1. Krankheitswoche zurück. Kombinationen eines Vorderwandinfarktes mit totalem AV-Block haben eine schlechtere Prognose als Hinterwandinfarkt mit totalem AV-Block. QRS-Verbreiterungen sind prognostisch stets ungünstig. Besonders beim Vorliegen eines Rechtsschenkelblocks mit einem linksanterioren Hemiblock wurden in bis zu einem Drittel der Fälle totale AV-Blockierungen beobachtet. Aus prospektiven Studien wissen wir, daß Patienten mit bifasciculärem Block und deutlich verlängerter HV-Zeit im His-Bündel-Elektrogramm eine erhöhte Letalität haben, die sich durch Schrittmacherimplantation senken läßt. Kammerflimmern als Ursache des plötzlichen Herztodes findet sich in den ersten vier Stunden mit einer Häufigkeit bis zu 6%. Zumeist werden vorher ventriculäre Extrasystolen beobachtet.

Für die Entstehung einer *globalen* Herzinsuffizienz bis zum kardiogenen Schock stehen *regionale* Kontraktionsstörungen im Vordergrund des Geschehens, ferner Herzrhythmusstörungen, die akute Mitralinsuffizienz, die Septumruptur, thromboembolische Komplikationen, seltener eine Hypovolämie etc. (Tabelle 6.37). Nach grober Schätzung bedroht eine Infarktgröße von etwa 40% des linksventriculären Gewichtes die Kammerfunktion als Ganzes [96].

Eine **akute Linksherzinsuffizienz** (s. S. 541) wird in 25% der Fälle beobachtet [118, 143]. Dyspnoe, kalter Schweiß, feuchte Rasselgeräusche und Tachykardie sind wichtige klinische Leitsymptome; zentraler Venendruck und Pulmonalarteriendruck sind erhöht.

Tabelle 6.37. Herzinsuffizienz und kardiogener Schock bei Coronarkrankheit [108a]

Nosologie

Stabile Angina pectoris
Prinzmetal-Angina
Instabile Angina pectoris
Akuter Myokardinfarkt

   Regionale Kontraktionsstörungen
   Herzwandaneurysma
   Tachykarde
   Bradykarde   Herzrhythmusstörungen
   Akute Mitralinsuffizienz
   – Papillarmuskelabriß
   – Papillarmuskeldysfunktion
   Ventrikelseptumruptur
   Perikardtamponade
   – Dressler-Syndrom
   – Hämorrhagischer Erguß
   – Herzruptur
   Thromboembolische Komplikationen
   Pulmonale Komplikationen
   Hypovolämie
   Verbrauchscoagulopathie
   Catecholaminexzeß

Der kardiogene Schock (s. S. 509) kann zu jedem Zeitpunkt nach Infarktbeginn eintreten, am häufigsten im Initialstadium (10–20% der Fälle) [118, 143]. Das Krankheitsbild ist gekennzeichnet durch arterielle Hypotension, Verminderung der Haut-, Gehirn- und Nierendurchblutung (Oligurie). Die Haut ist kalt und feucht, der Puls beschleunigt, zentraler Venendruck und peripherer Widerstand sind erhöht. Das Herzzeitvolumen ist erniedrigt. Vergleichende Druckmessungen (RIVA-ROCCI und blutige Druckmessung) haben z. T. erhebliche, falsch-niedrige Blutdruckwerte bei Anwendung der Manschettenmethode ergeben. Zur fortlaufenden Überwachung ist daher die blutige Druckmessung der unblutigen vorzuziehen.

Die **thromboembolischen Komplikationen** (14–43%) umfassen:

a) systemische Embolien (Gehirn, Niere, periphere Arterien),
b) systemische Thrombosierungen bei schwerer allgemeiner Minderzirkulation und Hypercoagulabilität,
c) Lungenembolien im Gefolge muraler Thrombosierungen und Bein-Becken-Venenthrombosen (Bettruhe),
d) coronare Thrombosierungen (Hypercoagulabilität, mangelhafte Anticoagulantienbehandlung),
e) intracoronare Blutungen (überschießende Anticoagulantienbehandlung, Coronararteriendissektion).

Perikarditis ist als Infarktfolge häufig. Bei einem zweizeitigen präcordialen Schmerzereignis im Abstand von mehr als 24 Std besteht stets der Verdacht auf eine Ausdehnung des Infarktareales, einen Reinfarkt und eine Lungenembolie. Perikardiales Reiben ist bei großen Vorderwandinfarkten meist präcordial hörbar. Es wird – ebenso wie der Schmerz – in liegender Haltung und bei Inspiration intensiviert. Aufsetzen bringt oft Erleichterung. Die Infarktperikarditis (Pericarditis epistenocardica) wird beim Auftreten eines Hämoperikards zur Komplikation und eine Kontraindikation zur Fortführung der Anticoagulantienbehandlung. Herzrhythmusstörungen treten bei der Infarktperikarditis gehäuft auf.

Tabelle 6.38. Myokardinfarkt-Todesursachen [108a]

Infarkte	Verstorben %	Davon Rhythmusstörung %	Pumpversagen %	Ruptur %	Andere Ursachen %	Autor	Publ. Jahr
337	29	20	45	21	14	Schröder et al.	1968
384	19,9	5	88	–	5	Perret et al.	1972
		22	71	–	7	Nager 1967	1972
		10	88	–	2	Nager 1970	1972
609	30,3	12,4	55,7	8,1	23,8	Beck, Hochrein	1974
1087	16,5	24,6	49,7	18,4	7,3	Renggli et al.	1977
1463	25,8	29,6	61,5	3,9	–	Polidowa, Avenarius, Schneider	1977
203	18	20	80	0	–	v. Arnim, Bolte, Kuhn	1978

Eine **Herzwandruptur** tritt in 4–5% tödlicher Myokardinfarkte auf (s. Tabelle 6.38). Zeitlich prädestiniert ist der 4.–12. Tag nach dem Infarktereignis. Als Folge der Ruptur resultieren Hämoperikard und Herzbeuteltamponade mit meist letalem Ausgang.

Eine **Septumperforation** (ca. 1%) wird typischerweise an dem Auftreten eines holosystolischen Geräusches und eines präcordialen Schwirrens erkannt. Die Überlebensrate ist infolge raschprogredienter Herzinsuffizienz gering. Bei kleinen Perforationsflächen wird gelegentlich ein protrahierter Verlauf für Monate bis Jahre beobachtet.

Papillarmuskelabrisse (ca. 0,2%) und Abrisse der Chordae tendineae gehen gewöhnlich mit schwerer Mitralinsuffizienz und Linksherzinsuffizienz einher. Bei leichter Mitralinsuffizienz infolge Papillarmuskeldysfunktion sind Überlebenszeiten von Monaten bis Jahren möglich. Auskultatorisch ist meist ein holosystolisches Geräusch mit spätsystolischer Akzentuierung nachweisbar. Im Unterschied zum Auskultationsbefund bei Septumperforation ist ein präcordiales und apicales Schwirren nicht fühlbar.

Herzwandaneurysmen, meist an der Spitze, Vorderwand und Hinterwand des linken Ventrikels lokalisiert, treten bei 5–8% aller Myokardinfarkte ab der 2. Krankheitswoche auf. Gelegentlich läßt sich eine systolisch-synchrone, biphasische Auswärtsbewegung des Herzspitzenstoßes tasten bzw. im linksseitigen Ventrikelsphygmogramm registrieren. Im EKG sind typischerweise persistierende ST-Streckenanhebungen im Brustwandprogramm nachweisbar (Abb. 6.22). Das Aneurysma wird röntgenologisch, kymographisch (abgeschwächte oder aufgehobene Randpulsationen, paradoxe Pulsationen) und angiographisch verifiziert (3–6 Monate nach dem Infarkt). Bei Thrombosierungen innerhalb des aneurysmatischen Myokardbezirkes, bei pleuroperikardialen Verwachsungen und bei Verkalkungen fehlen paradoxe Pulsationen. Die Kontraktilität des linken Ventrikels ist meist erheblich herabgesetzt (vgl. Tabelle 6.12). Der Ausbildung des Aneurysmas geht eine Akinesie des betroffenen Areales voraus. Komplikationen von seiten des Ventrikelaneurysmas sind arterielle Embolisierungen, Herzrhythmusstörungen, Herzinsuffizienz und Herzwandruptur.

Das **Postmyokardinfarktsyndrom** (Dressler-Syndrom) setzt in 3–4% 2–6 Wochen nach dem Infarktereignis ein mit intermittierendem langanhaltenden Fieber, Perikarditis, Perikarderguß, Pleuritis exsudativa, Präcordialschmerz (Pleuroperikarditis). Oft wird dieses Syndrom als Herzinsuffizienz mißdeutet. Ursächlich liegt dem Dressler-Syndrom wahrscheinlich ein Autoimmunprozeß gegen zugrundegegangenes körpereigenes Myokardgewebe zugrunde. Durch den Nachweis von Myokardantikörpern wird die Diagnosesicherung erleichtert. Bei Verdacht auf das Vorliegen eines Dressler-Syndromes ist eine Anticoagulantienbehandlung wegen der Gefahr der hämorrhagischen Perikarditis mit Perikardbeuteltamponade kontraindiziert. Hämorrhagische Perikarditiden und Pleuraergüsse können beim Dressler-Syndrom jedoch auch ohne Anticoagulantienbehandlung auftreten. Differentialdiagnostische Schwierigkeiten bestehen bei der Abgrenzung des Syndromes von Lungenembolien, Reinfarkten und Pneumonien.

Ein **Schulter-Arm-Syndrom,** ein meist linksseitig lokalisierter Schulter-Arm-Schmerz 1–6 Monate nach dem Infarktereignis, tritt bei 10–20% aller Infarktpatienten auf. Bei frühzeitiger Mobilisierung wird das Syndrom meist vermieden, während es nach langer Bettruhe und Ruhigstellung häufiger auftritt.

6.2.7 Intensivpflege („Coronary Care")

Zu den wesentlichen Behandlungsprinzipien des akuten Myokardinfarktes gehört die *fortlaufende Überwachung* der Patienten. Intensivpflegestationen wurden erstmals 1963 in den USA eingerichtet, zeitlich koinzidierend mit der routinemäßigen Einführung der kardialen Elektroschockbehandlung. Zu den Aufgaben der Intensivpflegestation gehören u. a. kontinuierliche EKG-Überwachung, ununterbrochene Patientenbeobachtung durch geschultes Personal, sofortiger Einsatz lebensrettender Maßnahmen (elektrische Defibrillation, Schrittmachersondenimplantation, extrathorakale Herzmassage, Intubation, maschinelle Ventilation). Die Überwachungs- und Beatmungsapparaturen müssen für den Fall komplikativer Veränderungen mit sofort einsetzenden Signalsystemen ausgerüstet sein. Eine elektrische Abschirmung, adäquate elektrische Beleuchtung auch in der Nacht, Ventilations- bzw. Klimavorrichtungen, ausreichende elektrische Anschlüsse, Sauerstoff- und Druckluftleitungen, spezielle Überwachungsbetten mit verstellbarem Kopf-, Fuß- und Mittelteil und sofort adaptierbare Brettunterlagen für die externe Herzmassage sind erforderlich. Die Bettenzahl pro Überwachungsraum sollte zur Schonung benachbarter Patienten möglichst niedrig gehalten werden (1–3), wenn dabei eine zentrale Überwachung und gleichzeitige Beobachtung eines jeden Patienten gewährleistet ist. Für zentrale Beatmungsstationen sowie die Überwachung bewußtloser Patienten sind Bettenzahlen von 6 pro Raum vertretbar.

Die *Überwachungsgeräte* selbst sollten für die fortlaufende Pulszählung mit Alarmbegrenzung (z. B. 50–100/min), oszilloskopischer EKG-Aufzeichnung (präcordiale Elektrodenanlage) sowie synchroner und Gleichstromdefibrillation ausgestattet sein. Notwendig ist ferner die Möglichkeit simultaner EKG-Direktregistrierung für jeden Überwachungspatienten. Druckaufnehmende Systeme (Druckreceptoren, z. B. Statham-Elemente, Trägerfrequenzverstärker und Registriergeräte) zur fortlaufenden blutigen arteriellen Druckmessung sind für alle Schockpatienten erstrebenswert, ebenso die punktuelle Venendruckmessung, die Messung rechtskardialer Druckgrößen mittels Einschwemmkatheter (rechter Vorhof, rechter Ventrikel, Pulmonalarterie) sowie die Ermittlung von Herzzeitvolumen und Schlagvolumen (Indikatorverdünnungstechniken).

Die *Punktionstechniken* der großen Arterien und Venen, einschließlich der Seldinger-Technik und des Kathetereinschwemmverfahrens, sollten auf jeder Intensivpflegestation beherrscht werden. Für die röntgenologische Untersuchung ist eine für jeden Überwachungspatienten adaptierbare Röntgenvorrichtung für Einzelaufnahmen und Durchleuchtung angeraten. Die Möglichkeit der raschen Sterilisation und Desinfektion von Apparaturen und Räumen ist unentbehrlich. Brutschränke zur Aufbewahrung von Blutkulturen sind erforderlich. Jederzeit müssen Blutgasanalysen (pH, PO_2, PCO_2, O_2-Sättigung, Standardbicarbonat, Basenexzeß) durchführbar sein.

Der Wert einer Überwachungsanlage liegt in der Erkennung und Behandlung von Herzrhythmusstörungen und damit in der Senkung der Frühinfarktletalität, der zeitgerechten Überwachung und Behandlung des kardiogenen Schocks, des Lungenödems, sowie weiterer Komplikationen. Durch die Einführung der coronaren Überwachungsstationen (coronary care units, „CCU") konnte die Letalität des akuten Myokardinfarktes insgesamt von 30–35% auf 18–21% gesenkt werden.

6.2 Myokardinfarkt

Bettseitige venöse und arterielle Druckmessung

Prinzip der Druckmessung: Die bettseitig erfaßbaren Drücke werden üblicherweise auskultatorisch mit der Manschettenmethode oder über flüssigkeitsgefüllte Katheter gemessen, die bis zum Ort der Druckentwicklung intravasal eingeführt werden. Die Drücke werden, wie z. B. der zentrale Venendruck, über ein mit Flüssigkeit gefülltes Steigrohr gemessen, bzw. die Katheter werden luftblasenfrei an Druckreceptoren angeschlossen, in denen die ankommenden Druckwellen der Flüssigkeitssäule eine hochempfindliche Membran durch minimale Volumenverschiebungen elastisch verformen. Die Bewegungen der Membran werden elektrisch gemessen, mittels Trägerfrequenzbrücken transformiert, verstärkt und auf Registriergeräten mit hoher zeitlicher Auflösung registriert. Für die bettseitigen Druckmessungen sind mechanisch arbeitende Schreib- und Registriersysteme ausreichend, die meist mit mehreren Registrierkanälen bestückt sind und neben der Druckmessung auch die Registrierung des Elektrokardiogrammes, der Pulsfrequenz und anderer Größen ermöglichen.

Zentraler Venendruck: Der am häufigsten bettseitig gemessene Druck ist der *zentrale Venendruck*. Er entsteht als Folge von Druckschwankungen durch die Kontraktion des rechten Vorhofes, durch den ventriculären Ventilebenenmechanismus und intrathorakale Druckänderungen. Er läßt sich in den nahegelegenen zentralen Venen wie in der V. cava superior und der V. cava inferior registrieren. Der zentrale Venendruck wird üblicherweise über einen durch die V. basilica oder mediana percutan oder mittels Venenfreilegung eingeführten Venenkatheter gemessen, der an ein mit steriler Kochsalzlösung gefülltes Steigrohr angeschlossen ist. Die Höhe des Flüssigkeitsstandes im Steigrohr entspricht dem Venendruck am Ort der Katheterendposition. Die Graduierung erfolgt in cm Wassersäule, der Nullpunkt wird zweckmäßigerweise mittels einer kommerziell verfügbaren Thoraxschublehre festgelegt. Da zwischen peripheren und zentralen Venen ein Druckgefälle von 4–5 cm

Tabelle 6.39. Zentraler Venendruck (normal: 6–10 cm H_2O)

Erhöht:
1. *Mechanische Einflußbehinderung* (raumfordernde Prozesse im Halsbereich und Mediastinum, Thoraxaperturkompressionssyndrom, Perikarderguß, Perikardtamponade, Panzerherz)
2. *Kardiale Einflußbehinderung* (akute und chronische Rechtsherzinsuffizienz, angeborene und erworbene Herz- und Herzklappenfehler, Vorhoftumoren, im Gefolge einer Linksherzinsuffizienz)
3. *Intrathorakale Druckänderungen* (Husten, Pressen, Pneumothorax, maschinelle Ventilation)
4. *Einengung der Lungenstrombahn* (akutes Cor pulmonale)
5. *Hypervolämie* (Überwässerung, überschießende Infusionen und Transfusionen)
6. *Medikamente* (Catecholamine, periphere Kreislaufmittel, α-stimulierende Pharmaka)

Erniedrigt:
1. *Akuter und chronischer Blutverlust* (Trauma, intestinale und urogenitale Blutungen, chronische Anämien)
2. *Exsiccose* (unzureichende Flüssigkeitszufuhr, chronische Diarrhoe, häufiges Erbrechen, starkes Schwitzen, Coma diabeticum, Diabetes insipidus, intestinale Fisteln, Nierenerkrankungen mit Polyurie)
3. *Überschießende Diureticabehandlung* (Diureticabehandlung bei Herzinsuffizienz und Lebercirrhose, forcierte Diurese bei Intoxikationen)
4. *Kachexie*
5. *α-Receptoren-blockierende Substanzen* (z. B. Regitin)

Wassersäule vorliegen kann, sollte der Katheter möglichst zentral, d. h. in der V. cava, lokalisiert sein. Weitere Zugangswege sind die V. subclavia, die Jugularvene und die V. femoralis, in die mittels der Seldinger-Technik leicht eingegangen werden kann. Normalerweise beträgt der *zentrale Venendruck* 5–10 cm H_2O. Änderungen finden sich bei zahlreichen kardialen und pulmonalen Erkrankungen (Tabelle 6.39). Fehlerhafte Venendruckwerte werden bei thrombotischem Verschluß und Abknickung des Katheters, bei peripherer Position und Verschluß des Ostiums durch die Veneninnenwand gefunden. Sie lassen sich durch häufiges Durchspülen und geeignete Katherposition vermeiden. Aufgrund der zahlreichen Möglichkeiten der Veränderbarkeit des zentralen Venendruckes ist seine Aussagefähigkeit begrenzt. Jedoch trägt er unter Berücksichtigung der Limitationen und Fehlermöglichkeiten wesentlich zur Diagnosesicherung und Verlaufsbeurteilung bei akuten Notfallsituationen bei.

Rechtskardiale Drücke: Der Druck im *rechten Vorhof* ist für die bettseitige Beurteilung der rechtskardialen Dynamik von untergeordneter Bedeutung, solange ein zentraler Venendruck zuverlässig meßbar ist. Bei akuten Erkrankungen und Eingriffen entsprechen die mittleren Druckänderungen im rechten Vorhof annähernd genau den mittleren Änderungen des zentralen Venendruckes, so daß sich Vorhofdruckänderungen quantitativ aus Änderungen des zentralen Venendruckes herleiten lassen. Beim akuten Myokardinfarkt mit und ohne Linksherzinsuffizienz besteht eine schwache Korrelation zwischen dem enddiastolischen Druck im linken Ventrikel und dem Mitteldruck im rechten Vorhof. Die Höhe des Druckes im rechten Vorhof bzw. des zentralen Venendruckes kann somit allenfalls in Einzelfällen als Hinweis auf eine enddiastolische Drucksteigerung im linken Ventrikel gewertet werden. Demgegenüber besteht bei akuten Eingriffen (z. B. Volumenzufuhr, Aderlaß) eine deutliche Korrelation zwischen dem rechtsatrialen Druck und dem enddiastolischen Druck im linken Ventrikel.

Der Druck im *rechten Ventrikel,* in der *Pulmonalarterie* und in der *Pulmonalcapillare* ist für die Diagnostik akuter kardialer und pulmonaler Erkrankungen von erheblicher Bedeutung. Die rechtskardialen Drücke werden am Krankenbett fast ausschließlich mit der Einschwemmkathetertechnik gemessen. Dazu wird ein flexibler Katheter durch eine periphere Vene, z. B. durch die Ellenbeugen- oder die Femoralvene, bis zum rechten Vorhof vorgeschoben. Dort wird ein am Katheterende angebrachter Ballon aufgeblasen und der Katheter durch leichtes Vorschieben in den rechten Ventrikel und die Lungenstrombahn mit dem Blutstrom eingeschwemmt. Für das praktische Vorgehen wichtig sind das Auffinden einer geeigneten Vene, durch die der Katheter leicht eingeführt werden kann, das Vorschieben des Katheters bis zum rechten Vorhof sowie das Einschwemmen in den rechten Ventrikel und in die Lungenstrombahn. Die Vene

Tabelle 6.40. Erhöhter Druck in der Pulmonalarterie (normal: < 30/15 mm Hg)

1. *Erhöhung des Pulmonalcapillar- und/oder linksatrialen Druckes:* überschießende Volumenzufuhr, intrathorakale Drucksteigerungen, im Gefolge eines erhöhten enddiastolischen Druckes im linken Ventrikel (u.a. coronare Herzkrankheit, Hypertrophie, Herzinsuffizienz, angeborene und erworbene Herzvitien), Mitralstenose
2. *Querschnittseinengung der Lungenstrombahn* (>50%) (primäre vasculäre Hypertonie, akutes und chronisches Cor pulmonale)
3. *Erhöhter Lungendurchfluß* (körperliche Belastung, Shuntvitien, high output, Höhenexposition)

wird in der Ellenbeuge durch Venenfreilegung eröffnet oder durch Punktion der V. cubitalis, jugularis oder femoralis erreicht.
Die Messung pulmonaler Drücke dient der Diagnosesicherung und Verlaufsbeurteilung einer pulmonalen Hypertonie im Gefolge einer pulmonalen oder kardialen Erkrankung (Tabelle 6.40). Darüber hinaus gibt die Messung des Druckes in der Pulmonalcapillare Hinweise auf die Höhe des enddiastolischen Druckes im linken Ventrikel und des Mitteldruckes im linken Vorhof. Der mittlere Pulmonalarteriendruck ist beim Vorhandensein eines IV. Herztones und bei Venenstauung im Rahmen einer akuten Herzinsuffizienz beim Myokardinfarkt gegenüber dem unkomplizierten Myokardinfarkt signifikant erhöht. Nach Rekompensation der Herzinsuffizienz sinkt der Pulmonalarteriendruck systolisch, diastolisch sowie als Mitteldruck im Verlauf der Behandlung konsekutiv ab. Ursächlich kommen Füllungs- und Dehnbarkeitsänderungen des linken Ventrikels in Betracht, die sich durch die Auswirkungen des enddiastolischen Druckes im linken Ventrikel auf den Pulmonalarteriendruck erklären.
Bei kardialen Erkrankungen (Klappenvitien, Kardiomyopathien, coronare Herzkrankheit) ist der diastolische Pulmonalarteriendruck mit dem enddiastolischen Druck im linken Ventrikel eng korreliert, und zwar über einen Meßbereich von 10–40 mm Hg für den diastolischen Pulmonalarteriendruck und 15–55 mm Hg für den enddiastolischen

Druck im linken Ventrikel (Abb. 6.30). Ebenso ergibt sich eine signifikante Korrelation zwischen dem diastolischen Pulmonalarteriendruck und dem mittleren Pulmonalarteriendruck. Bei der coronaren Herzkrankheit nehmen beide Druckgrößen mit steigendem coronarangiographischen Schweregrad zu.

Arterielle und linksventriculäre Druckmessung: Der arterielle Blutdruck wird am Krankenbett i. allg. auskultatorisch nach der Methode von RIVA-ROCCI und KOROTKOFF gemessen. Die Fehlerbreite liegt bei etwa ± 10%, allerdings sind folgende Kautelen und Fehlermöglichkeiten zu beachten: Die Manschette muß straff angelegt werden. Bei adipösen und muskulösen oberen Extremitäten kann der auskultatorisch gemessene Blutdruck fälschlich um 20–40 mm Hg zu hoch gemessen werden. Der Nullpunkt des Quecksilbermanometers sollte in Herzhöhe liegen. Zur genauen Erfassung der Arterientöne sollte der Überdruck langsam abgelassen werden (2–5 mm Hg/sec). Bei spontanen Arterientönen und -geräuschen, z.B. bei der Aorteninsuffizienz, ist die Bestimmung des diastolischen Blutdruckes oft schwierig oder nicht möglich. Der nach RIVA-ROCCI gemessene Blutdruck ist normal bei systolischen Werten zwischen 110 und 140 mm Hg, bei diastolischen Werten zwischen 70 und 90 mm Hg. Konstante Drucksteigerungen über 160/95 mm Hg hinaus sind gleichbedeutend mit einer arteriellen Hypertonie, eine Erniedrigung unter die Grenzwerte von 100–105/65–70 mm Hg gilt als Hypotonie.

Die direkte arterielle Druckmessung am Krankenbett setzt infolge der Komplikationsmöglichkeiten (Blutungen, Embolien, Thrombosen) ausschließlich Wachstationsbedingungen voraus. Sie ist bei akuten operativen Maßnahmen, bei diagnostischen Eingriffen (z.B. Quantifizierung der arteriellen Drücke bei Adipositas und Hypertonie, Phentolamin-Test) sowie in Einzelfällen (z.B. kardiogener Schock) indiziert, bei denen mit der Riva-Rocci-Methode ungenaue arterielle Blutdruckwerte gemessen werden können. Der Druck wird meist über einen percutan in die Arterie eingeführten Katheter gemessen. Als Zugangswege dienen die

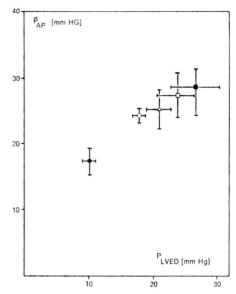

Abb. 6.30. Beziehung zwischen dem enddiastolischen Druck im linken Ventrikel (P_{LVED}) und dem mittleren Pulmonalarteriendruck ($\bar{P}_{AP}$) bei coronarer Herzkrankheit. ● Normalkollektiv, ○ coronarographischer Schweregrad I/II, △ coronarographischer Schweregrad III, □ coronarographischer Schweregrad IV, ■ Patienten mit Herzwandaneurysma. Zu beachten ist die Zunahme des mittleren Pulmonalarteriendruckes mit steigendem enddiastolischen Druck im linken Ventrikel

A. radialis, A. cubitalis und die A. femoralis. Für kurzfristige blutige Druckmessungen ist die Punktion der A. radialis ausreichend.

Für die Dauerdruckmessung und Druckmessung im linken Ventrikel ist das Einführen eines Katheters mittels Seldinger-Technik empfehlenswert. Um Katheterthrombosierungen der percutan eingeführten Katheter zu vermeiden, kann Heparin als langsame Dauerinfusion durch den Katheter infundiert werden. Als Katheter verwenden wir kommerziell verfügbare Ödmann-Ledin-Katheter (Ch. 6, Ch. 7), die an ein Druckmeßsystem, bestehend aus Druckreceptoren, Trägerfrequenzbrücken und Direktregistrierapparatur, angeschlossen werden. Mit dem Ödman-Ledin-Katheter kann der linke Ventrikel retrograd, d.h. durch die Aortenklappe, erreicht werden, ein Verfahren, das auch ohne Röntgendurchleuchtung am Krankenbett und unter Wachstationsbedingungen durchgeführt werden kann. Die direkte linksventriculäre Druckmessung erlaubt Aussagen über die Höhe des systolischen und des Füllungs-

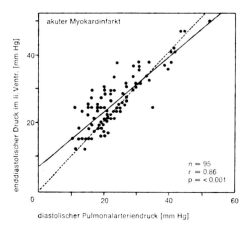

Abb. 6.31. Beziehung zwischen dem diastolischen Pulmonalarteriendruck und dem enddiastolischen Druck im linken Ventrikel beim akuten Myokardinfarkt vor und nach therapeutischen Eingriffen. [33a]

Tabelle 6.41. Erhöhter enddiastolischer Druck im linken Ventrikel (normal: bis 10 mm Hg)

1. *Vermehrte Ventrikelfüllung* (überschießende Volumenzufuhr, Mitral- und Aortenklappenregurgitation, Shuntvitien, extreme Bradykardie)
2. *Verminderte Ventrikelfüllung* (Kontraktionsrückstand bei extremer Tachykardie)
3. *Verminderte Ventrikeldehnbarkeit* (coronare Herzkrankheit in Ruhe und unter Belastung, Angina-pectoris-Anfall, Perikarderguß, Panzerherz, Kardiomyopathien, Ventrikel- und Vorhofhypertrophie, Endo-, Myokardfibrose)
4. *Verminderte Ventrikelkontraktilität* (akuter Myokardinfarkt, akute und chronische Herzinsuffizienz bei coronarer Herzkrankheit, angeborenen und erworbenen Herzvitien und Kardiomyopathien, extreme Druckhypertrophie bei arterieller Hypertonie, Belastungsinsuffizienz, negativ-inotrop wirksame Pharmaka)

Tabelle 6.42. Indikationen zur Messung des Pulmonalarteriendruckes

Komplizierter akuter Myokardinfarkt
Kardiogener Schock
Hypovolämischer Schock
Rechtsventriculärer Myokardinfarkt
Therapiekontrolle (Vasodilatatortherapie, mechanische Assistsysteme u.a.)

druckes im linken Ventrikel (Tabelle 6.41); darüber hinaus können isovolumetrische Geschwindigkeitsgrößen der Kontraktions- und Relaxationsphase bei zusätzlicher Anwendung von Differenzierverstärkern annähernd genau erfaßt werden. Das Verfahren der linksventriculären Druckmessung am Krankenbett ist nicht komplikationslos, da bei Kathetereintritt in den linken Ventrikel bedrohliche Herzrhythmusstörungen auftreten können. Zudem gelten alle für die diagnostische Herzkatheteruntersuchung möglichen Komplikationen, so daß dieses Verfahren am Krankenbett nur bei Akutsituationen unter strenger Beachtung der Kontraindikationen und Komplikationen anzuwenden ist.

Die *Indikationen* zur Messung von Pulmonalarteriendruck (s. Tabelle 6.42) und Herzminutenvolumen mittels der Einschwemmkathetertechnik betreffen die indirekte Quantifizierung der Ventrikelfunktion (enddiastolischer Pulmonalarteriendruck, Herzindex, indirekte Ermittlung ventriculärer Funktionskurven), prognostische Aussagen beim akuten Myokardinfarkt (durch Ermittlung sog. Schockindices aus Pulmonalarteriendruck und Herzminutenvolumen) sowie die Abschätzung des therapeutischen Wertes pharmakologischer Eingriffe (Abb. 6.31).
Bezüglich der Ermittlungen von Herzminutenvolumen, Herzindex, Schlagvolumen, Schlagindex sowie abgeleiteter Größen s. S. 73.

6.2.8 Therapie

Jeder Patient mit gesichertem Myokardinfarkt bedarf einer sofortigen stationären Überwachung und Behandlung (Intensivstation). Wegen der ausgeprägten Frühletalität (Rhythmusstörungen, Linksherzinsuffizienz, kardiogener Schock) ist ein schneller, fachgerechter Transport und Informationsablauf während der Prähospitalphase geboten. Zur Verkürzung der Prähospitalphase gehört die Aufklärung der Bevölkerung über die Warnsymptome und Risiken des Myokardinfarktes, die Aufklärung der Hausärzte und des Krankentransportpersonals über die Dringlichkeit einer gezielten, schnellen und fachgerechten Einweisung, der Einsatz adäquat

6.2 Myokardinfarkt

Tabelle 6.43. Differentialtherapie des akuten Myokardinfarktes

Hämodynamik	Therapie
Normal	Antikoagulation Beta-Blocker
Bradykardie	s. Tab. 6.44
Tachykardie	s. Tab. 6.45
Hypotension	Volumensubstitution
Linksherzinsuffizienz	Organische Nitrate Natrium-Nitroprussid positiv inotrope Pharmaka (Dopamin, Dobutamin) s. Tab. 6.46 (Digitalisglykoside)
Kardiogener Schock	positiv inotrope Pharmaka (Dopamin, Dobutamin) Natrium-Nitroprussid Interne Gegenpulsation (ggf. additiv positiv inotrope Pharmaka, arterioläre Vasodilatatoren) s. Tab. 6.46
Rechtsatrialer Infarkt	Atriale Entlastung durch Vasodilatatoren und Diuretika
Rechtsventrikulärer Infarkt	positiv inotrope Pharmaka Volumensubstitution

ausgerüsteter und ausgebildeter Notarztwagen-Teams mit den Möglichkeiten der Reanimation, Überwachung und medikamentösen Sofortbehandlung des Myokardinfarktes und seiner Komplikationen.

Erstversorgung: Die Erstversorgung des akuten Myokardinfarktes gliedert sich in die ambulante hausärztliche Sofortbehandlung (Prähospitalphase) sowie in die klinische Überwachung und Behandlung (Hospitalphase).

Prähospitalphase:

a) Ruhigstellung (u.a. Valium: 5–10 mg i.v., Librium)
b) Schmerzbehandlung (u.a. Valoron: 50 mg s.c., Eukodal: 0,01–0,02 g s.c., Thalamonal 2–4 ml i.v.)
c) Behandlung der Rhythmusstörungen: (s. Tabellen 6.44, 6.45) bei extremer Bradykardie Atropin 0,5–1 mg s.c. oder i.v., bei Asystolie externe Herzmassage, Mund-zu-Mund-Beatmung, ggf. Intubation, bei ventriculärer Extrasystolie Lidocain (Xylocain): 50–100 mg langsam (5 min) i.v. (nicht bei systolischem Blutdruck unter 80 mm Hg)
d) Schockbehandlung (s. S. 529)
e) Behandlung der Herzinsuffizienz (s. S. 547 und 598) (s. Tabelle 6.46).

Hospitalphase:

a) Ruhigstellung: Jeder Patient mit akutem Myokardinfarkt bedarf einer strikten Ruhigstellung (Bettruhe), ggf. unterstützt durch Sedativa und Tranquilizer (z. B. Valium, initial 5–10 mg i.v., als Dauermedikation 5, 5, 10 mg oral).

b) Schmerzbehandlung: Die Beseitigung des Schmerzes beim Myokardinfarkt dient in erster Linie der symptomatischen Schmerzlinderung, daneben stellt die Analgesie eine Präventivmaßnahme gegenüber Rhythmusstörungen dar, die im akuten Schmerzstadium vermehrt auftreten. Jeder Myokardinfarktpatient sollte weitgehend schmerzfrei sein. Oftmals sind hohe Dosen und wiederholte Gaben stark wirksamer Analgetica erforderlich.

Bei geringer Schmerzintensität sind Tranquilizer ausreichend (z. B. Valium, Librium, Meprobamat), die bei jedem Myokardinfarkt als Basismedikation verordnet werden

Tabelle 6.44. Therapie bradykarder Herzrhythmusstörungen bei akutem Myokardinfarkt

Indikation	Therapie
Sinusbradykardie	Atropin 0,5–1,0 mg i.v. (ggf. repetitv) elektrischer Schrittmacher
Sinu-atriale Blockierung	elektrischer Schrittmacher
Atrio-ventrikuläre Blockierung	elektrischer Schrittmacher
Bradyarrhythmie	Atropin 0,5–1,0 mg i.v. (ggf. repetitv) elektrischer Schrittmacher

Tabelle 6.45. Medikamentöse Therapie tachykarder Herzrhythmusstörungen bei akutem Myokardinfarkt

Indikation	Bevorzugtes Medikament	Dosierung	Nebenwirkungen
Ventrikuläre Extrasystolie + Ventrikuläre Tachykardie	Lidocain	50–100 mg i.v. 2–4 mg/min i.v.	Schwindel, Benommenheit, zentralnervöses Durchgangssyndrom, Hypotension
	Beta-Blocker (z.B. Metoprolol u.a.)	2×50–2×100 mg/d., p.o.	Hypotension, Bradykardie u.a.
	Ajmalin	25–50 mg i.v. 40–60 mg/h i.v. 40–60 mg/d., p.o.	Cholostase, Hypotension, Schenkelblockierung
	Mexiletin	100–200 mg i.v. (2 mg/kg i.v. initial) 2–3×200 mg p.o.	Zentralnervöse Störungen, Hypotension, gastrointestinale Beschwerden Sehstörungen
	Aprindin	20 mg i.v. (0,2 mg/kg i.v.≙ 300 mg/d.)	Psychosen, Agranulozytose, Tremor, Leberschädigung,
	Amiodarone	2–6×100 mg/d., p.o. 1–2×50 mg/d., p.o.	Doppelbilder
Supraventrikuläre Extrasystolie + Supraventrikuläre Tachykardie	Disopyramid	400–800 mg/d., p.o.	Negative Inotropie Harnretention, Hypotension, Mundtrockenheit
	Beta-Blocker (z.B. Metoprolol Atenolol u.a.)	2×50–2×100 mg/d., p.o. 2–3×50 mg/d., p.o.	s.o.
	Verapamil	2,5–5 mg i.v. 80–240 mg/d., p.o.	Negative Inotropie, Hypotonie
	Propafenon	0,5–1,0 mg/kg i.v. 2×300 mg/d., p.o.	Zentralnervöse Symptome, gastrointestinale Beschwerden
	Ajmalin	25–50 mg/ i.v. 40–60 mg/h. i.v. 40–60 mg/d., p.o.	Cholostase, Hypotension, Schenkelblockierung
Paroxysmales, tachysystolisches Vorhofflimmern	Verapamil	2,5–5 mg i.v. 80–240 mg/d., p.o.	Negative Inotropie, Hypotonie
	Beta-Blocker (z.B. Metoprolol Atenolol u.a.)	2×50–2×100 mg/d., p.o. 2–3×50 mg/d., p.o.	s.o.
	Chinidin-Bisulfat	1–1,2 g/d., p.o.	Blutbildveränderungen gastrointestinale Beschwerden
Rezidivprophylaxe ventrikulärer Extrasystolen	Beta-Blocker (z.B. Propranolol, Metoprolol u.a.)	3×40–3×80 mg/d., p.o. 2×50–2×100 mg/d., p.o.	s.o.
	Mexiletin	2–300 mg/d., p.o.	s.o.
	Ajmalin-bitartrat	40–60 mg/d., p.o.	Cholostase, Hypotension
	Chinidin-Bisulfat	1–1,2 g/d., p.o.	Blutbildveränderungen gastrointestinale Beschwerden
Rezidivprophylaxe supraventrikulärer Extrasystolien	Beta-Blocker (z.B. Propranolol, Metoprolol u.a.)	3×40–3×80 mg/d., p.o. 2×50–2×100 mg/d., p.o.	s.o.
	Verapamil	80–240 mg/d., p.o.	Hypotonie

6.2 Myokardinfarkt

Tabelle 6.46 Medikamentöse Möglichkeiten zur Verbesserung der Ventrikelfunktion bei akutem Myokardinfarkt

Indikation	Bevorzugtes Medikament	Dosierung	Nebenwirkungen
Linksherzinsuffizienz	Dopamin	2,5–15 mcg/kg · min	Herzrhythmusstörungen überschießende Diurese, pulmonale Hypertonie
	Dobutamin	2,5–15 mg/kg · min	Herzrhythmusstörungen Angina pectoris
	Nitroglycerin	0,4–1,2 mg/p.o. 3–6 mg/h, i.v.	Hypotension Kopfschmerz, Tachykardie
	Natrium-Nitroprussid	0,3–6,0 mcg/kg · min	Hypotension, Thiocyanatbildung Übelkeit und Erbrechen, Tachyphylaxie
	Diuretika (Furosemid u.a.)	20–60 mg i.v.	Überschießende Diurese
	Digitalisglykoside (Digoxin)	0,25–0,5 mg/d., i.v. 0,25–0,375 mg/d., p.o.	Herzrhythmusstörungen subendokardiale Nekrosen, Aneurysmabildung
Lungenödem	Nitroglycerin	0,4–1,2 mg/p.o. 3–6 mg/h, i.v.	Hypotension Kopfschmerz Tachykardie
	Diuretika (Furosemid)	20–60 mg i.v.	überschießende Diurese
	Digitalisglykoside (Digoxin)	0,25–0,5 mg i.v.	Herzrhythmusstörungen
Kardiogener Schock	Natrium-Nitroprussid	0,3–6 mcg/kg · min	Hypotension Thiocyanatbildung Übelkeit und Erbrechen Tachyphylaxie
	Dopamin	2,5–15 mcg/kg · min	Herzrhythmusstörungen
	Dobutamin	2,5–15 mcg/kg · min	Herzrhythmusstörungen
	Noradrenalin	0,1–0,5 mcg/kg · min	Herzrhythmusstörungen Tachykardie Vasokonstriktion

sollten. Bei leichtem und mittelschwerem Infarktschmerz sind Valoron, Eukodal und Fortral ausreichend. Bei schweren Schmerzen empfiehlt sich die Gabe von Morphinum hydrochloricum, Eukodal oder Fentanyl.

Morphinum hydrochloricum: Einzeldosen von 10–20 mg s.c. oder i.m. Bei intravenöser Applikation besteht insbesondere bei älteren Patienten die Gefahr zentraler Atemdepression. Eine negativ-inotrope Eigenwirkung ist im therapeutischen Dosisbereich nicht zu erwarten. Gelegentlich kann Übelkeit aufkommen, in Einzelfällen sind Blutdrucksenkungen und Frequenzabnahmen mitgeteilt worden (Blutdruck- und Frequenzüberwachung), die durch Beinhochlagerung und Atropin erfolgreich behoben werden können.

Eukodal (10–20 mg s.c.) und Thalamonal bzw. Fentanyl (0,05–0,1 mg s.c. oder i.v.) werden bei schweren Schmerzzuständen eingesetzt. Prinzipiell ist bei allen morphinähnlichen Analgetica auf eine atemdepressorische Wirkung zu achten (Blutgaskontrolle). Pethidin (Dolantin) sollte beim akuten Myokardinfarkt wegen negativ-inotroper Eigenwirkung nicht eingesetzt werden.

c) **Sauerstofftherapie:** Sauerstoffinhalation (O_2-Brille, O_2-Maske, O_2-Zelt) ist bei cyanotischen und dyspnoischen Patienten im akuten Myokardinfarktstadium indiziert. Angestrebt wird eine Verbesserung des Sauerstoffangebotes an das Myokard und die Organe. Eine schmerzlindernde Wirkung kommt dem Sauerstoff nicht zu. Beim Myokardinfarkt ist der arterielle PO_2 in der Regel erniedrigt, erreicht jedoch außer bei akuter Linksherzinsuffizienz selten Werte unter 70 mm Hg. Infolge alveolärer Diffusionsstörung und erniedrigter Perfusion (erniedrigtes Herzzeitvolumen, Schlagvolumen, erhöhter Gefäßwiderstand) werden beim Lungenödem extrem niedrige arterielle PO_2-Werte gefunden (unter 50 mm Hg). Hier zählt Sauerstoffzufuhr zu den obligaten Sofortmaßnahmen.

Die hyperbare Sauerstofftherapie senkt die Frühletalität des Myokardinfarktes nicht. Rhythmusstörungen werden nicht verhindert bzw. reduziert. Hingegen hat sich beim intraktablen Lungenödem die Überdruckbeatmung mit einem Gemisch von 50% Sauerstoff und 50% Stickstoff bewährt.

d) **Behandlung der Rhythmusstörungen** (s. Tabellen 6.44, 6.45). Für den Myokardinfarkt sind folgende Spezialfälle von Bedeutung:

Bradykardien (Sinusbradykardie, Bradyarrhythmie, AV-Blockierungen, AV-Knotenrhythmus) treten bevorzugt beim Hinterwandinfarkt auf. Ihre Vermeidung bzw. Behandlung ist wegen der Gefahr progressiver Hypotonie, ektopischer Rhythmusstörungen, Auslösung von Kammerflimmern und Herzinsuffizienz geboten. Atropin (0,5–1,0 mg, s.c., i.v., i.m.), Alupent (10–80 µg/min i.v.) oder elektrische Stimulation mittels temporärer Schrittmachersonde. Bei gleichzeitigen ventriculären Ektopien, die gelegentlich auch nach Atropin auftreten, sind Lidocain (Xylocain) bzw. Ajmalin (Gilurytmal) indiziert. Bei totalem AV-Block und Myokardinfarkt ist stets die temporäre Schrittmachersondenimplantation angezeigt.

Durch die temporäre *Schrittmachersondenstimulation* im akuten Stadium eines Myokardinfarktes wird im Vergleich zur alleinigen Medikation mit Atropin oder Betareceptorstimulantien eine wirksame Überbrückung bradykarder Herzrhythmusstörungen erreicht. Daraus resultiert eine signifikante Verringerung der Myokardinfarktletalität.

Die temporäre Schrittmachersondenstimulation ist beim akuten Vorderwandinfarkt indiziert, wenn ein AV-Block III. Grades, ein AV-Block II. Grades (Wenckebach), ein bifasciculärer Block (z. B. Rechtsschenkelblock und linksanteriorer Hemiblock, Rechtsschenkelblock und linksposteriorer Hemiblock) sowie ein kompletter Links- oder Rechtsschenkelblock mit AV-Block I. Grades vorliegen. Im akuten Stadium eines Hinterwandinfarktes sollte eine temporäre Schrittmachersondenstimulation bei AV-Block III. Grades, bei bifasciculärer Blockierung (Rechtsschenkelblock und linksanteriorer Hemiblock, Rechtsschenkelblock und linksposteriorer Hemiblock) und bei komplettem Rechtsschenkelblock mit AV-Block I. Grades erfolgen. Gegenüber diesen Indikationen senkt das prophylaktische „Pacing" beim isolierten Rechtsschenkelblock die Letalität nicht.

Tachykardien: (ventriculäre, supraventriculäre Tachykardien) werden entsprechend den in Kapitel 8 gegebenen Richtlinien behandelt. Versagt die medikamentöse Therapie bei ventriculärer Tachykardie, ist die sofortige elektrische Defibrillation angezeigt.

Ventriculäre Ektopien: Primäre Behandlung mit Lidocain, das per infusionem (1–4 mg/min) appliziert wird. Als Initialdosis können zur Erzielung eines effektiven Plasmaspiegels 50–100 mg in 5–10 min injiziert werden. Bei niedrigen Serumkaliumwerten ist die Heterotopieneigung erheblich gesteigert und Lidocain wenig wirksam bzw. unwirksam. Eine Normalisierung des Serumkaliums ist daher von entscheidender Bedeutung. Bei Refraktärität gegenüber Lidocain sollte auf Ajmalin übergegangen werden (2–4 mg/min), das allerdings bei gleicher antiarrhythmischer Dosierung stärker negativ-inotrop wirksam ist als Lidocain. In leichten Fällen können β-sympathicolytische Substanzen appliziert werden, insbesondere im Frühstadium des Myokardinfarktes, bei dem eine vermehrte adrenerge Aktivität wirksam gedämpft wird. Wegen der stark negativ-inotropen und negativ-chronotropen Eigenwirkung von Propranolol und der Ge-

Tabelle 6.47. Hämodynamische Gefährdung durch Warnarrhythmien

Grad 0	keine ventrikulären Extrasystolen	Gefährdung gering
1	gelegentlich ventrikuläre Extrasystolen	
2	häufige ventrikuläre Extrasystolen (<1/min oder >30/h)	Gefährdung erhöht
3	polytope ventrikuläre Extrasystolen	
4	salvenartige ventrikuläre Extrasystolen oder ventrikuläre Tachykardien	
5	frühzeitig einfallende ventrikuläre Extrasystolen ("R- auf T-Phänomen)	

fahr der Hypotension und Linksherzinsuffizienz sind Substanzen wie z. B. Pindolol, Oxprenolol und Metoprolol vorzuziehen.
Eine *prophylaktische Behandlung* des akuten Myokardinfarktes *mit Lidocain* empfiehlt sich in der Prä- und Hospitalphase:

a) bei bereits kurz vorher oder anamnestisch abgelaufenen ventriculären tachykarden Herzrhythmusstörungen (Kammertachykardien, Kammerflattern, Kammerflimmern),
b) bei gehäuft auftretenden ventriculären Extrasystolen (5–10/min),
c) bei polytopen bzw. multiformen ventriculären Extrasystolen.

Mit der prophylaktischen antiarrhythmischen Therapie bei den unter a–c zusammengefaßten Warnarrhythmien (Tabelle 6.47), die als Triggermechanismus für das Auftreten von Kammerflimmern beim akuten Myokardinfarkt angesehen werden, wird über eine primäre Unterdrückung infarktinduzierter Heterotopien eine Unterdrückung der Komplikation „Kammerflimmern" angestrebt. Allerdings sind sog. Warnarrhythmien in der Mehrzahl aller akuten Myokardinfarkte vorhanden, während Kammerflimmern beim akuten Myokardinfarkt lediglich in 5–10% der Fälle auftritt. Eine sichere Korrelation besteht somit nicht, und der prognostische Wert der als Warnarrhythmien bezeichneten Herzrhythmusstörungen beim akuten Myokardinfarkt ist daher eingeschränkt. Demzufolge wäre auch der Wert einer prophylaktischen Lidocainbehandlung zwecks Verhinderung von Kammerflimmern nicht gesichert. Dennoch sollte aus Gründen der Praktikabilität beim akuten Myokardinfarkt Lidocain bei Vorliegen der sog. Warnarrhythmien eingesetzt werden, da dadurch eine wirksame Behandlung der Warnrhythmien selbst wie auch eine gleichzeitige Prophylaxe des Kammerflimmerns bei diesen meist tachykarden Myokardinfarkten gegeben ist. Zu berücksichtigen ist, daß Kammerflimmern bei alten Patienten ($\geqq 70$ Jahre) seltener ist und daß hierbei häufiger Lidocainnebenwirkungen (Paraesthesien, Übelkeit, Hypotension, Bradykardie, Krämpfe) auftreten können. Bei manifester Herzsuffizienz, im Schock und bei Lebererkrankungen ist die Lidocaindosis zu reduzieren.

Bei *Asystolie* sind sofortige externe Herzmassage, Mund-zu-Mund-Beatmung bzw. Intubation mit maschineller Ventilation erforderlich. Zur Beseitigung der sofort einsetzenden metabolischen Acidose wird Bicarbonat (1,4–4%) intravenös infundiert. Die Applikation von β-Receptoren-Stimulation (Alupent, Isuprel) sowie Calcium kann versucht werden. Intrakardiale Injektionen verschiedener Substanzen wirken in erster Linie über einen mechanischen Myokardreiz (Einstichstelle); nennenswerte Erfolge werden dadurch nicht erreicht. Für die externe Herzmassage und Beutelbeatmung ist ein Rhythmus von 3–4 effektiven Herzmassagen (sternal-präcordial) – unterbrochen durch eine Atemaktion – zu beachten. Eine externe Herzmassage ohne Ventilation ist auf jeden Fall zu vermeiden. Bei entsprechender apparativer Ausrüstung sollte nach Versagen der medikamentösen Therapie unmittelbar eine temporäre Schrittmachersondenimplantation erfolgen.

e) Behandlung der Herzinsuffizienz (Tabelle 6.46): Bei manifester Herzinsuffizienz sind *positiv inotrop* wirksame Substanzen (Dopamin, Dobutamin, Prenalterol; Digitalisglykoside) indiziert, insbesondere bei gleichzeitiger Kardiomegalie und supraventriculärer Arrhythmie. Allerdings wird durch Digitalisglykoside die ventriculäre Heterotopieneigung gefördert. Darüber hinaus kann die Entstehung subendokardialer Nekrosen infolge Koronarkonstriktion und die Vergrößerung des Infarktareales und dyskinetischen Segmentes gesteigert werden. Bei nicht-insuffizienten Myokardinfarkten sowie bei latenter Linksherzinsuffizienz sind Digitalisglykoside entbehrlich (Tabelle 6.48). Auf eine Bilanzierung und Normalisierung der Serumelektrolyte sowie des Säure-Basen-Status ist vordringlich zu achten. Der Einsatz hoher Dosen von *Aldosteron-Antagonisten* (Aldactone: 400–800 mg pro Tag i.v.) kann infolge positiv-inotroper Eigenwirkung versucht werden. Bei Lungenödem (s. S. 547) sind unblutige (Nitroglycerin sublingual, intravenöse Beinmanschetten) und seltener blutige *Aderlässe* (200–400 ml), *Diuretica* (z. B. Lasix: 40–100 mg i.v.), *Sauerstoffzufuhr, Bronchospasmolytica* (z. B. Euphyllin: 0,24 g i.v.) erforderlich. Für die Behandlung des kardiogenen Schocks einschließlich der Anwendung weiterer positiv-*inotrop* wirksamer sowie vasoaktiver Substanzen (Glucagon, Corticosteroide, Vasodilatantien u.a.) s. Tabelle 6.43, 6.46.

Eine *Volumenzufuhr* beim frischen Myokardinfarkt sollte wegen der Gefahr eines akuten Lungenödems nur unter gleichzeitiger Kontrolle des Pulmonalarterien- und Pulmonalcapillardruckes erfolgen. Volumenbedingte Drucksteigerungen in der Pulmonalcapillare bis zu 14–18 mm Hg können zu einer Zunahme von Herzzeitvolumen und Schlagvolumen führen. Drucksteigerungen oberhalb dieses Bereiches gehen meist mit keiner meßbaren Zunahme der kardialen Pumpfunktion einher.

f) Anticoagulantien und Thrombolytica: Die Behandlung thromboembolischer Erkrankungen hat das Ziel, appositionelle Thrombosierungen zu verhindern (*Thrombostase*)

Tabelle 6.48. Kardiale Glykosidnebenwirkungen bei coronarer Herzkrankheit

Herzrhythmusstörungen
Angina pectoris
Kammerendteilveränderungen (EKG)
Erhöhung des peripheren und coronaren Gefäßwiderstandes

Akuter Myokardinfarkt:
– Vergrößerung des Infarktareals (Σ ST-Elevation)
– Subendokardiale Nekrosen
– Coronare Vasoconstriction
– Aneurysmabildung

Tabelle 6.49. Indikationen zur Anticoagulantienbehandlung

I. Heparin

Thromboembolie
Anschlußtherapie nach Thrombolyse
Verbrauchscoagulopathie
Hämodialyse
Herzoperationen mit extracorporaler Zirkulation
Austauschtransfusionen

II. Cumarinderivate

Thrombophlebitis (akut, rezidivierend)
Postthrombotisches Syndrom
Lungenembolie (akut, rezidivierend)
Gliedmaßenarterienverschluß
Endangiitis obliterans
Myokardinfarkt
Mitralvitien mit absol. Arrhythmie
Herzklappenprothesen
Polyglobulie
Hämokonzentrationen (Diureticabehandlung)
Anschlußtherapie nach Thrombolyse

Tabelle 6.50. Kontraindikationen der Anticoagulantienbehandlung

I. Absolute Kontraindikation
  Hämorrhagische Diathesen
  Ulcus ventriculi oder duodeni
  Carcinoma intestini
  Colitis ulcerosa
  Okkulte Magen-Darm-Blutungen
  Blutungen aus den abführenden Harnwegen
  Lebercirrhose mit Oesophagusvaricen
  Schwere Nephropathien (Rest-N > 60 mg%)
  Maligner Hypertonus, hypertone Krisen
  Cerebrale Blutungen
  Perikarditis, bakterielle Endokarditis
  Dissezierendes Aneurysma
  Hypertensive Retinopathie (III–IV),
  Ablatio retinae
  Akute chirurgische Eingriffe
  Transseptale Herzkatheteruntersuchungen
  Schwangerschaft
  Organpunktionen (Leber, Milz, Niere)
  Akute Pankreatitis

II. Relative Kontraindikation
  Hohes Alter (> 70 Jahre)
  Hypertonus (> 200 mm Hg systolisch,
    > 110 mm Hg diastolisch)
  Unregelmäßige Tabletteneinnahme
  Fortgeschr. diabet. Angiopathie
  Lactation

Tabelle 6.51. Nebenwirkungen des Heparins

1. Sofortidiosynkrasie (Exanthem, Urticaria, Schüttelfrost, Quincke-Ödem)
2. Blutungen (Magen-Darm-Trakt, abführende Harnwege, Tumoren, nach Streß)
3. Tachykardie, Blutdruckanstieg
4. Haarausfall (nach 2–12 Wochen)
5. Osteoporose, verzögerte Callusbildung, extraossäre Verkalkungen (bei Langzeittherapie)
6. Viscositätserhöhung des Blutes bei Morbus Waldenström (Makroglobulin-Heparin-Komplexe)

bzw. vorhandene Thromben aufzulösen (*Thrombolyse*) [79]. Sie gliedert sich in die Therapie mit Anticoagulantien (Heparin, Heparinoide, Cumarinderivate, Indandione u.a.) und Thrombolytica (Kinasen: Streptokinase, Urokinase; Proteinasen: Schweineplasmin, Aspergillin-0).
Heparin: Heparin wirkt als Sofort- bzw. Direktcoagulans, d.h. nach intravenöser Injektion einer genügend hohen Einzeldosis tritt eine sofortige Gerinnungshemmung ein. Heparin blockiert in erster Linie die Wirkung von Thrombin auf Fibrinogen (Antithrombin); daneben besitzt es eine thrombokinasehemmende Wirkung (Antithrombokinasewirkung) sowie einen Hemmeffekt auf die Adhäsivität zwischen Thrombocyten und Gefäßwand. Der Abbau erfolgt in der Leber, die Ausssscheidung überwiegend renal (als molekularverkleinertes Heparin: Uroheparin). Im Lipidstoffwechsel wirkt Heparin als Aktivator einer Lipoproteinlipase (Klärfaktor), deren Aktivität proportional zur Gerinnungsaktivität ist. Bei hohem Serumlipidspiegel muß Heparin dementsprechend zur Erzielung eines gleich starken gerinnungshemmenden Effektes höher dosiert werden.

Neben Heparin gibt es eine Reihe von Heparinoiden (hochpolymere Polysaccharide, Polyuronide, Mucopolysaccharide; Eleparon, Thrombocid, SP 54), die sich wegen toxischer Nebenwirkungen und inkonstanter Wirksamkeit zur Anticoagulantienbehandlung nicht durchgesetzt haben.

Hinsichtlich der Hauptindikationen einer Heparintherapie s. Tabelle 6.49. Heparin wird ferner eingesetzt bei Sepsis (Prophylaxe von Verbrauchscoagulopathie und Schock). Unter Beachtung der Kontraindikationen (Tabelle 6.50) ist mit einer Heparintherapie zum frühestmöglichen Zeitpunkt der Erkrankung zu beginnen (Vermeidung appositioneller Thromben und embolischer Komplikationen).

Der akute *Myokardinfarkt* wird mit Heparin für 4–8 Tage, anschließend mit Cumarinen eingestellt (Dauerbehandlung). Das Ziel der Heparinbehandlung beim Myokardinfarkt ist die Verhinderung der Neubildung bzw. Progredienz von Coronarthrombosen sowie die Verhinderung von muralen Thromben und arteriellen Thromboembolien.
Initialdosis 5000–10000 I.E. i.v., anschließend 15000–20000 I.E./12 Std als intravenöse Dauerinfusion.

Die *Verbrauchscoagulopathie* (disseminierte intravasculäre Coagulation: DIC) entsteht als Folgeerkrankung beim Schock, bei Sepsis, bei Verbrennungen, Virämie, metastasierenden Carcinomen u.a. Sie erfordert eine initiale Heparinbehandlung zur Blockierung der intravasalen Gerinnung (500–1000 E i.v.), anschließend eine über den Tag gleichmäßig verteilte Dauerinfusion, ggf. Fibrinolyse (s. u.).

Therapiekontrolle: Vor Einleitung der Therapie sowie zur Therapiekontrolle ist die Bestimmung der auf einen Normalwert eingestellten Thrombinzeit (15–16 sec) erforderlich. Das therapeutische Optimum ist erreicht, wenn eine auf das Dreifache der Norm verlängerte Thrombinzeit vorliegt. Die Bestimmung muß in möglichst plättchenfreiem zentrifugierten Citratplasma durchgeführt werden.

Bei intravenöser Dauerbehandlung ist der Test ein- oder zweimal täglich durchzuführen (z. B. 8.00 Uhr, 20.00 Uhr); bei täglich einmaliger subcutaner Heparinapplikation (Injektion 17.00 Uhr) genügt eine Bestimmung (z. B. 11.00 Uhr); bei täglich zweimaliger subcutaner Heparingabe sind 2 Bestimmungen in Abständen von jeweils 12 Std vor der Injektion erforderlich. Bei Übergang auf Cumarintherapie ist gleichzeitig die Bestimmung der Quick-Zeit (Optimalwert: 15–25%) durchzuführen.

Bei der Blutentnahme ist auf schnelle Venenpunktion ohne Gewebstraumatisierung (Mobilisierung von Gewebsthrombokinase) zu achten, ferner auf Blutaspiration ohne starken Sog zur Vermeidung von Erythrocytenläsionen und gute Durchmischung des Spritzeninhaltes (Citratplasma). Bei Vorhandensein von Gerinnseln ist die Probe zu verwerfen. Eine Entnahme aus intravenösen Kathetern mit laufender Heparininfusion ist nicht zu verwerten.

Nebenwirkungen des Heparins s. Tabelle 6.51.

Therapie von Blutungskomplikationen: Als Heparinantidot wird Protaminchlorid (Hoffmann La Roche) intravenös eingesetzt; ca. 1 mg Heparin wird durch 1,2 mg Protaminchlorid gehemmt. Wegen der Gefahr überschießender Gerinnung sollte die Anwendung von Protaminchlorid nur bei bedrohlichen Blutungskomplikationen erfolgen. Bei einer unbekannten Heparinkonzentration sollten anfänglich nicht mehr als 100 mg Protaminchlorid sehr langsam intravenös (mehrere Minuten) injiziert werden. Bei schneller Injektion kommt es zu vorübergehender Hypotension, zu Flush-Reaktionen und Tachykardien. Die Wirkung von Protaminchlorid erfolgt unmittelbar nach der Injektion, ggf. sind Nachinjektionen erforderlich (Bestimmung der Recalcifizierungszeit). Als Faustregel gilt die Injektion derjenigen Menge, die 50% der letzten applizierten Heparindosis (in Einheiten) entspricht.

Cumarine und Indandione: Die Cumarine (und Indandione) sind Vitamin-K-Antagonisten. Das Erfolgsorgan ist die Leberzelle. Ein bis drei Tage nach Therapiebeginn kommt es zu einer Verminderung der Gerinnungsfaktoren in der Reihenfolge: II–X–IX–VII. Kurz- und langwirkende Cumarine unterscheiden sich in bezug auf die Zeit, die zur Normalisierung des Gerinnungssystems nach Absetzen des Präparates erforderlich ist (s. Tabelle 6.52). Die Wirkung der Cumarine wird durch Vitamin K kompetitiv aufgehoben. Die Wirkung des Antidots (Vitamin K_1, Phytomenadion, Konakion) setzt nach 4–6 Std ein.

Die *Indikation* einer Cumarinbehandlung betrifft überwiegend die *Langzeitbehandlung* thromboembolischer Erkrankungen (s. Tabelle 6.49). Die Letalität des Myokardinfarktes während der Hospitalphase wird durch die Anticoagulation gesenkt. In der Mehrzahl der deutschen Kliniken wird beim *Myokardinfarkt* eine sofortige Heparinisierung eingeleitet und die Langzeitbehandlung mit Cumarinderivaten für die Dauer zwischen 6 Monaten (Patienten mit unkompliziertem Verlauf, kleinem Infarktbezirk) und Jahren (Risikopatienten z. B. mit Herzwandaneurysma, Thromboembolie) unter Beachtung der Kontraindikationen (s. Tabelle 6.50) und Berücksichtigung einer medikamentösen Beeinflussung der Prothrombinwerte fortgesetzt. Dieses Vorgehen gründet sich auf eine nachgewiesene Verminderung thromboembolischer Komplikationen und auf eine mutmaßlich verminderte Reinfarkthäufigkeit.

Therapiekontrolle: Für die Therapiekontrolle sind die Thromboplastinzeitmethode nach Quick und das Thrombotestverfahren nach Owren die Verfahren der Wahl.

Die Methode nach Quick untersucht die 2. Gerinnungsphase. Erfaßt werden vor allem die Faktoren II, VII, IX und X. Die Untersuchung wird im Plasma (Citraplasma) oder im Capillarblut durchgeführt. Optimalwerte (Quick): 15–25%.

Das Thrombotestverfahren soll neben den Faktoren II, VII und X auch den Faktor IX

Tabelle 6.52. Durchschnittliche Dosierung, therapeutische Wirkung und Wirkungsdauer (nach Absetzen) verschiedener gebräuchlicher Anticoagulantien

Chemische Bezeichnung (Handelsname)	Durchschnittliche Dosis (oral, in mg)			Therapeutische Wirkung erreicht (in Tagen)	Wirkungsdauer nach Absetzen (in Tagen)
	1. Tag	2. Tag	Erhaltungsdosis		
3-(1-Phenylpropyl)-4-hydroxycumarin (Marcumar)	12–15	9–12	1,5–4,5	2–4	5–10
3-(α-(4-Nitrophenyl)-β-acetyläthyl)-4-hydroxycumarin (Sintrom)	16–24	8–24	4–8	2–3	3–6
3-(α-Phenyl-β-acethyläthyl)-4-hydroxycumarin (Cumadin)	25–40	10–15	5–15	2–3	4–8
Bis-(4-hydroxycumarinyl-3)-methan (Dicumarol)	150–400	75–200	25–150	2–3	4–8
Bis-(4-hydroxycumarinyl-3)-essigsäureäthylester (Tromexan)	1200–1800	600–900	300–600	1–2	2–3

erfassen. Der Vorteil der Methode liegt in der Durchführung mit frisch entnommenem Capillarblut einschließlich der sofortigen Auswertung mittels einer vom Hersteller mitgelieferten Auswertungstabelle für die Ambulanz. Optimalwert (Thrombotest): 7–13%.

Therapie von Blutungskomplikationen: Bei leichten Blutungskomplikationen ist i. allg. eine Reduktion der Cumarindosis ausreichend. Bei schweren Blutungskomplikationen sind Bluttransfusionen, Vitamin K (Konakion) bzw. Konzentrate der Faktoren II, VII, IX und X erforderlich. Unter Vitamin K setzt eine Normalisierungstendenz der Blutgerinnung frühestens 3 Std nach intravenöser Injektion ein, während mit den Faktorenkonzentraten innerhalb von Minuten eine Normalcoagulabilität erreicht werden kann. Die Antidote (Vitamin K, Faktorenkonzentrate) sollten nur dann Anwendung finden, wenn die Blutung aus klinischer Indikation ausgeschaltet werden muß. Weitere Nebenwirkungen der Cumarine s. Tabelle 6.53.

Therapieschema: Inaktivierung der Gerinnungshemmung:

Vitamin K (Konakion):
oral: 3–10 mg (3–10 Tropfen),
intravenös: 10–20 mg (1–2 Ampullen), maximale Tagesdosis 40 mg.

Zufuhr von Gerinnungspotential: Faktorenkonzentrate: ACC 76 (Behring), Konyne (Medac), PPK (Immuno). Die Wirksamkeit der Cumarintherapie interferiert mit Prozessen, die die enterale Resorption von Vitamin K beeinflussen; ein gesteigerter anticoagulativer Effekt wird z. B. bei oraler Applikation von Breitbandantibiotica (Zerstörung der Darmflora) gefunden. Darüber hinaus ist mit einer Hypocoagulabilität zu rechnen bei Patienten mit akuten und chronischen Lebererkrankungen, bei kardialer Dekompensation, Hyperthyreose, Hyperventilation, Hyperzirkulation, Malabsorption, Röntgentherapie, Streß, Unterernährung, Niereninsuffizienz. Durch folgende Substanzen wird die Anticoagulation gefördert bzw. potenziert: Clofibrat, Chinidin, Chlorpropamid, Salicylate, Phenylbutazon, Sulfonamide, Immunsuppressiva, Rauwolfia-Präparate, Phenothiazine, Thyroxin, Trijodthyronin, Thiobarbiturate, Testosteron, Mutterkornalkaloide, Nicotinsäurederivate, paraffinhaltige Laxantien, Lokalanaesthetica, Dextran-Präparate. Entgegengesetzte Wirkungen (Hypercoagulabilität) besitzen ein hoher Vitamin-K-Gehalt der Nahrung (verschiedene Kohlsorten, Spinat u.a.), Sekundärinfektionen, intestinale Malignome (u.a. Pankreascarcinome), Diuretica,

Tabelle 6.53. Nebenwirkungen von Cumarinen

1. Blutungen
2. Embryopathien
3. Hautnekrosen („Cumarinnekrosen")
4. Haarausfall
5. Vermehrte Harnsäureausscheidung
6. Störung des Fibroblastenwachstums

Thiouracile, Purinderivate, ACTH, Äthinyloestradiol, Acetylcholin, Adrenalin, Atropin, Ganglienblocker, Neuroleptica.

Thrombocytenaggregationshemmer (Acetylsalicylsäure, Dipyridamol, Sulfinpyrazon, Clofibrat, Hydroxychloroquin) haben das Ziel, in der Thrombogenese durch Änderung der Thrombocytenfunktion (Adhäsion, Aggregation, Release-Reaktion) einzugreifen und arteriellen Thrombosierungen vorzubeugen. Der Wirkungsmechanismus beruht wahrscheinlich auf Änderungen im Prostaglandinstoffwechsel der Thrombocyten und der Gefäßwand, indem die Plättchenaggregationshemmer in das Gleichgewicht thrombocytärer und vasculärer Prostaglandinprodukte durch Inhibition von Thromboxan A_2 bzw. Erhöhung von Prostacyclin (PG I2) eingreifen (Abb. 6.32).

Die im Rahmen der coronaren Herzkrankheit einsetzbaren Thrombocytenaggregationshemmer (Acetylsalicylsäure, Dipyridamol, Sulfinpyrazon, s. Tabelle 6.54) können generell nicht als therapeutisch gesicherte Medikation zur Langzeitprophylaxe des Myokardinfarktes bzw. Reinfarktes eingestuft werden. Für Clofibrat ist zwar eine Abnahme der Letalität an Reinfarkten mitgeteilt worden; doch war die Gesamtletalität der behandelten Patienten höher. Unter Dipyridamol wird weder eine Senkung der Letalität aus kardialer Ursache noch der Gesamtletalität erreicht, während für Acetylsalicylsäure und für die Kombinationsbehandlung aus Acetylsalicylsäure und Dipyridamol wahrscheinlich eine Tendenz zur Abnahme der Reinfarkthäufigkeit besteht.

Tabelle 6.54. Thrombocytenaggregationshemmer zur Behandlung der coronaren Herzkrankheit

Sulfinpyrazon	4mal 200 mg/Tag
Dipyridamol	3–4mal 75 mg/Tag
Acetylsalicylsäure	0,1–1,5 g/Tag

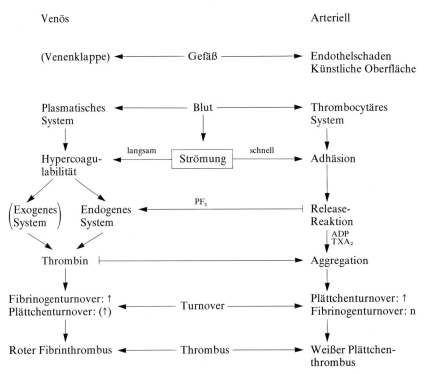

Abb. 6.32. Unterschiede und Gemeinsamkeiten arterieller und venöser Thrombogenese. PF_3 Plättchenfaktor 3; TXA_2 Thromboxan A_2; ADP Adenosindiphosphat; n normal. [95]

Positive Frühresultate wurden für Sulfinpyrazon berichtet, das die kardial bedingten Todesfälle in den ersten 6 Monaten nach Myokardinfarkt reduziert. Erstinfarkte lassen sich nach den bisherigen prospektiven und randomisierten Studien durch Thrombocytenaggregationshemmer nicht verhindern.

Thrombolytica: Thrombolytica sind Substanzen, die nach erfolgter Gerinnung Fibrin auflösen und somit thrombolytisch wirksam sind. Die wirksamsten Thrombolytica sind Streptokinase und Urokinase (Kinasen) sowie Schweineplasmin und Aspergillin O (Proteinasen). Für den Wirkungsmechanismus der Streptokinase ist die Bildung eines Aktivators im Blut erforderlich, der Plasminogen in Plasmin umwandelt, wodurch Fibrinspaltung und Fibrinolyse eingeleitet werden. Urokinase, die aus menschlichem Urin gewonnen wird, wandelt Plasminogen direkt in Plasmin um und besitzt keine Antigenität. Ihr therapeutischer Einsatz ist aus methodisch-thechnischen Gründen (ca. 900 l menschlichen Urins für die Herstellung einer durchschnittlichen Behandlungsdosis) zur Zeit nicht möglich. Durch intravenöse Injektion beider Kinasen können plasminogenhaltige Thromben vom Rand her lysiert werden (5–6 cm Thrombus pro Tag).

Indikationen für eine Thrombolyticatherapie s. Tabelle 6.55).

Der Erfolg der thrombolytischen Therapie hängt ab vom Intervall zwischen Thrombusbildung und dem Zeitpunkt der Thrombolyticapplikation sowie von der Größe des Thrombus. Bei arterieller peripherer Thromboembolie ist mit einer Erfolgsquote von ca. 63–77% zu rechnen, wenn die Therapie innerhalb der ersten 12–24 Std einsetzt [57]. Die Lysedauer beträgt ca. 2–6 Tage bei einem Thrombusalter von 12–24 Std. Der Lyseerfolg von Venenthromben liegt bei 70% (Thrombusalter bis zu 3 Tagen) bzw. 57% der Fälle (Thrombusalter 4–5 Tage). Bei rechtzeitigem Therapiebeginn kann ein postthrombotisches Syndrom in 60% der Fälle verhindert werden. Bei einem Behandlungsbeginn mehr als 6 Tage nach erfolgtem Gefäßverschluß ist ein nennenswerter Lysiserfolg kaum mehr zu erwarten.

Beim akuten *Myokardinfarkt* (< 6 Std) kann durch die systemische (intravenöse) Thrombolyse eine schnellere Rückbildung elektrokardiographischer Veränderungen (QRS-Verbreiterungen, ST-Hebungen, T-Negativierungen) sowie eine zeitliche Raffung des Serumenzymmusters erreicht werden, das einen schnelleren Anstieg von SGOT sowie ein zeitlich früheres Maximum von SGOT und CPK aufweist [31, 69]. Das Infarktareal selbst wird durch die Thrombolyse nicht verkleinert. Die Gesamtletalität (bis zum 40. Tag) ist nach Thrombolyse (Streptokinase) mit 14,1% wahrscheinlich geringer als unter alleiniger Anticoagulantienbehandlung (21,7%) [57]. Zur intrakoronaren Thrombolyse s. S. 353.

Die Einleitung der Therapie erfolgt mit 250 000 E Streptokinase (Initialstandarddosis), bei schwerer Lungenembolie und beim Zentralarterienverschluß mit 500 000 E, langsam i.v. (15–20 min); anschließend wird eine Stundendosis von 100 000 E i.v. verabfolgt. Nach Normalisierung der Thrombinzeit geht man mit der Streptokinasedosis zurück und infundiert zusätzlich Heparin, entsprechend einer auf das Dreifache der Norm verlängerten Thrombinzeit.

Zur *Therapiekontrolle* ist die Bestimmung der Thrombinzeit unerläßlich (Einstellung auf das Dreifache der Norm). Erforderlich sind weiterhin die Bestimmung der Streptokinasetoleranz (zur Ermittlung der Initialdosis), des Quick-Wertes, des Fibrinogens (Normalwert 200–500 mg%; < 100 mg%: Blutungsgefahr) und der Fibrinmonomeren. Zur Dokumentation empfiehlt es sich, die Thrombelastographie durchzuführen.

Bei gefährlichen Blutungen unter der Thrombolysebehandlung (Afibrinogenämie) ist die

Tabelle 6.55. Indikation der Thrombolyticatherapie

1. Akuter Myokardinfarkt (< 6 Std alt)
2. Lebensbedrohliche Lungenembolie
3. Akute arterielle Thromboembolie
4. Akute Venen- und Beckenvenenthrombose
5. Phlegmasia caerulea dolens
6. Priapismus
7. Akute Zentralarterien – Retinothromboembolie
8. Protrahierter Schock

Infusion von Humanfibrinogen und von Trasylol zu erwägen, Antifibrinolytica (Epsilon-Aminocapronsäure, AMCA, TAMBA) sollten als Antidot möglichst nicht gegeben werden.

Chirurgische Behandlung des akuten Myokardinfarktes. Die bislang für eine statistische Analyse in geringer Zahl verfügbaren Resultate in der coronarchirurgischen Behandlung des akuten Myokardinfarktes mit und ohne kardiogenen Schock rechtfertigen eine generelle invasiv-chirurgische Therapie nicht. In Einzelstudien konnte über chirurgische Erfolge bei kombiniertem Einsatz der intraaortalen Gegenpulsation und akuten Revascularisation entsprechend einer Senkung der Letalität des akuten Myokardinfarktes mit kardiogenem Schock von 100% (medikamentöse Therapie) auf 40–50% (chirurgische Therapie) berichtet werden. Die derzeit definierten Auswahlkriterien für diese Fälle sind:

a) gute hämodynamische Ansprechbarkeit auf die intraaortale Gegenpulsation, d.h. wirksame diastolische Druckzunahme, Schlagvolumenzunahme und Verbesserung der Organperfusion,
b) hämodynamische Abhängigkeit von der intraaortalen Gegenpulsation, d.h. deutliche Besserung der hämodynamischen Ausgangslage (Herzindex $\leq$ 2 l/(min · m²), Pulmonalcapillardruck $\geq$ 20 mm Hg, arterieller Mitteldruck $\leq$ 60 mm Hg) durch den Einsatz der intraaortalen Gegenpulsation,
c) kurze Infarktlatenz (< 5 Tage),
d) kurze Schocklatenz (< 12–24 Std),
e) revascularisierbare Stenosen großer Coronararterienhauptäste,
f) coronarangiographisch sichtbare, angedeutete oder deutliche Vascularisation hypo- oder akinetischer Myokardsegmente.

Zusätzlich zu diesen Auswahlkriterien sind Alter, Allgemeinzustand, Zweiterkrankungen, Risikofaktorenkonstellationen u.a. kritisch abzuwägen. Auch die positiven Einzelbeobachtungen gehen davon aus, daß durch die Coronarchirurgie im Akutstadium eine Verkleinerung des nekrotischen Infarktareales nicht erreicht werden kann. Der präsumptive Wert dieser Maßnahmen würde somit durch Überbrückung des durch lebensbedrohliche Komplikationen (Herzrhythmusstörungen, Herzinsuffizienz, Thrombembolie, Ruptur u.a.) gekennzeichneten Akutstadiums des Myokardinfarktes wirksam werden.

Mechanische Assistsysteme. Das derzeit in der Therapie der coronaren Herzkrankheit wichtigste mechanische Assistsystem ist die intraaortale Gegenpulsation. Ihre klinischen Anwendungsgebiete sind (s. Tabelle 6.56):

a) diagnostische Risikoeingriffe (Coronarangiographie bei Präinfarktangina, Coronarangiographie bei akutem Myokardinfarkt),
b) Behandlung des kardiogenen Schocks nach Myokardinfarkt (s. S. 529) und
c) intra- und postoperative Therapie von coronarchirurgischen Eingriffen (akute Revascularisation bei Präinfarktangina, akutem Myokardinfarkt).

Nach Arteriotomie wird durch die A. femoralis ein Ballonkatheter intraaortal eingeführt. Mittels EKG-Triggerung wird der Ballon jeweils während der Diastole aufgepumpt. Dadurch wird entsprechend dem variierbaren Pumpvolumen (ca. 40–80 ml) eine diastolische Augmentation, d.h. Drucksteigerung durch Volumenverdrängung erzeugt (Abb. 6.33). Die wichtigsten hämodynamischen Auswirkungen sind die mechanische Erzeugung eines ausreichenden Schlagvolumens während der Diastole und die Senkung der linksventriculären Nachbe-

Tabelle 6.56. Indikationen zur intraaortalen Gegenpulsation bei coronarer Herzkrankheit

1. Unstabile Angina pectoris mit Myokardinsuffizienz
2. Therapieversagen mit konservativen Maßnahmen (Inotrope Substanzen, Vasodilatatoren u.a.) bei Myokardinsuffizienz
3. Kardiogener Schock ($\bar{P}_{art}$ < 60 mm Hg; HI $\leq$ 1,8 l/(min · m²); $\bar{P}_{PC} \geq$ 25 mm Hg)
4. Intraoperativer Myokardinfarkt mit Schock
5. Postoperatives Herzversagen (nach Coronar-, Ventrikel- und allgemeiner Chirurgie)

6.2 Myokardinfarkt

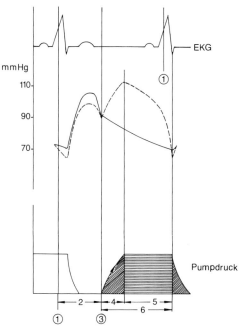

Abb. 6.33. Zeitliches Verhalten des Pumpvorganges und des Aortendruckes während eines Herzcyclus. Die augmentierte Druckkurve wird gestrichelt gezeichnet. ① R-Zacken Trigger, 2 Verzögerungsintervall nach Entleerung, ③ Auslösung der Füllung, 4 Füllungszeit, 5 Haltedauer des Druckes, 6 Blähungsintervall [46]

lastung (Afterload). Die diastolische Druckzunahme führt zu einer Zunahme des coronaren Perfusionsdruckes. Demzufolge wird die Coronarperfusion des Myokards verbessert. Die Abnahme des ventriculären Afterload geht mit einer wirksamen Abnahme des myokardialen Sauerstoffverbrauches einher, da die Wandspannung, die entscheidende Determinante des myokardialen Energiebedarfes, infolge arterieller Drucksenkung mit konsekutiver Abnahme der distolischen Ventrikeldimensionen druckabhängig gesenkt wird. Der therapeutische Nutzen der intraaortalen Gegenpulsation wird demnach von Ausmaß und Wirksamkeit der Afterloadreduktion (Abnahme des myokardialen Sauerstoffverbrauches), der Schlagvolumenzunahme (Verbesserung der linksventriculären Pumpfunktion) und der Verbesserung der Myokardperfusion (Zunahme des myokardialen Sauerstoffangebotes) bestimmt.

Therapieempfehlungen zum Einsatz anderer mechanischer Ersatzsysteme wie partieller linksventriculärer Ersatzpumpen oder totaler Herzersatzsysteme können derzeit nicht gegeben werden.

Intrakoronare Streptokinase-Applikation. Durch die lokale, intrakoronare Streptokinase-Infusion kann die Konzentration der Streptokinase am Koronarverschluß im Unterschied zur systemischen Lysebehandlung regional erhöht und systemisch niedrig gehalten werden. Während 40–60 min werden mittels eines intrakoronar eingelegten Katheters 80000–160000 Einheiten infundiert. Frische Koronarthromben können in der Mehrzahl der Fälle erfolgreich lysiert werden; mit einer Verkleinerung des Infarktareales ist bei Patienten mit 1–4 h altem Myokardinfarkt zu rechnen [107, 108]. Der systemische Abfall des Fibrinogen- und Plasminspiegels ist gering, Blutungskomplikationen sind selten und Reperfusionsarrhythmien durch Lidocain intravenös meist traktabel.

Da organisch fixierte Koronarstenosen durch die Fibrinolysetherapie nicht beseitigt werden, stellen erfolgreich lysierte Koronarstenosen potentiell eine Indikation zur aortokoronaren Bypass-Operation im Kurzzeitintervall dar. Über die kombinierte transluminale, koronare Angioplastik und lokale Streptokinase-Therapie liegen bislang keine gesicherten Therapieerfolge vor.

6.2.9 Verlauf und Prognose

Myokardinfarktpatienten haben in 36% der Fälle typische Angina pectoris für mehr als 2 Jahre vor dem Infarktereignis, in 14% weniger als 2 Monate vorher, in 18% bestehen lediglich uncharakteristische Brustbeschwerden, in 32% werden keine thorakalen Schmerzzustände angegeben. Nach durchgemachtem Myokardinfarkt [9a] leben nach

 4 Wochen: 67%
 5 Jahren: 35%
10 Jahren: 23%
15 Jahren: 13%
20 Jahren: 10%.

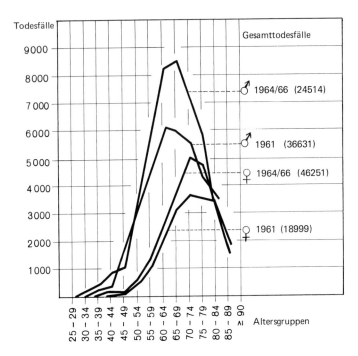

Abb. 6.34. Todesfälle an Myokardinfarkt in der Bundesrepublik Deutschland (1964/66 und 1961) [81]

Von den Patienten mit einer Überlebenszeit von 4 Wochen leben nach

1 Jahr:	81–93%
2 Jahren:	77–91%
5 Jahren:	55–75%
10 Jahren:	32–56%
15 Jahren:	17–48%
20 Jahren:	12%.

Die Letalität von Reinfarkten innerhalb der 5-Jahres-Periode liegt bei 36%. – Gesamttodesfälle an Herzinfarkt in Relation zum Lebensalter, s. Abb. 6.34.
Entscheidend für den Verlauf des Myokardinfarktes sind u.a. Lebensalter, Geschlecht, Infarktgröße und -lokalisation, Ausmaß der Komplikationen, Risikofaktoren und der Zeitpunkt des Behandlungs- und Überwachungsbeginnes. Ein exakter prognostischer Index besteht nicht. Mit zunehmendem Lebensalter steigt die Frühletalität innerhalb der ersten 4 Wochen nach dem Infarktereignis annähernd linear an: 15–30% bei 50–59jährigen, 20–40% bei 60–69jährigen, 25–50% bei 70–79jährigen. Bei Patienten unter 40 Jahren liegt die Frühletalität zwischen 5 und 15%; bei ihnen ist ein plötzlicher Herztod 2–3mal häufiger als bei älteren Myokardinfarktpatienten (>40 Jahre); jedoch ist bei Überstehen des Infarktereignisses die Überlebenszeit wesentlich länger als bei Patienten über 40 Jahren, und Herzinsuffizienz sowie Angina pectoris werden weitaus seltener beobachtet.

Von den *Risikofaktoren* beeinflussen vor allem Diabetes mellitus, Bluthochdruck, Hyperlipoproteinämie und Zigarettenrauchen die Langzeitprognose. Bei Diabetikern treten Myokardinfarkte ca. zweimal häufiger auf als bei Nichtdiabetikern. Weniger als 20% der diabetischen Infarktpatienten erreichen eine Überlebenszeit von 5 Jahren. Diabeteseinstellung, antihypertensive Maßnahmen, Anticoagulation, Nicotinkarenz und lipidsenkende Diät und Pharmaka tragen zur Verlängerung der Überlebenszeit um ca. 10–40% bei. Bei 70–90% aller Infarktpatienten sind die Serumlipidwerte erhöht: in 45% der Fälle mit Typ IV, in 20% der Fälle mit Typ II-B, in ca. 10% mit Typ II-A. Bei jüngeren Infarktpatienten (<50 Jahre) überwiegt die Hyperlipoproteinämie Typ II, bei älteren (>50 Jahre) Typ IV [66]. Angina pectoris und Myokardinfarkt haben ungefähr dieselbe Dauerprognose [63]. Eine schlechte Dauerprognose weisen Myokardinfarkt-

patienten aller Altersklassen mit durchgemachtem kardiogenen Schock, mit Herzinsuffizienz, Herzrhythmusstörungen und Schenkelblockierungen auf.
Wesentlich für die *Frühprognose* des Myokardinfarktes ist ein möglichst frühzeitiger und fachgerechter stationärer Überwachungs- und Behandlungsbeginn. Innerhalb der ersten Stunde nach dem Infarkt tritt in ca. 10% der Fälle Kammerflimmern auf, und in 5% der Fälle entwickelt sich ein kardiogener Schock. Bei Patienten, die 3 Std nach dem Infarktereignis stationär aufgenommen werden, befinden sich bereits ca. 10% der Fälle im kardiogenen Schock. Die Gesamtletalität innerhalb der 1. Std des akuten Myokardinfarktes beträgt 20–40%. Erfahrungsgemäß werden ca. 15% aller Myokardinfarktpatienten innerhalb der 1. Std nach dem Infarktereignis stationär aufgenommen, ca. 50% nach 4 Std und 70–80% nach 24 Std. Die Letalität nimmt mit steigendem klinischen Schweregrad zu und beträgt in der Killipp-Klasse I: 1–4%, II: 6–12%, III: 26–29%, IV: 79–82%. Häufigste Ursache der Infarktletalität sind in der Prähospitalperiode die Herzrhythmusstörungen. Nach der Hospitalisierung ist das myokardiale Pumpversagen die zahlenmäßig überwiegende Todesursache. Im letzteren Falle kommen Herzrhythmusstörungen ursächlich nur zu etwa 10–30%, dagegen das Pumpversagen zu 60–80% in Betracht.
Einen wesentlichen Beitrag zur Reduzierung der Frühletalität stellt die Aufklärung des Hausarztes und der Bevölkerung über die Dringlichkeit einer möglichst frühzeitigen und fachgerechten stationären Überweisung von Myokardinfarktverdächtigen und Myokardinfarktpatienten dar.
Kontrollierte Studien über die Langzeitergebnisse einer prophylaktischen Behandlung der CHK nach Vorderwandmyokardinfarkt (Beobachtungszeit: 1.–12. Monat nach Infarkteintritt) mit *Betareceptorenblockern* lassen eine Tendenz zur Abnahme der Reinfarkthäufigkeit (um 40%), eine signifikante Reduktion von Herztodesfällen (um 34%) mit konsekutiver Verlängerung der Überlebensrate und einer Abnahme von Herzrhythmusstörungen bei deutlicher Besserung der subjektiven Symptomatologie vermuten. Dieser Effekt scheint weitgehend unabhängig von der Wahl des Präparates (Alprenolol, Timolol) zu sein. Ähnlich günstige Resultate wurden für die Reinfarktincidenz, plötzliche Herztodesfälle und die Überlebensrate unter dem Einfluß von Alprenolol (400 mg/Tag) während einer Beobachtunsperiode von 2 Jahren nach akutem Myokardinfarkt mitgeteilt, wobei die Letalität und Reinfarkthäufigkeit durchschnittlich um 45–50% und mehr gesenkt wurden. Dagegen lassen sich Komplikationsrate und Letalität des akuten Myokardinfarktes (Hospitalphase) durch Betareceptorenblocker nicht beeinflussen, wenn auch Abnahme von Infarktgröße, Extrasystolen und Tachykardie mitgeteilt wurde. Der symptomatische Effekt von Betareceptorenblockern in der Behandlung von Angina pectoris, Belastungsinsuffizienz und Herzrhythmusstörungen sowie einer verminderten Belastungstoleranz ist somit unzweifelhaft. Ein lebensverlängernder und die Rate bedrohlicher coronarer Komplikationen verringernder Effekt von Betareceptorenblockern erscheint möglich, wenn auch derzeit nicht sicher bewiesen.

6.2.10 Rehabilitation

Die Dauer der absoluten Bettruhe eines Myokardinfarktpatienten richtet sich nach der Infarktausdehnung (EKG, Serumenzyme) und den Komplikationen. Die durchschnittliche stationäre Verweildauer beträgt in den USA ca. 17–21 Tage bei einer Myokardinfarktrate von 390 000 pro Jahr. Eine *Frühmobilisation* läßt sich risikoarm nur dann durchführen, wenn die körperlichen Belastungen dem klinischen Bild angepaßt sind. Bei unkompliziertem Infarkt wird mit der krankengymnastischen Mobilisation am 2.–6. Behandlungstag begonnen. *Kontraindikationen* sind: manifeste Herzinsuffizienz, schwere Angina pectoris, Temperaturen über 39 °C, Perikarderguß, Herzrhythmusstörungen, Hypertonus (>180 mm Hg). Das Programm gliedert sich in *Behandlungsstufen,* die entsprechend dem klinischen Bild und individuell verlängert bzw. verkürzt werden können:

Stufe I (2 Tage):
Abklatschen der Beine,
Ateminstruktionen,
leichte Fußbewegungen unter Aufsicht.

Stufe II (2 Tage):
passives Umlagern,
selbständiges Essen, Waschen, Aufsetzen.

Stufe III (2 Tage):
aktives Umlagern,
Hand- und Fußbewegungen, Atemübungen,
Spannungsübungen (Gluteus, Quadriceps-,
Gastrocnemius, Schultergürtel-, Biceps-, Tricepsmuskulatur),
Bauchmuskelkontraktionen.

Stufe IV (2 Tage): Sitzen auf der Bettkante,
aktive Armbewegungen.

Stufe V (2 Tage): Stehen vor dem Bett,
leichte Gehübungen.

Stufe VI (2 Tage):
Gehen im Zimmer (Prüfgang: 10 min),
Mahlzeiten am Tisch.

Stufe VII (2 Tage):
Prüfgang: 50 m,
Gehen auf dem Flur.

Stufe VIII (2 Tage):
Treppensteigen (8–12 Stufen).

Das Übungsprogramm wird vom Stationsarzt täglich neu verordnet. Treten *Komplikationen* auf, ist das Programm zu unterbrechen (Zurückstufung), ebenso bei Pulsfrequenzsteigerungen von über 30/min auf über 100/min oder Frequenzsenkungen von über 10/min, bei schwerer Angina pectoris, Herzrhythmusstörungen u.a.
Im Anschluß an die Mobilisation (2–4 Wochen) folgen die *Rehabilitationsmaßnahmen* des Ausheilungsstadiums (Aufbauphase). Diese Maßnahmen sollten möglichst in Form eines Anschlußheilverfahrens in einer speziellen Rehabilitationsklinik durchgeführt werden [44].
Der Wert von Anschlußheilverfahren beruht auf der durch Training angestrebten Verbesserung der körperlichen Leistungstoleranz, auf den gruppentherapeutischen Auswirkungen und auf der im Rahmen von ambulanten Nachsorgeprogrammen (z.B. Coronargruppentherapie) zu erwartenden Verbesserung der allgemeinen Lebensführung (Zweitprävention). Da gesichert erscheint, daß durch die ambulante oder stationäre physikalische Therapie, eine konsequente Diätberatung, psychische Führung des Patienten, Berufsberatung u.a. ein höheres Maß an Lebensqualität zu erreichen ist, kommt der rehabilitativen Nachsorge im Sinne einer konsequenten Gesundheitserziehung und Zweitprävention eine wichtige Bedeutung in der allgemeinen Nachbehandlung des Infarktpatienten zu. Eine intensive und individuelle ambulante Betreuung des „Postinfarktpatienten" durch seinen Hausarzt ist einem stationären Anschlußheilverfahren dann vorzuziehen, wenn eine ausführliche persönliche Zuwendung durch den Hausarzt möglich ist oder wenn familiäre, zeitliche und finanzielle Gründe einem längeren Aufenthalt in einer Rehabilitationsklinik entgegenstehen. Während der Anschlußheilmaßnahmen ist in Abhängigkeit vom Rehabilitationsprogramm mit einer Rate lebensbedrohlicher Komplikationen von 2–5% zu rechnen. Es ist bislang nicht erwiesen, ob eine Verlängerung der Lebenserwartung und Senkung der Reinfarkthäufigkeit durch die Einleitung von Anschlußheilverfahren erreicht wird und ob die für die stationäre Rehabilitation aufzuwendenden Kosten nicht wirksamer für intensive ambulante gruppentherapeutische und hausärztliche Maßnahmen eingesetzt wären.
Erfahrungsgemäß können 80–90% der Infarktkranken nach 3–6 Monaten ihre frühere Tätigkeit wieder aufnehmen, bei nur ca. 10–20% ist ein Wechsel zu leichterer Arbeit erforderlich. Die Letalität ist bei Myokardinfarktpatienten mit und ohne Trainingsprogramm etwa gleich hoch. Die wesentlichen Maßnahmen im Rahmen des Anschlußheilverfahrens:

Bewegungstherapie (Aufbautraining)
Medikamentöse Langzeitbehandlung (s. Tabelle 6.45 und 6.46).
Physikalische Therapie
Ernährungsberatung
Gesundheitserziehung (Risikofaktoren u.a.)
Raucherentwöhnung
Gruppenpsychotherapie (autogenes Training)

Nach Infarktheilung sind ca. 50% der Patienten noch übergewichtig, ca. 30% nehmen an Körpergewicht während der Postmyokardinfarktperiode sogar zu; jeder 3. Raucher beginnt wieder zu rauchen, ca. 70% der Hochdruckkranken sind nicht befriedigend eingestellt, und nur jeder 2. Patient mit Herzinsuffizienz wird ausreichend weiterbehandelt. Die Gesundheitserziehung ist somit für den Erfolg der Rehabilitationsmaßnahmen und Rezidivprophylaxe von wesentlicher Bedeutung und sollte neben den medikamentösen und physiotherapeutischen Maßnahmen bereits am Ende der stationären Akutphase eingeleitet werden.

6.3 Literatur

1. ADAMS, D. F., FRASER, D. D., ABRAMS, H. L.: The complications of coronary arteriography. Circulation 48, 609 (1973)
2. ALDERMAN, E. L., MATLOF, H. S., WEXLER, L., SHUMWAY, N. E., HARRISON, D. T.: Results of direct coronary artery surgery for the treatment of angina pectoris. N. Engl. J. Med. 288, 535 (1973)
3. ANDRASCH, R., BARDANA, E., PORTER, J., PIROFSKY, B.: Die diagnostische Bedeutung des Raynaud-Syndroms. Verh. Dtsch. Ges. Inn. Med. 85, 899 (1979)
4. ANDERSEN, K. L., SHEPHARD, R. J., DENMLIN, H., VARNAUSKAS, E., MASIRON, R.: Fundamentals of exercise testing. Geneva: World Health Organisation 1971
5. Anturano Reinfarction Trial Research Group: Sulfin pyrazone in the prevention of cardiac death after myocardial infarction. The Anturane Reinfarction Trial. N. Engl. J. Med. 298, 289 (1978)
6. BÄUERLE, W.: Die Coronarsklerose bei Hypertonie. Beitr. Pathol. Anat. 111, 108–124 (1950)
7. BARNES, G. K., OBERMAN, A., KOUCHOUKOS, N. T., RAY, M. J.: Changes in work status in patients undergoing saphenous vein bypass surgery. Circulation [Suppl. II] 51/52, 118 (1975)
8. BAROLDI, G., SCOMIAZZONI, G.: Coronary circulation in the normal and the pathologic heart. Washington: Office of the Surgeon General. Dept. of the Army 1967
9. BERNDT, T. B., MILLER, D. C., SILVERMAN, J. F., STINSON, E. B., HARRISON, D. C., SCHROEDER, J. S.: Coronary bypass surgery for unstable angina pectoris. Am. J. Med. 58, 171 (1975).
9a. BJÖRCK, G.: Epidemiologie und Soziologie der koronaren Verschlußkrankheit. Verh. Dtsch. Ges. Inn. Med. 69, 573 (1963)
10. BLEIFELD, W.: Therapie des akuten Herzinfarkts aus hämodynamischer Sicht. Dtsch. Med. Wochenschr. 104, 1215 (1979)
11. BLEIFELD, W., MATHEY, D., HANRATH, P., EFFERT, S.: Myokardiale Steifigkeit des linken und rechten Ventrikels nach frischem Myokardinfarkt. Verh. Dtsch. Ges. Kreislaufforsch. 39, 281 (1973)
12. BLOCK, T. A., MURRAY, J. A., ENGLISH, M. T.: Improvement in exercise performance after unsuccessful myocardial revascularization. Am. J. Cardiol. 40, 673 (1977)
13. BLUMGART, H. L., ZOLL, P. M.: Pathologic physiology of angina pectoris and acute myocardial infarction. Circulation 22, 301–307 (1960)
14. BLUMGART, H. L., ZOLL, P. M.: Clinical pathologic correlations in coronary artery disease. Circulation 47, 1139 (1973)
15. BOLOOKI, H., VARGAS, A.: Myocardial revascularization after acute myocardial infarction. Arch. Surg. 111, 1216 (1976)
16. BRAUNWALD, E.: Protection of the ischemic myocardium. Am. Heart Assoc. Circ. Monogr. 48 (1976)
17. BRAUNWALD, E.: Coronary-artery surgery at the crossroads. N. Engl. J. Med. 22, 661 (1977)
18. BRETSCHNEIDER, H. J.: Aktuelle Probleme der Koronardurchblutung und des Myokardstoffwechsels. Regensburg. Aerztl. Fortbild. 1, 11 (1967)
19. BRETSCHNEIDER, H. J., COTT, L., HILGERT, G., PROBST, R., RAU, G.: Gaschromatographische Trennung und Analyse von Argon als Basis einer neuen Fremdgasmethode zur Durchblutungsmessung von Organen. Verh. Dtsch. Ges. Kreislaufforsch. 32, 207 (1966)
20. BRUSCHKE, A. V. G., PROUDFITT, W. L., SONES, F. M.: Clinical course of patients with normal and slightly or moderately abnormal coronary arteriograms. A follow-up study on 500 patients. Circulation 47, 936 (1973)
21. BRUSCHKE, A. V. G., PROUDFITT, W. L., SONES, F. M.: Progress study of 590 consecutive nonsurgical cases of coronary disease followed 5–9 years. I. Arteriographic correlations. Circulation 47, 1147 (1973)
22. BRUSCHKE, A. V. G., PROUDFITT, W. L., SONES, F. M.: Progress study of 590 consecutive nonsurgical cases of coronary disease followed 5–9 years II. Ventriculographic and other correlations. Circulation 47, 1154 (1973)

23. BÜCHNER, F.: Über Angina pectoris. Klin. Wochenschr. *42*, 1737–1739 (1932)
24. BÜCHNER, F.: Die Koronarinsuffizienz. Kreislaufbücherei, Bd. 3. Dresden, Leipzig 1939
24a. BURGGRAF, G. W., PARKER, J. D.: Prognosis in coronary artery disease. Angiographic, hemodynamic and clinical factors. Circulation *51*, 146 (1975)
25. CHAPMAN, I.: Morphogenesis of occluding coronary artery thrombosis. Arch. Pathol. *80*, 256 (1965)
26. COHN, J. M., GUIHA, N. H., BRODER, M. I., LIMAS, C. J.: Right ventricular infarction. Clinical and hemodynamic features. Am. J. Cardiol. *33*, 209 (1974)
27. CONSTANTINIDES, P.: Plaques fissures in human coronary thrombosis. J. Atheroscler. Res. *6*, 1 (1966)
28. CRAMER, K., PAULIN, S., WERKÖ, L.: Coronary angiographic findings in correlation with age, body weight, blood pressure, serum lipids and smoking habits. Circulation *33*, 888 (1966)
29. DAWBER, T.: Prädisponierende Faktoren der Koronarerkrankung. In: Pathogenetische Faktoren des Myokardinfarktes. Stuttgart, New York: Schattauer 1969
30. DEMANY, M. A., TAMBE, A., ZIMMERMAN, H. A.: Correlation between coronary arteriography and the post exercise electrocardiogram. Am. J. Cardiol. *19*, 526 (1967)
31. DIETRICH, H., SCHWIEGK, H.: Angina pectoris und Anoxie des Herzmuskels. Z. Klin. Med. *125*, 195 (1928)
32. DUGUID, J. B.: Thrombosis as a factor in the pathogenesis of coronary atherosclerosis. J. Pathol. Bacteriol. *58*, 207 (1946)
33. DWYER, E. M., JR., WIENER, L. COX, J. W.: Angina pectoris in patients with normal and abnormal coronary arteriograms. Am. J. Cardiol. *23*, 639–646 (1969)
33a. FALICOV, R. E., RESNEKOV, L.: Relationship of the pulmonary artery end-diastolic pressure to the left ventricular end-diastolic and mean filling pressures in patients with and without left ventricular dysfunction. Circulation *42*, 65 (1970)
34. FARINHA, J. B., KAPLAN, M. A., HARRIS, C. N., DUNNE, E. F., CARLISH, R. A., KAY, J. H., BROCKS, S.: Disease of the left main coronary artery. Am. J. Cardiol. *42*, 124 (1978)
35. FELDMAN, R. L., NICHOLS, W. W., PEPINE, C. J., CONTI, C. R.: Hemodynamic significance of the length of a coronary arterial narrowing. Am. J. Cardiol. *41*, 865 (1978)
36. FRIEDBERG, C. K.: Caution and coronary artery surgery. – Timeo Chirurgus et Dona Ferentes. Circulation *45*, 727 (1972)
37. FRIEDMAN, M., VAN DEN BOVENKAMP, G. J.: The pathogenesis of a coronary thrombus. Am. J. Pathol. *48*, 19 (1966)
38. FULTON, W. F. M.: The coronary arteries. Springfield/Ill.: Thomas 1965
39. GENSINI, G. G., DA COSTA, B. C. B.: The coronary collateral circulation in living man. Am. J. Cardiol. *24*, 393–400 (1969)
40. GIESE, W., MÜLLER-MOHNSSEN, H.: Kollateralkreisläufe im Coronarsystem bei Coronarsklerose. In: Bad Oeynhauser Gespräche II. S. 159–178. Berlin, Göttingen, Heidelberg: Springer 1958
41. GILL, E.: Angina pectoris. Stuttgart, New York: Fischer 1978
42. GILLMANN, H., COLBERG, K., KELLER, H. P., ORTH, H. F., BÖRNER, W., FRITZE, E., GEBAUER, D., GROSSE, K. D., HECKNER, F., KÖRTGE, P., VAN DE LOO, J., PEZOLD, F. A., POLIWODA, H., PRAETORIUS, F., SCHMUTZLER, R., SCHNEIDER, B., ZEKORN, D.: Zur fibrinolytischen Behandlung des akuten Herzinfarktes. II. Deutsch-schweizerische Gemeinschaftsstudie, Teil II: Ergebnisse der elektrokardiographischen Untersuchungen. Z. Kardiol. *62*, 193 (1973)
42a. GRÜNTZIG, A. R., MYLER, R., HANNA, E.: Coronary transluminal angioplasty. Circulation *55* und *56* (suppl. 3), 3–84 (1977)
42b. GRÜNTZIG, A. R., SENNING, A., SIEGENTHALER, W.: Nonoperative dilatation of coronary artery stenosis. N. Engl. J. Med. *301*, 61 (1979)
43. GUINN, G. A., MATHUR, V. S.: Surgical versus medical treatment for stable angina pectoris: prospective randomized study with one to four year follow-up. Ann. Thorac. Surg. *22*, 524 (1976)
44. HALHUBER, M. J., MILZ, H. P.: Praktische Präventiv-Kardiologie. München, Berlin, Wien: Urban & Schwarzenberg 1972
45. HEGEMANN, G., DITTRICH, H.: Chirurgie der koronaren Herzkrankheit. Internist *13*, 388 (1972)
46. HELLBERG, K., KETTLER, D., DE VIVIE, R.: Intraaortale Ballongegenpulsation. Stuttgart: Thieme 1977
47. HILGER, H. H., BEHRENBECK, D. W., HELWIG, H., WAGNER, J.: Untersuchungen über den Einfluß koronargefäßerweiternder Pharmaka auf die Koronardurchblutung beim Menschen. Pharmacol. Clin. *1*, 77 (1968)
48. HORT, W.: Ventrikeldilatation und Muskelfaserdehnung als früheste morphologische Befunde beim Herzinfarkt. Virchows Arch. [Pathol. Anat.] *339*, 72–82 (1965)
49. HORT, W.: Mikroskopische Beobachtungen an menschlichen Infarktherzen. Virchows Arch. [Pathol. Anat.] *345*, 61–70 (1968)

50. HORT, W., KALBFLEISCH, H.: Koronarversorgungstypen des menschlichen Herzens. Herz Kreislauf 7, 385–391 (1975)
51. HORT, W., JUST, H., FISCHER, K., LÜTH, G.: Infarktmuster in menschlichen Herzen. Virchows Arch. [Pathol. Anat.] 345, 45–60 (1968)
52. HORT, W., MOOSDORF, R., KALBFLEISCH, H., KÖHLER, F., MILZNER-SCHWARZ, U., FRENZEL, H.: Postmortale Untersuchungen über Lokalisation und Form der stärksten Stenosen in den Koronararterien und ihre Beziehung zu den Risikofaktoren. Z. Kardiol. 66, 333–340 (1977)
53. HORT, W., KALBFLEISCH, H., KÖHLER, F., FRENZEL, H.: Entstehen Herzinfarkte coronarogen oder myogen? Verh. Dtsch. Ges. Pathol. 61, 343 (1977)
54. HOTES, C., HORT, W.: Herzgewichte bei frischen und vernarbten Infarkten, bei Herzruptur und Herzwandaneurysma. Z. Kreislaufforsch. 57, 1040–1049 (1968)
55. HULTGREN, H. N., PFEIFER, J. F., ANGELL, W. W., LIPTON, M. J., NILISOLY, J.: Unstable angina: Comparison of medical and surgical management. Am. J. Cardiol. 39, 734 (1977)
56. HULTGREN, H. N., TAKARO, T., DETRE, K. M., MURPHY, M. L.: Evaluation of the efficacy of coronary bypass surgery. Am. J. Cardiol. 42, 157 (1978)
57. JAENECKE, J.: Antikoagulantien- und Fibrinolysetherapie. Stuttgart: Thieme 1971
58. JELLINEK, M. V., LOWN, B.: Exercise stress for exposure of cardiac arrhythmia. Prog. Cardiovasc. Dis. 16, 497 (1974)
59. KALBFLEISCH, H., HORT, W.: Die Verteilungsmuster der Koronararterien (Versorgungstypen) des menschlichen Herzens. Postmortale Untersuchungen. Dtsch. Med. Wochenschr. 101, 1092–1097 (1976)
60. KALMAR, P., AKRAMI, R., DARUP, J., RODEWALD, D., RÖDIGER, W.: Grenzen und Möglichkeiten der chirurgischen Therapie der koronaren Herzkrankheit. Therapiewoche 28, 2405 (1978)
61. KALTENBACH, M., LICHTLEN, P.: Coronary heart disease. Stuttgart: Thieme 1971
62. KANNEL, W. B.: The epidemiology of coronary heart disease: Methodological considerations. The Framingham study. In: Epidemiologie kardiovaskulärer Erkrankungen. Weibel, P., Sittmer, L. K., (Hrsg.), S. 249–274. Bern: Huber 1970
63. KANNEL, W. B., FEINLEIB, M.: Natural history of angina pectoris in the Framingham study. Prognosis and survival. Am. J. Cardiol. 29, 154 (1972)
64. KANNEL, W. B., SORLIE, P. D.: Remission of clinical angina pectoris: The Framingham study. Am. J. Cardiol. 42, 119 (1978)
65. KEEFER, C. S., RESNIK, W. H.: Angina pectoris: A syndrom caused by anoxemia of the myocardium. Arch. Intern. Med. 41, 769–807 (1928)
66. KLEMENS, H. H., V. LÖWIS OF MENAR, P., BREMER, A., VON WNUCK, E., SCHRÖDER, R.: Hyperlipoproteinämien und Koronarerkrankungen. Häufigkeit, Typenverteilung, Abhängigkeit von Alter und Geschlecht. Klin. Wochenschr. 50, 139 (1972)
67. KLOSTER, F. E., KREMKAU, E. L., RAHIMTOOLA, S. H., RITZMAN, L. W., GRISWOLD, H. E., NEILL, W. A., ROSH, J., STARR, A.: Prospective randomized study of coronary bypass surgery for chronic stable angina. Cardiovasc. Clin. 8, 115 (1977)
68. KOCHSIEK, K., COTT, L. A., TAUCHERT, M., NEUBAUR, J., LARBIG, D.: Measurement of coronary blood flow in various hemodynamic conditions using the argon technic. In: Coronary heart disease. Kaltenbach, M., Lichtlen, P. (eds.), S. 137. Stuttgart: Thieme 1971
69. KRETSCHMANN, H. J., KALTENBACH, M.: Anatomy and nomenclature of coronary arteries. In: Coronary heart disease. Kaltenbach, M., Lichtlen, P. (eds.), p. 32. Stuttgart: Thieme 1971
70. KÜBLER, W.: Tierexperimentelle Untersuchungen zum Myokardstoffwechsel im Angina pectoris-Anfall und beim Herzinfarkt. Bibl. Cardiol. 22 (1969)
71. LASCH, H. G., NEUHOF, H.: Die Fibrinolysebehandlung des Schocks. In: Therapeutische und experimentelle Fibrinolyse. Hiemeyer, V. (Hrsg.). Stuttgart: Schattauer 1969
71a. LASCH, H. G., HEENE, D., MÜLLER-ECKHARDT, CHR.: Hämorrhagische Diathesen. In: Klinische Hämatologie. Hrsg. H. Bergmann, Thieme, Stuttgart (1975) S. 676–755
72. LICHTLEN, P. R.: Koronarangiographie. Erlangen: Straube 1979
73. LICHTLEN, P., BAUMANN, P. C., PRETER, B.: Zur selektiven Koronarographie. Klinisch-angiographische Analyse anhand von 250 Patienten. Arch. Kreislaufforsch. 59, 287 (1969)
74. LOCHNER, W.: Herz. In: Physiologie des Kreislaufes. Schütz, E. (Hrsg.), Bd. I, S. 185. Berlin, Heidelberg, New York: Springer 1971
75. LOOP, F. D., PROUDFIT, W. L., SHELDON W. C.: Coronary bypass surgery weighed in the balance. Am. J. Cardiol. 42, 154 (1978)
76. LOWN, D.: The physiology of coronary care. Arch. Klin. Med. 216, 201 (1969)

77. Mallory, G. K., White, P. D., Salcedo-Salgar J.: The speed of healing of myocardial infarction. A study of the pathologic anatomy in 72 cases. Am. Heart J. *18*, 647–671 (1939)
78. Margolis, J. R., Kannel, W. B., Feinleib, M., Dawber, T. R., McNamarra, P.: Clinical features of unrecognized myocardial infarction – silent and symptomatic. 18 year follow-up. The Framingham Study. Am. J. Cardiol. *32*, 1 (1973)
79. Marx, R.: Antikoagulantien und Thrombolytika. In: Therapie innerer Krankheiten: Buchborn, E., Jahrmärker, H., Karl, J., Martini, G. A., Müller, W., Riecker, G., Schwiegk, H., Siegenthaler, W., Stich, W. (Hrsg.), S. 278, Berlin, Heidelberg, New York: Springer 1977
80. Mason, D. T.: Congestive heart failure; mechanisms, evaluation and treatment. New York: Yorke Medical Books 1976
81. Master, A. M.: The two step test of myocardial function. Am. Heart J. *10*, 495 (1935)
82. Mathur, V. S., Guinn, G. A., Anastassiadas, L. C., Chahine, R. A., Korompai, F. L., Montero, A. C., Luchi, R. J.: Surgical treatment for stable angina pectoris. N. Engl. J. Med. *294*, 709 (1975)
83. McIntosh, H. D., Garcia, J. A.: The first decade of aortocoronary bypass grafting. Circulation *57*, 405 (1978)
84. McIntosh, H. D., Zeft, H. J., Hackel, D. B., Kong, Y.: The time-course of the development of collateral circulation following gradual coronary occlusion in the pig. Trans. Am. Clin. Climatol. Assoc. *79*, 129–133 (1968)
85. Medalie, J. H., Snyder, M., Groen, J. J., Neufeld, H. N., Goldbourt, U., Riss, E.: Angina pectoris among 10000 men. 5 year incidence and univariante analysis. Am. J. Med. *55*, 583 (1973)
86. Meesmann, W.: Zur Pathophysiologie der Koronarinsuffizienz. In: Koronarinsuffizienz. Periphere Durchblutungsstörungen. Gottstein, U. (Hrsg.), S. 20–31. Bern: Huber 1973
87. Meesmann, W., Bachmann, G. W.: Pharmakodynamisch induzierte Entwicklung von Koronar-Kollateralen in Abhängigkeit von der Dosis. Arzneimittelforsch. *16*, 501 (1966)
88. Meesmann, W., Schulz, F.-W.: Kollateralenentwicklung an den Kranzarterien im Tierexperiment. In: Herzinfarkt. Grundlagen und Probleme. Hort, W. (Hrsg.). Heidelberger Taschenbuch. Bd. 61, S. 48–66. Berlin, Heidelberg, New York: Springer 1969
89. Merx, W.: Bradykarde Rhythmusstörungen beim Herzinfarkt. Intensivmedizin *9*, 187 (1972)
90. Morgan, A. D.: The pathogenesis of coronary occlusion. Oxford: Blackwell 1956
91. Müller, O., Rorvik, K., Haemodynamic consequences of coronary heart disease with observations during anginal pain and of the effect of nitroglycerine. Br. Heart J. *20*, 302–310 (1958)
92. A Multicentre International Study: Improvement in prognosis of myocardial infarction by long-term beta-adrenoreceptor blockade using practolol. Br. Med. J. *1975 III*, 735
92a. Murphy, M. L., Hultgren, H. N., Detre, K., Thomsen, J. Takaro, T.: Treatment of chronic stable angina. N. Engl. J. Med. *297*, 621 (1977)
93. Nauth, H. F., Hort, W., Hubinger, R.: Untersuchungen über die Lokalisation sklerotischer Veränderungen in den Coronararterien und ihren großen epikardialen Ästen. Z. Kardiol. *68*, 832–838 (1979)
94. Neill, W. A., Judkins, M. P., Dhindsa, D. S., Metcalfe, J., Kassebaum, D. G., Kloster, F. E.: Clinically suspect ischemic heart disease not corroporated by demonstrable coronary artery disease. Physiological investigations and clinical course. Am. J. Cardiol. *29*, 171–179 (1972)
95. Ostendorf, P.: Was ist gesichert in der Therapie mit Plättchenaggregationshemmern? Internist (Berlin *20*, 585 (1979)
96. Page, D. L., Caulfield, J. B., Kastor, J. A., de Sanctis, R. W., Sanders, C. A.: Myocardial changes associated with cardiogenic shock. N. Engl. J. Med. *285*, 133–137 (1971)
97. Palm, D.: Adrenerge Betarezeptoren und Betarezeptorenblocker. In: Adrenerge Betarezeptoren und Betarezeptorenblocker. Berliner Seminar. Hierholzer, K., Rietbrock, N. (Hrsg.), S. 192. Erlangen: Straube 1977
98. Pary, C. H.: An inquiry into the symptoms and causes of syncope anginosa commonly called angina pectoris. London 1799
99. Paulin, S.: Coronary arteriography. Radiological aspects. Adv. Cardiol. *4*, 258–266 (1970)
100. Leonhardt, H., Börner, W., Fritze, F., Gebauer, D., Gillmann, H., Grosser, K. D., Heckner, F., van de Loo, J., Pezold, F. A., Poliwoda, H., Schmutzler, R., Zekorn, D.: Kinetik der Serumenzyme bei Behandlung des Herzinfarktes mit Streptokinase. Klin. Wochenschr. *51*, 397 (1973)
101. Preston, T. A.: Coronary artery surgery: A critical review. New York: Raven 1977
102. Prinzmetal, M., Ekmekei, A., Kannamer, R., Kwoczynski, J. K., Shubin, H., Toyoshima, H.: Variant form of angina pectoris. Previously undelineated syndrome. JAMA *174*, 1794 (1960)

6.3 Literatur

103. PROUDFITT, W. L., SHIREY, E. K., SONES, F. M.: Selective cinecoronary arteriography. Correlation with clinical findings in 1000 patients. Circulation 33, 901–910 (1966)
104. RAAB, W.: Neurogenic multifocal destruction of myocardial tissue (Pathogenic mechanism and its prevention). Rev. Can. Biol. 22, 217–239 (1963)
105. RACKLEY, C. E., RUSSEL, R. O.: Left ventricular function in acute myocardial infarction and its clinical significance. Circulation 45, 231 (1972)
106. REIMANN, R., JAHRMÄRKER, H.: Zur Klinik des Herzinfarktes: Symptomatologie und Komplikationen. M. M. W. 111, 923 (1969)
107. RENTROP, P., BLANKE, H., KARSCH, K. R., WIEGAND, V., KÖSTERING, H., RAHLF, G., OSTER, H., LEITZ, K.: Wiedereröffnung des Infarktgefäßes durch transluminale Rekanalisation und intrakoronare Streptokinase-Applikation. Dtsch. Med. Wochenschr. 104, 1438–1440 (1979)
107a. RENTROP, P., BLANKE, H., KÖSTERING, H., KERSCH, K. R.: Intrakoronare Streptokinase-Applikation bei akutem Infarkt und instabiler Angina pectoris. Dtsch. med. Wschr. 105, 221 (1980)
108. RIECKER, G.: Wertigkeit klinischer Belastungsprüfungen bei koronarer Herzkrankheit. Dtsch. med. Wochenschr. 98, 891 (1973)
108a. RIECKER, G., BOLTE, H., LÜDERITZ, B., STRAUER, B. E.: Akuter Myokardinfarkt: Herzinsuffizienz und kardiogener Schock. Verh. Dtsch. Ges. HerzKreislaufforsch. 45, 39 (1979)
109. ROSKAMM, H., BLÜMCHEN, G., KIEFERL, A., WRONKA, M., SCHNELLBACHER, K., WINK, K., JÄDICKE, W., LÖNNE, E., REINDELL, H.: Die Indikation zur Koronarographie. Herz/Kreislauf 4, 315 (1972)
110. RUSSELL, R. O., HUNT, D., RACKLEY, C. E.: Left ventricular hemodynamics in anterior and inferior myocardial infarction. Amer. J. Cardiol. 32, 8 (1975)
111. SCHAPER, W.: Development of coronary collaterals in the intact canine heart Louvain: University of Louvain, Faculty of Medicine, Koninklijke Bibliotheek Nr. 1060, 1967
112. SCHAPER, W.: The physiology of the collateral circulation in the normal and hypoxic myocardium. Ergebn. Physiol. 63, 102–145 (1971)
113. SCHEIDT, S.: Unstable angina: medical management or surgery. Cardiovasc. Med. 2, 541 (1977)
114. SCHENK, H., STRAUER, B. E., HEISS, H. W., KOCHSIEK, K.: Koronarreserve und myokardialer Sauerstoffverbrauch des linken Ventrikels bei Patienten mit stenosierender Koronarsklerose. Verh. Dtsch. Ges. Inn. Med. 79, 1139 (1973)
114a. SCHERPE, H., STRAUER, B. E.: Untersuchungen über die hämodynamischen Determinanten der Auswurffraktion. Verh. Dtsch. Ges. Inn. Med. 82, 1109 (1976)
115. SCHETTLER, G.: Risikofaktoren beim Herzinfarkt. Vorläufige Ergebnisse einer sekundären Präventivstudie mit Heparin. Dtsch. Med. Wochenschr. 97, 533 (1972)
115a. SCHETTLER, G.: Der Familiendoktor. Jb. Heidelberger Akademie d. Wissenschaften, S. 85–103 (1980)
116. SCHLIERF, G.: Ernährung und Herzinfarkt. Arbeitsmed. Sozialmed. Arbeitshyg. 7, 160 (1971)
117. SCHMIDT, E., SCHMIDT, F. W.: Enzym-Fibel. Praktische Enzym-Diagnostik. Mannheim: Boehringer 1966
118. SCHRÖDER, R.: Hämodynamische Komplikationen bei akutem Myokardinfarkt. Internist (Berlin) 13, 380 (1972)
119. SCHULZ, F. W., MEESMANN, W., TÜTTEMANN, J., MARUHN, D., SCHLEY, G.: Plasmaenzymaktivitäten und Myokardmorphologie nach akutem experimentellen Koronarverschluß in Abhängigkeit von Spontankollateralen des Herzens. Z. Kreislaufforsch. 61, 1–10 (1972)
120. SIEGENTHALER, W.: Klinische Pathophysiologie. Stuttgart: Thieme 1976
121. SINAPIUS, D.: Häufigkeit und Morphologie der Coronarthrombose und ihre Beziehungen zur antithrombotischen und fibrinolytischen Behandlung. Klin. Wochenschr. 43, 37–43 (1965)
122. SINAPIUS, D.: Über Wandveränderungen bei Koronarthrombose. Klin. Wochenschr. 43, 875–880 (1965)
123. SINAPIUS, D.: Zur Morphologie verschließender Koronarthromben. Dtsch. Med. Wochenschr. 97, 544–551 (1972)
124. SIVERTSEEN, E., HOEL, B., BAY, G., JÖRGENSEN, L.: Electrocardiographic atrial complex and acute atrial myocardial infarction. Am. J. Cardiol. 31, 450 (1973)
125. SPAIN, D. M.: Coronary atheromatous disease – clinical pathological correlations. Cardiovasc. Clin. 4, 53–63 (1972)
126. SPALTEHOLZ, W.: Die Arterien der Herzwand. Leipzig: Hirzel 1924
127. STRAUER, B. E.: Dynamik, Koronardurchblutung und Sauerstoffverbrauch des normalen und kranken Herzens. Experimentell-pharmakologische Untersuchungen und Herzkatheterstudien am Patienten. Basel: Karger 1975
128. STRAUER, B. E.: Neuere Ergebnisse zur Pathophysiologie der Koronarinsuffizienz. Internist (Berlin) 18, 294 (1977)

129. Strauer B. E.: Die quantitative Bestimmung der Koronarreserve zur Diagnostik koronarer Durchblutungsstörungen. Internist (Berlin) *18*, 579 (1977)
130. Strauer, B. E.: Myocardial oxygen consumption in chronic heart disease: role of wall stress, hypertrophy and coronary reserve. Am. J. Cardiol. *44*, 730 (1979)
131. Strauer, B. E.: Das Hochdruckherz. Berlin, Heidelberg, New York: Springer 1979
132. Strauer, B. E., Tauchert, M., Kochsiek, K., Bretschneider, H. J.: On the relationship between coronary blood flow, oxygen consumption and cardiac work in patients with and without angina pectoris. In: Myocardial blood flow in man. Methods and significance in coronary disease. Maseri, A. (ed.), S. 465. Torino: Minerva Medica 1972
133. Strauer, B. E., Heimburg, P., Riecker, G.: Spätdiastolische Druckanstiegsgeschwindigkeit und Dehnbarkeit des linken Ventrikels bei der koronaren Herzkrankheit. Verh. Dtsch. Ges. Kreislaufforsch. *39*, 285 (1973)
134. Strauer, B. E., Bolte, H. D., Heimburg, P., Riecker, G.: Zur koronaren Herzkrankheit I.: Eine korrelative Studie über Hämodynamik und Kontraktilität an 110 Patienten. Z. Kardiol *64*, 300 (1975)
135. Strauer, B. E., Bolte, H. D., Heimburg, P., Riecker, G.: Zur koronaren Herzkrankheit II.: Eine Analyse diastolischer Druck-Volumen-Beziehungen und linksventrikulärer Dehnbarkeit an 110 Patienten. Z. Kardiol. *64*, 311 (1975)
136. Strauer, B. E., Brune, I., Schenk, H., Knoll, D., Perings, E.: Lupus cardiomyopathy: cardiac mechanics, hemodynamics and coronary blood flow in uncomplicated systemic lupus erythematosus. Am. Heart J. *92*, 715 (1976)
136a. Strauer, B. E.: Koronare Mikrozirkulationsstörungen Klin. Wschr. *59*, 1125 (1981)
137. Swan, H. J. C., Forrester, J. S., Danzig, R., Allen, H. N.: Power failure in acute myocardial infarction. Prog. Cardiovasc. Dis. *12*, 563 (1970)
138. Takaro, T., Hultgren, H. N., Lipton, M. J., Detre, K. M.: The VA cooperative randomized study of surgery for coronary arterial occlusive disease. Circulation *53*, 107 (1976)
139. Tauchert, M.: Koronarreserve und maximaler Sauerstoffverbrauch des menschlichen Herzens. Basic Res. Cardiol. *68*, 183 (1973)
140. Theorell, T.: Psychosocial factors and myocardial infarction – why and how? Adv. Cardiol. *8*, 117–131 (1973)
141. Werkö, L.: Coronary arteriography. Clinical aspects. Adv. Cardiol. *4*, 248–257 (1970)
142. Wilhelmsson, C., Vedin, J. A., Wilhelmsen, L.: Reduction of sudden deaths after myocardial infarction by treatment with alprenolol. Lancet *1974 II*, 1157
143. Wollheim, E.: Hämodynamik, Therapie und Letalität nach Myokardinfarkt. M. M. W. *112*, 3 (1970)
144. Zoll, P. M., Wessler, S., Schlesinger, M. J., Freedberg, A. S., Blumgart, H. L.: Interarterial coronary anastomoses. Mod. Concepts Cardiovasc. Dis. *21*, 118 (1952)

7 Cor pulmonale

7.1 Definition

Das Cor pulmonale ist definiert als eine rechtsventriculäre Hypertrophie oder Dilatation im Gefolge einer Lungen-, Lungengerüst- oder Lungengefäßerkrankung mit pulmonaler Hypertonie [1, 9, 28]. Davon abzugrenzen sind Rückwirkungen von Erkrankungen des linken Herzens auf den Pulmonalkreislauf sowie Lungengefäßerkrankungen bei angeborenen Vitien. Eine pulmonale Hypertonie liegt vor, wenn der arterielle Druck im Lungenkreislauf die Normalwerte von 30/15 mm Hg oder den oberen Normalmitteldruck von 20 mm Hg überschreitet. Entsprechend der Akuität werden ein akutes und chronisches Cor pulmonale unterschieden.

7.2 Akutes Cor pulmonale

7.2.1 Pathologische Anatomie

Makroskopisch [10] ist die rechte Herzkammer dilatiert, der Conus pulmonalis springt deutlich hervor, und die inneren Wandschichten sind blaß. Am aufgeschnittenen Herzen fällt bei der Betrachtung des Endokards die relative Anämie beim Vergleich mit den linken Innenschichten auf. Diese verminderte Capillarfüllung dürfte durch die plötzliche Druckerhöhung in der rechten Herzkammer bedingt sein. Mikroskopisch ergibt sich als auffälligster Befund eine Dehnung der Muskelfasern in der rechten Kammerwand. Im Tierexperiment entspricht ihr Ausmaß der linearen Vergrößerung der Kammerwand [12]. Im Tierexperiment beträgt bei akuter Lungenembolie die durchschnittliche Sarkomerenlänge in der rechten Kammerwand etwa 2,2 µm. Die Längen-Spannungs-Kurve einer isolierten Skeletmuskelfaser [16] steigt zunächst mit zunehmender Faserdehnung bis zu einem Wert von 2,0 µm an. Für eine isolierte Herzmuskelfaser dürften praktisch dieselben Bedingungen gelten, da ihr kontraktiler Apparat in seiner Feinstruktur mit dem des Skeletmuskels sehr weitgehend übereinstimmt. Eine Sarkomerenlänge von 2,0 µm bestimmten wir früher als die diastolische Faserlänge. Jenseits von 2,0 µm folgt – besonders deutlich an der isolierten Skeletmuskelfaser – ein Plateau, und jenseits von 2,2 µm fällt die Kurve linear ab [16]. Dieser Verlauf erklärt sich aus dem elementaren Aufbau der Sarkomeren. Die kontraktilen Elemente (die lichtmikroskopisch sichtbaren Myofibrillen) bestehen bei starker elektronenmikroskopischer Vergrößerung nicht aus kontinuierlichen Myofilamenten, sondern aus ineinandergeschachtelten, dicken Myosin- und dünnen Actinfilamenten. Die Actinfilamente sind 1,0 µm lang und setzen an den Z-Streifen an, die Myosinfilamente haben eine Länge von 1,6 µm und liegen im Zentrum der Sarkomeren (s. S. 364).

An der Oberfläche der Myosinfilamente sind bei stärkster elektronenmikroskopischer Vergrößerung regelmäßig angeordnete Querbrücken mit Ausnahme eines zentralen, etwa 0,2 µm langen Stückes sichtbar. Die Querbrücken bestehen aus H-Meromyosin. Sie heften sich während der Kontraktion an das benachbarte Actinfilament an und verlagern sich. Dadurch verschieben sich Actin- und Myosinfilamente gleitend gegeneinander, und die Sarkomeren verkürzen sich [15, 23] (s. S. 364).

Die bei der Kontraktion entwickelte Spannkraft hängt vom Ausmaß der Überlappung der Actin- und Myosinfilamente ab. Maximal ist sie bei einer Sarkomerenlänge von 2,0 µm (s. Abb. 7.1 und 11.4).

Das anschließende Plateau der Längen-Spannungs-Kurve bis 2,2 µm hängt sehr wahrscheinlich mit dem 0,2 µm langen, querbrückenfreien Anteil der Myosinfilamente zusammen. Jenseits davon nimmt mit abfallender Überlappung die Kontraktionskraft zunehmend ab. An der isolierten Skeletmuskelfaser hört die Kontraktilität jenseits einer Sarkomerenlänge von 3,6 µm vollständig auf.

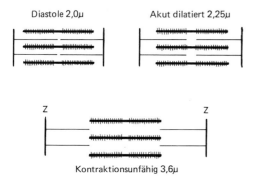

Abb. 7.1. Schematische Darstellung der dicken Myosin- und der dünnen Actinfilamente in unterschiedlich stark gedehnten Sarkomeren

Am intakten Herzen verhindern eine Reihe von Barrieren, daß die Herzmuskelfasern eine derartige gefährliche Überdehnung erleiden [13]. Der Herzbeutel liegt dem Herzen als dehnungsbegrenzende äußere Hülle an. Seine zugfesten kollagenen Fasern verhindern eine gleichzeitige akute Dilatation beider Ventrikel. Bei einer akuten Dilatation der rechten Herzkammer entspricht die durchschnittliche Sarkomerenlänge im Tierexperiment und wahrscheinlich auch beim Menschen noch nicht dem absteigenden Schenkel der Längen-Spannungs-Kurve. Er wird im Tierexperiment erreicht, wenn der Herzbeutel entfernt ist. Dann verhindern aber immer noch die kollagenen Faserlagen im Epikard eine extreme Überdehnung mit ausgeprägtem Kontraktilitätsverlust.

Für das Rechtsherzversagen bei der fulminanten Lungenembolie spielt die Versorgungsinsuffizienz des Herzens infolge der Verlegung großer Teile der Lungenarterienäste eine wesentliche Rolle. Dadurch vermindert sich die O_2-Beladung des Blutes, und das rechte Herz vermag die stark angestiegene Druckarbeit nicht mehr zu vollbringen.

7.2.2 Nosologie (Tabelle 7.1)

Die häufigste *Ursache* des akuten Cor pulmonale ist die Lungenembolie: meist durch Einschwemmung von Thromben, seltener infolge Embolisierung von Luft, Fett- und Knochenmarkspartikeln, Tumorzellen, Bakterien, Parasiten und iatrogen eingeschwemmten Korpuskeln (s. Tabelle 7.2). Neben der Lungenembolie kann ein akutes Cor pulmonale beim akuten Asthmabronchiale-Anfall, bei schwerer Hypoxie, beim Spontanpneumothorax und beim akuten Lungenödem auftreten.

Die Lungenemboliehäufigkeit ist altersabhängig: 80% aller Patienten sind älter als 50 Jahre. Eine sichere Geschlechtsspezifität besteht nicht. In der Mehrzahl der Fälle ist eine vorbestehende Herzerkrankung nachweisbar. Autoptisch liegt 5–10% aller Todesfälle eine Lungenembolie zugrunde, von denen ca. ⅓ klinisch diagnostiziert wird. Die Lungenembolie ist somit die dritthäufigste Todesursache überhaupt und die häufigste letale Lungenerkrankung. Ihre postoperative Sterblichkeit liegt bei 0,5–1%. In den USA beträgt die geschätzte Sterbequote pro Jahr ca. 50 000.

Zu den *prädisponierenden Faktoren* der Thromboseentstehung (Tabelle 7.3) gehören Minderzirkulation (Bettruhe, Fettsucht, Schwangerschaft, postoperative Phase, Varicosis, Herzinsuffizienz), abnorme Kreislaufverhältnisse (congenitale Vitien), abnorme Wandveränderungen der Venen (Venektasien, Traumatisierung, chirurgische Eingriffe, Thrombophlebitis), Störungen im Blut- und Gerinnungssystem (Thrombocytose, Hämokonzentration, Sichelzellanämie). Durch mechanische Irritation (beim morgendlichen Aufstehen, bei Ausstrecken der

Tabelle 7.1. Nosologie des Cor pulmonale

I. Akutes Cor pulmonale

Lungenembolie, Lungenödem, Spontanpneumothorax, akuter schwerer Sauerstoffmangel, akuter Asthma-bronchiale-Anfall

II. Chronisches Cor pulmonale

A. Lungenparenchymerkrankungen
1. Chronische Bronchitis, Bronchiektasen, chronisches Asthma bronchiale
2. Lungenemphysem
   a) Obstruktiv (chronisches Lungenemphysem, bullöses Lungenemphysem)
   b) Nicht-obstruktiv (Altersemphysem, kompensatorisches Emphysem)
3. Lungenfibrosen und Lungengranulomatosen (M. Boeck, Pneumokoniosen, Lungentuberkulosen, Hamman-Rich-Syndrom, chronische interstitielle Fibrose, Bestrahlungsfibrosen, Kollagenosen, Xanthomatosen, diffuse Adenomatose, medikamentös ausgelöste Fibrosen, z.B. Hexamethonium, Nitrofurantoin)

B. Alveoläre Hypoventilation
1. Verminderte Thoraxbeweglichkeit (schrumpfende Pleuraschwarten nach Erguß, Hämatothorax, Empyem, Pickwick-Syndrom, Thoracoplastik, massive Kyphoskoliose, Trichterbrust)
2. Neural und neurogen (Encephalitis, Polyneuropathie, Poliomyelitis)
3. Musculär (Muskeldystrophie)
4. Chronische Höhenexposition

C. Primäre Lungengefäßerkrankungen
1. Rezidivierende Lungenembolie, organisierte Gefäßthromben, Arteria-pulmonalis-Thrombose
2. Primäre Angiopathien bei Kollagenosen
3. Medikamentös (z.B. Aminorexfumarat)
4. Periphere Pulmonalstenose, Pulmonalvenenatresie
5. Amyloidose, Sichelzellanämie, Kryoglobulinämie
6. Schistosomiasis, Bilharziose

Tabelle 7.2. Nosologie des Embolus bei akuter Lungenembolie

I. Thromboembolie
1. Thrombophlebitis (untere Extremitäten und Beckenvenen: 80–90%, V. cava inferior und obere Extremitäten: 10–20%)
2. Herzerkrankung: (chronische) Herzinsuffizienz, Vorhofflimmern, Kardiomyopathie, Endokarditis
3. Disseminierte intravasale Gerinnung (z.B. Verbrauchscoagulopathie)
4. Iatrogen (V.-cava-Katheter, V.-femoralis-Punktionen)
5. Prädisponierende Faktoren: Medikamente (Diuretica, Glucocorticoide, Anticonceptiva u.a.), Malignome (Pankreas-Ca u.a.)

II. Fettgewebs- und Knochenmarkspartikel ($\phi > 10-15$ μm)

Knochenfraktur, Verbrennung, Crush-Syndrom, Weichteilverletzung, äußere Herzmassage, Herzoperationen mit extracorporaler Zirkulation, Lymphographie, Schlangenbiß

III. Luft

Venentraumatisierung, chirurgische und geburtshilflich-gynäkologische Eingriffe, Abort, Herzkatheteruntersuchungen, i.v. Injektionen und Infusionen, Retropneumoperitoneum

IV. Gewebs- und Tumorzellen

Trauma, Organpunktionen, operative Eingriffe, Chorionepitheliom, Nieren-Ca, primäres Leber-Ca, Magen-Ca

V. Bakterien und Parasiten

Schistosomiasis, Ancylostomiasis

VI. Amnionflüssigkeit

Intrauteriner Fruchttod, Riesenbaby, vorzeitige Placentalösung

VII. Fremdkörper

Abgebrochene Injektionsnadeln, Venenkatheter

Beine, beim Gehen) wird der Thrombus von der Venenwand gelöst und erreicht die pulmonale Strombahn. Meist fragmentiert der Thrombus im rechten Ventrikel (Chordae tendineae) in zahlreiche kleinere Thromben und gelangt in den Lungenkreislauf bzw. den großen Körperkreislauf (gekreuzte Embolie, z.B. bei offenem Foramen ovale und Vorhofseptumeffekt). Nach Invasion in die Lungenstrombahn kommt es zum inkom-

Tabelle 7.3. Prädisponierende Faktoren der Thromboseentstehung

Längere Bettruhe
Wochenbett
Kardiovasculäre Erkrankungen
Status varicosus
Hohes Alter
Fettsucht
Frakturen
Operationen
Blutgerinnungsstörungen (z. B. Thrombozytose, Antithrombin-III-Mangel)
Meterotrope Einflüsse
Corticosteroide, Contraceptiva
Hämokonzentration, Diuretica

pletten oder kompletten Verschluß des Hauptstammes einer oder beider Pulmonalarterien oder zum kompletten Verschluß einer Lobärarterie (massive foudroyante Lungenembolie, Querschnittseinengung über 50%), zum Verschluß mehrerer Lungenarterienäste im Präarteriolengebiet (multiple Lungenembolie, Querschnittseinengung unter 50%) oder zum Arteriolen- und Capillarverschluß (Mikroembolie). Auch bei geringgradiger anatomischer Querschnittseinengung kann ein Krankheitsbild wie bei foudroyanter Embolie auftreten.

7.2.3 Hämodynamik

Bei akutem Cor pulmonale ist der Druck im Lungenkreislauf meist erhöht (systolischer Druck in der Pulmonalarterie in Extremfällen bis zu 100 mm Hg). Gleichzeitig steigen systolischer und enddiastolischer Druck im rechten Ventrikel sowie der Druck im rechten Vorhof und der zentrale Venendruck an. Der Druck in der Pulmonalcapillare ist in der Regel nicht erhöht. Der systolische Druck im linken Ventrikel und in der Aorta ascendens ist meist erniedrigt. Der Puls ist stets beschleunigt. Herzzeitvolumen und Schlagvolumen sind herabgesetzt. Die arteriovenöse Sauerstoffdifferenz ist erhöht. Die Coronardurchblutung ist meist erniedrigt (Abnahme des coronaren Perfusionsdruckes, Zunahme des Druckes im Sinus coronarius), so daß subendokardiale Nekrosen auftreten können.

7.2.4 Klinische Symptomatologie

Die klinische Symptomatik ist meist abhängig vom Ausmaß der Pulmonalarterienocclusion bzw. -constriction. Von stummen bis zu akut tödlich verlaufenden Embolien sind alle Übergänge möglich. Die Diagnosesicherung gelingt nur in ca. 30% aller Fälle. Von wesentlicher Bedeutung für die Erkennung des Krankheitsbildes ist die Anamnese. Die klinischen Leitsymptome sind akute Luftnot, Tachykardie, Thoraxschmerzen, Hypotension und Schock (Tabelle 7.4).
Die Luftnot ist gekennzeichnet durch eine flache und schnelle Atmung (meist bei multiplen und Mikroembolien) oder durch eine tiefe bzw. schnappende Atmung (Verschluß großer Pulmonalarterienäste). Orthopnoe wird meist vermißt. Die Luftnot dauert oft 30–60 min, kann jedoch bis zu 2–3 Tagen anhalten. Inspiratorischer Pleuraschmerz sowie Hämoptoe (Lungeninfarkt) können ab dem 2. Krankheitstag auftreten. Brustschmerz ist bei massiver Embolie häufig. Er ist dem Schmerz beim akuten Myokardinfarkt ähnlich und durch Nitropräparate nicht zu beheben. Gelegentlich sind lediglich kurze *Synkopen* (Sekunden bis Minuten) mit Blässe, Cyanose und Schweißausbruch zu erheben; bei schwerer Embolie beherrschen ausgeprägte Hypotension und Kreislaufschock das klinische Bild.

Tabelle 7.4. Klinische Symptomatologie der Lungenembolie

1. Massive Lungenembolie	*3. Mikroembolie*
Schock	Tachykardie
Hypotonie	Synkopen
Tachykardie	Tachypnoe
Herzrhythmusstörungen	Hypotonie
Cerebrale Krämpfe	Müdigkeit
Dyspnoe	Schwindel
Cyanose	Übelkeit
Brustschmerz	Unwohlsein
	(Brustschmerz)
2. Lungeninfarkt	
Hämoptysen	
Husten	
Fieber	
Pleuraerguß	
Brustschmerz	

7.2 Akutes Cor pulmonale

Tabelle 7.5. Untersuchungen beim akuten Cor pulmonale

A. *Nach Indikationsstellung routinemäßig angewandte Methoden*

1. Anamnese
   Vorkrankheiten (kardiovasculäre Erkrankungen, Blutgerinnungsstörungen, Thrombosen, Malignome, Operationen, Frakturen, Infektionen usw.). Beschwerden (Luftnot, Brustschmerz – evtl. Nitroglycerinansprechbarkeit –, Angst, Schwindel, Synkopen, Husten, Hämoptysen, Übelkeit usw.), Schwangerschaft, Medikamente (Corticosteroide, Anticonceptiva, Diuretica), Eingriffe an Gefäßen (Lymphographie, i.v. Injektionen, Herzkatheterisierungen), Organpunktionen

2. Körperliche Untersuchung
   Erfassung von Gefäßkrankheiten, Vitien, Herzrhythmusstörungen, Blutdruck, Herzfrequenz, Hautfarbe, Haut- und Körpertemperatur, Atemfrequenz, pulmonalen Infiltrationen, Ergüssen, Pleurareiben, Halsvenenstauung, Herzgröße, Lautheit der Herztöne, abnormen Geräuschen, Galopprhythmus, Größe, Konsistenz und Schmerzempfindlichkeit der Leber

3. Elektrokardiogramm (s.S. 367, 368)
   Typenwandel, Zeichen akuter Rechtsherzbelastung, präcordiale Erregungsrückbildungsstörungen, Hinterwandinfarktbilder, Drehung der Vektorschleife

4. Klinisch-chemische Befunde
   Blutkörperchensenkungsgeschwindigkeit, Leukocytenzahl, Serumenzyme (LDH, GOT), Serumbilirubin, arterielle Blutgasanalyse

5. Röntgenuntersuchung der Thoraxorgane (in 2 Ebenen)
   Pleuraerguß, Breite des Hilusschattens und des Pulmonalisbogens, Kaliber der peripheren Lungenarterien, Querdurchmesser des Herzens, Zwerchfellstand, Verdichtungen (Dreieck- oder Stummelform), Atelektasen, Infiltrationen

6. Radioisotopenszintigramm
   Verteilung der Radioaktivität (Aussparungen, Defekte)

B. *Zusätzliche Methoden*

1. Rechtsherzkatheterisierung
   Drücke im rechten Vorhof, im rechten Ventrikel, in der Pulmonalarterie, in der Pulmonalcapillare

2. Pulmonale Angiographie
   Obstruktion der Pulmonalgefäße, Strahlendurchlässigkeit, murale Plaques, Füllungsdefekte, Kaliberunregelmäßigkeiten

Tabelle 7.6. Stufendiagnostik der Lungenembolie

Anamnese
Klinische Symptomatik
Physikalische Untersuchungsbefunde
→ *Verdachtsdiagnose*

Elektrokardiogramm
Thoraxröntgenbild
Zentraler Venendruck
Arterielle Blutgasanalyse
(Lungenszintigramm)
→ *Wahrscheinliche Diagnose*

Lungenszintigramm
Rechtskardiale Druckmessung
Pulmonalisangiographie
→ *Gesicherte Diagnose*

Untersuchungsbefunde (Tab. 7.5): Bei der klinischen Untersuchung finden sich in der Regel eine Tachykardie, Hypotension, Halsvenenstauung und druckschmerzhafte Leber. Das Pulmonalklappensegment des II. Herztones ist akzentuiert. Seltener wird ein Systolicum über der Tricuspidalis (akute Tricuspidalinsuffizienz) und Pulmonalis sowie Perikardreiben auskultiert. Ein diastolischer Galopprhythmus und Herzrhythmusstörungen (Vorhofflattern, Vorhofflimmern) sind häufig. Gelegentlich dominieren die Zeichen des Lungenödems. Eine sichere Korrelation zwischen Ausmaß der Beschwerden und Untersuchungsbefunden sowie der Schwere der Pulmonalocclusion ist nicht obligat. Auch eine massive Lungenembolie kann ohne Schmerz und Hämoptoe einhergehen, und es können lediglich Blässe und Cyanose, Angst, Tachykardie und ungeklärte Dyspnoe sowie Halsvenenstauung mit und ohne Galopprhythmus die einzigen diagnostischen Hinweise sein.

7.2.5 Spezialuntersuchungen

Elektrokardiogramm: Das akute Cor pulmonale zeigt in 20% der Fälle elektrokardiographische Veränderungen (Abb. 7.2):

a) akute Veränderung des Lagetypes (McGinn-White-Syndrom),
b) Herzrhythmusstörungen (Vorhofflimmern, Extrasystolen, AV-Blockierungen),

c) ST-Hebung in III, seltener kuppelförmig in V_1-V_2,
d) ST-Senkung in I,
e) terminale T-Negativierung in III, $V_1-V_{3(4)}$,
f) gelegentlich Rechtsverspätungszeichen, Schenkelblockierungen vom Wilson-Typ, P dextrocardiale, QT-Verlängerung, breite, negative TU-Verschmelzungswellen.

Im Unterschied zum Hinterwandinfarkt ist meist ein tiefes S_1 nachweisbar. Die ST-Hebung ist weniger ausgeprägt. Q-Zacken in III und aVF können auftreten, sind jedoch weniger plump und tief. Im Unterschied zum Vorderwandinfarkt tritt kein R-Verlust auf. Bei gleichzeitiger akuter Lungenstauung oft Verschiebung der Übergangszone nach links und T-Negativierungen in V_5-V_6. Die elektrokardiographischen Veränderungen bilden sich meist schnell zurück.

Klinisch-chemische Befunde: Die Laborbefunde sind unspezifisch. Die BKS ist im Initialstadium meist normal, bei rezidivierenden Lungenembolien und beim Lungeninfarkt beschleunigt. Die Leukocytenzahlen sind leicht erhöht (10000 und 15000). Eine ausgeprägte Leukocytose kann bei Lungeninfarkten auftreten. Die Lactatdehydrogenase (LDH) ist ab dem 4.–5. Krankheitstag erhöht (in 64% der Fälle), die LDH-Isoenzyme zeigen eine Konstanz der Fraktion I und II bei einem Anstieg der Fraktion V. Die Serum-Glutamat-Oxalacetat-Transaminase (GOT) ist meist normal. Das Serumbilirubin steigt in ca. 40% der Fälle an. Der diagnostische Wert der Trias: erhöhte LDH, erhöhtes Bilirubin, normale GOT ist umstritten. In der Serumelektrophorese kommt es am 2. und 3. Krankheitstag zu einem Anstieg der β-Globuline, denen eine Zunahme der α- und γ-Globuline folgt.

Röntgenuntersuchung der Thoraxorgane: Typische röntgenologische Zeichen sind beim akuten Cor pulmonale nicht nachweisbar. Gelgentlich kommt es zu einer Verbreiterung der Hili und Pulmonalarterie sowie zu einer Abnahme des Gefäßkalibers der peripheren Lungenarterien und zu einem vorübergehenden Verlust der Gefäßzeichnung distal vom Emboliebezirk. Der Querdurchmesser des Herzens ist oft vergrößert. Beim *Lungeninfarkt* kann der Infarktschatten (oval, rund, fleckförmig, Dreieck- oder Stummelform) 1–3 Tage nach erfolgter Lungenembolie erscheinen. Oft ist die Lungenbasis der betroffenen Seite grobfleckig infiltriert, der Zwerchfellrippenwinkel verstrichen und das Zwerchfell angehoben. Die Veränderungen treten hauptsächlich in den Unterlappen auf (re. > li.). Differentialdiagnostisch müssen pneumonische Infiltrationen und kardiale Stauungszeichen abgegrenzt werden. Pleuraergüsse (Infarktpleuritis) können den Infarktbezirk überlagern. Bei rezidivierenden Lungenembolien mit pulmonaler Hypertonie sind die Pulmonalarterien oft verbreitert und die peripheren Lungengefäße rarefiziert.

Radioisotopenszintigramm: Durch szintigraphische Techniken (i.v. Injektion von Makroaggregaten menschlichen Serumalbumins, markiert mit ^{99}Tc oder ^{131}J) können Verteilung und Konzentration radioaktiver Testsubstanzen in der Lungenstrombahn sichtbar gemacht werden. Bei der Lungenembolie sind in der Mehrzahl der Fälle Aussparungen der Radioaktivität nachweisbar bzw. stellen sich Kontrastdifferenzen zwischen den normal perfundierten und nicht perfundierten Bezirken dar (Abb. 7.3). Die Methode dient vornehmlich als Suchverfahren und zur Verlaufskontrolle.

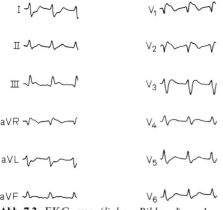

Abb. 7.2. EKG vor (*linker Bildrand*) und nach (*rechter Bildrand*) einer akuten Lungenembolie

7.2 Akutes Cor pulmonale

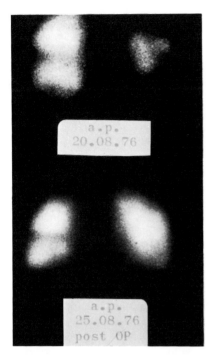

Abb. 7.3. Lungenszintigramm bei akuter, massiver Lungenembolie mit angiographisch nachgewiesenem Verschluß des linken Pulmonalarterienhauptstammes (vgl. Abb. 7.4 und 7.5)

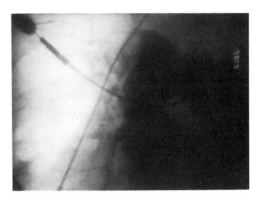

Abb. 7.4. Pulmonalisangiogramm bei akuter, massiver Lungenembolie (vgl. Abb. 7.3 und 7.5). Beachte den Abbruch des linken Pulmonalarterienhauptstammes

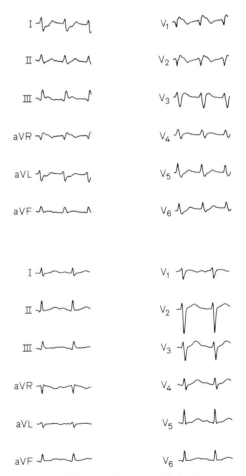

Abb. 7.5. Elektrokardiogramm bei akuter, massiver Lungenembolie (vgl. Abb. 7.3 und 7.4) vor (*oben*) und nach chirurgischer Embolektomie

Rechtsherzkatheterisierung: In 50–60% aller gesicherten Lungenembolien ist mit einer Druckerhöhung im rechten Vorhof, im rechten Ventrikel und in der Arteria pulmonalis zu rechnen. Die intrakardiale Druckmessung ermöglicht somit in einem hohen Prozentsatz eine Quantifizierung der pulmonalen Hypertonie im Gefolge einer Lungenembolie. Der Eingriff ist mittels Kathetereinschwemmtechnik durchführbar und weitgehend komplikationslos.

Pulmonalisangiographie: Das Verfahren (Kontrastmittelinjektion in den rechten Ventrikel oder die A. pulmonalis) ermöglicht, die Lokalisation, Verteilung und Ausdehnung embolischer Verschlüsse nachzuweisen (Abb. 7.4). Der Eingriff ist indiziert, wenn eine genaue Diagnosesicherung, z.B. vor einer Fibrinolysetherapie bzw. präoperativ (Embolektomie) erforderlich ist. Die Komplikationsrate ist nicht größer als bei üblichen Rechtsherzkatheterisierungen; allerdings können durch Kathetermanipulationen in der Pulmonalarterie und durch den Kontrastmittelstrahl wandständige Thromben gelöst, fragmentiert und nach distal verschleppt werden, so daß von einer routinemäßigen Angiographie abzuraten ist.

7.2.6 Differentialdiagnose

Eine Lungenembolie muß stets erwogen werden bei ungeklärtem Schock, akuter arterieller Hypotonie, plötzlichem Brustschmerz und akutem Bewußtseinsverlust, bei Synkopen, akuter Dyspnoe, Tachykardie und Cyanose sowie akut auftretenden Herzrhythmusstörungen, bei Pneumonien mit persistierendem Fieber, Pleurareiben, Pleuraerguß, insbesondere wenn prädisponierende Faktoren der Thromboseentstehung vorliegen. Elektrokardiogramm (Verlaufsbeurteilung, s. Abb. 7.5). Thoraxröntgenuntersuchungen, Lungenszintigramm, rechtskardiale Druckmessungen und in speziellen Fällen die pulmonale Angiographie tragen zur Diagnosesicherung bei. In vielen Fällen wird man die Verdachtsdiagnose jedoch allein aufgrund der Anamnese und klinischen Symptomatologie stellen, wenn Spezialuntersuchungen keine signifikanten Hinweise ergeben oder nicht durchführbar sind. Zur Abgrenzung von Pneumonien sind eine genaue anamnestische Befragung (Infektionen des Respirationstraktes, eitriges Sputum, Fieber, prädisponierende Faktoren der Thromboseentstehung) sowie die Anwendung der obligaten Untersuchungsmethoden erforderlich. Differentialdiagnostisch schwierig können die Unterscheidungen zwischen Lungenembolie und Lungeninfarkt einerseits und Perikarditis bzw. Pleuroperikarditis und Hämoptysen (Anticoagulantienbehandlung, Lungenödem u.a.) nach einem Myokardinfarkt andrerseits sein. Zur Differenzierung sind EKG-, Röntgen- und Szintigrammkontrollen erforderlich. Antibioticaresistentes Fieber spricht eher für das Vorliegen eines Lungeninfarktes. Die Beurteilung des Brustschmerzes muß die Differentialdiagnose akuter thorakaler Schmerzzustände einschließen (s. S. 288).

7.2.7 Verlauf und Prognose

Die *Frühprognose* der klinisch gesicherten akuten Lungenembolie ist abhängig vom Ausmaß der Pulmonalarterienocclusion, der klinischen Symptomatik (Schock, Herzrhythmusstörungen), von vorbestehenden Erkrankungen des Herzens (Herzklappenvitien, Myokarditis, Herzinsuffizienz) und dem zeitgerechten Einsatz therapeutischer Maßnahmen. Die klinischen Symptome kleinerer Lungenembolien klingen gewöhnlich nach 1–3 Wochen ab. Längere Krankheitsverläufe wurden durch Rezidive, Pleuraergüsse und Infarktpneumonien verursacht. Durchschnittlich führen 20% aller klinisch gesicherten Lungenembolien zum Tode [6]. Eine schlechte Frühprognose weisen Lungenembolien mit Kreislaufschock sowie postoperative Lungenembolien nach gynäkologischen Operationen auf. Die Überlebenszeit der von tödlich verlaufender Lungenembolie Betroffenen variiert zwischen Minuten und 1–2 Tagen. In einem Drittel dieser Fälle gehen bereits ein oder mehrere nicht tödliche Lungenembolien dem letalen Ereignis voraus.

Die *Spätprognose* wird wesentlich von der kardialen Leistungsfähigkeit vor Einsetzen der Embolie beeinflußt. Langzeitüberlebende (2–3 Jahre) haben nur in 8–13% eine vorbestehende Herzerkrankung, während 68–89% mit Herzerkrankungen diesen Zeitraum nicht überleben. Eine sichere Beziehung zwischen der Langzeitprognose der Überlebenden und durchgemachtem Schock sowie dem Ausmaß der stattgehabten Pulmonalarterienocclusion und elektrokardiographischen Veränderungen besteht nicht [18].

7.2.8 Therapie

Die Therapie der Lungenembolie ist wegen der hohen Letalitätsrate (20–30%) eines jeden embolischen Schubes möglichst rasch und bereits bei klinischem Embolieverdacht einzuleiten. Sie zielt auf eine Normalisierung der hämodynamischen Auswirkungen der Lungenembolie, eine symptomatische

7.2 Akutes Cor pulmonale

Tabelle 7.7. Sofortmaßnahmen bei akuter Lungenembolie

I. Anticoagulation
Initial 10000–20000 I.E. Heparin i.v., anschließend i.v. Dauerinfusion von Heparin von 30000–40000 I.E. pro 24 Std, Kontrolle des Gerinnungsstatus

II. Allgemeinbehandlung
1. Ruhigstellung, Kompressionsverband der unteren Extremitäten, Sedierung
2. Analgesie (Morphin 10 mg s.c., Pethidin 50 mg s.c., Tilidin 50–100 mg i.v.)
3. Bei normalem Blutdruck Papaverinhydrochlorid (0,03 g langsam i.v.), Theophyllin 0,24 g i.v.
4. Sauerstoffzufuhr (O_2-Nasensonde, O_2-Maske)
5. Bei Herzinsuffizienz Digitalisglykoside (1–3mal 0,125 mg Digoxin, i.v.)
6. ggf. Antibiotica
7. ggf. Antitussiva

III. Spezielle Maßnahmen
1. Schockbehandlung (s.S. 529)
2. Thrombolyse (s.S. 372)
3. Chirurgische Embolektomie

Tabelle 7.8. Stufentherapie der akuten Lungenembolie

I. Ambulante Notfallversorgung
(Verdachtsdiagnose)
– Allgemeinmaßnahmen (Tabelle 7.7) (Ruhigstellung, Analgesie, Sauerstoffzufuhr, Bronchodilatation u.a.)
– ggf. Digitalisglykoside
– ggf. Schockbehandlung (s.S. 529)

II. Klinische Erstversorgung
(wahrscheinliche Diagnose)
– Allgemeinmaßnahmen (Tabelle 7.7)
– Anticoagulation (Tabelle 7.7)
– ggf. Digitalisglykoside, Antibiotica, Secretolytica u.a.
– ggf. Schockbehandlung (s.S. 529)

III. Klinische Therapie *(gesicherte Diagnose)*
– Allgemeinmaßnahmen (Tabelle 7.7), ggf. Schockbehandlung
– Anticoagulation (Tabelle 7.7) oder (alternativ)
– Thrombolyse (Tabelle 7.9)
– Embolektomie durch lenkbare Saugkatheter
– Chirurgische Embolektomie

Beschwerdenbesserung sowie auf eine wirksame Rezidivprophylaxe.
Die Therapie der Lungenembolie richtet sich nach Schwere und Stadium der Erkrankung (fulminante Embolie – Mikroembolie – Lungeninfarkt – rezidivierende Embolie), zum anderen nach den Möglichkeiten zur Diagnosesicherung und Therapie. Demzufolge werden die ambulante Notfalltherapie (Verdachtsdiagnose), die stationäre Erstversorgung (wahrscheinliche Diagnose) und die klinische Therapie (gesicherte Diagnose) unterschieden (Tabelle 7.6 und 7.8).
Die Soforttherapie beinhaltet die Anticoagulation und Allgemeinmaßnahmen (Ruhigstellung, Sedierung, Analgesie, Sauerstoffzufuhr u.a.) (Tabelle 7.7).
Die sofortige Anticoagulantienbehandlung (Heparin) hat das Ziel, den Gerinnungsprozeß auf der Thrombin-Fibrinogen-Stufe zu unterbrechen. Der nachweisliche Vorteil einer sofortigen Heparinbehandlung beruht auf einer signifikanten Abnahme von Embolierezidiven [7]. Eine Auflösung der Thromben selbst wird dadurch nicht erreicht. Als Anticoagulans wird Heparin unter Berücksichtigung der Kontraindikationen (s.S. 347) i.allg. i.v. appliziert (Tabellen 7.7, 7.8). Die Dosierung richtet sich nach der Schwere des Krankheitsbildes [5], den Parametern des Gerinnungsstatus und möglichen Blutungskomplikationen. Hohe Heparindosen bewirken neben der gerinnungshemmenden Wirkung zusätzlich einen broncholytischen Effekt sowie eine leichte Abnahme des pulmonalen Gefäßwiderstandes [7]. Bei Hämoptoe (Lungeninfarkt) ist die Heparindosis zu reduzieren.
Durch sofortige Bettruhe, ggf. unterstützt durch Kompressionsverbände der als Thrombusquelle in Frage kommenden unteren Extremitäten (80–90% der Fälle), wird einer weiteren Ablösung von Thromben aus den tiefliegenden Venen vorgebeugt [3]. Sedierung und Analgesie tragen zur Schmerzlinderung, Ruhigstellung und Verbesserung der Ventilation bei. Zusätzlich können gefäß- und bronchospasmolytische Pharmaka

(Theophyllin, Eupaverinhydrochlorid) Anwendung finden (Blutdruckkontrolle). Sauerstoffzufuhr wirkt sich oft günstig auf eine bestehende Hypoxie, auf begleitende Herzrhythmusstörungen und die subjektiven Beschwerden aus (Schmerz, Dyspnoe, Tachypnoe). Eine Digitalisierung ist bei hämodynamisch wirksamer Lungenembolie indiziert. Wegen der gesteigerten Heterotopieneigung des Myokards (Hypoxie) sind wiederholte Injektionen kleiner Digitalisdosen vorzuziehen. Bei heftigem Hustenreiz sind Antitussiva angezeigt, bei Fieber (Thrombophlebitis, Lungeninfarkt) Antibiotica, ggf. nach vorheriger Sputumkultur und Resistenzbestimmung. Hinsichtlich der Schockbehandlung s. S. 529.

Die chirurgische *Embolektomie* ist indiziert bei angiographisch gesicherter zentraler Lungenembolie mit Schock [11] (vgl. Abb. 7.3–7.5). Der Eingriff sollte – auch bei angiographisch verifizierter Lungenembolie – nicht bei Patienten ohne Schocksymptomatik durchgeführt werden, da in diesen Fällen unter medikamentöser Therapie und wirksamer Rezidivprophylaxe eine höhere Überlebensrate erreicht wird [5–7]. Die hohe Operationsletalität der chirurgischen Embolektomie (20–60%) ist überwiegend auf den lebensbedrohlichen Allgemeinzustand der Patienten zurückzuführen, zum anderen auf Fehldiagnosen, indem Patienten mit nicht emboliebedingten Schockzuständen zur Operation gelangen.

Die *thrombolytische Behandlung* der akuten Lungenembolie mit Streptokinase oder Urokinase ist auf Schockpatienten mit massiver Lungenembolie begrenzt. Sie kann als medikamentöse Alternative zur chirurgischen Embolektomie versucht werden in Fällen mit disseminierter, massiver Lungenembolie und Schock, bei denen ein chirurgisches Eingreifen nicht indiziert ist [7, 20]. Ebenso ist die Thrombolyse bei massiver Lungenembolie indiziert, wenn die Möglichkeit zur Durchführung der erforderlichen chirurgischen Eingriffe nicht besteht. Im Unterschied zur alleinigen Heparintherapie kommt es unter einer 12stündigen Infusionsbehandlung mit Urokinase und anschließender Heparindauerinfusion zu einer signifikanten, angiographisch nachweisbaren

Tabelle 7.9. Thrombolysebehandlung der Lungenembolie

	Initialdosis	Erhaltungsdosis
Streptokinase	500000 E i.v.	100000 E i.v. (24–36 Std)
Urokinase	4500 CTA-E/kg i.v.	4500 CTA-E/kg i.v. (12–24 Std)

Thrombolyse, zu Abnahme der erhöhten rechtskardialen Drücke und des pulmonalen Gefäßwiderstandes sowie zu einer Verbesserung der Lungenperfusion. Der klinische Allgemeinzustand kann in 30% der Fälle deutlich gebessert werden, eine Abnahme der Letalität ist jedoch im Vergleich zur alleinigen Heparintherapie nicht zu verzeichnen [20]. Als Richtlinie für die Urokinasedosierung werden 4500 CTA-Einheiten/kg initial i.v. injiziert, bei einer Erhaltungsdosis von 4500 CTA-Einheiten/kg stündlich für 12 Std [20] (Tabelle 7.9). Hinsichtlich der Dosierung für Streptokinase und der Kontraindikationen einer Thrombolysetherapie s. S. 351. Die Blutungskomplikationen sind bei Verwendung von Streptokinase und Urokinase etwa doppelt so hoch (45%) im Vergleich zur Heparinbehandlung (27%) [20].

7.2.9 Rezidivprophylaxe und Nachsorge

Eine wirksame Rezidivprophylaxe (Tabelle 7.10) beinhaltet allgemeine und physikalische Maßnahmen, die Fortführung der Anticoagulantienbehandlung sowie operative Eingriffe.

Ab dem 4.–6. Tag nach dem Emboliereignis wird überlappend eine Behandlung mit Cumarinderivaten (z.B. Marcumar) eingeleitet. Die Heparintherapie ist sukzessiv abzusetzen, wenn Prothrombinwerte zwischen 15 und 25% erreicht sind. Die Cumarinbehandlung ist so lange fortzusetzen, wie die Risikofaktoren der Thromboseentstehung existent sind. Die Dauer der Cumarinbehandlung variiert somit zwischen Wochen (z.B. bei Frakturen mit Thromboembolie)

und Jahren (z. B. Herzklappenvitien mit Thromboembolie).
Die allgemeinen und physikalischen Maßnahmen zielen darauf ab, prädisponierende Faktoren der Thromboseentstehung zu behandeln bzw. zu vermeiden (Tabelle 7.3): Durch frühzeitige Mobilisation, Anheben der unteren Extremitäten, isometrisches Muskeltraining, Aufsitzen und Umhergehen, durch Anlegen von Bandagen und Gummistrümpfen zur Förderung des Blutabflusses durch die tiefen Venen, durch Reduktion des erhöhten Körpergewichtes, durch Behandlung kardiovasculärer Erkrankungen, durch Absetzen medikamentöser Anticonceptiva u. a.

durch venöse Blutabflußbehinderung hervorgerufene Mißempfindungen in den unteren Extremitäten treten bei beiden Verfahren postoperativ gleichermaßen auf. Bei Thomboseursprung im Beckengebiet wird bei Frauen zusätzlich die linke Ovarialvene unterbunden. An weiteren chirurgischen Maßnahmen sind die iliofemorale Thrombektomie (Fogarthy-Katheter) und die Filterung der V. cava inferior durch Implantation feinporiger Siebprothesen zu nennen.
Für die medikamentöse Behandlung der akuten Lungenembolie während der *Schwangerschaft* ist Heparin (i.v.) das Mittel der Wahl, da eine transplacentare Passage nicht auftritt. Dagegen werden Cumarine

Tabelle 7.10. Rezidivprophylaxe und Nachsorge der Lungenembolie

Allgemein:	Behandlung des Grundleidens
	Vermeidung thromboembolischer Komplikationen
	Krankengymnastik
	Bandagen, Gummistrümpfe
	Frühmobilisierung
Medikamentös:	Fortsetzung der Anticoagulantienbehandlung, ggf. Digitalisierung
Operativ:	Varicenbehandlung
	Venenligatur
	V.-cava-Filter

Tabelle 7.11. Indikationen zur Ligatur der V. cava inferior

Rezidivierende Thromboembolie
Thromboembolie unter laufender Anticoagulation
Kontraindikationen für Anticoagulantien
Zustand nach massiver Lungenembolie mit Schock
Septische Embolie

Durch *chirurgische Unterbindung* thrombosegefährdeter Venenabschnitte kann die Emblolieneigung langfristig wirksam gesenkt werden. Dies schließt nicht aus, daß der operative Eingriff selbst mit einem erhöhten postoperativen Risiko an thromboembolischen Komplikationen einhergeht, insbesondere bei Patienten mit Rechts- und Linksherzinsuffizienz (bis zu 50% der Fälle). Die Indikation zum operativen Vorgehen ist daher auf Risikopatienten begrenzt (Tabelle 7.11). Die Ligatur der V. femoralis beiderseits ist ein relativ risikoarmer Eingriff, durch den Embolierezidive in ca. 90% der Fälle erfolgreich behandelt werden können. Effektiver (Erfolgsquote ca. 98%) ist die Unterbindung der V. cava inferior distal des Abganges der Nierenvenen. Subjektive,

transplacentar übertragen mit einer fetalen Letalität bis zu 20%. Als Rezidivprophylaxe wird die Unterbindung der V. cava inferior *und* der linken Ovarialvene vorgenommen. Eine Störung des Schwangerschaftsverlaufes sowie Komplikationen bei nachfolgenden Schwangerschaften sind äußerst selten. In Anbetracht der medikamentösen und chirurgischen Möglichkeiten ist eine Unterbrechung der Schwangerschaft nicht erforderlich.
Die *Luftembolie* (tödliche Dosis: 5–15 ml/kg) geht mit plötzlicher Dyspnoe, Cyanose, Hypotension und Schock einher. Therapeutisch empfiehlt sich die Beseitigung der Lufteintrittspforte, Sauerstoffzufuhr, ggf. Intubation und maschinelle Ventilation. Bei großen Luftmengen mit Luftansammlung im rechten Herzen (auskultatorisch: rumpelndes systolisch-diastolisches Geräusch präcordial) kann die Luft in Linksseitenlage aus dem rechten Vorhof durch Punktion oder mittels eines intraatrialen Katheters abgesaugt werden.

7.3 Chronisches Cor pulmonale

7.3.1 Pathologische Anatomie

Ein chronisches Cor pulmonale kann lange Zeit kompensiert sein. Seine Kammerlichtung ist dabei eng (konzentrische Hypertrophie). Die Gewichtszunahme der rechten Kammerwand macht sich im Röntgenbild nicht in einer deutlichen Vergrößerung des Herzschattens bemerkbar, weil der Gewichtszuwachs relativ gering im Verhältnis zum gesamten Volumen des Herzens ist. Erst wenn eine Dilatation zu der Wandhypertrophie hinzutritt, verbreitert sich der Herzschatten merklich. Eine deutliche exzentrische Rechtshypertrophie (Abb. 7.6 a, b) ist Ausdruck eines chronisch insuffizienten Cor pulmonale. Für seine qualitative und quantitative Morphologie gelten die Ausführungen über das chronisch insuffiziente Herz (s. S. 558).

Bei *mikroskopischer Untersuchung* werden kleine Nekrosen und Narben in der hypertrophierten und dilatierten rechten Kammerwand entdeckt, wenn sich eine deutliche Coronarinsuffizienz entwickelt hat.

7.3.2 Nosologie

Für die Entwicklung des chronischen Cor pulmonale sind drei Grundprozesse verantwortlich: Lungenparenchymerkrankungen, alveoläre Hypoventilation und primäre Lungengefäßerkrankungen (Tabelle 7.1). *Lungenparenchymerkrankungen* führen über eine morphologisch fixierte oder funktionelle Querschnittsabnahme der arteriellen Lungenstrombahn (> ⅔) zu einer Erhöhung des Lungengefäßwiderstandes. Oft gehen die Lungenparenchym- und Gefäßveränderungen parallel (Lungenemphysem, Lungenfibrosen, Tuberkulosen, Pneumokoniosen). Die *alveoläre Hypoventilation* verursacht über eine alveoläre Hypoxie, Hyperkapnie oder Acidose eine Vasoconstriction vornehmlich im präcapillaren Gefäßgebiet. Es besteht eine enge Beziehung zwischen dem Ausmaß der alveolären Hypoventilation und pulmonalen Hypertonie. *Primäre Lungengefäßerkrankungen* manifestieren sich zeitlich primär an den Lungengefäßen; konsekutiv entwickelt sich eine pulmonale Hypertonie. Die Ätiologie ist in etwa der Hälfte der Fälle unbekannt; in etwa 45% wird ein Zusammenhang mit der Einnahme von Medikamenten (z. B. Aminorexfumarat) angenommen [26]. Zum Zeitpunkt der klinischen Diagnose liegt oft eine Resultante dieser drei pathogenetischen Faktoren vor (z. B. Lungenparenchymverlust, alveoläre Hypoventilation und thromboembolische Gefäßverschlüsse bei den chronisch obstruktiven Lungenerkrankungen.)

Das chronische Cor pulmonale ist bei Männern fünfmal häufiger als bei Frauen; 75% der Patienten sind älter als 50 Jahre. Die

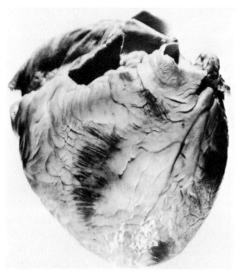

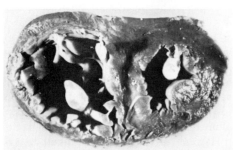

Abb. 7.6 a, b. Chronisches Cor pulmonale. **a** Blick von vorn, **b** Querschnitt, etwa in der Mitte des Herzens. Deutliche exzentrische Hpyertrophie der rechten Kammerwand. Beide Teilabbildungen sind auf ⅔ verkleinert

Häufigkeit beträgt ca. 0,5–1% des Patientengutes einer inneren Klinik. In über 50% der Fälle sind die Ursachen Emphysem, chronisch obstruktive Bronchopneumopathie, Asthma bronchiale, Bronchiektasen, Cystenlunge. Bei 10–20% handelt es sich um Patienten mit fortgeschrittener Lungentuberkulose, der Rest verteilt sich auf schwere Thoraxdeformitäten, Lungenfibrosen, Pneumokoniosen und primäre Lungengefäßerkrankungen.

7.3.3 Klinische Symptomatologie

Die klinische Symptomatologie ist entsprechend der unterschiedlichen Ätiologie nicht einheitlich.

Bei dem *bronchitischen Typ* der Lungenparenchymerkrankungen überwiegen die anamnestischen und klinischen Zeichen der chronischen Bronchitis, Cyanose, pulmonalen Hypertonie und intermittierenden Rechtsherzinsuffizienz [21]. Auskultatorisch ist das Atemgeräusch normal laut; Nebengeräusche (Giemen, Brummen) sind häufig. Bei Rechtsherzinsuffizienz sind Stauung der Halsvenen, periphere Ödeme, Ascites und Hepatomegalie nachweisbar. In schweren Fällen entwickeln sich Benommenheit, Stauungspapille, Exophthalmus, gerötete Conjunctiven, Hirndrucksymptome und cerebrale Krämpfe. Das Herz ist normal groß, hypertrophiert oder dilatiert. Im Röntgenbild ist der Zwerchfellstand normal, die Lungenstruktur weist eine vermehrte Fleckstreifenzeichnung (Peribronchitis) auf.

Der *emphysematische Typ* ist gekennzeichnet durch progrediente Luftnot, durch Gewichtsverlust, verringerte Thoraxexkursionen, Faßthorax, Einsatz der Atemhilfsmuskulatur, verlängertes Exspirium, hypersonoren Klopfschall und abgeschwächtes Atemgeräusch. Die Herztöne sind leise. Im Röntgenbild ist die Strahlentransparenz der Lungen vermehrt, die Zwerchfelle stehen tief, die Herzgröße ist meist normal. Das Ausmaß der pulmonalen Hypertonie ist gering. Zeichen der Rechtsherzinsuffizienz fehlen gewöhnlich oder entwickeln sich erst spät.

Bei den *primären Lungengefäßerkrankungen* überwiegen subjektiv Belastungsdyspnoe, Herzstolpern und Präcordialschmerz. Gelegentlich kommt es zu Schwindel und Synkopen. Eine Cyanose wird in der Regel vermißt. Rechtsherzhypertrophiezeichen lassen sich in der überwiegenden Zahl klinisch (präcordiale und epigastrische Pulsationen, betonter Pulmonalklappenschlußton, gespaltener II. Herzton), elektrokardiographisch und röntgenologisch nachweisen.

Beim chronischen Cor pulmonale infolge *alveolärer Hypoventilation* können entsprechend dem Krankheitsstadium Dyspnoe, Cyanose sowie bronchitische und emphysematöse Befunde, Rechtsherzhypertrophie und Rechtsherzinsuffizienz im Vordergrund stehen.

Die Früherkennung des chronischen Cor pulmonale ist im Anfangsstadium (Stadium I: Symptome von seiten der pulmonalen Grunderkrankung) schwierig und oft nur mittels spezieller Verfahren möglich (Rechtsherzkatheterisierung in Ruhe und unter Belastung). Die Diagnose wird dementsprechend oft erst im Stadium II (Symptome von seiten der Rechtsherzhypertrophie) bzw. im Stadium III (Vollbild der pulmonalen Globalinsuffizienz und Rechtsherzinsuffizienz) gestellt.

7.3.4 Hämodynamik

Die Lungenstrombahn reagiert beim Gesunden auf eine Steigerung des Herzminutenvolumens um das 2–3fache der Norm ohne nennenswerten Anstieg des Pulmonalarteriendruckes [4]. Beim chronischen Cor pulmonale hingegen gehen belastungsbedingte Zunahmen des Herzminutenvolumens mit einer deutlichen Drucksteigerung im Pulmonalkreislauf einher. Ursächlich kommen eine verminderte Eröffnung von Reservecapillaren und -arteriolen und eine Dehnbarkeitsabnahme der Lungengefäße in Betracht.

Die Druckmessung im rechten Herzen und in der Pulmonalarterie (z.B. mittels Einschwemmkathetertechnik) ermöglicht eine Quantifizierung des funktionellen Schweregrades sowie eine Aufdeckung latenter Formen des chronischen Cor pulmonale nach hämodynamischen Kriterien.

Latentes Cor pulmonale: normaler diastolischer und systolischer Druck im rechten Herzen und in der Pulmonalarterie in Ruhe; abnormer Anstieg des systolischen und mittleren (>20 mm Hg) Pulmonalarteriendruckes unter Ergometerbelastung [17].

Manifestes Cor pulmonale: erhöhter systolischer Druck im rechten Ventrikel und in der Pulmonalarterie in Ruhe; mittlerer Vorhofdruck noch normal (<8 mm Hg); unter Belastung deutlicher Anstieg des systolischen Druckes im rechten Ventrikel und in der Pulmonalarterie.

Dekompensiertes Cor pulmonale: erhöhter Mitteldruck im rechten Vorhof (>8 mm Hg) und erhöhter enddiastolischer Druck im rechten Ventrikel in Ruhe, Belastungsinsuffizienz.

Zur Differenzierung einer reversiblen und fixierten pulmonalen Hypertonie empfiehlt sich ein Vergleich der rechtskardialen Drücke vor und nach Hypoxiebeatmung, Nitroglycerin oder Aminophyllin [22]. Das Herzzeitvolumen ist in den Anfangsstadien oft kompensatorisch gesteigert (6–10 l/min), in schweren Fällen vermindert (2–4 l/min). Der periphere Gesamtwiderstand der Lungenstrombahn ist erhöht [24, 27]. Unter Arbeitsbelastung kann das HZV nicht genügend gesteigert werden, so daß eine Mehr-

Tabelle 7.12. Untersuchungen beim chronischen Cor pulmonale

A. Nach Indikationsstellung routinemäßig angewandte Methoden

1. Anamnese

Risikofaktoren (Staub- und Pollenexposition, Rauchen), klimatische Bedingungen, Bestrahlungen, Medikamente (Aminorexfumarat), Vorkrankheiten von seiten der *Lunge* (Tuberkulose, Bronchitis, Asthma bronchiale, Emphysem, Operationen, Kollagenosen), des *Herzens* (angeborene und erworbene Vitien, Dyspnoe, Stauungszeichen, Ödeme), des Kreislaufs (Thrombosen, Embolien, Blutgerinnungsstörungen)

2. Subjektive Beschwerden

Husten, Auswurf, Präcordial- und Brustschmerzen, Dyspnoe, Ödeme, Herzklopfen, Synkopen, Müdigkeit, Benommenheit

3. Körperliche Untersuchung

Erfassung von Lungenemphysem, Cyanose, Herzfrequenz, Asthma bronchiale, Bronchitis, verminderter Thoraxwandbeweglichkeit, Rechtsherzhypertrophie und -insuffizienz, Tricuspidal- und Pulmonalklappeninsuffizienz, Thrombosen, Körpergewicht, angeborenen und erworbenen Vitien, Kollagenosen, Infektionen

4. Elektrokardiogramm

Altersabweichender Lagetyp, Rechtsdrehung des QRS-Hauptvektors, $S_I S_{II} S_{III}$-Typ, Rechtsherzhypertrophiezeichen (s. S. 21), rechtspräcordiale Erregungsrückbildungsstörungen

5. Klinisch-chemische Befunde

Blutkörperchensenkungsgeschwindigkeit, Leukocytenzahl, Hämoglobin, Hämatokrit, arterielle Blutgasanalyse, Transaminasen, Serumbilirubin

6. Röntgenuntersuchung der Thoraxorgane

Lungentransparenz, Zwerchfellstand, Prominenz des Truncus pulmonalis, Hiluskonfiguration, Gefäßkaliber (Kalibersprung zwischen Lappen- und Segmentarterien, „Hilusamputation"), Infiltrationen, Herztaille, Ausflußbahn des rechten Ventrikels, Herzspitzenlokalisation, Größe des rechten Vorhofes und Ventrikels, V.-cava-Schatten, Pleuraerguß

B. Zusätzliche Methoden

7. Lungenfunktionsprüfung (s. Tabelle 7.13)

Erfassung einer respiratorischen Arbeits- und Ruheinsuffizienz, von Sauerstoffaufnahme, Atemgrenzwert, Tiffeneau-Wert, Atemzeitquotient, Vitalkapazität in Ruhe und unter Belastung, Compliance, Diffusionskapazität

8. Rechtsherzkatheterisierung (s. Tabelle 2.16)

Druckmessung im rechten Vorhof, rechten Ventrikel und in der Arteria pulmonalis in Ruhe und unter Belastung, Ansprechbarkeit auf Aminophyllin, Nitroglycerin, Hypoxie, Bestimmung des Herzminutenvolumens, Ermittlung des Lungengefäßwiderstandes

9. Lungenszintigramm

Ermittlung des Perfusionsverhältnisses zwischen Lungenober- und -unterfeldern, „Cranialisation" der Lungenperfusion bei primär arterieller Hypertonie

7.3 Chronisches Cor pulmonale

aufnahme von Sauerstoff überwiegend durch eine vergrößerte periphere Sauerstoffextraktion erreicht wird. Als Kompensationsmechanismus (Vergrößerung der Transportkapazität des Blutes) tritt fast regelmäßig eine Polyglobulie in Erscheinung.

7.3.5 Spezialuntersuchungen
(vgl. Tabelle 7.12, Normalwerte vgl. Tabelle 7.13)

Elektrokardiogramm: Eine Rechtsherzhypertrophie zeigt sich elektrokardiographisch meist erst dann, wenn der Lungengefäßwiderstand (normal 80–150 dyn sec cm^{-5}) auf das 5–6fache der Norm erhöht und die rechtsventriculäre Muskelmasse verdoppelt ist. Beim chronischen Cor pulmonale rotiert das Herz um die Längsachse im Uhrzeigersinn und um die Sagittalachse nach rechts, so daß Veränderungen des Lagetyps auftreten (Steil-, Rechts- und Sagittaltyp; $S_IS_{II}S_{III}$-Typ). Die QRS-Übergangszone ist nach links verlagert (R/S$_{V5,6}$ ≦ 1). Die R/S-Relation ist bei Rechtsherzhypertrophie in V_1 ≧ 1. Gelegentlich alteriert die Vorhofzacke im Sinne eines P dextrocardiale. Es bestehen häufig T-Negativierungen (V_1–V_4) sowie eine präcordiale Niedervoltage. Ein latentes Cor pulmonale geht ohne EKG-Veränderungen einher; in Einzelfällen kann durch submaximale Ergometerbelastung eine Rechtsherzbelastung elektrokardiographisch aufgedeckt werden.

Thoraxröntgenuntersuchung (in 2 Ebenen): Sichere Hinweise für ein latentes Cor pulmonale bestehen nicht. Beim manifesten Cor pulmonale sind die zentralen Lungengefäße erweitert und die peripheren Arterien kleinkalibrig (Kalibersprung). Der Ausflußtrakt des rechten Ventrikels ist verlängert (seitliches Bild), die Herzspitze ist als Zeichen der Rechtsherzhypertrophie angehoben. Bei zusätzlicher Dilatation des rechten Vorhofes und rechten Ventrikels, verbreitertem V.-cava-Schatten mit und ohne Pleuraerguß besteht eine Rechtsherzdekompensation (dekompensiertes Cor pulmonale).

Tabelle 7.13. Lungenfunktionsprüfung (Normalwerte)

Ventilation

Atemminutenvolumen (AMV)	3500–7000 ml
Atemfrequenz	8–20 pro min
Atemzugvolumen	250–500 ml
Vitalkapazität (= Totalkapazität minus Residualvolumen)	3500–6000 ml
Atemgrenzwert (Soll-Vitalkapazität · 30)	200–160 l/min
Sekundenkapazität (Tiffeneau-Test)	72–98% der Ist-Vitalkapazität in der ersten Sekunde
Residualvolumen	20–30% der Totalkapazität
O_2-Verbrauch	200–300 ml/min
Bronchialer Strömungswiderstand	1,4–2,3 cm H_2O/(l · sec)
Diffusionskapazität (in Ruhe)	25 ml O_2/(min · mm Hg) (maxim. Belastung 50–70 min/mm Hg)
Alveoläre Ventilation	Rund 70% des AMV
Totraumventilation	Rund 30% des AMV
Dynamische Lungencompliance (C_L)	80–215 ml/cm H_2O

Arterielles Blut
(1 g Hb bindet 1,34 ml O_2; normal 14–18 g% Hb) durchschnittlich

O_2-Kapazität	20,8 Vol.-%
O_2-Sättigung	96% ± 1%
O_2-Spannung	90 mm Hg
CO_2-Gehalt	51,0 ± 1,5 Vol.-%
CO_2-Spannung	40,0 ± 1 mm Hg
Standardbicarbonat	23,0 ± 2 mVal/l
pH	7,4 ± 0,02
Arteriovenöse O_2-Differenz	3–5 Vol.-%

Lungenfunktionsuntersuchung: Säure-Basen-Status, Spirometrie und alveoläre Funktion zeigen in Abhängigkeit vom Grundleiden und vom Schweregrad der Lungenfunktionsstörung (Partial- und Globalinsuffizienz) eine typische Konstellation.

I. Partialinsuffizienz: Die Alveolen sind ungleichmäßig ventiliert, teilweise hypoventiliert, teilweise kompensatorisch hyperventiliert (Verteilungsinsuffizienz). Das Verhältnis von Ventilation zu Durchblutung ist gestört, jedoch ist die Auswirkung auf das arterielle Blut partiell, d. h. erniedrigter P_{O_2}, erniedrigte O_2-Sättigung, PCO_2 normal oder erniedrigt (Hyperventilation). Die Gesamtventilation ist normal oder gesteigert, alveoläre Ventilation und alveoläre Sauerstoffspannung sind gegenüber der Norm unverändert. Im Unterschied zum vasculären Kurzschluß Anstieg der arteriellen O_2-Sättigung unter Sauerstoffatmung (40–60%) auf 100%. Die Atemreserven (Atemgrenzwert, Tiffeneau-Test, Pneumometerstoß) sind eingeschränkt. Die Vitalkapazität ist normal oder mäßiggradig erniedrigt, Residualvolumen und funktionelle Residualkapazität sind meist leicht erhöht [2]. Die Compliance ist normal oder eingeschränkt.

II. Globalinsuffizienz: Die Globalinsuffizienz ist durch eine vollständige Hypoventilation gekennzeichnet, so daß bereits unter Ruhebedingungen ein neues Gleichgewicht zwischen Gaswechsel, Ventilation und Erregbarkeit des Atemzentrums vorliegt. Sie kann akut durch zentralnervöse Eingriffe (Schlafmittelvergiftungen, Narkosezwischenfälle, Schädel-Hirn-Trauma, Kinderlähmung u. a.) sowie chronisch durch eine im Vergleich zur Norm erheblich gesteigerte Atemarbeit an den Lungen gegen elastische und viscöse Widerstände bei chronischen Lungenerkrankungen auftreten:

Arterielles Blut:
Abnahme von P_{O_2}, O_2-Sättigung
Zunahme von PCO_2, CO_2-Gehalt (Hyperkapnie – respiratorische Acidose)
pH unverändert oder erniedrigt
Standardbicarbonat normal oder erhöht
Anstieg der arteriellen O_2-Sättigung unter O_2-Atmung (40–60%) auf annähernd 100%

Spirometrie:
Atemfrequenz erhöht
Vitalkapazität erniedrigt
Residualvolumen erhöht
funktionelle Residualkapazität erhöht
Atemgrenzwert erniedrigt

Compliance erniedrigt (z. B. Bronchialasthma)
Atemwegswiderstand (resistance) erhöht

Alveoläre Funktion:
Alveoläre Ventilation erniedrigt
alveoläre O_2-Spannung erniedrigt
Totraumventilation erhöht

Rechtsherzkatheterisierung: Ihre Bedeutung (s. 7.2.5) liegt in der Früherkennung des latenten Cor pulmonale sowie in der Schweregradbeurteilung. Das Verfahren mittels Einschwemmkathetertechnik ist weitgehend komplikationslos und auch ambulant durchführbar.

Lungenszintigramm: Ermittelt wird das Verteilungsverhältnis der Lungenperfusion in den Ober- und Unterlappen. Die Durchblutung der Oberfelder ist bei der primär vasculären pulmonalen Hypertonie gesteigert [8].

7.3.6 Differentialdiagnose

Das chronische Cor pulmonale ist von einer pulmonalen Hypertonie und/oder Rechtsherzinsuffizienz auf der Basis primär extrapulmonaler Erkrankungen abzugrenzen, vornehmlich von Herz- und Herzklappenerkrankungen. Erworbene Vitien (s. S. 185ff.) führen meist über einen Pulmonalvenendruckanstieg zur pulmonalen Hypertonie (z. B. Mitralklappen- und Aortenklappenvitien). Erhöhungen des enddiastolischen Druckes im linken und rechten Ventrikel und Abnahmen der ventriculären Dehnbarkeit können mit einer pulmonalen Hypertonie einhergehen (chronische Rechts- und Linksherzinsuffizienz, Pericarditis constrictiva, Kardiomyopathie, hypertrophische obstruktive Kardiomyopathie, Fibroelastose, Endomyokardfibrose, Vorhoftumoren. In etwa 50% aller Fälle von angeborenen aortopulmonalen (z. B. Ductus arteriosus Botalli apertus) und interventriculären Kurzschlußverbindungen (z. B. Ventrikelseptumdefekt) besteht eine pulmonale Hypertonie, bei Shunts auf Vorhofebene in 9%. Die Widerstandszunahme im Pulmonalkreislauf kann in ausgeprägten Fällen eines Vorhofseptumdefektes, Ventrikelseptumdefektes und Ductus arteriosus Botalli apertus zur Shuntumkehr (Rechts-links-Shunt) führen (Eisenmenger-Reaktion, s. S. 243). Erhebliche Druckerhöhungen im Pulmonalkreislauf treten ferner auf bei der Transposition der großen Gefäße mit Ventrikelseptumdefekt, singulärem Ventrikel und beim Truncus arteriosus communis.

Die *Diagnosesicherung* der pulmonalen Hypertonie aus primär kardialer Ursache gelingt in der Regel mit unblutigen Untersuchungs- und Registriermethoden; zur Quantifizierung und aus therapeutischer Indikation ist meist eine Herzkatheteruntersuchung erforderlich. Bei der Polycythämie, bei Erythroblastosen und erworbenen Methämoglobinämien, die mit einer pulmonalen Hypertonie einhergehen können, erfolgt die Abgrenzung nach hämatologischen Kriterien.

7.3.7 Therapie

Beim chronischen Cor pulmonale auf der Basis von Lungenparenchymerkrankungen und alveolärer Hypoventilation steht die Behandlung des Lungenleidens im Vordergrund; bei der primär vasculären Form ist die Entlastung des Herzens und Lungenkreislaufes vordringlich (Tabelle 7.14). Die therapeutischen Maßnahmen betreffen im einzelnen die Verbesserung der alveolären Ventilation, Regulierung des Säure-Basen-Status, Behandlung der Infektion, Sauerstoffzufuhr, Secretolyse, Broncholyse, die Drucksenkung im Pulmonalkreislauf und die kardiale Rekompensation. Von wesentlicher Bedeutung zur Verbesserung der alveolären Hypoventilation ist eine intensive und regelmäßige atemgymnastische Behandlung, die nach vorheriger Anleitung auch vom Patienten selbst mittels eines Heimrespirators durchgeführt werden kann (assistierte Beatmung mit positivem Druck). Derartige Geräte sind bei gegebener Indikation auf Krankenkassenbasis erhältlich. Für die *Infektbehandlung* sind Antibiotica und Sulfonamide nach Erregeraustestung und Resistenzbestimmung einzusetzen. Methylxanthine und β_2-Sympathicomimetica bewirken eine wirksame *Broncholyse* und Verbesserung der Ventilation. Carboanhydrasehemmer wirken über eine metabolische Acidose atemstimulierend. Durch langfristige Gabe von Aldosteronantagonisten (z. B. Spironolactone) wird die respiratorische Globalinsuffizienz günstig beeinflußt (diuretischer Effekt, Zunahme der Myokardkontraktilität, Verbesserung des Belüftungs-Durchblutungs-Verhältnisses) [10]. Sauerstoffzufuhr sollte nur unter Kontrolle des Säure-Basen-Status erfolgen (pH, pO_2, pCO_2, Standardbicarbonat, O_2-Sättigung). Digitalisglykoside sind in allen Stadien der Rechtsherzinsuffizienz indiziert. Zu beachten ist, daß die Heterotopieneigung bei Hypoxie erhöht ist. Zur Behandlung der primär vasculären pulmonalen Hypertonie können Methylxanthine, β_2-Sympathicomimetica, Nitroglycerin und Reserpin versucht werden, solange eine morphologische Fixierung der pulmonalen Hypertonie noch nicht vorliegt. Zur Behandlung der pulmonalen Hypertonie bei Kollagenosen sind Steroide und/oder Immunsuppressiva indiziert. Eine

Tabelle 7.14. Allgemeiner Behandlungsplan beim chronischen Cor pulmonale

1. Behandlung der respiratorischen Insuffizienz
  Atemgymnastik, Atmung mit Heimrespirator
  Infektbehandlung (Antibiotica, Sulfonamide)
  Secretolyse und Broncholyse (Methylxanthine, β_2-Sympathicomimetica)
  Carboanhydrasehemmer und Aldosteronantagonisten
  Sauerstoffzufuhr, ggf. maschinelle Ventilation
  Operative Maßnahmen (Decortication, Entfernung von Lungencysten u. a.)

2. Behandlung der Herzinsuffizienz (s. S. 598)
  Digitalisglykoside
  Diuretica

3. Senkung der pulmonalen Hypertonie
  Methylxanthine
  β_2-Sympathicomimetica
  Nitroglycerin
  Reserpin

4. Weitere Maßnahmen
  Nicotinverbot, Aderlässe bei Polyglobulie (Hämatokrit über 60%), Steroide und/oder Immunsuppressiva bei Kollagenosen, Anticoagulantien bei Lungenembolien

Behandlung restrictiver Lungenfibrosen mit D-Penicillamin hat sich noch nicht durchgesetzt.

7.4 Literatur

1. BOLT, W., VENRATH, H.: Nicht tuberkulöse Erkrankungen der Lunge und der Pleura. In: Lehrbuch der inneren Medizin. Gross, R., Schölmerich, P. (Hrsg.), S. 419–468. Stuttgart, New York: Schattauer 1972
2. BÜHLMANN, A. A., ROSSIER, P. H.: Klinische Pathophysiologie der Atmung. Berlin, Heidelberg, New York: Springer 1970
3. COUCH, N.: Deep vein thrombosis: causes, diagnosis, prevention and treatment. In: Pulmonary embolism. Dalen, J. E. (ed.), p. 6. New York: Medcom 1973
4. COURNAND, A.: Some aspects of pulmonary circulation in normal man and in chronic cardiopulmonary diseases. Circulation 2, 641 (1950)
5. CRANE, C.: The treatment of pulmonary embolism. In: Pulmonary embolism. Dalen, J. E. (ed.), p. *41*. New York: Medcom 1973
6. CRANE, C., HARTSUCK, J., BIRTCH, A., COUCH, N., ZOLLINGER, R., MATLOFF, J., DALEN, J. E., DEXTER, L.: The management of major pulmonary embolism. Surg. Gynecol. Obstet. *128*, 27 (1969)
7. DEXTER, L., DALEN, J. E.: Pulmonary embolism and acute cor pulmonale. In: The heart. Hurst, J. W. (ed.), p. 1264. New York: McGraw-Hill 1974
8. FELIX, R., SIMON, H., WINKLER, C.: Röntgenologische und szintigraphische Befunde bei pulmonaler Hypertonie. Internist (Berlin) *14*, 470 (1973)
9. FRIEDBERG, C. K.: Erkrankungen des Herzens, Bd. 2. Stuttgart: Thieme 1972
10. GIESE, W.: Morphologie des Cor pulmonale und seiner Ursachen. Verh. Dtsch. Ges. Inn. Med. *72*, 469–490 (1966)
11. GROSSER, K. D.: Sofortmaßnahmen bei akuter Lungenembolie. Verh. Dtsch. Ges. Inn. Med. *84*, 334 (1978)
12. HORT, W.: Untersuchungen über die Muskelfaserdehnung und das Gefüge des Myokards in der rechten Herzkammerwand des Meerschweinchens. Virch. Arch. [Pathol. Anat.] *329*, 694–731 (1957)
13. HORT, W.: Der Herzbeutel und seine Bedeutung für das Herz. Ergeb. inn. Med. Kinderheilk. *29*, 1–50 (1970)
14. HÜTTEMANN, U., SCHÜREN, K. P.: Die Wirkung von Aldactone auf Atmung und Lungenkreislauf beim chronischen Cor pulmonale. Klin. Wochenschr. *50*, 953 (1972)
15. HUXLEY, H. E.: The contractile structure of cardiac and skeletal muscle. Circulation 24, 328–335 (1961)
16. HUXLEY, A. F., PEACHEY, L.: The maximum length for contraction in vertebrate striated muscle. J. Physiol. (Lond.) *156*, 150–165 (1961)
17. MATTHYS, H., KONIETZKO, N., SCHLEHE, H., RÜHLE, K. H.: Pulmonale Hypertonie. Klin. Wochenschr. *51*, 985 (1973)
18. PARASKOS, J. A., ADELSTEIN, S. J., SMITH, R. E., RICKMANN, F. D., GROSSMANN, W., DEXTER, L., DALEN, J. E.: Late prognosis of acute pulmonary embolism. N. Engl. J. Med. *289*, 55 (1973)
19. Pulmonary Embolism Trial: A national cooperative study. Circulation [Suppl. II] *47* (1973)
20. SALZMANN, G., KREUZER, E., BRUNNER, L. HÜGEL, W., REICHARDT, B., KLINNER, W.: Chirurgische Behandlung der Lungenembolie. Dtsch. Med. Wochenschr. *99*, 2448 (1974)
21. SCHÜREN, K. P., HÜTTEMANN, U.: Chronisch obstruktive Lungenerkrankungen: Lungenkreislauf, Herzfunktion und Sauerstofftransport bei unterschiedlichen klinischen Erscheinungsformen. Klin. Wochenschr. *51*, 605 (1973)
22. SILL, V., V. WICHERT, P.: Pulmonale Hypertonie bei Lungenerkrankungen. Internist (Berlin) *14*, 454 (1973)
23. SZENT-GYÖRGYI, A.: The living state. With observations on cancer. New York, London: Academic Press 1972
24. ULMER, W. T., REIF, E., WELLER, W.: Die obstruktiven Atemwegserkrankungen. Pathophysiologie des Kreislaufs, der Ventilation und des Gasaustausches. Stuttgart: Thieme 1966
25. VAN DE LOO, J.: Anticoagulantien und Thrombolytica in der Behandlung der akuten Lungenembolie. Verh. Dtsch. Ges. Inn. Med. *84*, 348 (1978)
26. VOSS, H., GADERMANN, E., HAUCH, H. J.: Die primär vaskuläre pulmonale Hypertonie. Internist (Berlin) *14*, 463 (1973)
27. WADE, O. L., BISHOP, J. M.: Cardiac output and regional blood flow. Oxford: Blackwell 1962
28. World Health Organization. Expert committee on chronic cor pulmonale. (WHO technical report series, No. 213.) Circulation *27*, 594 (1963)

8 Rhythmusstörungen des Herzens

8.1 Normale und pathologische Anatomie der Reizbildung und Erregungsleitung

8.1.1 Anatomische Vorbemerkungen

Das primäre Reizbildungszentrum des menschlichen Herzens liegt im *Keith-Flack-Sinusknoten*. Er ist im rechten Vorhof nahe der Einmündungsstelle der oberen Hohlvene an der dem Herzohr zugewandten Seite lokalisiert. Der Sinusknoten ist in der Regel spindel- bis halbmondförmig gestaltet und seine 1,5–3 cm lange Längsachse verläuft senkrecht zur Längsachse der oberen Hohlvene. Seine Breite beträgt etwa 5 mm, seine Dicke etwa 1,5 mm [38]. Das Auffinden des Sinusknotens wird durch seinen reichen Bindegewebsgehalt erleichtert, der ebenso wie das Fettgewebe mit steigendem Alter zunimmt [92]. Die spezifischen Muskelfasern sind deutlich schmaler als in der Arbeitsmuskulatur. Elektronenmikroskopisch enthalten sie einfache Mitochondrien, und sie werden durch einfach gestaltete Desmosomen zusammengehalten.

Vom Sinusknoten erfolgt eine bevorzugte Erregungsleitung zum AV-Knoten, zum linken Vorhof und zum rechten Herzohr. Für diese bevorzugte Leitung sind spezifische Muskelzüge beschrieben worden, z.B. das Thorell-Bündel zwischen Sinus- und AV-Knoten. Klassische Purkinje-Zellen fehlen in diesem Bündel, und ihre Unterscheidung von der Arbeitsmuskulatur ist schwer.

Der *AV-Knoten (Aschoff-Tawara-Knoten)* liegt zwischen dem hinteren Rand des Septum membranaceum und dem Coronarsinus. Er ist ungefähr linsengroß (5–7 mm mal 3–4 mm mal 1,5 mm), und er stößt an das fibröse Herzskelet an. Auch er enthält schmale Muskelfasern, die z.T. denen im Sinusknoten gleichen, z.T. aber auch ähnlich wie Purkinje-Fasern oder gewöhnliche kontraktile Fasern der Arbeitsmuskulatur aufgebaut sind.

Vom AV-Knoten entspringt das gemeinsame *His-Bündel*. Am unteren Rand des Septum membranaceum teilt es sich in den subendokardial verlaufenden rechten und linken Schenkel auf. Der rechte verzweigt sich spät, der linke früh. Vom Septum aus ziehen Äste zur Basis der Papillarmuskeln, und Endaufzweigungen strahlen in die übrige Arbeitsmuskulatur ein. Äste des spezifischen Systems können als falsche Sehnenfäden die Ventrikelhöhle durchziehen. Im His-Bündel beherrschen typische Purkinje-Zellen mit wenigen, peripher angeordneten Myofibrillen das Bild [79]. Diese Zellen sind kürzer und breiter als die Zellen im Arbeitsmyokard und besitzen zahlreiche und längere Junktionen. Schmale Bindegewebszüge durchziehen das Bündel, in dem wahrscheinlich die Fasern für rechten und linken Schenkel schon getrennt verlaufen. Die Zellen im Reizleitungssystem unterscheiden sich nicht nur morphologisch von der Arbeitsmuskulatur, sondern auch in ihrem Stoffwechsel [145]. Sie enthalten reichlich Glykogen und ihr O_2-Verbrauch ist gering. Dadurch wird verständlich, daß sie gegen O_2-Mangel weniger empfindlich als das Arbeitsmyokard sind [63]. Beim Menschen sind jedoch die Unterschiede zwischen dem Reizleitungssystem und der Arbeitsmuskulatur nicht so deutlich wie bei manchen Tierarten [29].

Die *Blutversorgung des Reizleitungssystems* erfolgt über verschiedene Coronararterienäste. Die Sinusknotenarterie entspringt aus der größten Vorhofarterie, die ihrerseits am

häufigsten aus dem Anfangsteil der rechten Coronararterie, etwas seltener aus dem linken umschlingenden Ast hervorgeht.
Der AV-Knoten, das His-Bündel und der Anfangsteil der Schenkel werden von der Nodalarterie versorgt, die aus dem hinteren absteigenden Ast entspringt. Die in der hinteren Interventricularfurche verlaufende Arterie stammt ganz überwiegend aus der rechten Coronararterie, denn ein Linksversorgungstyp kommt beim Menschen nur bei knapp 10% vor.

8.1.2 Pathologisch-anatomische Befunde

Das *Wolff-Parkinson-White(WPW)-Syndrom* ist durch eine verkürzte Überleitungszeit gekennzeichnet. Als morphologisches Substrat sind in zahlreichen Fällen kurze akzessorische Leitungswege vom Vorhof zum Kammerteil nachgewiesen worden, vor allem in dorsalen und lateralen Partien der Herzbasis. Beim Neugeborenen sollen derartige akzessorische Muskelbrücken einen physiologischen Befund darstellen. Postnatal bilden sie sich jedoch in der Regel zurück.
Von besonderem klinischen Interesse sind *lokale Schäden im Reizleitungssystem,* die zu einer Störung der Erregungsausbreitung führen.
Ein Sinusstillstand wird gewöhnlich mit einer Vagusreizung in Zusammenhang gebracht. Nur selten haben sich dabei Verschlüsse in der Nodalarterie oder Metastasen im Sinusknoten gefunden.
Beim *Vorhofflimmern* werden außer einer Vorhofdilatation und pathologischen Veränderungen in der Vorhofmuskulatur nicht selten auch destruierende und ischämische Veränderungen im Sinusknoten beobachtet. Beim akuten Herzinfarkt stellt das Vorhofflimmern meist nur eine vorübergehende Komplikation dar. JAMES fand dabei konstant einen Coronararterienverschluß proximal vom Ursprung der Vorhofarterie (bei Hinterwand- oder Lateralinfarkt). Ferner ist Vorhofflimmern bei Hämochromatose und Amyloidose beschrieben worden. Dabei kann der Sinusknoten mitbefallen sein [78]. Sehr selten liegt eine Blutung im Sinuskno-

ten nach chirurgischem Eingriff dem Vorhofflimmern zugrunde.
Von größter praktischer Bedeutung ist der *AV-Block.* Es setzt sich immer mehr die Auffassung durch, daß er eine pathologisch-anatomisch faßbare Ursache hat:
Ein akuter *Herzinfarkt* wird in etwa 5% der Fälle von einem AV-Block begleitet [38]. Nur selten geht er in einen chronischen AV-Block über, meist stellt sich nach kurzer Zeit wieder ein Sinusrhythmus ein. Beim Hinterwandinfarkt tritt ein AV-Block häufiger als beim Vorderwandinfarkt auf. Dafür dürfte der Ursprung der Nodalarterie aus dem hinteren absteigenden Ast verantwortlich sein. Der Entstehungsmechanismus ist allerdings noch nicht befriedigend geklärt. Ein Coronarverschluß proximal vom Abgang der Nodalarterie führt nämlich keineswegs bei allen Patienten zu einem kompletten AV-Block, und umfangreiche Nekrosen im AV-Knoten oder Verschlüsse der Nodalarterie wurden bisher nicht beobachtet. Diskutiert wird eine temporäre Hypoxie im AV-Knoten.
Übersichtlicher liegen die Verhältnisse beim anteroseptalen Infarkt mit komplizierendem AV-Block. Hierbei fand DAVIES stets ausgedehnte, tief ins Septum reichende Infarkte, die bei intaktem AV-Knoten offenbar alle wesentlichen Leitungsfasern beider Schenkel zerstört hatten [38].
Beim *chronischen AV-Block* gehen die Angaben über die Entstehungsursache auseinander. Früher wurde allgemein ischämischen Veränderungen die führende Rolle zugeschrieben, und neuere Untersuchungen haben diese Auffassung bekräftigt [40]. Sie heben die überragende Bedeutung der Coronarsklerose für die Entstehung des erworbenen AV-Blockes hervor und schuldigen vor allem eine Sklerose intramuraler Coronararterienäste für die nachgewiesenen Fibrosen im AV-Knoten, im His-Bündel und in den Tawara-Schenkeln an [83]. Andere sehen dagegen in einer idiopathischen Fibrose in den Schenkeln des Reizleitungssystems die häufigste Ursache des erworbenen AV-Blockes [38, 91, 191]. Diese idiopathische Fibrose soll nur auf das Reizleitungssystem beschränkt sein und Hinweise auf eine wesentliche ursächliche Bedeutung

einer Coronarsklerose vermissen lassen. Nach der Lokalisation lassen sich dabei *drei morphologische Varianten* unterscheiden:
Typ A: Lokalisation am Ursprung der linksseitigen Äste und im intramyokardialen Teil des rechten Schenkels.
Typ B: Am Ursprung des linken Schenkels mit Fortreichen in das His-Bündel.
Typ C: Befall des distalen Anteils beider Schenkel.
Der Prozeß scheint mit einer Vacuolisierung der Muskelfasern im Reizleitungssystem zu beginnen. Nach einer Zerstörung der Myofibrillen und Bildung hyaliner Massen geht er in eine Fibrose über. Es stellt sich ein progressiver Verlust der Leitungsfasern ein. Ätiologisch werden primär degenerative Veränderungen [91], Altersveränderungen des fibrösen Herzskelets [93], aber auch Autoimmunprozesse [40] angeschuldigt.
Andere Entstehungsursachen kommen seltener vor. In Mitteleuropa spielte früher eine Miterkrankung des His-Bündels und der Tawara-Schenkel bei diphtherischer Myokarditis eine große Rolle. Aber auch Granulome bei Tuberkulose, Morbus Boeck und selten auch beim Rheumatismus oder luische Gummen können zu einer kompletten Unterbrechung im Reizleitungssystem führen. Außerhalb Europas spielt die Chagas-Myokarditis die Hauptrolle bei der entzündlichen Entstehung eines chronischen AV-Blockes. Auch akute Entzündungen können zu herdförmigen, oft nur vorübergehenden Läsionen im Reizleitungssystem führen, z. B. Staphylokokkenabscesse oder Virusmyokarditiden.
Manchmal greift eine Verkalkung einer Aortenklappe oder des Mitralringes auf das His-Bündel über und bewirkt eine Unterbrechung der Leitungsfasern im Stamm oder im linken Schenkel. Selten zerstört ein ulceröser Prozeß an den Aortenklappen auch das His-Bündel [9]. Gelegentlich können auch sekundäre Kardiomyopathien (z. B. bei Amyloidose und Siderose sowie bei Myotonia atrophicans und progressiver Muskeldystrophie) mit einem kompletten AV-Block einhergehen.
Tumorbedingte Unterbrechungen der Reizleitung kommen nur selten vor. Hierbei spielen vor allem Metastasen des Bronchialcarcinoms eine Rolle. Als Rarität seien cystische Tumoren endothelialen oder mesothelialen Ursprungs erwähnt (Cölotheliome), die den AV-Knoten zerstören können.
Ein *angeborener AV-Block* tritt vor allem bei angeborenem Herzfehler auf (Septum-Primum-Defekt, Canalis atrioventricularis communis, korrigierte Transposition [38]). Die Endokardfibroelastose geht gewöhnlich mit einer Zerstörung des linken Tawara-Schenkels oder des His-Bündels einher. Auch kann eine chirurgische Verletzung (direkt oder durch Unterbindung) zum AV-Block führen, am häufigsten beim Verschluß eines Ventrikelseptumdefektes.
Zusammenfassend läßt sich sagen, daß einem AV-Block in der Mehrzahl der Fälle eine Läsion im His-Bündel und/oder in den Schenkeln des Reizleitungssystems und seltener im AV-Knoten zugrunde liegt.
Die *pathologisch-anatomischen Grundlagen eines Schenkelblockes* sind bisher nicht so gut durchgearbeitet wie beim AV-Block. Dazu trägt die Schwierigkeit bei, die umfangreichen Verzweigungen des Reizleitungssystems quantitativ zu erfassen und sicher vom Arbeitsmyokard abzugrenzen.
Klinisch sind Links- und Rechtsschenkelblock häufig mit ischämischen Herzerkrankungen und auch mit einer Hypertonie verbunden. LENEGRE [91] beschrieb beim Linksschenkelblock meist eine komplette oder weitgehende Zerstörung im Anfangsteil, und LEV [93] hob die große Vulnerabilität dieser Stelle durch mechanische Abnutzung bei hohem linksventriculären Druck hervor. Es ist bisher ungeklärt, ob einem Schenkelblock stets eine morphologisch faßbare Läsion zugrunde liegen muß, oder ob er auch durch funktionelle, morphologisch nicht faßbare Störungen hervorgerufen werden kann.

8.2 Elektrophysiologie des Herzens

Ein physiologischer Herzrhythmus ist determiniert durch zahlreiche charakteristische celluläre Membranfunktionen mehrerer im

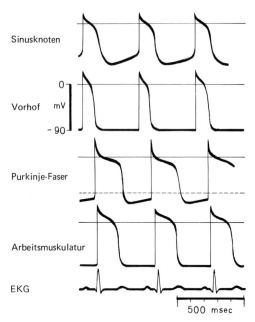

Abb. 8.1. Zeitliche Beziehungen zwischen Einzelfaserpotentialen von Sinusknoten, Vorhof, Purkinje-System, Arbeitsmuskulatur und dem EKG [175]

Herzen vorkommender spezifischer Gewebe. Die spontane Reizbildung erfolgt normalerweise im Sinusknoten (Keith-Flack-Knoten). Der Atrioventricularknoten (Aschoff-Tawara-Knoten), das His-Bündel (3teilig: Durchtritt durch den Anulus fibrosus, Bündelstamm, Teilung) und die Tawara-Schenkel mit den Endaufzweigungen der Purkinje-Fasern dienen der Erregungsleitung, sind jedoch unter pathologischen Bedingungen z.T. ebenfalls zur spontanen Reizbildung befähigt. Das eigentliche Arbeitsmyokard ist als Erfolgsorgan der Erregungsleitung anzusprechen. Die zeitliche Beziehung zwischen Einzelfaserpotentialen von Sinusknoten, Vorhof, Purkinje-System, Kammer und dem Elektrokardiogramm sind in Abb. 8.1 dargestellt.

8.2.1 Elektrophysiologie der Herzmuskelfaser

Die elektrophysiologischen Grundphänomene an der Einzelfaser sind für das Verständnis von Herzrhythmusstörungen von entscheidender Bedeutung. Beim Einstich einer Mikroelektrode in eine einzelne Myokardfaser findet man im Ruhezustand ein *Membranpotential* von –90 mV, wobei das Innere der Zelle gegenüber der äußeren Oberfläche elektrisch negativ ist. Eine *Erregung* tritt dann ein, wenn die Faser depolarisiert wird, d.h. wenn das Ruhepotential um einen kritischen Betrag gesenkt wird. Das ist einmal auf natürliche Weise dadurch möglich, daß die ruhende Faser eine Erregung zugeleitet bekommt, zum anderen kann die Faser auch selbst künstlich durch einen elektrischen Reiz erregt werden.

Ist ein solcher Reiz in der Lage, das Ruhepotential bis zur kritischen Schwelle etwa 15 mV unterhalb des Ruhepotentials (sog. *Schwellenpotential*) zu depolarisieren, antwortet die Faser mit einer Erregung, dem *Aktionspotential*. Die Erregung setzt mit einer raschen Entladung ein, unmittelbar gefolgt von einer Umladung über die Nullinie hinaus, dem sog. „overshoot". Auf die rasche Depolarisation folgt eine vergleichsweise lange Repolarisation (Dauer 150–300 msec). Im Gegensatz zum Aktionspotential des quergestreiften Skeletmuskels zeichnet sich das Aktionspotential des Herzmuskels durch seine lange Dauer aus, welche eine erneute frühzeitige Erregung unmöglich macht. Die unterschiedliche Dauer der Aktionspotentiale verschiedener Herzabschnitte zeigt Abb. 8.1. Während der absoluten Refraktärzeit, welche vom Beginn des Aktionspotentials bis zur Repolarisation auf etwa –55 mV anhält, ist die Faser auch für starke Reize unerregbar. Oberhalb dieses Potentials wird die Faser wieder allmählich erregbar. In dieser Zeit bis zur Wiederherstellung des Ruhepotentials kann durch höhere Reizstromstärken eine erneute Erregung ausgelöst werden (Abb. 8.2).

Die Fähigkeit der Faser zur selbsttätigen *Automatie* beruht auf einer langsamen *diastolischen Depolarisation*, welche das Membranpotential bis zum Schwellenpotential senkt. Als Ausdruck potentieller Schrittmachereigenschaften findet man eine diastolische Depolarisation praktisch in allen Zellen des spezifischen Erregungsleitungssystems. Ihre Anstiegsgeschwindigkeit nimmt

8.2 Elektrophysiologie des Herzens

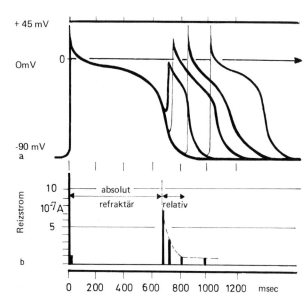

Abb. 8.2. Wiederherstellung der Erregbarkeit in der relativen Refraktärphase [176]

jedoch vom Sinusknoten zur Kammer allmählich ab. Dementsprechend ist die Eigenfrequenz des Sinusknotens unter natürlichen Bedingungen am höchsten (Abb. 8.3).
Die potentiellen Schrittmacherfasern des Erregungsleitungssystems werden unter physiologischen Bedingungen vom Sinusknoten aus durch Zuleitung erregt, bevor ihre eigenen langsamen diastolischen Depolarisationen das Schwellenpotential erreichen. Unter pathologischen Bedingungen kann die Abnahme der Automatie des natürlichen Schrittmachers und/oder die Zunahme der Automatie potentieller Schrittmacherzellen zu einem ektopischen Rhythmus führen. Ferner ist beim Ausbleiben einer Erregungszuleitung vom Sinusknoten (z.B. bei SA-Block und AV-Block) die diastolische Depolarisation der Endaufzweigungen des Purkinje-Systems die Voraussetzung dafür, daß die Kammern mit einer ihr eigenen niedrigeren Frequenz weiterschlagen. Auch ventriculäre *Extrasystolen* entstehen vorzugsweise in den Purkinje-Fasern, welche ohnehin zur Automatie befähigt sind. In Zellen des Arbeitsmyokards wird eine spontane diastolische Depolarisation nur unter ganz bestimmten Bedingungen beobachtet und dann als Funktionswandel des Arbeitsmyokards bezeichnet [6] (s. S. 391).

Die für eine Erregung erforderliche Schwellenreizstromstärke und die Form des Aktionspotentials sind eng verknüpft mit dem Membranpotential im Augenblick der schnellen Depolarisation. Je niedriger das Membranpotential, von dem aus die neue Erregung startet, desto niedriger sind die Amplitude und die Anstiegsgeschwindigkeit (dV/dt) des Aktionspotentials. Diese wichtige Beziehung wurde zuerst von WEIDMANN [180] an Purkinje-Fasern beschrieben. Danach sind die Anstiegssteilheit und der Aktionspotentialüberschuß („overshoot") eine Funktion des Ruhepotentials (Abb. 8.4).

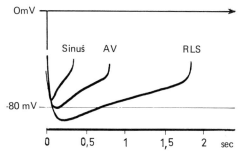

Abb. 8.3. Schematische Darstellung des Verlaufs der diastolischen Depolarisation im Sinusknoten, im AV-Knoten und im ventriculären Reizleitungsgewebe [176]

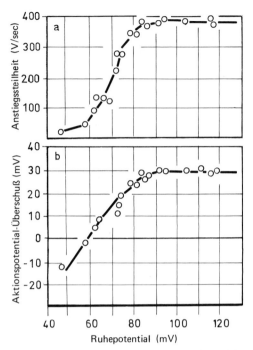

Abb. 8.4. Einfluß des Membranpotentials auf den Aktionspotentialanstieg und den „overshoot" [180]

Nachdem die Fähigkeit eines Aktionspotentials, benachbarte Fasern durch Fortleitung zu erregen, von seiner Anstiegsgeschwindigkeit abhängig ist, ist auch das Membranpotential für die Fortleitungsbedingungen bestimmend.
Die *Fortleitung der Erregung* ist von den anatomischen Strukturen des spezifischen Leitungssystems und den funktionellen Eigenschaften der Faser abhängig. Die Automatiezentren im Sinusknoten besitzen ein verhältnismäßig niedriges diastolisches Membranpotential und haben daher eine geringe Leitungsgeschwindigkeit. Im Vorhof sind dagegen Ruhepotential und Leitungsgeschwindigkeit hoch. Eine im Sinusknoten entstandene Erregung pflanzt sich daher rasch fort, sobald sie Anschluß an das Vorhofmyokard gewonnen hat. Nach ca. 40 msec wird der craniale Abschnitt des AV-Knotens erreicht. Bis zu den entferntesten Anteilen des linken Vorhofes benötigt die Erregungswelle etwa 60 msec.
In der Übergangsregion vom Vorhof zum AV-Knoten und im AV-Knoten selbst kommt es zur hämodynamisch wichtigen Leitungsverzögerung. Die geringe Leitungsgeschwindigkeit des AV-Knotens (s. Tabelle 8.1) hat wahrscheinlich verschiedene Ursachen: Neben anatomischen (geringer Faserdurchmesser mit hohem inneren Längswiderstand) sind funktionelle Besonderheiten von Bedeutung. So weisen die Fasern des AV-Knotens bei niedrigem Ruhepotential eine geringe Aktionspotentialanstiegsgeschwindigkeit und damit eine geringe Leitungsgeschwindigkeit auf (s. Tabelle 8.1). Überleitungsstörungen im AV-Knoten sind daher ein physiologisches Phänomen, und es lassen sich auch am gesunden Herzen durch Vorhofstimulation steigender Frequenz PQ-Verlängerungen und Wenckebach-Perioden erzeugen. Die maximale Durchgangsfrequenz nimmt mit zunehmendem Alter ab (von 300/min beim Säugling auf 220/min bei Erwachsenen mit weiter Streuung im Einzelfall).
Die Zunahme von Leitungsstörungen im AV-Knoten mit steigender Frequenz des Grundrhythmus läßt sich durch gegensinnige Änderungen der Refraktärzeiten von Vorhof und AV-Knoten durch die Frequenzsteigerung erklären: Während die funktionelle Refraktärzeit des rechten Vorhofes mit Zunahme der Stimulationsfrequenz abnimmt, steigt die Dauer der effektiven Refraktärzeit im AV-Knoten an [134].

Tabelle 8.1. Leitungsgeschwindigkeit verschiedener Strukturen des Herzens beim Kaninchen (K) und beim Hund (H). (HOFFMAN u. CRANEFIELD, 1960; zit. nach [7])

Region	Leitungsgeschwindigkeit (m/sec)
Sinusknoten	0,05 (K)
Vorhofmyokard	0,80–1,00 (H)
	0,45–0,60 (K)
Crista terminalis	0,8–1,0 (K)
AV-Knoten	0,02–0,05 (K)
	0,2 (H)
His-Bündel	1,0–1,5 (H)
Purkinje-Fasern	2,0–3,5 (H)
Arbeitsmyokard	0,9–1,0 (H)

Im His-Bündel und in den Purkinje-Fasern nimmt die Leitungsgeschwindigkeit rasch zu und in den Zellen der Arbeitsmuskulatur wieder ab (s. Tabelle 8.1). Die bei menschlichen Stimulationsversuchen in vivo gemessenen Leitungsgeschwindigkeiten des Purkinje-Systems (3,5 m/sec) und der Arbeitsmuskulatur (0,87 m/sec) stimmen mit tierexperimentellen Befunden überein [10].
Die Fortleitung von Erregungen in umgekehrter Richtung (z. B. Ausbreitung von ventriculären Extrasystolen über das ganze Herz) ist eine physiologische Eigenschaft aller Herzmuskelfasern einschließlich des spezifischen Leitungssystems und die Voraussetzung für das Auftreten von Re-entry-Tachykardien und anderer Rhythmusstörungen beim Menschen. Andererseits sorgt unter normalen Umständen eine funktionelle retrograde Blockierung im Purkinje-System für einen geordneten Erregungsablauf in antegrader Richtung. So erfahren Purkinje-Fäden von proximal nach distal zunehmend eine Verlängerung der Aktionspotentialdauer und damit der Refraktärzeit (s. Abb. 8.5). Dadurch entstehen funktionelle Blockierungen am Übergang der Purkinje-Fasern zum Ventrikelmyokard, welche die Ausbreitung ventriculärer extrasystolischer Erregungen verhindern [120].

Änderungen der extracellulären Kaliumkonzentration können sich auf das Aktionspotential der Purkinje-Fasern in vieler Hinsicht stärker auswirken als auf das Aktionspotential der Arbeitsmuskulatur. Erhöhung der extracellulären Kaliumkonzentration führt zu einer Verminderung des Ruhepotentials und damit zur Abnahme von Anstiegsgeschwindigkeit und Amplitude sowie der Dauer des Aktionspotentials. Umgekehrt tritt bei Abnahme der extracellulären Kaliumkonzentration eine Hyperpolarisation der Faser auf, welche mit einer Zunahme von Anstiegssteilheit, Amplitude und Dauer des Aktionspotentials einhergeht [23].
Die Unterschiede zwischen Purkinje-Fasern und Fasern der Arbeitsmuskulatur hinsichtlich der Gesamtdauer des Aktionspotentials und der effektiven Refraktärzeit werden bei niedriger extracellulärer Kaliumkonzentration erhöht. Die dadurch hervorgerufene Inhomogenität der Erregungsrückbildung aller

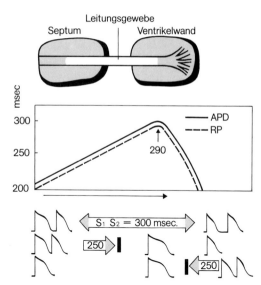

Abb. 8.5. Zunahme der Aktionspotentialdauer (*APD*) und der Refraktärperiode (*RP*) an Einzelfasern des Purkinje-Systems von proximal nach distal. Das periphere Maximum der ADP von 290 msec ist gleichbedeutend mit einer funktionellen retrograden Blockierung [120]

Fasern nimmt somit bei Abnahme der extracellulären Kaliumkonzentration zu. Diese Befunde stehen mit der klinischen Erfahrung gehäuft auftretender Extrasystolen bis zum Kammerflimmern bei Hypokaliämie in Einklang.
Die Verlängerung der Aktionspotentialdauer unter Hypokaliämie und die Verkürzung der Aktionspotentialdauer bei erhöhter extracellulärer Kaliumkonzentration gehen an der Arbeitsmuskulatur nicht mit einer parallel laufenden Änderung der Refraktärperiode einher, die unter experimentellen Bedingungen bei Kaliumkonzentrationen von 2–8 mVal/l ziemlich konstant bleibt [23]. Das bedeutet eine relative Verkürzung der Refraktärzeit im Vergleich zur verlängerten Aktionspotentialdauer bei Hypokaliämie und ist gleichzeitig ein Hinweis darauf, daß Aktionspotentialdauer und Refraktärzeit nicht immer gleichsinnige Veränderungen erfahren.
Focal entstehende Extrasystolen bei Hypokaliämie finden darüber hinaus bessere Fortleitungsbedingungen vor, da unter die-

sen Bedingungen die Aktionspotentialanstiegsgeschwindigkeit und damit die Leitungsgeschwindigkeit erhöht ist. Dieser Situation entgegen wirkt allerdings die der verlängerten Aktionspotentialdauer parallel laufende Verlängerung der Refraktärzeit bei Hypokaliämie an Purkinje-Fasern [57], welche die Ausbreitung einer extrasystolischen Erregung über das spezifische Erregungsleitungssystem behindert.

Hinweise auf eine focale Entstehung von Extrasystolen bei Hypokaliämie ergeben sich auch aus der Ionentheorie der Erregung: Läßt man die Repolarisation mit Hilfe einer speziellen Technik (voltage-clamp) kontrolliert ablaufen, dann ergeben sich charakteristische Beziehungen zwischen Membranpotential und Membranstrom (sog. Kennlinien). Bei niedriger Kaliumkonzentration wird dabei im Verlauf der Repolarisationsphase des ablaufenden Aktionspotentials eine Zunahme des Natriumeinwärtsstromes sichtbar, der eine gekoppelte Extrasystole hervorrufen kann, die direkt aus der Repolarisation des ablaufenden Aktionspotentials hervorgeht [175].

Kalium besitzt bekanntlich sowohl im Tierexperiment als auch beim Menschen unter klinischen Bedingungen einen starken automatiedämpfenden Effekt. Das geht aus elektrophysiologischen Befunden hervor, wonach die Anstiegsgeschwindigkeit der diastolischen Depolarisation von Purkinje-Fasern bei niedriger extracellulärer Kaliumkonzentration erhöht ist, was gleichbedeutend ist mit erhöhter Spontanautomatie. Umgekehrt nimmt die diastolische Depolarisation von Purkinje-Fasern bei erhöhter Kaliumkonzentration ab und kann sogar auf Null abfallen, d. h. es fehlt dann jegliche Spontanautomatie. Dies ist auch klinisch höchst bedeutsam für Patienten mit Niereninsuffizienz und Hyperkaliämie, wenn beim Auftreten eines totalen AV-Blockes (Leitungsstörung bei Abnahme der Aktionspotentialanstiegsgeschwindigkeit) ein tertiärer Ersatzrhythmus bei fehlender Spontanautomatie ausbleibt und eine Asystolie resultiert [10].

Ein chronischer Kaliummangel [25] führt zu Funktionsstörungen der Herzmuskelmembran, die bei rascher Erniedrigung der extracellulären Kaliumkonzentration nicht nachweisbar sind. So sind bei chronisch kaliumverarmten Tieren das Ruhepotential erhöht, die Aktionspotentialdauer verlängert und die maximale Aktionspotentialanstiegsgeschwindigkeit erhöht, obwohl die extracelluläre Kaliumkonzentration experimentell normalisiert war. Zudem besteht bei chronischem Kaliummangel eine erhöhte Aktivität der Na-K-ATPase der Zellmembran, die als Folge einer Adaptation bzw. Kompensation durch Enzyminduktion aufgefaßt wird. Einzelheiten des allgemeinen Kaliummangels s. S. 611. Der Befund steht im Einklang mit der klinischen Erfahrung, daß Rhythmusstörungen bei sich langsam entwickelndem chronischen Kaliummangel seltener sind als bei akutem Kaliummangel [25].

Ein Kaliummangel führt bekanntlich auch zu charakteristischen Änderungen der elektrophysiologischen Effekte bestimmter Pharmaka. Zur Glykosidempfindlichkeit bei Kaliummangel s. S. 615.

Der Grundprozeß der Erregung beruht nach heutiger Auffassung auf *Ionenbewegungen an der Zellmembran*. Die intra/extracellulären Ionenkonzentrationsgradienten einerseits und die Permeabilitätseigenschaften andererseits stellen die wichtigsten Determinanten für die Erregung und die Erregungsausbreitung im Herzen dar. Normalerweise beträgt die intracelluläre Kaliumkonzentration ca. 150 mVal/l bei einer extracellulären Kaliumkonzentration von etwa 4,5 mVal/l und die intracelluläre Natriumkonzentration etwa 20 mVal/l bei einer extracellulären Natriumkonzentration von 140 mVal/l. Die Ionenverteilungsgleichgewichte an den Zellgrenzflächen sind bedingt durch Prozesse der Diffusion und Osmose (sog. passiver Transport) und Prozesse des aktiven, d. h. energieabhängigen Transportes entgegen einem elektrochemischen Gradienten. Die unterschiedlichen Elektrolytkonzentrationen auf beiden Seiten der Zellmembran und die elektrostatischen Eigenschaften der Membranstruktur bedingen die intra/extracelluläre Potentialdifferenz. Sie kann im Gleichgewichtszustand bei extracellulären Kaliumkonzentrationen > 10 mVal/l durch die Nernst-Gleichung beschrieben werden:

8.2 Elektrophysiologie des Herzens

$$E_K = \frac{R \cdot T}{F} \ln \frac{(K_i)}{(K_e)}$$

E_K = Kaliumgleichgewichtspotential
R = allgemeine Gaskonstante (8,31 Joule/Grad)
T = absolute Temperatur [(für 37 °C) 310° Kelvin]
F = Faraday-Konstante (96 490 Coulomb)
K_i = intracelluläre Kaliumkonzentration
K_e = extracelluläre Kaliumkonzentration

Abweichungen vom theoretischen Kaliumdiffusionspotential E_K ergeben sich im Bereich niedriger extracellulärer Kaliumkonzentrationen (< 10 mVal/l). Die Abhängigkeit des Membranpotentials vom intra/extracellulären Kaliumkonzentrationsgradienten für extracelluläre Kaliumkonzentrationen unter 10 mVal/l beschreibt die Gleichung von HODGIN u. HOROWICZ (zit. n. [22]):

$$E_{Na+K} = \frac{R \cdot T}{F} \ln \frac{(K_i) + \alpha(Na_i)}{(K_e) + \alpha(Na_e)}$$

E_{Na+K} = intra/extracelluläre Potentialdifferenz
α_{Na} = Permeabilitätsfaktor für Natrium

Setzt man für den Faktor α_{Na} einen Wert von 0,01 in die Gleichung ein, dann entsprechen die unter physiologischen Bedingungen gemessenen Ruhepotentiale den errechneten Werten weitgehend [22].
Das *Aktionspotential* entsteht durch eine plötzliche Steigerung der Membranpermeabilität für Natriumionen um das 300–500fache. Die Leitfähigkeit für Natriumionen von außen nach innen überwiegt die der Kaliumionen von innen nach außen. Wenn der Natriumeinstrom den Kaliumausstrom überschreitet, kommt es zur schnellen Depolarisation der Membran auf Null und zur anschließenden Umpolung.
Dabei ist die Aktionspotentialanstiegsgeschwindigkeit (dV/dt) um so größer, je stärker der Natriumeinstrom ist und umgekehrt. In der Repolarisationsphase übersteigt die Kaliumpermeabilität die Natriumpermeabilität vorübergehend. Es fließt ein von Kaliumionen getragener Strom in umgekehrter Richtung von innen nach außen. Die lange Dauer des Aktionspotentials der Herzmuskelfaser beruht somit auf der erhöhten Kaliumleitfähigkeit während der Repolarisation. Bei Erniedrigung der extracellulären Kaliumkonzentration tritt eine Abnahme des repolarisierenden Stromes auf, die für das Aktionspotential eine Verzögerung der Repolarisation zur Folge hat. Umgekehrt nimmt bei Erhöhung der extracellulären Kaliumkonzentration der repolarisierende Kaliumstrom zu, für das Aktionspotential bedeutet dies eine schnellere und vollständigere Repolarisation [175].
Das Verhalten der *Refraktärzeit* am Ende des Aktionspotentials beruht auf dem unterschiedlichen Funktionszustand des Natriumsystems: Es kann inaktiviert (absolute Refraktärzeit), teilweise aktiviert (relative Refraktärzeit) oder vollständig aktiviert sein [105].
Das *Schrittmacherpotential* läßt sich nach der Ionentheorie so erklären, daß nach der Repolarisation die Kaliumleitfähigkeit hoch ist und langsam auf den Ruhewert abfällt. Durch diesen langsamen Abfall bewegt sich das Membranpotential vom Kaliumgleichgewichtspotential weg, d.h. es tritt eine langsame Depolarisation ein.
Mit Hilfe spezieller elektrophysiologischer Methoden (Spannungsklemmtechnik) konnten in den vergangenen Jahren weitere Einblicke in die cellulären Grundprozesse der Erregung gewonnen werden. Danach entsteht das Aktionspotential der Herzmuskelfaser als Folge einer zeitlich geordneten Aktivierung und Inaktivierung bestimmter Ionenkanäle der erregbaren Membran. Die dabei auftretenden Ionenströme folgen jeweils dem Konzentrationsgefälle und können in Abhängigkeit vom Ladungsträger das transmembranöse Potential in positiver oder negativer Richtung verändern.
An der Entstehung des Aktionspotentials im ventriculären Arbeitsmyokard sind nach heutiger Kenntnis 3–4 Arten von Kationen-Kanälen beteiligt (Tabelle 8.2). Auf einen depolarisierenden Reiz öffnet sich zuerst kurzzeitig, d.h. für wenige Millisekunden, ein spezifischer Na^+-Kanal. Der einsetzende schnelle Na^+-Einstrom erzeugt die rasche Umladung im Beginn des Aktionspotentials. Dabei wird die Aktivierungsschwelle eines weiteren Kanals überschrit-

ten, der bevorzugt Ca^{++}-Ionen passieren läßt. Der Ca^{++}-Einstrom bewirkt, daß die Depolarisation weiter andauert und sich ein Plateau ausbildet. Mit dem Abklingen dieses Einwärtsstromes und der Aktivierung von zwei unterscheidbaren K^+-Kanälen überwiegt schließlich der Auswärtsstrom positiver Ionen, der die Repolarisation herbeiführt [8].

Tabelle 8.2. Ionenströme, die das Aktionspotential des Arbeitsmyokards erzeugen. (Zit. nach [8])

Einwärtsströme (depolarisierend)
Schneller Na^+-Einstrom
verantwortlich für die Anstiegsphase
Langsamer $Ca^{++}(Na^+)$-Einstrom
verantwortlich für das Plateau
Auswärtsströme (repolarisierend)
Kaliumströme (2 unterscheidbare K-Kanäle)
verantwortlich für die Repolarisation

Spezifische Inhibitoren des schnellen Na^+-Kanals (z. B. Lidocain) dämpfen den Na^+-abhängigen Erregungsprozeß ohne wesentliche Hemmung des Ca^{++}-Einstroms. Spezifische Inhibitoren des langsamen Ca^{++}-Kanals (z. B. Verapamil) blockieren den transmembranösen Ca^{++}-Einstrom und bewirken eine elektromechanische Entkoppelung. Umgekehrt ist pharmakologisch eine selektive Steigerung des Ca^{++}-Einstroms (z. B. durch Adrenalin, cyclisches AMP, Coffein) möglich. Für die klinische Kardiologie ergibt sich daraus prinzipiell die Möglichkeit, mit pharmakologischen Mitteln entweder den Ca^{++}-Einstrom und damit die Kontraktionskraft ohne Änderung der Erregbarkeit zu beeinflussen oder aber den Na^+-Einstrom und damit die Erregbarkeit der Myokardzelle zu senken, ohne daß gleichzeitig ihre Kontraktionskraft beeinträchtigt wird. Schließlich ergibt sich aus der Existenz von zwei voneinander unabhängigen Membrankanälen für Na^+ und Ca^{++} auch ein Ansatz für eine Differentialtherapie von Rhythmusstörungen. So beeinflußt die Blockade des langsamen Kanals vorwiegend den Erregungsprozeß des Sinus- und AV-Knotens. Inhibitoren des schnellen Kanals dämpfen dagegen in erster Linie den Na^+-abhängigen Erregungsprozeß des Vorhof- und Kammermyokards [84].

8.2.2 Die ektopische Erregung

Die Fähigkeit zur *Spontanautomatie*, beruhend auf einer langsamen diastolischen Depolarisation, ist unter physiologischen Bedingungen eine charakteristische Eigenschaft des spezifischen Erregungsleitungssystems. Die Entstehung steiler Schrittmacherpotentiale unter pathologischen Bedingungen wird zur Erklärung der Extrasystolie und heterotoper Arrhythmien herangezogen. Durch Fluxmessungen mit ^{42}K konnte an Purkinje-Fasern gezeigt werden, daß die Kaliumdurchlässigkeit der Zellmembran in kaliumarmer Badelösung geringer wird. Dadurch kann sich das Membranpotential bei gegebenem Einwärtsstrom rascher und weiter vom Kaliumgleichgewichtspotential in Richtung auf die Schwelle verschieben [181]. Tatsächlich gibt es kaum eine zuverlässigere Maßnahme zur Erzeugung von Spontanaktivität als eine Erniedrigung der extracellulären Kaliumkonzentration.

Im geschädigten Reizleitungssystem wird tierexperimentell eine andere Form von extrasystolischer Reizbildung beobachtet. Es handelt sich um eine Störung der Repolarisation, die bei -50 bis -60 mV plötzlich anhält und in eine erneute Erregung – die Extrasystole – übergeht. Diese frühzeitige Depolarisation kann einmal als Bigeminus (Abb. 8.6, A) oder wiederholt, z. B. als Trigeminus (Abb. 8.6, B) auftreten. Da die Erregung aus der Repolarisation des vorangehenden Aktionspotentials hervorgeht, ist ihre relativ fixe Koppelung verständlich. Bei entsprechenden Fortleitungsbedingungen manifestieren sich derartige Doppelerregungen im EKG als gekoppelte Extrasystolen. Tierexperimentell sind folgende Ursachen für die Auslösung von Doppelerregungen nachgewiesen worden: O_2-Mangel, CO_2-Überschuß, unspezifische Schädigung des Präparates, niedrige extracelluläre Kaliumkonzentration, Digitalis, Aconitin, Barium. Gekoppelte Extrasystolen entstehen im spezifischen Reizleitungssystem; im Arbeitsmyo-

8.2 Elektrophysiologie des Herzens

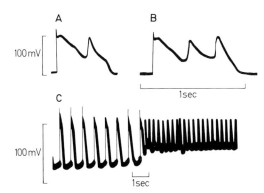

Abb. 8.6. Abnorme focale Impulsbildung im Purkinje-System. Vorzeitige Aktionspotentiale vom Bigeminus-Typ (*A*) und Trigeminus-Typ (*B*) unter Sauerstoffmangel beim Schaf. Focale Tachykardie (*C*) unter 2,4-Dinitrophenol beim Hund [176]

kard lassen sie sich nur durch Gifte, Aconitin und Barium auslösen. Solche Doppelerregungen haben nichts mit „re-entry" zu tun, die zweite Erregung entsteht nicht durch Zuleitung, sondern am gleichen Ort wie die erste. Die Doppelerregung ist auch nicht das Resultat einer verminderten Schwellenreizstromstärke, also einer gesteigerten Erregbarkeit am Ende des Aktionspotentials. Die Tatsache, daß im Tierexperiment gekoppelte Extrasystolen unter zahlreichen Bedingungen nachweisbar sind, legt die Annahme nahe, daß dieser Mechanismus auch unter klinischen Bedingungen bei ähnlichen Schädigungen (Ischämie, O_2-Mangel, Kaliummangel, Überdehnung, subendokardiale Blutungen usw.) der extrasystolischen Reizbildung zugrunde liegen kann [175].

Unter abnormen Bedingungen (Abnahme der extracellulären Kaliumkonzentration, Calciumentzug, Dehnung des Präparates, Vergiftung mit Strophanthin, Aconitin und Bariumchlorid) kann schließlich auch die Arbeitsmuskulatur einen sog. *Funktionswandel* erfahren und selbst zur extrasystolischen Reizbildung befähigt werden [6].

8.2.3 Flimmertheorien [175, 181]

Die entscheidenden Bedingungen für die koordinierte rhythmische Tätigkeit des Herzens sind 1. die Dominanz eines Schrittmachers über das ganze Herz, 2. die Aktivierung der Ventrikel mit einer bestimmten Leitungsgeschwindigkeit auf bestimmten Leitungsbahnen und 3. die lange Dauer des Aktionspotentials, die eine frühe Wiedererregung ausschließt. Die Ursache des Flimmerns muß in einer Verletzung mindestens einer, vermutlich aller drei Bedingungen gesucht werden.

Die *Theorie des ektopischen Focus* nimmt an, daß die Fragmentierung des Herzens in kleine, unabhängig voneinander aktivierte Areale durch das Auftreten eines einzelnen oder mehrerer ektopischer, hochfrequent schlagender Reizbildungszentren (ektopische Foci) zustande kommt. Experimentell wurde die Bildung von ektopischen Foci im Reizleitungssystem der Kammern unter flimmerauslösenden Noxen (Hypoxie, Erhöhung der CO_2-Spannung, Ischämie, Überdehnung, Erhöhung der extracellulären Calciumkonzentration, Erniedrigung der extracellulären Kaliumkonzentration) beobachtet. Am Focus erscheint eine lange Salve gekoppelter Extrasystolen hoher Frequenz (Abb. 8.6, C). Die Aktionspotentiale dieser Tachykardie haben eine kleine Amplitude und sind von kurzer Dauer, ihre Refraktärzeit ist verkürzt. Ein anderer Mechanismus focaler Impulsbildung liegt dem Phänomen der „getriggerten Aktivität" zugrunde. Hier handelt es sich um eine Störung der Postrepolarisationsphase der Zellmembran. Durch eine intermittierende Störung der Koordination repolarisierender und depolarisierender Ionenströme kommt es zu wechselnder Hyper- und Depolarisation, wobei das Membranpotential um das Ruhepotential osciliert und – falls das Schwellenpotential erreicht wird – ein Aktionspotential ausgelöst werden kann. CRANEFIELD prägte für diese Art der Reizbildung den Begriff „triggered activity".

Einflüsse, die den Calciumeinstrom in die Zelle erhöhen (Frequenzstimulation, Catecholamine, Hypercalciämie, Hypokaliämie) können die Ausbildung focaler Oscillationen fördern, während Substanzen, die den Calciumeinstrom reduzieren (z. B. Verapamil) einen hemmenden Einfluß haben können [105].

Die zweite Flimmertheorie der sog. *kreisenden Erregung* macht verkürzte Refraktärzeiten und verminderte Leitungsgeschwindigkeiten der geschädigten Herzmuskelfasern für das Flimmern verantwortlich. Soll eine Erregungswelle auf einem anatomisch vorgegebenen Weg kreisen, so müssen gewisse Voraussetzungen erfüllt sein: Die „Wellenlänge der Erregung" (Dauer der absoluten Refraktärzeit multipliziert mit Leitungsgeschwindigkeit) muß kürzer sein als der anatomische Kreis. Nur so kann die Erregungsfront stets in ein Gebiet gelangen, das nicht mehr refraktär ist. Diese Bedingung kann durch starke Verkürzung der Aktionspotentiale und durch starke Erniedrigung der Leitungsgeschwindigkeit erfüllt werden. Eine weitere Voraussetzung ist die eines unidirektionalen Blocks (s. S. 393, 396). Ein möglicher Weg für einen Kreis wäre beispielsweise: Myokard → zurück in das spezifische Leitungssystem → auf einen anderen Ast des Leitungssystems → auf dem normalen Weg in das Myokard. Die Gruppe von MENDEZ hat gezeigt, daß bei einer gewissen Depolarisation der Übergangsstelle zwischen Leitungssystem und Myokard (durch Erhöhung der Kaliumkonzentration) retrograde Leitung noch möglich ist, während die normale Vorwärtsleitung bereits blockiert ist [118].

Wiedererregung im funktionellen Syncytium der Herzmuskelfasern kann auch durch eine ungleichmäßige Repolarisation in benachbarten Faserbezirken erfolgen. Innerhalb des Kammermyokards bestehen bereits normalerweise Unterschiede in der Dauer des Aktionspotentials und damit der Refraktärzeit bis zu 30 msec. Solche Unterschiede sind zwischen Spitze und Basis und zwischen den Innen- und Außenschichten seit längerem bekannt.

Auf der Oberfläche des linken Ventrikels beim Hund haben HAN und MOE [69] durch Ableitung von Aktionspotentialen von verschiedenen Punkten, welche gleich weit von einer zentralen Reizelektrode entfernt lagen, die Inhomogenität der Erregungsrückbildung (temporäre Dispersion der Refraktärzeit) gemessen und Bedingungen erarbeitet, unter denen diese Inhomogenität besonders ausgeprägt ist: experimenteller Coronarverschluß, frühzeitig einfallende Extrasystolen, Bradykardie, Glykosidintoxikation, Chinidin, gepaarte Stimulation. Dabei betrug die temporäre Dispersion der Refraktärzeit im Abstand von 3 mm bis zu 30 msec im Gegensatz zu Normalwerten von 5 msec [69]. Unter den genannten Bedingungen wird auch in der Klinik Kammerflimmern beobachtet.

Die Repolarisationsphase gilt seit WIGGERS (Zit. nach [10]) als besonders flimmeranfällig. Flimmern kann allein dadurch entstehen, daß eine Erregung in die sog. „vulnerable Phase" einer vorausgehenden Erregung trifft. Beispielsweise spielt diese Phase besonderer Flimmerbereitschaft im aufsteigenden Schenkel der T-Welle des EKG eine ausschlaggebende Rolle bei der Flimmerauslösung durch den elektrischen Strom. Ein zu Beginn der relativen Refraktärzeit ausgelöstes Aktionspotential weist eine sehr geringe Anstiegssteilheit auf und breitet sich äußerst langsam aus. Wird am künstlich getriebenen isolierten Vorhof des Kaninchens ein Extrareiz in einer zeitlich sehr limitierten Phase der Repolarisation gesetzt, so kann es zu einer sich während einer gewissen Zeit spontan unterhaltenden Tachykardie kommen. Durch die Resultate einer gleichzeitigen Ableitung mit 10 extracellulären Elektroden muß als gesichert gelten, daß auch in diesem Fall das Phänomen der langsam kreisenden Erregung vorliegt.

Beim Menschen sind der Beginn der relativen Refraktärzeit des rechten Schenkels bei antegrader AV-Leitung und der Beginn der relativen Refraktärzeit des His-Purkinje-Systems bei retrograder Leitung länger als die effektive Refraktärzeit der rechten Kammer. Dies erklärt die starke Verzögerung der retrograden Leitung im His-Purkinje-System im Anschluß an eine frühzeitige Kammererregung und bildet die physiologische Grundlage für eine Dissoziation der Erregungsleitung im Kammermyokard und His-Purkinje-System. Die Bedingung für die Entstehung eines lokalen Umkehrmechanismus ist dann erfüllt, wenn die Leitung eines sehr frühzeitigen Impulses im Bereich einzelner Purkinje-Fasern blockiert wird. Die Befunde sprechen für die Hypothese über die Ursache der Vulnerabilität, nach der der Unterschied der Refraktärzeiten zwischen

8.2 Elektrophysiologie des Herzens 393

His-Purkinje-System und Myokardfaser die Voraussetzung für einen Re-entry-Mechanismus am Übergang zwischen beiden Strukturen ist [50].

Die Ursache der Vulnerabilität des menschlichen Herzens als Antwort auf einen elektrischen Reiz ist bisher nicht befriedigend geklärt. Ableitungen des His-Bündel-Signals beim Menschen bei ventriculärer Stimulation ermöglichen jedoch eine Aussage über das Ausmaß und den Ort der früher bereits vermuteten verlangsamten Erregungsleitung durch die Kammern. Dabei wurde eine strenge Wechselbeziehung zwischen Vorzeitigkeit des Testimpulses der Kammer und retrograder Kammerleitung vom rechtsventriculären Stimulationsort über die Tawara-Schenkel zum His-Bündel nachgewiesen. Die retrograde Leitungszeit war teilweise auf über 300 msec verlängert. Als Ort der maximalen retrograden Leitungsverzögerung wird der Übergang von Myokard- auf Purkinje-Fasern oder das His-Purkinje-System mit seiner längsten Aktionspotentialdauer angesehen [50].

Die verschiedenen Flimmertheorien schließen sich nicht aus. Es ist im Gegenteil wahrscheinlich, daß für die Auslösung des Flimmerns im geschädigten Herzen multiple Foci und für die Aufrechterhaltung des Flimmerns kreisende Erregungen durch verkürzte Refraktärzeiten und verminderte Leitungsgeschwindigkeiten verantwortlich sind.

Die *Bedeutung intraventriculärer Leitungsstörungen* bei der Flimmerentstehung geht aus Befunden hervor, wonach bei Bradykardie und bei extrasystolischer Erregungsausbreitung tierexperimentell erhöhte Inhomogenität der Erregungsrückbildung nachgewiesen wurden [69]. Auch die klinische Erfahrung zeigt das gehäufte Vorkommen von Kammerflimmern bei totalem AV-Block sowie von Vorhofflimmern bei intraatrialen Leitungsstörungen (z. B. bei P-mitrale). Es ist darüber hinaus bekannt, daß ventriculäre Extrasystolen selbst eine hohe Vulnerabilität besitzen, wenn in deren T-Welle ein zusätzlicher Reiz appliziert wird. In diesem Sinn ist auch die erhöhte Flimmergefahr der gepaarten gegenüber der gekoppelten Stimulation [13] und schließlich die Flimmerentstehung durch antiarrhythmische Substanzen zu verstehen. Klinisch höchst bedeutsam ist vor allem die Tatsache, daß bei vorbestehenden Leitungsstörungen Antiarrhythmica Kammerflimmern auslösen können. Bei totalem AV-Block ist diese Gefahr besonders groß.

8.2.4 Re-entry-Tachykardien

Bei der Entstehung tachykarder Herzrhythmusstörungen spielen pathogenetisch neben einer gesteigerten Automatie und der elektrischen Instabilität am Ende der Refraktärzeit Re-entry-Mechanismen nach heutiger Kenntnis die entscheidende Rolle. Focale Reexcitationen (Mikro-re-entry) infolge Potentialdifferenzen zwischen ungleich lange erregten benachbarten Fasern sind zu unterscheiden von Kreiserregungen auf anatomisch und funktionell vorgegebenen Bahnen des spezifischen Leitungssystems und angrenzender Myokardareale (Makro-re-entry). Letztere werden durch den syncytialen Aufbau des Herzens einschließlich der Verzweigungen des His-Purkinje-Systems begünstigt.

Voraussetzung für die Entstehung kreisender Erregungen sind:

1. Unidirektionale Blockierungen des Impulses in einer oder in mehreren Herzregionen.
2. Erregungsfortleitung über eine alternative Leitungsbahn.
3. Verzögerte Erregung distal der Blockierung.
4. Wiedererregung des proximal des Blockes gelegenen Bezirkes.
5. Zur Aufrechterhaltung der kreisenden Erregung auf einer Kreisbahn muß gewährleistet sein, daß die Erregungsfront stets wieder in ein Gebiet eindringt, das nicht mehr refraktär ist. Die Wellenlänge muß also kürzer sein als der gesamte Kreisumfang.
6. Abnahme der Leitungsgeschwindigkeit und Verkürzung der Refraktärzeit sind demgemäß besonders günstige Voraussetzungen für ein Re-entry.

Tierexperimentell sind kreisende Erregungen unter den genannten Voraussetzungen direkt nachgewiesen worden [181, 187]. Purkinje-Fasern können unter bestimmten experimentellen Bedingungen Erregungen mit etwa 1/100 der normalen Leitungsgeschwindigkeit leiten. Leitet nun eine Faser mit 2 cm/sec statt mit 1–2 m/sec, so muß der anatomische Weg bei einer gegebenen Dauer des Aktionspotentials von 0,3 sec lediglich eine Länge von 6 mm haben, damit die Erregung kreisen kann. Um das Phänomen der kreisenden Erregung zu demon-

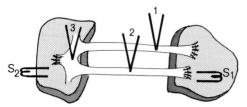

Abb. 8.7. Präparat aus Schafsventrikel und zugehörigen Purkinje-Fasern (Inkubationslösung 15 mVal/l Kalium und $5 \cdot 10^{-6}$ M Adrenalin). Durch Ableitung von drei intracellulären Mikroelektroden wird festgestellt, daß die Leitung zwischen 3 und 1 blockiert ist, nicht aber die Leitung in der Gegenrichtung zwischen 1 und 3. Durch einen Einzelreiz an der Stelle S_2 wird an diesem nicht spontan aktiven Präparat eine kreisende Erregung gegen den Uhrzeigersinn ausgelöst [181]

strieren, sind Ableitungen von verschiedenen Stellen des mutmaßlichen Kreises gleichzeitig zu fordern. Ableitungen mit intracellulären Mikroelektroden bestätigen, daß ein Kreisen der Erregung unter den genannten Bedingungen möglich wird (Abb. 8.7).
Beim Menschen ist der sichere Nachweis von Re-entry-Mechanismen naturgemäß schwierig, da serielle Ableitungen von verschiedenen Punkten in situ kaum möglich sind. Als indirekter Hinweis auf Re-entry gilt die Auslösung bzw. Beendigung einer Tachykardie durch zeitlich definierte Schrittmacherimpulse bzw. eine programmierte Stimulation. Eine starke Stütze für die Existenz fasciculärer Re-entry-Mechanismen beim Menschen sind Mitteilungen über die Beseitigung rezidivierender Kammertachykardien durch operative Durchtrennung der beteiligten fasciculären Leitungsbahn [173 a].

Sinusknoten-Re-entry: Kreisende Erregungen als Ursache einer Tachykardie unter Einschluß des Sinusknotens in den Erregungskreis wurden erstmals 1943 diskutiert. In neuerer Zeit erschienen zahlreiche klinische Beobachtungen, in denen ein Sinusknoten-Re-entry als Ursache atrialer Echoschläge und supraventriculärer Tachykardien postuliert wurde. Demgegenüber liegen tierexperimentelle Befunde zur Überprüfung dieser Hypothese nur vereinzelt vor. Da unter klinischen Bedingungen ein Sinusknoten-Re-entry nicht von anderen supraventriculären Tachykardien, insbesondere des intraatrialen Re-entry, zu unterscheiden ist, muß das Vorkommen von Sinusknoten-Re-entry-Tachykardien in Frage gestellt werden [165 a].

Vorhof-Re-entry: Nach den grundlegenden Arbeiten von MAYER, MINES und GARREY über Re-entry an geschlossenen Ringstrukturen überprüfte LEWIS diese Hypothese für das Vorhofflattern und kam aufgrund seiner Untersuchungen zu dem Schluß, daß es sich dabei um Erregungen handle, die um die Einmündungen der oberen und unteren Hohlvene in den rechten Vorhof kreisen. Neuere Untersuchungen ergaben zweifelsfrei, daß Kreiserregungen im Vorhofmyokard auch ohne Vorliegen eines anatomischen Hindernisses, um das die Erregung kreist, auftreten können (ALLESSIE u. Mitarb. 1977, zit. nach [165 a]).

AV-Knoten-Re-entry: Das Konzept der funktionellen Längsdissoziation der AV-Überleitung wird heute allgemein zur Erklärung atrialer und ventriculärer Echo-Erregungen sowie junktionaler Tachykardien im AV-Knoten beim Menschen herangezogen. Dabei werden zwei funktionell getrennte Leitungsbahnen im AV-Knoten mit unterschiedlicher Refraktärzeit und Leitungsgeschwindigkeit postuliert. Im einzelnen ergeben sich folgende Möglichkeiten (Abb. 8.8): Die atriale Erregung findet nur einen der beiden Wege α und β leitfähig; zum Zeitpunkt der Wiedervereinigung zu einer gemeinsamen Leitungsbahn ist die vorher unerregbare Bahn leitfähig geworden, so daß die Erregung rückläufig zum Vorhof gelangt und hier ein Vorhof-Echo hervorruft (A). Kammer-Echos entstehen, wenn beispielsweise eine ventriculäre oder vom His-Bündel ausgehende Erregung retrograd den AV-Knoten erreicht und dort einen unidirektionalen Block vorfindet (B). Für den Fall einer Perpetuierung zur anhaltenden Kreiserregung (reziproke AV-Tachykardie) muß nach antegrader Passage der einen die zweite Bahn wieder retrograd leitfähig geworden sein (C).

gemein akzeptiert. Als Leitungsbahnen kommen die Tawara-Schenkel, das Purkinje-System mit und ohne benachbartes Ventrikelmyokard sowie infarziertes und fibrotisches Arbeitsmyokard in Betracht.
Bei Patienten mit Kammertachykardien konnte von WELLENS u. Mitarb. [184, 185] mittels programmierter elektrischer Stimulation gezeigt werden, daß es sich dabei um ventriculäre Re-entry-Tachykardien handelt. Die verschiedenen Möglichkeiten der Betei-

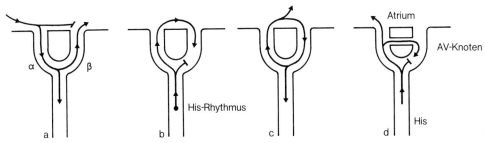

Abb. 8.8. Re-entry-Mechanismus des AV-Knotens infolge einer funktionellen Längsdissoziation in verschiedene funktionelle Leitungsbahnen α und β mit gemeinsamer Endstrecke. Einzelheiten s. Text [34]

Schließlich gibt es experimentelle und klinische Hinweise darauf, daß der Vorhof kein obligates Glied solcher Kreiserregungen ist, was die Annahme intranodaler Querverbindungen als Leitungsbahn erfordert (D). So werden beispielsweise reziproke AV-Tachykardien auch bei Vorhofflimmern beobachtet [34].

Re-entry-Tachykardien infolge akzessorischer AV-Leitungsbahnen: Besonders günstige Voraussetzungen für ein Re-entry finden sich beim Vorhandensein paranodaler atrioventriculärer (KENT), atriofascikulärer (JAMES) und fasciculoventriculärer (MAHAIM) akzessorischer Leitungsbahnen. Paroxysmale Tachykardien bei WPW-Syndrom und LGL (Lown-Ganong-Levine)-Syndrom werden demgemäß heute allgemein als Re-entry-Tachykardien interpretiert. Einzelheiten s. S. 439.

Ventriculäre Re-entry-Tachykardien lassen sich im Einzelfall außerordentlich schwer beweisen, ihre Existenz wird dennoch all-

ligung der Tawara-Schenkel an der Kreiserregung einschließlich der zu erwartenden EKG-Bilder zeigt Abb. 8.9.
Auch bei Patienten mit supraventriculärer Tachykardie lassen sich kreisende Erregungen unter Einbeziehung der Tawara-Schenkel nachweisen, indem die Erregungsfront retrograd in einen Faszikel eindringt, der dann für die antegrade Erregungsfortleitung nicht zur Verfügung steht, so daß schenkelblockartig deformierte QRS-Komplexe resultieren. Dabei sind Linksschenkelblock (LBBB)-Bilder (72%, vor allem bei WPW-Syndrom und anderen akzessorischen Leitungsbahnen) häufiger als Rechtsschenkelblock (RBBB)-Bilder (28%) (WELLENS u. Mitarb. 1977). Die Befunde sind von klinischer Bedeutung bei der Differentialdiagnose von Kammertachykardien und supraventriculären Tachykardien mit aberrierender Leitung (s. S. 407).

Beim Syndrom der inhomogen verlängerten Repolarisation (JERVELL u. LANGE-NIEL-

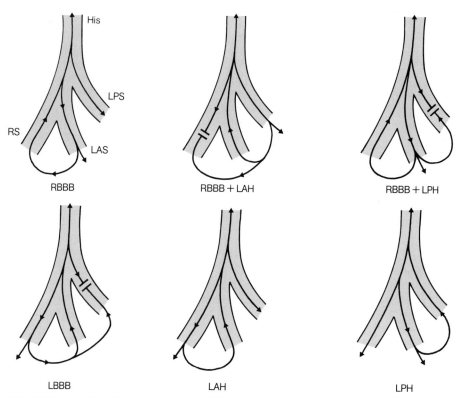

Abb. 8.9. Ventriculäre Kreiserregungen im His-Purkinje-System und daraus resultierende EKG-Bilder (Abkürzungen s. Tabelle 8.14) [184]

SEN 1957; ROMANO 1963; WARD 1964, zit. nach [76]) werden ebenfalls Kreiserregungen angenommen. Leitsymptom sind eine Verlängerung der QT-Dauer im EKG und rezidivierende Kammertachykardien. Die elektrische Fraktionierung von abnorm verlängerter Repolarisationsdauer (Purkinje-System?) und weitgehend normaler Erregungsrückbildungsdauer (Arbeitsmyokard?) kann an einschlägigen Fällen direkt nachgewiesen werden durch eine zeitliche Diskrepanz zwischen QT-Dauer im EKG und mechanischer Systolendauer, durch eine abnorme Relation von QT-Dauer und funktioneller Refraktärzeit der Arbeitsmuskulatur und durch eine funktionell aberrierende Leitung im Purkinje-System, wenn ein Extrareiz am Ende der TU-Welle einfällt, der dann eine Re-entry-Tachykardie über das Purkinje-System auszulösen imstande ist [173 a].

Dem Jervell-Syndrom wird die Bedeutung einer Modellkrankheit zugeschrieben. Symptomatische Formen einer inhomogen verlängerten Repolarisation mit QT-Verlängerung im EKG und erhöhter Gefahr von Kammertachykardie werden diskutiert bei Myokardinfarkt und coronarer Herzerkrankung mit QT-Verlängerung, bei Digitalisintoxikation und Hypokaliämie, unter Chinidinmedikation und vereinzelt unter hochdosierter Phenothiazin- und Diazepammedikation sowie nach Gabe von tricyclischen Antidepressiva [76] und bei Bromazepam-Intoxikation (eigene Beobachtung).

Trotz aller methodischen Fortschritte der klinischen Elektrophysiologie gelingt der direkte Nachweis einer Re-entry-Tachykardie nur ausnahmsweise und mit spezieller Stimulationstechnik. Im Normalfall ist hingegen eine Differenzierung zwischen re-entry- und focalbedingten Tachykardien nicht möglich.

8.2.5 Arrhythmiegenese beim Herzinfarkt [105]

An den elektrophysiologischen Veränderungen beim Myokardinfarkt sind zahlreiche Faktoren beteiligt: die Anatomie der Gefäßversorgung des Erregungsleitungssystems, autonome Regulationsmechanismen (Sympathicotonie, Vagotonie) hämodynamische Faktoren („ischämisches Blut"), Hypoxie, metabolische Veränderungen (Acidose, cellulärer Kaliumverlust, Catecholaminexzeß, freie Fettsäuren) und schließlich auch iatrogene Ursachen.

Sauerstoffmangel hat grundsätzlich ähnliche Auswirkungen auf die Elektrophysiologie des Ventrikelmyokards wie Stoffwechselinhibitoren: Die Steilheit der Phase 2 des Aktionspotentials wird erhöht, und die Aktionspotentialdauer wird verkürzt entsprechend einer Abnahme der Refraktärzeit. Weiterhin ist eine Verminderung des Ruhepotentials zu beobachten sowie ein gradueller Abfall der Amplitude.

Der Einfluß sog. „ischämischen Blutes" (Blut aus dem Sinus coronarius nach Coronararterienverschluß) auf das Aktionspotential äußert sich an Herzmuskelstreifen in einer Verkürzung des Aktionspotentials und einer stärkeren Abnahme des Ruhepotentials als unter Anoxie sowie in einer Reduzierung der Anstiegsgeschwindigkeit und der Amplitude; sodann in postrepolarisatorischer Refraktärität und schließlich in völliger Reaktionslosigkeit. Diese Veränderungen sind von denen der Anoxie eindeutig zu trennen. Auch ist die myokardiale Durchblutung selbst für die elektrophysiologischen Veränderungen von Bedeutung: Wenn der regionale Blutfluß weniger als 70% desjenigen im nicht-ischämischen Bezirk ausmacht, wird die Refraktärperiode des Ventrikelmyokards bereits signifikant verkürzt. Das Ausmaß der Refraktärzeitverkürzung ist vom Grad der Blutflußverminderung abhängig. Umgekehrt beeinflußt eine Verbesserung der Myokarddurchblutung das ventriculäre Refraktärzeitverhalten deutlich.

Durch eine Acidose können die Schrittmachertätigkeit und die Kontraktionskraft des anoxischen, isolierten Rattenherzens supprimiert werden. Das Auftreten von ventriculären Tachyarrhythmien konnte am Hund bei hypoxischer Acidose nach Herzstillstand gezeigt werden. Aus diesen Experimenten darf geschlossen werden, daß die Beseitigung einer hypoxischen Acidose eine wesentliche Voraussetzung für die Verhütung bedrohlicher Arrhythmien darstellt.

Ebenso wie eine Acidose führt eine Hypoxie zu einer intracellulären Kaliumverminderung und bewirkt damit ganz ähnliche Effekte wie eine Kaliumerhöhung im extracellulären Milieu. Durch eine Verminderung des intra/extracellulären Kaliumkonzentrationsgradienten kommt es zu einer Abnahme des Ruhepotentials und Verkürzung des Aktionspotentials sowie eine Abnahme der maximalen Anstiegsgeschwindigkeit des Aktionspotentials. Die Erregungsleitung des Ventrikelmyokards ist bei Hyperkaliämie herabgesetzt.

Einer der wichtigsten Faktoren in der Genese ventriculärer Tachyarrhythmien bei kardialer Ischämie ist die lokale Catecholaminfreisetzung. Elektrophysiologische Befunde (Verkürzung der Aktionspotentialdauer und damit der Refraktärzeit) machen die arrhythmogene Wirkung der Catecholamine verständlich.

Die Pathogenese der ektopischen Aktivität in der Frühphase des Infarktes ist von der in der Spätphase unterschieden. Vieles spricht dafür, daß in der Frühphase des Myokardfarktes Wiedereintrittsphänomene entstehen, wobei ein „re-entry" früheinfallender Extrasystolen auf alternativen Leitungsbahnen auftritt.

Als Parameter für die Flimmerbereitschaft des Herzens in der Akutphase kann die sog. elektrische Flimmerschwelle herangezogen werden. Je niedriger die Flimmerschwelle ist, bzw. je geringer die Schwellenreizstromstärke, desto größer wird die Flimmerneigung sein. Tierexperimentelle Untersuchungen weisen darauf hin, daß die erhöhte Flimmerbereitschaft nur so lange währt, wie das infarzierte Myokard noch erregbar ist. Die experimentell begründeten Überlegungen finden klinisch nur teilweise ihre Bestätigung.

Im Zusammenhang mit den Arrhythmien in der Spätphase des Myokardinfarktes wird den erregbaren subendokardialen Purkinje-Fasern, die sich auch submikroskopisch von den übrigen Purkinje-Zellen unterscheiden lassen, besondere Bedeutung beigemessen. Sie sind nämlich die einzigen Strukturen im Infarktbereich, die ihre Erregbarkeit erhalten und eine Reihe elektrophysiologischer Abnormitäten aufweisen. Insbesondere kann die verlängerte Erregungsdauer, die einen inhomogenen Repolarisationszustand bedingt, eine Wiedererregung begünstigen. Auch eine erhöhte Automatie der Purkinje-Fasern im Infarktbereich spricht für die besondere Rolle dieser Strukturen in der Arrhythmiegenese des Infarktes.

Entsprechend der vielfältigen Entstehungsweise kardialer Arrhythmien sind keine infarkttypischen Herzrhythmusstörungen bekannt. Unter Berücksichtigung der elektrophysiologischen Befunde wird auch verständlich, daß die sog. Warnarrhythmien (s. S. 333) kein verläßliches prämonitorisches Symptom drohender letaler Rhythmusstörungen sind.

8.2.6 Die elektrische Defibrillation

Ausgehend von den Theorien der Flimmerentstehung beruht die Wirkung der elektrischen Defibrillation hauptsächlich auf einer synchronen Reizung der nicht-refraktären Bezirke des flimmernden Myokards. Die Fortleitung einer kreisenden Erregung bzw. der Wiedereintritt einer Erregung in erregbare Areale wird dadurch verhindert. Unter der Annahme eines oder mehrerer ektopischer Zentren würde eine synchrone Reizung keine Unterbrechung des Flimmerns bewirken können, wenn sie nicht zugleich ektopische Automatismen ausschaltete. Tatsächlich besitzen starke elektrische Ströme einen hemmenden Einfluß auf die Spontanautomatie normaler und ektopischer Zentren. Elektrophysiologische Untersuchungen haben gezeigt, daß die elektrische Reizung des flimmernden Myokards denselben Verlauf und dieselbe Abhängigkeit von der Impulsform zeigt wie die gewöhnliche Reizschwelle. Der höhere Spannungsbedarf der Defibrillation gegenüber der Stimulation ergibt sich aus der Notwendigkeit, daß das gesamte Myokard gleichzeitig gereizt werden muß, was nur bei genügender Stromdichte in allen Teilen des Präparates möglich ist. In jedem Fall wird eine elektrische Defibrillation um so eher erfolgreich sein, je homogener der elektrische Strom einwirkt, d. h. je besser die Größe und Position der Elektroden den Dimensionen des flimmernden Objektes angepaßt sind. Je großflächiger die Elektroden sind, desto homogener ist die Stromverteilung, desto geringer ist aber auch die Stromdichte, so daß höhere Stromstärken erforderlich werden (s. S. 485).

Die Wirkung des elektrischen Stromes und seines defibrillatorischen Effektes ist auf den Augenblick der Einwirkung begrenzt. Die elektrische Defibrillation beseitigt zwar das Flimmern, nicht aber die Bedingungen, die zum Flimmern geführt haben (verkürzte Refraktärzeit, verminderte Erregungsleitung, ektopische Automatie). In der Klinik ist deshalb nach erfolgreicher Defibrillation die Beseitigung der flimmerauslösenden Mechanismen zur Rezidivprophylaxe obligat.

8.2.7 Der elektrische Schrittmacher

Der elektrische Strom kann im Herzen fortgeleitete Erregungen auslösen, wenn die Depolarisation einen kritischen Schwellenwert, das sog. Schwellenpotential, überschreitet. Die ausgelöste Erregung folgt dem Alles-oder-nichts-Gesetz und breitet sich über das Syncytium der Herzmuskulatur aus. Aufgrund des hyperbolischen Verlaufes des Reizdauer-Stromstärke-Diagramms, das die grundsätzlichen Bedingungen für die elektrische Stimulation beschreibt, besteht zwischen der Dauer eines Rechteckimpulses und seiner schwellenwertigen Stärke eine umgekehrte Beziehung [5]. Je kürzer die Impulsdauer ist, desto größer muß die zur Reizung erforderliche Stromstärke sein. Bei gegebener Stromstärke ist die Stromdichte zusätzlich von der Elektrodengröße abhängig. Die handelsüblichen Schrittmacher (Impulsgeber) erzeugen in der Regel Impulse mit einer Spannung von etwa 5 V und einer Dauer von 0,5–1 msec (s. S. 474).

8.3 Das EKG bei Herzrhythmusstörungen

Der Erregungsablauf am Herzen wird klinisch repräsentiert durch das Elektrokardiogramm. Es stellt eine Resultante dar aus der Vorhoferregung (P-Zacke), der Überleitung vom Vorhof auf die Kammer (PQ-Zeit), der Kammererregungsausbreitung (QRS-Komplex) und der Kammererregungsrückbildung (ST-Strecke und T-Zacke).
Neben konventionellen Ableitungsprogrammen (Extremitätenableitungen, Goldberger-Ableitungen, Brustwandableitungen und Nehb-Ableitungen) wurden in neuerer Zeit weitere spezielle Ableitungstechniken entwickelt, welche zur Differentialdiagnose und zur genauen Ortsbestimmung von Herzrhythmusstörungen wesentliche Beiträge geleistet haben:
1. Unipolare Oesophagusableitungen und *intrakardiale EKG-Ableitungen* dienen vor allem der Differenzierung von Kammertachykardien und supraventriculären Tachykardien mit funktioneller Schenkelblockierung. Bei unipolarer Ableitung aus dem rechten Vorhof über eine transvenöse Elektrode stellt sich in einem solchen Elektroatriogramm (EAG) ein Ausschlag von hoher Amplitude dar, welcher zeitlich bei Beginn der P-Zacke des Extremitäten-EKG einfällt und der Erregung des rechten Vorhofes entspricht.
2. His-Bündel-Elektrokardiographie (HBE) [144]: Durch intrakardiale Ableitung vom rechtsventriculären Kammerseptum erfolgt die Darstellung eines bipolaren EKG vom His-Bündel, dessen Erregung innerhalb der normalen PQ-Zeit als definierte Gruppe von „spikes" registriert werden kann. Ihr Abstand von der Vorhoferregung beträgt normalerweise 119 ± 38 msec (PH-Zeit mit Unterteilung in PA-Zeit 27 ± 18 msec und AH-Zeit $= 92 \pm 38$ msec); der Abstand zum Beginn des QRS-Komplexes wird mit 43 ± 12 msec (HV-Zeit) angegeben und bleibt im Gegensatz zur PH-Zeit bei Vorhofstimulation steigender Frequenz konstant. Die Summe von PH- und HV-Zeit entspricht dem AV-Intervall, also der PQ-Dauer (Abb. 8.10.)

Im Zusammenhang mit elektrophysiologischen und anatomischen Befunden des Überleitungsgewebes ergibt sich eine ganz neue Differenzierung der Überleitungsstörungen, welche proximal und distal des His-Bündels lokalisiert sein können (Einzelheiten s. S. 413).
Auch ektopische Erregungen und Rhythmen der AV-Region lassen sich aufgrund der Befunde neu klassifizieren (Abb. 8.11). Die Unterteilung in eine AN-Region (atrionodal), eine N-Region (nodal) und eine NH-Region (nodal-His) gewinnt vor allem deshalb Bedeutung, weil die N-Region keine physiologische Spontanautomatie, also keine diastolische Depolarisation, besitzen soll, während sie in der AN-Region und der NH-Region des His-Bündels regelmäßig nachweisbar ist. Nachdem im Einzelfall mit konventionellen EKG-Ableitungen eine Ortsbestimmung von Heterotopien der AV-Gegend nicht möglich ist und der AV-Knoten selbst ohne Spontanautomatie ist, wird beispielsweise auf die Bezeichnung AV-Knoten-Rhythmus ganz verzichtet zugunsten einer Beschreibung als „*AV-junctional rhythm*" bzw. „*AV-junctional tachycardia*".

8.3.1 Definitionen

Störungen der normalen Herzschlagfolge können hervorgerufen werden durch Störungen der Reizbildung, der Erregungsleitung oder durch Kombination beider Störungen. Abnorme Änderungen der physiologischen Schrittmacherfrequenz im Sinusknoten (= nomotope Reizbildungsstörungen) werden als Sinustachykardie, Sinusbradykardie oder Sinusarrhythmie (respiratorisch oder regellos) bezeichnet. Eine Reizbildung außerhalb des Sinusknotens wird als heterotope oder ektopische Reizbildungsstörung bezeichnet. Im Gegensatz zum Sinusrhythmus (primäres Automatiezentrum) stellt die spezifische AV-Verbindung mit ihren verschiedenen Regionen ein sekundäres Automatiezentrum (Frequenz 40–60/min) dar; erfolgt die Reizbildung in den ventriculären Endaufzweigungen des Purkinje-Systems, wird von einem tertiären Automatiezentrum gesprochen (Frequenz 20–40/min).

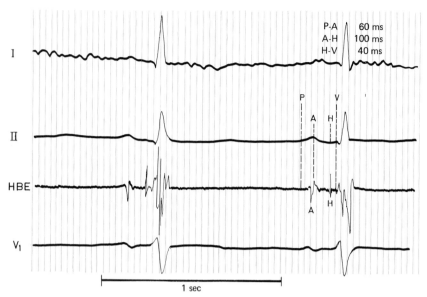

Abb. 8.10. His-Bündel-Elektrokardiogramm (HBE)

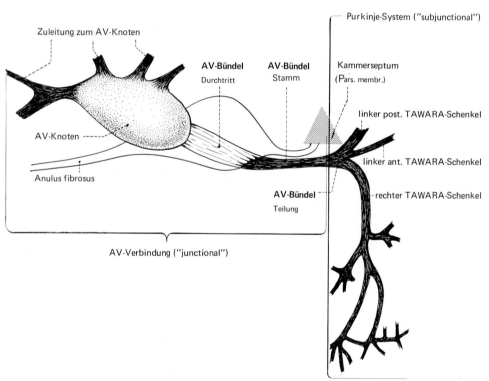

Abb. 8.11. Anatomie des Reizleitungssystems. Schematische Darstellung des AV-Leitungssystems (Ansicht von rechts). Das Gewebe der AV-Verbindung (junctional tissue) umfaßt 1. die Zuleitungen zum AV-Knoten (AN-Region), 2. den AV-Knoten (N-Region), 3. das AV-Bündel (NH-Region) mit Durchtritt durch den Anulus fibrosus und Bündelstamm. Das Subjunktionalgewebe (subjunctional tissue) besteht aus der Teilungsstelle des AV-Bündels, dem anterioren und posterioren Faszikel des linken Tawara-Schenkels und dem rechten Tawara-Schenkel [71]

8.3 Das EKG bei Herzrhythmusstörungen

Bei abnormem Abfall der primären Automatiefrequenz und bei Erregungsleitungsstörungen treten tiefergelegene Zentren in Aktion, welche bei kurzfristigem Ausfall des Sinusreizes als supraventriculäre bzw. AV-Ersatzsystole (AV-junctional beat) oder Kammerersatzsystole oder bei längerem Ausfall des Sinusreizes als *AV-Ersatzrhythmus* (AV-junctional rhythm) oder Kammerersatzrhythmus bezeichnet werden.

Extrasystolen sind vorzeitig einfallende Heterotopien, deren Abstand von der vorausgehenden Erregung kleiner ist als das natürliche Schlagintervall. Der normale Sinusrhythmus wird dadurch in der Regel nicht beeinflußt. Heterotopien von längerer Dauer und höherer Frequenz als der aktuelle Sinusrhythmus unterdrücken den Sinusrhythmus und führen entsprechend ihrer Lokalisation zur supraventriculären Tachykardie bzw. AV-Tachykardie (AV-junctional tachycardia) oder zur Kammertachykardie. Die Übergänge zum Vorhofflattern und Vorhofflimmern einerseits und zum Kammerflattern und Kammerflimmern andererseits können fließend sein. Das Auftreten zweier Automatiezentren führt je nach Frequenzunterschied zur einfachen *AV-Dissoziation* (=inkomplette AV-Dissoziation) oder zur isorhythmischen Dissoziation (=komplette AV-Dissoziation). Bei Schutzblockierung des langsameren Zentrums auftretende Doppelrhythmen werden als Pararrhythmien (z. B. Parasystolie mit einfacher Interferenz, Parasystolie mit Interferenz und Austrittsblockierung) bezeichnet. Doppelrhythmen mit Interferenz und Rhythmenverknüpfung führen schließlich zum Bild der *Interferenzdissoziation*.

8.3.2 Nomotope Reizbildungsstörungen

Sinustachykardie (Abb. 8.12): Unabhängig von der Ursache bezeichnet man die Steigerung der Sinusfrequenz auf > 100/min in Ruhe als Sinustachykardie. Das EKG ist charakterisiert durch Verkürzung der PP-Intervalle auf < 0,6 sec, jede P-Zacke wird von einem QRS-Komplex gefolgt. Die PQ-Zeit bleibt > 0,12 sec, bei höheren Frequenzen verschmelzen die P-Wellen gelegentlich mit der T-Zacke der vorangehenden Erregung. Die Abgrenzung gegenüber ektopischen Tachykardien kann dann schwierig oder unmöglich sein (Tabelle 8.3).

Sinusbradykardie (Abb. 8.12): Unabhängig von der Ursache bezeichnet man als Sinusbradykardie die Abnahme der normalen Sinusfrequenz auf < 60/min. Die PP-Intervalle sind > 1,0 sec, die PQ-Zeit liegt im oberen Bereich der Norm (um 0,20 sec), jeder P-Zacke folgt ein QRS-Komplex. Bei

Tabelle 8.3. Ursachen der Sinustachykardie

1. Physiologische Sinustachykardie: beim Kind, bei körperlicher Belastung (Arbeitstachykardie)
2. Nervös-reflektorische Sinustachykardie: vegetative Dystonie, hyperkinetisches Herz-Syndrom, Orthostase und Anämie
3. Infektiös-toxische Sinustachykardie: febrile Zustände (+1 °C → +10/min), Myokarditis, Hyperthyreose, Phäochromocytom, Coffein, Nicotin
4. Sinustachykardie bei Herzerkrankungen: akute und chronische Herzinsuffizienz, akutes und chronisches Cor pulmonale, Perikarditis, Aorteninsuffizienz
5. Sinustachykardie bei Schock und Kollaps
6. Medikamentös bedingte Sinustachykardie: Adrenalin, Isoprenalin, Atropin, Schilddrüsenhormone

Tabelle 8.4. Ursachen der Sinusbradykardie

1. Physiologische Sinusbradykardie: trainierte Sportler in Ruhe, Vagotonie (zugleich hohe T-Wellen in den BWA)
2. Nervös-reflektorische Sinusbradykardie: vasovagale Synkope, Reizung des Carotissinus
3. Infektiös-toxische Sinusbradykardie: Typhus abdominalis, Morbus Bang
4. Pathologische Sinusbradykardie (fehlender Frequenzanstieg bei Belastung): coronarsklerotisches Herzleiden, Myokarditis, als Teilsymptom des Sinusknoten-Syndroms
5. Extrakardiale Sinusbradykardie: Hirndruck (Vagusreiz?), Ikterus (Gallensäuren), Hypothyreose, Hypothermie, Hyperkaliämie
6. Medikamentös bedingte Sinusbradykardie: Digitalisglykoside, β-Receptoren-Blocker, Rauwolfiaalkaloide, Clonidin

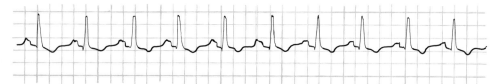
Sinusrhythmus, Frequenz 76/min

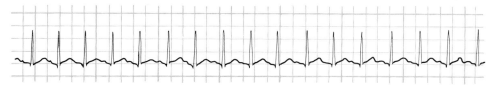
Sinustachykardie, Frequenz 120/min

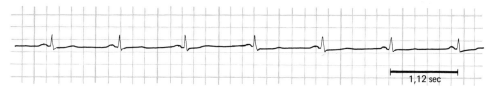
1,12 sec
Sinusbradykardie (Frequenz 54/min)

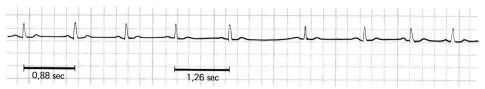
0,88 sec   1,26 sec
Sinusarrhythmie

Abb. 8.12. Nomotope Reizbildungsstörungen

Abfall der Sinusfrequenz unter 50/min springt nicht selten ein untergeordneter Ersatzrhythmus ein. Dieses Phänomen gilt bei trainierten Sportlern in Ruhe noch als physiologisch (Tabelle 8.4).

Sinusarrhythmie (Abb. 8.12): Geringe Frequenzänderungen des Sinusrhythmus sind bei Gesunden die Regel. Bei niedriger Herzfrequenz finden sie sich häufiger als bei erhöhter Herzfrequenz. Bei respiratorischer Sinusarrhythmie werden die PP-Intervalle im Inspirium kürzer, im Expirium länger; die PQ-Zeit bleibt in der Regel konstant.
Regellose Sinusarrhythmien, im besonderen die Sinusbradyarrhythmien, deren Frequenz bei körperlicher Belastung nicht ansteigt, sind Teilsymptom der pathologischen SA-Bradykardie und des sog. Sinusknotensyndroms („sick sinus syndrome"), sie werden im einzelnen bei den Leitungsstörungen besprochen.

8.3.3 Heterotope Störungen der Reizbildung

Extrasystolen (Abb. 8.13): Extrasystolen (ES) sind heterotope Störungen der Reizbildung und führen zu vorzeitigen Erregungen des Herzens oder eines Teiles davon. Die Klassifikation der Extrasystolen erfolgt

a) nach formanalytischen Gesichtspunkten (Tabelle 8.5),
b) nach ihrer Beziehung zum Grundrhythmus in interponierte Extrasystolen (zwischen zwei Normalschlägen) und Extra-

8.3 Das EKG bei Herzrhythmusstörungen

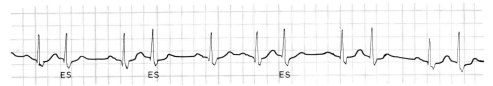
Supraventriculäre Extrasystolie, z.T. in Bigeminus-Anordnung

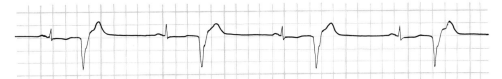
Ventriculäre Extrasystolie in Bigeminus-Anordnung

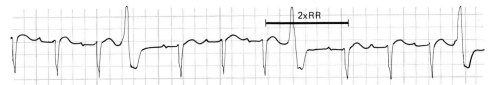
Ventriculäre Extrasystolie im Verhältnis 3:1

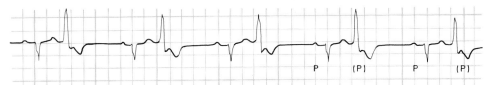
Ventriculäre Extrasystolie in Bigeminus-Anordnung

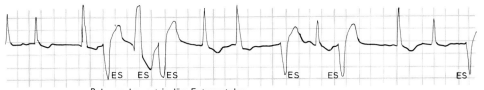
Polymorphe ventriculäre Extrasystolen

Abb. 8.13. Extrasystolie

systolen mit kompensatorischer Pause (das Schlagintervall vor und nach der Extrasystole entspricht einem doppelten Schlagintervall des Grundrhythmus),

c) nach der Unterschiedlichkeit ihrer Konfiguration in monotope (monomorphe) und polytope (polymorphe) Extrasystolen,

d) nach ihrer Beziehung zur vorausgehenden Erregung: Beim Bigeminus folgt jedem Normalschlag eine Extrasystole, beim Trigeminus zwei Extrasystolen, beim Quadrigeminus drei Extrasystolen (im Gegensatz 2:1- bis n:1-Extrasystolie, bei der eine Extrasystole jedem 2. bis n-ten Normalschlag folgt);

e) nach der Häufigkeit: Extrasystolen können einzeln oder in mehr oder weniger langen Salven auftreten;

f) nach prognostischen Gesichtspunkten (s. Tabelle 8.15): Extrasystolen, die auf dem Gipfel der T-Welle einer vorausgehenden Kammererregung einfallen (sog. R-auf-T-Phänomen) führen erfahrungsgemäß besonders leicht zum Flimmern und werden demgemäß als fibrillierende Extrasystolen bezeichnet (supraventriculäre Extrasystolen→Vorhofflimmern, ventriculäre Extrasystolen→Kammerflimmern);

g) nach therapeutischen Gesichtspunkten der Behandlungsnotwendigkeit (Tabelle 8.6).

Kombinationssystolen (fusion beats) entstehen durch Einfall einer ventriculären Extrasystole zum Zeitpunkt der AV-Überleitung einer normalen Erregung. Die Kammer wird dann durch zwei aufeinander zu laufende Erregungen gleichzeitig erregt; der resultierende QRS-Komplex ist eine Kombination des normalen und extrasystolischen QRS-Komplexes. Kombinationssystolen werden bei Patienten mit elektrischem Schrittmacher gehäuft beobachtet.

Umkehrextrasystolen entstehen sehr selten nach AV-Extrasystolen mit retrograder Vorhoferregung und erneuter Überleitung in antegrader Richtung. Voraussetzung ist al-

Tabelle 8.5. Elektrokardiographische Formanalyse von Extrasystolen verschiedenen Ursprungs: Die Unterteilung in junktionale und subjunktionale ES ergibt sich aus dem His-Bündel-Elektrokardiogramm (HBE) und dem Elektroatriogramm (EAG)

Ursprung	EKG
Sinus-Extrasystolen	Entsprechend der Grundform
Vorhof-Extrasystolen	Abnorme P-Zacke (evtl. Verlängerung der PQ-Zeit)
	Junktional
„Coronarsinus"-Extrasystolen	Negative P-Wellen in II, III und AVF, PQ > 0,12 sec (wie caudale Vorhof-ES)
AV-Extrasystolen	Mit vorangehender (PQ verkürzt), gleichzeitiger oder nachfolgender Vorhoferregung; EAG: retrograde Vorhoferregung
His-Bündel-Extrasystolen	Vorhoferregung fehlend, QRS-Komplex entsprechend der Grundform, HBE mit normalem HV-Intervall
	Subjunktional
Kammer-Extrasystolen	
Linksventriculär	Rechtsschenkelblockartige Deformierung von QRS
Rechtsventriculär	Linksschenkelblockartige Deformierung von QRS
Septumnah	Inkomplette QRS-Verspätung; HBE ohne vorangehende H-Spikes

Tabelle 8.6. Ursachen von Extrasystolen

1. *Extrasystolie bei Gesunden* (Ausschlußdiagnose!)

2. *Kardiale Ursachen:*
   Entzündliche Herzerkrankungen (Myokarditis)
   Degenerative Herzerkrankungen
   Coronarsklerotisches Herzleiden (Herzinfarkt!)
   Druck- und Volumenbelastung (rechtsventriculäre ES bei akutem Cor pulmonale, linksventriculäre ES bei Aortenstenose)

3. *Extrakardiale Ursachen:*
   Hyperthyreose
   Abdominelle Erkrankungen (Pankreatitis!)
   Focaltoxikosen
   Vegetative Labilität

4. *Mechanische und elektrische Ursachen:*
   Herzkatheterisierung
   Herzoperationen
   Elektrounfall
   Elektrische Defibrillation
   Elektrischer Schrittmacher

5. *Metabolische Ursachen und Störungen des Elektrolytstoffwechsels:*
   Hypoxie (chronisches Cor pulmonale)
   Acidose (Diabetes mellitus)
   Hypokaliämie, Hypercalciämie

6. *Iatrogene Ursachen:*
   Digitalisglykoside
   Diuretica (Hypokaliämie)
   Sympathicomimetica
   Barbiturate
   Halothan, Chloroform
   Antiarrhythmica
   Tricyclische Antidepressiva
   Lithium

7. *Genußmittel:*
   Coffein, Nicotin

8.3 Das EKG bei Herzrhythmusstörungen

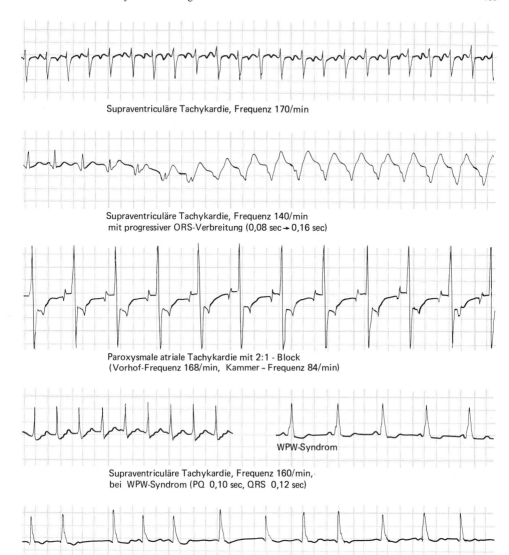

Supraventriculäre Tachykardie, Frequenz 170/min

Supraventriculäre Tachykardie, Frequenz 140/min mit progressiver QRS-Verbreitung (0,08 sec → 0,16 sec)

Paroxysmale atriale Tachykardie mit 2:1 - Block (Vorhof-Frequenz 168/min, Kammer - Frequenz 84/min)

WPW-Syndrom

Supraventriculäre Tachykardie, Frequenz 160/min, bei WPW-Syndrom (PQ 0,10 sec, QRS 0,12 sec)

Absolute Arrhythmie bei Vorhofflimmern

Abb. 8.14. Supraventriculäre Tachykardien

lerdings, daß die retrograde Vorhoferregung nur einen Teil des Leitungssystems in Anspruch nimmt und den anderen Teil für die antegrade Überleitung der Umkehrextrasystole erregbar läßt, deren Konfiguration dann dem supraventriculär ausgelösten QRS-Komplex entspricht.

Supraventriculäre Tachykardie (Abb. 8.14): Paroxysmale supraventriculäre Tachykardien sind charakterisiert durch plötzlichen Beginn (gewöhnlich mit einer Extrasystole) und plötzliches Ende; die Kammerfrequenz liegt in der Regel um 180–220/min (Schwankungsbreite 100–250/min). Die Dauer des einzelnen Anfalls schwankt zwischen wenigen Minuten und Stunden.

Im *Elektrokardiogramm* sind die PP-Intervalle regelmäßig, jede P-Zacke wird von einem QRS-Komplex gefolgt. Entsprechend

Tabelle 8.7. Differentialdiagnose zwischen supraventriculärer Tachykardie mit Schenkelblockierung und Kammertachykardie

Supraventriculäre Tachykardie mit Schenkelblock	Kammertachykardie
Vorkommen:	
Auch bei Gesunden	Bei Herzkranken (Herzinfarkt, Digitalisintoxikation)
Frequenz:	
Meist regelmäßig	Häufig unregelmäßig, z. T. salvenartig
Beginn:	
Plötzlich	Meist allmählich, eingeleitet durch ventriculäre ES
Vorhofrhythmus:	
Schnell oder keine P-Wellen erkennbar	P-Wellen normaler Frequenz oder Vorhofflimmern
Kombinationssystolen:	
Fehlen	Falls vorhanden, beweisend
Oesophagus-Abl. ($V_{oe\,30–40}$):	
Hohe P-Wellen gleicher Frequenz	Hohe P-Wellen normaler Frequenz, oder Vorhofflimmern
His-Bündel-EKG:	
HV normal oder verlängert	PH normal oder verlängert
Carotisdruck:	
Senkt Frequenz	Ohne Einfluß

der Lokalisation des ektopischen Zentrums sind die P-Wellen deformiert, negativ oder fehlend. Überlagerungen der P-Zacke mit dem Ende der T-Welle einer vorausgehenden Kammeraktion können ein Fehlen der P-Zacke vortäuschen. Der QRS-Komplex ist in der Regel normal, die ST-Strecke häufig muldenförmig gesenkt (tachykardiebedingte Endteilveränderungen). Bei längerer Dauer sind funktionelle Schenkelblockierungen (sog. Ermüdungsblockierung) nicht selten. Gelegentlich sieht man auf längeren EKG-Streifen die allmähliche Verbreiterung des QRS-Komplexes ohne Änderung der Frequenz, was als Argument für die supraventriculäre Entstehung mit Schenkelblockierung gilt. In anderen Fällen ist eine Differentialdiagnose zu den Kammertachykardien nicht ohne weiteres möglich, zumal ausnahmsweise auch die Kammertachykardie mit normalen QRS-Komplexen einhergehen kann (suprabifurcale bzw. subjunctionale Tachykardie).

Aberrierende Leitung bei supraventriculärer Tachykardie führt zu Schenkelblockbildern. Dabei sind alle denkbaren QRS-Konfigurationen möglich. Normalerweise ist die Refraktärperiode des rechten Tawara-Schenkels länger als die des linken, und im linken Schenkel ist die des linksanterioren Faszikels etwas länger als die des linksposterioren Faszikels. Je nach dem Ausmaß der noch bestehenden Refraktärität wird mehr oder weniger verzögert bzw. gar nicht geleitet. Daraus folgt: Ein inkompletter Schenkelblock ist häufiger als ein kompletter, Rechtsschenkelblock häufiger als linksanteriorer Hemiblock und beide häufiger als Linksschenkelblock. Linksanteriorer Hemiblock ist häufiger als linksposteriorer, die häufigste Kombination ist Rechtsschenkelblock und linksanteriorer Hemiblock [150]. Einzelheiten der diesbezüglichen Nomenklatur s. Tabelle 8.14, S. 415.

Eine Zusammenstellung klinischer *Unterscheidungsmerkmale* zwischen supraventriculärer Tachykardie mit Schenkelblockierung und Kammertachykardie findet sich in Tabelle 8.7. Weiterhin ist eine Unterscheidung möglich durch intrakardiale Ableitungen (EAG, HBE), in denen bei Kammertachykardie mit retrograder Blockierung die langsamere Vorhoftätigkeit erkannt werden kann.

Die *His-Bündel-Elektrokardiographie* ermöglicht auch hier eine genauere Lokalisation. H-Potentiale mit normalem oder verlängertem HV-Intervall vor dem jeweiligen QRS-Komplex sprechen für die Entstehung in oder oberhalb vom His-Bündel. Eine retrograde Vorhoferregung läßt sich durch simultane Registrierung eines bipolaren Elektroatriogrammes aus dem rechten Vorhof nachweisen.

Im Einzelfall ist ohne diese Spezialableitungen eine genaue Ortsbestimmung nicht möglich, deshalb findet sich im amerikanischen Schrifttum die unpräjudizierende Bezeichnung „paroxysmal junctional tachycardia", welche die Begriffe supraventriculäre Tachykardie, Knotentachykardie, Bündelstammtachykardie und suprafiburcale Tachykardie in sich vereinigt.

Die *paroxysmale atriale Tachykardie mit Block* (PAT mit Block) ist in prognostischer und therapeutischer Hinsicht eine Sonderform der supraventriculären Tachykardie. Sie wird vorzugsweise bei fortgeschrittenen und schweren Herzerkrankungen beobachtet (Cor pulmonale, Herzinfarkt) und gilt als typische digitalisbedingte Rhythmusstörung mit/ohne Hypokaliämie. Die Vorhoffrequenz ist meist höher als bei anderen supraventriculären Tachykardien, die P-Wellen sind abnorm gestaltet. Charakteristisch sind gleichzeitige AV-Blockierungen zweiten Grades, mitunter mit Wenckebach-Periodik (Tabelle 8.8).

Vorhofflimmern und Vorhofflattern (Abb. 8.14): Vorhofflimmern und Vorhofflattern stellen eine besondere Form heterotoper Tachykardien dar und sind neben der Extrasystolie die zweithäufigste Rhythmusstörung überhaupt. Wegen unregelmäßiger Überleitung auf die Kammern besteht klinisch eine absolute Arrhythmie (sog. Flimmerarrhythmie). Zwischen Vorhofflimmern und Vorhofflattern besteht in pathogenetischer und therapeutischer Hinsicht kein grundsätzlicher Unterschied, gleitende Übergänge sind häufig. Als Vorläufer des Vorhofflimmerns und Vorhofflatterns besteht nicht selten ein P-mitrale, also eine sinulinksauriculäre Leitungsstörung (Tabelle 8.9).

Elektrokardiographisch bestehen bei Vorhofflattern regelmäßige, jedoch im Vergleich zu normalen P-Wellen grob deformierte Flatterwellen (Sägezahnmuster) mit einer Frequenz um 250–350/min. Bei Vorhofflimmern sind typische Vorhoferregungen nicht mehr erkennbar, die Frequenz der Flimmerwellen liegt um 350–600/min. Gelegentlich sind Flimmerwellen auch in Ableitung V_1 nicht erkennbar, die Diagnose ist dann ausschließlich aufgrund der fehlenden P-Wellen und der absoluten Arrhythmie der Kam-

Tabelle 8.8. Ursachen supraventriculärer Tachykardien

1. Funktionelle Ursachen (Ausschlußdiagnose!)

2. Vegetativ-nervöse Ursachen:
Vegetative Labilität (bei Jugendlichen)
Körperliche und seelische Belastung

3. Kardiale Ursachen:
Myokarditis
Coronarsklerotisches Herzleiden
   (Herzinfarkt!)
Klappenfehler
WPW-Syndrom

4. Extrakardiale Ursachen:
Hyperthyreose
Phäochromocytom
Focaltoxikosen

5. Abdominelle Ursachen:
Hiatushernie
Roemheld-Syndrom

6. Iatrogene Ursachen:
Digitalisglykoside (selten)
Diuretica (Hypokaliämie)
Sympathicomimetica

7. Genußmittel:
Coffein, Nicotin

Tabelle 8.9. Ursachen von Vorhofflimmern und Vorhofflattern

1. Kardiale Ursachen:
Rheumatische Herzerkrankungen und
   Klappenfehler
Coronarsklerotisches Herzleiden
   (Herzinfarkt!)
   mit/ohne Herzinsuffizienz
Entzündliche Herzerkrankungen
Primäre Myokarderkrankungen
   (z. B. Kardiomyopathien)

2. Extrakardiale Ursachen:
Hyperthyreose (z. B. autonomes Adenom)
Focaltoxikose
Hypertone Krisen

3. Seltene Ursachen:
Familiäres Vorhofflimmern
Paroxysmales Vorhofflimmern
   (z. B. bei SA-Block)
Ohne erkennbare Ursache (ca. 5%)

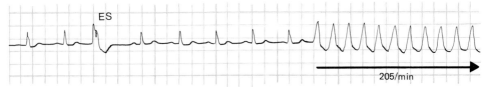
Kammertachykardie (extrasystolische Entstehung)

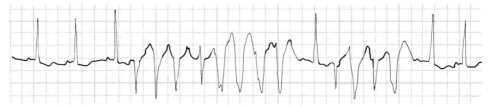
Salvenartige polymorphe ventriculäre Extrasystolen

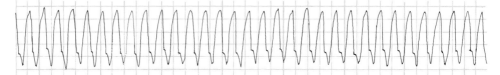
Kammerflattern, Herzfrequenz 250/min

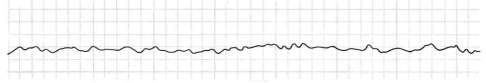
Kammerflimmern

Abb. 8.15. Kammertachykardie, Kammerflattern und Kammerflimmern

mererregungen zu stellen. Die Durchgangsfrequenz und damit die Kammerfrequenz liegt in der Regel um 100–250/min (schnelle Flimmerarrhythmie), bei medikamentöser Leitungsbehinderung unter Digitalis und β-Receptoren-Blockern um 60–100/min. Regelmäßige Kammertätigkeit wird bei Vorhofflattern beobachtet, wenn der Blockierungsgrad konstant ist. Bei Vorhofflimmern ist eine regelmäßige Kammertätigkeit nur möglich bei gleichzeitiger AV-Blockierung 3. Grades mit suprabifurcalem (QRS < 0,10 sec) oder infrabifurcalem (QRS > 0,10 sec) Ersatzrhythmus und bei paroxysmaler Kammertachykardie. Bei nicht erkennbaren Flimmerwellen und Fehlen von P-Zacken ist differentialdiagnostisch ein AV-Rhythmus in Betracht zu ziehen.

Der Verlauf des Vorhofflimmerns und -flatterns wird im wesentlichen durch das Grundleiden bestimmt. Bei den paroxysmalen Formen sind spontane Regularisierungen die Regel. Andererseits kann das Vorhofflimmern über Jahre ohne schwerwiegende Folgen bestehen.

Kammertachykardie (Abb. 8.15): Die Kammertachykardie ist eine heterotope Tachykardie mit Reizursprung im Ventrikel. Ihre Frequenz ist meist nicht so regelmäßig wie die supraventriculäre Tachykardie, sie liegt in der Regel um 150–200/min. Die Paroxysmen werden oft eingeleitet durch ventriculäre Extrasystolen gleicher Konfiguration (Tabelle 8.10).

Elektrokardiographisch sind die Kammerkomplexe analog den ventriculären Extrasystolen schenkelblockartig deformiert, also rechtsschenkelblockartig bei linksventriculärer Tachykardie und umgekehrt. Die Verbreiterung der QRS-Komplexe kann bei den seltenen suprabifurcalen (subjunktionalen) Kammertachykardien ausnahmsweise fehlen. Die retrograde AV-Überleitung ist fast immer blockiert, so daß P-Wellen normaler Frequenz nachgewiesen werden können. Sie sind am besten erkennbar in Ableitung V_1 oder einer Oesophagus- bzw. intrakardialen Vorhofableitung. Bei gleichzeitig bestehendem Vorhofflimmern fehlen P-Zacken.

Als *alternierende Kammertachykardie* bezeichnet man den Wechsel der QRS-Konfiguration (wie bei elektrischem Alternans). Ursächlich kommen zwei unabhängige, sich ablösende Tachykardiezentren oder ein suprabifurcales Zentrum mit alternierender Erregungsausbreitung (bidirektionale Tachykardie) in Betracht. Eine Interferenzdissoziation tritt bei Kammertachykardie auf, wenn ein Sinusimpuls außerhalb der Refraktärphase auf die Kammern übergeleitet wird und eine früh einfallende normale Kammererregung hervorruft.

Bei gleichzeitigem Einfall einer supraventriculären und einer ventriculären Erregung beobachtet man gelegentlich eine Kombinationssystole mit geringerer QRS-Verbreiterung.

Die *Differentialdiagnose* zwischen supraventriculärer und ventriculärer Tachykardie kann äußerst schwierig oder unmöglich sein bei suprabifurcaler Entstehung der Kammertachykardie mit normalen QRS-Komplexen oder funktioneller Schenkelblockierung einer supraventriculären Tachykardie. Einige wichtige klinische und elektrokardiographische Unterscheidungsmerkmale finden sich in Tabelle 8.7.

Tabelle 8.10. Ursachen von Kammertachykardien, Kammerflattern und Kammerflimmern

1. Kardiale Ursachen:
Herzinfarkt (Kammertachykardie bei 10%, Kammerflimmern bei 5% der Fälle)
Coronarsklerotisches Herzleiden mit Herzinsuffizienz
Akutes (Lungenembolie) und chronisches Cor pulmonale
Totaler AV-Block
(25–50% der Fälle mit Synkopen)

2. Mechanische und elektrische Ursachen:
Herztrauma (Messerstichverletzungen)
Herzoperationen
Herzkatheterisierung (Ventriculographie)
Coronarangiographie
Starkstromverletzung (Blitzschlag!)
Elektrische Defibrillation
Elektrischer Schrittmacher

3. Metabolische Ursachen:
Hypoxie, Acidose
Hypokaliämie
Hypercalciämie

4. Iatrogene Ursachen:
Digitalisintoxikation (5–10% der glykosidbedingten Rhythmusstörungen)
Diuretica (→ Hypokaliämie)
Sympathicomimetica
Antiarrhythmica
Tricyclische Antidepressiva

Kammerflattern und Kammerflimmern (Abb. 8.15): Kammerflattern und Kammerflimmern sind extreme Heterotopien, die funktionell zum Herzstillstand führen. Spontanes Sistieren ist bei Kammerflattern möglich und wird bei Kammerflimmern nur ausnahmsweise beobachtet. Die Übergänge von der Kammertachykardie zum Kammerflattern und schließlich zum terminalen Kammerflimmern können fließend sein.

Elektrokardiographisch ist die Frequenz des Kammerflatterns meist noch regelmäßig und liegt gewöhnlich um 200–300/min. Die QRS-Komplexe sind verbreitert, eine Differenzierung in Kammeranfangsschwankung und Kammerendteile ist nicht mehr möglich (Haarnadelform), P-Wellen sind ebenfalls nicht nachweisbar. Bei Übergang in Kammerflimmern wird die Frequenz unregelmäßig, einzelne Kammerkomplexe lassen sich wegen zunehmend unterschiedlicher Konfiguration nicht mehr abgrenzen. Grobschlägiges Kammerflimmern (Frequenz bis 600/min) geht allmählich in mittel- und feinschlägiges Flimmern abnehmender Amplitude über, bis schließlich auch elektrokardiographisch keine Erregung mehr nachweisbar ist. Kleine Potentialschwankungen im EKG können den klinischen Tod noch einige Minuten überdauern.

8.3.4 Störungen der Erregungsleitung

Fortpflanzung der Erregung auf spezifischem oder unspezifischem Weg bedeutet Erregungsleitung, deren Unterbrechung oder Verzögerung bezeichnet man als Block. Je nach der Lokalisation einer Blockierung handelt es sich um sinuauriculäre Blockierungen, um atrioventriculäre Blockierungen oder um intraventriculäre Leitungsstörungen. Bei kompletter Leitungsunterbrechung ist das Auftreten eines untergeordneten Ersatzrhythmus die Voraussetzung für eine weitere Kammertätigkeit.

Sinuauriculäre (SA-)Blockierungen (Abb. 8.16): Sinngemäß beinhaltet der Begriff sinuauriculäre Blockierung auch die regellose Sinusbradykardie, den intermittierenden Sinus- bzw. Vorhofstillstand, den SA-Block mit paroxysmalem Vorhofflimmern und das sog. Sick-Sinus-Syndrom. In den weitaus meisten Fällen ist die unpräjudizierende Bezeichnung als *pathologische SA-Bradykardie* besser als die spekulative Analyse einzelner Formen (Tabelle 8.11).

Sinusknotenpotentiale können neuerdings durch unipolare intraatriale Ableitung vom Übergang des rechten Vorhofes in die Vena cava superior sichtbar gemacht werden; bei normaler Aktivität zeigt sich ein langsamer Anstieg 80–110 msec vor Beginn der Vorhofdepolarisation. Dabei ist die Herzfrequenz

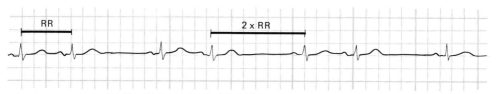

SA-Block 2. Grades (im Verhältnis 3:2)

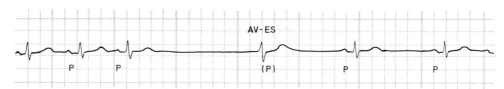

Intermittierender Vorhofstillstand mit AV-Ersatzsystole

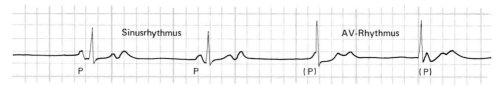

Einfache AV-Dissoziation (=inkomplette AV-Dissoziation) bei pathologischer SA-Bradykardie, Herzfrequenz 31-34/min

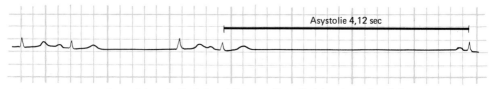

Intermittierender Vorhof- und Kammerstillstand bei Interferenzdissoziation "Sick-Sinus-Syndrom"

Abb. 8.16. Pathologische SA-Bradykardien

Tabelle 8.11. Ursachen pathologischer SA-Blokkierungen

1. *Degenerative Herzerkrankungen:*
   Coronarsklerotisches Herzleiden (Herzinfarkt)
   Hypertensive Herzkrankheit
2. *Entzündliche Herzerkrankungen:*
   Myokarditis (z. B. rheumatisch)
   Lupus erythematodes
3. *Metabolische Ursachen und Störungen des Elektrolytstoffwechsels:*
   Amyloidose
   Hämochromatose
   Hyperkaliämie
4. *Medikamentöse Ursachen:*
   Digitalisglykoside
   β-Receptoren-Blocker
   Chinidin
5. *Seltene Ursachen:*
   Primäre oder metastatische Tumoren
   Kardiomyopathien
   Friedreich-Ataxie
   Hyperthyreose und thyreotoxische Krise

abhängig von der Dauer des Sinusknotensignals: Verlängerung der sinuatrialen Leitungszeit geht einher mit Verlängerung der Periodendauer. Als Ursache dieses Phänomens wird ein Pacemakershift innerhalb des Sinusknotens oder eine Überleitungshemmung vom Sinusknoten auf den Vorhof diskutiert [56 a].
Die einfache Leitungsverzögerung vom Sinus zum Vorhof, also der SA-Block I. Grades ist normalerweise nicht nachweisbar, da die Tätigkeit des Sinus im Oberflächen-EKG nicht zum Ausdruck kommt. Der SA-Block II. Grades ist leicht zu diagnostizieren, wenn im EKG eine Vorhof-Kammer-Erregung ausbleibt und die entstehende Pause einem ganzzahligen Vielfachen der normalen PP-Intervalle entspricht (SA-Block II. Grades, Typ II). Das ist jedoch in diesem strengen Sinn nur selten der Fall.
Im Gegensatz zu dieser intermittierenden Form imponiert der 2:1-SA-Block als Sinusbradykardie und kann demnach im EKG allenfalls vermutet werden, z. B. bei sprunghafter Verdoppelung der Herzfrequenz während körperlicher Belastung (Belastungs-EKG) oder unter Atropin. Eine progressive Leitungsverzögerung bis zum totalen SA-Leitungsausfall wird als SA-Block II. Grades mit Wenckebachscher Periodik bezeichnet. Die Interpretation dieser Form erfolgt durch die periodisch zunehmende Vergrößerung der PP-Intervalle, bleibt aber meist hypothetisch. Gleiches gilt auch für den SA-Block III. Grades, also den totalen SA-Block, der als intermittierender Vorhofstillstand mit Ersatzrhythmus imponiert.
Im Einzelfall entstehen bei SA-Blockierungen häufig wechselvolle Bilder mit eingestreuten supraventriculären oder ventriculären Ersatzsystolen (→ u. U. Interferenzdissoziation).
Paroxysmales Vorhofflattern und Vorhofflimmern werden als sekundär tachykarde Herzrhythmusstörungen bei pathologischen SA-Bradykardien gehäuft beobachtet. Dabei können bei spontaner Beendigung der Flimmerepisoden synkopale Anfälle auftreten (präautomatische Pause).
Das *Sick-Sinus-Syndrom* (= Syndrom des kranken Sinusknotens) ist charakterisiert durch eine pathologische Sinusbradykardie, intermittierende Sinusasystolie mit Vorhof- und/oder AV-Ersatzsystolen, Auftreten von längeren Asystolien mit entsprechenden Synkopen, paroxysmale Vorhoftachykardien, Vorhofflattern oder Vorhofflimmern. Die elektrokardiographischen und diagnostischen Besonderheiten des Sinusknotensyndroms erfordern eine getrennte Darstellung (s. S. 413).

Atrioventriculäre (AV-)Überleitungsstörungen (Abb. 8.17): In dem von der Körperoberfläche abgeleiteten EKG stellt sich die Erregungsverzögerung zwischen Vorhöfen und Kammern global in der PQ-Zeit dar. Die exakte Lokalisation pathologischer Leitungsstörungen ist einem solchen EKG nicht zu entnehmen. Die His-Bündel-Elektrokardiographie hat auch in dieser Hinsicht eine neue Klassifikation ermöglicht, die mit elektrophysiologischen und anatomischen Befunden übereinstimmt (Tabelle 8.12).
AV-Blockierungen 1. Grades liegen in der Mehrzahl der Fälle oberhalb des His-Bündels (verlängerte AH-Zeit). Bei AV-Blockierungen 2. Grades scheint in der Mehrzahl der Fälle mit Wenckebach-Periodik die

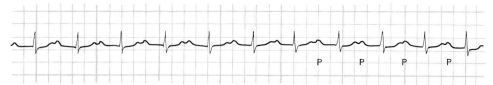

AV-Block 1. Grades (PQ 0,32 sec)

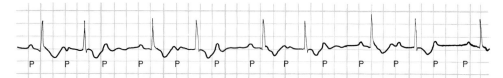

AV-Block 2. Grades mit Wenckebachscher Periodik

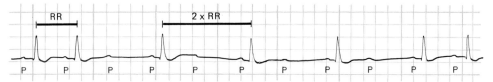

AV-Block 2. Grades (intermittierender 2:1-Block)

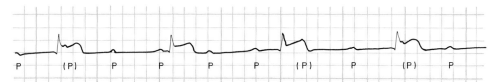

Totaler AV-Block mit suprabifurcalem Ersatzrhythmus
bei Hinterwandinfarkt: Vorhof-Fr. 79/min, Kammer-Fr. 33/min

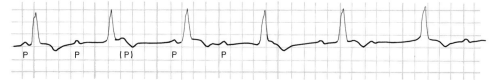

Totaler AV-Block mit ventriculärem Ersatzrhythmus
Vorhof-Frequenz 75/min, Kammer-Frequenz 45/min

Abb. 8.17. AV-Überleitungsstörungen

Blockierung proximal, bei Fällen ohne Wenckebach-Periodik distal des His-Bündels gelegen zu sein. Bei totalem AV-Block können Blockierungen sowohl proximal als auch distal des His-Bündels gelegen sein. Bei Patienten mit vorbestehendem bifasciculären Block (s. S. 415) lag in allen Fällen die Blockierung distal des His-Bündels.

Der *AV-Block I. Grades* ist in den konventionellen EKG-Ableitungen charakterisiert durch eine Verlängerung der PQ-Zeit auf 0,20–0,70 sec. Eine Rhythmusstörung liegt nicht vor. Bei hochgradiger PQ-Verlängerung kann es zur Überlagerung der P-Zacke mit der vorausgehenden T-Welle kommen (Differentialdiagnose: AV-Rhythmus).

Der *AV-Block II. Grades* kommt in zwei verschiedenen Erscheinungsweisen vor: Der AV-Block II. Grades mit Wenckebach-Periodik (Mobitz Typ I) ist charakterisiert durch eine zunehmende Verlängerung der PQ-Zeit bis zu einem Höchstwert, nach dem die AV-Überleitung einmal ganz ausfällt und die entsprechende P-Zacke nicht von einer Kammererregung gefolgt wird. Nach einem solchen Ausfall ist die folgende PQ-Zeit am kürzesten und wird wiederum progressiv verlängert. Der AV-Block II. Grades (Mobitz Typ II) ist charakterisiert durch ein- oder mehrmalige Unterbrechung der AV-Überleitung im Verhältnis 2:1, 3:1 oder n:1. Dabei kann die PQ-Zeit der übergeleiteten Schläge normal oder verlängert sein. Bei konstantem 2:1- oder 3:1-Block ist die Kammerfrequenz regelmäßig, die Kammerkomplexe sind i. allg. nicht deformiert. Bei höhergradigen Blockierungen dieser Art finden sich nicht selten ventriculäre Ersatzsystolen und Kombinationssystolen. Der plötzliche Ausfall der verbliebenen AV-Überleitung führt zum Adams-Stokes-Anfall, bis ein ventriculärer Ersatzrhythmus niedriger Frequenz einsetzt (präautomatische Pause).

Beim *AV-Block III. Grades* (totaler AV-Block) findet eine Überleitung überhaupt nicht mehr statt. Vorhöfe und Kammern schlagen unabhängig voneinander, und zwar die Vorhöfe mit der ihr eigenen, meist normalen Frequenz (in 20% Vorhofflimmern oder Vorhofflattern) und die Kammern entsprechend dem Sitz ihrer Automatie im AV-Gewebe mit einer Frequenz um 40–60/min oder häufiger, bei ventriculärer Automatie mit einer Frequenz von 20–40/min. Bei suprabifurcaler Automatie sind die Kammerkomplexe normal, bei infrabifurcaler Automatie je nach Sitz rechts- oder linksschenkelblockartig deformiert.

Die *Lokalisation der Leitungsunterbrechung* beim totalen AV-Block ist mit Hilfe der His-Bündel-Elektrokardiographie möglich [49]: Danach läßt sich folgende Differenzierung vornehmen (s. Abb. 8.18):

1. AV-Knoten-Block (=Supra-His-Block),
2. Bündelstamm-Block (=Intra-His-Block),
3. Doppelseitiger Schenkelblock (=Infra-His-Block).

Bei totalem AV-Block mit schenkelblockartiger Deformierung des QRS-Komplexes beträgt die Häufigkeit des doppelseitigen Schenkelblockes 86,5%. Bei 8,1% liegt die Blockierung im Bündelstamm, bei 5,4% im AV-Knoten. Definitionsgemäß liegt hier gleichzeitig ein Schenkelblock vor.

Bei totalem AV-Block ohne QRS-Verbreiterung überwiegt der AV-Knoten-Block mit 68% bei weitem. In 22% liegt ein Bündelstamm-Block vor. In immerhin 10% der Fälle gehen dem QRS-Komplex keine H-Potentiale voraus (Zusammenstellung von 162 Patienten mit totalem AV-Block [49]). Besonderheiten der Vorhoftätigkeit werden bei totalem AV-Block in Form von Vorhofextrasystolen oder ektopischen Vorhofrhyth-

---

Tabelle 8.12. Einteilung der AV-Blockierungen aufgrund der His-Bündel-Elektrokardiographie [71]

A. *Verlängertes AV-Intervall*
 (AV-Block 1. Grades)

B. *Inkompletter AV-Block mit wechselnder Überleitung* (AV-Block II. Grades)
 1. Junktional
  a) Zunehmende Verlängerung des PH-Intervalls mit Systolenausfall (AV-Block mit Wenkebach-Periodik, Mobitz Typ I)
  b) PH-Intervall konstant (normal oder verlängert) mit Systolenausfall (Mobitz Typ II)
 2. Subjunktional (hochsitzend)
  a) Zunehmende Verlängerung des HV-Intervalls mit Systolenausfall
  b) Konstantes HV-Intervall (normal oder verlängert) mit Systolenausfall (Mobitz Typ II)
 3. Subjunktional (tiefsitzend). Intermittierender bilateraler Schenkelblock oder distaler Block (Mobitz Typ I oder II)
 4. Kombinationsformen (AV-Block infolge junktionaler oder subjunktionaler Leitungsstörungen)

C. *Totaler AV-Block* (AV-Block III. Grades)
 1. Junktional (P-Welle ohne nachfolgendes H; Kammerrhythmus mit normalem HV-Intervall; QRS-Komplex normal oder leicht verlängert)
 2. Subjunktional (normales PH-Intervall der blockierten Vorhoferregungen; verbreiterter, selten normaler QRS-Komplex)
  a) Blockierung im Bündelstamm
  b) Kompletter multifasciculärer Block (trifasciculärer Block)
 3. Kombinationsformen

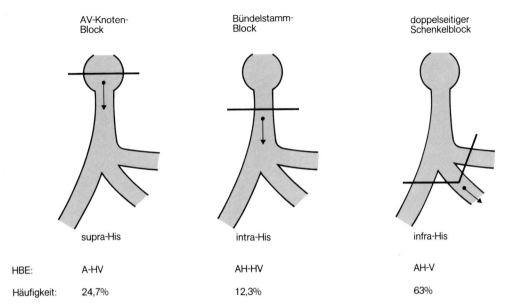

Abb. 8.18. Lokalisation der Leitungsunterbrechung bei totalem AV-Block (n = 162). (Nach [49])

men beobachtet. In etwa 20% besteht gleichzeitig Vorhofflimmern oder Vorhofflattern. In rund 30% sind kammersystolisch gesteuerte Vorhofarrhythmien nachweisbar, welche in einer Verkürzung der PP-Intervalle bestehen, die einen QRS-Komplex einschließen, während das darauffolgende PP-Intervall verlängert ist (sog. Erlanger-Blackman-Phänomen).

Die Kammertätigkeit ist bei totalem AV-Block nicht immer regelmäßig. Der bradykarde Grundrhythmus und die schenkelblockartig deformierten Kammerkomplexe begünstigen sekundär tachykarde Kammerheterotopien bis zum Kammerflimmern. Der Kammerrhythmus kann gestört werden durch ventriculäre Extrasystolen, durch Arrhythmien des Automatiezentrums, durch Parasystolien und durch vereinzelte vollständige oder unvollständige AV-Überleitungen bei subtotalem AV-Block („ventricular captures" und „abortive captures") (Tabelle 8.13).

Adams-Stokes-Anfälle treten bei totalem AV-Block in etwa der Hälfte der Fälle auf. Ursächlich sind plötzliche Asystolien bzw. ein hochgradiger Herzfrequenzabfall häufiger als Kammertachykardien bis zum Kammerflimmern an der Entstehung von kardialen Synkopen beteiligt. Der vorbestehende totale AV-Block ist die häufigste Ursache von Adams-Stokes-Anfällen, sie treten jedoch auch bei akuten Blockierungen auf. Dabei ist die Dauer der Asystolie bis zum Einsetzen eines untergeordneten Ersatzrhythmus um so länger, je höher die Herzfrequenz vorher war (die Korrelation zwischen vorausgehender Kammerfrequenz und Dauer der präautomatischen Pause ist auch bei Untersuchungen mittels elektrischer Stimulation nachweisbar).

Überleitungsstörungen bei Schenkelblock: Die Nomenklatur der Schenkelblockformen nach elektrokardiographischen Kriterien geht aus Tabelle 8.14 hervor [139]. Schenkelblockierungen können durch Unterbrechung eines oder zweier weiterer Tawara-Schenkel zum totalen AV-Block mit akutem Herzstillstand führen. Dies ist vor allem bei den sog. bifasciculären Schenkelblockierungen und im besonderen bei Rechtsschenkelblock (RBBB) mit überdrehtem Linkstyp (LAH) (Bayley-Block) bekannt, der deshalb als Vorstadium des totalen AV-Blocks anzusehen ist. In einer Serie von 70 Patienten mit RBBB und LAH (durchschnittliche Beobachtungszeit 20 Monate) entwickelte sich in

Tabelle 8.13. Ursachen höhergradiger Überleitungsstörungen

1. *Degenerative Herzkrankungen:*
   Coronarsklerotisches Herzleiden
   (40–80% der AV-Blockierungen III. Grades)
   Herzinfarkt: speziell Hinterwandinfarkt
   (20% der AV-Blockierungen III. Grades)
2. *Entzündliche Herzkrankungen:*
   Rheumatische Myokarditis, Diphtherie, Lues, Pneumonie, Scharlach, Grippe, Mumps, Morbus Boeck, Lupus erythematodes u. a.
3. *Rheumatische Herzklappenfehler:*
   Aortenstenose, seltener bei Aorteninsuffizienz und Mitralfehlern
4. *Angeborene Herzfehler:*
   Ostium-primum-Defekt, Endokardkissendefekt, seltener bei korrigierter Transposition, AV-Kanal, Ventrikelseptumdefekt, Tricuspidalatresie, Aortenisthmusstenose und Ductus Botalli apertus
5. *Angeborener AV-Block ohne Vitium:*
   Familiärer und angeborener AV-Block (80% der Fälle mit suprabifurcalem Ersatzrhythmus ohne synkopale Anfälle)
6. *Chirurgisch bedingte AV-Blockierungen:*
   Korrektur der Fallot-Tetralogie, Ventrikelseptumdefekt, AV-Kanal, Aortenklappenersatz (insgesamt in 10% der offenen Herzoperationen; Rückbildung erfolgt bei 75% der Fälle innerhalb von 4 Wochen)
7. *Medikamentös bedingte Überleitungsstörungen:*
   Digitalisglykoside (speziell bei fortgeschrittener Niereninsuffizienz mit Hyperkaliämie)
   Antiarrhythmica
   β-Receptoren-Blocker
   Tricyclische Antidepressiva
8. *Seltene Ursachen:*
   Primäre Myokarderkrankungen, Kardiomyopathien, primäre und metastatische Tumoren des Herzens, Hypothyreose
   Rytand-Syndrom (Verkalkung des Anulus fibrosus der Mitralklappe unter Einbeziehung des His-Bündels)

Tabelle 8.14. Systematik der Schenkelblockformen nach elektrokardiographischen Kriterien [139]

Unifasciculäre Blockierungen
LAH	Überdrehter Linkstyp
RBBB	Rechtsschenkelblock (z. B. Wilson-Block)
LPH	Überdrehter Rechtstyp (+120°)

Bifasciculäre Blockierungen
RBBB + LAH	Rechtsschenkelblock bei überdrehtem Linkstyp (Bayley-Block)
RBBB + LPH	Sog. klassischer Rechtsschenkelblock mit überdrehtem Rechtstyp (+120°C)
LBBB	Linksschenkelblock

Trifasciculäre Blockierungen
RBBB + LAH + LPH	Totaler AV-Block bei vorausgegangenem bifasciculären Block Totaler AV-Block (suprabifurcal lokalisiert)

Abkürzungen: RBBB = Right Bundle Brauch Block, LBBB = Left Bundle Branch Block, LAH = Left Anterior Hemiblock, LPH = Left Posterior Hemiblock

etwa der Hälfte der Fälle ein AV-Block 2. Grades, in etwa einem Drittel der Fälle trat ein AV-Block 3. Grades auf [89].
Der plötzliche Eintritt eines totalen AV-Blockes ist vor allem dann zu erwarten, wenn intermittierend eine Blockierung aller drei Faszikel, z. B. in Form eines RBBB und LAH im Wechsel mit einem RBBB und LPH (überdrehtem Rechtstyp) oder bei bifasciculärem Block mit einer AV-Überleitungsstörung im noch leitenden Faszikel nachzuweisen ist. Eine invasive EKG-Diagnostik mittels His-Bündel-Elektrokardiographie (Verlängerung der HV-Zeit > 40 msec) und hochfrequenter Vorhofstimulation ermöglicht in diesen Fällen den Nachweis latenter Überleitungsstörungen im noch leitenden Faszikel und dient gleichzeitig der Indikationsstellung zur Schrittmachertherapie.
Leider ist die prognostische Bedeutung eines verlängerten HV-Intervalls im His-Bündel-EKG noch nicht abschließend geklärt. Hierzu muß das Ergebnis laufender prospektiver Untersuchungen abgewartet werden [105].
Bei Schrittmacher-Patienten wird die Häufigkeit vorbestehender fasciculärer Schenkelblockierungen generell mit ca. 60% angegeben [88, 89].

8.3.5 Doppelrhythmen (und Rhythmenwechsel) (Abb. 8.19)

Doppelrhythmen mit oder ohne Interferenzerscheinungen entstehen, wenn neben dem Sinusrhythmus ein zweites Reizbildungszentrum alternierend die Führung übernimmt. Doppelrhythmen mit Interferenz beeinflussen sich gegenseitig in Abhängigkeit von Frequenzunterschied, Dauer der Refraktärzeit und Leitungsgeschwindigkeit. Der Zustand ist als Wettstreit zweier Automatiezentren charakterisiert worden. Doppelrhythmen mit Interferenz können miteinander verknüpft sein (z. B. Interferenzdissoziation) oder ohne Rhythmenverknüpfung in Abhängigkeit von den jeweiligen Refraktärzeiten bestehen (z. B. Parasystolie).

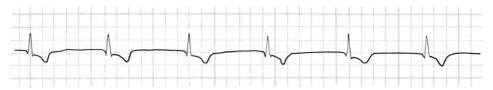

AV-Rhythmus ohne erkennbare Vorhoferregung (Fr. 48/min)

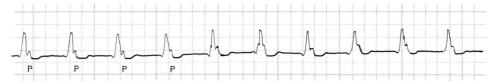

AV-Rhythmus mit gleichzeitiger Vorhoferregung
Synchronisation von Vorhof- und Kammererregung (accrochage)

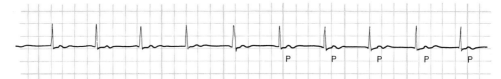

AV-Rhythmus mit nachfolgender Vorhoferregung

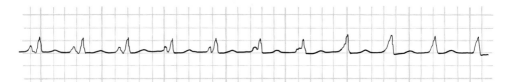

Einfache AV-Dissoziation (=inkomplette AV-Dissoziation)
Vorhof-Frequenz 80-82/min, AV-Frequenz 82-84/min

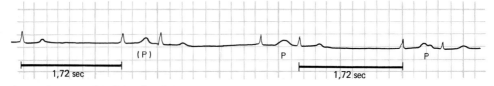

Interferenzdissoziation
AV-Frequenz 35/min, Vorhof-Frequenz 26/min

Abb. 8.19. Doppelrhythmen

Einfache AV-Dissoziation (= inkomplette AV-Dissoziation): Sie entsteht durch Abnahme der Sinusfrequenz (z. B. bei Sinusbradykardie) und/oder Anstieg der Frequenz eines junktionalen oder subjunktionalen Ersatzrhythmus. Sobald die Frequenz des Sinusknotens wieder ansteigt, wird der Ersatzrhythmus durch Zuleitung gelöscht. Eine Rhythmenverknüpfung besteht nicht.
Elektrokardiographisch fehlt die normale Beziehung zwischen Vorhof- und Kammererregung. Die P-Zacken sind positiv, die PP-Intervalle größer als die QRS-Intervalle des AV-Rhythmus, dem keine P-Zacken vorangehen.
Bei wechselnden AV-Intervallen bis zu stark verkürzten PQ-Zeiten und geringem Frequenzunterschied ist differentialdiagnostisch ein wandernder Schrittmacher in Betracht zu ziehen. Bei weiter abnehmender Sinusfrequenz entsteht schließlich ein AV-Rhythmus junktionalen Ursprungs.
Die Kammerkomplexe sind in der Regel nicht deformiert außer bei vorbestehendem Schenkelblock oder bei AV-Dissoziation zwischen dem primären und einem tertiären Automatiezentrum.

Isorhythmische AV-Dissoziation (= komplette AV-Dissoziation): Sie ist eine Sonderform von Doppelrhythmus mit Interferenz ohne Rhythmenverknüpfung, bei der die dissoziierten Rhythmen annähernd die gleiche Frequenz besitzen und die von ihnen geführten Herzabschnitte nahezu gleichzeitig erregen. Die Frequenzangleichung von Vorhof- und Kammertätigkeit wird als Synchronisation zweier Rhythmen (accrochage = Hängenbleiben) bezeichnet.
Elektrokardiographisch ist die Kammerfrequenz regelmäßig, die P-Zacken pendeln dauernd um den QRS-Komplex herum und erscheinen vor, in oder kurz nach der Anfangsschwankung. Der formale Unterschied zur einfachen AV-Dissoziation besteht in der fehlenden AV-Überleitung normaler Sinuserregungen.

Parasystolie: Sie ist eine Form von Doppelrhythmus mit Interferenz ohne Rhythmenverknüpfung, die durch einen größeren Frequenzunterschied zwischen Sinusrhythmus und sekundärem oder tertiärem Automatiezentrum charakterisiert ist. Eine Parasystolie ist nur möglich, wenn das parasystolische Reizbildungszentrum gegenüber der vom Sinusknoten eintreffenden Erregung schutzblockiert ist. Diese besondere Art der Leitungsstörung verhindert den Eintritt der Sinuserregung (= Eintrittsblock), ermöglicht aber den Austritt der parasystolischen Erregung.
Die Parasystolie wird in zwei Formen beobachtet, und zwar als Parasystolie mit einfacher Interferenz und als Parasystolie mit Interferenz und Austrittsblock. Der Unterschied liegt in der Frequenz des Sinusrhythmus im Verhältnis zum Parasystolierhythmus. Bei Parasystolie mit einfacher Interferenz ist der Sinusrhythmus frequenter als der Parasystolierhythmus. Beide Rhythmen wechseln einander ab, und die Refraktärverhältnisse bestimmen, welcher Rhythmus im Augenblick führt. Das Prinzip läßt sich am besten erkennen an der Parasystolie nach Schrittmacherimplantation, wenn bei festfrequenter Stimulation (Magnettest) ein normaler Sinusrhythmus mit dem künstlichen Schrittmacherrhythmus konkurriert.
Eine Parasystolie mit Interferenz und Austrittsblock muß angenommen werden, wenn das Parasystoliezentrum schneller ist als der Sinusrhythmus, welcher gegen den Parasystolierhythmus geschützt ist. Eine Sonderform wird bei starrfrequenter Schrittmacherstimulation beobachtet als Parasystolie mit Interferenz und retrograder AV-Blockierung bei langsamerem Sinusrhythmus [10].

Interferenzdissoziation: Sie ist eine Form von Doppelrhythmus mit Interferenz und Rhythmenverknüpfung, welche auch als inkomplette AV-Dissoziation zu bezeichnen ist. Ein frequenter AV- oder Kammerrhythmus wechselt ab mit einem langsameren Vorhofrhythmus mit normaler oder verlängerter Überleitung, so daß die AV-Dissoziation durchbrochen wird. Der AV- oder Kammerrhythmus wird durch übergeleitete Vorhoferregungen gelöscht und erfährt dabei eine Versetzung seiner eigenen Periodik, d.h. er ist mit dem Sinusrhythmus verknüpft.

Die Entstehung einer Interferenzdissoziation hängt von folgenden Bedingungen ab:

1. Zu einer Interferenzdissoziation kommt es bei normaler AV-Überleitung nur, wenn die Kammerfrequenz die Vorhoffrequenz übersteigt.
2. Eine AV-Leitungsstörung ist keine unerläßliche Bedingung für das Auftreten einer Interferenzdissoziation, jedoch schafft sie eine günstige Voraussetzung dafür.
3. Die Kammererregungen müssen vorhofwärts blockiert sein.
4. Die Koppelung des Kammerrhythmus an den Normalschlag mit einem RR-Intervall, welches der Frequenz des Kammerrhythmus entspricht, gehört zum wesentlichen Merkmal der Interferenzdissoziation.
5. Je größer der Unterschied zwischen Vorhof- und Kammerfrequenz, desto größer ist die Häufigkeit der Rhythmenverkettung und umgekehrt.

Elektrokardiographisch ist die Interferenzdissoziation charakterisiert durch einen AV-Rhythmus, in den normal oder verzögert übergeleitete Sinuserregungen mit gleicher QRS-Konfiguration eingestreut sind. Die Koppelung der übergeleiteten Erregungen an den AV-Rhythmus läßt das Bild eines „umgekehrten Bigeminus" entstehen. Ein solches Bild ist praktisch beweisend für eine Interferenzdissoziation.

Weitere Sonderformen von Interferenzdissoziation mit vollständiger oder unvollständiger AV-Leitung, mit regelmäßiger oder unregelmäßiger Rhythmenverknüpfung und schließlich die umgekehrte Interferenzdissoziation infolge einer Kammer-Vorhof-Leitung bei totalem AV-Block s. [164].

8.4 Klinische Symptomatologie von Herzrhythmusstörungen

8.4.1 Allgemeine Symptomatologie

Rhythmusstörungen sind ein Symptom zahlreicher Herzkrankheiten, ihre klinische Symptomatologie ist demgemäß nicht nur abhängig von der Herzfrequenz (Bradykardie, Tachykardie, Arrhythmie), sondern vor allem vom Zustand des Herzens vor Eintritt der Rhythmusstörung, von der Akuität des Auftretens, von der Dauer und der vegetativen Ausgangslage sowie der individuellen Empfindsamkeit des betreffenden Patienten.

Extrasystolen werden von vielen Patienten subjektiv nicht bemerkt, sondern als Zufallsbeobachtung während einer klinischen oder elektrokardiographischen Untersuchung entdeckt. Andere Patienten klagen über Herzklopfen, Stolpern des Herzens, plötzliches Aussetzen der Herztätigkeit oder mehr oder weniger unbestimmbare Mißempfindungen in der Brust und sind dadurch beunruhigt oder fürchten sogar einen Stillstand des Herzens. Im Einzelfall werden entweder die Extrasystole selbst, die postextrasystolische Pause oder der nächste verstärkte Normalschlag bemerkt. Eine Abhängigkeit der Extrasystoliehäufigkeit von der Grundfrequenz läßt sich bei vielen Patienten nachweisen, wenn die Herzunregelmäßigkeit vor allem in körperlicher Ruhe und nach Beendigung einer Belastung angegeben wird, während sie bei Belastung bzw. Frequenzsteigerung aus anderer Ursache verschwindet. In anderen Fällen häufen sich Extrasystolen bei körperlicher Belastung, was als Hinweis auf eine organische Ursache gilt und deshalb auch differentialdiagnostische Bedeutung hat.

Die *Prognose der Extrasystolie* ist abhängig von der Grundkrankheit. Extrasystolen im Rahmen akuter Herzerkrankungen (Myokarditis, Herzinfarkt) haben eine schlechtere Prognose und sind behandlungsbedürftig, wenn sie unterschiedlich konfiguriert sind, in Salven auftreten, eine gewisse Häufigkeit (5–10/min) haben oder frühzeitig einfallen (sog. R-auf-T-Phänomen).

Die mutmaßliche Gefährlichkeit ventriculärer Extrasystolen kann nach dem EKG bei Langzeitüberwachung und Ergometrie näherungsweise ermittelt werden (Lown-Klassifizierung: Tabelle 8.15).

An der Bedeutung sog. Warnarrhythmien als Vorboten des Kammerflimmerns bei Herzinfarkt sind in letzter Zeit Zweifel erho-

Tabelle 8.15. Klassifizierung tachykarder ventriculärer Arrhythmien. (VES = ventriculäre Extrasystolen) (LOWN, zit. nach [77])

	24-Stunden-Bandspeicheraufzeichnung	Bei Ergometerbelastung
Grad 0	Keine Arrhythmie	Keine Arrhythmie
Grad 1	Isolierte unifocale VES < 30/Std oder < 1/min	Isolierte unifocale VES < 3/min
Grad 2	Isolierte unifocale VES > 30/Std oder > 1/min	Isolierte unifocale VES > 2/min
Grad 3	Multiforme VES	Multiforme VES
Grad 4	a) Gekoppelte VES (Salven) b) Ventriculäre Tachykardie	a) Gekoppelte VES (Salven) b) Ventriculäre Tachykardie
Grad 5	Frühzeitige VES R-auf-T-Phänomen	Frühzeitige VES R-auf-T-Phänomen

ben worden. So fanden sich bei 50% der Patienten vor Auftreten von Kammerflimmern Warnarrhythmien. Bei den übrigen Patienten ohne Kammerflimmern fanden sich jedoch ebenfalls in 55% Warnarrhythmien. Das gilt auch für das R-auf-T-Phänomen, das in gleicher Häufigkeit bei Patienten mit und ohne nachfolgendes Kammerflimmern beobachtet wurde. Sofern der Begriff Warnarrhythmie nicht gänzlich wegfallen soll, wird man im frühen Stadium des Herzinfarktes jede ventriculäre Extrasystolie als prognostisch bedeutsames Warnsignal auffassen müssen [26a].

In weniger akuten Situationen ist zunächst eine Klärung der Extrasystolieursache anzustreben (s. Tabelle 8.6), was im Einzelfall nicht immer gelingt. Supraventriculäre Extrasystolen werden allgemein prognostisch günstiger eingeschätzt als ventriculäre Extrasystolen, sichere Beweise für diese Annahme liegen nicht vor. Im besonderen ist die herkömmliche Meinung korrekturbedürftig, daß supraventriculäre Extrasystolen und Tachykardien nicht zu Kammertachykardie und Kammerflimmern führen können. Einerseits können bei verkürzter AV-Überleitung infolge WPW-Syndroms oder infolge besonders hoher Leitungsgeschwindigkeit im AV-Knoten schnelle supraventriculäre Erregungen auf die Kammern übergehen und dort Re-entry-Tachykardien auslösen. Andererseits können auch bei normaler AV-Überleitung supraventriculäre Erregungen Kammertachykardien auslösen, wenn die Refraktärzeit von Teilen der Purkinje-Fasern oder der Ventrikel verlängert ist. Von JAHRMÄRKER wurde ein Fall von akutem Herzinfarkt berichtet, bei dem unter Vorhof-Doppelstimulation (zur Frequenzreduktion) auf einen frühzeitigen Vorhofreiz Kammerflattern folgte [76].

Extrasystolen können schließlich als einziges Symptom einer Herzerkrankung über Jahre bestehen, ohne daß weitere Störungen oder Komplikationen auftreten. Die Prognose ist dann gut.

Salven von Extrasystolen hoher Frequenz können zu flüchtigen Schwindelerscheinungen, Flimmern vor den Augen, u. U. bis zur Bewußtlosigkeit von kurzer Dauer nach Art einer kardialen Synkope infolge cerebraler Minderdurchblutung führen. Dabei ist im Einzelfall nicht zu unterscheiden, ob die Symptome durch die akute Rhythmusstörung selbst oder durch die entstehende präautomatische Pause am Ende der Rhythmusstörung hervorgerufen sind. Manche Patienten empfinden nach vorübergehender Blässe vor allem die postextrasystolische Normalisierung der Herzfrequenz in Form einer Wallung oder eines plötzlichen Hitzegefühls als Erlösung von der soeben überstandenen Schwäche, andere als das eigentlich Unangenehme der Störung. Die anamnestisch angegebenen Klagen lassen keinen Schluß auf die zugrundeliegende Rhythmusstörung zu, differentialdiagnostisch ist an paroxysmale SA- oder AV-Blockierungen, bei älteren Menschen auch an das Carotissinussyndrom und das intermittierende Basilaris- bzw. Vertebralissyndrom zu denken.

Vorhofflimmern und -flattern führen klinisch zur absoluten Arrhythmie durch unregelmäßige AV-Überleitung. Besteht die Rhythmusstörung dauerhaft und liegt die Kammerfrequenz (z. B. unter Digitalistherapie) im Bereich der Norm, so bestehen in vielen Fällen keine subjektiven Beschwerden, bzw. die klinische Symptomatologie wird durch das Grundleiden (z. B. Mitralvitium bzw. coronarsklerotisches Herzleiden mit Herzinsuffizienz) bestimmt. Am häufigsten werden Herzklopfen, vor allem bei körperlicher Belastung, Druckgefühl in der Herzgegend, Schwäche und Schwindelerscheinungen angegeben.

Das paroxysmal auftretende Vorhofflimmern und -flattern führt subjektiv zu Beschwerden im Augenblick des Beginns und der Beendigung der Rhythmusstörung. Bei Patienten, die noch nicht unter einer Digitalistherapie stehen, ist dann die Kammerfrequenz pathologisch erhöht (bis 180/min), und die klinische Symptomatologie entspricht derjenigen der paroxysmalen Tachykardie. Da die Flimmerarrhythmie vorzugsweise bei organisch veränderten Herzen auftritt, sind ihre klinischen Auswirkungen jedoch meist schwerwiegender als bei paroxysmaler supraventriculärer Tachykardie und werden bereits bei vergleichsweise geringerer Herzfrequenz in Form kardialer Synkopen, Zeichen des kardiogenen Schocks aus Frequenzgründen oder einer akuten Herzinsuffizienz beobachtet. Das Auftreten dieser Komplikationen hängt u. a. von der Dauer der einzelnen Anfälle ab, die von wenigen Minuten bis Stunden variieren kann. Bei spontaner oder therapeutischer Anfallsbeendigung kann es zum Auftreten einer passageren Salve von Extrasystolen oder einer längeren Asystolie kommen.

Klinisches Leitsymptom bei Vorhofflimmern und -flattern ist die *absolute Arrhythmie,* welche bei hoher Kammerfrequenz mit einem Pulsdefizit einhergeht. Regelmäßige Kammertätigkeit wird bei Vorhofflimmern praktisch nie, bei Vorhofflattern gelegentlich durch ein konstantes Überleitungsverhältnis angetroffen.

Der *Verlauf des Vorhofflimmerns und -flatterns* wird im wesentlichen durch das Grundleiden bestimmt. Bei paroxysmalen Formen sind spontane Regularisierungen die Regel. Andererseits kann das Vorhofflimmern durch Jahre hindurch ohne schwerwiegende Folgen bestehen.

Arterielle Embolien belasten die Prognose des Vorhofflimmerns und des Vorhofflatterns und bedeuten eine zusätzliche Gefährdung; die Häufigkeit arterieller Embolien bei Mitralvitien mit Vorhofflimmern beträgt im Durchschnitt 30%, bei Vorhofflimmern im Rahmen des Sinusknotensyndroms 14%, bei coronarsklerotischer Flimmerarrhythmie dagegen nur 2%.

Paroxysmale Tachykardien gehen regelmäßig mit erheblichen und z. T. lebensbedrohlichen Symptomen einer akuten Herzerkrankung einher. Da die supraventriculäre Tachykardie häufiger bei Herzgesunden, die Kammertachykardie jedoch nahezu ausschließlich bei fortgeschrittenen chronischen Herzerkrankungen beobachtet wird, sind die klinischen Symptome bei vergleichbaren Frequenzen bei der Kammertachykardie schwerwiegender. Höhere Frequenzen werden deshalb bei supraventriculärer Tachykardie besser toleriert.

Das Einsetzen einer paroxysmalen Tachykardie erfolgt in der Regel plötzlich und unvermittelt. In Kenntnis früherer Anfälle spüren manche Patienten den nahenden Anfall in Form eines unbestimmten Mißempfindens oder als Herzstolpern. Dies gilt vor allem für extrasystolische Formen. Die meisten Patienten bemerken hingegen erst den Anfall selbst und klagen dann über Herzklopfen, Herzrasen, Druck auf der Brust, Pulsieren des Halses und/oder Atemnot. Die lokalen Symptome werden fakultativ begleitet von Allgemeinsymptomen wie Angst, Unruhe, Schweißausbruch, Schwäche, Speichelfluß und Stuhldrang. Während und nach Beendigung des Anfalles werden bei supraventriculärer Tachykardie häufig größere Mengen eines wasserhellen Urins entleert (Urina spastica). Die Häufigkeit dieses

Symptoms beträgt etwa 20% aller supraventriculären Tachykardien.
Je länger der Anfall anhält und je höher die Herzfrequenz im Anfall ist, desto mehr treten *Zeichen der akuten Herzinsuffizienz*, des kardiogenen Schocks oder der akuten Coronarinsuffizienz mit Angina pectoris in den Vordergrund. Bei Kammertachykardien werden solche Komplikationen sehr frühzeitig beobachtet und bestimmen dann die klinische Symptomatologie.
Dies erklärt die klinische Erfahrung, daß Kammertachykardien häufig nicht als solche bemerkt werden, während Patienten mit supraventriculärer Tachykardie wegen der Rezidivneigung ihre Anfälle genau beschreiben und Beginn und Ende exakt markieren können. Sie haben es auch gelernt, Anfälle durch physikalische oder medikamentöse Maßnahmen selbst zu coupieren und suchen den Arzt erst auf, wenn die gewöhnlichen Maßnahmen erfolglos geblieben sind und der Anfall ungewöhnlich lange und über Stunden anhält. In anderen Fällen beträgt die *Anfallsdauer* nur wenige Minuten, die Patienten legen sich kurze Zeit hin und warten das spontane Anfallsende ab.
Auslösende Ursachen von paroxysmalen Tachykardien sind vielfältig und im Einzelfall nicht immer nachweisbar. Einer neueren Zusammenstellung [45a] bei 120 Patienten mit verschiedenen Formen paroxysmaler Tachykardien (unter Ausschluß akuter Herzerkrankungen) zufolge stehen plötzliche Bewegungen, körperliche Belastungen wie Laufen, Tanzen und Schwimmen, psychische Faktoren wie Aufregung, Ärger, Fernsehen und Träume an erster Stelle, während chemische, infektiöse und gastrointestinale Auslösemechanismen seltener sind. Die viel zitierten Genußmittel Kaffee und Nicotin spielen hier eine untergeordnete Rolle.

Kammerflattern und Kammerflimmern führen klinisch zum Adams-Stokes-Anfall (s. S. 423).

Pathologische SA-Blockierungen verlaufen klinisch symptomlos, wenn die mittleren Herzfrequenzen in Ruhe noch im Bereich der Norm liegen. Die Unregelmäßigkeit des Herzschlages mit längeren Pausen und Ersatz- oder Extrasystolen werden gelegentlich als unangenehm empfunden und beängstigen manche Patienten durch das Gefühl, das Herz könne stehenbleiben.
Bei Belastung verstärken sich die Beschwerden wegen der ausbleibenden Frequenzsteigerung als Kriterium der pathologischen Bradykardie und wegen zunehmender Herzunregelmäßigkeit durch Häufung von Extrasystolen. Dadurch ist die körperliche Leistungsfähigkeit eingeschränkt, es kann zu Schwindelerscheinungen, Schwäche und zu Adams-Stokes-Anfällen kommen. Bei pathologischen SA-Bradykardien mit Neigung zu paroxysmalem Vorhofflimmern sind die Beschwerden schwerwiegender, weil hier die Unterschiede der Herzfrequenz besonders groß sind und Synkopen besonders nach Beendigung der Tachyarrhythmieanfälle auftreten können.
Auch beim *Sinusknoten-Syndrom* reicht das klinische Spektrum von Beschwerdefreiheit über schwere Herzinsuffizienz bis zur akuten Lebensbedrohung im Adams-Stokes-Anfall.

Höhergradige AV-Blockierungen führen seltener zu subjektiven Beschwerden als tachykarde Herzrhythmusstörungen, weil die Herzfrequenz regelmäßig ist und in Ruhe meist noch ein ausreichendes Minutenvolumen gefördert wird. Dies gilt vor allem für den angeborenen totalen AV-Block mit suprabifurcalem Ersatzrhythmus, bei dem unter Belastung die Frequenz ansteigt. Diese Patienten sind beschwerdefrei. Der inkonstante oder intermittierende AV-Block führt demgegenüber besonders häufig zu subjektiven Beschwerden in Form von Herzklopfen, Schwindelerscheinungen und Synkopen und ist wegen der Häufigkeit von Adams-Stokes-Anfällen gefürchtet.
Die klinischen Auswirkungen einer höhergradigen Bradykardie betreffen einmal das Herz selbst, da die chronische Dilatation der Entstehung einer Herzinsuffizienz Vorschub leistet, zum anderen die Organdurchblutung, besonders der Niere (prärenale Niereninsuffizienz) und des Gehirns (Gedächtnisabnahme, Verwirrtheitszustände, Müdigkeit, Auftreten von Herdsymptomen bei bestehender Cerebralsklerose).

Die *Prognose höhergradiger AV-Blockierungen* ist immer ernst. Der Übergang eines AV-Blockes II. Grades in einen totalen AV-Block ist bei Typ I mit Wenckebach-Periodik seltener als bei Typ II, da die Lokalisation der Blockierung bei Typ I in der Regel oberhalb des His-Bündels bzw. im AV-Knoten selbst liegt und hier eine Leitungsverzögerung durchaus physiologisch ist. So wurden AV-Blockierungen mit Wenckebach-Periodik vereinzelt bei gesunden Sportlern in Ruhe beschrieben (Häufigkeit 0,15 bis 2,4% [119]). Eine Vorhoffrequenzsteigerung durch körperliche Belastung oder Atropin führt bei Wenckebach-Block häufig zur 1:1-Überleitung, bei Typ II dagegen zur Zunahme der Blockierung. Bei allen distal des His-Bündels liegenden AV-Blockierungen II. Grades, also auch bei den seltenen Fällen mit Typ I, ist der Übergang in einen totalen AV-Block häufig und gefürchtet.

Auch bei totalem AV-Block ist die Prognose ohne Schrittmachertherapie ernst. Das beweisen die Zahlen in Abb. 8.37 auf S. 469. Wenn nicht gleichzeitig eine Herzinsuffizienz vorliegt und der totale AV-Block einziges Symptom der Herzerkrankung ist, nähert sich die Lebenserwartung nach Schrittmachertherapie derjenigen der gleichaltrigen Normalbevölkerung.

Bei angeborenem totalen AV-Block wird allgemein eine gute Prognose gestellt. Das gilt vor allem für Fälle mit suprabifurcalem Ersatzrhythmus, dessen Frequenz bei körperlicher Belastung ansteigt. In 30–50% besteht jedoch gleichzeitig ein angeborenes Vitium (Vorhofseptumdefekt, Kammerseptumdefekt, AV-Kanal, Transposition der großen Gefäße), die Prognose wird dann durch das Grundleiden bestimmt.

Einer neueren Mitteilung zufolge stammten von 22 Kindern mit angeborenem totalen AV-Block (z.T. mit Synkopen) 14 (63,6%) von 11 Müttern mit klinischen und/oder biochemischen Symptomen eines Lupus erythematodes [117]. Diese Fälle und der chirurgisch entstandene (z.B. nach Korrekturoperationen bei VSD und Fallot) totale AV-Block erfordern eine Schrittmachertherapie.

Verlaufsbeobachtungen bei bifasciculärem Schenkelblock, besonders bei Rechtsschenkelblock mit linksanteriorem Hemiblock haben unterschiedliche Ergebnisse gebracht: Die Prognose ist in den Fällen ernst, in denen Synkopen in der Anamnese angegeben werden (intermittierender trifasciculärer Block) und/oder zusätzlich ein AV-Block ersten Grades vorliegt (inkompletter trifasciculärer Block). In diesen Fällen besteht eine Schrittmacherindikation. Andererseits gibt es Patienten, deren bifasciculärer Block als einziges Symptom einer Herzerkrankung

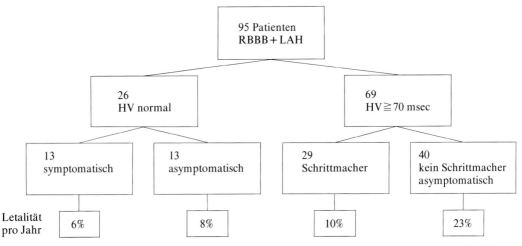

Abb. 8.20. Prognose von 95 Patienten mit RBBB und LAH in Abhängigkeit vom HV-Intervall. Mittlere Beobachtungszeit 3 Jahre, mittleres Lebensalter 72 Jahre. (NARULA, zit. nach [159])

über Jahre besteht, ohne daß eine trifasciculäre Blockierung auftritt (eigene Beobachtungen bis zu 10 Jahren). Eine notwendige Digitalistherapie ist in diesen Fällen gefahrlos, da die Leitungsverhältnisse im His-Purkinje-System durch Herzglykoside klinisch-pharmakologisch nicht relevant beeinflußt werden. Bei notwendigen Operationen legen wir in diesen Fällen allerdings prophylaktisch eine temporäre (!) Schrittmachersonde. Mit Hilfe der His-Bündel-Elektrokardiographie läßt sich die Prognose von Patienten mit bifasciculärem Schenkelblock noch besser beurteilen. Danach haben Patienten mit deutlich verlängertem HV-Intervall eine schlechtere Prognose als solche mit normalem HV-Intervall in Ruhe und bei Frequenzbelastung mittels Vorhofstimulation. Obwohl die Prognose dieser Patienten nicht nur durch das Auftreten trifasciculärer Blokkierungen, sondern vor allem auch durch das Grundleiden belastet wird, sprechen vergleichende Beobachtungen mit und ohne Schrittmachertherapie für die Schrittmacherimplantation bei Patienten mit RBBB und LAH und einem HV-Intervall von mehr als 70 bzw. 90 msec (Abb. 8.20) [159].

8.4.2 Spezielle Symptomatologie und Klinik einzelner Syndrome

Adams-Stokes-Syndrom: Die erste Beschreibung von Adams-Stokes-Anfällen beinhaltet cerebrale Krampfanfälle in Verbindung mit einer Bradykardie. In neuerer Zeit ist dieser Begriff ausgeweitet worden, weil extreme Tachykardien funktionell einem Herzstillstand gleichzusetzen sind, demgemäß mit gleicher klinischer Symptomatik einhergehen und eine Differenzierung nur elektrokardiographisch möglich ist. So unterscheidet man eine asystolische oder bradykarde Form bei Herzstillstand bzw. hochgradiger Bradykardie, eine tachysystolische Form infolge hochfrequenter Kammertachykardien, Kammerflattern oder Kammerflimmern und Mischformen von Kammerheterotopien bei primär bradykarder Herzrhythmusstörung (sekundär tachykarde Herzrhythmusstörung).

Die klinische Symptomatologie des akut eintretenden Herzstillstandes ist charakterisiert durch Anfälle mit folgendem Ablauf: 4–6 sec nach Einsetzen der Asystolie treten unter zunehmender Blässe Schwindelerscheinungen auf, denen nach 10–15 sec Bewußtlosigkeit folgt. Innerhalb der nächsten Sekunden kommt es zu generalisierten tonisch-klonischen Krämpfen und spontanem Stuhl- und Urinabgang. Während des Anfalles sind periphere Pulse nicht fühlbar, der Blutdruck nicht meßbar, Herztöne nicht hörbar, die Pupillen erweitert. Die Anfälle sind gewöhnlich von kurzer Dauer, und das Bewußtsein kehrt unter Rötung des Gesichtes nach 1–2 min zurück. Nch einem Adams-Stokes-Anfall ist die Herzfrequenz auch bei Patienten mit vorbestehendem Sinusrhythmus häufig noch bradykard. Abortive Fälle treten auf bei vorübergehendem Abfall der Kammerfrequenz unter 20/min oder flüchtigen Asystolien von 5–10 sec Dauer. Klinisch bestehen dann Schwächeanfälle, synkopale Schwindelzustände oder lediglich eine flüchtige Blässe. Schwere und Häufigkeit der Adams-Stokes-Anfälle variieren beträchtlich. Es gibt Patienten mit schweren, aber seltenen Anfällen, bei anderen treten sie u. U. mehrmals täglich auf. Einzelfälle mit mehr als hundert Anfällen täglich und einer Dauer von 50 sec bis 3 min wurden beschrieben.

Die Prognose des Adams-Stoke-Syndroms ist immer zweifelhaft, der erste Anfall kann bereits tödlich sein, häufiger verlaufen der zweite bis dritte Anfall letal. Andererseits wurden Fälle beschrieben, deren erster Anfall mehr als 10 Jahre zurücklag. (Zur Überlebensrate nach Feststellung eines totalen AV-Blockes in Abhängigkeit von der Therapie s. Abb. 8.37 auf S. 469)

Zur Differentialdiagnose kardialer Synkopen: Klinisch bedeutsam sind vor allem die *intermittierenden cerebralen Durchblutungsstörungen* im Vertebralis-Basilaris-Gebiet und das *Carotissinussyndrom*. Beide führen typischerweise bei plötzlichen Wendungen des Kopfes zu Synkopen, beim Carotissinussyndrom ist die Reproduzierbarkeit von Anfällen durch den Carotisdruckversuch beweisend.

Das *Subclavian-Steal-Syndrom* besteht in einem Verschluß der Arteria subclavia vor dem Abgang der Arteria vertebralis, welche unter Umkehr ihrer Strömungsrichtung als Collateralgefäß für den gleichseitigen Arm dient. Ihr cerebrales Versorgungsgebiet wird bei erhöhtem Blutbedarf des Armes (manuelle Tätigkeit) über die Arteria basilaris „angezapft". Dabei treten in einem Teil der Fälle neurologische Zeichen der Vertebralisinsuffizienz in Form von Schwindelanfällen auf.

Die *Hustensynkope* (Hustenschlag) wird vorzugsweise bei Patienten mit chronischer Emphysembronchitis beobachtet (Anstieg des intrathorakalen Druckes → venöse Rückflußminderung).

Synkopen nach willkürlicher Hyperventilation und Valsalva-Versuch werden vor allem bei jugendlichen Patientinnen beobachtet, bei denen die klinische Untersuchung dann häufig Symptome einer Hyperventilationstetanie ergibt.

Miktionssynkopen. Bei jungen Männern sind Synkopen bekannt, welche nach der Miktion in aufrechter Haltung, besonders morgens nach plötzlichem Aufstehen, beobachtet werden (orthostatische Hypotonie und Valsalva-Effekt).

Weitere Ursachen von Synkopen (s. S. 9): Sinusknotensyndrom (s. S. 430), Synkopen bei schwerer Aortenstenose, Schlucksynkopen (Swallow-Syndrom), Mitralklappenprolapssyndrom (s. S. 207). Zum Krankheitsbild der Positionshypotonie (postural hypotension) s. S. 679.

Bei unklaren synkopalen Anfällen konnten in 76% der Fälle (n = 100) mittels His-Bündel-Elektrokardiographie und hochfrequenter Vorhofstimulation latente Reizbildungs- und Erregungsleitungsstörungen (Sinusknotensyndrom, AV-Blockierungen höheren Grades, Re-entry-Tachykardien) festgestellt werden [90 a]. Weitere diagnostische Maßnahmen: Langzeit-EKG.

Kardiogener Schock (Einzelheiten s. S. 509): Der plötzliche Beginn extremer Herzrhythmusstörungen führt klinisch zum kardiogenen Schock mit Blutdruckabfall, Schweißausbruch, kalten Akren, Anstieg des Venendruckes, verminderter Urinausscheidung und weiteren Zeichen der abnehmenden Organdurchblutung. Besonders bedeutsam und in dieser Hinsicht belastet sind paroxysmale Kammertachykardien und der akut einsetzende totale AV-Block mit niedriger Kammerfrequenz. In beiden Situationen trifft die akute Rhythmusstörung in den weitaus meisten Fällen ein vorgeschädigtes Herz, was die klinische Symptomatologie verstärkt.

Bei längerer Dauer der extremen Herzrhythmusstörung wird der dadurch hervorgerufene Schock irreversibel, nach eingetretener metabolischer Dekompensation ist eine medikamentöse oder elektrische Behandlung erfolglos oder erschwert. Nach rechtzeitiger Normalisierung der Herzfrequenz bilden sich die klinischen Symptome rasch zurück, die retinierte Flüssigkeit wird durch eine überschießende Diurese spontan ausgeschieden.

Lungenödem (Einzelheiten s. S. 541): Während für den Adams-Stokes-Anfall und den kardiogenen Schock vor allem die Akuität extremer Herzrhythmusstörungen pathogenetische Bedeutung besitzt, spielen beim Auftreten eines Lungenödems infolge von Herzrhythmusstörungen die Dauer des Anfalls und die Vorschädigung bestimmter Herzabschnitte die entscheidende Rolle. Patienten mit Mitralstenose, Myokarditis und Hypertonie sind ohnehin durch Asthma-cardiale-Anfälle gefährdet, welche um so frühzeitiger durch Herzrhythmusstörungen ausgelöst werden, je schwerwiegender die Grundkrankheit ist. Es entspricht alter ärztlicher Erfahrung, daß ein Lungenödem beim Auftreten von Vorhofflimmern mit hoher Kammerfrequenz, ferner durch paroxysmale Tachykardien ausgelöst werden kann. Auch bei Phäochromocytom und akuter Glomerulonephritis führen paroxysmale Tachykardien häufig zum Lungenödem. Bradykarde Herzrhythmusstörungen sind in dieser Hinsicht weniger belastet.

Chronische Herzinsuffizienz (Einzelheiten s. S. 557): Die Entstehung einer chronischen Herzinsuffizienz durch Herzrhythmusstörungen ist vor allem bei totalem AV-Block bekannt. Bei primär nicht vorgeschädigtem Herzen werden höhergradige Bradykardien über lange Zeit toleriert, ohne daß sich eine Herzinsuffizienz entwickelt, z. B. bei angeborenem AV-Block. Der erworbene totale AV-Block älterer Patienten mit weiteren klinischen Zeichen einer coronarsklerotischen Herzerkrankung führt demgegenüber besonders häufig (in mehr als der Hälfte der Fälle) durch die chronische Dilatation der Ventrikelmuskulatur zur Entstehung einer chronischen Herzinsuffizienz, die sich symptomatologisch von einer Herzinsuffizienz anderer Ursache nur durch die unterschiedliche Herzfrequenz unterscheidet. Die pathogenetische Bedeutung der Bradykardie läßt sich in diesen Fällen besonders eindrucksvoll am therapeutischen Effekt der Frequenznormalisierung unter elektrischer Stimulation ablesen.

Die klinische Verschlechterung einer vorbestehenden Herzinsuffizienz kann durch alle Herzrhythmusstörungen eingeleitet werden, die mit einer Änderung der mittleren Herzfrequenz einhergehen. Das Auftreten einer absoluten Arrhythmie infolge Vorhofflimmerns kann die kardiale Dekompensation einleiten. Andere Rhythmusstörungen sind vor allem auch deshalb bedeutsam, weil ihr Bestehen die übliche Insuffizienztherapie mit Herzglykosiden limitiert oder zumindest problematisch gestalten kann. So kann selbst eine sonst harmlose Rhythmusstörung zur Reduktion der laufenden Digitalistherapie zwingen und dadurch die kardiale Dekompensation einleiten. Folgeerscheinungen von Herzrhythmusstörungen sind jedenfalls um so eher zu erwarten, je fortgeschrittener das kardiale Grundleiden ist.

8.5 Hämodynamik bei Herzrhythmusstörungen

Die Frequenzabhängigkeit des Herzminutenvolumens ist bei Gesunden und Herzkranken wiederholt untersucht worden. Bei Gesunden erfolgt eine Steigerung des Minutenvolumens bei Arbeitsbelastung im Liegen vorzugsweise über eine Frequenzsteigerung, während das Schlagvolumen zunehmen, gleichbleiben oder sogar abnehmen kann. Belastungsuntersuchungen in aufrechter Körperhaltung haben hingegen regelmäßig eine Zunahme des Schlagvolumens ergeben. Beim geschädigten Herzen ist die Steigerungsfähigkeit des Schlagvolumens herabgesetzt, so daß eine Steigerung des Minutenvolumens in viel stärkerem Maße als bei Gesunden über eine Steigerung der Herzfrequenz erfolgt. Als *Grenzfrequenz* wird eine Frequenz bezeichnet, bei der das Herzminutenvolumen nicht aufrechterhalten werden kann, sondern zu sinken beginnt, d. h. die arteriovenöse O_2-Differenz steigt, und eine definierte O_2-Menge wird mit geringerem Herzminutenvolumen transportiert [72]. Die obere Grenzfrequenz ist somit die höchste Frequenz, bei welcher ein konstantes Herzminutenvolumen beibehalten werden kann; die untere Grenzfrequenz ist die niedrigste Frequenz, bei welcher das Herzminutenvolumen noch konstant bleibt. Als optimale Herzfrequenz wird eine Frequenz bezeichnet, bei der ein gegebenes Minutenvolumn mit der geringsten Arbeit transportiert wird. Die obere Grenzfrequenz wird also bei einer Frequenz erreicht, bei welcher das Herzminutenvolumen zu sinken beginnt, und die untere Grenzfrequenz bei einer solchen Frequenz, bei der das Schlagvolumen nicht weiter ansteigen kann. Diese Definition deckt sich mit dem Begriff der *kritischen Herzfrequenz* [152].

Die entscheidenden Determinanten für die Größe des diastolischen Einstroms aus dem Vorhof in den Ventrikel und damit für das Schlagvolumen sind die Diastolendauer, die bei Frequenzerhöhung überproportional abnimmt, die Kapazität und Dehnbarkeit eines Ventrikels, die Öffnungsfläche des AV-Klappen-Ostiums, der Ventilmechanismus, die Vorhofkontraktion und die venöse Rückflußmechanik. Sie beeinflussen die Wechselbeziehungen zwischen Herzfrequenz und Minutenvolumen insofern, als krankhafte Veränderungen dieser Größen die kritischen Herzfrequenzen sowohl im oberen Bereich bei hochgradigen Tachykardien als auch im unteren Bereich bei pathologischen Bradykardien einengen.

Die Frequenz einer Rhythmusstörung ist nicht allein maßgebend für Suffizienz oder

Insuffizienz des Herzens. Wichtige weitere Größen, die der Arrhythmie selbst zugrunde liegen, sind die Art der Erregungsausbreitung in den Kammern, der durch sie bedingte Kontraktionsmodus sowie die zeitliche Abstimmung von Vorhof- und Ventrikelkontraktion. Zudem trifft die Rhythmusstörung ein Herz, das durch Veränderung der Ventrikelfunktion und der Coronardurchblutung in seiner Förderleistung unterschiedlich eingeschränkt ist. Die hämodynamischen Auswirkungen stoßen auf periphere und kardiale Adaptationsmechanismen, die letzten Endes die Hämodynamik und den peripheren Bedarf bestimmen; und die Abstimmung zwischen Hämodynamik und peripherem Bedarf entscheidet schließlich über Suffizienz und Insuffizienz des Herzens während der Tachykardie [146].

Die genannten Gründe machen es verständlich, daß beim schwerkranken Herzen bereits eine sonst harmlose Rhythmusstörung zur Abnahme des Herzminutenvolumens und damit zur weiteren Verschlechterung des klinischen Zustandes führen kann.

8.5.1 Hämodynamik bradykarder Herzrhythmusstörungen

Im Gegensatz zur physiologischen Sinusbradykardie, die keine krankhaften Rückwirkungen auf den Kreislauf hat, liegt das bei Herzkranken mit totalem AV-Block und niedriger Kammerfrequenz unter Ruhebedingungen geförderte Minutenvolumen im unteren Normbereich oder ist leicht erniedrigt, die arteriovenöse O_2-Differenz ist noch nicht erhöht. Unter körperlicher Belastung ist das Minutenvolumen im Vergleich zum physiologischen Sollwert infolge der praktisch gleichbleibenden Herzfrequenz dann aber deutlich vermindert [121a]. Die Schlagvolumina in Ruhe sind bei Frequenzen um 30–40/min deutlich erhöht; in unseren Fällen betrug das höchste Schlagvolumen bei einer Frequenz von 27/min 140 ml, andere Autoren haben Maximalwerte bis 240 ml gemessen. Der enddiastolische Ventrikeldruck ist meist erhöht, er betrug bei unseren Untersuchungen im rech-

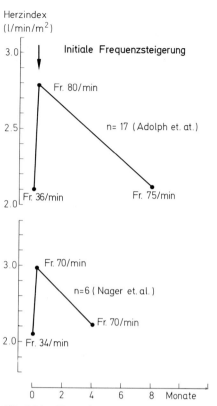

Abb. 8.21. Herzminutenvolumen-Index (l/min · m²) bei totalem AV-Block mit Bradykardie unmittelbar nach elektrischer Frequenznormalisierung sowie mehrere Monate nach Schrittmacherimplantation. Im Gegensatz zu den akuten Effekten bei initialer Frequenzsteigerung sinkt das Herzminutenvolumen einige Monate nach der Schrittmacherimplantation wieder auf den ursprünglichen Wert ab [1, 121]

ten Ventrikel bei einer mittleren Herzfrequenz von 35/min 11±3,8 mm Hg [10].

Bei körperlicher Belastung steigt bei Patienten mit totalem AV-Block das Herzzeitvolumen nur minimal an, und zwar durch einen weiteren Anstieg des ohnehin pathologisch erhöhten Schlagvolumens bei frequenzstarrer Bradykardie. Gleichzeitig steigen Pulmonalcapillardruck resp. linksventriculärer Füllungsdruck erheblich an (von durchschnittlich 12 auf 22 mm Hg [121]).

Bei der Beurteilung der hämodynamischen Auswirkung der Schrittmachertherapie muß zwischen akuten Effekten unmittelbar nach Frequenznormalisierung und Langzeitergeb-

nissen nach Schrittmacherimplantation unterschieden werden.
Untersuchungen mittels elektrischer Stimulation im akuten Versuch haben durchwegs eine erhebliche Zunahme des Herzminutenvolumens um 28–67% (Literatur bei [121]), ergeben; gleichzeitig kommt es zu einem Abfall des pathologisch erhöhten Schlagvolumens und zur Abnahme des enddiastolischen Ventrikeldruckes. Die optimale Herzfrequenz liegt um 70–80/min.
Eine weitere Frequenzsteigerung auf > 100/min führt in vielen Fällen zu einer Abnahme des Herzminutenvolumens, dieser Kurvenverlauf weist auf eine Verminderung der oberen kritischen Herzfrequenz hin. Nur selten bleibt das Herzminutenvolumen in einem weiten Frequenzbereich von 60–120/min annähernd konstant entsprechend den Beobachtungen bei Normalpersonen, bei denen das Minutenvolumen unabhängig von der Herzfrequenz hauptsächlich über eine reziproke Abnahme des Schlagvolumens konstant bleibt.
Die hämodynamischen Langzeitergebnisse nach Schrittmacherimplantation sind im Gegensatz zu den akuten Effekten in vielen Fällen bescheiden (Abb. 8.21). Das Herzminutenvolumen sinkt nach mehreren Monaten wieder auf den ursprünglichen Wert vor der elektrischen Stimulation ab. Entgegen der geringen Schlagvolumenabnahme von 20% im akuten Versuch beträgt nach mehrmonatiger Adaptationsphase die durchschnittliche Verminderung des Schlagvolumens etwa 50%. Der Lungencapillardruck bleibt in den meisten Fällen pathologisch erhöht.
Unter Arbeitsbelastung 2–4 Monate nach Schrittmacherimplantation ist der durchschnittliche Herzminutenvolumenanstieg ebenfalls gering; er liegt nur 20% über den Arbeitswerten ohne Schrittmacher. Dabei steigt der Lungencapillardruck wie im akuten Versuch deutlich an. Dieses Verhalten deutet auf das gleichzeitige Vorhandensein einer Herzinsuffizienz hin.
Im Gegensatz dazu wurde von FURMANN und ESCHER [55] über eine anhaltende Verbesserung des Herzminutenvolumens bei Patienten ohne gleichzeitige Herzinsuffizienz nach Schrittmacherimplantation berichtet.

Als Ursachen unbefriedigender hämodynamischer Resultate bei Schrittmacher-Patienten mit Herzinsuffizienz kommen in Betracht: 1. die zugrundeliegende Herzerkrankung, 2. die fortschreitende AV-Dissoziation mit fehlender spätsystolischer Kammerfüllung (HZV-Unterschiede mit und ohne zeitgerechte Vorhofkontraktion 10–25%, vor allem bei Patienten mit pathologischem Myokard von Bedeutung!), 3. eine retrograde Vorhoferregung bei erhaltener ventriculoatrialer Überleitung (Pfropfungswellen im Venenpuls und Blutdruckabfall bei simultaner Vorhof- und Kammerkontraktion), 4. Asynchronie der Kammerkontraktion bei ventriculärer Stimulation [121].
Eine Digitalistherapie wird bei Patienten mit Bradykardie und Herzinsuffizienz erst nach Schrittmacherimplantation ermöglicht. Sie vermag das Herzminutenvolumen in Ruhe um 20%, unter Belastung sogar bis 40% zu steigern [121] und die hämodynamisch unbefriedigenden Langzeitergebnisse bei Schrittmacher-Patienten mit Herzinsuffizienz etwas zu verbessern.

8.5.2 Hämodynamik tachykarder Herzrhythmusstörungen

Hochfrequente ektopische Tachykardien haben nicht selten Frequenzen, welche bei extremer körperlicher Belastung ebenfalls auftreten können und im Gegensatz dazu mit schwerster Beeinträchtigung des Allgemeinzustandes bis zum kardiogenen Schock einhergehen können. Die unterschiedliche Lokalisation der Automatiezentren vermag diese Diskrepanz nicht zu erklären.
Bei einem myokardial gesunden Herzen unter Arbeit steigen Herzfrequenz und Herzminutenvolumen entsprechend der Größe der Leistung an, das Schlagvolumen bleibt unverändert, das enddiastolische Kammervolumen fällt geringfügig ab, die Auswurffraktion ist erhöht, die maximale Druckanstiegsgeschwindigkeit dp/dt_{max} steigt massiv an [141].
Wird das gleiche Herz durch Vorhofstimulation in körperlicher Ruhe auf die gleiche Frequenz gebracht, so fällt das Herzminu-

tenvolumen bei Frequenzen über 120/min bereits geringfügig ab; Schlagvolumen, enddiastolisches Volumen und Auswurffraktion werden geringer, die maximale Druckanstiegsgeschwindigkeit steigt nur gering an. Bereits bei Gesunden bestehen somit typische Unterschiede zwischen Frequenzsteigerung bei körperlicher Arbeit (autonom-nervös-adrenergisch) und kardiogener Frequenzsteigerung wie bei pathologischer Tachykardie [141].

Die kritische Herzfrequenz liegt danach bei kardiogener Frequenzsteigerung in Ruhe wesentlich tiefer als bei Frequenzsteigerung unter körperlicher Arbeit. Damit werden die unterschiedlichen hämodynamischen Auswirkungen primärer, d.h. kardiogener Frequenzsteigerungen gegenüber gleichen Frequenzen bei Arbeitsbelastung verständlich.

Bei Patienten mit vorgeschädigtem Herzen treten bei kardiogener Frequenzsteigerung in Ruhe bereits bei Frequenzen um 100/min ein Abfall des Herzminutenvolumens, ein Anstieg des enddiastolischen Ventrikeldruckes sowie eine Zunahme des enddiastolischen Volumens auf. Neben der Verkürzung der diastolischen Füllungszeit wird bei kardiogener Frequenzsteigerung des Herzkranken auch der diastolische Zustrom beeinflußt durch Änderungen der Ventrikeldehnbarkeit, wahrscheinlich infolge von Kontraktionsrückständen bzw. verzögerter Erschlaffung des Ventrikels in der Diastole. Dadurch werden sowohl die Größe des Schlagvolumens als auch das Herzminutenvolumen bei Herzkranken bereits bei geringeren Frequenzsteigerungen als bei Gesunden limitiert und die kritische Herzfrequenz herabgesetzt.

Die zum Teil deletären Folgen hochfrequenter ektopischer Tachykardien beruhen somit auf *Änderungen der kritischen Herzfrequenz,* deren Ursachen sich folgendermaßen zusammenfassen lassen: 1. Die Zunahme der Herzfrequenz erfolgt vorwiegend auf Kosten der Diastole. 2. Zwischen kardiogener und adrenergischer Frequenzsteigerung bestehen hämodynamische Unterschiede, d.h. die Kontraktilität ist bei adrenergischer Frequenzsteigerung höher. 3. Die diastolische Füllung ist bei zeitgerecht vorangehender Vorhofaktion größer. Der diastolische Einstrom wird zusätzlich durch die Öffnungsflächen des AV-Klappen-Ostiums, den Ventilmechanismus und die venöse Rückflußmechanik determiniert. 4. Kontraktionsrückstände bzw. eine verzögerte Erschlaffung des Ventrikels bei höheren Frequenzen führen zu einer pathologischen Dehnbarkeitsminderung und damit zur Behinderung des diastolischen Einstroms, welcher im „steady state" mit dem Schlagvolumen identisch ist. Bei Gesunden wird die kritische Herzfrequenz vor allem durch die beiden ersten Faktoren bestimmt. Die gegenüber Gesunden herabgesetzte kritische Herzfrequenz des Herzkranken beruht auf zusätzlichen Faktoren einer im Einzelfall unterschiedlich veränderten Herzmechanik.

Nach tierexperimentellen Befunden ist auch der Ort der elektrischen Stimulation und damit die Art der Erregungsausbreitung maßgebend für das resultierende Schlag- bzw. Minutenvolumen. So haben vergleichende hämodynamische Untersuchungen einer elektrisch stimulierten atrialen bzw. ventriculären Tachykardie bei Hunden gezeigt, daß die veränderte ventriculäre Erregungsausbreitung bei Kammerstimulation dann einen ungünstigeren Einfluß auf die hämodynamischen Parameter hat, wenn bei gleicher Herzfrequenz (180/min) eine 1:1-VA-Leitung frustrane Kontraktionen der Vorhöfe gegen die Klappe bewirkt. Ist dagegen eine regelmäßige Rückwärtsleitung nicht vorhanden, sind die gemessenen Parameter bei supraventriculärer Stimulation nicht unterschiedlich [147].

Beim Menschen fanden BENCHIMOL u. Mitarb. [17a] keinen Unterschied zwischen rechtsatrialen, rechtsventriculären und linksventriculären Stimulationstachykardien in bezug auf den Schlag- und Minutenvolumen-Index und den arteriellen Druck.

Messungen bei supraventriculärer Tachykardie (Patienten mit WPW-Syndrom) haben folgendes ergeben [147]: Nach Auslösung der Tachykardie sinkt der linksventriculäre systolische Druck deutlich ab, er unterschreitet den Öffnungsdruck der Aortenklappe, so daß zunächst frustrane Kontraktionen entstehen. Erst nach 6–10 Herzaktionen überschreitet der linksventriculäre Druck den abgesunkenen Aortendruck, so

8.5 Hämodynamik bei Herzrhythmusstörungen

daß arterielle Pulsationen registriert werden. Mit dem Druckverlust geht ein Abfall der Kontraktilität (dp/dt_{max}) einher. Alle Veränderungen zeigen eine Tendenz zur Normalisierung, und innerhalb von 1–2 min stellt sich ein neuer „steady state" ein. Ein Anstieg des Pulmonalarteriendruckes erfolgt langsamer und ist weder durch eine Erhöhung des enddiastolischen Ventrikeldruckes noch durch eine während der Tachykardie entstehende Mitralinsuffizienz zu erklären, sondern Folge der frustranen Vorhofkontraktion gegen die geschlossene Mitralklappe. Eine Tendenz zur Normalisierung des Pulmonalarteriendruckes ist nicht nachweisbar.

Ähnliche initiale Veränderungen der Hämodynamik finden sich auch bei elektrisch stimulierter rechtsventriculärer Kammertachykardie (170/min): Abfall des mittleren Aortendruckes und des Herzindex, Anstieg des Pulmonalarteriendruckes sowie ein Abfall des enddiastolischen Druckes im linken Ventrikel. Dabei ist im Gegensatz zu Gesunden bei Patienten mit coronarer Herzerkrankung je nach Ausmaß der linksventriculären Funktionsstörung der Abfall des Herzindex stärker ausgeprägt.

War der enddiastolische linksventriculäre Druck bei diesen Patienten bereits in Ruhe erhöht, fiel der Herzindex bei abnehmendem enddiastolischen Ventrikeldruck deutlicher ab. Dieser Befund kann dahingehend interpretiert werden, daß die zur Steigerung des Schlagvolumens nötige enddiastolische Druckzunahme bzw. die Faser-Anfangsspannung durch die mangelhafte diastolische Füllung des Herzens während der Tachykardie verhindert wird [147].

Generell bestätigen diese Befunde die klinische Erfahrung, daß die hämodynamischen Auswirkungen einer ektopischen Tachykardie bei supraventriculärer Entstehung in der Regel geringfügiger sind – das HZV kann dabei sogar konstant bleiben – als bei Kammertachykardien, die vorzugsweise bei fortgeschrittener linksventriculärer Funktionsstörung vorkommen.

8.5.3 Hämodynamik bei Vorhofflimmern

Die hämodynamischen Folgen des Vorhofflimmerns mit langsamer bzw. schneller Frequenz entsprechen denjenigen bei Bradykardien und Tachykardien und werden zusätzlich beeinflußt durch das Fehlen einer zeitgerecht vorangehenden Vorhofkontraktion. Bei normofrequenter Flimmerarrhythmie ist die Leistungsfähigkeit des Herzens ebenfalls geringfügig herabgesetzt, wie aus zahlreichen vergleichenden Untersuchungen vor und nach elektrischer Defibrillation hervorgeht. Die Bedeutung der elektrischen Defibrillation aus hämodynamischer Sicht besteht darin, daß der bei Belastung unökonomische Frequenzanstieg bei Vorhofflimmern durch die Regularisierung beseitigt werden kann.

8.5.4 Hämodynamik bei Extrasystolie

Einzelne Extrasystolen beeinträchtigen die Herzfunktion nicht, solange die mittlere Kammerfrequenz dadurch keine Änderung erfährt. Die einzelne Extrasystole geht bei verkürzter diastolischer Füllungszeit mit einer geringeren Druckentwicklung und einem verminderten Schlagvolumen einher. Kompensatorisch ist der nächste Normalschlag bezüglich Druck, Schlagvolumen und Kontraktilität erhöht. Der hämodynamische Effekt ventriculärer Extrasystolen auf die Druckentwicklung im linken Ventrikel und in der Aorta bei einem Patienten mit hochgradiger Aortenstenose ist in Abb. 8.22 dargestellt.

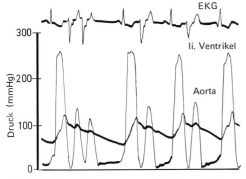

Abb. 8.22. Auswirkungen ventriculärer Extrasystolen auf den linksventriculären Druck und den Aortendruck bei hochgradiger Aortenstenose (Druckgradient: 150 mm Hg)

8.6 Klinik spezieller Syndrome

8.6.1 Sinusknotensyndrom

Begriffe und Definitionen. Das Syndrom des kranken Sinusknotens umfaßt eine Gruppe komplizierter, nicht-ventriculärer Arrhythmien, als deren Ursache eine Störung der Sinusknotenfunktion angesehen wird. Andere Bezeichnungen sind: Sick-Sinus-Syndrom, Lazy-Sinus-Syndrom, Sluggish-Sinus-Syndrom und Bradykardie-Tachykardie-Syndrom. Diese Begriffe werden häufig synonym verwendet.

Die Bezeichnung Sick-Sinus-Syndrom ist 1967 von Lown geprägt worden [95]. Es wurden damit Rhythmusstörungen bezeichnet, die nach Elektrokonversion von tachykarden Vorhofarrhythmien auftraten. Die Arrhythmien bezogen sich dabei auf eine gestörte Impulsbildung des Sinusknotens und gestörte Erregungsleitung vom Sinusknoten zum Vorhof, fernerhin auf eine chaotische Vorhofaktivität, wechselnde P-Wellen und Bradykardien mit multiplen ektopischen Salven oder Episoden von Vorhof- und Knotentachykardien.

FERRER faßte 1968 unter dem Begriff Sick-Sinus-Syndrom das isolierte oder gemeinsame Vorkommen folgender Symptome zusammen: persistierende Sinusbradykardie, Sinusstillstand mit oder ohne Vorhof- bzw. Knotenersatzsystolen, Sinusstillstand mit passagerer Asystolie, chronisches Vorhofflimmern mit nicht medikamentös bedingter langsamer Kammerfrequenz, die Unfähigkeit des Herzens nach Elektrokonversion und Vorhofflimmern wieder mit einem Sinusrhythmus zu reagieren, und schließlich sinuatriale Blockierungen, die nicht medikamentös bedingt sind [45].

Dieser Katalog umfaßt also auch Arrhythmien, deren Ursache nicht nur in einer gestörten Sinusknotenfunktion besteht (Tabelle 8.16). Der Terminus Sick-Sinus-Syndrom bzw. Syndrom des kranken Sinusknotens erweist sich damit als relativ eng. KAPLAN und Mitarb. schlugen im Jahre 1973 den deskriptiven Begriff Tachykardie-Bradykardie-Syndrom vor, als dessen Ursache vornehmlich, aber nicht ausschließlich, eine gestörte Sinusknotenfunktion in Frage kommt [81].

Die Abb. 8.23 zeigt die möglichen Beziehungen zwischen dem reizbildenden und erregungsleitenden System beim Sinusknotensyndrom: Störungen des Sinusknotens können zu Sinusbradykardie, SA-Blockierungen und Sinusstillstand führen. Die Folge ist eine Bradykardie. Als Konsequenz ist aber auch das Auftreten von Vorhofextra- bzw. ersatzsystolen und -ersatzrhythmen möglich. Vorhofstörungen können ihrerseits ebenfalls zu Vorhofextrasystolen und -ersatzrhythmen führen oder aber zu Vorhoftachykardien, Vorhofflattern und Vorhofflimmern mit resultierender Tachykardie.

Zusätzlich sind atrioventriculäre Leitungsstörungen zu berücksichtigen, die Ursache eines Tachykardie-Bradykardie-Syndroms sein können. Gedankliche Beziehungen bestehen zum medikamentös induzierten (z. B. digitalogenen) Tachykardie-Bradykardie-Syndrom und zum Carotissinussyndrom (s. S. 443), ohne daß diese Symptomenkomplexe jedoch dem Syndrom des kranken Si-

Tabelle 8.16. Sinusknoten-Syndrom

Rhythmusstörungen beim Sinusknotensyndrom
- Sinusbradykardie
- Sinuatriale Blockierungen
- Sinusknotenstillstand mit Ersatzrhythmus
- Supraventriculäre Tachykardien
- Vorhofflimmern
- Vorhofflattern

Klinik des Sinusknotensyndroms
- Adams-Stokes-Anfall
- Embolie
- Herzinsuffizienz
- Angina pectoris
- Schwindel
- Palpitationen

Diagnostik des Sinusknotensyndroms
- Ruhe-EKG, Langzeit-EKG (Bandspeicher)
- Belastungs-EKG
- Atropin-Versuch
- Carotisdruckversuch
- Vorhofstimulation
  a) Schnelle atriale Stimulation (Sinusknotenerholungszeit)
  b) Vorzeitige atriale Einzelstimulation (sinuatriale Leitungszeit)

8.6 Klinik spezieller Syndrome

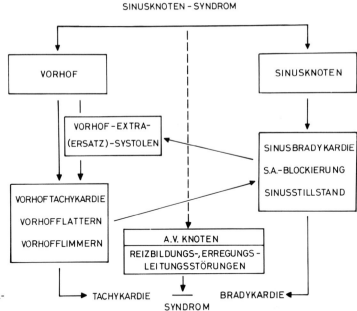

Abb. 8.23. Schematische Darstellung der Pathogenese tachykarder und bradykarder Rhythmusstörungen beim Sinusknotensyndrom [81]

nusknotens im engeren Sinn zugeordnet werden.
Bradykardien bzw. der Wechsel von Tachykardien und Bradykardien mit Krankheitswert sind also das verbindende klinische Symptom, auf das sich Diagnostik und Therapie beim Sinusknotensyndrom zu beziehen haben.

Ätiologie und Pathogenese. Das Syndrom des kranken Sinusknotens stellt in der Regel eine chronische Erkrankung mit Progredienz dar. Die genaue Ursache ist meist nicht exakt eruierbar oder unbekannt.
Gleichwohl wird in der Mehrzahl der Fälle kausalgenetisch eine coronare Herzkrankheit angenommen. Autoptisch wurden entzündliche, sklerotische, ischämische oder rheumatische Veränderungen in der sinuatrialen Region gefunden. Bei einer freizügigen Definition der ischämischen (coronaren) Herzkrankheit (Zustand nach Myokardinfarkt, Angina pectoris, allgemeine Zeichen einer Arteriosklerose) ohne coronarangiographische Objektivierung konnten GURTNER und Mitarb. 66% ihrer Fälle mit Sinusknotensyndrom auf eine coronare Herzkrankheit beziehen [68].

Entsprechende Rhythmusstörungen im Rahmen eines akuten Myokardinfarktes werden per definitionem nicht dem Syndrom des kranken Sinusknotens zugerechnet.
Unter den ätiologischen Faktoren kommt neben der coronaren Herzkrankheit der arteriellen Hypertonie die größte Bedeutung zu. Anamnestisch fand sich bei 40% der von uns untersuchten Patienten (s. u.) mit Sinusknotensyndrom eine Blutdruckerhöhung. Eine nicht nur zufällige Häufung des Sinusknotensyndroms findet man bei Patienten, die anamnestisch eine Diphtherie angeben. Als mögliche Ursache wird diese in 10–30% der Fälle genannt. In unserem Krankengut weisen 25% der Sinusknoten-Kranken eine Diphtherie in der Vorgeschichte auf. Als seltenere Kausalfaktoren sind Myokarditis, Hyperthyreose, Hämochromatose, metastasierende Tumoren und andere infiltrative Prozesse zu erwähnen. In den häufigsten Fällen bleibt die Ätiopathogenese allerdings unklar.

Klinische Symptomatik. Das klinische Bild des Sinusknotensyndroms wird vornehmlich durch die Rhythmusstörungen bestimmt. Die häufigsten Arrhythmien sind in Tabelle 8.16 aufgeführt. Hierbei kommt der (pathologischen) Sinusbradykardie die größte Relevanz zu.

Bradykardien, die vagal oder medikamentös bedingt sind oder bei Sportlern auftreten, sind auszuschließen. Das Beschwerdebild ist aus der Tabelle 8.16 ersichtlich. Die Klinik des Sinusknotensyndroms ist insgesamt sehr variabel und reicht im Einzelfall von Müdigkeit und Schwindelgefühl bei Sinusbradykardie bis zum Adams-Stokes-Anfall bei Asystolie. Daneben sind Kopfschmerzen, allgemeine Leistungsschwäche, Palpitationen, Herzinsuffizienz und Angina pectoris zu beobachten. Gelegentlich kann es zu Embolien im Rahmen der Rhythmusstörungen kommen.

Dominierend und mithin therapiepflichtig sind in der Klinik des Sinusknotensyndroms die cerebralen Symptome, die sowohl bradykardie- als auch tachykardiebedingt sein können.

Diagnostik

EKG: Ruhe-, Langzeit-, Belastungs-EKG. Die komplizierten Arrhythmien beim Syndrom des kranken Sinusknotens bedingen häufig erhebliche diagnostische Schwierigkeiten. Aufgrund des klinischen Bildes (Tabelle 8.16) sollte zunächst bei entsprechendem Verdacht ein Ruhe-EKG abgeleitet werden, das in ausgeprägten Fällen bereits die Diagnose zuläßt (Tabelle 8.16).

Wegen der oft nur intermittierend auftretenden Rhythmusstörungen führt in vielen Fällen erst die Langzeitelektrokardiographie (Bandspeicher-EKG) weiter. Ein Belastungselektrokardiogramm eignet sich zur Objektivierung einer pathologischen Bradykardie, d.h. einer langsamen Herzschlagfolge, die unter Belastung keine adäquate Frequenzzunahme zeigt und – anders als beim trainierten Sportler – mit einer Leistungsminderung verbunden ist. Bei den meisten Patienten mit Sinusknotensyndrom liegt eine solche Form der Bradykardie vor.

Atropin-Test. Eine unzureichende Frequenzzunahme läßt sich auch mit dem Atropin-Test feststellen. Normalerweise führt Atropin (0,5–2,0 mg i.v.) zu einem Frequenzanstieg von über 50% des Ausgangswertes. Ein Frequenzanstieg, der unter 25% liegt, und vor allem das Unterschreiten einer absoluten Herzfrequenz von 90/min nach Atropinapplikation gilt als wichtiger diagnostischer Hinweis für das Vorliegen einer gestörten Sinusknoten-Generatorfunktion.

Carotisdruckversuch. Zu den fakultativen, nicht invasiven diagnostischen Maßnahmen gehört der Carotisdruckversuch (Carotissinusmassage). Eine überdurchschnittliche Frequenzsenkung (um mehr als 5–10 Schläge/min) oder gar eine Asystolie von mehr als 2 sec spricht für einen hypersensitiven Carotissinus. Dieser Befund kann zwar nicht als pathognomonisch gelten, wird aber häufig beim Sinusknotensyndrom angetroffen (Carotissinussyndrom s. S. 443).

Intrakardiale Ableitungen. Eine Störung der Sinusknotenfunktion läßt sich meist, aber nicht notwendigerweise im Oberflächen-EKG erkennen. Da sich die elektrischen Potentiale des natürlichen Herzschrittmachers im EKG nicht darstellen, kann aus der Vorhoferregung nur (indirekt) auf eine summarische Sinusknotenfunktion geschlossen werden. Diese setzt sich zusammen aus der Impulsbildung und der Leitung dieses Impulses über ein sowohl funktionell als auch anatomisch inhomogenes sinuatriales Überleitungsgewebe. Zur Diagnostizierung von verborgenen, d.h. im Oberflächen-EKG nicht erkennbaren Störungen der Reizbildung bzw. der Impulsleitung eignet sich die Vorhofstimulation. Die schnelle atriale Stimulation („overdrive suppression") wird angewandt zur Messung der Sinusknotenerholungszeit, die als indirektes Maß für die Generatorfunktion des Sinusknotens angesehen werden kann.

Die Messung der postextrasystolischen Vorhofintervalle nach Erzeugung einzelner, elektrisch induzierter atrialer Zusatzerregungen kann nach einem Vorschlag von STRAUSS und Mitarb. zur indirekten Beurteilung der sinuatrialen Überleitung herangezogen werden [169].

Die Objektivierung der beim Sinusknotensyndrom häufig zusätzlichen atrioventriculären Leitungsstörungen ist durch die His-Bündel-Elektrographie möglich. Eine genaue

Abklärung der intrakardialen Leitungsverhältnisse ist vor allem in therapeutischer Hinsicht wichtig (Indikation zum elektrischen Schrittmacher, Nebenwirkungen von Antiarrhythmica und Digitalis). Ein permanenter atrialer Schrittmacher kann nur dann beim Sinusknotensyndrom verwendet werden, wenn zuvor eine normale atrioventriculäre Überleitung nachgewiesen wurde.

Bei den Provokationsmethoden durch Vorhofstimulation wird ein mehrpoliger Elektrodenkatheter über die V. basilica oder V. femoralis in den rechten Vorhof eingeführt. Das distale Elektrodenpaar liegt der lateralen Wand des rechten Vorhofs an und dient zur Stimulation. Von einem proximalen Elektrodenpaar, das sinusknotennahe am Übergang von der V. cava superior zum rechten Vorhof liegt, wird ein bipolares craniales Vorhofpotential abgeleitet. Einzelstimuli von 2 msec Dauer und doppelter diastolischer Schwellenreizstromstärke werden auf das distale Elektrodenpaar abgegeben (Abb. 8.24).

1. Schnelle atriale Stimulation. Bei der Methode der schnellen atrialen Stimulation wird mit Frequenzen oberhalb des Eigenrhythmus des Patienten begonnen und eine Frequenzsteigerung um jeweils 10 Schläge/min vorgenommen. Die Sinusknotenerholungszeit ist definiert als das Zeitintervall zwischen der letzten stimulationsbedingten Vorhoferregung und der ersten, durch spontane Sinusknotenaktivität ausgelösten Vorhofaktion. Die maximale Sinusknotenerholungszeit stellt das längste Zeitintervall dar, das nach Anwendung verschiedener Stimulationsfrequenzen beobachtet wird (Abb. 8.25).

2. Vorzeitige atriale Einzelstimulation. Bei der vorzeitigen atrialen Einzelstimulation wird der Abstand zwischen der letzten spontanen und der stimulationsbedingten Vorhoferregung als Stimulationsintervall bezeichnet; der Abstand zwischen der atrialen Zusatzerregung und der nächsten spontanen, vom Sinusknoten übergeleiteten Vorhofdepolarisation wird postextrasystolisches Intervall genannt. Ein postextrasystolisches Vorhofintervall bezeichnet man dann als kom-

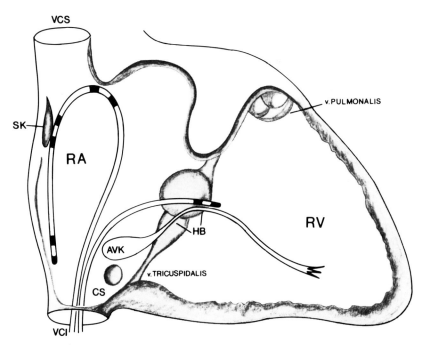

Abb. 8.24. Schematische Darstellung der Elektrodenkatheter im rechten Herzen zur Stimulation und Ableitung intrakardialer Potentiale. *RA* rechtes Atrium, *RV* rechter Ventrikel, *VCS* Vena cava superior, *VCI* V. cava inferior, v. Tricuspidalis Tricuspidalklappe, v. Pulmonalis Pulmonalklappe, *SK* Sinusknoten, *AVK* Atrioventricularknoten, *CS* Coronarsinus, *HB* His-Bündel

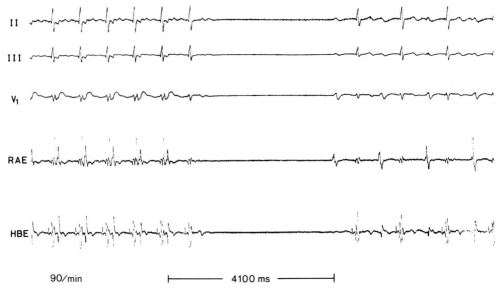

Abb. 8.25. Bestimmung der Sinusknotenerholungszeit durch atriale Stimulation. 33jähriger Patient mit Sinusknotensyndrom bei Kardiomyopathie und offenem Foramen ovale. Registrierung von II, III und V_1 sowie bipolarem cranialen Vorhofelektrogramm rechts (*RAE*) und His-Bündel-Elektrogramm (*HBE*). Die Frequenz der Vorhofstimulation beträgt 90/min. Nach Beendigung der Stimulation tritt eine deutliche Verlängerung der Sinusknotenerholungszeit von 4100 msec (Normalwert bis max. 1400 msec) auf [100]

pensatorisch, wenn die Summe von Stimulations- und postextrasystolischem Intervall dem Zweifachen des Sinusgrundcyclus entspricht, d. h. wenn die ektope Vorhoferregung den natürlichen Schrittmacher nicht zu beeinflussen vermochte. Dagegen wird von einer nicht-kompensatorischen Pause gesprochen, wenn die Summe aus Stimulations- und postextrasystolischem Intervall weniger beträgt als das Zweifache des Sinusgrundcyclus, d. h. wenn eine passive Depolarisation des Sinusknotens durch die heterotope Erregung anzunehmen ist.

Am Übergang von der kompensatorischen zur nicht-kompensatorischen Pause setzt sich das postextrasystolische Intervall zusammen aus dem Sinusgrundcyclus sowie der Summe aus retrograder und antegrader sinuatrialer Leitungszeit. Unter der Voraussetzung, daß der Sinuscyclus mit dem Vorhofcyclus identisch ist und daß retrograde und antegrade Leitungsgeschwindigkeit gleich sind, entfällt die Hälfte der Differenz aus postextrasystolischem Intervall und Vorhofcyclus auf die sog. einfache sinuatriale Leitungszeit [156, 166].

Zur Definition des Übergangs von kompensatorischer zu nicht-kompensatorischer Pause als Bezugspunkt für die SA-Leitungszeitbestimmung (Zeitpunkt der frühestmöglichen Depolarisation des Schrittmacherzentrums) kann der gelegentlich beobachtete Wechsel des Schrittmacherzentrums (Pacemaker-Shift) beitragen. In einzelnen Fällen wird nämlich eine veränderte Konfiguration der postextrasystolischen Vorhofaktion beobachtet, die als Ausdruck eines durch vorzeitige Vorhofstimulation induzierten Lokalisationswechsels des primären Reizbildungszentrums anzusehen ist. Dieses elektrophysiologische Phänomen besteht in der gleichzeitig auftretenden Formänderung des hohen rechtsatrialen Elektrogramms und einer Zunahme der atrialen Cycluslänge. Zugleich wird eine simultane Konfigurationsänderung der P-Welle im Oberflächen-EKG beobachtet. Unter der Annahme, daß der Pacemaker-Shift die Rückleitung der ektopen Erregung in den Sinusknoten anzeigt, kann eine stattfindende oder fehlende Depolarisation des Sinusknotens unterschieden werden [167].

Durch das Verfahren zur Bestimmung der sinuatrialen Leitungszeit wurden erstmals die Leitungseigenschaften im sinuatrialen Grenzgebiet beim Menschen einer indirekten Beurteilung zugänglich. Insbesondere ist

8.6 Klinik spezieller Syndrome

es durch diese Methode nunmehr möglich geworden, eine sinuatriale Blockierung 1. Grades zu diagnostizieren. Dabei ist jedoch zu berücksichtigen, daß eine derart nachgewiesene Leitungsstörung im Sinusknotenareal selbst, in der sinuatrialen Grenzregion und innerhalb des angrenzenden Vorhofmyokards lokalisiert sein kann [166].

Die Methoden der diagnostischen Vorhofstimulation ermöglichen bei korrekter Anwendung gerade in unklaren Fällen mit klinischem Verdacht auf ein Sinusknotensyndrom eine wesentlich verbesserte Analyse der Sinusknotenfunktion und der sinuatrialen Leitungsverhältnisse mit entsprechenden Auswirkungen auf notwendige therapeutische Konsequenzen. Dies gilt insbesondere für die maximale Sinusknotenerholungszeit als Parameter der Sinusknotengeneratorfunktion.

Normale und pathologische Werte. Bei 13 Normalpersonen wurden eine maximale Sinusknotenerholungszeit von 1172 msec (SD±200) und eine sinuatriale Leitungszeit von 66,7 msec (SD±17) gefunden. Bei 40 Patienten mit Sinusknotensyndrom war die Sinusknotenerholungszeit mit 1859 msec (SD±1068) deutlich verlängert; die sinuatriale Leitungszeit zeigte eine Verlängerung auf 110 msec (SD±31) [100].

Die klinische Bedeutung der Bestimmung von Sinusknotenerholungszeit und sinuatrialer Leitungszeit ist unter dem besonderen Aspekt der Indikation zum elektrischen Schrittmacher bei 40 von 70 Patienten mit Sinusknotensyndrom untersucht worden (Tabelle 8.17).

Das Patientengut war definiert durch die in allen Fällen bestehenden klinischen Symptome (Adams-Stokes-Anfall, Embolie, Herzinsuffizienz, Angina pectoris, Schwindel, Palpitation). Pathologische elektrokardiographische Befunde fanden sich bei 38 Patienten (95%): Sinusbradykardie, sinuatriale Blockierung, Sinusknotenstillstand mit Ersatzrhythmus, supraventrikuläre Tachykardien, Vorhofflimmern/-flattern. Dabei war die sinuatriale Leitungszeit bei 26 Patienten pathologisch verlängert (65%). Bei 6 Patienten (15%) war eine exakte Kalkulation wegen ausgeprägter Sinusarrhythmie nicht möglich. Die maximale Sinusknotenerholungszeit war bei 23 Patienten (57,5%) pathologisch verlängert (Abb. 8.26).

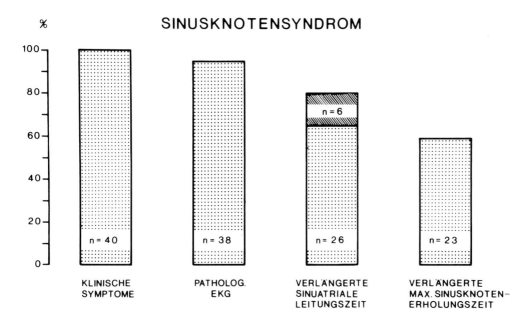

Abb. 8.26. Korrelation von klinischen Symptomen und EKG-Befunden mit den Ergebnissen der diagnostischen Vorhofstimulation bei 40 Patienten mit Sinusknotensyndrom [114]

Tabelle 8.17. Störungen der Reizbildung (A) und Erregungsleitung (B) bei 70 Patienten mit Sinusknotensyndrom (LAH linksanteriorer Hemiblock, RSB Rechtsschenkelblock, LSB Linksschenkelblock) [100]

EKG-Befunde beim Sinusknotensyndrom (70 Patienten)	Pat. (n = 70)	%
A. *Reizbildungsstörungen*		
Sinusbradykardie	42	60
SA-Block, Sinusknotenstillstand	24	34
AV-Ersatzsystolen, – Ersatzrhythmen	3	4
Vorhofflattern/-flimmern	10	14
Supraventr. Tachykardie	13	18
B. *Erregungsleitungsstörungen*		
AV-Block I°	10	14
AV-Block II°	5	7
AV-Block III°	7	10
LAH	2	3
RSB	5	7
RSB + LAH	2	3
LSB	3	4

Bei Aufschlüsselung des Krankengutes nach klinischem Schweregrad, bzw. obligater Schrittmacherbedürftigkeit ergibt sich folgender Befund: 20 Sinusknoten-Kranke konnten medikamentös behandelt werden, und 20 Patienten bedurften der Schrittmacherimplantation. Die Sinusfrequenz war bei den schrittmacherpflichtigen deutlich erniedrigt gegenüber dem Kontrollkollektiv wie auch gegenüber den konservativ therapierbaren Kranken. Eine ähnliche Aufgliederung ergibt sich für die maximale Sinusknotenerholungszeit: Die Patienten ohne Schrittmacher zeigen gegenüber dem Normalkollektiv kein pathologisches Verhalten dieses elektrophysiologischen Parameters, während bei den Patienten mit Schrittmacherpflichtigkeit die maximale Sinusknotenerholungszeit signifikant verlängert ist. Ein ganz anderes Bild bietet sich für die sinuatriale Leitungszeit: Die Patienten mit Sinusknotensyndrom zeigten unabhängig vom klinischen Schweregrad (d.h. Notwendigkeit zur Schrittmacherimplantation) eine pathologische Zunahme dieser Meßgröße gegenüber dem Normalkollektiv. Eine signifikante Abstufung zwischen konservativ und invasiv behandelten Patienten besteht nicht.

Aus den Befunden ergibt sich, daß die Verlängerung der maximalen Sinusknotenerholungszeit mit dem klinischen Schweregrad gut übereinstimmt und als Entscheidungshilfe für die Schrittmacherimplantation brauchbar ist. – Während also die maximale Sinusknotenerholungszeit eine Differenzierung von niedrig- und höhergradigen Fällen mit Sinusknotensyndrom erlaubt, läßt die Bestimmung der sinuatrialen Leitungszeit lediglich die Trennung von Normalkollektiv und Sinusknotenpatienten ohne Unterdifferenzierung zu und kann somit nur grundsätzlich für die Diagnose Sinusknotensyndrom nützlich sein [114].

Verlauf und Prognose. Das Syndrom des kranken Sinusknotens stellt einen chronisch progredienten Prozeß mit Krankheitswert dar. Zu Anfang zeigt sich meist eine Bradykardie, die nach unterschiedlichen Zeitintervallen zu klinischen Symptomen führt. Häufig tritt ein Knotenersatzrhythmus oder Vorhofflimmern mit unregelmäßiger Überleitung auf.
Wenn auch die Erkrankung über viele Jahre günstig verlaufen kann, so darf nicht übersehen werden, daß es im Rahmen von Adams-Stokes-Anfällen und Embolien zu plötzlichen Todesfällen kommen kann. Naturgemäß ist der Zeitpunkt, zu dem ein Sinusstillstand oder Ersatzrhythmus auftritt, nicht vorauszusehen. Unter Berücksichtigung der genannten Risiken erscheinen beim Sinusknotensyndrom auch aufwendige diagnostische und therapeutische Bemühungen gerechtfertigt.
Eine genaue Beurteilung des Spontanverlaufs des Sinusknotensyndroms ist bisher nicht möglich, zumal die meisten Patienten mit einem Schrittmacher versorgt werden, der seinerseits die Lebenserwartung und die Lebensqualität wesentlich verbessert.

Therapie

Parasympathicolytica, Sympathicomimetica. Grundsätzlich lassen sich die bradykarden Formen des Sinusknotensyndroms medikamentös behandeln. In Frage kommen Belladonna-Präparate sowie Sympathicomimetica (Tabelle 8.18). In der Regel gelingt es mit diesen Maßnahmen jedoch nicht, die Herzfrequenz ausreichend und konstant zu beschleunigen. Wegen der häufig notwendigen Dosierung ist zudem mit dem vermehrten Auftreten von Nebenwirkungen zu rechnen.

Antiarrhythmica. Antiarrhythmica (Chinidin, Verapamil, Betareceptorenblocker) können nur in sehr wenigen Fällen angewandt werden, da sie eine Sinusknotendepression begünstigen, die ihrerseits zu bradykarden Rhythmusstörungen Anlaß geben kann. Besondere Schwierigkeiten bereitet die medikamentöse Therapie des Tachykardie-Bradykardie-Syndroms, da frequenzsteigernde Pharmaka eine Tachykardie induzieren können und andererseits frequenzsenkende Medikamente die Tachykardie beseitigen, zugleich aber den Grundrhythmus kritisch verlangsamen können.

Die Wirkung von Digitalis beim Sinusknotensyndrom wird unterschiedlich beurteilt. Während einige Autoren keinen wesentlichen frequenzsenkenden Glykosideinfluß beobachteten, weisen eigene Untersuchungen darauf hin, daß Digitalis potentiell gefährliche Nebenwirkungen im Sinne einer Depression der Sinusknotenautomatie auch in therapeutischer Dosierung bei einzelnen Patienten mit Sinusknotensyndrom haben kann.

Bei wechselnden Rhythmen (intermittierendes Vorhofflimmern) kommt zur Emblieprophylaxe eine Anticoagulantientherapie in Frage.

Elektrischer Schrittmacher. Die Implantation eines elektrischen Schrittmachers stellt in den meisten Fällen mit klinisch relevantem Sinusknotensyndrom das Mittel der Wahl dar. Dies um so mehr, als häufig erst nach Pacemaker-Implantation eine wirksame medikamentöse Therapie möglich wird (Digitalis, Antiarrhythmica).

Die Indikation zur Schrittmachertherapie ist im Rahmen des Sinusknotensyndroms gegeben bei bradykardiebedingten Synkopen mit Angina pectoris und allgemeiner Leistungsminderung, bei bradykarder Herzinsuffizienz, beim Tachykardie-Bradykardie-Syndrom und bei Verlängerung der Sinusknotenerholungszeit auf mehrere Sekunden [104, 140a]. In einigen Fällen mit Tachykardie-Bradykardie-Syndrom erweist sich auch die passagere kombinierte antitachykarde und antibradykarde Schrittmacherstimulation als erfolgreich. Insbesondere die Notfalltherapie muß sich sowohl auf die Suppression der Tachykardien beziehen wie auf die Prävention bradykarder Rhythmusstörungen, die wiederum die Auslösung neuer Tachykardien begünstigen können. Dies gelingt z.B. mit Hilfe der sog. orthorhythmischen Stimulation (s. S. 492) [103].

8.6.2 Wolff-Parkinson-White-Syndrom

Das von WOLFF, PARKINSON und WHITE 1930 beschriebene Syndrom (WPW-Syndrom) ist charakterisiert durch eine Doppelerregung der Herzkammern [189]. Zunächst kommt es zur Erregung vorhofnaher Kammeranteile durch eine vorzeitige Erregungswelle über akzessorische Leitungsbahnen (Präexcitation), danach erfolgt eine Kammerdepolarisation durch die über die normale AV-Leitungsbahn laufende Erregungswelle (Abb. 8.27). – Elektrokardiographisch ist das WPW-Syndrom gekennzeichnet durch ein abnorm kurzes atrioventriculäres Intervall ($<$ 120 msec), durch eine Verbreiterung des QRS-Komplexes infolge verlängerter Dauer der Kammeranfangsschwankung mit trägem Initialteil (Deltawelle) und durch einen unterschiedlich stark deformierten ST-T-Abschnitt.

Je nach Ausrichtung der Deltawelle wird zwischen einem sternal positiven (A) und einem sternal negativen Typ (B) des WPW-Syndroms unterschieden. – Zumindest in dem weit überwiegenden Teil der Fälle von WPW-Syndrom dürfte es sich um eine ange-

Tabelle 8.18. Therapie des Sinusknotensyndroms

A. Medikamentöse Maßnahmen:
  – Atropin
  – Sympathicomimetica
  – Antiarrhythmica (Chinidin, Verapamil, Betareceptorenblocker)
  – Digitalis (?)

B. Schrittmacherstimulation
  – Pacemaker-Implantation
    Atriale Stimulation
    Ventriculäre Stimulation
    Bifocale Stimulation
  – Atriale Hochfrequenzstimulation
  – Programmierte Einzel-/Mehrfachstimulation

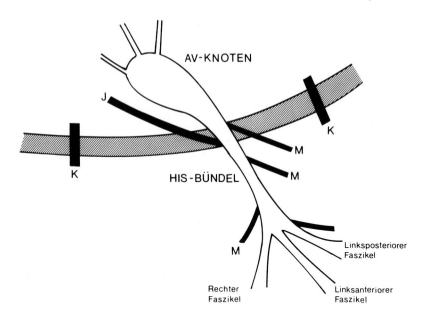

K = KENT, J = JAMES, M = MAHAIM

Abb. 8.27. Möglichkeiten akzessorischer Leitungsbahnen beim Wolff-Parkinson-White-Syndrom. *K* Kent-Bündel, *J* James-Bündel, *M* Mahaim-Fasern

borene Anomalie handeln. Das Syndrom ist selten und durch eine große morphologische wie elektrophysiologische Individualität gekennzeichnet. In einem vorwiegend kardiologischen Untersuchungsgut wird das WPW-Syndrom in etwa 2‰ der Exploranden gefunden. Unter den Fällen mit paroxysmaler Tachykardie beträgt der Prozentsatz zwischen 5 und 25%.

Das WPW-Syndrom „per se" ist hämodynamisch und klinisch von untergeordneter Bedeutung. Eine relevante Therapiepflichtigkeit erwächst erst aus den im Zusammenhang mit diesem Symptomenkomplex auftretenden Rhythmusstörungen.

Diagnostik durch intrakardiale Ableitungen. Die Häufigkeit und der Schweregrad der Herzrhythmusstörungen beim WPW-Syndrom werden im wesentlichen bestimmt durch die elektrophysiologischen Eigenschaften der akzessorischen Verbindungen bzw. durch das Refraktärzeitverhalten normaler und anomaler Leitungsbahnen. Die Einführung der programmierten elektrischen Stimulation des Herzens macht die Untersuchung dieser Eigenschaften auch direkt am Patienten möglich [42]. Insbesondere hat in diesem Zusammenhang die His-Bündel-Elektrographie Bedeutung erlangt (s. S. 399). Die frequenzabhängige Ausprägung einer Präexcitation bei WPW-Syndrom ist in Abb. 8.28 dargestellt bei gleichzeitiger Registrierung des His-Bündel-Elektrogramms. Bei Erhöhung der atrialen Stimulationsfrequenz von 90 auf 100/min kommt es zu einer Verbreiterung des QRS-Komplexes, wobei erkennbar wird, daß der His-Bündel-Spike nach Beginn des QRS-Komplexes im EKG erscheint. Dieser Befund wird als Bestätigung eines Erregungsablaufes unter Umgehung der normalen AV-Leitungsbahnen angesehen.

WPW-Syndrom und Rhythmusstörungen. Die beim WPW-Syndrom zu beobachtenden Rhythmusstörungen sind in der Tabelle 8.19 wiedergegeben. Eine Extrasystolie findet sich bei ca. 25% aller Patienten, die ein WPW-Syndrom aufweisen. Die supraventri-

8.6 Klinik spezieller Syndrome

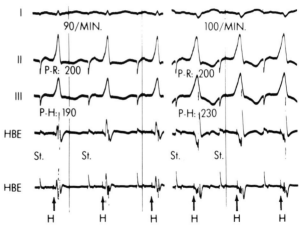

Abb. 8.28. His-Bündel-Elektrogramm (HBE) bei Vorhofstimulation mit zunehmender Frequenz. *H* His-Bündel-Spike, *St* Stimulationsartefakt. Bei einer Frequenzzunahme von 90/min auf 100/min kommt es zu einer deutlichen Verbreiterung des Kammerkomplexes mit Zunahme des P-H-Intervalles bei konstantem P-R-Abstand. Auf der rechten Bildhälfte erscheint das His-Bündel-Signal nach Beginn der Kammerdepolarisation in den Standardableitungen als Hinweis auf eine Präexcitation des Ventrikels unter Umgehung der orthograden Überleitung [33]

culären Extrasystolen dominieren dabei bei weitem. Sie sind etwa doppelt so häufig wie ventriculäre Extrasystolen im Gegensatz zu der Häufigkeitsrelation dieser beiden Extrasystolieformen in der Durchschnittspopulation. Eine potentielle Gefährdung kann sich dadurch ergeben, daß die über akzessorische Verbindungen geleiteten supraventriculären Extrasystolen eher in die sog. vulnerable Phase des Kammermyokards einfallen können.
Die größte klinische Bedeutung unter den Arrhythmien beim WPW-Syndrom besitzen

Tabelle 8.19. Rhythmusstörungen bei WPW-Syndrom

Extrasystolie
 a) Supraventriculär
 b) Ventriculär
Supraventriculäre Tachykardie
 a) Mit schmalem QRS-Komplex
 b) Mit breitem QRS-Komplex
Vorhofflattern
Vorhofflimmern
 a) Mit Tachyarrhythmie
 b) Mit langsamer Kammertätigkeit
Ventriculäre Tachykardie
Kammerflimmern
---

die paroxysmalen Tachykardien, die in der Regel eine Behandlung erforderlich machen. In etwa 80% der Fälle handelt es sich um paroxysmale supraventriculäre Tachykardien. Paroxysmales Vorhofflimmern tritt nur in etwa 10% der Fälle auf; noch seltener ist das Vorhofflattern, das etwa 4% der anfallsweise auftretenden Tachykardien ausmacht; nur in außerordentlich wenigen Fällen können echte Kammertachykardien beobachtet werden. Ursächlich können die paroxysmalen supraventriculären Tachykardien auf sog. kreisende Erregungen unter Einschluß der normalen und anomalen atrioventriculären Leitungsbahnen zurückgeführt werden. Hierbei dürfte die Erregungswelle die akzessorische Verbindung retrograd und die normale atrioventriculäre Leitungsbahn antegrad durchlaufen, denn das WPW-Syndrom verschwindet während der Tachykardie in der Regel. Bei gegensinnigem Kreisverlauf wird das WPW-Syndrom während der Tachykardie persistieren.
Eine beträchtliche Erschwernis der diagnostischen Zuordnung solcher supraventriculären paroxysmalen Tachykardien stellt die Tatsache dar, daß das WPW-Syndrom häufig nur intermittierend in Erscheinung tritt (Abb. 8.29).

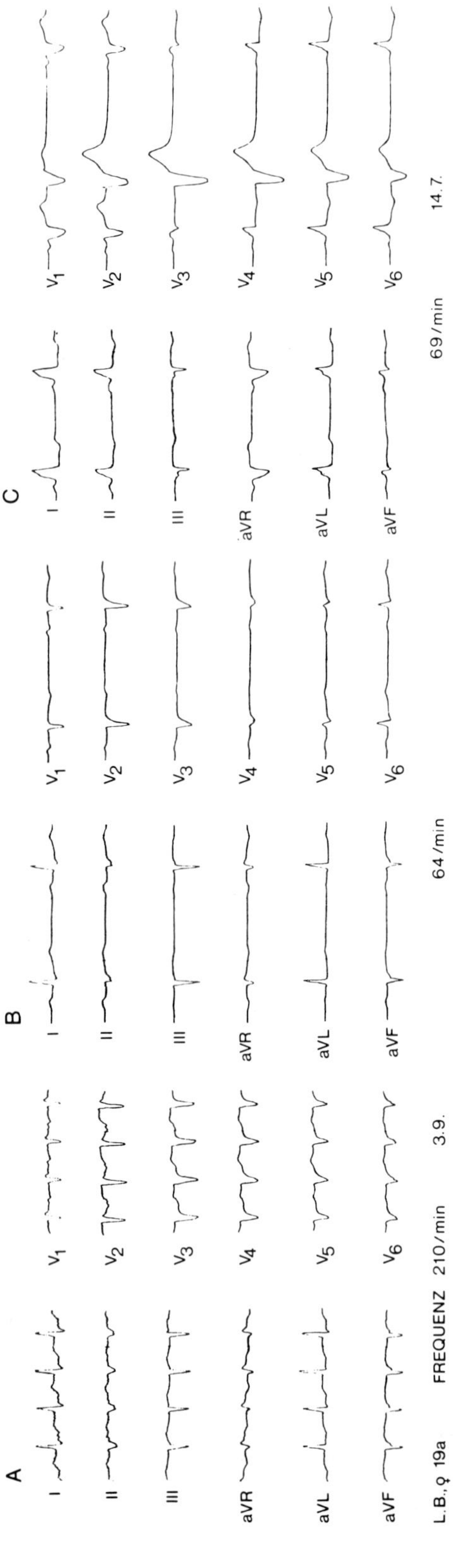

In seltenen Fällen können paroxysmale supraventriculäre Tachykardien durch ein WPW-Syndrom bedingt sein, ohne daß jemals die typischen elektrokardiographischen Kriterien dieses Syndroms in Erscheinung treten. In Frage kommt dabei ein sog. verborgenes WPW-Syndrom auf der Grundlage eines unidirektionalen Blocks der akzessorischen Verbindung zwischen Vorhof und Ventrikel. Von NEUSS und Mitarb. wurden drei Fälle beschrieben, bei denen sich eine antegrade Blockierung der anomalen Überleitung als wahrscheinlich erwies, während die retrograde Überleitung nicht beeinträchtigt war. In diesen Fällen konnte eine Präexcitation nicht manifest werden. Die einer Tachykardie zugrundeliegende Kreiserregung lief unter zusätzlichem Einschluß ventriculärer Anteile in rückwärtiger Richtung über die anomale Leitungsbahn [130]. Daneben ist als Ursache von Tachykardien beim WPW-Syndrom auch eine longitudinale Dissoziation des AV-Überleitungssystems zu diskutieren.

Bei Vorhofflattern im Rahmen eines WPW-Syndroms kommt es i. allg. zu einer Verbindung mit der Grundform des Kammerelektrokardiogramms. Besteht eine 1:1-Überleitung, so kann bei entsprechender Schenkelblockierung eine Kammertachykardie vorgetäuscht werden.

Bei einer Tachyarrhythmie mit Vorhofflimmern persistiert gemeinhin die ventriculäre Präexcitation. Vorhofflimmern mit langsamer Kammertätigkeit wird nur sehr selten beim WPW-Syndrom beobachtet. Eine Verknüpfung mit dem Grundmuster der Kammererregungen kann ebenso vorliegen wie variierende Präexcitationsbilder.

Abb. 8.29. 19jährige Patientin mit WPW-Syndrom und supraventriculärer Tachykardie ante partum. Registrierung der Einthoven-, Goldberger- und Wilson-Ableitungen. *A* paroxysmale supraventriculäre Tachykardie, *B* Frequenznormalisierung bei Sinusrhythmus und normaler atrioventriculärer Überleitung, *C* Registrierung eines WPW-Syndroms (Typ B). Zusätzlich finden sich im EKG die bei diesem Syndrom eher seltenen ventriculären Extrasystolen, die in diesem Fall auch auf eine abgelaufene Myokarditis bezogen werden konnten [108]

Die Bestimmung der Refraktärzeit der anomalen atrioventriculären Verbindungen erlaubt eine Voraussage über die resultierende Kammerfrequenz bei Auftreten von Vorhofflimmern, wenngleich die maximale Kammerfrequenz letztlich durch die Refraktärzeit des Ventrikels determiniert wird. Eine derartige Abschätzung der Kammerschlagfolge kann hinsichtlich des Risikos lebensbedrohlicher Kammertachykardien bei Vorhofflimmern im Rahmen eines WPW-Syndroms entscheidende Bedeutung gewinnen. – Bei Refraktärzeitbestimmungen durch intrakardiale Ableitung fanden WELLENS und DURRER eine positive Korrelation zwischen der effektiven Refraktärzeit der akzessorischen Verbindung und dem kürzesten RR-Intervall bzw. der Kammerfrequenz bei spontanem oder provoziertem Vorhofflimmern [183]. Über die Kalkulation des Gefährdungsgrades entsprechender Patienten hinaus erlaubt die Refraktärzeitbestimmung Hinweise auf das therapeutische Vorgehen. Bei einer kurzen Refraktärzeit der akzessorischen Verbindung können Antiarrhythmica vom Typ des Procainamids und Chinidins präventiv verabreicht werden mit dem Ziel einer Verlängerung der effektiven Refraktärzeit dieser Strukturen [183].

Paroxysmale ventriculäre Tachykardien finden sich beim WPW-Syndrom außerordentlich selten und sind in den meisten Fällen bei zugrundeliegendem Vorhofflimmern und Vorhofflattern vorgetäuscht.

Kammerflimmern stellt beim WPW-Syndrom eine besondere Seltenheit dar. Zahlreiche pathogenetische Hypothesen sind diskutiert worden in den Fällen, die eine Koinzidenz von Kammerflimmern und WPW-Syndrom aufweisen. Nur in relativ wenigen Fällen konnte ein eindeutiger Zusammenhang dieses Präexcitationssyndroms mit Kammerflimmern dokumentiert werden. Hinsichtlich der Genese spricht vieles dafür, daß bei hoher supraventriculärer Frequenz mit nachfolgenden Kammerkomplexen die Gefahr des Einfalls von Impulsen in die vorangehende T-Welle besteht mit konsekutiver Auslösung vom Kammerflimmern. Das gemeinsame Vorkommen von WPW-Syndrom und Kammerflimmern ist in Abb. 8.30 wiedergegeben.

Therapie. Die Behandlung der Rhythmusstörungen beim WPW-Syndrom als dem eigentlichen therapiepflichtigen Symptom sollte individuell, unter Berücksichtigung etwaiger angeborener oder erworbener Herzerkrankungen erfolgen, ggf. nach vorangegangener detaillierter Exploration der Leitungsverhältnisse mit intrakardialen Ableitungen und Refraktärzeitbestimmung. Hauptsächlich kommt es darauf an, bei Sinusrhythmus ektope Reizbildungen als Auslöser von Tachykardien zu unterdrücken. Bei einer Tachykardie gilt es, die Leitungsgeschwindigkeit und Refraktärzeit der Überleitung via AV-Knoten und/oder akzessorischer Leitungsbahnen zu beeinflussen, um die Blockierung des vorhandenen „Reentry"-Kreises zu erreichen. In diesem Sinne können Antiarrhythmica wie Procainamid, Chinidin, Ajmalin, Disopyramid und Propafenon (evtl. Verapamil) ggf. in Kombination mit Betareceptorenblockern wirksam sein (Tabelle 8.20). Die Gabe von herzaktiven Glykosiden kann bei bestimmten tachykarden Rhythmusstörungen im Rahmen des WPW-Syndroms gefährlich sein (Vorhofflattern, Vorhofflimmern), wenn man davon ausgeht, daß durch Digitalis die Refraktärzeit der akzessorischen Verbindung verkürzt werden kann. Nur in sehr seltenen Fällen von WPW-Syndrom mit schweren medika-

Tabelle 8.20. Pharmakologische Beeinflussung der Refraktärperiode (RP) von akzessorischer Leitungsbahn und AV-Knoten bei Patienten mit WPW-Syndrom [182]

Medikament	RP des AV-Knotens	RP der akzess. Bahn
Digitalis	+	–
Chinidin	– ← → +	0 ← → +
Procainamid	0	+
Ajmalin	0	+
Lidocain	0	0 ← → +
Propranolol	+	0
Verapamil	+	– ← → 0
Atropin	–	0
Disopyramid	0 ← → +	0 ← → +
Amiodarone	+	+
Diphenylhydantoin	– ← → +	0 ← → +

0 = keine Veränderung, + = Verlängerung, – = Verkürzung

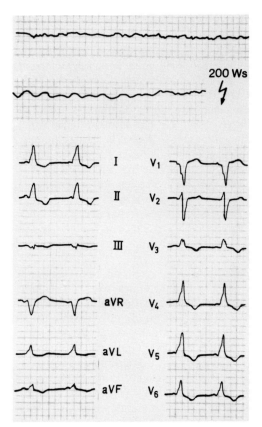

Abb. 8.30. 41jähriger Patient mit WPW-Syndrom Typ B. Zustand nach Kammerflimmern (oben), das durch Defibrillation terminiert werden konnte. [108]

mentös therapieresistenten Rhythmusstörungen ist die Indikation resp. die Möglichkeit zu einer chirurgischen Behandlung gegeben. Voraussetzung für einen erfolgreichen chirurgischen Eingriff ist die präoperative elektrophysiologische bzw. morphologische Lokalisation der akzessorischen Leitungsbahn durch Elektrodenkathetertechnik und/oder Kartographie der kardialen Erregung (epi-/endocardial mapping).

Gelegentlich erweist sich auch eine Schrittmachertherapie als notwendig. Als wirksam hat sich die sog. paradoxe Anwendung eines Demand-Schrittmachers, d.h. die Umschaltung eines ventriculären Bedarfsschrittmachers auf starrfrequente Stimulation, erwiesen. Eventuell kann auch die frequenzbezogene Intervallstimulation wirksam sein. RYAN u. Mitarb. konnten durch Magnetumschaltung mit der sog. paradoxen Stimulationsform höherfrequente supraventriculäre (Re-entry-)Tachykardien beim WPW-Syndrom unterbrechen [142].

Ursächlich ist eine randomisierte Depolarisation der sog. erregbaren Lücke eines Re-entry-Kreises anzunehmen (vgl. [102]) (s. S. 487). KRIKLER u. Mitarb. berichteten über den Einsatz von automatisch umschaltbaren Serien-Schrittmachern bei 2 Patienten mit repetitiven Knotentachykardien bei WPW-Syndrom. Das Schrittmachersystem arbeitet als herkömmlicher Demand-Pacemaker und schaltet bei Auftreten einer Tachykardie selbständig auf eine starrfrequente Stimulationsfunktion um und bewirkt somit die Unterbrechung des Re-entry-Kreises, der der Tachykardie zugrunde liegt. Nach Beseitigung der Tachykardie arbeitet der Schrittmacher wieder in Demand-Funktion [86] (Abb. 8.31). Eine derartige Anwendung setzt naturgemäß eine subtile elektrophysiologische Diagnostik der anderweitig intraktablen Tachykardie und ihre Beeinflußbarkeit durch Elektrostimulation voraus. Hierbei ist insbesondere auch die optimale Lokalisation der Reizelektrode zu bestimmen. In einem der mitgeteilten Fälle mit WPW-Syndrom Typ A war die fixfrequente Stimulation am effektivsten bei rechtsventriculärer Sondenlage (und retrograder Impulsleitung). Im anderen Falle wurde mit einer im Sinus coronarius lokalisierten Elektrode die günstigste Wirkung erzielt [86].

Lown-Ganong-Levine (LGL)-Syndrom. Als eine Sonderform des Präexcitationssyndroms wird das sog. LGL-Syndrom (Syndrom der kurzen PQ-Zeit mit schmalem QRS-Komplex) angesehen [95]. Bei diesem Symptomenkomplex besteht ebenso wie beim WPW-Syndrom eine besondere Neigung zu Tachykardien. Das seltene Syndrom findet sich bevorzugt beim weiblichen Geschlecht. Die elektrokardiographische Diagnose besteht in einer auf weniger als 0,12 sec verkürzten PQ-Zeit bei positiven P-Wellen in I und II, ferner in schlanken QRS-Komplexen ohne Deltawelle und in typischerweise rezidivierenden supraventriculären Tachykardien. Als Erklärung für die kurze PQ-Zeit kommen verschiedene Mechanismen in

Frage wie ein anatomisch kleiner AV-Knoten, eine komplette oder partielle Umgehung des AV-Knotens durch ein akzessorisches Bündel und eine Längsdissoziation der Erregungsleitung innerhalb des AV-Knotens in eine schnell und eine langsam leitende Bahn. Im His-Bündel-Elektrogramm findet sich eine verkürzte AH-Zeit. Bei Vorhofstimulation werden hinsichtlich der AH-Zeit unterschiedliche Verhaltensmuster beobachtet.

und tritt elektrokardiographisch als Asystolie bei passagerem Sinusstillstand bzw. sinuatrialer Blockierung III. Grades oder auch vorübergehender AV-Blockierung in Erscheinung (Abb. 8.32). Klinisch kommt es zu einer cerebralen Minderdurchblutung, deren Auswirkungen von leichten Schwindelerscheinungen bis zu schweren synkopalen Anfällen reichen können. Bei entsprechenden anamnestischen Hinweisen auf ein Carotissinussyndrom sollte eine diagnostische

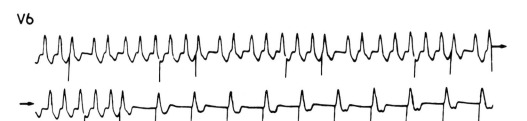

Abb. 8.31. Terminierung einer supraventriculären Tachykardie bei WPW-Syndrom. Ein Demand-Pacemaker mit Sondenlage im Sinus coronarius schaltet sich automatisch mit starrfrequenter Stimulationsfunktion bei Auftreten einer Knotentachykardie (185/min) ein. Der 7. Impuls führt zu einer Depolarisation des linken Atriums mit einer kritischen Vorzeitigkeit, die eine Blockierung des Re-entry-Kreises innerhalb des AV-Knotens bedingt und somit wieder Sinusrhythmus herbeiführt [86]

Beim LGL-Syndrom handelt es sich um eine prognostisch meist günstig zu beurteilende Erkrankung. Die wesentliche diagnostische Schwierigkeit liegt in der Abgrenzung des LGL-Syndroms als ursächlichen Faktor der supraventriculären (Re-entry-)Tachykardien von anderen tachykardieauslösenden Ursachen, z.B. Myokarditis. – Die paroxysmale Tachykardie als einziges behandlungsbedürftiges Symptom ist wenn nötig mit Antiarrhythmica, z.B. mit Betareceptorenblockern, Chinidin und Ajmalinbitartrat und Propafenon zu behandeln (vgl. [103, 155]).

8.6.3 Carotissinussyndrom

Klinisch relevante bradykarde Rhythmusstörungen – evtl. verbunden mit Adams-Stokes-Anfällen – können Ausdruck eines Carotissinussyndroms sein. – Dieser Symptomenkomplex bezeichnet eine Hyperreflexie der Pressoreceptoren des Carotissinus Sicherung durch elektrokardiographische Objektivierung unter kontrollierten Bedingungen erfolgen. Glykoside und Betareceptorenblocker begünstigen die Reflexbereitschaft.

Bei nur manuell (Carotissinusmassage) provozierbaren Bradykardien wird von einem hypersensitiven Carotissinus gesprochen [51]. Die behandlungsbedürftige spontane Symptomatik bei zufälligem Druck auf die Carotisgabel (z.B. plötzliche Kopfdrehung, Druck der Kleidung) wird nur bei etwa 5% der Patienten mit hypersensitivem Carotissinus beobachtet. In einer konsekutiven Studie an 100 über 50 Jahre alten Patienten fand sich in $\frac{1}{4}$ bis $\frac{1}{3}$ der Fälle ein hypersensitiver Carotissinus-Reflex [133].

Bei dem komplexen Reflexgeschehen des hyperaktiven Carotissinus wird neben dem mit Bradykardien einhergehenden kardioinhibitorischen Typ zwischen einem vasodepressiven Typ (mit Blutdruckabfall) und einem (umstrittenen) primär cerebralen Typ

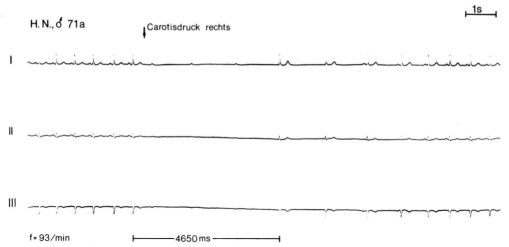

Abb. 8.32. Hyperaktiver Carotissinusreflex bei einem 71jährigen Patienten mit Carotissinussyndrom. Ein rechtsseitiger Carotisdruck führt zu einer deutlichen Sinusknotendepression und einer passageren totalen AV-Blockierung (Asystolie: 4,65 sec). Nach zwei supraventriculären Ersatzschlägen stellt sich erst allmählich wieder der vorbestehende Sinusrhythmus (Frequenz: 93/min) ein

unterschieden. Für das Vorliegen des vagalkardialen (kardioinhibitorischen) Typs eines hyperaktiven Carotissinus-Reflexes spricht eine Asystolie über 2 sec nach artifizieller Provokation (Abb. 8.32). – Der afferente Teil des Reflexbogens führt über den Carotissinusast des IX. Hirnnerven vom Sinus caroticus an der Bifurkation der A. carotis communis in A. carotis interna und externa zur Rautengrube im Bereich der Medulla oblongata. Von dort ist eine zentrifugale (efferente) Erregungsleitung in mehrere Richtungen möglich. Beim „herzhemmenden" Typ führt der efferente Reflexbogenanteil vom Kerngebiet des Vagusnerven zum Reizbildungs- und Erregungsleitungssystem des Herzens (vagalhemmende Herzfasern). Das Carotissinussyndrom dieses Typs ist von jedem Ort des Reflexbogens auslösbar. Durch hohe Atropindosen kann der Reflexkreis unterdrückt werden, wohingegen Atropin beim vasodepressorischen Typ wirkungslos ist.

Unter den Kausalfaktoren des Carotissinussyndroms werden in erster Linie arteriosklerotische Veränderungen der Gefäßwand des Carotissinus genannt, die zu einer Sensibilitätszunahme der in der Adventitia gelegenen Barorezeptoren führen sollen. Entzündliche und neoplastische Ursachen sind seltene ebenso wie Tumoren und lokale Aneurysmen.

Eine Behandlungsnotwendigkeit ist bei Patienten mit typischer Anamnese und spontan auftretenden bzw. durch Carotisdruck auslösbaren Symptomen gegeben. Die Therapie ist auf die Prophylaxe synkopaler Anfälle ausgerichtet und besteht ggf. in der Implantation eines elektrischen Bedarfsschrittmachers. Von medikamentösen Maßnahmen ist keine ausreichende Wirkung zu erwarten (vgl. [103]).

8.7 Therapie der Herzrhythmusstörungen

8.7.1 Einleitung

Herzrhythmusstörungen gehören zu den gefürchteten Komplikationen zahlreicher Erkrankungen und sind häufig Ursache eines letalen Krankheitsverlaufs. Sowohl bradykarde wie tachykarde Arrhythmien können zu lebensbedrohlichen Situationen führen. Hierbei sind die Arrhythmien naturgemäß nicht an sich bedrohlich und mithin the-

8.7 Therapie der Herzrhythmusstörungen

rapiepflichtig, sondern ihre hämodynamischen Auswirkungen, d. h. die kritische Verminderung der Herzauswurfleistung. Unter den bradykarden Rhythmusstörungen ist vor allem die pathologische Sinusbradykardie zu nennen: eine langsame Herzschlagfolge, die unter Belastung keinen adäquaten Frequenzanstieg zeigt und – anders als beim trainierten Sportler – mit einer Leistungsminderung verbunden ist. Bedrohlichen Charakter können auch die Bradyarrhythmia absoluta, die verschiedenen Formen der sinuatrialen und atrioventriculären Blockierungen sowie das Carotissinusyndrom vom vagal-kardialen Typ annehmen. In diesem Zusammenhang ist ferner das Sinusknotensyndrom zu erwähnen als Sammelbegriff für eine Vielzahl nicht ventriculärer Arrhythmien mit Krankheitswert, deren Ursache vornehmlich in einer gestörten Sinusknotenfunktion gesehen wird. Bradykardien bzw. der Wechsel von Tachykardie und Bradykardie sind beim Sinusknotensyndrom das verbindende klinische Symptom, auf das sich Diagnostik und Therapie beziehen (s. S. 430).

Als gravierende tachykarde Rhythmusstörungen sind anzusehen: die atriale Tachykardie – speziell in der paroxysmalen Form der AV-Blockierung bei Digitalisintoxikation –, AV-Knoten-Tachykardien, Vorhofflattern (mit der Gefahr der 1 : 1-Überleitung) sowie Vorhofflimmern mit hoher Kammerfrequenz. Ventriculäre Extrasystolen, insbesondere bei salvenartigem Auftreten und bei frühzeitigem Einfall, können Vorläufer einer ventriculären Tachykardie sein; Kammerflattern und Kammerflimmern stellen als Ausdruck eines hämodynamischen Kreislaufstillstandes eine lebensbedrohliche Situation dar.

8.7.2 Allgemeiner Behandlungsplan

Die Therapie von Herzrhythmusstörungen – in der Klinik ebenso wie in der Praxis – gliedert sich in Kausaltherapie, allgemeine Maßnahmen wie Bettruhe, Sedierung, ggf. Vagusreiz usw., in medikamentöse Therapie und in elektrische Maßnahmen. Die kausale Behandlung muß dabei naturgemäß auf die Krankheitsursache ausgerichtet sein, d. h. z. B. Therapie einer coronaren Herzkrankheit, Behandlung einer Myokarditis, Beseitigung einer Glykosidintoxikation oder Elektrolytstörung, Normalisierung einer Hyperthyreose oder die Revision eines defekten Schrittmachers. Gerade bei bedrohlichen Arrhythmien kommt es jedoch häufig darauf an, akut, und das bedeutet symptomatisch, die Rhythmusstörung zu beseitigen, wozu in erster Linie medikamentöse und ggf. elektrische Maßnahmen in Frage kommen (Tabelle 8.21).

Die Sinustachykardie läßt sich häufig durch Sedierung beeinflussen, ggf. durch Herzglykoside oder Betareceptorenblocker. Die Sinusbradykardie ist oft durch Parasympathicolytica oder Sympathicomimetica (Atropin, Orciprenalin) kurzfristig zu beeinflussen. Auf die Dauer ist meist ein elektrischer Schrittmacher notwendig. Die supraventriculäre Extrasystolie läßt sich, sofern sie überhaupt behandlungsbedürftig ist, mit Ajmalin, Betablockern, Verapamil, Chinidin oder auch Disopyramid beeinflussen. Bei der supraventriculären Tachykardie kommen vor allem physikalische Maßnahmen in Frage: Sedierung, Vagusreiz (Carotisdruck, Bulbusdruck, Preßatmung). Als vorteilhaft hat sich Verapamil erwiesen, ggf. kommen auch Betareceptorenblocker, Herzglykoside, Chinidin, Aprindin oder Disopyramid in Betracht. Vorhofflattern und Vorhofflimmern bedürfen häufig der Glykosidtherapie, vor allem wegen der überleitungshemmenden Eigenschaften von Digitalis bei tachysystolischen Formen. Bei Vorhofflattern kommt auch die Elektrotherapie in Frage. Die verschiedenen bradykarden Rhythmusstörungen auf der Basis sinuatrialer oder atrioventriculärer Blockierungen können dauerhaft meist nur mit einem elektrischen Schrittmacher behandelt werden. Dies gilt auch für die Bradyarrhythmia absoluta und das Carotissinussyndrom. Die ventriculäre Extrasystolie sollte mit Lidocain, Ajmalin, Mexiletin, ggf. Chinidin oder Betareceptorenblockern behandelt werden. Gerade bei der Digitalisüberdosierung kommt Diphenylhydantoin in Betracht. Genannt seien ferner die neuen Substanzen Propafenon, Mexiletin und Lorcainid. – Es sei betont, daß nicht

Tabelle 8.21. Differentialtherapie von Herzrhythmusstörungen

Sinustachykardie	Sedierung, Herzglykoside, Betablocker
Sinusbradykardie	Atropin, Alupent, elektr. Schrittmacher
Supraventr. Extrasystolie	Betablocker, Ajmalin, Verapamil, Chinidin, Disopyramid
Supraventr. Tachykardie	Sedierung, Vagusreiz (Carotisdruck, Bulbusdruck, Preßatmung), Verapamil, Betablocker, Herzglykoside, Chinidin, Ajmalin, Aprindin, Disopyramid, Elektrotherapie (Hochfrequenzstimulation, programmierte Stimulation, Elektroschock)
Vorhofflattern/-flimmern	Herzglykoside, Disopyramid, Chinidin, Verapamil, Betablocker, Elektrotherapie
SA-, AV-Blockierungen, Bradyarrhythmia absoluta, Carotissinussyndrom, Sinusknotensyndrom	Elektrischer Schrittmacher
Ventriculäre Extrasystolie	Lidocain, Ajmalin, Chinidin, Betablocker, Diphenylhydantoin, Aprindin, Disopyramid, Propafenon, Mexiletin, Lorcainid
Kammertachykardie	Lidocain, Ajmalin, Aprindin, Propafenon, Mexiletin, Amiodarone, Elektrotherapie: „Overdriving", programmierte Stimulation, Elektroschock
Kammerflimmern	Defibrillation (200–400 Ws)

grundsätzlich jede supraventriculäre oder ventriculäre Extrasystole behandlungspflichtig ist. Eine Therapie ist nur bei bestimmten Kriterien geboten: bei frühzeitigem Einfall der Extrasystole: „R-auf-T-Phänomen" oder einem Vorzeitigkeitsindex von QRS zu QT unter 0,85, bei salvenartigem Auftreten, d. h. mehr als 2 Extrasystolen hintereinander, bei unterschiedlicher Konfiguration im EKG (polymorphe Extrasystolie) und bei gehäuftem Auftreten, d. h. mehr als 5 Extrasystolen/min. Die Kammertachykardie sollte mit Lidocain i.v., ggf. mit Ajmalin und evtl. mit Mexiletin behandelt werden. Auch bieten sich hier in Spezialfällen elektrotherapeutische Möglichkeiten mit differenzierten Stimulationstechniken an bzw. die Elektroschockbehandlung, welche bei Kammerflimmern obligat ist (Einzelheiten s. S. 485).

8.7.3 Medikamentöse Therapie von Herzrhythmusstörungen

A. Bradykarde Rhythmusstörungen

Grundsätzlich lassen sich bradykarde Dysrhythmien medikamentös behandeln; vielfach gelingt es jedoch nicht, die Herzfrequenz ausreichend und dauerhaft zu beschleunigen. In derartigen Fällen mit Bradykardien von Krankheitswert ist die Implantation eines elektrischen Schrittmachers (s. u.) langfristig nicht zu umgehen. An pharmakologischen Möglichkeiten kommen – insbesondere in der Akuttherapie – Sympathicomimetica und Vagolytica in Frage. Klinische Bedeutung besitzen Isopropylnoradrenalin (Isoprenalin) = Aludrin, Orciprenalin = Alupent und Atropin.

Orciprenalin, Isoprenalin. Die Sympathicomimetica Alupent und Aludrin steigern die Herzfrequenz über eine Stimulation der Betarecetoren. Die Impulsbildung des Sinusknotens wird beschleunigt, die Erregungsleitung im Vorhof, AV-Knoten und His-Purkinje-System nimmt zu, und die Erregbarkeit heterotoper Automatiezentren wird gesteigert. Fernerhin wirken die Substanzen positiv-inotrop und erhöhen den myokardialen Sauerstoffverbrauch, was insbesondere bei stenosierender Coronarsklerose zu berücksichtigen ist. Für die Behandlung von Bradykardien ist in der Regel der Einfluß auf die Reizbildung, insbesondere die der sekundären und tertiären Reizbildungszentren, von größerer Bedeutung als die Wirkung auf die Erregungsleitung. Bei vorbestehender, z. B. digitalogen gesteigerter myokardialer Erregbarkeit beinhaltet die Anwendung von Betasympathicomimetica die Gefahr von Extrasystolen und Tachyarrhythmien bis hin zum Kammerflimmern. Auch Sauerstoff- und/oder Kaliummangel begünstigen die antibradykarde Wirkung der Sympathicomimetica, wohingegen eine Acidose diesem Einfluß entgegenwirkt. Bei Oxyfedrin (Ildamen) ist eine schwächere Sympathicusstimulation als beim Orciprenalin anzunehmen.

Die *Hauptindikation* für Isoprenalin und Orciprenalin sind vornehmlich akute und weniger die chronischen Erregungsleitungs- und Reizbildungsstörungen, partielle oder totale AV-Blockierungen, wobei sowohl intranodale Blockierungen wie fasciculäre Blockbilder günstig beeinflußt werden. Es wird sowohl eine Abnahme des Blockierungsgrades wie eine Acceleration primärer, sekundärer und tertiärer Ersatzzentren (bei totalem AV-Block) erreicht. Häufig gelingt es somit, das Intervall bis zur elektrischen Schrittmachertherapie zu überbrücken.

Applikationsform und Dosierung: Sympathicomimetica sind vorzugsweise parenteral anzuwenden. Orciprenalin hat eine größere Stabilität und längere Wirkungsdauer als Isoprenalin. Bei intravenöser Gabe tritt die Wirkung innerhalb weniger Sekunden ein. Eine exakte Dosierungsangabe läßt sich nicht geben, da die Dosierung nach dem erreichten Frequenzergebnis einzurichten ist. Bei der anzustrebenden Frequenz sind das Alter und das klinische Bild des Patienten zu berücksichtigen. Als Anhaltspunkt für die Dosierung sei genannt: für die Akuttherapie Alupent 0,5–1,0 mg i.v. für die nachfolgende Dauerinfusion, welche bei weniger bedrohlichen Fällen auch primär eingesetzt werden kann, 5–50 µg/min (je nach effektiver Kammerfrequenz). Für die orale Dauerbehandlung werden 6mal ½–1 Tablette/Tag empfohlen, wobei zu berücksichtigen ist, daß die Alupentwirkung nach 3–4 Stunden weitgehend abgeklungen ist. Es ist zu betonen, daß die pharmakologische Langzeittherapie von bradykarden Rhythmusstörungen nach wie vor problematisch ist. Auch die weiterentwickelten antibradykarden Medikamente wie das Depot-Orciprenalin (Th 152/10) [173] und der Tropasäureester Sch 1000 = Itrop (Ipratropiumbromid) [19] scheinen nach den bisherigen Erfahrungen keine grundsätzliche Alternative zum elektrischen Schrittmacher bei klinisch relevanten Bradykardien darzustellen.

An *Nebenwirkungen* werden unter Alupent Unruhe, Schlaflosigkeit, Mundtrockenheit, Übelkeit, Paraesthesien, Tremor und Extrasystolie beobachtet. Letztere kann bei relativer oder absoluter Orciprenalin-Überdosierung zu bedrohlichen Arrhythmien und Tachykardien (evtl. Kammerflimmern) führen. Als Antidot sind Betasympathicolytica einzusetzen.

Atropin. Als Vagolyticum hat in der antibradykarden Therapie nur das Atropin Bedeutung. Durch Parasympathicolyse kommt es zu einem Überwiegen des Sympathicotonus mit konsekutiver Zunahme der Sinusfrequenz und Verbesserung der atrioventriculären Überleitung. Da das His-Purkinje-System und die Ventrikelmuskulatur parasympathisch praktisch nicht innerviert sind, werden die distalen Anteile des Erregungsleitungssystems durch Vagolytica auch nicht beeinflußt. Im Gegensatz zu den Betasympathicomimetica führt also Atropin nicht zu einer Steigerung der Irritabilität des Ventrikelmyokards, was insbesondere bei der Therapie digitalogener Bradykardien von Vorteil ist.

Indikation: Atropin ist vor allem bei vagal bedingten Sinusbradykardien indiziert, ferner bei sinuatrialen Blockierungen und intermittierendem Sinusstillstand. Durch Erhöhung der Sinusfrequenz lassen sich zudem heterotope Reizbildungszentren supprimieren. Auch bei AV-Blockierung, z. B. bei Hinterwandinfarkt, kann Atropin wegen seiner leitungsverbessernden Wirkung im Intranodalbereich erfolgreich angewandt werden. Distale Leitungsblockierungen lassen sich jedoch nicht mit Atropin angehen (s.o.); durch Erhöhung der Sinusfrequenz kann es sogar zu einer Zunahme des Blockierungsgrades kommen.

Applikationsform und Dosierung: Atropin ist bevorzugt parenteral zu applizieren. Mittlere Dosierung: 0,5–1,0 (2,0) mg Atropin-

Tabelle 8.22. Pharmakokinetische Parameter der Antiarrhythmica [85]

	Therapeutische Plasmakonzentration µg/ml	Erreichung des max. Blutspiegels nach oraler Applikation	Plasma-Protein-Bindung %	Resorption %	Mittlere Halbwertszeit im Blut Std.	Unverändert im Harn %	Metabolismus
Chinidin	2,5–6	1–2 Std.	80	80–100	6–7	10–50	Abbau in der Leber durch Ringhydroxylierung
Procainamid	3–10	1–2 Std.	15	80–100	4	60	Acetylierung zu N-Acetylprocainamid in der Leber; geringer hydrolyt. Abbau im Plasma
Ajmalin				Gering		4	Abbau vorwiegend in der Leber
Spartein	1,2	45 min	50	70	2	30–40	Wird auch mit der Galle ausgeschieden
Verapamil		1,5–2 Std.	Sehr gering	80–90	3 (i. v.: 70 min)		Weitgehender Abbau durch N- bzw. O-Demethylierung; Ausscheidung als konjug. Metabolite durch Galle und Harn
Phenytoin	10–18	4–12 Std.	80–90	100	38	2–5	In der Leber (Mikrosomen) Hydroxylierung und Konjugierung, 50–70% als Konjugate renal eliminiert
Lidocain	2–5	–	65 (Blut)	35	0,5–1	3–11	Abbau in der mikrosomalen Fraktion der Leber durch oxidat. Deäthylierung und Amidspaltung zu Xylidin und N-Äthylglycin
Aprindin	1–2	3–5 Std.	85–95	60–70	27	5	Abbau in der Leber, N-Deäthylierung, Ringhydroxylierung mit anschließ. Glucuronidierung
Propranolol	0,05–0,1	1–4 Std.	95	Gut	2–3	Spuren	Zu 95% Abbau in der Leber durch Hydroxylierung am Naphtolring bzw. Abspaltung der Seitenkette zu Naphtolen

Tabelle 8.23. Wirkung von Antiarrhythmica auf die Reizbildung im Sinusknoten und die einzelnen Abschnitte des Erregungsleitungssystems [59]

Präparat	Sinusknoten	Vorhof	AV-Knoten	His-Bündel	Ventrikel
Chinidin	↓	↓	∅↑	↓	↓
Procainamid Novocamid	↓	∅↓	↓	↓	↓
Ajmalinbitartrat Neo-Gilurytmal	↓	↓	↓	↓	↓
Aprindin Amidonal	∅↓	↓	↓	↓	↓
Propafenon	↓	↓	↓	↓	↓
Diphenylhydantoin Phenhydan	∅↓	∅	∅↑	∅↓	∅↑
Spartein Depasan	↓	∅	∅	∅	∅
Verapamil Isoptin	↓	↓	↓	∅	∅
Propranolol Dociton	↓	↓	↓	∅	∅
Orciprenalin Alupent	↑				↑

sulfat i.v. Die Wirkungsdauer liegt bei 60 min. Zur oralen Dauertherapie (3–6stündlich 0,25–0,5 mg) ist Atropin wegen seiner kurzen Wirkungsdauer und der nicht unerheblichen Nebenwirkungen nicht geeignet. Diese Feststellung muß wohl auch für den neuen Tropasäureester (s. o.) mit einer angeblichen Wirkungsdauer von 2–4 Stunden gelten.

In Einzelfällen kann es als *Nebenwirkung* zu supraventriculären und ventriculären Tachykardien (evtl. auch Kammerflimmern) nach Atropingabe kommen. Die extrakardialen Nebenwirkungen des Atropins bestehen in Mundtrockenheit, Obstipation, Völlegefühl, Inappetenz, Sehstörungen, Miktionsstörungen, Hitzegefühl und Auslösung eines Glaukomanfalls. Beim Glaukom ist Atropin daher kontraindiziert. Auch Halluzinationen sind beobachtet worden. Als Antidot stehen Parasympathicomimetica und Betasympathicolytica zur Verfügung.

B. Tachykarde Rhythmusstörungen

Wenn auch die medikamentöse Therapie der Tachykardien grundsätzlich ohne genaue Kenntnis des Wirkungsmechanismus der applizierten Antiarrhythmica möglich ist, so sind doch für die Differentialindikation wie für die Abschätzung von Therapieerfolg und Nebenwirkungen zumindest Grundkenntnisse über die zur Verfügung stehenden Substanzen notwendig (Tabellen 8.22, 8.23).

I. Betareceptorenblocker. Neben den klassischen Antiarrhythmica (s. u.) haben bei der Therapie tachykarder Rhythmusstörungen die Betareceptorenblocker in neuerer Zeit zunehmend an Bedeutung gewonnen. Derzeit sind in der Bundesrepublik Deutschland etwa 20 verschiedene Betablockerpräparate – mit teilweise gleicher Wirksubstanz – im Handel, nicht mitgerechnet die Kombinationspräparate, die Betasympathicolytica enthalten (Tabelle 8.24). – Bei der Therapie der Angina pectoris, der essentiellen Hypertonie und des hyperkinetischen Herzsyndroms sind vor allem die spezifischen betasympathicolytischen Eigenschaften wesentlich. Die antiarrhythmische Wirkung der Betablocker dürfte dagegen nicht nur auf

Tabelle 8.24. Einige handelsübliche Betablockerpräparate

Handelspräparat	Freiname	„Membran- wirkung"	Tgl. Dosis p.o. (mg)	Hersteller
Aptin	Alprenolol	+	200	Astra
Beloc	Metoprolol	−	100−200	Astra
Betadrenol	Bupranolol	+	80	Pharma Schwarz
Betapressin	Penbutolol	−	40	Hoechst
Conducton	Carazolol	+	15	Klinge
Disorat	Methypranol	−	10− 20	Boehringer Mannheim
Doberol	Toliprolol	+	20	Boehringer Ingelheim
Dociton	Propranolol	+	60−120	ICI
Lopresor	Metoprolol	−	200	Geigy
Prent	Acebutolol	+	400	Bayer
Sinorytmal	Toliprolol	+	35− 70	Giulini
Solgol	Nadolol	−	120	v. Heyden
Sotalex	Sotalol	−	160	Lappe
Stresson	Bunitrolol	−	20	Boehringer Ingelheim
Temserin	Timolol	−	15	Sharp & Dohme
Tenormin	Atenolol	−	50−100	ICI
Trasicor	Oxprenolol	+	40−120	CIBA
Visken	Pindolol	+	15	Sandoz

der Betasympathicolyse beruhen, sondern wohl auch auf den unspezifischen Membranwirkungen. – Trotz gewisser substanzspezifischer Unterschiede kommen in antiarrhythmischer Hinsicht den einzelnen Betareceptorenblockern keine differentialtherapeutisch gravierenden Unterschiede zu. Daraus ergibt sich für die Arrhythmiebehandlung der Vorteil, bei Unverträglichkeit bzw. Nebenwirkungen des einen Betablockers auf einen anderen übergehen zu können, ohne dem Patienten therapeutische Chancen vorzuenthalten. Die mittlere Dosierung (vgl. Tabelle 8.27) liegt z.B. für Propranolol bei 80–120 mg täglich p.o. Bei antianginöser und antihypertensiver Indikation sind gelegentlich wesentlich höhere Dosierungen notwendig. Für eine intravenöse Applikation von Betablockern besteht i.allg. keine Notwendigkeit. Außerhalb der Klinik wäre die intravenöse Gabe ohnehin wegen der zu befürchtenden Nebenwirkungen kontraindiziert.

Wirkungsspektrum der Betareceptorenblocker. Nach den derzeit gültigen Vorstellungen können 2 Gruppen adrenerger Receptoren, die auf Sympathicomimetica reagieren, unterschieden werden: die sog. Alpha- und Betareceptoren. Der üblichen Einteilung von Ahlquist entsprechend gilt Nor-

adrenalin als Prototyp der alphaadrenergen Wirkung und Isoproterenol als der der betaadrenergen Wirkung [2]. Die Betastimulation geht am Herzen mit einer gesteigerten sympathischen Aktivität einher und äußert sich in einer Kontraktilitätserhöhung mit erheblicher Zunahme von Sauerstoff- und Substratverbrauch sowie in einer Frequenzzunahme und Beschleunigung der Erregungsleitung. Die betaadrenergen Effekte werden spezifisch, kompetitiv und reversibel durch Betasympathicolytica gehemmt. – Als erste kompetitive betablockierende Substanz wurde das Dichlorisoprenalin (DCI) beschrieben, das dem Isoproterenol chemisch eng verwandt ist. Nach dem DCI wurden zahlreiche weitere Betasympathicolytica entwickelt, die ebenfalls eine bemerkens-

Tabelle 8.25. Wirkungscharakteristika einiger Betareceptorenblocker

Mit ISA[a]	Ohne ISA
I. Kardioselektiv (β_1)	
Acebutolol (Prent)	Atenolol (Tenormin)
	Metoprolol
	(Beloc, Lopresor)
II. Nicht Kardioselektiv ($\beta_1 + \beta_2$)	
Oxprenolol (Trasicor)	Propranolol (Dociton)
Alprenolol (Aptin)	Sotalol (Sotalex)
Pindolol (Visken)	Timolol (Temserin)
	Bupranolol (Betadrenol)

[a] Intrinsische sympathische Aktivität

werte Strukturähnlichkeit mit Isoproterenol aufweisen. Dies macht verständlich, daß Betablocker neben ihrer betasympathicolytischen Hauptwirkung zusätzlich eine gewisse – je nach chemischer Konfiguration unterschiedliche – betaadrenerge Stimulationswirkung besitzen können („intrinsic activity"). Abgesehen von dieser sympathicomimetischen Eigenwirkung unterscheiden sich Betareceptorenblocker hinsichtlich ihrer negativen Inotropie, ihrer Kardioselektivität und ihrer für die antiarrhythmische Therapie möglicherweise relevanten „chinidinartigen" Membranwirkung (vgl. Tabelle 8.25). Die lokalanästhetischen, kardiodepressiven, antiarrhythmischen und zentralen Effekte der Betablocker gelten als unspezifische Wirkungen. – Die klinisch relevanten kardiodepressiven Eigenschaften, die alle Betablocker besitzen, sind sowohl auf die Betasympathicolyse wie auf unspezifische Membranwirkungen zu beziehen. Die (unspezifische) kardiodepressive Eigenwirkung wird auf einen Calciumantagonismus zurückgeführt. Bei der Therapie der Angina pectoris, der essentiellen Hypertonie und des hyperkinetischen Herzsyndroms sind vor allem die spezifischen betasympathicolytischen Eigenschaften wesentlich. Die antiarrhythmische Wirkung beruht dagegen nicht nur auf der Betasympathicolyse, die einem gesteigerten sympathischen Antrieb entgegenwirkt, sondern wohl auch auf den unspezifischen Membranwirkungen. Therapeutisch wichtig ist die Kardioselektivität einer betablockierenden Substanz, d.h. die Eigenschaft, ganz überwiegend die Betareceptoren des Herzens zu beeinflussen bei nur unbeträchtlicher Wirkung auf die anderen Organe.

Propranolol gilt als der am stärksten negativ-inotrop wirksame Betablocker. Pindolol und Oxprenolol besitzen nur eine geringe kardiodepressive Wirkung. Alprenolol und Acebutolol kommt die stärkste sympathicomimetische Eigenwirkung zu (vgl. [98]). Weitere Hinweise zur Pharmakologie s. S. 301 und 666.

Elektrophysiologie der Betareceptorenblocker. Betareceptorenblocker verhindern Veränderungen des Membranpotentials durch Catecholamine und wirken damit der Entstehung catecholaminbedingter Arrhythmien entgegen. Einige Betablocker (Propranolol, Alprenolol) besitzen zusätzlich direkte Membranwirkungen, die unabhängig von der Betareceptorenblockade antiarrhythmisch wirksam sein können.
Tierexperimentelle Untersuchungen haben gezeigt, daß nur Betasympathicolytica mit direkten Membranwirkungen glykosidinduzierte Arrhythmien beseitigen können. Die rechtsdrehenden Isomere von Betablockern, die direkte Membranwirkungen besitzen, denen aber sympathicolytische Effekte fehlen, waren hierbei ebenso wirksam, wie das Racemat [162]. Die Wirkung auf die Erregungsleitung hängt von der Anwesenheit von Catecholaminen, vom jeweiligen Herzgewebe und von dem Ausmaß direkter Membranwirkungen des einzelnen Betasympathicolyticums ab. Propranolol und Alprenolol führen in hohen Konzentrationen, die über den antiarrhythmischen Dosen beim Menschen liegen, zu einer Verminderung der maximalen Anstiegsgeschwindigkeit und der Amplitude des Aktionspotentials von Vorhof, Ventrikelmyokard und Purkinje-System. Das Ruhemembranpotential zeigt keine Änderung. Diese Wirkungen können als Ausdruck einer verminderten Natriumleitfähigkeit angesehen werden [188]. Geht man davon aus, daß die Abnahme der Erregungsleitung antiarrhythmisch wirkt, so darf man annehmen, daß diese Substanzen eine kreisende Erregung in gleicher Weise beeinflussen wie Chinidin oder Procainamid. Betablocker ohne direkte Membranwirkung wie Sotalol führen experimentell erst in hohen Konzentrationen, die in vivo nicht erreicht werden, zu einer Abnahme von Anstiegsgeschwindigkeit, Amplitude und Erregungsleitung.

Betablocker verhindern die catecholaminbedingte Zunahme der diastolischen Depolarisation. Diese Wirkung stellt möglicherweise die wichtigste antiarrhythmische Eigenschaft dar [188]. Betasympathicolytica mit Membraneigenwirkung wie Propranolol und Alprenolol vermindern die spontane diastolische Depolarisation von Purkinje-Fasern auch ohne Anwesenheit von Catecholaminen.

Unter klinischen Bedingungen sind die spezifischen Wirkungen der Betablocker naturgemäß vom Ausmaß der sympathischen Aktivität abhängig, die bei bestimmten Krankheitszuständen (z.B. Myokardinfarkt) in unterschiedlichem Maße erhöht ist.

Die *Sinusfrequenz* des Herzens wird durch Propranolol um etwa 10–20% herabgesetzt; gelegentlich kommt es unter therapeutischer Dosierung auch zu schweren Bradykardien [58]. Durch vergleichende Untersuchungen von d-Propranolol (das nur membranwirksam ist, ohne betareceptorenblockierend zu wirken) und dl-Propranolol konnte gezeigt werden, daß die Wirkung auf den Sinusknoten ein betablockierender Effekt ist, der von der Membranwirkung unabhängig ist. Inwieweit diese Ergebnisse auf den erkrankten Sinusknoten zu übertragen sind, ist noch ungeklärt. Bei Patienten mit Sinusknotensyndrom kommt es jedenfalls in unterschiedlichem (nicht voraussehbaren) Maße nach Propranololgabe zur Bradykardie.

Die (geschätzte) einfache sinuatriale Leitungszeit (s. S. 434) zeigt bei Patienten mit Sinusknotensyndrom nach Propranololbehandlung eine signifikante Zunahme von im Mittel 179 msec auf 213 msec [170]. Die Sinusknotenerholungszeit als Parameter der Sinusknotengeneratorfunktion ist unter Propranolol deutlich verlängert.

Die effektive Refraktärzeit des Vorhofs nimmt nach Propranololgabe zu.

Im *AV-Knoten-Areal* schwächen Betablocker die Effekte einer sympathischen Stimulation ab. Bei konstanter Herzfrequenz (atriale Stimulation) führen betareceptorenblockierende Dosen von Propranolol zu einer PQ-Verlängerung, die einer AH-Zunahme im His-Bündel-Elektrogramm entspricht. Auch bei therapeutischer Dosierung von Propranolol kann es zum Auftreten atrioventriculärer Leitungsblockierungen kommen. Die AV-Leitungsverzögerung dürfte dabei auf den die Betareceptoren blockierenden Eigenschaften und nicht auf direkten Membraneffekten beruhen [188]. Propranolol verlängert sowohl die funktionelle als auch die effektive Refraktärzeit des AV-Knotens. Diese Wirkung ist klinisch insofern wichtig, als durch Propranolol damit nicht nur die ventriculäre Antwort auf schnelle Vorhofrhythmen vermindert wird, sondern auch eine kreisende Erregung im AV-Knoten als Ursache einer paroxysmalen supraventriculären Tachykardie terminiert werden kann. Beim Wolff-Parkinson-White-Syndrom (WPW-Syndrom s. S. 437) führen Betareceptorenblocker im Bereich der akzessorischen Leitungsbahn zu keiner Leitungsverzögerung und Refraktärzeitverlängerung. Bei simultaner Erregung der Ventrikel über das normale AV-Überleitungsgewebe und den Bypass vergrößert Propranolol das Ausmaß der Präexcitation [138]. – Auf das spezifische *ventriculäre Leitungsgewebe* haben Betareceptorenblocker in therapeutischer Dosierung keine signifikanten Wirkungen hinsichtlich Leitungsgeschwindigkeit und Refraktärperiode [188].

Am *Ventrikelmyokard* zeigen Betablocker ebenso wie an den übrigen kardialen Strukturen antiadrenerge Wirkungen. Tierexperimentell wird unter Propranolol und unter Oxprenolol eine Abnahme der maximalen Anstiegsgeschwindigkeit des Aktionspotentials deutlich, die auf eine verminderte Erregungsleitungsgeschwindigkeit hinweist (Abb. 8.33). – Oxprenolol ist allerdings erst in sehr hohen Konzentrationsbereichen wirksam. Die Aktionspotentialdauer findet sich selbst bei pharmakologischen Wirkstoffkonzentrationen nur geringfügig verlängert. Die mit Doppelreizen gemessene Refraktärperiode erfährt nach Oxprenololeinwirkung nur eine mäßiggradige Zunahme.

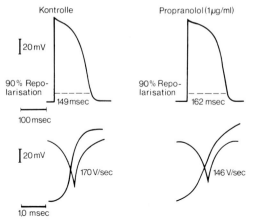

Abb. 8.33. Am isolierten Papillarmuskel von Meerschweinchenherzen mit Mikroglaselektroden gemessene Aktionspotentiale. *Oben:* unter Einwirkung von Propranolol (1 µg/ml Inkubationsmedium) wird eine Zunahme der Aktionspotentialdauer (gemessen bei 90% der Repolarisation) erkennbar. *Unten:* Anstieg der oben dargestellten Aktionspotentiale in 100fach schnellerer Zeitschreibung. Die Spitze des jeweils auf dem V-förmigen Strahl synchron registrierten Differentialquotienten gibt die maximale Anstiegsgeschwindigkeit des Aktionspotentials an. Der maximale Anstieg ist – als Ausdruck der Erregungsleitungsgeschwindigkeit – unter Propranolol deutlich vermindert [98]

Die elektrophysiologisch am isolierten Papillarmuskel wirksame Schwellendosis von Pindolol liegt zwischen 1 µg und 5 µg/ml Inkubationsmedium. Bei einer Konzentration von 5 µg Pindolol/ml kommt es zu einer signifikanten Abnahme der maximalen Anstiegsgeschwindigkeit des Aktionspotentials. Eine Konzentration von 10 µg/ml Inkubationsmedium führt zu einer erheblichen (auch gegenüber dem nach 5 µg Pindolol/ml gemessenen Wert) Abnahme der maximalen Anstiegssteilheit. Im gleichen Konzentrationsbereich (10 µg/ml) bewirkt die Substanz eine Abnahme der Aktionspotentialdauer, die phänomenologisch als Plateauverlust des Aktionspotentials imponiert und als Schädigungszeichen der Papillarmuskelmembranfunktion angesehen wird. – Propranolol führt in einer Konzentration von 1 µg/ml hinsichtlich der maximalen Anstiegsgeschwindigkeit zu qualitativ vergleichbaren Veränderungen wie Pindolol (5 µg/ml). Quantitativ ist jedoch der Effekt von Propranolol ausgeprägter. Im Gegensatz zu Pindolol bewirkt Propranolol eine signifikante Zunahme der Aktionspotentialdauer. Hinsichtlich des Wirkungseintritts sind zwischen Propranolol und Pindolol keine wesentlichen Unterschiede festzustellen. Pindolol bewirkt dem konzentrationsabhängigen Verlauf entsprechend erst in relativ hohem Konzentrationsbereich Veränderungen der untersuchten elektrophysiologischen Parameter. – Eine sog. chinidinartige Wirkung von Pindolol würde sich mithin also nur auf eine Abnahme der maximalen Anstiegsgeschwindigkeit des Aktionspotentials in hohen Konzentrationsbereichen beziehen können. Eine wie unter Propranolol und anderen Betareceptorenblockern registrierbare (zusätzliche) Zunahme der Aktionspotentialdauer und eine entsprechende Verlängerung der funktionellen Refraktärperiode, wie sie nach Gabe von Chinidin festzustellen sind, konnten unter Einwirkung von Pindolol nicht beobachtet werden [98].

Indikation der Betablocker bei Herzrhythmusstörungen. Die Indikation der Betareceptorenblocker konzentriert sich auf Arrhythmien im Rahmen einer Sympathicotonie: Sinustachykardie, Vorhofextrasystolie,

Tabelle 8.26. Arrhythmiebehandlung mit Betareceptorenblockern

Indikationen:

1. Adrenerge Stimulation
Sinustachykardie
Supraventr. u. ventr. Extrasystolie

2. Coronare Herzkrankheit (s. S. 300, 309)
Belastungsextrasystolie

3. Hyperthyreose (Sympathicotonie?)
Sinustachykardie
Vorhofflimmern
Extrasystolie

Als Alternativ- bzw. Additivantiarrhythmicum:
Vorhofflimmern/-flattern
Paroxysm. supraventr. Tachykardie
Digitalogene Rhythmusstörungen

Vorhofflimmern und Vorhofflattern, paroxysmale supraventriculäre Tachykardie sowie ventriculäre Extrasystolie (Tabelle 8.26). Somit erweisen sich die Betasympathikolytica als wichtiges Adjuvans für die klassische antiarrhythmische Therapie. Naturgemäß ist die Anwendung von Betareceptorenblockern in jedem Einzelfall indikationsbezogen zu prüfen. Dies gilt besonders für die Sinustachykardie, die mannigfache Ursachen haben kann. Ist ein hyperkinetisches Herzsyndrom als wesentlicher Kausalfaktor anzunehmen, so erweist sich meist ein Betasympathicolyticum als wirksam.

Im Rahmen radiotelemetrischer Untersuchungen wurden bei Skispringern die therapeutische Beeinflussung von belastungs- und hyperexcitationsinduzierten Tachykardien geprüft. Die körperliche Anstrengung des Besteigens der Sprungschanze führte zu einer Belastungstachykardie. Durch emotionellen Streß bedingt kommt es während des Wartens auf der Plattform vor dem Absprung zu einer Hyperexcitationstachykardie. Die höchste Herzfrequenz, die auf eine Freisetzung von Catecholaminen bezogen wurde, fand sich 15 sec nach der Landung des Springers. Durch den spezifischen Betareceptorenblocker Oxprenolol konnte die Belastungstachykardie um 15% und die Hyperexcitationstachykardie um 34,2% vermindert werden. Aus diesem Befund ist abzuleiten, daß die emotionell bedingte Tachykardie ganz überwiegend auf betaadrenerger Stimulation beruht [74].

Vorhofextrasystolen sind nur bei klinischer Relevanz behandlungsbedürftig. Eine Indikation für Betareceptorenblocker ist bei supraventriculärer Extrasystolie im Rahmen einer coronaren Herzkrankheit gegeben. Betablocker können sich auch als vorteilhaft erweisen, wenn der Extrasystolie eine Digitalisintoxikation zugrunde liegt.

Bei Vorhofflimmern und Vorhofflattern sind vor allem die tachysystolischen Formen therapiepflichtig, wobei nach Digitalisierung die zusätzliche Gabe von Betablockern effektiv sein kann. Eine Konversion in Sinusrhythmus gelingt nur in wenigen Fällen. Bei Hyperthyreose sind mit Betablockern therapeutische Erfolge bei Vorhofflimmern und Vorhofflattern mit schneller Überleitung zu erzielen.

Die symptomatische Therapie der paroxysmalen supraventriculären Tachykardie sollte mit physikalischen Maßnahmen begonnen werden wie Sedierung und Vagusreiz (Carotisdruck, Bulbusdruck, Preßatmung). Außer Verapamil und Herzglykosiden können Betareceptorenblocker hilfreich sein. Besonders in der Anfallsprophylaxe zeigen sie eine gute protektive Wirkung bei hypersympathicoton bedingten funktionellen Störungen.

Kammerextrasystolen sind häufig Ausdruck einer organischen Herzerkrankung. Betablocker sind besonders bei belastungsinduzierten Heterotopien auf dem Boden einer coronaren Herzkrankheit angezeigt. Bei bedrohlichen ventriculären Extrasystolen im Gefolge eines Myokardinfarktes ist i. allg. zunächst Lidocain, evtl. Ajmalin oder Mexiletin zu verabreichen. Extrasystolen als Ausdruck einer Herzinsuffizienz sind naturgemäß mit kardioaktiven Glykosiden anzugehen. Bei digitalogenen Kammerextrasystolen haben sich neben Kalium und Diphenylhydantoin auch die Betasympathicolytica bewährt.

Spezielle Probleme

Hyperthyreose. Die Erregbarkeit des Herzens ist bei der Hyperthyreose gesteigert. Zu den Leitsymptomen einer Schilddrüsenüberfunktion gehört die Sinustachykardie. Am häufigsten liegt die Ruhefrequenz zwischen Werten von 80 und 130 Schlägen pro Minute; nur in 5% der Fälle findet sich eine niedrigere Frequenz. Eine besonders wichtige kardiale Komplikation bei thyreotoxischen Erkrankungen ist das Vorhofflimmern. Die Kammerfrequenz läßt eine Abhängigkeit vom Grad der Toxikose erkennen. Je ausgeprägter die Hyperthyreose, um so besser ist die Überleitung für Flimmerimpulse. Als Vorläufer für ein Vorhofflimmern ist das Auftreten von Vorhofextrasystolen zu werten. Nicht selten werden auch ventriculäre Extrasystolen beobachtet. Pathogenetisch sind die Rhythmusstörungen bei Hyperthyreose auf eine erhöhte Ansprechbarkeit des Herzens auf Catecholamine bezogen worden. Andererseits ist bemerkenswert, daß antiadrenerge Substanzen wie Propranolol zwar einen Rückgang der erhöhten Sinusfrequenz bewirken, jedoch nicht eine Frequenznormalisierung herbeiführen können.

Tierexperimentell kann durch den Betareceptorenblocker Propranolol nur ein partieller Rückgang der erhöhten maximalen Anstiegsgeschwindigkeit des Aktionspotentials nach Trijodthyronin-Vorbehandlung (10 µg/ml Inkubationsmedium) erreicht werden, und zwar in einer Konzentration, die beim normalen Papillarmuskel zu einer Reduzierung der Anstiegssteilheit unterhalb des Normwertes führt (1 µg/ml Inkubationsmedium) [111].

Obwohl nur eine Partialwirkung erzielt wird, hat sich klinisch die Gabe von Propranolol bei tachykarden Rhythmusstörungen im Rahmen einer Hyperthyreose neben der Therapie des Grundleidens als sinnvoll erwiesen.

Glucagon und Betareceptorenblocker. Glucagon und Betareceptorenblocker zeigen in vielfacher Hinsicht gegensinnige Wirkungen. Glucagon erhöht die atrioventriculäre Leitungsgeschwindigkeit im Bereich der unteren Vorhofabschnitte, des Atrioventricularknotens und des His-Bündels. Partielle atrioventriculäre Blockierungen während hochfrequenter Vorhofstimulation werden durch Glucagon (50 µg/kg) am Hund etwa 30 Minuten lang in eine 1:1-Überleitung übergeführt. Eine durch dl- oder d-Propranolol (5 µg/kg Hund) besonders im höheren Frequenzbereich ausgelöste Verlängerung der atrioventriculären Überleitungszeit sowie eine Senkung der maximalen Durchgangsfrequenz des Überleitungsgewebes werden

8.7 Therapie der Herzrhythmusstörungen

durch Glucagon (2 µg/kg i.v.) wieder normalisiert. Umgekehrt wird der Glucagoneffekt auf die atrioventriculäre Überleitung durch eine nachfolgende Verabreichung von Propranolol nicht beeinflußt. Diese Untersuchungsergebnisse und der günstige Umstand, daß Glucagon beim Menschen keine Steigerung der ektopischen Reizbildung bewirkt, rechtfertigen die therapeutische Anwendung des Hormons bei Fällen von atrioventriculären Leitungsstörungen, besonders bei den unter Propranolol und Herzglykosiden entstandenen.

Im Rahmen diagnostischer Herzkatheteruntersuchungen wurden bei 8 Patienten die Wirkungen von Propranolol (5 mg i.v.) und einer konsekutiven Applikation von Glucagon (3 mg i.v.) in rhythmologischer und hämodynamischer Hinsicht untersucht [16]. Die Vorbehandlung mit Propranolol führte in allen Fällen des Kollektivs zu einer signifikanten Abnahme der Herzfrequenz von $82 \pm 15/\text{min}$ auf $68 \pm 13/\text{min}$ ($p < 0{,}001$) sowie zu einer Abnahme der maximalen Druckanstiegsgeschwindigkeit und des Herzminutenvolumens wie auch zu einem geringfügigen Anstieg des linksventriculären enddiastolischen Druckverhaltens (Abb. 8.34). Diese Änderungen waren 10 min nach der Injektion voll ausgeprägt und währten ohne zusätzliche pharmakologische Beeinflussung mehr als 30 min. Während maximaler Propranololwirkung führt Glucagon bereits nach 2 min zu einem Anstieg der Herzfrequenz von $60 \pm 13/\text{min}$ auf $78 \pm 17/\text{min}$, d.h. um 14% ($p < 0{,}005$), der maximalen Druckanstiegsgeschwindigkeit im linken Ventrikel und nach 5 min zu einem Anstieg des Herzminutenvolumens von $6{,}08 \pm 1{,}43\,\text{l/min}$ auf $6{,}72 \pm 1{,}4\,\text{l/min}$, d.h. um 10% ($p < 0{,}005$). Der enddiastolische Ventrikeldruck bleibt annähernd konstant. Die Zunahme der Herzfrequenz tritt auch hier innerhalb von 1–2 min post injectionem zusammen mit einem frequenzbedingten Anstieg von dp/dt_{max} auf. Die maximale Druckanstiegsgeschwindigkeit bleibt jedoch auch nach Normalisierung der Herzfrequenz gegenüber dem Ausgangswert unter Propranolol erhöht. Die Zunahme des Herzminutenvolumens ist 5–15 min nach Glucagongabe am deutlichsten. In der gewählten Dosierung der beiden

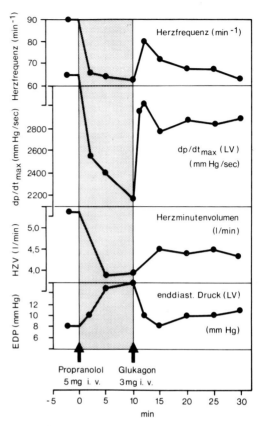

Abb. 8.34. Herzfrequenz, maximale Druckanstiegsgeschwindigkeit (dp/dt_{max}), Herzminutenvolumen (HZV) und enddiastolischer Druck (EDP) im linken Ventrikel nach Injektion von 5 mg Propranolol i.v. und anschließender Gabe von 3 mg Glucagon i.v.; Glucagon hebt die Wirkungen von Propranolol auf [16]

Substanzen werden die Ausgangswerte, besonders der des Herzminutenvolumens, jedoch nicht wieder vollständig erreicht (Abb. 8.34).

Nach den vorliegenden Untersuchungsbefunden sowie nach klinischen Erfahrungen kann bei Zuständen mit akuter Herzinsuffizienz nach einer Überdosierung mit betareceptorenblockierenden Substanzen Glucagon im Hinblick auf Herzfrequenz und Hämodynamik als Mittel der Wahl gelten.

Nebenwirkungen der Betareceptorenblocker. Die unerwünschten Nebenwirkungen, welche nur teilweise auf der spezifischen Betasympathicolyse beruhen, sind von der Wirkungscharakteristik des jeweiligen Beta-

blockers und der Vorschädigung bestimmter Organe abhängig. Unspezifische Nebenwirkungen sind Schwindel, Müdigkeit, Nausea, Diarrhoe, Mundtrockenheit, Pollakisurie, Exanthem, Conjunctivitis, Paraesthesien und gelegentlich Sehstörungen (s. a. S. 300).
Kontraindikationen: Bei Asthma bronchiale und anderen obstruktiven Lungenerkrankungen sollten keine Betablocker gegeben werden. Auch mit den sog. kardioselektiven Betareceptorenblockern (s. o.) ist hier Vorsicht geboten, da dosisabhängig eine Verstärkung des obstruktiven Bildes möglich ist. Bei manifester Herzinsuffizienz gelten Betablocker wegen der negativ-inotropen Wirkung allgemein als kontraindiziert. Unter kontrollierten Bedingungen können jedoch Betablocker bei gleichzeitiger Digitalisierung verabreicht werden.
Wegen der bekannten elektrophysiologischen Eigenschaften (s.o.) sollte auf Betablocker bei allen Formen von atrioventriculären Leitungsstörungen wie auch beim Sinusknotensyndrom verzichtet werden. – Als relative Kontraindikation gelten Spontanhypoglykämie und der insulinpflichtige Diabetes mellitus (s. a. S. 300).

II. Herzaktive Glykoside. Digitalisglykoside und Strophanthin besitzen direkte myokardiale sowie anti-adrenerge und cholinerge Wirkungen und beeinflussen die Reizbildung und Erregungsleitung des Herzens (zur Pharmakologie s. S. 598). In diesem Zusammenhang können Herzglykoside auch antiarrhythmische Eigenschaften entfalten. Darüber hinaus kann auch die kontraktionssteigernde Wirkung der Glykoside Arrhythmien entgegenwirken. Durch eine Verbesserung der Pumpfunktion und der myokardialen Sauerstoffversorgung sowie durch eine Abnahme des enddiastolischen Ventrikeldrucks und der Herzgröße kann die Aktivität heterotoper Reizbildungszentren herabgesetzt werden. Der vagomimetische Effekt der Digitalisglykoside hat eine Frequenzsenkung zur Folge. Die glykosidinduzierte Refraktärzeitverkürzung des Vorhofs begünstigt die Überführung von Vorhofflattern in Vorhofflimmern. (Zur Elektrophysiologie s. Tabelle 8.29).

Die Indikation für Glykoside ist bei solchen Rhythmusstörungen gegeben, die ihre Ursache in einer Myokardinsuffizienz haben, insbesondere Sinustachykardie, supraventriculäre und ventriculäre Extrasystolie, Vorhofflimmern und Tachyarrhythmia absoluta. Bei Flimmerarrhythmien mit schneller Überleitung und konsekutiver Tachysystolie sind Glykoside auch unabhängig von einer gleichzeitig vorliegenden Herzinsuffizienz indiziert, da hier speziell der hemmende Glykosideinfluß auf die atrioventriculäre Überleitung erwünscht ist.
Da grundsätzlich jede Rhythmusstörung auch glykosidbedingt sein kann, ist vor der Digitalisgabe eine Glykosidintoxikation bzw. -überdosierung auszuschließen. – Nach der Häufigkeit genannt finden sich bei Glykosidintoxikation ventriculäre Extrasystolie, Bigeminus, AV-Blockierungen, supraventriculäre Extrasystolen und Sinusbradykardie. Besonders gefürchtet ist die paroxysmale atriale Tachykardie mit Block, die ein seltenes, aber charakteristisches Zeichen einer digitalogenen Rhythmusstörung darstellt. Diese Störung, die häufig mit wechselnden AV-Blockierungen einhergeht einschließlich der Wenckebach-Periode, entsteht in mehr als 70% der Fälle als Nebenwirkung der Glykosidtherapie. Die paroxysmale supraventriculäre Tachykardie gilt als ein prognostisch ungünstiges Zeichen vor allem bei fortgeschrittenem Herzleiden und bei chronischem Cor pulmonale. Die unmittelbare Letalität beträgt über 50%, wenn die Tachykardie nicht als digitalogene Überdosierungsfolge erkannt wird und Glykoside weiter gegeben werden [10a].
Für die Dosierung und Applikationsform gelten die allgemeinen Regeln der Glykosidtherapie (s. S. 604). Ist ein dringliches Eingreifen erforderlich, so sollte eine rasche Sättigung durch i.v. Gabe angestrebt werden, z. B. durch initiale Gabe von 0,5 mg Digoxin i.v. oder 0,4 mg Betamethyldigoxin i.v. Nach 30 min kann dann die Wiederholung der Einzeldosen (0,25 mg Digoxin bzw. 0,2 mg Betamethyldigoxin) erfolgen, bis eine Frequenzverlangsamung erreicht wird. – Für die orale Behandlung ist Herzglykosiden mit hoher enteraler Resorptionsquote (70–100%), z. B. Digoxin, Alpha-, Betaacetyldigoxin, Be-

Tabelle 8.27. Medikamentöse Therapie tachykarder Rhythmusstörungen

Medikamente	Indikation	Dosierung Akut-Ther.	Dosierung Prophylaxe	Extrakardiale Nebenwirkungen
Ajmalin (Gilurytmal)	Ventr. Extrasystolie (E. S.), Ventr. Tachykardie	25–50 mg i. v.	< 300 mg/ 12 Std. i. v.	Übelkeit, Kopfschmerzen, Appetitlosigkeit, Cholestase, Leberschädigung
Prajmaliumbitartrat (Neo-Gilurytmal)	Supraventr.-, ventr. E. S., Rezidivprophylaxe, Ventr. Tachykardie	60 mg tgl. p. o.	60 mg tgl. p. o.	
Propranolol (Dociton)	Supraventr. Tachykardie, ventr. E. S., tachysystolisches Vorhofflimmern	–	80–120 mg tgl. p. o.	Schwindel, Nausea, Diarrhoe, Raynaud-Symptomatik
Chinidin-Bisulfat (Chinidin-Duriles, Optochinidin Ret.)	Supraventr.-, ventr. E. S., supraventr. Tachykardie, Rezidivprophylaxe nach Regularisierung	–	1 g tgl. p. o.	Gastrointestinale Beschwerden, Ohrensausen, Synkopen
Disopyramid (Rythmodul, Norpace, Diso-Duriles)	Supraventr.-, ventr. E. S., supraventr. Tachykardie, Arrhythmieprophylaxe n. Elektrokonversion	–	4–6 × 100 mg tgl. p. o.	Mundtrockenheit, Gastrointest. Beschwerden, Sedierung, Cholestase, Harnretention
Verapamil (Isoptin, Cardibeltin)	Supraventr. E. S., supraventr. Tachykardie	5 mg i. v.	3 × 40–80 mg tgl. p. o.	Hypotonie
Lidocain (Xylocain)	Ventr. E. S., Kammertachykardie	50–100 mg i. v.	2–4 mg/min i. v.	Benommenheit, Schwindel, zentralnervöse Symptome
Diphenylhydantoin (Epanutin, Phenhydan, Zentropil)	Ventr. E. S., Kammertachykardie (bei Digitalisintoxikation)	125 mg i. v.	3 × 100 mg tgl. p. o.	Gingivahyperplasie, Nystagmus, Ataxie, Lymphadenopathie
Aprindin (Amidonal)	Supraventr.-, ventr. E. S., Ventr. Tachykardie	20 mg i. v., < 300 mg/ 24 Std.	1–2 × 50 mg tgl. p. o.	Tremor, Doppelsehen, Psychosen, Leberschädigung, Agranulocytose
Propafenon (Rytmonorm)	Supraventr.-, ventr. E. S., Tachykardie, Präexcitationssyndrome	0,5–1 mg/kg Körpergewicht	2 × 300 mg tgl. p. o.	Mundtrockenheit, Schwindel, Sehstörungen, Gastrointest. Beschwerden
Mexiletin (Mexitil)	Ventr. E. S., ventr. Tachykardie (KHK-, Digitalis-induziert)	100–200 mg i. v.	2–3 × 200 mg tgl. p. o.	Zentralnervöse Störungen, Hypotension

tamethyldigoxin, und mit rascher Abklingquote der Vorzug zu geben. In der Regel werden zu Behandlungsbeginn 2 Einzeldosen verabreicht (z. B. 2mal 0,25 mg Digoxin in den ersten 4 Stunden). Eine weitere Einzeldosis wird nach 12 Stunden gegeben. Am folgenden Tag ist dieses Vorgehen zu wiederholen. Die Erhaltungsdosis der folgenden Tage beträgt etwa die Hälfte der vorangegangenen Tagesdosis (vgl. S. 604).

III. Antiarrhythmica im engeren Sinne.
Zahlreiche antiarrhythmische Substanzen dienen dem Ziel, durch differentialtherapeutischen Einsatz die verschiedenen tachykarden Rhythmusstörungen zu beeinflussen. Das ideale Antiarrhythmicum, das selektiv und nebenwirkungsfrei die Arrhythmien unterdrückt, ohne das übrige Reizbildungs- und -erregungsleitungssystem zu beeinflussen, gibt es bislang nicht. Auch die Tatsache, daß durch die pharmazeutische Industrie ständig neue Antiarrhythmica entwickelt und angeboten werden, weist bereits darauf hin, daß es noch für keineswegs alle Arrhythmien adäquate pharmakologische Lösungen gibt. Die wichtigsten Antiarrhythmica mit Dosierungsangaben und extrakardialen Nebenwirkungen sind in der Tabelle 8.27 genannt; zur Wirkungsdauer s. Tabelle 8.28. – Nicht näher eingegangen werden soll auf die hierzulande nicht handelsüblichen Substanzen Bretylium-Tosylat, einen adrenergen Neuronenblocker, welcher aufgrund seiner Nebenwirkungen nur bei sonst therapieresistenten bedrohlichen Arrhythmien eingesetzt werden kann [173], auf das bei Arrhythmien nur beschränkt einsetzbare Lidoflazin [44, 136] und das in experimenteller und klinischer Prüfung befindliche Tocainid * [105, 127]. Keine allgemeine Anwendung unter antiarrhythmischer Indikation finden Glucagon und Aldosteronantagonisten, welche bei digitalogenen Rhythmusstörungen antiarrhythmisch wirksam sein können [35, 36]. – Therapeutische Alternativen bei bislang therapieresistenten Tachyarrhythmien scheinen die neuen Antiarrhythmica Aprindin, Disopyramid, Lorcainid, Mexiletin und Propafenon (s. u.) zu bieten.

Trotz Kenntnis der Pharmakokinetik und der Elektrophysiologie der Antiarrhythmica (s. Tabelle 8.29) ist das Therapieergebnis im Einzelfall oft nicht kalkulierbar, und es bedarf häufig (besonders wenn die Pathogenese der Arrhythmie unklar bleibt) einer empirisch begründeten medikamentösen Einstellung des Patienten.

a) Chinidin. Chinidin gilt als Prototyp und Referenzsubstanz der Antiarrhythmica der sog. Klasse I (direkter Membraneffekt und Membranabdichtung), welches elektrophysiologisch an der Einzelfaser eine Refraktärzeitverlängerung und Abnahme der maximalen Anstiegsgeschwindigkeit des Aktionspotentials als Ausdruck einer Leitungsverzögerung bewirkt [178]. Weitere antiarrhythmische Substanzen der Klasse I sind Procainamid, Lidocain, Spartein und Aprindin. – Chinidin hat zudem einen atropinähnlichen (vagolytischen) Einfluß auf Sinusknoten und AV-Überleitung. – Unter klinischen Bedingungen vermindert Chinidin aufgrund seines negativ-bathmotropen Effektes die Aktivität heterotoper Reizbildungszentren in Vorhof- und His-Purkinje-System. Andererseits kann die herabgesetzte Erregungsleitung im His-Purkinje-System

Tabelle 8.28. Wirkungsdauer von Antiarrhythmica für die orale Langzeittherapie. (Nach [59])

Präparat Einzeldosis (g)	Dosierung	Wirkungsdauer in Stunden
Chinidin-Bisulfat 0,25 (Chinidin-Duriles)	– – –	10–12
Alprenolol 0,2 (Aptin-Duriles)	– –	10–12
Aprindin 0,05 (Amidonal)	– (–)	20–40
Ajmalinbitartrat 0,02 (Neo-Gilurytmal)	– – –	5–6
Propafenon 0,3 (Rytmonorm)	– (–) –	8–10
Diphenylhydantoin 0,1 (Phenhydan)	– –	20–120

---

* Einführung in der Bundesrepublik: 15. 2. 1982, Handelsname: Xylotocan. Mittlere Tagesdosis: 3×400 mg p.o. (vgl. [104]).

8.7 Therapie der Herzrhythmusstörungen

Tabelle 8.29. Einfluß antiarrhythmischer Substanzen auf die verschiedenen Intervalle des His-Bündel-Elektrogramms sowie auf die Refraktärperiode von Vorhof, AV-Knoten und His-Purkinje-System. ∅ = keine Veränderung des Mittelwertes, − = Verkürzung, + = Verlängerung des jeweiligen Intervalls; ( ) = statistisch nicht signifikant [131]

Substanz	Dosierung	PA	AH	HR	QRS	ERP A	RP AVN	RP HPS
Substanzen ohne wesentliche Beeinflussung der AV-Überleitung								
Diphenylhydantoin	bis 5 mg/kg	∅	−(?)	∅	∅	?	∅	−
Lidocain	1–2 mg/kg	?	∅	∅	∅	∅	∅	−
Substanzen mit vorzugsweiser Beeinflussung des AH-Intervalls								
Atropin	0,5 mg ED	∅	−	∅	∅	∅	−	∅
Isoproterenol	0,2 mg in 200 ml Lsg.	∅	−	∅	∅	∅	−	∅
Oxyfedrin	8 mg ED	∅	−	∅	∅	?	?	?
Propranolol	0,1 mg/kg	?	+	∅	∅	?	?	?
Pindolol	0,5 mg ED	∅	+	∅	∅	?	?	?
Oxprenolol	4 mg ED	∅	+	∅	∅	∅	+	∅
Verapamil	10 mg ED	∅	+	∅	∅	?	?	?
D 600	2 mg ED	∅	+	∅	∅	∅	+	∅
Digoxin	0,75 mg ED	?	+	∅	∅	?	+	∅
Substanzen mit vorzugsweiser Beeinträchtigung der intraventrikulären Erregungsleitung								
Ajmalin	100 mg ED	+	+	+	+	∅	+	−
Aprindin	2 mg/kg	+	+	+	+	∅	+	∅
Chinidin	600–800 mg i. m.	?	−	+	+	+	−	+
Disopyramid	2 mg/kg	∅	+	+	+	+	+	∅
Procainamid	500 mg ED	?	(+)	+	∅	+	−	+
Propafenon	2 mg/kg	+	+	+	+	+	+	?

ERP A = Effektive Refraktärperiode Atrium, RP AVN = Refraktärperiode AV-Knoten, RP HPS = Refraktärperiode His-Purkinje-System, PA, AH, HR = Intervalle im His-Bündel-Elektrogramm

das Auftreten von Re-entry-Mechanismen begünstigen, die klinisch als Extrasystolen bzw. Kammertachykardien (evtl. auch Kammerflimmern) in Erscheinung treten. QT-Verlängerung, QRS-Verbreiterung und QTU-Anomalien im EKG sind als prämonitorische Zeichen aufzufassen. Eine längerwährende Chinidinmedikation sollte daher unter EKG-Kontrolle vorgenommen werden. Als toxische Wirkungen werden weiterhin Sinusbradykardien als Folge verminderter Spontanautomatie und intraatriale Leitungsverzögerungen beobachtet. Chinidin wirkt negativ-inotrop und senkt den arteriellen Blutdruck. Dieser Effekt ist bei oraler Applikation (und nur diese ist angebracht) gering ausgeprägt. (Nebenwirkungen und Pharmakokinetik s. Tabellen 8.22, 8.27).
Die bevorzugte *Indikation* für Chinidin sind Vorhofflattern und Vorhofflimmern sowohl hinsichtlich der Regularisierung wie der Rezidivprophylaxe nach Elektrokonversion. Fernerhin wird Chinidin erfolgreich bei extrasystolischen Heterotopien und Tachykardien eingesetzt.
Kontraindiziert ist Chinidin bei Bradykardie, AV-Blockierungen 2. und 3. Grades, bei Chinidinüberempfindlichkeit (welche durch eine Probedosis zu prüfen ist) mit gastrointestinalen und kardiotoxischen Wirkungen, Niereninsuffizienz und Hyperkaliämie. Bei manifester Herzinsuffizienz sollte Chinidin nicht ohne gleichzeitige Digitalistherapie verwendet werden.
Bei der oralen Applikation wird Chinidin meist als Chinidin-Bisulfat verabreicht. Die mittlere Tagesdosis liegt zwischen 1 und 1,5 g Chinidin-Duriles (Chinidin-Bisulfat). Der therapeutisch wirksame (relativ einfach bestimmbare) Serumspiegel von Chinidin liegt bei 2–4 mg/l. Neuere Untersuchungen weisen darauf hin, daß die Serumdigoxin-

konzentration unter gleichzeitiger Chinidingabe zunimmt [90].

b) Procainamid. Die Wirkungscharakteristika des Procainamids entsprechen weitgehend denen des Chinidins. Es dominiert die lokalanästhetische (membranabdichtende) Wirkung. Wie bei Chinidin so besteht auch bei Procainamid (Novocamid) eine ausgeprägte negativ-inotrope Wirkung. Bei intravenöser Applikation kann es zu einer erheblichen Blutdrucksenkung kommen.
Die *Indikationen* für Procainamid sind ventriculäre Extrasystolen, Kammertachykardien und Kammerflattern. Fernerhin kann die Substanz auch bei paroxysmalen Tachykardien und bei Vorhofflimmern eingesetzt werden.
Unter den extrakardialen *Nebenwirkungen* sei außer auf Appetitlosigkeit, Übelkeit und Durchfälle besonders auf Agranulocytose und Lupus erythematodes bei Langzeittherapie hingewiesen. Die Kontraindikationen bestehen (wie bei Chinidin) in AV-Blockierungen höheren Grades, sinuatrialen Leitungsstörungen, manifester Herzinsuffizienz und Hypotonie. Wegen der kurzen Halbwertszeit von im Mittel 4 Stunden muß Procainamid in geringen Zeitintervallen (ca. 5stündlich) verabreicht werden (oral oder i.m.). Die Tagesdosis liegt zwischen 2 und 4 g. In der Notfalltherapie sollten bei intravenöser Applikation 100 mg/min bis zu einer Gesamtdosis von maximal 500 mg unter EKG-Kontrolle nicht überschritten werden.

c) Kalziumantagonisten. Substanzen mit experimentell beobachteter Ca^{++}-antagonistischer Wirkung sind Verapamil (Isoptin, Cardibeltin), Gallopamil (Prestobil, D 600), ein Methoxyderivat des Verapamils, Diltiazem (Dilzem), Nifedipine (Adalat), Prenylamin (Segontin), Fendilin (Sensit) und Perhexilin (Pexid). Das klinische Wirkungsbild dieser Substanzen ist nicht einheitlich. Anitarrhythmische Wirkungen kommen vor allem dem Verapamil und Gallopamil zu. Nifedipine hat in vivo offenbar keine wesentlichen antiarrhythmischen Eigenschaften. Über die Suppression ventrikulärer Extrasystolen durch Perhexilin ist bei Patienten berichtet worden, die gleichzeitig eine koronare Herzkrankheit bzw. Angina pectoris aufweisen. Die Autoren halten die Substanz allerdings wegen potentieller Nebenwirkungen (Schwindel, Unruhe) nicht für ein Antiarrhythmikum der ersten Wahl.
Die antiarrhythmischen Effekte der Kalziumantagonisten beruhen wahrscheinlich auf der Hemmung „langsamer Aktionspotentiale", die physiologischerweise im Sinus- und AV-Knoten und unter pathologischen Bedingungen im hypoxischen Moykard vorkommen.
Die Hemmung pathologischer „langsamer Aktionspotentiale" in geschädigten Arealen (z. B. Myokardinfarkt) führt möglicherweise zur Unterdrückung von Extrasystolen und Tachyarrhythmien vom Re-entry-Typ. Allerdings läßt sich bislang eine Tachyarrhythmie klinisch nur selten einem bestimmten elektrophysiologischen Entstehungsmechanismus zuordnen. Eine Bewertung dieses vorwiegend theoretisch begründeten Therapieprinzips läßt sich daher für die Klinik noch nicht vornehmen [149 a].
Verapamil (Isoptin, Cardibeltin) gilt als klassischer Kalziumantagonist. Die Substanz blockiert den transmembranären Kalziumeinstrom an der Myokardfaser und hemmt die Spontanentladung von Schrittmacherzellen. Durch Verapamil werden die Leitungseigenschaften am His-Purkinje-System nur geringfügig beeinflußt, im AV-Knotenbereich kommt es jedoch zu einer Leitungsverzögerung. Die depressorische Wirkung auf sinuatriale Strukturen ist geringer ausgeprägt. Bei Patienten mit Sinusknoten-Syndrom ist die depressorische Wirkung von Verapamil auf sinuatriale Strukturen etwa 4–5mal so stark wie bei Gesunden mit der Gefahr der Auslösung von Asystolien. Verapamil muß daher bei Sinusknotenkranken grundsätzlich als kontraindiziert gelten.
Die Hauptindikation für Verapamil sind paroxysmale supraventrikuläre Tachykardien (mit und ohne Wolff-Parkinson-White-Syndrom), ferner Vorhofflimmern und Vorhofflattern mit dem Ziel einer Verminderung der Ventrikelfrequenz. Auch eine regularisierende Wirkung von Verapamil wird gele-

gentlich beobachtet. Als Applikationsform ist die intravenöse Gabe von Verapamil zu bevorzugen, die insbesondere dann deutlich überlegen ist, wenn eine rasche Wirkung angestrebt wird: 1 Ampulle = 5 mg (evtl. 2 Ampullen) Isoptin i. v. Die orale Gabe (z. B. 3 × 80 mg Isoptin) ist wesentlich weniger wirksam. Zur Prophylaxe supraventrikulärer Tachykardien ist auch die (neuere) Retardform geeignet: 2–3 × 120 mg Isoptin retard/ die p. o. Die Wirkungsdauer wird mit ca. 12 h angegeben. – Das 1980 in den Handel gebrachte Cardibeltin enthält 60 mg Verapamilhydrochlorid pro Dragée.

Verapamil wirkt negativ inotrop und führt zu einer peripheren Vasodilatation, die gelegentlich eine bedrohliche Blutdrucksenkung nach sich ziehen kann. Isoptin i. v. kann auch bei der akuten Hochdruckkrise wegen seiner blutdrucksenkenden (vasodilatierenden) Eigenschaften erfolgreich eingesetzt werden. Die toxischen kardialen Wirkungen bestehen in z. T. hochgradigen AV-Blockierungen, die die Gabe von Sympathikomimetika notwendig machen kann. Als Kontraindikation für Verapamil gelten die manifeste Herzinsuffizienz (hier ist eine gleichzeitige Digitalisierung notwendig), Schockzustände unterschiedlicher Genese und höhergradige AV-Blockierungen.

Gallopamil. Die klinische Bedeutung des noch nicht im Handel befindlichen Kalziumantagonisten Gallopamil (Prestobil, D 600) ist noch nicht sicher zu beurteilen. Die spezifische, reversible Hemmung des transmembranären Kalziuminfluxes soll etwa 3–5mal stärker als bei Verapamil sein. Tierexperimentelle Befunde sprechen für eine dominierende Wirkung auf den AV-Knoten im Sinne einer Verzögerung der Erregungsleitung und Verlängerung der effektiven und funktionellen Refraktärphase sowie einer Beeinträchtigung der Sinusknotenautomatie. Die Aktionspotentiale des Ventrikelmyokards bleiben hingegen weitgehend unbeeinflußt [17 b, 191 a]. Die Substanz wird etwa je zur Hälfte über den Harn und die Fäzes ausgeschieden.

In klinischen Untersuchungen mit His-Bündel-Elektrographie und arterieller Stimulation führte Gallopamil zu einer frequenzabhängigen Leitungsverzögerung im AV-Knoten um 30%. Die Erregungsleitung im Vorhof und His-Purkinje-System bleibt unbeeinflußt. Ebenso wie Verapamil zeigt Gallopamil eine depressorische Wirkung auf die Sinusknotenautomatie [10].

Bei oraler Applikation ist der Wirkungseintritt etwa 1 h nach Einnahme, das Wirkungsmaximum 1 h später; die Wirkungsdauer wird mit 6 h angegeben. Die mittlere Tagesdosis liegt bei 3–4mal 50 mg p. o.

An unerwünschten Nebenwirkungen ist zu achten auf: AV-Leitungsstörungen, orthostatische Fehlregulation, negative Inotropie, Schwindel und gastrointestinale Symptome. Als Antidot wird Orciprenalin (Alupent) genannt.

Die Kombination eines Kalziumantagonisten (Verapamil 80 mg) mit einem Antiarrhythmikum der Klasse I (Chinidin 160 mg) stellt die neue Arzneispezialität Cordichin dar.

Das Medikament soll bei chronischen Vorhofrhythmusstörungen, insbesondere bei Vorhofflimmern, der Chinidin-Monotherapie überlegen sein [66 a].

Diltiazem. 1981 wurde in der Bundesrepublik Diltiazemhydrochlorid (Dilzem) als neue calciumantagonistisch wirkende Substanz eingeführt. In tierexperimentellen Untersuchungen konnte eine Abnahme der spontanen Sinusfrequenz und der AV-Überleitungszeit nachgewiesen werden. An ischämischen Purkinje-Fasern führt Diltiazem (3 µg/ml) zur Unterdrückung der abnormen Reizbildung über eine Suppression der „slow response"-Aktionspotentiale [127 b].

In ersten klinischen Untersuchungen wurde eine leitungsverzögernde Wirkung der Substanz im Bereich des AV-Knotens beschrieben. In einer neueren Studie wurde die elektrophysiologische Wirkung von Diltiazem bei Patienten mit supraventrikulären Tachykardien untersucht. Die Substanz (0,15 mg Dilzem/kg Körpergewicht i. v.) änderte die Sinusfrequenz und die Sinusknotenerholungszeit nicht. Das AH-Intervall zeigte eine Verlängerung unter dem Einfluß des Pharmakons. Nach Diltiazem traten AV-Blockierungen bereits bei niedrigeren atrialen Stimulationsfrequenzen auf. Die Refraktärzeiten des rechten Vorhofs, des rechten Ventrikels und des AV-Kontens änderten sich nicht. Die Tachykardiefrequenz der Re-entry-Tachykardien nahm nur bei einzelnen Patienten ab. Eine endgültige Beurteilung der Dosiswirkungsbeziehung von Diltiazem ist in antiarrhythmischer Hinsicht derzeit noch nicht möglich [116 b].

d) Ajmalin. Ajmalin (Gilurytmal; Neo-Gilurytmal = Prajmaliumbitartrat) ist ein Rauwolfiaalkaloid mit einer chinidinartigen membranstabilisierenden Wirkung. An der myokardialen Einzelfaser führt die Substanz zu einer Verlängerung des Aktionspotentials bzw. der Refraktärperiode und einer Abnahme der maximalen Anstiegsgeschwindigkeit des Aktionspotentials als Ausdruck einer Verminderung der Leitungsgeschwindigkeit. Die heterotope Reizbildung wird stärker gehemmt als die Erregungsleitung. Am Patienten wird mit intrakardialen Ableitungen die vorzugsweise Beeinflussung der intraventriculären Erregungsleitung beobachtet (s. Tabelle 8.29).

Das bevorzugte *Indikationsgebiet* sind extrasystolische (supraventriculäre, ventriculäre) Arrhythmien sowie auch paroxysmale supraventriculäre Tachykardien, besonders bei Umkehrtachykardien im Zusammenhang mit Präexcitationssyndromen. Beim WPW-Syndrom wird durch Ajmalin der akzessorische Bypass blockiert, und es kommt zu einem diagnostisch verwertbaren Verschwinden der Deltawelle im Elektrokardiogramm (s. S. 437). Ajmalin ist fernerhin bei ventriculären Tachykardien einzusetzen.

Die intravenöse Applikation sollte nur bei dringlicher Indikation und unter EKG-Kontrolle erfolgen. Die Dosis liegt bei 5 mg/min bis zu einer Gesamtdosis von 50 mg. Die intravenöse Tageshöchstdosis liegt bei 300 mg/12 Stunden. Die Injektion ist bei Verbreiterung des QRS-Komplexes und naturgemäß bei Verschwinden der Tachykardie unverzüglich zu beenden. Nach Sistieren von supraventriculären Tachykardien kann es zu längerwährenden präautomatischen Pausen kommen. – In der oralen, ausreichend resorbierbaren Form (Neo-Gilurytmal = Prajmaliumbitartrat) wird Ajmalin zur Prophylaxe ventriculärer Extrasystolen und Tachykardien verordnet.

Die *toxischen kardialen Erscheinungen* unter Einfluß von Ajmalin bestehen vor allem in einer Zunahme der intraatrialen, atrioventriculären und ventriculären Erregungsleitung. Es sind sowohl Asystolien wie Zustände mit Kammerflimmern beobachtet worden. *Extrakardiale Nebenwirkungen* sind Übelkeit, Kopfschmerzen, Appetitlosigkeit, Cholestase und Leberschädigung sowie Lichtempfindlichkeit, Augenflimmern und Doppelbilder. Ajmalin ist kontraindiziert bei höhergradigen atrioventriculären Erregungsleitungsstörungen.

e) Diphenylhydantoin (Phenytoin). Zu der Gruppe der Anticonvulsiva gehört Diphenylhydantoin (DPH), das als Epanutin, Phenhydan und Zentropil im Handel ist. DPH wird den antiarrhythmischen Substanzen der Klasse IV (mit zentraldämpfender Wirkung) zugerechnet [178], obwohl der Wirkungsmechanismus der Substanz noch weitgehend unklar ist. Es muß jedoch davon ausgegangen werden, daß DPH elektrophysiologisch wie hinsichtlich des intra/extracellulären Kaliumfluxes eine den Herzglykosiden entgegengesetzte Wirkung entfalten kann. Die DPH-Effekte sind darüber hinaus dosisabhängig und werden durch die extracelluläre (Serum-)Kaliumkonzentration – ebenso wie die Wirkung von Lidocain, Aprindin und Disopyramid – wesentlich beeinflußt. Unter therapeutischen Bedingungen ist eine herabgesetzte DPH-Wirkung bei Hypokaliämie anzunehmen. Prinzipiell bewirkt DPH eine Verbesserung der atrioventriculären Erregungsleitung und führt zu einer Verminderung der myokardialen Erregbarkeit und der Automatie heterotoper Reizbildungszentren.

Der *Indikationsbereich* richtet sich heute bevorzugt nurmehr auf die digitalisbedingten ventriculären Extrasystolen und Tachykardien wie auch auf digitalogene atrioventriculäre Leitungsstörungen. Die orale Dosierung liegt bei 3×100 mg täglich p.o. bzw. bei 125–250 mg i.v. Wegen der langen Halbwertszeit (s. Tabelle 8.22, 8.28) muß DPH als schlecht steuerbar angesehen werden.

An *Nebenwirkungen* sind – insbesondere bei intravenöser DPH-Gabe – der ausgeprägte negativ-inotrope Effekt zu berücksichtigen sowie eine periphere Vasodilatation, die zu einem Blutdruckabfall führen kann. Die extrakardialen Nebenwirkungen bestehen in Übelkeit, Nystagmus, Schwindel, Ataxie, Gingivahyperplasie, Lymphadenopathie, Hautallergie und cholestatischer Hepatopathie.

DPH ist *kontraindiziert* bei schwerer Herzinsuffizienz, Leberinsuffizienz und AV-Blockierungen 2. und 3. Grades.

f) Lidocain. Der bevorzugte Wirkort von Lidocain, das als Lokalanaestheticum der Klasse I (s. o.) der Antiarrhythmica zugerechnet wird, ist der Ventrikelbereich. Die Wirkung besteht vorwiegend in einer Suppression heterotoper Reizbildungszentren im His-Purkinje-Bereich. Die physiologische Sinusknotentätigkeit wird praktisch nicht beeinflußt. Zu einer Sinusknotendepression kann es jedoch beim Sinusknotensyndrom kommen. Eine differentialtherapeutisch wichtige Eigenschaft ist die im Gegensatz zu den vorgenannten Antiarrhythmica nur unwesentliche Beeinflussung der atrioventriculären Erregungsleitung. – Die elektrophysiologischen Wirkungen von Lidocain zeigen eine deutliche Abhängigkeit von der extracellulären Kaliumkonzentration. Unter klinischen Bedingungen läßt sich damit die Ineffizienz therapeutischer Konzentrationen bei Hypokaliämie erklären [179].

Die bevorzugte *Indikation* für Lidocain stellen ventriculäre Extrasystolen und Tachykardien bzw. deren Prophylaxe dar, wobei sich die prophylaktische Wirkung auch auf Kammerflattern und Kammerflimmern bezieht. Dies gilt insbesondere, wenn die Arrhythmien im Gefolge eines akuten Myokardinfarktes auftreten. Kammerflattern und Kammerflimmern kann mit Lidocain ggf. auch dann behandelt werden, wenn eine Defibrillation nicht möglich ist. Bei supraventriculären Tachyarrhythmien ist Lidocain deutlich weniger wirksam.

Als generelle prähospitale antiarrhythmische Prophylaxe beim frischen Myokardinfarkt wird die Gabe von 300 mg Lidocain i.m. auch bei regelmäßiger Ausgangsfrequenz (Herzschlagfolge 60–100/min) empfohlen [47]. Eine derartige Empfehlung ist 1973 für die Stadt Erfurt (250000 Einwohner) und später für das gesamte Gebiet der DDR gegeben worden, ohne daß bislang über nachteilige Beobachtungen berichtet wurde [47]. – Einer australischen Doppelblindstudie zufolge führt die frühe prophylaktische intramusculäre Lidocaingabe zu einer Senkung der Letalität in der Prähospitalphase des akuten Myokardinfarktes [177]. Die allgemeine Anwendung dieser Erkenntnis ist gleichwohl wegen der zu gewärtigenden Nebenwirkungen noch umstritten: Bradykardie, Asystolie (Einzelbeobachtungen beim Sinusknotensyndrom) und negative Inotropie. Die nicht selten beobachteten extrakardialen *Nebenwirkungen* betreffen vor allem das Zentralnervensystem und äußern sich in Benommenheit, Schwindel, Desorientiertheit, Seh- und Sprachstörungen. In schweren Fällen können komatöse Zustände auftreten.

Relative *Kontraindikationen* für die Lidocainanwendung sind das Sinusknotensyndrom sowie AV-Blockierungen 2. und 3. Grades; bradykarden Komplikationen sollte hier durch eine elektrische Reizsonde vorgebeugt werden.

Die Applikation von Lidocain erfolgt parenteral. Auch die Verabreichung großer Mengen per os hat zu keiner zuverlässigen Resorption geführt. Die intravenöse Therapie beginnt in der Regel mit einer Bolusinjektion von 50–100 mg, die gefolgt wird von einer kontrollierten Dauerinfusion von 2–4 mg/min. Zur (prophylaktischen) intramusculären Anwendung sollten 300 mg gegeben werden. Es ist davon auszugehen, daß mit dieser Dosis für 45–60 min ein wirksamer Plasmaspiegel ($> 1,4$ µg/ml) erreicht wird.

g) Spartein. Ein nur schwach wirksames Antiarrhythmicum ist Spartein, ein Alkaloid des Besenginsters, welches bei Sinustachykardien, Vorhoftachykardien und Vorhofextrasystolen sowie zur Prophylaxe von Vorhofflimmern nach Elektroreduktion eingesetzt werden kann. Die mittlere Dosierung liegt bei 600 mg täglich p.o. (6mal 1 Tablette Depasan) bzw. 200 mg (2mal 1 Ampulle)

Depasan i.v. Eine Kontraindikation stellt die Schwangerschaft im letzten Trimenon wegen der Gefahr der Wehenauslösung dar.

h) Aprindin. Klinische Beobachtungen sprechen dafür, daß Aprindin bei Herzrhythmusstörungen, die sich gegenüber den bisher verwendeten Pharmaka refraktär verhalten, wirksam sein kann. Diese substanzspezifische Eigenschaft bezieht sich sowohl auf die Therapie supraventriculärer wie ventriculärer Arrhythmien, insbesondere auch im Rahmen von Präexcitationssyndromen.

An myokardialen Einzelzellen und Purkinje-Fasern bestehen die Wirkungen von Aprindin in einer Abnahme der maximalen Depolarisationsgeschwindigkeit sowie in einer Zunahme des Verhältnisses von effektiver Refraktärperiode zur Aktionspotentialdauer.

Die spontane diastolische Depolarisation von Purkinje-Fasern bei erniedrigter extracellulärer Kaliumkonzentration nimmt unter dem Einfluß von Aprindin ab [32]. Ursächlich werden diese antiarrhythmischen Effekte auf lokalanästhetische Eigenschaften der Substanz bezogen. Dementsprechend konnte durch Aprindin eine Abnahme der Erregungsleitungsgeschwindigkeit als Ausdruck einer herabgesetzten Natriumleitfähigkeit nachgewiesen werden [32]. Andererseits spricht die chemische Struktur des Stoffes [N-(3-Diäthylamino-propyl)-N-phenyl-2-indananin] gegen eine lokalanästhetische Wirkung.

Die bisher vorliegenden Untersuchungen lassen eine umfassende Beurteilung der Wirkungscharakteristik von Aprindin noch nicht zu. In jüngster Zeit wurde am spontan schlagenden Vorhofpräparat untersucht, inwieweit Aprindin die elektrophysiologischen Parameter der Reizbildung und Erregungsleitung beeinflußt: Aktionspotential, maximale Depolarisationsgeschwindigkeit, Spontanfrequenz, effektive Refraktärperiode und sinuatriale Leitungszeit [126]. Die (retrograde) sinuatriale Leitungszeit wurde dabei gemessen als Differenz zwischen den Punkten maximaler Depolarisationsgeschwindigkeit im Atrium (Crista terminalis) und Schrittmacherareal. Diese Meßgröße zeigt bei kurzen Kopplungsintervallen eine besonders steile Charakteristik (Abb. 8.35). Unter Aprindineinfluß in einem Konzentrationsbereich zwischen 5- und 25mal 10^{-6} Mol/l findet sich eine konzentrationsabhängige Verlängerung der retrograden SA-Leitungszeit. Dieser Befund läßt auf einen negativ-dromotropen Effekt von Aprindin im sinuatrialen Überleitungsgewebe schließen [126].

Die maximale Anstiegsgeschwindigkeit als Ausdruck der Erregungsleitungsgeschwindigkeit wird bei atrialer Zusatzerregung mit gleichem Kopplungsintervall durch Aprindin dosisabhängig vermindert.

Aprindin zeigt insgesamt eine negativ-chronotrope Wirkung am Pacemaker-Areal und einen negativ-dromotropen Effekt auf die sinuatriale Überleitung. Aktionspotentialdauer und Refraktärzeit der perinodalen Fasern werden durch Aprindin konzentrationsabhängig verlängert, während an atrialen Fasern eine Aktionspotentialverkürzung und relative Zunahme der Refraktärzeit deutlich werden.

Trotz zahlreicher Behandlungserfolge mit Aprindin wird wegen der mehrfach berichteten schweren, z.T. tödlich verlaufenen *Nebenwirkungen* von der Arzneimittelkommission der deutschen Ärzteschaft nurmehr eine eingeschränkte Anwendung von Aprindin (Amidonal) empfohlen. Neben weniger gewichtigen Nebenwirkungen wie Tremor, Doppelsehen und Leberschädigung war es verschiedentlich zu Blutbildschädigungen vom Typ der Agranulocytose gekommen. Den Empfehlungen zufolge sollte Amidonal nur noch bei bestimmten Fällen von Herzrhythmusstörungen (ventriculäre Extrasystolien und Tachykardien sowie solche supraventriculären Extrasystolien, die mit Tachykardien einhergehen) bei Beachtung strenger Sicherheitsauflagen vom Arzt verordnet werden. Vor und während der Behandlung mit Amidonal sind regelmäßig Blutbildkontrollen durchzuführen. Die Behandlung verbietet sich bei Patienten mit bereits bekannten Schäden des weißen Blutbildes. Schließlich sollte der Patient selbst auf Frühzeichen von Schäden des weißen Blutbildes achten (Fieber, Zahnfleisch- oder Mundschleimhautentzündungen, Halsschmerzen oder Mandelentzündungen, grippeartige Symptome) und ggf. den behandelnden Arzt informieren.

Aufgrund dieser einschränkenden Empfehlungen sollte Aprindin nur noch in den Fällen von Tachyarrhythmien eingesetzt werden, die sich gegenüber den üblichen antiarrhythmischen Maßnahmen therapieresistent verhalten (vgl. Tabelle 8.27).

8.7 Therapie der Herzrhythmusstörungen

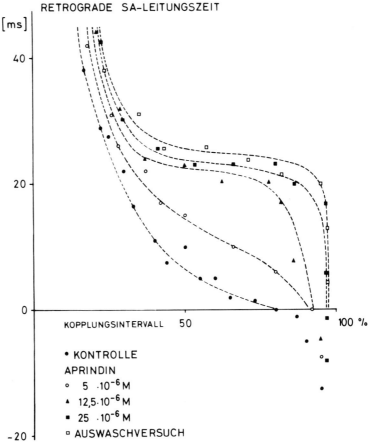

Abb. 8.35. Messung der sinuatrialen Leitungszeit am spontan schlagenden Vorhofpräparat des Kaninchenherzens. Die sinuatriale Leitungszeit ist definiert als die Differenz zwischen maximaler Anstiegsgeschwindigkeit provozierter Zusatzerregungen im Atrium und Schrittmacherareal. Unter Einfluß von Aprindin zeigt sich eine konzentrationsabhängige Verlängerung der sinuatrialen Leitungszeit als Ausdruck eines negativ-dromotropen Effektes im sinuatrialen Überleitungsgewebe. [126]

i) **Disopyramid.** Disopyramid wurde 1977 in der Bundesrepublik Deutschland als Norpace und Rythmodul in den Handel gebracht (1981: Diso-Duriles). Das Monopharmakon ist mit keiner der bisher bekannten Antiarrhythmica chemisch verwandt [4-Diisopropyl-amino-2-phenyl-2-(2-pyridyl)-butyramid-monophosphat]. Die Substanz wird zu 80% über die Nieren und zu 15% über den Darm ausgeschieden. Etwa 90% der oral verabreichten Dosis werden resorbiert. Die maximale Serumkonzentration wird in 30–180 min nach oraler Applikation erreicht und bleibt ca. 5 Stunden konstant.

Der Wirkungsmechanismus ist bislang nicht in allen Einzelheiten geklärt.
Die elektrophysiologischen Wirkungen von Disopyramid bestehen an der myokardialen Einzelfaser in einer signifikanten Zunahme der Aktionspotentialdauer als Hinweis auf eine Refraktärzeitverlängerung und in einer Abnahme der maximalen Anstiegsgeschwindigkeit des Aktionspotentials als Ausdruck einer verminderten Erregungsleitungsgeschwindigkeit. Die Amplitude des Aktionspotentials und das Ruhemembranpotential bleiben unverändert. Die diastolische Depolarisation (Phase IV) wird verzögert (Abb.

8.36). – Tierexperimentelle Untersuchungen von NAYLER sprechen für einen calciumantagonistischen Effekt, der im Zusammenhang mit einer kardiodepressiven Wirkung gesehen wird [128].
Bei Patienten mit normaler Sinusknotenfunktion bewirkt Disopyramid keine wesentliche Änderung von Herzfrequenz, sinuatria-

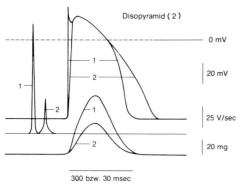

Abb. 8.36. Übereinander projizierte Originalregistrierungen von Aktionspotentialen (*oberer Strahl*), maximaler Anstiegsgeschwindigkeit des Aktionspotentials (dV/dt$_{max}$) (*mittlerer Strahl*) und Kontraktionskraft (*unterer Strahl*) bei einem isolierten Katzenpapillarmuskel vor (1 = Kontrolle) und in Anwesenheit von 10^{-4} M Disopyramid (2; nach 21 min). Zeiteichung: 300 msec für oberen und unteren Strahl, 30 msec für mittleren Strahl. (Nach [149])

ler Leitungszeit und Sinusknotenerholungszeit. Bei Vorliegen eines Sinusknotensyndroms wird eine Verlängerung der Sinusknotenerholungszeit beobachtet. Von SEIPEL u. Mitarb. wurden unter Disopyramid eine signifikante Verlängerung der Leitung im His-Purkinje-System, sowie eine Zunahme der effektiven und funktionellen Refraktärzeit im AV-Knoten beobachtet [157]. Fernerhin wurde über eine Verlängerung der effektiven Refraktärperiode im Vorhof und in akzessorischen Leitungsbahnen berichtet. In klinischen Untersuchungen wurde eine Beseitigung oder deutliche Verminderung von Vorhofflimmern bei 10 von 23 Patienten (44%) beobachtet. Ein mäßiger oder fehlender Erfolg zeigte sich bei 13 Patienten (56%). Die Beseitigung oder deutliche Besserung bei ventriculären Extrasystolen wird in 6 von 16 Fällen angegeben (38%) [26].
Als reversible dosisabhängige (Tagesdosis 400–600 mg p.o.) *Nebenwirkungen* werden Mundtrockenheit, verschwommenes Sehen, Miktionsstörungen, Nausea und Kopfschmerzen genannt. Diese Nebenwirkungen sind auf die anticholinergische Wirkung des Präparates zurückzuführen. Disopyramid wirkt negativ-inotrop. Diese Wirkung soll die negative Inotropie anderer Antiarrhythmika übertreffen und kann in manchen Fällen zu einer kardialen Dekompensation mit akuter Rechts- und Linksherzinsuffizienz führen [133a]. Ferner ist auf eine Kumulation bei Niereninsuffizienz zu achten. Neuerdings sind toxische Nebenwirkungen auf die ventriculäre Erregbarkeit, speziell bei einer Kombination von Disopyramid mit Chinidin oder Aprindin, bekannt geworden [140]. – Disopyramid kommt in der medikamentösen Differentialtherapie als Alternative zu Chinidin in Frage, insbesondere dann, wenn letzteres wegen Nebenwirkungen kontraindiziert ist (Tabelle 8.27). Im Unterschied zu Chinidin führt Disopyramid offenbar nicht zu einer Erhöhung des Serum-Digoxinspiegels bei gleichzeitiger Digoxinbehandlung.

j) Mexiletin. Mexiletin ist ein erst im November 1979 in Deutschland als Mexitil in den Handel gebrachtes Antiarrhythmicum. Die Substanz [1-Methyl-2-(2,6xylyloxy)-äthylamin-hydrochlorid] weist eine gewisse strukturelle Ähnlichkeit mit Lidocain auf. Beide Pharmaka besitzen annähernd die gleiche lokalanästhetische Wirkung.
Tierexperimentell führt Mexiletin zu einer Abnahme der maximalen Anstiegsgeschwindigkeit des Aktionspotentials als Ausdruck einer verminderten Erregungsleitungsgeschwindigkeit, ohne das Ruhemembranpotential zu beeinflussen. Die ventrikuläre Aktionspotentialdauer wird verkürzt. Die Dauer des monophasischen Aktionspotentials der frühen ventrikulären Extrasystolen wird verlängert.
Am Patienten bewirkt die Substanz auch bei vorbestehender Leitungsstörung keine Änderung der Leitungszeit proximal des His-Bündels, während es distal der His-Brücke unter Einfluß von Mexiletin, insbesondere

bei vorgeschädigtem Leitungssystem, zu Leitungsverzögerungen und fasciculären Blockbildern kommen kann (z. B. Rechtsschenkelblock und linksanteriorer Hemiblock). Die Sinusknotenerholungszeit wird in einzelnen Fällen (auch beim Sinusknotensyndrom) durch Mexiletin verlängert. Gleichwohl scheint die Substanz keine eindeutig gerichteten Wirkungen auf Sinusfrequenz und Vorhofrefraktärzeit zu haben. Trotz der speziellen Beeinflussung verschiedener Strukturen des Reizbildungs- und Erregungsleitungsgewebes dürfte Mexiletin ganz vorwiegend auf den Bereich distal des His-Bündels wirken.

Die klinischen Erfahrungen sprechen dafür, daß Mexiletin sowohl in intravenöser wie oraler Applikationsform besonders bei ventriculären Tachykardien wirksam ist [172]. Dies gilt auch für Fälle, die sich gegenüber Lidocain therapieresistent verhalten [31].

Die therapeutischen Plasmaspiegel der Substanz liegen zwischen 0,5 und 2 µg/ml. Toxische Wirkungen gehen mit Plasmakonzentrationen über 3,0 µg/ml einher. Die Serumhalbwertszeiten sind mit 10 Stunden beim Gesunden und mit ca. 19 Stunden bei Herzkranken anzusetzen [172].

Als Dosisempfehlungen für die orale Medikation wird eine Mexiletingabe von 2–3mal 200 mg täglich vorgeschlagen. Für die intravenöse Applikation werden Initialdosierungen von 100–200 mg als Bolus (mittlere Dosis 100 mg) ggf. mit konsekutiver Tropfinfusion (1–3 mg/min) genannt.

Gravierende negativ-inotrope Wirkungen bestehen in diesem Dosisbereich offenbar nicht.

Als *Nebenwirkungen* können Bradykardie, Hypotension, Übelkeit, Schwindel, Benommenheit und Sehstörungen auftreten [31]. Insgesamt handelt es sich bei Mexiletin um ein neues Antiarrhythmicum, das in vielfacher Hinsicht eine therapeutische Alternative zu Lidocain darstellt, diesem gegenüber jedoch den Vorteil der oralen Applikationsform besitzt (s. a. [105]).

k) Propafenon (Rytmonorm). Propafenon ist ein neues Antiarrhythmicum, das 1978 als Rytmonorm in den Handel kam. Chemisch zeigt die Substanz [2'-(2-Hydroxy-3-propyl-amino-propoxy)-3-phenylpropiophenon-hydrochlorid] keine Verwandtschaft zu anderen Antiarrhythmica.

In tierexperimentellen Untersuchungen an Purkinje-Fäden und am Ventrikelmyokard des Kaninchenherzens wurde eine konzentrationsabhängige Reduktion der maximalen Anstiegsgeschwindigkeit des Aktionspotentials gefunden. Auch das sog. „Overshoot-Potential" zeigt eine konzentrationsabhängige Abnahme unter Propafenoneinfluß. Die Effekte treten am Purkinje-System wesentlich ausgeprägter als am Ventrikelmyokard in Erscheinung. Diese Ergebnisse lassen eine antiarrhythmische Wirkung in Fällen erwarten, in denen eine Verlangsamung der Erregungsleitung angestrebt wird [24]. Die Substanz scheint gleichsinnig auf Vorhöfe, Kammern und Erregungsleitungssystem im Sinne einer Frequenzerniedrigung ektoper und nomotoper Schrittmacherzentren zu wirken. In diesem Sinne ist auch eine Propafenoninduzierte Sinusknotendepression zu sehen. Die atrioventriculäre sowie die intraventriculäre Erregungsleitung werden verzögert. Die bisherigen klinischen Untersuchungen lassen erkennen, daß besonders ventriculäre Extrasystolen erfolgreich mit Propafenon behandelt werden können. Positive Therapieresultate wurden auch an einem Patientenkollektiv erzielt, das zuvor mit konventionellen Antiarrhythmica erfolglos behandelt worden war [3]. Weiterhin läßt sich Propafenon bei paroxysmalen Tachykardien wirksam einsetzen. Beim Präexcitationssyndrom kann die Substanz heute als Mittel der Wahl gelten.

Bei oraler Applikation liegt der Wirkungseintritt der Substanz zwischen 1 und 2 Stunden; die Wirkungsdauer wird mit 4–24 Stunden angegeben. Als wirksame und verträgliche Initialdosis werden 2–3mal 300 mg Propafenon täglich p.o. empfohlen. Als mittlere Erhaltungsdosis werden 3–5mal 150 mg täglich p.o. angegeben.

Bei Überdosierung mit Propafenon kann es zu Kammerflimmern und Asystolie kommen. Bei normaler Dosierung sind Nebenwirkungen relativ selten. Als wichtiger Parameter toxischer Wirkungen muß eine QRS-Verbreiterung angesehen werden. An extrakardialen *Nebenwirkungen* kommt es gele-

Tabelle 8.30. Lorcainid (Remivox)

Indikation:	Supraventr.-, ventr. Extrasystolie und Tachykardie
Kontraindikation:	Sinusknotensyndrom, SA- und AV-Blockierungen
Dosierung:	akut: 10–20 mg/min i.v. (<400 mg/24 h) prophylaktisch: 2–3 × 100 mg tgl. p.o.
Nebenwirkungen:	Zentralnervöse Störungen, Gastrointestinale Beschwerden Schlafstörungen

gentlich zu Mundtrockenheit, Paraesthesien, Kopfschmerzen, Schwindelzuständen und Übelkeit.
Insgesamt darf Propafenon aufgrund der bisherigen Erfahrungen als eine Bereicherung der antiarrhythmischen Langzeittherapie betrachtet werden.

l) **Lorcainid** (Handelsname Remivox, oral, i.v.), soll eine Alternative speziell in der Therapie ventrikulärer Rhythmusstörungen darstellen (vgl. Tabelle 8.30).
Mit intrakardialen Ableitungen wird am Patienten unter Lorcainideinfluß eine Zunahme der spontanen Sinusfrequenz bei weitgehender Konstanz von Sinusknotenerholungszeit und sinuatrialer Leitungszeit beobachtet. Beim Sinusknotensyndrom führt Lorcainid allerdings zu einer Verlängerung der max. Sinusknotenerholungszeit. Funktionelle und effektive Refraktärzeit des rechten Vorhofs zeigen keine Änderungen unter Lorcainid. Die HQ-, QRS- und QT-Dauer – gemessen bei identischen Stimulationsfrequenzen – nehmen unter Lorcainideinfluß signifikant zu. Damit wird deutlich, daß Lorcainid überwiegend eine Leitungsverzögerung am spezifischen Erregungsleitungssystem bewirkt. Beim Sinusknotensyndrom kann es zu einer ausgeprägten Depression der Sinusknotengeneratorfunktion kommen (vgl. [105, 116a]).

m) **Amiodarone** [(2-n-Butyl-3-(3,5-di-jod-4-β-diäthylaminoäthoxybezoyl)-bezofuran-hydrochlorid] (Cordarone, Trancorone, Cordarex) ist ein Antiarrhythmikum der Klasse III nach Vaughan Williams, das in der Bundesrepublik Deutschland noch nicht handelsüblich, jedoch im europäischen Ausland verbreitet ist (vgl. Tabelle 8.30a). Die Substanz, die seit Jahren als Koronartherapeutikum bei Angina pectoris als nicht kompetitiver Alpha- und Beta-Rezeptorenhemmer eingesetzt wird, hat sich auch als effektives Antiarrhythmikum bei Vorhofflimmern und -flattern, paroxysmalen supraventrikulären Tachykardien (einschließlich Präexzitations-Syndromen) sowie bei ventrikulärer Extrasystolie und Tachykardie erwiesen. Die volle Wirksamkeit setzt verzögert ein (nach 4 bis 14 Tagen), mit deutlicher Tendenz zur Kumulation und einer Wirkungsdauer von bis zu 40 Tagen nach Absetzen der Therapie als Ausdruck einer eingeschränkten Steuerbarkeit der Substanz. Die therapeutische Breite wird als relativ groß, die kardiodepressive Wirkung als gering bezeichnet.
Die Dosierung liegt bei intravenöser Anwendung bei 5 mg/kg bis zu einer Dosis von 450 mg (langsam zu injizieren; cave Hypotonie). Die orale Sättigungsdosis (in der ersten Woche) beträgt 4 bis 6mal 200 mg, die mittlere Erhaltungsdosis liegt bei 200 (bis 600) mg täglich.
Die (nicht seltenen) Nebenwirkungen bestehen in: Kornea-Ablagerungen, Hyperthyreose (evtl. nur die Laborparameter betref-

Tabelle 8.30a. Amiodarone (Cordarone, Trancorone, Cordarex) [a]

Indikation:	Supraventr.-, ventr. Tachyarrhythmien, WPW-Syndrom
Kontraindikation:	Sinusbradykardie, Leitungsstörungen Schilddrüsenfunktionsstörungen
Dosierung:	400–1000 mg tgl. p.o.
Wirkungseintritt:	4–14 Tage nach oraler Therapie
Nebenwirkungen:	Kornea-Ablagerungen, Photosensibilität, Schilddrüsen-Stoffwechselstörungen, Lungenfibrose

[a] in der BR Deutschland noch nicht im Handel

fend), Hypothyreose und Photosensibilität der Haut. Fernerhin wurde ein Anstieg von Transaminasen und Digoxinspiegel sowie eine Verstärkung der Marcumar-Wirkung bei gleichzeitiger Amiodarone-Therapie beobachtet.

Im Rahmen der Kontrolle einer medikamentösen Arrhythmiebehandlung durch programmierte Stimulation konnte bei 6 Patienten mit ungenügendem Ansprechen auf Mexiletin durch Amiodarone eine ausgeprägte Frequenzerniedrigung der Tachykardie erreicht werden ([167a, b], vgl. [105]).

Von einigen Autoren wird die Wirksamkeit von Amiodarone so hoch eingeschätzt, daß eine Arrhythmie heute nicht mehr als therapierefraktär bezeichnet werden kann, sofern sie nicht auf ihre Ansprechbarkeit auf Amiodarone geprüft worden ist (vgl. auch [104]).

8.7.4 Elektrotherapie

Neben der kausalen, allgemeinen und konventionellen medikamentösen Behandlung kardialer Arrhythmien haben, insbesondere in der Notfallmedizin, elektrotherapeutische Maßnahmen heute ihren festen Platz. Dies gilt für die Schrittmachertherapie bei kritischer Frequenzverminderung ebenso wie für die Defibrillation bei Kammerflimmern und neuerdings für die Elektrostimulation bei bestimmten Formen repetitiver supraventriculärer und ventriculärer Tachykardien.

A. Bradykarde Rhythmusstörungen

Elektrischer Herzschrittmacher

Die Entwicklung der elektrischen Stimulation des Herzens reicht viele Jahre zurück. Die klinische Relevanz der elektrischen Schrittmacheranwendung wurde aber wohl erst in vollem Ausmaß erkannt, als 1952 ZOLL über die erfolgreiche Wiederbelebung durch externe Elektrostimulation beim nachgewiesenen Herzstillstand berichtete [192]. Das erste komplette Schrittmachersystem wurde 1958 von ELMQUIST und SENNING in Schweden implantiert [43]. Seither sind zahlreiche Verbesserungen hinsichtlich der Elek-

tronik, der Lebensdauer verschiedener Batterietypen, der Stimulationselektroden und des technischen Gesamtaufbaues der elektrischen Schrittmacher beschrieben worden. Neue Stimulationsmethoden haben darüber hinaus eine Erweiterung des Indikationskatalogs für die Schrittmachertherapie ergeben (s. u.). In mehr als 15 Jahren sind weltweit Hunderttausende von Patienten mit der Elektrostimulation erfolgreich behandelt worden.

Prognose. Der Wert der Pacemaker-Therapie ist – bei entsprechender Indikation – heute unbestritten. Die therapieabhängige Überlebensrate bei totalem AV-Block ist exemplarisch in Abb. 8.37 wiedergegeben, die die kumulative Überlebensrate von 941 Schrittmacher-Patienten im Vergleich mit 204 medikamentös behandelten Patienten graphisch darstellt. Im Vergleich mit der konservativ behandelten Gruppe von 204 Kranken ist eine deutliche Zunahme der Überlebenszeit des Schrittmacherkollektivs zu verzeichnen. Während unter medikamen-

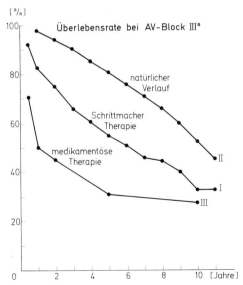

Abb. 8.37. Kumulative Überlebensrate von 941 Schrittmacherpatienten (I) im Vergleich mit 204 medikamentös behandelten Patienten mit totalem AV-Block (III) und der natürlichen Überlebensrate Herzgesunder (II) [158]

töser Therapie nach einem Jahr die Hälfte der Patienten verstorben war, betrug die 50%-Überlebensrate bei den Schrittmacherpatienten 6,4 Jahre. Diese Befunde zeigen eindeutig die Überlegenheit der Schrittmachertherapie gegenüber der konservativen Behandlung, wobei zusätzlich zu bedenken ist, daß durch die Pacemaker-Therapie nicht nur die Lebensdauer, sondern vor allem auch die Lebensqualität, gekennzeichnet durch das Fehlen klinischer Symptome, insbesondere von Adams-Stokes-Anfällen, positiv beeinflußt werden kann (vgl. [158]).

Indikation zur Schrittmachertherapie. Die Anwendung der elektrischen Stimulation gliedert sich in die temporäre Schrittmacherbehandlung und in die permanente elektrische Stimulation mit Schrittmacherimplantation. Die zeitlich begrenzte Elektrostimulation mit einem externen Schrittmacher ist indiziert bei akut auftretender Asystolie mit Adams-Stokes-Anfällen, kardiogenem Schock, ferner bei reversiblen bzw. plötzlich auftretenden Überleitungsstörungen mit hochgradiger Bradykardie (Frequenz < 40/min), z.B. bei Myokardinfarkt, Digitalisintoxikation, Myokardinsuffizienz; fernerhin bei bestimmten therapieresistenten Tachykardien, denen eine sog. kreisende Erregung zugrunde liegt. In derartigen Fällen ist die Schrittmachertherapie an Schnelligkeit und Wirkung der medikamentösen Therapie eindeutig überlegen. Diese Situationen sind vor allem hinsichtlich einer raschen Überweisung in die Klinik von Wichtigkeit, z.B. akut aufgetretener totaler AV-Block bei frischem Vorderwandinfarkt (bifasciculärer Block), partieller oder totaler AV-Block bei Hinterwandinfarkt.

Bezüglich der Patientenführung und -überwachung kommt der permanenten Schrittmachertherapie die größere Bedeutung zu. Obwohl das operative Risiko der Schrittmacherimplantation (unter Lokalanaesthesie) bei transvenös-intrakardialer Reizsondenlokalisation als überaus gering anzusehen ist, sollte in Anbetracht möglicher Folgekomplikationen (s. u.), der weiteren Lebensführung und Überwachungspflichtigkeit des Patienten die Indikation zur Schrittmacherimplantation sorgfältig und streng gestellt werden. Hohes Lebensalter und Begleitkrankheiten stellen jedoch per se keine Kontraindikation dar.

Entscheidend für den Entschluß zur Pacemaker-Implantation sollte die klinische Symptomatik des Patienten sein (Tabelle 8.31). Die Schrittmacherimplantation ist indiziert bei:

- Adams-Stokes-Anfällen, Schwindelzuständen in Ruhe und bei Belastung auf der Basis partieller oder totaler intermittierender wie persistierender atrioventriculärer oder sinoauriculärer Blockierungen,
- Leistungsminderung unter Frequenzen um oder unter 40/min, die durch Belastung nicht zu steigern sind (pathologische Bradykardie) bzw. medikamentös nicht dauerhaft zu beeinflussen sind,
- bradykarder Herzinsuffizienz, Bradyrrhythmia absoluta (nach Ausschluß einer Digitalisintoxikation),
- kardial-vagalem Carotissinussyndrom,
- Sinusknotensyndrom mit Bradykardie von Krankheitswert.

Die Prävention bradykarder Rhythmusstörungen beim sog. Tachykardie-Bradykardie-Syndrom (s. S. 430) ist auch deswegen wichtig, weil sie die Auslösung neuer Tachykardien begünstigen können. Eine relative Indikation zur Schrittmacherimplantation besteht bei Rechtsschenkelblock und gleichzeitigem linksanterioren Hemiblock, da hier die Gefahr gegeben ist, daß bei zusätzlichem Aus-

Tabelle 8.31. Indikationen zur Schrittmachertherapie

Bradykardie mit klin. Symptomatik
 (Adams-Stokes-Anfälle, kardiogener Schock, Angina pectoris, Herzinsuffizienz, Schwindelzustände, Leistungsminderung)

AV-Blockierungen
SA-Blockierungen
Bradyarrhythmia absoluta
Pathol. Sinusbradykardie
Carotissinussyndrom
Sinusknotensyndrom
 (Bradykardie-Tachykardie-Syndrom)

Relative Indikation:

Rechtsschenkelblock mit linksanteriorem Hemiblock

fall des linksposterioren Schenkels akut ein totaler AV-Block auftritt mit konsekutivem Adams-Stokes-Anfall. Durch frühzeitige Pacemaker-Implantation kann dieser Gefahr begegnet werden.

Bei bifasciculären Blockformen und unifasciculären Blockierungen mit AV-Block 1. Grades kann die His-Bündel-Elektrographie einschließlich Prüfung des Funktionszustandes des 3. Bündelstamms durch atriale Stimulation eine wesentliche Entscheidungshilfe für die Schrittmacherindikation sein. Finden sich bei verlängerter HV-Zeit unter Vorhofstimulation periphere Blockierungen, so erscheint eine Schrittmacherimplantation gerechtfertigt (vgl. [154]). Ein trifasciculärer Block bedarf therapeutisch ohnehin einer Schrittmacherimplantation.

Es ist zu betonen, daß behandlungsbedürftige Bradykardien in der Regel durch eine medikamentöse Dauertherapie nicht befriedigend angehbar sind (Isoprenalin, Orciprenalin, Atropin bzw. Ipratropiumbromid), zumal die Patienten zumeist auch nicht willens sind, die mit dieser Therapie verbundenen Nebenwirkungen (häufige Einnahme, Mundtrockenheit etc.) zu tolerieren (s. S. 447).

Schrittmachertypen. Die meisten Schrittmachertypen geben Impulse mit einer Spannung von ca. 5 V bei einer Impulsdauer von 1 msec ab. Bei externen Impulsgebern ist die Frequenz variabel, bei implantierbaren ist die Frequenz gemeinhin auf 70/min eingestellt.

Die Vielzahl der heute verwendeten implantierbaren Impulsgeber läßt sich in 5 Gruppen einteilen (Abb. 8.38):

1. Der *vorhofgesteuerte Schrittmacher* wird durch das atriale Elektrogramm getriggert und leitet den ventriculären Aktionscyclus mit einem der PQ-Zeit entsprechenden Delay ein.
2. Der *sequentielle Schrittmacher* stimuliert Vorhof und Ventrikel nacheinander mit definiertem Intervall.

Beide Stimulationsarten beinhalten – abgesehen von der vorzeitigen rechtsventriculären Erregung – die physiologische Kontraktionssequenz von Vorhöfen und Kammern. Der vorhofgesteuerte Schrittmacher ermöglicht darüber hinaus bei regelrechter Generatorfunktion des Sinusknotens die Erhaltung der autonomen Frequenzregulation.

3. Die Impulsabgabe des *Demand-Schrittmachers* erfolgt nur, wenn in dem Intervall zwischen 400 (Refraktärzeit des Schrittmachers) und 850 msec (Stimulationsgrundintervall des Schrittmachers) nach der vorangegangenen Aktion keine elektrische Aktivität registriert wird. Bei einem Demand-Schrittmacher mit positiver Hysterese ist die Dauer des 1. Stimulationsintervalls auf 1000 msec verlängert. Die Suppression der Impulsabgabe ist beim Demand-Schrittmacher durch externe elektrische Impulse (bei einigen Modellen auch durch magnetische Wechselfelder) möglich, so daß klinisch relevante Daten, wie die poststimulatorische Pause, die genuine Herzfrequenz, das artefaktfreie Elektrokardiogramm und die Refraktärzeit des Schrittmachers registriert werden können. Eine passagere Schrittmacherunterdrückung kann somit – vorausgesetzt das Vorliegen einer ausreichenden intrinsischen Herzfrequenz – bei Stimulations- und Detektionsdefekten, bei „Schrittmacherrasen" mit erhaltener Sensing-Funktion, beim „run away pacemaker" (Schrittmacher, der bei Batterieerschöpfung unkontrollierte Frequenzzunahme zeigt) und bei schrittmacherinduzierten Skeletmuskel- und Zwerchfellkontraktionen vorgenommen werden. Bei einigen Schrittmachertypen tritt im Falle einer Herzfrequenz von über 70/min im QRS-Komplex ein Markierungsimpuls auf, der weit unterhalb der Reizschwelle liegt.

4. Der *Stand-by-Schrittmacher* („getriggert") gibt Schrittmacherimpulse bis zu einer oberen Grenzfrequenz in die Refraktärphase des Ventrikels ab; erst nach Absinken der genuinen Herzfrequenz unter die Schrittmachergrundfrequenz resultiert eine effektive Stimulation.

Der Stand-by-Schrittmacher gestattet die positive Steuerung durch einen externen Impulsgenerator, so daß auf nicht-invasive Weise Frequenzbelastungen oder im Bedarfsfalle spezielle Stimulationsarten vorgenommen werden können.

Schrittmachertypen

⟻——⟶ = 0,4 s

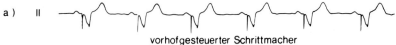

a) II

vorhofgesteuerter Schrittmacher

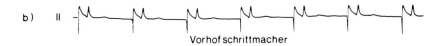

b) II

Vorhofschrittmacher

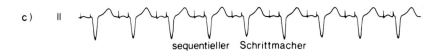

c) II

sequentieller Schrittmacher

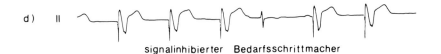

d) II

signalinhibierter Bedarfsschrittmacher

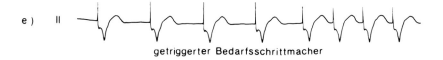

e) II

getriggerter Bedarfsschrittmacher

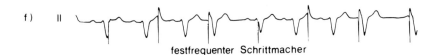

f) II

festfrequenter Schrittmacher

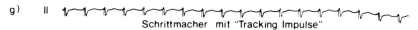

g) II

Schrittmacher mit "Tracking Impulse"

Abb. 8.38 a–g. Elektrokardiogramme nach Schrittmacherimplantation. Der vorhofgesteuerte Schrittmacher (**a**) detektiert die P-Welle und leitet die Ventrikeldepolarisation mit physiologischem Intervall ein; er sollte hinsichtlich des Vorhofes und des Ventrikels als Bedarfsschrittmacher ausgelegt sein. Der Vorhofschrittmacher (**b**) kann als Demand- oder als getriggerter (oder als festfrequenter) Schrittmacher konzipiert sein und gewährleistet bei intakter AV-Überleitung weitgehend den physiologischen Kontraktionsablauf bzw. – bei erhaltener Generatorfunktion des Sinusknotens – eine physiologische Frequenzregulation. Beim sequentiellen Schrittmacher (**c**) folgt die Ventrikelstimulation der Vorhofstimulation nach einem der PQ-Zeit entsprechenden Intervall; Detektionseinheiten für Vorhof- und Ventrikelaktionen müssen gegeben sein. – Während der signalinhibierte Bedarfsschrittmacher (**d**) einzelne Eigenaktionen detektiert, worauf ein „reset" des Zeitgebers erfolgt, bedingt der festfrequente Schrittmacher bei Eigenaktionen eine Parasystolie (**f**). Der getriggerte Bedarfsschrittmacher (**e**) stimuliert in seiner Grundfrequenz und gibt zusätzlich Impulse bei Detektion einer Eigenaktion oder auch eines extrakardialen Signals (wie in diesem Beispiel, Brustwandstimulation) ab. Schrittmacher mit Markierungsimpulsen (**g**) positionieren in den QRS-Komplex der Eigenaktion einen kurzen unterschwelligen Impuls, der bei telefonischer Überwachung zur Erkennung von Eigenaktionen dient

8.7 Therapie der Herzrhythmusstörungen

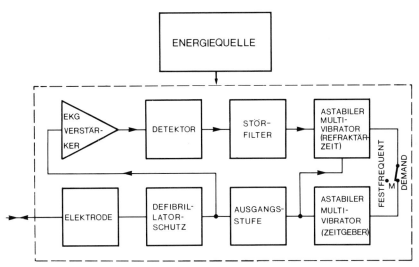

Abb. 8.39. Blockschaltbild eines Demand-Schrittmachers. Das intrakardiale Elektrogramm wird über die Stimulationselektrode, einen EKG-Verstärker und eine Detektionseinheit dem Zeitgeber zugeführt und stellt diesen jeweils an den Anfang des Stimulationscyclus zurück: „reset" (Demand-Funktion). Die Refraktärzeiteinheit verhindert die Rückstellung des Zeitgebers innerhalb der ersten 400 msec nach Stimulation und Detektion. Der Störfilter identifiziert elektrische und magnetische Wechselfelder und schaltet den Zeitgeber auf festfrequente Arbeitsweise um, bevor es zu Interferenzen mit der Detektionseinheit und Impulsunterdrückung kommen kann. Durch Betätigung des Reed-Schalters M mit Hilfe eines Magneten wird der Detektor umgangen, es resultiert eine festfrequente Stimulation

5. Der *festfrequente Schrittmacher* zeichnet sich durch permanente Impulsabgabe mit definiertem Stimulationsintervall aus. Dieser Schrittmachertyp wie auch der Stand-by-Schrittmacher gewinnt im Zusammenhang mit der Therapie tachykarder Rhythmusstörungen erneut an Bedeutung.

Wenn auch durch die jetzt verfügbaren Schraubelektroden die Indikation zur Implantation von Vorhofschrittmachern öfter gestellt wird, so gilt der ventriculär gesteuerte Demand-Schrittmacher als das noch bei weitem am häufigsten implantierte Aggregat.

Der Demand-Schrittmacher. Die Abb. 8.39 gibt das Blockschaltbild eines Demand-Schrittmachers wieder. Wesentliche Bausteine sind der Zeitgeber – ein astabiler Multivibrator, der die Ausgangsstufe triggert und damit den Stimulationsimpuls abruft – sowie die Detektionseinheit, die bei Registrierung einer R-Welle die astabile Kippstufe zurückstellt, so daß der Aktionscyclus (850 msec) von neuem eingeleitet wird. Die Differenzierung von R- und T-Welle erfolgt nach dem unterschiedlichen Frequenzgehalt der Signale durch entsprechende Filtercharakteristika des Eingangskreises. Signale, die einen ähnlichen Frequenzinhalt aufweisen wie die R-Welle, z. B. Skeletmuskelpotentiale oder externe elektrische Impulse, können vom Detektor nicht unterschieden werden, so daß eine Impulsunterdrückung resultiert. Neben der T-Welle können auch Polarisationspotentiale, die kurzzeitig bei jeder Impulsabgabe an der Stimulationselektrode auftreten, zur Störung der Schrittmachersteuerung führen. Ein zweiter Multivibrator sorgt dafür, daß die Grundfrequenzkippstufe während einer Dauer von 400 msec – der Refraktärzeit des Schrittmachers – nach vorausgehender Stimulation oder Detektion nicht zurückgestellt werden kann. Tritt eine Störung häufiger als 200–400mal/min auf, so revertieren Demand-Schrittmacher mit speziellen Störfiltern auf festfrequente Ar-

Tabelle 8.32 a Technische Daten von unipolaren QRS-inhibierten Demand-Schrittmachern mit Lithium-

Hersteller	Typ	Energiequelle	Gewicht g	Gehäuse-material	Abmessungen mm	Frequenz 1/min	Magnetfrequenz 1/min	Impulsamplitude
American Pacemaker Corporation	1600	Catalyst Research Li/J₂ (Lithiumjodid)	85	Edelstahl	63×47×16	72	84	8,2 mA
Arco	-lith 2000	Li/SOCl₂ (Lithiumthionyl-chlorid)	65	Titanium	71×34×16	72±4	4–15 über Grundfrequenz	6,0±0,5 V
	-lith 4000	CRC 804B/23 Li/J₂ (Lithiumjodid)	49	Titanium	64×44×11	72±2	72±2	5,2±0,2 V
	-lith 3022 Endura	WG 762M Li/J₂ (Lithiumjodid)	64	Titanium	63×52×12	72±2	72±2	5,2±0,2 V
	-lith 3021 Selecta	WG 762M Li/J₂ (Lithiumjodid)	75	Titanium	63×52×13,5	55–119	wie Grund-frequenz	5,2±0,2 V
Biotronik	Axios	SAFT Li/Ag₂CrO₄ (Lithiumsilber-chromat)	53	Tikrutan	58×46×12	72±2,5	72±2,5	6,1±0,2 V
	Chronos	SAFT Li/Ag₂CrO₄ (Lithiumsilber-chromat)	77	Protasul	58×46×12	72±2,5	72±2,5	5,0±0,2 V
	Isios	SAFT Li/Ag₂CrO₄ (Lithiumsilber-chromat)	62	Tikrutan	58×46×12	72±2,5	72±2,5	6,1±0,2 V
	Logos	WG 761/23 Li/J₂ (Lithiumjodid)	88	Protasul	60×50×12	72±2,5	72±2,5	4,9±0,2 V
	Philos	WG 761/23 Li/J₂ (Lithiumjodid)	73	Tikrutan	60×50×12	72±2,5	72±2,5	4,9±0,2 V
	Nomos	WG 761/23A Li/j₂ (Lithiumjodid)	91	Protasul	60×50×12	31–112	31–112	4,8±0,1 7,3±0,1
Cardiac Pacemakers Inc.	Microlith P 505	WG 755 Li/J₂ (Lithiumjodid)	75	Edelstahl	53×55×18	30–110	100	5,4 V
	Microlith D 507	WG 755 Li/J₂ (Lithiumjodid)	75	Edelstahl	53×55×18	72±3	87	5,4 V
	Microthin D 520	WG 761/15 Li/J₂ (Lithiumjodid)	50	Edelstahl	50×53×11	72	88	5,4 V
	Microthin	WG 761/15 Li/J₂ (Lithiumjodid)	50	Edelstahl	50×53×11	30–119	100	5,4 V
Coratomic Inc.	L 500	Mallory LSA-900-6 Li/Pb	69	Titanium	64×51×19	72	88	5,7 V
Cordis	Lambda 188A	Li/CuS (Lithiumkupfer-sulfid)	90	Titanium	68×56×20	70±2	70±2	7,5 mA

8.7 Therapie der Herzrhythmusstörungen

batterien (Zusammenstellung nach Herstellerangaben)

Impulsdauer	Detektions-schwelle mV	Refraktärzeit ms	Bakterie-kapazität Ah	kalkulierte Betriebs-zeit	Garantie-zeit	Austauschkriterien	programmierbar bzgl.
1±1	1,8±20%	210 nach Stim. 120 nach Detek.	2,4	über 10 J	6 J	Differenz Test-minus Grundfreq. 15–18/min	
0,9±0,1	2,5±1,5 mV	275	1,8		3 J	Freq.-Abfall um 4/min Differenz Magnet-/ Grundfreq. reduziert sich auf 50% BOL-Werte	
0,5–0,55	3+2,5 (–1,5)	200±50 n. Stim. 230±50 n.Detek.	1,7		5 J	Freq.-Abfall um 7/min (Magnet- u. Grundfreq.)	
0,5–0,55	3±1,5 mV	200±50 n. Stim. 230±50 n. Detek.	2,5		8 J	Freq.-Abfall um 7/min (Magnet- u. Grundfreq.)	
0,6–1,2	1,0–5,0	270–390	2,5		5 J	Freq.-Abfall um 5%	Frequenz Impulsamplitude Impulsdauer Detekt.-schwelle Refraktärzeit Betriebsart
0,5±0,05	1,6±0,3	220±20	0,6	5 J	4 J	Magnetfreq.=65/min	
0,75±0,1	1,6±0,3	230±30	1,2	8 J	6 J	Magnetfreq.=65/min	
0,5±0,05			0,6	6 J	4 J	Freq.=65/min	starrfrequent
0,75±0,1	1,6±0,3	230±30	2,5	12 J	8 J	Magnetfreq.=65/min	
0,5±0,05	1,6±0,3	230±30	2,5	15 J		Freq.=65/min	
0,13–1,0±0,1	1,3±0,2 0,9±0,2	300	2,5	20–4 J programm-abhängig		94% der programm. Frequenz	Frequenz Impulsamplitude Impulsdauer Detekt.-schwelle Hysterese
0,1–1,9	1,5	320 n. Stim. 256 n. Detek.	3,0	programm-abhängig	6 J	Magnetfreq.=85/min	Frequenz Impulsdauer
0,6	1,5	330	3,0	15 J	8 J	Freq.-Abfall um 6/min	
0,6	1,5	330		6 J	4 J	Freq.-Abfall um 6/min	
0,1–1,9	1,5	320 n. Stim. 256 n. Detek.	3,0	programm-abhängig	4 J	Magnetfreq.=85/min	Frequenz Impulsdauer
0,5	2,5±1,5	300	0,9	10 J	10 J	Freq.-Abfall um 10%	
1,0	1,5±0,5	311	1,8	12 J	lebens-lang	Freq.-Abfall um 10%	

Tabelle 8.32 a Technische Daten von unipolaren QRS-inhibierten Demand-Schrittmachern mit Lithium-

Hersteller	Typ	Energiequelle	Gewicht g	Gehäuse-material	Abmessungen mm	Frequenz 1/min	Magnetfrequenz 1/min	Impulsamplitude
Cordis	Theta 221B7	Li/CuS (Lithiumkupfer-sulfid)	68	Titanium	66×57×14	70±2	70±2	7,1 mA
	Theta 221A7	Li/CuS (Lithiumkupfer-sulfid)	68	Titanium	68×57×14	70±2	70±2	6,5 mA
	O-Gamma 334A	Li/CuS (Lithiumkupfer-sulfid)	41	Titanium	57×48×10	50–120	50–120	0,5–7,5 mA
	O-Lambda 215A	Li/CuS (Lithiumkupfer-sulfid))	94	Titanium	68×56×20	45–90	45–90	2–9 mA
	O-Lambda 208A	Li/CuS (Lithiumkupfer-sulfid)	96	Titanium	56×56×20	45–90	45–90	2–9 mA
	O-Lambda 235A	Li/CuS (Lithiumkupfer-sulfid)	98	Titanium	72×56×20	50–120	50–120	2–9 mA
	O-Lambda 190F	Li/CuS (Lithiumkupfer-sulfid)	94	Titanium	68×56×20	50–120	50–120	2–9 mA
	O-Theta 217A	Li/CuS (Lithiumkupfer-sulfid)	68	Titanium	66×57×14	50–120	50–120	0,5–7,5 mA
	O-Theta 237A	Li/CuS (Lithiumkupfer-sulfid)	68	Titanium	66×57×14	25–120	25–120	0,5–7,5 mA
ELA	Stilith 61	CRC 804/23 Li/J$_2$ (Lithiumjodid)	72	Titanium	60×50×16	72	72	5,5 V
	Stilith 120	WG 762 Li/J$_2$ (Lithiumjodid)	81	Titanium	60×50×16	72	72	5,5 V
	Stilith 128	WG 762 Li/J$_2$ (Lithiumjodid)	81	Titanium	60×50×16	72	72	5,5 V
	Unilith 7520	CRC 811/27 Li/J$_2$ (Lithiumjodid)	48	Titanium	54×50×11	72	72	5,0 V
	Unilith 7530	SAFT 355/6 Li/Ag$_2$CrO$_4$ (Lithiumsilber-chromat)	48	Titanium	54×50×11	72	72	5,6 V
ESB Medcor	Lithicron III/70C	SAFT Li/Ag$_2$CrO$_4$ (Lithiumsilber-chromat)	73	Titanium	75×49×14	72±3	3–7 höher als Grundfrequenz	5,2 V
Edwards Laborat.	Micropuls 22U	SAFT Li 210a Li/Ag$_2$CrO$_4$	86	Titanium	57×56×18	72	100	8 mA
(Produktion eingestellt)	Prolith 21S	SAFT Li 210a Li/Ag$_2$CrO$_4$	91	Haynes Alloy 25	57×55×18	60–102	60–102	8 mA
	Prolith 23U	SAFT Li 210a Li/Ag$_2$CrO$_4$	89	Titanium	57×56×18	51–100	51–100	8 mA
	28U	SAFT Li 210a Li/Ag$_2$CrO$_4$	55	Titanium	51×56×13	72±3	72±3	8 mA
	30U	WG 762 Li/J$_2$ (Lithiumjodid)	55	Titanium	51×56×13	72±3	72±3	10 mA

8.7 Therapie der Herzrhythmusstörungen

batterien (Zusammenstellung nach Herstellerangaben) (Fortsetzung)

Impulsdauer	Detektions-schwelle mV	Refraktärzeit ms	Bakterie-kapazität Ah	kalkulierte Betriebs-zeit	Garantie-zeit	Austauschkriterien	programmierbar bzgl.
1,25	1,5±0,5	311	1,8	13 J	lebenslang	Freq.-Abfall um 5%	
0,75	1,5±0,5	311	1,8	18 J	lebenslang	Freq.-Abfall um 5%	
1,25	1,5±0,5	321	0,88	7–13 J	lebenslang	Freq.-Abfall um 5%	Frequenz Impulsamplitude
1,7	0,5–1,0	380–441	1,8	8–11 J		Freq.-Abfall um 10%	Frequenz Impulsamplitude Betriebsart
0,85	0,5–1,0	289–326	1,8	12–21 J		Freq.-Abfall um 10%	Frequenz Impulsamplitude Betriebsart (VAT oder VOO)
1,7	0,7–1,3	289–326	1,8	8–11 J		Freq.-Abfall um 10%	Frequenz Impulsamplitude Betriebsart
1,7	1,5±0,5	289–326	1,8	8–11 J		Freq.-Abfall um 10%	Frequenz Impulsamplitude Betriebsart
1,25	1,5±0,5	321	1,8	14–26 J	lebenslang	Freq.-Abfall um 5%	Frequenz Impulsamplitude
1,25	1,0/2,0	321	1,8	14–26 J	8 J	Freq.-Abfall um 5%	Frequenz Impulsamplitude Detekt.-schwelle
0,5	2–3,5	300 n. Stim. 320 n. Detek.	1,7	6 J	4 J	Freq.-Abfall um 7/min	
0,5–0,8	2–3,5	300 n. Stim. 320 n. Detek.	2,5	10 J	5 J	Freq.-Abfall um 6/min	
0,5–0,8	2–3,5	300 n. Stim. 320 n. Detek.	2,7	9–12 J	8 J	Freq.-Abfall um 7/min	
0,5	2–3,5	280 n. Stim. 250 n. Detek.	1,6	10 J	80 Mon.	Freq.-Abfall um 6/min	
0,5	2–3,5	350	1,45	8 J	54 Mon.	Freq.-Abfall um 6/min	
0,5	2,4	325	1,2	8 J	6 J	Freq.-Abfall um 7/min	
0,6	1,7	310±40	1,4	9 J	5 J	Frequenz 8/min	
0,75	1,7	310±40	1,4	frequenz-abhängig 7–12 J	5 J	Freq.-Abfall um 11%	Frequenz
0,6	1,7	310±40	1,4	frequenz-abhängig 7–12 J	5 J	Freq.-Abfall um 11%	Frequenz
0,6	2,0	320±40	1,4	6 J	4 J	Freq.-Abfall um 10%	
0,6	2,1	320±40	2,5	15 J	lebenslang	Freq.-Abfall um 10%	

Tabelle 8.32a Technische Daten von unipolaren QRS-inhibierten Demand-Schrittmachern mit Lithium-

Hersteller	Typ	Energiequelle	Gewicht g	Gehäuse-material	Abmessungen mm	Frequenz 1/min	Magnetfrequenz 1/min	Impulsamplitude
Medtronic	Xyrel-V 5927/5972	Li/J$_2$ (Lithiumjodid)	80	Titanium	56×56×18	72±2	72±2	4,9 V (9,6 mA)
	Xyrel-VP 5995	Li/J$_2$ (Lithiumjodid)	87	Titanium	56×56×18	30–100	30–100	4,9 V (9,8 mA)
	Xyrel-AP 5995	Li/J$_2$ (Lithiumjodid)	87	Titanium	56×56×18	30–130	30–130	4,9 V (9,8 mA)
	Mirel-VM 5983	Li/J$_2$ (Lithiumjodid)	60	Titanium	53×53×15	72±3	72±3	4,9 V (9,7 mA)
	Mirel-VL 5989	Li/J$_2$ (Lithiumjodid)	60	Titanium	53×53×15	50–120	50–120	4,9 V (9,7 mA)
	Spectrax 5984/5985	Li/J$_2$ (Lithiumjodid)	45	Titanium	59×48/42×10	30–150	30–130	4,9 V/2,7 V
Pacesetter Systems Inc.	Vivalith-5 MDL-201A	CRC 810B/16 Li/J$_2$ (Lithiumjodid)	49	Titanium	64×47×12	71	71	5,3 V
	Vivalith-10	CRC 810B/16 Li/J$_2$ (Lithiumjodid)	63	Titanium	71×47×12	71	71	5,3 V
	Programalith 221	CRC 810B/23 Li/J$_2$ (Lithiumjodid)	65	Titanium	63×47×12	45–110	Grundfrequenz −5%	1,3/2,5/5,0 V
Siemens	447	SAFT Li 210A Li/Ag$_2$CrO$_4$ (Lithiumsilberchromat)	53	Titanium	61×53×13	70+3/−1	100±3	6,2 V
	677	CRC 810B/16 Li/J$_2$ (Lithiumjodid)	39	Titanium	53×42×13	70–74	100±3	5,0 V
	668	CRC 810B/23 Li/J$_2$ (Lithiumjodid)	48	Titanium	53×49×13	30–150	100±1	2,5/5/10 V
Vitatron Medical GmbH	C1122/ C1142	CRC 810B/16 Li/J$_2$ (Lithiumjodid)	46	Titanium	50×47×12	70±2	100±3	4,8 V
	C2121/ C2131	CRC 802/23 Li/J$_2$ (Lithiumjodid)	76	Titanium	+67×47×15	70±2	95±2	4,8 V
	C4122/ C4142	CRC 810B/23 Li/J$_2$ (Lithiumjodid)	56	Titanium	57×47×12	70±2	100±3	4,8 V
	P1122/ 1142	CRC 810B/16 Li/J$_2$ (Lithiumjodid)	46	Titanium	50×47×12	50–125	100±3	4,8 V
	P4122/ 5142	CRC 810B/23 Li/J$_2$ (Lithiumjodid)	56	Titanium	57×47×12	50–125	100±3	4,8 V
	S3121/ S3131/ S6131	SAFT Li 210 Li/Ag$_2$CrO$_4$ (Lithiumsilberchromat)	50 50 67	Titanium	57×47×12 67×47×12	70±2	95±2	5,7 V

8.7 Therapie der Herzrhythmusstörungen

batterien (Zusammenstellung nach Herstellerangaben) (Fortsetzung)

Impulsdauer	Detektions-schwelle mV	Refraktärzeit ms	Bakterie-kapazität Ah	kalkulierte Betriebs-zeit	Garantie-zeit	Austauschkriterien	programmierbar bzgl.
0,5	2,0–3,7	325±55	0,8/1,1	7 J	4 J/6 J	Freq.-Abfall um 8±3/min Impulsdauerzun. +0,7 ms	
0,52	2,0–3,7	325±25	1,4		lebens-lang	Freq.-Abfall um 8±3/min Impulsdauerzun. +0,7 ms	Frequenz
0,52	0,75–1,35	400±50	1,4		lebens-lang	Freq.-Abfall um 8±3/min Impulsdauerzun. +0,7 ms	Vorhoffrequenz
0,52	2,0–3,5	325±55	1,8		5 J	Freq.-Abfall um 5–11/min Impulsdauerzun. 0,5–1,1 ms	
0,52	2,0–3,5	325±55	2,2		lebens-lang	Freq.-Abfall um 11±4% Impulsdauerzun. 0,5–1,1 ms	Frequenz
0,1–2,0	1,25/2,5/5,0	220/325/400	1,8		7 J	Freq.-Abfall um 10% Impulsdauerzun. um 100%	Frequenz Impulsamplitude Impulsdauer Refraktärzeit Detekt.-schwelle Hysterese Betriebsart
0,7	2,5±1	315±15	1,1	5,2 J		Freq.-Abfall um 10% Impulsdauerzun. auf 0,9 ms	
0,7	2,5±1	315±20	2,2	10,5 J		Freq.-Abfall um 10% Impulsdauerzun. auf 0,9 ms	
0,2–1,6	1/2/4/8	250–475	2,2	9,6 J		Freq.-Abfall um 10% Impulsdauerzun. um 25%	Frequenzen Impulsamplitude Impulsdauer Detekt.-schwelle Refraktärzeit Hysterese
0,6	2,25±0,25	330±40	0,6	5 J		Magnetfreq. 85/min	
0,5	3,5	240–360	1,15	6,9 J		Magnetfreq. 85/min	
0,25–1,0	0,5–2,5	250/312/437	2,3	11 J programm-abhängig		Magnetfreq. 85/min Freq.-Abfall um 20% Impulsdauerzun. auf 1,5 ms	Frequenz Impulsamplitude Impulsdauer Detekt.-schwelle Refraktärzeit Hysterese
0,5/ 1,0	1,6±0,4		1,2	9,3 J/ 5,9 J		Magnetfreq. 90/min Impulsdauerzun. um 12%	
0,5/ 1,0	1,7±0,3	340±20	2,3	20 J/ 14 J		Freq.-Abfall um 4/min Magnetfreq. 89/min Impulsdauerzun. um 15%	
0,5/ 1,0	1,6±0,4		2,2	17 J 11 J		Magnetfreq. 90/min Impulsdauerzun. um 12%	
0,5/ 1,0	1,6±0,4		1,2	9,3 J/ 5,9 J		Magnetfreq. 90/min Impulsdauerzun. um 12%	Frequenz
0,5/ 1,0	1,6±0,4		2,2	17 J/ 11 J		Magnetfreq. 90/min Impulsdauerzun. um 12%	Frequenz
0,5/ 1,0/ 1,0	1,7±0,3	340±20	0,6	7,3 J/ 4,5 J/ 7,3 J		Freq.-Abfall um 4/min Magnetfreq. 89/min Impulsdauerzun. um 15%	

Tabelle 8.32 a Technische Daten von unipolaren QRS-inhibierten Demand-Schrittmachern mit Lithium-

Hersteller	Typ	Energiequelle	Gewicht g	Gehäusematerial	Abmessungen mm	Frequenz 1/min	Magnetfrequenz 1/min	Impulsamplitude
Telectronics	161	CRC 804/23 Li/J$_2$ (Lithiumjodid)	49	Titanium	59×44×11	72	72	5,2 V
	182	WG 761/23 Li/J$_2$ (Lithiumjodid)	61	Titanium	67×47×12	72	72	5,2 V
	183	WG 761/15 Li/J$_2$ (Lithiumjodid)	49	Titanium	60×47×12	72	72	5,2 V
	171	CRC 810/23 Li/J$_2$	56	Titanium	65×47×12	60–110	60–110	2,6/5,2 V

beitsweise. Die Anwendung eines Defibrillators könnte bei Schrittmacherträgern zur Zerstörung der Elektronik des Schrittmachers führen. Eine Zenerdiode dient als Defibrillationsschutz und leitet den Gleichstromstoß am Schrittmacher vorbei. Die Mehrzahl der Demand-Schrittmacher besitzt einen Magnetschalter (Reed-relay), der eine intermittierende Umschaltung auf festfrequente Stimulation mit der Schrittmachergrundfrequenz gestattet. Die Tabelle 8.32 a gibt eine Zusammenstellung gebräuchlicher Demand-Schrittmacher mit Lithiumbatterien wieder.

Eine physiologische Frequenzregulation mit Anpassung der Herzauswurfleistung an die Erfordernisse in der Peripherie ist bei ventrikelgesteuerten Schrittmachern nicht gegeben. Experimentelle Befunde sowie erste klinische Anwendungen zeigen die Möglichkeit der belastungsabhängigen Regulation der Ventrikelfrequenz über physiologische Parameter, wie beispielsweise den pH-Wert [30] oder die Atemfrequenz, so daß auch bei gestörter Generatorfunktion des Sinusknotens eine Frequenzanpassung möglich ist.

Energiequellen

I. Quecksilberbatterien. Die Mehrzahl der gegenwärtig implantierten künstlichen Herzschrittmacher wird noch mit Quecksilberoxid-Zink-Elementen (Fa. Mallory) oder in vermehrtem Maße mit Lithiumbatterien betrieben. Eine spezielle Bedeutung kommt dem „Mallory-Primärelement" zu, das seit Beginn der Schrittmachertherapie in zahlreichen Weiterentwicklungen des Prototyps Verwendung findet. Mit Zink als Anode, Kaliumhydroxyd als Elektrolyt und Quecksilberoxid als Kathode geht während des Entladevorgangs an der Anode Zink in Lösung, während an der Kathode Quecksilberoxid zu metallischem Quecksilber reduziert wird.

Ein Problem besteht in der Ausbreitung des an der Kathode entstehenden metallischen Quecksilbers, das zu einem Selbstentladungsstrom in der Batterie und zu vorzeitiger Batterieerschöpfung führt. Kunststoff-Folien zwischen Anode und Kathode – sog. Separatoren – setzen den Durchtritt von Quecksilbermolekülen herab. Daneben wird den Quecksilberoxidkathoden Manganoxid beigegeben, in dessen Gitterstruktur die Fixierung des metallischen Quecksilbers gelingt [163].

Die modernen Mallory-Batterien vom Typ RM 1 besitzen Absorptions- und Hybridseparatoren, die nicht nur trennende, sondern auch absorbierende Wirkung auf das metallische Quecksilber ausüben. Als Kathodenzusatz hat sich Silberpulver besonders bewährt; es geht mit metallischem Quecksilber eine stabile Amalgamverbindung ein und wirkt so schädlichen Leckströmen entgegen. Die thermodynamische Instabilität von Zinkionen in alkalischer Lösung bedingt eine Zersetzung unter Bildung von Wasserstoffgas. Eine erhebliche Druckerhöhung innerhalb der Batterie kann zum Aufbrechen des Gehäuses und zum Auslaufen des Elektrolyten mit nachfolgender Schädigung

batterien (Zusammenstellung nach Herstellerangaben) (Fortsetzung)

Impulsdauer	Detektionsschwelle mV	Refraktärzeit ms	Bakteriekapazität Ah	kalkulierte Betriebszeit	Garantiezeit	Austauschkriterien	programmierbar bzgl.
0,53	2,1	290 n. Stim. 310 n. Detek.	1,7	10 J	8 J	Freq.-Abfall auf 65/min Impulsdauer 0,58 ms	
0,53	2,1	290 n. Stim. 310 n. Detek.	2,5	13 J	lebenslang	Freq.-Abfall auf 65/min Impulsdauer 0,58 ms	
0,53	2,1	290 n. Stim. 310 n. Detek.	1,3	6,5 J	6 J	Freq.-Abfall auf 65/min Impulsdauer 0,58 ms	
0,52	2,1	25% Stim.-intervall	2,0	8,2 J	8 J	Freq.-Abfall um 10%	Frequenz Impulsamplitude

der Elektronik des Aggregats führen [163]. Verbesserungen der mechanischen Eigenschaften des Batteriegehäuses und der Gehäusedichtungen sollen diese Fehlerquelle ausschalten.
Neben der beschriebenen Mallory-Batterie RM 1 finden auch die Quecksilberoxid-Zink-Zelle der Fa. Leclanché, RM 81, sowie die Quecksilberoxid-Zink-Zelle der Fa. General Electric Verwendung; letztere zeigt vor Batterieerschöpfung einen Spannungsabfall, verbunden mit dem Frequenzsprung des Impulsgenerators auf ein niedrigeres Niveau, so daß die Indikation zum Auswechseln des Schrittmacheraggregates frühzeitig gestellt werden kann.

II. Lithiumbatterien. Die Einführung von Lithiumprimärelementen durch GREATBATCH brachte in den letzten Jahren eine entscheidende Verbesserung der Batterietechnik mit sich. Bei diesen Festkörperelementen besteht der Elektrolyt aus kristallinem Lithiumjodid, die Anode aus metallischem Lithium und die Kathode aus molekularem Jod, das in eine Matrix aus Polyvinylpyridin eingelagert ist [64]. Der Vorgang der Elektrizitätserzeugung beruht auf der Wanderung von Lithiumionen durch Leerstellen des mit Calciumionen dotierten Lithiumjodid-Kristallgitters. Gleichzeitig werden an der Kathode durch Aufnahme von Elektronen Jodmoleküle produziert. Die positiven Lithiumionen wandern durch den Elektrolyten und verbinden sich mit Jodidionen zu Lithiumjodid [163]. Die Elektrodenreaktionen werden durch folgende Gleichungen beschrieben [64]: Kathode: $M \times J_2 + 2e^- \rightarrow M + 2J^-$, Anode: $2\,Li \rightarrow 2\,(Li^+ + e^-)$.
Als Nebenprodukt entsteht bei der Zellentladung zusätzlich Lithiumjodid, so daß die innere Zellimpedanz linear mit der Entladung der Lithiumbatterie zunimmt. Diese spezielle Entladecharakteristik resultiert in einer langsamen, kontinuierlichen Abnahme der Klemmenspannung der Lithiumbatterie, die im Gegensatz zu dem raschen Spannungsabfall am Ende der Lebensdauer einer Quecksilberzelle steht.
Weitere Vorteile gegenüber der Mallory-Batterie sind die längere Lebensdauer, die äußerst geringe Selbstentladung der Lithiumbatterie, die fehlende Gasentwicklung, die Korrosionsbeständigkeit aufgrund eines festen Elektrolyten sowie die absolute Dichtigkeit des Batteriegehäuses durch die Möglichkeit einer hermetischen Einkapselung. Zahlreiche positive Erfahrungen mit Lithiumschrittmachern belegen den klinischen Wert dieser Aggregate [28, 53]. Als praktisch weniger bedeutende Energiequellen für künstliche Herzschrittmacher sind die aufladbare Nickel-Kadmium-Batterie, die Radioisotopenbatterie (Plutonium-238, Promethium-147), die biogalvanischen Zellen und die piezoelektrischen Generatoren zu nennen. Schrittmacher mit einer Isotopenbatterie, die ihre Energie aus einem Kernspaltungsprozeß beziehen, haben sich, obwohl die kalkulierte Lebensdauer mit über 20 Jahren angegeben wird, nicht durchsetzen können. Von Nachteil sind besonders die langen Halb-

Tabelle 8.32b Programmierbare Schrittmacher (+ = programmierbar; − = nicht programmierbar) (vgl. Tab. 8.32a)

Hersteller	Typ	Frequenz 1/min	Impuls-amplitude	Impulsdauer ms	Detektions-schwelle mV	Betriebsart	Hysterese	Refraktärzeit ms
Arco	-lith 3021 Selecta	55–119	−	0,6–1,2	1,0–5,0	demand/ fixfrequent	+	270–390
Biotronik	Nomos	31–112	4,8/7,3 V	0,13–1,0	0,9/1,3	−	+	−
CPI	Microlith P 505	30–110	−	0,1–1,9	−	−	−	−
	Microthin	30–119	−	0,1–1,9	−	−	−	−
Cordis	O-Gamma 334 A	50–120	0,5–7,5 mA	−	−	−	−	−
	O-Lambda 215 A	45–90	2–9 mA	−	−	demand/ fixfrequent	−	−
	O-Lambda 208 A	45–90	2–9 mA	−	−	VAT/VOO	−	−
	O-Lambda 235 A	50–120	2–9 mA	−	−	demand/ fixfrequent	−	−
	O-Lambda 190 F	50–120	2–9 mA	−	−	demand/ fixfrequent	−	−
	O-Theta 217 A	50–120	0,5–7,5 mA	−	−	−	−	−
	O-Theta 237 A	25–120	0,5–7,5 mA	−	1,0/2,0	−	−	−
Edwards Laborat. (Produktion eingestellt)	Prolith 21 S	60–102	−	−	−	−	−	−
	Prolith 23 U	51–100	−	−	−	−	−	−
Medtronic	Xyrel-VP 5995/AP	30–100 30–130	−	−	−	−	−	−
	Mirel-VL 5983	50–120	−	−	−	−	−	−
	Spectrax 5984/5985	30–150	2,7/4,9 V	0,1–2,0	1,25/2,5/5,0	demand/ fixfrequent	+	220/325/400
Pacesetter Systems Inc.	Programalith 221	45–110	1,3/2,5/5,0 V	0,2–1,6	1/2/4/8	−	+	250–475
Siemens	668	30–150	2,5/5,0/10 V	0,25–1,0	0,5–2,5	−	+	250/312/437
Vitatron Medical GmbH	P 1122/1142	50–125	−	−	−	−	−	−
	P 4122/4142	50–125	−	−	−	−	−	−
Telectronics	171	60–110	2,6/5,2 V	−	−	−	−	−

(nach W. Rosenberger und B. Lüderitz, 1980)

wertszeiten der verwendeten Radionuklide, die besondere Probleme des Strahlenschutzes mit sich bringen [123, 127a].

Schrittmacher-EKG. Das normale Schrittmacher-EKG ist durch schenkelblockartige Deformierungen der Kammerkomplexe gekennzeichnet, die dem schmalen Schrittmacherimpuls unmittelbar folgen. Die QRS-Komplexe sind bei rechtsventriculärer Sondenlage linksschenkelblockartig deformiert. Bei retrograder Vorhoferregung finden sich negative P-Wellen im QRS-Komplex (s. Abb. 8.38).

Komplikationen. Die postoperativen Komplikationen der Schrittmacherimplantation sind vergleichsweise gering, wobei sich naturgemäß entsprechend der verschiedenen Operationsmethoden Unterschiede ergeben bezüglich Wundinfektion, Fehlplazierung der Elektroden etc. Die transvenöse, intrakardiale Applikation hat sich als wenig belastendes Verfahren erwiesen. Elektrodendislokationen werden in ca. 13% beobachtet. Andere Autoren halten in geübter Hand eine Dislokationsrate von unter 5% für realistisch.
Nur sehr selten kommt es zu einer Myokardperforation bzw. zu einer transseptalen Perforation. Das sog. Zwerchfellzucken kann Ausdruck einer Myokardperforation oder Dislokation sein. Zu Thrombosen kann es vor allem in der V. subclavia kommen (bei transvenösem intrakardialem Vorgehen). Bei epikardialer Elektrodenverlegung sind pulmonale Infekte, Pneumothorax, Abstoßung der Myokardelektroden und peritoneale Reaktionen in seltenen Fällen möglich. In einem Krankengut von 624 Patienten im Verlauf von 11 Jahren wurde die elektrodenbedingte Komplikationsrate global mit 34% angegeben (Dislokation, Myokard- und Hautperforation, Reizschwellenerhöhung, Leitungsunterbrechung, Elektrodenbruch). Die Operations- und Frühletalität beläuft sich bei thoracoabdominalen Elektrodenverlegungen im Rahmen einer Thoracotomie auf ca. 10% und bei transvenöser intrakardialer Sondenlokalisation auf ca. 5%.

Schrittmacherüberwachung. Obwohl die meisten implantierenden Zentren eigene Schrittmacherambulanzen führen, die die Patienten regelmäßig kontrollieren, kommt der Schrittmacherüberwachung durch die ärztliche Praxis hervorragende Bedeutung zu.
Die Lebensdauer der meisten implantierten Schrittmacher mit Quecksilberbatterien liegt um 36 Monate, die der mit Lithiumbatterien bei 72 Monaten bei breiter Streuung. Die Notwendigkeit eines Batterieaustausches kündigt sich in der Regel durch einen Rückgang der Schrittmacherfrequenz um 5–10% an. Die Patienten sollten ihre Pulsfrequenz täglich kontrollieren und einen Frequenzabfall sofort melden. Hausärztlicherseits besteht die in 1–2monatlichen Abständen durchzuführende Kontrolle in der vergleichenden Messung von Puls- und Herzfrequenz zur Überprüfung der vom Patienten gemessenen Frequenz und in der Beurteilung des Elektrokardiogramms. Hierbei sind der implantierte Schrittmachertyp und die Sondenlage zu berücksichtigen. Bei rechtsventriculärer Sondenlage läßt das Auftreten eines Rechtsschenkelblocks an eine Perforation denken.
Neben der Frequenzabnahme weist bei einigen Schrittmachertypen der Verlust der QRS-Steuerung auf eine Batteriealterung hin. Steuerungsverlust bzw. Fehlen der Eingangsempfindlichkeit kann auch Ausdruck einer Elektrodendislokation sein. Fehlen Schrittmacherimpulse trotz Absinkens der Herzfrequenz unter die eingestellte Schrittmacherfrequenz, so sollte bei evidenter Dysfunktion (z. B. Elektrodenbruch) eine Klinikeinweisung erfolgen. Auch bei akuter Frequenzabnahme sollte eine rasche Überweisung stattfinden.
Bei drohendem Schrittmacherausfall ist die prophylaktische Gabe von Orciprenalin (10–20 mg p.o.) anzuraten. Bei Auftreten von Schrittmacherimpulsen ohne nachfolgende QRS-Komplexe sind eine Widerstandserhöhung an der Elektrodenspitze, ein Flottieren der Sonde oder eine Dislokation möglich. Auch hier ist eine Klinikeinweisung notwendig. Schlägt die Reizsonde vom rechten Ventrikel in den rechten Vorhof zurück, so kann die elektrische Kammererregung ganz unterbleiben, oder es besteht eine Vorhofstimulation.
In entsprechend ausgerüsteten Zentren sind spezielle Schrittmacherkontrollen möglich (Messung von Impulsdauer und -amplitude, Periodenkonstanz, Schwellenreizstromstärke etc.).

B. Tachykarde Rhythmusstörungen

Lange Zeit hindurch hatte sich bei tachykarden Rhythmusstörungen die Elektrotherapie allein auf die externe elektrische Defibrillation konzentriert. In neuerer Zeit fan-

Tabelle 8.33. Elektrotherapie tachykarder Rhythmusstörungen

Indikationen	Methoden
I. Elektroschock	*I. Elektroschock*
Vorhofflimmern	Defibrillation
Vorhofflattern	Kardioversion
Supraventr. Tachykardie	
Kammertachykardie	*II. Schrittmacherstimulation*
Kammerflimmern	Atriale u. ventr. Hochfrequenzstimulation
	„Overdrive Pacing"
II. Schrittmacherstimulation	Doppelstimulation
Vorhofflattern	Programmierte Stimulation:
Supraventr. Tachykardie	a) Festfrequente Stimulation
(Präexcitationssyndrome)	b) Stim. mit progress. Kopplungsintervall
Ventr. Extrasystolie	c) Simultane Vorhof- u. Kammerstimulation
Kammertachykardie	d) Frequenzbezogene Intervallstimulation

den aber auch die erfolgreichen Therapieversuche mit der elektrischen Schrittmacherstimulation bei medikamentös therapierefraktären Tachyarrhythmien zunehmende Beachtung (Tabelle 8.33).

I. Elektroschock

Prinzip. Die Terminierung tachykarder Rhythmusstörungen durch einen transthorakal applizierten Stromstoß wird als Elektrokonversion (Elektrokardioversion, Elektroreduktion) bezeichnet. Bei Vorliegen von Vorhofflimmern und Kammerflimmern spricht man von Defibrillation. Das nunmehr seit etwa 15 Jahren weltweit verbreitete Verfahren verdankt seine routinemäßige klinische Anwendung im wesentlichen den Untersuchungen von LOWN und Mitarb., die experimentell und klinisch zeigen konnten, daß durch kurze intensive Gleichstromstöße Vorhof- und Kammertachykardien ohne wesentliche Komplikation beseitigt werden können [96]. Bei rhythmisch schlagendem Herzen beinhaltet ein Stromstoß in der Phase der Kammerrepolarisation die Gefahr der Auslösung von Kammerflimmern. Es wurde daher ein R-zacken-gesteuerter Defibrillator entwickelt, der die sichere Applikation des Elektroschocks außerhalb der gefährlichen Kammerrepolarisationsphase gewährleistet (Abb. 8.40).

Nach Untersuchungen von ANTONI kann als Wirkungsmechanismus der elektrischen Defibrillation eine synchrone Reizung aller nicht refraktären Myokardbezirke angenommen werden [4]. Es kommt darauf an, daß der gesamte Myokardzellverband gleichzeitig gereizt wird, was eine ausreichende Stromdichte in allen Teilen voraussetzt. In der sog. erregbaren Lücke (s. u.) treten hierbei neue Erregungen auf; kreisende Erre-

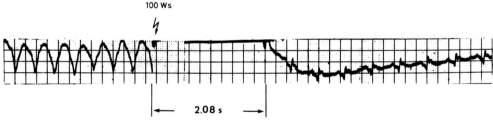

Abb. 8.40. Elektrokonversion einer Kammertachykardie. Eine Kondensatorentladung von 100 Ws stellt wieder Sinusrhythmus her. Der erste normale QRS-Komplex erscheint nach einer asystolischen Pause von 2,08 sec [96]

gungen können sich jedoch wegen der Depolarisation der übrigen Myokardareale nicht ausbreiten. Somit sistiert das Flimmern, und der Sinusrhythmus kann wieder die Kontrolle über die Herzschlagfolge übernehmen. Die elektrische Unterdrückung ektoper Automatiezentren spielt im Rahmen der Defibrillation wahrscheinlich nur eine geringe Rolle. Die dafür notwendigen Stromstärken liegen wesentlich höher und würden zu einer Myokardläsion führen. Die elektrische Defibrillation ist um so aussichtsreicher, je homogener der elektrische Strom einwirken kann [4] (s. a. S. 398).

Anwendung. Die elektrische Defibrillation wird angewendet im Rahmen der Reanimation bei Kammerflimmern. Die Elektrokonversion, die charakterisiert ist durch R-synchronisierte Abgabe des Stromstoßes und Verwendung kleinerer Stromstärken, findet Verwendung bei bedrohlichen Tachykardien (Notkardioversion) und als geplante Konversion (zum Zeitpunkt der Wahl) von Vorhofflimmern und Vorhofflattern.

Der Elektroschock wird gemeinhin in Kurznarkose (z. B. 500 mg Propanidid und 10 mg Diazepam i.v.; maximal 20 mg Diazepam i.v.) verabreicht. Diazepam (Valium) führt meist nicht zu einem vollkommenen Bewußtseinsverlust, bedingt jedoch eine retrograde Amnesie. Beim bewußtlosen Patienten unter Reanimationsbedingungen entfällt naturgemäß eine Narkose. Zur Prophylaxe hypoxiebedingter postdefibrillatorischer Arrhythmien ist die Gabe von Sauerstoff sinnvoll. Der Stromstoß wird über spezielle Elektrodenplatten appliziert, die mit Elektrolytgel beschichtet werden, um den Übergangswiderstand zu reduzieren und Hautreizungen zu vermeiden. Die Verabreichung von Gleichstromstößen (DC-Schock) erfolgt mit Energien zwischen 50 und 500 Ws bei Spannungen zwischen 500 und 7000 V. – Gewöhnlich sollte mit niedrigen Energiestufen ausgehend von 100 Ws begonnen werden, bis der gewünschte Erfolg eintritt. Bei höheren Energiestufen nimmt die Komplikationsrate erfahrungsgemäß zu. In Notfallsituationen (Kammerflimmern) sollte jedoch sofort eine hohe Energiedosis (400 Ws) angewendet werden. Der Erfolg der Defibrillation wird dabei wesentlich durch das vorbestehende Grundleiden, Vormedikation (z. B. Lidocain), ggf. Dauer des Kreislaufstillstandes und Vorbehandlung (z. B. Herzmassage) determiniert. Außer bei Kammerflimmern erfolgt der Stromstoß stets in Form einer R-Zacken-getriggerten Kondensatorentladung.

Bei Kammertachykardien beträgt die Erfolgsquote der Elektrokonversion bis zu 97%. Bei der Elektroreduktion von Vorhoftachykardien ist zu beachten, daß kurz zuvor gegebene Antiarrhythmica unmittelbar nach dem Elektroschock zu Asystolie resp. kritischer Bradykardie führen können. Hier ist für eine sofortige Schrittmacherstimulation Sorge zu tragen. Bei Vorhofflattern liegt der Soforterfolg der Elektrokonversion über 90%. Nach 3 Jahren besteht nur noch bei etwa 40% der Patienten ein Sinusrhythmus. Bei Vorhofflimmern sollte eine Defibrillation grundsätzlich nur dann vorgenommen werden, wenn Aussicht auf eine erfolgreiche Rhythmisierung besteht. Bei einem seit mehr als 5 Jahren bestehenden Vorhofflimmern, vor einer geplanten Herzoperation unter erheblicher linker Vorhofdilatation sowie in höherem Lebensalter ist daher von einem Konversionsversuch Abstand zu nehmen. Als Kontraindikationen gelten Hypokaliämie und Digitalisintoxikation, da hierbei infolge der Erniedrigung der Flimmerschwelle die Auslösung von Kammerflimmern möglich ist. Die Elektrokonversion kann – wie die klinische Erfahrung zeigt – auch während der Schwangerschaft ohne fetale Schädigung angewendet werden.

Vor jeder Elektroreduktion sollten Digitalisglykoside sicherheitshalber abgesetzt werden. Ferner ist auf eine normale Serumkaliumkonzentration zu achten. – Eine Chinidinvorbehandlung kann die Erfolgsquote bei der Regularisierung erhöhen. Besonderer Wert ist auf eine Anticoagulation zur Prophylaxe thromboembolischer Komplikationen zu legen. Bei der geplanten Defibrillation bei Vorhofflimmern sollte 3 Wochen vor dem Termin eine Anticoagulation durchgeführt werden und noch ca. 2 Monate nach erfolgreicher Konversion fortgesetzt werden.

Komplikationen. Grundsätzlich ist die Elektrokonversion bzw. Defibrillation in Relation zu ihrem klinischen Nutzen als risikoarme Methode anzusehen. – An harmlosen Komplikationen sind Hautreizungen bzw. Verbrennungen an den Auflageflächen der Elektroden und ein flüchtiger Anstieg der Serumenzyme (CPK, GOT, LDH) zu nennen, deren Herkunft auf die Intercostalmuskulatur bezogen wird. Von größerer klinischer Bedeutung ist das postdefibrillatorische Auftreten von Extrasystolen, Kammertachykardien oder sogar Kammerflimmern, das bei falscher Triggerung, welche sehr selten ist, und bei Patienten, die Herzglykoside erhalten, gelegentlich beobachtet werden kann. – Das Auftreten einer Asystolie nach Elektrokonversion infolge fehlender oder unzureichender Spontanautomatie droht beim Sinusknotensyndrom. Die Gefahr arterieller Embolien kann durch eine effektive prophylaktische Anticoagulantientherapie vermindert werden.

II. Schrittmachertherapie

Trotz vielfältiger Vorteile stellt die Elektrokonversion bzw. Defibrillation nicht für alle medikamentös therapieresistenten tachykarden Rhythmusstörungen das Mittel der Wahl dar. Der Elektroschock ist kontraindiziert bei Digitalisvormedikation bzw. -intoxikation und Hypokaliämie sowie beim Sinusknotensyndrom. Fernerhin ist die Elektrokonversion nicht zur Daueranwendung geeignet. Angesichts dieser Einschränkungen gewinnt die Elektrostimulation bei entsprechender Indikation zunehmende Bedeutung. Die Schrittmachertherapie kann erfolgreich eingesetzt werden bei extrasystolischen Arrhythmien, bei Vorhofflattern, supraventriculären und ventriculären Tachykardien (vgl. [102]).

Bei der Anwendung der Elektrostimulation bei Tachyarrhythmien ist zu unterscheiden zwischen Stimulationsort, Stimulationsfrequenz und Dauerstimulation. Grundsätzlich dienen die verschiedenen Stimulationsformen der Prophylaxe wie der Therapie von Tachyarrhythmien. Die Tachykardieprophylaxe setzt in aller Regel eine längerfristige Stimulation voraus in einer Frequenz, die höher ist als die Spontanfrequenz, aber niedriger als die potentiell zu supprimierende Herzschlagfolge. Die Terminierung von Tachykardien erfordert demgegenüber meist nur eine sehr kurze Stimulation von Sekunden oder Minuten Dauer.

Mechanismus der Stimulationstherapie von Tachykardien

Als Ursache ektoper tachykarder Rhythmusstörungen sind zwei unterschiedliche pathogenetische Prinzipien zu diskutieren: die focale Impulsbildung und die kreisende Erregung. Beide Mechanismen sind tierexperimentell nachgewiesen worden. Ihre sichere Unterscheidung mit klinischen Mitteln erscheint derzeit noch nicht möglich. Für die Entstehung einer kreisenden Erregung müssen folgende Voraussetzungen erfüllt sein:

1. unidirektionale Blockierung des Impulses in einer oder in mehreren Herzregionen,
2. Erregungsfortleitung über eine alternative Leitungsbahn,
3. verzögerte Erregung distal der Blockierung,
4. Wiedererregung der proximal des Blocks gelegenen Bezirke [119a].

Zur Perpetuierung der Erregung auf einer Kreisbahn muß gewährleistet sein, daß die Erregungsfront stets in ein Gebiet gelangt, das nicht refraktär ist. Mit anderen Worten: Die Wellenlänge der Erregung muß kürzer sein als der gesamte Kreisumfang (vgl. Abb. 8.41). Die Refraktärzeit ist kürzer als die Leitungszeit der atypischen Erregungswelle über die Kreisbahn. Mathematisch ausgedrückt: Die Refraktärperiode (RP) ist kleiner als das Kreisintegral von $1/V$ ($V =$ Leitungsgeschwindigkeit der Kreisbahn) multipliziert mit der differentiellen Weglänge der Kreisbahn (dl) [122].

Diese Bedingung kann durch eine Senkung der Leitungsgeschwindigkeit und/oder eine Verkürzung der Refraktärzeit erfüllt werden. Aus dieser Betrachtung leiten sich verschiedene Ansatzpunkte zur Unterbrechung einer kreisenden Erregung ab: Verlängerung der Refraktärperiode bzw. Erhöhung der Leitungsgeschwindigkeit im atypischen Lei-

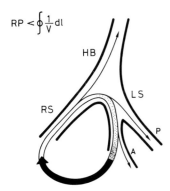

Abb. 8.41. Schematische Darstellung einer Re-entry-Tachykardie bei antegradem Rechtsschenkelblock. *Schwarzes Areal:* Wellenlänge der Erregung (Dauer von absoluter Refraktärzeit multipliziert mit Leitungsgeschwindigkeit). *Punktiertes Areal:* relativ refraktäres Gewebe; *weißes Areal:* „erregbare Lücke". Die Erregung verläuft in diesem Modell über den anterioren (A) und posterioren (P) Faszikel des linken Tawara-Schenkels (LS) und erregt retrograd den rechten Tawara-Schenkel (RS). HB: His-Bündel. Es erfolgt ein Wiedereintritt der Erregung in das linke Tawara-System vor Eintreffen der nächsten orthograd übergeleiteten Sinuserregung. Somit resultiert die Perpetuierung einer kreisenden Erregung. Hierbei ist die Refraktärperiode (RP) kleiner als das Kreisintegral von $1/V$ (V = Leitungsgeschwindigkeit der Kreisbahn) multipliziert mit der differentiellen Weglänge der Kreisbahn (dl) [122]

tungskreis, Verkleinerung des Radius der Leitungsbahn und Verkürzung der Periodendauer.

Als Gewebe, die unter den genannten Voraussetzungen an Kreiserregungen beteiligt sein können, kommen nicht nur präformierte Leitungsstrukturen wie das intraventriculäre Leitungssystem, Purkinje-Fasern und akzessorische Leitungsbahnen zwischen Vorhof und Ventrikel in Betracht, sondern auch Sinusknoten, Vorhof, AV-Knoten sowie infarziertes und fibrotisches Ventrikelmyokard. Die Tatsache, daß es in einigen Fällen von tachykarden Rhythmusstörungen gelingt, diese durch vorzeitig einfallende elektrische Stimuli zu unterbrechen (bzw. auch Tachykardien durch Extrareize auszulösen), ist als Hinweis auf das Vorliegen eines Re-entry-Mechanismus angesehen worden [184]. Als Erklärung für die Tachykardieunterbrechung wird dabei angenommen, daß die künstlich gesetzte Zusatzerregung zur Depolarisation erregbaren Myokards an einer Stelle der Kreisbahn führt, die sich dann gegenüber der Erregungswelle der kreisenden Erregung refraktär verhält.

Aufgrund theoretischer Überlegungen sowie neuerer tierexperimenteller Befunde muß jedoch der Versuch, den Erfolg oder Nichterfolg der elektrischen Stimulation als differentialdiagnostisches Kriterium zur Unterscheidung zwischen focaler und Re-entry-Tachykardie zu benutzen, wieder in Zweifel gezogen werden. So ist z.B. vorstellbar, daß bei größerer Distanz oder erniedrigter Leitungsgeschwindigkeit zwischen Stimulationskatheter und dem Ort der die Tachykardie unterhaltenden Kreiserregung die elektrische Zusatzerregung den Re-entry-Kreis gar nicht zu erreichen vermag. Die Erfolgsaussichten, mit einem Extrareiz eine Kreiserregung zu unterbrechen, wären weiterhin verringert, wenn es sich um eine anatomisch sehr kleine Kreisbahn handelt. Im Extremfall könnte dabei der gesamte Kreisumfang so kurz wie die Wellenlänge der Erregung selbst werden, d.h. es bestünde für den künstlich gesetzten Extrareiz gar keine „erregbare Lücke" zwischen Anfang und Ende der kreisenden Erregungswelle. Somit kann also ein negatives Ergebnis der Schrittmachertherapie einen Re-entry-Mechanismus nicht ausschließen. Auch bei positivem Ausfall eines Stimulationsversuches ist eine focale Impulsbildung nicht sicher zu negieren. Dies muß aus tierexperimentellen Untersuchungen abgeleitet werden, die entgegen der allgemein verbreiteten Auffassung den Nachweis erbrachten, daß auch eine Impulsbildung focalen Ursprungs durch künstlich gesetzte Extrareize sowohl ausgelöst als auch unterbrochen werden kann (vgl. [109]).

Stimulationstherapie von Tachyarrhythmien

a) Atriale Hochfrequenzstimulation
Die intraatriale Hochfrequenzstimulation stellt eine wirksame elektrotherapeutische Maßnahme bei Vorhofflattern, atrialen und junktionalen Tachykardien dar. Vorhofflattern mit schneller Überleitung kann, unabhängig vom Grundleiden, eine bedrohliche

Situation herbeiführen durch die Gefahr der 1:1-Überleitung auf die Kammern.

Die konventionelle Therapie besteht in der schnellen oder mittelschnellen Digitalisierung mit dem Ziel der Überführung in einen Sinusrhythmus oder in Vorhofflimmern mit langsamer Kammerfrequenz. Ist eine Digitalisierung kontraindiziert und kommt eine Kardioversion (Elektroreduktion) nicht in Frage, z. B. bei Digitalisüberdosierung, so bietet die schnelle intraatriale Stimulation

flimmern zu erkennen, das häufig nach kurzer Zeit spontan in Sinusrhythmus umschlägt. Es bedarf jedoch keineswegs stets einer Minuten währenden atrialen Hochfrequenzstimulation, um Sinusrhythmus zu erzielen. Sehr effektiv ist nach unseren Erfahrungen auch die Stimulation mit einer Salve hochfrequenter Einzelimpulse (Abb. 8.42): Übergang einer supraventriculären Tachykardie über Vorhofflimmern in Sinusrhythmus nach einer Fünffachstimu-

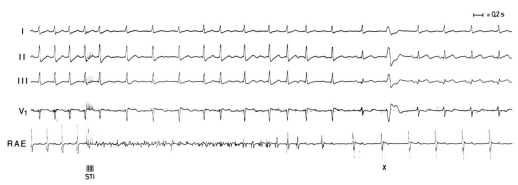

Abb. 8.42. Konversion einer supraventriculären Tachykardie in Sinusrhythmus. Eine Salve von 5 Stimuli im Abstand von je 30 msec (*STI*) führt zu Vorhofflimmern, das unmittelbar in Sinusrhythmus übergeht (*X* aberrierend geleitete Kammeraktion)

eine Alternativmethode, die im Unterschied zur Kardioversion ohne Narkose durchgeführt werden kann und damit besonders bei älteren Patienten oder bei Kranken in schlechtem Allgemeinzustand von Vorteil ist, zumal die Digitalismedikation beibehalten werden kann.

Bei dieser Methode wird ein bipolarer Stimulationskatheter transvenös unter Röntgenkontrolle in den rechten Vorhof eingeführt und möglichst wandständig angelegt. Eine ventriculäre Stimulation (z. B. durch Veränderung der Elektrodenlage) muß sicher ausgeschlossen sein. Kurzfristig (wenige Sekunden oder Minuten) erfolgt eine hochfrequente Stimulation über einen Impulsgenerator. Die effektive Frequenz liegt gewöhnlich zwischen 150 und 600/min; vereinzelt ist eine Frequenz bis zu 1200/min angewandt worden. Dieses Vorgehen kann mehrmals wiederholt werden. Das simultan registrierte EKG gibt z. B. die Konversion von Vorhofflattern in Vorhof-

lation (Stimulationsintervall 30 msec, entsprechend einer Stimulationsfrequenz von 2000/min).

Die intraatriale Hochfrequenzstimulation hat sich als wirksame und risikoarme Methode bewährt, die vielfach der klassischen DC-Defibrillation vorzuziehen ist. Die Erfolgsrate der schnellen atrialen Stimulation (definiert als Konversion in Sinusrhythmus oder Vorhofflimmern) liegt bei 70%. Der Umschlag in Sinusrhythmus innerhalb von Sekunden oder Minuten findet sich in ca. 50% der erfolgreich behandelten Patienten. Der Zeitpunkt der Konversion kann erst nach mehreren Stunden oder Tagen eintreten, wenngleich in der Mehrzahl der Fälle nach maximal 48 Stunden ein Sinusrhythmus auftritt.

Bei Vorhofflimmern ist die intraatriale Stimulation unwirksam. Supraventriculäre Tachykardien (abgesehen von Vorhofflimmern) können außer durch schnelle atriale Stimulation auch durch programmierte Einzelstimulation (s. u.) sowie durch Stimulation in einer Frequenz, die unter der der Tachykardie liegt, erfolgreich angegangen werden. Erfolgversprechend scheinen auch die sog. Radiofrequenz-Stimulationssysteme. KAHN und CITRON berichteten über ein patientengesteuertes implantierbares Pacemaker-System zur Suppression supraventriculärer Tachykardien, das auf dem Prinzip extern auslösbarer passagerer atrialer Hochfrequenzstimulation beruht. Das System besteht aus chykardien berichtet worden. Es handelte sich hierbei um einen Patienten mit WPW- und Sick-Sinus-Syndrom, der zusätzlich einen ventriculären Demand-Pacemaker zur Überbrückung überlanger präautomatischer Pausen benötigte [129]. – Eine ähnliche Situation beobachteten wir bei einem 55jährigen Patienten mit Bradykardie-Tachykardie-Syndrom auf der Basis einer coronaren Herzkrankheit. Wegen posttachykarder Asystolien bis über 6 sec Dauer war die Implan-

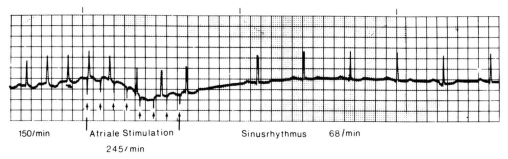

Abb. 8.43. Supraventriculäre Tachykardie (150/min), die nach kurzer atrialer Hochfrequenzstimulation (245/min) in Sinusrhythmus übergeht. Die atriale Stimulation erfolgte durch einen externen Sender, der vom Patienten selbst betätigt wurde und über einen implantierten Empfänger, welcher mit einer bipolaren Vorhofelektrode verbunden ist [80]

einem implantierten Empfänger, der mit einer bipolaren Vorhofelektrode und einem externen batteriebetriebenen, durch den Patienten zu bedienenden Sender verbunden ist [80]. Die erfolgreiche Anwendung dieses Systems setzt eine genaue Abklärung der zu behandelnden Tachykardie durch vorhergehende externe Stimulation voraus, ferner normale atrioventriculäre Überleitungsverhältnisse sowie ein hohes Maß an Kooperationsfähigkeit des Patienten, die sich auf die Erkennung wie auf die Terminierung der tachykarden Anfälle beziehen muß. Die Autoren beobachteten in 15 von 18 Fällen die erfolgreiche Konversion von medikamentös therapierefraktären supraventriculären Tachykardien anhand von annähernd 10 000 patienteninduzierten Anwendungen dieses neuen Stimulationssystems (Abb. 8.43). Auch ist über die Implantation eines speziellen Vorhofschrittmachers mit hochfrequenter Dauerstimulation (160/min) zur Prävention supraventriculärer Re-entry-Ta- tation eines transvenösen Demand-Pacemakers mit intrakardialer rechtsventriculärer Elektrodenlage notwendig. Intermittierend auftretende Tachykardien wurden durch einen zusätzlichen Vorhofschrittmacher mit magnetisch einstellbarer festfrequenter Stimulationsfrequenz von 385/min beseitigt. Über die transoesophageale Vorhofstimulation liegen erst begrenzte Erfahrungen vor. Die ersten Berichte sind ermutigend. Die Vorteile dieses Verfahrens liegen vor allem in dem einfachen, nicht-invasiven Vorgehen und der zu entbehrenden Durchleuchtungskontrolle bei notfallmäßiger Anwendung. Der Mechanismus der Konversion in Sinusrhythmus durch atriale Hochfrequenzstimulation ist noch nicht endgültig geklärt. In vielen Fällen dürfte eine Unterbrechung einer Re-entry-Tachykardie stattfinden. Andererseits ist auch die Suppression eines automatischen Focus denkbar. Die Initiierung von Vorhofflimmern durch die Hochfrequenzstimulation kann mit einer Stimu-

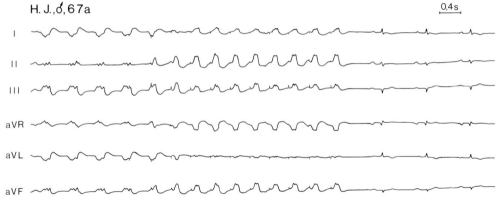

Abb. 8.44. Ventriculäre Hochfrequenzstimulation bei Kammertachykardie. Bei einer 67jährigen Patientin mit Zustand nach Vorderwandinfarkt bestand eine ventriculäre Tachykardie mit einer Frequenz von 125/min, die medikamentös nicht beherrschbar war. Durch kurzfristige rechtsventriculäre tachyfrequente Stimulation (162/min) wurde die Tachykardie dauerhaft terminiert (Stimulationsimpulse deutlich erkennbar i. Abl. III u. aVF)

lation in der vulnerablen Phase des Vorhofs erklärt werden.

b) Ventriculäre Hochfrequenzstimulation
Durch passagere intraventriculäre Hochfrequenzstimulation ist es möglich, bei entsprechender retrograder Überleitung supraventriculäre Re-entry-Tachykardien zu terminieren. Bei ventriculären Tachykardien wird die Hochfrequenzstimulation bislang nur vereinzelt angewendet (Abb. 8.44). Die effektive tachykarde Ventrikelstimulation kann gelegentlich auch sehr kurz sein bzw. nur aus einer Stimulationssalve bestehen. – Von FURMAN u. Mitarb. wurde bereits ein implantierbares Schrittmachersystem beschrieben, das mit passagerer ventriculärer Hochfrequenzstimulation ektope Ventrikeltachykardien terminieren kann [56]. Es handelt sich hierbei um einen speziell QRS-inhibierten Pacemaker, der mit einer Frequenz von 80/min arbeitet und durch Magnetumschaltung Impulse in einer Frequenz von 295/min bzw. 300/min abgibt. Nach 2,5 sec beendet das System selbständig die Hochfrequenzstimulation. Kammerflimmern war bei dieser Stimulationsform bislang nicht aufgetreten.

c) „Overdrive Pacing"
Die Frequenzanhebung zur Unterdrückung von ektopischer Aktivität (ventriculär oder supraventriculär) wird als „overdriving" bebezeichnet. Die Stimulationsfrequenz muß hierbei naturgemäß über der Spontanfrequenz liegen; sie kann aber deutlich niedriger als die zu supprimierende ektopische Frequenz sein. Oft genügt bereits eine Frequenz, die nur ganz geringfügig über der spontanen liegt. Insbesondere bei extrasystolischen Arrhythmien läßt sich diese Stimulationstechnik erfolgreich einsetzen. Das Overdrive Pacing eignet sich bei entsprechender Indikation zur Überbrückung akuter Situationen über Stunden, evtl. auch Tage und kann insbesondere bei kardiochirurgischen Patienten – vorzugsweise mit epikardialer Elektrodenlage – und Infarktkranken mit medikamentös therapierefraktärer Extrasystolie Anwendung finden. – Der elektrophysiologische Mechanismus der „overdrive suppression" ist noch weitgehend unklar. Zu diskutieren sind z.B. eine Erhöhung der ventriculären Flimmerschwelle durch die höhere Stimulationsfrequenz, eine stimulationsinduzierte Erhöhung der Eigenfrequenz über die des ektopischen Pacemakers und Unterbrechung eines Re-entry-Kreises durch Veränderung der Leitungsverhältnisse im Myokard. In diesem Zusammenhang kommt nicht nur der Stimulationsfrequenz, sondern vor allem auch dem Stimulationsort entscheidende Bedeutung zu.

d) Doppelstimulation

Die Doppelstimulationsmethode hat sich nur in wenigen Fällen therapieresistenter Tachykardien erfolgreich anwenden lassen. Das Prinzip dieses Behandlungsverfahrens besteht in einem elektrisch induzierten Bigeminus, der durch Verdoppelung der Refraktärzeit zu einer Halbierung der mechanischen Herzfrequenz führt, da die nachfolgende Eigenaktion auf das künstlich depolarisierte, d. h. refraktäre Myokard trifft.

e) Programmierte Stimulation

Durch eine zeitlich exakt terminierte intracavitäre Elektrostimulation kann die Terminierung supraventriculärer und ventriculärer Tachykardien erreicht werden. Als Mechanismus dieses therapeutischen Effektes wird allgemein die Unterbrechung einer kreisenden Erregung angenommen, wenngleich auch andere Mechanismen (z. B. Vagusstimulation) denkbar sind. Eine vorzeitig induzierte Depolarisation des Myokards kann dazu führen, daß sich bestimmte Myokardareale gegenüber einer atypischen Erregungswelle, die die tachykarde Rhythmusstörung unterhält, refraktär verhalten. Damit gewinnt der normale Schrittmacher die Kontrolle über die Herzfrequenz zurück. Dieser Mechanismus kann auch spontan wirksam werden (s. o.) (vgl. [107]).

Die Methode der durch zeitgerechte Einzel- und Mehrfachstimulation resp. Salvenstimulation induzierbaren Auslösung und Terminierung von Tachykardien hat wesentlichen Aufschluß über die Pathophysiologie verschiedener tachykarder Rhythmusstörungen, insbesondere auch beim Wolff-Parkinson-White-Syndrom (s. S. 437) ergeben. Während die diagnostische, programmierte Stimulation als etablierte Methode an vielen kardiologischen Zentren seit Jahren geübt wird, steht der therapeutische Einsatz dieser Stimulationstechniken erst am Anfang. Die programmierte Stimulation mit externen Schrittmachern hat in den letzten Jahren gleichwohl zunehmende Verbreitung gefunden. Die Langzeitbehandlung mit implantierbaren Schrittmachersystemen zur programmierten Stimulation ist erst in einzelnen Fällen angewandt worden [105, 126a].

Festfrequente Schrittmacherstimulation. Als paradoxe Anwendung eines Demand-Pacemakers wird die Umschaltung eines Bedarfsschrittmachers auf starrfrequente Stimulation bei tachykarden Rhythmusstörungen bezeichnet. Diese Form der Stimulation ist nicht nur auf supraventriculäre Tachykardien im Rahmen von Präexcitationssyndromen beschränkt, sondern auch bei anderen therapierefraktären nicht ventriculären Tachykardien anwendbar.

Eine spezielle durch starrfrequente Stimulation therapierbare tachykarde Rhythmusstörung konnten wir bei einem 20jährigen Patienten beobachten. Hierbei handelte es sich um eine sich selbst terminierende rezidivierende Re-entry-Tachykardie, die bei progressiver Verkürzung der RR- und Zunahme der AV-Intervalle zu einer retrograden Blockierung der ventriculoatrialen Leitungsbahn führte. Bei einer kritischen Stimulationsfrequenz von 90/min war es möglich, permanent eine Blockierung der pathologischen (retrograden) Leitungsbahn zu erreichen und durch Unterbrechung der als subjektiv belastend empfundenen Tachykardie eine normofrequente Herzschlagfolge zu gewährleisten (Abb. 8.45) [126a].

Stimulation mit progressivem Kopplungsintervall. Von SPURRELL wurde ein „Scanning Pacemaker" beschrieben, welcher durch ventriculäre Stimulation bei supraventriculären Tachykardien auf Re-entry-Basis wirksam ist. Dieses System trägt dem Umstand Rechnung, daß der zur Terminierung einer Tachykardie adäquate Stimulationszeitpunkt eine Variation bis zu 30 msec aufweisen kann. Somit wäre eine exakte Vorprogrammierung nicht möglich. Das „Scanning-System" setzt automatisch ein, wenn eine supraventriculäre Tachykardie auftritt, und gibt Einzel- oder Doppelimpulse nach bestimmten zeitlichen Intervallen ab. Der erste Stimulus erfolgt innerhalb der Refraktärzeit der stimulierten Kammer; 1 sec später fällt ein zweiter Impuls mit einer Verzögerung von 5 msec ein. Im folgenden werden die künstlichen Impulse mit jeweils 5 msec Verzögerung abgegeben, bis 400 msec durchmessen sind. Bei Beendigung der Tachykardie sistiert die Stimulation. Dieser Stimulationsmodus kann mit einfachen oder mit Doppelimpulsen erfolgen [165] (Abb. 8.46).

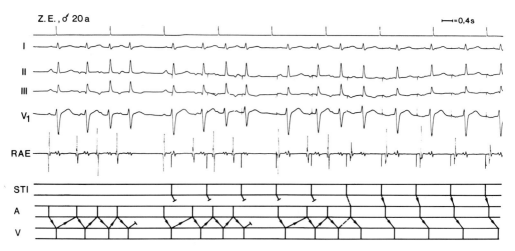

Abb. 8.45. Unterbrechung einer Re-entry-Tachykardie durch festfrequente Vorhofstimulation. *I, II, III, V_1*: Oberflächenableitungen, *RAE* rechtsatriales Elektrogramm, *STI* Stimulationsimpuls, *A* Vorhofaktion, *V* Ventrikelaktion. *Linke Bildhälfte:* Die rezidivierenden Re-entry-Tachykardien führen durch progressiv sich verkürzende RR-Intervalle (bei zunehmenden PQ-Intervallen) zur Selbstterminierung durch Blockierung des vermutlich atypischen (Re-entry-)Leitungsweges. *Rechte Bildhälfte*: Durch kritische atriale Stimulation mit einer Frequenz von 90/min gelingt es, eine normofrequente Herzschlagfolge zu gewährleisten [126 a]

Simultane Vorhof- und Kammererregung. Von COUMEL und Mitarb. wurde ein Schrittmachersystem entwickelt, das durch simultane Vorhof- und Kammerstimulation bestimmte supraventriculäre Tachykardien, die durch einen unidirektionalen Block bei zwei funktionellen Leitungsbahnen zustande kommen, beherrschen kann. Der Schrittmacher interveniert nach Auftreten der P-Welle bei Beginn einer Tachykardie und stimuliert zugleich verzögerungsfrei den Ventrikel entsprechend einer artifiziellen Präexcitation. Durch verborgene Rückleitung in die beiden der kreisenden Erregung dienenden AV-Leitungsbahnen wird eine Re-entry-Tachykardie verhindert [37].

Frequenzbezogene Stimulation (orthorhythmische Stimulation). Durch eine kritische Depolarisation ist zu erreichen, daß sich bestimmte Myokardareale gegenüber einer atypischen Erregungswelle, die die Tachykardie unterhält, refraktär verhalten (s.o.). Dadurch wird die tachykarde Rhythmusstörung terminiert, und der Sinusrhythmus kann die Herzschlagfolge wieder bestimmen. Diesem Ziel dient die Anwendung eines in den letzten Jahren entwickelten Schrittmachersystems, das automatisch den Zeitpunkt einer gekoppelten Impulsabgabe als Funktion des Abstandes der beiden letzten Herzaktionen variiert und damit programmierbar frequenzbezogen arbeitet [67, 112]. Hierbei wird ein konventioneller Stimulationskathe-

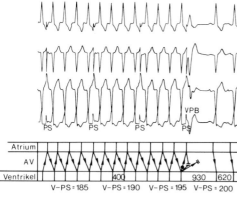

Abb. 8.46. Terminierung einer supraventriculären Tachykardie durch einen „Scanning Pacemaker". *PS* vorzeitige Stimulation, *VPB* vorzeitige Kammerdepolarisation. Bei einem automatisch zunehmenden Kopplungsintervall (*V-PS*) kommt es bei einem Intervall von 200 msec zur Auslösung einer vorzeitigen Ventrikeldepolarisation (*VPB*), die die Tachykardie beendet. Anschließend besteht wieder Sinusrhythmus [165]

ter mit atrialer oder ventriculärer Elektrodenlage an einen sog. orthorhythmischen Pacemaker angeschlossen (Fa. Vitatron), der die Funktionen eines konventionellen Stand-by-Pacemakers besitzt und zusätzlich mit einem Computer ausgerüstet ist, der eine automatische intervallbezogene Einzel- und Mehrfachstimulation ermöglicht. Außerdem ist das Gerät für die serielle und kontinuierliche Hochfrequenzstimulation ausgerüstet. Eine permanente Detektionskontrolle der atrialen bzw. ventriculären Herzaktionen ist gewährleistet.

Während bei der herkömmlichen gekoppelten Stimulation das Interventionsintervall in Abhängigkeit von der vorausgehenden Herzaktion gewählt wird, berücksichtigt dieses Schrittmachersystem das jeweils vorangegangene Intervall und arbeitet damit programmierbar frequenzbezogen (Abb. 8.47 a). Bei Auftreten einer Extrasystolie interveniert der künstliche Schrittmacher mit einer Verzögerung (Z), die als Funktion des Abstandes der beiden vorausgegangenen Herzaktionen (Y) regelbar ist. – Bei zwei konsekutiven Extrasystolen (Abb. 8.47 b) erfolgt die Intervallstimulation in einem Abstand (Z), der z. B. 10% kleiner ist als der der beiden vorausgegangenen Extrasystolen (Y); Z = Y – 10%. Eine im gleichen Abstand folgende Extrasystole würde in die stimulationsbedingte Refraktärzeit fallen und damit unwirksam bleiben. Wenn aber eine weitere Extrasystole der programmierten Schrittmacherstimulation (Y–10%) zuvorkommt, so reagiert der Schrittmacher automatisch mit einer Intervention im Abstand Z', welcher wiederum 10% kleiner ist als der der beiden vorangegangenen Extrasystolen (Y'); Z' = Y'–10% (vgl. Abb. 8.47, 8.48).

Von insgesamt mehr als 1100 Stimulationen bei 76 Patienten waren in den Fällen, die spontan Kammerextrasystolen und Tachykardien aufwiesen, etwa die Hälfte (54%) der Schrittmacherstimulationen wirksam, d. h. es erfolgte meist nach mehreren Stimulationsversuchen in unterschiedlicher Intervallprogrammierung jeweils eine Terminierung der ventriculären Extrasystolie bzw. Tachykardie. Bei tachykarden Kammerarrhythmien, die im Rahmen von Herzkatheteruntersuchungen (Linksherzkatheterismus, Lävokar-

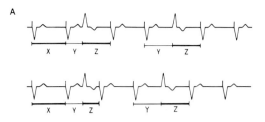

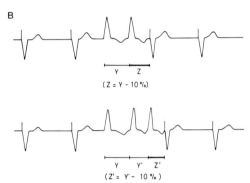

Abb. 8.47. Schematische Darstellung unterschiedlicher Stimulationsprinzipien bei Schrittmachergrundrhythmus. *A, obere Reihe:* Stimulationsschaltung eines konventionellen Bedarfsschrittmachers: Unabhängig vom Zeitpunkt des Einfalls einer Extrasystole erfolgt die Impulsabgabe nach einem konstanten Intervall (Z). *A, untere Reihe:* Prinzip der festfrequenten Stimulation: Bei Auftreten einer Extrasystole interveniert der Pacemaker mit einer Verzögerung, die als Funktion des Abstandes der beiden vorangegangenen Kammeraktionen regelbar ist. Z ist variabel. *B* Suppression ventriculärer Extrasystolen durch intervallbezogene Einzelstimulation bei wechselndem RR-Abstand. Y bzw. Y' entsprechen dem RR-Intervall der unmittelbar vorangegangenen Extrasystole. Z bzw. Z' bezeichnen das Stimulationsintervall [112]

diographie nach selektiver Coronarangiographie) (20 Patienten) auftraten, war nur etwa ⅕ (21%) der Intervallstimulationen erfolgreich [113].

Die Erfolgsquote der intervallbezogenen Stimulationstherapie ist also bei spontan auftretenden Kammerarrhythmien deutlich höher als bei tachykarden ventriculären Rhythmusstörungen im Rahmen von Herzkatheteruntersuchungen. Die Ursache für diesen Befund dürfte in der jeweils unterschiedlichen Genese der Rhythmusstörungen liegen oder in der speziellen Eigenschaft des

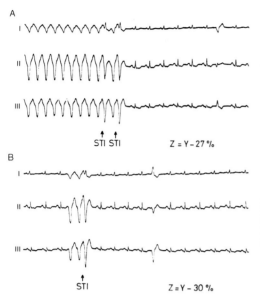

Abb. 8.48. Rezidivierende ventriculäre Tachykardie bei coronarer Herzkrankheit. *A* ventriculäre Tachykardie; erst nach zweimaligem Stimulationsversuch (*STI*) (Z=Y−27%) gelingt die Suppression der tachykarden Rhythmusstörung. *B* Salve ventriculärer Extrasystolen, die durch programmierte Einzelstimulation terminiert wird. Programmierung: Z=Y−30%. Die Kammerkomplexe gleichen morphologisch denen in A und dürften dem gleichen heterotopen Reizbildungszentrum entstammen. Es ist anzunehmen, daß durch die sofortige Stimulation (B) die Entstehung einer neuen Tachykardie verhindert wurde [112]

neuen Pacemaker-Systems, auf die Unterbrechung re-entry-bedingter Tachykardien ausgerichtet zu sein.

Bei medikamentös therapierefraktären supraventriculären Tachykardien kann die frequenzbezogene Stimulation gleichfalls wirksam sein. Bei retrograder Leitung ventriculär applizierter Stimulationsimpulse ist die Möglichkeit der Suppression suprabifurkaler und supraventriculärer Tachykardien bei intracavitärer Sondenlage (rechter Ventrikel) gegeben. Hierbei ist es gelegentlich erst nach sequentialer Mehrfachstimulation und entsprechender Verlängerung der stimulationsbedingten Refraktärperiode möglich, die mutmaßlich kreisende Erregung als Ursache einer Tachykardie zu unterbrechen. Bei intraatrialer Elektrodenlage ist es mit Hilfe der programmierten Intervallstimulation möglich, auch Vorhofflattern zu terminieren. Die erfolgreichen Stimulationsversuche sind jedoch auf die Fälle beschränkt, in denen ein vergleichsweise grobes Vorhofflattern mit entsprechend hohen atrialen Potentialen eine Detektion der Vorhofaktionen durch den im Vorhof gelegenen Stimulationskatheter ermöglicht.

In manchen Fällen ist die Elektrostimulation wirksamer nach vorangegangener medikamentöser Therapie (vgl. Abb. 8.49):

Bei einem 15jährigen Patienten bedurfte es einer zehnfachen Stimulation in engem Abstand und 3 stimulationsbedingter Kammeraktionen (entsprechend einer Stimulationsfrequenz von

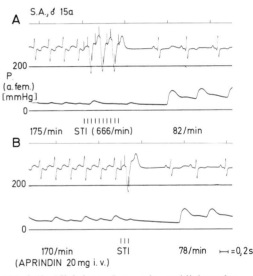

Abb. 8.49. 15jähriger Pat. mit rezidivierenden supraventriculären Tachykardien bei Zustand nach Myokarditis. *A* Eine medikamentös therapieresistente Tachykardie läßt sich durch rechtsventriculäre Serienstimulation (3 Kammeraktionen; 10 Impulse, entspr. einer Frequenz von 666/min) terminieren. Im Anschluß daran besteht wieder Sinusrhythmus. Die *untere Registrierung* gibt den arteriellen Blutdruck (A. femoralis) wieder. *B* Nach Gabe von Aprindin (Amidonal) 20 mg i.v. kommt es zu einer geringfügigen Frequenzabnahme der tachykarden Rhythmusstörung. Es sind nurmehr 3 Impulse (Abstand je 90 msec; 1 Kammeraktion) notwendig, um die Tachykardie zu beseitigen. Die posttachykarde Sinusfrequenz ist geringfügig niedriger als vor Aprindinapplikation [99]

666/min), um eine supraventriculäre Tachykardie zu beseitigen. Nach intravenöser Applikation von Aprindin (20 mg Amidonal i.v.) (Abb. 8.49b) genügten 3 Einzelimpulse im Abstand von je 90 msec bzw. nur eine artifizielle Kammeraktion, um die Tachykardie zu terminieren. Die Aprindin-bedingte Frequenzerniedrigung der Tachykardie weist darauf hin, daß es zugleich zu einer Verlangsamung der Leitungsgeschwindigkeit im Re-entry-Kreis gekommen ist [99]. Ähnliche Befunde wurden nach der Gabe von Procainamid und Propranolol beobachtet.

Der Befund zeigt, daß Antiarrhythmica das Myokard „konditionieren" bzw. für die Stimulationstherapie ansprechbar machen können. Dies bedeutet klinisch, daß in therapieresistenten Situationen die kombinierte medikamentöse und elektrische antiarrhythmische Behandlung effizient sein kann. Pharmakologische Behandlung und Elektrotherapie sind also bei tachykarden Rhythmusstörungen nicht alternativ, sondern vor allem auch additiv anwendbar.

Bei vorsichtiger Beurteilung der beschriebenen Therapieergebnisse ist die Anwendung der frequenzbezogenen Intervallstimulation bei Auftreten medikamentös resistenter ventriculärer und supraventriculärer Tachykardien gerechtfertigt, ebenso bei salvenartig auftretenden Kammerextrasystolen als Vorläufer lebensbedrohlicher Kammertachykardien unabhängig vom Grundleiden. Ein Behandlungsversuch erscheint insbesondere zur Beherrschung tachykardiebedingter bedrohlicher Situationen bei kardiochirurgischen Patienten und im Anschluß an einen Myokardinfarkt sinnvoll. Gegenüber der elektrischen Defibrillation hat dieses Verfahren den Vorteil der nahezu unbeschränkt wiederholbaren automatischen Anwendung. Gelegentlich ist dieses Schrittmacherprinzip mit intraventriculär liegender Reizsonde bei supraventriculären Tachykardien im Rahmen eines WPW-Syndroms indiziert (s. S. 437); nicht anwendbar ist es bei Kammerflattern und Kammerflimmern sowie bei Vorhofflimmern. Bei medikamentös therapieresistentem Vorhofflattern kann ein Behandlungsversuch mit der programmierten Intervallstimulation jedoch durchaus erfolgreich sein. Durch frequenzbezogene Salvenstimulation wird die Suppression von Tachykardien möglich, die sich durch Einfach- und Doppelstimulation nicht terminieren lassen.

Als seltene Komplikation der frequenzbezogenen Stimulation ist die Auslösung heterotoper Reizbildung durch die mechanische Irritation der Schrittmachersonde oder die Entstehung ektoper Rhythmen im Gefolge der elektrischen Stimulation möglich. In einem Falle von ätiologisch ungeklärter Kardiomyopathie und zwei Fällen mit akutem Myokardinfarkt und Kammertachykardie beobachteten wir während der Regularisierungsversuche Kammerflimmern, das durch elektrische Defibrillation beseitigt werden konnte. Der Einsatz der programmierten Intervallstimulation sollte daher nur unter Intensivpflegebedingungen vorgenommen werden.

Tabelle 8.34. Antitachykarde Therapie mit implantierbaren Schrittmachern

Ort der Stimulation
Rechter Vorhof
Rechter Ventrikel
Rechter Vorhof und Ventrikel
Sinus coronarius

Impulsfrequenz und Stimulationsmodus
Gekoppelte Einzelimpulse
    Fixe Kopplung
    Frequenzbezogene Kopplung*
    Progressives Kopplungsintervall*
Overdrive-Pacing, $f_{stim} > f_{tach}$
Kompetitive Stimulation, $f_{stim} < f_{tach}$
Hochfrequenzstimulation, f_{stim} 250–1500/min

Steuerung der Impulsabgabe
Patientengesteuert
    Magnetschalter
    Induktive Kopplung
Fremdgesteuert
    Externe Triggerung
EKG-gesteuert
    Tachykardiedetektion
    Automatische Impulsabgabe
Entfällt bei permanenter Stimulation

Dauer der Impulsabgabe
Bedarfsgesteuerte Kurzzeitstimulation
Permanente Stimulation

* Implantierbare Ausführung in der Entwicklung
f_{stim} = Stimulationsfrequenz
f_{tach} = Frequenz der im Einzelfall vorhandenen Tachykardie

Implantierbare antitachykarde Schrittmacher. Die positiven Ergebnisse, die mit den verschiedenen extern anwendbaren Stimulationsmethoden bei medikamentös therapieresistenten Tachykardien erzielt wurden, ließen die Entwicklung implantierbarer Schrittmachersysteme zur repetitiven Anwendung der Elektrostimulation bei der antitachykarden Langzeittherapie sinnvoll erscheinen (Tabelle 8.34). – Wir übersehen bisher einige Patienten, bei denen medikamentös therapierefraktäre tachykarde Rhythmusstörungen bestanden und nach invasiver elektrophysiologischer Abklärung jeweils individuelle, an die bestehende Rhythmusstörung adaptierte Aggregate implantiert wurden. Während der vorangegangenen diagnostischen Stimulation waren bei spontanem Auftreten oder nach Auslösung der Rhythmusstörung der effektive Stimulationsmodus, der optimale Stimulationsort, die wirksame Stimulationsfrequenz sowie die Art der Schrittmachersteuerung und die Dauer der Impulsabgabe bestimmt worden (vgl. [124, 125]).

Als Stimulationsmodus kamen die Hochfrequenzstimulation und die festfrequente oder kompetitive Stimulation zur Anwendung. Die atriale Hochfrequenzstimulation wurde bei supraventriculärer Tachykardie und bei tachysystolischem Vorhofflattern eingesetzt. Bei 2 Patienten (vgl. Abb. 8.50) erfolgte die

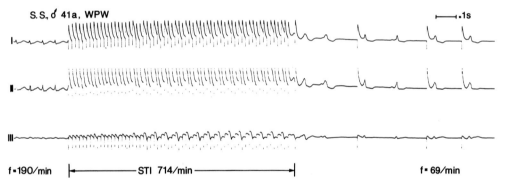

Abb. 8.50. Tachykardieterminierung und antibradykarde Elektrostimulation bei supraventriculärer Re-entry-Tachykardie im Rahmen eines WPW-Syndroms bei Sinusknotensyndrom. Die Tachykardie wird durch patientengesteuerte (magnetgeschaltete) atriale Hochfrequenzstimulation über einen implantierten Impulsgeber unterbrochen. Anschließend garantiert derselbe Schrittmacher, der zugleich als Bedarfsschrittmacher ausgelegt ist, eine normofrequente Herzschlagfolge und Überbrückung einer posttachykarden Asystolie

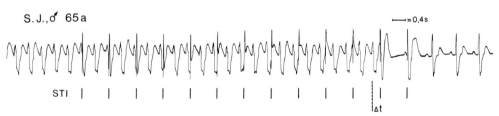

Abb. 8.51. Patientengesteuerte (magnetgeschaltete) Tachykardieterminierung bei Zustand nach Myokardinfarkt und rezidivierenden Kammertachykardien. Monitorableitung (*STI* Impulsfolge, *Δt* effektives Stimulationsintervall: 240 msec). Bei Auftreten der Tachykardie hält der Patient einen Magneten über das implantierte Aggregat und führt so eine kompetitive Stimulation durch, bis eine Extrasystole mit randomisiert effektiver Vorzeitigkeit die Rhythmusstörung beendet. Es folgt ein regelmäßiger normofrequenter Sinusrhythmus [124]

Impulsauslösung patientengesteuert durch Magneteinschaltung über ein „Reed-relay", bei 2 anderen Patienten setzte die Impulsauslösung automatisch EKG-gesteuert ein. Dieser Schrittmachertyp besitzt einen speziellen Eingangskreis, über den nach Detektion von 4 Herzcyclen mit einem QRS-Abstand von weniger als 233 msec (entsprechend einer Frequenz von 258/min) ein Impulsgenerator angesteuert wird, der dann die vorprogrammierte Impulsfrequenz, ggf. wiederholt, abgibt. Die wirksame Stimulationsdauer lag bei 1–6 sec, die Stimulationsfrequenz zwischen 400 und 1016/min.

Bei 5 Patienten mit supraventriculären und ventriculären Tachyarrhythmien wurde ein Aggregat zur kompetitiven Stimulation implantiert, einmal als patientengesteuerte Ausführung (Abb. 8.51), wobei die Aktivierung des Schrittmachers bei Bedarf über einen Magnetschalter erfolgte, und viermal als festfrequente Dauerstimulatoren. Bei 2 Patienten mit supraventriculären Tachyarrhythmien wurde die Schrittmachersonde rechtsatrial implantiert, bei den übrigen rechtsventriculär. Die Stimulationsfrequenzen lagen zwischen 70 und 90/min.

In einem Fall von paroxysmalem Vorhofflattern wurde ein extern steuerbarer Universalstimulator implantiert. Das System ist in seiner Grundbetriebsart als positiv steuerbar („Stand-by"-Impulsgeber) ausgelegt und somit durch externe elektrische Signale (Brustwandstimulation) triggerbar. Durch Magnetumschaltung kann die Refraktärzeit des Schrittmachers von 400 msec auf 150 msec reduziert werden, so daß der Frequenzbereich bis auf 400/min erweitert wird. Über den Detektor des Schrittmachers lassen sich mit einem externen Impulsgeber alle Stimulationsmöglichkeiten, die der externe Generator bietet, realisieren, z.B. festfrequente, gekoppelte, gepaarte oder frequenzbezogene Stimulation, Hochfrequenzstimulation sowie Stimulation mit Doppel- oder Mehrfachstimuli. Die Stimulation erfolgt unipolar kathodal über eine endokardiale Schraubelektrode (Impulsdauer 0,5 msec, Impulsamplitude 5,2 V). Die Sonde dient gleichzeitig der Detektion der intrinsischen elektrischen Herzaktion, der Übermittlung von Triggerimpulsen des externen Steuergerätes und der Zuleitung der Stimulationsimpulse an den Stimulationsort. Bei Bradykardie stimuliert der Schrittmacher in seiner Basisfrequenz, die vor Implantation beliebig zwischen 60 und 100/min eingestellt werden kann (Einzelheiten s. [103, 124]).

Durch die Implantation der antitachykarden Schrittmacher konnte bei allen (bisher 14) Patienten die Anfallsdauer, die zuvor bis zu Stunden gedauert hatte, signifikant verkürzt werden. Bei Patienten mit EKG-gesteuerten und permanent bzw. im Anfall kompetitiv stimulierenden Systemen lag die Anfallsdauer nach Implantation des antitachykarden Schrittmachers nur noch bei wenigen Sekunden. Bei Patienten mit fremd- bzw. patientengesteuerten Aggregaten währte der Anfall naturgemäß bis zur Auslösung der Stimulation. Eine Abnahme der Anfallshäufigkeit zeigten darüber hinaus Patienten mit festfrequenten Permanentstimulatoren und Patienten, bei denen das System durch die positive oder negative Signalsteuerung eine Mindestfrequenz (70/min) garantierte.

8.8 Literatur

1. ADOLPH, R. J.: Paradox of the permanent pacemakers. Circulation [Suppl. III] *34*, 41 (1966).
2. AHLQUIST, R. P.: A study of the adrenotropic receptors. Am. J. Physiol. *153*, 586 (1948)
3. ALDOR, E., HEEGER, H.:Propafenon – ein neues Antiarrhythmikum. Dtsch. Med. Wochenschr. *101*, 1318 (1976)
4. ANTONI, H.: Die Entstehung ektopischer Schrittmacher durch Funktionswandel des nichtautomatischen Arbeitsmoykards. In: Herzrhythmusstörungen. Holzmann, M. (Hrsg.), S. 17. Schattauer: Stuttgart, New York 1968
5. ANTONI, H.: Physiologische Grundlagen der Elektrostimulation und der Elektrokonversion des Herzens. Intensivmedizin *9*, 166 (1972)
6. ANTONI, H.: Physiologische Grundlagen bei der Erzeugung und Unterbrechung von Vorhof- und Kammerflimmern des Herzens durch den elektrischen Strom. Herz Kreislauf *4*, 324 (1972)

7. ANTONI, H.: Entstehung und Ausbreitung der Erregung. In: Herzkrankheiten. Pathophysiologie, Diagnostik, Therapie. Reindell, H., Roskamm, H. (Hrsg.), S. 41. Berlin, Heidelberg, New York: Springer 1977
8. ANTONI, H.: Entstehungsursachen des elektrischen Feldes der Herzmuskelfaser. Verh. Dtsch. Ges. Kreislaufforsch. 44, 1 (1978)
9. ASCHOFF, L.: Herz. In: Pathologische Anatomie. Aschoff, L. (Hrsg.), 8. Aufl., Bd. 2, S. 35. Jena: Fischer 1936
10. AVENHAUS, H.: Das schrittmachergesteuerte Herz. Habilitationsschrift, Universität Göttingen 1970
10 a. AVENHAUS, H.: Rhythmusstörungen des Herzens bei Glycosidtherapie. Dtsch. Med. J. 7, 189 (1971)
11. AVENHAUS, H., GROHMANN, H.: Die Refraktärzeit des menschlichen Herzens unter Sparteinsulfat. Z. Kreislaufforsch. 58, 54 (1969)
12. AVENHAUS, H., JAHRMÄRKER, H.: Zur Pathophysiologie und Klinik des Karotissinus-Syndroms. M. M. W. 108, 2517 (1966)
13. AVENHAUS, H., STRAUER, B. E.: Die Extrasystolie-Häufigkeit bei gepaarter Stimulation des menschlichen Herzens. Intensivmedizin 9, 311 (1972)
14. AVENHAUS, H., GROHMANN, H., NORDMANN, K. J.: Betarezeptorenblocker bei Parasystolie nach Schrittmacher-Implantation. Z. Kreislaufforsch. 56, 1051 (1967)
15. AVENHAUS, H., GROHMANN, H., SEIBEL, K.: Refraktärzeitbestimmungen des Herzens beim Menschen. Untersuchungen mit elektrischer Stimulation. Klin. Wochenschr. 46, 1267 (1968)
16. AVENHAUS, H., LÜDERITZ, B., NORDECK, E.: Einfluß von Glukagon auf die Hämodynamik des menschlichen Herzens nach Beta-Rezeptoren-Blockade. Verh. Dtsch. Ges. Kreislaufforsch. 37, 427 (1971)
17. AVENHAUS, H., LÜDERITZ, B., STRAUER, B. E., BOLTE, H.-D., RIECKER, G.: Kardiale Wirkungen von Glucagon. Dtsch. Med. Wochenschr. 96, 702 (1971)
17 a. BENCHIMOL, A., LIGGETT, J. S.: Cardiac haemodynamics during stimulation of the right atrium, right ventricle and left ventricle in normal and abnormal hearts. Circulation 33, 933 (1966)
17 b. BECK, O. A., WITT, E., LEHMANN, H.-U., HOCHREIN, H.: Die Wirkung von Gallopamil (D 600) auf die intrakardiale Erregungsleitung und Sinusknotenautomatie beim Menschen. Z. Kardiol. 67, 522 (1978)
18. BENDER, F.: Die moderne Arzneitherapie der Rhythmusstörungen. Schweiz. Med. Wochenschr. 103, 272 (1973)
19. BENDER, F., HARTMANN, C., BRISSE, B., WICHMANN, B.: Therapie der Bradykardie mit einem Atropinester. Z. Kardiol. 64, 329 (1975)
20. BIGGER, J. T., JAFFE, C. C.: The effect of bretylium tosylate on the electrophysiologic properties of ventricular muscle and Purkinje-fibers. Am. J. Cardiol. 27, 82 (1971)
21. BISPING, H. J., IRNICH, W., MEYER, J., EFFERT, S.: Störbeeinflussung implantierter Schrittmacher im Alltag. Dtsch. Med. Wochenschr. 97, 1773 (1972)
22. BOLTE, H.-D.: Ionengradienten und bioelektrische Potentiale. Habilitationsschrift, Universität Göttingen 1969
23. BOLTE, H.-D., LÜDERITZ, B.: Elektrolytstörungen und Erregungsablauf am Herzen aus klinischer Sicht. Herz Kreislauf 4, 170 (1972)
24. BOLTE, H.-D., BERGMANN, M., TEBBE, U.: Unterschiedliche Wirkungen eines neuen Antiarrhythmikums (Propafenon) auf Purkinje- und Arbeitsmyokardfasern. Verh. Dtsch. Ges. Inn. Med. 82, 1239 (1976)
25. BOLTE, H.-D., LÜDERITZ, B., RIECKER, G.: Der allgemeine Kaliummangel. Klin. Wochenschr. 49, 306 (1971)
26. BREITHARDT, G., HAERTEN, K., SEIPEL, L.: Zur antiarrhythmischen Wirksamkeit von Disopyramid bei ventrikulärer Extrasystolie und Vorhofflimmern. Z. Kardiol. 65, 713 (1976)
26 a. BREITHARDT, G., SEIPEL, L., LOOGEN, F.: Prognostische Bedeutung von Arrhythmien beim akuten Myokardinfarkt. Z. Kreislaufforsch. 66, 267 (1977)
27. BÜCHNER, M., EFFERT, S.: Auslösung tachykarder Arrhythmien durch Extrasystolen. Dtsch. Med. Wochenschr. 92, 2097 (1967)
28. BURR, H. L.: The lithium iodide-powered cardiac pacemaker. J. Thorac. Cardiovasc. Surg. 73, 421 (1977)
29. CAESAR, R.: Gefäße und Herz im elektronenmikroskopischen Bild. In: Lehrbuch der speziellen Pathologischen Anatomie. Staemmler, M. (Hrsg.), 11. u. 12. Aufl., Erg.-Bd. I/1, S. 701–812. Berlin: de Gruyter 1949
30. CAMMILLI, L., ALCIDI, L., PAPESCHI, G.: A new pacemaker, autoregulating the rate of pacing in relation to metabolic needs. In: Cardiac pacing. Watanabe, Y. (ed), p. 414. Amsterdam, Oxford: Excerpta Medica 1977
31. CAMPBELL, N. P. S., KELLY, J. G., SHANKS, R. G., CHATURVEDI, N. C., STRONG, J. E., PANTRIDGE, J. F.: Mexiletine (Kö 1173) in the management of ventricular dysrhythmias. Lancet 1973 II, 404
32. CARMELIET, E., VERDONCK, F.: Effects of aprindine and lidocaine on transmembrane potentials and radioactive K efflux in different cardiac tissues. Acta Cardiol. (Brux.) [Suppl.] 18: 73 (1974)
33. CASTELLANOS, A., Jr., CHAPUNOFF, E., CASTILLO, C., MAYTIN, O., LEMBERG, L.: His

bundle electrograms in two cases of Wolff-Parkinson-White (pre-excitation) syndrome. Circulation *41*, 399 (1970)
34. CHILDERS, R.: The AV Node: Normal and abnormal physiology. Prog. Cardiovasc. Dis. *19*, 361 (1977)
35. COHN, K. E., AGEMON, J., GAMBLE, O. W.: The effect of glucagon on arrhythmias due to digitalis toxicity. Am. J. Cardiol. *25*, 683 (1970)
36. CORABOEUF, E., DEROUBAIX, E.: Effect of a spirolactone derivate, sodium canrenoate, on mechanical and electrical activity of isolated rat myocardium. J. Pharmacol. Exp. Ther. *191*, 128 (1974)
37. COUMEL, P.: Management of paroxysmal tachycardia. Symp. on Cardiac Arrhythmias, Elsinore. Sandoe, E., Flensted-Jensen, E., Olsen, K. H. (eds.), p. 783. Södertälje: Astra 1970
38. DAVIES, M. J.: Pathology of conducting tissue of the heart. London: Butterworths 1971
39. DENES, P., WU, D., DHINGRA, R. C., AMAT-Y-LEON, F., WYNDHAM, C., MAUTNER, R. K., ROSEN, K. M.: Electrophysiological studies in patients with chronic recurrent ventricular tachycardia. Circulation *54*, 229 (1976)
40. DOERR, W.: Normale und pathologische Anatomie des reizbildenden und erregungsleitenden Gewebes. Verh. Dtsch. Ges. Kreislaufforsch. *35*, 1–36 (1969)
41. DREIFUS, L. S., HAIAT, R., WATANABE, Y., ARRIAGA, J., REITMANN, N.: Ventricular fibrillation: A possible mechanism of sudden death in patients with WPW-syndrome. Circulation *43*, 520 (1971)
42. DURRER, D., SCHOO, L., SCHUILENBURG, R. M., WELLENS, H. J. J.: Role of premature beats in the initiation and the termination of supraventricular tachycardia in the Wolff-Parkinson-White syndrome. Circulation *36*, 644 (1967)
43. ELMQUIST, R., SENNING, Å.: An implantable pacemaker for the heart. Medical Electronics. In: 2. Int. Conf. Paris 1959. Smyth, C. N. (ed.), p. 253, London
44. FAZEKAS, P., KISS, Z.: Mit Adams-Stokes'schen Syndrom einhergehende paroxysmale Kammertachykardie während einer Clinium-Behandlung. Z. Kardiol. *66*, 443 (1977)
45. FERRER, I.: The sick-sinus-syndrome in atrial disease. JAMA *206*, 645 (1968)
46. FERRER, M. J.: The sick sinus syndrome. Circulation *47*, 635 (1973)
47. FIEHRING, H.: Prähospitale antiarrhythmische Therapie. In: Die ersten 24 Stunden des Herzinfarkts. Kaindl, F., Pachinger, O., Probst, P. (Hrsg.), S. 132. Baden-Baden, Köln, New York: Witzstrock 1977
48. FLECKENSTEIN, A.: Einfluß antifibrillatorischer Arzneimittel auf die elektrischen Elementarvorgänge. Verh. Dtsch. Ges. Kreislaufforsch. *35*, 77 (1969)
49. FLEISCHMANN, D., EFFERT, S., BLEIFELD, W., POP, T., IRNICH, W.: Lokalisation der Leitungsunterbrechung beim kompletten AV-Block mittels His-Bündel-Elektrokardiographie. Dtsch. Med. Wochenschr. *100*, 723 (1975)
50. FLEISCHMANN, D., POP, T., DEBAKKER, J. M. T.: Untersuchungen über die Vulnerabilität des menschlichen Kammermyokards nach extrasystolischer Reizung mit doppeltem Schwellenwert. Herz Kreislauf *9*, 722 (1977)
51. FRANKE, H.: Über das Karotissinus-Syndrom und den sogenannten hyperaktiven Karotissinus-Reflex. Stuttgart: Schattauer 1963
52. FRIEDBERG, C. K.: Erkrankungen des Herzens. Stuttgart: Thieme 1972
53. FRIEDBERG, H. D., LILLEHEI, R. C., MOSHARRAFA, M.: Long life pacemakers; 3-year study of cardiac pacemakers, Inc., lithium pulse generators. In: Cardiac Pacing. Watanabe, Y. (ed.), p. 471. Amsterdam, Oxford: Excerpta Medica 1977
54. FRIEDEMANN, M.: Die Kardioversion: Regularisierung von Vorhofflimmern und -flattern durch externen synchronisierten Gleichstromschock. Bern: Huber 1968
55. FURMAN, S., ESCHER, D. J. W.: Principles and techniques of cardiac pacing. New York: Harper & Row 1970
56. FURMAN, S., FISHER, J., MEHRA, R.: Termination of ventricular tachycardia by bursts of rapid ventricular pacing. In: Cardiac Pacing. Watanabe, Y. (ed.), p. 194. Amsterdam, Oxford: Excerpta Medica 1977
56 a. GEBHARDT-SEEHAUSEN, U., BETHGE, C., MERX, W.: Das Sinusknotensyndrom bei direkter Ableitung der Sinusknotenaktivität. 4. Jahrestagung der Deutschen Arbeitsgemeinschaft Herzschrittmacher e.V., Köln 1981
57. GETTES, L., SURAWICZ, B.: Effects of low and high concentrations of potassium on the simultaneously recorded purkinje and ventricular action potentials of the perfused pig moderator band. Circ. Res. *23*, 717 (1968)
58. GIBSON, D., SOWTON, E.: The use of beta-adrenergic receptor blocking drugs in dysrhythmias. Prog. Cardiovasc. Dis. *12*, 16 (1969)
59. GLEICHMANN, U.: Medikamentöse Therapie von Herzrhythmusstörungen. Med. Welt *28*, 675 (1977)
60. GLEICHMANN, U., SEIPEL, L.: Zur Wirkung von Ajmalin bei Herzrhythmusstörungen: Einfluß auf das His-Bündel-EKG. Med. Welt *24*, 998 (1973)
61. GOLDREYER, B. N., KASTOR, J. A., KERSHBAUM, K. L.: The hemodynamic effects of induced supraventricular tachycardia in man. Circulation *54*, 783 (1976)

62. GOODMAN, L. S., GILMAN, A.: The pharmacological basis of therapeutics. London: MacMillan 1970
63. GORNAK, K. A.: Histochemische Untersuchungen am Reizleitungssystem des Herzens unter normalen und verschiedenen pathologischen Bedingungen. Pathol. Ber. *81*, 495 (1971)
64. GREATBATCH, W., PIERMA, B., SHANNON, F. D., CALHOON, S. W.: Polarisation phenomena relating to physiological electrodes. Ann. N.Y. Acad. Sci. *167*, 722 (1969)
65. GREEFF, K.: Pharmakologische und toxikologische Begleiterscheinungen der antifibrillatorischen Substanzen. Verh. Dtsch. Ges. Kreislaufforsch. *35*, 88 (1969)
66. GRUTZMACHER, J., HORSTKOTTE, W., KITZING, J.: Synkopale Anfälle beim Schlucken. Med. Klin. *73*, 1218 (1978)
66 a. GÜLKER, H., BRAMANN, H. U., BRISSE, B., KUHS, H.: Kombinierte Behandlung chronischer Vorhofrhythmusstörungen mit Chinidin-Verapamil. Med. Klin. *75*, 196 (1980)
67. GUIZE, L., ZACOUTO, F., MEILHAC, B., LE PAILLEUR, C., DI MATTÉO, J.: Stimulations endocardiaques orthorythmiques. Nouv. Presse Med. *3*, 2083 (1974)
68. GURTNER, H. P., LENZINGER, H. R., DOLDER, M.: Clinical aspects of the sick-sinus-syndrome. In: Cardiac pacing, diagnostic and therapeutic tools. Lüderitz, B. (ed.), p. 12. Berlin, Heidelberg, New York: Springer 1976
69. HAN, J., MOE, G. K.: Nonuniform recovery of excitability in ventricular muscle. Circ. Res. *14*, 44 (1964)
70. HAN, J., DE TRAGLIA, J., MILLET, D., MOE, G. K.: Incidence of ectopic beats as a function of basic rate in the ventricle. Am. Heart J. *72*, 632 (1966)
71. HECHT, H. H., KOSSMANN, C. E., CHILDERS, R. W., ROSEN, K. M., PRUITT, R. D., TRUEX, R. C., UHLEY, H. N., WATT, T. B.: Atrioventricular and intraventricular conduction. Revised nomenclature and concepts. Am. J. Cardiol. *31*, 232 (1973)
72. HOLMGREN, A.: Obere und untere Grenzfrequenz in Abhängigkeit vom Alter. In: Herzinsuffizienz, Pathophysiologie und Klinik. Reindell, H., Keul, J., Doll, E. (Hrsg.), S. 423. Stuttgart: Thieme 1968
73. HOLZMANN, M.: Klinische Elektrokardiographie. Stuttgart: Thieme 1961
74. IMHOF, P. R., BLATTER, K., FUCCELLA, L. M., TURRI, M.: Beta-blockade and emotional tachycardia; radiotelemetric investigations in ski jumpers. J. Appl. Physiol. *27*, 366 (1969)
75. IRNICH, W., EFFERT, S.: Die Kontrollmöglichkeiten implantierter Schrittmacher. Verh. Dtsch. Ges. Kreislaufforsch. *35*, 263 (1969)
76. JAHRMÄRKER, H., THEISEN, K.: Kammerflattern und Kammerflimmern. In: Herzrhythmusstörungen. Antoni, H., Effert, S. (Hrsg.), S. 291. Stuttgart, New York: Schattauer 1974
77. JAHRMÄRKER, H., THEISEN, K.: Differentialtherapie von Herzrhythmusstörungen. Internist (Berlin) *19*, 241 (1978)
78. JAMES, T. N.: Pathology of the cardiac conducting system in haemochromatosis. N. Engl. J. Med. *271*, 92 (1964)
79. JAMES, T. N., SHERF, L.: Fine structure of the his bundle. Circulation *44*, 9–28 (1971)
80. KAHN, A., CITRON, P.: Patient initiated rapid atrial pacing to manage supraventricular tachycardia. In: Cardiac pacing, diagnostic and therapeutic tools. Lüderitz, B. (ed.), p. 205. Berlin, Heidelberg, New York: Springer 1976
81. KAPLAN, B. M., LANGENDORF, R., LEV, M., PICK, A.: Tachycardia-Bradycardia-Syndrome (So-called „Sick-Sinus-Syndrome"). Pathology, mechanisms and treatment. Am. J. Cardiol. *31*, 497 (1973)
82. KESTELOOT, H.: General aspects of anti-arrhythmic treatment with aprindine. Acta Cardiol. (Brux.) [Suppl.] *18:* 303 (1974)
83. KNIERIEM, H. J., EFFERT, S.: Morphologische Befunde beim kompletten Herzblock. Klin. Wochenschr. *44*, 349–360 (1966)
84. KOHLHARDT, M.: Transmembranäre Einwärtsströme bei der Erregung des Herzens. Klin. Wochenschr. *53*, 1089 (1975)
85. KRAUPP, O.: Pharmakodynamische Beeinflussung der Rhythmik, Dynamik und Durchblutung des Herzens. In: Allgemeine und spezielle Pharmakologie und Toxikologie. Forth, W., Henschler, D., Rummel, W. (Hrsg.), S. 166. Mannheim, Wien, Zürich: Wissenschafts-Verlag 1977
86. KRIKLER, D., CURRY, P., BUFFET, J.: Dual-demand pacing for reciprocating atrioventricular tachycardia. Br. Med. J. *1976 I*, 1114
87. LAGERGREN, H., JOHANNSSON, L., SCHÜLLER, H., KUGELBERG, J., BOJS, G., ALESTIG, K., LINDER, E., BORST, H. E., SCHAUDIG, A., GIEBEL, O., HARMS, H., RODEWALD, G., SCHEPPOKAT, K. D.: 305 cases of permanent intravenous pacemaker treatment for Adams-Stokes-syndrome. Surgery *59*, 494 (1966)
88. LANG, K.: Klinik der AV-Überleitungsstörungen. Herz Kreislauf *9*, 82 (1977)
89. LANG, K. F., ROSELLEN, E., LIMBOURG, P., RECKE, S., JUST, H.: Prognostische Bedeutung ventrikulärer Erregungsausbreitungsstörungen vom Typ des fasciculären oder Hemiblocks. Verh. Dtsch. Ges. Inn. Med. *78*, 1107 (1972)
90. LEAHEY, E. B., Jr., REIFFEL, J. A., HEISSENBUTTEL, R. H., DRUSIN, R. E., LOVEJOY, P. P., BIGGER, J. T., Jr.: Enhanced cardiac effect of digoxin during quinidine treatment. Arch. Intern. Med. *139*, 519 (1979)

90 a. LEITNER, E.-R. v., SCHRÖDER, R.: Kardiologische Funktionsdiagnostik bei unklaren synkopalen Anfällen. Verh. Dtsch. Ges. Inn. Med. *82*, 1218 (1976)
91. LENÈGRE, J.: Etiology and pathology of bilateral bundle branch block in relation to complete heart block. Prog. Cardiovasc. Dis. *6*, 409 (1964)
92. LEV, M.: Aging changes in the human sinoatrial node. J. Gerontol. *9*, 1 (1954)
93. LEV, M.: The pathology of complete atrioventricular block. Prog. Cardiovasc. Dis. *6*, 317 (1964)
94. LOWN, B.: Electrical reversion of cardiac arrhythmias. Br. Heart J. *29*, 469 (1967)
95. LOWN, B., GANONG, W. F., LEVINE, S. A.: The syndrome of short P-R-interval, normal QRS complex and paroxysmal rapid heart action. Circulation *5*, 693 (1952)
96. LOWN, B., AMARASINGHAM, R., NEUMANN, J.: New method for terminating cardiac arrhythmias. Use of synchronized capacitor discharge. JAMA *1982*, 548 (1962)
97. LÜDERITZ, B.: Einfluß herzwirksamer Hormone auf elektrophysiologische Meßgröße des Ventrikelmyokards. Habilitationsschrift, Universität Göttingen 1972
98. LÜDERITZ, B.: Die Behandlung von Herzrhythmusstörungen mit Betarezeptorenblockern. Herz Kreislauf *9*, 541 (1977)
99. LÜDERITZ, B.: Differentialtherapie tachykarder Rhythmusstörungen. Herz *3*, 1 (1978)
100. LÜDERITZ, B.: Fortschritte in der Differentialdiagnostik bradykarder Rhythmusstörungen. Internist (Berlin) *18*, 207 (1978)
102. LÜDERITZ, B.: Elektrophysiology related to cardiac pacing techniques. In: Fundamentals of cardiac pacing. Thalen, H. J. Th., Meere, C. C. (eds.), p. 79. The Hague, Boston, London: Nijhoff 1979
103. LÜDERITZ, B.: Elektrische Stimulation des Herzens, Diagnostik und Therapie kardialer Rhythmusstörungen (unter Mitarb. von Fleischmann, D., Naumann d'Alnoncourt, C., Schlepper, M., Seipel, L., Steinbeck, G.), korrigierter Nachdruck der 1. Aufl. Berlin, Heidelberg, New York: Springer 1980
104. LÜDERITZ, B.: Therapie der Herzrhythmusstörungen – Leitfaden für Klinik und Praxis. Springer, Berlin Heidelberg New York 1981
105. LÜDERITZ, B. (Hrsg): Ventrikuläre Herzrhythmusstörungen – Pathophysiologie, Klinik, Therapie. Springer, Berlin Heidelberg New York 1981
106. LÜDERITZ, B., MÜLLER-SEYDLITZ, P.: Schrittmachertherapie und ärztliche Praxis. Monatskurse Aerztl. Fortbild. *26*, 51 (1976)
107. LÜDERITZ, B., STEINBECK, G.: The use of programmed rate-related premature stimulation in managing tachyarrhythmias. In: Cardiac pacing, diagnostic and therapeutic tools. Lüderitz, B. (ed.), p. 227. Berlin, Heidelberg, New York: Springer 1976
108. LÜDERITZ, B., STEINBECK, G.: Rhythmusstörungen beim Wolff-Parkinson-White-Syndrom. M. M. W. *118*, 377 (1976)
109. LÜDERITZ, B., STEINBECK, G.: Schrittmachertherapie tachykarder Rhythmusstörungen. Internist (Berlin) *18*, 31 (1977)
110. LÜDERITZ, B., NAUMANN D'ALNONCOURT, C., AVENHAUS, H., BOLTE, H.-D.: Zur kardialen Wirkung der Aldosteronantagonisten. Elektrophysiologische Messungen am Papillarmuskel des Menschen. Verh. Dtsch. Ges. Inn. Med. *78*, 1066 (1972)
111. LÜDERITZ, B., NAUMANN D'ALNONCOURT, C., BOLTE, H.-D.: Zur kardialen Wirkung der Schilddrüsenhormone – Elektrophysiologische Messungen am Papillarmuskel des Herzens. Klin. Wochenschr. *50*, 978 (1972)
112. LÜDERITZ, B., STEINBECK, G., GUIZE, L., ZACOUTO, F.: Schrittmachertherapie tachykarder Rhythmusstörungen durch frequenzbezogene Intervallstimulation. Dtsch. Med. Wochenschr. *14*, 730 (1975)
113. LÜDERITZ, B., STEINBECK, G., ZACOUTO, F.: Significant reduction of recurrent tachycardias by programmed rate-related premature stimulation. In: Cardiac pacing. Watanabe, Y. (ed.), p. 166. Amsterdam, Oxford: Excerpta Medica 1977
114. LÜDERITZ, B., STEINBECK, G., NAUMANN D'ALNONCOURT, C., ROSENBERGER, W.: Relevance of diagnostic atrial stimulation for pacemaker treatment in sinoatrial disease. In: The sinus node, structure, function and clinical relevance. Bonke, F. I. M. (ed.) The Hague: Nijhoff 1978
115. LURIA, M. H.: Selected clinical features of paroxysmal tachycardia, a prospective study in 120 patients. Br. Heart J. *33*, 351 (1971)
116. LYDTIN, H.: β-Rezeptorenblocker. Ergeb. Inn. Med. Kinderheilk. *30*, 1 (1970)
116 a. MANZ, M., STEINBECK, G., LÜDERITZ, B.: Wirkung von Lorcainid (R 15889) auf Sinusknotenfunktion und intrakardiale Erregungsleitung. Herz/Kreislauf *11*, 192 (1979)
116 b. MANZ, M., STEINBECK, G., LÜDERITZ, B.: Zur Wirkung von Diltiazem bei supraventrikulären Tachykardien. In: Calciumantagonisten zur Behandlung der Angina pectoris, Hypertonie und Arrhythmie (Hrsg. F. Bender, K. Greeff). Excerpta Medica 1981
117. MCCUE, C. M., MANTAKAS, M. E., TINGELSTAD, J. B., RUDDY, S.: Congenital heart block in newborns of mothers with connective tissue disease. Circulation *56*, 82 (1977)
118. MENDEZ, C., MUELLER, W. J., URGUIAGA, X.: Propagation of impulses across the Purkinje fibremuscle junctions in the dog heart. Circ. Res. *26*, 135 (1970)

119. MEYTES, I., KAPLINSKY, E., YAHINI, J. H., HANNE-PAPARO, N., NEUFELD, H. N.: Wenckebach AV-block: A frequent feature following heavy physical training. Am. Heart J. *90*, 426 (1975)
119 a. MINES, G. R.: On circulating excitations in heart muscle and their possible relation to tachycardia and fibrillation. Trans. R. Soc. Can. *3*, 43 (1914)
120. MYERBURG, R. J.: The gating mechanism in the distal atrioventricular conducting system. Circulation *49*, 955 (1971)
121. NAGER, F., KAPPENBERGER, L.: Hämodynamik nach Schrittmacher-Implantation. Internist (Berlin) *18*, 14 (1977)
121 a. NAGER, F., BÜHLMANN, A., SCHAUB, F.: Klinische und hämodynamische Befunde beim totalen AV-Block nach Implantation elektrischer Schrittmacher. Helv. Med. Acta *33*, 240 (1966)
122. NAUMANN D'ALNONCOURT, C.: Elektrophysiologische Untersuchungen über kardiale Wirkungen antikaliuretischer Substanzen. Inauguraldissertation, Universität München 1977
123. NAUMANN D'ALNONCOURT, C., LÜDERITZ, B.: Technischer Entwicklungsstand elektrischer Herzschrittmacher. Herz Kreislauf *9*, 728 (1977)
124. NAUMANN D'ALNONCOURT, C., LÜDERITZ, B.: Therapie tachykarder Rhythmusstörungen mit implantierten Schrittmachern. Dtsch. Med. Wochenschr. *104*, 1009 (1979)
125. NAUMANN D'ALNONCOURT, C., LÜDERITZ, B.: Diagnostic and therapeutic pacing in tachycardias by implantable pacemakers. In: Proc. VIth World-Symp. on Cardiac Pacing, Pace Symp. Montreal 1979, p. 127.
126. NAUMANN D'ALNONCOURT, C., STEINBECK, G., LÜDERITZ, B.: Der Einfluß von Aprindin auf elektrophysiologische Parameter des spontan schlagenden Vorhofpräparates. Herz Kreislauf *8*, 531 (1976)
126 a. NAUMANN D'ALNONCOURT, C., BEYER, J., LÜDERITZ, B.: Therapie von tachysystolischen Arrhythmien durch implantierbare Schrittmachersysteme. Intensivmedizin *15*, 196 (1978)
127. NAUMANN D'ALNONCOURT, C., CARDINAL, R., JANSE, M. J., LÜDERITZ, B., DURRER, D.: Effects of tocainide on ectopic impulse formation in isolated cardiac tissue. Klin. Wochenschr. *58*, 227 (1980)
127 a. NAUMANN D'ALNONCOURT, C., LÜDERITZ, B.: Grundlagen der Elektrostimulation. In: B. LÜDERITZ: Elektrische Stimulation des Herzens, Diagnostik und Therapie kardialer Rhythmusstörungen. Springer, Berlin, Heidelberg, New York 1980
127 b. NAUMANN D'ALNONCOURT C., ZIERHUT, W., LÜDERITZ, B.: Wirkung von Diltiazem auf abnorme Reizbildung in Purkinje-Fasern bei Ischämie. In: Calciumantagonisten zur Behandlung der Angina pectoris, Hypertonie und Arrhythmie (Hrsg. F. Bender, K. Greeff). Excerpta Medica 1981
128. NAYLER, W. G.: The pharmacology of disopyramide. Int. Med. Res. [Suppl. 1] *4*, 8 (1976)
129. NEUMANN, G., FUNKE, H., WAGNER, J., SIMON, H., AULEPP, H., RICHTER, R., SCHAEDE, A.: Behandlung einer supraventrikulären Re-entry-Tachykardie bei WPW- und Sick-Sinus-Syndrom mit permanenter schneller Vorhof- und QRS-inhibierter Kammerstimulation. Dtsch. Med. Wochenschr. *102*, 351 (1977)
130. NEUSS, H., SCHLEPPER, M., THORMANN, J.: Analysis of re-entry mechanisms in three patients with concealed Wolff-Parkinson-White syndrome. Circulation *51*, 75 (1975)
131. NEUSS, H., SCHAUMANN, H.-J., STEGARU, B.: Drug effects on av-conduction. In: Cardiac pacing, diagnostic and therapeutic tools. Lüderitz, B. (ed.), p. 132. Berlin, Heidelberg, New York: Springer 1976
132. NORDECK, E., AVENHAUS, H.: Paroxysmales Vorhofflimmern bei SA-Block. Intensivmedizin *9*, 305 (1972)
133. PFISTERER, M., HEIERLI, B., BURKART, F.: Hypersensitiver Carotis-Sinus-Reflex bei älteren Patienten, Häufigkeit und Bedeutung für die Diagnose kranker Sinusknoten. Schweiz. Med. Wochenschr. *107*, 1565 (1977)
133 a. PODRID, P. J., SCHOENEBERGER, A., LOWN, B.: Congestive heart failure caused by oral disopyramide. N. Engl. J. Med. *302*, 614 (1980)
134. POP, T., FLEISCHMANN, D.: Die Bedeutung der elektrophysiologischen Parameter des Vorhofs für die AV-Knoten-Überleitung. Z. Kardiol. *66*, 142 (1977)
135. REINDELL, H., ROSKAMM, H.: Herzkrankheiten. Pathophysiologie, Diagnostik, Therapie. Berlin, Heidelberg, New York: Springer 1977
136. RIECKER, G.: Conversion of atrial tachycardia with lidoflazine. Arzneim. Forsch. [Beiheft] *26*, 102 (1974)
137. ROMHILT, D. W., BLOOMFIELD, S. S., LIPICKY, R. J., WELCH, R. M., FOWLER, N. O.: Evaluation of bretylium tosylate for the treatment of premature ventricular contractions. Circulation *45*, 800 (1972)
138. ROSEN, K. M., BARWOLF, C., EHSANI, A., RAHIMTOOLA, S. H.: Effects of lidocaine and propranolol on the normal and anomalous pathways in patients with preexcitation. Am. J. Cardiol. *30*, 801 (1972)
139. ROSENBAUM, M. B., ELIZARI, M. V., LAZZARI, J. O.: Los hemibloqueos. Buenos Aires: Paidos 1968

140. ROSENBERG, P., FISHER, J., FURMAN, S., SCHEUER, J.: Unexpected disopyramide toxicity. Circulation *60*, II-183 (1979)
140 a. ROSENBERGER, W., STEINBECK, G., LÜDERITZ, B.: Die Bedeutung der Vorhofstimulation für die Indikation zur Schrittmachertherapie beim Sinusknotensyndrom. Verh. dtsch. Ges. inn. Med. *86*, 615 (1980).
141. RUTISHAUSER, W., WIRZ, P., GANDER, M., NOSEDA, G.: Vergleich der Hämodynamik bei Frequenzsteigerung unter Arbeitsbelastung und elektrischer Stimulation. In: Herzinsuffizienz, Pathophysiologie und Klinik. Reindell, H., Keul, J., Doll, E. (Hrsg.), S. 429. Stuttgart: Thieme 1968
142. RYAN, G. F., EASLEY, R. M., ZAROFF, L. I., GOLDSTEIN, S.: Paradoxical use of a demand pacemaker in the treatment of supraventricular tachycardia due to the Wolff-Parkinson-White syndrome: Observation of termination of reciprocal rhythm. Circulation *38*, 1037 (1968)
143. SCHALDACH, M.: Entwicklungsaussichten der Schrittmacherbehandlung in technischer Hinsicht. Verh. Dtsch. Ges. Kreislaufforsch. *35*, 127 (1969)
144. SCHERLAG, B. J., LAU, S. H., HELFANT, R. H., BERKOWITZ, W. D., STEIN, E., DAMATO, A. N.: Catheter technique for recording his bundle activity in man. Circulation *39*, 13 (1969)
144. SCHERLAG, B. J., LAU, S. H., HELFANT, R. H., BERKOWITZ, W. D., STEIN, E., DAMATO, A. N.: Catheter technique for recording his bundle activity in man. Circulation *39*, 13 (1969)
145. SCHIEBLER, T. H.: Über den histochemischen Nachweis von Atmungsfermenten im Reizleitungssystem. Verh. Anat. Ges. Erg.-Heft zu Bd. *111* (1962); Anat. Anz. 103–112 (1963)
146. SCHLEPPER, M.: Diagnose und Differentialdiagnose tachykarder Rhythmusstörungen. Internist (Berlin) *19*, 215 (1978)
147. SCHLEPPER, M., THORMANN, J.: Bradykardes und tachykardes Herzversagen. Verh. Dtsch. Ges. Kreislaufforsch. *44*, 99 (1978)
148. SCHÖLMERICH, P.: Art und Häufigkeit unerwünschter Nebenwirkungen der Digitalis-Glykoside. In: Herzinsuffizienz, Pathophysiologie und Klinik. Reindell, H., Keul, J., Doll, F. (Hrsg.), S. 574. Stuttgart: Thieme 1968
149. SCHOLZ, H.: Disopyramid-Phosphat: Elektrophysiologische und inotrope Wirkungen am Katzenpapillarmuskel im Vergleich mit Chinidin. Arzneim. Forsch. *26*, 469 (1976)
149 a. SCHOLZ, H.: Physiologische und pharmakologische Grundlagen der Therapie mit sog. Calcium-Antagonisten. Dtsch. Ärzteblatt *7*, 381 (1980)

150. SCHRÖDER, R.: Diagnostische Möglichkeiten mit den konventionellen Ableitungssystemen. Verh. Dtsch. Ges. Kreislaufforsch. *44*, 18 (1978)
151. SCHRÖDER, R., SCHÜREN, K. P., BIAMINO, G., DENNERT, J., MEIER, V., SADEE, W.: Die Wirkung von Aldactone auf Herzdynamik und Kontraktilität. Verh. Dtsch. Ges. Kreislaufforsch. *37*, 438 (1971)
152. SCHWIEGK, H., RIECKER, G.: Pathophysiologie der Herzinsuffizienz. In: Handbuch der Inneren Medizin. Schwiegk, H. (Hrsg.), Bd. IX/1. Springer, Berlin, Göttingen, Heidelberg 1960
153. SEIPEL, L.: Warnarrhythmien und Lidocain-Prophylaxe beim Herzinfarkt. Dtsch. Med. Wochenschr. *102*, 1041 (1977)
154. SEIPEL, L.: Atrioventrikuläre und intraventrikuläre Leitungsstörungen. In: B. Lüderitz Elektrische Stimulation des Herzens, Diagnostik und Therapie kardialer Rhythmusstörungen. S. 172. Berlin, Heidelberg, New York: Springer 1980
155. SEIPEL, L., BREITHARDT, G.: Das Syndrom der kurzen PQ-Zeit mit normalem QRS-Komplex (LGL-Syndrom). Med. Klin. *71*, 1525 (1976)
156. SEIPEL, L., BREITHARDT, G., BOTH, A., LOOGEN, F.: Messung der „sinu-atrialen Leitungszeit" mittels vorzeitiger Vorhofstimulation beim Menschen. Dtsch. Med. Wochenschr. *99*, 1895 (1974)
157. SEIPEL, L., BREITHARDT, G., BOTH, G.: Elektrophysiologische Effekte der Antiarrhythmika Disopyramid und Propafenon auf das menschliche Reizleitungssystem. Z. Kardiol. *64*, 731 (1975)
158. SEIPEL, L., PIETREK, G., KÖRFER, R., LOOGEN, F.: Prognose nach Schrittmacherimplantation. Internist (Berlin) *18*, 21 (1977)
159. SEIPEL, L., BREITHARDT, G., LOOGEN, F.: Intrakardiale Elektrokardiographie. Verh. Dtsch. Ges. Kreislaufforsch. *44*, 49 (1978)
160. SIDDONS, H., SOWTON, E.: Cardiac pacemakers. Springfield/Ill.: Thomas 1967
161. SIMON, R.: Herzwirksame Pharmaka. Wirkweise und klinische Anwendung. München: Urban & Schwarzenberg 1972
162. SOMANI, P., LUM, B. K. B.: The antiarrhythmic actions of beta adrenergic blocking agents. J. Pharmacol. Exp. Ther. *147*, 194 (1965)
163. SOWTON, E.: Energy sources for pacemakers. In: Cardiac pacing. Watanabe, Y. (ed.), p. 438. Amsterdam, Oxford: Excerpta Medica 1977
164. SPANG, K.: Rhythmusstörungen des Herzens. Systematik, Ursache und klinische Bedeutung, Therapie. Stuttgart: Thieme 1957
165. SPURRELL, R. A. J.: Artificial cardiac pacemakers. In: Cardiac arrhythmias. Krikler, D.

M., Goodwin, J. D. (eds.), p. 238. London: Saunders 1975
165 a. STEINBECK, G.: Zur Pathogenese von Herzrhythmusstörungen. Internist (Berlin) *19*, 200 (1978)
166. STEINBECK, G., LÜDERITZ, B.: Störungen der Sinusknotenfunktion, Diagnostik und klinische Bedeutung. Dtsch. Med. Wochenschr. *102*, 35 (1977)
167. STEINBECK, G., LÜDERITZ, B.: Sinoatrial pacemaker shift following atrial stimulation on man. Circulation *56*, 402 (1977)
167 a. STEINBECK, G., MANZ, M., LÜDERITZ, B.: Möglichkeiten und Risiken der programmierten Ventrikelstimulation bei Patienten mit chronisch rezidivierenden Kammertachykardien. Klin. Wschr. *59*, 111 (1981)
167 b. STEINBECK, G., MANZ, M., LÜDERITZ, B.: Kontrolle der medikamentösen Arrhythmiebehandlung durch programmierte ventrikuläre Stimulation (Mexiletin, Amiodarone). In: Lüderitz, B. (Hrsg.): Ventrikuläre Herzrhythmusstörungen, Pathophysiologie – Klinik – Therapie. Springer-Verlag, Berlin, Heidelberg, New York 1981, S. 237
168. STRAUER, B. E., AVENHAUS, H., NOSE, M.: Evidence for a positive inotropic effect of aldadiene (–K, –Na) on the isolated ventricular myocardium. Klin. Wochenschr. *50*, 387 (1972)
169. STRAUSS, H. C., SAROFF, A. L., BIGGER, J. T., Jr., GIARDINA, E. G. V.: Premature atrial stimulation as a key to the understanding of sinoatrial conduction in man. Circulation *47*, 88 (1973)
170. STRAUSS, H. C., GILBERT, M., SVENSON, R. H., MILLER, H. C., WALLACE, A. G.: Electrophysiological effects of propranolol on sinus node function in patients with sinus node dysfunction. Circulation *54*, 452 (1976)
171. SYKOSCH, J., BÜCHNER, M., EFFERT, S.: Sechs Jahre Schrittmachertherapie. Dtsch. Med. Wochenschr. *93*, 777 (1968)
172. TALBOT, R. G., NIMMO, J., JULIAN, D. G., CLARK, R. A., NEILSON, J. M. M., PRESCOTT, L. F.: Treatment of ventricular arrhythmias with mexiletine (Kö 1137). Lancet *1973 II*, 399
173. TERRY, G., VELLANI, C. W., HIGGINS, M. R., DOIG, A.: Bretyliumtosylate in treatment of refractory ventricular arrhythmias complicating myocardial infarction. Br. Heart J. *23*, 21 (1970)
173 a. THEISEN, K., JAHRMÄRKER, H.: Re-entry-Mechanismus ventrikulärer Tachykardien bei inhomogener Repolarisation. Dtsch. Med. Wochenschr. *100*, 1141 (1975)
174. THORMANN, I.: Klinisch-therapeutische Erfahrungen mit Depot-Orciprenalin bei der Behandlung bradykarder Herzrhythmusstörungen. Herz Kreislauf *9*, 458 (1977)

175. TRAUTWEIN, W.: Elektrophysiologie des reizbildenden und -leitenden Gewebes. Verh. Dtsch. Ges. Kreislaufforsch. *35*, 37 (1969)
176. TRAUTWEIN, W.: Physiologie des Menschen, Bd. 3: Herz und Kreislauf. München: Urban & Schwarzenberg 1972.
177. VALENTINE, P. A., FREW, J. L., MASHFORD, M. L., SLOMAN, J. G.: Lidocaine in the prevention of sudden death in the prehospital phase of acute infarction. A doubleblind study. N. Engl. J. Med. *291*, 1327 (1974)
178. VAUGHAN WILLIAMS, E. M.: Classification of antiarrhythmic drugs. In: Cardiac arrhythmias. Sandoe, E., Flensted-Jensen, E., Olsen, K. H. (eds.), p. 449. Södertälje: Astra 1970
179. VAUGHAN WILLIAMS, E. M.: The development of new antidysrhythmic drugs. Schweiz. Med. Wochenschr. *103*, 262 (1973)
180. WEIDMANN, S.: Elektrophysiologie der Herzmuskelfaser. Bern: Huber 1956
181. WEIDMANN, S.: Die ektopische Erregung. Schweiz. Med. Wochenschr. *103*, 258 (1973)
182. WELLENS, H. J. J.: The Wolff-Parkinson-White syndrome. In: Cardiac pacing, diagnostic and therapeutic tools. Lüderitz, B. (ed.), p. 164. Berlin, Heidelberg, New York: Springer 1976
183. WELLENS, H. J. J., DURRER, D.: Wolff-Parkinson-White syndrome and atrial fibrillation. Am. J. Cardiol. *34*, 777 (1974)
184. WELLENS, H. J., SCHULENBURG, R. M., DURRER, D.: Electrical stimulation of the heart in patients with ventricular tachycardia. Circulation *46*, 216 (1972)
185. WELLENS, H. J. J., DÜREN, D. R., LIE, K. J.: Observations on mechanisms of ventricular tachycardia in man. Circulation *54*, 237 (1976)
186. WIRTZFELD, A., LUTILSKY, L., BAEDEKER, W.: Die Wenckebachsche Erregungsleitungsstörung. Klin. Wochenschr. *50*, 717 (1972)
187. WIT, A. L., CRANEFIELD, P. F., HOFFMAN, B. F.: Slow conduction and reentry in the ventricular conducting system. Circ. Res. *30*, 11 (1972)
188. WIT, A. L., HOFFMAN, B. F., ROSEN, M. R.: Electrophysiology and pharmacology of cardiac arrhythmias. IX. Cardiac electrophysiologic effects of beta adrenergic receptor stimulation and blockade. Part C. Am. Heart J. *90*, 795 (1975)
189. WOLFF, L., PARKINSON, J., WHITE, P. D.: Bundle branch block with short P-R interval in healthy young people prone to paroxysmal tachycardia. Am. Heart J. *5*, 685 (1930)
190. WOLTER, H. H.: Elektroschockbehandlung des Herzens, Indikationen und Erfahrungen. Verh. Dtsch. Ges. Kreislaufforsch. *35*, 116 (1969)

191. YATER, W. M., CORNEL, V. H., CLAYTOR, T.: Auriculo-ventricular heart block due to bilateral bundle branch lesions; review of literature and report of three cases with detailed histopathologic studies. Arch. Intern. Med. *57*, 132 (1936)

191 a. ZIPES, D. P., FISCHER, J. C.: Effects of agents which inhibit the slow channel on sinus node automaticity and atrioventricular conduction in the dog. Circ. Res. *34*, 184 (1974)

192. ZOLL, P. M.: Resuscitation of the heart in ventricular standstill by external electric stimulation. N. Engl. J. Med. *247*, 768 (1952)

9 Schock, Kollaps, akute Kreislaufinsuffizienz

9.1 Begriffe und Definitionen

Als *Schock* definieren wir eine akute unzureichende nutritive Durchblutung der lebenswichtigen Organe mit nachfolgender Gewebshypoxie. Die Minderperfusion der Organperipherie wird im wesentlichen durch vier Faktoren verursacht: durch einen verminderten Herzauswurf, durch einen verminderten Perfusionsdruck, durch ein vermindertes Blutvolumen, durch eine arterioläre und postcapilläre Vasoconstriction bzw. durch Öffnung von arteriovenösen Shunts und durch Störungen in der capillären Endstrombahn. Letztere sind durch eine erhöhte Viscosität des Blutes, durch gesteigerte Capillarpermeabilität und unter bestimmten Umständen durch die Vorgänge einer intravasalen Coagulation charakterisiert [49].
Die Begriffe Schock, Kreislaufschock und Kreislaufinsuffizienz werden synonym gebraucht. Darüber hinaus gehende Beziehungen wie hämorrhagischer Schock, kardiogener Schock, traumatischer Schock bezeichnen lediglich spezielle ätiologische oder pathogenetische Umstände oder umschreiben mit „reversibel" oder „irreversibel" die Prognose des jeweiligen Stadiums.
Eine passagere kritische Herabsetzung der Gehirndurchblutung mit gleichzeitiger Bewußtlosigkeit wird als *Synkope* bezeichnet (s. S. 9). Nicht immer ist damit eine allgemeine Kreislaufinsuffizienz vergesellschaftet. Bei einem Kollaps überwiegen vagale Reaktionen, das Ereignis ist von kurzer Dauer, und Organschäden infolge Sauerstoffmangels treten nicht auf.

9.2 Ätiologie

9.2.1 Hypovolämischer Schock

Blutverluste, Plasmaverluste und exogene Wasserverluste zählen zu den häufigsten Ursachen dessen, was sich in komplizierter Verkettung mit sekundären Reaktionen und Regulationen klinisch-symptomatologisch als „*hypovolämischer Schock*" manifestiert (Tabelle 9.1).

Blutverluste. Die akute Gastrointestinalblutung (Oesophagusvaricen, Ulcusblutung, Magencarcinom, hämorrhagische Gastritis, Mallory-Weiss-Syndrom, Mesenterialinfarkt, Coloncarcinome) ist die häufigste internistische Ursache eines Entblutungsschocks; von Bedeutung sind Blutverluste im Verlaufe operativer Maßnahmen oft kombiniert mit Fettembolien nach Traumen (Gefäßverletzungen, Frakturen, Muskelquetschungen, Leber- und Milzruptur), ferner im Gefolge einer Extrauteringravidität, im Verlaufe akuter Hämolysen und bei hämorrhagischen Diathesen, selten Lungenblutungen aus Cavernen, Bronchiektasen und beim Lungeninfarkt, außerdem Nieren- und Darmblutungen als iatrogene Komplikation bei Überdosierung von Anticoagulantien und von Thrombolytica.

Plasmaverluste werden am häufigsten nach Verbrennungen, im Verlaufe einer akuten exsudativen Pankreatitis, bei Exsudation in große Wundhöhlen, nach Entleerung großer Höhlenergüsse (Pleura, Abdomen) und nach Unterbindung von Gliedmaßen (Tourniquetschock) beobachtet.
Generell muß aber auch bei anderen Schockzuständen, selbst wenn diese nicht primär

Tabelle 9.1. Ätiologie des Schocks

1. Hypovolämischer Schock
Blutverluste
(z. B. akute Gastrointestinalblutung)
Plasmaverluste
(z. B. nach Verbrennung)
Wasserverluste
(z. B. im Verlaufe chron. Diarrhoen)

2. Kardiogener Schock
Akutes Myokardversagen
(z. B. Myokardinfarkt)
Hypertonie
Kardiomyopathien
Spezifische Herzmuskelerkrankungen
Arterielle Hypoxämie
Septicämie
Negativ-inotrope Pharmaka
(Betablocker, Antiarrhythmica etc.)
Herzrhythmusstörungen
(z. B. Kammertachykardie)
Extreme Bradykardie
Herzstillstand
Mechanische Verlegung der Hauptstrombahn
(z. B. Lungenembolie)
Kugelthrombus im rechten oder linken Vorhof
Vorhofmyxom
Mechanische Behinderung der Ventrikelaktion
(z. B. Perikardtamponade)
Verminderter venöser Rückfluß
(z. B. Orthostase)

3. Septischer Schock
(z. B. Endotoxinschock)

4. Anaphylaktischer Schock
(z. B. Bluttransfusionszwischenfall)

5. Vasal-peripherer Schock
Nerval-reflektorisch vermittelte Weit- oder Engstellung der Gefäßperipherie, z. B.
durch Schmerzreize,
hypersensitives Carotissinus-Syndrom,
sog. vagovasale Synkopen

Zentralnervös bedingte Störungen der Blutdruckregulation und nach Ganglienblockade, z. B.
Hirntrauma,
cerebrale Blutungen,
Narkotica,
Neuroleptica,
Entfieberung

Verminderung der adrenergen Impulsübertragung im postganglionären Abschnitt, z. B.
Reserpin,
α-Methyl-Dopa,
Phentolamin,
Prostaglandin E_1,
„postural hypotension"

Störungen in der Funktionsstrecke zwischen dem Membranreceptor und dem kontraktilen Myofilament der glatten Gefäßmuskelzelle
Allgemeiner Natriummangel
Unterfunktion der NNR
Hypoxie
Durch Histamin, Bradykinin
Acidose
Kalium

6. Kombinierte und seltene Schockformen
Bei Intoxikationen, Fettembolie, Hitzschlag etc.

---

durch einen Volumenverlust entstanden sind (z. B. anaphylaktischer Schock, septischer Schock), sekundär – und zwar durch Austritt von Plasma ins Interstitium – mit einer Hypovolämie gerechnet werden (s. Abb. 9.6).

Wasserverluste: Häufigste Ursachen einer allgemeinen Entwässerung sind *renale Wasserverluste,* meistens bei polyurischen Verlaufsformen von akuten und chronischen Nierenerkrankungen, die so gut wie immer mit einer ungenügenden exogenen Wasseraufnahme vergesellschaftet sind. Störungen der Harnkonzentrierung mit Polyurie werden bei chronischer Pyelonephritis, im polyurischen Stadium des akuten Nierenversagens, ferner bei der chronischen sklerosierenden Glomerulonephritis (Salzverlustniere), bei Gefäßerkrankungen der Niere (Arteriosklerose, Kollagenosen), seltener bei obstruktiven Uropathien, bei Cystennieren und bei der Myelomniere beobachtet, ferner bei sekundär renalen Formen von osmotischer Diurese (Mannit, Diabetes mellitus), bei der Nebennierenrindeninsuffizienz und, als häufigste iatrogene Ursache, unter der Einwirkung von Saluretica.
Der zentrale Diabetes insipidus, der familiär oder im Gefolge erworbener Läsionen des Tractus supraopticohypophyseus einschließ-

lich Neurohypophyse bzw. bestimmter hypothalamischer Zentren (Traumen, Meningitis, Encephalitis, Tuberkulose, Lues cerebrospinalis, Hirntumoren, Systemerkrankungen etc.) auftritt, ist das typische Beispiel für die Entstehung einer sekundär renal bedingten Entwässerung des Organismus in Form einer hypertonen Dehydration. – Im Gegensatz zu diesem Krankheitsbild ist der familiäre wie der erworbene nephrogene Diabetes insipidus eine primär renale Erkrankung. Daneben gibt es eine ganze Reihe angeborener und erworbener Tubulusanomalien, die zu einer Polyurie führen und sekundär eine allgemeine Entwässerung hervorrufen können (Kaliummangel, Hypercalciämie verschiedener Genese, Fanconi-Syndrom etc.) [48].

Enterale Wasserverluste infolge Erbrechens oder Diarrhoe können in verhältnismäßig kurzer Zeit eine klinisch bedrohliche Exsiccose mit allen Folgen eines hypovolämischen Schocks hervorrufen. Hierher gehören praktisch alle akuten und chronisch entzündlichen Erkrankungen im Magen-Darm-Bereich, die Magenausgangsstenose, das Schwangerschaftserbrechen, die Sprue, chronische Colitiden verschiedener Ätiologie, Pankreasadenome mit enteralen Flüssigkeitsverlusten (Verner-Morrison-Syndrom), selten die chologen entstandenen Diarrhoen, der Morbus Whipple und das villöse Adenom im Rectum-Sigmoid-Bereich, ferner die urämische Gastritis bzw. Enterocolitis und der Laxantienabusus.

Nicht zu unterschätzen sind die durch profuse Schweißausbrüche (z. B. bei Entfieberung, unter Hitzeeinwirkung) und die auf dem Atemwege bei Tachypnoe bzw. Hyperpnoe im Verlaufe hochfieberhafter Erkrankungen oft unmerklich auftretenden Wasserverluste.

Häufig treffen mehrere ätiologische Momente zusammen und forcieren einen ohnehin bestehenden hypovolämischen Zustand mit allen seinen Auswirkungen. In diesem Zusammenhang muß auf die Notwendigkeit einer *Substitution* von vorausgegangenen Flüssigkeits- und Elektrolytenverlusten vor operativen Eingriffen hingewiesen werden.

9.2.2 Kardiogener Schock

Ein perakutes Kreislaufversagen mit plötzlich auftretender Bewußtlosigkeit (Synkope, synkopale Anfälle) kann verursacht sein durch einen akuten Herzstillstand (z. B. präautomatische Pause beim totalen AV-Block), durch eine extreme Verlangsamung der Herzschlagfolge (z. B. beim Carotissinussyndrom), durch plötzliche Verlegung der Hauptstrombahn (z. B. bei massiver Lungenembolie, beim seltenen Vorhofmyxom), durch ein unzureichendes Herzminutenvolumen während körperlicher Belastung (z. B. bei hochgradiger Aortenstenose) oder beim Stehen (z. B. infolge orthostatischer Fehlregulation) (Tabelle 9.1 und 9.3).

Häufigste Ursachen eines kardiogenen Schocks sind bedrohliche *Herzrhythmusstörungen* verschiedener Ätiologie (s. S. 425), ferner ein akutes Myokardversagen, z. B. im Verlaufe eines Myokardinfarktes (in etwa 15–20% der Fälle), im Gefolge einer Myokarditis oder unter der Einwirkung eines akuten Sauerstoffmangels bzw. negativ inotroper Substanzen (z. B. β-Receptoren-Blocker, Barbiturate, Antiarrhythmica etc.) und im Terminalstadium chronischer Herzerkrankungen (z. B. angeborene und erworbene Herzklappenfehler, Kardiomyopathien). Bedrohliche Zustände von akutem Herzversagen treten beim Hämoperikard (z. B. Stichverletzungen des Herzens) und eher protrahiert bei tamponierender Perikarditis in Erscheinung.

Häufig wirken mehrere nosologische Faktoren gleichzeitig auf das Herz ein, und zwar oft in dem Sinne, daß eine akute Noxe (z. B. eine Hypoxämie) auf eine schon vorbestehende Funktionseinschränkung des Herzmuskels (z. B. Hypertrophie mit Dilatation) trifft.

9.2.3 Septischer Schock

Als Ursache des septischen Schocks wird die *Einschwemmung von Endotoxinen* in die Blutbahn im Gefolge einer Allgemeininfektion vornehmlich mit gramnegativen (Escherichia coli, Klebsiella, Aerobacter aerogenes, Pseudomonas aeruginosa = pyocyanea, Proteus, Bacteroides, Salmonellen, coliforme Keime), seltener mit grampositiven Bakterien (z.B. Enterokokken, hämolysierende Streptokokken) angeschuldigt. In etwa einem Viertel der Fälle mit gramnegativer Bacteriämie muß mit der Komplikation eines Schocks gerechnet werden. Typische Vorerkrankungen einer Sepsis sind u. a. Infektionen des Urogenitaltraktes, der Gallenwege und der Lungen, entzündliche Veränderungen an den Herzklappen, die Agranulocytose, die eitrige Tonsillitis sowie Haut- und Schleimhautläsionen mit sekundärer Thrombophlebitis und Lymphangitis einschließlich operativer Eingriffe und unter immunsuppressiven Maßnahmen [15] (Tabelle 9.1).

9.2.4 Anaphylaktischer Schock

Neben den bisher genannten Schockursachen kommt dem anaphylaktischen Schock besondere klinische Bedeutung zu. Ätiologisch gehören hierher: die Allgemeinreaktion nach wiederholter Fremdeiweißinjektion (z.B. artfremdes Serum, bei passiver Immunisierung, Ovalbumin), die besondere Verlaufsform der cutanen Anaphylaxie am sensibilisierten Organismus (z.B. Insektengifte) [28]. Überempfindlichkeitsreaktionen auf Arzneimittel (z.B. Penicillin, Chinidin, jodhaltige Kontrastmittel), die Antigen-Antikörper-Reaktion bei Blutgruppenincompatibilität (Bluttransfusionszwischenfall), durch inkomplette Autoantikörper hervorgerufene akute Hämolysen (z.B. vom Typ Lederer-Brill) sowie sinngemäß die Kreislaufwirkungen von Histamin (Tabelle 9.1).

9.2.5 Andere Schockformen

Zu den selteneren Schockformen zählen Intoxikationen mit Schockfolge (z.B. Barbituratvergiftung), die Kreislaufinsuffizienz im Gefolge zentralnervöser Läsionen (Hirntrauma, Sonnenstich) und im Verlaufe endokriner Krisen (z.B. akute NNR-Insuffizienz, thyreotoxische Krise, Coma diabeticum) und des Fettemboliesyndroms, die Miktionssynkope und der Hustenschlag; ferner Kollapszustände beim Dumpingsyndrom, beim Ménière-Syndrom, nach Bauchtraumen, nach Magensaftinhalation, unter Schmerzwirkung bei Wärmestau (Hitzschlag) und allgemeiner Unterkühlung sowie als psychogene Reaktion („Ohnmacht"). Mit dem Begriff „vasal-peripherer Schock" werden jene akuten Zustände von Kreislaufinsuffizienz bezeichnet, deren Ursachen direkt auf die Funktion der peripheren Widerstandsgefäße und auf die Gefäßkapazität einwirken (Tabelle 9.1).

9.3 Pathophysiologie

9.3.1 Volumenregulation

Die Volumenregulation des Kreislaufs ist sowohl unter physiologischen Bedingungen als auch unter pathologischen Belastungen darauf ausgerichtet, die Durchblutung der Organperipherie aufrechtzuerhalten und dem Stoffwechselbedarf anzupassen. Sie ist das Ergebnis einer Reihe untergeordneter, aufeinander abgestimmter Einzelfunktionen physikalisch-chemischer, metabolischer, nervaler und hormoneller Natur. Ganz allgemein gesagt, handelt es sich bei diesen Regulationssystemen um Mechanismen, die nach Art eines technischen Regelkreises funktionieren.

Für das Verständnis der biologischen Regelung müssen wir in einem solchen Regelkreis einen Fühler annehmen, der die zu regelnde Größe (z.B. den Blutdruck, die Serumosmolalität oder ein Gefäßvolumen) ständig registriert und die Ergebnisse an Vermittler (Nerven, Hormone) weitergibt, die sinngemäß auf ein Erfolgsorgan (z.B. Niere, Vasomotorentonus) so lange einwirken, bis die Abweichung der zu regelnden Größe wieder auf den Normwert, d.h. auf die Sollgröße, einpendelt.

Blutvolumen und Gefäßdehnbarkeit: Der Blutkreislauf enthält nur wenige Prozent des gesamten Körperwassers [7,5% Plasmavolumen (Tabelle 9.2)], er ist aber die Flüssigkeitsphase mit der größten Konvektion. Die klinisch so bedeutungsvollen Rückwirkungen von Blutvolumenschwankungen auf die

9.3 Pathophysiologie

Tabelle 9.2. Verteilung des Körperwassers im Organismus gesunder junger Erwachsener (Durchschnittswerte)[a]

Verteilungsraum	Körperwasser (ml/kg)	% des Körpergewichts	% des Körperwassers
Gesamtes Körperwasser	600	60,0	100,0
Intracellulär	330	33,0	55,0
Extracellulär	270	27,0	45,0
Intravasculär (Plasmavolumen)	45	4,5	7,5
Interstitiell, Lymphe[b]	120	12,0	20,0
Bindegewebe, Knorpel[c]	45	4,5	7,5
Knochen[c]	45	4,5	7,5
Transcellulär[d]	15	1,5	2,5

[a] Modifiziert nach EDELMAN u. LEIBMAN [18]
[b] Incl. rascher Verteilungsraum dichterer Bindegewebsabschnitte (25%)
[c] Etwa 75% des Bindegewebes und des Knochengewebes werden von Indikatorsubstanzen (z.B. Saccharose) nicht erfaßt
[d] Durch aktiven Stofftransport der Körperzellen determiniert

Herzmechanik und auf den Lungenkreislauf sind mit den physiologischen Eigenschaften des Venensystems eng verknüpft. So verteilt sich das normale Blutvolumen des Menschen, das rund 5500 ml beträgt, mit nur einem Fünftel auf den arteriellen Windkessel und zu vier Fünftel auf die dehnbaren Kreislaufabschnitte der extraarteriellen Gefäße. Dabei lagern 25–30% des gesamten Blutvolumens intrathorakal, hauptsächlich in der Lungenstrombahn [53].
Abweichungen von dieser physiologischen Blutverteilung werden durch einen Lagewechsel (Abb. 13.1 auf S. 678 [22]), durch Anlagen venöser Staubinden, bei Preßatmung, bei Muskelarbeit und unter den hydrostatischen Einflüssen eines Bades hervorgerufen. Sie gehen im wesentlichen zwischen dem Lungenkreislauf und dem venösen Hauptkreislauf vor sich. Ganz im Gegensatz zu früheren Anschauungen funktionieren also nicht die Milz oder andere ausgeschaltete bzw. parallelgeschaltete Gefäßabschnitte, sondern die venöse Hauptstrombahn und der Lungenkreislauf als Blutreservoire vor den Ventrikeln [53].
Man bezeichnet diese Strombahnabschnitte auch als „*Niederdrucksystem*". Der durchschnittliche Volumenelastizitätskoeffizient E' des Niederdrucksystems beträgt nach Messungen von GAUER und HENRY [21]

$$E' = \Delta P/\Delta V = 7\,cm\,H_2O/1\,l\,Blut = 7\,dyn/cm^5.$$

Aus dem Zusammenwirken von passiver Gefäßdehnbarkeit, aktivem Gefäßwandtonus und Blutvolumen resultieren die mittleren Gefäßdrücke, die u.a. die Hämodynamik der capillären Endstrombahn, insbesondere den Flüssigkeitsaustausch zwischen Blutbahn und Interstitium, determinieren. So wirken sich Schwankungen des zentralen Venendrucks proportional auf die Capillardrücke und hierdurch auf den Flüssigkeitsaustritt durch die Capillarwände in das Interstitium aus [47].
Auch die neueren Untersuchungsergebnisse an den Capillaren des Säugetierskeletmuskels haben die klassische Starling-Hypothese bestätigen können, wonach die Geschwindigkeit der Flüssigkeitsbewegung durch die Capillarwände der Differenz zwischen mittlerem capillarhydrostatischem Druck und plasmakolloidosmotischem Druck proportional ist. Dabei erfolgt der Stoffdurchgang von Wasser und Elektrolyten durch Poren, die intercellulär durch die Capillarwand führen, und zwar auf dem Wege der Diffusion, der Ultrafiltration und der Osmose. Die *Porenstruktur der Capillarmembran* wirkt bei diesem Flüssigkeitsdurchgang wie ein Molekularsieb, das den Durchtritt von Plasmaalbumin und Hämoglobin behindert oder zumindest extrem verlangsamt [47].
Die Größe des interstitiellen Raumes (20% des Körperwassers) und die Geschwindigkeit der Flüssigkeitsbewegung durch die Capillarwände bewirken, daß ein Blutverlust innerhalb von 20 min zu etwa 40% durch einen Einstrom interstitieller Flüssigkeit in die Blutbahn ersetzt wird und daß ein Volumenüberangebot so lange vom extravasalen Raum aufgenommen wird, bis der Volumenüberschuß durch Einsetzen weiterer volumenregulierender Systeme renal ausgeschieden wird.

Die Hypovolämiereaktion der Niere: Wichtigstes Erfolgsorgan der Volumenregulation des Organismus ist die Niere. Schon bei einer verhältnismäßig geringen Verminderung des Blutvolumens, des extracellulären Flüssigkeitsvolumens (z.B. nach Salzentzug) oder bei einer Umverteilung des Blutes aus den oberen in die unteren Körperregionen (im Stehversuch, bei Überdruckatmung und bei venöser Stauung) nehmen – zusammen mit der gleichzeitigen Verminderung des Herzminutenvolumens – auch die Glomerulumfiltration, die Nierendurchblutung und die Natrium-, Chlorid- und Kalium-Clearance ab. Gewöhnlich sind dabei die Filtrationsfraktion und im Gegensatz zur Schockniere auch der osmotische U/P-Wert erhöht (maximal 4,0) [52].

Die verminderte Filtrationsgröße ist aber nicht die einzige Ursache der auf eine Einsparung von Wasser und Elektrolyten gerichteten Hypovolämiereaktion der Niere. Biologisch bedeutsam sind Funktionsänderungen vornehmlich im proximalen Tubulusabschnitt [63], die unter der Mitwirkung hormoneller Regulationssysteme die Rückresorption von Natrium und Wasser aktivieren.

Volumenregulation und Osmoregulation: Das Durstexperiment ist ein gutes Beispiel für das Zusammenwirken von Osmoregulation und Volumenregulation. Bei hypertoner Dehydration wird mit steigender Serumosmolalität vermehrt antidiuretisches Hormon (Adiuretin, ADH), ein cyclisches Octapeptid, aus dem Hypophysenhinterlappen ausgeschüttet. Die ADH-Sekretion erfolgt rhythmisch (nach einer Frequenz der „secretory bursts" von –8/min) und wird neben der Serumosmolalität durch Temperatur und Serumnatriumkonzentration beeinflußt und durch Prostaglandin und Angiotensin stimu-

Reaktionsablauf im Renin-Angiotensin-System

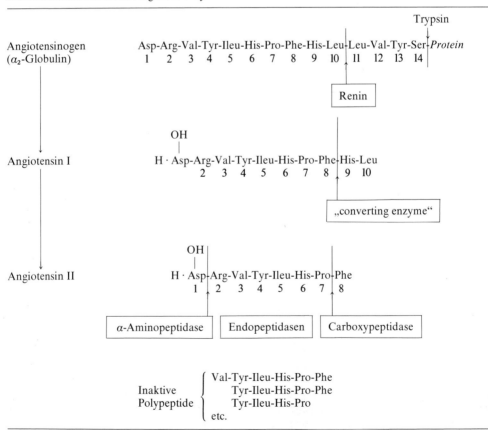

9.3 Pathophysiologie

liert. Die unter Ruhe-nüchtern-Bedingungen gemessenen ADH-Werte im Plasma betragen um 4 pg/ml. Nach dreitägiger Flüssigkeitskarenz kommt es parallel zum Anstieg der Plasmaosmolalität zu einer signifikanten Erhöhung des ADH auf über das Doppelte des Ausgangswertes [57]. Die Anwesenheit von antidiuretischem Hormon erhöht u. a. die Wasserpermeabilität der distalen Tubulusepithelien, und zwar ganz analog den Verhältnissen an der Froschhaut und an der Krötenblase [58].

Renin-Angiotensin-Aldosteron: Aus experimentellen Daten geht hervor, daß eine Verminderung der Nierendurchblutung (s. S. 654) oder ein allgemeiner Natriummangel die Bildung und Freisetzung von Renin in den juxtaglomerulären Zellen stimuliert. Renin setzt das Decapeptid Angiotensin I frei (s. Schema auf S. 512 unten), das durch ein „converting enzyme" in das Octapeptid Angiotensin II umgewandelt wird. Angiotensin II wirkt direkt auf die Nebennierenrinde und stimuliert spezifisch die Aldosteronsekretion in der Zona glomerulosa der Nebennierenrinde (Normalwert: 50–250 µg pro Tag) [25, 39].

Demzufolge beobachten wir bei einer Verminderung des intravasalen Volumens durch einen Aderlaß, des extracellulären Flüssigkeitsvolumens beim chronischen Salzentzug und bei Veränderungen der Blutverteilung im Stehversuch oder bei venöser Stauung eine durch Renin und Angiotensin vermittelte regelhafte Steigerung der Sekretionsrate von Aldosteron und eine gesteigerte Aldosteronausscheidung im Urin (Abb. 9.1). In zahlreichen Untersuchungen konnte eine Korrelation zwischen einer gesteigerten Aldosteronsekretion und einer gesteigerten tubulären Natriumrückresorption sowohl bei Hypovolämie als auch bei der akuten wie chronischen Herzinsuffizienz nachgewiesen werden [66] (s. S. 586 und Abb. 11.21). Umgekehrt liefert die diuretische Wirkung des Aldosteronantagonisten *Spironolacton* (Aldactone, Osyrol) bei gesunden Versuchspersonen unter Salzentzug einen Beweis dafür, daß Aldosteron an der volumenregulatorischen Antidiurese partizipiert. Und zwar fördert Aldosteron am Einzelnephron sowohl im proximalen als auch im distalen Convolut

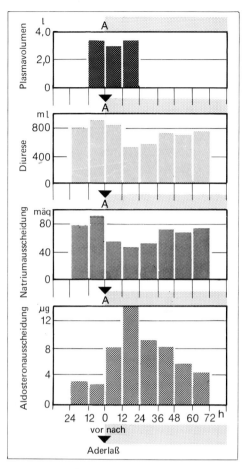

Abb. 9.1. Natrium-, Aldosteron- und Wasserausscheidung vor und nach Aderlaß [66]

des adrenalektomierten Tieres den transtubulären Nettotransport von NaCl und Wasser [64]. Neben Aldosteron wirken auch andere Hormone mit mineralocorticoider Aktivität (z. B. Cortisol) in dieser Weise ein. Zur physiologischen Bedeutung des natriuretischen Hormons s. [30, 30a].

Neuere Arbeiten beschäftigen sich mit der Rolle des *renalen Prostaglandinsystems* in der Regulation der Kochsalz- und Wasser-Homöostase. So ruft eine chronische Natriumchloridbelastung in der Kaninchenniere eine Hemmung der Prostaglandinsynthese und damit eine Verminderung des vasodilatatorisch wirkenden PGE_2 zugunsten des Renin-supprimierenden $PGF_{2\alpha}$ hervor. Schlüsselenzym dieser Natriumchlorid-abhängigen Regulation ist die PGE$_2$-9-Ketoreduktase. – Umgekehrt führt eine negative Natriumbelastung zu einer Steigerung der Prostaglandinsynthese und zu einer Hemmung der PGE$_2$-9-Ketoreduktaseaktivität. Hierbei kommt es durch das relative Überwiegen der Prostaglandin-Endoperoxid-Bildung bzw. durch den relativen Mangel an PGF$_{2\alpha}$ zu einer Aktivierung des Natriumkonservierenden Renin-Angiotensin-Systems [59b].

Neben den neurogenen Regulationsmechanismen (einschl. der Baroreceptoren, s. S. 648) kommt der gesteigerten *Catecholaminsekretion* eine große Bedeutung in der Kompensation intravasaler Volumenverluste zu, wobei eine im weiteren Schockverlauf hinzutretende metabolische Acidose geeignet ist, die Freisetzung von Noradrenalin und Adrenalin zusätzlich zu stimulieren [5]. Unter den Bedingungen einer extracellulären Volumenexpansion wird die Mitwirkung eines natriuretischen Hormons diskutiert [30]. Die Volumenregulation des Organismus läßt sich demzufolge als ein *Regelsystem mit negativer Rückkopplung* auffassen (Abb. 9.2) und zielt darauf ab, den Flüssigkeitsbestand des Organismus gegenüber den wechselnden Belastungen des Außenmilieus konstant zu halten. Zum anderen wird hierdurch die biologisch bedeutsame Verknüpfung zwischen venösem Angebot an beide Ventrikel und Herzminutenvolumen und damit eine optimale Organdurchblutung sichergestellt.

9.3.2 Hämodynamik

Beim kardiogenen Schock infolge akuten Myokardversagens sinkt bei der Mehrzahl der Patienten das Schlagvolumen und trotz gesteigerter Herzfrequenz auch das Herzminutenvolumen ab [6, 52].

Der Versuch einer Einteilung nach Schweregraden folgt klinischen, röntgenologischen und hämodynamischen Kriterien (Tabelle 9.3).

Als kritischer Herzauswurf gelten Indexwerte größenordnungsmäßig unter 1,75 l/min pro m² mit gleichzeitiger Erhöhung des enddiastolischen linken Ventrikeldrucks über 17 mm Hg [6, 43, 62]. Gleichzeitig sind die Lungengefäßdrücke erhöht, die systolische Druckanstiegsgeschwindigkeit (dp/dt$_{max}$) vermindert, die Kreislaufzeit verlängert, die arteriovenöse Sauerstoffdifferenz erhöht, das Plasmavolumen vermindert und der zentrale Venendruck erhöht.

Beim akuten Myokardinfarkt stehen *regionale* Kontraktionsstörungen im Vordergrund des Geschehens, ferner Herzrhythmusstörungen, eine akute Mitralinsuffizienz (Papil-

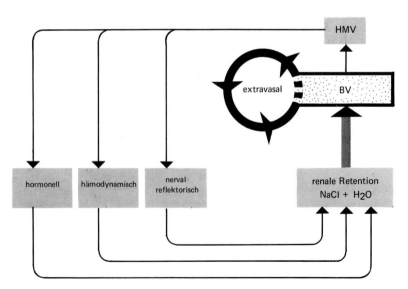

Abb. 9.2. Die Volumenregulation des Organismus, dargestellt als Regelkreis mit negativer Rückkopplung

9.3 Pathophysiologie

Tabelle 9.3. Akutes Myokardversagen (Einteilung nach Schweregraden)

	I	II	III	IV
Klinisch[a]	Keine Zeichen der Herzinsuffizienz	Basale Rasselgeräusche	a) Vermehrt basale Rasselgeräusche, dritter Herzton b) Lungenödem	Schocksyndrom
Röntgenologisch[b]	Normal	Erweiterte Venen in den oberen Lungenabschnitten	a) Interstitielles Ödem (septal, perivasculär, subpleural) b) Alveoläres Ödem	
Hämodynamisch[c]				
HF (min^{-1})	Normal	+ +	+ +	> 100
PAP$_d$ (mm Hg)	Normal	+	14–18	> 18
CI [l/(min · m²)]	> 3,0	2,5–3,0	2,0–2,5	< 2,0
Diurese (ml/Std)	> 30			< 30

[a] Nach Wolk, Scheidt und Killip [67]
[b] Nach Meszaros [36]
[c] Bleifeld et al. [7]
  Forrester et al. [19]

larmuskeldysfunktion oder Papillarmuskelabriß), die Septumruptur, thromboembolische Komplikationen, seltener eine Hypovolämie.

Zwischen dem Ausmaß des akinetischen Segmentes, der Dehnbarkeitsminderung und Abnahme der Austreibungsfraktion des gesamten Ventrikels und der segmentalen Kontraktilitätsminderung bestehen regelhafte Beziehungen, die die Pumpfunktion im weiteren klinischen Verlauf determinieren. Mit der Größe des (enzymatisch) ermittelten Infarktgewichtes nehmen die enddiastolischen Füllungsdrücke zu und der Herzauswurf ab (Abb. 9.3). Fälle mit kardiogenem Schock weisen im Durchschnitt ein fast doppelt so großes Infarktgewicht auf wie solche ohne kardiogenen Schock. Eine Infarktgröße von etwa 40% des linksventriculären Gewichts bedroht die Kammerfunktion als Ganzes [2, 41] (s. S. 319).

Die *hämodynamischen Veränderungen des arteriellen Kreislaufs* folgen im Schock keinem einheitlichen Muster. Prototyp ist die arterielle Hypotonie mit vermindertem Herzauswurf, mit gesteigertem arteriolären Widerstand und gedrosselter Organdurchblutung. Für eine erfolgreiche Schocktherapie ist aber von Bedeutung, daß unter bestimmten Bedingungen aus gleicher Ursache auch andere (in ihrer Entstehungsweise noch nicht genügend geklärte) Befundkonstellationen beobachtet werden:

1. Hypotonie mit erniedrigtem HMV und SV, aber nur geringer Erhöhung des peripheren Widerstandes und mit normaler Herzfrequenz (z. B. kardiogener Schock, späte Phase des septischen Schocks);
2. Hypotonie mit normalem HMV und SV, erniedrigtem peripheren Widerstand und normaler Frequenz (z. B. bei gleichzeitiger Temperatursteigerung, im anaphylaktischen Schock, bei neurogenen Schockformen, in der frühen Phase des septischen Schocks: „warme hypotone Tachykardie" – sog. Entspannungskollaps nach DUESBERG u. SCHROEDER 1944; WEIL u. Mitarb. 1978) [61, 62];
3. Hypotonie mit normalem oder erniedrigtem HMV, erhöhtem SV, erniedrigtem peripheren Widerstand und ausgeprägter Bradykardie [55].

Beim hypovolämischen Schock ist die Verminderung des Herzschlag- und -minutenvolumens mit einer Verminderung der Lungengefäßdrücke und des zentralen Venendrucks vergesellschaftet. Allerdings besteht

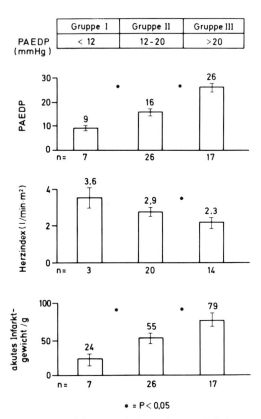

Abb. 9.3. Beziehung zwischen akutem Infarktgewicht und Hämodynamik des linken Ventrikels. PAEDP = enddiastolischer Pulmonalarteriendruck [7]

zwischen Blutvolumen und Zentralvenendruck keine strenge Korrelation.

Als schockfördernd gelten ganz allgemein jene Störfaktoren, die eine Verminderung der capillären, speziell der coronaren Sauerstoffzufuhr bewirken [Hypotension, vermindertes HMV und HSV, Herzrhythmusstörungen (s. u.), arterielle Hypoxämie, Anämie], den Sauerstoffverbrauch des Herzens und der übrigen Organe steigern (Tachykardie, arterielle Drucksteigerung, Herzdilatation, Fieber) oder direkt die Kontraktilität des Herzmuskels herabsetzen (β-Receptoren-Blocker, Reserpin, Pethidin, Morphin, Barbiturate, Acidose, Hyperkaliämie, Endotoxin, „myocardial depressant factor" u. a., s. S. 557 und 558). Ferner sind renal retinierte Stoffwechselendprodukte im Verlauf eines akuten Nierenversagens, bakterielle Toxine und alle jene Faktoren, die eine intravasale Gerinnung auslösen und begünstigen (s. u.), in Rechnung zu stellen.

Bei Herzrhythmusstörungen werden die kritischen Frequenzgrenzen, Auswurffraktion und Herzzeitvolumen von folgenden Faktoren beeinflußt:

1. Ausfall an kontraktiler Substanz,
2. zeitliche Abstimmung von Vorhof- und Ventrikelsystole,
3. Art der Erregungsausbreitung in den Kammern,
4. frequenzabhängige Kontraktionsrückstände in der Diastole,
5. Häufigkeit und Vorzeitigkeit von Extrasystolen,
6. Kontraktilität, Vorlast und Nachlast [50].

9.3.3 Nierenfunktion

In der Mehrzahl der Fälle wird ein *akutes Nierenversagen* durch eine renale Minderdurchblutung als Folge eines vorausgegangenen Volumenmangelzustandes (Operation, Pankreatitis etc.) begünstigt oder sogar hervorgerufen (= vasculärer Faktor). Daneben kommt toxischen Einwirkungen auf die Niere (nach Traumen mit ausgedehnter Gewebszertrümmerung als sog. Crush-Syndrom, bei septischen Zuständen, in der Schwangerschaft, nach Fehltransfusionen, bei Vergiftungen etc.) und postrenalen Abflußbehinderungen eine Bedeutung zu (= tubulärer Faktor) [34].

Tierexperimentell sowie autoptisch und auch bioptisch äußert sich die schwere Schockveränderung der Niere in einer ausgesprochenen Lumenausweitung der proximalen und der distalen Hauptstücke mit leichter Zunahme ihres Außendurchmessers. Ultrastrukturell wird eine für Hypoxie typische hydropische Ausweitung bzw. Schwellung der Zellorganellen gefunden.

Diese Veränderungen können, besonders ultrastrukturell beurteilt, zu geringgradigen Nekrosen führen. Als Zusatzveränderung ist die gelegentlich beobachtete Thrombose einzelner Glomerulumschlingen, selten auch von Arteriolen, zu erwähnen, wie sie bei der generalisierten intravasalen Gerinnung, die ja beim Schock ausgesprochen gehäuft auftritt, nachgewiesen werden kann. Typisch für

9.3 Pathophysiologie 517

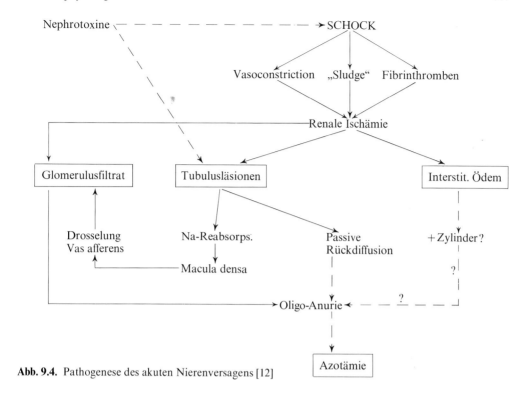

Abb. 9.4. Pathogenese des akuten Nierenversagens [12]

schockbedingte Nierenveränderung ist ferner die Ansammlung jugendlicher weißer und z.T. auch roter Blutzellen in den Vasa recta. Ferner stellen sich 3–5 Tage nach Beginn der Affektion sehr häufig entzündliche interstitielle Infiltrate ein, die bezüglich Zellzusammensetzung und Lokalisation mit denjenigen der primären akuten interstitiellen Nephritis völlig übereinstimmen. Infiltrate sowie tubuläre Degeneration stehen jedoch *quantitativ* wesentlich hinter der Tubulusausweitung mit Epithelabflachung zurück. Weitere zusätzliche Veränderungen werden wie bei der interstitiellen Nephritis häufig beobachtet (grob- und feinvacuoläre Epithelveränderung, Chromoproteinzylinder, hyalingranuläre Zylinder sowie Tubulorrhexis) [68].

Klinische und experimentelle Befunde weisen eine hochgradige und anhaltende Herabsetzung der Inulin-Clearance und damit eine verminderte Bildung des Primärharns, eine Herabsetzung der tubulären Wasser- und Natriumrückresorption mit der Folge renaler Wasser- und NaCl-Verluste und eine Beeinträchtigung auch anderer spezifischer Tubulusfunktionen (z. B. der tubulären Harnstoffsekretion) nach. In Anlehnung an einen von THURAU [56] für die physiologische Natriumkonservierung postulierten Mechanismus hat BUCHBORN [12] über die Pathogenese des akuten Nierenversagens folgende Vorstellung entwickelt:

Während der hauptsächlich vasoconstrictorisch bedingten, sympathisch bewirkten Minderdurchblutung der *„Niere im Schock"* kommt es im Bereich des Rindenkreislaufs nicht nur zur druckpassiven Herabsetzung des Glomerulumfiltrates, sondern auch zu multipel disseminierten Herden einer ischämischen Hypoxie. Sie beeinträchtigt – ebenso wie Nephrotoxine – den tubulären Natriumtransport und zieht so die Gefahr lebensbedrohlicher Natriumverluste nach sich. Vor allem die Herabsetzung der Natriumrückresorption im aufsteigenden Schleifenschenkel, die in der äußeren Markzone mit einem maximalen O_2-Bedarf parallel geht, hat einen Anstieg der frühdistalen Natriumkonzentration zur Folge und bewirkt – wahrscheinlich unter Mitwirkung des juxtaglomerulären Apparates, vor allem der

Macula densa – eine Senkung der glomerulären Filtratgröße durch anhaltende Drosselung der Vasa afferentia und verhindert so weitere Natriumverluste durch eine persistierende Oligurie (Abb. 9.4).

Das hepatorenale Syndrom wird als potentiell reversibles funktionelles Nierenversagen definiert, das bei fortgeschrittener Leberinsuffizienz auftritt und durch Oligurie, Azotämie, renale Natrium- und Wasserretention sowie Hyponatriämie charakterisiert ist. Die auf weniger als 10 mÄq/l reduzierte Natrium-Konzentration im Urin spricht für eine intakte tubuläre Natrium-Resorption, während die renale Freiwasser-Bildung eingeschränkt ist. Sonstige im Verlauf von Leber- oder Gallenwegserkrankungen auftretende spezifische Nierenschädigungen dürfen nicht dem Begriff des hepatorenalen Syndroms zugeordnet, sondern müssen als solche gekennzeichnet werden. Pathophysiologisch sind hämodynamische Faktoren, wie Änderungen der intrarenalen Blutstromverteilung bei erhöhtem intrarenalem und vermindertem peripherem Gefäßwiderstand wirksam. Weiterhin dürfte ihm eine Störung des funktionellen Gleichgewichts von vasokonstriktorischen, natriumretinierenden und antidiuretischen hormonellen Faktoren (z. B. Renin-Angiotensin, Aldosteron und Vasopressin) zu vasodilatorisch, diuretisch und natriuretisch wirkenden Hormonen (z. B. Prostaglandine, Kinine und Natriuretisches Hormon) zugrunde liegen. Schließlich bedingt das prä- und intrahepatische „Spillover" eine unzureichende Endotoxin-Clearance. Bisherige pharmakologische Interventionen zur Beseitigung einzelner Störungen ebenso wie klinisch-therapeutische Maßnahmen bleiben nicht zuletzt wegen ungenügender Kenntnis der relativen Bedeutung dieser Faktoren erfolglos. Die Prognose des Patienten mit hepatorenalem Syndrom wird daher heute noch vor allem vom Verlauf der zugrundeliegenden Lebererkrankung bestimmt [29a].

9.3.4 Mikrozirkulation und Gerinnungssystem

Störungen in der Capillarperfusion treten schon in der frühen Phase jedes Schocks auf: Hypostase und Stase, Geldrollenbildung von Erythrocyten („roter Sludge") und Aggregationen von Thrombocyten und Leukocyten („weißer Sludge") werden in verschiedenen Gebieten der Gefäßperipherie nachweisbar, hemmen ihrerseits wieder die Perfusionsgröße in der Mikrozirkulation mit allen Konsequenzen einer nunmehr gesteigerten apparenten Viscosität des Blutes [14], Absinken der Gewebssauerstoffdrücke, hypoxisch bedingter Durchlässigkeit der Capillaren für Eiweiß und zusätzlichen Volumenverlusten und *Gewebshypoxydose*. Während solche Störungen in der Mikrozirkulation in frühen Stadien des Schocks noch reversibel sind, treten in späteren Phasen mehr und mehr Fibrindepositionen als verfestigende humorale Faktoren dazu, die die Stase des Blutes in der peripheren Zirkulation fixieren [32, 35] (Abb. 9.5).

Die Vorgänge der *intravasalen Gerinnung* können zu irreversiblen Funktionsstörungen führen: an der Niere infolge disseminierter Nierenrindennekrosen, an der Lunge infolge Verlegung des alveolocapillären Gasaustausches bis zur irreversiblen respiratorischen Insuffizienz [32].

Ursache dieser generalisiert einsetzenden „intravasalen Gerinnung" zu Fibrin ist eine kontinuierliche Aktivierung im System der Hämostase. Eine oft exzessive Hypercoagulabilität mit Zunahme der Aktivität der Gerinnungsfaktoren V, VIII, IX und XII bei gleichzeitigem Aufbrauchen und Verlust von Thrombocyten ist in diesem Stadium faßbar. Der Einstrom von Gewebsthrombokinase aus dem hypoxischen Gewebe, die zunehmende Acidose einerseits und die langsamere Rückkehr des stagnierenden aktivierten Blutes zur Clearance im reticuloendothelialen System von Leber und Milz andererseits sind als Ursache der Hypercoagulabilität anzuschuldigen. Hinzu kommen bei speziellen Schockformen Endotoxine die eine Aktivierung des Hageman-Faktors hervorrufen, ferner Fette mit Aktivierung der Vorphasenfaktoren und Erythrocytenlipide nach Hämolyse und bei der Verbrennung, die zur peripheren Aktivierung der Hämostase beitragen [32, 35, 38].

Die mehr und mehr nun auch in der Bilanz der Hämostase sich steigernde Hypercoagulabilität mündet in einem Teil der Fälle mit Schock in einen generalisierten Gerinnungsprozeß in der Strombahn. Analog dem Verhalten von gerinnendem Blut in vitro kommt es dabei zum Verlust der Faktoren I, II, V, VII, XIII, zu quantitativen und qualitativen Plättchenstörungen: Das System der

9.3 Pathophysiologie

Hämostase wird im Rahmen des gesteigerten Umsatzes verbraucht (Verbrauchscoagulopathie nach LASCH [32, 33, 38, 49]). Diese Vorgänge müssen im Zusammenwirken mit einer gleichzeitig gesteigerten Fibrinolyse (sekundäre Hyperfibrinolyse) als Ursachen der dann eintretenden Hypocoagulabilität des Blutes von Schockpatienten angesehen werden.

An der pathophysiologischen Bedeutung der Thrombocyten bei verschiedenen klinischen

Bleibt die reversible Aggregation längere Zeit bestehen oder ist die Noxe so stark, daß schon primär eine irreversible Aggregation eintritt, dann folgt die viscöse Metamorphose. Durch die Thrombocytolyse werden vasoaktive und thromboplastische Faktoren frei, die ihrerseits nicht nur weitere Thrombocyten zur Aggregation veranlassen, sondern darüber hinaus eine erhöhte lokale Ge-

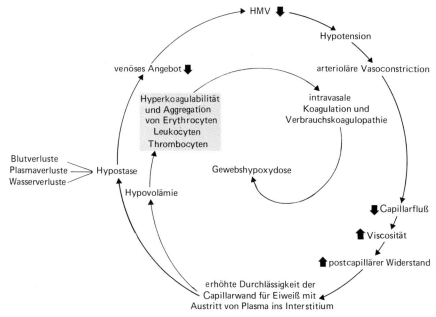

Abb. 9.5. Pathogenese des hypovolämischen Schocks mit besonderer Berücksichtigung der Störungen in der Mikrozirkulation [48]

und experimentellen Schockzuständen ist nicht mehr zu zweifeln. Bei einer Reihe von Noxen, die – wie z.B. biogene Amine, Thrombin usw. – direkt oder – wie z.B. Kollagen – indirekt nach Freisetzung aus subendothelialen Gefäßstrukturen auf die Thrombocyten einwirken, kommt es zu deren Aggregation. Diese Aggregation ist zunächst reversibel. Ihr kann unter geeigneten Bedingungen die spontane Desaggregation folgen. Im Blutbild drückt sich die intravasale Aggregation quantitativ als thrombocytopenische Reaktion und qualitativ in Störungen der Thrombocytenfunktion aus. Dabei sind Änderungen der Adhäsivität, Aggregabilität und Ausbreitungsstörungen zu unterscheiden.

fäßpermeabilität mit dem Übertritt von intravasculärer Flüssigkeit in das umgebende Gewebe hervorrufen. Weiterhin wird durch die Freisetzung thromboplastischer Faktoren das plasmatische Gerinnungssystem in Richtung auf eine Hypercoagulabilität induziert. Am Ende dieser Entwicklung stehen die laborchemisch nachweisbare Verbrauchscoagulopathie und ihr morphologisches Substrat, die disseminierte intravasale Gerinnung [46].

Besondere Bedeutung gewinnen die Vorgänge der intravasalen Gerinnung mit sekundärer *Verbrauchscoagulopathie* beim Schock im Verlaufe einer gramnegativen Sepsis (auch während massiver antibiotischer Behandlung), bei der Fruchtwasserembolie, beim

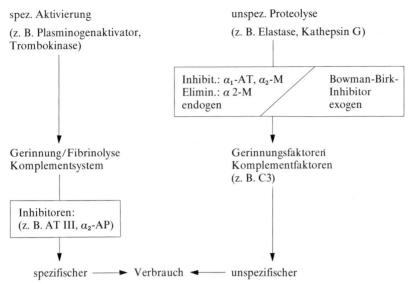

Abb. 9.6. Schematische Darstellung der zwei zum septischen Verbrauch von Plasmafaktoren führenden Mechanismen sowie deren Steuerung(smöglichkeiten) durch endogene und exogene Proteasen-Inhibitoren. *Linker Teil:* Spezifische Aktivierung der Gerinnung, der Fibrinolyse und des Komplementsystems durch systemspezifische Proteasen. Regulierende Inhibitoren sind hier u.a. Antithrombin III (AT III) und α_2-Antiplasmin (α_2-AP). *Rechter Teil:* Unspezifische Proteolyse von Plasmafaktoren z. B. durch leukocytäre Proteasen. Endogen regulierende Inhibitoren sind hier u.a. α_1-Antitrypsin (α_1-AT) und α_2-Makroglobulin (α_2-M). Durch exogene Inhibitoren vom Typ BOWMAN-BIRK ist eine therapeutische Inhibierung möglich [65]

Fettemboliesyndrom, bei vorzeitiger Lösung der Placenta, beim Atemnotsyndrom des Frühgeborenen, auch bei Verlaufsformen eines anaphylaktischen Schocks und u.a. beim seltenen urämisch-hämolytischen Syndrom.
Abfall der Thrombocyten, des Prothrombinindex und der Plasmafibrinogenkonzentration sowie der Nachweis von Fibrinmonomeren sind diagnostische Hinweise auf eine Verbrauchscoagulopathie und können eine Indikation zur Einleitung einer Streptokinasemedikation sein [32, 33, 49].
Den körpereigenen Proteasen-Inhibitoren kommt bei pathophysiologischen Veränderungen von Enzymsystemen im Verlaufe einer *septischen Infektion* eine entscheidende Regelfunktion zu (Abb. 9.6). Insbesondere ist hier das α_2-Makroglobulin zu nennen, das für die Inhibierung und Elimination von freigesetzten Proteasen zuständig ist, aber auch das α_1-Antitrypsin, dessen hohe Konzentration im Plasma ein sehr wirksames Inhibitorpotential im Organismus darstellt.

Diese beiden Hemmstoffe sind besonders wirksam gegen die neutralen Proteasen der Leukocyten wie die Elastase und das Kathepsin G. Für die sauren Proteasen, die Kathepsine im klassischen Sinne, stellt das α_2-Makroglobulin den einzigen bislang bekannten körpereigenen Hemmstoff dar. Besonders verständlich werden diese Folgerungen, wenn man berücksichtigt, daß bereits die vom menschlichen Organismus synthetisierte Menge an Granulocyten-Elastase etwa bei 1 g pro Tag liegt; diese Menge und zusätzliche Mengen weiterer Proteasen aus anderen cellulären Elementen, wie z. B. Endothelzellen, Makrophagen und Thrombocyten, müssen täglich durch die genannten Inhibitoren physiologischerweise inaktiviert und eliminiert werden.
Die Belastung des körpereigenen Inhibitorpotentials ist demnach im akuten Krankheitsfall beträchtlich und kann im Falle einer den Organismus überschwemmenden Entzündung wie der Sepsis bzw. dem septischen Schock zur Erschöpfung führen. Die

9.3 Pathophysiologie

dann nicht mehr durch körpereigene Regulation zu hemmende unspezifische Proteolyse führt entsprechend zum unspezifischen Abbau von Plasmafaktoren [65].

Histamin spielt beim *anaphylaktischen Schock* und im Verlaufe weiterer allergischer Reaktionen eine maßgebliche Rolle. Daneben kommen noch anderen lokalen Mediatoren wie dem Prostaglandin, der „slow reacting substance of anaphylaxis" und den Kininen im Gewebe bei manchen Schockformen wahrscheinlich eine pathogenetische Bedeutung zu. Bradykinin, Kallidin und Methionyl-Lysyl-Bradykinin sind Polypeptide mit 9–11 Aminosäuren, die lokale Schmerzempfindung, Vasodilatation und Erhöhung der Capillarpermeabilität mit sekundären Volumenverlusten durch die Capillarwand hervorrufen. Durch eine Beeinflussung der Angiotensin-II-Bildung können Kinine zur Blutdruckregulation beitragen. Durch eine Verstärkung der cellulären Glucoseaufnahme und/oder des Glucosestoffwechsels nehmen sie z.T. an der Regulation des Energiestoffwechsels teil. In posttraumatischen Zuständen geht dem Tod ein starker Schwund der verschiedenen Faktoren des Systems voraus, verbunden mit einem fast vollständigen Verlust der Kininbildungsfähigkeit. Schweregrad und zeitlicher Verlauf dieser Phänomene legen nahe, einen frühzeitigen Einsatz direkter (Trasylol) oder indirekter (Heparin, Corticosteroide) Proteinasen-Inhibitoren, wenn notwendig gemeinsam mit einem Ersatz der verbrauchten Faktoren, in Erwägung zu ziehen [26]. Dagegen ist ein universeller chemischer Schockmediator nicht bekannt [49].

9.3.5 Lungenfunktion

Nach einer Übersicht von PERRUCHAUD u. Mitarb. [42] stellt sich die Pathogenese der Schocklunge folgendermaßen dar:

Trotz zahlreicher experimenteller und klinischer Untersuchungen läßt sich bis heute keine spezifische Ursache der Schocklunge herauskristallisieren. Wahrscheinlich liegt ein multifaktorielles Geschehen vor, in dem das Schockereignis lediglich die Rolle des Auslösefaktors spielt (Abb. 9.7).

1. Die durch den Schock erzeugte Hypoperfusion verursacht eine Vasoconstriction mit sekundärem Capillarschaden im Sinne einer Permeabilitätsstörung, als deren Folge sich ein interstitielles und alveoläres Ödem entwickelt.

2. Die capillare Hypoperfusion bewirkt hierauf eine Schädigung der Alveolarwandzellen Typ II, die den Surfactant bilden. Die Zerstörung des oberflächenaktiven Films und der verminderte Nachschub von Surfactant begünstigen das Auftreten von Atelektasen.

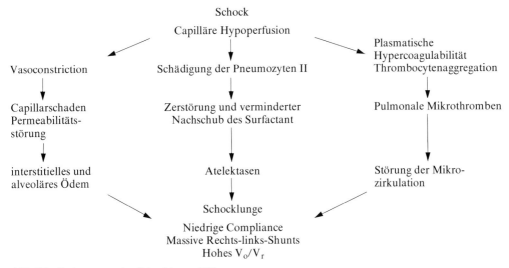

Abb. 9.7. Pathogenese der Schocklunge [42]

3. Schließlich kommt es nach Schock zu Hypercoagulabilität des Blutes und zu Thrombocytenaggregation mit der Bildung von Mikrothromben und entsprechender Mikrozirkulationsstörung.

Das interstitielle und alveoläre Ödem, die Atelektasen und die Mikrozirkulationsstörung führen zum Bild der progredienten Schocklunge, die durch eine niedrige Compliance, massive Rechts-Links-Shunts und einen hohen Totraumquotienten charakterisiert ist.

Folgezustand ist eine *respiratorische Insuffizienz,* die gekennzeichnet ist durch eine Gasaustauschstörung für O_2 und CO_2, und zwar infolge

1. Reduktion aller Lungenvolumina (speziell der funktionellen Residualkapazität),
2. eines wachsenden Mißverhältnisses der Ventilation zur Perfusion (V_A/Q) und
3. einer Erhöhung des pulmonalvasculären Widerstandes [4, 44].

9.3.6 Stoffwechsel und Sauerstoffverbrauch

Die hypoxischen Stoffwechselveränderungen im Schock sind hauptsächlich durch die kritisch verminderte Gewebsdurchblutung und erst in zweiter Linie durch Störungen des pulmonalen Gasaustausches (*Schocklunge*) bedingt. Eine Verminderung des Hämatokrits, gesteigerte Körpertemperatur und eine Hyperthyreose wirken sich gleichfalls ungünstig auf die Sauerstoffbilanz der Gewebsatmung aus.

Unter den Bedingungen der *Hypoxie* verlaufen sämtliche metabolischen Oxydationsschritte außerhalb der Atmungskettenphosphorylierung als Dehydrierungen ohne Beteiligung von Sauerstoff (anaerobe Glykolyse). Demzufolge ist die Produktion von energiereichen Phosphaten in Leber, Niere und Muskeln herabgesetzt und zusammen mit der konsekutiven Reduktion des Milchsäuredehydrogenasesystems steigen die Milchsäurekonzentration und der Lactat-Pyruvat-Quotient im Blut an, es kommt zur metabolischen Acidose (Normalwert der venösen Lactatkonzentration: 9–16 mg% oder 1,0–1,8 mmol/l) (Abb. 9.8).

Solange in der *Leber* die Milchsäurekonzentration noch niedrig ist, erfolgt eine hepatische Lactatextraktion aus dem Blut und führt hier zur Resynthese von Glykogen aus Lactat. Im fortgeschrittenen Schock wird die mangeldurchblutete Leber selbst zur Quelle der Lactatproduktion und verstärkt die bestehende metabolische Acidose.

Entleerung der Glykogenspeicher, Verlust energiereicher Phosphatverbindungen (insbesondere von ATP), verminderte Desaminierung von Aminosäuren, Beeinträchtigung der Synthese von Harnstoff, Albumin und der Gerinnungsfaktoren und verminderte Acetylierungsfähigkeit zählen zu den hepatisch bedingten Stoffwechselstörungen, ferner eine Einschränkung der Phagocytosefähigkeit des reticuloendothelialen Systems.

Folgestörungen der Milchsäureacidose sind u. a. eine Umverteilung von Kationen zwischen Zellen und Extracellulärflüssigkeit mit Anstieg der Kaliumkonzentration und Abfall der Natriumkonzentration im Blutplasma, ein verstärkter Abbau von Gewebsproteinen mit Freisetzung von Polypeptiden, Anstieg der Aminosäurenkonzentration im Blut und negativer Stickstoffbilanz.

Den Energiebedarf des Ventrikelmyokards vermag die *anaerobe Glykolyse* weder in Normothermie noch in Hypothermie zu decken. Unter akut anoxischen Bedingungen entsteht innerhalb weniger Minuten ein rasch zunehmendes Energiedefizit in Gestalt eines Abfalles des Phosphokreatin- und ATP-Gehaltes.

Die schon 1877 von CLAUDE BERNARD beschriebene *Hyperglykämie* nach Einwirkung schockauslösender Faktoren (Blutverlust, Trauma) wird durch einen gesteigerten Abbau der Glykogenreserven in Leber und Skeletmuskulatur wie auch durch Gluconeogenese hervorgerufen und u. a. durch die im Schock gesteigerte Sekretion von Adrenalin und Cortisol vermittelt [11].

Tierexperimentell und klinisch fällt im fortgeschrittenen Schockzustand, und zwar im Gefolge der bereits erwähnten Perfusionsstörungen in der Gewebsperipherie, die respiratorische Sauerstoffaufnahme ab. *Sauerstoffdefizit* und *Lactacidose* stehen in enger

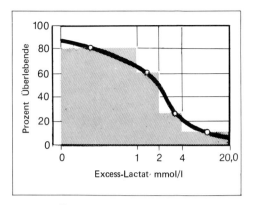

Abb. 9.8. Überlebensquote von 56 Patienten im Schock verschiedener Ätiologie bezogen auf das Exzeßlactat im venösen Blut als Schockindex [60]

Beziehung zueinander und gelten als prognostisch ungünstige Zeichen der eingetretenen Gewebshypoxydose (Abb. 9.8) [10]. Bei einer Zunahme der arteriellen Lactatkonzentration von 2,1 auf 8 mmol/l sinken die Überlebenschancen von 90% auf 10% ab [60]. Zur Differentialdiagnose einer Hyperlactatämie (s. Tabelle 9.4). Die kontinuierliche Registrierung der Sauerstoffaufnahme (Normalwert: etwa 250 ml/min) hat sich deshalb als ein wertvoller, dem arteriellen Blutdruck und dem Herzzeitvolumen über-

Tabelle 9.4. Ursachen erhöhter Blutlactatspiegel. (Nach P. B. OLIVA)

I. Normaler Lactat-Pyruvat-Quotient:
1. Kurzfristige Gewebshypoxie
2. Muskelarbeit
3. Infusionen von Glucose, Natriumbicarbonat, Pyruvat

II. Normaler oder erhöhter Lactat-Pyruvat-Quotient:
Hyperventilation

III. Erhöhter Lactat-Pyruvat-Quotient:
1. Schock verschiedener Ätiologie
2. Lokalisierte oder allgemeine Gewebshypoxie
3. Schwere Anämien
4. Neoplastisch-proliferative Erkrankungen
5. Diabetische Ketoacidose
6. Akute Leberdystrophie
7. Äthanolintoxikation
8. Idiopathisch
9. Pharmaka: Biguanide, Catecholamine

legener Schockparameter erwiesen und hat jüngst in die routinemäßige Überwachung von Schockpatienten Eingang gefunden.
Die arteriovenöse Sauerstoffdifferenz (Normalwert: um 4 Vol.%) ist in den Anfangsstadien des Schocks infolge gesteigerter O_2-Utilisation des Capillarblutes erhöht; im fortgeschrittenen Schockgeschehen mit Mikrozirkulationsstörung und Öffnung arteriovenöser Anastomosen (besonders beim septischen Schock) kann die arteriovenöse O_2-Differenz normal oder sogar vermindert sein.
Die als Gewebshypoxydose bezeichnete Stoffwechselsituation ist *morphologisch* als cytoplasmatische bzw. mitochondriale Schädigung faßbar und geht mit herdförmigen oder disseminierten Zellnekrosen wechselnder Ausprägung in so gut wie allen Organen des Organismus, vornehmlich aber mit einer venösen Stauungshyperämie und mit herdförmigen, läppchenzentralen Nekrosen in der Leber (Anstieg der Serumtransaminasen!) einher [45]; im Darm finden sich u. a. hämorrhagische Infarzierungen und Flüssigkeitsverluste in das Darmlumen, im Magen Erosionen im Antrum. Zur Pathogenese der Schocklunge s. S. 521.

9.4 Klinik

9.4.1 Symptomatologie

Die Symptome einer akuten Kreislaufinsuffizienz können alle Grade von vorübergehendem Schwindel bis zum Vollbild eines Kreislaufschocks mit Bewußtlosigkeit und Krämpfen durchlaufen und werden zusätzlich durch die Eigenart der Schockursachen (Verbrennung, Blutung, Herzinfarkte etc.) geprägt. Zur Einteilung nach Schweregraden beim kardiogenen Schock s. Tabelle 9.3.
Im Schock machen die Patienten gewöhnlich einen schwerkranken Eindruck. Sie sind apathisch oder verwirrt, somnolent oder gar bewußtlos. Ihre Haut ist blaß, die Akren fühlen sich kühl an und sind von kaltem Schweiß bedeckt. Die arteriellen Pulse sind weich, die Extremitätenvenen sind im hypo-

volämischen Schock fast blutleer, beim akuten Rechtsherzversagen erscheinen die Halsvenen prall gefüllt. Der Muskeltonus und die Reflexerregbarkeit sind herabgesetzt. Meist klagen die Kranken über starken Durst. Eine beschleunigte Atmung, Abfall des Blutdrucks, Tachykardie und eine periphere Cyanose sind häufige, wenngleich nicht obligate Begleitsymptome. Schmerzen, Bluterbrechen, Meteorismus, erhöhte Bauchdeckenspannung, Fieber, Herzrhythmusstörungen und Orthopnoe weisen auf spezielle Ursachen oder auf Komplikationen, eine warme, trockene Haut auf ein septisches Geschehen, ein Laryngospasmus auf eine Anaphylaxie hin.

9.4.2 Verlauf

Auch der *zeitliche Verlauf* eines Schocks ist von Fall zu Fall verschieden und erlaubt oft wertvolle Rückschlüsse auf die Ursache. Geläufig ist der dramatische Schockbeginn bei einem plötzlichen Herzstillstand (Adams-Stokes-Anfall), bei massiver Lungenembolie oder beim anaphylaktischen Schock; der subakute Beginn beim Myokardinfarkt, bei larviert verlaufenen inneren Blutungen, unter starker Schmerzeinwirkung oder im Verlaufe einer Peritonitis; charakteristisch ist der ausgesprochen schleichende Beginn des Volumenmangelsyndroms bei einer allgemeinen Dehydration z. B. im Gefolge anhaltenden Erbrechens, im diabetischen Koma oder im Verlaufe polyurischer Nierenerkrankungen.

9.4.3 Komplikationen

Akutes Nierenversagen: Häufigste, meist reversible Komplikation eines Schocks ist das akute Nierenversagen (sog. Schockniere, Pathogenese s. S. 517). Unbehandelt kann diese Schockkomplikation innerhalb weniger Tage bis Wochen im urämischen Koma enden.
Im Gegensatz zur Oligurie im Rahmen der physiologischen Hypovolämiereaktion (s. S. 512) mit konzentriertem Harn (osmotischer U/P-Quotient >1,5), mit niedriger Urinnatriumkonzentration (<20 mVal/l) und mit hoher Urinharnstoffkonzentration (>1 g%) (sog. Niere im Schock) wird das akute Nierenversagen durch organische Läsionen des Nierentubulussystems hervorgerufen und ist in der ersten Phase neben einer stark herabgesetzten Urinausscheidung (<30 ml/Std, <400 ml/Tag) durch ein Absinken des osmotischen U/P-Quotienten auf Werte um 1,0 und durch niedrige Harnstoff- und Kreatininkonzentrationen sowie durch eine ansteigende Natriumkonzentration im Urin (>35 mVal/l) charakterisiert [12, 17].
Charakteristisch ist der *biphasische Verlauf eines akuten Nierenversagens:* Der oligurisch-anurischen Phase mit der Gefahr der allgemeinen Überwässerung und Hyperkaliämie folgt das Stadium der Polyurie (Abb. 9.9). Erst nach Restitution der tubulären Nierenfunktion, die mehrere Wochen in Anspruch nehmen kann, kehren die Harnvolumina, die Fähigkeit der Harnkonzentrierung und die Elimination harnpflichtiger Substanzen zur Norm zurück.
Differentialdiagnostisch sind eine Reihe primärer Nierenkrankheiten, die gleichfalls mit

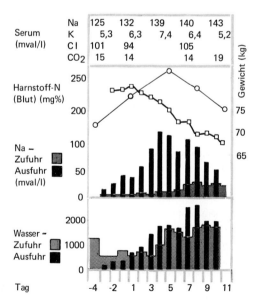

Abb. 9.9. Akutes Nierenversagen nach Blutungsschock, Stoffkonzentrationen im Serum bzw. Blut, Körpergewicht und Natrium- bzw. Wasserbilanz im oligurischen und polyurischen Stadium. [54]

Tabelle 9.5. Akutes Nierenversagen (im weiteren Sinne)

Niere im Schock (funktionell)
Schockniere (organische Läsion)
Akute Glomerulonephritis
Perakute (= extracapilläre) Glomerulonephritis
Akute intrainfektiöse interstitielle Nephritis
Akuter beidseitiger Nierenarterienverschluß
Akuter Schub einer chronischen Pyelonephritis
Obstruktive Uropathien
Während einer Schwangerschaft:
 Nierenversagen nach febrilem Abort
 Nierenversagen als Folge einer Aufpfropfgestose
 Nierenversagen bei sog. essentieller Schwangerschaftstoxikose
Nierenversagen nach Entwässerung oder Blutverlusten
Bilaterale Nierenrindennekrose (selten!)

---

der Symptomatologie einer akuten Oligoanurie vergesellschaftet sein können, zu berücksichtigen und auszuschließen (Tabelle 9.5).

Respiratorische Insuffizienz („Schocklunge"):
Die Entwicklung der Schocklunge (Pathogenese s. S. 521) kann aufgrund von klinischen Symptomen, Labordaten und Lungenröntgenbefund gegenwärtig in drei Stadien eingeteilt werden (Tabelle 9.6):
Das *Stadium I* oder Latenzstadium folgt unmittelbar auf das Schockereignis und dessen Behebung. Die Dauer dieser Latenzphase beträgt wenige Stunden bis drei Tage. Sie ist gelegentlich von einer diskreten Dyspnoe mit respiratorischer Alkalose begleitet. Das Röntgenbild ist normal oder zeigt höchstens eine leichte Congestion, welche meist auf posttraumatische Komplikationen wie Übertransfusion, Sekretretention in den Atemwegen oder Aspiration zurückgeht.

Das *Stadium II* ist dagegen durch eine manifeste respiratorische Insuffizienz gekennzeichnet. Dyspnoe, Tachypnoe und (manchmal) Bewußtseinsstörung beherrschen das klinische Bild. Die Hypoxämie, welche bereits einen höheren Schweregrad angenommen hat, steht öfters in deutlicher Diskrepanz zu den noch eher diskreten röntgenologischen Veränderungen. Der Abfall der Leukocyten und der Thrombocyten weist auf eine Sequestration dieser Blutelemente in der Lunge hin. Im Röntgenbild finden sich die Zeichen für ein interstitielles und/oder alveoläres Ödem. Die Veränderungen reichen von einem milchglasartigen diffusen über ein reticuläres bis zu einem acinären Bild. Häufig treten Platten- und Streifenatelektasen auf. Typisch ist das Fehlen von Kerley-Linien, was die Abgrenzung gegen das kardiale Lungenödem stark erleichtert. Fettembolie und Aspirationspneumonitis müssen differentialdiagnostisch stets erwogen werden.

Das *Stadium III* entspricht einer therapieresistenten respiratorischen Insuffizienz. Dementsprechend nimmt die Dyspnoe massiv zu und es treten Koma, Oligurie und Schock auf. Als Folge der respiratorischen Insuffizienz und des Schocks ist eine kombinierte respiratorische und metabolische Acidose zu beobachten. Im Röntgenbild fal-

Tabelle 9.6. Stadieneinteilung der Schocklunge [42]

	Klinik	Labor	Röntgen
Stadium I Latenzstadium	Dyspnoe (+)	Hypoxämie (+) Resp. Alkalose +	Normal Evtl. Congestion
Stadium II Manifeste resp. Insuffizienz	Dyspnoe + + Tachypnoe Bewußtseinsstörung	Hypoxämie + + Resp. Alkalose Leukocytopenie Thrombocytopenie	Ödem – Milchglasartig – Reticulär – Acinär
Stadium III Therapieresistente resp. Insuffizienz	Dyspnoe + + + + Oligurie Koma Schock	Hypoxämie + + + + Resp. Acidose + + + Metab. Acidose + + +	Konfluierende Infiltrate Aufhellungsherde Pneumothorax Mediastinalemphysem

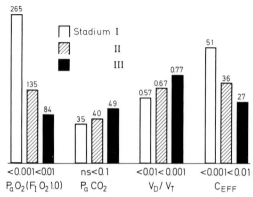

Abb. 9.10. Funktionsverlauf bei Schocklunge unter maschineller Beatmung im Vergleich zur radiologischen Stadieneinteilung (entsprechend Tabelle 9.7). PaO_2 Arterielle Sauerstoffspannung, $PaCO_2$ arterielle Kohlensäurespannung, V_D/V_T Totraumquotient, C_{EFF} effektive Compliance [42]

len großflächige, dichte Infiltrate sowie Aufhellungsherde auf. Häufige Komplikationen dieses Stadiums sind Pneumothorax und Mediastinalemphysem.

Es läßt sich zeigen, daß sich die Schocklungenstadien I, II und III durch die Verschlechterung der Sauerstoffspannung, des Totraumquotienten und der effektiven Compliance signifikant unterscheiden. Zudem steigt die arterielle Kohlensäurespannung, die in den zwei ersten Stadien noch im Normbereich liegt, im Stadium III trotz optimaler Beatmungstechnik signifikant an (Abb. 9.10) [42].

Andere Komplikationen: Thromboembolie (s. S. 363), Lungenödem (s. S. 541) und Herzrhythmusstörungen (s. S. 381) zählen zu den gefürchteten Komplikationen eines kardiogenen Schocks. In der überwiegenden Zahl der Fälle stammen arterielle Embolien aus dem linken Herzen und gestalten durch die Symptome eines apoplektischen Insults, eines hämorrhagischen Mesenterialarterieninfarktes oder durch einen akuten Gliedmaßenverschluß den weiteren Verlauf. Ungleich häufiger, wenngleich oft nicht früh genug erkannt, treten rezidivierende venöse Thromboembolien postoperativ, posttraumatisch oder im Gefolge einer Herzinsuffizienz sowie bei allen Zuständen mit Hämokonzentration komplizierend hinzu.

9.4.4 Prognose

Eine eindeutige Korrelation zwischen dem klinischen Schweregrad des Schocks und der Prognose besteht i. allg. nicht. Erfahrungsgemäß verschlechtert sich die Prognose mit zunehmender Schockdauer und mit fortwirkenden Schockursachen.

Auftretende *Komplikationen* (Thromboembolie, Herzrhythmusstörungen, Lungenödem etc.), fortdauernde Blutverluste, nicht beherrschte septische Infektionen, ungenügende Schmerzstillung, eine respiratorische Insuffizienz mit arterieller Hypoxämie, Malnutrition und höheres Alter des Patienten belasten die Prognose. Als ungünstig im Sinne eines drohenden irreversiblen Schockstadiums gelten ferner ein Absinken des Herzminutenvolumens, eine ausgeprägte Lactacidose und die Symptome einer Verbrauchscoagulopathie (Thrombocytopenie, erniedrigter Prothrombinindex und Hypofibrinogenämie).

Von 100 Patienten mit einem akuten *Myokardinfarkt* erleiden 15 Patienten trotz kundiger Therapieführung einen kardiogenen Schock, entweder bedingt durch Herzrhythmusstörungen oder durch ein myogenes Herzversagen. Von allen Patienten im Schock sterben nach der übereinstimmenden Erfahrung sowohl von Herzzentren wie auch von allgemein-internistischen Abteilungen rund 85%; davon wiederum 83% an einem myogenen Versagen, 12% an Arrhythmien und 5% an thromboembolischen Komplikationen. Die Kombination Schock und Lungenödem ist mit nahezu 100% Letalität belastet [40].

Beim *septischen Schock* durch gramnegative Bakterien – also beim sog. Endotoxinschock – liegt die Zahl der Überlebenden zwischen 30 und 50% [15].

Beim *anaphylaktischen Schock* des Erwachsenen beträgt die Letalität über 50%, wesentlich günstiger ist die Prognose bei Kindern.

Beim *hypovolämischen Schock* ist die Prognose günstiger und wird weitgehend vom Grundleiden, vom Zeitpunkt und vom Umfang der Volumensubstitution bestimmt: Im Verlaufe operativer Maßnahmen werden Blutverluste bis etwa 5% des zirkulierenden

Volumens i. allg. gut vertragen. Demgegenüber erfordern Verluste um 10% bereits eine genaue Überwachung des Patienten, Verluste über 20% werden auch bei sonst kreislaufgesunden Personen und in Abhängigkeit vom zeitlichen Ablauf als kritisch bewertet. Erfahrungsgemäß werden Blut- und Flüssigkeitsverluste in Narkose schlechter vertragen.

9.4.5 Überwachung des Patienten

Die frühzeitige Erfassung von Blut-, Plasma- und Wasserverlusten, die Beobachtung des Patienten hinsichtlich seiner Ansprechbarkeit und im Hinblick auf eine sich entwickelnde Schocksymptomatik, die rechtzeitige Erkennung einer Krampfneigung oder eines drohenden Lungenödems und die Überwachung der Vitalgrößen (Herzfrequenz, arterieller und venöser Blutdruck, Atmung, Temperatur, Darmtätigkeit, äußere Flüssigkeitsbilanz) gehören zu den allgemeinen Aufgaben einer Intensivstation. Die Überwachung schockgefährdeter Patienten setzt deshalb nicht nur geeignete Einrichtungen, sondern auch geschultes Personal voraus [33].

Herz und Kreislauf: Exakte arterielle Blutdruckwerte lassen sich nur durch die blutige Messung in der Arteria femoralis und in den Lungenarterien (transvenöse Einschwemmkatheter!) erzielen. Für praktische Belange genügt meist die indirekte Blutdruckmessung auskultatorisch oder palpatorisch, oft schon die Palpation des Radialis- oder des Carotispulses. Unerläßlich sind die fortlaufende Überwachung und Aufzeichnung von Elektrokardiogramm und mittlerer Pulsfrequenz mit einem Monitorsystem.
Die *Messung des zentralen Venendrucks* erfolgt durch einen Venenkatheter, der über Armvenen oder v. jugularis bis in die Vena cava superior vorgeschoben wird. Atemschwankungen des Venendrucks von ca. 1 cm H_2O zeigen die richtige Lage des Katheters an. Die Höhe des Venendrucks (Normalwerte etwa 5–15 cm H_2O) bestimmt – vor allem im postoperativen Schock und in zahlreichen anderen Fällen – das Ausmaß

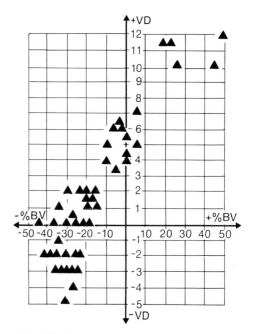

Abb. 9.11. Korrelation zwischen Blutvolumen und zentralem Venendruck. –% *BV* Blutvolumendefizit in % des Sollvolumens, +% *BV* Blutvolumenüberschuß in % des Sollvolumens, VD zentraler Venendruck [13]

der Volumensubstitution (Abb. 9.11) und ist für die Aufdeckung einer Übertransfusion oder einer beginnenden Rechtsherzinsuffizienz eine brauchbare, leicht faßbare und verläßliche Meßgröße.

Der venöse Zugang dient ferner der Blutentnahme, der Zufuhr von Medikamenten und von parenteralen Nährgemischen. In den meisten Fällen wird der Venenkatheter über Tage komplikationslos toleriert. Gelegentlich werden aber Thrombophlebitiden, Schmerzen entlang des Katheterverlaufs, seltener septische Komplikationen und vereinzelt sogar Vorhofrupturen gesehen. Die Punktion der Vena anonyma sollte auf akute Notfälle mit der Notwendigkeit einer Infusion oder für die Applikation einer Schrittmachersonde bei sonst unerreichbarem venösen Zugang beschränkt bleiben, da bei unsachgemäßer Kanülentechnik eine Luftembolie droht. Gewarnt sei vor der Infusion differenter Lösungen (z.B. Kaliumchlorid, Noradrenalin, Mannit etc.) in Fußvenen: Hier droht die Gefahr einer Gewebsnekrose bei paravenösem Einlauf.

Messungen des Herzschlag- und -minutenvolumens mit Hilfe der Farbstoff- oder Kälteverdünnungsmethoden, *des Druckes in der Arteria pulmonalis* und *der arteriovenösen Sauerstoffdifferenz* (normal: 4–6 Vol.% bzw. 25% Sättigungsdifferenz, im Frühstadium des Schocks erhöht) vermitteln ein besseres Verständnis des hämodynamischen Schockgeschehens unter der Therapie und werden zunehmend routinemäßig durchgeführt. Erfahrungsgemäß droht eine Kreislaufinsuffizienz bei einem Herzindex unter 2 l/min pro m².

Atmung: Nur bei Patienten mit einem normalen Hämoglobingehalt ist eine arterielle Hypoxämie an einer zentralen Cyanose erkennbar; sie fehlt dann, wenn Anämie oder eine schockbedingte Constriction der Hautgefäße zu Hautblässe geführt haben.
Für die quantitative Erfassung einer arteriellen Hypoxämie, einer Hyperkapnie und zur Kontrolle einer Beatmungstherapie ist die arterielle Blutgasanalyse (Erfassung von pO_2, pH und pCO_2, Standardbicarbonat sowie des Basenexzeß notwendig und für die Überwachung respiratorischer Komplikationen unerläßlich.
Die kontinuierliche Registrierung der Sauerstoffaufnahme des Patienten ist apparativ sehr aufwendig, in der technischen Handhabung jedoch recht einfach, belästigt den Patienten nicht und erlaubt in Verbindung mit anderen hämodynamischen Parametern eine schnelle Aussage über die Effektivität der eingeleiteten therapeutischen Maßnahmen im Schock.
Die automatische Registrierung der Atemfrequenz gelingt über Dehnungsfühler oder – weniger störempfindlich – mit einem Thermistor, der in den Nasen-Rachen-Raum eingeführt oder auf ein Tracheostoma aufgesetzt werden kann.

Nierenfunktion: Für die Überwachung der äußeren Flüssigkeitsbilanz ist eine Messung der Urinausscheidung in Stundenportionen zu fordern. Im Kreislaufschock sinkt die stündliche Urinausscheidung unter einen Wert von 30 ml ab. Für eine Beurteilung der Urinproduktion innerhalb kurzer Zeitabstände ist deshalb die Einlegung eines Dauerkatheters und die stündliche Messung der Harnportionen notwendig.

Verwendet werden Nélaton-Katheter (Ch 18–20) oder Ballonkatheter. Die Einführung des Katheters erfolgt unter streng aseptischen und antiseptischen Kautelen. Verwendung eines geschlossenen Systems zur Urindrainage (Katheter haben durch den Einbau einer Tropfkammer keine direkte Kommunikation mit der Flüssigkeit des Sammelgefäßes). In der weiteren Versorgung muß vor allem darauf geachtet werden, daß keine Abflußstörung im Katheter entsteht. Bei Blutungen, stark infiziertem, trübem oder eingedicktem Urin muß selbstverständlich die Blase öfters sorgfältig gespült werden, bis der Blaseninhalt klar abläuft. Zweckmäßig sind kleine, mehrfach wiederholte Spülstöße mit 5–10 ml. Als Spülflüssigkeit benutzt man (körperwarmes) abgekochtes Wasser, physiologische Kochsalzlösung mit Zusatz eines Antibioticums (z. B. Nebacetin), 3%ige Borsäurelösung, 1–2%ige Rivanollösung oder 1%ige Oxycyanatlösung [1]. Prophylaktische Spülungen sind meist nicht erforderlich.

Es muß erwähnt werden, daß die Messung des spezifischen Harngewichtes nach vorausgegangener Gabe von Blutersatzmitteln deswegen keinen informativen Wert mehr besitzt, weil die zu dieser Zeit ausgeschiedenen Makromoleküle der Ersatzmittel selbst ein relativ hohes spezifisches Gewicht besitzen und daher das Resultat verfälschen.
Bei akuter Oligurie (oder auch noch normalem Urinfluß) machen eine Urinosmolalität > 500 mosM/kg, ein Urinnatrium < 20 mVal/l, ein Urin-/Plasmaharnstoff-Quotient (U/P_{Hst}) > 8 und ein Urin-/Plasmakreatinin (U/P_{cr}) > 40 die Diagnose einer prärenalen Azotämie und Oligurie wahrscheinlich [37].

Laboruntersuchungen: Die Diagnostik und Verlaufskontrolle des Schocks erfordert im gegebenen Falle neben der Überwachung der Vitalgrößen kontinuierliche Erfassung von Werten, die über die Nierenfunktion (Kreatinin, Harnstoff-N, Elektrolyte, Urinosmolalität), Blutverluste (Hämatokrit, Blutvolumen), Belüftung des Blutes (Blutgasanalyse), Infektionen (Blutkulturen), Störungen der Blutgerinnung (Gerinnungszeit, Thrombinzeit, Thrombocytenzahl, Thromboplastinzeit, Fibrinogen, Faktor VIII und IX, Prothrombin, Plasminogen, Antithrombin III und Fibrinogen-Fibrin-Spaltprodukten), über den Säuren-Basen-Haushalt (pH, Standardbicarbonat, Lactat) und ggf. über spezielle Stoffwechselgrößen (Blutzucker,

Serum- und Urinamylase, Harnsäure, Trijodthyronin und Thyroxin, Plasmacortisol) und in speziellen Fällen über die Ausscheidung von Giften im Urin Auskunft geben [33].
Näherungsweise lassen sich aus den Veränderungen des Hämatokritwertes entsprechende Veränderungen des *extracellulären Flüssigkeitsvolumens* ermitteln, was für die Substitution nicht akut entstandener extracellulärer Flüssigkeitsverluste praktische Bedeutung hat [23]:

$$dECF = \frac{20 \cdot KG}{100 - C_1} \cdot \frac{C_2 - C_1}{C_2}$$

dECF = Verlust oder Überschuß an extracellulärer Flüssigkeit in Litern
KG = Körpergewicht in kg
C_1 = Soll-Hämatokrit in %
C_2 = Ist-Hämatokrit in %

9.5 Therapie

9.5.1 Der allgemeine Behandlungsplan

Schocktherapie hat um so mehr Aussicht auf Erfolg, je schneller es gelingt, die auslösenden Schockfaktoren (z.B. eine extreme Herzrhythmusstörung, ein myogenes Herzversagen, ein Volumendefizit, eine septische Infektion, akute Schmerzzustände, Thromboembolie etc.) in ihrer Auswirkung abzuschwächen oder sogar zu beseitigen. Daneben gibt es eine Reihe von allgemeinen Maßnahmen, die den Weiterungen des Schockverlaufs (Niereninsuffizienz, Lungenödem, respiratorische Insuffizienz, bestimmten Störungen der Mikrozirkulation) entgegenzuwirken versuchen.

Der größte Fehler in der Behandlung eines Schockzustandes besteht darin, *einen* pathogenetischen Faktor überzubewerten und daneben andere, gleichfalls therapeutisch beeinflußbare Störungen zu vernachlässigen.

Für das praktische Vorgehen ergeben sich einige allgemeingültige Grundsätze, die sich, in zeitlicher Reihenfolge ihrer Anwendung geordnet, in einem *Notfallplan* vereinigen lassen: Sofortmaßnahmen, ärztliche Nachsorge und Prophylaxe (Tabelle 9.7). Hierbei

Tabelle 9.7. Schocktherapie (allgemeiner Behandlungsplan)

Sofortmaßnahmen
1. Beim akuten Herz-Kreislauf-Stillstand: externe Herzmassage und ggf. künstliche Beatmung
2. Ausschluß bzw. Beseitigung von extremen Herzrhythmusstörungen: extreme Bradykardie oder extreme Tachykardie
3. Behandlung eines akuten Myokardversagens (Herzglykoside, Sympathicomimetica, Vasodilatantien)
4. Spezielle Maßnahmen bei Myokardinfarkt, Herztamponade, Thromboembolie, Blutungen und Entwässerung, Verbrennung, Sepsis, Anaphylaxie, Asphyxie, Intoxikation, Diabetes mellitus, bei Insektenstichen etc.
5. Ggf. symptomatische Maßnahmen (z.B. Sympathicomimetica, Sympathicolytica, Thrombolytica, Anticoagulantien, Corticosteroide, Sauerstoff, Sedierung; Beseitigung einer respiratorischen Insuffizienz, einer Acidose; Schmerzstillung, Plasmaexpander, Elektrolytersatz etc.)
6. Intensivpflege: Lagerung, Flüssigkeitsbilanz, künstliche Ernährung, Überwachung der Vitalgrößen etc.
7. Behandlung von Komplikationen (Lungenödem, Niereninsuffizienz, zentrale Atemstörungen, Blutungen, Infektionen etc.)

Ärztliche Nachsorge und Prophylaxe
1. Behandlung des Grundleidens (Hypertonie, Hyperthyreose, Herzklappenfehler, Myokarditis, Infektion, Elimination von Blutungs- und Infektionsquellen, Entgiftung, künstliche Beatmung etc.)
2. Behandlung einer Herzinsuffizienz
3. Spezielle Behandlungsmaßnahmen (z.B. Anticoagulantien, Antiarrhythmica, Volumensubstitution, Blutkomponenten, Elektrolytersatz, Antibiotica, Corticosteroide etc., Desensibilisierung bei Insektenstichallergie)
4. Intensivpflege

wird der Nachteil einer gewissen Schematisierung durch die Praktikabilität des Regimes aufgewogen. Zur praktischen Durchführung intensivtherapeutischer Maßnahmen s. [9].

9.5.2 Sofortmaßnahmen

Reanimation: Beim Syndrom des akuten Kreislaufstillstandes zielen die therapeutischen Bemühungen daauf hin, mit Hilfe der externen Herzmassage und nötigenfalls Mund-zu-Mund-Beatmung die Vitalfunktion aufrechtzuerhalten; zusätzlich 150–200 mVal Natriumbicarbonat i.v.

Ausschluß bzw. Beseitigung extremer Herzrhythmusstörungen: Die gezielte Notfalltherapie der akuten Kreislaufinsuffizienz setzt als nächsten Schritt eine einfache, wenngleich für das weitere Handeln entscheidende differentialdiagnostische Überlegung voraus, nämlich, ob ein als kardiogen vermuteter Schockzustand des betreffenden Patienten durch eine extreme Herzrhythmusstörung (Herzstillstand, extreme Bradykardie, extreme Tachykardie) erklärbar ist oder nicht. Diese Unterscheidung läßt sich in den meisten Fällen rasch und verhältnismäßig eindeutig durch die Auskultation des Herzens und mit Hilfe des EKG, dagegen nur unsicher durch Palpation der Gefäßpulse (z. B. Radialispuls) treffen.

Bei extremer Bradykardie:

1. Flachlagerung
2. Medikamentöse Therapie
Orciprenalin (Alupent): Dosieraerosol (zu 0,75 mg) oder i.v.: 10–20 µg/min
Atropin: 0,5 mg s.c., i.c.
3. Schrittmachertherapie (transvenös)

Bei extremer Tachykardie:

Antiarrhythmica (s. Tabelle 8.27 auf S. 457), ggf. elektrische Defibrillation (s. S. 485). Intravenöse Zufuhr dieser Pharmaka durch Venenpunktion, Venae sectio oder durch Punktion der Vena anonyma. Dagegen sind intrakardiale Injektionen in den meisten Fällen vermeidbar. Einzelheiten s. S. 483 ff.

Behandlung eines akuten Myokardversagens

Aus den Gegebenheiten der Herzdynamik (s. S. 575) bieten sich therapeutisch mindestens 2 Möglichkeiten an, um den Herzauswurf beim akuten Myokardversagen zu steigern:

1. durch positiv-inotrope Eingriffe (Herzglykoside, Dopamin, Dobutamin),
2. durch Verminderung einer vordem erhöhten Nachlast (Vasodilatantien) [8].

Herzglykoside: Vorausgesetzt, daß eine Vorbehandlung mit Herzglykosiden nicht erfolgt ist und ein myogenes Versagen des Herzens als Schockursache wahrscheinlich ist, erfordert die Notfallsituation die Zufuhr von mindestens 2 (möglichst geteilten) Einzeldosen eines Herzglykosids mit schneller oder mittlerer Abklingquote in den ersten 4 Std, z. B. 2 · 0,25 mg Strophanthin (z. B. Kombetin) oder 2 · 0,25 mg Digoxin (z. B. Lanicor) oder 2 · 0,4 mg Lanatosid-C (z. B. Cedilanid) oder 2 · 0,2 mg β-Methyl-Digoxin (Lanitop) und die Zufuhr von 2 weiteren Einzeldosen in den folgenden 12 Std. Die 1. Tagesdosis beträgt hiernach annähernd 0,8–1,0 mg, die Erhaltungsdosis der folgenden Tage etwa die Hälfte (Strophanthin) oder ein Viertel davon (Digoxin). Im allgemeinen gilt die Regel, so schnell zu sättigen wie nötig, aber so langsam wie möglich (s. S. 604).

Vorsicht ist dort am Platz, wo eine *herabgesetzte Glykosidtoleranz* erwartet werden muß: Hypokaliämie, ischämisches Herzleiden, Niereninsuffizienz, heterotope Reizbildung und bei AV-Überleitungsstörungen. Bei bradykarden Herzrhythmusstörungen ist die Verabreichung von Herzglykosiden kontraindiziert.

Ein vergleichsweise höherer Glykosidbedarf und damit auch eine höhere Glykosidtoleranz ist bei Hypertonikern, bei Tachyarrhythmie durch Vorhofflimmern und -flattern, am volumenbelasteen Herzen (z. B. Mitralinsuffizienz, Aorteninsuffizienz), bei Hyperthyreose und bei allen fieberhaften Zuständen in Rechnung zu stellen.

In der Herztherapie empfiehlt es sich daher, mit Glykosiden schneller oder mittlerer Abklingquote zu arbeiten und sich durch Verabreichung kleiner bis mittlerer Einzeldosen additiv und unter sorgfältiger Kontrolle der Herzfrequenz an die Vollwirkdosis heranzutasten. (Weitere Einzelheiten zur Glykosidtherapie s. S. 604). Im Falle eines perakuten myogenen Herzversagens (z. B. beim akuten Myokardinfarkt) wird man Dobutamin und Dopamin den Herzglykosiden vorziehen.

Sympathicomimetica und Vasodilatantien: Die Anwendung von Catecholaminen zielt auf deren vasoconstrictorische (oder α-adre-

9.5 Therapie

nerge), auf ihre vasodilatatorische (oder β_2-adrenerge) und vor allem auf ihre myokardiale positiv-inotrope (oder β_1-adrenerge) Wirkung ab. Die Synthese von nicht natürlich vorkommenden Catecholaminen hat zu Substanzen mit isolierter oder kombinierter Ausprägung dieser einzelnen Wirkkomponenten geführt und dadurch eine Differentialtherapie mit Catecholaminen ermöglicht. Die nachfolgende Übersicht soll fünf wichtige Catecholamine qualitativ charakterisieren [3]:

	α	β_1	β_2	Herzfrequenz
Noradrenalin	+ +	+ +	0	0
Adrenalin	+ +	+ +	+	+
Dopamin	+ +	+ +	(+)	+ Niere +
Dobutamin	(+)	+ +	+	+
Isoproterenol	0	+ +	+ +	+ +

Nicht indiziert ist in der Akuttherapie die orale Verabreichung von vasoconstrictorisch wirksamen Pharmaka (z. B. Sympatol, Veritol, Effortil) oder intramusculäre Injektionen in Depotform (z. B. Depot-Novadral beim Schock). Auch haben sich Präparate mit zentralanaleptischer Wirkung (z. B. Coffein, Cardiazol, Coramin, Campher, Lobelin) beim Schock nicht bewährt. Adrenalin (Suprarenin) gehört heute nicht mehr auf die Liste der obligaten Therapeutica beim kardiogenen Schock; Indikation: anaphylaktischer Schock.

Die intravenöse Zufuhr von Sympathicomimetica vom Typ des Noradrenalins ist bei einem progredienten Schockzustand mit drohender Bewußtlosigkeit unumgänglich [Minutendosis von Noradrenalin (z. B. Arterenol) zwischen 5 und 20 µg i.v.]. Absolute Indikation beim vasal-peripheren Schock (s. Tabelle 9.1). In jedem Falle sollen systolische Blutdruckwerte von annähernd 90–100 mm Hg erreicht, aber nicht überschritten werden, um die Perfusion lebensnotwendiger Organe (Herz, Gehirn) aufrechtzuerhalten. Jedoch ist die unkritische Anwendung vasoconstrictorischer Medikamente im Schock wegen der hierdurch induzierten Durchblutungsdrosselung der übrigen Organperipherie und wegen der Begünstigung intravasaler Gerinnungsvorgänge bedenklich. Bei dekompensierter metabolischer Acidose nimmt die Ansprechbarkeit der Widerstandsgefäße auf Noradrenalin ab.

Die zentrale Indikation zur Catecholamintherapie stellt das myokardiale Pumpversagen dar. Die Idealforderung nach einem rein positiv-inotropen Pharmakon (selektiver β_1-Receptoren-Stimulator) wird am ehesten vom Dobutamin (um 20 µg/min oder 2–10 µg/kg pro min i.v.) erfüllt: Am nicht-ischämischen Herzen wird die Wandspannungsreserve angehoben, und das Schlagvolumen steigt an, und zwar gewöhnlich ohne Erhöhung des diastolischen Ventrikeldruckes (Vorlast); diastolischer und mittlerer Blutdruck steigen bis zum mittleren Dosisbereich nicht oder nur minimal an. Die vom Dopamin berichteten nachteiligen Wirkungen (s.u.) wurden mit Dobutamin nicht beobachtet [29].

Dopamin (um 200 µg/min oder 4 µg/kg pro min i.v.) wirkt am Herzen positiv-inotrop und hat den Vorteil, neben einer Vasoconstriction von Haut- und Muskelgefäßen gleichzeitig die Nieren- und Mesenterialdurchblutung zu vergrößern und die Wirksamkeit von Diuretica zu steigern. Nachteilige Wirkungen: Im höheren Dosierungsbereich steigen Herzfrequenz, systemischer Gefäßwiderstand und die Drücke in der Lungenstrombahn sowie die arrhythmogene Wirkung an. Nicht selten wird nach Beendigung einer Dopamin-Infusion eine anhaltende Depression von Schlagvolumen und Herzzeitvolumen beobachtet.

Der therapeutische Nutzen einer individuell dosierten Dopamin (oder/und Dobutamin-)Infusion in Kombination mit Nitroglycerin (20–80 µg/min) besteht bei akuter Linksherzinsuffizienz darin, daß damit eine Steigerung des Herzzeitvolumens bei gleichzeitiger Druckminderung im kleinen Kreislauf (einschl. des enddiastolischen linken Füllungsdruckes) erreicht werden kann. Ähnlich wirksam ist die Kombination von Dopamin mit Nitroprussid (25–500 µg/min) oder mit Phentolamin (Regitin) (0,1–2 mg/min) unter fortlaufender arterieller Blutdruckkontrolle [16].

Zum therapeutischen Vorgehen bei akuter Linksherzinsuffizienz mit Lungenödem s. S. 547 und Tabellen 10.2 und 10.3.

Die Anwendung von Sympathicomimetica mit positiv-inotroper und chronotroper sowie gefäßerweiternder Wirkung (Isoprote-

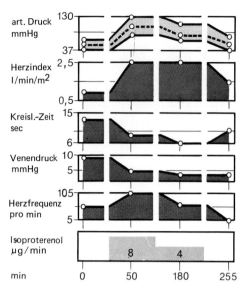

Abb. 9.12. Hämodynamik beim septischen Schock während Isoproterenol-Infusion. Man beachte den Anstieg des Herzauswurfs und des arteriellen Blutdrucks bei gleichzeitigem Absinken des Venendrucks [62]

renol, ein β-Receptoren-Agonist) wie auch von Sympathicolytica (Blockade der α-Receptoren) [Phenoxybenzamin (Dibenzylin), Phentolamin (Regitin)] beschränkt sich auf Zustände mit arteriolärer Vasoconstriction bei normalem oder erhöhtem Venendruck und erfordert laufende arterielle und venöse Druckmessung und notfalls Volumensubstitution mit einem Plasmaexpander. Eine geringgradige Zunahme des arteriellen Blutdrucks, der arteriellen Blutdruckamplitude und ein leichtes Absinken des zentralen Venendrucks, zusammen mit Steigerung der Diurese, weisen auf einen Anstieg des Herzminutenvolumens und auf eine verbesserte periphere Perfusion hin (Abb. 9.12). Am ischämischen Herzen ist die Zufuhr von Isoproterenol wegen des hierdurch induzierten gesteigerten O_2-Verbrauchs nicht unbedenklich. Ferner wurden selbst im niedrigen Dosierungsbereich (< 5 µg/min) bedrohliche tachykarde Herzrhythmusstörungen beobachtet [2].
Die zusätzliche Anwendung von Glucose-(40 g)-Insulin (20 E), innerhalb von 15 min i.v. verabreicht, ist gleichfalls positiv-inotrop wirksam und als additive Maßnahme beim akuten Myokardversagen mit Schockfolge zu empfehlen.

Eine nicht-medikamentöse Maßnahme einer Verminderung der Nachlast stellt *das Verfahren der intraaortalen Ballonpulsation* dar: Eine über die A. femoralis in die Aorta descendens eingebrachte Doppelballonpumpe fördert in der Diastole bei intaktem Aortenklappenschluß den Rückstrom des intraaortalen Blutvolumens zum Herzen hin und bewirkt damit eine Steigerung der coronaren Perfusion. In geeigneten Fällen wurde ein Verschwinden ischämischer ST-Hebungen sowie eine Besserung der Schocksymptomatik beobachtet [24]. Apparativ aufwendig, risikobelastet und an ein erfahrenes Team gebunden, gelangt diese Methode derzeit nur in wenigen Zentren zum Einsatz. Indikationen: instabile Angina pectoris mit akutem Myokardversagen *vor* coronarchirurgischem Eingriff; postoperatives Low-output-Syndrom, Septumruptur und akute Mitralinsuffizienz nach Myokardinfarkt *vor* herzchirurgischem Eingriff.

Spezielle Maßnahmen

Myokardinfarkt: O_2-Zufuhr, Schmerzstillung und Anticoagulantien, ggf. positiv-inotrope Pharmaka (Herzglykoside, Dopamin, Dobutamin), Verminderung der Nachlast (Nitrite, Nitrate, Phentolamin, intraaortale Ballonpulsation), Beseitigung von tachykarden und bradykarden Herzrhythmusstörungen. Bei Septumruptur, akuter Mitralinsuffizienz: Erwägung eines herzchirurgischen Notfalleingriffs (s. S. 340).

Lungenembolie. Sedativa, Sauerstoffzufuhr, Anticoagulantien oder Thrombolyse, gefäßerweiternde Pharmaka, ggf. Embolektomie (s. S. 370).

Tamponierender Herzbeutelerguß. Punktion und Drainage (s. S. 176).

Anaphylaktischer Schock. Adrenalin (Suprarenin 1:1000 0,5 ml langsam i.v., ggf. auch i.m. oder s.c., wobei durch Um- und Unterspritzung des Allergendepots zusätzlich eine erwünschte Resorptionsverzögerung resultiert)

Tabelle 9.8. Therapie des hypovolämischen Schocks

1. *Lagerung und Schmerzstillung*
2. *Volumenersatz* (unter Venendruckkontrolle)
   Dextran (Macrodex 6% mit 0,9% NaCl)
   Gelatine (Haemaccel)
   Humanalbumin (5%)
   Ringer-Lösung
   ggf. Bluttransfusion
3. *Kausaltherapie und Prophylaxe*
   Oesophagusvaricenblutung:
   – synthet. Vasopressin-analoge (z.B. Glycylpressin), Ballontamponade, ggf. Venensklerosierung, chirurgische Blutstillung
   Akute Magen-Duodenal-Blutung:
   – Magenspülung mit Eiswasser, Notendoskopie, ggf. endoskopische Laserbehandlung oder operativer Eingriff
   Überdosierung von Dicumarolen:
   – Vitamin K (Konakion)
   – Heparin: Protaminsulfat (Protamin-Roche)
   Überdosierung von Streptokinase:
   – Trasylol, ε-Aminocapronsäure
   Coma diabeticum:
   – Insulin, Plasmaexpander, Elektrolytsubstitution, Alkalizufuhr
   Hämorrhagische Diathesen:
   – ggf. Thrombocytentransfusion, Frischplasma, Prothrombinkonzentrate (PPSB), Cohn-Fraktion I, Fibrinogen etc.
   Addison-Krise:
   – Physiol. NaCl-Lösung, Hormonsubstitution
   Vena-cava-Thrombose:
   – Thrombolytica (Streptokinase), Anticoagulantien

   Akute Pankreatitis:
   – Nahrungsentzug, Atropin, Calcitonin, Magensaftdrainage, Elektrolytsubstitution, Peritonealdialyse, ggf. Peritonealdrainage mit Spülung bzw. Frühoperation („Nekrosektomie")
   Sepsis:
   – Gezielte Antibioticatherapie, Beseitigung bzw. Drainage der Infektionsquelle, ggf. Corticosteroide, Peritonealspülung, Immunglobulinsubstitution
   Verbrennung:
   – Sedierung am Notfallort, bedarfsadaptierte Infusionstherapie (Humanalbumin 5%), hochdosierte Penicillinprophylaxe (Gasbrand !), ggf. chirurgische Erstversorgung, aseptische und antiseptische Maßnahmen
4. *Zusätzliche (fakultative) Maßnahmen*
   (nur nach sorgfältiger Abwägung der Indikation!)
   ggf. Sympathicomimetica
      (Noradrenalin, Dopamin, Orciprenalin)
   Sympathicolytica
      (Phentolamin, Phenoxybenzamin etc.)
   Mannitinfusion (Osmofundin 20%)
   Furosemid (Lasix)
   Beatmung
   Herzglykoside
   Thrombolytica (Streptokinase: Streptase)
   Antikoagulantien (Heparin: Liquemin)
   Niedermolekulares Dextran
      (Rheomacrodex 10% mit 0,9% NaCl)
   Corticosteroide

Antihistaminicum (z.B. Tavegil) 2 mg i.v.
Corticosteroid (z.B. Solu-Decortin) 25–50 mg i.v.
Calciumgluconat 10 ml 10% i.v.
ggf. Intubation bei Glottisödem
– Plasmaexpander
– Noradrenalin (Arterenol)
– Sauerstoffinhalation

Vasal-peripherer Schock. Die Therapie des vasal-peripher ausgelösten Schocks ist auf die *Elimination kausaler Faktoren* (z.B. Antihypertensiva, allgemeiner Natriummangel, Schmerzzustände, Mineralocorticoiddefizit, Stehbelastung, Anaphylaxie) und symptomatisch auf die Beseitigung einer sekundären Hypovolämie (Zufuhr von Plasmaexpandern unter Venendruckkontrolle!), einer Herzinsuffizienz und einer Acidose gerichtet.

Septischer Schock s. Tabelle 9.8 [23].

Intoxikationen. Gegebenenfalls Magenspülung, forcierte Diurese, Beseitigung von Vitalstörungen, Antidote, Hämodialyse, Hämoperfusion.

Hämolytischer Transfusionszwischenfall. Unterbrechung der Bluttransfusion, hohe Corticoiddosierung, Plasmaexpander, ggf. Erythrocytensubstitution, Prophylaxe des Nierenversagens (s. S. 537).

Hypovolämischer Schock s. S. 534 und Tabelle 9.8.

Asphyxie. Beseitigung eines aspirierten Fremdkörpers, ggf. Fiberbronchoskopie mit Bronchiallavage, künstliche Beatmung.

Volumensubstitution: Generell muß bei allen Schockzuständen, selbst wenn diese nicht primär durch einen Volumenverlust entstanden sind, sekundär mit einer Hypovolämie gerechnet werden (Tabelle 9.8). In der allgemeinen Schocktherapie gelten die *Grundsätze der venendruckkontrollierten Volumensubstitution,* und zwar zunächst in begrenzter Menge (bis etwa 1,5 l) mit künstlichen Plasmaersatzstoffen oder mit natürlichen Kolloiden, beispielsweise mit 5%igen Humanalbuminlösungen.

Bei den derzeit verwendeten kolloidalen Volumenersatzmitteln unterscheidet man zwischen natürlichen und künstlichen Kolloiden. *Natürliche Kolloide* werden aus Humanblut gewonnen: Es sind Plasmaproteinlösungen, Serumkonserven oder Humanalbumin-Präparate. – Als *künstliche Kolloide* eignen sich Lösungen von Dextran 6% (=Macrodex; Polyglucose, durch Bakterien aus Rohzucker gewonnen), Gelatine (=Haemaccel; Hydrolysat aus tierischem Kollagen) oder Hydroxyäthylstärke (= Plasmasteril 6%; Säurehydrolysat aus Mais) [51]. Der hierdurch erzielte Volumenersatz mit nachfolgendem Blutdruckanstieg verbessert im Zusammenwirken mit der gleichzeitigen Hämodilution die Strömungsverhältnisse im Capillarbett mit Aufhebung der Stase, Verminderung der apparenten Viscosität, gesteigerter Strömungsgeschwindigkeit und gesteigertem O_2-Transport. Darüber hinaus wirken Dextrane antithrombotisch: Sie steigern die Durchblutung, hemmen die Thrombocytenadhäsivität und verhüten die postoperative Hypercoagulabilität des Blutes.

Anaphylaktoide Reaktionen treten in unterschiedlicher Häufigkeit und in unterschiedlichem Schweregrad bei allen im Handel befindlichen kolloidalen Volumenersatzmitteln (Albumin, Gelatine, Stärke, Hydroxyäthylstärke) auf. An *prophylaktischen Maßnahmen* sind möglich:

1. klare Indikationsstellung,
2. strenge Überwachung des Infusionsbeginns, d.h. der ersten 20–30 ml des kolloidalen Volumenersatzmittels,
3. ausreichende Information über die Art der möglichen anaphylaktoiden Reaktionen: Urticaria, Hypotension, Atemdepression, Schock.

Sofortmaßnahmen: Adrenalin 0.05–0.1 mg i.v., Corticosteroide (Prednisolon 25 mg i.v.), 5%ige Albuminlösung als Volumenersatz [20].

Blut, insbesondere Konservenblut, kann über Thrombocytenaggregate eine bestehende Mikrozirkulationsstörung forcieren (s. S. 518). Häufigste Komplikationen bei Massivtransfusion (4–5 l): Hyperkaliämie und Hyperbilirubinämie. Neben dem Risiko der Übertragung einer Hepatitis (Tabelle 9.9) ist die Transfusion von Blutfrischplasma, Humantrockenplasma und gelagertem Plasma auch wegen möglicher immunbiologischer Reaktionen (Serumkrankheit) nicht ganz bedenkenlos. Der ständig steigende Bedarf an Fremdblutkonserven, die Risiken der Fremdbluttransfusionen und ökonomische Gesichtspunkte machen die Verwendung von Eigenblut zur Transfusion

Tabelle 9.9. Risiko einer Transfusionshepatitis

Vollblut	+
Erythrocytenkonzentrat	
Kurzzeitkonservierung	+
Langzeitkonservierung	(+)
Gewaschene Erythrocyten	+
Leukocytenkonzentrat	+
Thrombocytenkonzentrat	+
Pool-Plasma	+
Einzelspender-Plasma	+
Serumkonserve (Biotest)	–
Serumkonserve (Behring)	–
Plasmaproteinlösung (PPL)	–
nach 10 Std Wärmebehandlung 60°	
Albuminlösung 5%, 20%	–
nach 10 Std Wärmebehandlung	
Antihämophiles Plasma	+
Antihämophiles Globulin (AHG)	+
Cohn-Fraktion I (Fibrinogen)	+
Cohn-Fraktion II (γ-Globuline)	–
γ-Globulin (IgG)	(+)
Fibrinogen } aus gepoolten	+
Prothrombinkomplex } Plasmen	+
PPSB-Konzentrat (Biotest)	+

+ = Hepatitisrisiko erwiesen, (+) = Hepatitisrisiko nicht sicher auszuschließen, – = kein Hepatitisrisiko

(z. B. für geplante rekonstruktive Eingriffe in der Gefäßchirurgie) wünschenswert. – Notfalls lassen sich in der Behandlung einer akuten Hypovolämie im Gefolge von Blut- und Plasmaverlusten auch mit der 1½fachen Menge 3% Dextran 70/Ringer-Lactat oder mit großen Mengen von balancierten Elektrolytlösungen (z. B. 2–3mal so viel gepufferte Ringer-Lactat-Lösung, wie Blut verloren wurde) gleichgute Resultate erzielen wie mit Blutkolloiden.

Bei allen Zuständen von allgemeiner Entwässerung (z. B. im diabetischen Koma, bei polyurischen Krankheitszuständen, gastroenteralen Wasserverlusten, bei der akuten NNR-Insuffizienz) ist die Zufuhr von kolloidfreien Elektrolytlösungen unumgänglich. Die zu einer ausreichenden Substitution in den ersten 12 Std erforderlichen Volumina können beträchtlich sein und unter bestimmten Umständen (z. B. im Coma diabeticum) 8–10 l betragen.

Bei Überdosierung mit kolloidfreien Elektrolytlösungen drohen extravasale Sequestration mit Lungenödem (in erster Linie bei Patienten mit akutem Herzversagen und bei Niereninsuffizienz) und Hirnödem (bei toxisch Hirngeschädigten und bei Hochdruckencephalopathie).

Spezielle volumentherapeutische Maßnahmen sind zusätzlich dann erforderlich, wenn etwa bei hochgradiger Anämie gewaschene Erythrocyten oder bei Verbrennungen Plasmafraktionen übertragen werden müssen.

Neben dem symptomatischen Volumenersatz ist die *Elimination von Blutungsquellen* und die Erkennung anderer Ursachen von Blutplasma- und Wasserverlusten für die Verhütung und für die Beherrschung eines hypovolämischen Schocks entscheidend (Tabelle 9.8).

Alkalitherapie: Kompensation einer schockbedingten Acidose (pH$_{art.}$ < 7,20) mit Natriumbicarbonat (4% = 238 mVal/100 ml) etwa 50 mVal Bicarbonat pro Stunde, bei hochgradiger Acidose bis zu einer Gesamtmenge von 1000 mVal in 24 Std. Die Verwendung lactathaltiger Lösungen ist kontraindiziert. Laufende pH-Kontrollen im arteriellen Blut erforderlich: Bei pH-Werten > 7,30 soll die Bicarbonatzufuhr unterbrochen werden. Als Faustregel für eine Alkalitherapie bei Lactacidose kann gelten:
Zufuhr von mVal $^-HCO_3$ = negativer Basenüberschuß · 0,3 · kg Körpergewicht.

Anticoagulantien und Thrombolytica: Häufigste Indikationen sind die Lungenembolie, der akute Gliedmaßenarterienverschluß und der akute Myokardinfarkt. – Im protrahierten Schock jeder Ätiologie treten Störungen der Mikrozirkulation in den Vordergrund (s. S. 518), bestimmen von sich aus den weiteren Verlauf mit und können bei drohender Verbrauchscoagulopathie durch den rechtzeitigen Einsatz von Heparin und in fortgeschrittenen Stadien von einer mit Streptokinase (z. B. Streptase) induzierten Thrombolyse aufgelöst werden. Beide Maßnahmen sind nicht ohne Risiko und erfordern fortlaufende Analysen des Gerinnungssystems (Thrombocyten, Quick-Test, Fibrinogenkonzentration, Antithrombin III u. a.) [38]. (Dosierung und Kontraindikationen s. S. 346).

Beatmung: O_2-Zufuhr ist bei jedem Schock geboten, beim Schock mit Lungenödem absolut indiziert (Sondenende im Nasopharynx. Cave: Schleimhautemphysem!). Intubation jedes bewußtlosen Patienten. Bei zentraler Atemdepression und bei pulmonal bedingter respiratorischer Insuffizienz mit erniedrigtem pO_2 und erhöhtem pCO_2 ist eine endotracheale Intubation und eine assistierte oder kontrollierte Dauerbeatmung angezeigt. Einzelheiten s. S. 551. Auf medikamentöse Atemanaleptica (z. B. Lobelin, Micoren) kann verzichtet werden.

Corticosteroide: Absolut indiziert beim anaphylaktischen Schock, beim Transfusionszwischenfall, in der Addison-Krise und nach Insektenstichen bei entsprechender Allergie (100 mg wasserlösliches Hydrocortison bzw. 50 mg Prednison oder Prednisolon i.v.)! Umstritten ist ihre Anwendung in der von LILLEHEI empfohlenen hohen Dosierung (30 mg/kg), Behandlungserfolge werden beim septischen Schock berichtet [15].

Mechanische Assistsysteme und Notfallchirurgie: Im Schock beim Myokardinfarkt sind in Herzzentren mechanische Assistsysteme in Erprobung, in erster Linie Modifikationen des Gegenpulsationsverfahrens, das darauf abzielt, die Herzarbeit zu vermindern und die Coronarperfusion zu vergrößern. Andere Typen von assistierter Zirkulation, die das Prinzip der Herz-Lungen-Maschine abwandeln, sind technisch enorm aufwendig, erfordern z.T. thoraxchirurgische Eingriffe und befinden sich überwiegend noch in einem experimentellen Entwicklungsstadium [31, 59]. Es zeichnet sich aber für die weitere Zukunft eine Entwicklung ab, die auf den Versuch hinausläuft, den Patienten mit einem akuten Myokardversagen im Schock durch künstliche Perfusion über Stunden bis zu Tagen zu assistieren, um ihn im Falle der nicht wiederherstellbaren Herzfunktion der Herztransplantation zuzuleiten.

Intensivpflege und Überwachung: Die Pflege schwerkranker Patienten erfordert geschultes Personal, ist aufwendig und verantwortungsvoll. Als allgemeiner Grundsatz gilt: Solange ein Schockzustand vorliegt, ist der Patient nicht transportfähig und die Anwesenheit des Arztes unerläßlich.

Die frühzeitige Erfassung von Blut-, Plasma- und Wasserverlusten, die Beobachtung des Patienten im Hinblick auf eine sich entwickelnde Schocksymptomatik und die Überwachung der Vitalgrößen (Herzfrequenz, arterieller und venöser Blutdruck, Atemfrequenz, Darmtätigkeit) gehört zu den allgemeinen Aufgaben der Patientenüberwachung. Die Prophylaxe, Erkennung und Behandlung hypovolämischer Krankheitszustände und deren Komplikationen (akutes Nierenversagen) erfordern neben der Überwachung der Vitalgrößen eine kontinuierliche Erfassung von Werten, die über die Nierenfunktion (Kreatinin, Harnstoff-N, Wasser- und Elektrolytausscheidung), Blutverluste (Hämatokrit, Blutvolumen), über gastroenterale Flüssigkeits- und Elektrolytverluste sowie über die mit der Nahrung bzw. parenteral zugeführten Flüssigkeits- und Elektrolytmengen Auskunft geben.

Zur *Decubitusprophylaxe* gehören: Antidecubitus-Matratzen und das Pudern schwitzender und aufliegender Körperstellen. Auf häufigen Lagewechsel und Vermeidung von örtlichen Wärmeapplikationen ist streng zu achten. Es liegen zahlreiche Beobachtungen über Verbrennungsschäden der Haut nach Anwendung von Wärmflaschen vor. Die Grenze der Verträglichkeit der Haut liegt physiologischerweise etwa bei 45 °C. Starker Applikationsdruck und Durchblutungsstörungen der Haut vermindern erfahrungsgemäß die Hautverträglichkeit auf Wärmereize; der Toleranzpunkt liegt dann um einige Grade niedriger. Sensibilitätsstörungen der Haut oder Ausschaltung der Temperaturempfindung durch Medikamente und Alkohol erhöhen die Verbrennungsgefahr.

Mundpflege und Salbenbehandlung von Cornea und Nasenschleimhaut zur Verhütung von Schäden durch Austrocknung müssen mehrmals täglich vorgenommen werden. Freihalten der oberen Luftwege durch Absaugen und durch Verwendung eines Mundtubus (Guedel-Tubus) sowie antiseptische Pflege von Blasenkathetern etc. sind Maßnahmen eines sorgfältig geführten Pflegebetriebes.

Behandlung von Komplikationen: Notwendig ist die frühzeitige Erkennung und die gezielte *Bekämpfung eines Lungenödems*. Praktisch gesehen laufen die meisten therapeutischen Maßnahmen zur Beseitigung eines Lungenödems auf eine Verminderung des Lungenblutvolumens und damit auf eine Senkung des Lungencapillardrucks hinaus. Kontraindiziert sind beim Lungenödem daher alle Mittel, die Blutdruck, Blutvolumen und Herzfrequenz steigern (Einzelheiten s. S. 547).

Beim drohenden akuten Nierenversagen (Urinausscheidung < 30 ml/Std) werden Dopamin (180–200 µg/min i.v.) (s. S. 530) oder 100–250 ml einer 20%igen Mannitlösung plus Kochsalz (Osmofundin 20%) innerhalb von 20–30 min zur Erzeugung einer osmotischen Diurese infundiert. Hohe Furosemiddosen (Lasix) (200–500 mg/Std in 5% Glucoselösung) scheinen in dieser Situation

Tabelle 9.10. Therapie des manifesten akuten Nierenversagens [59a]

1. Klinische Überwachung des Hydratationszustandes (mindestens zweimal täglich unter Kontrolle des Zentralvenendrucks, bei Herzinsuffizienz auch des Pulmonalarteriendrucks)
    a) Hypervolämie (drohende „fluid lung" oder Lungenödem): bei Nichtansprechen auf Diuretika sofortiger Einsatz der Hämofiltration (Anschluß eines Amicon-Filters ist in jedem Krankenhaus möglich)
    b) Flüssigkeitszufuhr pro 24 Stunden nach folgender Faustregel: Restdiurese + 500 ml Perspiratio insensibilis (bei erhöhten Temperaturen etwa 250 ml pro Grad Celsius zusätzlich) + Sekretverluste

2. Korrektur des Elektrolyt- und Säure-Basen-Haushaltes
    a) Defizit von Elektrolyten analog der Formel für Natriumdefizit
    b) Hyperkaliämie:
    K^+ im Serum 6–6,6 mmol/l: Gabe von Kunstharzen (zum Beispiel Resonium A 30–40 g oral oder als Klysma, bei Hypertonikern Sorbisterit in Ca-Phase). K^+-Kontrolle nach etwa 3 Stunden.
    K^+ im Serum 6,7–6,9 mmol/l: NaCl 10–20% (20–30 ml intravenös), $NaHCO_3$ 8,4% (40–60 ml intravenös), Calciumgluconat 10% (10–20 ml ganz langsam intravenös, Vorsicht bei Digitalis), Glucose-Insulin-Tropfinfusion (zum Beispiel 1 E Insulin/4 g Glucose, 20 g Glucose/h, Vorsicht bei Überwässerung), Gabe von Kationenaustauschern wie oben angeführt. K^+-Kontrolle nach 1 Stunde
    K^+ im Serum 7 mmol/l und höher: Indikation zur Hämodialyse, Maßnahmen bis zum Beginn der Dialyse wie bei K^+ 6,7–6,9 mmol/l. Klinische Überwachung, Monitor (Gefahr des Herzstillstandes)
    Hypernatriämie und Hypercalcämie: wenn konservativ nicht beherrschbar, Dialyse
    c) Korrektur des Säure-Basen-Haushaltes: metabolische Acidose entsprechend der in Tabelle 2 angegebenen Formel (wichtig bei Hyperkaliämie).

3. Ernährung
    Die Ernährung soll hochkalorisch sein (mindestens 35 kcal/kg Körpergewicht)
    a) Glucose, eventuell unter Zusatz von Insulin (1 E Insulin pro 4 g Glucose, falls nötig noch höher)
    b) Aminosäuren, etwa 1 g/kg Körpergewicht
    c) adäquate Zufuhr von Vitaminen, Elektrolyten und Spurenelementen
    d) Zufuhr von Fettemulsionen nicht ratsam

4. Pharmakotherapie
    a) bei herzinsuffizienten Patienten positiv inotrope Pharmaka (kein Digoxin!)
    b) Antibiotika, falls erforderlich, entsprechend der Nierenfunktion (cave: Nephrotoxizität bei gleichzeitiger Gabe von Cephalosporinen, Aminoglykosiden und Furosemid)

5. Prophylaxe urämischer Komplikationen
    a) prophylaktischer Einsatz der künstlichen Niere (bei Serumharnstoff zwischen 30,0 und 33,3 mmol/l und (oder) bei einer endogenen Kreatinin-Clearance unter 5 ml/min)
    b) Behandlung der Grundkrankheit
    c) Normalisierung des Blutdruckes

ebenso zuverlässig wie Mannit zu wirken, ohne mit dem Risiko der Mannitretention und der daraus resultierenden Hyperosmolarität, Hyponatriämie und Hypervolämie bei irreversibler Oligurie belastet zu sein. Liegt der Beginn der Oligurie länger als 48 Std zurück, besteht bereits eine isosthenurische Oligurie oder komplette Anurie, ist eine diuresesteigernde Mannit- oder Furosemidwirkung nicht mehr zu erwarten [17]. Zur Therapie des akuten Nierenversagens s. Tabelle 9.10.

9.5.3 Ärztliche Prophylaxe und Nachsorge

Angesichts der hohen Letalität bei Schockzuständen kommt der Verhütung des

Schocks und seiner Komplikationen eine erhebliche Bedeutung zu.

Die weiteren therapeutischen Maßnahmen sind deshalb in erster Linie auf die *Beseitigung kausaler Faktoren* (Grundleiden, iatrogene Ursachen) gerichtet: antihypertensive Therapie beim Hochdruck (s. S. 663); Thyreostatica, ggf. Radiojodtherapie bei Hyperthyreose; Klärung der Operationsindikation bei Herzvitien (s. S. 226); kausale und symptomatische Therapie der Endomyokarditis (s. S. 113 ff.); gezielte antibiotische Therapie von Infektionen, speziell der bakteriellen Endokarditis (s. S. 124); Elimination von Blutungsquellen; Entgiftung; Hormonsubstitution; Behandlung einer myogenen Herzinsuffizienz, Abklärung operativer Indikationen (nach gastrointestinalen Blutungen) etc.; Anticoagulantien bei drohenden thromboembolischen Komplikationen unter Beachtung der Kontraindikationen (s. S. 346); Behandlung von Herzrhythmusstörungen (s. S. 457 und 469); Lungenödemprophylaxe (s. S. 553); Volumensubstitution, Elektrolytersatz; Hyposensibilisierung bei Insektenstichallergie etc.

Ausreichende Flüssigkeits- und Salzzufuhr bei polyurischen Nierenkrankheiten, bei Erbrechen und Diarrhoe; sachgerechte Sondentamponade bei Oesophagusvaricenblutung; Schmerzstillung und Lagerung; frühzeitiger und ausreichender Volumenersatz durch künstliche Plasmaexpander, forcierte Diurese während Risikooperationen, Vermeidung vasoconstrictorischer Medikamente; bei herabgesetztem Glomerulumfiltrat keine niedermolekularen Dextrane (Rheomacrodex) (intratubuläre Ausfällung) und keine Fibrinolysehemmer (ε-Aminocapronsäure) wegen der Gefahr der irreversiblen Nierenrindennekrose.

Nicht selten spielen *iatrogene Faktoren* bei der Schockentstehung mit, ihre Elimination kann ein wesentlicher Beitrag zur Schockprophylaxe sein: Entfieberungskollaps nach Antipyretica; orthostatische Komplikation nach Überdosierung von Antihypertensiva und von Neuroleptica; Entwässerung durch Diuretica; akute Herzinsuffizienz nach Verabreichung von β-Receptoren-Blockern; ungenügende Flüssigkeitssubstitution bei chronischer Diarrhoe, polyurischen Nierenerkrankungen, Diabetes mellitus; Digitalisierung trotz pathologischer Bradykardie; Penicillin bei Penicillinallergie; tachykarde Herzrhythmusstörungen nach übermäßiger Verabreichung von Sympathikomimetika bei Asthmatikern; ungezielte Antibioticatherapie septischer Krankheitszustände; unkontrollierte Anwendung von Anticoagulantien.

9.6 Literatur

1. ALKEN, C. E.: Leitfaden der Urologie, 3. Aufl. Stuttgart: Thieme 1966
2. ALONSO, D. R., SCHEIDT, S., POST, M., KILLIP, T.: Pathophysiology of cardiogenic shock. Circulation *48*, 588 (1973)
3. AUTENRIETH, G., BOLTE, H.-D., STRAUER, B. E.: Die Beeinflussung der Oligo-Anurie im Schock durch Dopamin. In: Dopamin. Schröder, R. (Hrsg.), S. 16. Stuttgart, New York: Schattauer 1975
4. AYRES, S. M., MUELLER, H., GIANELLI, S., FLEMING, P., GRACE, W. J.: The lung in shock. Alveolar-capillary gas exchange in the shock syndrome. Am. J. Cardiol. *26*, 588 (1970)
5. BENEDICT, C.-R., GRAHAM-SMITH, D. G.: Plasma noradrenaline and adrenaline concentrations and dopamine-β-hydroxylase activity in patients with shock due to septicaemia, trauma and haemorrhage. Q. J. Med. *47*, 1 (1978)
6. BLEIFELD, W., HANRATH, P., MATHEY, D., MERX, W.: Acute myocardial infarction. V: Left and right ventricular haemodynamics in cardiogenic shock. Br. Heart J. *36*, 822 (1974)
7. BLEIFELD, W., HANRATH, P., MATHEY, D., BOSS, H., EFFERT, S.: Die Bedeutung der akuten Infarktgröße für die Hämodynamik des linken Ventrikels. Dtsch. Med. Wochenschr. *101*, 1677 (1976)
8. BOLTE, H.-D.: Therapie bei kardiogenem Schock-Syndrom. Med. Welt *28*, 1710 (1977)
9. BOLTE, H.-D.: Allgemeine Intensivtherapie; Entgiftung. In: Therapie innerer Krankheiten. Riecker, G., in Zus.arbeit mit Buchborn, E., Gross, R., Jahrmärker, H., Karl, H. J., Martini, G. A., Müller, W., Schweigk, H., Siegenthaler, W. (Hrsg.), 4. Aufl., S. 674. Berlin, Heidelberg, New York: Springer 1980
10. BRODER, G., WEIL, M. H.: Excess lactate an index of shock-reversibility in human patients. Science *143*, 1457 (1964)

11. BUCHBORN, E.: Stoffwechselveränderungen im Schock und ihre Bedeutung für die Schockbehandlung. Internist (Berlin) 3, 522 (1962)
12. BUCHBORN, E.: Kreislaufschock und Nierenfunktion. Verh. Dtsch. Ges. Kreislaufforsch. 33, 47 (1967)
13. BURRI, C., ALLGÖWER, M.: Klinische Erfahrungen mit der Messung des zentralen Venendrucks. Schweiz. Med. Wochenschr. 97, 1414 (1967)
14. CHIEN, S.: Blood rheology and its relation to flow resistance and transcapillary exchange, with special reference to shock. Adv. Microb. Physiol. 2, 89 (1969)
15. CHRISTY, J. H.: Treatment of gram-negative shock. Am. J. Med. 50, 77 (1971)
16. CYRAN, J., KÜHNL, C., ZÄHRINGER, J., BOLTE, H.-D., LÜDERITZ, B.: Die Änderung der Hämodynamik des Herzens unter dem kombinierten Einfluß von Nitroglycerin und Dopamin bei hochgradiger Linksherzinsuffizienz. Z. Kardiol. 67, 759 (1978)
17. EDEL, H. H.: Akutes Nierenversagen. In: Therapie innerer Krankheiten. Riecker, G., in Zusammenarbeit mit Buchborn, E., Gross, R., Jahrmärker, H., Karl H. J., Martini, G. A., Müller, W., Schweigk, H., Siegenthaler, W. (Hrsg.), 4. Aufl., S. 187. Berlin, Heidelberg, New York: Springer 1980
18. EDELMAN, J. S., LEIBMAN, J.: Anatomy of body water and electrolytes. Am. J. Med. 27, 256 (1959)
19. FORRESTER, J. S., DIAMOND, G. A., IWAN, H. J. C.: Correlative Classification of clinical and hemodynamic function after acute myocardial function. Am. J. Cardiol. 39, 137 (1977)
20. FREY, R., HUTSCHENREUTHER, M., AHNEFELD, W., STEINBEREITHNER, K.: Vorsichtsmaßnahmen bei der Anwendung kolloidaler Volumenersatzmittel. Anaesthesist 24, 378 (1975)
21. GAUER, O. H., HENRY, J. P.: Circulatory basis of fluid volume control. Physiol. Rev. 43, 423 (1963)
22. GAUER, O. H., THRON, H. L.: Postural changes in the circulation. Circulation 3, 2409 (1965)
23. GIGON, J. P.: Zur Diagnose und Therapie des septischen Schocks. Schweiz. Med. Wochenschr. 102, 990 (1972)
24. GOLD, H. K., LEINBACH, R., SANDERS, C. A., BOCKLEY, M. J., MUNDT, E. D., AUSTEN, W. G.: Intraaortic balloon pumping for control of recurrent myocardial ischemia. Circulation 47, 1197 (1973)
25. GROSS, F.: The regulation of aldosterone secretion by the renin-angiotensin system under various conditions. Acta Endocrinol. (Copenh.) [Suppl.] 124, 41 (1967)
26. HABERLAND, G. L.: The Role of kininogenases, kinin formation and kininogenase inhibition in posttraumatic shock and related conditions. Klin. Wochenschr. 56, 325 (1978)
27. HAFTER, E.: Praktische Gastroenterologie, 5. Aufl. Stuttgart: Thieme 1973
28. Insect Allergy Committee of the American Academy of Allergy: Insect-sting allergy. Questionnaire study of 2606 cases. J.A.M.A. 193, 115 (1965)
29. JUST, H. (Hrsg.): Dobutamin. Anaesthesiologie und Intensivmedizin, No. 118. Berlin, Heidelberg, New York: Springer 1978
29 a. KIPNOWSKI, J., DÜSING, R., KRAMER, H. J.: Hepatorenales Syndrom. Klin. Wochenschr. 59, 415 (1981)
30. KRAMER, H. J., GONICK, H. C., KRÜCK, F.: Natriuretisches Hormon. Klin. Wochenschr. 50, 893 (1972)
30 a. KRAMER, H. J., KRÜCK, F. (ed.): Natriuretic Hormone. Springer-Verlag, Berlin, Heidelberg, New York 1978
31. KUHN, L. A.: Management of shock following acute myocardial infarction. II. Mechanical circulatory assistance. Am. Heart J. 95, 789 (1978)
32. LASCH, H. G., HEENE, D. L., HUTH, K., SANDRITTER, W.: Pathophysiology, clinical manifestations and therapy of consumption-coagulopathy („Verbrauchskoagulopathie"). Am. J. Cardiol. 20, 381 (1967)
33. LASCH, H. G., RIECKER, G.: Intensivtherapie beim Schock. Internist (Berlin) 10, 234 (1969)
34. LEVINSKY, N. G.: Pathophysiology of acute renal failure. N. Engl. J. Med. 296, 1453 (1977)
35. McKAY, G. D.: Disseminated intravascular coagulation. New York: Harper & Row 1965
36. MESZAROS, W. T.: Lung changes in left heart failure. Circulation 47, 859 (1973)
37. MILLER, R. T., ANDERSON, R. J., CINAS, N. L., HENRICH, W. L., BERNS, A. S., GABOW, O. A., SCHRIER, R. W.: Urinary diagnostic indices in acute renal failure. A prospective study. Ann. Intern. Med. 89, 47 (1978)
38. MÜLLER, G.: Disseminierte intravaskuläre Gerinnung und Schock. Schweiz. Med. Wochenschr. 102, 986 (1972)
39. MÜLLER, J.: Regulation of aldosterone biosynthesis. Berlin, Heidelberg, New York: Springer 1971
40. NAGER, F.: Der akute Myokardinfarkt. Bern, Stuttgart, Wien: Huber 1970
41. PAGE, D. L., CARLFIELD, J. B., KASTOR, J. A., DE SANCTIS, R. W., SANDERS, C. A.: Myocardial changes associated with cardiogenic shock. N. Engl. J. Med. 285, 133 (1971)
42. PERRUCHOUD, A., KOPP, C., HERZOG, H.: Klinik und Therapie der Schocklunge. Intensivmedizin 14, 274 (1977)
43. RATSHIN, R. A., RACKLEY, C. E., RUSSELL, R. O.: Hemodynamic evaluation of left ven-

tricular function in shock complicating myocardial infarction. Circulation *45*, 127 (1972)
44. REMMELE, W., GOEBEL, U.: Zur pathologischen Anatomie des Kreislaufschocks beim Menschen. V. Pathomorphologie der Schocklunge. Klin. Wochenschr. *51*, 25 (1973)
45. REMMELE, W., LOEPER, H.: Zur pathologischen Anatomie des Kreislaufschocks beim Menschen. IV. Pathomorphologie der Schockleber. Klin. Wochenschr. *51*, 10 (1973)
46. REMMELE, W., LOEW, D.: Pathophysiologie der Thrombocyten im Schock. Klin. Wochenschr. *51*, 3 (1973)
47. RENKIN, E. M., PAPPENHEIMER, J. R.: Wasserdurchlässigkeit und Permeabilität der Capillarwände. Erg. Physiol. *49*, 59 (1957)
48. RIECKER, G.: Störungen des Wasser- und Elektrolytstoffwechsels bei Nierenkrankheiten. In: Handbuch der inneren Medizin. Schwiegk, H. (Hrsg.), 5. Aufl., Bd. 8/1, S. 760. Berlin, Heidelberg, New York: Springer 1968
49. RIECKER, G., HABERMANN, E., EFFERT, S., LASCH, G., VERAGUT, U. P., GRUBER, U. F.: Aktuelle Probleme der Pathogenese und Therapie verschiedener Schockformen in der inneren Medizin. Verh. Dtsch. Ges. Inn. Med. *77*, 1249 (1971)
50. RIECKER, G., BOLTE, H. D., LÜDERITZ, B., STRAUER, B. E.: Akuter Myokardinfarkt: Herzinsuffizienz und kardiogener Schock. Verh. Dtsch. Ges. Kreislaufforsch. *45*, 39 (1979)
51. RING, J., MESSMER, K.: Incidence and severity of anaphylactoid reactions to colloid volume substitutes. Lancet *1977 I*, 26
52. SCHWIEGK, H., RIECKER, G.: Pathophysiologie der Herzinsuffizienz. In: Handbuch der inneren Medizin. – Schwiegk, H. (Hrsg.), 4. Aufl., Bd. 9/1, S. 1. Berlin, Göttingen, Heidelberg: Springer 1960
53. SJØSTRAND, T.: Volume and distribution of blood and their significance in regulating circulation. Physiol. Rev. *33*, 202 (1953)
54. SWAN, R. C., MERRILL, J. P.: The clinical course of acute renal failure. Medicine (Baltimore) *32*, 215 (1953)
55. THOMAS, M., MALMCRONA, R., SHILLINGFORD, J.: Circulatory changes associated with systemic hypotension in patients with acute myocardial infarction. Br. Heart J. *28*, 108 (1966)
56. THURAU, K.: Blutkreislauf der Niere. Verh. Dtsch. Ges. Kreislaufforsch. *33*, 1 (1967)

57. UHLICH, E.: Vasopressin (Bestimmungsmethoden; Physiologie und Pathophysiologie der Sekretion). Stuttgart: Thieme 1976
58. ULLRICH, K. J., RUMRICH, G., FUCHS, G.: Wasserpermeabilität und transtubulärer Wasserfluß corticaler Nephronabschnitte bei verschiedenen Diuresezuständen. Pfluegers Arch. *280*, 99 (1964)
59. UNGER, F.: Assisted circulation. Berlin, Heidelberg, New York: Springer 1979
59 a. Vlaho, M., Sieberth, H. G., Konrads, A.: Die Behandlung des akuten Nierenversagens. Dtsch. med. Wschr. *106*, 436 (1981)
59 b. Weber, P. C.: Interaktion von Renin, ADH, Aldosteron und renalen Prostaglandinen. Habil.schrift München, 1979
60. WEIL, M. H., AFIFI, A. A.: Experimental and clinical studies on lactate and pyruvate as indicators of the severity of acute circulatory failue (shock). Circulation *41*, 989 (1970)
61. WEIL, M. H., NISHIJIMA, H.: Cardiac output in bacterial shock. Am. J. Med. *64*, 920 (1978)
62. WEIL, M. H., SHUBIN, H.: Diagnosis and treatment of shock. Baltimore: Williams & Wilkins 1967
63. WEINER, M. W., WEINMAN, E. J., KHASGARIAN, M., HAYSLETT, J. P.: Accelerated reabsorption in the proximal tubule produced by volume depletion. J. Clin. Invest. *50*, 1379 (1971)
64. WIEDERHOLT, M., STOLTE, H., BRECHT, J. P., HIERHOLZER, K.: Mikropunktionsuntersuchungen über den Einfluß von Aldosteron, Cortison und Dexamethason auf die renale Natriumresorption adrenalektomierter Ratten. Pfluegers Arch. *292*, 316 (1966)
65. WITTE, J.: Endotoxinämie und hyperdynamer septischer Schock: Pathobiochemie ausgewählter Gerinnungs- und anderer Plasmaprotein-Parameter. Habilitationsschrift, Universität München 1979
66. WOLFF, H. P., KOCZOREK, K. R., BUCHBORN, E.: Klinische Aldosteronuntersuchungen. Verh. Dtsch. Ges. Inn. Med. *62*, 480 (1956)
67. WOLK, M. J., SCHEIDT, S., KILLIP, T.: Heart failure complicating acute myocardial infarction. Circulation *45*, 1125 (1972)
68. ZOLLINGER, H. U., MIHATSCH, M. J.: Die Morphologie des akuten Nierenversagens. Nieren Hochdruckkrankheiten *3*, 82 (1977)

10 Asthma cardiale und Lungenödem

Asthma cardiale und *Lungenödem* sind Symptome, nicht aber die Krankheit selbst. Die Behandlung dieser häufigen, akut auftretenden und oft lebensbedrohlichen Zustände ist dann am aussichtsreichsten, wenn sie auf die Grundkrankheit gerichtet ist und am lokalen Mechanismus der Ödembildung angreift.

10.1 Ätiologie und Pathophysiologie

Es entspricht alter ärztlicher Erfahrung, daß der Asthma-cardiale-Anfall ebenso wie sein Korrelat, das Lungenödem, am häufigsten bei Zuständen von akuter Drucksteigerung und Blutüberfüllung im Lungenkreislauf eintritt, d.h. bei akuten Herzrhythmusstörungen, bei akuter Linksherzinsuffizienz infolge arterieller Hypertonie im großen Kreislauf, speziell bei Blutdruckkrisen, bei der Aorteninsuffizienz, als Komplikation eines Herzinfarktes, bei Mitralstenosen mittleren Schweregrades, seltener bei der Aortenstenose, selten bei Tumoren und Kugelthromben im linken Vorhof [11] (Tabelle 10.1).

Bei Nierenkranken kann sich das Zusammentreffen einer Linksherzinsuffizienz infolge dekompensierten renalen Hochdrucks mit einer Hypalbuminämie (z.B. im Verlaufe eines nephrotischen Syndroms) begünstigend auf die Entstehung von Lungenödemattacken auswirken.

Eine spezielle Verlaufsform ist die sog. „fluid lung" (Flüssigkeitslunge). An Hand von Verlaufsbeobachtungen bei oligurischen bzw. anurischen Nierenkrankheiten fand ALWALL [2] diese Komplikation am häufigsten bei Patienten mit akutem Nierenversagen und gewöhnlich durch eine allgemeine Überwässerung im Zusammenwirken mit einer toxisch bedingten gesteigerten Eiweißpermeabilität der Lungencapillaren ausgelöst [34] (Tabelle 10.1).

Zu den selteneren Ursachen eines Lungenödems gehören Gifte (Barbiturate, Urämiegifte, Meprobamat, Magensaftinhalation, Aspiration, Nitrosegase, Phosgen, Heroin, Halogenkohlenwasserstoffe, Säurenebel), Bakterientoxine, Virusinfektionen, die Lungenembolie, die akute Glomerulonephritis, hypoxische Zustände, akute Höhenkrankheit, allergische Reaktionen sowie Erkrankungen des Zentralnervensystems (Gehirnblutungen, Encephalitis, Schädeltraumen) [24] (Tabelle 10.1).

Der Vorgang der Ödementstehung in der Lunge unterscheidet sich grundsätzlich nicht von dem in anderen Körperabschnitten [40]. Die Flüssigkeitsfiltration durch die Capillarwand ist dabei größer als der Flüssigkeitsabstrom aus dem Zwischengewebe [41].

Normalerweise beträgt der extravasculäre Flüssigkeitsgehalt der Lungen im Mittel 90 ml/m² (oberer Grenzwert 120 ml/m²). Bei Patienten mit akutem Lungenödem im Gefolge eines akuten Myokardinfarktes wurden Werte zwischen 112 und 302 ml/m² errechnet, und zwar in enger Beziehung zur Erhöhung des Lungencapillardrucks [5].

Daß die Ödembildung in der Lunge so deletäre Folgen für den Organismus hat, liegt in der besonderen anatomischen Struktur dieses Organs begründet. Im Verhältnis zu anderen Geweben sind nämlich der extravasale Flüssigkeitsraum der Lunge und die Kapazität der Lymphdrainage [18] sehr klein, so daß schon bei einer relativ geringen extravasalen Flüssigkeitsansammlung dieses Ödem unter Ruptur der Alveolarepithelien in den Alveolarraum ausströmt und zu Störungen der Gasverteilung und des Gasaustausches mit der Gefahr schneller Erstickung führt.

10.1.1 Störungen der Ventilation

Der vermehrte Blut- und Flüssigkeitsgehalt der Lunge mit interstitieller und schließlich auch intraalveolärer Transsudation hat eine Reihe von ventilatorischen Funktionsstörungen zur Folge:

1. der bronchiale Strömungswiderstand ist erhöht;
2. es besteht eine Diffusionsstörung, die Diffusionskapazität ist vermindert (erhöhte alveoloarterielle Sauerstoffdifferenz);
3. das Belüftungs-Durchblutungs-Verhältnis ist herabgesetzt; (Beimischung venösen Blutes zum arteriellen Blut aus nichtventilierten Lungenabschnitten);
4. in fortgeschrittenen Fällen ist die gesamte alveoläre Ventilation vermindert (alveoläre Hypoventilation);
5. die Gesamtventilation und die Totraumventilation sind gesteigert;
6. die Compliance (Dehnbarkeit) und die funktionelle Residualkapazität der Lunge sind herabgesetzt;
7. die äußere Atemarbeit ist gesteigert.

Als Folge dieses gestörten transalveolären Gasaustausches und der intraalveolären Gasverteilung ist der arterielle Sauerstoffgehalt vermindert (arterielle Hypoxämie); die arteriellen Kohlensäuredrücke sind normal oder herabgesetzt (Partialinsuffizienz); in fortgeschrittenen Stadien sind die pCO_2-Werte erhöht (Globalinsuffizienz), es besteht eine respiratorische *und* metabolische Acidose [25, 37].

10.1.2 Lungencapillardruck

Die Capillarwände des Organismus sind unter normalen Verhältnissen so beschaffen, daß sie für Wasser und gelöste Salze gut durchgängig, für Proteine dagegen praktisch fast impermeabel sind. Das Flüssigkeitsgleichgewicht an der Lungencapillare ist nur dann hergestellt, wenn die Summe der hydrostatischen Drücke (Capillardruck, kolloidosmotischer Druck, Gewebsdruck) auf beiden Seiten der Capillarwand im Durchschnitt gleich groß ist. Da unter normalen Bedingungen der Gewebsdruck, also der intraalveoläre Druck, fast Null ist, wird die physiologische Flüssigkeitsfiltration aus der Lungencapillare durch die Differenz von Capillardruck und kolloidosmotischem Druck des Blutes bestimmt und unter besonderen Umständen (z. B. bei obstruktiver Ventilationsstörung) durch den intraalveolären Druck modifiziert.

Der normale Lungencapillardruck beträgt im Mittel 10–12 mm Hg. Im einzelnen schwankt aber der mittlere Capillardruck in Abhängigkeit vom postcapillaren Strömungswiderstand (Mitralöffnungsfläche, Auswurf des linken Ventrikels), von der Lungengefäßelastizität, der Vasomotorik, vom Lungenblutvolumen und damit auch vom Blutdurchfluß [19, 29].

So führt ein allgemeiner Sauerstoffmangel oder ein erhöhter Gehalt der Atmungsluft an Kohlensäure zu einer *Erhöhung des Pulmonalarteriendrucks,* und zwar durch eine allgemeine Vasoconstriction der peripheren Lungenstrombahn [16].

Viel bedeutsamer ist aber der *Einfluß des Lungenblutvolumens* auf den Lungencapillardruck [38]. Bei Erhöhung des postcapillaren Strömungswiderstandes (Mitralstenose, Linksinsuffizienz) oder bei allgemeiner Venoconstriction im Hauptkreislauf (z. B. unter dem Einfluß von Noradrenalin, bei vermindertem Herzauswurf mit der Folge einer verminderten Volumenkapazität des Niederdrucksystems) nimmt infolge der veränderten Blutverteilung das Lungenblutvolumen und damit der Lungencapillardruck, der Druck in der A. pulmonalis und konsekutiv der extravasculäre Flüssigkeitsgehalt der Lungen zu. Unter körperlicher Belastung kommen diese hämodynamischen Abweichungen vermehrt zur Auswirkung. Man weiß heute, daß beim gesunden Menschen etwa 20% des gesamten Blutvolumens im Thoraxraum gelagert sind, etwa 30% davon stehen dem Organismus als mobiles

10.1 Ätiologie und Pathophysiologie

Tabelle 10.1 Ätiologie und Pathogenese des Lungenödems

1. *Durch Erhöhung des Lungencapillardrucks*
   Linksherzinsuffizienz (z. B. Hypertonie, Aortenvitien, beim Myokardinfarkt)
   Mitralstenose, Kugelthrombus und Tumoren im linken Vorhof
   Hypervolämie (z. B. Übertransfusion mit Blut und Blutersatzstoffen)

2. *Durch Verminderung des kolloidosmotischen Drucks des Plasmas*
   Hypalbuminämie (z. B. nephrotisches Syndrom, Malabsorption)
   Überwässerung (z. B. Oligurie/Anurie)

3. *Durch gesteigerte Eiweißpermeabilität der Lungencapillaren*
   Intoxikationen (z. B. Barbiturate, Meprobamat, Salicylate, Phosgen, Urämietoxine, Heroin, Alkylphosphate)
   Bakterientoxine (z. B. Endotoxin)
   Inhalation von Allergenen
   Hypoxie (z. B. Schock, akute Höhenkrankheit, Asphyxie)

4. *Durch Verminderung des intraalveolären Druckes (Gewebsdruck)*
   Nach Drainage großer Pleuraergüsse
   Bronchialasthma

5. *Kombinierte Verlaufsformen*
   Bei chronischer Niereninsuffizienz
   Unter der Einwirkung von Adrenalin
   Nach Lungenembolie
   Aspiration und Magensaftinhalation
   Ertrinken
   Catecholaminexzeß (z. B. Phäochromocytom)
   Schädigungen des ZNS

Blutdepot zur Verfügung. So wird rund 1/2 l Blut schon beim einfachen Lagewechsel zwischen dem Lungenkreislauf und der unteren Körperhälfte hydrostatisch verschoben [38]. Bei chronischer Herzinsuffizienz mit renaler Salz-Wasser-Retention wird das Auftreten eines Lungenödems durch das *Zusammenwirken mehrerer Faktoren* bedingt: erhöhter enddiastolischer Druck des linken Ventrikels, verminderte Volumenkapazität des Niederdrucksystems infolge einer venösen Gefäßconstriction, vergrößerte Gesamtblutmenge, Verminderung des kolloidosmotischen Drucks, Umverteilung des Blutvolumens in die Lungenstrombahn im Liegen.

Klinisch und experimentell liegt der *kritische Filtrationsdruck der Lungencapillaren* zwischen 16 und 25 mm Hg. Bei Patienten mit chronischer Lungenstauung (z. B. Mitralstenose) kommt es u. a. zu Veränderungen der physikalischen Eigenschaften der Capillarwände, was eine Erhöhung der kritischen Filtrationswerte über 35 mm Hg zur Folge hat und die Patienten vor Lungenödemattacken schützt [28].

Auf diese hämodynamischen Wechselbeziehungen gründen sich die meisten therapeutischen *Sofortmaßnahmen* beim Auftreten eines Lungenödems: sei es durch einen Aderlaß, durch Ganglienblockade oder durch eine mechanische Venenstauung an den Extremitäten, durch diuretische Maßnahmen oder über eine Änderung der Blutverteilung durch Beseitigung einer Linksinsuffizienz. Bei jedem dieser Eingriffe sinkt der Filtrationsdruck in den Lungencapillaren infolge des verminderten Lungenblutvolumens ab. Die therapeutische Senkung des Lungencapillardrucks führt auch in solchen Fällen zum Erfolg, wo pathogenetisch andere Faktoren, z. B. eine Verminderung des kolloidosmotischen Drucks oder eine erhöhte Eiweißpermeabilität der Capillarwände (toxisches Lungenödem) vorherrschen.

Daß der Druckanstieg im Lungencapillarbett als die wesentliche Ursache des Lungenödems anzusehen ist, haben schon COHNHEIM und LICHTHEIM [9] und WELCH [44] erkannt. Später hat man mit Hilfe von Herzkathetermessungen im Anfall von kardialem Lungenödem sehr hohe Werte des Lungencapillardrucks (32–54 mm Hg) festgestellt und damit die alte Filtrationstheorie bestätigt [27, 29].

10.1.3 Der kolloidosmotische Druck des Blutes

Die Serumeiweißkörper wirken dem Capillardruck kolloidosmotisch entgegen. Die Differenz zwischen dem Capillardruck und dem kolloidosmotischen Druck des Blutes ergibt unter physiologischen Bedingungen den *Filtrationsdruck* (−9 bis −17 mm Hg) [29]. Der kolloidosmotische Druck des Serums beträgt normalerweise rund 25 mm Hg, was im wesentlichen durch den Gehalt an Albumin bedingt wird. Krankheitszustände, die mit einer Verminderung der Serumalbuminkonzentration einhergehen und die Infusion nichtkolloidaler Flüssigkeiten begünstigen also das Auftreten eines Lungenödems. Ist der Lungencapillardruck normal, dann führt erst eine extreme Verminderung der Serumeiweiße zu einem Lungenödem. Bei Herzkranken dagegen kann sich das Zusammentreffen der pulmonalen Blutüberfüllung mit einer Hypalbuminämie als Folge der chronischen Stauungsleber begünstigend auf die Entstehung von Lungenödemattacken auswirken. Ferner führt die horizontale Lagerung von Ödemkranken zu einem Einstrom der Ödemflüssigkeit in die Blutbahn, was eine weitere Verminderung des kolloidosmotischen Druckes des Blutes und eine vermehrte Flüssigkeitstranssudation in die Lungen bewirkt, besonders dann, wenn bereits erhöhte Lungencapillardrücke bestehen [35].

10.1.4 Die Eiweißpermeabilität der Capillarwände

Die wasseranziehende Wirkung der Serumalbumine ist proportional ihrer Konzentration, wenn die Ödemflüssigkeit eiweißfrei ist. Bei morphologisch intakten Capillarmembranen findet eine Transsudation einer eiweißarmen Flüssigkeit statt. Im weiteren Ablauf des Lungenödems kommt es aber zu Schwellungen der Alveolarzellen, zu Veränderungen an den Endothelien und am periendothelialen Streifen, schließlich zur Auflösung des Membransystems der Capillarwand mit schleusenartigen Öffnungen und Unterbrechungen der Basalmembran des Epithels. Die Folge davon ist, daß neben Wasser und gelösten Salzen nunmehr auch Eiweiß in großen Mengen in die Ödemflüssigkeit gelangt. Hierdurch vermindert sich der effektive kolloidosmotische Druck des Blutserums, d. h. die Differenz zwischen dem intravasalen und extravasalen Kolloiddruck nimmt ab, was wiederum eine Steigerung der Flüssigkeitsfiltration und damit der Ödembildung hervorruft [31].

Zu *Störungen der Capillarpermeabilität für Eiweiß* kommt es besonders bei direkt toxischen, infektiösen oder hypoxischen Schädigungen der Lungencapillaren und unter der Einwirkung von Histamin [24, 41]. Hierher gehört das Lungenödem bei Einwirkung toxischer Gase (Halogenkohlenwasserstoffe, Nitrosegase), unter dem Einfluß von Bakterientoxinen im Verlaufe von Pneumonien, Bronchopneumonien (besonders durch Grippeviren), bei Infarktpneumonien, bei der Anwendung capillartoxischer Substanzen (Barbiturate, Alkylphosphate, Ammoniumchlorid, Muscarin, Salicylate, Meprobamat), auf allergischem Wege, im anaphylaktischen Schock und beim traumatischen Schock durch endogen entstandene Toxine, im Gefolge einer intravasalen Gerinnung, schließlich auch bei hochgradigem allgemeinen Sauerstoffmangel [14]. Trifft die vermehrte Wanddurchlässigkeit mit einer gleichzeitigen Erhöhung des Capillardrucks zusammen, dann nimmt der Eiweißdurchtritt weiter zu, da durch die Gefäßdehnung die Filtrationsoberfläche vergrößert wird. Man erkennt hieraus, wie umfassend eine therapeutisch herbeigeführte Senkung des Lungencapillardrucks in den Mechanismus der Ödembildung eingreift [1].

Das *Höhenlungenödem* ist immer ein lebensbedrohlicher Zustand und tritt mit einer Latenz von 1–3 Tagen in Höhen über 3000 m auf. Als pathophysiologische Faktoren werden die begleitende Capillardurchlässigkeit für Eiweiß und Mikroembolien diskutiert. Gefährdet sind insbesondere Kinder und Jugendliche, gesunde Höhenbewohner nach einem Tieflandaufenthalt von mehr als 4 Wochen, untrainierte Bergsteiger und Patienten mit pulmonalen Infekten, Urämie, vorbestehender Lungenstauung oder Cor pulmonale [26, 29a].

10.1.5 Der Gewebsdruck in der Lunge

Dieser entspricht dem intraalveolären Druck. Unter physiologischen Verhältnissen wird der intraalveoläre Druck im wesentlichen durch den zeitlichen Ablauf der Respiration bestimmt. Die Druckschwankungen betragen hierbei aber nur wenige Zentimeter H$_2$O, was sich auf die Flüssigkeitsfiltration praktisch nicht auswirkt. Die Verhältnisse ändern sich jedoch, wenn eine Flüssigkeitsansammlung im Alveolarraum oder im Pleuralraum auftritt oder wenn der inspiratorische Strömungswiderstand in den oberen Luftwegen zunimmt.

So führt eine *Verminderung des Intrathorakaldrucks* zu einer Erhöhung des effektiven Capillardrucks und damit zu einer Förderung der Lungenödembildung [39]. Nicht selten tritt ein Lungenödem nach Punktion eines größeren Pleuraergusses auf. Auch bei Bronchusstenosen mit inspiratorischer Atmungserschwerung kommt es über denselben Mechanismus zu einer vermehrten Flüssigkeitstranssudation in der Lunge [39].

Umgekehrt führt eine *Preßdruckatmung* durch den erhöhten Ausatemwiderstand zu einem erhöhten Intrathorakaldruck, der den effektiven Capillardruck senkt und die Rückresorption der extravasalen Flüssigkeit fördert, was ein Lungenödem schnell zur Rückbildung bringen kann. Auf diese wichtige therapeutische Möglichkeit wird auf S. 550 näher eingegangen.

Die Veränderungen des Gewebsdrucks (hier des intraalveolären Drucks) gewinnen also unter verschiedenen pathologischen Bedingungen eine besondere Bedeutung.

10.1.6 Der Einfluß einer Lymphabflußstörung

Das Lymphgefäßsystem der Lunge ist anatomisch so geringgradig ausgebildet, daß es nicht genügend Fassungsvermögen besitzt, um größere Flüssigkeitsmengen abzuleiten [14, 18]. Unter klinischen Verhältnissen führt eine Venendrucksteigerung im großen Kreislauf zu einer Hemmung des pulmonalen Lymphabflusses in den Jugularvenenwinkel und kann möglicherweise die Bildung eines Lungenödems begünstigen. Umgekehrt führen dann therapeutische Maßnahmen wie Aderlaß, Ganglienblockade und heiße Fußbäder durch eine Senkung des Venendrucks zu einer Zunahme des Lymphabflusses aus der Lunge.

10.2 Klinik

10.2.1 Symptomatologie und klinischer Verlauf

Die Bezeichnung „Herzasthma" [22] umschreibt treffend den akuten Zustand hochgradiger Atemnot mit den klinischen Zeichen der bronchialen Obstruktion (verlängertes Exspirium, Pfeifen und Giemen, zentrale Cyanose, exspiratorischer Stridor), der in der Mehrzahl der Fälle bei Überlastung und Insuffizienz des linken Ventrikels, bei Mitralstenose und in Abhängigkeit von anderen, extrakardialen Faktoren auftritt (Tabelle 10.1).

Das Asthma cardiale unterscheidet sich von anderen Formen der Dyspnoe bei Herzkranken dadurch, daß es in der Regel nicht immer in direkter zeitlicher Verbindung zu einer gesteigerten Arbeitsbelastung steht, sondern auch völlig unabhängig davon auftreten kann.

Meistens werden diese Patienten im Schlaf unter Alpträumen von hochgradiger Atemnot und Hustenattacken überrascht, versuchen dann, sich durch Aufrichten, Aufsetzen (Orthopnoe) und Öffnen des Fensters Erleichterung zu verschaffen, und nicht selten beenden diese Hilfen bereits innerhalb weniger Minuten und ohne weitere ärztliche Hilfe den Anfall. Horizontale Körperlage, körperliche Anstrengung, reichliche Flüssigkeitszufuhr und Mahlzeiten am Vorabend, Erregungen, Blutdruckkrisen, Herzrhythmusstörungen oder eine überfüllte Harnblase gelten als auslösende Faktoren.

In anderen Fällen dauert die paroxysmale Dyspnoe an, nimmt sogar an Heftigkeit zu: Blässe, profuser Schweißausbruch, Tachykardie, Halsvenenstauung, Galopprhythmus, betonter II. Herzton; bei Linksherzinsuffizienz tritt häufig ein III. Herzton auf; Halsvenenstauung bei konsekutiver Rechtsherzinsuffizienz, zentrale und periphere Cyanose, Hinfälligkeit, hochgradige Atemnot in Inspirationsstellung, erschöpfende Atemarbeit mit Einsatz der Atemhilfsmuskulatur, Unruhe bis zur Todesangst; die klinischen Zeichen eines drohenden Schocks charakterisieren den lebensbedrohlichen Zustand des Patienten.

Als Zeichen des intraalveolären Lungenödems auskultiert man zunächst über den basalen Lungenabschnitten feuchte, feinblasige Rasselgeräusche, die in kurzer Zeit in grobes Rassseln übergehen können und von Aushusten eines schaumigen, gelegentlich blutig tingierten Sputums gefolgt sind.

Röntgenbefunde: Im Frühstadium (interstitielles Ödem) sind die Hili vergrößert und unscharf begrenzt, die Lungengefäßzeichnung vornehmlich apical verstärkt, die Lungenfelder diffus schleierig getrübt, die Zwerchfellkuppen abgrenzbar, Auftreten von Kerley-B-Linien (im Phrenicocostalwinkel horizontal verlaufend) und A-Linien (radiär vom Hilus nach lateral oben verlaufend [8, 32]. Mit Eintritt von Flüssigkeit in die Alveolen (intraalveoläres Ödem) werden die Gefäßkonturen unscharf, vom Hilus ausgehend (Schmetterlingsfigur) und bevorzugt basal dehnen sich die diffusen Fleckschatten bis in die Lungenperipherie aus und konfluieren schließlich zu wolkigen Strukturen. Beim kardial bedingten Lungenödem ist der Herzdurchmesser vergrößert, bei der „fluid lung" chronisch Nierenkranker mit Überwässerung ohne Herzinsuffizienz kann die Herzgröße im Normbereich gefunden werden [15].

10.2.2 Differentialdiagnose

Kardiales Asthma und Bronchialasthma sind allein aufgrund der klinischen Untersuchungsbefunde (Auskultation, Perkussion) und ohne Kenntnis des Krankheitsherganges gelegentlich schwer unterscheidbare Anfallssyndrome. Nichtsdestoweniger ist ihre Differenzierung von großer praktisch-therapeutischer Bedeutung: So sind die beim bronchialen Asthma eingesetzten Sympathicomimetica beim kardialen Asthma geradezu kontraindiziert; umgekehrt sind die beim Asthma cardiale indizierten Opiate beim Bronchialasthma angewendet ein folgenschwerer Kunstfehler.

Auf die *kardiale Genese* weisen ein Hochdruck, ein abgelaufener Myokardinfarkt, eine bestehende Herzdilatation oder die Auskultationsphänomene eines Aorten- oder Mitralfehlers ggf. eine Tachyarrhythmia absoluta mit Pulsdefizit hin, ferner vorausgegangene Belastungsdyspnoe und Orthopnoe sowie auskultatorische Hinweise auf ein Lungenödem. Röntgenologisch finden sich Zeichen eines vergrößerten linken Ventrikels und Lungenstauung (s. o.). Für ein *Bronchialasthma* sprechen Anamnese, beschwerdefreie Intervalle, Emphysem und fehlendes kardiales Grundleiden [36].

Jede akute Dyspnoe sollte an eine *Lungenembolie* denken lassen, zumal wenn Krankheiten mit gehäuften thromboembolischen Komplikationen vorliegen (absolute Arrhythmie, tiefe Beinvenenthrombose, chronische Herzinsuffizienz, Malignom).

Bei der Fettembolie wird die starke Dyspnoe von zentraler Cyanose, Tachykardie, Benommenheit und Fieber begleitet. Im weiteren Verlauf werden Petechien an Haut und Conjunctiven, Cotton-wool-Herde am Augenhintergrund und Hämoptoe beobachtet. Abfall des Hämoglobins und der Thrombocytenzahl, eine mikronoduläre Verschattung über beiden Lungen, eine arterielle Hypoxämie und eine Mikrohämaturie vervollständigen die eindrucksvolle Symptomatologie.

Die *periodische Atmung* (Cheyne-Stokes) (z. B. bei cerebralen Durchblutungsstörungen), die tiefe, acidotische Atmung (z. B. bei fortgeschrittener Niereninsuffizienz), die Dyspnoe beim Effort-Syndrom bis zum Übergang zur Hyperventilationstetanie und zentral bedingte Dyspnoeformen (z. B. bei Hirntumoren, Encephalitis) unterscheiden sich symptomatologisch deutlich von der Dyspnoe Herzkranker, die durch Belastungsdyspnoe und Orthopnoe charakterisiert ist.

Beim klinisch manifesten Lungenödem ist die *Erkennung des Grundleidens* entscheidend für die Notfalltherapie wie auch für die Nachsorge und Prophylaxe. Hypertonie, Herzgeräusche, Myokardinfarkt oder eine Tachyarrhythmia absoluta mit Pulsdefizit weisen hier wiederum auf die kardiale Genese hin; eine Proteinurie gehört obligat zum nephrotischen Syndrom; Oligurie/Anurie zusammen mit den Befunden einer Niereninsuffizienz machen eine „fluid lung" im Gefolge einer positiven Flüssigkeitsbilanz wahrscheinlich; Zustände von Lungenödem unter besonderen Begleitumständen (z. B. Einatmung toxischer Gase, im Verlaufe einer Halogenkohlenwasserstoffvergiftung oder von Allgemeininfektionen), nach Pleurapunktion sind nosologisch unschwer zu differenzieren. Daß eine Lungenembolie von einem Lungenödem gefolgt sein kann, sei erwähnt. – Zur Schocklunge s. S. 525.

10.2.3 Komplikationen

Asthma cardiale und Lungenödem sind ihrerseits Komplikationen verschiedenartiger Grundkrankheiten. Entsprechend werden der klinische Verlauf und die Prognose dieser akuten Zustände in den meisten Fällen durch die Eigenart des Grundleidens bestimmt: Gefürchtet, weil prognostisch außerordentlich ungünstig, ist die Kombination eines Lungenödems (backward failure) mit einem Schock (forward failure) im Verlaufe eines Herzinfarktes (s. S. 529). Nicht selten ist ein Lungenödem terminaler Zustand und unmittelbare Todesursache chronisch-konsumierender Leiden (z. B. Neoplasien), cerebraler Massenblutungen oder chronischer Herzkrankheiten. Häufigste Folgestörungen nach überstandener Attacke sind bakterielle Sekundärinfektionen mit bronchopneumonischen Infiltrationen vorwiegend in den basalen Lungenabschnitten. Dagegen ist eine massive *Hämoptoe* eine selten beobachtete Komplikation einer Lungenstauung.

10.3 Therapie und Prophylaxe

10.3.1 Der allgemeine Behandlungsplan

Praktisch gesehen laufen die meisten therapeutischen Maßnahmen auf eine Senkung des Lungenblutvolumens und damit auf eine Senkung des Lungencapillardruckes sowie auf eine Steigerung der arteriellen Sauerstofftransportkapazität hinaus. Kontraindiziert sind beim unkomplizierten Lungenödem daher alle Mittel, die den arteriellen oder venösen Blutdruck, das zentrale Blutvolumen und die Herzfrequenz steigern. Eine zweckdienliche Therapie des akuten Lungenödems geht daher in nicht weiter komplizierten Fällen nach folgendem Behandlungsplan vor:

1. Sofortmaßnahmen

a) *Maßnahmen, die die Blutfüllung der Lunge verringern:* Lagerung, heiße Fußbäder, venöse Staubinden, gefäßerweiternde Pharmaka (Nitrate, Nitrite), akute Diurese (z. B. Furosemid), Aderlaß, Überdruckbeatmung.

b) *Behandlung der Grundkrankheit:* u. a. Behandlung eines akuten Myokardversagens (Herzglykoside, Dopamin, Dobutamin), Beseitigung von bradykarden (Schrittmachersonde) oder tachykarden (Antiarrhythmica, elektrische Defibrillation) Herzrhythmusstörungen, Senkung hypertoner Blutdruckwerte (Nitrate, Nitrite, Diazoxid etc.), Beseitigung einer Hypalbuminämie (Humanalbumin), Beseitigung einer Überwässerung (Diuretica, Ultrafiltration), Beseitigung inhalativer Noxen, Giftelimination, Behandlung eines Catecholaminexzeßzustandes (α- und β-adrenerge Antagonisten) etc. [6].

c) *Symptomatische Maßnahmen:* Sedierung, Beseitigung der arteriellen Hypoxämie (O_2-Zufuhr per Nasensonde, Intubation und künstliche Beatmung, ggf. PEEP (= positiver endexspiratorischer Druck) -Beatmung), Broncholytica, oberflächenaktive Aerosole, Opiate (Morphinhydrochlorid).

2. Ärztliche Nachsorge

a) Behandlung der Grundkrankheit (Herzinsuffizienz, Tachykardie, Hypertonus, Hypoproteinämie, Niereninsuffizienz mit Überwässerung, Pneumonie, operative Behandlung von Herzvitien in fortgeschrittenen Stadien),

b) Bilanzierung der Flüssigkeits- und Kochsalzzufuhr,

c) Förderung der Diurese,

d) Lagerung (Herzbett).

10.3.2 Sofortmaßnahmen

Man muß davon ausgehen, daß die meisten Zustände von Lungenödem eine große spon-

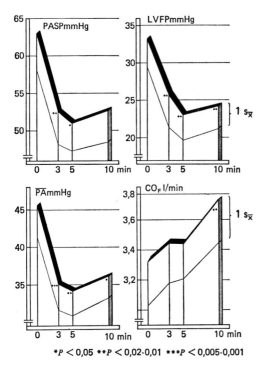

*$P < 0{,}05$ **$P < 0{,}02$-$0{,}01$ ***$P < 0{,}005$-$0{,}001$

Abb. 10.1. Pulmonalisdrücke und Herzminutenvolumina im Lungenödem (7 Patienten). Der linksventriculäre Füllungsdruck ist auf 33,3 mm Hg erhöht und das Herzminutenvolumen (CO) auf 3,3 l/min erniedrigt. Nach einmaliger Gabe von 1,6 mg Nitroglycerin (sublingual) kommt es zu einer raschen und hochsignifikanten Abnahme der Pulmonalisdrücke [PASP systolischer Druck, LVFP linksventriculärer Füllungsdruck (= diastol Pulmonalisdruck); PA mittlerer Pulmonalisdruck], das Herzminutenvolumen nimmt zu. Das Wirkungsmaximum ist nach 5 min erreicht [7]

tane Rückbildungstendenz erkennen lassen. Dies erklärt überhaupt erst, daß leichte und auf das Interstitium beschränkte Anfälle von Lungenödem ohne ärztliche Hilfe und folgenlos ablaufen können.

Die spontane Rückbildung dieser leichteren Ödemzustände, zu denen auch die paroxysmale Dyspnoe gehört, wird vom Patienten instinktiv dadurch begünstigt, daß er mit einer körperlichen Belastung innehält oder sich aus der liegenden in die aufrechte Körperlage erhebt und die unteren Extremitäten in sitzender Haltung herabhängen läßt. Besteht aber das akute Zustandsbild trotz dieser Selbsthilfe des Patienten fort, zeigt es sogar eine Progredienz oder führt es zu Wei-

terungen im Sinne eines allgemeinen Sauerstoffmangels, so sind dem Grade ihrer Wirkung nach folgende Behandlungsmöglichkeiten einzusetzen:

Ehe man zu eingreifenderen Techniken greift, sollte man das alte Hausmittel eines *heißen Fußbades,* oder heißer Wadenwickel anwenden. Die Hyperämisierung der unteren Extremitäten senkt den arteriellen Blutdruck und vermindert das Lungenblutvolumen. Diese Maßnahme eignet sich besonders dort, wo die Gefahr peripheren Kreislaufversagens besteht oder die Patienten nicht umzulagern sind.

Venöse Staubinden: Bläst man an 4 Extremitäten alternierend und jeweils nicht länger als 20 min Blutdruckmanschetten bis etwa 50 mm Hg auf, so führt dies zu merklichen Blutverteilungsänderungen mit Verminderung der Blutüberfüllung in der Lunge; die Verminderung der zirkulierenden Blutmenge beträgt etwa 600 cm³ [1]. Es empfiehlt sich aber, die Staubinden beim Abschluß der Behandlung nicht gleichzeitig zu lösen, da durch den vermehrten Blutrückstrom zum Herzen die Gefahr des Ödemrezidivs besteht.

Gefäßerweiternde Pharmaka: Die Anwendung gefäßerweiternder Pharmaka (Tabelle 10.2) hat sich besonders beim Lungenödem im Gefolge einer akuten Linksherzinsuffizienz bewährt [6, 12, 21, 30]. Die klinischen Wirkungen von Nitroglycerin sind bei Patienten mit Linksherzinsuffizienz different von den Wirkungen bei solchen ohne Funktionsstörungen des linken Ventrikels. Unter beiden Bedingungen wird durch Nitroglycerin der linksventriculäre Füllungsdruck infolge der vergrößerten Volumenkapazität des Niederdrucksystems [7, 42] vermindert (unblutiger Aderlaß); Lungencapillardruck und Lungenarteriendruck sinken ab. Hierdurch erklärt sich die therapeutisch wirksame Abnahme der pulmonalen Flüssigkeitstranssudation. Bei Linksinsuffizienz kommt es damit vergesellschaftet zu einem Anstieg des Herzzeitvolumens (Abb. 10.1), wohingegen bei herzgesunden Patienten eine leichte Abnahme des Herzzeitvolumens gemessen wird. Bei niedriger Dosierung (0,4–0,8 mg sublingual oder 1 mg/Std. i.v.)

10.3 Therapie und Prophylaxe

bleibt der arterielle Mitteldruck in der Regel unbeeinflußt, eine höhere Dosierung (3 mg/Std i.v.) bewirkt zusätzlich eine arterioläre Vasodilatation (Verminderung der kardialen Nachlast): Hier ist wegen der Gefahr der arteriellen Hypotonie und wegen der nicht selten zu beobachtenden nitroinduzierten arteriellen Hypoxämie Vorsicht geboten [10]. Bei drohendem kardiogenen Schock mit Lungenödem aus myogener Ursache empfiehlt sich der kombinierte Einsatz von Nitrokörpern zusammen mit positiv-inotropen Pharmaka (Dopamin, Dobutamin; Tabelle 10.3 und S. 548 ff.) [6, 12].

Die oft günstige Wirkung der intravenösen Verabreichung von Purinderivaten (Euphyllin 0,24 g i.v.) beruht neben der bronchodila-

Tabelle 10.2. Nitrate, Nitrite: Anwendung und Dosierung

Nitroglycerin:
- Sublingual
  (z. B. Nitrolingual [rot]; 1 Kapsel 0,8 mg)
- Als Spray
  (z. B. Nitrolingual-Spray;
  1 Spraydosis = 0,4 mg)
- Intravenös
  (20–40 µg pro min unter fortlaufender arterieller Blutdruckmessung)
- Retardform
  (z. B. Nitro Mack Retard; Sustac-Retard;
  1 Tbl. = 2,5 mg)

Isosorbiddinitrat:
Verzögerter Wirkungseintritt, längere Wirkungsdauer im Vergleich zu Nitroglycerin
- Sublingual
  (z. B. Isoket; Maycor; Sorbidilat: 1 Tbl. = 5,0 mg)
- Als Spray
  (z. B. Isoket-Spray; 1 Spraydosis = 1,25 mg)
- Intravenös
  5–7–10 mg pro Std.
- Retardform
  (z. B. Isoket Retard: 1 Tbl. = 20 mg;
  Nitromack Retard Forte: 1 Tbl. = 40 mg)

Isosorbit-5-mononitrat
  Wirkungseintritt innerhalb 30 min, Maximaleffekt nach 1 Std., halbierte Wirkung nach 4 Std.
  – oral (z. B. Ismo 20, Elantan 20)

Nitroprussid:
- Intravenös
  (Nipruss: 25–500 µg pro min unter fortlaufender arterieller Blutdruckmessung)

Tabelle 10.3. Gefäßerweiternde Pharmaka (Therapieempfehlungen unter Berücksichtigung hämodynamischer Meßgrößen)

Nitroglycerin:
- Beim Lungenödem kardialer Genese

Nitroglycerin + Dobutamin + ggf. Ballonpulsation:
- Beim Lungenödem *mit* kardiogenem Schock

Nitroprussid:
- Bei Hypertonie und Lungenödem
- Bei akuter Mitralinsuffizienz
- Bei akuter Aorteninsuffizienz
- Bei akutem VSD (im Verlaufe eines Myokardinfarktes)
- Bei akutem Myokardinfarkt mit Normotonie und vermindertem HZV

Therapeutisches Ziel:
1. Steigerung des Herzindex > 2,0 l/(min · m²)
2. Senkung des PAEDP auf < 20 mm Hg
   (> 12 mm Hg)
3. Konstanz des arteriellen diastolischen Blutdruckes ≧ 90 mm Hg

Dosierung s. S. 549 und Tabelle 10.2

tatorischen Wirkung mit Senkung der Atemwiderstände auch auf einer peripheren Vasodilatation und einer diuretischen Wirkung. Die Blockade des rechten Ganglion stellatum und die Spinalanaesthesie kommen nur in besonders hartnäckigen Fällen in Frage, sie eignen sich aber nicht als Routinemethoden. Ganglienblockierende Pharmaka sind mit erheblichen Nebenwirkungen belastet und durch die besser steuerbaren Nitrokörper bzw. Adrenolytica ersetzt.

Akute Diurese: Die intravenöse Injektion von Furosemid 0,5–1,0 mg/kg (Lasix, 1 Amp. = 40 mg), ggf. nach 20 min eine weitere Einzeldosis oder als Dauerinfusion (maximal 4 mg/min i.v.) oder von Etacrynsäure (Hydromedin, 1 Amp. = 50 mg) bewirkt in der Regel infolge einer Hemmung der Natriumrückresorption im aufsteigenden Schenkel der Henle-Schleife eine massive Diurese innerhalb weniger Minuten und im Gefolge davon eine Verminderung des intravasalen Flüssigkeitsvolumens in der Lunge, der Lungengefäßdrücke und des zentralen Venendrucks mit Besserung der Orthopnoe und Stunden später konsekutiver Reduktion des extravasalen Flüssigkeitsvolumens [5, 23]. Bei der Anwendung von Furosemid ebenso wie von Etacrynsäure geht die Senkung der Lungengefäßdrücke der diuretischen Wirkung zeitlich voran, was auf extrarenale Wirkungen im Sinne einer vergrößerten Volumenkapazität des Niederdrucksystems hinweist [3, 13]. Im Gefolge dieser pulmonalen Druckänderungen und Flüssigkeitsverschiebungen nehmen das Plasmavolumen zu, der Hämatokrit und der kolloidosmotische Druck ab [17]. Bei Patienten im Schock, bei Thromboembolie und bei klinisch manifesten cerebralen Durchblutungsstörungen sollte man mit akut-diuretischen Maßnahmen zurückhaltend sein.

Aderlaß: Der Aderlaß ist eine altbewährte Behandlungsmaßnahme beim Lungenödem. Schon die Entnahme von 150 cm³ Blut kann den Lungencapillardruck wesentlich senken. Ein solcher Aderlaß kann in den nächsten 12 Stunden 2–3mal wiederholt werden. Der Erfolg tritt meist unmittelbar ein. Bei erheblicher Anämie, bei stark ausgebildeter Arteriosklerose und im Schockzustand ist von großen Aderlässen abzuraten. Im ersteren Fall wird die allgemeine Hypoxie verstärkt, bei schwerer Gefäßsklerose droht die Gefahr encephalomalacischer Komplikationen.

Opiate: Als Mittel der Wahl hat sich bei fast allen Lungenödemformen die Morphininjektion (Eukodal, 0,01–0,02 g s.c. oder i.m., bzw. Dilaudid-Atropin oder Scophedal) bewährt. Prophylaktisch empfiehlt sich die abendliche Verordnung von Morphin oder seiner Ersatzpräparate per os oder das Pantopon. Absolute Kontraindikationen für Morphium sind Fälle mit chronischer Hypoxämie und Hyperkapnie (z.B. die respiratorische Globalinsuffizienz beim Lungenemphysem), Fälle von Niereninsuffizienz und akute cerebrale Durchblutungsstörungen. Folgenschwer kann die irrtümliche Anwendung von Morphium bei einem Anfall von Asthma bronchiale sein. – Der Wirkungsmechanismus dieser altbewährten Medikation ist bis heute unbekannt. Ein Teil der Wirkung ist sicherlich auf einen allgemeinen Sedierungseffekt mit Minderung des Angstgefühls und der äußeren Atemarbeit zurückzuführen.

Überdruckatmung: Läßt man den Patienten mit zusammengepreßten Lippen gegen ein Zigarettenmundstück oder gegen ein Spirometer ausatmen, so wird durch die intraalveoläre Drucksteigerung der Filtrationsdruck herabgesetzt. Der Ausatemwiderstand läßt sich mit leichtem Handdruck auf die Spirometerhaube beliebig variieren: Der hierdurch erzeugte Preßdruck soll aber nicht mehr als 15 cm H_2O betragen, um die Atemarbeit des Patienten nicht unnötig zu erschweren. Während der Inspiration soll der Patient unbehindert Luft einatmen.

Trotzt die Behandlung eines Lungenödems allen konventionellen Maßnahmen oder besteht anhaltend eine respiratorische Insuffizienz mit Bewußtseinstrübung, dann ist – nach erneuter Überprüfung der Diagnose und der mitwirkenden Kausalfaktoren – die Intubation des Patienten und die kontrollierte maschinelle Überdruckbeatmung (bis 25 cm H_2O) mit anfänglich 100% Sauerstoff und ggf. kombiniert mit Sedation und Muskelrelaxation unumgänglich [4, 20, 33] (s. S. 551).

10.3.3 Behandlung der Grundkrankheit

Immer wird therapeutisch anzustreben sein, den jeweils vorherrschenden nosologischen Faktor zu bekämpfen. Bei der akuten Linksinsuffizienz stehen *Herzglykoside,* Catecholamine (Dopamin, Dobutamin), *Nitroglycerin* und *Diuretica* mit schnellem Wirkungseintritt an erster Stelle.

Bei der paroxysmalen Tachykardie und bei Tachyarrhythmia absoluta oder bei Fällen mit extremer Bradykardie muß die Kammerfrequenz normalisiert werden (s. S. 469). Das Lungenödem bei Mitralstenose wird durch Herzglykoside eher verschlimmert, da der gesteigerte Herzauswurf des rechten Ventrikels die pulmonale Hypertonie und damit die Capillarfiltration verstärkt. In der Nachsorge ist hier die operative Beseitigung des Strömungshindernisses anzustreben (s. S. 200). Auch das Lungenödem im Verlauf von hypertonen Krisen verschiedener Genese spricht besser auf blutdrucksenkende Medikamente (z.B. Diazoxid: Hypertonalum; Hydralazin: Nepresol; Clonidin:

10.3 Therapie und Prophylaxe

Catapresan; Nitroprussidnatrium: Nipruss) und auf eine akute Diurese als auf Herzglykoside an (s. S. 671).

Wie schon erwähnt, ist beim akuten Nierenversagen eine Herzinsuffizienz nicht die einzige Ursache des Lungenödems; die Beseitigung der allgemeinen Überwässerung (hypotone Hyperhydratation) durch Wasserentzug (akute Diurese, extracorporale Dialyse mit Ultrafiltration, Hämofiltration) und die sorgfältige Beachtung einer ausgeglichenen Flüssigkeitsbilanz gehören hier zu den Sofortmaßnahmen wie auch zur Prophylaxe weiterer Ödemattacken. Tritt ein Lungenödem nach Entleerung eines Hydrothorax auf, so ist Erhöhung des intraalveolären Drucks durch Preßatmung die geeignete Gegenmaßnahme. Im Falle einer Hypalbuminämie ist die Verabreichung von Humanalbumin unter Kontrolle des zentralen Venendruckes, besser des Lungencapillardruckes, geboten.

10.3.4 Symptomatische Therapie

Sedierung, Verabreichung von Sauerstoff, Erleichterung der Atemarbeit, Abhusten und Absaugen der Ödemmassen, Verminderung der intrapulmonalen Schaumbildung, Antibiotica, physikalische Behandlungsmaßnahmen etc. greifen zwar nicht unmittelbar in die Pathogenese des Lungenödems ein, tragen aber dazu bei, die lebensbedrohlichen Folgen der pulmonalen Diffusionsstörung und der intraalveolären Verteilungsstörung, nämlich die allgemeine Hypoxie, zu mildern und sekundäre Bronchopneumonien zu verhüten.

Beseitigung der arteriellen Hypoxämie: Oft gelingt es mit Hilfe der aufgeführten Sofortmaßnahmen in wenigen Minuten, diese bedrohliche Gasaustauschstörung zu beherrschen. Mit der Rückbildung der interstitiellen und alveolären Transsudation verschwindet die arterielle Hypoxämie, und zusammen mit der Steigerung des Herzzeitvolumens nimmt die Sauerstofftransportkapazität des Kreislaufs zu.

Die Zufuhr von Sauerstoff durch Maske, Sauerstoffzelt oder Nasensonde unterstützt diese therapeutischen Effekte. Hierbei können Konzentrationen bis zu 80% herangebracht werden. Der Sauerstoffstrom soll nicht weniger als etwa 3 l pro min betragen. Die Maßnahme bezweckt eine Erhöhung des intraalveolären O_2-Partialdrucks, um den Diffusionswiderstand der ödematösen Alveolarmembran zu überwinden. In den meisten Fällen herrscht die Partialinsuffizienz mit Hypokapnie durch Hyperventilation vor; die Gefahr einer sauerstoffbedingten Atemdepression mit nachfolgender Hyperkapnie fällt deshalb nicht ins Gewicht. Höhere Sauerstoffkonzentrationen rufen hingegen eine Steigerung der Bronchialsekretion mit der Gefahr von Atelektasenbildung, von pneumonischen Prozessen sowie mit weiterer Einschränkung der atmenden Lungenoberfläche hervor.

Nehmen jedoch die Zeichen der Dyspnoe, Orthopnoe, Cyanose und intraalveolären Transsudation weiter zu, muß die Indikation zur Intubation und künstlichen Beatmung erwogen werden.

Als funktionelle Richtwerte zur Einleitung einer künstlichen Beatmung werden angegeben:

Atemfrequenz > 30/min
Atemzugvolumen < 7 ml/kg KG
Vitalkapazität < 15 ml/kg KG
P_aCO_2 > 55 mm Hg
P_aO_2 bei Zimmerluft < 55 mm Hg
P_aO_2 bei reinem Sauerstoff < 200 mm Hg
[20, 45].

Bei gegebener Indikation (z. B. akute Linksherzinsuffizienz mit respiratorischer Insuffizienz und nach Ausschluß einer Hypovolämie) bewirkt die künstliche Beatmung in der Regel eine Erhöhung des intraalveolären Drucks, eine Senkung des systemischen und pulmonalen Gefäßwiderstandes sowie der Drücke im Niederdrucksystem und im Gefolge davon eine Besserung der arteriellen Hypoxämie, ggf. mit Anstieg des Herzzeitvolumens [45].

Die konkrete Durchführung der künstlichen Beatmung ist absolut individuell und richtet sich nach den beobachteten Veränderungen des Gasaustausches. Als Grundeinstellung des Respirators bezeichnet man eine Atemfrequenz von 8–10/min, ein Atemzugvolumen von 15 ml/kg KG mit einem endexspi-

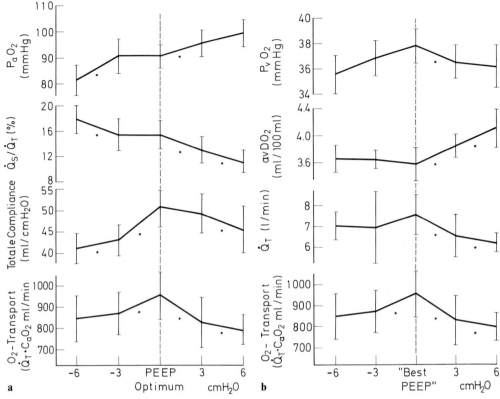

Abb. 10.2. a Arterielle Sauerstoffspannung (P_aO_2), Größe des intrapulmonalen Shunts ($\dot{Q}_S/\dot{Q}_T$), der totalen statischen Compliance und des Sauerstofftransportes (Angaben als Mittelwerte ± SD) unterhalb und oberhalb des PEEP-Optimums

b Gemischt-venöse Sauerstoffspannung (PvO_2), arteriovenöse Sauerstoffdifferenz (ml/100 ml), Herzminutenvolumen ($\dot{Q}_T$) und Sauerstofftransport (Angaben als Mittelwerte ± SD) unterhalb und oberhalb des PEEP-Optimums [43]

ratorischen Druck von 0 (ZEEP = zero endexspiratory pressure). Im Falle einer unzureichenden Belüftung wird zunächst das Atemzugvolumen vergrößert, dann die Inspiration verlängert und ggf. ein positiver endexspiratorischer Druck (PEEP = positive endexspiratory pressure) von ca. 5 cm H_2O (bis maximal 15 cm H_2O) addiert. Letzteres Verfahren bewirkt im günstigsten Falle eine Zunahme der totalen Compliance, eine Steigerung der kardiovasculären Sauerstofftransportkapazität, eine Erniedrigung des physiologischen Totraumes, eine Erhöhung der funktionellen Residualkapazität und eine Verminderung der intrapulmonalen Shuntfraktion (Abb. 10.2 a, b); auf diesem Wege wirkt es der Bildung von Atelektasen entgegen. Unvorhersehbar ist der Effekt der PEEP-Beatmung auf den Herzauswurf.

Komplikationen der PEEP-Beatmung: interstitielles Emphysem, Pneumothorax, Pneumomediastinum, kritische Verminderung des Herzzeitvolumens, Verstärkung eines interstitiellen und alveolären Lungenödems [33, 43].

Kontraindikationen der PEEP-Beatmung: Emphysem, Hypovolämie, kardiogener Schock, pulmonale vasculäre Hypertonie.

Die *Überwachung* und *Quantifizierung der PEEP-Beatmung* erfordert laufende Bestimmung des Herzzeitvolumens und der O_2-Spannung im venösen Mischblut, mindestens jedoch der Lungencompliance [43]. Eine weitere Möglichkeit, die Belüftung zu verbessern, besteht darin, den endinspiratorischen Druck als Druckplateau über eine wählbare Zeit zu halten („inflation hold"). Der Effekt dieser einzelnen Schritte wie auch die Wahl der inspiratorischen Sauerstoffkonzentration (40–100%) ist durch eine arterielle Blutgasanalyse zu kontrollieren. Cave Dauertherapie mit hyperbarem Sauerstoff! (Einzelheiten s. [20, 45]).

Anwendung von Helium: Der Ersatz des Stickstoffanteils der Luft durch Helium (Sauerstoff-Helium-Gemisch im Verhältnis 1:4) führt zu einer starken Verminderung der Gasdichte und auf diesem Wege zu einer merklichen Verminderung der Atemarbeit, speziell der Strömungsarbeit. Dieses Verfahren ist beim schweren Bronchialasthma symptomatisch wirkungsvoll und wirkt prompt. Helium ist für den menschlichen Organismus als indifferent anzusehen. Nach unseren eigenen Erfahrungen (Lieferfirma: Linde, Nürnberg) ist Helium bei Fällen von Lungenödem besonders dort angezeigt, wo eine gleichzeitige Erhöhung der Atemwiderstände vorliegt.

Oberflächenaktive Aerosole: Hierbei wird Sauerstoff durch eine Waschflasche mit 50–60%igem Äthylalkohol geleitet, mit Alkohol aufgesättigt und mit dem Nasenkatheter zugeführt. Einen günstigen Einfluß hat dabei der Alkohol neben seiner physikalischen Wirkung auf die Ödemblasen wegen seines zentral sedierenden Effektes, was bei Silikonen (10% Methylpolysiloxan) und beim Tacholiquin-Aerosol nicht der Fall ist. Ein Nachteil des Alkoholgemisches ist seine Feuergefährlichkeit.

Corticosteroide sind beim toxischen Lungenödem unter der Einwirkung inhalatorischer Noxen (z. B. Phosgen, H_2S, Methan, Rauch) und beim allergisch ausgelösten Lungenödem indiziert.

Osmotherapie: Die Osmotherapie hat im Rahmen der Behandlung eines Lungenödems keine Indikation, insbesondere sind hypertone Glucose- bzw. NaCl-Lösungen ebenso kontraindiziert wie Mannit-Lösungen (z. B. in Form von Osmofundin 10%), da die letztgenannten Substanzen die Capillarmembran durchdringen und vermehrt Wasser in den interstitiellen bzw. intraalveolären Raum einschleppen und auf diese Weise das Lungenödem verstärken [35].

10.3.5 Ärztliche Nachsorge und Prophylaxe

Beseitigung kausaler Faktoren entsprechend dem allgemeinen Behandlungsplan (z. B. Commissurotomie bei Mitralstenose, Hochdrucktherapie); entwässernde Maßnahmen, Vasodilatantien (s. Tabelle 10.2) sowie Lagerung des Patienten zusammen mit abendlicher Opiatmedikation (z. B. ½ ml Pantopon s. c. – entsprechend 5 mg Morphin) zielen ebenso wie die aufgeführten Sofortmaßnahmen darauf ab, die Flüssigkeitsbilanz in der Lunge durch Senkung des Lungenblutvolumens anhaltend zu beherrschen, um weitere Attacken zu verhüten.

10.4 Literatur

1. ALTSCHULTE, M. D.: Acute pulmonary edema. New York: Grune & Stratton 1954
2. ALWALL, N.: "Fluid lung" in anuria-oliguria. A study in 607 cases. In: Pathogenese und Therapie der Ödeme. Gigon, A., Ludwig, H. (Hrsg.), p. 107. Basel: Schwabe 1960
3. AUSTIN, S. M., SCHREINER, B. F., KRAMER, D. H., SHAH, P. M., YU, P. N.: The acute hemodynamic effects of ethacrynic acid and furozemide in patients with chronic postcapillary pulmonary hypertension. Circulation *53*, 364 (1976)
4. AYRES, S. M.: Ventilatory management in acute pulmonary edema. Am. J. Med. *54*, 558 (1973)
5. BIDDLE, T. L., YU, P. N.: Effect of furosemide on hemodynamics and lung water in acute pulmonary edema secondary to myocardial infarction. Am. J. Cardiol. *43*, 86 (1979)
6. BOLTE, H. D.: Therapie beim kardiogenen Schock-Syndrom. Med. Welt *28*, 1710 (1977)
7. BUSSMANN, W. D., SCHUPP, D.: Wirkung von Nitroglycerin sublingual in der Notfalltherapie des klassischen Lungenödems. Dtsch. Med. Wochenschr. *102*, 335 (1977)

8. Chatt, A.: Interstitial pulmonary edema. Circulation 45, 1323 (1972)
9. Cohnheim, J., Lichtheim, J.: Über Hydraemia und hydrämisches Ödem. Lungenödem. Virchows Arch. [Pathol. Anat.] 69, 106 (1877)
10. Cottrell, J. E., Turndorf, H.: Intravenous nitroglycerin. Am. Heart J. 96, 550 (1978)
11. Cournand, A., Lequime, J., Regniers, P.: L'insuffisance cardiaque chronique. Paris: Masson 1952
12. Cyran, J., Hellwig, H., Bolte, H. D., Karabensch, F. J., Krüger, R., Lüderitz, B.: Einfluß von Nitroglycerin auf die myocardiale Pumpfunktion bei Linksherzinsuffizienz. Herz Kreislauf 10, 116 (1978)
13. Dikshit, K., Vyden, J. K., Forrester, J. S., Chatterjee, K., Prakash, R., Swan, H. J. C.: Renal and extrarenal hemodynamic effects of furosemide in congestive heart failure after acute myocardial infarction. N. Engl. J. Med. 288, 1087 (1973)
14. Drinker, C. K., Field, M. E.: Lymphatics, lymph and tissue fluid. Baltimore: Williams & Wilkins 1933
15. Emmrich, J.: Flüssigkeitslunge. In: Peritonealdialyse. Scheler, F. (Hrsg.), S. 87. München: Urban & Schwarzenberg (1967)
16. Euler, U. von, Liljestrand, G.: Observations on the pulmonary arterial blood pressure in the cat. Acta Physiol. Scand. 12, 301 (1946)
17. Figueras, J., Weil, M. H.: Blood volume prior to and following treatment of acute cardiogenic pulmonary edema. Circulation 57, 349 (1978)
18. Fishman, A. P.: Pulmonary edema. The water-exchanging function of the lung. Circulation 46, 390 (1972)
19. Grosse-Brockhoff, F., Loogen, F.: Lungenkreislauf. In: Pathologische Physiologie. Grosse-Brockhoff, F. (Hrsg.), 2. Aufl., S. 296. Berlin, Heidelberg, New York: Springer 1969
20. Haldemann, G.: Problematik der Langzeitbeatmung. Schweiz. Med. Wochenschr. 108, 397 (1978)
21. Henning, R. J., Shubin, H., Weil, M. H.: Afterload reduction with phentolamine in patients with acute pulmonary edema. Am. J. Med. 63, 568 (1977)
22. Hope, J.: A treatise on the diseases of the heart. London: Kidd 1832
23. Jahrmärker, H., Avenhaus, H., Grohmann, H., Koczorek, K. R.: Hämodynamische Auswirkungen der akuten Diurese bei Herzinsuffizienz. Verh. Dtsch. Ges. Kreislaufforsch. 34, 374 (1968)
24. Karliner, J. S.: Noncardiogenic forms of pulmonary edema. Circulation 46, 212 (1972)
25. König, W.: Klinisch-physiologische Untersuchungsmethoden. Stuttgart: Thieme 1972
26. Konietzko, N., Mattys, H.: Kardiopulmonale Adaptation an akute Hypoxie. Klin. Wochenschr. 54, 1161 (1976)
27. Lagerlöf, H., Werkö, L.: Studies on the circulation in man. IV. The pulmonary capillary venous presure pulse in man. Scand. J. Clin. Lab. Invest. 1, 147 (1949)
28. Luepker, R., Liander, B., Korsgren, M., Varnauskas, E.: Pulmonary intravascular and extravascular fluid volumes in exercising cardiac patients. Circulation 44, 626 (1971)
29. Lutz, P. L., Shubin, H., Weil, M. H., Jacobsen, E., Stein, L.: Pulmonary edema related to changes in colloid osmotic and pulmonary artery wedge pressure in patients after acute myocardial infarction. Circulation 51, 350 (1975)
29 a. Mardicovena, E., Hultgren, H. N.: Evaluation of therapeutic methods in high altitude pulmonary edema. Am. J. Cardiol. 43, 307 (1979)
30. Mason, D. T.: Afterload reduction in the treatment of cardiac failure. Schweiz. Med. Wochenschr. 108, 1695 (1978)
31. Meessen, H., Schulz, H.: Elektronenmikroskopische Untersuchungen des experimentellen Lungenödems. In: Bad Oeynhausener Gespräche, Bd. 1: Lungen und kleiner Kreislauf. Lochner, W., Witzleb, E. (Hrsg.), S. 25. Berlin, Göttingen, Heidelberg: Springer (1957)
32. Meszaros, W. T.: Lung changes in left heart failure. Circulation 47, 859 (1973)
33. Quist, J., Pontoppidan, H., Wilson, R. S., Lowenstein, E., Lauer, M. B.: Hemodynamic responses to mechanical ventilation with PEEP: the effect of hypervolemia. Anesthesiology 42, 45 (1975)
34. Rackow, E. L., Fein, I. A., Sprung, C., Grodman, R. S.: Uremic pulmonary edema. Am. J. Med. 64, 1084 (1978)
35. Riecker, G.: Störungen des Wasser- und Elektrolytstoffwechsels bei Nierenkranken. In: Handbuch der inneren Medizin. Schwiegk, H. (Hrsg.), 5. Aufl., Bd. 8, Teil I, S. 760. Berlin, Heidelberg, New York: Springer 1968
36. Scherf, D., Boyd, L. J.: Cardiovascular diseases, 3rd ed. London, New York: Grune & Stratton 1958
37. Schwiegk, H., Riecker, G.: Pathophysiologie der Herzinsuffizienz. In: Handbuch der inneren Medizin. Schwiegk, H. (Hrsg.), 4. Aufl. Bd. 9/1, S. 1 ff. Berlin, Göttingen, Heidelberg: Springer 1960
38. Sjöstrand, T.: Volume and distribution of blood and their significance in regulating circulation. Physiol. Rev. 33, 202 (1953)
39. Stalcup, S. A., Mellins, R. B.: Mechanical forces producing pulmonary edema in acute asthma. N. Engl. J. Med. 297, 592 (1977)

40. STARLING, E. H.: Physiological factors involved in the causation of dropsy. Lancet *186 I*, 1267
41. STAUB, N. C.: Pulmonary edema due to increased microvascular permeability to fluid and protein. Circ Res. *43*, 143 (1978)
42. STRAUER, B. E., SCHERPE, A.: Ventricular function and coronary hemodynamics after intravenous nitroglycerin in coronary artery disease. Am. Heart J. *95*, 210 (1978)
43. SUTER, P. M., FAIRLEY, H. B., ISENBERG, M. D.: Optimum endexspiratory airway pressure in patients with acute pulmonary failure. N. Engl. J. Med. *292*, 284 (1975)
44. WELCH, W. H.: Zur Pathologie des Lungenödems. Virchows Arch. [Pathol. Anat.] *72*, 375 (1878)
45. WOLFF, G.: Die künstliche Beatmung auf Intensivstationen. Berlin, Heidelberg, New York: Springer 1975

11 Chronische Herzinsuffizienz

11.1 Einleitung

Eine Minderung der Förderleistung des Herzens wirkt sich auf fast alle Organe und Funktionssysteme des Organismus aus. Die klinische Erfahrung lehrt, daß das Krankheitsbild der Herzinsuffizienz nicht nur durch kardiale Symptome, sondern viel ausgeprägter durch Funktionsstörungen der Organperipherie charakterisiert ist. Sie entstehen durch eine verminderte Organdurchblutung, durch die Blutüberfüllung des Venensystems und der Lungenstrombahn, durch eine gesteigerte Flüssigkeitsfiltration an den Capillarwänden zusammen mit einer gesteigerten renalen Salz-Wasser-Retention.
Am Anfang der Kausalkette steht eine Leistungsschwäche des Herzens, die sich in den meisten Fällen zuerst bei körperlicher Belastung (Belastungsinsuffizienz), später dann auch in Ruhe (Ruheinsuffizienz) manifestiert. Die Entwicklungsstufen der Herzinsuffizienz äußern sich daher in einem graduell unterschiedlichen Wechselspiel zwischen der gestörten Herzfunktion und den Reaktionen der Kreislaufperipherie, die ihrerseits wieder mechanisch, hormonell oder metabolisch auf die Herztätigkeit zurückwirken [69].

11.2 Nosologie

Häufigste *Ursache* einer chronischen Herzinsuffizienz ist eine Minderung der myokardialen Kontraktionskraft im Gefolge einer Volumen- oder Drucküberbelastung eines Ventrikels (Hypertonie, Lungenembolie, Herzklappenfehler), ferner durch Störungen in der Sauerstoffversorgung des Herzens (coronare Herzkrankheit, Hypoxämie, Anämie), bei Hyperthyreose oder durch eine direkte Schädigung der Kontraktilität und Dehnbarkeit des Herzens (Myokarditis, Cardiomyopathien, Amyloidose, Dys- oder Paraproteinämien, Toxine, negativ-inotrop wirkende Pharmaka etc.). Auch bradykarde oder tachykarde Herzrhythmusstörungen, eine mechanische Behinderung der Ventrikelaktion (z. B. beim Panzerherzen) oder ein unzureichender venöser Zufluß (z. B. bei allen hypovolämischen Zuständen) können die Pumpfunktion des Herzens beeinträchtigen (Tabelle 11.1). Häufig wirken mehrere nosologische Faktoren gleichzeitig

Tabelle 11.1. Nosologie der chronischen Herzinsuffizienz

Myokardiales Versagen
a) Drucküberlastung (z. B. Hypertonie)
b) Volumenüberlastung (z. B. Aorteninsuffizienz)
c) Metabolische Störungen
   (z. B. Coronarinsuffizienz)
d) Im Verlaufe von Herzmuskelkrankheiten
   (z. B. chronische Myokarditis) (s. Tabelle 3.1)

Rhythmusstörungen
a) Reizbildungsstörungen (z. B. Vorhofflimmern)
b) Erregungsleitungsstörungen
   (z. B. totaler AV-Block)

Mechanische Behinderung der Ventrikelaktion
a) Behinderung des Blutflusses durch die Kammern (z. B. Kugelthrombus im li. Vorhof)
b) Behinderung der Motilität
   (z. B. Constrictio pericardii)

Verminderung des venösen Angebotes
a) Allgemeine Vasodilatation (z. B. Fieber)
b) Hypovolämie
   (z. B. bei polyurischen Nierenkrankheiten)
c) Strombahnhindernisse
   (z. B. Hohlvenenthrombose)

Tabelle 11.2. Pathogenese des Myokardversagens. Einteilung nach herzmuskelmechanischen Gesichtspunkten [70]

1. *Veränderungen der Vorlast*
   Abnorme Volumenbe- und -entlastungen (z. B. Hypervolämie, Aorteninsuffizienz, Mitralinsuffizienz; vermindertes venöses Angebot)
2. *Veränderungen der Nachlast*
   Abnorme Druckbe- und -entlastungen (z. B. Hypertonie, Cor pulmonale, arterioläre Vasodilatation)
3. *Veränderungen der Kontraktilität*
   (z. B. ischämische Herzerkrankungen, negativ-inotrop wirkende Pharmaka)
4. *Veränderungen der Herzfrequenz*
   im Gefolge bradykarder oder tachykarder Herzrhythmusstörungen (unterhalb und oberhalb der sog. kritischen Herzfrequenz)

Tabelle 11.3. Pathogenese des Myokardversagens. Einteilung nach zellphysiologischen Gesichtspunkten [70]

1. Beeinflussung zellmembranständiger Receptoren für Hormone oder Pharmaka (z. B. Schilddrüsenhormone, STH, Betablocker, Glykoside)
2. Beeinflussung der passiven Permeabilität der Zellmembran für Ionen (z. B. Lidocain, Anticholinergica, Calciumantagonisten, Urämietoxine, Nickel, Saponine, diverse Schlangengifte, Bienen- oder Wespengifte)
3. Beeinflussung des aktiven Ionentransports (z. B. Glycoside, Lithium, Kalium)
4. Funktionsänderungen des sarkoplasmatischen Reticulums (z. B. durch Senkung der extracellulären Calciumkonzentration, nach Blockierung der oxydativen Phosphorylierung (s. 5.), nach Freisetzen membranschädigender Enzyme aus Lysosomen (s. 8.), Membranschädigung durch Schlangengifte)
5. Störungen der oxydativen Phosphorylierung (O_2-Mangel, DNP, Oligomycin, Kobalt, Blei, Thallium, CN, CO, Halothan)
6. Regulatorische und kontraktile Proteine: Veränderungen der Sarkomeren (z. B. Vorlast); abnormes Myofibrillenwachstum (z. B. hypertr. obstrukt. Kardiomyopathie)
7. Verminderung der Ca^{++}-abhängigen ATPase-Aktivität (Acidose, Kobalt, Nickel, Chlorpromazin, Halothan)
8. Schädigung der Lysosomen mit Freisetzen lysosomaler Enzyme (Blei, Schlangengifte, Viren)
9. Änderungen der Proteinsynthese (z. B. hohes Lebensalter, Antimetaboliten, Viren, Antiarrhythmica, Alkohol, Diphtherietoxin, ionisierende Strahlen)

auf das Herz ein, und zwar oft in dem Sinne, daß eine akute Noxe (z. B. eine Hypoxämie) auf eine schon vorbestehende Funktionseinschränkung des Herzmuskels (z. B. Hypertrophie und Dilatation) trifft.

Demzufolge werden der klinische Verlauf, die therapeutischen Möglichkeiten und schließlich auch die Prognose eines Herzversagens in erster Linie durch die Eigenart des Grundleidens bestimmt.

Die *Pathogenese* des Myokardversagens läßt sich nach herzmuskelmechanischen und nach zellphysiologischen Gesichtspunkten klassifizieren: Herzmuskelmechanisch können Veränderungen der Vorlast (z. B. akute Aorteninsuffizienz), der Nachlast (abnorme Druckbelastungen), Veränderungen der Kontraktilität (z. B. negativ-inotrop wirkende Pharmaka oder ischämische Herzerkrankungen) und Veränderungen der Herzfrequenz ein akutes Pumpversagen hervorrufen (Tabelle 11.2). Die Einteilung nach zellphysiologischen Gesichtspunkten geht von der Beeinflussung subcellulärer Strukturen und Funktionen aus (Tabelle 11.3).

11.3 Pathologische Anatomie

Makroskopische Befunde: Der Verschiedenheit der Entstehungsursachen stehen zwei gemeinsame Befunde gegenüber: Chronisch insuffiziente Herzen sind so gut wie immer hypertrophiert und dilatiert.

Hypertrophie und Dilatation beschränken sich auf die überbeanspruchte Herzkammer. Beim chronisch dekompensierten Cor pulmonale ist nur die rechte Herzhälfte betroffen.

Natürlich kann z. B. eine lange bestehende Linksherzinsuffizienz, etwa bei einer dekompensierten Hypertonie, allmählich auch eine Insuffizienz des rechten Herzens nach sich ziehen.

Ein dilatiertes Herz zeichnet sich durch eine abgerundete Spitze, eine Vergrößerung seines queren Durchmessers und eine Verlängerung seiner Herzachse aus. Es nähert sich der Kugelform.

Die Gewichtsvermehrung des insuffizienten Herzteiles beruht im wesentlichen auf einer Vermehrung der Muskelmasse. Dabei kann – wegen der Herzdilatation – eine Verdikkung der Kammerwand vermißt werden, während sie bei der konzentrischen Hypertrophie (d.h. einer Gewichtsvermehrung ohne Dilatation) ins Auge fällt.

Mikroskopischer Aufbau hypertrophierter Herzen: Es wird auch heute noch oft die Auffassung vertreten, daß in hypertrophierten Herzen die Muskelfasern ein so exzessives, sozusagen schrankenloses Dickenwachstum aufweisen, daß sie schließlich an einer Versorgungsinsuffizienz zugrunde gehen.
Den Feinbau des hypertrophierten Herzens können wir nur vor dem Hintergrund des physiologischen Wachstums der Herzmuskelfasern verstehen. Der Herzmuskel ist ein zellkonstantes Organ. Bei der Geburt ist bereits die volle Anzahl der Muskelfasern vorhanden. Sie ist in der rechten Kammerwand so groß wie in der linken. Die Herzmuskelkerne teilen sich nach der Geburt noch einmal und innerhalb der Säuglingszeit wird dann auch die endgültige Anzahl der Muskelkerne [31, 48] und damit auch der Herzmuskelzellen erreicht. Die Herzmuskelfasern werden nach der Geburt entsprechend dem Herzwachstum länger und breiter, aber sie vermehren sich unter physiologischen Bedingungen nicht mehr. Deshalb sind sie bei der Geburt wesentlich schmaler als im Erwachsenenalter.
Das Herz wiegt beim normalgewichtigen erwachsenen Mann 300–350 g, bei der Frau etwas weniger. Bei vermehrter Belastung hypertrophiert das Herz. Bis zu einem Gewicht von 500 g, das auch bei schwerster körperlicher Arbeit oder Hochleistungssport nicht überschritten wird, nehmen die Herzmuskelfasern wie beim physiologischen Wachstum an Länge und Breite noch weiter zu, aber sie vermehren sich nicht. Unter pathologischen Bedingungen kann das Herzgewicht von 500 g, das LINZBACH [46–48] als das *kritische Herzgewicht* bezeichnet hat, überschritten werden. Jenseits dieses Grenzwertes wachsen die Herzmuskelfasern nicht mehr schrankenlos weiter, sondern nun teilen sie sich. Ihre Zahl nimmt zu. Es kommt zu einer Hyperplasie. Bei einem Herzen mit extrem hohem Gewicht, z.B. von über 1000 g, sind die Herzmuskelfasern im Durchschnitt kaum dicker als in einem Herzen von 500 g. Allerdings variieren ihre Durchmesser stark. Die Herzmuskelkerne nehmen in hypertrophierten Herzen an Größe zu. Polyploide Kerne treten gehäuft auf. Dennoch bleibt die Zunahme des Kernvolumens hinter der Vergrößerung der Muskelzellen zurück. Die Kern-Plasma-Relation wird zuungunsten des Zellkernes verschoben. Der kontraktile Apparat wird in hypertrophierten Herzen ausgebaut. Neue Myofilamente werden gebildet, und die Myofibrillen nehmen an Zahl (und Dicke?) zu [99].
Die *Blutversorgung* des hypertrophierten Herzens nimmt eine Schlüsselstellung ein. Im normalgewichtigen erwachsenen Herzen ist die Maschenweite der Capillaren in guter Annäherung gleich groß. Sie ist ebenso wie die durchschnittliche Größe und Dicke einer Muskelfaser im erwachsenen Herzen sozusagen eine Naturkonstante. Im Gegensatz zur zunehmenden Muskelfasergröße während des postnatalen Wachstums ist aber die Maschenweite des Capillarnetzes schon bei der Geburt so groß wie beim Erwachsenen. Deshalb liegen in der Masche des Capillarnetzes beim Neugeborenen vier bis sechs Muskelfasern, beim Erwachsenen dagegen nur eine [31, 53, 74]. Beim Erwachsenen entfällt im Durchschnitt auf eine Muskelfaser eine Capillare. Dieser einfachen Zahlenrelation entspricht das Schema der Abb. 11.1, bei der sozusagen eine Muskelfaser im Erwachsenenherzen von vier Capillaren umgeben ist.
Im Rahmen einer *physiologischen Hypertrophie*, d.h. unterhalb des kritischen Herzgewichtes, werden die Muskelfasern länger und dicker und die Maschen im Capillarnetz dementsprechend etwas weiter. Jenseits des kritischen Herzgewichtes nimmt die Anzahl der Capillaren in gleichem Maße wie die der Muskelfasern zu. Das Verhältnis von einer Muskelfaser zu einer Capillare bleibt erhalten. Auch jetzt liegt eine Muskelfaser im Durchschnitt sozusagen zwischen vier Capillaren. Es wird also in der Peripherie alles

getan, um einer Versorgungsinsuffizienz des hypertrophierten Herzens vorzubeugen. Während wir heute die Anzahl der Capillaren und ihre Maschenweite im menschlichen Myokard recht gut kennen, wissen wir über die Capillarlänge – zwischen Arteriolen und Venolen – nur sehr wenig. Zu einem ersten Einblick verhilft uns die bei hypoxämischer Verfettung der Herzmuskelfasern auftretende sog. Tigerung, die auf einer sehr feintropfigen Verfettung von Muskelfasern am nachweisbar, aber der dadurch bedingte Ausfall an Muskulatur ist meist sehr gering im Vergleich zum erhaltenen Myokard.

Bei einer Minderzahl finden sich allerdings ausgedehntere Narben in der Herzmuskulatur. Wenn sie einen sehr großen Umfang erreichen, die Kammerwand weitgehend umzingeln und offenbar auf dem Boden einer Entzündung entstanden sind, kann man von einer Myocarditis constrictiva sprechen. Diese umfangreichen, zirkulär in der Mus-

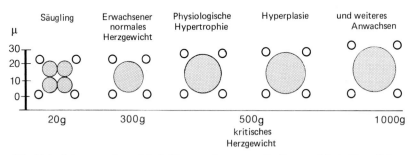

Abb. 11.1. Schema des Muskelfaserwachstums und der Maschenweite des Capillarnetzes in der linken Kammerwand. Abszisse: Herzgewicht in g. Ordinate: Muskelfaserdicke und Maschenweite des Capillarnetzes in μm [3]

venösen Capillarende beruht. Aus dem Muster dieser Verfettung läßt sich eine Capillarlänge von etwa 1 mm berechnen [31, 37, 74]. Die Achillesferse für die Blutversorgung des Myokards liegt nicht im Capillarbereich, sondern in der Regel in den Kranzarterien. Die großen subepikardialen Coronararterien vermögen zwar auch jenseits des kritischen Herzgewichtes noch zu wachsen, nicht selten werden sie aber durch coronarsklerotische Beete eingeengt. Die daraus resultierende Durchblutungsnot kann sich bei der bestehenden beträchtlichen Herzhypertrophie besonders ausgeprägt manifestieren.

Mikroskopische Befunde in chronisch insuffizienten Herzen: Die lichtmikroskopische Untersuchung läßt häufig bei einem Herzversagen nach chronischer Herzinsuffizienz ausgedehnte und schwerwiegende Veränderungen im Myokard vermissen. Bei Herzen mit stark erhöhtem Gewicht sind nicht selten kleine fleckförmige Narben und Nekrosen in den inneren Schichten der linken Kammerwand (seltener auch in der rechten)

kulatur gelegenen Narben können die Herzaktion so stark behindern, daß sie zu einer chronischen Herzinsuffizienz und schließlich zum Herzversagen führen.

MEESSEN [62] sieht den Schlüssel zum Verständnis der Herzinsuffizienz in einer Verschiebung des normalen Gleichgewichtes der Strukturen in den Herzmuskelzellen. Elektronenmikroskopisch sind bei Patienten in späten Stadien der Herzhypertrophie bei bioptischen Untersuchungen gelegentlich degenerative Veränderungen in Herzmuskelzellen stark dilatierter Vorhöfe oder Ventrikel nachgewiesen worden mit Verlust von Myofilamenten, besonders der dicken (myosinhaltigen), oder sogar von Myofibrillen, Proliferation des sarkoplasmatischen Reticulums und Bildung von Residualkörperchen sowie Verklumpungen der Z-Substanz (s. [16]). Diese Veränderungen können eine Synthesestörung anzeigen (wie in MEERSONS [61] 3. Stadium – s. u. – mit allmählicher Erschöpfung des Herzens). Wie weit diese quantitativ insgesamt spärlichen Veränderungen für eine Herzinsuffizienz relevant sein können, bedarf noch weiterer Abklärung.

MEERSON [61] hat sich sehr eingehend mit der experimentellen Aortenstenose beschäftigt. Er beschrieb dabei drei Stadien:

1. Schädigungsstadium: Unmittelbar nach der experimentellen Erzeugung des Herzfehlers wird das Myokard vermehrt belastet, sein O_2-Verbrauch steigt, die Proteinsynthese nimmt zu, die Bindegewebskerne vermehren sich, in den Muskelzellen nimmt zuerst die Masse der Mitochondrien zu, dann die Menge der kontraktilen Substanzen.
2. Stadium: Hypertrophie und relativ beständige Hyperfunktion. Der Herzfehler ist kompensiert, die Gewichtseinheit des hypertrophierten Myokards weist eine normale funktionelle Belastung, eine normale Energiebildung und einen normalen O_2-Verbrauch auf.
3. Stadium: Fortschreitende Kardiosklerose mit allmählicher Erschöpfung des Herzens. Die Nucleinsäure- und Proteinsynthese sind reduziert, die Mitochondrienmasse nimmt ab, es wird eine Erschöpfung oder ungenügende Kapazität des genetischen Apparates der Herzmuskelzellen vermutet [99].

rungen im Gefüge (Abb. 11.2). Diese Veränderungen bezeichnete LINZBACH [46, 47, 52] als *Gefügedilatation*. Inzwischen ist auch im Tierexperiment an chronisch insuffizienten Herzen bestätigt worden, daß bei ihnen keine übermäßige Dehnung der Herzmuskelfasern vorliegt.

Zu diesen Befunden paßt auch, daß in dilatierten Herzen die Gewichtseinheit des Myo-

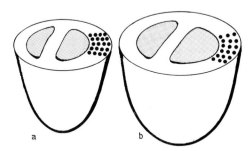

Abb. 11.2a u. b. Anzahl der Herzmuskelzellen pro Querschnitt in der gesunden und der gefügedilatierten Kammer. **a** Herz von normaler Weite. In der linken Kammer sind 25 Muskelfasern im Querschnitt eingezeichnet, in fünf Schichten (in Wirklichkeit 500 Schichten). **b** Herz mit Gefügedilatation. In diesem Beispiel ist die Anzahl der Herzmuskelzellen auf 21 vermindert und in 3 Schichten angeordnet (in Wirklichkeit etwa 350 Schichten) [51]

Die Bedeutung der Herzdilatation für das Versagen hypertrophierter Herzen: Die Herzdilatation ist bei einem chronisch insuffizienten Herzen neben der Hypertrophie der hervorstechendste makroskopische Befund.

Der Dehnungsgrad der Herzmuskelfasern läßt sich mikroskopisch an den Querstreifenabständen ermitteln. Die lichtmikroskopisch sichtbaren Z-Streifen begrenzen ein Sarkomer (s. S. 364 und 569). Mikroskopische Untersuchungen haben aber gezeigt, daß in stark dilatierten chronisch insuffizienten Herzen keine Überdehnung der Muskelfasern vorliegt. Ihre Sarkomeren sind im Durchschnitt nicht länger als bei einem normalgewichtigen Herzen mit enger Kammerlichtung. In chronisch insuffizienten Herzen kommt es zu einem *Umbau im Gefüge des Myokards* mit Verlängerung (Wachstum) von Herzmuskelfasern und Verlage-

kards mit gleichem O_2-Verbrauch arbeitet wie in normalgewichtigen Herzen. Die Muskelfasern eines chronisch insuffizienten Herzens arbeiten also *nicht* im Bereich des absteigenden Schenkels der Starling-Kurve. Die Ursache ihres Versagens liegt nicht in einer gefährlichen Überdehnung der Herzmuskelfasern. Obwohl die Sarkomeren nicht überdehnt sind, spielt die Herzdilatation eine wesentliche Rolle für das Versagen dieser Herzen. Mit zunehmendem Kammervolumen steigt auch die Spannkraft, die erforderlich ist, um das Blut in der Kammerlichtung auf den systolischen Druck zu bringen, steil an. Auf diese vermehrte Belastung antworten die Herzmuskelfasern mit einer Hypertrophie. Eine ideale Anpassung ist dann erreicht, wenn die Gewichtseinheit im hypertrophierten Myokard nur so viel Spannkraft entwickeln muß wie in einem normalgewichtigen Herzen. Diese Anpassung dürfte bei mäßiger Dilatation und normalem Druck in der Regel erreicht werden. Bei sehr starker Dilatation – und mitunter auch noch erhöhtem Druck – wird aber die Anpassungsbreite des Myokards nicht selten überschritten. Verdoppelungen des Herzgewichtes unter pathologischen Bedingungen kommen oft vor, eine Zunahme auf das Dreifache ist jedoch selten, und nur in wenigen Ausnahmefällen steigt das Herzgewicht auf über 1000 g. Unter extremen Bedingungen bleibt die Anpassungsfähigkeit des Herzmuskels also häufig hinter dem Bedarf zurück und die Herzmuskelfasern müssen ständig unter einer vermehrten Belastung arbeiten. Sie dürfte in vielen Fällen eine führende Rolle beim schließlich eintretenden Herzversagen spielen.

Aus diesen Befunden läßt sich schließen, daß die *Herzdilatation* eine Schlüsselstellung beim Versagen chronisch insuffizienter Herzen einnimmt. Diese pathophysiologischen Überlegungen erleichtern uns das Verständnis dafür, daß ein chronisch insuffizientes Herz schließlich versagen kann, ohne daß schwerwiegende lichtmikroskopisch sichtbare Veränderungen in der Myokardstruktur vorliegen müssen [32].

Das insuffiziente Altersherz. Eine Herzinsuffizienz im Alter kann eine Sonderstellung einnehmen. LINZBACH und AKUAMOA-BOATENG [49, 50] haben gezeigt, daß es keine Altersatrophie des Herzens gibt. Das mittlere Herzgewicht nimmt bis zur 9. Lebensdekade beständig zu, bei Männern um 1 g und bei Frauen um 1,5 g im Jahr. Diese Gewichtszunahmen entsprechen dem altersbedingten Blutdruckanstieg. Die latente und später auch die manifeste Herzinsuffizienz im Alter wird oft durch eine Summierung verschiedener pathologischer Veränderungen am Herzen hervorgerufen. Es liegt an diesem Organ häufig eine Polypathie vor. Von wesentlicher Bedeutung sind dabei die Coronarsklerose, eine Herzhypertrophie, Klappenveränderungen sowie degenerative Veränderungen im Myokard einschließlich der senilen Amyloidose. Die Bedeutung der Arteriolosklerose im Myokard für die Herzinsuffizienz wird seit einiger Zeit lebhaft diskutiert.

11.4 Pathophysiologie

11.4.1 Die Regulation der Herzmuskelproteinsynthese

Diese Darstellung folgt einer neueren Publikation von ZÄHRINGER [101]. (Weiterführendes Schrifttum s. dort.)
70% der im Herzmuskel vorhandenen Zellen sind Bindegewebszellen, 30% Herzmuskelzellen, die jedoch 75% des cellulären Volumens repräsentieren.
Herzmuskelzellen sind Zellen, die sich nicht mehr teilen. Ihre intracellulären Hauptproteine (kontraktile Proteine, Strukturproteine, Cytochrome) haben Halbwertszeiten von 5–12 Tagen und befinden sich im normalen Herzmuskel in einem steady-state. Wachstum oder Reparationsvorgänge an geschädigten Herzmuskelzellen müssen daher generell von einem Überwiegen der Synthese über den Abbau dieser Proteine ausgehen. Im Mittelpunkt vieler Untersuchungen steht daher im Augenblick die Frage nach der Regulation der Herzmuskelproteinsynthese. Folgende Punkte sind dabei von besonderer Bedeutung:

1. Grundprinzipien der Herzmuskelproteinsynthese.
2. Biochemische Veränderungen bei Herzmuskelhypertrophie.
3. Stimulierende und inhibierende Faktoren in der Regulation der Herzmuskelproteinsynthese.

Grundprinzipien der Herzmuskelproteinsynthese: Seit den klassischen Untersuchungen von WATSON/CRICK und JACOB/MONOD hat eine Vielzahl experimenteller Arbeiten dazu beigetragen, die Mechanismen der Genexpression in eukaryonten Organismen aufzuklären. Wir kennen heute die biochemischen Grundprinzipien der Genexpression recht genau und wissen darüber hinaus, daß nur geringgradige organspezifische Unterschiede bestehen wie etwa in der Höhe des DNS- und RNS-Gehalts der einzelnen Organe, der Aktivität der vorhandenen mRNS (messenger-RNS) oder Polyribosomen sowie deren Menge und intracellulärer Verteilung.

11.4 Pathophysiologie

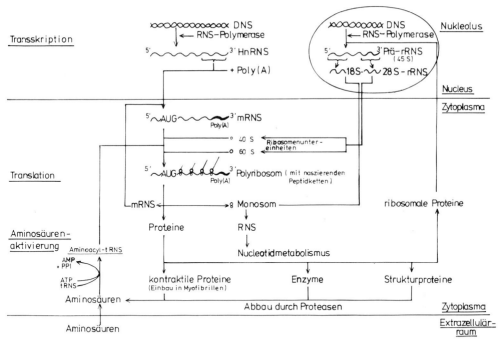

Abb. 11.3. Organisation der Proteinsynthese in der Herzmuskelzelle [101])

Dessenungeachtet zeigt die Genexpression jedoch in allen bisher untersuchten Geweben, einschließlich Herzmuskel, einen analogen Reaktionsverlauf (Abb. 11.3):
Transkription: Die in der DNS des Zellkerns gespeicherte, genetische Information ist in einzelnen Transkriptionsabschnitten, den Transcriptons, angeordnet. Jede Zelle enthält ca. 2×10^5 Transcriptons, jedes Transcripton eine oder mehrere, codierende DNS-Sequenzen (= Gene im eigentlichen Sinne). Dazwischengelagert sind nicht-codierende, strukturelle DNS-Sequenzen.
DNS bzw. die einzelnen Transcriptons werden mit Hilfe der DNS-abhängigen RNS-Polymerase in die heteronucleäre RNS (HnRNS) transkribiert. Etwa 95% dieser HnRNS verbleiben im Zellkern und werden dort wieder abgebaut; 1–10% der HnRNS (und zwar der am 3'-Ende gelegene Teil) werden nach Addition von Poly(A) als sog. messenger-RNS (mRNS) ins Cytoplasma transportiert. Jede Zelle enthält ca. 10^3-10^4 verschiedene mRNS-Moleküle.
Unabhängig von diesen Vorgängen erfolgt an der im Nucleolus befindlichen DNS die Transkription der für die ribosomale RNS (rRNS) codierenden Gensequenzen. Das entstandene primäre Transkriptionsprodukt ist die Prä-rRNS (Sedimentationskonstante 45S), die neben sog. „Spacer-RNS"-Sequenzen die Sequenzen der 18S- und 28S-rRNS enthält. Die im Cytoplasma synthetisierten ribosomalen Strukturproteine werden in den Nucleolus transportiert und lagern sich an diese Prä-rRNS an. Durch enzymatische Spaltung entstehen aus der Prä-rRNS die 18S- und 28S-rRNS, die zusammen mit den an sie gebundenen ribosomalen Strukturproteinen ins Cytoplasma transportiert werden und dort in den Ribosomenuntereinheiten-Pool eingehen. Die 40S-Untereinheit enthält 30 Strukturproteine, die 60S-Untereinheit 39.
Translation: Im Cytoplasma der einzelnen Gewebe liegen unterschiedliche Mengen (10–80%) der vom Nucleus ins Cytoplasma transportierten mRNS in Form von nichttranslatierter freier mRNS vor. Erst nach Anlagerung der 40S- und 60S-Ribosomenuntereinheiten kann die in der mRNS gespeicherte Information in die Aminosäurese-

Tabelle 11.4. Charakterisierung der kontraktilen Proteine und der für sie codierenden mRNS [101]

Protein	Herz mg/g	Intracell. Lokalisation	Molekulargewicht	Untereinheiten	Halbwertszeit
Charakterisierung der Proteine					
Actin	15	Dünnes Filament	42 000	–	7,7 (–10,5) Tage
Myosin	35	Dickes Filament	500 000	H-Kette: 2× 200 000	5,6–11,5 Tage
				L1-Kette: 2× 28 000	7,0 Tage
				L2-Kette: 2× 18 000	7,0 Tage
Troponin	2,5	Dünnes Filament in 400 Å-Abständen	Troponin-T: 40 000 Troponin-I: 28 000 Troponin-C: 19 000	– – –	Nicht genau bekannt, wahrscheinlich ca. 8–10 Tage
Tropomyosin	5	Dünnes Filament in Grube entlang Aktin	70 000	2× 34 000 bzw. 1× 35 000 + 1× 37 000	6,1–11,5 Tage
α-Actinin		Z-Bande	95 000	–	Nicht bekannt

mRNS für	Rel.-Anteil am cell. Gesamt-mRNS-Pool	Anzahl der an die mRNS gebundenen Ribosomen	Sed. Konstante bzw. Mol.-Gewicht der mRNS	Länge des Poly(A)-Segments (Nucleotide)
Charakterisierung der entsprechenden mRNS				
Actin	Nicht bekannt	5–10 (15–25)	8–20 S	80–150
Myosin	H-Kette: 5–6% L-Ketten: ca. 0,5%	50–60	26 S: $2,23 \times 10^6$ Dalton	170 80–150
Tropomyosin	Nicht bekannt	5–9	Nicht bekannt	Nicht bekannt
Troponin/ α-Actinin	Nicht bekannt	Nicht bekannt	Nicht bekannt	Nicht bekannt

quenz der zu synthetisierenden Proteine translatiert werden. Bei 10^3–2×10^4 verschiedenen mRNS-Molekülen reicht diese Information für ebenso viele verschiedene Proteine. Die Länge der jeweiligen mRNS, charakterisiert durch ihre Sedimentationskonstante bzw. ihr Molekulargewicht sowie durch die an sie gebundene Anzahl von Ribosomen, ist dabei direkt proportional der Länge des zu synthetisierenden Proteins (Tabelle 11.4, „mRNS-Teil"). Die Geschwindigkeit der Translation wurde in-vivo und in-vitro gemessen und beträgt 0,8–6 Aminosäuren/Sekunde.

Nach Fertigstellen der Proteinkette lösen sich die Ribosomen von der mRNS ab und zerfallen in ihre 40S- und 60S-Untereinheiten. Die neusynthetisierten Proteine lagern sich im Falle der kontraktilen Proteine zu Myofibrillen zusammen und von peripher an bereits bestehende Myofibrillen an, im hypertrophierenden Herzmuskel auch ans Ende der Myofibrillen. Die neusynthetisierten ribosomalen Strukturproteine werden in den Nucleolus transportiert, wo sie sich an die Prä-rRNS anlagern (s. o.). Die übrigen neusynthetisierten Proteine (Enzyme, Membranproteine etc.) werden an den jeweiligen Ort ihrer Funktion transportiert.

Eine Sonderstellung nehmen die mitochondrialen Proteine ein. Mitochondrien verfügen über eine eigene zirkuläre DNS sowie über sämtliche für Transkription und Translation benötigten Enzymsysteme und Cofaktoren. Diese DNS enthält die genetische Information für ca. 10% der mitochondrialen Proteine, die ausschließlich innerhalb der Mitochondrien synthetisiert werden. Die

11.4 Pathophysiologie

Tabelle 11.5. Biochemische Veränderungen im hypertrophierenden Herzmuskel [101]

Stunden nach Beginn der Druckbelastung	Biochemische Veränderung	Dadurch ausgelöste Veränderung
2	↑ Ornithin-Decarboxylase	↑ Polyaminsynthese
2 (–24)	↑ Polyaminsynthese	↑ Proteinsynthese
2–3	↑ Polyribosomenspiegel (elektronenmikroskopisch)	↑ Proteinsynthese
4	↑ Nucleotidincorporation in RNS	↑ RNS-Synthese
4–8 (Peak 3–7 Tage)	↑ Gesamt-RNS	↑ Proteinsynthese
5	↑ Aminosäurenincorporation in kontraktile Proteine	↑ Proteinsynthese
12	↑ RNS-Polymeraseaktivität	↑ RNS-Synthese
24	↑ Uridinkinase	↑ Nucleotidsynthese
24–48	↑ Synthese von Cytochrom c und Kollagen	↑ Mitochondrienzahl Bindegewebszellzahl
48	↑ Quotient: Translatierende/nicht translatierende Ribosomen	↑ Proteinsynthese
48	↑ Einbau von Prolin in Kollagen	↑ Kollagenspiegel
48 (und später)	↓ D-Loops der mitochondrialen DNS	↑ Mitochondrienreplikation
72 (evtl. früher)	↑ Transport von Aminosäuren in die Zelle	↑ Proteinsynthese
72–120	↑ DNS-Synthese	↑ Bindegewebszahl
72 (u. später)		↓ Mitochondrienzahl

übrigen 90% der in den Mitochondrien vorhandenen Proteine werden an cytoplasmatischen Polyribosomen synthetisiert und anschließend in die Mitochondrien eingeschleust.

Die Halbwertszeit der neusynthetisierten kontraktilen Proteine beträgt ca. 7 Tage (Tabelle 11.4). Noch immer offen ist, ob ihr Abbau koordiniert erfolgt, z. B. durch Einschluß ganzer Myofilamente oder Myofibrillenteile durch Lysosomen und gemeinsamen Abbau durch deren Proteasen, wie es durch die sehr ähnlichen Halbwertszeiten nahegelegt wird, oder ob die einzelnen Proteine unabhängig voneinander abgebaut werden.

Biochemische Veränderungen bei Herzmuskelhypertrophie: Eine der herausragenden Eigenschaften des Herzmuskels ist seine Adaptationsfähigkeit an sich verändernde Umweltbedingungen des Gesamtorganismus (starke Arbeitsbelastung, Kälte, Höhe sowie andere extreme Bedingungen) bzw. in gewissem Umfang auch an pathologische Situationen (Hypertonie, Infektionen, Schilddrüsenüberfunktion etc.). Im Rahmen dieser Adaptationsvorgänge spielt die Regulationsfähigkeit der Herzmuskelproteinsynthese eine entscheidende Rolle.

Am Beispiel der experimentellen Herzmuskelhypertrophie nach Coarctation der Aorta konnten die unmittelbaren biochemischen Veränderungen analysiert werden, die in der Herzmuskelzelle durch eine vermehrte Arbeitsbelastung induziert werden und die dann nach mehreren Tagen zum Adaptationsresultat der Herzmuskelhypertrophie führen. Tabelle 11.5 zeigt die zeitliche Abfolge dieser Veränderungen. Es ist deutlich erkennbar, daß der Stimulation der RNS- und Proteinsynthese eine entscheidende Bedeutung zukommt. Veränderungen des Abbaus der Herzmuskelproteine, die das Entstehen der Herzmuskelhypertrophie theoretisch ebenfalls erklären könnten, spielen nach dem heutigen Wissensstand keine wesentliche Rolle.

Tabelle 11.6. Substanzen und experimentelle Situationen, die die Herzmuskelproteinsynthese stimulieren bzw. inhibieren [101]

Substanz	Stimulation	Inhibierung	Angriffspunkt
A. Physiologisch			
↑ Aminosäuren	+		Initiation und Elongation
↑ Insulin	+	+	Initiation und Proteindegradation
↑ Fettsäuren	+		Initiation
↑ Glucose	+		Nicht bekannt
↑ STH	+		Nicht bekannt
↓ O_2		+	Initiation und Elongation (↓ GTP, ATP)
↓ Insulin		+	Initiation
↓ Fettsäuren		+	Initiation
↓ Aminosäuren		+	Initiation und Elongation
Hypophysektomie (↓ STH, ↓ Thyroxin, ↓ Insulin)		+	↓ RNS- und Polyribosomenkonzentration, ↓ Ribosomenuntereinheitenkonzentration, Initiationsblock
B. Toxisch			
Gelber Phosphor		+	Starke Reduktionswirkung → SS- zu SH-Gruppen → Veränderung Proteinstruktur
Adriamycin/Daunomycin		+	Bindung an DNS → ↓ RNS → ↓ Proteinsynthese
Chinidin/Procainamid/ Diphenylhydantoin		+	Nicht bekannt
Äthanol		+	Inhibierung Elongation durch Metabolit Acetaldehyd
Diphtherietoxin		+	Aminoacyl-tRNS-Transferase

Stimulierende und inhibierende Faktoren in der Regulation der Herzmuskelproteinsynthese: Im Rahmen der Untersuchungen über die molekularbiologischen Grundprinzipien der Adaptationsvorgänge des Herzmuskels an verstärkte Arbeitsbelastungen gelang es, einer Reihe von Substanzen stimulierende Wirkungen auf die Herzmuskelproteinsynthese zuzuordnen. Besonders eindrucksvoll waren die Ergebnisse, wenn von experimentellen Bedingungen ausgegangen wurde, die zunächst eine Verarmung an diesen Substanzen aufwiesen. Es konnte insbesondere eindeutig belegt werden, daß diese Substanzen (Insulin, STH, Fettsäuren, Aminosäuren) für die normale Aufrechterhaltung der Herzmuskelproteinsynthese erforderlich sind. Über ihre Bedeutung bei Wachstums- bzw. Reparationsvorgängen im Herzmuskel (Herzmuskelhypertrophie, ischämischer Herzmuskel u.ä.) bestehen hingegen noch keine eindeutigen Aussagen.

Tabelle 11.6 (A) zeigt eine Übersicht über diese Substanzen und ihre postulierten Angriffspunkte. Wie erwähnt, muß dabei derzeit noch offen bleiben, inwieweit diesen Substanzen über ihre grundlegende Bedeutung für die Aufrechterhaltung einer normalen Herzmuskelproteinsynthese hinaus auch noch eine Bedeutung in der Regulation der Herzmuskelproteinsynthese unter besonderen, vor allem pathologischen Bedingungen zukommt.

Abschließend seien noch einige der Substanzen aufgeführt, die zu akutem oder chronischem Herzversagen führen können und

ihren Angriffspunkt an einer Inhibierung der Herzmuskelproteinsynthese haben.
Tabelle 11.6 (B) zeigt eine Übersicht über diese – toxischen – Substanzen und ihre Angriffspunkte.

11.4.2 Die Vorgänge der elektromechanischen Koppelung

Spannungsentwicklung und zeitlicher Kontraktionsablauf werden durch die Vorgänge der elektromechanischen Koppelung determiniert und durch hormonelle Einflüsse (z. B. Catecholamine) sowie durch Stoffwechselvorgänge (z. B. durch die Aktivität der Membran-ATPase) modifiziert. Nach den verfügbaren experimentellen Befunden [10, 15] pflanzt sich die Erregung entlang der Zellmembran durch Einstülpungen des Sarkolemms (sog. transversales Tubulussystem) in das Zellinnere fort (Abb. 11.4) und bewirkt von dort aus eine sprunghafte Freigabe von *Calciumionen* aus dem longitudinalen Tubulussystem des sarkoplasmatischen Reticulums. Nach der derzeitigen Auffassung entfalten die Ca^{++}-Ionen ihre Wirkung in minimaler Konzentration über die Regulatorproteine. In Abhängigkeit von der ATP-

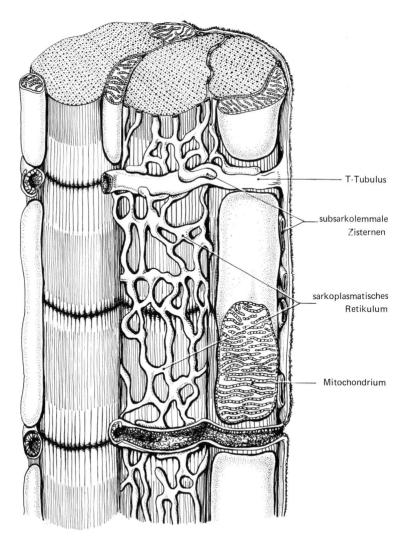

Abb. 11.4. Struktur der Arbeitsmuskulatur des Herzens

Konzentration ermöglichen sie durch Bindung an Troponin die Interaktion zwischen Actin- und Myosinfilamenten. Mit steigender Ca^{++}-Konzentration nehmen ATP-Spaltung, isometrische Spannungsentwicklung und dynamischer Dehnungswiderstand weitgehend proportional zu.

Somit sind als Quellen der kontraktionswirksamen Calciumionen die extracelluläre Calciumkonzentration, der Calciumstrom durch die Zellmembran während der Erregung und die Freigabe von Calciumionen aus Bindungen des sarkoplasmatischen Reticulums anzusehen.

Die *Erschlaffung* setzt voraus, daß Calciumionen wieder aus dem Myoplasma verschwinden, was größtenteils durch die aktive Rückbindung in das longitudinale System erfolgt.

11.4.3 Die Mechanik des insuffizienten Herzens

Der molekulare Vorgang der Kraftgeneration. Die Muskelkontraktion beruht auf dem Aneinandervorbeigleiten von dicken und dünnen Filamenten, die innerhalb der Muskelzelle parallel zur Faserrichtung verlaufen. Die dünnen Filamente, die von der Z-Linie ausgehend in die Sarkomere reichen, bestehen zu 60% aus dem Protein Actin und zu 40% aus den Regulatorproteinen Tropomyosin und Troponin. Das dicke Filament ist fast ausschließlich aus dem Protein Myosin aufgebaut. Beide Filamenttypen bilden eine Überlappungszone, deren Breite vom Ausmaß der Verkürzung der Muskelzelle abhängig ist. Die mechanische Kraft, die notwendig ist, um die beiden Filamente aneinander vorbeizutreiben, wird von der Myosinquerbrücke erzeugt, die in einer Art Ruderbewegung sich cyclisch am Actinfilament anheftet, umknickt und wieder losläßt (Abb. 11.5). Während dieses Vorgangs wird ATP zu ADP und anorganischem Phosphat vom Myosin hydrolysiert. Der molekulare Vorgang der Kraftgeneration innerhalb der Muskelzelle beruht somit auf der Interaktion der beiden Proteine Actin und Myosin bei Verbrauch von chemischer Energie, die in Form von ATP vorliegt. In den letzten 20 Jahren ist die Struktur der beteiligten Proteine, die Art ihrer Aggregation in den Filamenten und die relative Anordnung der Filamente zueinander eingehend erforscht worden [33, 60].

Veränderte physikochemische Eigenschaften der kontraktilen und regulatorischen Proteine (u. a. eine verminderte Aktivität der Myosin-ATPase [93]), verminderte Calciumfreisetzung im longitudinalen System, herabgesetzte Speicherfähigkeit des sarkoplasmatischen Reticulums, Hemmung des Calciumeinstroms durch die Zellmembran oder eine verminderte extracelluläre Calciumkonzentration sind mögliche Ursachen einer Insuffizienz des kontraktilen Apparates auf molekularer Basis und können bei der Entstehung einer Herzinsuffizienz im Gefolge einer Herzhypertrophie, unter der Einwirkung bestimmter Pharmaka, bei Alterungsvorgängen des Myokards, bei Myokarditis oder bei Störungen des Proteinstoffwechsels (Unterernährung, Paraproteinämien, Antimetaboliten) beteiligt sein. Dagegen ist die auf dem Boden einer Hypoxie (coronare Insuffizienz, Hypoxämie) entstandene Herzinsuffizienz durch die Störung der oxydativen Phosphorylierung mit nachfolgendem Mangel an energiereichen Phosphaten hinreichend erklärt.

Änderungen des Inotropiezustandes sind mechanisch durch Änderungen von Kontraktionsgrößen bei gegebenen Ausgangsbedingungen, d. h. bei Konstanz von preload und afterload, charakterisiert. Als *positiv-inotrope Eingriffe* gelten u. a.: die pharmakologischen Wirkungen von sympathicomimetischen Pharmaka (Adrenalin, Isoproterenol, Dopamin, Dobutamin u. a.), Calcium, Glykosiden, Nitraten, Glucagon, ferner von Cortisol, Aldosteron, Aldosteronantagonisten, Insulin, Thyroxin und Trijodthyronin und eine Frequenzsteigerung. – *Negativ inotrop* wirken u. a.: β-Receptorenblocker, Calciumentzug, Hypoxie, Disopyramid, Barbiturate, Morphin und eine Frequenzabnahme.

Wirkungsmechanismus sympathicomimetischer Substanzen [11]: Der Wirkungsmechanismus der Sympathicomimetica auf molekularbiologischer Ebene ist in den letzten Jahren eingehend untersucht und teilweise aufgeklärt worden. So kann man die Sympathicomimetica nach ihrer pharmakologischen Wirkungsweise in direkt am Receptor

11.4 Pathophysiologie

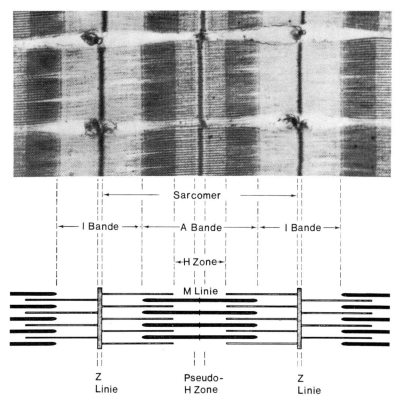

Abb. 11.5. Ultrastrukturelle Einheit des Herzmuskels ist das Sarkomer. Länge innerhalb von 2 Z-Linien: 1,5–2,2 µm. A-Bande: lange Myosinfilamente (1,5 µm). I-Bande: Aktinfilamente. Die Muskelkontraktion kommt durch brückenartige Verbindungen zwischen beiden Myofilamenten zustande, wobei sich die dünnen Filamente weiter zwischen die dicken Myosinfilamente hineinschieben („sliding filament theory" nach HUXLEY und HANSON, 1954)

(α- oder β-Receptor), indirekt und auf beide Weisen wirkende Substanzen einteilen, wobei die Wirksamkeit der ersten Gruppe von Pharmaka (z.B. Isoproterenol, Adrenalin, Noradrenalin etc.) durch eine Bindung an spezifische Receptoren erklärt werden kann. Verbindungen der zweiten, indirekt wirkenden Gruppe (z.B. Ephedrin) setzen Catecholamine – meist Noradrenalin – aus ihren biologischen Speichersystemen frei, während bei den adrenergen Pharmaka vom dritten Typ (direkt und indirekt wirkenden) mehrere Mechanismen beteiligt sind.
Die Bindung einer spezifisch wirksamen Substanz an besondere Moleküle (= Receptoren) an der Membranaußenseite des Zielorgans führt zu einer Konformationsänderung dieser Moleküle. Intrazellulär wird dadurch eine Reaktionskaskade induziert, an deren Ende eine biologische Reaktion hervorgerufen wird. In der Regel sind die bislang nachgewiesenen Receptoren für Hormone und Pharmaka Proteinmoleküle und mit Enzymen an der Membraninnenseite verknüpft.
Bei der Messung physiologischer Effekte sechs verschiedener Catecholamine stellte AHLQUIST fest, daß es mehrere Receptoren für adrenerge Pharmaka geben müsse, die er Alpha- und Betareceptoren nannte. Die Stimulation von Alphareceptoren durch Noradrenalin oder Adrenalin führt zu einer Erregung der glatten Muskulatur, die Stimulation der Betareceptoren durch Adrenalin oder Isoproterenol bewirkt am Herzen einen positiv-inotropen und -chronotropen Effekt, an der Darmmuskulatur, der glatten Muskulatur der Bronchien, der Gefäße und des Uterus eine Erschlaffung sowie eine Steigerung der Lipo- und Glykolyse (Abb. 11.6).

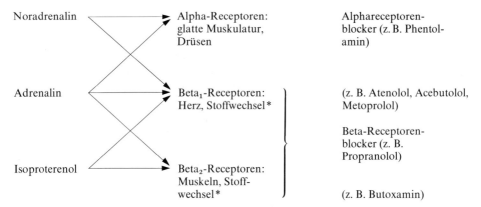

Abb. 11.6. Angriffspunkte der Agonisten und Antagonisten an Alpha- und Betareceptoren.
* Metabolische Wirkungen wie Lipolyse, Glykogenolyse

Grundsätzlich sind alle Catecholamine zur Alpha- und Betareceptorenstimulation fähig; allerdings ist die Wirkstärke oder die Affinität zum Receptor der einzelnen Substanzen jeweils sehr unterschiedlich. So hat Phenylephrin eine hohe Affinität zum Alphareceptor, aber nur geringe Wirkung in bezug auf betareceptorenvermittelte Effekte. Die Entwicklung von Substanzen, welche die Stimulation der Alphareceptoren verhindern (Phentolamin, Phenoxybenzamin) oder betareceptorenantagonistische Wirkungen haben (Dichlorisoproterenol), haben das klassische Konzept von AHLQUIST bestätigt. Dabei ist noch offen, ob Alpha- und Betareceptoren unterschiedliche Membranstrukturen oder verschiedene Konformationszustände desselben Receptorproteins darstellen.

Pharmakologische Untersuchungen haben eine weitere *Unterteilung der Betareceptoren* in β_1- und β_2-Receptoren sinnvoll erscheinen lassen. β_1-Receptoren werden vorwiegend im Herzen und im Fettgewebe gefunden. Sie haben eine hohe Affinität zu Noradrenalin, welches dort etwa gleiche Wirksamkeit wie Adrenalin und ein Drittel derjenigen von Isoproterenol hat. Practolol, Atenolol und Metoprolol verursachen an β_1-Receptoren bereits in geringeren Konzentrationen einen blockierenden Effekt als an β_2-Receptoren, bedingt durch die höhere Affinität zum β_1-Receptor. Dieser affinitätsbedingte Wirkungsunterschied führte zur Unterteilung in β_1- und β_2-Receptorblockierende Pharmaka. β_2-Receptoren werden vorwiegend in der Gefäß-, Bronchial- und Uterusmuskulatur nachgewiesen. Isoproterenol ist an diesen Receptoren etwa 100mal wirksamer als Noradrenalin. Butoxamin hat vorzugsweise dort blockierende Wirkung. Andere Betareceptorenblocker (z. B. Pindolol, Propranolol, Bupranolol) zeigen keine derartige unterschiedliche Affinität zu β_1- oder β_2-Receptoren. Es muß aber betont werden, daß in den verschiedenen Organen lediglich das Verteilungsmuster β_1/β_2-Receptoren unterschiedlich ist und daß es dementsprechend keine absolute Organspezifität für eine Betareceptorart gibt.

In letzter Zeit ist aufgrund der catecholaminartigen Wirkung von Dopamin noch ein dopaminerger Receptor postuliert worden. Diese Receptoren scheinen auch im zentralen Nervensystem eine wichtige Rolle zu spielen. Haloperidol, Bulbocapnin und Chlorpromazin sind dopaminerge Receptorenblocker.

In den letzten Jahren gelang mit Hilfe radioaktiv markierter betablockierender Substanzen auch der biochemische Nachweis derartiger Bindungsproteine in verschiedenen Geweben mehrerer Species. Da in Gegenwart von Antagonisten der Receptor nur im hochaffinen Zustand vorliegt, wurden für die Receptorbindungsuntersuchungen meist Antagonisten (^{3}H-Dihydroalprenolol oder ^{125}J-Hydroxybenzylpindolol) verwandt. Dabei zeigte sich, daß durch steigende Konzentrationen anderer Betareceptorenblocker oder durch Agonisten eine kompetitive Verdrängung aus der Receptorbindung entsprechend der Wirksamkeit in vivo nachweisbar war und daß die (−)-Stereoisomere im Vergleich zu den (+)-Stereoisomeren auch an isolierten Membranpräparationen etwa 100fach stärker wirksam sind. Aus der Bindungskapazität für Antagonisten, aber übereinstimmend auch für Agonisten (wie ³H-Hydroxybenzylisoproterenol) läßt sich überschlagsweise eine Receptordichte von etwa 1–10 µm² in verschiedenen Geweben errechnen.

Die Dissoziationskonstanten der Propranolol- Alprenolol- und Pindolol-Receptorbindung an Säugetierherzmembranen wurden im nanomolaren Bereich gemessen. Da bei diesen niedrigen freien Pharmakakonzentrationen bereits die Hälfte der Receptoren ein Pharmakonmolekül gebunden haben, wird die hohe Spezifität der Bindung deutlich. Für Agonisten (Isoproterenol, Noradrenalin und Adrenalin) liegen die Konzentrationen in einem ähnlichen Bereich. Voraussetzung hierfür ist aber, daß sich der β-Receptor im hochaffinen Zustand befindet; im niederaffinen Zustand wird die 50%-Sättigung erst im mikromolekularen Bereich erreicht (s. u.).

Betaadrenerge Agonisten führen zu einer Konformationsänderung des Bindungsproteins und damit zur Aktivierung der Adenylatzyklase. Betaadrenerge Antagonisten, die aufgrund eigener hoher Affinität die β-Receptoren besetzen, haben selbst keinen Einfluß auf die Enzymaktivität, verhindern aber die Bindung des β-Agonisten an den Receptor.

Während der β-Receptor nach bisherigen Untersuchungen nur einer funktionellen Einheit entspricht, besteht das Enzym, die Adenylatzyklase, aus 2 funktionellen Untereinheiten: einer katalytischen Einheit und einer regulatorischen Einheit (auch Guaninnukleotid-Bindungsprotein genannt) (s. Abb. 11.7). Alle 2 funktionellen Einheiten können durch entsprechende Behandlung voneinander getrennt und auch wieder funktionell zusammengebracht werden (zit. KRAWIETZ, 1981) [86 a].

Das Zusammenwirken dieser 3 Einheiten läßt sich folgendermaßen beschreiben: Die Betareceptorbindung (β-Receptor im hochaffinen Zustand) eines Agonisten führt zu einer Konformationsänderung des Receptorproteins, die nach Bindung eines β-Blockers ausbleibt. An diese durch Agonisten veränderte Receptorkonformation lagert sich nun das Kopplungsprotein (= regulatorische Einheit, = Guaninnukleotidbindungsprotein), wodurch am Kopplungsprotein ein aktivierendes Nukleotid gebunden werden kann. Dies führt seinerseits zur Erniedrigung der Receptoraffinität (β-Receptor im niederaffinen Zustand), und der gebundene Agonist löst sich vom Receptor. Das mit einem Nukleotid besetzte Kopplungsprotein (= Regulatorprotein) bindet sich an die katalytische Einheit und führt zu einer gesteigerten Bildungsrate von cAMP aus ATP. cAMP ist dann für weitere Schritte der Hormon- bzw. Pharmakonwirkung als „second messenger" intrazellulär verantwortlich.

Diese von verschiedenen Untersuchern [86 a] bestätigten Experimente lassen die Frage nach dem Koppelungsmechanismus des Receptors mit dem Enzym aufkommen. Da man weiß, daß eine Reihe von Hormonen (z.B. ACTH, Glucagon, Schilddrüsenhormone, somatotropes Hormon, Vasopressin, Prostaglandin, Catecholamine) die Adenylatcyclase stimu-

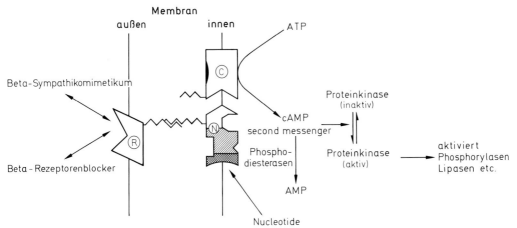

Abb. 11.7. Schematische Darstellung der betaadrenergen Agonisten- bzw. Antagonistenwirkung [40 a]

lieren und das intracelluläre cyclische Adenosinmonophosphat (cAMP) erhöhen, muß dieser Receptor-Enzym-Koppelung eine noch im weiteren Sinne besondere Bedeutung zukommen. Man hat nämlich gefunden, daß die verschiedenen Hormone sich nicht kompetitiv an der gleichen Bindungsstelle verhalten und, wenn gemeinsam anwesend, die Adenylatcyclase doch nicht additiv stimulieren. Daraus folgt, daß die Adenylatcyclase das gemeinsame Endglied mehrerer Receptoren darstellt und sowohl von jedem einzelnen Hormon wie von mehreren zusammen nur bis zu einem Maximum stimuliert werden kann. Nun besitzt nicht jede Zelle alle Hormonreceptoren zur Aktivierung der Adenylatcyclase. Im Nebennierengewebe gibt es lediglich ACTH-Receptoren, im Herzen Glucagon-, Catecholamin- und Schilddrüsenhormonreceptoren. Deshalb wirken Glucagon, Catecholamine und Schilddrüsenhormone im Herzen positiv-inotrop, nicht aber ACTH. Im Fettgewebe können allerdings mehrere Hormone die gleichen Effekte auslösen.

Einige Pharmaka mit experimentell belegtem Angriffspunkt an diesem System können beides, die Wirkung seiner Agonisten hemmen und doch selbst zu einer gewissen cAMP-Erhöhung führen. Diese partiell agonistische Wirkung ist bei den Betareceptorenblockern mit sympathicomimetischer Eigenwirkung oder „intrinsic activity" gefunden worden. Dieser Effekt ließ sich bisher in vitro allerdings nur für extrem hohe, in vivo nicht erreichbare Konzentrationen zeigen.

Unter Verbrauch von Adenosintriphosphat (ATP) und in Gegenwart von Mg^{++} kommt es dann zu einer *vermehrten Bildung von cyclischem 3',5'-Adenosinmonophosphat* (3',5'-AMP). Ähnlich wie an der Leberzelle steigt bei erhöhter cellulärer Konzentration von cyclischem 3',5'-AMP die Aktivität der Phosphorylase-b-Kinase an, nimmt durch Transformation der Phosphorylase-b in -a die Glykogenolyse zu und wird Glucose-1-Phosphat zur Substratutilisation der Herzmuskelzelle bereitgestellt. Der Abbau von cyclischem 3',5'-AMP zu 5'-AMP durch die Phosphodiesterase wird durch ATP und Pyrophosphat sowie durch Methylxanthine (Theophyllin, Coffein), nicht aber durch Catecholamine gehemmt (Abb. 11.7). Die vermehrte Bildung von cyclischem 3',5'-AMP, die Aktivierung der Phosphorylase und der positiv-inotrope Effekt sind zeitlich eng miteinander verknüpft. Bei chronischer Herzinsuffizienz ist die Adenylatcyclaseaktivität vermindert [85].

Nach der von FLECKENSTEIN [17] vertretenen Auffassung beruht die physiologische Steigerung der Kontraktionskraft des Herzens unter dem *Einfluß der sympathischen Überträgerstoffe* Adrenalin und Noradrenalin in erster Linie auf einer Verstärkung des transmembranösen Calciumeinstroms durch die depolarisierte Membran. Hierdurch wird die calciumabhängige Myofibrillen-ATPase stärker aktiviert und die während der Verkürzung utilisierte Menge an ATP gleichzeitig mit der systolischen Kraftentwicklung in die Höhe getrieben. – Calciumentzug hebt die Fähigkeit zur Bildung von Aktionspotentialen nicht auf, jedoch erlischt die Kontraktilität rasch (sog. *elektromechanische Entkoppelung*).

Umgekehrt wird die Passage des Calciumkanals durch die Zellmembran durch zweiwertige Kobalt- oder Nickelionen konzentrationsabhängig mehr oder weniger vollständig blockiert. Dadurch wird die transmembranöse Calciumversorgung der Myokardfasern unterbunden, so daß die Kontraktilität selektiv erlischt. Der natriumabhängige Erregungsprozeß zeigt dagegen – trotz der Blockade des Calciumsystems und des hieraus resultierenden Verlusts der Kontraktilität – kaum eine Veränderung. Auch Verapamil (Isoptin) gilt als spezifischer Inhibitor des Calciumkanals in der Säugetiermyokardfaser. Ein einziges Molekül dieser Verbindung kann am Papillarmuskel den elektromechanischen Koppelungseffekt von mehreren tausend Calciumionen reversibel blockieren und so die Kontraktilität der Myokardfaser selektiv und dosisabhängig herabsetzen [17]. Substanzen vom Typ des Verapamils stehen somit als besondere Gruppe den Inhibitoren des myokardialen Erregungsvorganges (Lokalanaesthetica, Antiarrhythmica, antifibrillatorische Stoffe) gegenüber, die den transmembranösen Natriuminflux weit stärker als den

11.4 Pathophysiologie

Tabelle 11.7. Physiologische Meßgrößen der Herzmechanik [70]

	Primäre Meßgröße (in vitro)	Abgeleitete Meßgröße (in vivo)
Vorlast (preload)	Präsystolische Länge bzw. Längenzunahme bezogen auf die Ausgangslänge (l/l_0) bzw. ($\Delta l/l_0$)	Enddiastolisches Volumen (V) $\Delta V_{diast}/V_0$, Enddiastolischer Druck dP/dt_{diast}
Nachlast (afterload)	Systolisches Wandspannungsintegral	Maximale systolische Wandspannung Mittlere systolische Wandspannung Mittleres systolisches Wandspannungs-Zeit-Integral
Kontraktilität	Geschwindigkeits- oder Spannungs- oder Längen-änderung	Isovolumetrische Geschwindigkeitsindices, auxotone Parameter (Auswurffraktion, zeitnormierte Auswurfparameter)
Kontraktilitätsreserve	Änderung der Kontraktilität unter maximaler betaadrenerger Stimulation	Maximale körperliche Belastung

Calciumeinstrom herabzusetzen imstande sind.

Quantitative Beurteilung der Herzfunktion (Tab. 11.8). Auf die Erfordernisse der Kreislaufperfusion bezogen, sprechen wir dann von einer Herzinsuffizienz, wenn der Blutauswurf des Herzens in einem Mißverhältnis zu den Bedürfnissen der Organperipherie steht. Der Schweregrad eines Herzversagens kann daher durch die Differenz zwischen Auswurf-Soll und tatsächlichem Herzauswurf bemessen werden. Konventionelle Meßgrößen (Herzzeitvolumen, Schlagvolumen, Herzarbeit, enddiastolischer Druck, enddiastolisches Volumen, Auswurffraktion etc.) und die hieraus resultierenden Funktionskurven zwischen enddiastolischem Druck bzw. Volumen und der Herzarbeit bzw. Schlagarbeit werden zur Ermittlung der Pumpfunktion unter pharmakologischen Eingriffen und bei pathologischen Funktionszuständen herangezogen und durch Einbeziehung der Druckanstiegsgeschwindigkeit und der Faserverkürzungsgeschwindigkeit quantitative Anhaltspunkte für den Kontraktilitätszustand des Herzens gewonnen. Außerdem hat in jüngster Zeit die Beziehung zwischen der systolischen Wandspannung und der Masse-Volumen-Relation des linken Ventrikels Beachtung gefunden (s. S. 579). Allerdings stößt die quantitative Erfassung die-

Tabelle 11.8. Quantitative Beurteilung der Herzfunktion [70]

1. Diastole
Diastolische Dimensionen, Druck-Volumen-Beziehungen und Dehnbarkeit, bewertet durch:
– Diastolische Volumina und Volumenänderungen (EDV, ΔV)
– Diastolische Drücke und Druckänderungen (P_{LVED}, ΔP)
– Diastolische Wanddicke und Masse (d, LVMM)
– Diastolische Masse-Volumen-Relation (LVMM/EDV)
– Diastolische Dehnbarkeitsindices (dP/dV, dp/dt_{diast} u.a.)

2. Systole
Globale Kontraktionsstörungen des linken Ventrikels, bewertet durch:
– Pumpgrößen (Herzindex, Schlagindex u.a.)
– Isovolumetrische Geschwindigkeitsindices (dp/dt_{max}, V_{pm}, V_{max} u.a.)
– Auxotone Parameter (Auswurffraktion, V_{CF} u.a.)
– Systolische LVMM/EDV-Wandspannungsbeziehungen
– Endsystolische Druck-Volumen-Beziehungen

3. Regionale Kontraktionsstörungen (Hypokinesie, Akinesie, Dyskinesie), bewertet durch:
– Länge des akinetischen Segmentes
– Regionale Wandmotilität
– Regionale Auswurffraktion
– Abnorme diastolische Relaxation u.a.

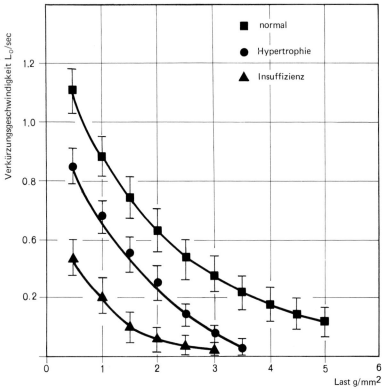

Abb. 11.8. Kraft-Geschwindigkeits-Kurven des isolierten Papillarmuskels (Katze). Am hypertrophierten und noch ausgeprägter am insuffizienten Myokard sind die entsprechenden Kurven nach links, d. h. zu niedrigeren Last- und Geschwindigkeitswerten verschoben (negative Inotropie) [86]

ser Meßgrößen am intakten Kreislauf auf beträchtliche Schwierigkeiten.

Die physikalischen Determinanten der Myokardfunktion: Kraft, Länge und die Geschwindigkeit (von Kraft- oder Längenänderungen) zu jedem Zeitpunkt des Herzcyclus. *Physiologisch* wird die Myokardfunktion durch die Meßgrößen der Vorlast, Nachlast, Kontraktilität sowie der Kontraktilitätsreserve hinreichend genau erfaßt. Methodisch muß dabei zwischen primären Meßgrößen (in vitro) und abgeleiteten Meßgrößen (in vivo) unterschieden werden (Tab. 11.7). Unter klinischen Bedingungen werden für die Bewertung herangezogen: 1. Kriterien regionaler Kontraktionsstörungen (Hypokinesie, Akinesie, Dyskinesie), Kriterien globaler Kontraktionsstörungen (z. B. Herzzeitvolumen, Schlagvolumenindex, Auswurffraktion) und diastolische Druck-Volumen-Beziehungen (Tabelle 11.8).

Quantitative Erfassung des Inotropiezustandes: Die quantitative Erfassung der Kontraktilität des Herzens *in situ* erfolgt aus der Messung der maximalen Geschwindigkeit der isometrischen Spannungs- bzw. Druckentwicklung, bezogen auf den intraventriculären Druck (dP/dT/IP). Methodische Voraussetzung ist eine frequenzgetreue Druckmessung – im Idealfall mittels Stahlkatheter oder Kathetertip-Manometer – sowie eine Registrierung der Druckgrößen auf Schreibern mit hoher zeitlicher Auflösung und hoher Eigenfrequenz (z. B. Photoschreiber, UV-Schreiber). Als Kontraktilitätsparameter gelten ferner: die Austreibungsfraktion, die

11.4 Pathophysiologie

circumferentielle Verkürzungsgeschwindigkeit und die maximale systolische Wandspannung (s. Tabelle 11.8).

Am hypertrophierten und chronisch insuffizienten menschlichen Herzmuskel sind die auf die Ausgangsfaserlänge bezogene isotonische Muskelverkürzung und Verkürzungsgeschwindigkeit sowie die maximale isometrische Muskelspannung, die Herzarbeit (das Produkt aus Muskellast und Muskelverkürzung) und die Herzleistung (Produkt aus Muskellast und Muskelverkürzung pro Zeiteinheit) gegenüber einem Normalkollektiv signifikant vermindert (Abb. 11.8). Im gleichen Sinne sind die Werte für das Zeitintervall vom Beginn der Ventrikelkontraktion bis zu der maximalen Druckanstiegsgeschwindigkeit (t–dp/dt$_{max}$) verlängert. Unter experimentellen Bedingungen ist die Kraft-Geschwindigkeits-Kurve des hypertrophierten und des insuffizienten Herzmuskels nach links, d.h. zu niedrigeren Werten verschoben (Abb. 11.8).

Druck-Volumen-Diagramm: Setzt man Druck und Volumen in einem Diagramm zueinander in Beziehung, so erhält man auf überschaubare Weise Auskunft über das Zusammenwirken beider Größen während des Herzcyclus (Abb. 11.9). O. FRANK ist es auf diese Weise bereits im Jahre 1895 gelungen, die wesentlichen Prinzipien der Herzmechanik zu formulieren [18]. Später hat dann STARLING (1908) das Herzlungenpräparat entwickelt und die mechanische Tätigkeit des Herzens mit dem Energiestoffwechsel in Beziehung gesetzt [87, 87a].

Am erschlafften Ventrikel, also am Ende einer Diastole, ist die Beziehung zwischen Volumen und Druck durch die sog. *Ruhedehnungskurve,* gewöhnlich identisch mit der sog. isometrischen und isotonischen Minima-Kurve, gegeben. Die Steilheit des jeweiligen Kurvenverlaufs gibt die *Volumenelastizität* des betreffenden Ventrikels (E' = ΔP/ΔV) an. Der reziproke Wert (ΔV/ΔP) entspricht sinngemäß der Volumendehnbarkeit. Wie man in Abb. 11.9 erkennt, verläuft die Ruhedehnungskurve im Bereich kleiner Ventrikelvolumina fast abszissenparallel, dort ist die Dehnbarkeit des Ventrikels am größten. Volumenänderungen gehen hier ohne größere Druckänderungen vor sich. Mit zuneh-

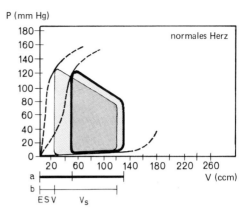

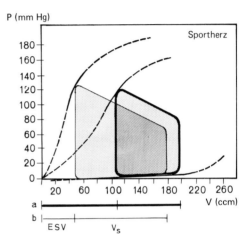

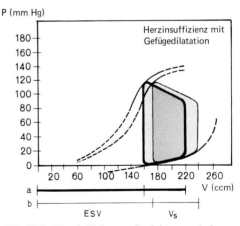

Abb. 11.9. Druck-Volumen-Beziehungen (schematisiert) am normalen Herzen, beim Sportherzen und am gefügedilatierten, insuffizienten Herzen. Gestrichelte Kurven kennzeichnen Inotropiezustände in Ruhe und während adrenerger Stimulation

mender Ventrikelfüllung steigen die Herzinnendrücke infolge abnehmender Dehnbarkeit an: Der Kurvenverlauf wird steiler [94].
Am Warmblüterherzen ist die Lage der Ruhedehnungskurve im *Druck-Volumen-Diagramm* vom Herzgewicht, von plastischen Herzmuskeleigenschaften, vom gleichzeitigen Füllungszustand des Nachbarventrikels, von metabolischen Einflüssen (z. B. Gewebshypoxie), vom Bindegewebsinhalt des Myokards und von der Herzbeutelelastizität und -plastizität abhängig [94].

Das pathologisch dilatierte, chronisch insuffiziente Herz ist durch eine *verminderte Dehnbarkeit* charakterisiert. Die Volumenzunahme eines Ventrikels kann also nur unter erheblichem Druckanstieg der Kammer und der vorgeschalteten Vorhof- und Gefäßabschnitte mit allen hämodynamischen und hydrostatischen Folgeerscheinungen erreicht werden.

Dagegen kommt es bei der *Massenvermehrung des Sportherzens* im Rahmen der physiologischen Hypertrophie zu keiner Erhöhung der intraventriculären Drücke, was nur mit einer Zunahme der Dehnbarkeit beider Ventrikel im Rahmen der allgemeinen physiologischen Kreislaufanpassung erklärt werden kann. Die Verknüpfung von physiologischer Herzhypertrophie mit einer Zunahme der Volumendehnbarkeit der Ventrikel erscheint vom physiologischen Standpunkt aus deswegen so sinnvoll, weil es dem Organismus auf diesem Wege gelingt, ohne jegliche Druckbelastung des Niederdrucksystems ein größeres Reserveblutvolumen in den Herzhöhlen unterzubringen.

Mit Erhöhung der Ausgangsfaserlänge bzw. des enddiastolischen Volumens einer Kammer (preload) werden Kontraktionskraft bzw. isometrische Spannungsentwicklung und Schlagvolumen erhöht (sog. *Frank-Starling-Mechanismus*). Die Beziehung zwischen dem enddiastolischen Druck oder Volumen und der Schlagarbeit des Herzens kann unter gegebenen Ausgangsbedingungen als Funktionskurve des Herzens angesehen werden. Diese Funktionsbeziehung wird durch positiv-inotrope Einflüsse (z. B. durch eine adrenerge Stimulation) oder durch negativ-inotrope Pharmaka (z. B. Propranolol, Barbiturate) überspielt und modifiziert. Für das Herz existiert somit in Abhängigkeit von der kontraktilen Ausgangslage des Myokards eine Schar ventriculärer Funktionskurven (Abb. 11.10) (Grundlagen s. JEWELL [35]).

Herzvolumen und Herzarbeit: Das enddiastolische Volumen (EDV) eines normalen linken Ventrikels beträgt rund 130 ml; bei einem mittleren Schlagvolumen (SV) von etwa 70 ml beträgt das endsystolische Ventrikelvolumen (ESV) näherungsweise 60 ml. Dieses endsystolische Ventrikelvolumen, auch als *Restblut* bezeichnet, besteht zum größten Teil aus dem systolischen Reservevolumen, welches die eigentliche *Leistungsreserve des Ventrikels* ist. Ein verbleibender sehr kleiner Anteil des Restblutes, das Residualvolumen, ist selbst bei stärkerer Kontraktion nicht mobilisierbar. Bei gesunden Personen liegt das prozentuale Verhältnis von Schlagvolumen zu enddiastolischem Ventrikelvolumen (SV/EDV), also die Auswurffraktion, über 50%.

Am *Sportherzen* ist die Restblutmenge der linken Kammer vergrößert, das Verhältnis von Schlagvolumen/Restblut/Kammergewicht beträgt annähernd 6/12/20, was bedeutet, daß das endsystolische Ventrikelvolumen in Ruhe hier mindestens doppelt so groß ist wie das Schlagvolumen, es hat sich also im Vergleich zum normalen Herzen verdoppelt bis vervierfacht. Erst mit dieser Vermehrung der systolischen Leistungsre-

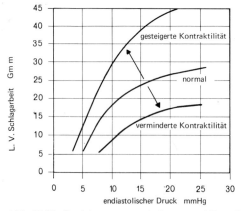

Abb. 11.10. Beziehungen zwischen enddiastolischem Ventrikeldruck und Schlagarbeit des linken Ventrikels bei verschiedenen Inotropiezuständen

11.4 Pathophysiologie

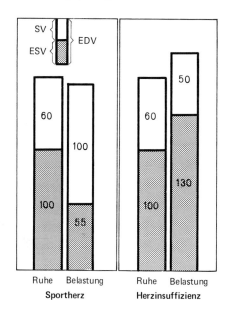

Abb. 11.11. Enddiastolisches und endsystolisches Kammervolumen sowie Schlagvolumen am Sportherzen und bei Herzinsuffizienz (Belastungsinsuffizienz) in Ruhe und während körperlicher Belastung. Man beachte die Zunahme des enddiastolischen und endsystolischen Kammervolumens und die Abnahme der Auswurffraktion bei Herzinsuffizienz unter Belastungsbedingungen [22]

serve finden Beobachtungen eine Erklärung, wo bei trainierten Personen Herzminutenvolumina bis zu 35 l und maximale Schlagvolumina bis 180 ml beobachtet wurden (Abb. 11.11).
Zwischen der röntgenologisch meßbaren Herzgröße und dem maximalen Schlagvolumen bestehen enge Beziehungen, gleichfalls zum maximalen Sauerstoffpuls (= pro Systole transportiertes Sauerstoffvolumen). Eine gestörte Beziehung zwischen diesen Größen weist auf eine eingeschränkte Leistungsreserve des Herzens hin (s. S. 101). Zahlenmäßig kann dieses Mißverhältnis durch den Herzvolumen-Leistungs-Quotienten (= Herzvolumen/maximaler Sauerstoffpuls) ausgedrückt werden [65].
Vergrößerte Herzmuskelmasse, vermehrte diastolische Dehnbarkeit und vergrößertes Restblutvolumen sind die unerläßlichen Voraussetzungen für die Höchstleistungen des Sportherzens.

Der *Mechanismus des chronisch insuffizienten Herzens* mit Gefügedilatation unterscheidet sich davon grundlegend: Die Dehnbarkeit ist am Arbeitspunkt vermindert, das enddiastolische Ventrikelvolumen und der enddiastolische Ventrikeldruck sind deutlich erhöht; in Extremfällen wurden an Hochdruckherzen enddiastolische Ventrikelvolumina bis zu 500 ml gefunden. Stellt man noch in Rechnung, daß bei Herzinsuffizienz bereits in Ruhe die mittleren Schlagvolumina vermindert sind und sich bei körperlicher Belastung nur unwesentlich oder überhaupt nicht vergrößern, so resultieren hieraus im Gefolge der verminderten Auswurffraktion stark vergrößerte Restblutmengen, die das Mehrfache von denjenigen am gesunden Herzen betragen (Abb. 11.9). Da die vergrößerte Restblutmenge aber nicht mehr als systolische Leistungsreserve verfügbar ist, stellt sie ein gewaltig vergrößertes Residualvolumen dar (Tabelle 11.15 und Abb. 11.11). Bei körperlicher Belastung kommt es zu einem weiteren Anstieg des enddiastolischen Kammerfülldrucks mit weiterer Dilatation der Herzhöhlen und Abnahme der Auswurffraktion. Möglicherweise wird über diese extreme Dehnung der verbliebenen Muskelfasern der letztmögliche Arbeitszuwachs des Herzens erzwungen.

Beziehung zwischen enddiastolischem Volumen und der Austreibungsfraktion des linken Ventrikels: Die Auswurffraktion des linken Ventrikels wird vorrangig von der Inotropie und der Nachlast (afterload) bestimmt. Bei der kompensierten Druckbelastung des menschlichen Herzens infolge *essentieller Hypertonie* sind die linksventriculären Volumina, die auxotonen Volumengrößen und die Auswurffraktion in Ruhe im Normbereich. Isovolumetrische Geschwindigkeitsindices sind z.T. druckabhängig, jedoch nicht entsprechend einer Kontraktilitätsabnahme verändert. Durch ihre Bestimmung werden weiterführende Aussagen über die Kontraktilität nicht erreicht. Die Kontraktilitätsreserve des linken Ventrikels unter körperlicher Belastung ist normal oder gesteigert. Abnahmen der Kontraktilität können jedoch auftreten, wenn die Hypertrophie (Myokardfaktor) mit einer coronaren Herzkrankheit (Co-

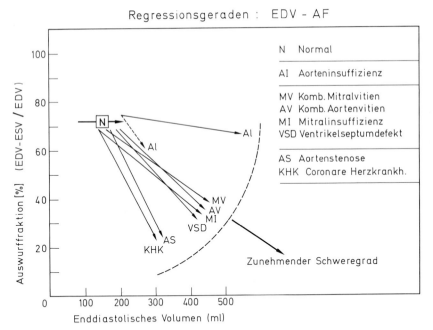

Abb. 11.12. Beziehungen zwischen dem enddiastolischen Volumen und der Auswurffraktion bei einem Normalkollektiv sowie bei Patientenkollektiven mit Druck- und Volumenbelastungen des linken Ventrikels (AI→ kompensiert, AI -- → dekompensiert) [89]

ronarfaktor) einhergeht. Coronardurchblutung und Sauerstoffverbrauch des linken Ventrikels sind bei der Hypertonie entsprechend den hämodynamischen Anforderungen erhöht [89]. Einzelheiten s. S. 637.

Die Kontraktilität bei der *Mitral- und Aorteninsuffizienz* ist vom Ausmaß des Klappendefektes und der resultierenden Regurgitation, zum anderen von der postrheumatischen Myokardläsion abhängig. Die Beziehung zwischen dem enddiastolischen Volumen und der Auswurffraktion zeigt eine reduzierte Ventrikelkontraktilität bei der Gesamtgruppe der Mitralinsuffizienzen, für die eine primäre Myokardläsion anzunehmen ist. Allerdings wird eine ausreichende Pumpfunktion bei der Mehrzahl durch systolische Entlastung infolge Regurgitation und Einbeziehung des *Frank-Starling*-Mechanismus erreicht. Die kompensierte Aorteninsuffizienz hat bis zu extrem hohen enddiastolischen Volumina eine normale Ventrikelkontraktilität. Dagegen ist die dekompensierte Aorteninsuffizienz durch eine erheblich reduzierte Kontraktilität bei gleicher Ventrikelgröße und gleicher Regurgitation gekennzeichnet. Der enddiastolische Druck, das enddiastolische Volumen und das Regurgitationsvolumen allein sind nicht geeignet, die Kontraktilität der dekompensierten Aorteninsuffizienz zu erfassen. Eine Quantifizierung des hämodynamischen Schweregrads wird über die Bestimmung linksventriculärer Volumina und der Auswurffraktion ermöglicht (Abb. 11.12 und 2.37) [89].

Bei kombinierten Klappenfehlern, bei der Druckbelastung infolge Aortenstenosen und bei der coronaren Herzkrankheit zeigen enddiastolisches Volumen und Auswurffraktion eine für die Art und den Schweregrad der Belastung typische Beziehung. Druckbelastete sowie coronarkranke Herzen haben im Mittel kleine enddiastolische Volumina (Abb. 2.37 auf S. 76). Jede Zunahme der Ventrikelgröße geht mit einer beträchtlichen Abnahme der Auswurffraktion einher (Abb. 11.12). Volumenbelastete Herzen haben im Mittel größere enddiastolische Volumina. Zunahmen der Ventrikelgröße bis auf das Doppelte der Norm werden jedoch mit noch weitgehend normalen Auswurffraktionen toleriert.

Die Beziehung zwischen dem enddiastolischen Volumen und der Auswurffraktion erscheint geeignet, die Kontraktilität bei Druck- und Volumenbelastungen quantitativ zu erfassen (Abb. 2.37 auf S. 76 und Abb. 11.12). Preload, afterload und Inotropie des Myokards beeinflussen in unterschiedlichem Maße die gezeigten Beziehungen. Dadurch allerdings ist die Auswurffraktion nicht von Pump- oder Geschwindigkeitsgrößen allein abhängig, sondern repräsentiert ein klinisch brauchbares Korrelat der Kontraktilität, das einer funktionellen und therapiebezogenen Kontraktionsbewertung gerecht wird [89, 91a].

Systolische Wandspannung und Masse-Volumen-Relation des linken Ventrikels: Bei einer *Herzdilatation* mit erhöhtem enddiastolischen Kammerdruck kommen die physikalischen Gesetzmäßigkeiten, die die Muskelwandspannung in den Ventrikeldruck umsetzen, besonders ungünstig ins Spiel. So beträgt die Kraftentfaltung K einer Einzelfaser bei einem bestimmten Ventrikeldruck P:

$$K = \frac{P \cdot r^2 \cdot \pi}{n}$$

Zur Erzielung eines bestimmten Innendrucks (P) der Herzhöhle ist somit eine um so größere Kraftentfaltung (K) seitens der Myokardfaser notwendig, je größer der Radius (r) des Hohlraums und je geringer die Wanddicke (n) einer Kammer ist.

Veranschaulicht werden diese Verhältnisse durch Berechnungen von LINZBACH [48]: Für eine normale linke Kammer von 100 g Gewicht ergibt sich am Ende der Anspannungszeit eine Wandspannung je cm² Muskelquerschnitt von $1,4 \cdot 10^5$ dyn $\cdot$ cm^{-2}, in der Austreibungsphase von 0,4. – Beim Sportherzen liegen die entsprechenden Werte bei 1,0 und endsystolisch bei 0,8. – Ganz anders jedoch bei einer linken Kammer mit exzentrischer Druckhypertrophie mit einem Kammergewicht von 300 g, einem Restblut von 200 ml und einem Schlagvolumen von 50 ml. Hier beträgt in der isometrischen Phase der Systole die Kraftentfaltung des Muskelquerschnittes bereits $2,3 \cdot 10^5$ dyn $\cdot$ cm^{-2} und am Ende der Systole sogar 3,9. Wie man sieht, ist der Wert am Anfang der Systole rund doppelt so groß wie beim gesunden Herzen und erreicht am Ende der Systole sogar das Dreifache des Normalwertes, was die Progredienz einer Herzinsuffizienz erklärt.

Mit zunehmendem Ventrikelvolumen nehmen somit, wenn Wanddicke und Ventrikeldruck konstant bleiben, die diastolische und

Tabelle 11.9. Determinanten der systolischen Wandspannung bei hämodynamisch verschiedenartigen sekundären Kardiomyopathien (BÜRGER u. STRAUER, 1979)

$T_{syst} = \frac{(P_{LV} - P_{LVED}) \cdot R}{2 d}$, $R = \sqrt{\frac{3\, EDV}{4\, \pi}}$				
	Intraventriculärer Druck ($P_{LV} - P_{LVED}$) [mm Hg]	Enddiastolisches Volumen (EDV) [ml]	Ventrikelwanddicke (d) [cm]	Systolische Wandspannung (T_{syst}) [10^3 dyn/cm²]
Normalfunktion	110	130	1,0	220
Hypertrophische obstruktive Kardiomyopathie	110	130	1,8	125
Congestive Kardiomyopathie	110	260	1,0	280
Akute Druckbelastung	180	130	1,0	365
Hypertonie (kompensiert)	180	130	1,65	220
Hypertonie (dekompensiert)	180	260	1,4	330

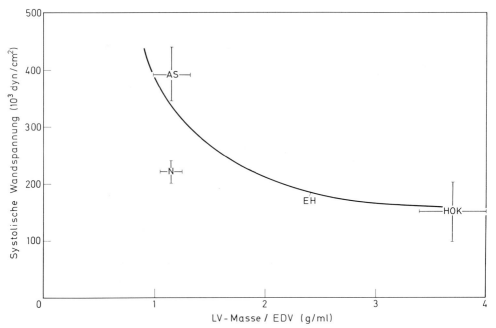

Abb. 11.13. Beziehung zwischen der Masse-Volumen-Relation und der systolischen Wandspannung des linken Ventrikels beim Gesunden (*N*) und bei Patienten mit essentieller Hypertonie (*EH*), hypertrophischer obstruktiver Kardiomyopathie (*HOK*) und Aortenstenose höheren klinischen Schweregrades (*AS*) [91]

systolische Wandspannung zu (Abb. 11.13 und Tabelle 11.9). Dies kommt einer konsekutiven Zunahme des ventriculären afterload und des myokardialen Sauerstoffverbrauchs gleich (Abb. 12.8 auf S. 639). Mit steigender Wandspannung nimmt die Längenverkürzung der Fasern und damit die Auswurffraktion und der Herzauswurf ab (Abb. 11.14). Diese Beziehung wurde von STRAUER [89] sowohl für *chronische* Druck- und Volumenbelastungen des Herzens als auch für normotone, coronarherzkranke Patienten erarbeitet. Sie kann deshalb als eine elementare Kennlinie der Ventrikeldynamik des menschlichen Herzens bei *chronischen* Krankheitszuständen angesehen werden. Sie dient ferner als Grundlage, bestimmte therapeutische Eingriffe, die auf eine Senkung der Nachlast abzielen, besser zu verstehen.

Die *Kontraktilitätsreserve* des linken Ventrikels wird in erster Linie durch seine Fähigkeit zur Erzeugung und Aufrechterhaltung der erhöhten systolischen Wandspannung bestimmt. Die Kontraktilitätsreserve ist demzufolge von der systolischen Wandspannungsreserve des linken Ventrikels abhängig. Letztere wiederum läßt sich als das Verhältnis der maximal erreichbaren systolischen Wandspannung (T_{max} zur instantanen systolischen Wandspannung (T_{syst}) definieren [89].

Die systolische Wandspannungsreserve läßt sich durch positiv inotrope Eingriffe verbessern. Dadurch kann der linke Ventrikel bei gleicher ventrikeldynamischer Ausgangslage mehr Wandspannung bzw. bei zunehmender Ventrikeldilatation mit Zunahme der instantanen systolischen Wandspannung einen gleich hohen Wandspannungszuwachs erzeugen. Durch Digitalisglykoside oder durch andere, positiv inotrop wirkende Pharmaka (z. B. Dobutamin, Dopamin, Prenalterol) ist somit eine Zunahme der Kontraktilitätsreserve bzw. der linksventriculären Leistungsfähigkeit des dilatierenden und hypertrophierten linken Ventrikels zu erwarten.

11.4 Pathophysiologie

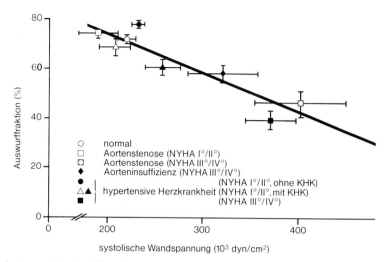

Abb. 11.14. Beziehung zwischen systolischer Wandspannung und Auswurffraktion [91 a]

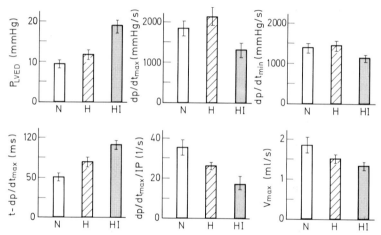

Abb. 11.15. Vergleichende Darstellung hämodynamischer und Inotropiegrößen bei Normalfunktion (N), Hypertrophie (H) und chronischer Herzinsuffizienz (HI) [88]

Herzauswurf und Organdurchblutung: Die Normalwerte des Herzschlag- und Minutenvolumens gesunder Personen streuen beträchtlich und sind vom Sauerstoffverbrauch, vom Trainingszustand und von der Körperlage abhängig. Bei einer klinisch manifesten Herzinsuffizienz sind das Herzschlag- und Minutenvolumen sowie die Auswurffraktion des insuffizienten Ventrikels [91, 92] gegenüber dem individuellen Sollwert erniedrigt („*low output failure*"), (Abb. 11.15, 11.16). *Belastungstests* (s. S. 101) sind geeignete Verfahren, die Leistungsreserve eines Herzens zu schätzen. Höhere Grade von chronischer Herzinsuffizienz weisen während einer körperlichen Belastung nur einen geringen Anstieg des Herzauswurfs auf, gleichzeitig sind die enddiastolischen Kammerfülldrücke erhöht. Die im Vergleich zu Normalpersonen mangelhafte Steigerung des Herzschlagvolumens wird bis zu einem gewissen Grade durch eine gleichzeitige Frequenzsteigerung ausgeglichen. Hieraus erklärt sich die klinische Erfahrung, daß Herzkranke bei Arbeitsbelastung einen ungleich stärkeren Frequenzanstieg zeigen

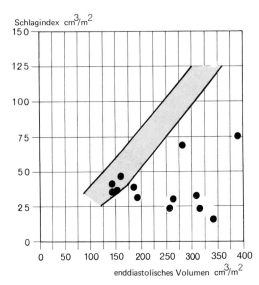

Abb. 11.16. Korrelation zwischen Schlagindex und enddiastolischem Ventrikelvolumen pro m² bei insuffizienten rechten Kammern. Die punktierte Fläche stellt den Streubereich der suffizienten Ventrikel dar [59]

im Vergleich zu trainierten oder untrainierten Normalpersonen.

Bei höhergradiger Herzinsuffizienz sind bereits in Ruhe das Herzschlag- und Minutenvolumen stark erniedrigt, die Herzfrequenz und die enddiastolischen Kammerfülldrücke erhöht. Einseitige Rechtsherzinsuffizienz oder einseitige Linksherzinsuffizienz verhalten sich in dieser Hinsicht nicht anders als eine doppelseitige Herzinsuffizienz, da die ungenügende Förderleistung des einen Herzabschnittes die Auswurfmenge auch der anderen Herzhälfte bestimmt.

Im Gefolge einer Hyperthyreose, bei arterieller Hypoxämie, bei arteriovenösen Fisteln, bei Morbus Paget und bei Beri-Beri-Krankheit wird ein gegenüber der Norm erhöhtes Herzminutenvolumen beobachtet, was als „*high output failure*" bezeichnet wird. Auch in diesen Fällen von Herzinsuffizienz ist das gemessene Herzminutenvolumen gegenüber dem individuellen Sollwert erniedrigt.

Die Erniedrigung des Herzminutenvolumens bei der chronischen Herzinsuffizienz führt im Rahmen der normalen Blutdruckregulation zu einer generalisierten arteriolären Vasoconstriction mit Erhöhung des gesamten peripheren Kreislaufwiderstandes. Beim gesunden Menschen beträgt der *mittlere periphere Strömungswiderstand* um 1100 bis 1600 dyn · sec · cm^{-5}. Im Zustand der Herzinsuffizienz werden bei der Mehrzahl der Patienten Steigerungen des Gesamtwiderstandes auf mehr als das Doppelte dieses Wertes beobachtet, und zwar in umgekehrter Korrelation zum Herzauswurf. Beide Größen bleiben auch im Zustand der chronischen Herzinsuffizienz so fein aufeinander abgestimmt, daß größere Blutdruckabweichungen bei Herzkranken nicht beobachtet werden. Erst hochgradige Formen und ein akutes Herzversagen werden durch die periphere Vasoconstriction nicht mehr kompensiert, dann sinkt der Blutdruck ab. Besonders ausgeprägt manifestiert sich die Steigerung des peripheren Strömungswiderstandes unter den Bedingungen einer Arbeitsbelastung [79] (s. S. 583).

Folge des verminderten Herzminutenvolumens und der peripheren Vasoconstriction ist eine verminderte Blutdurchströmung in bestimmten Teilkreisläufen. Dieses Durchströmungsdefizit der Organperipherie läßt sich durch Messung der arteriovenösen Sauerstoffdifferenz gut erfassen. Verlangsamt sich bei chronischer Herzinsuffizienz der Blutumlauf um einen gewissen Betrag, dann entnimmt die Gewebsperipherie der Volumeneinheit mehr Sauerstoff, d.h. die *arteriovenöse Sauerstoffkonzentrationsdifferenz* wird größer. Dies gilt sowohl für Partialkreisläufe einzelner Organe als auch für den Gesamtkreislauf. Im letzteren Falle wird die arteriovenöse Sauerstoffdifferenz aus der arteriellen Sauerstoffsättigung (z. B. des Femoralarterienblutes) und aus der venösen Sauerstoffsättigung des zentralvenösen Mischblutes (A. pulmonalis) bestimmt. Unter normalen Bedingungen beträgt die arteriovenöse Sauerstoffdifferenz des Gesamtkreislaufs von liegenden, ruhenden Patienten rund 4,0 Vol.%. Bei Patienten mit chronischer Herzinsuffizienz kann dieser Wert um ein Vielfaches der Norm erhöht sein. Besonders deutlich tritt dies bei körperlicher Belastung hervor. Die mangelhafte Steigerung des Herzminutenvolumens bringt es mit sich, daß ein großer Teil des Sauerstoff-

11.4 Pathophysiologie

Tabelle 11.10. Verteilung des Herzauswurfs unter Ruhebedingungen beim Gesunden und bei Herzpatienten mit und ohne klinisch manifeste Herzinsuffizienz [96].

	Normalperson	Herzkranke			
		Ohne Herzinsuffizienz		Mit Herzinsuffizienz	
	Blutfluß (ml/min)	Blutfluß (ml/min)	In % des Normalwertes	Blutfluß (ml/min)	In % des Normalwertes
Eingeweide	1400	1200	80	800	53
Nieren	1100	650	59	350	32
Gehirn	750	600	80	500	67
Coronarien	250	300	120	300	120
Skeletmuskulatur	1200	1200	100	1200	100
Haut	500	150	30	50	10
Andere Organe	600	300	75	200	50
Herzauswurf	5800	4400	77	3400	60

mehrverbrauches der Gewebsperipherie nur noch durch eine vermehrte Ausnutzung des Capillarblutes gedeckt werden kann.

Von der peripheren Durchblutungsdrosselung werden in erster Linie der Nieren- und der Mesenterialkreislauf, ferner die Hautdurchblutung, schließlich die Muskeldurchblutung, weniger die des Gehirns betroffen (Tabelle 11.10). Die Verminderung der Nieren- und Abdominaldurchblutung ist sogar stärker, als es der Verminderung des Herzminutenvolumens entspricht, was besonders unter den Bedingungen körperlicher Belastung in Erscheinung tritt. Man muß dies als einen Regulationsvorgang betrachten, der das Herzminutenvolumen zugunsten der arbeitenden Körpermuskulatur umverteilt.

Coronardurchblutung und *Sauerstoffverbrauch* des insuffizienten Herzens (bezogen auf Gewichtseinheit Herzmuskel) sind normal oder erhöht und werden im Einzelfalle von der Ursache der Herzinsuffizienz (Druck- oder Volumenüberlastung des Herzens) und damit von der Herzmuskelmasse, ferner von der Herzfrequenz und vom Grad der Dilatation (Zunahme der intramyokardialen Wandspannung!) bestimmt. Absolut bedingen diese Komponenten eine Steigerung des Gesamtsauerstoffverbrauchs des Herzens, der überwiegend durch eine Steigerung der Coronardurchblutung und durch eine vermehrte O_2-Extraktion gedeckt wird; demzufolge ist die coronare arteriovenöse Sauerstoffdifferenz erhöht.

Die *Abnahme der Nierendurchblutung* führt zu einer Abnahme des Glomerulumfiltrates, weniger stark zur Verminderung des renalen Plasmaflusses, infolgedessen steigt die Filtrationsfraktion an. (Zur renalen Salz-Wasser-Retention s. S. 586).

Die *verminderte Durchblutung im Mesenterialkreislauf* wird zu einem Teil durch eine arterioläre Vasoconstriction, zum anderen durch die Abflachung des Druckgefälles zwischen Pfortader und Lebervenen im Gefolge des erhöhten zentralen Venendrucks hervorgerufen. Unter den Bedingungen körperlicher Belastungen kann der Mesenterialfluß auf weniger als ein Viertel seines Normalwertes absinken, die Sauerstoffextraktion des Lebervenenblutes ist dann nahezu total [96], was die hypoxiebedingten Leberzellschäden und -nekrosen besonders in den zentrilobulären Abschnitten der Leber verständlich macht.

Die *Beziehungen zwischen Ventrikelfunktion, arteriellem Blutdruck und peripherem Gefäßwiderstand* lassen sich hingegen im Arbeitsversuch darstellen: einmal an der vermehrten Nachbelastung infolge überhöhter Belastungsblutdruckwerte, welche dazu führt, daß die maximale Herzarbeit schon bei wesentlich geringeren Leistungsstufen erbracht wird; zum anderen an der Erhöhung des peripheren Gefäßwiderstandes bei eingeschränkter Pumpfunktion. In diesem Zusammenhang sind folgende Befunde hervorzuheben:

1. Es werden unter Belastung relativ höhere Plasma-Katecholaminkonzentrationen (Noradrenalin und Adrenalin) bei Herzinsuffizienz gemessen [43a].
2. Im Vergleich zu Gesunden ist bei Patienten mit Herzinsuffizienz die relative Zunahme des peripheren Gefäßwiderstandes nach äquivalenten Noradrenalindosen gleich groß, nach Tyramin jedoch signifikant höher.
3. Der NaCl- und Wassergehalt der Gefäßwände ist bei Herzinsuffizienz vermehrt, die Gefäßelastizität reduziert. Ödeme haben einen zusätzlichen Einfluß auf die metabolisch induzierte Durchblutungssteigerung.
4. Das Verteilungsmuster des regionalen Blutflusses ist bei Herzinsuffizienz deutlicher verändert zugunsten der arbeitenden Muskulatur und auf Kosten der Durchblutung der Nieren und der Haut.
5. Bei der chronischen Herzinsuffizienz ist die Durchblutungszunahme in der arbeitsbelasteten Extremität geringer, ebenso – bei erhöhter arteriovenöser Sauerstoffdifferenz – die Sauerstoffaufnahme.
6. Unter Muskelarbeit ist der Anteil des anaeroben Stoffwechsels bei Herzinsuffizienz vergleichsweise höher. Jedoch reflektieren die registrierten Veränderungen des Säure-Basen-Haushaltes unter den Bedingungen einer eingeschränkten peripheren Zirkulation nicht verläßlich den tatsächlichen Anteil des anaeroben Stoffwechsels am Gesamtenergieumsatz.

11.4.4. Die Pathogenese des kardialen Ödems (Abb. 11.17)

Venenmechanik und Rückstautheorie: Bei einer akuten Insuffizienz des linken Ventrikels wirft dieser vorübergehend weniger Blut aus als der noch suffiziente rechte Ventrikel. Hierdurch wird eine bestimmte Menge Blut aus dem Hauptkreislauf in die Lungenstrombahn verlagert, das zentrale Blutvolumen steigt an [82]. Da die Volumenkapazität des Lungenkreislaufs wesentlich kleiner ist als die des Hauptkreislaufs, kommt es dabei zu einer Steigerung der Blutdrücke in den Lungengefäßen und im linken Herzen (Abb. 11.18). Orthopnoe, Asthma cardiale und Lungenödem sind die klinischen Erscheinungsbilder dieser *pulmonalen Hypertonie* im Gefolge einer Linksherzinsuffizienz (Einzelheiten s. S. 541).

Bei vorbestehender Vergrößerung der Gesamtblutmenge und damit des Lungenblutvolumens und begünstigt durch hydrostatische Einflüsse (z.B. Horizontallagerung, Salz-Wasser-Retention) ist die *Dehnbarkeit des Lungengefäßsystems* bereits herabgesetzt, und es genügt dann schon ein sehr kleiner zusätzlicher Blutvolumenzuwachs in diesem Gefäßbett, um eine klinisch manifeste Lungenblutüberfüllung hervorzurufen. Umgekehrt gelingt es am Krankenbett, durch eine hydrostatische Verlagerung einer kleinen Blutmenge aus dem Lungenkreislauf in die unteren Körperabschnitte (z.B. durch Nitroglycerin, aufrechte Körperhaltung, heiße

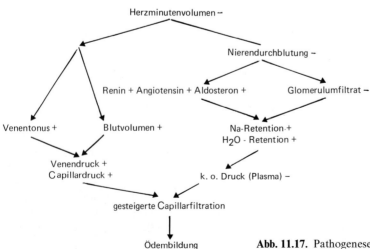

Abb. 11.17. Pathogenese des kardialen Ödems

11.4 Pathophysiologie

Fußbäder, Anlegen venöser Staubinden oder Preßdruckatmung) das lebensbedrohliche Syndrom eines Asthma-cardiale-Anfalles zu beseitigen (s. S. 547).

Nach diesen klinischen Erfahrungen und pathophysiologischen Gegebenheiten muß man daran festhalten, daß die klassische *Rückstautheorie* für den Fall einer Linksherzinsuffizienz auch heute noch zu Recht besteht.

Bei chronischer Rechtsherzinsuffizienz erklärt sich die venöse Hypertonie während körperlicher Belastung und bei höherem Insuffizienzgrad auch in Ruhe durch pathologisch-anatomische Venenwandveränderungen, durch eine gesteigerte venomotorische Aktivität und durch einen vermehrten Blutinhalt mit dem Ergebnis einer nachweislich verminderten Dehnbarkeit des gesamten Niederdrucksystems.

Einen dominierenden Einfluß auf die venöse Hypertonie bei chronischer Herzinsuffizienz übt die *vergrößerte Blutmenge* aus [100]. In den meisten Fällen herrscht dabei die Vergrößerung des Plasmavolumens gegenüber dem Erythrocytenvolumen vor. Bei Zuständen schwerer Hypoxie (Emphysem, congenitale Herzfehler mit Rechts-Links-Shunt) ist dagegen das Erythrocytenvolumen stärker vermehrt als das Plasmavolumen. Ferner bestehen Beziehungen zu den Herzvolumina, zum Geschlecht, zur körperlichen Aktivität und zum klinischen Schweregrad der Herzinsuffizienz (Abb. 11.19).

Gesteigerte Capillarfiltration [66]: Das kardiale Ödem ist gleichbedeutend mit einer Ansammlung frei verschieblicher eiweißarmer Flüssigkeit im interstitiellen Gewebsraum. Pathophysiologisch müssen hierfür folgende Faktoren in Betracht gezogen werden (s.a. S. 542ff.):

1. Eine Erhöhung des effektiven Filtrationsdruckes an der Capillarmembran,
2. eine Verminderung des effektiven kolloidosmotischen Druckes,
3. eine gesteigerte Eiweißdurchlässigkeit der Capillarwand und
4. ein verminderter Lymphtransport.

Bei der chronischen Herzinsuffizienz wirkt sich in erster Linie die Erhöhung des Venen-

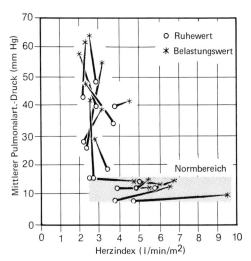

Abb. 11.18. Die Beziehungen zwischen Herzauswurf und Lungenarteriendruck bei Arbeitsbelastung von gesunden (Normbereich) und herzinsuffizienten Personen. Das abnorme Ansteigen des Lungenarteriendrucks bei Herzinsuffizienz ist Ausdruck der verminderten Gefäßdehnbarkeit infolge Lungenstauung und Abnahme der Gefäßelastizität [27]

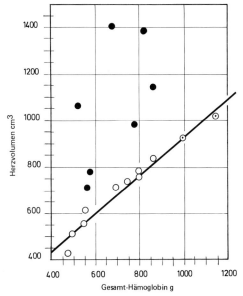

Abb. 11.19. Die gesamte Hämoglobinmenge des Menschen in Beziehung zum Herzvolumen (röntgenologisch im Liegen gemessen). Bei untrainierten (○) und trainierten (⊙) Personen besteht eine proportionale Beziehung beider Größen. Patienten mit Herzinsuffizienz (●) lassen eine unverhältnismäßige Vergrößerung ihres Herzvolumens erkennen [82]

druckes proportional auf den *Filtrationsdruck der capillaren Strombahn,* dort vornehmlich an den abhängigen Partien, aus. Die Steigerung des intrahepatischen Capillardrucks führt zu Ascitesbildung, diejenige im Thoraxraum zu Flüssigkeitsansammlungen in den Pleurahöhlen, vorwiegend rechts. Bei länger bestehendem Ödem und besonders bei stehenden Höhlenergüssen steigt der Eiweißgehalt des Transsudates kontinuierlich an. Bei hochgradiger *Verlangsamung der Mikrozirkulation* mit lokaler Hypoxie und Acidose wird die Capillarwand vermehrt für Eiweiß durchlässig, was infolge des nun verminderten effektiven kolloidosmotischen Druckes die Ödembildung begünstigt. In gleicher Richtung wirkt eine zusätzliche Verminderung der Serum-Albumine, z. B. im Gefolge alimentär bedingter Hypoproteinämien, bei chronischen Infektionen, beim Malabsorptionssyndrom, beim nephrotischen Syndrom, bei Fällen mit Lebercirrhose etc. [5 a].

Extracelluläre Flüssigkeitsvolumina: Die klassische Auffassung des kardialen Ödems geht dahin, daß die frei verschiebliche interstitielle Flüssigkeit wie auch das extracelluläre Flüssigkeitsvolumen vergrößert sind. Die extracelluläre Flüssigkeit besteht 1. aus dem Plasmavolumen, 2. aus der interstitiellen Flüssigkeit und 3. aus dem Lymphvolumen. Die Vergrößerung des Plasmavolumens und des Lymphvolumens treten beim kardialen Ödem gegenüber der Vergrößerung des Volumens der interstitiellen Flüssigkeit zurück.

Die Menge der extracellulären Flüssigkeit kann mit der Thiocyanat- oder der Inulin-Methode nach dem Verdünnungsprinzip annähernd genau bestimmt werden. Nach Abzug der Plasmamenge, die mit Farbstoffmethoden bestimmt wird, erhält man dann das Volumen von interstitieller Flüssigkeit plus Lymphvolumen.

Messungen des extracellulären Flüssigkeitsvolumens bei Patienten mit kardialem Ödem ergaben eine Erhöhung des Inulin-Raumes auf über das Doppelte im Vergleich zu Herzgesunden mit gleichzeitiger Vergrößerung des Verteilungsraumes für Natrium. In der Regel müssen etwa 6 l Flüssigkeit retiniert worden sein bis Ödeme sichtbar werden [79, 97].

Intracelluläres Flüssigkeitsvolumen: Aus Untersuchungen über die intracelluläre Wasser- und Elektrolytbilanz kann man entnehmen, daß bei den Wasser- und Mineralstoffwechselstörungen des kardialen Ödems auch der intracelluläre Raum beteiligt ist. Im Stadium der Ödembildung finden sich übereinstimmend auch eine Zunahme des intracellulären Flüssigkeitsvolumens und eine Abnahme der intracellulären Kaliumkonzentration. Beide Veränderungen kehren sich im Stadium der Ödemausschwemmung um.

Renale Salz-Wasser-Retention: Im Stadium der Ödembildung besteht eine positive Bilanz für das ödembildende Material, nämlich für Wasser und Elektrolyte, vornehmlich für Natrium und Chlorid, und zwar als Folge einer verminderten Natriumausscheidungsfähigkeit der Niere und in Abhängigkeit von der diätetischen Kochsalzzufuhr (Abb. 11.20).

Die *Kochsalztoleranz* des gesunden Organismus beträgt annähernd 30 g. Patienten mit leichter Herzinsuffizienz scheiden maximal noch 4–10 g Kochsalz, solche mit mittelgradiger Herzinsuffizienz annähernd 2–3 g und Patienten mit schwerer Herzinsuffizienz nur noch 0,5–1,0 g oder weniger aus. Die durchschnittliche tägliche Kochsalzzufuhr bei normaler Ernährungsweise beträgt um 10 g, sie liegt also erheblich über der Natriumtoleranz herzinsuffizienter Patienten und erklärt die progressive Ansammlung von Ödemen unter normalen Ernährungsbedingungen und die Notwendigkeit einer kochsalzarmen Diätform bei der Behandlung einer ödematösen Herzinsuffizienz.

Bei der chronischen Herzinsuffizienz ist die *Nierendurchblutung* und in geringerem Maße auch die *Menge des Glomerulumfiltrats* erniedrigt, was unter körperlicher Belastung verstärkt in Erscheinung tritt. Allerdings geht das Ausmaß der renalen Natriumretention der Verminderung des Glomerulumfiltrats und der Nierendurchblutung nicht immer parallel, was zusätzlich eine gesteigerte tubuläre Natriumrückresorption zwingend nahelegt [79].

11.4 Pathophysiologie

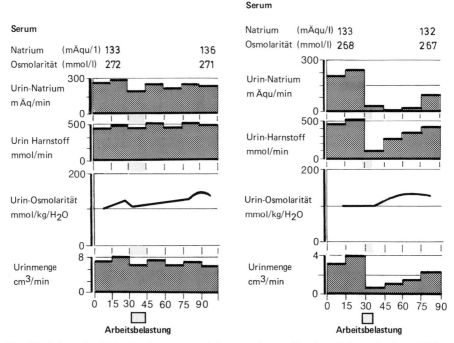

Abb. 11.20. Das Verhalten der Urin-Natriumausscheidung vor, während und nach körperlicher Belastung bei Gesunden (*linkes Bild*) und bei dekompensierter Herzinsuffizienz (*rechtes Bild*). (Duncan, 1955, zit. nach [79])

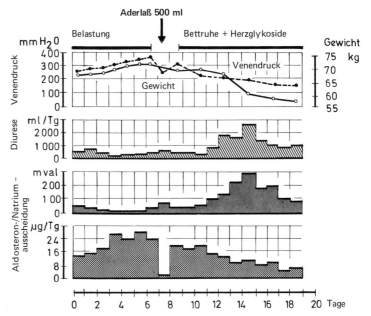

Abb. 11.21. Beziehungen zwischen Aldosteronausscheidung und Natriumausscheidung im Harn im Stadium der kardialen Dekompensation und unter dem Einfluß therapeutischer Maßnahmen. [98]

Für die gesteigerte *tubuläre Rückresorption von Natrium* sind mehrere Faktoren im Spiel: eine verminderte mittlere Durchflußzeit im Nierentubulus mit gesteigerter fraktioneller Rückresorption, eine Erhöhung des kolloidosmotischen Druckes in der peritubulären Flüssigkeit, eine verminderte Markdurchblutung mit Erhöhung des Konzentrationsgradienten im Gegenstromsystem von der Nierenbasis zur Papillenspitze hin mit sekundärem Anstieg der osmotischen Endharnkonzentration, schließlich eine gesteigerte Aktivität des antidiuretischen Hormons und der Catecholamine und eine intrarenale Wirkung von Angiotensin II, möglicherweise eine Mitwirkung der Prostaglandine E_2 und A_2 und nicht zuletzt, wenngleich nicht streng korreliert, die Auswirkung eines vornehmlich unter körperlicher Belastung bzw. bereits im Stadium der Ruheinsuffizienz stimulierten Renin-Angiotensin-Aldosteron-Systems im Sinne eines sekundären Aldosteronismus:

Im Stadium der Ödembildung besteht durchgehend eine reziproke Beziehung zwischen der Natriumausscheidung und der Aldosteronmenge im Harn (Abb. 11.21) [6]. Dabei ist der *Plasmareninspiegel* erhöht, die Sekretionsrate von *Aldosteron* gesteigert, die metabolische Clearance von Aldosteron in der Leber infolge eines reduzierten hepatischen Blutdurchflusses erniedrigt und infolgedessen die mittlere Plasmakonzentration von Aldosteron erhöht. Bei gleichzeitig herabgesetzter renaler Clearance von Aldosteron ist die biologische Halbwertszeit dieses Hormons deutlich verlängert [63, 92 a]. – Außerdem wird eine verminderte Aktivität des natriuretischen Hormons bei chronischer Herzinsuffizienz gefunden [40 a].

Antidiuretisches Hormon: Bei Patienten mit einer chronischen Herzmuskelinsuffizienz sind in aller Regel supprimierte ADH-Spiegel zu erwarten. In der Tat aber findet man häufig „normale" oder gar gering- bis mäßiggradig erhöhte Plasma-ADH-Spiegel. Dies dürfte – zumindest zum Teil – das Unvermögen mancher Patienten erklären, vermehrt Flüssigkeit auszuscheiden, so daß die bekannte „Verdünnungshypoosmolalität" entsteht oder unterhalten wird.

Der Befund dieser inadäquaten Höhe des ADH-Spiegels ist mit der „reset-osmostat-Theorie" vereinbar, einer Sensitivitätsänderung der Osmorezeptoren. Im Tierexperiment läßt sich dieses Phänomen mit vergleichbaren Befunden wiederholen: Tricuspidalklappenresezierte Tiere mit Ascitesentwicklung wiesen einen erhöhten, solche ohne postoperativen Ascites einen normalen Plasma-ADH-Spiegel auf. Die hierbei ablaufenden Vorgänge sind bisher noch nicht in allen Einzelheiten charakterisiert [93 a].

11.5 Klinik

Wichtigste Voraussetzung für eine wirkungsvolle Therapie einer chronischen Herzinsuffizienz ist die Erkennung *kausaler* Faktoren. Dementsprechend richtet sich der Untersuchungsvorgang

1. mit herkömmlichen Methoden auf die Erfassung häufiger Ursachen einer Herzinsuffizienz (Hypertonie, Klappenfehler, coronare Herzkrankheit, Herzrhythmusstörungen etc.) und
2. werden spezielle Untersuchungstechniken mit gezielter Fragestellung eingesetzt (Tabelle 11.11 und 11.15).

11.5.1 Symptomatologie und klinischer Verlauf

Symptomatologie, klinischer Verlauf und Spätprognose einer chronischen Herzinsuffizienz werden vornehmlich durch Art und Ausmaß des Grundleidens, durch den klinischen Schweregrad und durch das Auftreten von Komplikationen (z. B. Thromboembolie, Lungenödem, cerebrovasculäre Insulte, Infektionen, Herzrhythmusstörungen) bestimmt. Typisch ist die Befundkonstellation eines vergrößerten Herzens zusammen mit Leistungsminderung, venöser Einflußstauung und generalisierten Ödemen (sog. feuchte Dekompensation; backward failure = Rückwärtsversagen). Davon abzugrenzen sind Zustände von Herzinsuffizienz, bei denen die Symptome der venösen Einflußstauung vor dem linken oder rechten Herzen nicht nachweisbar sind und bei denen vornehmlich die Auswirkungen eines verminderten Herzauswurfs mit Hypotonie, Schwindel, Encephalomalacie, intermittierenden Abdominalbeschwerden (postprandial!) und musculärer Ermüdbarkeit vorherrschen (sog. forward failure = Vorwärtsversagen) (Tabelle 11.12).

Die **Anamnese** der herzinsuffizienten Patienten gibt Hinweise auf Ursachen, Progredienz, klinischen Schweregrad (Tabelle 11.13) sowie auf Komplikationen und therapeutische Ansprechbarkeit des Herzleidens. Herzgeräusche in der frühen Kindheit und zentrale Cyanose bei der Geburt weisen auf angeborene Herz- und Gefäßanomalien mit Rechts-links-Shunt, Angaben über fieberhaften Gelenkrheumatismus bzw. rezidivierende eitrige Tonsilliditen auf eine mögliche rheumatische Genese der zugrundeliegenden Herzkrankheit hin. Hochdruckkrankheit und coronare Herzkrankheit sind häufige Vorkrankheiten der chronischen Herzinsuffizienz und ihrerseits ursächlich bestimmt und durch Risikofaktoren belastet. Arterielle

Tabelle 11.11. Untersuchungen bei chronischer Herzinsuffizienz

A. Routinemäßig angewandte Methoden
1. Anamnese und Beschwerdebild
2. Körperliche Untersuchung
3. Elektrokardiogramm
4. Phonokardiogramm, Apexkardiogramm, Carotispulskurve
5. Klinisch-chemische Untersuchungen
6. Röntgenuntersuchung der Thoraxorgane

B. Mit spezieller Fragestellung angewandte Methoden u. a.
1. Echokardiographie
2. Herzkatheteruntersuchung
3. Ventriculographie und Coronarangiographie
4. Bestimmung der Coronarreserve
5. Elektrophysiologische Untersuchungen
6. Serologische, virologische und bakteriologische Untersuchungen
7. Erfassung von Myokardantikörpern
8. Hormonanalysen
9. Zellelektrolyte
10. Myokardbiopsie
11. Vektorkardiogramm
12. Blutgasanalyse

Tabelle 11.12. Symptomatologie der doppelseitigen chronischen Herzinsuffizienz

Nachweisbare Grundkrankheit
Herzvergrößerung
Leistungsminderung

Symptome des Rückwärtsversagens:
Orthopnoe
Belastungsdyspnoe
Asthma cardiale, Lungenödem
Venöse Einflußstauung
Lebervergrößerung
Höhlenergüsse
Generalisierte Ödeme

Symptome des Vorwärtsversagens:
Hypotonie
Schwindel
Musculäre Ermüdbarkeit
Cerebrale Herdsymptome
Intermittierende Abdominalbeschwerden
Hochgestellter Harn

Embolien in der Vorgeschichte weisen entweder auf eine Mitralstenose, auf intermittierendes Vorhofflimmern anderer Genese oder auf einen durchgemachten Herzinfarkt hin. Intermittierendes und schließlich permanentes Vorhofflimmern bzw. -flattern mit Tachyarrhythmia absoluta und ebenso alle Formen einer pathologischen Bradykardie verschiedener Ursache (s. S. 381) gehen häufig mit dem klinischen Erscheinungsbild einer doppelseitigen Herzinsuffizienz einher. Septische Infektionen, katarrhalische Infekte – nicht selten im Verein mit körperlichen Überlastungen – kommen als Vorkrankheiten einer chronischen Endomyokarditis mit konsekutiver Herzinsuffizienz in Betracht (s. S. 113 ff.). Asthma bronchiale, das chronische bronchitische Syndrom, Lungengerüsterkrankungen verschiedener Ätiologie und rezidivierende venöse Thromboembolien sind bekannte und häufige Grundkrankheiten der chronischen Rechtsherzinsuffizienz (chronisches Cor pulmonale) und werden auf Seite 363 gesondert dargestellt.

Das **Beschwerdebild** dieser Patienten ist recht einheitlich charakterisiert durch Leistungsminderung infolge Ermüdbarkeit, allgemeiner Hinfälligkeit, Atemnot und ggf. Schwindel und Herzschmerzen. Entsprechend der Empfehlungen der New York Heart Asso-

Tabelle 11.13. Einteilung der klinischen Schweregrade von Herzkrankheiten. (Nach New York Heart Assoc. 1945)

Grad I:
Herzkranke ohne Einschränkung der körperlichen Leistungsfähigkeit. Bei gewohnter körperlicher Betätigung kommt es nicht zum Auftreten von Dyspnoe, anginösem Schmerz oder zu Palpitationen.

Grad II:
Patienten mit leichter Einschränkung der körperlichen Leistung. Diese Kranken fühlen sich in Ruhe und bei leichter Tätigkeit wohl. Beschwerden machen sich erst bei stärkeren Graden der gewohnten Betätigung bemerkbar.

Grad III:
Patienten mit starker Einschränkung der körperlichen Leistung. Diese Kranken fühlen sich in Ruhe wohl, haben aber schon bei leichten Graden der gewohnten Tätigkeit Beschwerden.

Grad IV:
Patienten, die keine körperliche Tätigkeit ausüben können, ohne daß Beschwerden auftreten. Die Symptome der Herzinsuffizienz können sogar in Ruhe auftreten und werden durch körperliche Tätigkeit verstärkt.

---

ciation aus dem Jahre 1945 lassen sich diese subjektiven Angaben der Patienten in 4 klinische Schweregrade einordnen (Tabelle 11.13). Davon abzugrenzen sind alle anfallsweise auftretenden Symptome wie das Asthma cardiale und Lungenödem (s. S. 541), Synkopen und die Symptome eines kardiogenen Schocks (s. S. 523). Als Beschwerden werden ferner geschildert: Kältegefühl der Extremitäten, Neigung zu Nagelmykosen und Unterschenkelgeschwüren, Schmerzen im rechten Oberbauch (Stauungsleber), Blähbauch (portale Hypertension), Nykturie, Inappetenz und Übelkeit (Stauungsgastritis).
Die körperliche Untersuchung läßt Subikterus, zentrale und periphere Cyanose, Orthopnoe, Ruhe- und Belastungsdyspnoe – ggf. mit verlängertem Exspirium –, kalte Akren und beim klinischen Schweregrad IV acrale Nekrosen, Meteorismus, generalisierte Ödeme, hier vornehmlich an den abhängigen Partien, Leistungsminderung und Hinfälligkeit dieser Kranken rasch erkennen. Die arteriellen Pulse sind weich, und gewöhnlich ist die Herzfrequenz mäßig erhöht, bei der tachykarden Form der absoluten Arrhythmie besteht ein Pulsdefizit. Im Liegen sind die Halsvenen prall gefüllt, oft ist die a-Welle des Jugularvenenpulses überhöht. Ein systolischer Venenpuls zusammen mit einer palpablen Leberpulsation weisen auf eine zusätzliche, meist relative Tricuspidalinsuffizienz hin. Bei Kompression des Leberorgans tritt ein hepatojugularer Reflux mit sichtbarer Prallfüllung der Jugularvenen auf. Der arterielle Blutdruck ist nicht charakteristisch verändert, in fortgeschrittenen Stadien finden sich eine verminderte Blutdruckamplitude und eine Hypotonie.
Perkutorisch findet sich in der Regel eine Vergrößerung des Herzens. Hebender Herzspitzenstoß und pathologische Herzgeräusche und -töne weisen auf spezielle Ursachen hin. Die Lungenstauung gibt sich durch vorwiegend basale feuchte, teilweise ohrnahe Rasselgeräusche, ggf. durch Entfaltungsknistern, zu erkennen. Eine bronchospastische Komponente mit verlängertem Exspirium und giemenden Rasselgeräuschen ist beim Asthma cardiale die Regel. Der Stauungserguß des Pleuraraums ist häufig auf der rechten Seite lokalisiert.
Der zentrale **Venendruck** ist bei der doppelseitigen Herzinsuffizienz und bei Rechtsherzinsuffizienz erhöht und steigt bei körperlicher Belastung und bei intravenöser Volumenzufuhr weiter an. – In Abhängigkeit vom Grade der Lungenstauung besteht eine Verteilungsstörung der alveolären Ventilation, ggf. mit herabgesetzter Diffusionskapazität; hierdurch ist die arterielle Sauerstoffsättigung herabgesetzt, die Sauerstoffsättigung des venösen Mischblutes stärker vermindert und infolgedessen die **arteriovenöse Sauerstoffdifferenz** des Gesamtkreislaufs pathologisch erhöht; in der Regel ist dabei der Kohlensäuredruck erniedrigt (Hypokapnie im Gefolge einer Hyperventilation). – Im dekompensierten Zustand ist die tägliche **Urinausscheidung** vermindert, das spezifische Harngewicht erhöht, regelmäßig findet sich eine geringgradige Eiweißbeimischung (unter 0,5‰), in seltenen Fällen werden stärkere Proteinurien, sogar bis zur Ausbildung eines nephrotischen Syndroms, beobachtet; als Folge des sekundären Aldosteronismus

ist der Na/K-Quotient auf unter 0,5 vermindert.

Das Elektrokardiogramm läßt bei der chronischen Herzinsuffizienz keine spezifischen Veränderungen erkennen. Reizbildung, Reizleitung und Erregungsrückbildung sowie der Lagetyp werden vom Grundleiden und der Glykosidmedikation sowie von begleitenden Herzrhythmusstörungen bestimmt.

Röntgenologische Untersuchung der Thoraxorgane: Durchgehender Befund bei der *Ruheinsuffizienz* (klinischer Schweregrad IV) ist eine Vergrößerung des Transversaldurchmessers des Herzens auf der dorsoventralen Herzfernaufnahme sowie des größten Tiefendurchmessers im Seitenbild als Ausdruck der Gefügedilatation des Herzens. (Zur Herzvolumenmessung s. S. 55). Druck- oder Volumenüberlastung (z. B. bei Herzklappenfehlern) modifizieren Herzgröße und Konfiguration [65]. Umgekehrt schließt eine fehlende Herzvergrößerung eine beginnende Herzinsuffizienz (Belastungsinsuffizienz) nicht aus (Tabelle 11.14). Bei Linksherzinsuffizienz ist die Lungengefäßzeichnung betont, die Hili sind unscharf aufgefasert, und der linke Vorhof ist vergrößert, entsprechend ist der Retrokardialraum eingeengt. Bei chronischer Lungenstauung, vornehmlich bei der Mitralstenose, finden sich costophrenische Septumlinien (Kerley-Linien) als Ausdruck der venösen pulmonalen Hypertonie. Pulsierende Hili, Klappenverkalkungen und vorspringendes Pulmonalissegment weisen auf spezielle Herzfehler hin (s.S.49). Verminderte Randpulsationen am linken Herzrand werden sowohl bei Herzinsuffizienz als auch bei Perikardgüssen, beim Panzerherzen und im Bereich akinetischer Myokardbezirke nach Myokardinfarkt beobachtet. Bei ausgeprägter pulmonaler Hypertonie mit degenerativen Veränderungen im Bereich der Lungenendstrombahn fällt die Diskrepanz zwischen erweiterten zentralen und verengten peripheren Pulmonalarterien (sog. amputierter Hilus) ins Auge. (Zum Röntgenbefund beim Lungenödem s. S. 546.) Eine Vergrößerung des röntgenologisch faßbaren absoluten Herzvolumens ohne Herzleistungsminderung wird als Normvariante bei Hochleistungssportlern, bei der Akrome-

Tabelle 11.14. Röntgenologische Stadieneinteilung des suffizienten (I) und insuffizienten (II, III, IV) drucküberlasteten rechten oder linken Herzens [65]

Stadium I:
  Normale Form und Größe des Ventrikels (konzentrische Hypertrophie)

Stadium II:
  Beginnende Größenzunahme des Ventrikels (exzentrische Druck-Hypertrophie) und des vorgelagerten Vorhofes. Asymmetrisches, noch normal großes Herz

Stadium III:
  Zunehmende Dilatation des rechten oder linken Ventrikels und Vorhofes (Gefügedilatation). Herzgröße außerhalb der Norm

Stadium IV (bei Linksbelastung):
  Vergrößerung des linken Ventrikels und Vorhofes und des rechten Herzens ("Mitralisation" des Herzens)

galie, bei Verlagerung des Herzens durch Thoraxdeformierung (z. B. Trichterbrust) und bei adhärenten Perikardcysten beobachtet und muß von der Gefügedilatation des druck- und volumenüberlasteten Herzens und von den Kardiomyopathien im engeren Sinne sowie vom Perikarderguß abgegrenzt werden.

Echokardiographie (nach AUTENRIETH; Grundlagen s. S. 33): Mit dieser nicht-invasiven Methode lassen sich einerseits quantitative und qualitative Befunde direkt an den Wandstrukturen des linken Ventrikels (Septum und Hinterwand) erheben, während sich andererseits an den linksventrikulären Klappen indirekte echokardiographische Zeichen einer Störung der Ventrikelfunktion feststellen und quantifizieren lassen. Primär valvuläre Veränderungen finden dabei im folgenden keine Berücksichtigung.

Befunde bei Untersuchung der Ventrikelwände (Abb. 11.22): Bei Beurteilung der Ventrikelwände erhebt sich häufig die Frage, ob eine regionale oder eine globale Kontraktionsstörung des Myokards vorliegt. Regionale Kontraktionsstörung: Bei der typischerweise regional auftretenden Kontraktionsstörung der coronaren Herzkrankheit (KHK) betreffen auch die echokardiogra-

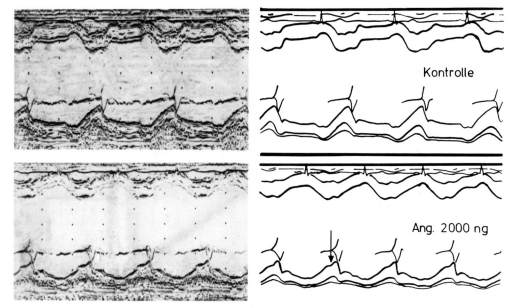

Abb. 11.22. Regionale Kontraktionsstörung im Hinterwandbereich bei coronarer Herzkrankheit. Der obere Teil des Bildes zeigt im Original (*links*) und im Schema (*rechts*) eine normale Bewegung von Septum und Hinterwand. Der untere Teil stellt beim gleichen Patienten analog die Registrierung unter Nachlasterhöhung durch Angiotensin dar (2000 ng Angiotensin II pro Minute als Infusion): Die Hinterwand bewegt sich mit verminderter Amplitude und Dickenzunahme, die systolische Einwärtsbewegung dauert über den Zeitpunkt der Mitralöffnung (*Pfeil*) hinaus (G. AUTENRIETH)

phischen Veränderungen im typischen Fall isoliert eine Wandregion und sind damit auch eindeutig als regional identifiziert. – Am *Ventrikelseptum* kann die normale systolische zum Ventrikelcavum hin gerichtete Einwärtsbewegung fehlen bzw. durch eine inverse Septumbewegung ersetzt sein (Differentialdiagnose: Erregungsausbreitungsstörung, Dilatation des rechten Ventrikels). Typisch für die myokardiale Genese ist ein Verlust der systolischen Dickenzunahme. Für die *Hinterwand* gilt sinngemäß das gleiche: Typisch ist eine isolierte Verminderung der Myokardverdickung um weniger als 30% bzw. auf weniger als 10 mm systolische Wanddicke. Spezifisch für die KHK scheint eine frühdiastolische Einwärtsbewegung der Hinterwand zu sein. Alle diese Veränderungen bei KHK können in Ruhe fehlen und erst durch Belastung provozierbar sein, z.B. durch Infusion von Angiotensin und isometrischen Faustschluß. (Die Ausbeute an solchen für Ischämie hochgradig verdächtigen oder beweisenden Befunden kann dabei von 10% in Ruhe auf 85% der untersuchten Patienten ansteigen.)

Eine Zunahme des linksventriculären Durchmessers unterhalb der Mitralklappe weist auf eine apicale Aneurysmabildung hin. –

Globale Kontraktionsstörung: Globale Verminderung der Myokardfunktion führt zu gleichmäßiger Beeinträchtigung aller erfaßbaren Wandareale. Zu ihrer Quantifizierung werden folgende Funktionsparameter der Ventrikelfunktion herangezogen:

Die prozentuale systolische Durchmesserverkürzung als lineares Äquivalent der Austreibungsfraktion ist bei Werten unter 30% vermindert. – Die mittlere Geschwindigkeit der systolischen Durchmesserverkürzung – oft als Vcf bezeichnet – ist unterhalb eines Wertes von 0,9 abnorm. Allerdings ist dieser Meßwert stark frequenzabhängig. – Als Ausdruck einer verminderten systolischen Myokardverdickung und eines vergrößerten systolischen Durchmessers ist die relative systolische Wanddicke (Summe aus systoli-

11.5 Klinik

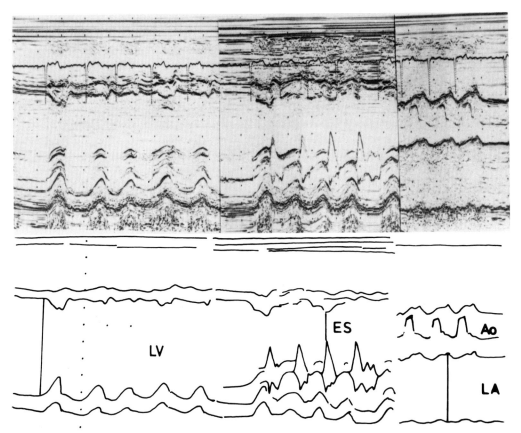

Abb. 11.23. Typisches Bild einer dilativen Kardiomyopathie mit absoluter Arrhythmie bei Vorhofflimmern in Originalregistrierung einer M-Mode-Untersuchung (oben) und halbschematischer Darstellung (unten). Der linke Ventrikel (*LV*) ist dilatiert, der maximale Durchmesser beträgt 60 mm (vertikale Linie links im Schema). Die systolische Durchmesserverkürzung ist je nach Diastolendauer auf 16 bis 28% vermindert. Das Myokard ist im Verhältnis zum Durchmesser dünn. Der Punkt E der Mitralbewegung ist 19 mm vom Septum entfernt (*ES*, vertikale Linie im mittleren Bildteil). Der Durchmesser des linken Atriums (*LA*, vertikale Linie rechts im Schema) ist mit 43 mm bei einer Aortenweite (*AO*) von 25 mm dilatiert (G. AUTENRIETH)

schen Dicken von Septum und Hinterwand dividiert durch den endsystolischen Durchmesser) auf Werte unter 0,55 vermindert.

Befunde an anderen Strukturen des linken Ventrikels (Abb. 11.23): Der kleinste vertikale Abstand des Punktes E der Mitralbewegung vom weitest rückwärts gelegenen Punkt der Septumbewegung (linksventriculäre endokardiale Oberfläche) zeigt bei einer Erhöhung auf mehr als 5 mm eine verminderte linksventriculäre Austreibungsfraktion an und weist insbesondere bei Kardiomyopathien vom congestiven (dilativen) Typ mit globaler Funktionsstörung eine recht enge negative Korrelation zur angiographisch bestimmten Auswurffraktion auf. – Bei hochgradiger Kontraktionsinsuffizienz zeigen die geöffneten Aortenklappen in der Systole eine Abnahme ihres Öffnungsabstandes. Bis zu einem Wert von 2 mm ist diese systolische Konvergenz sicher normal. Sie kann allerdings auch Folge einer hämodynamisch wirksamen Mitralinsuffizienz sein. (Bei guter Myokardfunktion läge dann allerdings keine Verminderung der direkt von den Ventrikelwänden gewonnenen Funktionsparameter vor.)

Eine verlangsamte Schließung der Mitralklappe zu Beginn der Systole (Verlängerung des Intervalls zwischen den Punkten A und

C der Mitralklappenbewegung) deutet auf eine Erhöhung des enddiastolischen Druckes im linken Ventrikel auf über 20 mm Hg hin. Dabei ist die Dauer der PQ-Zeit im EKG zu berücksichtigen. Die Differenz der Intervalle PQ minus AC soll größer als 0,06 Sekunden sein.

Schließlich ist typischerweise bei einer verlangsamten diastolischen Ventrikelfüllung die frühdiastolische Schließungsgeschwindigkeit des vorderen Mitralsegels auf weniger als 80 mm/sec vermindert.

Quantitative Funktionsprüfungen [97a]. Für die praktische Diagnosestellung ergeben sich oft schon aus Anamnese, klinischem Untersuchungsbefund und der röntgenologischen Herzgrößenbestimmung sowie mit Hilfe der Echokardiographie entscheidende Hinweise auf das Grundleiden (z.B. Klappenvitium, coronare Herzkrankheit, Kardiomyopathie) wie auch hinsichtlich des klinischen Schweregrades einer Herzinsuffizienz. Die mit speziellen z.T. invasiven Methoden (Tabelle 11.11) gewonnenen Untersuchungsergebnisse (Tabelle 11.15) zielen auf eine weitere Quantifizierung des Schweregrades wie auch auf eine nosologische Zuordnung ab.

Die *Verminderung der individuellen aeroben Kapazität* im Vergleich zum erwarteten Sollwert ist einer globalen Leistungseinbuße (FAI: functional aerobic impairment) gleichzusetzen und wird durch die Formel

$$\text{FAI} = \frac{\dot{V}O_2 \text{ max Sollwert} - \dot{V}O_2 \text{ max Istwert}}{\dot{V}O_2 \text{ max Sollwert}} \times 100$$

in Prozent der mittleren Sollwerte angegeben. Wenn extrakardiale Erkrankungen (z.B. der Lunge, des peripheren Kreislaufs, des Muskelapparates etc.) ausgeschlossen sind, wird die Sauerstoffaufnahme des Organismus im wesentlichen durch die Pumpleistung des linken Ventrikels bestimmt. Liegt die Sauerstoffaufnahme unter Ruhebedingungen im Normbereich und ist sie unter körperlicher Belastung relativ herabgesetzt, darf eine Belastungsinsuffizienz des Herzens angenommen werden, allerdings ohne daß sich aus dieser globalen Meßgröße ätiologische Schlußfolgerungen ableiten lassen. Die Anwendung spezieller Untersuchungsmethoden kann schließlich zur Präzisierung der Herzinsuffizienz und zum Nachweis valvulärer, coronarer wie myokardialer Ursachen beitragen.

Pulmonaler Capillardruck und *Pulmonalarteriendruck* stehen in enger Beziehung zum enddiastolischen Druck des linken Ventrikels, sofern nicht eine pulmonale Hypertonie oder Strombahnstenosen vorliegen (Normwerte der Pulmonalarteriendrücke in Ruhe und unter Belastung auf S. 99). Bei zusätzlicher Registrierung des Herzzeitvolumens ist somit die Druck-Fluß-Beziehung im Lungenkreislauf erfaßbar und erlaubt eine Aussage über die Herzleistung auch unter Belastung [25]. Gesunde reagieren auf körperliche Belastung mit einem adäquaten Anstieg des Herzindex bei konstant niedrigem Pulmonalarterienmitteldruck (bzw. Pulmonalcapillardruck). An Hand hämodynamischer Untersuchungsbefunde lassen sich nach H. ROSKAMM et al. (1976) folgende 4 Stadien einer Funktionsbeeinträchtigung des Herzens aufstellen:

Stadium I: Abnormale Ventrikelfunktion bei Belastung. Abnormaler Anstieg des Füllungsdruckes nur unter Belastung. Normales Herzminutenvolumen in Ruhe und unter Belastung.

Stadium II: Abnormale Ventrikelfunktion in Ruhe. Anstieg des Füllungsdruckes schon in Ruhe, normales Herzminutenvolumen in Ruhe und unter Belastung.

Stadium III: Herzinsuffizienz bei Belastung. Unter Belastung erniedrigtes Herzminutenvolumen.

Stadium IV: Herzinsuffizienz in Ruhe. Herzminutenvolumen bereits in Ruhe vermindert.

Für die *direkte Beurteilung der linksventriculären Funktion* lassen sich – unter bestimmten methodischen Voraussetzungen – ventriculographisch ermittelte Messungen des enddiastolischen und endsystolischen Volumens, des Schlagindex und der Auswurffraktion heranziehen. Die Beziehung der Herzarbeit – angegeben als Schlagvolumenarbeit bezogen auf die Körperoberfläche (Schlagarbeitsindex) – zum enddiasto-

Tabelle 11.15. Ergebnisse quantitativer Funktionsprüfungen bei doppelseitiger chronischer Herzinsuffizienz im Gefolge einer chronischen Herzmuskelerkrankung (Veränderungen in Abhängigkeit vom hämodynamischen Schweregrad)

Kontraktilitätsreserve	Vermindert
Kontraktilität ($dp/dt_{max}/IP$)	Vermindert
Maximale O_2-Aufnahme ($l\,O_2$/min · kg)	Vermindert
Druck-Fluß-Beziehung im Lungenkreislauf (mm Hg/l · min)	Erhöhte Drücke/vermind. Durchfluß
Herzvolumen EDV (ml)	Erhöht
Herzvolumen AF (%)	Vermindert
Diastolische Dehnbarkeit ($\Delta V/\Delta P$)	Herabgesetzt
Schlagindex (ml/m²)	Vermindert
Herzindex (l/min · m²)	Vermindert
A.-v. O_2-Differenz (Vol.-%)	Erhöht
Zentraler Venendruck (mm Hg)	Erhöht
Echokardiographisch (M-mode) erfaßbar:	
Diastolischer Ventrikeldurchmesser (cm)	Vergrößert
Systolische Durchmesserverminderung %	Herabgesetzt
Systolische Zunahme der Wanddicke (%) (Septum, Hinterwand)	Vermindert
E-S-Abstand (cm)	Vergrößert

lischen Druck im linken Ventrikel gibt Abb. 11.24 wieder: Der Schlagarbeitsindex steigt unter Belastung von Normalpersonen ohne wesentliche Druckerhöhung an. Dagegen überwiegt bei Patienten mit einer globalen oder regionalen Kontraktionsstörung die enddiastolische Druckerhöhung; die Schlagarbeit – in Ruhe oft noch im Normbereich – zeigt eine vergleichsweise geringere Zunahme.

Eine *Quantifizierung der Myokardkontraktilität* allein auf der Basis isovolumetrischer Druck- und Geschwindigkeitsgrößen ist mit erheblichen methodischen Fehlern belastet. Insbesondere wurde darauf hingewiesen, daß eine konstante Ventrikelgeometrie – als eine der für diese Bewertungsart erforderlichen Voraussetzungen – häufig nicht gegeben ist (z.B. bei coronarer Herzkrankheit, intrakardialen Shunts und Klappeninsuffizienz). Dagegen führt die Analyse der auxotonen Volumengrößen zu einer brauchbaren funktionellen Kontraktilitätsbewertung, bei welcher die angiographisch bzw. echokardiographisch oder die mit Hilfe nuklearmedizinischer Untersuchungsmethoden (s. S. 85) ermittelte Beziehung zwischen enddiastolischem Volumen und der Auswurffraktion (AF in Tab. 11.15) im Vordergrund steht. Die in Ruhe oder erst unter körperlicher Belastung eingeschränkte Auswurffraktion bedeutet eine Verminderung der funktionellen globalen Ventrikelkontraktilität (Abb. 11.12 auf S. 578).

Inwieweit eine Änderung der Einzelgrößen Vorbelastung (durch Volumenbelastung), Nachbelastung (durch erhöhten aortalen Mitteldruck) oder Kontraktilität zu einer gesteigerten Ventrikelfunktion beitragen, läßt sich unter ergometrischen Bedingungen wegen der Interdependenz dieser Parameter wie auch der Herzfrequenz und des peripheren Gefäßwiderstandes nicht ausreichend beantworten. Hier bieten sich zur weiter-

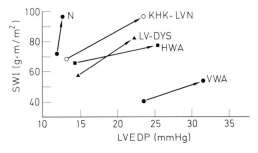

Abb. 11.24. Funktion des linken Ventrikels in Ruhe und unter Belastung im Vergleich zum coronarographischen und ventriculographischen Befund. Ordinate: Schlagarbeitsindex (*SWI*), Abszisse: enddiastolischer Druck im linken Ventrikel (*LVEDP*). *N* normaler angiographischer Befund; *KHK-LVN* coronare Herzkrankheit, normales Ventriculogramm; *LV-DYS* Dyskinesie des linken Ventrikels; *HWA* Hinterwandaneurysma; *VWA* Vorderwandaneurysma. (Nach [45])

führenden Abgrenzung pharmakologische Funktionsprüfungen an (s. S. 57).
Funktionsprüfungen des Herzens mittels *Pharmaka* gestatten im Vergleich mit globalen Belastungsprüfungen (Ergometrie) vor allem in den frühen Stadien einer Herzinsuffizienz differenziertere Aussagen hinsichtlich einer zugrundeliegenden Störung und besitzen eine um so höhere diagnostische Wertigkeit, je selektiver das jeweilige Pharmakon eine einzelne kardiale Funktion zu ändern vermag. Unabhängig davon ist aber das Untersuchungsresultat in enger Beziehung zur jeweiligen vordiagnostizierten Grunderkrankung zu sehen (z. B. congestive Kardiomyopathie; coronare Herzkrankheit). Zur Anwendung gelangen: 1. der Angiotensin-Infusionstest (zwecks Erhöhung der Nachlast), Indikation: globale Kontraktionsstörungen bei Kardiomyopathien; 2. Dobutamin-Test (zwecks Messung der Kontraktilitätsreserve), Indikation: regionale Kontraktionsstörungen des Myokards, meist im Verlauf der coronaren Herzkrankheit. Einzelheiten s. [3].

Differentialdiagnose: Von der chronischen Herzinsuffizienz abzugrenzen sind die *extrakardialen Ursachen* einer chronischen venösen Einflußstauung. Hierher gehören intrathoracal gelegene Strombahnhindernisse (z. B. Mediastinaltumoren, Lymphome, Thymom, Struma nodosa, Aortenaneurysma, cystische Geschwülste, Hohlvenenthrombosen), die Ursachen lokaler Ödeme an den oberen (z. B. beim Costoclavicularsyndrom) und an den unteren Extremitäten (z. B. bei der Beckenvenenthrombose, bei der chronischen Beckenvenensperre, beim postthrombotischen Syndrom, angeborene und erworbene Lymphödeme) und die Lebervenensperre (Budd-Chiari-Syndrom).
Generalisierte Ödeme ohne zentrale Venendrucksteigerung werden bei allen Krankheitszuständen mit nephrotischem Syndrom, bei allgemeiner Überwässerung im Verlaufe oligurischer Nierenkrankheiten, beim alimentären Eiweißmangel, bei Hypalbuminämie verschiedener Genese (z. B. Lebercirrhose, eiweißverlierende Gastroenteropathie, „albumin-leakage"-Syndrom, Analbuminämie), beim Malabsorptionssyndrom, als Nebenwirkung von Pharmaka (z. B. Phenylbutazon, Succus liquiritiae, Corticosteroide, speziell 9-α-Fluoro-Hydrocortison), bei bestimmten Endokrinopathien (z. B. Cushing-Syndrom, Hypothyreose, prämenstruell, angeborenes und erworbenes adrenogenitales Syndrom), bei der Schwangerschaftsnephropathie, bei septischen Zuständen, bei der akuten diffusen Glomerulonephritis sowie u. U. beim Kaliummangel beobachtet.

Idiopathische Ödeme (auch als cyclische Ödeme oder periodische Schwellneigung bezeichnet) stellen ein ätiologisch uneinheitliches Krankheitsbild dar, das vorwiegend bei Frauen im gebärfähigen Alter phasenhaft oder permanent vorkommt, und zwar ohne begleitende Herz-, Nieren- oder Leberkrankheiten. Häufig verstärkt Orthostase die Schwellneigung und bewirkt eine gegenüber der Norm verstärkte Kochsalzretention. Der relativ hohe Eiweißgehalt von Ödemen und Höhlenergüssen und der vergrößerte Verteilungsraum für markiertes Eiweiß sprechen für eine gesteigerte Permeabilität von kleinen Gefäßen und Grenzflächen für Eiweiß. Elektronenoptisch fanden sich an den Hautgefäßen abnorme endotheliale Protuberanzen und große intercelluläre Lücken (gaps) und an den Muskelgefäßen Befunde, die für einen gesteigerten cytopemptischen Transport sprechen [75].

Davon abzugrenzen ist das regionale Melkerson-Rosenthal-Syndrom, myxödematöse, allergische, septische und renal bedingte Ödeme; ferner das seltene hereditäre angioneurotische Ödem; letzteres ist durch episodische Schwellungen der Extremitäten, des Stammes, des Gesichts und der Luftwege sowie der Organe der Bauchhöhle gekennzeichnet, denen ein umschriebener Defekt im Komplementsystem, nämlich ein quantitativer Mangel an C$\bar{1}$-Inaktivator im Serum, zugrunde liegt. Trotz ihrer Seltenheit ist die Krankheit aufgrund der hohen Mortalität (Larynxödem!) von großer Bedeutung [5].

Die **Komplikationen** einer chronischen Herzinsuffizienz werden von der Grundkrankheit, von Herzrhythmusstörungen, von der verminderten Organperfusion und von der Stauungsmechanik bestimmt: Thrombose und Embolie (Hypozirkulation und Hämokonzentration), Bronchopneumonie

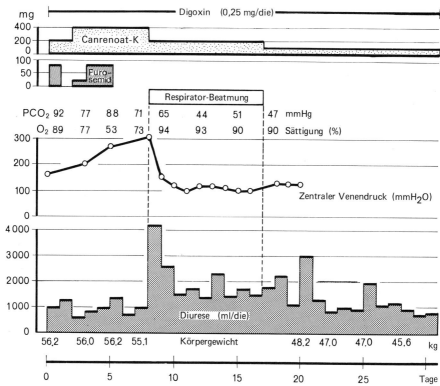

Abb. 11.25. 50jährige Patientin mit chronischem Cor pulmonale bei Zustand nach alter Lungentuberkulose. Akute Bronchopneumonie, zunehmend Zeichen einer Rechtsherzinsuffizienz. Keine Rekompensation mit Glykosiden, Diuretica und antibiotischer Therapie. Unter Respiratorbeatmung Rückgang der Rechtsherzbelastung durch Zunahme der O_2-Sättigung und Abnahme der durch alveoläre Hypoventilation bedingten Lungengefäßconstriction. Normalisierung des zentralen Venendrucks, Zunahme der Diurese, Rückgang der Ödeme [56]

(Stauungslunge), Encephalomalacie (verminderter Herzauswurf), Lebernekrosen und acrale Hautnekrosen (Zentralisation des Kreislaufs), Elektrolytstörungen (Verteilungshyponatriämie, -hyperkaliämie, metabolische Acidose) und prärenal bedingtes Nierenversagen, ferner Übergang in ein akutes Herzversagen.

Die **Prognose** einer Herzinsuffizienz ist günstig, wenn die Grundkrankheit zu einem möglichst frühen Zeitpunkt kausal-therapeutisch beherrscht werden kann.

Eindeutig und eindrucksvoll ist die verbesserte Lebenserwartung der angeborenen und erworbenen Vitien nach rechtzeitiger operativer Korrektur sowie die Operationsergebnisse einer Aneurysmektomie; erwiesen ist die verbesserte Lebenserwartung und eine Verminderung der Organkomplikationen beim Hochdruckpatienten unter einer konsequenten, antihypertensiven Therapie, lebensrettend der *gezielte* Einsatz von Antibiotica bei der Endocarditis lenta, symptomatisch wirksam die Verabreichung von β-Receptorenblockern und Glykosidentzug bei der obstruktiven Kardiomyopathie und die Beatmungstherapie beim chronischen Cor pulmonale mit respiratorischer Insuffizienz (Abb. 11.25); lebensverlängernd und einzige Möglichkeit einer Rekompensation ist der Schrittmachereinsatz bei bradykarder Herzrhythmusstörung mit den Zeichen der Herzinsuffizienz.

Belastet ist die Prognose bei chronischer Myokarditis, bei der Alkoholkardiomyopathie und bei primären Kardiomyopathien sowie bei allen Fällen mit fortgeschrittener Gefügedilatation, am ischämischen Herzen des klinischen Schweregrades III und IV und beim chronischen Cor pulmonale.

11.6 Therapie

Als allgemeine Richtlinie kann gelten: Jede klinisch manifeste Verlaufsform einer Herzinsuffizienz ist therapiepflichtig. Der Behandlungsplan basiert auf zwei Grundprinzipien:

1. Kausaltherapie
2. symptomatische Therapie

Als allgemeiner Grundsatz gilt: Kausaltherapie vor symptomatischer Therapie. Die Kausaltherapie muß sich auf die Beseitigung bzw. Minderung nosologischer Faktoren richten (s. u.). Die symptomatische Therapie zielt auf eine Steigerung der Herzkraft durch positiv-inotrope Pharmaka (Herzglykoside, Dopamin, Dobutamin, Prenalterol u. a.), auf eine systolische oder/und diastolische Druckentlastung des Myokards (durch Vasodilatantien), auf eine Elimination des retinierten Ödemvolumens (durch Diuretica und Regelung der äußeren Kochsalz- und Flüssigkeitsbilanz), auf die Behandlung begleitender Herzrhythmusstörungen, auf eine Herabsetzung des gesamten Sauerstoffverbrauchs des Organismus (u. a. durch körperliche Schonung) und schließlich auf die Verhütung thromboembolischer Komplikationen (durch Antikoagulation).

11.6.1 Kausaltherapie

Eine rationale Therapie der chronischen Herzinsuffizienz ist auf die *Beseitigung kausaler Faktoren* mit dem Ziel einer Steigerung des Herzauswurfs unter Ruhe- und Belastungsbedingungen ausgerichtet (Tabelle 11.16). Voraussetzung einer wirkungsvollen Herzbehandlung ist die richtige und umfassende Diagnosestellung. Zu den kausalen, d. h. auf das Grundleiden gerichteten Behandlungmaßnahmen gehören z. B. Herzoperationen bei angeborenen und erworbenen Herzfehlern, eine antihypertensive Behandlung beim arteriellen Bluthochdruck, eine operative Beseitigung von Gefäßstenosen bei coronarer Herzkrankheit, eine thyreostatische Therapie bei chronischer Herzinsuffizienz im Gefolge einer Hyperthyreose, die gezielte antibiotische Therapie bei bakterieller Endokarditis, die Corticosteroidbehandlung (ggf. Immunsuppression) fortgeschrittener Stadien einer Sarkoidose und von Lungenfibrosen anderer Genese beim chronischen Cor pulmonale sowie einer Beatmungstherapie bei gleichzeitiger respiratorischer Insuffizienz (Abb. 11.25). Hierher gehören auch medikamentöse und elektrotherapeutische Maßnahmen bei tachykarden oder bradykarden Herzrhythmusstörungen mit chronischer Herzinsuffizienz. Eine durch Bradykardie bedingte Herzinsuffizienz kann in vielen Fällen durch eine Normalisierung der Herzfrequenz nach Schrittmacherbehandlung wirksam gebessert werden (Abb. 11.26).

Tabelle 11.16. Mögliche Behandlungsmaßnahmen bei chronischer Herzinsuffizienz

1. *Behandlung des Grundleidens*
   z. B. Hypertonie, Hyperthyreose, chron. Druck- oder Volumenbelastung durch Klappenvitien, Thromboembolie, Asthma bronchiale, Sepsis

2. *Medikamentöse Therapie*
   Herzglykoside
   Diuretica
   Vasodilatantien
   ggf. Antiarrhythmica, Catecholamine, Corticosteroide, Thrombolyse, Antibiotica, Thyreostatica etc.

3. *Elektrotherapeutische Maßnahmen*
   Herzschrittmacher
   Defibrillation

4. *Chirurgische Eingriffe*
   Commissurotomie (Mitralstenose)
   Klappenersatz
   Perikardektomie
   Aneurysmektomie
   Coronarer Bypass
   Korrektur angeborener Vitien

5. *Allgemeine Behandlung*
   Bettruhe, Lagerung, Lebensweise
   Kochsalz- und Flüssigkeitsbilanz
   Sauerstoffzufuhr
   Punktion von Ergüssen, Aderlaß

11.6.2 Herzglykoside

Chemische Struktur: Allen Herzglykosiden gemeinsam ist das Cyclopentanoperhydrophenanthren-Gerüst in bestimmter sterischer Anordnung mit folgenden Substituenten: In 3-Stellung eine OH-Gruppe, die mit Zucker veräthert ist, in 14-Stellung eine OH-Gruppe und in 17-Stellung der ungesättigte Lactonring. Je nachdem, ob der Lactonring 5- oder 6gliedrig ist, unterscheidet man Cardenolide (Digitalis-, Strophanthus-, Convallaria-Glykoside) und Bufadienolide (Scilla-Glykoside und herzwirksame Krötengifte). Die Zucker sind weniger für die Herzwirksamkeit als vielmehr für das physikochemische Verhalten im Organismus von Bedeutung (Resorption, Verteilung, Abbaugeschwindigkeit etc.) und entscheiden dadurch über die therapeutische Anwendbarkeit der betreffenden Glykoside. Für die Herzwirksamkeit sind folgende Strukturelemente des Glykosidmoleküls von Bedeutung: 1. der Carbonylsauerstoff des β-ständigen Lactonringes; 2. der β-ständige Sauerstoff in 3-Stellung [41].

Wirkungsmechanismus (nach E. ERDMANN). Herzglykoside bewirken an der Myokardzelle eine Steigerung der Inotropie, d. h. der Kontraktionskraft, eine Senkung der Sinusfrequenz, eine Verlangsamung der atrioventriculären Überleitung und eine Zunahme der muskelcellulären Erregbarkeit. Diese Wirkungen sind allen in der Therapie verwendeten Glykosiden gemeinsam; sie unterscheiden sich pharmakologisch in ihrer Wirkungsgeschwindigkeit, Wirkungsdauer und Resorption.

Der spezifische Wirkungsmechanismus der Herzglykoside ist eng mit Veränderungen des intra-extracellulären Kalium-, Natrium- und Calciumstoffwechsels verknüpft. Der pharmakologischen Wirkung geht eine Bindung von Herzglykosiden an einen spezifischen Receptor in der Zellmembran voraus. Untersuchungen der Eigenschaften dieses membrangebundenen *Glykosidreceptors* zeigten:
1. Die spezifische und reversible Bindung von tritiummarkierten kardioaktiven Steroiden (S) an den Receptor (R) folgt dem Massenwirkungsgesetz:

$$S + R \underset{k_{-1}}{\overset{k_{+1}}{\rightleftharpoons}} SR$$

wobei SR den Steroid-Receptor-Komplex darstellt. 2. Bei digitalisempfindlichen Species ist die Affinität des Receptors zum Herzglykosid sehr hoch (Ratte < Meerschweinchen, Rind < Mensch). 3. Die Affinität des Receptors ist für verschiedene Herzglykoside unterschiedlich.
Entsprechend der obengenannten Gleichung können die Geschwindigkeitskonstanten für die Assoziation (k_{+1}), für die Dissoziation (k_{-1}) des Herzglykosids sowie die Dissoziationskonstante (K_D) des Glykosid-Receptor-Komplexes als Maß für die Affinität bestimmt werden.
Der Herzglykosidreceptor ist ein Teil der ($Na^+ + K^+$)-aktivierbaren Membran-ATPase. Die Bindungskapazität der Herzmuskelzellmembranen für Glykoside ist dementsprechend direkt proportional der spezifischen ($Na^+ + K^+$)-ATPase-Aktivität (U/mg). Die Affinität des Receptors zu den Herzglykosiden kann direkt mit der halbmaximalen Hemmung der ($Na^+ + K^+$)-ATPase der Zellmembran korreliert werden: Je höher die Dissoziationskonstante (K_D) des Herzglykosid-Receptor-Komplexes, desto höher ist die

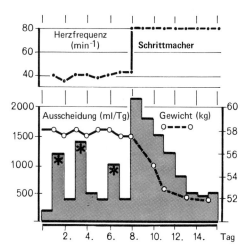

Abb. 11.26. Bei einer 37 Jahre alten Patientin bestanden eine Kardiomyopathie mit bradykarder Flimmerarrhythmie (Kammerfrequenz 35–40/min) und eine hydropische Herzinsuffizienz. Durch Bettruhe, Natriumrestriktion und Salureticatherapie (Furosemid: 40 mg p.o. = *) konnte keine wesentliche Besserung herbeigeführt werden. Nach elektrischer Steigerung der Herzfrequenz resultierten eine rasche Ödemausschwemmung und klinische Besserung

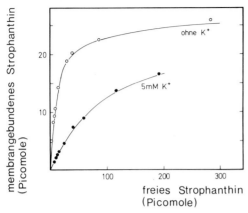

Abb. 11.27. Kaliumeffekt auf die Receptorbindung von g-Strophanthin an menschliche Herzmuskelzellmembranen. Das Experiment zeigt die konzentrationsabhängige Bindung von radioaktiv markiertem g-Strophanthin (=Ouabain) an isolierte menschliche Herzmuskelzellmembranen. Es wird deutlich, daß bei jeweils gleicher freier Strophanthinkonzentration im Inkubationsmedium stets weniger Glykosid in Gegenwart von 5 mM K^+ am Receptor gebunden wird als ohne K^+. Dieser Effekt ist durch eine Affinitätserniedrigung des Glykosidreceptors bedingt [14]

Herzglykosidkonzentration, die für eine halbmaximale Hemmung der $(Na^+ + K^+)$-ATPase benötigt wird.

Die experimentell gemessenen Dissoziationskonstanten des Digoxin-Receptor-Komplexes der menschlichen Herzmuskelzellmembran liegen mit 1–3 nM (=0,8–2,4 ng/ml) im Konzentrationsbereich, der bei glykosidbehandelten Patienten im Serum gemessen wird. Bei Kenntnis der Dissoziationskonstanten des Herzglykosid-Receptor-Komplexes und der Glykosid-Serumspiegel kann die prozentuale Sättigung des Receptors errechnet werden. Unter therapeutischen Bedingungen läßt sich überschlagsweise eine Sättigung von 10–30% des Receptors mit Herzglykosiden annehmen [12].

Die meßbare Affinität der Receptoren zum Herzglykosid wird durch Schwankungen der Kalium- und Calciumkonzentrationen, des pH-Wertes, der Temperatur sowie durch andere Pharmaka (z.B. Diphenylhydantoin) verändert. So erniedrigt Kalium konzentrationsabhängig die Receptoraffinität und führt dadurch zu einer Verdrängung von Glykosiden aus der spezifischen Membranbindung [14].

Die Dissoziationskonstante des Strophanthin-Receptor-Komplexes ohne K^+ wurde mit 2,3 nM gemessen, in Gegenwart von 5 mM K^+ hingegen mit 26 nM. Das bedeutet: Eine mehr als zehnfach höhere Glykosidkonzentration ist zur halbmaximalen Receptorsättigung in Gegenwart von 5 mM K^+ notwendig (Abb. 11.27). Die klinisch bekannte erhöhte Glykosidempfindlichkeit bei Hypokaliämie ist dementsprechend auf eine Zunahme der Affinität des Receptors zum Glykosid bei Kaliummangel zurückzuführen. Ca^{++}-Ionen wirken antagonistisch zu K^+; sie erhöhen in Gegenwart von K^+ die Affinität des Receptors zu Herzglykosiden [13].

Änderungen der Receptordichte. An menschlichen Erythrocyten bei hämatologisch gesunden Probanden wurden 259±60 (n=41) Herzglykosidreceptoren pro Erythrocyt gefunden. Dies entspricht bei angenommener gleichmäßiger Oberflächenverteilung etwa 1–2 Receptoren/μm^2 Erythrocytenoberfläche. Die Dissoziationskonstante des ^{3}H-g-Strophanthin-Receptor-Komplexes der roten Blutkörperchen wurde mit 2–3 nM gemessen. Sie stimmt mit der in Herzmuskelzellmembranen gemessenen Dissoziationskonstanten überein. – Die Zahl der Herzglykosidreceptoren war bei chronischer Hypokaliämie, bei Thalassaemia minor und bei einem Patienten mit Bartter-Syndrom erhöht. Bei der chronischen Hypokaliämie und bei der Thalassämie sind von mehreren Untersuchern sowohl stimulierte $(Na^+ + K^+)$-Transporte als auch erhöhte $(Na^+ + K^+)$-ATPase-Aktivitäten gemessen worden. Die erhöhte Zahl der Glykosidreceptoren bei diesen Patienten spricht für eine Vermehrung der Transportkapazität der Erythrocytenmembran (durch *de-novo*-Synthese?) von $(Na^+ + K^+)$-ATPase-Molekülen. Dieses Verhalten kann einen adaptiven Mechanismus darstellen bei steilerem Kaliumkonzentrationsgradienten an der Zellmembran oder bei erhöhter Membrandurchlässigkeit für Kationen. Dafür spricht, daß nach therapeutischer Beseitigung des Kaliummangels die

Zahl der Glykosidreceptoren wieder abnimmt.
Von anderen Arbeitsgruppen sind an verschiedenen Organen bei der experimentellen Hyperthyreose nach hohen T_3-Gaben bei verschiedenen Species ein stimulierter aktiver Kationentransport, erhöhte $(Na^+ + K^+)$-ATPase-Aktivitäten und teilweise auch erhöhte Glykosidbindungskapazitäten gemessen worden. Die Receptoraffinität war bei diesen hyperthyreoten Tieren ebenso wie bei der chronischen Hypokaliämie unverändert. Offensichtlich wird also lediglich die Zahl der $(Na^+ + K^+)$-ATPase-Moleküle in der Membran vermehrt.
Die vorgelegten Befunde zeigen, daß die spezifischen membrangebundenen Herzglykosidreceptoren sowohl in ihren Eigenschaften (z. B. durch K^+ oder Ca^{++}) als auch in ihrer Zahl (z. B. durch chronische Hypokaliämie oder bei Hyperthyreose) verändert werden können. Diese Untersuchungen tragen damit bei zum Verständnis des Wirkungsmechanismus von Herzglykosiden. Sie zeigen aber außerdem deutlich, daß manche klinisch bekannten Phänomene, wie z. B. Glykosidresistenz oder Glykosidüberempfindlichkeit, nicht in jedem Fall durch eine nur von der Serumkonzentration abhängige Wirkung erklärt werden können. Über diese gemessenen Herzglykosid-Receptor-Interaktionen hinaus haben diese Ergebnisse damit vielleicht sogar eine beispielhafte Bedeutung für Hormon- bzw. Pharmakonwirkungen im allgemeinen und insbesondere unter den pathophysiologischen veränderten Bedingungen bei Patienten.
Die Befunde zahlreicher Autoren lassen den Schluß zu, daß die *glykosidbedingte Hemmung der Transport-ATPase* über eine Abnahme der intracellulären Kalium- und eine Zunahme der intracellulären Natriumkonzentration eine Erhöhung bzw. Umverteilung der cellulären Calciumfraktion zugunsten der biologisch aktiven bewirkt. Die Zunahme der ionisierten Calciumfraktion im Cytoplasma bewirkt über eine Aktivierung der Myofibrillen-ATPase und den Zusammenschluß von Actin und Myosin unter gleichzeitiger Inaktivierung von Troponin und Tropomyosin die positiv-inotrope Wirkung [34, 67] (s. S. 568).

Über die einzelnen Schritte des gesamten Reaktionsablaufes, insbesondere jedoch über die Mechanismen, die zur Vermehrung der intracellulären biologisch aktiven Calciumfraktion führen, besteht bisher wenig Klarheit (s. S. 568).

Anhand von *elektrophysiologischen Meßgrößen* werden folgende Glykosidwirkungen beobachtet:
1. Sinusknoten:
   Frequenzkonstanz bzw. leichte -abnahme, in höheren Konzentrationen positiv-chronotroper und negativ-dromotroper Effekt
2. AV-Knoten:
   Abnahme der Leitungsgeschwindigkeit
   Zunahme der Refraktärperiode
3. Spezifisches intraventriculäres Erregungsleitungssystem:
   Steigerung der Automatie
   Abnahme der Leitungsgeschwindigkeit
4. Ventrikelmyokard:
   Verkürzung der Refraktärperiode

Pharmakokinetik und Stoffwechsel: Enterale Resorption, Schnelligkeit des Wirkungseintritts und Abklinggeschwindigkeit unterscheiden die Herzglykoside untereinander und müssen bei der Wahl des Präparates und im Dosierungsplan bedacht werden.
Unter Berücksichtigung pharmakodynamischer Vorgänge wird neuerdings der Begriff „*bioavailability*" verwendet, worunter man nach RIEGELMAN (1972) „the relative extent and rate at which an administered dose reaches the general circulation" versteht, was mit der enteralen Resorptionsquote keineswegs identisch ist [9].
Bei der oralen Glykosidtherapie ist Herzglykosiden mit hohen enteralen Resorptionsquoten (Digitoxin: > 90 %, β-Methyldigoxin: > 90 %; β-Acetyldigoxin: 60–80 %) der Vorzug zu geben (Tabelle 11.17). Kein Unterschied der Digoxinresorption bei nüchterner oder postprandialer Einnahme. Störungen der enteralen Glykosidresorption werden bei gesteigerter Darmmotilität, beim Malabsorptionssyndrom und bei portaler Hypertension beobachtet.
Als *Latenz* wird die Geschwindigkeit des Wirkungseintritts bis zum Wirkungsmaxi-

Tabelle 11.17. Enterale Resorptionsquoten, Abklingquoten und mittlere Erhaltungsdosen (in mg/Tag) verschiedener Glykoside. Die angegebenen Erhaltungsdosen stellen Mittelwerte dar. Es ist zu berücksichtigen, daß der individuelle Glykosidbedarf von der Hälfte (50%) bis zum Doppelten (200%) der angegebenen Werte schwanken kann. Angaben nach [2, 7, 20, 34]

Glykosid	Präparat z. B.	Enterale Resorptionsquote	Abklingquote	Mittlere Erhaltungsdosis (mg/Tag)	
				i.v.	oral
Digitoxin	Digimerck	>90%	7% Tg.	0,15	0,15
Acetyldigitoxin	Acylanid	75%	10% Tg.	0,2	0,25
Lanatosid	Cedilanid	40%	20% Tg.	0,4	1,0
Digoxin	Lanicor	um 70%	20% Tg.	0,3	0,5
β-Acetyldigoxin	Novodigal	mit breiter Streuung	20% Tg.	0,3	0,4
α-Acetyldigoxin	Sandolanid		20% Tg.	0,3	0,4
α-Acetyldigoxin	Dioxanin		20% Tg.	0,3	0,4
β-Methyldigoxin	Lanitop	>90%	20% Tg.	0,2	0,2
Proscillaridin	Talusin	30%	50% Tg.	0,3	1,0
Meproscillarin	Clift	>80%	35–40% Tg.	0,5	0,5–0,75
k-Strophanthin	Kombetin	–	20–40% Tg.	0,2	–

mum am Herzen verstanden. Bei intravenöser Applikation beginnt die Wirkung bei den meisten Herzglykosiden schon nach einigen Minuten. Am schnellsten wirken Strophanthin und β-Methyldigoxin.

Serumkonzentration: Mit Hilfe von radioimmunologischen Verfahren (^{14}C- oder ^3H-markiertes Digoxin) ist es heute möglich, die aktuelle Glykosidkonzentration im menschlichen Serum zu bestimmen. Bei der radioimmunchemischen Messung von Digoxin gehen die Metabolite, die durch die Abspaltung der Zuckerringe entstehen, in die radioimmunchemische Messung mit ein. Erst wenn es zu metabolischen Veränderungen des Steroidanteils kommt, tritt eine Änderung der Bindungsfähigkeit des Antikörpers ein. Da die Digoxinmetaboliten bis zum Digoxigenin kardioaktiv sind, werden beim radioimmunchemischen Nachweis alle kardioaktiven Metaboliten in nahezu gleichem Ausmaß mitbestimmt. Die Acetylgruppe des β-Acetyldigoxins wird bei Resorption durch den Darm abgespalten, so daß im Serum und Urin nach oraler Gabe von β-Acetyldigoxin ausschließlich Digoxin nachweisbar ist. Am volldigitalisierten Patienten liegen die Normwerte im Nanogrammbereich pro Milliliter (10^{-9} g/ml). Bei klinischer Glykosidintoxikation wurden Werte über >2–3 ng/ml ermittelt (s. Abb. 11.28). Allerdings läßt sich die Glykosidtoleranz des Organismus bzw. des Herzens mit diesem Verfahren nicht erfassen [84].

Die Abklingquote gibt den Wirkungsverlust eines Glykosids infolge Ausscheidung und Abbaus an. Sie ist zugleich die tägliche Erhaltungsdosis und kann deshalb als Maß für die Steuerbarkeit eines Glykosids gelten. Zwischen der Abklingquote der Wirkung und der Eliminationsgeschwindigkeit der verschiedenen Herzglykoside besteht eine gute Korrelation [34]. Die Abklingquote beträgt für Digitoxin etwa 7%, für Digoxin um 20% und für Strophanthin um 20–40%. Von Digitoxin werden nach intravenöser bzw. oraler Applikation innerhalb von 10 Tagen 12 bzw. 14% der gegebenen Dosis renal eliminiert. Der Resorptionsquotient bei oraler Gabe liegt bei 100%. – Von Digoxin werden nach intravenöser Gabe in 7 Tagen 53% der gegebenen Dosis renal eliminiert. Bei oraler Gabe wurde ein Resorptionsquotient von etwa 50% ermittelt. – Die Halbwertszeit, berechnet aus der langsamen Phase der renalen Elimination, beträgt für Digitoxin bei intravenöser bzw. oraler Gabe 235 bzw. 243 Std und für Digoxin 43 bzw. 32 Std [21]. Präparate mit rascher Abklingquote (Strophanthin) eignen sich besonders für die therapeutische Anpassung an wechselnde klinische Situationen, erfordern

11.6 Therapie

jedoch häufigere Einzelapplikationen, um einen gleichmäßigen Wirkspiegel zu gewährleisten. Der Nachteil von Glykosiden mit niedriger Abklingquote (Digitoxin) liegt in dem langsamen Rückgang einmal aufgetretener Intoxikationserscheinungen. Digoxin-Verbindungen nehmen eine günstige Mittelstellung ein und sind als Standardpräparate der oralen Dauerdigitalisierung anzusehen.

Von besonderer therapeutischer Bedeutung ist die *Nierengängigkeit* eines Glykosids. β-Methyldigoxin, Digoxin (10% metabolisiert) und Strophanthin werden in biologisch aktiver Form über die Nieren aus dem Organismus eliminiert. Bei nierengesunden Personen beträgt die *renale Clearance* von intravenös appliziertem 12α-^{3}H-β-Methyldigoxin 73 ± 16 ml/min, von ^{3}H-g-Strophanthin 97 ± 18 ml/min und von ^{3}H-Digitoxin um 2 ml/min, und zwar in Abhängigkeit vom Glomerulumfiltrat, von der Bindung des Glykosids an Plasmaeiweiße, vom metabolischen Abbau und von der Ausscheidung in Galle und Darm. Für die Eiweißbindung betragen die Relativzahlen von g-Strophanthin 0,5%, Methyldigoxin 30%, Digoxin 30% und Digitoxin 94% [20]. Mit der hohen Eiweißaffinität von Digitoxin geht auch eine hohe Lipidlöslichkeit einher, wodurch die Eliminierung dieses Glykosids durch die Leber erleichtert wird. Demzufolge ist bei reduziertem Glomerulumfiltrat die renale Ausscheidung von Digoxin und Strophanthin verzögert (s. Abb. 11.28) und die Eliminationsgeschwindigkeit dann erheblich erniedrigt [39, 42].

Die Effektivität der Hämodialyse hinsichtlich der Elimination von Herzglykosiden ist gering (3–5%), wenn man sie – wie bisher üblich – mit der Menge des einmalig vor Beginn der Dialyse injizierten Herzglykosids vergleicht, sie ist aber relativ hoch (30–50%) im Vergleich zur Ausscheidungskapazität normaler Nieren während einer Zeitspanne, die der Dialysedauer entspricht. Während der Hämodialyse sinkt die Plasmakonzentration von Digoxin so schnell wie bei Patienten mit normaler Nierenfunktion. Dies wird nicht nur durch die Effektivität der Hämodialyse, sondern auch durch das bei Niereninsuffizienz verkleinerte Verteilungsvolumen des Herzglykosides hervorgerufen [40].

Digoxin und Methyldigoxin werden etwa zu einem Fünftel mit der Galle in den Darm ausgeschieden. Etwa ein Sechstel der renal ausgeschiedenen Menge wird mit dem Kot ausgeschieden. Dagegen gelangt nicht-metabolisiertes Digitoxin näherungsweise zu gleichen Teilen im Urin und Kot zur Ausscheidung [40, 72].

Beim *Abbau von Digitoxin* konkurrieren drei Prozesse miteinander:

1. eine Zuckerabspaltung,
2. eine C-12-Hydroxylierung und
3. eine Koppelung an Säuren, die vorwiegend mit der Galle ausgeschieden und im Darm wieder gespalten und rückresorbiert werden (sog. enterohepatischer Kreislauf). Die Koppelungsprodukte können den Organismus als wasserlösliche Substanzen über die Nieren verlassen.

Meproscillarin und seine Metaboliten werden beim Menschen überwiegend mit den Faeces ausgeschieden. Untersuchungen an Patienten mit Gallenfisteln haben gezeigt, daß die faekale Ausscheidung auf eine bili-

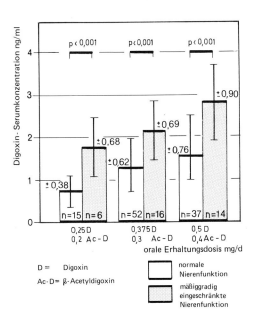

Abb. 11.28. Digoxinkonzentration bei Patienten mit weitgehend intakter und mäßiggradig eingeschränkter Nierenfunktion (Serumkreatinin 1,3 bis 2,0 mg/100 ml) unter unterschiedlicher Erhaltungstherapie; Mittelwerte und Standardabweichung der Einzelwerte [42]

äre Sekretion zurückzuführen ist, da nach oraler Gabe annähernd 90% der Dosis in der Gallenflüssigkeit in Form von Glucuroniden vorlagen [73].

Dosierung: Für die wichtigsten handelsüblichen Glykosidpräparate sind die mittleren Erhaltungsdosen in Tabelle 11.17 angegeben. Sie stellen Mittelwerte dar, da der individuelle Glykosidbedarf variabel ist und zwischen der Hälfte und dem Doppelten der mittleren Erhaltungsdosis schwanken kann (Abb. 11.29). Bei Hyperthyreose und bei Fieber ist mit einem erhöhten Glykosidbedarf zu rechnen.

Messungen der Serumkonzentration, der Serumelimination und der Urinausscheidung von ³H-Ouabain und ³H-Digitoxin bei Normalpersonen und bei Patienten mit Hyperthyreose ergaben eine erniedrigte Serumkonzentration, eine schnellere Glykosidelimination und eine gesteigerte Urinausscheidung der verabreichten Glykoside bei Patienten mit Hyperthyreose.

Bei eingeschränkter Nierenfunktion, beim Kaliummangel, am ischämischen Herzen, bei Hypothyreose u. a. (s. Abschnitt „Nebenwirkungen" auf S. 606) ist eine Dosisreduktion für Digoxin und seine Derivate und für Strophanthin angezeigt (Abb. 11.28).

Die „*Vollwirkdosis*" entspricht dem Körperbestand an Glykosiden und ist die theoretische Gesamtmenge, die für eine optimale Wirkung (*Vollsättigung*) erforderlich ist. Bei Digitalispräparaten liegt die Vollwirkdosis zwischen 1,2 und 2 mg, für Strophanthin, Scilla-Glykoside und Convallatoxin bei etwa 0,7 mg.

In der praktischen Durchführung der Glykosidbehandlung muß zwischen *Sättigungsdosis* und *Erhaltungsdosis* unterschieden werden. Am undigitalisierten Patienten können in den ersten 6 Std 50% der sog. Vollwirkdosis verabfolgt werden. Die der Initialdosis folgenden Digitalisgaben sollten im Rahmen der Sättigungstherapie 25% der Vollwirkdosis nicht überschreiten. Eine langsame Sättigung wird erreicht, wenn die Glykosidbehandlung mit der jeweiligen Erhaltungsdosis eingeleitet wird. Bei Digoxinverbindungen ist mit einer vollen Wirkung (Sättigung) dann erst nach etwa 8–10 Tagen zu rechnen, bei Strophanthin wird die Vollwirkdosis nach 3–4 Tagen und bei Digitoxin erst nach 4–5 Wochen erreicht. – In Notfällen (z. B. Lungenödem, kardiogener Schock) erweist sich eine schnelle Sättigung als klinisch notwendig. Hier kommt dann vornehmlich die intravenöse Applikation in Frage (s. S. 547).

Zwischen oraler Glykosiddosis und gemessener Serum-Digoxinkonzentration besteht bei ungestörten Resorptionsverhältnissen eine lineare Korrelation. Bei einer täglichen Dosierung von 0,375 bis 0,5 mg Digoxin bzw. 0,3–0,4 mg β-Acetyldigoxin werden mittlere Serum-Digoxinkonzentrationen um 1,3 ng/ml, bei Patienten mit den klinischen Zeichen einer Digitalisintoxikation Werte über > 2–3 ng/ml gemessen (Abb. 11.28) [42]. Die entsprechenden Serumkonzentrationen von Digitoxin liegen bei 16 ng/ml bzw. 34 ng/ml. Nach oraler Darreichung von β-Methyldigoxin verläuft die Resorption wesentlich rascher und liegen die Serum-Konzentrationen wesentlich höher als bei oraler Gabe von Digoxin und β-Acetyldigoxin in gleicher Dosis (Abb. 11.30).

Eine rasche Zunahme des Serumdigoxins nach zusätzlicher Verabreichung von Chinidin wurde mehrfach beschrieben. Unter Chinidin kam es zu einem Anstieg des Serumdi-

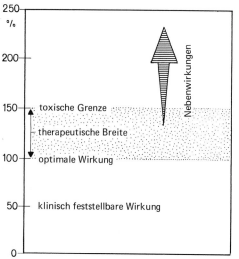

Abb. 11.29. Schematische Darstellung der therapeutischen Breite der Herzglykoside

11.6 Therapie

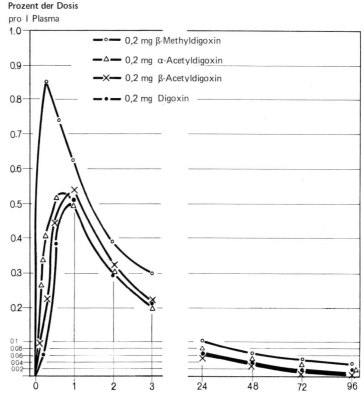

Abb. 11.30. Plasmakonzentrationen der Gesamtradioaktivität nach oraler Gabe identischer Dosen von markiertem Digoxin, α-Acetyldigoxin, β-Acetyldigoxin und β-Methyldigoxin. Man beachte den steilen Konzentrationsanstieg und die im Vergleich zu Digoxin und Acetyldigoxin hohe Spitzenkonzentration von β-Methyldigoxin als Ausdruck der raschen und subtotalen enteralen Resorption [72]

goxins um > 0,5 nmol/l. Als Zeichen der Digoxintoxizität traten innert 3 Tagen bei 10 von 22 chinidin-behandelten Patienten Anorexie, Nausea oder Erbrechen auf. Zur Erklärung der höheren Digoxinkonzentrationen wird vor allem die Abnahme des Verteilungsvolumens für Digoxin durch Verdrängung aus Bindungsstellen im Gewebe aufgeführt. Zusätzlich kommt es aber auch zu einer direkten Reduktion der renalen Digoxin-Elimination.

Bei gleichzeitiger Anwendung von Digoxin und Chinidin müssen die Patienten besonders während der ersten Behandlungstage sorgfältig überwacht werden. Aus der Vielzahl von untersuchten Substanzen (Propafenon, Disopyramid, Spartein, Aprindin, Ajmalin, Lidocain, Lidoflazin, Lorcainid, Mexiletin, Verapamil) zeigte lediglich Verapamil einen geringen Anstieg der Digoxinkonzentration. Auch für Amiodarone wurde eine solche Interaktion gefunden.

Präparatewechsel: Der Wechsel von Glykosidpräparaten ist in der Regel unnötig und beinhaltet sogar Nachteile für die Therapie. Bei ungenügendem Therapieerfolg ist eine Überprüfung der Diagnose und des Dosierungsplanes erfolgreicher als ein Wechsel des Glykosidpräparates. Gefahren der Glykosidintoxikation birgt der Wechsel von Digitoxin (langsame Abklingquote!) auf Strophanthin. Umgekehrt kann beim Übergang von Strophanthin auf Digitoxin wegen der verhältnismäßig hohen Abklingquote des Strophanthins (20–40%) ein vorübergehender Wirkungsverlust eintreten.

Indikationen: Die Applikation von Herzglykosiden ist bei jeder Verlaufsform von Herzmuskelinsuffizienz (Belastungsinsuffizienz, Ruheinsuffizienz) indiziert. Bei tachykarden Herzrhythmusstörungen (Tachyarrhythmia absoluta im Gefolge von Vorhofflimmern bzw. -flattern) kann die überleitungshemmende Glykosidwirkung therapeutisch genutzt werden. Klinische Kriterien einer wirksamen Glykosidtherapie sind die Pulsverlangsamung, die Beseitigung eines zuvor bestehenden Pulsdefizits, eine vermehrte ronarer Herzkrankheit, Acidose, arterieller Hypoxämie, eingeschränkter Nierenfunktion, unter Reserpinbehandlung, vor Kardioversion, beim AV-Block II. Grades, bei pathologischer Bradykardie, bei Hypothyreose und beim älteren Patienten. Die coronare Herzkrankheit mit Angina pectoris bei erhaltenem Sinusrhythmus, aber *ohne* Hinweise auf eine myokardiale Insuffizienz, stellt *keine* Indikation zur Digitalisierung dar: ebenso nicht das kompensierte Herz bei der Hochdruckkrankheit (s. S. 665).

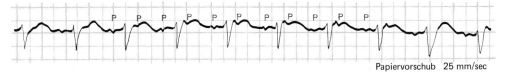

Papiervorschub 25 mm/sec

Abb. 11.31. Paroxysmale atriale Tachykardie mit 2:1-Block nach vorangegangener Glykosidtherapie (β-Acetyldigoxin, 2×0,2 mg tgl.) bei eingeschränkter Nierenfunktion

Diurese, Abnahme von Belastungs- und Ruhedyspnoe und eine verbesserte körperliche Leistungsfähigkeit. – Eine *prophylaktische Glykosidbehandlung* ist nur in einzelnen Fällen (z. B. bei Pneumonie oder vor größeren operativen Eingriffen bei älteren Patienten) sinnvoll. – Mit einem eingeschränkten therapeutischen Glykosideffekt muß bei folgenden Krankheiten gerechnet werden: Hyperthyreose [54], Hyperkaliämie, akute Myokarditis, Myokardinfarkt, Cor pulmonale, Herzamyloidose, Sklerodermie-Kardiomyopathie, Immunkomplexvasculitis des Myokards, tamponierende Perikarditis, constrictive Perikarditis, enterale Resorptionsstörungen.

Kontraindikationen: Kontraindiziert sind Glykoside bei obstruktiver Kardiomyopathie, bei Hypercalciämie verschiedener Genese, bei Glykosidintoxikation und beim unterkühlten Patienten. Eine Dosisreduktion ist geboten bei bradykarden Herzrhythmusstörungen, beim WPW-Syndrom (s. S. 441), beim Sinusknotensyndrom (s. S. 430), Carotissinussyndrom (s. S. 443) und bei allen Zuständen mit einer verminderten Glykosidtoleranz: bei Hypokaliämie (s. S. 615), co-

Nebenwirkungen: An erster Stelle (95%) stehen *Herzrhythmusstörungen* in Form von supraventriculären und ventriculären Extrasystolen monotoper und heterotoper Entstehung, teilweise in Bigeminusform, Vorhoftachykardie (Abb. 11.31), Kammertachykardie bis zum Kammerflimmern und Sinusbradykardie; ferner AV-Überleitungsstörungen wechselnden Grades (Tabelle 11.18). Es folgen *gastrointestinale Zeichen* (40–60%) mit Appetitlosigkeit, Nausea sowie Erbrechen und Diarrhoe und *neurologische Symptome* (Schwindelzustände, Halluzinationen, Krämpfe, Kopfschmerzen und Unruhe) [76]. Die Xanthopsie ist vergleichsweise selten. Eine noch seltenere Nebenerscheinung der Digitalisglykosidbehandlung sind Östrogeneffekte an den Genitalschleimhäuten und Brustdrüsen.

Verminderte *Glykosidtoleranz* oder *Überdosierung* sind die häufigsten Ursachen einer Glykosidintoxikation. Die klinische Erkennung einer Überdigitalisierung wird erleichtert durch die radioimmunchemische Digoxinbestimmung (Abb. 11.28, 11.32, s. auch Tabelle 11.18) oder Messung der Speichelelektrolyte (Kalium- und Calciumkonzentration erhöht!).

Tabelle 11.18. Toxische Herzrhythmusstörungen und Serumglykosidkonzentrationen bei 246 elektrokardiographisch gesicherten Glykosidintoxikationen mit Digoxin und Digoxinderivaten [43]

Art der Rhythmusstörung	Anzahl	%	Serumglykosidkonzentration ng/ml ($\bar{x} \pm SD$)
AV-Block I	61	25	3,2 ± 0,86
Ventriculäre Extrasystolen	44	18	2,9 ± 0,59
Bradykardes Vorhofflimmern (< 55/min)	28	11	3,5 ± 1,58
Ventriculärer Bigeminus	25	10	3,4 ± 1,40
AV-Block II	17	7	3,9 ± 1,68
Typ I (Wenckebach)	12		4,1 ± 1,91
Typ II (Mobitz)	5		3,4 ± 1,15
Vorhoftachykardie mit Block (PAT)	17	7	4,4 ± 2,04
AV-Block III	9	4	5,4 ± 2,15
Sinusbradykardie	8	3	2,8 ± 0,50
Knotenrhythmus	7	3	3,7 ± 1,21
Supraventriculäre Extrasystolen	7	3	3,1 ± 0,87
Kammerflimmern	7	3	6,3 ± 3,35
SA-Block	6	2	4,3 ± 1,33
Kammertachykardie	4	2	4,0 ± 1,06
AV-Dissoziation	3	1	4,2 ± 1,29
Linksschenkelblock	2	1	2,8 ± 0,21
Supraventriculäre Tachykardie	1	0,5	3,3

Untersuchungen von SHAPIRO zeigen, daß sich durch die korrelative Betrachtung von Digitalisspiegeln im Serum, Arrhythmie-Incidenz und Serum-Kaliumkonzentrationen die Schwelle für therapeutische und toxische Glykosideffekte weitgehend definieren läßt; die isolierte Auswertung der Einzelgrößen ist demgegenüber sehr viel weniger verläßlich [80].

Behandlung der Glykosidintoxikation: Die Beendigung der Glykosidzufuhr steht unter den therapeutischen Maßnahmen bei Überdigitalisierung naturgemäß an erster Stelle. Der Zeitpunkt, nach dem frühestens eine Weiterbehandlung möglich ist, wird durch die Abklingquote des verwendeten Glykosids bestimmt. Nach Abfall des Wirkspiegels um die Hälfte kann die Glykosidbehandlung mit niedrigerer Erhaltungsdosis fortgesetzt werden. Das ist bei Strophanthin und Scilla-Glykosiden nach 2 Tagen, bei Lanatosid-C und Digoxin nach 3 Tagen, bei Digitoxin nach fast 10 Tagen der Fall (vgl. Tabelle 11.17). In dieser Zeit müssen andere Möglichkeiten der Insuffizienztherapie (z.B. diätetische Natriumrestriction, körperliche Schonung) in den Vordergrund gestellt werden. Eine Verminderung der Glykosiderhaltungsdosis genügt bei leichten Erscheinungen, die sich ohnehin schneller zurückbilden. Bei bedrohlichen tachykarden Rhythmusstörungen sind die vorübergehende Unterbrechung der Glykosidzufuhr und zusätzliche Maßnahmen, z.B. Kalium, antiarrhythmische Substanzen (Mexiletin, β-Blocker, Diphenylhydantoin), ggf. elektrischer Schrittmacher bzw. Defibrillation erforderlich. Extrasystolische Arrhythmien und supraventriculäre Tachykardien sprechen erfahrungsgemäß besonders gut auf Kalium an. Bei eindeutig glykosidbedingten AV-Überleitungsstörungen ist jedoch die Kaliumtherapie wegen der ebenfalls überleitungshemmenden Wirkung des Kaliums zurückhaltend zu handhaben. Glykosidbedingte Überleitungsstörungen bei Niereninsuffizienz können sich nach Normalisierung der extracellulären Kaliumkonzentration durch Dialyse, Kationenaustauscher oder Alkalisierung zurückbilden [38, 55].

Bei der Intoxikation mit Glykosiden, die einem enterohepatischen Kreislauf unterliegen, ist die orale Applikation steroidbindender Substanzen sinnvoll, um die Resorption der noch im Intestinum befindlichen

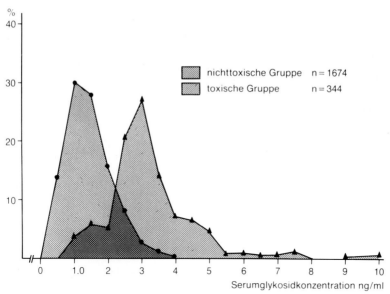

Abb. 11.32. Prozentuale Verteilung der Serumglykosidkonzentrationen von 1674 Patienten ohne toxische Symptome und 344 Patienten mit Intoxikationszeichen bei einem Überlappungsbereich von 0,6–3,8 ng/ml [38]

Glykosidmengen zu verhindern. Durch Cholestyramin (Quantalan) und Cholestipol ist es möglich, die Serumhalbwertszeit von Digitoxin signifikant zu verkürzen [83]. – Neuerdings ist die Antikörperbehandlung einer Digoxinintoxikation bei Niereninsuffizienz erfolgreich angewandt worden. Mit heterologen digoxinspezifischen F(ab')2-Antikörperfragmenten gelang es, die Intoxikation zu beheben und einen Sinusrhythmus wiederherzustellen bei Vorbestehen und Vorhofflimmern, AV-Blockierungen, Ersatz-Rhythmen und ventriculären Extrasystolen. Die Antikörpertherapie wurde ohne Nebenwirkungen toleriert [26]. Vor einer allgemeinen klinischen Empfehlung sind jedoch weitere Erfahrungen über diese Behandlungsform abzuwarten.

Aufgrund praktischer Erfahrungen lassen sich demzufolge einige Richtlinien formulieren:

1. Die Digitalisierung begleitet die Kausaltherapie der Herzinsuffizienz.
2. Beachtung der Kontraindikationen (insbesondere Bradykardie, Hypokaliämie, Hypercalciämie).
3. Bevorzugung von Glykosiden mit guter enteraler Resorption und mittlerer Abklingquote (z.B. Digoxin = Lanicor; β-Acetyldigoxin = Novodigal; α-Acetyldigoxin = Sandolanid; β-Methyldigoxin = Lanitop).
4. Dosierung unter Berücksichtigung der renalen Filtrationsleistung, des Körpergewichts und des Alters.
5. Prophylaktische Digitalisierung mit strenger Indikation.
6. Gegebenenfalls probatorische Digitalisierung zur Aufdeckung einer leichtgradigen (latenten) Herzinsuffizienz (z.B. bei cerebraler Mangeldurchblutung).
7. Nicht digitalisiert werden: die coronare Herzkrankheit ohne Herzinsuffizienzzeichen, das Hypertonieherz ohne Herzinsuffizienzzeichen, das Altersherz ohne Herzinsuffizienzzeichen.
8. Eine „digitalisrefraktäre Herzinsuffizienz" weist auf die ungenügend behandelte Grundkrankheit hin.
9. Eine routinemäßige Bestimmung der Serumglykosidkonzentration erübrigt sich bei Beachtung der Dosierungsrichtlinien. Ausnahme: Nachweis einer Digitalisüberdosierung, Nachweis einer enteralen Resorptionsstörung, Überprüfung der Compliance des Patienten.

11.6.3 Diuretica (Tabelle 11.19)

Bestehen unter einer Glykosidbehandlung die klinischen Zeichen einer Herzmuskelinsuffizienz mit den Zeichen der Lungenstauung und/oder generalisierten Ödemen fort, so ist eine diuretische Therapie indiziert. Grundsätzlich sollte jede entwässernde Therapie so protrahiert wie möglich vorgenommen werden. Jede überschießende Diurese ist wegen der damit verbundenen Risiken (s. u.) zu vermeiden.

Wirkungsmechanismus: Bei therapeutischer Dosierung lassen sich bevorzugte *Angriffsorte* nachweisen, die für die Auswahl zu therapeutischen Zwecken maßgebend sind:
1. Diuretica mit vorwiegend proximalem Angriffsort (osmotische Diuretica, z. B. Mannit).
2. Diuretica, die im dicken aufsteigenden Schenkel der Henle-Schleife angreifen und dort die Natriumresorption hemmen: Furosemid, Etacrynsäure.
3. Diuretica, die am distalen Tubulus und Sammelrohr angreifen: Benzothiadiazine; Chlortalidon; Spironolacton, Triamteren und Amilorid (Tabelle 11.19) [81, 40b].
4. Diuretica mit additiv extrarenaler, vasodilatatorischer Wirkung (Furosemid) [63a].

Thiazide und Chlortalidon sowie Furosemid und Etacrynsäure bewirken über die vermehrte Natrium- und Wasserausscheidung hinaus eine Kaliummehrausscheidung im Urin, während Spirolactone, Triamteren und Amilorid kaliumretinierend wirken.
Furosemid und Etacrynsäure gehören zu den rasch wirksamen Diuretica; bei den Thiaziden ist mit einem diuretischen Effekt von der 2.–8. Std zu rechnen und Chlortalidon zeigt eine verzögerte diuretische Wirkung, die sich über 1–3 Tage erstrecken kann. Der diuretische Effekt der Aldosteronantagonisten ist bei der Herzinsuffizienz verhältnismäßig gering ausgeprägt. Wegen ihrer kaliumretinierenden Wirkung werden diese Substanzen in der Regel mit kaliumverlierenden Diuretica (Thiazide, Etacrynsäure, urosemid) kombiniert verabfolgt. Kaliumretinierend wirken Triamteren und Amilorid durch direkt tubulären Angriff und nicht durch Aldosteronantagonismus.
Die Wirkung vorwiegend proximal angreifender Diuretica (Saluretica) wird durch aldosteronbedingte Natriumretention im distalen Tubulus eingeschränkt oder sogar aufgehoben, nämlich dann, wenn das Angebot an Natrium distal fast vollständig rückresorbiert wird. Dieser unerwünschte Effekt kann durch Anwendung antikaliuretischer Diuretica (Aldosteronantagonisten, Amilorid, Triamteren) vermieden werden. Diese blei-

Tabelle 11.19. Die gebräuchlichsten Diuretica und ihre Dosierung

Diureticum (Gruppe)	Substanz	Handelspräparat	Normdosis, ggf. tgl.
Thiazide und wirkungsgleiche Substanzen, z. B.	Hydrochlorothiazid Thiabutazid Chlortalidon	Esidrix Saltucin Hygroton	1 Tabl. (à 25 mg) 1 Tabl. (à 5 mg) 1 Tabl. (à 100 mg)
Rasch wirksame Saluretica	Furosemid Etacrynsäure	Lasix Hydromedin	1–2 Tabl. (à 40 mg), Amp. (à 20 mg) 1 Tabl. (à 50 mg), Amp. (à 50 mg)
Antikaliuretische Substanzen	Spironolacton	Aldactone, Osyrol	100–400 mg
	Canrenoat-K Triamteren Amilorid	Aldactone p.i. Jatropur Arumil	200–400 mg 2 Kaps. (à 50 mg) 1–2 Tabl. (à 5 mg)
Kombination antikaliuretische Substanz + Salureticum	Aldactone 50 – Saltucin (Tabl.) (50 mg Spironolactone + 5 mg Thiabutazid) Aldactone – Saltucin pro inject. (200 mg Canrenoat-K + 6 mg Saltucin) Dytide H (Tabl.) 50 mg Triamteren + 25 mg Hydrochlorothiazid Moduretik (Tabl.) (5 mg Amilorid-Hydrochlorid + 50 mg Hydrochlorothiazid)		

ben jedoch unwirksam, wenn die Natriumrückresorption im proximalen Tubulus so ausgeprägt ist, daß distal nur mehr wenig Natrium angeboten wird. Somit erscheint eine Kombinationstherapie von antikaliuretischen und saluretischen Diuretica in pathophysiologischer Hinsicht sinnvoll.

Diuretica, die klinisch zur Ausscheidung von Ödemen oder zur Hypertoniebehandlung verabreicht werden, beeinflussen auch zahlreiche Nierenfunktionen, die nicht oder nur indirekt mit der Elektrolyt- und Wasserausscheidung zusammenhängen. So erhöhen vor allem Schleifendiuretica wie Furosemid, Etacrynsäure und Ozolinon die Nierendurchblutung, senken aber die glomeruläre Filtrationsrate. Indometacin hemmt diesen Effekt, weshalb die Durchblutungszunahme durch einen – inzwischen auch gemessenen – Anstieg von Prostaglandin E in der Niere gedeutet wird. Säurediuretica und vor allem einige Metaboliten werden durch das Anionentransportsystem im proximalen Tubulus sezerniert und können daher zu einer Interferenz mit anderen organischen Anionen, etwa vielen Arzneimitteln, die dort ebenfalls ausgeschieden werden, führen [24].

Myokardiale und hämodynamische Wirkungen von Diuretica:
1. Es kommt zu einer quantitativ signifikanten Zunahme der venösen Volumenkapazität; a) im Gefolge der diurese-bedingten Volumenabnahme im Niederdrucksystem und b) durch extrarenale Wirkungen auf den arteriolären Gefäßwiderstand [63a] und auf den Venentonus [1b]. Dadurch wird das venöse Angebot an das Herz vermindert, Pulmonalarteriendruck und enddiastolischer Druck im linken Ventrikel nehmen ab. Demzufolge wird die Vorlast (preload) erheblich gesenkt. Bei verkleinertem enddiastolischen Durchmesser nimmt die systolische Wandspannung, die Nachlast (afterload), als wesentliche Determinante des myokardialen Sauerstoffverbrauches auch ohne begleitende arterielle Drucksenkung ab. Dies dürfte zu einer metabolisch induzierten Abnahme der Coronardurchblutung führen. Damit ist ein verbesserter Kontraktions- und Relaxationsablauf zu erwarten.
2. Schlagvolumen und Herzindex bleiben am kardial kompensierten menschlichen Herzen unverändert bzw. nehmen ab. Abhängig von der Grunderkrankung kommt es zusätzlich zu einer mehr oder weniger starken Abnahme der Nachlast und des arteriellen Gefäßwiderstandes mit inkonstanter Zu- oder Abnahme der linksventriculären Pumpfunktion.
3. In therapeutischer Dosierung ist eine signifikante Steigerung der Herzfrequenz und Kontraktilität als inkonstanter Befund einzustufen. Positiv inotropen Wirkungen dürfte deshalb eher eine untergeordnete Rolle zukommen [36].

Indikationen (s. Tabelle 11.20): Die Verabreichung von Diuretica ist bei allen generalisierten Ödemzuständen und Höhlenergüssen, speziell kardialer Genese, indiziert. Zur Behandlungsindikation bei arterieller Hypertonie s. S. 667. Zur Anwendung von Diuretica bei allg. Überwässerung und beim Lungenödem s. S. 547.

Tabelle 11.20. Anwendungsbereiche der Diuretica [81]

1. Ödeme
Akute Ödeme (Hirnödem, Lungenödem)
Chronische Ödeme (kardiale, hepatische, renale, toxisch-allergische, postthrombotische und idiopathische Ödeme)

2. Arterielle Hypertonie
Essentielle Hypertonie
Renale, endokrine und andere Hypertonieformen, wenn keine kausale Therapie möglich ist

3. Niereninsuffizienz
Akutes Nierenversagen (Frühphase)
Chronische Niereninsuffizienz (mit Einschränkung)

4. Weitere Anwendungsmöglichkeiten
Schlafmittelvergiftungen
Diabetes insipidus
Glaukom
Hypercalciämie (Furosemid, Etacrynsäure)
Idiopathische Hypercalciurie (Furosemid, Etacrynsäure)
Dilutionshyponatriämie

Rasch wirksame Diuretica (Furosemid, Etacrynsäure) werden beim Asthma cardiale und Lungenödem eingesetzt. In der Regel werden Aldosteronantagonisten kontinuierlich, die übrigen Diuretica intermittierendund nach Maßgabe des Diureseeffektes (Gewichtskontrolle!) verabfolgt. Bei *eingeschränkter Nierenfunktion* (Glomerulumfiltrat < 20 ml/min) verlieren die Thiazide ihre Wirksamkeit auf die Natrium- und Wasserausscheidung. Ein geringer blutdrucksenkender Effekt bleibt erhalten. Dagegen bleibt Furosemid in höheren Dosen auch bei erniedrigtem Glomerulumfiltrat wirksam, ebenso Etacrynsäure.

Unumgänglich ist die gleichzeitige *Behandlung der Grundkrankheit* (Kausaltherapie) unter Hinzuziehung weiterer symptomatischer Maßnahmen (Dauerdigitalisierung, Kaliumsubstitution, Regelung der Kochsalz- und Flüssigkeitszufuhr, Einschränkung der körperlichen Belastung, ggf. antihypertensive Behandlung, Sauerstofftherapie etc.) (Tabelle 11.16). Zur Behandlung des Asthma cardiale und des Lungenödems s. S. 547. Höhlenergüsse (Hydrothorax und Ascites) werden in der Regel und zwecks Vermeidung von Eiweißverlusten diuretisch behandelt; bei bedrohlichen Verdrängungssymptomen: Entlastungspunktion.

Kontraindikationen: Am schockgefährdeten Patienten sind Diuretica kontraindiziert. Ferner verbietet sich die Verabreichung kaliumverlierender Diuretica (Thiazide, Furosemid, Etacrynsäure) bei allen Zuständen mit erniedrigter Serumkaliumkonzentration. Komplikationsbelastet, besonders bei chronischer Niereninsuffizienz, ist die gleichzeitige Anwendung von kaliumretinierenden Diuretica (Aldosteronantagonisten, Triamteren oder Amilorid) insbesondere zusammen mit oraler bzw. intravenöser Kaliumverabreichung: Gefahr der Kaliumintoxikation mit bedrohlichen kardialen Komplikationen (AV-Leitungsstörungen, Schenkelblockierungen, Kardiodepression, diastolischer Kammerstillstand). Eine fortgeschrittene Herzinsuffizienz ist thromboemboliegefährdet und macht vor Anwendung diuretischer Maßnahmen eine Anticoagulantientherapie erforderlich!

Häufigste Fehler bei Diureticatherapie:

1. Die bessere Therapie unterbleibt (Kausaltherapie und Glykoside bei Herzkranken).
2. Falsche oder fehlende Indikation (terminale Niereninsuffizienz, die der Dialyse zuzuführen wäre).
3. Die Ausgangssituation ist unzureichend abgeklärt (ohne Bestimmung des Kaliumspiegels werden Kaliuretica verabreicht).
4. Das falsche Diureticum wird angewandt (Spironolacton statt Thiazid).
5. Die Elektrolytkontrolle wird vernachlässigt (eine Hypokaliämie läßt sich auch mit K-haltigen Kombinationspräparaten nicht sicher verhindern).
6. Nebenwirkungen werden nicht beachtet.
7. Einleitung einer zu schnellen und zu starken Diurese (Thromboemboliegefahr).
8. Bei fehlender Wirkung erfolgt keine weitere Abklärung (Uratniere).
9. Überflüssige oder falsch dosierte Langzeittherapie.
10. Zu kurze Therapie (Abbruch der Behandlung nach Krankenhausentlassung) [78].

Nebenwirkungen (Tabelle 11.21): Unter den Nebenwirkungen der Diuretica gehört der allgemeine Kaliummangel zu den häufigsten und auch folgenschwersten Komplikationen der Ödemtherapie:

Der allgemeine Kaliummangel

Der stofflichen Emanzipation von der Umgebung dienen Einrichtungen der Zelle, welche durch die selektive Permeabilität der Zellmembranen für geladene und ungeladene Teilchen und durch den aktiven, d. h. energieabhängigen Stofftransport bewerkstelligt werden [19, 64].

Die Vorgänge, speziell die *intra-extracelluläre Ionenverteilung*, haben für die spezifischen Zellfunktionen, z. B. für die Erregungsvorgänge an den Nerven- und Muskelzellen, für die Kontraktilität von Muskelzellen, für den basalen Glucosetransport am Skeletmuskel und für die Resorption und Sekretion an epithelialen Zellen eine große

Tabelle 11.21. Nebenwirkungen der diuretischen Therapie [71]

Hypovolämie Hyponatriämie	Praktisch alle Diuretica
Kaliummangel Verminderte KH-Toleranz Harnsäurediathese Metabolische Alkalose	Thiazidderivate Furosemid Etacrynsäure Chlortalidon
Hyperkaliämie Metabolische Acidose	Spironolacton Canrenoat-Kalium Triamteren Amilorid
Gynäkomastie Erhöhte Testosteron-Clearance Vermehrtes Schwitzen Hirsutismus Dys- und Amenorrhoe	Spironolacton Canrenoat-Kalium
Verminderte renale Calciumausscheidung Akute hämorrhagische Pankreatitis Allergische Gefäßprozesse Leukopenie, Thrombocytopenie Durchfälle	Thiazidderivate
Gesteigerte Calciumausscheidung	Furosemid Etacrynsäure
Agranulocytose Thrombocytopenie Gehörverlust Benommenheit Oberbauchschmerzen Durchfälle	Etacrynsäure

Tabelle 11.22. Ursachen eines allgemeinen Kaliummangels

I. Verminderte Kaliumzufuhr:
 Mangelernährung

II. Renale Kaliumverluste:
 a) Primär renale Ursachen:
  „potassium-losing nephritis"
  Polyurisches Stadium des akuten Nierenversagens
  Metabolische Alkalose versch. Ätiologie
  Tubuläre Acidose
  Fanconi-Syndrom
  Renale Gefäßprozesse
  Saluretica
 b) Hormonelle Ursachen:
  Mineralocorticoid-Exzeß
   bei Herzinsuffizienz,
   bei Lebercirrhose,
   postoperativ,
   beim Conn-Syndrom,
   iatrogen
 c) Metabolische Ursachen:
  Negative Stickstoffbilanz
  Glykogenabbau
  Diabetes mellitus

III. Enterale Kaliumverluste:
 Erbrechen
 Enterocolitis versch. Ätiologie
 Sprue
 Malabsorptionssyndrome
 Fisteln
 Drainagen
 Verner-Morrison-Syndrom
  = pankreatogene endokrine Diarrhoe
 Villöse Adenome
 Allgemeiner Natriummangel
 Laxantienabusus

Bedeutung. Dies macht auch verständlich, daß Störungen im Kaliumhaushalt geeignet sind, lebensbedrohliche Funktionsabweichungen bestimmter Organleistungen, vornehmlich des Herzens, hervorzurufen [4].

Beim gesunden Menschen beträgt *das gesamte austauschbare Kalium* durchschnittlich 3440 mval oder rund 46 mval/kg Körpergewicht. Davon befinden sich 3200 mval, also mehr als 83%, in den Körperzellen und nur rund 58 mval extracellulär. Nach postmortalen Ganzkörperanalysen enthält die Körpermuskulatur ca. 60–83% des gesamten Kaliumbestandes. Aus zahlreichen experimentellen und klinischen Untersuchungen geht hervor, daß der überwiegende Anteil des bei einem allgemeinen Kaliummangel in Verlust geratenen Körperkaliums aus der intracellulären Flüssigkeitsphase, insbesondere der Skeletmuskulatur stammt. Dabei entspricht ein Abfall der Serum-Kaliumkonzentration um rund 1 mval/l einem allgemeinen Kaliumverlust von rund 280 mval [68].

Ätiologie des allgemeinen Kaliummangels: Zu den häufigsten Ursachen eines allgemeinen Kaliummangels zählen Kaliumverluste auf renalem oder enteralem Wege. Neben den kaliumverlierenden Nephropathien (z. B. chronische Pyelonephritis, polyurisches Stadium des akuten Nierenversagens, im Verlaufe einer forcierten Diurese bei Intoxikationen) induzieren Mineralocorticoide, eine metabolische Acidose, die Verabreichung von Diuretica der Thiazidgruppe, Furosemid und Etacrynsäure sowie eine Freisetzung cellulär gebundener Kaliumionen bei negativer Stickstoffbilanz und bei glykogenolytischen Prozessen (z. B. Diabetes mellitus) eine negative Kaliumbilanz des Organismus durch vermehrte renale Ausscheidung (Tabelle 11.22).

Die verhältnismäßig rasche Entstehung eines Kaliummangelzustandes mit z.T. bedrohlichen Organkomplikationen nach wiederholtem Erbrechen, unter Sondendrainage und beim Laxantienabusus verschiedener Ätiologie erklärt sich zwanglos aus der relativ hohen Kaliumkonzentration des Magensaftes (bis zu 35 mval/l), des Pankreassaftes und des Dünndarminhaltes.

Bei villösen Adenomen, bei gewissen endokrin aktiven Pankreasadenomen (Verner-Morrison-Syndrom) und bei der Sprue muß neben der Kaliumresorptionsstörung eine gesteigerte Kaliumsekretion der Schleimhaut in das Darmlumen als Ursache der Kaliumverarmung angeschuldigt werden.

Wenngleich die letztgenannten enteral bedingten Kaliummangelzustände nicht häufig vorkommen, so ist ihre Erkennung doch von ausschlaggebender Bedeutung, da eine nur symptomatische Kaliumsubstitutionstherapie hier quantitativ nicht mehr ausreicht und erst die kausale Therapie mit Ausschaltung des Kaliumverlustes die Überlebenschance dieser Patienten sichert.

Symptomatologie des allgemeinen Kaliummangels (Tabelle 11.23): Erfahrungsgemäß besteht zwischen der absoluten Serum-Kaliumkonzentration und der klinischen Symptomatik sowie den EKG-Veränderungen *keine* enge Korrelation. Bei einer *raschen* Senkung der Serum-Kaliumkonzentration tritt das Kaliummangelsyndrom zu einem früheren Zeitpunkt (um 3,0 mval/l) in Erscheinung, während beim chronischen Kaliummangel oft sehr niedrige Serum-Kaliumkonzentration gemessen werden, ohne

Tabelle 11.23. Klinische Auswirkungen eines allgemeinen Kaliummangels

I. Auf neuromusculäre Substrate:
Herabgesetzte Erregbarkeit von Nerven und Muskeln
Adynamie

II. Auf die Nierenfunktion:
Gestörte Harnkonzentrierung mit Polyurie
Gesteigerte Ausscheidung von Wasserstoffionen (metabolische Alkalose)

III. Auf das Herz:
EKG-Veränderungen: PQ, ST-T, QT, TU
Gesteigerte Glykosidempfindlichkeit
Herzdilatation

IV. Auf den Gastrointestinaltrakt:
Darmparalyse

V. Ferner:
Beeinflussung der Kohlenhydrattoleranz, des Säuren-Basen-Gleichgewichts, des allgemeinen Zellstoffwechsels (Elektrolyte, akt. Stofftransport), Einfluß auf den arteriolären Gefäßtonus, Hemmung der Aldosteronproduktion
u. a.

daß charakteristische Symptome nachweisbar zu sein brauchen.

Im Vordergrund des klinischen Bildes steht die allgemeine Adynamie, die in schweren Fällen in schlaffe Lähmungen der Skeletmuskulatur bis zur bedrohlichen Lähmung der Atmungsmuskulatur übergehen kann. Delirante Zustandsbilder im Sinne einer exogenen Psychose werden häufig verkannt und haben deshalb eine ungünstige Prognose. Funktionsstörungen der glatten Muskulatur sind durch Blasenentleerungsstörungen und durch Obstipation bis zum paralytischen Ileus, bei Gebärenden durch Wehenschwäche charakterisiert.

Unter den *kardiovasculären Störungen* deuten das Absinken des Blutdruckes und die Vergrößerung des Herzens auf eine Beteiligung der Gefäß- und Herzmuskulatur hin. Die begleitenden Herzrhythmusstörungen sind durch heterotope Reizbildungsstörungen, teils in Form von Extrasystolen bis zu bedrohlichen, therapeutisch schwer beeinflußbaren Kammertachykardien bzw. Kammerflimmern, charakterisiert. Zum Teil müs-

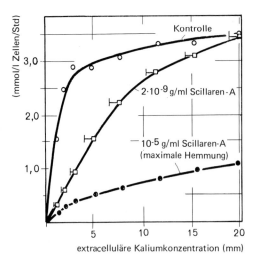

Abb. 11.33. Der celluläre Kaliumeinstrom in Abhängigkeit von der extracellulären Kaliumkonzentration. Unter der Einwirkung von Glykosiden wird der aktive Kaliumtransport gehemmt, wobei sich gleichfalls eine Abhängigkeit von der extracellulären K-Konzentration erkennen läßt [9]

sen diese Herzrhythmusstörungen auch im Gefolge der gesteigerten Glykosidempfindlichkeit gesehen werden.

Das Hypokaliämie-EKG ist folgendermaßen charakterisiert: Abflachung der T-Welle, Senkung der ST-Strecke, präterminale T-Negativierung, Vergrößerung der U-Welle und Überlagerung von T-Wellenende und U-Wellenbeginn (TU-Verschmelzungswelle) (Abb. 2.4 auf S. 22).

Differentialdiagnostisch sind die Formen von *Verteilungshypokaliämie* abzugrenzen. Hierher gehören die Senkung der Serum-Kaliumkonzentration im Verlauf einer Alkalitherapie bei metabolischer Acidose, die Verschiebung von Kaliumionen in den Zellraum unter der Wirkung von Insulin und die hypokaliämische Verlaufsform der familiären Muskelparalyse.

Pathophysiologie des allgemeinen Kaliummangels: In der Skeletmuskulatur nimmt der celluläre Kaliumgehalt linear zur extracellulären Kaliumkonzentration ab. Im Gegensatz dazu werden am Herzmuskel die cellulären Kaliumkonzentrationen auch unter Kaliummangelbedingungen weitgehend im Normbereich gefunden [57].

Elektrophysiologisch führt eine akute Senkung der extracellulären Kaliumkonzentration zu einer Überhöhung der intra-extracellulären Potentialdifferenz. Die Meßwerte decken sich unter diesen Bedingungen mit dem nach der Potentialgleichung von HODGKIN und HOROWICZ (1959) errechenbaren Wert [4] (s. S. 389). Bei extremer Senkung der extracellulären Kaliumkonzentration ist die Zellmembran depolarisiert, die Zelle wird unerregbar, was Lähmungen und Herzstillstand erklärbar macht.

Im Vergleich dazu führt ein *chronischer* Kaliummangel zu Funktionsänderungen der Zellmembran von Herz- und Skeletmuskelzellen, die sich nicht allein durch die intraextracelluläre Konzentrationsdifferenz von Kaliumionen erklären lassen. Die Meßwerte liegen außerhalb der physiologischen Beziehung, was einmal als Hinweis auf nunmehr veränderte Permeabilitätseigenschaften anzusehen ist und zum anderen durch eine Mitbeteiligung des aktiven Natriumeffluxes verstanden werden kann. Funktionelles Resultat dieser Vorgänge ist dann eine trotz Kaliumverarmung noch normale Schwellenreizstromstärke der Skeletmuskelzelle, was, wenigstens zum Teil, die klinische Symptomarmut beim chronischen Kaliummangel verständlich macht [4].

An der *Herzmuskelzelle* findet man eine Zunahme der Anstiegsgeschwindigkeit des Aktionspotentials, möglicherweise wird hierdurch die Erregungsfortleitung im Herzmuskelgewebe beschleunigt und zusammen mit einer Steigerung der Spontanautomatie die Entstehung von tachykarden Reizbildungsstörungen, speziell der gefürchteten Kammertachykardie, hervorgerufen [3, 57].

Unter physiologischen Bedingungen wird die im Vergleich zum extracellulären Milieu hohe intracelluläre Kaliumkonzentration durch einen aktiven Kaliumtransport, und zwar entgegen dem elektrochemischen Gradienten an der Zellmembran, unter Verbrauch von Stoffwechselenergie und in Abhängigkeit von der extracellulären Kaliumkonzentration aufrechterhalten.

Für den eigentlichen Transportvorgang postuliert man eine *Carrier-Substanz,* die in der Lage ist, ATP zu hydrolysieren. Das Enzym wurde in den verschiedensten Gewe-

ben gefunden und als Transport-ATPase oder Membran-ATPase bezeichnet (S. 599) [28].
Herzglykoside hemmen den aktiven Kationentransport, und zwar als Inhibitoren der Membran-ATPase (Abb. 11.33). Wahrscheinlich ist der spezifische Receptor der therapeutischen Glykosidwirksamkeit ein Teil dieses membrangebundenen Enzymsystems. Demzufolge steht die Menge des receptorgebundenen Glykosids in linearer Beziehung zur Hemmung der $(Na^+ + K^+)$-ATPase der Zellmembranen [12] (S. 600).
Eine *akute Senkung der extracellulären Kaliumkonzentration* bewirkt demnach eine Herabsetzung der Gesamtaktivität des Enzyms, besonders ausgeprägt in Gegenwart einer steigenden Glykosidkonzentration. Mit den klinischen Beobachtungen kongruent ist, daß hier die halbmaximale Hemmkonzentration für Herzglykoside nach links, d. h. zu niedrigeren Konzentrationen, verschoben ist.
Umgekehrt führt eine sukzessive Erhöhung der extracellulären Kaliumkonzentration zu einer verminderten Affinität des Glykosidreceptors, was die Wirksamkeit einer Kaliumtherapie bei Glykosidintoxikation ausreichend erklärt [12]. Von besonderem Interesse ist der Befund, daß unter dem Einfluß eines chronischen Kaliummangels die spezifische Membran-ATPase-Aktivität um mehr als das Doppelte gegenüber dem Kontrollwert ansteigt. Dies hat zur Folge, daß trotz erniedrigter extracellulärer Kaliumkonzentration nunmehr eine etwa gleichgroße Gesamtaktivität vorhanden ist wie im Normalzustand (Abb. 11.34a, b).
Insgesamt kann dieses Phänomen als ein Anpassungsvorgang (möglicherweise durch Enzyminduktion) an ein chronisches Kaliumdefizit verstanden werden. Dieser Befund steht in Übereinstimmung mit der klinischen Erfahrung, daß gerade bei akuten Änderungen der extracellulären Kaliumkonzentration Herzrhythmusstörungen häufig und bedrohlich sind, wohingegen das chronische Kaliumdefizit besser toleriert wird.
Als Ausdruck der negativen Inotropie ist die Kraft-Geschwindigkeits-Kurve ebenso wie die Längen-Spannungs-Kurve des isolierten Papillarmuskels im Zustande des chroni-

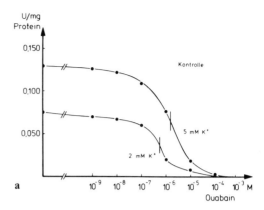

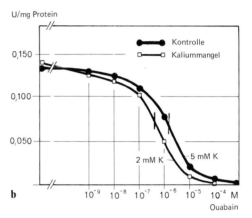

Abb. 11.34a u. b. Einfluß von Ouabain (= g-Strophanthin) auf die Na-K-(Membran-)ATPase-Aktivität von Ventrikelmuskulatur normaler Meerschweinchen bei Kaliumkonzentrationen von 5 mval/l und 2 mval/l im Reaktionsgemisch. Man beachte die Erniedrigung der Gesamtaktivität und die Erniedrigung der halbmaximalen Hemmkonzentration von Ouabain. **b** Einfluß von Ouabain auf die Na-K-(Membran-)ATPase-Aktivität von Ventrikelmuskulatur kaliumverarmter Meerschweinchen bei 2 mval/l im Reaktionsgemisch und von Ventrikelmuskulatur normaler Meerschweinchen bei 5 mval/l Kalium im Reaktionsgemisch. Man beachte die unter beiden Bedingungen gleiche Gesamtaktivität des Enzyms sowie die erniedrigte halbmaximale Hemmkonzentration von Ouabain bei niedriger Kaliumkonzentration [3]

schen Kaliummangels zu niedrigeren Werten verlagert, die Verkürzungsgeschwindigkeit und die maximale isometrische Spannungsanstiegsgeschwindigkeit herabgesetzt sowie bei gleichbleibendem Sauerstoffverbrauch des Myokardgewebes die äußere Herzarbeit vermindert [23].

11.6.4 Allgemeine Behandlungsmaßnahmen

Der herzinsuffiziente Patient sollte eine schonende Lebensweise führen und seine körperliche Belastungstoleranz einhalten. Im Zustande der Ruheinsuffizienz ist dies nur durch Bettruhe zu erreichen, jedoch ist eine völlige Immobilisierung wegen der Gefahr thromboembolischer Komplikationen nicht sinnvoll. Eine zumindest stundenweise sitzende Körperhaltung mit gewickelten Beinen wirkt der Entstehung einer hypostatischen Pneumonie entgegen, wobei krankengymnastischen Übungen (z. B. isometrische Spannungsübungen, Streichmassage der unteren Extremitäten) prophylaktische Bedeutung zukommt. Bei Orthopnoe und Anfällen mit Asthma cardiale besteht die sachgemäße Lagerung in Aufrichtung des Oberkörpers und Herabhängen der unteren Extremitäten zur Verminderung des pulmonalen Blutangebotes (Herzbett!). Besonders bei älteren Patienten mit bestehender Lungenstauung droht die Komplikation einer Stauungsbronchopneumonie (ggf. Antibioticatherapie). Diätetische Natrium- und Flüssigkeitsreduktion, Gewichtsreduktion bei adipösen Patienten und Zufuhr nicht voluminöser, calorienarmer und eiweißreicher Mahlzeiten unterstützen diese Maßnahmen. Eine ausreichende Kaliumzufuhr wird durch reichlichen Genuß von Obst und Gemüse gewährleistet. Ein generelles Verbot von Kaffee und Tee ist nicht angebracht. Besonderer Wert ist auf die tägliche Gewichtskontrolle zu legen. Gegebenenfalls Punktion von Höhlenergüssen, Sauerstoffzufuhr (s. Abb. 11.25), Anticoagulantientherapie, Corticosteroide.

11.6.5 Die sog. digitalisrefraktäre Herzinsuffizienz

Pathogenese: Läßt sich bei herzinsuffizienten Patienten trotz sachgerechter konventioneller Therapie keine Besserung herbeiführen, so handelt es sich definitionsgemäß um eine digitalisrefraktäre Herzinsuffizienz. Diesem Zustand liegen häufig ungenügend

Tabelle 11.24. Differentialdiagnose der digitalisresistenten Herzinsuffizienz (Einteilung nach pathogenetischen Gesichtspunkten)

1. Myokardiale Ursachen
   a) Terminalstadien chronischer Herzinsuffizienz
   b) Myokarditiden
   c) Herzwandaneurysmen
   d) Speicherkrankheiten
   e) Akromegalie-Herz
   f) Amyloidose
   g) Alkoholische Herzerkrankung
   h) Obstruktive Kardiomyopathie

2. Perikardiale Ursachen
   a) Akute Perikarditis
   b) Panzerherz
   c) Perikarderguß
   d) Dressler-Syndrom
      (Myokardinfarkt-Spätsyndrom)
   e) Tumoren (z. B. Vorhofmyxom)
      Cysten

3. Endokardiale Ursachen
   a) Endokarditis
   b) Klappenfehler (z. B. Mitralstenose)
   c) Endokardfibrose (Löffler, Carcinoid)

4. Extrakardiale Ursachen
   a) Arterielle Hypertonie
   b) Pulmonal:
      Akutes Cor pulmonale (Lungenembolie)
      Chronisches Cor pulmonale
      (pulmonale Infekte)
   c) Renal (z. B. Azotämie)
   d) Hormonal (z. B. Hyperthyreose, Myxödem)

5. Exogene (medikamentöse) Ursachen
   a) Digitalisintoxikation
   b) Negativ-inotrope Pharmaka

behandelte bzw. unerkannte Ursachen zugrunde: z. B. eine unbehandelte arterielle Hypertonie, eine therapiebedürftige Hyper- oder Hypothyreose. Auszuschließen sind weiterhin unerkannte Komplikationen (Lungenembolie, Überwässerung, Pneumonie oder eine unzureichende Glykosidtherapie); findet eine therapierefraktäre Herzinsuffizienz hierdurch keine ausreichende Erklärung, so sind differentialdiagnostisch weitere kardiale, extrakardiale und exogene Ursachen in Betracht zu ziehen (Tabelle 11.24):

1. *Myokardiale Ursachen:* In Terminalstadien einer chronischen Herzinsuffizienz sind häufig die morphologischen Herzveränderungen im Sinne der Gefügedila-

tation so weit fortgeschritten, daß eine Besserung der gestörten Kontraktilität kaum noch möglich ist. Die notwendigen Glykosiddosen liegen an der Grenze der Toxizität, oder es treten bereits vor Erzielung eines therapeutischen Effektes toxische Erscheinungen auf. – Auch bei floriden Myokarditiden (z. B. rheumatischer Genese) erweist sich eine Glykosidtherapie häufig als wirkungslos. Ferner ist zu beachten, daß es im Rahmen der meisten Infektionskrankheiten zu einer toxischen Mitbeteiligung des Herzmuskels kommt, die zu einer Herzinsuffizienz führen kann. Bei Patienten mit coronarer Herzkrankheit ist ein Herzwandaneurysma als Ursache einer Herzinsuffizienz auszuschließen. – Die hypertrophische obstruktive Kardiomyopathie wird, solange noch keine Herzinsuffizienz besteht, durch Herzglykoside ungünstig beeinflußt (s. S. 171).

2. *Perikardiale Ursachen:* Die akute Perikarditis tritt meist als Komplikation anderer Grundkrankheiten auf wie Urämie, Sepsis, Pneumonie, Tuberkulose, rheumatisches Fieber, Kollagenosen oder maligne Geschwülste und kann in ausgeprägten Fällen mit Tamponade, die eine lebensrettende Herzbeutelpunktion erforderlich macht, einhergehen. Die Pericarditis constrictiva (Panzerherz) ist die häufigste Ursache einer sog. therapiefraktären Herzinsuffizienz. In etwa der Hälfte der Fälle fehlen die typischen Perikardverkalkungen (s. S. 174). – Das Myokardinfarkt-Spätsyndrom (Dressler-Syndrom) ist charakterisiert durch Fieber, Leukocytose, perikardiale und pleurale Ergußbildungen (s.S. 147). Präcordiale Schmerzen, Leberstauungen und periphere Ödeme als Folge der Perikarditis bzw. eines Perikardergusses können eine Herzinsuffizienz vortäuschen. Typisch ist für dieses Krankheitsbild die erfolglose Therapie mit Glykosiden und das sofortige Ansprechen auf Corticosteroide.

Tumoren und Cysten sind seltene Ursachen einer therapierefraktären Herzinsuffizienz. Durch ein Vorhofmyxom kann eine therapieresistente Mitralstenose vorgetäuscht werden.

3. *Endokardiale Ursachen:* Unter den möglichen endokardialen Ursachen sind in erster Linie die floride bakterielle und rheumatische Endokarditis zu nennen. Bei Vorliegen einer Mitralstenose ist von Digitalis keine wesentliche Besserung zu erwarten, es sei denn bei schneller Flimmerarrhythmie, wobei die überleitungshemmende Glykosidwirkung therapeutisch ins Spiel kommt. Hier ist sinngemäß eine operative Beseitigung des Strömungshindernisses durch Commissurotomie anzustreben. Seltene Ursachen sind die Endomyokardfibrose, die Fibroelastose und die Endocarditis fibroplastica Löffler.

4. *Extrakardiale Ursachen:* Häufige und klinisch bedeutsame Faktoren einer Therapieresistenz sind chronische Erkrankungen der Atemwege (Asthma bronchiale, bronchitisches Syndrom), des Lungenparenchyms (Lungenfibrosen, Lungenemphysem) und der Lungengefäße (Thromboembolie, primäre pulmonale Hypertonie), ferner die Hyper- und Hypothyreose und so gut wie alle Formen der arteriellen Hypertonie und, wenngleich selten, die Kardiomegalie bei STH-Überproduktion der Hypophyse, ferner die bereits erwähnten Verlaufsformen der Niereninsuffizienz.

5. *Exogene Ursachen:* Eine Digitalisintoxikation als exogene bzw. iatrogene Komplikation kann infolge neu aufgetretener Rhythmusstörungen zu einer Verschlechterung der Herzinsuffizienz führen. Eine Überdosierung droht vor allem bei herabgesetzter Glykosidtoleranz. Eine Überdigitalisierung kann gleichermaßen resultieren bei der Applikation von Glykosiden ohne Berücksichtigung der Kontraindikationen (z. B. Bradykardie, frischer Myokardinfarkt) und bei Nichtbeachtung einer notwendigen Dosisverminderung, z. B. bei Hypothyreose, AV-Block und Cor pulmonale. Eine vermeintlich unbeeinflußbare Tachyarrhythmie kann auch Folge einer unterdosierten Digitalistherapie sein. – Auch negativ-inotrope Pharmaka und Noxen (z. B. Alkohol, Narkotica, Neuroleptica, tricyclische Antidepressiva, Reserpin, Betareceptoren-

Tabelle 11.25. Therapie der digitalisresistenten Herzinsuffizienz. (Modifiziert nach [90])

I. Therapie der kardialen Grundkrankheit:
- Coronararterien: aortocoronarer Bypass, antianginöse Pharmaka, Lyse von Coronarspasmen, antiphlogistische und immunsuppressive Medikamente (Immunkomplexvasculitiden mit coronarer Beteiligung) u. a.
- Ventrikelmyokard: Aneurysmektomie, Betareceptorenblocker, sog. Calciumantagonisten bei asymmetrischer Ventrikelwandhypertrophie u. a.
- Herzklappen: Herzklappenoperationen
- Perikard: Perikardentlastung (Punktion, Drainage, Fensterung u. a.)
- Erregungsbildung und -leitung: Frequenznormalisierung durch Schrittmachertherapie, Antiarrhythmica, Betareceptorenblocker, Defibrillation u. a.

II. Therapie der extrakardialen Grundkrankheit
- Normalisierung von Bluterkrankungen: Sauerstoffzufuhr, Bluttransfusion und ggf. chirurgische Maßnahmen bei ischämischen Kardiomyopathien (akuter und chronischer Blutverlust)
- Normalisierung der Blutviscosität (Plasmapherese, Cytostatica u. a.) bei Paraproteinämien, Polyglobulie, Polycythämie u. a.
- Normalisierung von Hormonstoffwechselstörungen: Substitutions- und Suppressionsbehandlung bei Schilddrüsenerkrankungen u. a.
- Normalisierung eines erhöhten Blutdruckes: antihypertensive Maßnahmen, Afterload-Reduktion
- Therapie systemischer Immunopathien: Immunsuppressiva und Steroide (Lupus-Kardiomyopathien, progressive Sklerodermie, Periarteriitis nodosa, systemische Immunerkrankungen mit coronarer und myokardialer Beteiligung)
- Therapie renaler Funktionsstörungen (Dialyse, Plasmapherese)
- Therapie der Digitalisintoxikation (Digitalisentzug, Normalisierung des Serum-Kaliums, Diphenylhydantoin, Fab-Fragmente u. a.)

III. Herzglykoside und andere positiv inotrope Pharmaka (z. B. Prenalterol)

IV. Diuretica

V. Vasodilatantien

VI. Allgemeintherapeutische Maßnahmen
- Bettruhe, Lagerung, Sauerstoffzufuhr, Diät, Punktionen von Ergüssen u. a.

---

blocker, Pethidin etc.) sowie biochemisch noch nicht klassifizierte Toxine bei chronischer Niereninsuffizienz können zur Ursache einer digitalisrefraktären Herzinsuffizienz werden.

Herzrhythmusstörungen: Die bradykarde Herzinsuffizienz stellt eine Indikation zur Schrittmachertherapie dar (s. S. 469 und Abb. 11.26), die Tachyarrhythmia absoluta im Gefolge von Vorhofflimmern und -flattern wird digitalisiert (s. S. 445). Zur Behandlung anderer Formen tachykarder Herzrhythmusstörungen s. S. 457.

Therapie. Der allgemeine Behandlungsplan bei digitalisrefraktärer Herzinsuffizienz unterscheidet sich prinzipiell nicht vom therapeutischen Vorgehen in allen anderen Verlaufsstadien der Herzinsuffizienz. Zu jedem Zeitpunkt der Therapie sollen folgende Gesichtspunkte berücksichtigt werden (Tabelle 11.25):

1. Die Behandlung der kardialen Grundkrankheit (z. B. Klappenvitium)
2. Die Behandlung der extrakardialen Grundkrankheit (z. B. Hypertonie)
3. Herzglykoside und andere positiv inotrope Pharmaka (Prenalterol) [1 a]
4. Diuretica
5. Vasodilatantien
6. Allgemeintherapeutische Maßnahmen

Vasodilatantien bewirken durch Senkung des peripheren (arteriolären) Widerstandes (= der myokardialen Nachlast) eine Entlastung des linken Ventrikels. Eine Verminderung der *Nachlast* führt über eine Abnahme der instanten systolischen Wandspannung (T_{syst}) und Zunahme der Wandspannungsreserve (T_{max}/T_{syst}) zu einer Senkung des myokardialen Energiebedarfs und auf diesem Wege zu einer Verbesserung der Ventrikelfunktion mit Vergrößerung des Herzauswurfs. Dabei wirkt sich eine gleich starke Drucksenkung bei hoher Ausgangswandspannung quantitativ wesentlich mehr auf die therapeutisch angestrebte Nachlastminderung aus als eine gleich starke Drucksenkung bei niedrigerer Ausgangswandspannung des linken Ventrikels (Abb. 11.35). Eine alleinige Verminderung der *Vorlast* führt auch bei unveränderter arterieller bzw. systolischer Druckbelastung über eine Zunahme der Masse-Volumen-Relation mit Änderung der Ventrikelgeometrie gleichfalls zu einer Abnahme der systolischen Wandspannung. Eine Kombination beider Maßnahmen (z. B. durch vorlast- *und* nachlastsenkende Pharmaka) ist somit neben positiv-inotropen Eingriffen (z. B. Digitalis, Prenalterol, Pirbuterol) als eine wesentliche therapeutische Möglichkeit zur Behandlung des akuten Myokardversagens und auch bei der chronischen Dekompensation des linken Ventrikels anzusehen (Abb. 11.35 und 12.10). Die Therapie mit Vasodilatantien zielt somit auf eine Abnahme der Lungenstauung (Dyspnoe) durch Verringerung des venösen Rückstromes, auf eine Verbesserung des Herzauswurfs durch Druckentlastung und auf eine Abnahme des myokardialen O_2-Verbrauchs. Bezüglich ihrer Anwendung beim *akuten* Myokardversagen s. S. 546 und Tabelle 10.2 und 10.3. Bei *chronischer* Linksherzinsuffizienz finden Anwendung: Dihydralazin (Nepresol – wirkt vorwiegend arteriolär), Prazosin (Minipress – wirkt arteriolär und auf das venöse Gefäßbett), mit

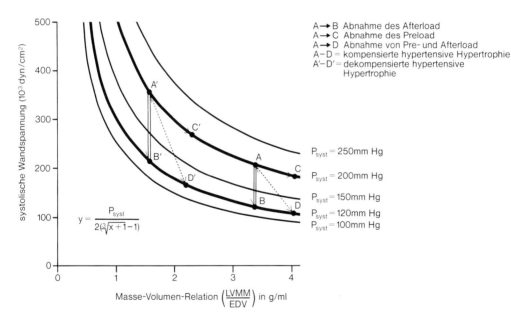

Abb. 11.35. Beziehung zwischen der Masse-Volumen-Relation des linken Ventrikels und der systolischen Wandspannung. Beachte die inverse, unlineare Beziehung beider Variablen, indem mit steigender Masse-Volumen-Relation (Hypertrophiegrad) die systolische Wandspannung (Afterload) konsekutiv abnimmt. Die Regressionskurven für verschiedene Isobaren wurden unter Einbeziehung von Originaldaten [42–47] an 400 Patienten ermittelt. Beachte, daß der Verlauf der Isobaren nicht parallel, sondern mit abnehmender Masse-Volumen-Relation und niedrigerem Druck zunehmend steiler wird. Daraus resultiert eine unterschiedliche Wandspannungsänderung bei vergleichbarer Druckänderung in Abhängigkeit vom Hypertrophiegrad (Masse-Volumen-Relation), so daß unter Änderung von Preload ($A \rightarrow C$), Afterload ($A \rightarrow B$) und Pre- sowie Afterload ($A \rightarrow D$) unterschiedliche geometrische und Funktionsänderungen in Abhängigkeit von der ventrikeldynamischen Ausgangslage auftreten [91 b]

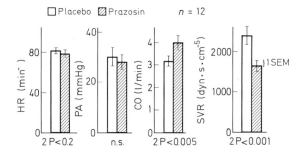

Abb. 11.36. Besserung der Hämodynamik vor und nach sechswöchiger Dauertherapie mit 20 mg Prazosin täglich in Ruhe. Unter dem Einfluß der Therapie zeigt sich ein geringer Abfall der Herzfrequenz (*HR*) und des Pulmonalarteriendruckes (*PA*), eine Zunahme des Herzminutenvolumens (*CO*) und eine Abnahme des peripheren Gesamtwiderstandes (*SVR*) [44]

Einschränkung Phentolamin (Regitin – wirkt vorwiegend arteriolär), und zwar in Kombination mit Herzglykosiden und Diuretica. Bewährt hat sich auch die kombinierte Anwendung von Dihydralazin mit Isosorbiddinitrat [96 a]. Im Vergleich dazu hat sich die alleinige Verabreichung von Langzeitnitraten bei der chronischen Stauungsinsuffizienz nicht durchgesetzt. – Neuerdings wird über Behandlungserfolge mit Captopril (Lopirin), einem oralen Inhibitor des Angiotensin-Converting-Enzyms, berichtet [8] (Dosisreduktion bei Niereninsuffizienz geboten!).

In den erfolgreichen Fällen einer Therapie mit Vasodilatantien zeigt sich ein geringer Abfall der Herzfrequenz, eine Zunahme des Herzminutenvolumens im Gefolge des verminderten peripheren Gesamtwiderstandes (Abb. 11.36) [44] und ergometrisch eine verbesserte Belastungstoleranz zusammen mit einem nun meßbaren Anstieg des Herzminutenvolumens.

Ist mit Glykosiden bzw. anderen positiv inotropen Pharmaka (z. B. Prenalterol) kombiniert mit Vasodilatantien und diuretischer Therapie (s. o.) keine befriedigende Besserung zu erreichen, so kann eine zusätzliche *Anwendung von Corticosteroiden* versucht werden. In fortgeschrittenen Stadien der Herzinsuffizienz besteht nicht selten eine verminderte Cortisolsekretion. Glucocorticoide werden bei schwerer hydropischer Herzinsuffizienz zur Unterstützung der diuretischen Therapie in der Dosierung von zunächst 20–10, später 5 mg Prednison/Tag angewandt. Besonders eindrucksmolle Therapieerfolge sind beim Dressler-Syndrom (Myokardinfarkt-Spätsyndrom) mit Corticoiden zu erzielen. Der im Rahmen dieses Krankheitsbildes häufige Perikarderguß bedingt vermeintliche Zeichen der Herzinsuffizienz: Leberschwellung, periphere Ödeme, Pleuraergüsse, Erhöhung des zentralen Venendruckes).

Eine *Fibrinolysetherapie* kommt bei akutem Cor pulmonale als Folge einer Lungenembolie in Frage. Erfolgreiche Thrombolysen beschränken sich bisher jedoch auf akute Fälle. In der Regel wird unter klinischen Bedingungen eine initiale Dosis von 250 000 E Streptokinase intravenös gegeben. Als Erhaltungsdosis bei guter lytischer Aktivität werden etwa ⅔ der Initialdosis pro Stunde als Dauerinfusion verabreicht.

Bei akuter therapieresistenter Herzinsuffizienz, die sich durch andere Maßnahmen nicht bessern läßt, ist ein therapeutischer Versuch mit *Glucagon* gerechtfertigt. Die Einzeldosis beträgt 25–50 mg/kg oder 2–5 mg intravenös innerhalb von 3–5 min. Diese Dosis kann stündlich wiederholt werden. Als Dauerinfusion werden 10–50 mg/24 Std verabreicht. Kontraindiziert ist Glucagon beim Phäochromocytom, bei Zuständen mit Hypokaliämie, beim dekompensierten Diabetes mellitus und bei mittelgradiger und schwerer Hypertonie. Nebenwirkungen: Nausea und Erbrechen, Hypokaliämie (vgl. [58]).

Insulin-Glucose-Gemische, die zur Arrhythmieprophylaxe nach Herzinfarkt schon seit längerer Zeit mit unterschiedlichem Erfolg angewandt werden, scheinen sich zur Behandlung therapierefraktärer vornehmlich akuter Herzinsuffizienzen ebenfalls einsetzen zu lassen. Als Dosierung wird angegeben: die stündliche Applikation von 40 ml eines Gemisches von 500–1000 ml einer 50prozentigen Glucoselösung mit 100–120 E Insulin und 100–200 mval Kaliumchlorid [1].

Die *Schrittmacherbehandlung* kann bei extrem niedrigen Frequenzen und die *elektrische Defibrillation* bei sehr hohen Frequenzen zur Normalisierung der Herzschlagfolge therapeutisch genützt werden (s. o.).
Je nach Grundkrankheit kommen auch *chirurgische Maßnahmen* in Betracht, z. B. Klappenoperation, Perikardektomie oder Aneurysmektomie. Als außergewöhnliche, nur in speziellen Fällen zu erwägende Maßnahmen sind schließlich Hämofiltration (bei Überwässerung), assistierte Zirkulation (beim postoperativen low output-Syndrom) und gekoppelte Stimulation (bei intraktablen Tachykardien) zu nennen.

11.7 Literatur

1. ALLISON, S. P., MORLEY, C. J., BRUNS-COX, C. J.: Insulin, glucose and potassium in the treatment of congestive heart failure. Br. Med. J. *3*, 675 (1972)
1a. AWAN, N. A., NEEDHAM, K. E., EVENSON, M. K., AUNG WIN, B. S., MASON, J. T.: Hemodynamic actions of prenalterol in severe congestive heart failure due to chronic coronary disease. Am. Heart J. *101*, No. 2, 158 (1981)
1b. BHATIA, S. I., MANCHANDA, S. C.: Effect of furosemide on pulmonary blood volume. Brit. Med. J. *2*, 551 (1969)
2. BELZ, G. G.: Die herzwirksamen Glykoside. München: Lehmann 1971
3. BOLTE, H.-D., LÜDERITZ, B., ERDMANN, E.: Beziehungen zwischen Elektrolytstörungen und Glykosidwirkungen. In: Medikamentöse Therapie bei Nierenerkrankungen. Kluthe, R. (Hrsg.), S. 138. Stuttgart: Thieme 1971
4. BOLTE, H.-D., LÜDERITZ, B., RIECKER, G.: Der allgemeine Kaliummangel (Elektrolytgradienten und Membranpermeabilität an Herz- und Skeletmuskelzellen). Klin. Wochenschr. *49*, 306 (1971)
5. BORK, K., WITZKE, G.: Hereditäres angioneurotisches Oedem. Dtsch. Med. Wochenschr. *104*, 405 (1979)
5a. BRACE, R. A.: Progress toward resolving the controversy of positive vs. negative interstitial fluid pressure. Circ. Res. *49*, 281 (1981)
6. BUCHBORN, E., KOCZOREK, K. H. R., WOLFF, H. P.: Aldosteron, Glomerulusfiltrat und Natriumretention. Klin. Wochenschr. *37*, 71 (1959)
7. BURGER, H., SPÜHLER, O.: Acetyldigoxin, ein neues herzaktives Glykosid. Schweiz. Med. Wochenschr. *96*, 1389 (1966)
8. DAVIS, R., RIBNER, H. S., KEUNG, E., SONNENBLICK, E. H., LEJENTEL, T. H.: Treatment of chronic congestive heart failure with Captopril, an oral inhibitor of angiotensin-converting enzyme. N. Engl. J. Med. *301*, 118 (1979)
9. DENGLER, H. J.: Die Bedeutung der Pharmakokinetik für die Arzneimitteltherapie. Internist (Berlin) *15*, 13 (1974)
10. DUNNETT, J., MAYLER, W. G.: Calcium efflux from cardiac sarcoplasmic reticulum: effects of calcium and magnesium. J. Mol. Cell Cardiol. *10*, 487 (1978)
11. ERDMANN, E.: Klinische Pharmakologie der Betarezeptorenblocker. In: Therapie mit β-Rezeptorenblockern. Bolte, H. D. (Hrsg.), S. 1–17. Berlin, Heidelberg, New York: Springer 1979
12. ERDMANN, S., SCHONER, W.: Charakterisierung des Strophanthinrezeptors der Zellmembran aus Herz, Niere und Hirn. Verh. Dtsch. Ges. Kreislaufforsch. *39*, 174 (1973)
13. ERDMANN, E., SCHONER, W.: Oubain-receptor interactions in ($Na^+ + K^+$)-ATPase preparations II. Effects of cations and nucleotides on rate constance and dissociation constance. Biochim. Biophys. Acta *330*, 302 (1973)
14. ERDMANN, E., PRESEK, P., SWOZIL, R.: Über den Einfluß von Kalium auf die Bindung von Strophanthin an menschliche Herzmuskelzellmembranen. Klin. Wochenschr. *54*, 383 (1976)
15. FABIATO, A., FABIATO, F.: Calcium release from the sarcoplasmic reticulum. Circ. Res. *40*, 119 (1977)
16. FERRANS, V. J.: Ultrastructure of degenerated muscle cells in patients with cardiac hypertrophy. In: Myocardial failure. Riecker, G., Weber, A., Goodwin, J. (eds), pp. 185–200. Berlin, Heidelberg, New York: Springer 1977
17. FLECKENSTEIN, A.: Physiologie und Pharmakologie der transmembranären Natrium-, Kalium- und Calcium-Bewegungen. Arzneim. Forsch. *22*, 2019 (1972)
18. FRANK, O.: Zur Dynamik des Herzmuskels. Z. Biol. *32*, 370 (1895)
19. GLYNN, J. M.: The movement of water and salts through natural membranes. Symposium on Water and Electrolyte Metabolism. Amsterdam 1960, p. 3. Amsterdam: Elsevier 1961
20. GREEF, K. (Hrsg.): Probleme der klinischen Prüfung herzwirksamer Glykoside. Darmstadt: Steinkopff 1968
21. GREEF, K., HAFNER, J., KROBACH, H., WIRTH, K. E.: Vergleich der biologischen Verfügbarkeit und renalen Elimination von Digitoxin und Digoxin. Herz Kreislauf *11*, 221 (1979)

22. GROSSE-BROCKHOFF, F.: Pathologische Physiologie. Berlin, Heidelberg, New York: Springer 1969
23. GUNNING, J. F., HARRISON, C. E. COLEMAN, H. N.: The effects of chronic potassium deficiency on myocardial contractility and oxygen consumption. J. Mol. Cell. Cardiol. 4, 139 (1972)
24. HEIDENREICH, O., GREVEN, J.: Wirkung von Diuretika auf die Nierenfunktion. Med. Welt 30, 1945 (1979)
25. HESS, O. M., GOEBEL, N. H., GRÜNTZIG, A. R., KRAYENBÜHL, H. P.: Linksventriculäre Funktion bei Patienten mit koronarer Herzkrankheit vor und während Ergometrie. Schweiz. Med. Wochenschr. 108, 1726 (1978)
26. HESS, T., STUCKI, P., BARANDUN, S., SCHOLTYSIK, G., RIESEN, W.: Antikörperbehandlung einer Digoxinintoxikation bei einem Patienten mit Niereninsuffizienz. Dtsch. Med. Wochenschr. 104, 1273 (1979)
27. HICKAM, J. B., CARGILL, W. H.: Effects of exercise pressure in normal persons and in patients with cardiovascular disease and pulmonary emphysema. J. Clin. Invest. 27, 10 (1948)
28. HODGKIN, A. L., KEYNES, R. D.: Active transport of cations in giant axons from Sepia and Loligo. J. Physiol. (Lond.) 128, 28 (1955)
29. HOLMES, K. C.: Selbstorganisation biologischer Strukturen. Verh. Ges. Dtsch. Naturforscher u. Ärzte, S. 31. Springer 1976
30. HORT, W.: Morphologische Untersuchungen an Herzen vor, während und nach der postnatalen Kreislaufumschaltung. Virchows Arch. [Pathol. Anat.] 326, 458–484 (1955)
31. HORT, W.: Quantitative Untersuchungen über die Kapillarisierung des Herzmuskels im Erwachsenen- und Greisenalter, bei Hypertrophie und Hyperplasie. Virchows Arch. [Pathol. Anat.] 327, 560–576 (1955)
32. HORT, W.: Morphologie der akuten und chronischen Herzdilatation und Herzinsuffizienz. Verh. Dtsch. Ges. Kreislaufforsch. 34, 1–15 (1968)
33. HUXLEY, H. E., HASELGROVE, J. C.: The structural features of contraction in muscle and its study by rapid x-ray diffraction methods. In: Myocardial failure. Riecker, G., Weber, A., Goodwin, J. (eds.), p. 4. Berlin, Heidelberg, New York: Springer 1977
34. JAHRMÄRKER, H. (Hrsg.): Digitalistherapie. Beiträge zur Pharmakologie und Klinik. Berlin, Heidelberg, New York: Springer 1975
35. JEWELL, B. R.: A reexamination of the influence of muscle length on myocardial performance. Circ. Res. 40, 221 (1977)
36. KMENT, A., STRAUER, B. E.: Myocardiale und hämodynamische Wirkungen von Diuretika. Int. „Diuretika Workshop", Lissabon, 1979. In: Rosenthal, J., Knauf, H. (eds.), pp 165–176. Weinheim, New York: Verlag Chemie 1979
37. KNIERIEM, H. J.: Über den Bindegewebsgehalt des Herzmuskels des Menschen. Arch. Kreislaufforsch. 44, 231–259 (1964)
38. KOCHSIEK, K., LARBIG, D., HAASIS, R.: Klinik und Therapie der Digitalisintoxikation. Verh. Dtsch. Ges. Inn. Med. 83, 990 (1977)
39. KRAMER, P.: Veränderungen der Pharmakokinetik von Herzglykosiden bei Niereninsuffizienz. Habilitationsschrift, Universität Göttingen 1974
40. KRAMER, P.: Digitalis pharmacokinetics and therapy with respect to impaired renal function. Klin. Wochenschr. 55, 1–11 (1977)
40a. KRAWIETZ, W. (Persönliche Mitteilung)
40b. KRÜCK, F.: Antinatriferic plasma activity in edematous states with special reference to congestive cardiac failure. In: KRAMER, H. J. and F. KRÜCK (ed.): Natriuretic Hormone. Springer-Verlag, Berlin, Heidelberg, New York 1978
40c. KRÜCK, F., SCHREY, A. (Hrsg.): Diuretica. Springer-Verlag, Berlin, Heidelberg, New York 1980
41. KUSCHINSKY, G., LÜLLMANN, H.: Pharmakologie, 5. Aufl. Stuttgart: Thieme 1972
42. LARBIG, D., KOCHSIEK, K., SCHRADER, C.: Klinische Aspekte der radioimmunchemischen Bestimmung der Serum-Digoxinkonzentration. Dtsch. Med. Wochenschr. 97, 139 (1972)
43. LARBIG, D., HAASIS, R., KOCHSIEK, K.: Die Glykosidkonzentration und ihre klinische Bedeutung. Forum Cardiologicum Nr. 15. Mannheim: Boehringer 1978
43a. LEHMANN, M., KERL, J., LÖLLGEN, H., JOST, H.: Plasmakatecholamine und Hämodynamik bei gestörter linksventrikulärer Funktion in Ruhe und während Belastung. Z. Kardiol. 70, 238 (1981)
44. LEMKE, R., TROMPLER, A., KALTENBACH, M., BUSSMANN, W. D.: Wirkung von Prazosin bei der therapierefraktären chronischen Herzinsuffizienz. Dtsch. Med. Wochenschr. 104, 1769 (1979)
45. LICHTLEN, P., LATTIKOS, K.: Relation between left ventricular angiography and myocardial function in patients with coronary artery disease. In: Das chronisch kranke Herz. Roskamm, H., Reindell, H. (Hrsg.), S. 227. Stuttgart: Schattauer 1973
46. LINZBACH, A. J.: Die pathologische Anatomie der röntgenologisch feststellbaren Form- und Größenänderungen des menschlichen Herzens. ROEFO 77, 1 (1952)
47. LINZBACH, A. J.: Über das Längenwachstum der Herzmuskelfasern und ihrer Kerne in Beziehung zur Herzdilatation. Virchows Arch. [Pathol. Anat.] 328, 165 (1956)

48. LINZBACH, A. J.: Die pathologische Anatomie der Herzinsuffizienz. In: Handbuch der inneren Medizin. Schwiegk, H. (Hrsg.), Bd. 9, 1. Teil, 4. Aufl., Berlin, Göttingen, Heidelberg: Springer 1960
49. LINZBACH, A. J., AKUAMOA-BOATENG, E.: Die Altersveränderungen des menschlichen Herzens. I. Das Herzgewicht im Alter. Klin. Wochenschr. 51, 156–163 (1973)
50. LINZBACH, A. J., AKUAMOA-BOATENG, E.: II. Die Polypathie des Herzens im Alter. Klin. Wochenschr. 51, 164–175 (1973)
51. LINZBACH, A. J., KYRIELEIS, C.: Herzerweiterung und Herzversagen. Umsch. Wiss., Techn. 21, 709 (1966)
52. LINZBACH, A. J., LINZBACH, M.: Die Herzdilatation. Klin. Wochenschr. 29, 621–630 (1951)
53. LUDWIG, G.: Capillary pattern of the myocardium. In: Functional morphology of the heart. Bajusz, E., Jasmin, G., Baroldi, G. (eds.), pp. 238–271. Basel: Karger 1971
54. LÜDERITZ, B.: Herzfunktion bei Hyperthyreose. Internist (Berlin) 16, 524 (1975)
55. LÜDERITZ, B.: Therapie der Herzinsuffizienz und der iatrogenen Komplikationen. Wiener Med. Wochenschr. 129, 285 (1979)
56. LÜDERITZ, B., AVENHAUS, H.: Zur Differentialdiagnose und Therapie der digitalisfraktären Herzinsuffizienz. Ther. Ggw. 111, 1238 (1972)
57. LÜDERITZ, B., BOLTE, H.-D., STEINBECK, G.: Einzelfaserpotentiale und zelluläre Elektrolytkonzentrationen des Ventrikelmyokards bei chronischem Kaliummangel. Klin. Wochenschr. 49, 369 (1971)
58. LÜDERITZ, B., AVENHAUS, H., SEUFERT, C. D.: Zur Wirkung von Glukagon auf die extrazelluläre Kaliumkonzentration – Messungen in Aorta, Lebervene und Sinus coronarius des Menschen. Klin. Wochenschr. 49, 1334 (1971)
59. LÜTHY, E.: Die Hämodynamik des suffizienten und insuffizienten rechten Herzens. Basel: Karger 1962
60. MANNHERZ, H. G., GOODY, R. S.: The molecular basis of contractility. Basic Res. Cardiol. 69, 88 (1974)
61. MEERSON, F. S.: Hyperfunktion, Hypertrophie und Insuffizienz des Herzens. Berlin: Volk und Gesundheit 1969
62. MEESSEN, H.: Morphologische Grundlagen der akuten und der chronischen Myokardinsuffizienz. Verh. Dtsch. Ges. Pathol. 51, 31–66 (1967)
63. MÜLLER, J.: Regulation of aldosterone biosynthesis. Berlin, Heidelberg, New York: Springer 1971
63a. MUKHERJEE, S. K., KATZ, M. A., MICHAEL, U. F., OGDEN, D. A.: Mechanisms of hemodynamic actions of furosemide: Differentiation of vascular and renal effects on blood pressure in functionally anephric hypertensive patients. Am. Heart J. 101, 313 (1981)
64. NETTER, H.: Theoretische Biochemie. Physikalisch-chemische Grundlagen der Lebensvorgänge. Berlin, Göttingen, Heidelberg: Springer 1959
65. REINDELL, H., WINK, K., BARMEYER, J., BLÜMCHEN, G., BUCHWALSKY, R., HEISS, H. W., JAEDICKE, W., KEUL, J.: Die funktionelle Röntgendiagnostik des Herzens. Internist (Berlin) 14, 406 (1973)
66. RENKIN, E. M., PAPPENHEIMER, J. R.: Wasserdurchlässigkeit und Permeabilität der Capillarwände. Ergeb. Physiol. 49, 59 (1957)
67. REPKE, K.: Über den biochemischen Wirkungsmechanismus von Digitalis. Klin. Wochenschr. 42, 157 (1964)
68. RIECKER, G.: Störungen des Wasser- und Elektrolytstoffwechsels bei Nierenkrankheiten. In: Handbuch der inneren Medizin. Schwiegk, H. (Hrsg.), 5. Aufl., Bd. 8, 1. Teil, S. 760. Berlin, Heidelberg, New York: Springer 1968
69. RIECKER, G., WEBER, A., GOODWIN, J. (eds.): Myocardial failure. International Boehringer Mannheim Symposia. Berlin, Heidelberg, New York: Springer 1977
70. RIECKER, G., BOLTE, H.-D., LÜDERITZ, B., STRAUER, B. E.: Ätiologische und pathophysiologische Grundlagen des akuten Myokardversagens. Verh. Dtsch. Ges. Kreislaufforsch. 44, 79 (1978)
71. RIEGER, J., GIRNDT, J., SCHELER, F.: Nebenwirkungen der diuretischen Therapie. Nieren Hochdruckkrankh. 2, 93 (1974)
72. RIETBROCK, N., ABSHAGEN, U.: Stoffwechsel und Pharmakokinetik der Lanataglykoside beim Menschen. Dtsch. Med. Wochenschr. 98, 117 (1973)
73. RIETBROCK, N., STAUD, R.: Metabolism and excretion of methylproscillaridin by man. Eur. J. Clin. Pharmacol. 8, 427 (1975)
74. ROBERTS, J. F., WEARN, J. T.: Quantitative changes in the capillary-muscle-relationship in human heart during normal growth and hypertrophy. Am. Heart J. 21, 617 (1941)
75. SCHEPPOKAT, K. D., HAMMERSEN, F., WALB, D., BIRKS, W.: Idiopathische Ödeme, Kapillaropathie und eiweißreiche Körperhöhlenergüsse. Klin. Wochenschr. 55, 1137 (1977)
76. SCHÖLMERICH, P.: Die Glykosidintoxikation mit besonderer Berücksichtigung der Mineralstoffwechselstörungen. Regensburg. Jb. Aerztl. Fortbild. 12, 357 (1965)
77. SCHOENMACKERS, J.: Die Herzkranzschlagadern bei der arterio-kardialen Hypertrophie. Z. Kreislaufforsch. 38, 321–336 (1949)
78. SCHOLLMEYER, P.: Orale Therapie mit Diuretika. Med. Welt 30, 1952 (1979)

79. Schwiegk, H., Riecker, G.: Pathophysiologie der Herzinsuffizienz. In: Handbuch der inneren Medizin. Schwiegk, H. (Hrsg.), 4. Aufl., Bd. 9/1, S. 1–401. Berlin, Göttingen, Heidelberg: Springer 1960
80. Shapiro, W.: Correlative studies of serum digitalis levels and the arrhythmias of digitalis intoxication. Am. J. Cardiol. 41, 852 (1978)
81. Siegenthaler, W.: Diuretica. In: Therapie innerer Krankheiten. Buchborn, E., Jahrmärker, H., Karl, J., Martini, G. A., Müller, W., Riecker, G., Schwiegk, H., Siegenthaler, W., Stich, W. (Hrsg.), 4. Aufl., S. 654. Berlin, Heidelberg, New York: Springer 1980
82. Sjöstrand, D.: Volume and distribution of blood and their significance in regulating circulation. Physiol. Rev. 33, 202 (1953)
83. Smith, T. W.: New approaches to the management of digitalisintoxication. In: Digitalis. Schorstein, O. (ed.), Oslo: Gyldendal Norsk Forlag 1973
84. Smith, T. W., Butler, V. P., Habor, E.: Characterization of antibodies of high affinity and specifity for the digitalis glycoside digoxin. Biochemistry 9, 331 (1970)
85. Sobel, B. E., Mayer, M. E.: Cyclic adenosine monophosphate and cardiac contracticity. Circ. Res. 32, 407 (1973)
86. Spann, J. F., Buccino, R. A., Sonnenblick, E. H., Braunwaldt, E.: Contractile state of cardiac muscle obtained from cats with experimentally produced ventricular hypertrophy and heart failure. Circ. Res. 21, 341 (1967)
86a. Spiegel, A. M., Downs, R. W., Levine, M. A., Singer, M. J., Krawietz, W., Marx, St. J., Woodard, Ch. J., Reew, Sh. A., Aurbach, G. D.: The role of Guanine Nucleotides in Regulation of Adenylate Cyclase Activity. Rec. Progr. Hormone Res. 37, 635 (1981)
87. Starling, E. H.: The linacre lecture on the law of the heart. London: Longmans 1908
87a. Starling, E. H.: The law of the heart. Lancet 1921 I, 212
88. Strauer, B. E.: Dynamik, Koronardurchblutung und Sauerstoffverbrauch des normalen und kranken Herzens. Basel: Karger 1975
89. Strauer, B. E.: Änderungen der Kontraktilität bei Druck- und Volumenbelastungen des Herzens. Verh. Dtsch. Ges. Kreislaufforsch. 42, 69–79 (1976)
90. Strauer, B. E. (im Druck): Differentialdiagnose und -therapie digitalisrestistenter Formen der Myokardinsuffizienz. Referat 31. Therapiewoche Karlsruhe
91. Strauer, B. E.: Das Hochdruckherz. Berlin, Heidelberg, New York: Springer 1979
91a. Strauer, B. E.: Myocardial Oxygen Consumption in Chronic Heart Disease: Role of Wall Stress, Hypertrophy and Coronary Reserve. Am. J. Cardiol. 44, 730 (1979)
91b. Strauer, B. E.: Ventricular Function and Coronary Hemodynamics in Hypertensive Heart Disease. Am. J. Cardiol. 44, 999 (1979)
91c. Strauer, B. E., Bolte, H. D., Heimburg, P., Riecker, G.: Zur koronaren Herzkrankheit I.: Eine korrelative Studie über Hämodynamik und Kontraktilität an 110 Patienten. Z. Kardiol. 64, 300 (1975)
92. Strauer, B. E., Bolte, H. D., Heimburg, P., Riecker, G.: Zur koronaren Herzkrankheit II.: Eine Analyse diastolischer Druck-Volumen-Beziehungen und linksventrikulärer Dehnbarkeit an 110 Patienten. Z. Kardiol. 64, 311 (1975)
92a. Stumpe, K. O.: Pathogenese des kardialen Oedems. Hdb. inn. Med. Springer-Verlag 1982 (im Druck)
93. Swynghedauw, B., Léger, J. J., Schwartz, K., Berson, G., Delcayre, C., Klotz, C., Lacombe, G., Léger, J., Syrovy, I., Thiem, N. V.: Adaptational changes in cardiac contractile proteins. In: Proc. VIII World Congr. Cardiol. Tokyo, 1978, p. 822. Amsterdam, Oxford, Princeton: Excerpta Medica 1979
93a. Uhlich, E.: Vasopressin. Rolle des antidiuretischen Hormons in der Oedempathogenese. Hdb. inn. Med. Springer-Verlag 1982 (im Druck)
94. Ullrich, K. J., Riecker, G., Kramer, K.: Das Druck-Volumendiagramm des Warmblüterherzens (isometrische Gleichgewichtskurven). Pfluegers Arch. 259, 481 (1954)
95. Vogelberg, K.: Die Lichtungsweite der Coronarostien an normalen und hypertrophen Herzen. Z. Kreislaufforsch. 46, 101 (1957)
96. Wade, O. L., Bishop, J. M.: Cardiac output and regional blood flow. Oxford: Blackwell 1962
96a. Walsh, W. F., Greenberg, B. H.: Results of long-term vasodilator therapy in patients with refractory congestive heart failure. Circulation 64, No. 3, 499 (1981)
97. Warner, G. F., Dobson, E. L., Rodgers, C. E., Johnston, M. E., Pace, N.: Measurement of total "sodium space" and total body sodium in normal individuals and in patients with cardiac edema. Circulation 5, 915 (1952)
97a. Witte, J.: Die Ergometrie in der Diagnostik der Belastungsinsuffizienz des Herzens. Internist (Berlin) 18, 564 (1977)
98. Wolff, H. P., Koczorek, K. R.: Aldosteron in der klinischen Medizin. Dtsch. Med. Wochenschr. 83, 201, 250 (1938)
99. Wollenberger, A., Kleitke, B., Schulze, W.: Über den Status der Mitochondrien in hypertrophierten Herzen von Hunden mit allmählich entstandener Aortenstenose. Acta Biol. Med. Ger. 17, 334–342 (1966)
100. Wollheim, E.: Die Bestimmung der zirkulierenden Blutmenge. Z. Klin. Med. 108, 463 (1928)
101. Zähringer, J.: Die Regulation der Herzmuskelproteinsynthese. Klin. Wochenschr. 57, 541 (1979)

12 Der arterielle Bluthochdruck

12.1 Einleitung

Die klinische Bedeutung der Hochdruckkrankheit liegt einmal in der Häufigkeit ihres Auftretens, und zum anderen wirkt sie sich als Schrittmacher degenerativer Gefäßveränderungen mit sekundärer Durchblutungsdrosselung lebenswichtiger Organe (Gehirn, Herz, Nieren) aus und setzt auf diesem Wege die statistische Lebenserwartung der Hochdruckpatienten beträchtlich herab. Voraussetzung einer wirksamen Therapie des arteriellen Bluthochdrucks ist die Aufdeckung der Ursache bzw. die Beeinflussung der beteiligten pathogenetischen Mechanismen [101].
Beim *Erwachsenen mittleren Lebensalters* gelten Ruheblutdruckwerte – nach der Riva-Rocci-Methode gemessen – von systolisch 160 mm Hg und höher sowie diastolische Werte von 95 mm Hg und höher als pathologisch (in Anlehnung an die WHO-Klassifikation).
Das Verschwinden der Korotkoff-Töne wird heutzutage als Kriterium des diastolischen Blutdruckwertes herangezogen.
Bei der Grenzwert-Hypertonie im Erwachsenenalter handelt es sich nach den Kriterien der Weltgesundheitsorganisation um Blutdruckwerte zwischen 140/90 und 160/95 mm Hg. Dabei kann sich der Blutdruck entweder stabil innerhalb dieser Grenzen bewegen oder, was sehr oft der Fall ist, mit wechselnden Werten, diastolisch zwischen 90 und 105 mm Hg, labil sein. Bei dieser Klassifikation wird der diastolische Blutdruck bei der üblichen sphygmomanometrischen Messung aufgrund der 5. Phase (Verschwinden) gemessen. Weitere Einzelheiten s.[28].
Die zahlreichen vergleichenden Untersuchungen von blutiger Druckmessung und indirekter Messung nach RIVA-ROCCI haben ergeben, daß die auskultatorische Methode nach RIVA-ROCCI bei normalem (23–28 cm) Oberarmumfang und mit 13 cm breiter Meßmanschette in der Mehrzahl der Fälle eine annähernd richtige Bestimmung des systolischen und diastolischen arteriellen Blutdrucks ermöglicht. Der diastolische und systolische Druck wird allerdings oft um 5–10 mm Hg zu hoch bestimmt. In Einzelfällen können die Fehler noch erheblich größer sein. Systematische Abweichungen ergeben sich hauptsächlich in Abhängigkeit von der Weichteildicke des Oberarms und von der Manschettenbreite bzw. aus der Relation dieser beiden Größen. Je größer der Oberarmumfang und je schmaler die Manschette ist, desto stärker weichen die indirekt gemessenen Werte nach oben von den direkt bestimmten ab. Dieser Fehler läßt sich mit Hilfe von Korrekturtabellen teilweise ausgleichen. Fälschlich zu hohe Drücke werden auch gemessen, wenn die Manschette nicht straff anliegt oder die Meßstelle unter Herzhöhe liegt (herabhängender Arm). Weiterhin sind vermutlich die Elastizität der Weichteile unter der Meßstelle, die Relation zwischen Weichteilmasse und Knochen, die Elastizität der Arterien und andere nicht näher bekannte Faktoren, die sich in der klinischen Praxis nicht eliminieren lassen, ursächlich für Fehlmessungen mitverantwortlich. Entgegen einer weitverbreiteten Meinung sind die Blutdruckwerte in der A. femoralis bei direkter Messung gleich denen in der A. brachialis; die bei indirekter Bestimmung gefundenen höheren Werte in den unteren Extremitäten beruhen auf den eben genannten Fehlerquellen. – Wenn sich im Einzelfall größere Unterschiede zwischen direkt und indirekt gemessenen Drücken ergeben, sind die

direkt bestimmten Werte maßgebend. Die große Variabilität des Blutdrucks erfordert bei der Behandlung des Hochdrucks allerdings so häufige Blutdruckkontrollen, daß hierfür die blutige Messung aus naheliegenden Gründen nicht in Betracht kommt. – Blutdrucksenkende Pharmaka senken in den meisten Fällen den systolischen Druck absolut und oft auch relativ mehr als den diastolischen. Andererseits ist beim chronischen Hochdruck der systolische Druck meist stärker erhöht als der diastolische. Beide Phänomene beruhen teilweise darauf, daß sich die Elastizitätsverhältnisse im arteriellen System unter anderem in Abhängigkeit vom Gefäßinnendruck ändern. Außerdem kann eine unterschiedlich starke Senkung von systolischem und diastolischem Druck mit speziellen Effekten einzelner Pharmaka auf Herzzeitvolumen oder Herzfrequenz oder mit Besonderheiten ihres Wirkungsmechanismus in der Kreislaufperipherie zusammenhängen [6].

Die *Grenzen zwischen Normotonie und Hypertonie* sind fließend. Nächtliche Blutdruckwerte erreichen ein Minimum zwischen 0 und 5.00 Uhr, die höchsten Werte werden in den späten Vormittags- und Abendstunden gemessen. Vorübergehende Blutdrucksteigerungen im Gefolge von Emotionen, bei akuter intermittierender Porphyrie, bei fieberhaften Infektionen und im Verlauf akuter Vergiftungen (Thallium, Blei, CO) zählen nicht zur Hochdruckkrankheit im engeren Sinne.

Um eine reaktive und damit passagere Blutdruckerhöhung von einer Hypertonie abzugrenzen, sind wiederholte Blutdruckmessungen an mindestens drei verschiedenen Tagen erforderlich. – Steht der Patient unter antihypertensiver Medikation, ist die Blutdruckmessung im Liegen *und* Stehen erforderlich, um orthostatische Reaktionen frühzeitig zu erkennen.

12.2 Pathologische Anatomie

Dem sehr seltenen *Elastizitätshochdruck* liegt eine arteriosklerotisch bedingte Starre der Aorta und der anderen großen elastischen Arterien zugrunde, die zu einer starken Verminderung oder zu einem vollständigen Verlust der Windkesselfunktion führt. Eine Engerstellung der Arteriolen wird bei einer Hypertonie infolge einer Elastizitätsverminderung der großen Arterien oder einer vermehrten Volumenbelastung vermißt. Sie nimmt dagegen beim Widerstandshochdruck eine Schlüsselstellung ein. Auf diese Hypertonie mit Erhöhung des peripheren Widerstandes konzentriert sich die folgende Ausführung.

Eine Lichtungseinengung läßt sich in Arteriolen des großen Kreislaufes in späteren Stadien eines Widerstandshochdruckes an den arteriolosklerotisch verengten Gefäßen leicht erkennen. In frühen Stadien sind sie dagegen postmortal bisher nicht nachgewiesen worden. Es wird angenommen, daß anfangs eine *funktionelle Engerstellung der Arteriolen* durch Kontraktion ihrer glatten Muskeln eintritt.

Ein etwas länger bestehender *Widerstandshochdruck* führt im großen Kreislauf zu einer Mediaverdickung im arteriellen Gefäßsystem. Mit subtilen Meßmethoden läßt sich in kleinen Arterien mit einem Radius über 100 µm eine deutliche Verdickung der Media nachweisen [87].

Mit kleiner werdendem Gefäßdurchmesser nimmt die Mediaverdickung ab, und bei Arteriolenradien unter 10 µm wurde sie selbst bei schwerster Hypertonie vermißt. Daraus folgern die Verfasser, daß in diesen kleinen Gefäßen ein normaler Blutdruck herrscht und daß der Hauptort des erhöhten peripheren Widerstandes offenbar in den Arteriolen und kleinen Arterien mit Gefäßradien bis zu etwa 100 µm zu suchen sei [52].

Bei längerem Bestehen eines Widerstandshochdruckes stellen sich eindrucksvolle lichtmikroskopisch sichtbare Veränderungen an den Arteriolen ein. Es kommt zu einer Arteriolosklerose, meist in Form einer Hyalinose. Für die Stärke ihrer Ausprägung ist ebenso wie für die Mediahypertrophie nicht die Ätiologie der Hypertonie, sondern nur ihre Schwere und ihre Dauer maßgebend. Allerdings ergeben sich deutliche Unterschiede in den verschiedenen Gefäßprovin-

12.2 Pathologische Anatomie

zen. Am stärksten befallen sind die Arteriolen der Niere, dann folgen Pankreas, Gehirn und Nebennierenkapsel. Auch im Auge entwickelt sich eine deutliche Arteriolosklerose beim Widerstandshochdruck. In der Aderhaut sind die Arteriolenveränderungen am schwersten, in der Netzhaut hinken sie nach. Ein Verlust an glatter Muskulatur verwandelt die Arteriolen in ziemlich starre Röhren (Abb. 12.1) betroffen, und die Patienten erliegen oft einem Nierenversagen bei maligner Nephrosklerose. Auch in Pankreas, Milz und Herz stellen sich meist deutliche Gefäßwandnekrosen ein, denen Gewebsuntergänge im Versorgungsgebiet der Arteriolen nachfolgen.

Heute dominiert die Vorstellung, daß die *maligne Nephrosklerose* meist Folge einer

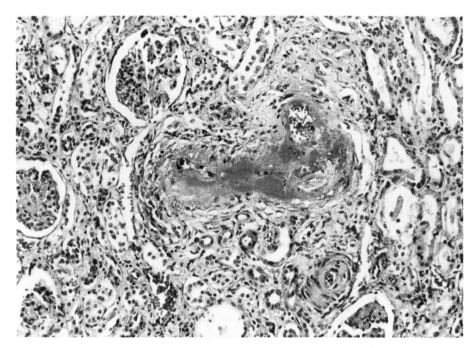

Abb. 12.1. Arteriolonekrose in der Niere bei maligner Hypertonie. In der nekrotischen Arteriolenwand liegen einige Erythrocyten

und fixiert im Verein mit der Lichtungseinengung die Hypertonie. Besonders folgenschwer ist die Arteriolosklerose der Niere. Eine Mangeldurchblutung der Glomerula führt zu einer roten Granularatrophie und kann eine Renalisierung des Hochdruckes bewirken.

Die schwersten Veränderungen an kleinen Arterien und Arteriolen treten bei einer länger bestehenden malignen Hypertonie auf. Die *Insudation in die Gefäßwände* nimmt stark zu, diese werden nekrotisch und sind oft von Blutungen durchsetzt. Die *Prädilektionsstellen* ähneln denen bei der Arteriolosklerose. Am schwersten sind die Nieren länger bestehenden, zunehmenden arteriellen Hypertonie ist. Diese Auffassung wird durch die Anamnese der Mehrzahl der Patienten mit maligner Nephrosklerose gestützt, bei denen sich nach einer meist mehrjährigen Hypertonie allmählich in Wochen oder Monaten eine Niereninsuffizienz entwickelt [9]. Von dieser sekundären malignen Nephrosklerose sind überwiegend Männer befallen. Mikroskopisch treten chronische Gefäßwandveränderungen mit Intimaverdickung kleiner Arterien hervor.

Umstritten ist dagegen die *primäre maligne Nephrosklerose*, bei der die Veränderungen an den kleinen Nierenarterien der Hypertonie vorausgehen sollen. Schon FAHR [20] hat die maligne Nephrosklerose als eine primär entzündliche Erkrankung der Nierengefäße aufgefaßt und exogenen Faktoren bei ihrer Entstehung eine wesentliche Rolle zugeschrieben. In jüngerer Zeit haben BOHLE und KRECKE [9] einige Beobachtungen mitgeteilt, bei denen die für eine maligne Nephrosklerose charakteristischen renalen Gefäßveränderungen mit Nekrosen in Vasa afferentia und auch begleitenden Thrombenbildungen der malignen Hypertonie vorausgingen. Klinisch sollte nach ihren Untersuchungen an die Möglichkeit einer primären malignen Hypertonie vor allem dann gedacht werden, wenn nach einem uncharakteristischen Infekt sehr schnell eine akute Niereninsuffizienz auftritt. Im Gegensatz zur sekundären soll die primäre maligne Nephrosklerose überwiegend Frauen befallen, die im Durchschnitt jünger als Patienten mit sekundärer maligner Nephrosklerose sind. Bemerkenswert sind Einzelbeobachtungen, bei denen eine maligne Nephrosklerose bei Frauen in engem zeitlichen Zusammenhang mit der Einnahme von Ovulationshemmern aufgetreten ist [8, 104].

In den großen Arterien vom elastischen und musculären Typ sind die sklerotischen Veränderungen im Durchschnitt bei Hypertonikern stärker ausgeprägt als bei Normotonen. Dies ist für die Coronarsklerose und die Aortensklerose bei Menschen in jüngerem und mittlerem Lebensalter erwiesen. Im höheren Alter wird der fördernde Einfluß der Hypertonie oft durch andere begünstigende Faktoren überdeckt und übertroffen. Bei den *Hirnbasisarterien* mit ihrer im Durchschnitt geringeren Sklerose ist aber auch noch im Alter eine verstärkte Arteriosklerose unter dem Einfluß der Hypertonie nachweisbar [23].

Nierenarterienstenosen können Ursache einer renalen Hypertonie sein oder symptomlos bleiben. Meist sind sie arteriosklerotisch bedingt. Sie treten bei Hypertonikern gehäuft auf und kommen nicht selten doppelseitig vor. Ihre Vorzugslokalisation ist das proximale Drittel der Nierenarterien, oft mit Fortreichen bis zur Aorta.

Weniger häufig liegt einer Nierenarterienstenose eine *fibromusculäre Hyperplasie* zugrunde. In diesen Sammeltopf gehören fibromusculäre Mediahyperplasien sowie Intimafibrosen (mit Elasticahyperplasie). Eine stenosierende Adventitiafibrose ist vielleicht der Gruppe der retroperitonealen Fibrosen zuzuordnen [106].

Eine Hypertonie im großen Kreislauf führt nicht nur im Gefäßsystem zu Anpassungs- und Folgeveränderungen, sondern auch am Herzen. Als Antwort auf den erhöhten peripheren Widerstand stellt sich eine konzentrische Druckhypertrophie ein [50]. Sie ist Ausdruck einer kompensierten Hypertonie. Beim dekompensierten Hochdruck findet sich eine exzentrische Hypertrophie. Sie charakterisiert die chronische Herzinsuffizienz (s. S. 558).

12.3 Einteilung der Hypertonieformen (Tabellen 12.1 und 12.2)

Nach der Verlaufsform (s. Tabelle 12.1): Unabhängig von der Verursachung des Hochdrucks unterscheiden wir benigne und maligne Verlaufsformen. Die maligne Hypertonie ist symptomatologisch durch einen beeinträchtigten Allgemeinzustand, durch exzessiv erhöhte systolische *und* diastolische Blutdruckwerte (und zwar ohne exakte Fest-

Tabelle 12.1. Klassifikationen der arteriellen Hypertonie

A. Nach der Ätiologie:
 1. Primäre (= essentielle) Hypertonie
 2. Sekundäre Hypertonie

B. Nach der Verlaufsform:
 1. Benigne Hypertonie
 2. Maligne (= accelerierte) Hypertonie

C. Nach pathogenetischen Gesichtspunkten:
 1. Widerstandshochdruck
 2. Elastizitätshochdruck
 3. Schlagvolumenhochdruck

D. Nach therapeutischen Gesichtspunkten:
 1. Operable (heilbare) Hochdruckformen
 2. Konservativ (symptomatisch) zu behandelnde Hochdruckformen

12.3 Einteilung der Hypertonieformen

Tabelle 12.2. Einteilung der arteriellen Hypertonie (nach ätiologischen Gesichtspunkten)

A. Primäre oder essentielle Hypertonie (45%)
 B. Sekundäre Hypertonie (55%)
    1. Renale Hypertonie
      a) Renovasculäre Hypertonie
      b) Renal-parenchymatöse Hypertonie:
         Akute Glomerulonephritis
         Chronische Glomerulitiden
         Chronische Pyelonephritis
         Nierentuberkulose
         Chronische interstitielle Nephritis
         Nierenbeteiligung bei Diabetes mellitus
         Nierenbeteiligung bei Kollagenosen
         Nierencysten, Nierentumoren
         Niereninfarkt
         Hydronephrose
         Nierenamyloidose
         Bleischrumpfniere
         Strahlenfibrose der Nieren
    2. Endokrine Hypertonie:
      Phäochromocytom
      Cushing-Syndrom
      Primärer Aldosteronismus
      Hyperthyreose
      Hyperparathyreoidismus
      Akromegalie
      Pseudohermaphroditismus
      Oestrogene
    3. Kardiovasculäre Hypertonie:
      Aortenisthmusstenose
      Suprarenale Aortenstenose
	Supravalvuläre Aortenstenose
	      Spezielle Aortenbogensyndrome
	      Aortensklerose
	      Gestörte Baroreceptorenfunktion
	      Erhöhtes Schlagvolumen
	      Aorteninsuffizienz
	      Pathologische Bradykardie
	      Arteriovenöse Kurzschlüsse
	      Hyperdyname kardiovasculäre Störungen
	      Pharmakologisch-toxische Wirkungen
	      Erhöhtes extracelluläres Volumen
	      Hyperhydratation
	      Polycythaemia vera
	      Hypertonie infolge Störungen an den postganglionären vasculären adrenergen Synapsen bzw. an der glatten Gefäßmuskelzelle
	    4. Neurogene Hypertonie:
	      Hirntumoren
	      Hirngefäßverschlüsse
	      Meningoencephalitis
	      Polyneuritis
	      Diencephales Syndrom
	    5. Schwangerschaftshypertonie:
	      Präeklampsie, Eklampsie
	    6. Hypertonie bei Stoffwechselkrankheiten:
	      Akute intermittierende Porphyrie
	    7. Hypertonie durch Medikamente:
	      Lakritze und Carbenoxolon
	      Ovulationshemmer
	      „cheese-disease"

legung von Grenzwerten) und durch fortgeschrittene Gefäßveränderungen der Niere (mit Niereninsuffizienz), des Augenhintergrundes (des Schweregrades III und IV mit Visusstörungen) und des Herzens (mit den Zeichen einer Herzinsuffizienz, begleitenden Herzrhythmusstörungen und Hinweisen auf eine coronare Herzkrankheit) charakterisiert. Neben dem Schweregrad der Organveränderungen weist ein accelerierter Verlauf auf die Malignität des hochdruckinduzierten Gefäßprozesses.

Nach der Ursache (Tabelle 12.2): Ätiologisch wird der primäre (essentielle) Hochdruck unbekannter Ursache von den sekundären (symptomatischen Hochdruckformen) mit bekanntem Grundleiden unterschieden. Zu letzterer Gruppe gehören neben dem renalen Hochdruck verschiedener Genese die hormonell induzierte Hypertonie (z. B. beim Cushing-Syndrom, beim primären Aldosteronismus, beim Phäochromocytom), der renovasculäre Hochdruck, der Hochdruck in der oberen Körperhälfte bei der angeborenen Aortenisthmusstenose und seltenere Hochdruckformen (z. B. zentralnervöser Genese).

Die verfeinerte Hochdruckdiagnostik und die Aufklärung der nosologischen Zusammenhänge haben den Anteil der essentiellen Hypertonie zugunsten der sekundären Hochdruckformen zurückgedrängt (Abb. 12.2).

Nach der Pathogenese: Entsprechend der Mosaiktheorie von PAGE stellt die arterielle Hypertonie die Resultierende einer Konstellation von Teilfaktoren dar, von denen einer

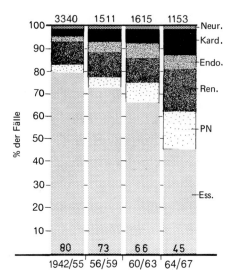

Abb. 12.2. Häufigkeit sekundärer Formen einer Hypertonie und der essentiellen Hypertonie in einem Beobachtungszeitraum von 1942 bis 1967. [37]

mehr oder weniger dominierend ist. Einzelheiten s.[58]. In der Mehrzahl der Fälle prädominiert eine Erhöhung des peripheren Strömungswiderstandes (Widerstandshochdruck); in den Anfangsstadien der essentiellen Hypertonie und unter speziellen klinischen Bedingungen (Hyperthyreose, Anämie etc.) wird das durchschnittliche Blutdruckniveau durch ein gesteigertes Herzzeitvolumen determiniert („*Schlagvolumenhochdruck*"). Dagegen ist der Begriff eines „*Elastizitätshochdrucks*" umstritten. Die überhöhten systolischen Blutdruckwerte mit gleichzeitig erniedrigtem diastolischen Druck bei einer Aorteninsuffizienz oder am langsam schlagenden Herzen (z. B. beim totalen AV-Block) zählen nicht zur Hypertonie im engeren Sinne, solange dabei der arterielle Mitteldruck nicht erhöht ist. Demzufolge erübrigt sich bei diesen letztgenannten Zuständen eine antihypertensive Behandlung, die sich sogar nachteilig auswirken würde.

Nach dem Behandlungsmodus: Die Anwendung grundsätzlich verschiedener Behandlungsmethoden rechtfertigt schließlich eine Einteilung der Hochdruckformen in *operativ*

heilbare (etwa 5%) und *konservativ* zu behandelnde Hypertonien (etwa 95%).
Die wichtigsten *operablen* Hypertonieformen:
Aortenisthmusstenose,
Phäochromocytom,
Nierenarterienstenose,
einseitige Nierenparenchymerkrankungen,
Cushing-Syndrom,
Nebennierenrindenadenome.
Zur konservativen Therapie gehören alle kausal auf das Grundleiden ausgerichteten Behandlungsverfahren (z. B. beim Diabetes mellitus, bei der chronischen Pyelonephritis) zusammen mit antihypertensiv wirkenden Pharmaka mit verschiedenartigem pharmakologischen Angriffspunkt (s. S. 664).

12.4 Symptomatologie und klinischer Verlauf

Anamnese: Eine sorgfältig erhobene Krankheitsgeschichte liefert nicht selten die ersten verwertbaren Hinweise auf Ursache und klinische Verlaufsform einer Hochdruckkrankheit. Familiär gehäuftes Auftreten von Hochdruck, Herzinfarkten und cerebrovasculären Insulten ist für die essentielle Hypertonie nicht pathognomonisch; fieberhafte Harnwegsinfektionen, Scharlach, eitrige Tonsilliden und Nierensteinkoliken, ferner vorausgegangene Sondierung der Ureteren und Phenacetinmißbrauch weisen auf renale Ursachen hin; rasche Progredienz eines Hochdrucks läßt an eine renovasculäre Ursache denken; neuerdings ist das Auftreten von Hypertonie unter Contraceptiva und unter Oestrogentherapie im Klimakterium bekannt geworden.

Beschwerdebild: In den Frühstadien einer Hypertonie werden in den meisten Fällen keine Beschwerden angegeben; Symptome wie Herzklopfen, psychische Erregbarkeit, Hitzegefühl im Gesicht, Kopfschmerzen, Schwindel bei plötzlichem Lagewechsel sind vieldeutig und ohne diagnostischen Wert. Gelegentlich wird von Hypertonikern über

12.4 Symptomatologie und klinischer Verlauf

Nasenbluten, Hämoptoe und subconjunctivale Blutungen berichtet.

In fortgeschrittenen Stadien der Hochdruckkrankheit und bei der malignen Verlaufsform prägen distinkte *Organsymptome* das Beschwerdebild: Angina pectoris, Belastungsdyspnoe, Asthma-cardiale-Anfälle, Nykturie und die neurologischen bzw. psychiatrischen Symptome der akuten und chronischen Hochdruckencephalopathie sowie der fortschreitenden Niereninsuffizienz.

In der Gruppe der *Patienten mit cerebralen Spätkomplikationen* infolge Hochdruckencephalopathie dominiert das allgemeine Nachlassen der geistigen Leistungsfähigkeit und des Gedächtnisses mit Verstimmungen und gröberen psychotischen Störungen. Es handelt sich dabei um körperlich begründbare Psychosen.

Ein akutes Auftreten von Benommenheit, Desorientiertheit bis zum Koma zusammen mit allgemeinen Hirndruckzeichen und wechselnden motorischen Reizerscheinungen wird beim akuten Nierenversagen, bei allgemeiner Überwässerung, während Hämodialyse (sog. Disäquilibrium-Syndrom) und als Komplikation der malignen Hypertonie beobachtet, der meistens ein Hirnödem zugrunde liegt.

Zu den häufigsten neurologischen Symptomen bei Patienten mit renalem Hochdruck und Niereninsuffizienz gehören Kopfschmerzen, Augenflimmern, flüchtige Amaurosen, Photopsien, dysarthrische Störungen, passagere Facialisasymmetrien, flüchtige Mono- und Hemiplegien mit Pyramidenbahnzeichen.

Seltener sind Hemianopsie, Hemeralopie, Diplopie, Ptosis und Gehörverlust. Bei akuter intrakranieller Drucksteigerung können Erbrechen, Miosis, Bradykardie und eine Stauungspapille in Gemeinschaft mit den oben geschilderten psychischen Alterationen hinzutreten.

Die *hirnorganischen Anfallssyndrome* gehören gleichfalls zu den Komplikationen des renalen Hochdrucks mit Niereninsuffizienz und werden durch andere Begleitumstände (z. B. Gefäßprozesse, hämorrhagische Diathese, Überwässerung, Hyperkaliämie) begünstigt.

Sie sind unspezifisch, dementsprechend richtet sich der Typus der Anfälle mehr nach der Lokalisation als nach der Art der ursächlichen Störung. Neben den nur vereinzelt beobachteten, extrapyramidal entstandenen Blickkrämpfen (Schauanfällen), Züngelkrämpfen und anderen motorischen Paroxysmen im Kopfbereich gehören dazu die viel häufigeren und für ein symptomatisches Anfallsleiden typischen focalen Anfälle (motorische Jackson-Anfälle, Adversivanfälle), denen manchmal postparoxysmale, meist reversible Paresen folgen; ferner die psychomotorischen Anfälle (sog. Dämmerattacken) mit motorischen Automatismen, tonischen Bewegungsabläufen und psychischen Alterationen; schließlich die generalisierten Krampfanfälle, die nicht selten mit Herdsymptomen beginnen und von einem Dämmerzustand oder Durchgangssyndrom gefolgt sein können.

Sofern der Blutdruck nicht sofort durch Einsatz des gesamten therapeutischen Rüstzeugs gesenkt wird, können solche Anfälle über Atemstörungen und eine tiefe Bewußtlosigkeit zum Tode führen. Wird die Blutdruckkrise beherrscht, klingt der Anfall meist ohne psychiatrische oder neurologische Residuen ab.

Untersuchung des Kranken: Die erstmalige Untersuchung eines Hypertonikers erfordert die Blutdruckmessung an allen vier Extremitäten, um eine Aortenisthmusstenose, Aortenabgangsstenosen und Verschlüsse der Gefäßstämme im Bereich der oberen und unteren Körperhälfte zu erkennen.

Anfänglich sind die Blutdruckwerte labil, grenzwertig, in fortgeschrittenen Stadien verhältnismäßig gleichbleibend (sog. fixierte Hypertonie). Häufig sind krisenhafte Blutdrucksteigerungen Ursache von Anfällen (Angina pectoris, Asthma cardiale, psychiatrische Durchgangssymptome und passagere neurologische Reiz- und Ausfallssymptome). Blutdruckkrisen entstehen unabhängig von der Ätiologie eines Hochdrucks, d. h. sie werden nicht nur beim Phäochromocytom beobachtet, und sind keineswegs immer durch äußere Einflüsse ausgelöst.

In wechselnder Ausprägung werden ein Pulsus durus, ein hebender Spitzenstoß, ein betonter II. Herzton im 2. ICR parasternal, fakultativ Strömungsgeräusche entlang der aortalen Ausflußbahn und im Jugulum, bei beginnender Linksherzinsuffizienz ein abgeschwächter I. Herzton und das Auftreten eines III. Herztones beobachtet.

In fortgeschrittenen Stadien bestimmen die *Symptome der kardialen Beteiligung* in Form der akuten und chronischen Herzinsuffizienz, häufig von Herzrhythmusstörungen (meist in Form von Vorhofflimmern, -flattern) begleitet, zusammen mit den Zeichen der Linksherzhypertrophie, Herzdilatation, Lungenstauung und schließlich mit generalisierten Ödemen den körperlichen Befund.

Elektrokardiogramm: Rund die Hälfte aller Hypertoniekranken zeigt keine EKG-Veränderungen. Schwere und Dauer der Hypertonie führen zur Drucküberlastung des linken Ventrikels und im Verein mit der sie begleitenden Massenvermehrung des linken Ventrikels und Störungen der Coronardurchblutung zu charakteristischen Veränderungen des Elektrokardiogramms in wechselnder Ausprägung:

1. Linkstyp, pathologischer Linkstyp, überdrehter Linkstyp,
2. Kriterien des Hochspannungs-EKG,
3. Sokolow-Index pathologisch erhöht ($R_{V_5} + S_{V_1} \geq 3,5$ mV),
4. inkompletter resp. kompletter Linksschenkelblock,
5. abszissenkonvexe ST-Senkung mit Übergang in ein präterminal negatives, diphasisches T in I, AVL und V_{4-6},
6. negative U-Wellen in I, AVL, V_{5-6},
7. R/T in V_{5-6}, I und AVL ≥ 10,
8. $R_1 + S_m \geq 2,5$ mV.

Schenkelblockbilder, AV-Überleitungsstörungen, Reizbildungsstörungen wechselnden Ursprungs sowie Hinweise auf ischämische Herdzeichen sind im Einzelfalle zu beobachten.

Röntgen-Thorax: In den Frühstadien einer Hypertonie und solange eine konzentrische Herzhypertrophie besteht, können Größe und Konfiguration des Herzens sowie der abgehenden arteriellen Gefäßstämme, Hili und Lungengefäßzeichnung unauffällig sein.

Im Zustande der Gefügedilatation (exzentrische Hypertrophie) ist das Herz nach links vergrößert, der linke Ventrikelbogen verlängert, vermehrt gerundet und nach unten verlagert. Das Gefäßband ist verbreitert, die Aorta ascendens und der Arcus aortae elongiert, der Aortenknopf prominent, die Hili sind nun unscharf begrenzt, die Lungengefäßzeichnung ist betont, nicht selten wird ein Winkelerguß (am häufigsten rechts) nachgewiesen.

Eine gleichzeitig bestehende Niereninsuffizienz mit Überwässerung („fluid lung"), Vorhofflimmern, Tricuspidalinsuffizienz und ein Perikarderguß sind geeignet, den typischen Röntgenbefund des Hochdruckherzens zu modifizieren (s. S. 541).

Schweregrade der Hochdruckkrankheit:

I. Passagere Blutdrucksteigerungen, keine Beschwerden, keine objektivierbaren Folgeerscheinungen oder Komplikationen

II. Diastolischer Druck > 100 mm Hg, subjektive Beschwerden, Belastungsinsuffizienz des Herzens, Linksbelastungszeichen im EKG

III. Diastolischer Blutdruck > 115 mm Hg, Herzinsuffizienz des klinischen Schweregrades III–IV, eingeschränkte Nierenfunktion, cerebrale Insulte, Angina pectoris

IV. Maligne Hypertonie (= accelerierte Verlaufsform)

12.5 Risikofaktoren, Organkomplikationen und Lebenserwartung

Die Spätprognose des unbehandelten Hochdrucks: Zwischen Blutdruckhöhe und Übersterblichkeit von Hochdruckkranken besteht eine verwertbare Korrelation dahingehend, daß die Sterblichkeit von Hochdruckkranken mit systolischen Blutdruckwerten bis zu 170 mm Hg bereits das Doppelte derjenigen normotensiver Personen beträgt und bei einer Blutdruckerhöhung auf über 200 mm Hg sprunghaft bis auf das Achtfache ansteigt

12.5 Risikofaktoren, Organkomplikationen und Lebenserwartung

[21] (Abb. 12.3). Die Prognose gestaltet sich bei Frauen und normalgewichtigen Personen günstiger.

In 16 Beobachtungsjahren der Framingham-Studie trat eine Herzinsuffizienz bei Hypertoniepatienten sechsmal häufiger auf als bei Normotensiven. Dabei ergab die zusätzliche Bewertung des diastolischen Drucks keine bessere statistische Voraussage, ebenso nicht das Produkt aus Blutdruck und Herzfrequenz [40].

Die *Verlaufsdauer* einer benignen Hypertonie schwankt in weiten Grenzen zwischen 10 und 50 Jahren. Ungleich kürzer ist der Krankheitsablauf einer malignen Hypertonie, die sich aus einer benignen Form entwickeln kann oder ohne benignes Vorstadium entsteht. Bei der malignen, d. h. accelerierten Form der essentiellen Hypertonie beträgt das durchschnittlich erreichte Lebensalter etwa 50 Jahre, bei der malignen Verlaufsform eines renalen Hochdrucks nur etwa 40 Jahre. In einem unbehandelten Patientenkollektiv mit maligner Hypertonie lebten 1 Jahr nach Diagnosestellung nur noch 30% der Kranken (Abb. 12.4).

Der klinische Verlauf und die Krankheitsdauer des unbehandelten Hochdrucks wird ganz wesentlich von den begleitenden *Organschäden,* vornehmlich des Herzens, des Gehirns und der Nieren, beeinflußt. Sind bereits degenerative Myokardschäden oder eine Einschränkung der Nierenfunktion nachweisbar, dann verdoppelt sich die Sterblichkeitsrate im Vergleich zum komplikationsfreien Verlauf [4]. Dabei lassen sich recht enge Beziehungen zwischen der Sterblichkeitsquote und dem Ausmaß der Fundusveränderungen resp. der Niereninsuffizienz nachweisen (Abb. 12.5) [32, 72]. Die Mehrzahl der Hochdruckpatienten sterben an einer Herzinsuffizienz, an einem Myokardinfarkt oder an einem apoplektischen Insult; bei etwa 50% der Herzinfarktkranken ist vor Eintritt des Infarktereignisses eine Hypertonie festgestellt worden.

In einem Pooling-Projekt [68], welches die Daten aus Framingham, Albany, Chicago und Tecumseh zusammenfaßt, wird die Erhöhung des Risikos für Herzinfarkt und kardialen Tod mit zunehmendem diastolischen Druck bei der Erstuntersuchung deutlich;

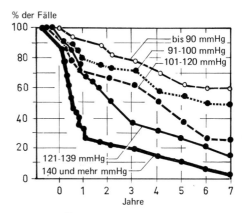

Abb. 12.3. Überlebenskurven von Hypertonikern bei 5 Gruppen mit verschiedenem diastolischen Blutdruck (Prozentzahl der nach bestimmter Zeit noch lebenden) vor der Ära wirksamer Antihypertonica. [79]

der systolische Druck steht in seiner prädiktiven Aussagekraft dem diastolischen kaum nach.

Hochdruck, Hypercholesterinämie und Zigarettenkonsum wirken sich potenzierend auf die Coronarmorbidität aus (Abb. 6.7). Häufigste Ursache eines apoplektischen Insults

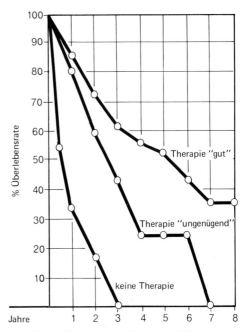

Abb. 12.4. Die Prognose der behandelten und unbehandelten malignen Hypertonie [32]

ist der Hirninfarkt durch Thrombose oder Ischämie. Mehr als die Hälfte dieser Patienten sind Hypertoniker. Eine Massenblutung des Gehirns ist in zwei Dritteln der Fälle und intermittierende cerebrovasculäre Durchblutungsstörungen sind zu 50% durch eine Hypertonie begünstigt oder verursacht.

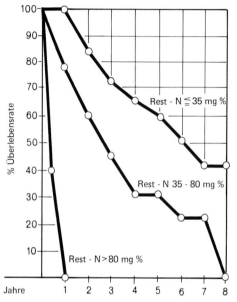

Abb. 12.5. Die Prognose der malignen Hypertonie, geordnet nach dem Grade der Nierenfunktionseinschränkung. [32]

Bei bestimmten Formen des renalen Hochdrucks wird die Lebenserwartung des Patienten nicht allein vom Hochdruck, sondern ganz entscheidend von der *Progredienz des Grundleidens* (z. B. einer Pyelonephritis, einer Glomerulonephritis oder einer Angiitis) bestimmt. Hieraus erklärt sich zwanglos die große Variabilität der individuellen Krankheitsdauer beim renalen Hochdruck. Demzufolge stehen bei den renalen Hochdruckformen die Urämie, bei der essentiellen Hypertonie dagegen kardiale Komplikationen (Myokardinfarkt, Herzinsuffizienz) und cerebrovasculäre Komplikationen (Hirnblutungen oder Hirninfarkt durch Thrombose oder Ischämie) an erster Stelle der Todesursachen.

Die Spätprognose des behandelten Hochdrucks: Die sachkundige Behandlung einer Hypertonie führt in den meisten Fällen zu einer Besserung des Befindens, zu einer Senkung cerebrovasculärer Komplikationen, zu einer zeitlichen Verlegung des urämischen Ausgangs, zur Verhütung der Herzinsuffizienz durch Entlastung des drucküberlasteten linken Ventrikels und zu einer Verhütung coronarsklerotischer Komplikationen und auf diesem Wege zu einer nachweislich verbesserten Spätprognose (Abb. 12.4). Durch die *Elimination operabler Hochdruckursachen* (z. B. einer Aortenisthmusstenose, eines Phäochromocytoms, einer Nierenarterienstenose) hat die Mehrzahl der Fälle sogar eine dauerhafte Heilungschance (s. S. 651). Dieser Therapieeffekt basiert auf einer Verlangsamung des degenerativen Gefäßprozesses, und zwar in umgekehrter Korrelation zur Vorschädigung des betreffenden Organes. Beispielsweise sind die Überlebensraten behandelter maligner Hypertonien mit einer mittelschweren Niereninsuffizienz (Rest-N = 35 mg%) wesentlich höher im Vergleich zu Patienten mit fortgeschrittener Niereninsuffizienz (Rest-N 35–80mg%) [32] (s. Abb. 12.5). Dagegen ist der Erfolg einer blutdrucksenkenden Therapie bei der benignen Hypertonie wegen der individuellen Streuung und wegen der variablen Blutdruckspitzenwerte in Abhängigkeit von den Untersuchungs- und allgemeinen Lebensumständen schwieriger zu beurteilen. Das vorhandene Schrifttum berichtet eine Abnahme der Todesfälle auf ein Drittel bis ein Sechstel im Vergleich zu früheren Kontrollgruppen [2].

12.6 Spezielle Formen der Hypertonie

12.6.1 Primäre (= essentielle) Hypertonie

Epidemiologie: In der Bundesrepublik leben nach einer Schätzung von PFLANZ (1979) etwa drei Millionen Menschen mit einer Hypertonie, und etwa die Hälfte davon oder

weniger leiden an einer hypertensiven Herzkrankheit.
Die Häufigkeit der Verteilung der Hypertonie in nicht-westlichen Kulturen sind von verwirrender Vielfalt. Es gibt hochentwickelte Völker, bei denen diese Krankheit kaum vorkommt (z. B. manche Bevölkerungsgruppen in Indien) und andere, die etwa auf gleicher Entwicklungsstufe leben (z. B. Neger auf den Westindischen Inseln oder die Bantu in Südafrika), bei denen die Hypertonie nicht nur häufiger ist, sondern auch schwerer verläuft als in westlichen Bevölkerungsgruppen. Trotz vieler Untersuchungen fehlt es noch an streng vergleichbaren Studien, die nicht nur die Hypertonie mit ihren Folgen, sondern auch den Ernährungszustand, die soziokulturelle Entwicklung und die soziale Situation unter vergleichendem Aspekt erfassen [65].
Während in fast allen Entwicklungsländern Personen, die zur oberen *Sozialschicht* gehören, häufiger eine Hypertonie haben als Angehörige der Unterschicht, ist es in den westlichen Industrienationen meist umgekehrt [63]. Der wichtigste Befund der sozialen Epidemiologie der Hypertonie ist die außerordentliche Häufigkeit und Schwere dieser Krankheit bei den Negern in den USA [63]. Die Häufigkeitsunterschiede sind am größten in den Südstaaten, auf dem Lande und in den unteren Einkommensschichten. Im Nordosten der USA, in den großen Städten und in den oberen Einkommensschichten bestehen die geringsten Hypertonieunterschiede zwischen Negern und Weißen [63, 65]. Man kann daraus schließen, daß die Unterschiede der Hypertoniehäufigkeit zwischen Negern und Weißen um so geringer werden, je ähnlicher ihre Lebensbedingungen sind [65, 67].

Genetik: Erbfaktoren beeinflussen nicht nur das normale Blutdruckniveau, sondern sind auch für die krankhafte Blutdruckerhöhung von Bedeutung. Hierfür sprechen systematische Untersuchungen an Zwillingen und die vielfach beobachtete familiäre Häufung der Hochdruckkrankheit und ihrer Folgezustände [39]. Hiernach erkrankt jeweils ein Elternteil der Probanden und die Hälfte der Probandengeschwister an einer Hypertonie.

Die *Ergebnisse der Zwillingsforschung* rechtfertigen die Hypothese einer multifaktoriell genetischen Grundlage (Polygenie) der Hypertonie [69, 70]. Ein wichtiger Hinweis für die multifaktorielle Entstehung der essentiellen Hypertonie ist vor allem die nachgewiesene kontinuierliche quantitative Variabilität des Blutdruckverhaltens, entsprechend einer eingipfligen Gauß-Verteilungskurve mit der unscharfen Trennbarkeit in normale und pathologische Blutdruckwerte. Die krankhaften Normalabweichungen lassen sich somit als Extremvarianten der Normalverteilungskurve ansehen [39].

Psychosomatik: In der Erwartungshaltung, bei Bereitstellungs- und Notfallreaktionen, unter Angst, Wut und Ärger steigt der Blutdruck an. In zahlreichen Experimenten mit Tieren läßt sich zeigen, daß prolongierte seelische Belastungen zu einer dauernden Blutdruckerhöhung führen. Diese Versuche sind bei Affen, Ratten und Katzen gemacht worden [11]. Nach GRACE und GRAHAM [25] beginnt eine Hypertonie häufig dann, wenn ein Individuum in einer chronischen Erwartungsspannung lebt. Auslösende Situationen sind häufig in Zeiten vermehrter und langanhaltender Angst, Zeitnot, wachsender Anspannung. Allerdings sind sich die Vertreter der Streß-Hypothese auch bewußt, daß nicht die Belastung als objektives Ereignis obligat zur Hypertonie führt, sondern daß es auf die Bedeutung der Situation für das Individuum ankommt [66].
Nach BRÄUTIGAM und CHRISTIAN [11] sieht man heute das Schwergewicht in einer charakteristischen *Persönlichkeitsstruktur* in Form einer „Helferhaltung". In einer spezifischen Bescheidenheitseinstellung werden alle eigenen Bedürfnisse zurückgestellt gegenüber dem Wunsch, durch Leistung von anderen Bejahung zu gewinnen. Gerade diese von verschiedenen Beobachtern relativ einheitlich als Helferhaltung, Zwanghaftigkeit, chronisch gehemmte Aggressivität beschriebenen Züge geben den manifesten Persönlichkeitszügen das Gewicht einer charakteristischen Reaktionsbildung zur Beherrschung der eigenen, als gefährlich erlebten Antriebe. Das manifeste Wahrnehmen und Verhalten scheint jedenfalls bei vielen Hy-

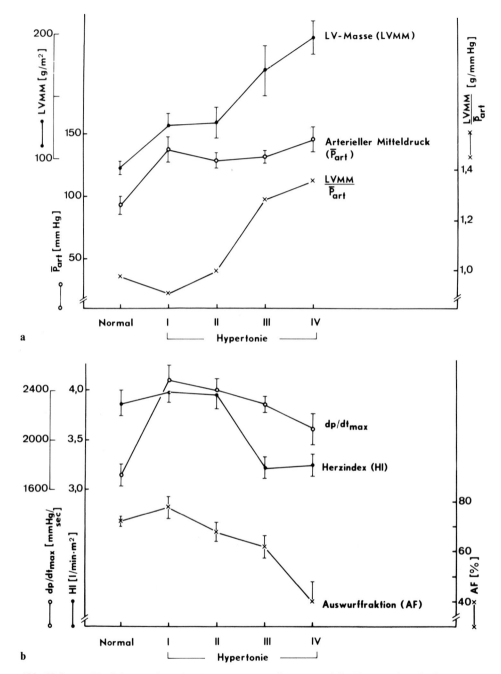

Abb. 12.6 a–c. Funktionsgrößen des linken Ventrikels bei Patienten mit essentieller Hypertonie verschiedenen klinischen und hämodynamischen Schweregrades. Gruppe I kompensierte essentielle Hypertonie ohne Coronarstenosen, II kompensierte essentielle Hypertonie mit Coronarstenosen, III essentielle Hypertonie mit regionalen Wandkontraktionsstörungen, IV dekompensierte essentielle Hypertonie [85]

12.6 Spezielle Formen der Hypertonie

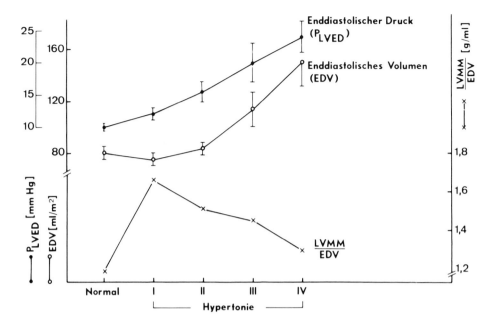

c

pertonikern eine Abwehrform gegenüber eigenen aggressiven Bedürfnissen darzustellen.
In testpsychologischer Sicht imponiert auch eine Neigung zu recht starken Aggressionen anderen gegenüber, sie erlauben jedoch keine Emotionen dieser Art. Es besteht eine tiefgehende Verdrängung dieser Aggressivität und auch anderer affektiver Reaktionen [11].
Erfahrungsgemäß ist eine *psychoanalytische Dauertherapie* des Hypertonikers nur in Ausnahmefällen erfolgversprechend. Die entsprechenden Erfahrungen verschiedener Arbeitsgruppen sind enttäuschend, eine eindeutige Besserung der Krankheit war nur in wenigen Fällen anhaltend zu erzielen [18, 66, 67].
WEINER, ein hervórragender Kenner dieser Probleme, folgert aus der Literatur: „Es gibt keine überzeugenden Hinweise dafür, daß psychologische und soziale Faktoren beim Menschen für sich allein eine ätiologische oder pathogenetische Rolle bei der essentiellen Hypertonie spielen. Das äußerste, was man heute sagen kann, ist, daß solche Faktoren eine Rolle spielen könnten bei der Modifikation des Verlaufes und vielleicht auch der Prognose der Krankheit" [95].

Herzdynamik und Myokardstoffwechsel. In den Anfangsstadien einer essentiellen Hypertonie – und situativ bedingt – findet sich, vor allem bei jugendlichen Kranken und bei den labilen Verlaufsformen der essentiellen Hypertonie, ein erhöhtes Herzzeitvolumen, das teils durch ein erhöhtes Schlagvolumen, teils durch eine erhöhte Herzfrequenz bedingt ist. In der Mehrzahl der Fälle liegt das Herzzeitvolumen von Hypertonikern im Normbereich mit einer deutlichen Korrelation zwischen dem erhöhten peripheren Strömungswiderstand und dem mittleren Blutdruck [78, 99].
Untersuchungen der Ventrikelfunktion, der coronaren Hämodynamik und der myokardialen Sauerstoffbilanz bei Patienten mit essentieller Hypertonie wurden systematisch von STRAUER [85] durchgeführt. Diese für das Verständnis der Dynamik des Hypertonieherzens wie auch für die Therapie wesentlichen Untersuchungsergebnisse lassen sich wie folgt zusammenfassen:
1. Die Hypertrophie des linken Ventrikels bei der essentiellen Hypertonie geht mit Änderungen der Wanddicke, der Muskelmasse, des enddiastolischen Druckes und Volumens einher (Abb. 12.6a–c). Die unterschiedliche Wechselwirkung dieser Variablen hat eine

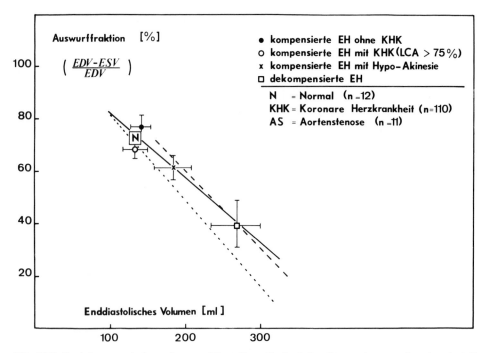

Abb. 12.7. Beziehung zwischen dem enddiastolischen Volumen und der Auswurffraktion des linken Ventrikels bei essentieller Hypertonie (*EH*), coronarer Herzkrankheit (*KHK*) und bei Aortenstenose (*AS*). Beachte den quantitativ ähnlichen Verlauf der Regressionsgeraden der drei Patientengruppen. Beachte ferner die empfindliche Abnahme der Auswurffraktion des linken Ventrikels mit steigendem enddiastolischen Volumen [85]

unterschiedliche Wandspannung des linken Ventrikels zur Folge (s. S. 641). Eine Änderung der Wandspannung wiederum führt zu Änderungen der Ventrikelfunktion.

2. In Abhängigkeit von Grad, Dauer und Intensität der Druckbelastung sowie von coronaren und myokardialen Zweiterkrankungen kann die röntgenologisch faßbare Herz- und Ventrikelgröße von einer Normalkonfiguration bis zur allseitigen Herzdilatation variieren. Bei gleicher absoluter linksventriculärer Muskelmasse kann einmal ein normal großer linker Ventrikel mit normalem oder verkleinertem intraventriculären Volumen und stark vermehrter Wanddicke, zum anderen ein erheblich und allseits vergrößerter linker Ventrikel mit erhöhtem intraventriculären Volumen und normaler oder lediglich gering vermehrter linksventriculärer Wanddicke nachweisbar sein. Eine quantitativ vergleichbare, im Gefolge der arteriellen Druckbelastung auftretende Massenzunahme des linken Ventrikels kann somit bei der essentiellen Hypertonie mit ganz unterschiedlichen Ventrikeldimensionen einhergehen.

3. Die kompensierte essentielle Hypertonie *ohne* coronare Herzkrankheit ist auch bei schwerer Linksherzhypertrophie in Ruhe und unter körperlicher Belastung durch eine normale oder gesteigerte Ventrikelfunktion gekennzeichnet. Die kompensierte essentielle Hypertonie *mit* coronarer Herzkrankheit kann eine normale Ventrikelfunktion aufweisen, solange regionale Wandkontraktionsstörungen fehlen. Bei Zunahme des enddiastolischen Volumens und bei Auftreten regionaler Kontraktionsanomalien ist bereits in Ruhe mit einer deutlichen Kontraktilitätsstörung des gesamten linken Ventrikels zu rechnen. Entsprechend kardial quantifizierbaren Kriterien liegt eine dekompensierte essentielle Hypertonie vor, wenn sich der linke Ventrikel in Relation zum Hypertrophiegrad überproportional vergrößert, so daß die Auswurffraktion mit

12.6 Spezielle Formen der Hypertonie

steigendem enddiastolischen Volumen progredient abnimmt (Abb. 12.7).

4. Die Beziehung zwischen dem enddiastolischen Volumen und der Auswurffraktion ergibt eine für die essentielle Hypertonie typische Kennlinie, die eine funktionelle Kontraktionsbewertung des linken Ventrikels ermöglicht (Abb. 12.7). Zur klinischen Schweregradeinstufung der essentiellen Hypertonie und zur Therapiebeurteilung kommt der röntgenologisch faßbaren Größe des linken Ventrikels eine vorrangige Bedeutung zu, da aufgrund der inversen Beziehung zwischen Herzgröße und Auswurffraktion durch Bestimmung der Herzgröße ein zuverlässiger Parameter zur indirekten Ermittlung der Ventrikelfunktion gegeben ist.

5. Der coronarwirksame Perfusionsdruck (+56%), der Coronarwiderstand (+38%) und die Coronardurchblutung des linken Ventrikels (+16%) sind gegenüber der Norm bei weitgehend normaler arteriocoronarvenöser Sauerstoffdifferenz signifikant erhöht. Die Coronarreserve des linken Ventrikels ist bei Hypertonikern mit signifikanten Coronarstenosen hochgradig, d.h. wie bei normotoner coronarer Herzkrankheit mit vergleichbaren Coronarstenosen, eingeschränkt. Allerdings zeigen bereits die kompensierten essentiellen Hypertoniker mit normalem Coronarangiogramm eine deutliche Einschränkung der Coronarreserve des linken Ventrikels, ein Befund, der das coronare Risiko bereits beim normal großen Hypertonikerherzen mit normalem Coronarangiogramm demonstriert (Abb. 12.8).

6. Der Sauerstoffverbrauch des linken Ventrikels pro Gewichtseinheit ist bei der Gesamtgruppe der Hypertoniker im Mittel um 21% erhöht. Es besteht eine deutliche Abhängigkeit von der systolischen Wandspannung, die eine wesentliche Determinante des myokardialen Sauerstoffverbrauches bei der essentiellen Hypertonie darstellt (Abb. 12.9). Da die systolische Wandspannung mit zunehmender Ventrikeldilatation zunimmt, stellt die Linksherzgröße beim essentiellen Hochdruck nicht nur ein klinisch brauchbares Korrelat zur Erfassung der Ventrikelfunktion dar, sondern repräsentiert darüber hinaus einen Index zur Abschätzung der Ischämiegefährdung des linken Ventrikels.

7. Die essentielle Hypertonie geht in 14% der Fälle mit einer asymmetrischen bzw. irregulären Ventrikelwandhypertrophie einher. Die maximalen enddiastolisch-endsystolischen Wanddickenzunahmen waren in den irregulär hypertrophierten Ventrikelabschnitten mit 133% gegenüber der Norm (58%) deutlich vermehrt. Formal ließen sich ventriculographische Bilder wie bei hypertrophischer obstruktiver Kardiomyopathie nachweisen, jedoch bestand in keinem dieser Fälle eine intraventrikuläre oder Ausflußbahnobstruktion. Die systolischen Wandspannungen waren in den irregulär hypertrophierten Ventrikelwandsegmenten gegenüber regulär hypertrophierten bei Hypertonikern und im Vergleich zur Norm deutlich herabgesetzt. Alle Patienten waren kardial kompensiert, in der Mehrzahl bestanden signifikante Coronarstenosierungen. Es ist anzunehmen, daß die essentielle Hypertonie die häufigste Form einer irregulären bzw. asymmetrischen Ventrikelwandhypertrophie darstellt.

8. Die Ventrikeldehnbarkeit ist bei der kompensierten essentiellen Hypertonie ohne coronare Herzkrankheit auch bei schwerer Ventrikelhypertrophie normal, während bei coronaren Zweiterkrankungen und beim de-

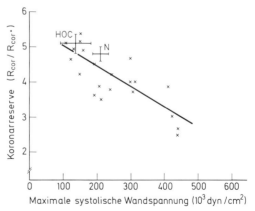

Abb. 12.8. Beziehung zwischen der systolischen Wandspannung und der Coronarreserve des linken Ventrikels bei Patienten mit Hypertonie im Vergleich zu Normotonikern (*N*) und Patienten mit hypertrophischer obstruktiver Kardiomyopathie (*HOC*). Beachte die Abnahme der Coronarreserve mit steigender systolischer Wandspannung [85]

kompensierten Hypertonus eine deutliche Dehnbarkeitsabnahme auftritt. Die Hypertrophie des linken Ventrikels bei der essentiellen Hypertonie impliziert somit nicht auch selbst eine ventriculäre Dehnbarkeitsänderung. Mit abnehmender Ventrikeldehnbarkeit erfolgt eine Abnahme der Vorwärtspumpfunktion, während die Ventrikelleistung (Produkt aus systolisch entwickelter Wandspannung und Schlagvolumen) ansteigt. Dieses Mißverhältnis zwischen äußerer und innerer Ventrikelleistung nimmt mit zunehmender Ventrikeldilatation zu und ist bei der dekompensierten essentiellen Hypertonie am größten. Die dekompensierte essentielle Hypertonie weist somit die größte Ventrikelleistung und die niedrigste Vorwärtspumpleistung im Vergleich zu allen anderen Hypertonikergruppen auf.

9. Die maximale *systolische Wandspannung* repräsentiert eine wesentliche Resultante des Hypertrophiegrades und bestimmt ihrerseits die Ventrikelfunktion und den myokardialen Energiebedarf (s. Abb. 12.9). In Abhängigkeit vom Hypertrophiegrad bzw. von der Proportionalität der Hypertrophie lassen sich drei prinzipiell unterschiedliche Hypertrophieformen des linken Ventrikels bei der essentiellen Hypertonie abgrenzen:

a) eine überproportionale Hypertrophie mit hoher Masse-Volumen-Relation und erniedrigter Wandspannung,

b) eine proportionale Hypertrophie und

c) eine unterproportionale Hypertrophie mit normaler oder erniedrigter Masse-Volumen-Relation und mit erhöhter Wandspannung (Abb. 12.10).

Auf der Basis des Hypertrophiegrades und der funktionellen Einstufung des Hochdruckherzens lassen sich therapeutisch-medikamentöse Konsequenzen ableiten. Betarezeptorenblocker bei der überproportionalen Hypertrophie und Digitalisglykoside bei der unterproportionalen Hypertrophie.

10. Die Wirkung von intravenös verabreichtem Digoxin (0,01 mg/kg Körpergewicht) ist bei der kardial kompensierten essentiellen Hypertonie durch eine deutliche, geschwindigkeitsbezogene Inotropiezunahme des linken Ventrikels um 19,4% gekennzeichnet, während Größen der Pumpfunktion (Herzindex, Herzarbeit, Schlagindex) zwischen 6,5 und 11,2% abnehmen. Die Coronardurchblutung des linken Ventrikels wurde um 8,8% gesenkt. Dagegen stiegen Coronarwiderstand und arteriocoronarvenöse Sauerstoffdifferenz um 11 bzw. 5,9% an. Der

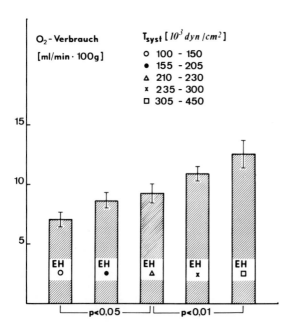

Abb. 12.9. Sauerstoffverbrauch des linken Ventrikels pro Gewichtseinheit bei der essentiellen Hypertonie. Beachte, daß bei Berücksichtigung der maximalen systolischen Wandspannung stufenweise Änderungen des Sauerstoffverbrauches des linken Ventrikels resultieren

12.6 Spezielle Formen der Hypertonie

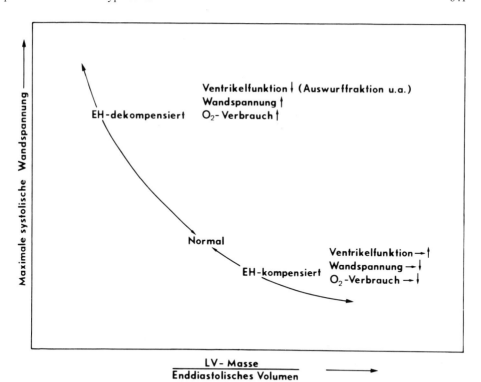

Abb. 12.10. Diagnostische Einstufung der Hypertonikergruppen auf der Basis von Hypertrophiegrad (Masse-Volumen-Relation) und Wandspannung. Beachte die Abhängigkeit von Ventrikelfunktion und Energiebedarf des linken Ventrikels von dem Hypertrophiegrad und der systolischen Wandspannung [85]

Sauerstoffverbrauch blieb im wesentlichen unbeeinflußt (−2,1%).
Die Befunde zeigen, daß sich die durch Digoxin intravenös verursachte Inotropiezunahme bei der kardial kompensierten essentiellen Hypertonie nicht nur nicht in eine therapeutisch nutzbare Verbesserung der linksventriculären Pumpfunktion umsetzen läßt, sondern daß darüber hinaus mit einer leichten coronarconstrictorischen und potentiell ischämiegefährdenden Wirkung am Coronargefäßsystem zu rechnen ist. Die Indikation zur Anwendung von Digoxin bei der kompensierten essentiellen Hypertonie sollte daher zurückhaltend gestellt werden.

11. Eine Betareceptorenblockade mittels Atenolol (5 mg i.v.) geht bei der kardial kompensierten essentiellen Hypertonie mit einer leichten arteriellen Drucksenkung (−5,4%), einer unveränderten Inotropie und einer deutlichen Abnahme von Herzfrequenz (−13,8%), Herzindex (−11,5%) und Herzarbeit (−14,3%) einher. Die Veränderungen der coronaren Hämodynamik waren durch eine ausgeprägte Abnahme von Coronardurchblutung (−14,5%) und myokardialem Sauerstoffverbrauch (−13,6%) bei normaler arteriocoronarvenöser Sauerstoffdifferenz gekennzeichnet. Der Coronarwiderstand nahm erheblich zu (+12,7%). Durch Atenolol wurde die an fünf Patienten bestimmte Coronarreserve des linken Ventrikels um ca. 16% gesteigert.
Die Befunde zeigen, daß es unter akuter Betareceptorenblockade bei der essentiellen Hypertonie zu einer wirksamen systolischen Entlastung des linken Ventrikels kommt, die mit einer äquivalenten Abnahme des myokardialen Energiebedarfes einhergeht. Es wird geschlossen, daß Änderung des Coronarwiderstandes und Zunahme der Coronarreserve des linken Ventrikels als Folge der

metabolischen Auswirkungen einer Beta-receptorenblockade anzusehen sind.
Diese Untersuchungsergebnisse von STRAUER [84, 85] zeigen, daß das Herz bei der essentiellen Hypertonie, der häufigsten Form der Druckbelastung des linken Ventrikels, in Abhängigkeit von der Hypertrophie und den Hypertrophiefolgen (Myokardfaktor) sowie von den coronaren Organmanifestationen der essentiellen Hypertonie (Coronarfaktor) eine für den jeweiligen kardialen Schweregrad spezifische Befundkonstellation von *Ventrikelfunktion, Hypertrophiegrad, coronarer Hämodynamik* und *myokardialer Energiebilanz* aufweist. Diese Befundkonstellationen ermöglichen erstmals eine diagnostische Einstufung des hypertrophierten und dilatierten Hochdruckherzens unter physiologischen Ruhe- und Arbeitsbedingungen. Entsprechend den erarbeiteten klinischen Befundkonstellationen läßt sich die essentielle Hypertonie vom Standpunkt der Ventrikelfunktion, Hypertrophie, coronaren Hämodynamik und zentralen Kreislauffunktion in vier Stadien einteilen:

Stadium I:
Selten Herzbeschwerden
Herzsilhouette, Ventrikelfunktion und Coronarangiogramm normal
Irreguläre Ventrikelwandhypertrophie möglich
Einschränkung der Coronarreserve (+)

Stadium II:
Häufig Herzbeschwerden bei coronarer Herzkrankheit (Angina pectoris)
Herzsilhouette und Ventrikelfunktion (Ruhe, Belastung) noch normal
Irreguläre Ventrikelwandhypertrophie häufig
Einschränkung der Coronarreserve (+++)

Stadium III:
Häufig Beschwerden (Angina pectoris, Belastungsdyspnoe)
Herzsilhouette vergrößert
Einschränkung der Ventrikelfunktion und Kontraktilität unter körperlicher Belastung
Gelegentlich irreguläre Ventrikelwandhypertrophie

Stadium IV:
Klinische Zeichen dekompensierter Herzinsuffizienz
Herzsilhouette deutlich vergrößert
Einschränkung der Ventrikelfunktion in Ruhe
Keine irreguläre Ventrikelwandhypertrophie

Durch die Erarbeitung von Funktion und Arbeitsweise des Hochdruckherzens ist damit eine klinisch brauchbare Grundlage für eine Schweregradeinteilung und rationale Differentialtherapie der essentiellen Hypertonie gegeben [85].

Peripherer Kreislauf und Lungenstrombahn

Von der *Erhöhung des peripheren Strömungswiderstandes* sind vor allem die Haut- und Nierengefäße sowie das Splanchnicusgebiet betroffen. Bei psychischem Streß in aufrechter Körperlage, unter körperlicher Belastung und bei Kälteeinwirkungen (sog. Cold-pressure-Test) reagiert der Hypertoniker mit einem stärkeren Zuwachs des arteriolären Gefäßwiderstandes und des mittleren arteriellen Blutdrucks als der Normotoniker.

Die *Dehnbarkeit des Niederdrucksystems* ist herabgesetzt und der Tonus der Arm- und Fingervenen erhöht. Infolgedessen können der periphere Venendruck und der Capillardruck bereits im Stadium der kardiovasculären Kompensation leicht erhöht sein.

Der *Druck in der A. pulmonalis, der Lungencapillardruck und der linke Vorhofdruck* sind bei essentieller Hypertonie normal oder nur geringgradig erhöht. Erst im Gefolge einer Linksherzinsuffizienz wird der kleine Kreislauf in Mitleidenschaft gezogen (s. S. 542). Solange keine manifeste Herzinsuffizienz besteht, sind das *Plasma- und Erythrocytenvolumen* normal oder in der Patientengruppe mit erhöhtem Herzminutenvolumen geringgradig vermindert [78]. Bei positiver Salzbilanz, begleitender Herzinsuffizienz und eingeschränkter Nierenfunktion sind *extracelluläres Flüssigkeitsvolumen* und Plasmavolumen erhöht, im Gefolge diuretischer Maßnahmen häufig vermindert.

Die *arterielle Pulswellengeschwindigkeit* ist bei der essentiellen Hypertonie gesteigert. Die Umformungszeit des Herzens ist verlängert, die Austreibungszeit verkürzt. Coronardurchblutung, Coronarwiderstand und Coronarreserve s. S. 641.

12.6 Spezielle Formen der Hypertonie

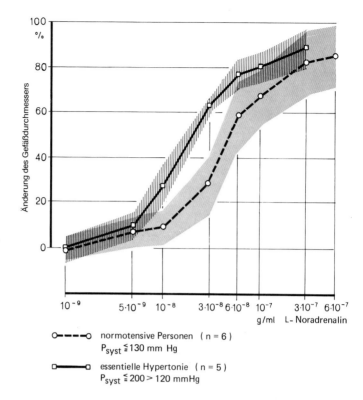

Abb. 12.11. Beziehung zwischen Noradrenalinkonzentration und der Änderung des Gefäßdurchmessers (Kontraktionsamplitude) an kleinen Arterien (in vitro) gesunder Personen und von Patienten mit essentieller Hypertonie. Bei Hypertonie ist die Ansprechbarkeit der Gefäßmuskulatur auf Noradrenalin gesteigert [19]

○----○ normotensive Personen (n = 6)
$P_{syst} \leqq 130$ mm Hg

□——□ essentielle Hypertonie (n = 5)
$P_{syst} \leqq 200 > 120$ mmHg

Sympathoneuronales und adrenales System. In zentralen catecholaminhaltigen Neuronen des vorderen Hypothalamus konnte eine Verminderung der Noradrenalinkonzentration und der Dopamin-β-hydroxylase-Aktivität nachgewiesen werden (spontan hypertensive Ratten). Dieser Defekt könnte für die Auslösung und Aufrechterhaltung dieser genetisch bedingten Hochdruckform von Bedeutung sein. – In adrenalinhaltigen Neuronen der Medulla oblongata wurden temporäre, möglicherweise gegenregulatorisch bedingte Erhöhungen der Aktivität der Phenyläthanolamin-N-methyl-transferase gefunden. In diesen Kerngebieten konnte Adrenalin als möglicher Transmitter identifiziert werden [27].
Durch Erregung des Sympathicus wird Noradrenalin aus den sympathischen Nervenendigungen freigesetzt und bewirkt lokal durch Erregung entsprechender Receptoren eine Änderung des Tonus der glatten Gefäßmuskulatur und somit eine Änderung der Gefäßweite. In physischen wie psychischen Streßsituationen kommt es auf diesem Wege zu einer Vasoconstriction in bestimmten Gefäßgebieten mit Blutdruckanstieg und nachfolgend zu einer vermehrten Ausscheidung von Adrenalin und Noradrenalin im Urin. Die Wirksamkeit von Medikamenten in der Hochdrucktherapie, die in die Funktion des sympathischen Nervensystems sowie in den Adrenalinstoffwechsel eingreifen, legen den Gedanken nahe, daß gewisse Hochdruckformen, in erster Linie die essentielle Hypertonie, in Zusammenhang mit Funktionsstörungen des sympathoadrenergen Systems stehen.
Bei der essentiellen Hypertonie ist die Ausscheidung von Catecholaminen und deren Metaboliten im Urin nur leicht vermehrt. Die vielfach beobachtete und neuerdings auch am isolierten Gefäß nachgewiesene *gesteigerte Gefäßreagibilität* gegenüber Noradrenalin bei Patienten mit essentieller Hypertonie läßt vermuten, daß bei dieser Erkrankung entweder eine Inaktivierungsstörung für Noradrenalin oder eine *gesteigerte Empfindlichkeit der Effectorzellen* vorliegt [19] (Abb. 12.11). Eine beobachtete vermin-

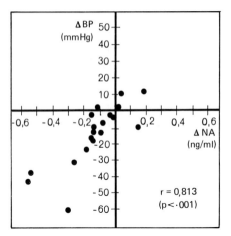

Abb. 12.12. Beziehung zwischen diastolischem Ruheblutdruck (*BP*) und basaler Noradrenalinkonzentration (*NA*) im Plasma von Patienten mit essentieller Hypertonie [54]

derte Noradrenalinelimination aus dem Blutkreislauf bei Patienten mit essentieller Hypertonie spricht zugunsten einer *Störung des Aufnahmemechanismus in die Speichervesikel der sympathischen Nervenendigungen* [48]. Plasmanoradrenalinkonzentration und

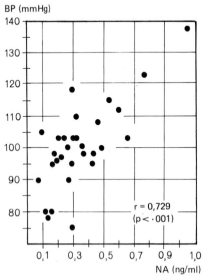

Abb. 12.13. Änderungen von Ruheblutdruck (ΔBP) und Plasmanoradrenalinkonzentration (ΔNA) nach Verabreichung eines Ganglienblockers (Pentolinium) bei Patienten nach essentieller Hypertonie [54]

diastolische Blutdruckhöhe sind positiv korreliert [54] (Abb. 12.12 u. 12.13).

Es ist jedoch sehr unwahrscheinlich, daß sympathische Überaktivität für einen chronischen Hochdruck verantwortlich sein kann, da ausgedehnte Sympathektomie in schweren Fällen den Zustand nur vorübergehend bessert, obwohl sie die maligne Form in die benigne überführt. Trotzdem besteht die Möglichkeit, daß es in der frühen labilen Phase der essentiellen Hypertonie ein neurogenes Element gibt und daß dieses zusammen mit anderen Faktoren durch Erzeugung funktioneller Veränderungen in den Nieren zum Übergang des Hochdruckes in ein irreversibles Stadium beiträgt.

Natriumhaushalt und Kochsalzverbrauch. Die Rolle des Natriums in der Pathogenese der essentiellen Hypertonie ist nicht hinreichend geklärt. Hochdruck und täglicher Kochsalzverzehr sind in bestimmten Erdteilen positiv korreliert. Experimentell ist die NaCl-Empfindlichkeit beim Mineralocorticoid-Hochdruck genetisch determiniert. Bei Patienten mit essentieller Hypertonie wird das austauschbare Gesamtnatrium des Organismus erhöht gefunden. Zur Natriumausscheidung s. S. 648. Vermutet wird, daß der Natriumgehalt der Gefäßwände von Patienten mit essentieller Hypertonie erhöht ist und auf diesem Wege die gesteigerte Erregbarkeit der glatten Gefäßmuskulatur auf pressorische Reize konditioniert.

In einer neueren Darstellung setzt sich LOSSE [52] kritisch mit dem Problem des Kochsalzverbrauchs auseinander:

Erstmals wies AMBARD auf die blutdrucksenkende Wirkung des Kochsalzentzugs hin. Später setzten sich VOLHARD in Deutschland sowie ALLEN, KEMPNER und DAHL in den USA mit großem Erfolg für die streng kochsalzarme, d.h. weniger als 1 g Kochsalz pro Tag enthaltende Diät ein, die dann jahrzehntelang zu den wirksamsten Maßnahmen bei der Behandlung der arteriellen Hypertonie gehörte. Es ist zweifellos richtig, daß der diätetische Kochsalzentzug nur dann eine optimale blutdrucksenkende Wirkung entfaltet, wenn die tägliche Kochsalzaufnahme auf ein Minimum, weniger als 17 mMol Natrium (entsprechend 1 g Kochsalz), beschränkt wird. Das zu erreichen ist angesichts der heutigen Eßgewohnheiten in den Industrienationen in der Tat nahezu unmöglich. Unsere Ernährung ist aus verschiedenen Gründen (geringerer Arbeitsaufwand, Berufstätigkeit vieler Hausfrauen, Einnahme der Mahlzeiten in Betriebskantinen oder Restaurants) durch eine Bevorzugung industriell bearbeiteter oder hergestellter Nahrungsmittel charakterisiert. Da fast allen diesen Nahrungsmitteln Natriumchlorid (zur Konservierung) oder andere Natriumsalze (aus technologischen Gründen) zugefügt werden, wird die Natriumzufuhr mehr von den Nahrungsmittelherstellern als von den Verbrauchern bestimmt. Die relative Anreicherung von Natrium in Lebensmitteln durch verschiedene Bearbeitungsverfahren geht z. B. aus der Tatsache hervor, daß der Natriumgehalt von tiefgefrorenen Erbsen das Hundertfache und von Dosenerbsen das Zweihundertdreißigfache desjenigen von frischen Erbsen erreicht. Auch einige der beliebten Mineralwässer enthalten erhebliche Mengen Natrium, ganz abgesehen von den gesalzenen Erdnüssen, Kartoffelchips u. ä. Angesichts dieses hohen, z. T. „versteckten" Natriumangebots in unseren Nahrungsmitteln ist man heute dazu übergegangen, dem Hochdruckpatienten eine mäßige Kochsalzeinschränkung durch Vermeidung von Lebensmitteln mit offensichtlich hohem Kochsalzgehalt zu empfehlen. Dabei werden täglich immer noch etwa 5–6 g Kochsalz aufgenommen.

Unter keinen Umständen ist die Ansicht vertretbar, daß bei Anwendung von Diuretica eine Kochsalzbeschränkung nicht mehr erforderlich sei. Je höher die Kochsalzaufnahme, desto höher muß auch die Dosierung der Diuretica sein. Damit erhöht sich auch die Gefahr von Nebenwirkungen, von denen wir im Laufe der letzten zwei Jahrzehnte bereits eine Vielzahl kennengelernt haben. Bei einer Kochsalzaufnahme von mehr als 10 g pro Tag kann es sogar zu einem Wirkungsverlust der Diuretica kommen.

Ob eine Prophylaxe der primären Hypertonie durch frühzeitig einsetzende diätetische Kochsalzbeschränkung möglich ist, muß durch Langzeituntersuchungen noch geklärt werden. Erste Ergebnisse entsprechender Studien aus Japan lassen erkennen, daß durch Verabreichung salzarmer Speisen in der Schule und diätetische Beratung der Eltern hinsichtlich des Salzgehaltes der Lebensmittel erreicht werden kann, daß der üblicherweise mit zunehmendem Alter eintretende Blutdruckanstieg ausbleibt. Es kommt sogar nach längerer Zeit zu einem Abfall des Blutdrucks gegenüber den vor Beginn der salzarmen Ernährung gemessenen Werten [52].

Plasmareninaktivität, Angiotensinkonzentration und Aldosteronsekretion sind unter physiologischen Bedingungen u. a. mit der Nierendurchblutung, mit der täglichen Natriumbilanz und mit dem extracellulären Flüssigkeitsvolumen eng korreliert (Abb. 12.14). Einzelheiten s. S. 513. Bei Patienten mit essentieller Hypertonie werden erniedrigte und nicht stimulierbare (20%), normale und erhöhte Werte der Plasmareninaktivität bzw. Aldosteronsekretion beobachtet (Abb. 12.14). Ein Teil der Fälle mit Grenzwert-Hypertonie hat ein erhöhtes Plasmarenin, die stabile benigne Hypertonie ein normales oder niedriges, und die maligne Phase läßt durchweg erhöhte Werte erkennen [7]. Mit zunehmendem Alter werden niedrigere Plasmareninaktivitäten gefunden. Eine enge Korrelation besteht zur Angiotensin-II-Konzentration, die allerdings mit zunehmender Dauer einer Salureticatherapie verschwindet. – Unter den verschiedenen Suppressions- und Stimulationsbedingungen wurden positive Korrelationen zwischen Plasmarenin-, Plasmaaldosteron- und Plasmanoradrenalinkonzentrationen beobachtet. Unter diuretischer Therapie besteht eine enge Korrelation zwischen Abnahme des Blutvolumens und Zunahme der Plasmareninaktivität. Betareceptorenblocker bewirken eine Senkung erhöhter Reninwerte durch Hemmung der Reninfreisetzung im juxtaglomerulären Apparat.

Bei der Low-renin- und Normal-renin-Hypertonie weisen manche Untersuchungsergebnisse auf die Dominanz eines Volumenfaktors, nämlich auf ein dabei vergrößertes extracelluläres Flüssigkeitsvolumen in der Pathogenese hin (Wirksamkeit von Diuretica!).

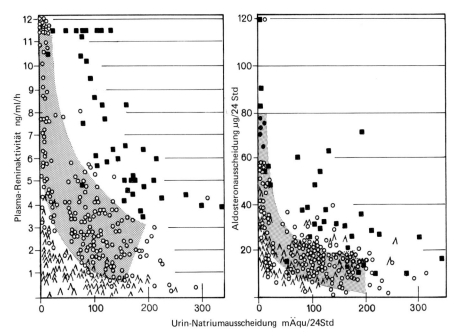

Abb. 12.14. Korrelation zwischen Plasmareninaktivität bzw. Aldosteronausscheidung (24 Std) und renaler Natriumausscheidung bei normotensiven Personen (*schraffiertes Areal*). Patienten mit essentieller Hypertonie lassen erniedrigte (△), normale (○) oder gesteigerte (■) Plasmareninaktivitäten resp. Aldosteronwerte im 24 Std-Urin erkennen [12]

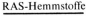

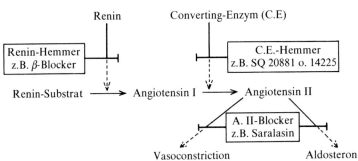

Abb. 12.15. Wirkungsmechanismus der Renin-Angiotensin-System-Hemmstoffe (Erläuterung im Text)

Neben dieser Volumenkomponente werden niedrige und nicht stimulierbare Plasmareninaktivitäten als Korrelat eines „intrinsischen" renalen Defektes, der gleichzeitig Ursache des erhöhten renalen Gefäßwiderstandes ist, gewertet. Dieser „intrinsische" renale Defekt wird auf eine Störung der Prostaglandinsynthese oder des Prostaglandinmetabolismus zurückgeführt; dies könnte sowohl die renale Gefäßconstriction als auch die verminderte Stimulierbarkeit des Plasmarenins erklären. – Die Konstellation: verminderte Plasmareninaktivität, verminderte Prostaglandinsynthese bzw. Überwiegen der Prostaglandin-F_{2a}-Bildung und verminderte Urinausscheidung von Prostaglandin-E_2

12.6 Spezielle Formen der Hypertonie

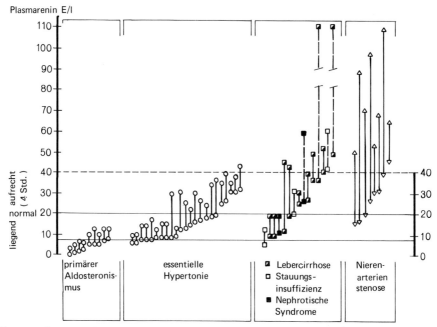

Abb. 12.16. Plasmarenin vor und nach Stimulierung (Orthostase) bei primärem und sekundärem Aldosteronismus [9]

wird bei essentieller Hypertonie regelmäßig beobachtet [107].
Demgegenüber soll bei High-renin-Hypertonien und einem Teil der Normal-renin-Fälle eher eine Renin-Angiotensin-induzierte Vasoconstriction eine Rolle spielen (Wirksamkeit von Betablockern, s. Abb. 12.15) [86]. Mit Ausbildung renaler degenerativer Gefäßveränderungen, besonders ausgeprägt bei der malignen Verlaufsform, kommt es zu einer Aktivierung des Renin-Angiotensin-Aldosteron-Systems mit Ansteigen der Plasmareninaktivität, anderer vasopressorisch wirkender Substanzen sowie der Aldosteronsekretion (Abb. 12.16 und Schema 1).
Durch die Anwendung spezifischer Hemmstoffe (z. B. Captopril) hofft man, Angiotensin-II-abhängige Hypertonien zu diagnostizieren und auch zu behandeln (s. S. 656).
Die Reninfreisetzung im juxtaglomerulären Apparat der Niere kann durch Stoffe, die mit der betaadrenergen Aktivität des sympathischen Nervensystems interferieren, gehemmt werden. Der Betareceptorenblocker Propranolol scheint die Reninsekretion am wirksamsten zu unterdrücken, doch können auch Reserpin, Clonidin, Alphamethyldopa und Ganglienblocker von einer Reninsuppression begleitet sein [86] (Abb. 12.15).

Schema 1. Hypothese über den pathogenetischen Mechanismus der malignen Phase der essentiellen Hypertonie [46]

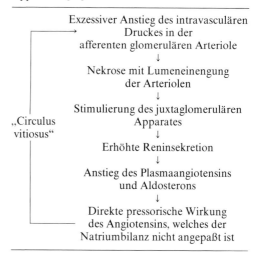

Der Wirkungsmechanismus von Angiotensin II an der glatten Gefäßmuskulatur wurde durch neuere Untersuchungen deutlicher: Die spezifische Bindung von Angiotensin an einen Membranreceptor der mikrosomalen Fraktion der glatten Gefäßmuskelzelle bewirkt eine Freisetzung von Calciumionen und damit eine Erhöhung der Calciumkonzentration am kontraktilen Myofilament. Noradrenalin beeinflußt diesen Vorgang nicht. Allerdings begünstigt Angiotensin die Freisetzung von Noradrenalin an der sympathischen Endfaser [61].

Zusammenfassend kann für die essentielle Hypertonie gesagt werden, daß die Plasmareninaktivität nicht die primäre Ursache des erhöhten Blutdrucks ist und in keinem direkten Zusammenhang zur Höhe des Blutdrucks steht. Eine erhöhte Plasmareninaktivität kann als Hinweis auf einen gesteigerten betaadrenergen Sympathicotonus oder als Ausdruck sekundärer renaler Gefäßschäden gewertet werden [58, 107].

Baroreceptoren: Nach den klassischen Untersuchungen von HERING (1927), HEYMANS (1929) und KOCH (1931) unterliegt der arterielle Blutdruck einer Selbststeuerung, wobei die Aktivität der Pressoreceptoren nicht nur von der absoluten Druckhöhe, sondern auch von der Änderungsgeschwindigkeit des Druckes, also vom Differentialquotienten des Druckes nach der Zeit, abhängt. VOLHARD stellte 1948 die Hypothese auf, daß bei der Hypertonie die Depressornerven infolge Abnahme der Dehnbarkeit der verdickten dehnungsempfindlichen Arterienabschnitte erst bei einem höheren Innendruck ansprechen, daß also deren Reizschwelle erhöht sei. – Bei experimenteller renaler Hypertonie fand sich eine gleich starke Receptorenaktivität im Vergleich zum normotonen Kreislaufzustand [38]. Vom Sinus caroticus des Menschen abgeleitete Elektroneurogramme zeigten bei Patienten mit essentieller Hypertonie trotz des erhöhten endosinualen Druckes ein impulsverarmtes Aktionsstrombild [33]. Auch elektronenoptische Untersuchungen weisen auf degenerative Veränderungen in den Terminalzellen der großen Receptoren im Sinus caroticus und damit auf eine Funktionsminderung unter hypertonen Bedingungen hin [81, 57]. Jüngste Untersuchungen prüften die *baroreflektorische Sensitivität* in Abhängigkeit vom Alter wie vom Blutdruck und fanden gleichfalls bei hypertonen Patienten eine umgekehrte Beziehung zwischen Blutdruck und Reflexaktivität im Bereich des Carotissinus [26]. Als Resultat der genannten Untersuchungsergebnisse darf mindestens auf eine Mitbeteiligung der Selbststeuerungsmechanismen des Kreislaufs im Sinne einer verminderten Baroreflexaktivität bei der essentiellen Hypertonie geschlossen werden.

Nierenfunktion: Die Nierenfunktion ist in den frühen Stadien der Erkrankung normal. Im Gefolge später auftretender arteriosklerotischer Veränderungen kommt es zu wechselhaft ausgeprägten Funktionseinschränkungen der Niere. Zunächst nimmt die renale Plasmadurchströmung ab, während das Glomerulumfiltrat noch normal bleiben kann, d. h. die Filtrationsfraktion nimmt zu. In fortgeschrittenen Stadien der essentiellen Hypertonie sind beide Clearance-Größen stark herabgesetzt, Tm_{PAH} nimmt ab, das Konzentrationsvermögen der Niere ist herabgesetzt. Das Urinvolumen korreliert sowohl unter basalen Bedingungen als auch nach Natriumbelastung signifikant mit dem mittleren Blutdruck. Das gleiche gilt für die Natrium-Clearance unter Natriumbelastung, jedoch nicht für die basale Natriumausscheidung. Der aufgrund der Filtrationsfraktion berechnete peritubuläre onkotische Druck ist ohne nachweisbaren Einfluß. Dagegen korreliert die basale Natriumausscheidung wie beim Normotoniker umgekehrt mit der Plasmaaldosteronkonzentration (Abb. 12.14) [74].

Bei der malignen Verlaufsform ist die Funktionsstörung der Niere rasch progredient und von einer Proteinurie, Hämaturie, Polyurie und konsekutiv von generalisierten Ödemen begleitet. Unter therapeutischen Maßnahmen sind diese Nierenfunktionsstörungen teilweise reversibel.

Hirndurchblutung. Die globale Hirndurchblutungsgröße gefäßgesunder Menschen ist weitgehend konstant und von der Höhe des arteriellen Blutdrucks unabhängig. Diese Feststellung gilt für Hypo-, Normo- und Hy-

pertoniker. Diese Konstanz der Durchblutung ist einmal auf die relativ gleichbleibenden metabolischen Faktoren, zum anderen auf die Autoregulation der kleinen Hirnarterien und Arteriolen zurückzuführen, deren Tonus bei erhöhtem Blutdruck zunimmt bzw. bei erniedrigtem Blutdruck abnimmt.
Die jahrzehntelang gültige These von funktionellen cerebralen Ischämien und angiospastischen Insulten bei Hypertonikern wird heute abgelehnt. Bei chronischem arteriellen Hypertonus nimmt die relative Mediadicke von Hirnarterien und -arteriolen zu. Die obere und untere Autoregulationsschwelle sowie die Hypoxydoseschwelle liegen höher als beim Normotoniker. Bei Hypertonikern mit neurologisch-psychischen Ausfällen ist die globale Hirndurchblutung deutlich reduziert [24].
Die arterielle Hochdruckkrise führt zu einer druckpassiven Mehrdurchblutung mit gefährlicher Druckbelastung und Schädigung der Basalmembranen. Die „hypertensive Encephalopathie" ist ein Musterbeispiel der schweren hypertensinogenen Hirnschrankenstörung [24].

Veränderungen des Augenhintergrundes: Die Beurteilung des Augenhintergrundes bei Hypertoniekranken basiert auf Veränderungen der Papille, der Netzhautarterien (Kaliberschwankungen, Kreuzungsphänomene, Engstellung) und auf Parenchymveränderungen in der Netzhaut (Blutungen, „cotton-wool"-Herde).
Bei der essentiellen Hypertonie junger Menschen sind die Arterien etwas vermehrt geschlängelt, die Reflexstreifen verbreitert und gelblichrot („Kupferdrahtarterien"). An den Kreuzungsstellen mit Arterien sind die Venen sanduhrartig eingeschnürt (Gunn-Zeichen), oder sie weichen bogenförmig aus (Salus-Zeichen). Bei älteren Patienten werden im Maculabereich weiß-gelbe fettige Degenerationen, Kaliberschwankungen der Arterien und Blutungsherde, kombiniert mit arteriosklerotischen Veränderungen, beobachtet. In fortgeschrittenen Stadien des Hochdrucks ist die Verengung der Arterien ausgeprägter, deren Reflexstreifen sind schmal und weiß („Silberdrahtarterien"), die weißen Netzhautherde („cotton-wool"-Exsudate) und Blutungen treten zahlreicher auf (Stadium III), schließlich wird die Papille ödematös, unscharf begrenzt und prominent (Stadium IV) [47].
Betrachtet man gemeinsam ophthalmoskopische Phänomene, die ihnen zugrundeliegenden histologischen Befunde und die derzeitigen internistischen Erkenntnisse über die Hochdruckkrankheit, so kommt man bei dem Versuch einer Schematisierung der Fundusbefunde bei Hochdruckkranken zu einer Stadieneinteilung, die die Veränderungen am Netzhautparenchym als entscheidendes Kriterium berücksichtigt (Tabelle 12.3) [60]. Augenhintergrundsveränderungen, die sich als Folge der Hochdruckerkrankung ausschließlich auf die Netzhautgefäße beschränken und Parenchymschäden und Papillenödem vermissen lassen, sollte man unter dem Terminus „Fundus hypertonicus" zusammenfassen. Eine weitere Unterteilung des Fundus hypertonicus in ein Stadium I und II dagegen scheint eine zu starke Schematisierung zu sein, da die Beurteilung pathologischer Gefäßbefunde hinsichtlich Veränderungen der Blutsäule, der Wandbeschaffenheit und der Reflexe praktisch nicht quantifizierbar ist. Langjährige Erfahrungen im klinischen Konsiliardienst bestätigen die häufig differierende Einteilung in Fundus hypertonicus I und II bei verschiedenen Untersuchungen. Auch lassen sich keine eindeutigen Beziehungen zum klinischen Schweregrad der Erkrankung feststellen. Dagegen besteht dann eine eindeutige Relation zur Schwere des klinischen Bildes und des Verlaufes, wenn Netzhautparenchymschäden als Folge erheblicher Netzhautgefäßveränderungen aufgetreten sind. Als weiteres wesentliches ophthalmoskopisches Phänomen sollte dabei das Auftreten einer Papillenrandunschärfe berücksichtigt werden.
Besteht eine Papillenunschärfe und finden sich gleichzeitig die oben erwähnten Parenchymschäden der Netzhaut, so sollte man den Begriff der Retinopathia hypertensiva verwenden. Dabei ist eine opthalmoskopische Unterscheidung zwischen einer beginnenden (Stadium III, inkomplette Form) und einer schweren Retinopathie (Stadium IV, komplette Form) möglich [60].

Tabelle 12.3. Einteilung der Augenhintergrundsveränderungen bei Hypertonus [60]

Papille	Hauptäste	Arteriolen	Präcapillaren	Venen	Venolen	Capillaren	Parenchym
1. Fundus hypertonicus							
Scharf begrenzt	Reflexe normal bis verstärkt, unregelmäßig	Kaliber normal bis unregelmäßig, ebenso Reflexe	Reflexe normal bis unregelmäßig	Regelrecht	Vermehrt geschlängelt	Papillär und/oder peripapillär sichtbar	Regelrecht oder einzelne flohstichartige Blutungen
2. Retinopathia hypertensiva							
a) Inkomplette Form							
Unscharf begrenzt	Harte, unregelmäßige Reflexe, unregelmäßige Wandveränderungen	Kaliber eng, Reflexe hart, unregelmäßig	Kaliber eng, deutliche Wandveränderungen	Füllung vermehrt	Vermehrt geschlängelt	Capillarektasie	Cotton-wool-Herde, Blutungen, Präthrombosen/ Thrombosen, Verfettungsherde (Sternfigur)
b) Komplette Form							
Papillenödem/ Stauungspapille	Harte, unregelmäßige Reflexe, unregelmäßige Wandveränderungen	Kaliber eng, Reflexe hart, unregelmäßig	Kaliber eng, deutliche Wandveränderungen	Füllung vermehrt	Vermehrt geschlängelt	Capillarektasie	Evtl. mit Ablatio

12.6.2 Die sekundären Formen der Hypertonie

Renaler Hochdruck: Im Jahre 1836 hat RICHARD BRIGHT auf das gleichzeitige Vorkommen von Nierenerkrankungen und Herzhypertrophie hingewiesen. Der deutsche Kliniker FRANZ VOLHARD postulierte, „daß der blasse Hochdruck renal bedingt und renohumoral durch einen aus der Niere stammenden Stoff bewirkt wird" [92]. (Zur Pathophysiologie und Endokrinologie des renovasculären Hochdrucks s. S. 654 und Abb. 12.19).

Rund ein Drittel aller Hypertonieformen werden durch Parenchymerkrankungen der Niere und durch urologische Krankheiten hervorgerufen (Abb. 12.7). Dabei schwankt die Häufigkeit einer Hypertonie bei den einzelnen Krankheiten beträchtlich: So werden in fortgeschrittenen Stadien der chronischen Glomerulonephritis in 80% der Fälle Hypertonien beobachtet, im Endstadium der chronischen interstitiellen Nephritis aber nur bei 25% der Kranken.

Das Vollbild der *akuten (Poststreptokokken-) Glomerulonephritis* geht mit erhöhten arteriellen Blutdruckwerten bis 180 mm Hg systolisch einher, jedoch ist in der Hälfte aller Fälle mit oligosymptomatischen Verlaufsformen zu rechnen. Die Erkrankung heilt in der Mehrzahl der Fälle folgenlos ab, das Fortbestehen einer Hypertonie spricht für einen Übergang in eine postakute proliferative Verlaufsform. – Die *akute membranöse Glomerulonephritis* verläuft meist normoton und in Schüben, etwa 15% gehen in proliferative Verlaufsformen mit höherer Hypertoniequote über. – Die *subakute (perakute) Glomerulonephritis* geht nach einem anhypertonen Initialstadium in den meisten Fällen in einen Hochdruck mit akuter Herzdilatation und Herzinsuffizienz über, der zusammen mit der Niereninsuffizienz den rasch progredienten Krankheitsablauf bestimmt. – *Focalnekrotisierende Glomerulitiden* sind mit etwa 10% Hypertoniehäufigkeit belastet. – Die *postakute perimembranöse Glomerulonephritis* verläuft meist normoton und unter den Zeichen eines nephrotischen Syndroms. Bestehen von Anfang an erhöhte Blutdruckwerte, ist mit einer prognostisch ungünstigen Verlaufsform zu rechnen. – Die *postakute proliferative Glomerulonephritis* ist symptomarm, lediglich bei akuten Krankheitsschüben und rascher Progredienz werden Blutdrucksteigerungen beobachtet. – Bei der *chronisch-sklerosierenden Glomerulonephritis* tritt das nephrotische Syndrom in der Regel gegenüber der progredienten Hypertonie mit vasculären Komplikationen und zunehmender Niereninsuffizienz zurück [71]. – Im späteren Verlaufsstadium eines Goodpasture-Syndroms ist der Blutdruck erhöht.

Eine *akute Pyelonephritis* verläuft gewöhnlich ohne Blutdrucksteigerung. In etwa der Hälfte der Fälle mit chronischer Pyelonephritis tritt eine arterielle Hypertonie auf [53]. Die Kombination von mehreren ätiologischen Faktoren (essentielle Hypertonie vergesellschaftet mit chronischer Pyelonephritis) acceleriert den Hochdruckverlauf. Für die *chronische Pyelonephritis* sind benigner Verlauf, Neigung zu Blutdruckschwankungen, Abhängigkeit der Blutdrucklage von akuten Entzündungsschüben und enge Beziehung der Blutdruckerhöhung zur Ausdehnung einer pyelonephritischen Schrumpfniere charakteristisch. In weniger als einem Fünftel der Fälle ist mit einer malignen Ver-

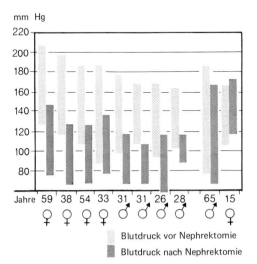

Abb. 12.17. Erfolg der Operation (Nephrektomie) bei 10 Fällen von einseitiger chronischer Pyelonephritis mit renaler Hypertonie. Blutdruck vor und nach Nephrektomie. Man beachte die Blutdrucksenkung auch bei älteren Patienten [79]

laufsform zu rechnen. Während der Gravidität können unter dem Bilde einer sog. *Schwangerschaftsnephropathie* bis dahin anhypertone Verlaufsformen der chronischen Pyelonephritis manifest werden. Unter einer zielstrebigen antibiotischen Therapie kann der Hochdruck der chronischen Pyelonephritis rückläufig sein. Mit einer Blutdrucksenkung nach Exstirpation einer einseitig betroffenen Niere ist in 40% der Fälle zu rechnen [88] (Abb. 12.17).

in Fällen mit einem glomerulären Befall von Amyloid wird bei etwa einem Drittel der Patienten eine Hypertonie festgestellt. – Die *diabetische Nephropathie* kann mit der Symptomatologie eines nephrotischen Syndroms verlaufen; ZOLLINGER hat bei vollentwickelter diabetischer Glomerulussklerose (noduläre Form) stets eine Hypertonie gefunden [36, 105].
Maligne Nephrosklerose [7]: Ausgehend von der Beobachtung foudroyant verlaufender

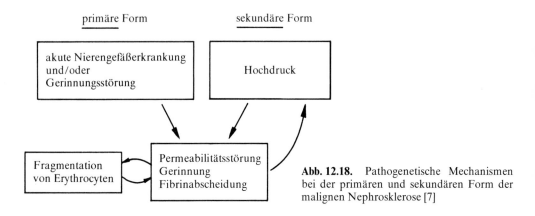

Abb. 12.18. Pathogenetische Mechanismen bei der primären und sekundären Form der malignen Nephrosklerose [7]

Flüchtige Blutdrucksteigerungen werden bei schweren Verlaufsformen einer akuten *interstitiellen Nephritis* beobachtet. Bei der chronischen interstitiellen Nephritis (z. B. Phenacetin-Niere, Balkan-Nephritis) werden erst in fortgeschrittenen Stadien und mit Auftreten einer Niereninsuffizienz in etwa 20% der Fälle chronische Blutdrucksteigerungen beobachtet. – Bei der *Gichtnephropathie,* die meist im mittleren Lebensalter auftritt, besteht in etwa der Hälfte der Fälle ein arterieller Bluthochdruck verschiedenen Schweregrades.
Beim *akuten Nierenversagen* kommt es nur bei überwässerten Kranken zu einer leichten Blutdrucksteigerung. – Weder bei der *Plasmocytomniere* noch bei der Nierenbeteiligung bei *Makroglobulinämie Waldenström* werden regelhaft Blutdrucksteigerungen beobachtet. Auch die Nierenamyloidose geht in der Regel mit normalem oder nur leicht erhöhtem Blutdruck einher. Lediglich

Krankheitsbilder mit maligner Hypertonie, rapid progressiver Niereninsuffizienz und mikroangiopathischer hämolytischer Anämie in Verbindung mit dem morphologischen Substrat der malignen Nephrosklerose ist in den letzten Jahren vermutet worden, daß eine intrarenale Gerinnungsstörung primär für den Umschlag von der benignen in die maligne Phase verantwortlich sei. Insbesondere durch die eingehenden Studien von BOHLE u. Mitarb. [109] hat sich aber herausgestellt, daß dem histologischen Befund einer malignen Nephrosklerose zwei ätiologisch und pathogenetisch ganz verschiedene klinische Krankheitsbilder zugrunde liegen können (Abb. 12.18). Die von ihm als primär bezeichnete Form beginnt akut, betrifft häufiger Kinder und Frauen und tritt nach Infekten, im Zusammenhang mit Geburt und Wochenbett sowie nach Ovulationshemmern auf, verläuft initial ohne Hochdruck und führt zu progredienter Niereninsuffizienz. Sie ist die häufigste Ursache des sog. hämolytisch-urämischen Syndroms. Am Anfang steht hier ein vorwiegend in der Niere lokalisierter, vielleicht entzündlicher Gefäßprozeß oder eine intrarenal ablaufende Gerinnungsstörung, die beide zu intramuralen und intravasalen Fibrinthromben führen können. Hierdurch werden die passierenden Erythrocyten fragmentiert mit dem Ergebnis einer mikroangiopathischen hämolytischen Anämie, wobei aus den Erythrocyten freigesetzte gerinnungsaktive Substanzen die Thrombenbildung wiederum begünstigen. Die so entstandene *primäre maligne Nephrosklerose* führt häufig zu einer schweren *sekundären Hypertonie*. Im Gegensatz hierzu ist bei der *sekundären malignen Nephrosklerose* (s. Schema 1 auf S. 647) der lange vorbestehende schwere Hochdruck entscheidend dafür, daß die Durchlässigkeit der Endothelschranke verändert wird. Auch hierbei können die unter hohem Druck durch die veränderten Arteriolen gepreßten Erythrocyten fragmentieren und auf diese Weise lokal den Gerinnungsprozeß verstärken. Dieser sekundären malignen Nephrosklerose entspricht klinisch die maligne Phase der essentiellen und der meisten sekundären Hypertonien; die mikroangiopathische Hämolyse ist hier sehr wahrscheinlich nur Folge, nicht Ursache des Umschlags in die Malignität. Im übrigen sind beide Formen der malignen Nephrosklerose schon 1932 in der klassischen Arbeit von SCHÜRMANN und MCMAHON beschrieben und unterschieden worden. Sie waren Gegenstand der historischen Kontroverse zwischen VOLHARD und FAHR, die sich nun aufgeklärt hat. Sie hatten beide recht [7].

Entzündliche Gefäßveränderungen in den Nieren werden am häufigsten bei der Periarteriitis nodosa und beim Lupus erythematodes disseminatus beobachtet und gehen in etwa der Hälfte der Fälle im Gefolge der entzündlichen Veränderungen der Glomerulumschlingen und der kleinen Arterien mit einer Hypertonie, nicht selten maligner Verlaufsform, einher. Bei der *Wegener-Granulomatose* entwickelt sich nur selten eine Hypertonie (s. S. 705). – Hochdruck und Niereninsuffizienz beeinflussen den Krankheitsverlauf einer *Sklerodermie* erheblich:

Die mittlere Überlebensdauer, vom Zeitpunkt des Auftretens der klinischen Zeichen renaler Beteiligung an gerechnet, betrug 13 Monate für das Zeichen „Hypertonie", 7 Monate für „Proteinurie" und 1 Monat für „maligne Hypertonie + Azotämie" [17]. In der Pathogenese der Hypertonie und der Azotämie bei Sklerodermie dürfte aufgrund von Beobachtungen dem Renin-Angiotensin-System eine (allerdings noch nicht ganz geklärte) Rolle zukommen: Bei einem sorgfältig untersuchten Patienten fanden sich bioptisch und später autoptisch eine enorme Hyperplasie des juxtaglomerulären Apparats und gleichzeitig extrem erhöhte Plasmareninwerte, während sich ein rasch fortschreitendes, terminales akutes Nierenversagen einstellte [83].

Das Auftreten einer renal bedingten Hypertonie bei ein- oder doppelseitiger *Nierentuberkulose* ist eher selten. – Beim Vorhandensein von *Cystennieren* wird etwa bei der Hälfte der Patienten eine renale Hypertonie beobachtet, maligne Verlaufsformen sind selten. – Seltene Ursachen einer renalen Hypertonie sind die *Strahlenfibrose der Nieren*, Nierentumoren, Harnabflußstörungen und die einseitig hypoplastische Niere.

Extracelluläre Flüssigkeitsvolumina: Bei renalen Hochdruckformen besteht nach den umfassenden Untersuchungen von VORBURGER [93] eine signifikante Korrelation zwischen dem systolischen oder diastolischen Blutdruck einerseits und allen extracellulären Compartments (Plasmavolumen, extracelluläres Flüssigkeitsvolumen, totales austauschbares Körpernatrium) andererseits.

Die renal-parenchymatösen Hypertonien mit fortgeschrittener Niereninsuffizienz können in zwei Gruppen eingeteilt werden: in eine rein vom Hydratationsgrad abhängige, die nach Korrektur der Überhydrierung verschwindet, und eine zweite, nicht nur vom Hydratationsgrad abhängige Hypertonie, die auch nach Erreichen normaler extracellulärer Flüssigkeitsvolumina persistiert (etwa 10% dieser Fälle). Die Ergebnisse nach Nephrektomie deuten auf renale pressorische Faktoren hin. Aber auch am nephrektomierten Patienten steigt nach Überhydrierung der arterielle Blutdruck wieder an [93]. In einer Patientengruppe mit Niereninsuffi-

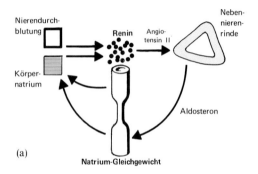
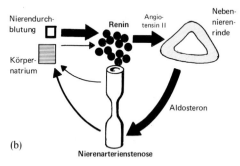
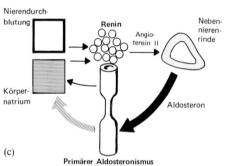

Abb. 12.19 a–c. Aktivität des Renin-Angiotensin-Aldosteron-Systems **a** unter normalen Bedingungen, **b** bei Drosselung der Nierendurchblutung und **c** beim primären Aldosteronismus [102]

Herz-Kreislauf-Dynamik: Die Bestimmung des Herzminutenvolumens bei hypertensiven chronischen Urämikern zeigt, daß an der Blutdruckerhöhung bei der renal-parenchymatösen Hypertonie eine Erhöhung des Herzminutenvolumens bzw. des Schlagvolumens beteiligt ist [93]. Die Kontraktilitätsreserve des Herzens ist vermindert [75]. Hingegen ist der periphere Gesamtwiderstand nicht durchweg erhöht. Bei klinisch manifester Herzinsuffizienz liegt das Herzzeitvolumen im Normbereich, das Schlagvolumen ist vermindert und die Herzfrequenz erhöht [1]. Anämie, Hyperkaliämie und Überwässerung sind Faktoren, die pathogenetisch zusätzlich in Rechnung gestellt werden müssen.

Renovasculärer Hochdruck: *Pathophysiologie* (Abb. 12.19 a–c): Durch eine Verminderung der Nierendurchblutung (z. B. Drosselung der Nierenarterien, Umhüllung der Niere mit verschiedenen Kunststoffen) gelingt es am häufigsten, experimentell einen Hochdruck zu erzeugen (sog. Goldblatt-Hochdruck) [30, 55]. Nach F. GROSS [29] lassen sich die zahlreichen Befunde über die Mitwirkung des Renin-Angiotensin-Systems (RAS) bei der Entwicklung der renovaculären Hypertonie folgendermaßen zusammenfassen:

1. Bei drei Typen von renalem Hochdruck (einseitige Nierenarterienstenose bei intakter kontralateraler Niere – Typ 1; Nierenarterienstenose nach unilateraler Nephrektomie – Typ 2; doppelseitige Nierenarterienstenose – Typ 3) verhält sich das RAS verschieden. Lediglich bei Typ 1 findet sich eine deutliche Aktivierung, während die Plasmakonzentration von Angiotensin II bei Typ 2 und 3 im oberen Normbereich bleibt.
2. Bei unterdrücktem RAS (durch DOCA) entwickelt sich der Hochdruck nach einseitiger Nierenarterienstenose und intakter kontralateraler Niere in gleicher Weise wie bei unbeeinflußtem RAS. Vierwöchige Vorbehandlung mit Desoxycorticosteron hat ebenfalls keinen Einfluß auf den Blutdruckanstieg.
3. Der Angiotensin-II-Antagonist Saralasin ruft bei intravenöser Infusion nur bei

zienz, bei der sich der Hochdruck durch Dialyse nicht senken ließ, war das Plasmarenin durchweg deutlich bis stark vermehrt. Die beidseitige Nephrektomie führte in allen Fällen zu einer Blutdrucksenkung. Die Prognose, ob durch Nephrektomie eine sonst nicht zu behandelnde Hypertonie des Langzeitdialysepatienten günstig beeinflußt werden kann, kann aufgrund der Bestimmung des Plasmarenins allerdings nicht mit der erforderlichen diagnostischen Sicherheit abgeschätzt werden [90, 91, 94].

12.6 Spezielle Formen der Hypertonie

Typ 1 einen Blutdruckabfall hervor, dagegen nicht bei Typ 2 oder 3. Bei DOCA-Hochdruck führt Saralasin zu leichtem Blutdruckanstieg.

4. Natriumentzug kann trotz starker Stimulation des RAS zu Normalisierung des Hochdruckes nach einseitiger Nierenarterienstenose bei erhaltener kontralateraler Niere führen, ist jedoch wirkungslos beim unilateral nephrektomierten Tier mit Stenose der verbliebenen Nierenarterie.
5. Ein renaler Hochdruck kann zwar reninabhängig werden, wenn eine intakte kontralaterale Niere vorliegt, die unter erhöhtem Druck vermehrt Natrium ausscheidet, so daß es zur Aktivierung des RAS kommt, jedoch ist daraus nicht auf eine primäre pathogene Bedeutung von Renin zu schließen.
6. Das RAS steht in erster Linie im Dienste der Regulation des Natrium- und Flüssigkeitshaushaltes und ist erst sekundär an der Aufrechterhaltung eines hohen Blutdruckes beteiligt.
7. Ratten mit hereditärem Hochdruck sind empfindlicher als normotone Ratten gegenüber der Zufuhr von Kochsalz sowie gegenüber Nierenarterienstenose. In beiden Fällen steigt der Druck rascher an und erreicht höhere Werte als bei Tieren, die keinen spontanen Hochdruck entwickeln.
8. Bei den verschiedenen Formen des experimentellen Hochdruckes und wohl auch bei der überwiegenden Zahl der Patienten, die an hohem Blutdruck leiden, wird der Natriumhaushalt, zumindest innerhalb gewisser Grenzen, humoral durch das Renin-Angiotensin-Aldosteron-System ebenso reguliert wie bei Vorliegen eines normalen Blutdruckes (s. auch [58]).

In jüngster Zeit versuchte die Arbeitsgruppe um LARAGH [12], die methodisch bedingte Verschiedenheit beider Pressormechanismen zu deuten. Anhand von Untersuchungen mit Angiotensin-II-Antikörpern oder mit dem kompetitiven Inhibitor Sar^1-ala^8-Angiotensin-II scheint das „two-kidney"-Modell vorwiegend reninabhängig zu sein, während beim „one-kidney"-Modell andere Faktoren (z. B. Vergrößerung der Extracellularflüssigkeit, Vergrößerung des gesamten austauschbaren Natriums) die Hypertonie aufrechterhalten.

Unabhängig von der Plasmareninaktivität wird die Aldosteronsekretion durch eine Reihe anderer, direkt auf die Zona glomerulosa der Nebennierenrinde einwirkender Faktoren (z. B. extracelluläre Kaliumkonzentration, ACTH, Serotonin) determiniert [62].

Erhöhte Plasmareninwerte wurden bei Hypertoniepatienten mit chronischer Pyelonephritis, Cystennieren, bei unilateraler Nierenhypoplasie, nach Nierentransplantation, bei Nierentumoren, beim Phäochromocytom, während der Gravidität und unter dem Einfluß von Contraceptiva, bei Schwangerschaftstoxikose, ferner bei Hyperthyreose und bei generalisierten Ödemkrankheiten ohne Hypertonie (s. S. 588) gemessen [97].

Die *Häufigkeit* eines renovasculären Hochdrucks beträgt um 1 % aller Hypertonieformen. In der Mehrzahl der Fälle liegt eine Nierenarterienstenose durch Atheromatose der Nierenstammarterie, durch einen fibromusculären Wulst oder thromboembolischen Ursprungs zugrunde. Seltenere Ursachen sind Aneurysmen und arteriovenöse Fisteln im Bereich der Arteria renalis, die hypoplastische Zwergniere, Ligatur aberrierender Nierenarterien ohne Resektion des zugehörigen Gewebes und Kompression der Nierenarterien durch Tumoren, Cysten, Hämatome etc. Bei der Neurofibromatose Recklinghausen werden gehäuft renovasculäre Hypertonien beobachtet [59]. Das Auftreten einer Hypertonie bei Nierentumoren (Hypernephrom, Wilms-Tumoren u. a.) beruht wahrscheinlich auf einer Kompression der Nierenarterie oder des Parenchyms durch die Geschwulst.

Anamnestisch weisen das plötzliche Auftreten einer Hypertonie und auskultatorisch der Nachweis eines abdominellen Gefäßgeräusches (2–3 QF beiderseits des Nabels) auf die Möglichkeit einer Nierenarterienstenose hin.

Die diagnostische Wertigkeit eines paraumbilicalen Gefäßgeräusches wird allerdings dadurch stark eingeschränkt, daß sich bei einem beträchtlichen Teil der Patienten mit essentieller Hypertonie ebenfalls abdominale Strömungsgeräusche nachweisen lassen.

Die Befundkonstellation „Hypokaliämie + Hypertonie" ist als Symptom mehrdeutig und wird beim renovasculären Hochdruck, bei der malignen Hypertonie verschiedener Genese, unter der Thiazidtherapie des Hochdrucks und beim primären Aldosteronismus beobachtet [100].

Röntgenologisch sind Größenunterschiede der Nieren, eine verzögerte Kontrastmittelausscheidung im Frühurogramm (1, 2, 3, 4 und 5 min nach Injektion), erkennbare Lumenschwankungen der Nierenarterien im Tomogramm und ein verspäteter Auswascheffekt im Späturogramm (15–20 min nach Injektion) verdächtig auf eine Stenosierung der Nierenstammarterie und in etwa 50% der Fälle nachweisbar [90, 91]. Falschpositive Befunde bei 10% der essentiellen Hypertoniker!

Die *Renovasographie* zeigt den anatomischen Befund und sollte bei jeder ätiologisch ungeklärten Hypertonie im mittleren Lebensalter (etwa bis zum 50. Lebensjahr) nach Ausschluß anderer Hochdruckursachen obligat durchgeführt werden.

Herzauswurf: Beim renovasculären Hochdruck liegen die Herzindices durchschnittlich höher im Vergleich zum essentiellen (=primären) Hochdruck [89]. In beiden Krankheitsgruppen ist der periphere Strömungswiderstand erhöht [89].

Die seitengetrennte Nierenfunktionsprüfung mittels Ureterenkatheter ergibt auf der stenosierten Seite ein vermindertes Harnvolumen, eine verminderte Natriumausscheidung, eine erniedrigte Natriumkonzentration, eine vermehrte Gesamtosmolalität und eine erhöhte Inulin- und PAH-Konzentration. Ferner sind das Glomerulumfiltrat und die Plasmadurchströmung auf der Seite der gedrosselten Niere herabgesetzt. Die tubuläre Rejektionsfraktion für Natrium (im modifizierten Howard-Test nach RAPOPORT ermittelt) ist infolge der erhöhten tubulären Rückresorption von Natrium vermindert.

Bestimmungen von Plasmarenin (seitengetrennt aus dem Nierenvenenblut vor und nach Provokation durch Orthostase oder Salzentzug) sind Prüfmöglichkeiten, um die Hochdruckwirksamkeit einer Stenose zu beurteilen (Abb. 12.16). Als Kriterium wird von den meisten Untersuchern ein Seitenunterschied der Plasmareninaktivität von $\geqq 1,5$ (stenosierte Seite/nicht stenosierte Seite) verwendet. Die höchste Treffsicherheit soll sich aus dem Verhältnis der seitengetrennt bestimmten Sekretionsraten von Renin, die aus der arteriovenösen Differenz der Reninkonzentration und dem renalen Plasmafluß errechnet werden könne, ergeben. Allerdings wird der diagnostische und prognostische Wert der seitengetrennten Reninbestimmung unterschiedlich beurteilt [90, 91]. Die geringste Treffsicherheit weist die Reninbestimmung im Plasma unter Ruhebedingungen auf [100].

Von den Hemmstoffen des RAS ist dem Angiotensin-II-Antagonisten Sar^1-ala^8-Angiotensin-II (Saralasin), insbesondere zur Diagnostik chirurgisch heilbarer Hypertonieformen, klinische Bedeutung zugesprochen worden. Patienten mit renovasculärer und maligner Hypertension, die hohe Plasmareninaktivitäten (PRA) aufweisen, reagieren nach Furosemid-induzierter Natriurese auf Saralasin mit einem Blutdruckabfall. Eine andere Hemmsubstanz des Converting-Enzyms ist Captopril, bei dem blutdrucksenkende Effekte bei renovasculärer Hypertonie beobachtet worden sind (s. S. 646 und 647). Saralasin hat bei Hypertonikern mit normaler oder erniedrigter PRA keine oder eine blutdrucksteigernde Wirkung. Der hypotensive Effekt korreliert mit der Höhe der Angiotensin-II-Konzentration. Die diagnostische Bedeutung der RAS-Hemmer ist begrenzt, da Angiotensin-II-abhängige Hochdruckformen selten sind und diese Substanzen die risikofreie, seitengetrennte Reninbestimmung nicht ersetzen können. Die Behandlung Angiotensin-II-abhängiger Hypertonieformen mit RAS-Blockern ist derjenigen mit gut steuerbaren konventionellen Antihypertensiva überlegen. Klinische Bedeutung haben die reninsenkenden β-Receptorenblocker erlangt, deren hypotensiver Effekt aber eher über eine Abnahme der β-adrenergen Aktivität als über eine Hemmung des RAS zu erklären ist. Für die Analyse physiologischer und pathophysiologischer Zusammenhänge wie auch für die Therapie stellen Hemmstoffe des RAS einen wesentlichen Fortschritt dar.

12.6 Spezielle Formen der Hypertonie

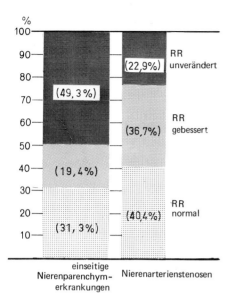

Abb. 12.20. Operationsergebnisse bei einseitigen Nierenparenchymerkrankungen und bei Nierenarterienstenosen [34]

Die percutane transluminale Dilatation kurzstreckiger, aortennaher arteriosklerotisch bedingter Nierenarterienstenosen ist einfach und im Vergleich zur Operation wenig eingreifend [31]. Die bisher mit dem Verfahren gesammelten Erfahrungen sind erfolgversprechend [90, 91].

Die operative Resvascularisierung der Niere erfolgt entweder durch Desobliteration mit Streifenplastik, durch Resektion und End-zu-End-Naht, durch splenorenale End-zu-Seit-Anastomose, durch aortorenale Umgehung oder durch Interposition einer Prothese. Gegebenenfalls werden Nephrektomie und Heminephrektomie eingesetzt.

Die Operationsletalität liegt im Schrifttum zwischen 6 und 12%, und unter den operierten Patienten kommt es in rund der Hälfte der Fälle zu einer Normalisierung des Blutdrucks, etwa weitere 25–30% der Patienten gelten als gebessert, und rund 20% müssen als Versager bezeichnet werden (Abb. 12.20). Die Operationserfolge sind um so besser, je jünger die Patienten sind und je kürzer die Hochdruckdauer ist. Am günstigsten sind die Operationsergebnisse bei Patienten mit fibromusculärer Dysplasie. – Arteriosklerotische Gefäßveränderungen der nicht-gedrosselten Nieren sind Folgestörungen eines langjährig bestehenden renovasculären Hochdrucks [73, 51]. Demzufolge wird bei Patienten jenseits des 50. Lebensjahres die Indikation zur Operation nur noch mit Zurückhaltung gestellt.

Aortenisthmusstenose (Coarctatio aortae): Diese Hochdruckursache belegt etwa 10% aller angeborenen Herz-Gefäß-Anomalien und rund 0,5% aller Hypertonieformen.

In den meisten Fällen besteht eine Einengung im Anfangsteil des descendierenden Aorta, Ausmaß und Länge der Stenose sind variabel (Abb. 5.1 auf S. 239). Entsprechend der anatomischen Beziehung zum Ductus arteriosus bzw. Ligamentum arteriosum werden die präductale (infantiler Typ) und eine postductale Isthmusstenose (Erwachsenenform) unterschieden. Im einzelnen sind die zahlreichen Varianten in der folgenden *Einteilung nach* EDWARDS zusammengefaßt:

1. Isthmusstenose distal des Ductus arteriosus mit geschlossenem (Erwachsenenform) oder offenem Ductus,
2. Isthmusstenose proximal des Ductus arteriosus mit offenem Ductus (infantiler Typ) oder geschlossenem Ductus,
3. Isthmusstenose mit Anomalien der linken oder rechten A. subclavia oder des Aortenbogens:
   a) Atresie oder Stenose der linken A. subclavia,
   b) Stenose der rechten A. subclavia,
   c) anomaler Ursprung der rechten A. subclavia distal oder proximal der Isthmusstenose,
   d) doppelter Aortenbogen mit Stenose des rechten und Isthmusstenose des linken Aortenbogens,
4. Isthmusstenose ungewöhnlicher Lokalisation:
   a) proximal der linken A. subclavia mit normalen Ästen oder anomalem Ursprung der rechten A. subclavia,
   b) multiple Stenosen,
   c) Stenosen der tieferen Brustaorta oder der Bauchaorta.

Unter dem Begriff „atypische suprarenale Aortencoarctation" fassen wir folgende Formen zusammen:

1. atypische Stenosen der thoracoabdominalen Aorta oberhalb der Nierenarterien,
2. atypische abdominale Aortenstenosen im Bereich der Nierenarterien, die sog. interrenalen Stenosen, mit oder ohne zusätzliche Abgangsstenose der Nierenarterien,
3. atypische Aortenstenosen auch unterhalb der Nierenarterien bei Einbeziehung einer Nierenarterie, ggf. einer Polarterie, in die Stenose.

Bei der großen Mehrzahl der Erwachsenen liegt die Striktur wenig unterhalb des Ligamentum arteriosum, sie ist sanduhrförmig (Durchmesser des Lumens gewöhnlich 0,5–2,0 mm) und kurz, selten atretisch oder lang (in Einzelfällen bis 10 cm). Bei gleichzeitigem offenen Ductus Botalli entsteht ein Links-rechts-Shunt, wenn der Ductus oberhalb der Isthmusstenose mündet (Entwicklung zur pulmonalen Hypertonie möglich), bzw. ein Rechts-links-Shunt, wenn der Ductus groß ist und unterhalb der Isthmusstenose mündet. In diesen Fällen besteht eine Cyanose der unteren Körperhälfte.

Die *Collateralversorgung* der unteren Körperhälfte erfolgt über Äste der A. subclavia, im besonderen über die A. thoracica interna, die über die Intercostalarterien Anschluß an die Brustaorta gewinnt. Daneben sind der Truncus costocervicalis und der Truncus thyreocervicalis an der Collateralversorgung beteiligt (s. Abb. 12.23).

Die häufigsten *subjektiven Beschwerden* bestehen in Kopfschmerzen, Schwindelerscheinungen, Druckgefühl im Kopf und Nasenbluten (Hypertonie!); die Minderdurchblutung der unteren Körperhälfte führt zu kalten Füßen, rascher Ermüdbarkeit der Beine bei längerem Gehen, selten zur Claudicatio intermittens (Differentialdiagnose: arterielle Verschlußkrankheit). Bei Männern finden sich gelegentlich Potenzstörungen. In auffälligem Gegensatz zur kräftigen Entwicklung des Oberkörpers und der Arme steht manchmal der grazile und schlanke Bau der unteren Körperhälfte und der Beine. – Die Mehrzahl der Jugendlichen und Erwachsenen ist beschwerdefrei, die Diagnose wird dann bei einer routinemäßigen *Blutdruckmessung* gestellt: arterielle Blutdruckdifferenz (systolisch > 40 mm Hg) zwischen der oberen und unteren Körperhälfte.

Auskultation und Phonokardiographie: Typisch ist ein spätsystolisches spindelförmiges Geräusch im 2.–3. ICR links parasternal, was über den II. Herzton hinausreicht, häufig im Rücken lauter hörbar ist und dort eine zusätzliche Verspätung erfährt (dorsale Herzgeräuschverspätung). Über dem Herzen kann jedenfalls das Geräusch sehr diskret sein, es fehlt bei Atresie in der Regel. Der I. Herzton ist normal, ihm folgt nicht selten ein „ejection click" (aortaler Dehnungston), der Aortenklappenschlußton kann betont sein. Ein systolisches Geräusch über der Aorta läßt an eine begleitende bicuspidale Aortenklappe bzw. dadurch entstandene Aortenstenose (häufige Kombination!) denken; diastolische Geräusche sind Ausdruck einer Aorteninsuffizienz oder eines offenen Ductus arteriosus Botalli. Bei stärkerer Linkshypertrophie entsteht ein Vorhofton, ein III. Herzton ist bei Jugendlichen physiologisch, kann aber eine beginnende Linksherzinsuffizienz anzeigen.

Elektrokardiographisch besteht ein Linkstyp, in fortgeschrittenen Fällen mit erheblicher Hypertonie eine Linkshypertrophie. Ausgeprägte Formen eines pathologischen Linkstyps lassen an eine begleitende valvuläre Aortenstenose denken.

Röntgenologisch ist das Herz entsprechend der Hypertonie linksbetont, evtl. bereits vergrößert, die Aorta ascendens erweitert. Der Aortenknopf ist meist betont und weist in manchen Fällen eine typische Kerbe auf. Bei der Durchleuchtung sind die unterschiedlichen Pulsationen der Aorta oberhalb und unterhalb der Stenose besonders gut erkennbar, stets ist auch nach Verkalkungen der Aortenklappe zu fahnden (bicuspidale Aortenklappe→Verkalkung, evtl. Stenose). Beweisend für die Aortenisthmusstenose sind Rippenusuren am Unterrand der 3.–8. Rippe, die durch Arrosionen der z.T. aneurysmatisch erweiterten und geschlängelt verlaufenden Intercostalarterien entstehen, bei Kindern allerdings in der Regel noch fehlen.

Die *Herzkatheterisierung* dient der Feststellung des Druckgradienten durch Messung des prä- und poststenotischen Druckes (Simultanmessung) und dem Ausschluß einer begleitenden Aortenklappenstenose, nötigenfalls durch Transseptalkatheter. Für die operative Korrektur ist außerdem eine angiographische Darstellung von Lage und Länge der Stenose sowie der Collateralversorgung der unteren Körperhälfte notwendig.

Die *mittlere Lebenserwartung* der nichtoperierten Patienten wird mit 35 Jahren angegeben, jedoch ist der Verlauf im Einzelfall variabel und vom Schweregrad der Stenose und begleitenden Mißbildungen abhängig. Die meisten Erwachsenen sterben an den Folgen der Hypertonie, bei der Sektion ist in diesen Fällen die Arteriosklerose oberhalb der Stenose besonders ausgeprägt. Kindliche Todesfälle beruhen in der Regel auf einem zusätzlichen offenen Ductus Botalli mit seinen hämodynamischen Folgen. Ernste Komplikationen sind die Ruptur der Aorta, die Dissektion der Aortenwand und die Endocarditis lenta (Ductitis), selten sind intrakranielle Blutungen als Folge angeborener Hirnbasisaneurysmen.

Die Diagnosestellung ist gleichbedeutend mit der Operationsindikation. Das günstigste *Operationsalter* liegt zwischen dem 5. und 15. Lebensjahr. Als Operationsverfahren kommen die Resektion der Stenose mit End-zu-End-Anastomose und bei ausgedehnter Stenose, Hypoplasie oder Aplasie der Aorta sowie beim Vorliegen prä- und poststenotischer Aneurysmen die Gefäßprothese als Implantat oder als Umgehung (Bypass) zur Anwendung [56].

Die Angaben über die *Operationssterblichkeit* schwanken zwischen 2 und 15%, im Mittel um 9%. Die Operationssterblichkeit wird ganz wesentlich von der Alterszusammensetzung des Krankengutes bestimmt. Häufigste unmittelbare Todesursachen sind Herzversagen mit Lungenödem, Anastomoseninsuffizienz, intraoperative Blutungen, nekrotisierende Arteriitis mit Infarkten im Magen-Darm-Bereich und Hirnblutungen, Embolien und Rückenmarksläsionen (A. spinalis anterior!) [35].

In etwa ⅔ der Fälle kann mit einer Normalisierung des Blutdruckes gerechnet werden. Bei den Versagerfällen liegt entweder eine Reststenose vor oder, vornehmlich bei älteren Patienten, eine (renale?) Fixierung des Hochdrucks trotz erfolgreicher Beseitigung des Strömungshindernisses. Das Fortbestehen des typischen Gefäßgeräusches in der Umgebung der Anastomosenstelle wird auch nach Normalisierung des Blutdruckes festgestellt und läßt sich nicht im Sinne einer verbliebenen Reststenose verwerten. Gewöhnlich verschwinden die subjektiven Beschwerden der Patienten fast unmittelbar nach der Operation.

Phäochromocytom: Zu den operablen Hochdruckformen gehört das Phäochromocytom (0,1–0,5% aller Hochdruckformen). Typisch ist das Auftreten von Blutdruckkrisen in rund 50% der Fälle. Die Blutdruckkrise wird von dem Patienten durch Herzklopfen, Schweißausbruch, Tremor, pulsierende Kopfschmerzen, Sehstörungen, Atemnot und gelegentlich durch eine begleitende Diarrhoe wahrgenommen. Objektiv lassen sich Herzrhythmusstörungen verschiedener Genese (Sinusarrhythmie, Knotentachykardie, ventriculäre und supraventriculäre Extrasystolen) bis zum Kammerflimmern objektivieren. Die *Anfälle* treten entweder spontan oder durch äußere Anlässe provoziert (Kompression des Nierenlagers, Pressen beim Stuhlgang oder bei der Miktion, Aufregungen und Rauchen) auf.

Neben der symptomatischen Blutdrucksteigerung werden Stoffwechselsymptome wie Hypermetabolismus, Hyperglykämie und Glucosurie, gelegentlich Diabetes mellitus, im Anfall eine Leukocytose mit Lymphocytose beobachtet.

Lysistests (z.B. durch intravenöse Injektion von Phentolamin-Regitin) sind unzuverlässig und wenig aussagekräftig. – Provokationstests (z.B. durch Injektion von Histamin, Glucagon oder Tyramin) sind wegen der nicht vorhersehbaren Blutdruckreaktion nicht ungefährlich und bei bestehender Hypertonie kontraindiziert. Lokalisationsdiagnostik mit Hilfe der Computer-Tomographie und mit szintigraphischen Methoden. Entscheidend sind der biochemische Nachweis einer *vermehrten Catecholaminausschei-*

dung im Harn (Normalwert bis 200γ/24Std), erhöhte Plasmakonzentrationen von Adrenalin und Noradrenalin im Abflußgebiet beider Nebennieren in der V. cava inferior und eine erhöhte Ausscheidung des Metaboliten Vanillylmandelsäure (VMA) (Normalwert 2–6 mg/24 Std). Diese Untersuchungen müssen bei jedem ungeklärten Hypertoniefall im jugendlichen und mittleren Lebensalter obligat durchgeführt werden (Tabelle 12.4).

80% der Phäochromocytome sind in den Nebennieren, in der Mehrzahl auf der rechten Seite, lokalisiert, der Rest in den Bauchganglien, selten intrathorakal. Maligne Tumoren sind selten und machen höchstens ¹/₁₀ aller Phäochromocytomgeschwülste aus. Über familiäres Vorkommen eines Phäochromocytoms mit autosomal-dominanter Vererbung wird berichtet. Gehäuft treten Phäochromocytome bei Neurofibromatose Recklinghausen auf, dort kombiniert mit Ganglioneuromen, beim Hippel-Lindau-Syndrom und kombiniert mit einem medullären Schilddrüsencarcinom [59]. Bilaterales Auftreten von Phäochromocytomen wurde beim Sipple-Syndrom (multiple endokrine Neoplasie, Typ 2a) beobachtet [47a].

Ziel der *Therapie* ist die operative Exstirpation des Tumors mit der Aussicht auf vollständige Heilung des Patienten in der Mehrzahl der Fälle.

In der präoperativen Behandlungsphase hat sich der α-Receptorenblocker Phenoxybenzamin (Dibenzylin) in einer Tagesdosis zwischen 20 und 60 mg bewährt. Bei tachykarden Herzrhythmusstörungen supraventriculärer Genese ist zusätzlich die Anwendung eines β-Receptorenblockers in Form von Propranolol in einer Dosierung bis 160 mg indiziert. Dagegen ist die Anwendung von Guanethidin und von Ganglienblockern absolut kontraindiziert. Intraoperativ ist Phentolamin (Regitin) in Form einer Dauerinfusion die geeignete Medikation bei durch Manipulation ausgelösten Blutdruckkrisen. Postoperativ kommt gelegentlich eine sympathicomimetische Therapie in Form von Noradrenalin zur Verhütung hypotoner Zustände zur Anwendung. Andererseits kann die Hypertonie nach Entfernung des Tumors noch Wochen und Monate überdauern.

In Nachuntersuchungen normalisierte sich der Blutdruck in der Mehrzahl der operierten Patienten. Die Versagerquote betrug rund 25%.

Cushing-Syndrom: Das Cushing-Syndrom ist eine relativ seltene Ursache (ca. 1% aller Hypertoniefälle), klinisch-symptomatologisch rasch erfaßbar und operativ heilbar.

Klinisch charakterisieren Büffelnacken, Stammfettsucht, Acne vulgaris, Striae distensae, Adynamie, Polydipsie und Polyurie, bei Frauen Hirsutismus und Amenorrhoe das Zustandsbild.

Eine arterielle Blutdrucksteigerung wird in etwa 80% der Fälle beobachtet. Selten verläuft dieser Hochdruck unter dem Bilde des malignen Hochdrucks mit sekundärer maligner Nephrosklerose. In den meisten Fällen liegt eine benigne Verlaufsform mit nur gering überhöhten Blutdruckwerten vor.

Bei der *Blutuntersuchung* sind Polyglobulie, Eosinopenie und Leukocytose und relative Lymphopenie hinweisende Befunde.

Röntgenologisch prävaliert die Osteoporose bis zur Fischwirbelbildung, *metabolisch* die verminderte Glucosestoffwechseltoleranz (Steroiddiabetes!). Im Serum wird fakultativ eine Hypokaliämie mit metabolischer Alkalose gefunden.

Der *Nachweis einer erhöhten Cortisol-Sekretionsrate* (normal: 7–29 mg/24 Std), einer erhöhten Cortisol-Plasmakonzentration (normal: 8–15 γ%) bei aufgehobener Tagesschwankung und schließlich einer vermehrten renalen Ausscheidung von Cortisol (normal bis zu 100 γ täglich), von C-17-Ketosteroiden (normal weniger als 10 mg/Tag) zusammen mit einem (dosis-gestuften) negativen Dexamethason-Hemmtest haben Beweiswert. Die Stimulierung der Steroidgenese mittels ACTH gelingt bei all den Cushing-Patienten, bei denen eine Nebennierenrindenhyperplasie vorliegt (HVL-Adenom oder corticotrop überaktiver HVL) [45]. Der Metopiron-Test ist beim NNR-Tumor negativ. Unter den therapeutischen Möglichkeiten (medikamentöse Therapie mit anabol wirksamen Hormonen oder Adrenostatica; Strahlentherapie der Hypophyse oder Operation) steht die totale bilaterale *Adrenalektomie* heute an erster Stelle [45]. Die Operationsletalität beträgt weniger als 5%. Postoperativ ist eine Substitutionstherapie mit Cortison und ggf. Mineralocorticoiden notwendig.

Mineralocorticoid-Überproduktion (Tabelle 12.4): Unter den Überfunktionszuständen der Nebennierenrinde wird eine Hypertonie noch bei bestimmten hereditären Störungen der Steroid-Biosynthese, z.B. beim congenitalen adrenogenitalen Syndrom mit 11-β-Hydroxylase-Mangel und bei dem uneinheitlichen Syndrom des 17-Hydroxylase-Mangels beobachtet. Hierher gehört auch der primäre Aldosteronismus (Conn-Syndrom) durch Adenome und die noduläre Hyperplasie der Nebennierenrinde mit gesteigerter Aldosteronproduktion [100].

Die klinische *Symptomatologie* des primären Aldosteronismus wird durch eine Hypertonie meist benigner Verlaufsform und durch typische Störungen des Elektrolytstoffwechsels mit Hypokaliämie, Hypernatriämie, Polyurie, Polydipsie, Nykturie und Hyposthenurie charakterisiert.

Diagnostisch wichtigstes Kriterium eines primären Aldosteronismus ist die pathologisch erhöhte und autonome Aldosteronsekretion gemeinsam mit einer erniedrigten Plasmareninaktivität.

Differentialdiagnostisch sind die eingangs genannten Syndrome von Hypertonie mit Hypermineralocorticoidismus und die Formen des sekundären Aldosteronismus abzugrenzen.

Die Befundkonstellation Hypertonie und Hypokaliämie wird außerdem noch bei maligner Hypertonie, beim renovasculären Hochdruck, beim Cushing-Syndrom und im Gefolge eines Thiazid-behandelten Hochdrucks beobachtet.

Der primäre Aldosteronismus gehört zu den operativ heilbaren Hypertonieformen. Die Hypertonie normalisiert sich in ⅔ der Fälle, die Versagerfälle erklären sich durch Gefäßschädigungen der Niere in Form eines sog. renalisierten Hochdrucks.

Schwangerschaftstoxikose (Nephropathia gravidarum): Als *Spätgestose oder Toxikose* wird ein Krankheitsbild bezeichnet, das mit Hochdruck, Proteinurie und generalisierten

Tabelle 12.4. Syndrome mit Hypertonie und Hypermineralocorticoidismus [100]

A. *Hypermineralocorticoidismus mit Reninsuppression und Aldosteronismus*
1. Reiner primärer Aldosteronismus infolge solitären Nebennierenrindenadenoms [Klassisches Conn-Syndrom]
2. Reiner Aldosteronismus bei bilateraler Nebennierenrindenhyperplasie [NNRHP]
3. Hypermineralocorticoidismus mit Aldosteronismus infolge solitären Nebennierenrindenadenoms
4. Hypermineralocorticoidismus mit Aldosteronismus bei bilateraler Nebennierenrindenhyperplasie
5. „Dexamethason-empfindlicher" Aldosteronismus
6. Hypermineralocorticoidismus bei Cushing-Syndrom

B. *Hypermineralocorticoidismus mit Renin- und Aldosteronsuppression*
1. Hypermineralocorticoidismus bei 17-Hydroxylase-Mangel
2. Hypermineralocorticoidismus bei 11-β-Hydroxylase-Mangel

C. *Hypermineralocorticoidismus mit Hyperreninämie und Aldosteronismus bei*
1. Fortgeschrittener essentieller Hypertonie
2. Malignem Hochdruck
3. Renovasculärer Hypertonie

Ödemen einhergeht und von Kopfschmerzen, Sehstörungen, Bewußtseinsstörungen (Präeklampsie) bis zu hirnorganischen Krampfanfällen und Bewußtlosigkeit (Eklampsie) begleitet sein kann. Als Organkomplikationen werden cerebrale Blutungen, Niereninsuffizienz und Linksherzinsuffizienz beobachtet. Die Gestose tritt vornehmlich in der ersten Schwangerschaft auf, wird meist erst im letzten Trimenon klinisch manifest und klingt gewöhnlich nach der Entbindung folgenlos ab. – Bestand bereits vor der Schwangerschaft eine Hypertonie bzw. Grundkrankheit mit Hypertonieeigung (chronische Pyelonephritis, Diabetes mellitus), dann spricht man von „Aufpfropfgestose".

Die Bedeutung des Schwangerschaftshochdrucks liegt vornehmlich in der gesteigerten perinatalen Letalität bei den verschiedenen

Gestoseformen mit Anstieg der Frühgeburtenfrequenz. Die Gehirnblutung ist die häufigste mütterliche Todesursache. Eine seltene, wenngleich folgenschwere Komplikation ist die doppelseitige symmetrische Rindennekrose der Niere. Die mütterliche Letalität bei Eklampsie liegt heute bei 8–15%, bei den Präeklampsien unter 1%.

Bei Fällen von schwerer chronischer Nephritis vor und bei Beginn der Schwangerschaft ist die Schwangerschaftsunterbrechung in den ersten vier Graviditätsmonaten angezeigt. Dagegen ist beim reinen essentiellen Hochdruck ohne Nierenschädigung keine Indikation zur Schwangerschaftsunterbrechung gegeben.

Ovulationshemmer und Hypertonie. Epidemiologische Studien der letzten Jahre weisen aus, daß der systolische und diastolische Blutdruck bei Frauen, die Ovulationshemmer einnehmen, gegenüber einem unbehandelten Vergleichskollektiv eindeutig erhöht sind: Bei 9,5–18% der Frauen ist während mehrjähriger Einnahme oraler Contraceptiva mit der Entwicklung einer Hypertonie zu rechnen, die bei 5% nach Absetzen „der Pille" zur Norm zurückkehrt. Daß dieses Zusammentreffen nicht zufällig sein kann, wird durch Ergebnisse prospektiver Studien über fünf Jahre deutlich. Danach sind bei fast 90% aller Frauen schon nach zweijähriger Contraceptiva-Einnahme der systolische und diastolische Blutdruck signifikant höher als vor der hormonalen Behandlung und höher als bei einer unbehandelten Vergleichsgruppe [8, 104].

Für die ärztliche Praxis ergeben sich daraus folgende Konsequenzen:

1. *Vor* Verordnung von Ovulationshemmern ist stets der Blutdruck zu messen und bei hypertonen Werten eine andere Kontrazeption (z. B. Intrauterinpessar) vorzunehmen.
2. Bei langfristiger Einnahme von Ovulationshemmern ist der Blutdruck regelmäßig zu überprüfen, bei Überschreiten der oberen Normgrenze muß die hormonale Behandlung abgebrochen werden.
3. Bei Erstdokumentation einer Hypertonie muß eine gleichzeitige hormonelle Kontrazeption als Risikofaktor im Sinne einer Hochdruck*entstehung* oder *-verschlimmerung* angesehen und durch andere Kontrazeptionsmaßnahmen ersetzt werden [38].

12.7 Differentialdiagnose und gezielte Suchdiagnostik

Die heute weitgehend standardisierten Untersuchungsprogramme bei Hypertonie sind

Tabelle 12.5. Hypertonie (Suchdiagnostik)

Obligate Untersuchungen

I. *Anamnestische Hinweise:*
(Vorkrankheiten, familiäre Belastung)
Leitsymptome (RR-Differenz, abdom. Gefäßgeräusch, Habitus)
Kleines Labor (Urinsediment, Proteinurie), EKG

II. *Röntgen:*
Thorax
i. v. Pyelogramm
mit Früh- und Späturogramm (einschl. Tomogramm)
Labor:
Serum-Kreatinin, Kreatinin-Clearance
Blutzucker, Lipoproteinmuster
Harnstoff-N
Serum-Natrium, -Kalium, -Bicarbonat

III. Catecholamine (Tagesausscheidung)
Vanillylmandelsäure (Tagesausscheidung)

Fakultative Untersuchungen mit spezieller Indikation:

Bakteriologische Untersuchung des Urins
Aortographie
Renovasographie
Seitengetrennte Nierenfunktionsprüfung
Plasmacorticoide (Tagesrhythmik)
Tagescortisolausscheidung
Aldosteronsekretion
Isotopennephrogramm
Catecholamine im Plasma (V. cava inf.)
Plasmareninbestimmung (Nierenvenenblut)
Inulin- und PAH-Clearance
Immunologische Methoden
Urologische Untersuchung
Nierenbiopsie

exemplarisch für das, was unter einer gezielten, stufenweise aufgebauten Suchdiagnostik zu verstehen ist (Tabelle 12.5). In den meisten Fällen wird die Diagnose, zumindest die begründete Vermutungsdiagnose bereits mit den einfachen, aber umfassenden Hilfsmitteln der Anamnese und der „bedside"-Untersuchungstechnik gestellt.

Ein Beispiel hierfür ist die Blutdruckdifferenz an den oberen und unteren Extremitäten bei der Aortenisthmusstenose, das Aussehen des Kranken beim Cushing-Syndrom, ein abdominelles Gefäßgeräusch bei der Nierenarterienstenose, die Erkennung des Schwangerschaftshochdruckes und die Bedeutung der Harnuntersuchung bei Nierenparenchymerkrankungen.

Beweisend sind schließlich die mit Hilfe spezieller *Untersuchungsmethoden* gewonnenen Untersuchungsbefunde: die Differenzierung renaler Parenchymerkrankungen mit Hilfe der Nierenbiopsie, des renovasculären Hochdrucks mit Hilfe der Renovasographie mit seitengetrennter Nierenfunktionsprüfung, der Überfunktionszustände der Nebennieren durch Bestimmung der endokrinologischen Parameter in Plasma und Urin etc. (Tabelle 12.5) [98].

12.8 Die medikamentöse Behandlung der Hypertonie

Es ist erwiesen, daß eine dauernde therapeutische Blutdrucksenkung die Lebenserwartung des Hypertonikers verbessert und Organkomplikationen verhütet (Abb. 12.5). Wichtigste Voraussetzung einer gezielten Hochdrucktherapie ist die Erkennung der Hochdruckursache; d. h. ohne Differentialdiagnose keine Differentialtherapie [23 a].

Die beiden wichtigsten *Behandlungsgrundsätze* sind:
1. Jeder arterielle Bluthochdruck ist behandlungsbedürftig!
2. Kausaltherapie vor symptomatischen Maßnahmen!

Zur *Kausaltherapie* mit Aussicht auf Heilung gehören:

a) die obligat indizierten chirurgischen Eingriffe
bei der Aortenisthmusstenose (s. S. 657),
beim Phäochromocytom (s. S. 659),
beim Cushing-Syndrom (s. S. 660),
beim Conn-Syndrom (s. S. 661);
b) die fakultativ indizierten chirurgischen Eingriffe
bei der Nierenarterienstenose (s. S. 654),
bei einseitigen Nierenparenchymerkrankungen (s. S. 651),
bei obstruktiven Harnwegsprozessen (s. S. 653);
c) die internistische Behandlung des Grundleidens,
einer chronischen Pyelonephritis,
eines Diabetes mellitus,
einer Gichtniere,
entzündlicher Gefäßerkrankungen der Niere etc.

Die *symptomatische Therapie* ergänzt die kausale Hochdrucktherapie und kommt vornehmlich bei den ätiologisch ungeklärten (primären) und bei den nichtoperablen sekundären Hochdruckformen zur Anwendung. Sie folgt folgenden allgemeinen Behandlungsgrundsätzen:

Regelung der Lebensweise,
Gewichtsreduktion bei Adipositas,
Einschränkung der Kochsalzzufuhr,
Sedierung,
Medikamentöse Blutdrucksenkung (Tabelle 12.6).
Behandlung der Komplikationen (Herzinsuffizienz, Koronarkrankheit etc.),
ggf. Unterbrechung einer Oestrogenmedikation, psychosomatische Behandlung in Einzelfällen.

Zur nicht-chirurgischen *Kausaltherapie* gehört die Behandlung eines Diabetes mellitus, einer chronischen Pyelonephritis, einer Glomerulonephritis, von entzündlichen Gefäßerkrankungen und von Stoffwechselstörungen (z. B. Hyperlipoproteinämien, Harnsäurediathese, akute intermittierende Porphyrie).

Prinzipien der medikamentösen Blutdrucksenkung s. Tab. 12.7.

Die *Auswahl* der antihypertensiven Medikamente und ihre Kombination richtet sich nach dem Schweregrad der Hypertonie

Tabelle 12.6. Wirkungsmechanismen antihypertensiv wirkender Pharmaka

1. Hemmung vegetativer Zentren im ZNS (Reserpin, Clonidin)
2. Hemmung der Impulsübertragung in den Ganglien des sympathischen Systems (Ganglienblocker)
3. Aufhebung des Speichervermögens für Noradrenalin in den postganglionären Nervenendigungen (Reserpin, Guanethidin)
4. Blockierung des Noradrenalinreceptors durch Substanzen mit großer Affinität und fehlender „intrinsic activity" (Phenoxybenzamin, Phentolamin)
5. Synthese einer „falschen" Transmittersubstanz α-Methylnoradrenalin (durch α-Methyldopa)
6. Hemmung der Biosynthese der Catecholamine durch Tyrosinhydroxylase-Inhibitoren
7. „Chemische Sympathektomie" durch vorübergehende Zerstörung der adrenergen Endstrekke durch das körperfremde 6-Hydroxydopamin
8. Direkte Hemmung der glatten Gefäßmuskulatur (Saluretica, Natriumentzug, Diazoxid, Minoxidil)
9. Verminderung des Herzminutenvolumens (alle Maßnahmen, die das extracelluläre Flüssigkeitsvolumen vermindern, ferner Propranolol)
10. Verminderung des extracellulären Flüssigkeitsvolumens (Saluretica)
11. Verminderung der Plasmareninfreisetzung im juxtaglomerulären Apparat (Propranolol)
12. Antagonismus am Aldosteronreceptor des proximalen und distalen Nierentubules (Spironolactone, Canrenoat-Kalium)
13. Angiotensin-II-Antagonismus am Gefäßreceptor (Saralasin)
14. Blockierung des Converting-Enzyms (Captopril)

Tabelle 12.7. Prinzipien der medikamentösen Blutdrucksenkung

1. *Dauerbehandlung* und nicht Intervallbehandlung
2. Individuelle Wahl des Pharmakons, vorzugsweise Kombinationstherapie (Abb. 12.24)
3. Bei Therapiebeginn ansteigende Dosierung und langsame Blutdrucksenkung
4. Häufige, möglichst tägliche Blutdruckkontrollen im Liegen und Stehen (ggf. durch Selbstblutdruckmessung des Patienten)
5. Beachtung von *Überdosierung* (orthostatische Hypotension, Schwindel, Tachykardie, Azotämie) und von *Nebenwirkungen* (Diarrhoe, Sedation, Depression, nasale Congestion, Impotenz etc.)
6. Beachtung der *Kontraindikationen:*
(akuter Myokardinfarkt)
Carotisstenose bzw. Basilaris-Syndrom

unter Berücksichtigung der Kontraindikationen und schon eingetretener Organschäden (Augenhintergrund, Herz, Nieren, Gehirn). In *Verlauf und Prognose* werden die Grenzwert-Hypertonie, die leicht-, mittel- und höhergradigen Formen der benignen Hypertonie vom accelerierten Verlauf der malignen Hypertonie abgegrenzt und therapeutisch berücksichtigt (Abb. 12.3). So erfordern eine chronische Hochdruckencephalopathie, eine manifeste coronare Herzkrankheit oder eine Niereninsuffizienz mit kompensierter Retention eine besonders vorsichtige Blutdrucksenkung. Klinisch manifeste Stenosen der Hirnarterien gelten als Kontraindikationen für eine therapeutische Blutdrucksenkung. Orthostatische Hypotension erfordert vorübergehend Dosisreduktion und limitiert im Einzelfalle den Grad der therapeutisch erreichbaren Blutdrucksenkung. Gebräuchliche Antihypertensiva s. Tab. 12.8, Kombinationspräparate s. Tab. 12.9.

Die Behandlung der Grenzwert-Hypertonie [94a]. Aufgrund der bisherigen epidemiologischen Erkenntnisse erscheint es vernünftig, das Hauptgewicht bei Grenzwert-Hypertonie auf Allgemeinmaßnahmen wie verbesserte Psychohygiene und gute allgemeinmedizinische Versorgung (einschließlich Kochsalzrestriktion, Nikotinkarenz, Gewichtsreduktion bei Übergewicht, Entzug von Oestrogenen etc.) zu legen und bezüglich antihypertensiver Pharmakotherapie, deren Nützlichkeit nur in ausgewählten Fällen wahrscheinlich ist, eine abwartende Haltung einzunehmen.
In allen Fällen ist jedoch eine Verlaufsbeobachtung von Blutdruck und hygienischen Faktoren in individuell angepaßten Abständen unerläßlich, um diejenigen Patienten rechtzeitig zu erfassen, die infolge eines weiteren Blutdruckanstiegs dann antihypertensive Medikamente benötigen.

Danach besteht bei Grenzwert-Hypertonie für eine antihypertensive Pharmakotherapie zur Zeit nur in wenigen Fällen eine Basis. Dazu gehören Patienten mit zusätzlichen Risikofaktoren, wie nichtbehandelbarer Hyperlipidämie (oder tiefem Serum-high-density- oder α-Lipoprotein), diabetischer Stoffwechselstörung, therapieresistentem Zigarettenrauchen und gewissen kardiovasculären Komplikationen und/oder mit einer weniger günstigen Konstellation bezüglich Geschlecht, Alter und Familienanamnese [94a].

Bei vom Blutdruck im großen Kreislauf unmittelbar beeinflußten Komplikationen wie Linksherzinsuffizienz oder Aortenaneurysma sollte auch eine Grenzwert-Hypertonie unabhängig von Geschlecht, Alter und anderen Faktoren antihypertensiv behandelt werden.

Das gleiche gilt für leichte Blutdruckerhöhungen während der Schwangerschaft, die nach 3 Tagen Bettruhe mehr als 140/85 mm Hg betragen. Auch bei Patienten mit Grenzwert-Hypertonie und (damit möglicherweise assoziierten) Kopfschmerzen oder nicht phäochromozytombedingter hyperadrenerger Symptomatik (Zeichen eines hyperkinetischen Kreislaufsyndroms, verstärktes Schwitzen usw.) kommt ein Therapieversuch mit Antihyperpertensiva in Frage, vorzugsweise mit β-Blockern.

Die Auswahl der antihypertensiven Medikamente bei Grenzwert-Hypertonie erfolgt nach den üblichen Richtlinien. Dabei sollte eine Therapie ohne wesentliche Nebeneffekte gewählt werden, so daß der mögliche günstige Effekt einer Blutdrucksenkung bei nur grenzwertiger Hypertonie nicht durch lästige Symptome wieder teilweise aufgehoben wird. In vielen Fällen normalisiert sich der Blutdruck ohne relevante Nebenerscheinungen unter einer Monotherapie mit einem Diureticum (evtl. vorzugsweise ältere Patienten) oder β-Blocker (evtl. vorzugsweise jüngere Patienten) in mittlerer Dosis, bei einer weiteren Gruppe unter einer Zweierkombination von Diureticum und β-Blocker, Methyldopa oder Reserpin.

Tabelle 12.8. Gebräuchliche Antihypertensiva

Saluretica	u. a. Hydrochlorothiazid (Esidrix) Chlortalidon (Hygroton) Mefrusid (Baycaron) Spironolacton (Aldactone, Osyrol) Triamteren (Jatropur) Furosemid (Lasix)
β-Blocker	u. a. Propranolol (Dociton) Pindolol (Visken) Metoprolol (Beloc) Bunitrolol (Stresson)
$\alpha + \beta$-Blocker	Labetolol (Trandate)
α-Blocker	Phentolamin (Regitin)
Vasodilatantien	u. a. Dihydralazin (Nepresol) Prazosin (Minipress) Minoxidil Nitroprussid-Natrium (Nipruss, Nipride) Diazoxid (Hypertonalum) Urapidil (Ebrantil)
Rauwolfia-Alkaloide	u. a. Reserpin (Serpasil)
Sympathicushemmer	u. a. Guanethidin (Ismelin) α-Methyldopa Clonidin (Catapresan)
c.e.-Blocker	Captopril (Lopirin)

Die Behandlung der leichten, mittelschweren und malignen Hypertonie

In der Praxis hat sich folgendes Vorgehen bewährt:

1. **Leichte labile Hypertonie** (systolisch 160–180 mm Hg, diastolisch 100–110 mm Hg)
   Keine Symptome der Coronarkrankheit
   Keine Belastungsinsuffizienz des Herzens
   Keine Einschränkung der Nierenfunktion
   Keine cerebralen Ausfallserscheinungen

   > Diureticum
   > oder/und
   > Betareceptorenblocker

   (Unter Beachtung der Kontraindikationen)

2. Mittelschwere Hypertonie (systolisch 180–220 mm Hg, diastolisch 110–130 mm Hg)
Belastungsinsuffizienz des Herzens (I–III)
Beginnende Einschränkung der Nierenfunktion (Kreatinin < 2,0 mg%)
Stabile Angina pectoris (I–III)
Keine cerebralen Ausfallserscheinungen

Diureticum
und
Betareceptorenblocker
und
Dihydralazin oder Clonidin
ggf. Dauerdigitalisierung, Nitroglycerin bzw. Isosorbid-5-Mononitrat

---

(Unter Beachtung der Kontraindikationen)
Tägliche Blutdruckmessung im Liegen und Stehen (durch den Patienten oder Angehörige)

3. Schwere accelerierte Hypertonie (systolisch > 220 mm Hg, diastolisch > 130 mm Hg)
Belastungsinsuffizienz des Herzens (I–IV)
Einschränkung der Nierenfunktion (Kreatinin > 2,0 mg%)
Stabile Angina pectoris
Beginnende cerebrale Ausfallserscheinungen

Clonidin (stufenweise steigernd bis zu 5mal 150 µg tägl.)
und
Dihydralazin (stufenweise steigernd bis zu 6mal 25 mg tägl.)
ggf. Prazosin (stufenweise steigernd bis maximal 15–20 mg tägl.)
alternativ
Captopril
Ferner Herzglykoside in reduzierter Dosis, Nitroglycerin, Isosorbid-5-mononitrat

---

(Unter Beachtung der Kontraindikationen)
Tägliche Blutdruckmessung im Liegen und Stehen (durch den Patienten oder Angehörige)

Es handelt sich um allgemeine, im Einzelfall zu variierende Richtlinien unter Berücksichtigung der für jedes einzelne Pharmakon gebotenen Kontraindikationen [80, 42]. – Captopril, Minoxidil, Prazosin und Guanethidin sind schwer behandelbaren Hypertonien vorbehalten. – Captopril: Anfänglich Monotherapie, ggf. Kombination mit einem Diureticum. Dosisreduktion bei Niereninsuffizienz und bei renovaskulärer Hypertonie. Kontraindiziert bei Hyponatriämie. – Wegen subjektiv unangenehmer Nebenwirkungen sind die Rauwolfia-Alkaloide (z. B. Reserpin) und α-Methyldopa in den Hintergrund getreten, sie können aber bei schwer einstellbaren Verlaufsformen herangezogen werden. – Bei Koronarpatienten vereinzelt Auslösung von Angina pectoris bei Verabreichung von Dihydralazin im Gefolge der reflektorisch ausgelösten Tachykardie; ggf. Kombination mit Clonidin oder Betablockern. – Die Kombination Prazosin/β-Blocker/Diuretikum (s. Abb. 12.25) hat gegenüber der Kombination Prazosin/Guanethidin oder Clonidin/Diureticum den Vorteil einer geringeren Tendenz zu orthostatischer Hypotonie bei gleichzeitiger Blutdrucksenkung [41].

Nebenwirkungen von Antihypertensiva: Häufig treten Sedation (Reserpin, Clonidin, α-Methyldopa), Mundtrockenheit (α-Methyl-

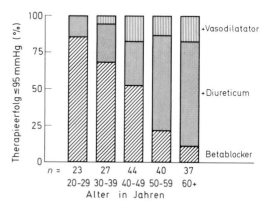

Abb. 12.21. Alter und Wirksamkeit der Dreikomponententherapie. Der Anteil der mit Betablocker-Monotherapie behandelbaren Patienten nimmt mit steigendem Alter deutlich ab. Gleichzeitig wird die Notwendigkeit zur Kombination mit einem Diureticum und schließlich mit einem Vasodilatator mit zunehmendem Alter häufiger [16]

12.8 Die medikamentöse Behandlung der Hypertonie

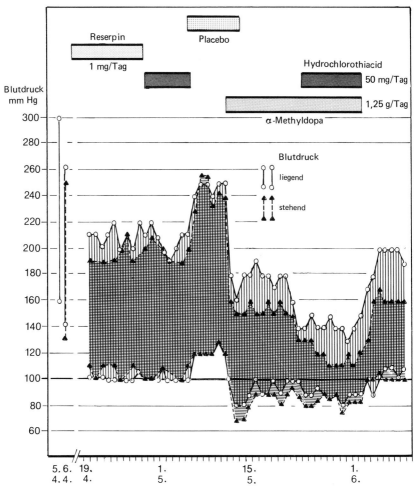

Abb. 12.22. Vergleich der blutdrucksenkenden Wirkung von Reserpin (Serpasil), Hydrochlorothiazid (Esidrix) und Alphamethyldopa (Presinol) bei einem Patienten mit primärer benigner Hypertonie. Verstärkung der Wirkung von Alphamethyldopa durch Hydrochlorothiazid. (Nach [7])

dopa, Clonidin), Hypokaliämie, Hyperglykämie und Hyperuricämie (Thiazide, Furosemid, Ethacrynsäure), Congestion der Schleimhäute, besonders der Nasenschleimhaut (Reserpin), Gynäkomastie (Spironolacton) und Durchfälle (Guanethidin), seltener Ejakulationsstörungen (α-Methyldopa, Guanethidin), Gesichtsröte, Fieber und Lupus-erythematodes-Syndrom (Hydralazin), positiver Coombs-Test und hämolytische Anämie (α-Methyldopa), Depressionen (Reserpin, α-Methyldopa), Hyperglykämie (Diazoxid) und Parotisschmerzen (Clonidin) in Erscheinung [3].

Die antihypertensive Wirkung von Guanethidin (z. B. Ismelin) und von Clonidin (z. B. Catapresan) wird durch tricyclische Antidepressiva abgeschwächt bzw. aufgehoben.

Betareceptorenblocker (Propranolol = Dociton und verwandte Substanzen) sind Pharmaka der ersten Wahl beim hyperkinetischen Herzsyndrom, bei der Hypertonie im Gefolge einer Hyperthyreose, bei blutdrucklabilen jugendlichen Hypertonikern und in der Frühphase der essentiellen Hypertonie. Neuerdings wird über eine verbesserte Spät-

Tabelle 12.9. Chemische Zusammensetzung von einigen gebräuchlichen Kombinationspräparaten (mg pro Tablette bzw. Dragee) [82]

Adelphan-Esidrex	Reserpin Dihydralazin Hydrochlorothiazid	0,1 mg 10 mg 10 mg	Modenol	Reserpin Rescinamin Raubasin Thiabutazid Kaliumchlorid	0,07 mg 0,07 mg 0,7 mg 3,3 mg 300 mg (etwa 4 mval K$^+$)
Aldactone 50-Saltucin	Spironolacton Thiabutazid	50 mg 5 mg			
Bendigon	Reserpin Mefrusid Mesoinositol-hexanicotinat	0,15 mg 15 mg 150 mg	Moducrin	Hydrochlorothiazid Amilorid Timolol	25 mg 2,5 mg 10 mg
Briserin	Reserpin Dihydroergocristin Clopamid	0,1 mg 0,58 mg 5 mg	Moduretik	Hydrochlorothiazid Amilorid	50 mg 5 mg
			Nortensin	Reserpin Furosemid	0,4 mg 60 mg
Caprinol	Reserpin Mefrusid α-Methyldopa	0,1 mg 10 mg 125 mg	Osyrol-50-Lasix	Spironolacton Furosemid	50 mg 20 mg
Combipresan	Clonidin Chlorthalidon	0,075 mg 15 mg	Pacepir	Rad. Rauwolfiae serp. Hydroflumethiazid Kaliumchlorid	50 mg 50 mg 625 mg (etwa 8,4 mval K$^+$)
Darebon	Reserpin Chlortalidon	0,25 mg 50 mg			
Di-Chlotride-K mit Reserpin	Reserpin Hydrochlorthiazid Kaliumchlorid	0,0625 mg 12,5 mg 572 mg (etwa 7,7 mval K$^+$)	Pertenso	Bemetizid Triamteren Bupranolol Dihydralazin	10 mg 20 mg 20 mg 20 mg
diucomb	Bemetizid Triamteren	25 mg 50 mg	Repicin	Reserpin Bendroflumethiazid Kaliumchlorid	0,1 mg 2 mg 200 mg (etwa 2,7 mval K$^+$)
Dociretic	Propranolol Bendroflumethiazid	80 mg 2,5 mg			
Dociton-80-Dytide H	Propranolol Triamteren Hydrochlorothiazid	80 mg 50 mg 25 mg	Resaltex	Reserpin Hydrochlorothiazid Triamteren	0,125 mg 25 mg 50 mg
Drenusil-R	Reserpin Polythiazid	0,25 mg 1 mg	Saltubol	Reserpin Cyclothiazid	0,1 mg 5 mg
Dytide H	Triamteren Hydrochlorothiazid	50 mg 25 mg	Sembrina-Saltucin	α-Methyl-Dopa Thiabutazid	250 mg 1 mg
Durotan 100	Reserpin Xipamid	0,1 mg 4 mg	Torrat	Methypranol Butizid	20 mg 2,5 mg
Elfanex	Reserpin Dihydralazin Hydrochlorothiazid Kaliumchlorid	0,1 mg 10 mg 10 mg 300 mg (etwa 4 mval K$^+$)	Trepress	Oxprenolol Hydralazin Chlortalidon	80 mg 25 mg 10 mg
Esiteren	Triamteren Hydrochlorothiazid	50 mg 25 mg			

12.8 Die medikamentöse Behandlung der Hypertonie

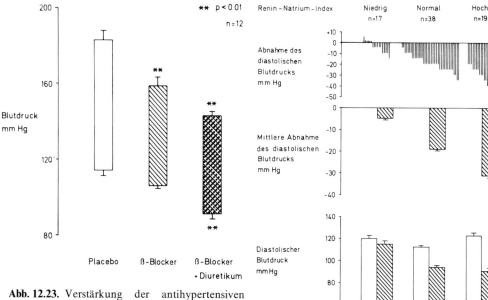

Abb. 12.23. Verstärkung der antihypertensiven Betablockerwirkung durch Kombination mit Diuretica. Bei 12 Hypertonikern, die auf die Behandlung mit Oxprenolol-Retard mit einer Senkung des systolischen, nicht aber des diastolischen Druckes reagierten, konnte durch zusätzliche Verabreichung eines Diureticums der Blutdruck normalisiert werden [15, 16]

Abb. 12.24. Betablocker-Monotherapie bei Hoch-, Normal- und Nieder-Renin-(essentieller)-Hypertonie. Hoch-Renin-Patienten reagieren besser auf Propranolol als die Normal-Renin-Gruppe; die Nieder-Renin-Patienten zeigen kaum einen Therapieerfolg [16]

prognose bei Hochdruckkranken mit gesteigerter Plasmareninaktivität durch Propranolol berichtet (Abb. 12.24). Bei fast allen Fällen senkt dieser β-Blocker die Plasmareninaktivität erheblich, gleichzeitig vermindert sich die Aldosteronsekretion. Kontraindikationen: obstruktive Ventilationsstörungen, pathologische Bradykardien, dekompensierte Herzinsuffizienz (Einzelheiten s. S. 307).

Diuretica. Basistherapeutica leichter und mittelschwerer Hochdruckfälle, vornehmlich im mittleren und höheren Lebensalter, sind Diuretica, die in niedriger Dosierung und unter Berücksichtigung der Kontraindikationen (s. S. 611) auch bei jahrelangem Gebrauch kaum objektive oder subjektive Nebenwirkungen verursachen. Sie wirken schwach blutdrucksenkend und führen deshalb nur in leichten Fällen zu einem befriedigenden Behandlungsergebnis. Sie eignen sich zur *Kombinationstherapie*, weil sie die Wirkung anderer Antihypertensiva potenzieren und dem natriumretinierenden Effekt der meisten Antihypertensiva durch ihre natriuretische Wirkung entgegenwirken (Abb. 12.21, 12.22, 12.23). Außerdem mildern sie die strengen Kostformen der salzarmen Diät. Bevorzugt wird die Verabreichung langwirkender Verbindungen von Diuretica (z.B. Chlortalidon, Polythiazid oder Cyclopenthiazid) [22] (s. Tabelle 12.9). (*Nebenwirkungen und Kontraindikationen* s. S. 611).

So gut wie alle Diuretica vermindern beim Hypertoniker durch die tubuläre Transporthemmung von Natriumionen das extracelluläre Flüssigkeitsvolumen und das Plasmavolumen. Ferner reduzieren sie auf diesem Wege den austauschbaren Natriumgehalt des Körpers. Damit schienen der antihypertensive Effekt der Saluretica und auch die Verstärkung der Wirkung anderer Antihypertensiva durch die natriuretische Wirkung erklärt. Es zeigte sich jedoch, daß bei anhaltender Diureticatherapie sowohl Plasmavolumen als auch Gesamtkörpernatrium wieder zur Norm zurückkehren können, der antihypertensive Effekt, d.h. die Verminderung des peripheren Gefäßwiderstandes, aber bestehen bleibt. Man muß daraus schließen, daß Saluretica ihre blutdrucksenkende Wirkung auch über eine direkte Beeinflussung der Widerstandsgefäße ausüben.

Verschiedene Autoren fanden nach chronischer Verabreichung von Diuretica eine Abnahme der vasculären Reaktivität gegenüber exogenem Angiotensin II oder Catecholaminen, und es bestehen Hinweise darauf, daß die Bindungsaffinität von Angiotensin II an vasculäre Receptoren im Stadium der Natriumdepletion reduziert ist.

Die Reninsekretion wird teilweise durch sympathische Mechanismen gesteuert (s. S. 645), und Patienten mit essentieller Hypertonie und niedriger PRA weisen verschiedene Merkmale auf, die mit einem verminderten Aktivitätszustand des adrenergen Systems vereinbar sind (s. S. 646). Es erscheint somit möglich, daß die besondere Diuretica-Sensitivität von Niedrigrenin-Patienten zumindest teilweise darauf zurückzuführen ist, daß die kompensatorische Aktivierung des sympathischen Systems als Folge der diureticainduzierten Volumendepletion und Blutdrucksenkung bei diesen Patienten abgeschwächt ist, während Patienten mit Normalrenin- oder Hochrenin-Hypertonie stärker reagieren und durch markante Erhöhung der sympathischen Aktivität die blutdrucksenkenden Effekte der Diureticabehandlung teilweise oder gänzlich antagonisieren können [5].

Obschon die Bedeutung der Reaktivität des sympathischen Systems sowie anderer Faktoren für die antihypertensive Wirksamkeit von Diuretica weiterer Abklärung bedarf, hat die inverse Beziehung zwischen prätherapeutischer PRA und blutdrucksenkender Effektivität dieser Medikamente gewisse therapeutische Konsequenzen. Dabei ist zu berücksichtigen, daß die PRA sowohl bei Normalpersonen wie auch bei Patienten mit essentieller Hypertonie mit dem Lebensalter progressiv abnimmt, so daß eine Erniedrigung des zirkulierenden Renins bei Patienten mit essentieller Hypertonie unter 30 Jahren selten, in den folgenden Lebensdekaden jedoch zunehmend häufiger ist. Dies gibt auch ohne den zur Zeit nicht akzeptablen Aufwand von routinemäßigen prätherapeutischen PRA-Bestimmungen eine rationale Grundlage für den Einsatz von Diuretica als Basistherapie bei hypertensiven Patienten im mittleren oder höheren Lebensalter. Bei jüngeren Patienten mit benigner essentieller Hypertonie, die unbehandelt meistens eine normale oder erhöhte PRA zeigen und häufig auf eine Behandlung mit β-Blockern ansprechen, dürfte andererseits die Verabreichung eines β-Blockers anstelle eines Diureticums in gewissen Fällen als erster Therapieschritt gerechtfertigt sein.

Die Verabreichung von *Aldosteronantagonisten* in Form von Spironolacton (Aldactone, Osyrol, 200–400 mg/Tag) ist bei Hypertonien fortgeschrittenen Grades mit sekundärem Aldosteronismus, ebenso bei Low-renin-Hypertonie wie auch in Fällen mit Hypokaliämie zur Verhütung von renalen Kaliumverlusten bei Patienten mit Diabetes mellitus, bei Gicht, also dort, wo sich kaliumverlierende Saluretica vom Thiazidtyp verbieten, indiziert und wirkungsvoll.

Hochdrucktherapie bei Niereninsuffizienz.
Bei höhergradiger Einschränkung der Nierenfunktion (Plasmakreatinin über 2,5 mg%, Kreatinin-Clearance unter 30 ml/min) sind die Kombinationspräparate aus Rauwolfiaalkaloiden, Thiaziden, Diuretica und Kalium (z. B. Modenol, Repicin und Pacepir) zu vermeiden. Dagegen ist bei Dihydralazin (Nepresol, ferner im Adelphan) mit einer Kumulation nicht zu rechnen. α-Methyldopa hat sich in der antihypertensiven Therapie bei fortgeschrittener Niereninsuffizienz gleichfalls bewährt, jedoch erfordert diese Therapieform Dosisreduktion, da ebenso wie bei Guanethidin (Ismelin) mit einer Häufung von Nebenwirkungen gerechnet werden muß. – Da Thiazidderivate bei höhergradiger Niereninsuffizienz wirkungslos, evtl. sogar nephrotoxisch sind, gehört die Salureticatherapie nicht zur Hypertoniebehandlung der fortgeschrittenen Niereninsuffizienz. Dasselbe gilt für die kaliumretinierenden Saluretica. Allerdings bewirkt Furosemid (Lasix) auch bei höhergradiger Einschränkung der Nierenfunktion in hoher Dosierung (250 mg bis 1,0 g) immer noch eine Diurese und Natriurese, z. T. allerdings unter erheblichen Kaliumverlusten (*Cave:* Schädigungen des Hörorgans!).

In der Mehrzahl der Hochdruckfälle mit fortgeschrittener Niereninsuffizienz gelingt es, durch Verminderung des extracellulären Flüssigkeitsvolumens und des austauschbaren Natriums mittels *Dialyse* oder durch hochdosierte Diuretica (Furosemid-Lasix) (s. o.) zusammen mit strenger *Bilanzierung* der Natrium- und Flüssigkeitszufuhr den Blutdruck zu senken. Bei dialyserefraktären Fällen vermag die *bilaterale Nephrektomie* noch eine Drucksenkung zu bewirken.

Hochdrucktherapie in der Schwangerschaft.
In der Schwangerschaft ist Alpha-Methyldopa (Aldometil, Presinol, Sembrina) das Mit-

12.8 Die medikamentöse Behandlung der Hypertonie

Tabelle 12.10. Therapiemöglichkeiten bei hypertensiven Krisen. (Modif. nach [76])

	Medikament	Dosis	Applikationsform	Wirkungseintritt	Nebenwirkungen
Hausarzt	1. Clonidin: Catapresan	150–300 µg	i.v./i.m.	ca. 10 min	Sedation, Bradykardie
	2. Dihydralazin: Nepresol	12,5–25 mg, 0,5 mg/min bis max. 80 mg/24 Std	i.v./i.m.	5–10 min	Tachykardie, Palpitationen, Kopfschmerzen
Klinik	3. Diazoxid: Hypertonalum	150–300 mg	i.v. (in ca. 10 sec)	Sofort	Tachykardie, Glucose i.S. ↑
	4. Phentolamin: Regitin	5–10 mg, 0,03 mg/min bis max. 50 mg/24 Std	i.v.	Sofort	Tachykardie, Extrasystolie,
	5. Saralasin: Sarenin	0,1–10 µg/kg/min	(in ca. 10 min)	Sofort	Blutdruckanstieg
	6. Na-Nitroprussid: Nipride, Nipruss	20–900 µg/min	i.v.	Sofort	Thiocyanat-, Cyanidintoxikation, Tachykardie, Tachypnoe
	7. Urapidil Ebrantil-50	10–50 mg	i.v.	ca. 5 min	Schwindelgefühl, Herzklopfen, Unruhe

tel der ersten Wahl. Ferner ist Dihydralazin (Nepresol) gut geeignet und bei schwerer hypertensiver Gestose auch intravenös applizierbar. Kardioselektive Betablocker sowie schwach wirksame Diuretica (Thiazide) sind zu bevorzugen. Die Diureticatherapie ist in der Prophylaxe der Spätgestose unwirksam. Akute Diuresen sind mit der Gefahr der Hypovolämie mit sekundärer uteroplacentarer Ischämie belastet.

Behandlung von Hochdruckkrisen. Zu den lebensbedrohlichen Komplikationen einer exzessiven arteriellen Blutdrucksteigerung gehören:
hypertensive Encephalopathie,
akutes Linksherzversagen mit Lungenödem,
intrakranielle Blutung
akute Coronarinsuffizienz,
Aneurysma dissecans der Aorta [79].

Für die *Sofortbehandlung* einer hypertonen Krise sind, unabhängig von der Ätiologie und nach Maßgabe der bewirkten Drucksenkung, die in Tabelle 12.10 aufgeführten Maßnahmen geeignet. Dagegen können α-Methyldopa, Guanethidin und Reserpin wegen fehlender Sofortwirkung (Wirkungseintritt nach etwa 30–60 min) in akut lebensbedrohlichen Zuständen nicht als Therapeutica der ersten Wahl angewendet werden. – Wegen seiner negativ-inotropen Wirkung ist auch die Gabe von Verapamil nicht mehr gerechtfertigt. – Die schwer dosierbare Blutdrucksenkung unter Diazoxid birgt die Gefahr intrakranieller Blutungen und cerebraler Ischämien in sich; wegen der häufig zu beobachtenden Reflextachykardien ist diese Substanz bei Patienten mit Coronarinsuffizienz, manifester Linksherzinsuffizienz und bei Aortendissektion kontraindiziert. – Bei Verdacht auf Phäochromocytom ist Phentolamin das Mittel der ersten Wahl. –
Bei Anwendung des Angiotensin-II-Antagonisten Saralasin (s.S. 656) sollte mit einer möglichst niedrigen Dosierung begonnen werden, um eine anfängliche Pressorreaktion zu vermeiden. Vor Absetzen der Saralasin-Medikation sollte eine überlappende Therapie mit reninsupprimierenden Pharmaka (β-Receptorenblocker, Clonidin, Guanfacinum [77]) begonnen werden, um eine Rebound-Hypertonie zu vermeiden [76].
Emotionale Streßsituationen und plötzliche Unterbrechung einer antihypertensiven

Dauermedikation (besonders von Clonidin!) gehören zu den häufigsten Ursachen einer Hochdruckkrise. Vor Narkosen und Operationen ist eine Reduktion von Antihypertensiva nur unter laufender Überwachung des Patienten statthaft.

Die antihypertensive Wirkung dieser Pharmaka wird durch zusätzliche Verabreichung eines Salureticums (z. B. Etacrynsäure = Hydromedin, 50–100 mg intravenös oder von Furosemid = Lasix, 80–100 mg intravenös) unterstützt. Diese Maßnahme ist dann obligat, wenn die Hochdruckkrise mit einem Asthma cardiale bzw. Lungenödem vergesellschaftet ist.

Die Therapie des in der *Schwangerschaft* erhöhten Blutdrucks basiert auf der Tatsache eines durchschnittlich um 8,5 l erhöhten Gesamtkörperwassergehalts. Die *Basistherapie* besteht daher in aller Regel in einem Salureticum.

Bei einer evtl. notwendigen Kombinationstherapie ist die zusätzliche Gabe von Reserpin die Behandlung erster Wahl, alternativ Dihydralazin, Alphamethyldopa oder Clonidin.

Die Behandlung der Hypertonie bei Eklampsie entspricht den Therapierichtlinien der hypertensiven Krise und den entsprechenden geburtshilflichen Maßnahmen [38].

Hypertonie und Narkose: Entgegen früheren Ansichten haben neuere Untersuchungen gezeigt, daß die Gefahren der Narkose bei einem Hochdruckkranken ohne antihypertensive Behandlung größer sind, als wenn eine suffiziente Hochdrucktherapie bis zum Operationstermin fortgeführt wird.

12.9 Literatur

1. ANTHONISEN, P., HOLST, E.: Determination of cardiac and other hemodynamic data in uremic patients using the dye dilution technique. Scand. J. Lab. Invest. *12*, 481 (1960)
2. ARNOLD, O. H.: Einfluß der Therapie auf die Prognose der Hochdruckerkrankung. In: Hochdruckforschung. Heilmeyer, L., Holtmeier, H. J. (Hrsg.). Stuttgart: Thieme 1965
3. ARNOLD, O. H.: Therapie der arteriellen Hypertonie. In: Experimentelle Medizin, Pathologie und Klinik. Leuthardt, F., Schoen, R. (Hrsg.), Bd. 30. Berlin, Heidelberg, New York: Springer 1970
4. BEECHGAARD, P.: Der Spontanverlauf der benignen Hypertonie. In Essentielle Hypertonie. Bock, K. D., Cottier, P. (Hrsg.). Berlin, Göttingen, Heidelberg: Springer 1960
5. BERETTA-PICCOLI, C., WEIDMANN, P., CHATEL, R. DE, HIRSCH, D., REUBI, F. C.: Beziehungen zwischen Blutdruck, Blutvolumen und Plasmarenin während Diuretikatherapie bei essentieller Hypertonie. Schweiz. Med. Wochenschr. *107*, 104 (1977)
6. BOCK, K. D.: Leseranfrage. Dtsch. Med. Wochenschr. *49*, 2219 (1965)
7. BOCK, K. D.: Pathogenese und Verlauf des essentiellen Hochdrucks. Verh. Dtsch. Ges. Kreislaufforsch. *43*, 28 (1977)
8. BOCK, K. D., BOHLE, A.: Perakut verlaufende primäre maligne Nephrosklerose mit irreversiblem Nierenversagen und maligner Hypertonie nach Ovulationshemmern. Dtsch. Med. Wochenschr. *98*, 757 (1973)
9. BOHLE, A., KRECKE, H.: Über das Sanarelli-Shwartzman-Phänomen (sog. generalisiertes Shwartzman-Phänomen) des Menschen. Klin. Wochenschr. *37*, 803–814 (1959)
10. BOHLE, A., HELMCHEN, U., MEYER, D., BOCK, K. D., BRÜNING, L., EDEL, H. H., HEIMSOTH, V., SCHELER, F.: Über die primäre und sekundäre maligne Nephrosklerose. Klin. Wochenschr. *51*, 841 (1973)
11. BRÄUTIGAM, W., CHRSTIAN, P.: Psychosomatische Medizin. Stuttgart: Thieme 1973
12. BRUNNER, H. R., LARAGH, J. H., BAER, L., NEWTON, M. A., GOODWIN, F. T., KRAKOFF, L. R., BARD, R. H., BÜHLER, R. F.: Essential hypertension: Renin and aldosterone, heart attack and stroke. N. Engl. J. Med. *286*, 441 (1972)
13. BÜHLER, R. F.: Essentielle Hypertonie: Renin und Aldosteron, Schlüssel zur Pathogenese und Therapie. Schweiz. Med. Wochenschr. *104*, 1013 (1974)
14. BÜHLER, F. R., LARAGH, J. H., VAUGHAM, E. D., BRUNNER, H. R., GAVRAS, H., BAER, L.: The antihypertensive action of propranolol; specific antirenin responses in high and normal renin essential, renal, renovascular and malignant hypertension. Am. J. Cardiol. *32*, 511 (1973)
15. BÜHLER, F. R., LÜTOLD, B. E., KÜNG, M., KOLLER, F. J.: One daily dosage beta-blockade: Antihypertensive efficacy of slow release oxprenolol as related to renin and age. Aust. N.Z.J. Med. *6*, 37 (1976)
16. BÜHLER, F. R., KIOWSKI, W., BOLLI, P., BERTEL, O.: Das Potential der Betablocker in der Hochdruckbehandlung. Internist (Berlin) *19*, 510 (1978)
17. CANNON, P. J., HASSAR, M., CASE, D. B., CASARELLA, W. J., SOMMERS, S. C., LEROY,

E. C.: The relationship of hypertension and renal failure in scleroderma (progressive systemic sclerosis) to structural and functional abnormalities of the renal cortical circulation. Medicine (Baltimore) *53*, 1 (1974)
18. EIFF, A. W. v.: Essentielle Hypertonie, Klinik, Psychophysiologie und Psychopathologie. Stuttgart: Thieme 1967
19. ETTINGER, U., SEIBEL, K., RIECKER, G.: The reactivity of isolated small arteries for norepinephrine in essential hypertension. Int. J. Clin. Pharmacol. *4*, 121 (1970)
20. FAHR, T.: Pathologische Anatomie des Morbus Brightii. In: Handbuch der speziellen pathologischen Anatomie und Histologie. Uehlinger, E. (Hrsg.), 6. Bd., S. 368. Berlin: Springer 1925
21. FISHBERG, A.: Hypertension and nephritis, 5th edn., pp. 242–356. London 1954
22. FREIS, E. D.: The chemotherapy of hypertension. J.A.M.A. *218*, 1009 (1971)
23. GIERTSEN, J. C.: Atherosclerosis in an autopsy series. 7. Relation of hypertension to atherosclerosis. Acta Pathol. Microbiol. Scand. *66*, 331–340 (1966)
23a. GIFFORD, R.: Managing hypertension. Postgrad. Med. *61*, 153 (1977)
24. GOTTSTEIN, U.: Zerebrale Haemodynamik bei arteriellem Hochdruck und Hochdruckkrise sowie unter dem Einfluß therapeutischer Blutdrucksenkung. Verh. Dtsch. Ges. Kreislaufforsch. *43*, 61 (1977)
25. GRACE, W. J., GRAHAM, D. T.: Relationship of specific attitudes and emotions to certain bodily diseases. Psychosom. Med. *14*, 4 (1952)
26. GRIBBIN, B., PICKERING, T. G., SLEIGHT, P.: Effect of age and high blood pressure on baroreflex sensivity in man. Circ. Res. *29*, 424 (1971)
27. GROBECKER, H.: Sympatho-neuronale und sympatho-adrenale Aktivität bei experimenteller und essentieller Hypertonie. Verh. Dtsch. Ges. Kreislaufforschg. *43*, 2 (1977)
28. GROSS, F., STRASSER, T.: Mild hypertension: natural history and management. Pittman, Bath (Great Britain) 1979
29. GROSS, F. R., DIETZ, J. B., LÜTH, J. F., MANN, E.: Welche Rolle spielt das Renin-Angiotensin-System in der Pathogenese des Hochdruckes? Verh. Dtsch. Ges. Kreislaufforschg. *43*, 177 (1977)
30. GROSS, F.: Niere und Hochdruck. Klin. Wochenschr. *50*, 621 (1972)
31. GRÜNTZIG, A., KUHLMANN, U., VETTER, W., LÜTOLF, U., MEIER, B., SIEGENTHALER, W.: Treatment of renovascular hypertension with percutaneous dilatation of a renal artery stenosis. Lancet *1978 I*, 108

32. HANY, A., SCHAUB, F., NAGER, F.: Die Prognose der behandelten malignen Hypertonie. Dtsch. Med. Wochenschr. *90*, 20 (1965)
33. HAUSS, W. H., SCHMITT, G.: On the electroneurograms of the carotid sinus in man with concepts on the pathogenesis of arterial blood pressure disease. Z. Kreislaufforsch. *50*, 218 (1961)
34. HEBERER, G., EIGLER, F. W., ALBRECHT, K. F.: Chirurgische Möglichkeiten bei Hochdruckerkrankungen. Langenbecks Arch. Klin. Chir. *308*, 548 (1964)
35. HEBERER, G., RAU, G., LÖHR, H. H.: Aorta und große Arterien. Berlin, Heidelberg, New York: Springer 1966
36. HEINTZ, R.: Renale Hypertonie. In: Arterielle Hypertonie. Pathogenese, Klinik, Therapie. Heintz, R., Losse, H. (Hrsg.), S. 203. Stuttgart: Thieme 1969
37. HEINTZ, R., LOSSE, H. (Hrsg.): Arterielle Hypertonie. Pathogenese, Klinik, Therapie. Stuttgart: Thieme 1969.
38. HELD, E., WEBER, P.: Die Hypertonie. Frankfurt: Hoechst 1979
39. JÖRGENSEN, G.: Genetik des hohen Blutdrucks. In: Arterielle Hypertonie. Pathogenese, Klinik, Therapie. Heintz, R., Losse, H. (Hrsg.), S. 169, Stuttgart: Thieme 1969
40. KANNEL, W. B., GORDON, T., SCHWARTZ, M. J.: Systolic versus diastolic blood pressure and risk of coronary heart disease. Am. J. Cardiol. *27*, 335 (1971)
41. KEUSCH, G., WEIDMANN, P., GLÜCK, Z., MEIER, A., BERETTA-PICCOLI, C.: Prazosin in der Kombinationsbehandlung der mittelschweren bis schweren Hypertonie. Schweiz. Med. Wochenschr. *109*, 984 (1979)
42. KIRCHERTZ, E. J., SCHELER, F.: Richtlinien für die Behandlung mit Captopril. Therapiewoche *31*, 5323 (1981)
45. LABHART, A.: Klinik der inneren Sekretion, 2. Aufl. Berlin, Heidelberg, New York: Springer 1971
46. LEDINGHAM, J. M.: Ätiologie und Pathogenese der Hypertonie. Internist (Berlin) *15*, 114 (1974)
47. LEYDHECKER, W.: Grundriß der Augenheilkunde. Berlin, Heidelberg, New York: Springer 1968
47a. LIPS, J. M., VEER, J., STRUYVENBERG, A.: Bilateral occurence of pheochromocytoma in patients with the multiple endocrine neoplasia syndrome type 2A (Sipple's syndrome). Am. J. Med. *70*, 1051 (1981)
48. LIEBAU, H.: Klinisch-experimentelle Untersuchungen zur Inaktivierung von Noradrenalin bei Patienten mit essentieller, renaler und mit alpha-Methyldopa behandelter Hypertonie. Habilitationsschrift, Universität Mainz 1970

49. LIEBEGOTT, G.: Die Gefäßveränderungen beim Hochdruck. In: Hochdruckforschung. Heilmeyer, L., Holtmeier, H. J. (Hrsg.). Stuttgart: Thieme 1965
50. LINZBACH, A. J.: Die pathologische Anatomie der Herzinsuffizienz. In: Handbuch der inneren Medizin. Schwiegk, H. (Hrsg.), 9. Bd., 1. Teil, S. 706–800. Berlin, Heidelberg, Göttingen: Springer 1960
51. LOHMANN, F. W., DISSMANN, T., GOTZEN, R., MOLZAHN, M., OELKERS, W., RÜCKER, G., BAUMGÄRTEL, H., BACHMANN, D.: Funktionsdiagnostik und Spätergebnisse bei operierten Hypertonie-Patienten mit Nierenarterienstenose. Dtsch. Med. Wochenschr. *96*, 1347 (1971)
52. LOSSE, H.: Kochsalzverbrauch und Hypertonie. Dtsch. Med. Wochenschr. *104*, 755 (1979)
53. LOSSE, H., KIENITZ, M.: Die Pyelonephritis. Stuttgart: Thieme 1966
54. LOUIS, W. J., DOYLE, A. E., ANAVEKAR, S.: Plasma norepinephrine levels in essential hypertension. N. Engl. J. Med. *288*, 599 (1973)
55. LOWITZ, H. D., STUMPE, K. O., OCHWADT, B.: Natrium- und Wasserresorption in den verschiedenen Abschnitten des Nephrons beim experimentellen renalen Hochdruck der Ratte. Pfluegers Arch. *304*, 322 (1968)
56. LÜDERITZ, B., HEIMBURG, P., RIECKER, G.: Aneurysma dissecans bei Aortenisthmusstenose. Dtsch. Med. Wochenschr. *97*, 562 (1972)
57. MCCUBBIN, J. W., GREEN, J. B., PAGE, I. H.: Baroceptor function in chronic renal hypertension. Circ. Res. *4*, 205 (1956)
58. MENDLOWITZ, M.: Some theories of hypertension: Fact and fancy. Hypertension *1*, 435 (1979)
59. MESSERLI, F. H., FUNK, H. U., SCHÜRCH, W.: Renovaskuläre Hypertonie bei Neurofibromatose. Schweiz. Med. Wochenschr. *103*, 372 (1973)
60. MEWE, L., KÜCHLE, H. J.: Beurteilung von Veränderungen am Augenhintergrund bei Hypertonie. Dtsch. Aerztebl. *39*, 2185 (1978)
61. MEYER, P., BAUDOUIN, M., FERMANDJIAN, S., WORCEL, W., MORGAT, J. L., FROMAGEOT, P.: Angiotensin receptors in smooth muscle cell. Hypertension 1972. Berlin, Heidelberg, New York: Springer 1972
62. MÜLLER, J.: Regulation of aldosterone biosynthesis. Berlin, Heidelberg, New York: Springer 1971
63. National Center for Health Statistics, Series 11, No. 13: Hypertension and hypertensive heart disease in adults. Washington 1966
64. PALMER, R. F., LASSETER, K. C.: Sodium nitroprusside. N. Engl. J. Med. *292*, 294 (1975)
65. PFLANZ, M.: Essentielle Hypertonie. Epidemiologie. Soziologie. In: Arterielle Hypertonie. Pathogenese, Klinik, Therapie. Heintz, R., Losse, H. (Hrsg.), S. 163. Stuttgart: Thieme 1969
66. PFLANZ, M.: Psychosomatische Aspekte der Hypertonie. In: Arterielle Hypertonie. Pathogenese, Klinik, Therapie. Heintz, R., Losse, H. (Hrsg.), S. 185. Stuttgart: Thieme 1969
67. PFLANZ, M.: Psychische soziale Faktoren bei der Entstehung des Hochdrucks. Internist (Berlin) *15*, 124 (1974)
68. PFLANZ, M.: Epidemiologie des essentiellen Hochdrucks. Verh. Dtsch. Ges. Kreislaufforsch. *43*, 20 (1977)
69. PICKERING, G. W.: Die Erblichkeit der Hypertonie. In: High blood pressure, Pickering, G. W. (ed.), 2nd ed. London: Churchill 1968
70. PICKERING, G. W.: High blood pressure. London: Churchill 1968
71. RENNER, E.: Glomeruläre Nierenerkrankungen. In: Innere Medizin in Praxis und Klinik. Hornbostel, H., Kaufmann, W., Siegenthaler, W. (Hrsg.), S. 5.35, Bd. II. Stuttgart: Thieme 1973
72. REUBI, F.: Die Spätwirkungen der medikamentösen Hochdruckbehandlung auf die Nierenfunktion bei Patienten mit essentieller Hypertonie. In: Essentielle Hypertonie. Bock, K. D., Cottier, P. (Hrsg.), S. 343. Berlin, Göttingen, Heidelberg: Springer 1960
73. REUBI, F.: Nierenkrankheiten. Bern, Stuttgart: Huber 1960
74. REUBI, F., COTTIER, P., WEIDMANN, P., HODLER, J.: Nierenfunktion beim essentiellen Hochdruck. Verh. Dtsch. Ges. Kreislaufforsch. *43*, 56 (1977)
75. RIECKER, G., VÖLKER, W., STRAUER, B. E.: Cardiac and circulatory disorders in renal insufficiency. In: Uremia. Klothe, R., Berlyne, G., Burton, B. (eds.), S. 72. Stuttgart: Thieme 1972
76. RÖCKEL, A., HEIDLAND, A.: Saralasin bei resistenten hypertensiven Krisen. Med. Klin. *74*, 401 (1979)
77. RÖCKEL, A., SABEL, B., HEIDLAND, A.: Therapie der essentiellen und renalen Hypertonie mit BS 100-141 (Guanfacinum). Herz Kreislauf *3*, 136 (1978)
78. SAFAR, M. E., WEISS, Y. A., LEVENSON, J. A., LONDON, G. M., MILLIEZ, P. M.: Hemodynamic study of 85 patients with borderline hypertension. Am. J. Cardiol. *31*, 315 (1973)
79. SARRE, H., LINDNER, E.: Prognose der arteriellen Hypertonie, entsprechend Blutdruck und Augenhintergrundveränderungen. Klin. Wochenschr. *26*, 102 (1948)
80. SCHELER, F.: Arterielle Hypertonie. In: Therapie innerer Krankheiten. Riecker, G., Buchborn, E., Gross, R., Jahrmärker, H.,

Karl, H. J., Martini, G. A., Müller, W., Schwiegk, H., Siegenthaler, W. (Hrsg.), S. 3–12. Berlin, Heidelberg, New York: Springer 1980
81. SCHMITT, H., KNOCHE, E., HAUSS, W. H. In: Hypertonie. Pathogenese, Klinik und Therapie. Hrsg.: H. Sarre, S. 87. Stuttgart, New York: Schattauer 1969
82. SIEGENTHALER, W., WÜRSTEN, D., VETTER, W., BECKERHOFF, R., SIEGENTHALER, G.: Die Behandlung der essentiellen Hypertonie. Schweiz. Med. Wochenschr. 104, 937 (1974)
83. STONE, R. A., TISHER, C. C., HAWKINS, H. K., ROBINSON, R. R.: Juxtaglomerular hyperplasia and hyerreninemia in progressive systemic sclerosis complicated by acute renal failure. Am. J. Med. 56, 119 (1974)
84. STRAUER, B. E.: Myocardial oxygen consumption in chronic heart disease: Role of wall stress, hypertrophy and coronary reserve. Am. J. Cardiol. 44, 731 (1979)
85. STRAUER, B. E.: Das Hochdruckherz. Berlin, Heidelberg, New York: Springer 1979
86. STUMPE, K. O., KOLLOCH, R. E., REDLICH, B., VETTER, H., KRÜCK, F.: Diagnostische und therapeutische Bedeutung der Hemmstoffe des Renin-Angiotensin-Systems. Verh. Dtsch. Ges. Kreislaufforsch. 43, 167 (1977)
87. SUWA, N., TAKAHASHI, T.: Morphological and morphometrical analysis of circulation in hypertension and ischemic kidney. In: Fortschritte der morphologischen Pathologie. Büchner, F. (Hrsg.). München 1971
88. TANQUIST, E. J.: Relationship of pyelonephritis and hypertension and its prognostic outlook. Clin. Med. 59, 175 (1952)
89. TARAZI, R. C., FROHLICH, E. D., DUSTAN, H. P.: Contribution of cardiac output to renovascular hypertension in man. Am. J. Cardiol. 31, 600 (1973)
90. VETTER, W., VETTER, H., KUHLMANN, U., GRÜNTZIG, POULIADIS, G., MEIER, W., LARGIADÈR, F., STUDER, A., SIEBENSCHEIN, R., FURRER, J., TENSCHERT, W., SIEGENTHALER, W.: Klinik, Diagnostik und Therapie der renovaskulären Hypertonie. Schweiz. Med. Wochenschr. 109, 384 (1979)
91. VETTER, W., VETTER, H., ADORJANI, C., STUDER, A., TENSCHERT, W., KUHLMANN, U., POULIADIS, G., LÜSCHER, T., SIEGENTHALER, R. W.: Hypertonie bei einseitiger (nicht-vaskulärer) Schrumpfniere: Reninaktivität im Nierenvenenblut und Effekt der Nephrektomie. Schweiz. Med. Wochenschr. 109, 1865 (1979)
92. VOLHARD, F.: Die Pathoenese des Hochdruckes. Verh. Dtsch. Ges. Kreislaufforsch. 15, 40 (1949)
93. VORBURGER, C.: Flüssigkeits- und Elektrolyträume bei der chronischen Niereninsuffizienz. Basel, Stuttgart: Schwabe 1971
94. WEIDMANN, P., MAXWELL, M. H., LUPU, A. N., LEWIN, A. J., MASSRY, S. G.: Plasma renin activity and blood pressure in terminal renal failure. N. Engl. J. Med. 285, 757 (1971)
94a. WEIDMANN, P., FOSS, O.: Medikamentöse Hypertoniebehandlung. Schweiz. Med. Wochenschr. 108, 1 (1978)
95. WEINER, H.: Psychosomatic research in essential hypertension: Retrospect and prospect. In: Psychosomatics in essential hypertension. Koster, M., Musaph, H., Visser, P. (eds.), pp. 58–116. Basel: Karger 1970
97. WERNING, C.: Das Renin-Angiotensin-Aldosteron-System. In: Biochemie und Klinik. Weitzel, G., Zöllner, N. (Hrsg.). Stuttgart: Thieme 1972
98. WERNING, C., SIEGENTHALER, W.: Diagnostische Maßnahmen bei arterieller Hypertonie. Dtsch. Med. Wochenschr. 95, 2082 (1970)
99. WEZLER, K., BÖGER, A.: Die Dynamik des arteriellen Systems. Ergeb. Physiol. 41, 292 (1939)
100. WOLFF, H. P., ABDELHAMID, S.: Hypermineralocorticoidismus und Hypertonie. Klin. Wochenschr. 49, 293 (1971)
101. WOLFF, H. P., RIECKER, G. (Hrsg.): Hypertonie. Internist (Berlin) 15, 113 (1974)
102. WOLFF, H. P., BARTH, C., BIRO, G., BOHLE, A., DHOM, G., DISTLER, A., HELBER, A., LIEBAU, H., PURJESZ, I., ROSCHER, S., SCHÜRHOLZ, J., VECSEI, P., WEINGES, K. F.: Normokaliämischer primärer Aldosteronismus. Klin. Wochenschr. 46, 357 (1968)
103. WOODS, J. W.: Arch. Intern. Med. 123, 366 (1969)
104. ZACHERLE, B. J., RICHARDSON, J. A.: Irreversible renal failure secondary to hypertension induced by oral contraceptives. Ann. Intern. Med. 77, 83 (1972)
105. ZOLLINGER, H. U.: Pathologische Anatomie der Nierenkrankheiten. In: Handbuch der inneren Medizin. Schwiegk, H. (Hrsg.), 5. Aufl., Bd. 8, Teil 1. Berlin, Heidelberg, New York: Springer 1968
106. ZOLLINGER, H. U.: Niere und ableitende Harnwege. In: Spezielle pathologische Anatomie. Doerr, W., Uehlinger, E. (Hrsg.), Bd. 3. Berlin, Heidelberg, New York: Springer 1966
107. ZWICK, P.: Plasmareninaktivität bei Patienten mit Hochdruckkrankheit. Dissertation, Universität München 1979

13 Chronische Hypotension

Eine chronische Hypotension ist gekennzeichnet durch eine Erniedrigung des Ruheblutdruckes unter den Altersnormalwert. Als untere Grenze des physiologischen Bereichs gilt ein Wert von 100–105/65–70 mm Hg. Systolische Blutdruckwerte um 90 mm Hg brauchen aber nicht mit Beschwerden vergesellschaftet zu sein. Solche niedriger als 80 mm Hg werden nur selten ohne gleichzeitige Schocksymptomatik beobachtet. Beschwerden treten für die betroffenen Patienten aber i. allg. erst dann auf, wenn eine aufrechte Körperposition (Orthostase) eingenommen wird. Infolge der Schwerkraft kommt es nämlich physiologischerweise im Stehen zu einer Umverteilung von etwa 400 ml Blut in die unteren Extremitäten. Das Herzzeitvolumen wird dabei um 15% reduziert [12]. Außerdem resultiert eine Änderung weiterer hämodynamischer Größen, wie in Abb. 13.1 erläutert.

Die Abnahme des Herzzeitvolumens seinerseits bewirkt eine Aktivierung nervalreflektorischer Mechanismen (Volumenreceptoren, Aktivierung des Baroreceptorreflexes), ferner die Aktivierung hormoneller Prozesse (Renin-Angiotensin-Aldosteron-System). Durch zusätzliche Auswirkungen auf die Nierendurchblutung wird eine renale Salz-Wasser-Retention initiiert [29]. Je nach zugrundeliegender Erkrankung wird nun das fein aufeinander abgestimmte Zusammen-

Tabelle 13.1. Chronische Hypotension (Einteilung)

A. Primäre (konstitutionelle) Hypotension

B. Sekundäre Hypotension

Kardiovasculär:
Aortenstenose
Mitralstenose
Aortenbogensyndrom
Herzmuskelerkrankungen
Orthostase
Varicosis an den unteren Extremitäten
Postthrombotisches Syndrom
Supines hypotensives Syndrom
 (Abflußstörung Vena cava inf. – z. B. bei Graviditas –)

Hypovolämisch:
Chron. Dehydratation
Blutungen
Anämie
Hypalbuminämie
 (nephrot. Syndrom, Malnutrition u. a.).

Endokrin:
Nebennierenrindeninsuffizienz
 (Morbus Addison)
Hypothyreose

Adrenogenitales Syndrom
Bartter-Syndrom
Hyperbradykininämie [35]

Neurogen:
Idiopathische Positionshypotonie
 (postural hypotension)
 [5, 10, 17]
Sympathektomie
Tabes dorsalis
Syringomyelie
Hirntumoren
Postcommotionelles Syndrom
Hämodialyse bei Urämie [14]

Infektiös-toxisch:
Im Anschluß an Infektionskrankheiten und
 Intoxikationen

Medikamentös:
Antihypertensiva
Adrenolytica
Neuroleptica
Narkotica
Anticonvulsiva (z. B. L-Dopa)
Antidepressiva (Imipramin, Amitriptylin)

spiel von differenzierten Mechanismen der Volumenregulation an der einen oder anderen Stelle des Systems in unterschiedlicher Weise gestört. Die zugrundeliegenden klinisch-ätiologischen Gesichtspunkte gehen aus Tabelle 13.1 hervor.

Auf die therapeutischen Maßnahmen beim Schocksyndrom wird an anderer Stelle ausführlich eingegangen (s. S. 529). Hier soll nur die chronische Hypotension abgehandelt werden.

Zur Vermeidung von Fehldeutungen empfiehlt sich außer einer korrekten Meßtechnik (Berücksichtigung des Armumfanges des Patienten; Plazierung der Blutdruckmanschette u.a.) die Messung an allen Extremitäten, da umschriebene Stenosierungen (z. B. an der A. subclavia) bei Nichterkennung eine generalisierte Hypotension vortäuschen können.

Eine chronische Hypotension gewinnt nur dann Krankheitswert, wenn sie verknüpft ist mit einer Verminderung der Durchblutung einzelner Organe mit entsprechender klini-

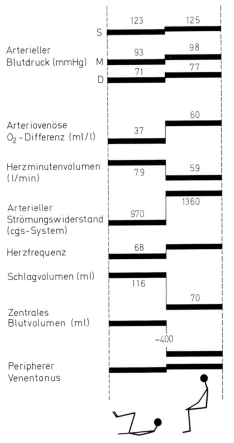

Abb. 13.1. Veränderung der wichtigsten Kreislaufparameter bei Lagewechsel. Da beim Übergang in Orthostase die kapazitiven Gefäße in den Beinen sich nicht entsprechend der intravasalen hydrostatischen Druckzunahme kontrahieren, versacken etwa 400 ml Blut. Dieses Blutvolumen wird vorwiegend dem intrathorakalen Volumen entnommen. Die geringere Herzfüllung verursacht ein verkleinertes Schlagvolumen. Über Baroreceptoren wird nun eine Erhöhung des Strömungswiderstands und der Herzfrequenz ausgelöst. Die Steigerung der Herzfrequenz kann die starke Abnahme des Schlagvolumens nicht wettmachen. Das Minutenvolumen ist daher reduziert. Der drohende Blutdruckabfall wird durch eine starke Erhöhung des Strömungswiderstandes verhindert oder sogar leicht überkompensiert [12]

Tabelle 13.2. Diagnostische Zuordnung synkopaler Anfälle [23]

Kardiovasculär
Extreme bradykarde oder tachykarde Herzrhythmusstörungen (Adams-Stokes-Syndrom)
Sinusknotensyndrom
Carotissinussyndrom
Glossopharyngeusneuralgie
Vorhofmyxom
Kugelthrombus im linken Vorhof
Aortenstenose
Hypertrophe obstruktive Kardiomyopathie

Pressorisch
(Verminderung des venösen Rückstromes)
Lachsynkope
Hustensynkope
Synkope bei Tauchern nach Hyperventilation
(Miktionssynkope)

Cerebrovasculär
Partielle ischämische Krise
A. cerebri media
A. basilaris (z. B. „subclavian steal"-Syndrom)

Vasal-peripher
Orthostase
Posturale Hypotension (primär neurogen)
Vagovasal
   Schlucksynkope
   Miktionssynkope
   Bauchtrauma
   Heftiger Schmerz
   Im Rahmen medikamentöser Nebenwirkungen
     (z. B. Novocain, Nitrate)

scher Symptomatik (z. B. Schwindelneigung bei Orthostase).
Nicht selten finden sich bei chronischer Hypotension synkopale Anfälle. Eine Synkope ist definiert als ein kurzfristiger Bewußtseinsverlust infolge einer verminderten cerebralen Durchblutung. Zur Erkennung der Grundkrankheit ist deshalb eine Zuordnung solcher synkopalen Anfälle in therapeutischer Hinsicht bedeutsam (Tabelle 13.2).
Von den echten Synkopen ist der sog. Basilarisanfall abzugrenzen, der nicht selten durch eine Hypotension ausgelöst wird: Dabei kommt es zu Dreh-, Lift- und Schwankschwindel und Hinstürzen infolge eines akuten musculären Tonusverlustes an den unteren Extremitäten. Das Bewußtsein bleibt aber im Gegensatz zu einer Synkope so gut wie immer erhalten („drop attacks"). Ursache ist meist eine vasculär bedingte Mangeldurchblutung im Bereich des Hirnstammes und der Medulla oblongata (*vertebrobasiläre Insuffizienz*). Auch extrakranielle Gefäßstenosen sind in Betracht zu ziehen. Ihnen kommt wegen der Möglichkeit einer operativen Sanierung eine große praktische Bedeutung zu.

13.1 Einteilung
(s. auch Tabelle 13.1)

13.1.1 Primäre (konstitutionelle) Hypotension

Diese Hypotonieform wird besonders häufig beobachtet bei leptosomen Personen, besonders jungen Frauen, bei denen klinische Zeichen einer vegetativen Übererregbarkeit nachweisbar sind.

13.1.2 Sekundäre Hypotension

Im internistischen Krankengut ist eine chronische Hypotension, sofern sie nicht als konstitutionell anzusehen ist, Symptom einer bedingenden Grundkrankheit. Infolgedessen muß die Berücksichtigung dieser Grundkrankheit das therapeutische Handeln bestimmen. Eine gewisse Sonderstellung unter den verschiedenen Formen der sekundären Hypotension nimmt die idiopathische Positionshypotonie („postural hypotension") ein.
Idiopathische Positionshypotonie: Kennzeichnend ist ein völliges Fehlen der Blutdruckregulation bei Aufrichtung des Körpers bis zur Orthostase, wobei die Pulsfrequenz nahezu unbeeinflußt bleibt.
Die Pathogenese dieser Erkrankung ist zu suchen in einer Läsion des afferenten Schenkels des Vasomotorenreflexbogens und/oder des efferenten adrenergen Schenkels und/oder in einer Störung der arteriolären glattmusculären Funktion selbst. Durch pharmakologische Funktionsprüfungen läßt sich dabei eine Differenzierung objektivieren [18].
Die Mitbeteiligung des Vasomotorenzentrums kann sekundär bei vasculären Prozessen am Hirnstamm, bei Tumoren mit Hirnödem, vorzugsweise in der Nähe des IV. Ventrikels, bei degenerativen Egkrankungen der Nervenscheiden oder des zentralen Nervensystems auftreten. Auch ist eine Störung des afferenten Schenkels des Vasomotorenzentrums bei bestimmten Fällen von Diabetes mellitus sehr wahrscheinlich [33].
Die Empfindlichkeit der Patienten auf pressorische Substanzen ist außerordentlich gesteigert, da eine reflektorische Gegenregulation fehlt (Abb. 13.2 a, b). Weitere charakteristische Symptome sind: Impotenz bei Männern, Störungen der Schweißsekretion (umschrieben oder diffus) sowie der Darm- und Blasenentleerung. Bei schweren Verlaufsformen ist der Patient zum andauernden Liegen im Bett gezwungen, da bereits Aufsetzen eine Ohnmacht hervorrufen kann. Einzelheiten siehe [37] und [38]. Hauptsymptom ist ein stets reproduzierbarer markanter Abfall des arteriellen systolischen und diastolischen Blutdrucks bei aufrechter Körperposition praktisch ohne Beeinflussung der Pulsfrequenz. Einzelne Varianten des Syndroms [7, 18] (Schrifttum s. [17]) sind im Hinblick auf die Therapie ohne Bedeutung.
Neuerdings können durch die Bestimmung der Plasmacatecholamine und deren Beeinflussung durch Orthostase zwei größere Gruppen des Syndroms unterschieden werden (s. Abb. 13.3):

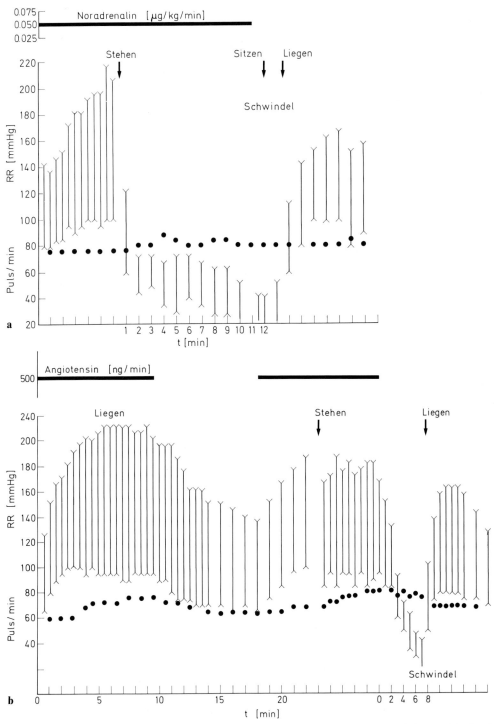

Abb. 13.2. a Blutdruckverhalten während und nach Noradrenalininfusion bei idiopathischer Positionshypotonie. Man beachte den eklatanten Blutdruckanstieg im Liegen und die fehlende Beeinflussung der Orthostasereaktion. **b** Blutdruckverhalten während und nach Angiotensininfusion [1]

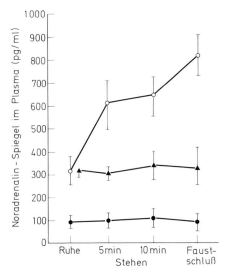

Abb. 13.3. Vergleichender Noradrenalinspiegel bei Gesunden und Kranken nach ZIEGLER u. Mitarb. [40]. ○ Normal [14], ▲ Shy-Drager [9], ● idiopath. orthostat. Hypotonie [7]

a) Noradrenalin erniedrigt – keine Beeinflussung durch Orthostase. Diese Gruppe wird heute von vielen Autoren als „idiopathische orthostatische Hypotonie" im engeren Sinne bezeichnet und wurde 1925 erstmalig von BRADBURY und EGGLESTON als „Postural Hypotension" beschrieben [5, 18, 24, 26, 27]. Es handelt sich um eine Erkrankung wahrscheinlich überwiegend des peripheren sympathischen Neurons, das Noradrenalin nicht enthält [11, 13, 14, 24, 35]. Eine zentralnervöse Beteiligung findet sich nicht; meist liegt allerdings eine Blasenentleerungsstörung und eine Störung der Schweißsekretion vor.

b) Noradrenalin normal – keine Beeinflussung durch Orthostase. Dieser Gruppe ist das Shy-Drager-Syndrom zuzuordnen [8, 16, 24]. Die Erkrankung befällt in erster Linie das Zentralnervensystem, es kommt zu einer ausgeprägten neurologischen Symptomatik mit Hirnnervendefekten, pathologischen Reflexen, cerebellaren Störungen, Parkinsonismus u.a. Besonders wichtig ist sowohl diagnostisch wie auch therapeutisch, daß im Gegensatz zur idiopathischen orthostatischen Hypotonie durch Noradrenalin entspeichernde Substanzen (Tyramin) evtl. therapeutische Blutdrucksteigerungen erzielt werden können, insbesondere wenn gleichzeitig Monoaminooxidase-Hemmstoffe verabreicht werden [11]. In letzter Zeit wurde auch über eine erfolgreiche Therapie mit Prostaglandin-Hemmern (Indometacin) berichtet [22].

Als Kombination der beiden Gruppen-Charakteristika kann eine seltene autosomal rezessiv vererbbare Erkrankung angesehen werden, genannt Reeley-Day-Syndrom [6, 10, 34, 39]. Diese Erkrankung tritt aus dem genannten Grund schon im Kindesalter auf, während die beiden anderen Krankheitsgruppen in der Regel als degenerative Erkrankungen des (höheren) Erwachsenenalters auftreten. Interessant ist, daß eine Blutdrucksteigerung bei körperlicher Anstrengung oder Orthostase nicht möglich ist, jedoch bei emotionellen Erregungen. Bei diesen Patienten liegt dementsprechend auch Noradrenalin in den Granula vor, dieses ist jedoch nicht durch Tyramin zu entspeichern, so daß ein weiterer, bisher nicht geklärter peripherer Defekt angenommen werden muß.

13.2 Symptomatologie

Patienten mit chronischer Hypotension klagen häufig über Neigung zu Schwindel, Sehstörungen, Schlafbedürfnis, Konzentrationsschwäche, Neigung zu Schweißausbrüchen, körperliche und geistige Leistungsminderung. Diese Beschwerden lassen das Gefühl der Unterlegenheit und Resignation aufkommen und gehen in psychosomatische Syndrome ein, wobei „Faktoren wie Neurasthenie in konstitutionstypologischem Sinne mindestens so ausschlaggebend wie emotionale Belastungen" [20] sein sollen.

Im Stehversuch beobachtet man häufig eine Verkleinerung der Blutdruckamplitude, einen Anstieg der Pulsfrequenz sowie im Elektrokardiogramm eine Senkung der ST-Strecken, eine Abflachung der T-Zacken sowie eine Überhöhung der P-Zacke und eine gelegentliche Veränderung des QRS-Komplexes im Sinne einer Rechtsrotation.

Bei Heranwachsenden kann aus arbeitsmedizinischen Gründen (Schutz vor Unfällen durch Ohnmachtsanfälle) der Ausschluß einer Orthostasereaktion eine große Bedeutung haben. Unter diesen Voraussetzungen hat sich als bestes Beurteilungskriterium die Blutdruckamplitude unabhängig von Lebensalter und Geschlecht bewährt. Als „Normalwert" gilt, wenn bis zur 15. Steh-Minute die Blutdruckamplitude einen Wert von 20 mm Hg nicht unterschreitet. Als „orthostatische Labilität" gelten Einschränkungen bis auf 15 mm Hg, und eine „orthostatische Kreislaufregulationsstörung" liegt vor, wenn eine Amplitudeneinengung auf 10 mm Hg und darunter auftritt [31]. Jugendliche mit „orthostatischer Labilität" bzw. „orthostatischer Kreislaufregulationsstörung" sollten solange nicht in Berufen mit langen Stehzeiten bzw. Absturzgefahr beschäftigt werden, bis die Störungen durch eine geeignete Therapie beseitigt worden sind [31].

Die Beschwerden bei Hypotension können sich in ausgeprägten Fällen bis zur Synkope steigern. Auslösende Ereignisse können plötzliche heftige Schmerzen sowie plötzliche psychisch-emotionale Belastungen sein. Die durch eine Synkope erzwungene horizontale Körperlage ist meistens bereits therapeutisch wirksam.

Zur Therapie der akuten Kreislaufinsuffizienz und des Schocksyndroms s. S. 529. Es sei darauf hingewiesen, daß eine chronische Hypotension beim sog. Low-output-Syndrom ursächlich auf eine Myokardinsuffizienz zurückzuführen ist und daß damit der niedrige Blutdruck Hand in Hand geht mit einem stark reduzierten Herzminutenvolumen. Unter diesen Umständen sind alle Maßnahmen, die das Herzzeitvolumen zu steigern vermögen, ohne den Blutdruck weiter zu senken, erfolgversprechend (z. B. positiv-inotrope Pharmaka, Beseitigung einer Hypoventilation, Diureticamedikation bzw. Nitrate bei pulmonaler Stauung, ggf. Perikardpunktion bei Perikardtamponade). Einzelheiten zur Behandlung der Herzinsuffizienz siehe S. 598.

13.3 Therapie

Die Behandlung der Grundkrankheit muß erstes Ziel des therapeutischen Vorgehens bei allen Formen der sekundären Hypotension sein. Lassen sich die durch die chronische Hypotension hervorgerufenen Symptome nicht oder nur unzureichend beeinflussen, dann sind folgende Maßnahmen ggf. erfolgversprechend, die auch zusätzlich (physikalische Therapie, Diätetik) oder zur Überbrückung kritischer Zustandsbilder anzuwenden sind.

Physikalisch-therapeutische Verfahren. Ein nicht abrupt einsetzendes, sondern allmählich gesteigertes Körpertraining wird empfohlen: isometrisches Muskeltraining, Haltungs- und Atemübungen, Wechselduschen, Bürstenmassagen sowie Kneipp-Anwendungen sollen zum Training des Gefäßsystems beitragen. Auch klimatische Reize (See, Hochgebirge) wirken manchmal günstig. Zu warnen ist vor einer körperlichen Schonung, und die Verordnung von Bettruhe gilt als kontraindiziert. Physikalisch-therapeutische Verfahren, die vorwiegend zu einer peripheren Vasodilatation führen, wie beispielsweise Sauna und Kohlensäurebäder, sind nicht zu empfehlen.

Diätetik. Vermeidung von alkoholischen Getränken zur Verhinderung einer peripheren Vasodilatation, Bevorzugung mehrerer kleiner gegenüber wenigen reichlichen Mahlzeiten, Salzzulagen, reichliche Trinkmengen; Vermeidung von Obstipation. Es ist eine allgemeine ärztliche Erfahrung, daß bei vielen Patienten mit chronischer Hypotension der morgendliche Genuß von Kaffee oder Tee oder die orale Medikation von 0,1 g Coffein per os den sog. „toten Punkt" am Morgen überwinden helfen.

Medikamentöse Behandlung. Die uns als Pharmaka zur Verfügung stehenden Catecholamine sind z.T. durch eine bevorzugte Wirkung auf die α-Receptoren (Typ Noradrenalin, Norphenylephrin) und z.T. durch eine Wirkung über die Stimulation von α- und β-Receptoren (Typ Epinephrin; z.B.

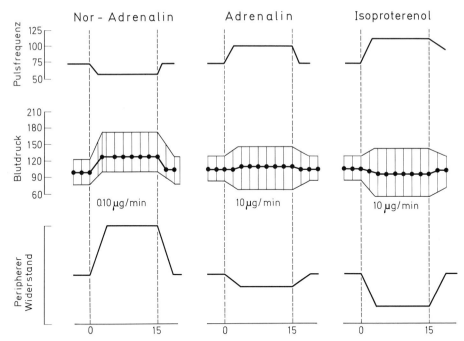

Abb. 13.4. Wirkungen einer i.v. Infusion von Norepinephrin (Stimulation von Alphareceptoren) im Vergleich mit Epinephrin (Stimulation von Alpha- und Betareceptoren) und Isoproterenol (Stimulation von Betareceptoren). (Nach ALLWOOD u. Mitarb., 1963, zit. nach [15])

Suprifen [in Carnigen forte] oder Etilefrin [Effortil]) ausgezeichnet (Abb. 13.4). Durch die Pharmaka des letzteren Typs wird also zusätzlich zur peripheren Vasoconstriction durch eine Stimulation von β-Receptoren der Abnahme des Herzzeitvolumens im Stehen (s. o.) entgegengewirkt. Sie sind daher den reinen α-Receptorstimulantien vorzuziehen.

Bei gesunden Personen führt Aufrichtung zur Orthostase zu einer Steigerung der Plasmacetecholaminkonzentration. Durch Pharmaka vom Typ des Etilefrins wird dieser Effekt abgeschwächt [19].

a) Substanzen, die vorwiegend *arteriell-constrictorisch* wirken und das Herzzeitvolumen steigern: z. B. Etilefrin (Effortil, 3–5 × 5 mg/Tag oral, Effortil Depot 2–3 × 25 mg/Tag oral) oder Suprifen [in Carnigen forte] 1–2 × 40 mg/Tag oral (Plasmahalbwertszeit 3–4 Std). – Leider sind zahlreiche im Handel befindliche Sympathicomimetica bei oraler Anwendung nur schwach wirksam. Bessere Erfahrungen werden mit den jeweiligen Retard-Präparaten gemacht, die neuerdings durch eine verbesserte galenische Zubereitung auch eine deutlich höhere Bioverfügbarkeit besitzen sollen (z. B. Norphen retard, Novadral retard). Die Ruheblutdruckwerte werden unter einer solchen Medikation nur unwesentlich beeinflußt, während im Stehversuch (Kipptisch) die orthostasebedingten Blutdruckänderungen deutlich geringer werden [4, 36]. Erfahrungsgemäß ist eine langfristige kontinuierliche Behandlung selten erforderlich. Des öfteren ist eine ausschleichende Beendigung der Medikation bei konstitutioneller Hypotension möglich, ohne daß die Beschwerden wiederkehren.

Nicht mehr gebräuchlich sind zentrale Analeptica vom Typ des Cardiazol und Coramin!

b) Vorwiegend *venös-constrictorische* Substanzen: z. B. Dihydroergotamin (Dihydergot) 3 × 1–2 mg/Tag oral, oder mit mehr protrahierter Wirkung (Dihydergot forte, DETMS retard) 2–3 × 2,5 mg/Tag oral. Dabei empfiehlt sich zu Beginn der Behandlung eine Dosierung von 5 mg morgens und

2,5 mg mittags. Es ist zu berücksichtigen, daß der gewünschte Therapieerfolg erst nach etwa 3–4 Tagen eintritt. Bei Beschwerdefreiheit ist eine Reduktion der Dosis auf eine morgendliche Gabe von 2,5 mg Dihydergot forte meistens ausreichend. Eine Steigerung der Dosis kann bei Unwirksamkeit der Behandlung auf 7,5 mg morgens und 5 mg mittags versuchsweise erfolgen.

Diese Substanz soll den Vorzug haben, daß bei ihrer Anwendung Nebenwirkungen wie Tachykardie und unerwünscht starke Blutdruckanstiege selten sind [2]. Außerdem wird durch die venöse Constriction die zirkulierende Blutmenge erhöht, was einer „unblutigen Infusion" gleichkommt.

c) *Mineralocorticoide:* In neuerer Zeit wird zunehmend häufig die Anwendung von Mineralocorticoiden empfohlen. Sie ist besonders erfolgversprechend bei der Behandlung der orthostatischen Regulationsstörung [3]. Die früher nur intramusculär mögliche Applikationsform mit Desoxycorticosteronacetat (DOCA) kann heute meistens ersetzt werden durch die orale Anwendung von 9α-Fluorhydrocortison (Astonin-H) $1-4\times 0,1$ mg/Tag oral. Unter dieser Behandlung lassen in einem hohen Prozentsatz die subjektiven Beschwerden nach. Der Ruheblutdruck steigt leicht an, kann aber unverändert bleiben. Das Körpergewicht nimmt um 0,5–1 kg zu.

Ein stärkerer Gewichtsanstieg wird bei einer Erhaltungstherapie von mehr als 0,1 mg/Tag gelegentlich beobachtet, wobei dann auch die Entwicklung von Ödemen, besonders als Lidödem morgens nach dem Aufstehen, bemerkt wird. Auf diese Zeichen der Überwässerung ist zu achten. Sie erzwingen eine Reduktion der Dosis bzw. einen Wechsel des Medikamentes. Die orale Behandlung mit Mineralocorticoiden kann bei therapeutischer Effizienz häufig nach 2–3 Monaten ausschleichend beendet werden.

Kontraindiziert sind Mineralocorticoide bei manifester Herzinsuffizienz, Lebercirrhose, Spätgestose, nephrotischem Syndrom und anderen Ödemzuständen, ferner bei Hypertonie. Es sei erwähnt, daß eine hormonelle Kontrazeption häufig als Nebeneffekt die Symptomatologie der chronischen Hypotension günstig beeinflußt. Cave Hypertonie!

Haben sowohl eine medikamentöse Therapie mit vasoconstrictorischen Substanzen als auch mit Mineralocorticoiden nicht den gewünschten Therapieerfolg, dann empfiehlt sich eine Kombination von Dihydroergotamin mit Mineralocorticoiden (Astonin-H). Auch fixe Kombinationen von z. B. Dihydergot plus (Dihydroergotamin 2 mg plus Etilefrin 20 mg) werden empfohlen.

Neuerdings wird bei Patienten mit einer medikamentös sonst nicht zugänglichen idiopathischen orthostatischen Hypotension die Bevorzugung einer tyraminreichen Nahrung in Kombination mit Monoaminooxidasehemmern empfohlen [11].

Bandagierung der unteren Extremitäten, Druckanzüge etc. Bei Patienten mit Varicen an den unteren Extremitäten und beim postthrombotischen Syndrom wirkt sich die Anwendung von Gummistrümpfen, Bandagierungen der unteren Extremitäten bis zum Knie und darüber sehr oft günstig auf die Höhe des Blutdruckes (Förderung des venösen Rückstromes) aus. Auf dem gleichen Wirkungsmechanismus beruht die bei Positionshypotonie wirksamste Behandlung in Form von Druckanzügen („antigravity suit").

Solche Druckanzüge werden anhand exakter Körperabmessungen individuell angefertigt. Kollapszustände und Schwindel sollen unter ihrer Verwendung fast völlig verschwinden. Der Anzug sollte jedoch nur im Sitzen und Stehen getragen werden, da er im Liegen unerwünschte Blutdrucksteigerungen hervorrufen kann. Er muß jeweils nach 6–12 Monaten ersetzt werden, da er auf die Dauer seine Elastizität einbüßt [7].

Für den therapeutischen Erfolg beim einzelnen Patienten ist unter besonderer Abwägung seiner klinischen Symptomatologie eine mehr oder minder weitgehende Kombination der dargestellten therapeutischen Möglichkeiten zu empfehlen.

13.4 Literatur

1. ANTONI, D.: Kasuistik: 64j. Patientin mit orthostatischer Hypotonie und Synkopen. Internist *21*, 50 (1980)

2. BACHMANN, K., GRAF, N., HEYNEN, H. P.: Regulationsstörungen des Kreislaufs und ihre Behandlung mit Dihydergotamin. Fortschr. Ther. *86*, 535 (1968)
3. BETHGE, H.: Pathophysiologische Grundlagen der Mineralocorticoid-Behandlung bei orthostatischer Kreislaufregulationsstörung. Internist (Berlin) *13*, 281 (1972)
4. BRAASCH, W., BUCHHOLD, J., KÖHLER, C.: Zur Therapie orthostatischer Regulationsstörungen. Dtsch. Med. Wochenschr. *96*, 1557 (1971)
5. BRADBURY, S., EGGLSTON, C.: Postural hypotension: A report of three cases. Am. Heart J. *1*, 73 (1925)
6. BRUNT, P. W., MCKUSICK, V. A.: Familial dysautonomia. Medicine (Baltimore) *49*, 343 (1970)
7. BURCKHARDT, D., STRÄSSLE, B.: Idiopathische Hypotonie – pharmakologische Tests und Therapieerfolg mit Druckanzug. Dtsch. Med. Wochenschr. *91*, 2080 (1966)
8. CHOKROVERTY, S., BARRON, K. D., KATZ, F. H., DEL GRECO, I., SHARP, J. T.: The syndrome of primary orthostatic hypotension. Brain *92*, 743 (1969)
9. CHRISTENSEN, N. J.: Plasma catecholamines in long-term diabetics with and without neuropathy and in hypophysectomized subjects. J. Clin. Invest. *51*, 779 (1972)
10. DANCIS, J., SMITH, A. A.: Familial dysautonomia. N. Engl. J. Med. *274*, 207 (1966)
11. DIAMOND, M. A., MURRAY, R. H., SCHMID, P.: Idiopathic postural hypotension: Physiologic observations and report of a new mode of therapy. J. Clin. Invest. *49*, 1341 (1970)
12. GAUER, O. H., THORN, H. L.: Postural changes in the circulation. In: Handbook of Physiology. Sect. II, Circulation III, 2409, 1965
13. GOODALL, MCC., HARLAN, W. R., ALTON, H.: Noradrenaline release and metabolism in orthostatic (postural) hypotension. Circulation *36*, 489 (1967)
14. GOODALL, MCC., HARLAN, W. R., ALTON, H.: Decreased noradrenaline (norepinephrine) synthesis in neurogenic orthostatic hypotension. Circulation *38*, 592 (1968)
15. GOODMAN, L. S., GILLMAN, A.: The pharmacological basis of therapeutics, p. 484. New York, Toronto, London: Macmillan 1975
16. HOHL, R. D., FRAME, B., SCHATZ, I. J.: The Shy-Drager variant of idiopathic orthostatic hypotension. Am. J. Med. *39*, 134 (1965)
17. IBRAHIM, M. M., TARAZI, R. C., DUSTAN, H. P., BRAVO, E. L.: Idiopathic orthostatic hypotension: Circulatory dynamics in chronic autonomic insufficiency. Am. J. Cardiol. *34*, 288 (1974)
18. IBRAHIM, M. M., TARAZI, R. C., DUSTAN, H. P.: Orthostatic hypotension. Mechanism and management. Am. Heart J. *90*, 513 (1975)
19. KADEN, F., MÄURER, W., SCHÖMIG, A., SPOHR, A.: Wirkung von Etilefrin und Dihydroergotamin auf die Sympathicusaktivität bei Orthostase. Dtsch. Med. Wochenschr. *103*, 1513 (1978)
20. KEREKJARTO, M.: Psychosomatische Beschwerden bei Hypotonie. Internist (Berlin) *14*, 521 (1973)
21. KERESCH, E. S., KRONFIELD, S. J., UNGER, A., POPPER, R. W., CANTOR, S., COHN, K.: Autonomic insufficiency in uremia as a cause of hemodyialysis-induced hypotension. N. Engl. J. Med. *290*, 650 (1974)
22. KOCHAR, M. S., ITSKOVITZ, H. D.: Treatment of idiopathic orthostatic hypotension (Shy-Drager syndrome) with indomethacin. Lancet *1978 I*, 1011
23. KOLMANNSBERGER, A., BOLTE, H. D.: Synkopale (nicht-epileptische) Anfälle in ed. Flügel, S. 283. Erlangen: Straube 1978
24. KONTOS, H. A., RICHARDSON, D. W., NORVELL, J. E.: Norepinephrine depletion in idiopathic orthostatic hypotension. Ann. Intern. Med. *82*, 336 (1975)
25. KOPIN, J. I., LAKE, R. C., ZIEGLER, M.: Plasma levels of norepinephrine. Ann. Intern. Med. *88*, 671 (1978)
26. LOVE, D. R., BROWN, J. J., CHINN, R. H., JOHNSON, R. H., LEVER, A. F., PARK, D. M.: Plasma renin in idiopathic orthostatic hypotension: Differential response in subjects with probable afferent and efferent autonomic failure. Clin. Sci. *41*, 289 (1971)
27. MAGRINI, F., IBRAHIM, M. M., TARAZI, R. C.: Abnormalities of supine hemodynamics in idiopathic orthostatic hypotension. Cardiology [Suppl 1] *61*, 125 (1976)
28. MARK, G.: Die idiopathische orthostatische Hypotonie. Schweiz. Med. Wochenschr. *99*, 1877 (1969)
29. RIECKER, G.: Volumregulation des Kreislaufs. Verh. Dtsch. Ges. Kreislaufforsch. *33*, 30 (1967)
30. RIECKERT, H.: Primäre Therapieziele bei der hypotonen Fehlregulation. Fortschr. Ther. *89*, 1 (1971)
31. RUTENFRANZ, J.: Die Beurteilung der körperlichen Leistungsfähigkeit Jugendlicher vor Eintritt in das Berufsleben. In: Präventive Medizin. Theopold, W. (redigiert), S. 135. Frankfurt: Umschau 1970
32. SCHIRGER, A., THOMAS, J. E.: Idiopathic orthostatic hypotension: Clinical spectrum and prognosis. Cardiology [Suppl 1] *61*, 144 (1976)
33. SHARPEY-SCHAFER, E. P., TAYLOR, P. J.: Absent cirulatory reflexes in diabetic neuritis. Lancet *1960 I*, 559

34. Smith, A. A., Dancis, J. D.: Catecholamine release in familial dysautonomia. N. Engl. J. Med. *277*, 61 (1967)
35. Streeten, D. H. P., Kerr, L. P., Kerr, C. B., Prior, J. C., Dalakos, T. G.: Hyperbradykininism: a new orthostatic syndrome. Lancet *1972 II*, 1048
36. Trieb, G. J., Achke, E., Nusser, J.: Zur Kreislaufwirkung von Norphen retard bei Patienten mit statisch-labiler (hypotoner) Blutdruckregulationsstörung. Med. Klin. *66*, 1147 (1971)
37. Völlm, K. R., Schaub, F.: Zur sogenannten postural hypotension-lageabhängigen Hypotonie bei idiopathischer Störung der neurovegetativen Kreislaufregulation. Schweiz. Med. Wochenschr. *94*, 34–41 (1964)
38. Westermann, K. W.: Pathophysiologische Grundlagen der Hypotonie. Internist (Berlin) *14*, 483 (1973)
39. Ziegler, M. G., Lake, C. R., Kopin, I. J.: Deficient sympathetic nervous response in familial dysautonomia. N. Engl. J. Med. *294*, 630 (1976)
40. Ziegler, M. G., Lake, C. R., Kopin, I. J.: The sympathetic-nervous-system defect in primary orthostatic hypotension. N. Engl. J. Med. *296*, 293 (1977)

14 Krankheiten der Gefäße

14.1 Begriffe und Definitionen

Gefäßkrankheiten können Ursache und Folge von Durchblutungsstörungen sein. Lokale Durchblutungsstörungen führen bei entsprechender Dauer zu morphologischen Veränderungen der Gefäßwände. Somit bedingen nicht nur organische, sondern auch funktionelle Störungen der Durchblutung pathologisch-anatomisch faßbare Alterationen organischer Strukturen. Wenn auch die Symptomatik der Gefäßkrankheiten meist zunächst an den Extremitäten manifest wird, so handelt es sich doch in der Regel um *Systemerkrankungen*, die nicht oder nur selten lokal begrenzt sind, meist aber das Gefäßsystem in seiner Gesamtheit erfassen.

Nach der Funktion gegliedert, besteht das Gefäßsystem aus elastischen Gefäßen (Windkesselarterien), musculären Arterien (Verteiler), Arteriolen (präcapilläre Widerstandsgefäße), Capillaren (Austauschgefäße), Venolen (postcapilläre Widerstandsgefäße) und Venen (Kapazitätsgefäße) [6]. Die *Klassifikation der Angiopathien* umfaßt nach anatomischen Gesichtspunkten die Krankheiten der Arterien, der Venen, der Capillaren und der Lymphgefäße. Es wird weiterhin eine begriffliche Trennung in *Makro- und Mikroangiopathien* sowie in *generalisierte* und *lokale Formen* vorgenommen (Tabelle 14.1).

Die *nosologische Einteilung* unterscheidet zwischen degenerativen, entzündlichen, angeborenen und funktionell-vasomotorischen Formen der Gefäßkrankheiten (Tabelle 14.1). Zusätzlich ist der *zeitliche Verlauf von Gefäßerkrankungen* (akut, subakut, chronisch, subchronisch) und die Beeinflussung der Gewebsdurchblutung (obliterierend und nicht obliterierend) zu berücksichtigen. In *therapeutischer Hinsicht* wird zwischen konservativ und chirurgisch angehbaren Gefäßkrankheiten unterschieden. Die *prognostische Einteilung* bezieht sich euf eine normale bzw. verkürzte Lebenserwartung (vgl. Tabelle 14.1).

Unter Zugrundelegung *anatomischer Einteilungsprinzipien* setzen sich die Krankheiten der Arterien aus organischen und funktionellen Formen zusammen (Tabelle 14.2). Die organischen Gefäßleiden nehmen ihren Ausgang in pathologischen Prozessen der Gefäßwand selbst. Die funktionellen Störungen hingegen führen aufgrund krankhafter Reaktionen des Gefäßnervensystems zu pathologischen Veränderungen. Zu den

Tabelle 14.1. Klassifikationen der Angiopathien

1. Anatomisch (s. auch Tabelle 14.2):
  Arteriell
  Venös
  Capillär
  Lymphatisch

2. Nosologisch:
  Degenerativ
  Entzündlich
  Angeboren
  Funktionell-vasomotorisch

3. Zeitlich:
  Akut – subakut
  Chronisch – subchronisch

4. Gewebsdurchblutung:
  Obliterierend
  Nicht obliterierend

5. Therapeutisch:
  Konservativ
  Chirurgisch

6. Prognostisch:
  Verkürzte Lebenserwartung
  Normale Lebenserwartung

Tabelle 14.2. Einteilung der Gefäßkrankheiten nach anatomischen Gesichtspunkten

I. Erkrankungen der Arterien
   1. *Organische Formen:*
      Mit Verschluß:
         Obliterierende Arteriosklerose
         Arterielle Embolie
         Arterielle Thrombose
         Thrombangiitis obliterans
         Periarteriitis nodosa
         Angiitiden anderer Genese
         Diabetische Angiopathie
      Ohne Verschluß:
         Arterielles Aneurysma
         Arteriovenöse Fistel
   2. *Funktionelle Formen:*
      Verengend:
         Digitus mortuus (Raynaud-Krankheit,
            Raynaud-Phänomen)
         Akrocyanose
         Livedo
         Brachialgia paraesthetica nocturna
      Erweiternd: Erythromelalgie

II. Erkrankungen der Venen
   Varicosis
   Thrombophlebitis und Phlebothrombose
   Postthrombotisches Syndrom
   Ulcus cruris varicosum

III. Erkrankungen der Capillaren
   Vasculäre Purpura
   „Capillaritis" bei akuter Glomerulonephritis
   Infektiös-toxische Capillarschädigung

IV. Erkrankungen der Lymphgefäße
   Lymphangitis
   Lymphödem (angeboren oder erworben)

V. Tumoren und Dysplasien der Blutgefäße

organischen Erkrankungen der Arterien mit Verschlußsymptomatik werden u.a. die obliterierende Arteriosklerose, die arterielle Embolie, die arterielle Thrombose, die Thrombangiitis obliterans und die Periarteriitis nodosa gerechnet. Organische Formen ohne Verschlußsymptomatik stellen das arterielle Aneurysma und die arteriovenöse Fistel dar.
– Unter den funktionellen Erkrankungen sind die Raynaud-Krankheit, die Akrocyanose und die Brachialgia paraesthetica nocturna (mit verengender Symptomatik) und die Erythromelalgie mit funktioneller Erweiterungsbereitschaft der Arterien und Arteriolen die wichtigsten.

14.2 Krankheiten der Arterien

14.2.1 Pathologische Anatomie

Die Arteriosklerose ist kein neuentstandenes Zivilisationsleiden. Sie wurde z.B. schon bei ägyptischen Mumien nachgewiesen. Mit der ständig steigenden Lebenserwartung in der Neuzeit nimmt jedoch ihre Bedeutung immer mehr zu, und in der Todesursachenstatistik stehen heute die Folgen arteriosklerotischer Gefäßerkrankungen neben den bösartigen Tumoren in vielen Ländern – nicht nur in Mitteleuropa und den USA – an der Spitze [14].
Nach einer WHO-Definition versteht man darunter eine „variable Kombination von Veränderungen der Intima, bestehend aus herdförmiger Ansammlung von Fettsubstanzen, komplexen Kohlenhydraten, Blut- und Blutbestandteilen, Bindegewebe und Calciumablagerungen, verbunden mit Veränderungen der Arterienmedia". Ihr morphologisches Bild ist vielgestaltig [9].
An der *Aorta* tritt manchmal ein fettfreies Intimaödem in Form eines glasigen Fleckes auf. Wesentlich häufiger sind aber grauweißliche bis graugelbliche Beete (Plaques), die sich durch einen unterschiedlich starken Gehalt an kollagenen und elastischen Fasern sowie Lipiden auszeichnen. Fettablagerungen treten in unterschiedlicher Form auf. Bei Menschen im jüngeren und mittleren Alter werden gehäuft Lipoidflecke beobachtet, in denen die Lipoide in oberflächlichen Schichten der Intima in umgewandelten glatten Muskelzellen [28, 36] und Makrophagen abgelagert sind. In großen Polstern liegen die Lipoide dagegen bevorzugt an der Basis und häufig extracellulär. Oft fallen Cholesterinkristalle aus. Während an der Basis sklerotischer Polster oft Ödeme und Nekrosen auftreten, wird die Oberfläche meist von einer bindegewebigen Deckplatte bedeckt. Diese kann einreißen, es kommt zur Geschwürbildung, und der weiche „atheromatöse" Inhalt des Polsterzentrums und der Basis ergießt sich dann in den Blutstrom. So können Cholesterinkristalle in

14.2 Krankheiten der Arterien

verschiedene Organe verschleppt werden und dort Embolien hervorrufen [48, 50].
An der Basis größerer Polster treten häufig Verkalkungen, manchmal sogar Verknöcherungen auf. In extremen Fällen kann die Aorta in ein weitgehend starres, kalkhartes Rohr smgewandelt werden, vor allem im Bauchteil.
In den *Organarterien* ist die Elastica interna im Bereich arteriosklerotischer Polster oft aufgesplittert und unterbrochen.
Arteriosklerotische Geschwüre können vom Endothel überhäutet werden und dadurch „ausheilen". Teilprozesse der Arteriosklerose sind rückbildungsfähig. Ödeme können wieder resorbiert werden, und selbst bei Verkalkungen sind noch Abbauvorgänge möglich [48].
Die arteriosklerotischen Intimaveränderungen lassen bestimmte Prädilektionsstellen erkennen. In der Aorta finden sie sich bevorzugt an Gefäßabgängen.
In *muskulären Arterien* tritt nicht selten ein besonderer Typ mit Mediaverkalkung auf, der vor allem den Oberschenkelarterien ein gänsegurgelartiges Aussehen verleiht (Arteriosklerose vom Mönckeberg-Typ). Diese in der Media lokalisierte Veränderung muß nicht zwangsläufig mit einer stärkeren Intimasklerose gekoppelt sein. An größeren Arterien, besonders an der Aorta und den Bekkenarterien, führt die Arteriosklerose nicht selten zu einer Lichtungserweiterung. Folgenschwerer ist in der Regel aber eine Lichtungseinengung, die in Organarterien, besonders des Herzens und des Gehirns, gefürchtet ist, weil sie bei starker Ausprägung oft Infarkte nach sich zieht. Eine hochgradige Lichtungseinengung einer Organarterie kann zwar allein durch eine Arteriosklerose erfolgen, sehr oft ist aber eine Thrombose daran beteiligt. Eine Thrombose entwickelt sich praktisch nie in einer unversehrten Arterie; fast immer entsteht sie auf dem Boden einer Arteriosklerose.
Die Arteriosklerose kann Aorta und große Körperarterien etwa gleich stark befallen. Öfter treten aber deutliche Unterschiede in verschiedenen Gefäßprovinzen auf. Einer ausgeprägten Arteriosklerose der Aorta kann z. B. eine geringe Coronarsklerose und Hirnbasisarteriensklerose gegenüberstehen und umgekehrt, oder bei einer ausgeprägten Coronarsklerose können Aorta und Hirnbasisarterien deutlich geringer befallen sein, um nur ein paar der möglichen Kombinationen aufzuzählen.
Der morphologische Werdegang der Arteriosklerose ist heute noch nicht in allen Einzelheiten geklärt. Der Gedanke liegt nahe, ein Intimaödem als frühe Veränderung aufzufassen, während ein großes, teils bindegewebiges, teils nekrotisches arteriosklerotisches Polster ohne Zweifel eine Spätveränderung darstellt. Ob eine Intimaverfettung eine obligate Vor- oder Zwischenstufe darstellt, ist noch ungeklärt. Auch steht noch nicht fest, wie häufig ein Intimaödem einem fibrösen Polster vorausgeht. In der Aorta werden herd- oder straßenförmige Ödeme gelegentlich beobachtet, in den Coronararterien sind sie aber eine große Rarität.
Arteriosklerotische Wanddefekte werden nicht selten von *Thromben* bedeckt. In der Aorta sind sie fast durchweg parietal, in Organarterien (z.B. des Herzens und des Gehirns) nicht selten obturierend. Die Thromben können endothelisiert, organisiert und in die Intima incorporiert werden. Es gilt heute als erwiesen, daß incorporierte Thromben weitere Schichten auf arteriosklerotischen Beeten bilden können [51]. Unklar ist aber noch, wie häufig dieser Prozeß eintritt. Die Thrombose stellt im wesentlichen eine Komplikation der Arteriosklerose dar. Ob sie als Initialveränderung eine wesentliche Rolle spielt, ist bis heute nicht erwiesen.
Für die Entstehung arteriosklerotischer Veränderungen ist der Wandbau der Arterien von wesentlicher Bedeutung. In der Aorta und ihren großen Ästen sind die Intima und das innere Drittel der Media frei von Capillaren. Dieser Wandanteil wird durch Diffusion von der Lichtung und – in seinen äußeren Abschnitten – von den Endverzweigungen der Vasa vasorum versorgt. Mit zunehmender Intimaverdickung, die sich mit fortschreitendem Alter einstellt, kann die Versorgung in diesem gefäßfreien Abschnitt kritisch werden. Manifest wird die Versorgungsnot beim Auftreten von Nekrosen in arteriosklerotischen Polstern.
Nach heutiger Vorstellung strömt vom Blut her ein Plasmastrom in die inneren Wand-

schichten der Aorta und ihrer großen Äste ein. Er fließt nach außen und zur Peripherie hin (in Richtung des Blutstromes, vgl. [11, 43]). Mit diesem Plasmastrom gelangen wohl auch Lipide in die Arterienwände. Schon in der normalen Aortenintima nehmen freie und veresterte Cholesterine, Phospholipide und Glyceride mit zunehmendem Alter beständig zu. Sie sind qualitativ denen im Blutplasma ähnlich. Elektronenmikroskopisch läßt sich zeigen, daß markierte Moleküle in der Größenordnung von Plasmaproteinen nach kurzer Zeit von der Lichtung her in die subendotheliale Schicht gelangen. Wie weit Änderungen in den Mucopolysaccharidkomplexen der Intima, die für die Wasserpassage und die Siebfunktion wesentlich sind, für die Entstehung der Arteriosklerose eine Rolle spielen, steht bis heute noch nicht fest. Dagegen weiß man, daß mechanische Läsionen der Intima die Entstehung einer Arteriosklerose begünstigen.

Die Arteriosklerose wird nicht durch einen einzigen spezifischen Faktor bedingt. Sie hat eine *Polyätiologie*. Auf eine ganze Reihe verschiedener Schädigungen reagieren die Wände der großen Arterien relativ monoton mit sklerotischen bveränderungen. Ohne Zweifel nimmt die Schwere der arteriosklerotischen Veränderungen mit steigendem Lebensalter zu: im Laufe der Zeit summieren sich die schädigenden Faktoren. Die *Risikofaktoren* sind besonders eingehend für die Coronarsklerose geprüft worden, und heute sind die Hypertonie im großen Kreislauf, erhöhte Blutlipidwerte, der Diabetes mellitus und das Zigarettenrauchen als wesentliche Risikofaktoren bekannt (Einzelheiten s. S. 277 und 695). Bei einer arteriellen *Hypertonie* nimmt die Wandspannung [43] in den inneren Schichten der großen Arterien zu. Es ist ungewiß, ob dadurch die Entstehung von Mikrotraumen im Endothel begünstigt wird, die der Entstehung arteriosklerotischer Wandveränderungen Vorschub leisten können.

Bei Patienten mit *Hyperlipidämie* besteht im Durchschnitt eine recht klare Korrelation zwischen den klinisch feststellbaren Komplikationen der Arteriosklerose und der Mortalität dieser Patienten. Diesen Komplikationen liegen sehr oft Thrombosen zugrunde, die sich auf dem Boden der Arteriosklerose entwickelt haben. Es gibt aber bisher keine kombinierte klinisch-pathologisch-anatomische Untersuchung, die zuverlässig Auskunft über die bkorrelation zwischen erhöhten Plasmalipidwerte und der Schwere der Arteriosklerose beim Menschen gibt [18].

Beim Diabetiker ist, vor allem bei schlechter Einstellung, eine Häufung von Herzinfarkten und Unterschenkelgangrän bekannt, denen eine schwere Arteriosklerose oft mit obturierender Thrombose zugrunde liegt.

Die Kenntnis der Risikofaktoren gestattet, in einem Kollektiv Voraussagen über die zu erwartende Häufigkeit arteriosklerotischer Komplikationen (etwa coronarer Herzerkrankungen) zu machen. Die Gefahr steigt beim Vorliegen mehrerer Risikofaktoren steil an. Für den einzelnen Patienten ist jedoch eine sichere Voraussage nicht möglich, weil die Konstitution wesentlich über den Werdegang der Arteriosklerose mitentscheidet. Es bekommen z. B. nicht alle Hypertoniker oder alle Patienten mit Hypercholesterinämie eine schwere Arteriosklerose. Diese innere *Disposition* können wir bisher nur aus den Reaktionen des Organismus erschließen, aber nicht in Maß und Zahl fassen. Die Konstitution stellt auch im Werdegang der Arteriosklerose den größten Unsicherheitsfaktor dar. Sie kann bei gleichen Risikofaktoren den einen Patienten weitgehend verschonen und den anderen vorzeitig sterben lassen.

Panarteriitis nodosa (Periarteriitis nodosa): Diese Erkrankung befällt mittlere und kleine Arterien, vor allem in Nieren, Herz, Leber, Pankreas, Gallenblase, Gehirn, peripheren Nerven und Skeletmuskeln. Die Gefäße werden nicht diffus, sondern herdförmig befallen. An Organoberflächen treten nicht selten knötchenförmige, im Durchschnitt 2–4 mm große Verdickungen im Verlauf der Arterien auf, bevorzugt an Verzweigungsstellen und manchmal perlschnurartig.

Auf dem Querschnitt sind die Gefäße oft nur sektorförmig befallen. In frühen Stadien beherrschen Medianekrosen mit fibrinöser Wanddurchtränkung sowie entzündliche Infiltrate aus eosinophilen Granulocyten, Lymphocyten und Plasmazellen das Bild.

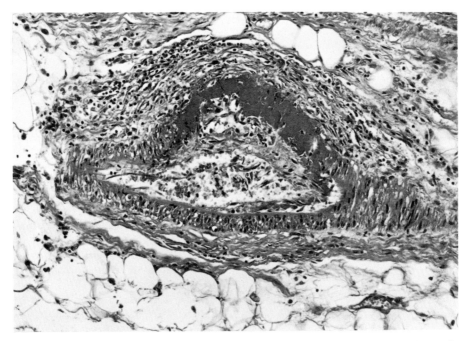

Abb. 14.1. Panarteriitis nodosa. Die Media der kleinen Arterien ist in der oberen Hälfte der Circumferenz nekrotisch. Die benachbarte Intima ist durch ein junges Bindegewebe verbreitert, die Adventitia mit Granulocyten und Lymphocyten infiltriert

Bald setzt eine starke bindegewebige Proliferation der Intima ein, in der Adventitia vermehren sich die Fibroblasten, und die Medianekrose wird organisiert. Oft finden sich verschieden alte Veränderungen an unterschiedlichen Stellen (Abb. 14.1).
Auf dem Boden der Wandnekrosen können Aneurysmen und sogar Rupturen entstehen. Dagegen führen Intimaproliferationen und begleitende Thromben zur Lichtungseinengung. KUSSMAUL und MAIER [40], die als erste eingehend die Periarteriitis nodosa beschrieben haben, vermuteten den Angriffspunkt in der Adventitia. Heute sprechen mehr Argumente für eine zentrifugale Entstehung von der Lichtung her, und manche Autoren vermuten die ersten Veränderungen in der glatten Muskulatur der Media. Die *Ätiologie* der klassischen Panarteriitis ist bisher unbekannt. Eine Hypertonie kann ihren Ablauf begünstigen, aber sie ist nicht die auslösende Ursache.
Der Panarteriitis eng verwandt ist die *allergische* oder *Überempfindlichkeitsangiitis* (Hypersensitivity-Angiitis nach ZEEK). Bei ihr sind nur kleine und kleinste Arterien sowie Venen befallen. Die Nekrosen umfassen die ganze Circumferenz, und die Gefäßwandveränderungen befinden sich an verschiedenen Stellen offenbar im gleichen Stadium. Am häufigsten betroffen sind Nieren, Herz und Lungen. Die Erkrankung führt meist rasch zum Tode.
Kurz erwähnt sei, daß *nekrotisierende Arteriitiden* auch bei den sog. Kollagenkrankheiten auftreten können (rheumatisches Fieber, Erythematodes visceralis und Dermatomyositis).

Thrombangiitis obliterans: Hinter einer juvenilen Extremitätengangrän wird – besonders bei jüngeren Männern, die stärkere Raucher sind – oft eine Thrombangiitis obliterans vermutet. Dieser Symptomenkomplex ist jedoch häufig durch eine frühzeitige Arteriosklerose mit nachfolgender Thrombose [81] oder durch eine Embolie bedingt. Er kann aber auch durch eine Thrombangiitis obliterans [49] hervorgerufen werden, die sich durch eine ausgeprägte Intimaproliferation und eine begleitende Thrombose auszeichnet. Die Erkrankung beginnt wahrscheinlich mit entzündlichen Veränderungen in der Intima. Eine proliferierende Endangiitis mit Organisation der aufgelagerten obturierenden Thromben leitet zum bindegewebigen Verschluß über. Die befallenen Arterienteilstücke werden zu schmalen, derben Strängen. Außer den Extremitätenarterien können auch viscerale Arterien (z.B. am Herzen, Magen-Darm-Kanal oder Gehirn) befallen sein. Die *Abgrenzung* der Thrombangiitis obliterans gegen andere Arterienerkrankungen, besonders arteriosklerotische, kann auch morphologisch sehr schwierig sein, und von manchen Autoren wird die Selbständigkeit dieses Krankheitsbildes sogar angezweifelt.

Andere entzündliche Arterienerkrankungen seien nur kurz erwähnt. Durch Übergreifen einer Entzündung von außen (z.B. bei einer Leptomeningitis) oder von innen (z.B. bei einer Septicämie) kann sich eine unspezifische bakterielle oder abakterielle Arteriitis entwickeln.
Spezifische Entzündungen kommen bei Tuberkulose und Lues vor. Unter den Allgemeininfektionen sind entzündliche Veränderungen kleiner Arterien ferner bei Rickettsiosen bekannt. Bei der Wegener-Granulomatose treten nekrotisierende und granulomatöse Arteriitiden auf. Eine Riesenzellarteriitis wird am häufigsten in der Temporalarterie beobachtet. Dem Aortenbogensyndrom (und der „pulseless disease") liegt oft eine Entzündung des Aortenbogens oder seiner großen Äste (A. subclavia) mit begleitender Thrombose zugrunde (Takayasu-Syndrom). Beim rheumatischen Fieber und bei der chronischen Polyarthritis können gelegentlich Aorta, A. pulmonalis und auch Organarterien miterkranken, und bei der diffusen Sklerodermie führt eine Miterkrankung von Organarterien zu Lichtungseinengungen durch Intimaproliferation.

Aneurysmen: Ein Aneurysma stellt eine meist umschriebene Arterienerweiterung dar, die auf dem Boden einer pathologischen Wandveränderung entstanden ist. Folgende Aneurysmenarten werden unterschieden:

1. Aneurysma verum: Die Gefäßwand ist erhalten und nach außen vorgebuchtet.
2. Aneurysma dissecans: Die Gefäßwand ist im Mediabereich aufgesplittert.
3. Aneurysma spurium: Aus der verletzten Gefäßwand ist Blut in das periarterielle Gewebe ausgetreten.

ad 1. Aneurysma verum: Hier sollen nur die Aortenaneurysmen kurz besprochen werden. An der Brustaorta waren früher die luischen Aneurysmen am häufigsten, heute sind es in diesem Aortenabschnitt die dissezierenden Aneurysmen. Die große Seltenheit der luischen Aortenaneurysmen beruht auf der wirksamen Therapie der frühen Stadien der Lues. Erst im tertiären Stadium der Syphilis kommt es auf dem Boden einer perivasculären plasmacellulären Entzündung der Vasa vasorum der Brustaorta zu kleinen Nekrosen in der Aortenwand mit Verlust von elastischen Fasern und einer Schwächung der Wandstruktur. Die Aneurysmen können sehr umfangreich werden, benachbarte Organe komprimieren, Knochen usurieren und gelegentlich sogar nach Zerstörung der vorderen Thoraxwand durch die Brusthaut perforieren.
Viel häufiger kommen heute Aneurysmen der Bauchaorta vor. Sie liegen meist infrarenal und treten bei Männern wesentlich häufiger als bei Frauen auf. Bei diesen Aneurysmen ist die Wandschwäche in der Regel auf dem Boden einer fortgeschrittenen Arteriosklerose entstanden. Meist liegen sie an der vorderen oder anterolateralen Aortenwand, und häufig sind sie mit geschichteten Thromben ausgefüllt. Eine zunehmende Wandverdünnung prädisponiert zur Ruptur. Die Rupturgefahr steigt mit wachsender Größe der Aneurysmen. Eine Rupturblutung ergießt sich gewöhnlich in das retroperitoneale Bindegewebe und kann in die freie Bauchhöhle, selten sogar in den Magen-Darm-Kanal durchbrechen.
ad 2. Aneurysma dissecans: Es entwickelt sich oft auf dem Boden einer idiopathischen Medianekrose, selten auf dem Boden einer Arteriosklerose. Oft beginnt es mit einem quergestellten Einriß der inneren Aortenwandschichten oberhalb der Klappen, seltener im Bogenteil oder in der absteigenden

Brustaorta. Das Blut wühlt sich durch den Defekt in die Media der Aorta ein, und die neu entstandene Lichtung umgibt oft als ein zweites Gefäßrohr zirkulär die Aorta. In der Regel bricht das dissezierende Aneurysma in der Bauchaorta oder in den Beckenarterien wieder in die Lichtung ein. Der Durchbruch kann aber auch in den Herzbeutel oder nach außen in die Pleurahöhle oder in die Bauchhöhle erfolgen und dann zu einer tödlichen Blutung führen. Abrisse von Intercostalarterien können eine Ischämie im Rückenmark und neurologische Ausfälle zur Folge haben.

Bei längerem Bestehen wird die innere Oberfläche des dissezierenden Aneurysmas von einer Neointima ausgekleidet, in der sich sogar arteriosklerotische Veränderungen entwickeln können.

ad 3. Aneurysma spurium: Es entsteht meist traumatisch bei einer Gefäßverletzung mit erhaltenem periadventitiellen Gewebe. Diese falschen Aneurysmen werden schon nach wenigen Wochen von einem kapselartigen, oft derben Bindegewebe umgeben, und sie erhalten eine Endothelauskleidung.

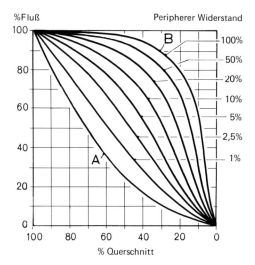

Abb. 14.2. Beziehungen zwischen Durchfluß (in Prozent des Flusses im nicht stenosierten Rohr) und Stenosequerschnitt (in Prozent des Rohrquerschnittes) in Abhängigkeit von der Höhe des Abflußwiderstandes. Konstanter Perfusionsdruck. A freier Abfluß, B höchster Abflußwiderstand. (Nach [24])

14.2.2 Physiologische Vorbemerkungen

Die Arterien dienen der Verteilung des durch das Herz ausgeworfenen Blutvolumens auf die einzelnen Organsysteme. Die Blutverteilung erfolgt entsprechend den metabolischen Bedürfnissen der einzelnen Gewebe. Für die arterielle Hämodynamik ist vor allem der *Perfusionsdruck* wesentlich, der durch Schlagvolumen bzw. Inotropie des Herzens, lokalen Gefäßwiderstand und distal gerichtete Blutströmungsgeschwindigkeit determiniert wird. Die „Windkesselarterien" ermöglichen einen kontinuierlichen Fluß des rhythmisch ausgeworfenen Blutvolumens. – In den Arteriolen wird der Blutströmung der Hauptwiderstand entgegengesetzt, wobei dem constrictorischen und dilatatorischen Nervensystem regulierende Funktionen zukommen. Wesentlich sind weiterhin die Trägerstoffe Acetylcholin sowie die Catecholamine.

Ein *akuter Arterienverschluß* führt zu einem systolischen und diastolischen Druckanstieg proximal der Stenose. Distal des Verschlusses kommt es zu einem erheblichen Blutdruckabfall, der durch die funktionelle Dilatation der Collateralarterien bald partiell zurückgeht. Der Gefäßverschluß führt naturgemäß zu einer arteriellen Insuffizienz bzw. Ischämie bei bruhe oder bei Belastung.

Chronisch stenosierende Arterienerkrankungen führen in Abhängigkeit vom Ausmaß des Verschlusses zu Strömungsbehinderung und damit zu entsprechenden klinischen Symptomen. Bei der Stenosierung eines Rohres (Gefäßes) hängt die Durchströmung von dem Druckgradienten zwischen dem proximal und distal der Stenose gelegenen Abschnitt ab sowie von dem Querschnitt des Restlumens. Neben dem Ausmaß der Stenose und dem Druckgradienten ist für den Durchfluß der periphere arterioläre Widerstand entscheidend (Abb. 14.2). Mit einer wirksamen Stenose, d. h. Veränderung des Drucks und der Stromstärke, ist erst dann zu rechnen, wenn das Gefäßlumen um mehr als 75% unter den kritischen Querschnitt eingeengt wird, der bei den Beinarterien bei ca. 4,5 bzw. 2,5 mm² Restquerschnitt liegt [34]. Jenseits des Strömungshindernisses ist die Blutdruckamplitude verkleinert, die Stromstärke herabgesetzt. Bei Absinken des arteriellen Mitteldrucks kommt es kompensatorisch zur Ausbildung eines Collateralkreislaufs und zu peripherer Vasodilatation.

14.2.3 Klinik

Allgemeine Symptomatologie (Untersuchungsmethoden s. S. 92 ff.): Im Vordergrund der klinischen Symptomatik bei Durchblutungsstörungen steht der *Schmerz*. Schmerzcharakter und -dauer sind unterschiedlich. Der Belastungsschmerz (Claudicatio intermittens, Dyspraxia intermittens) tritt nie in Ruhe, sondern nur bei ununterbrochener Dauerbelastung auf. Bei Sistieren der Muskelarbeit lassen die Beschwerden charakteristischerweise nach. Die Schmerzen sind meist an den unteren Extremitäten lokalisiert. Ein Äquivalent dieses intermittierenden Hinkens stellt die *Dyspragia intermittens abdominalis arteriosclerotica* ORTNER dar. Der spontane Dauerschmerz (Ruheschmerz) findet sich bei hochgradiger Gewebshypoxie mit drohender Nekrose der betroffenen (meist zunächst acralen) Versorgungsgebiete. Davon abzugrenzen ist der Entzündungsschmerz bei Arteriitiden und Phlebitiden und der spastische Schmerz bei Morbus Raynaud. Paraesthesien, Hyperaesthesien, Hypaesthesien und Kältegefühl sind weitere subjektive Beschwerden im Rahmen der allgemeinen Symptomatologie der Gefäßerkrankungen. Unter den klinisch objektivierbaren Krankheitsbefunden ist die *Hautfarbe* oft richtungsweisend. Die Intensität der Hautröte, die Farbintensität, die Cyanose oder der rasche Wechsel von Farbqualitäten beim Raynaud-Syndrom (Blässe, Cyanose, hyperämische Nachröte) sind wesentliche diagnostische Hilfen. – Hautfarbe und *Oberflächentemperatur* können mit Einschränkung als grobe Parameter der peripheren Durchblutung gelten.

Die Livedo racemosa findet sich sekundär bei entzündlichen Gefäßerkrankungen und muß von der harmlosen Kältemarmorierung der Haut sowie von der Gruppe der Akrocyanosen (z. B. bei Kryoglobulinämie) unterschieden werden. Es handelt sich um bläulichrote Gefäßfiguren an Rumpf und Extremitäten, die rankenförmig angeordnet sind.

Pathologisch-anatomisch finden sich arteriitische und phlebitische Gefäßwandveränderungen.

Nicht wenige Varianten der *Dermographie* (z. B. Dermographia alba, rubra, elevata) kennzeichnen eine besondere Reaktionslage der Haut auf mechanische Einwirkungen. Die *Hautatrophie* ist Ausdruck langewährender arterieller Insuffizienz der betroffenen Körperpartien oder Extremitäten. Hautsklerosierungen stehen im Zusammenhang mit dem Raynaud-Syndrom. Auch *Störungen des Haarwachstums und des Fingernagelwachstums* werden im Zusammenhang mit Durchblutungsstörungen gebracht. Naturgemäß begünstigt eine verminderte Durchblutung die Infektionsgefahr der betroffenen Hautpartien. *Trockene Gewebsnekrosen,* schwärzliche Verfärbung und Abstoßung mumifizierter Gewebsteile sind die schweren Folgen von Gewebsverschlüssen.

Die von distal nach proximal fortschreitende *Gangrän* ist charakteristisch für die diabetische Angiopathie. Zur allgemeinen Symptomatik gehören auch trophische Störungen sowie pathologische Abweichungen der palpatorisch und auskultatorisch objektivierbaren Befunde (Stenosegeräusche).

Zur Symptomatologie der arteriellen Verschlußkrankheit s. S. 708.

In 90% der Fälle beruhen die chronischen Gefäßverschlüsse auf arteriosklerotischen Veränderungen (s. u.) und in etwa 10% auf entzündlichen Gefäßprozessen (s. S. 699 ff.).

Arteriosklerose

Die *Arteriosclerosis obliterans* (Atheromatose, Arteriosklerose) stellt eine degenerative Arterienerkrankung dar (s. pathologische Anatomie) mit Wandveränderungen, Elastizitätsverlust und Lumeneinengung. Die Mönckeberg-Sklerose (Mediasklerose), die zu Mediaverkalkungen führt, geht primär nicht mit einer Lumeneinengung der Gefäße einher. Bei Fehlen eindeutig definierbarer Ursachen kommt den Risikofaktoren der Arteriosklerose hervorragende Bedeutung zu (vgl. Abb. 14.3):

1. familiäre Belastung
2. Geschlecht (männliches Geschlecht bevorzugt betroffen)

14.2 Krankheiten der Arterien

3. Ernährung (Fett, Kohlenhydrate)
4. körperliche Inaktivität
5. Fettsucht
6. essentielle Fettstoffwechselstörung
7. Nicotinabusus
8. Hypertonie
9. Diabetes mellitus
10. Hypothyreose
11. nephrotisches Syndrom
12. Gicht, Hyperuricämie
13. Streß (Catecholamine)
14. Hyperparathyreoidismus
15. Morbus Cushing.

Besonders hervorzuheben sind unter den Risikofaktoren der Diabetes mellitus und der Nicotinabusus. Im Rahmen der Bluthochdruckkrankheit kommt es zu pathologischen Veränderungen an Aorta, Arterien, Arteriolen, Coronar- und Cerebralgefäßen mit Begünstigung der Entwicklung chronischer Gefäßverschlüsse (s. a. Pathologische Anatomie).
Allgemein werden bei etwa 30–60% aller Stoffwechselerkrankungen periphere arterielle Verschlußkrankheiten beobachtet [77]. Sehr häufig kommen mehrere Risikofaktoren gleichzeitig vor, Stoffwechselerkrankungen spielen jedoch eine hervorragende Rolle im Risikoprofil (vgl. [84]) (Tabelle 14.3). Im Unterschied zum Nicotinabusus ist eine Prävention auf differenzierte Maßnahmen angewiesen. Die Prognose ist hier schlechter als

Tabelle 14.3. Risikofaktoren bei Personen mit bzw. ohne periphere arterielle Verschlußkrankheit. Angaben in % untersuchter Personen. (Vgl. [77, 84])

Risikofaktoren	Mit Verschlußkrankheit (n=277)	Ohne (n=2082)
Adipositas	14,8	15,4
Hypertonie	19,5	12,8
Rauchen	87,0	69,2
Gesamtbetalipoproteide	39,0	17,5
Cholesterin	20,5	16,0
Path. Glucosetoleranz	44,6	14,0

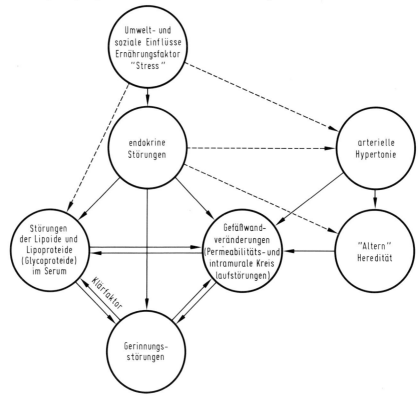

Abb. 14.3. Mögliche ätiologische Faktoren der Arteriosklerose [65]

bei Rauchern und kann überdies nur durch konsequente und frühzeitige Therapie der Stoffwechselerkrankung gebessert werden. – Als Zeichen der Primärmanifestation ist insbesondere auf trophische Gewebsschäden (Acralläsionen) zu achten. Erst in fortgeschrittenen Stadien werden Zeichen einer Ischämie bzw. Claudicatio intermittens beobachtet [77].
Ein Diabetes mellitus wurde bei 20–30%, unter Einschluß des sog. subklinischen Diabetes mellitus sogar bei 40–60% aller Patienten mit arterieller Verschlußkrankheit

nieren vor allem zu stenosierenden und obliterierenden Veränderungen an den unteren Extremitäten. Bei der Hypothyreose finden sich Gefäßveränderungen bei Erhöhung des Serumcholesterinspiegels.
Epidemiologisch spielen vor allem Hyperlipidämien vom Typ II b und IV-Lipoproteinmuster eine Rolle. Beim Typ III steht die arterielle Verschlußkrankheit neben der coronaren Herzkrankheit zwar klinisch besonders im Vordergrund, die Erkrankung kommt jedoch als primäre Stoffwechselstörung wesentlich seltener vor als andere

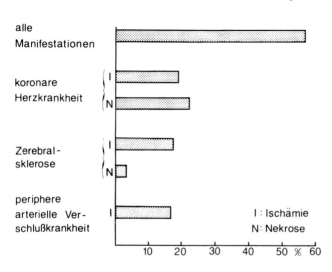

Abb. 14.4. Vorkommen arteriosklerotischer Gefäßerkrankungen bei 412 primären Hyperlipidämien mit Typ-IIb-Lipoproteinmuster [64, 77]

beobachtet (umgekehrt findet sich eine arterielle Verschlußkrankheit 10–20mal häufiger bei Diabetikern als bei Nichtdiabetikern). Hyperlipidämien sind mindestens ebenso häufig nachweisbar. In der überwiegenden Anzahl handelt es sich dabei um Fettstoffwechselstörungen mit einer endogenen Steigerung von Lipoproteinen sehr geringer Dichte (VLDL = very low density lipoproteins) [77]. Die diabetische Makroangiopathie ist als besondere Form der Arteriosklerose aufzufassen. Sie betrifft die mittleren und großen arteriellen Gefäße.
Die diabetische *Mikroangiopathie* bezieht sich auf die Arteriolen und Capillaren. Die klinische Manifestation besteht in (diabetischer) Retinopathie, (diabetischer) Nephropathie und Angiopathie der Haut.
Die *Lipoidstoffwechselstörungen* (z. B. Hypercholesterinämie, Hyperlipidämie) dispo-

endogene Hypertriglyceridämien. Beim Typ II b sind arterielle Verschlußkrankheiten etwa gleich häufig im Bereich der Hirn-, Coronar- und Extremitätengefäße beschrieben worden (Abb. 14.4). Beim Typ IV sind arterielle Verschlußkrankheiten in einem hohen Prozentsatz angiographisch nachweisbar, werden aber oft erst in höheren Altersklassen klinisch manifest (vgl. [77]). Die Fortschritte in der Lipoproteinforschung erlauben heute ein differenzierteres Bild von der Rolle veränderter Lipoproteinmuster bei der Atherogenese, insbesondere bei der coronaren Herzkrankheit. Neben den VLDL (very low density lipoproteins) und den LDL (low density lipoproteins), für deren Beteiligung bei der Entstehung von Atheromen gute Argumente vorliegen (vgl. [86]), haben in letzter Zeit die HDL (high density lipoproteins) aufgrund von epidemiologischen Befunden und experimentellen Ergebnissen zunehmend Interesse gefunden. Die quantitative Bestimmung der HDL erfolgt wie bei den LDL in der Regel aufgrund ihres Gehaltes an Cholesterin als „HDL-Cholesterin" (vgl. [86]). Neben altersbedingten und ethnologischen Ursachen sind zahlreiche weitere Faktoren für den HDL-Cholesterinspiegel wesentlich (Tabelle 14.4). Clofibrat bewirkt in manchen Fällen eine Zunahme des HDL-Cholesterins; deutlicher ist diese Wirkung noch bei dem Clofibratderivat Bezafibrat.

Bisher ist jedoch nicht geklärt, ob den HDL eine aktive Wirkung bei der Verminderung der Arteriosklerose zukommt oder ob der Anstieg des HDL-Cholesterins nur Kennzeichen einer bestimmten Situation im Lipoproteinstoffwechsel ist. Das reziproke Verhalten von VLDL und HDL könnte zumindest dafür sprechen.

Weitere Untersuchungen sind abzuwarten, bevor prophylaktische und therapeutische Empfehlungen hinsichtlich der Beeinflussung des HDL-Spiegels gegeben werden können (vgl. [86]).

Vorläufige Richtwerte für Cholesterin, LDL- und HDL-Cholesterin sowie für die Triglyceride sind in der Tabelle 14.5 zusammengestellt [1, 80].

Für den Einsatz der verschiedenen lipidsenkenden Medikamente gilt es, neben der bindikation besonders auf Nebenwirkungen und Interaktionen zu achten (Tabelle 14.6) [69].

Die Hypercalcämie bei Hyperparathyreoidismus (primär, sekundär) zieht Verkalkungen der kleinen Arterien nach sich.

Von arteriellen Verschlußkrankheiten arteriosklerotischer Genese sind Frauen dreimal seltener betroffen als Männer. Bis zur Menopause besteht beim weiblichen Geschlecht ein hormoneller Schutz gegenüber der Arteriosklerose. Die Morbiditätskurve erreicht ihr Maximum ca. ein Jahr später als beim Mann. – Der Gliedmaßenarterienverschluß findet sich häufiger als bislang angenommen wurde: Von den 40–44jährigen Männern haben nur 1%, von den 60–64jährigen jedoch 8% Stenosen oder Verschlüsse, die zu ⅚ an den unteren Extremitäten beobachtet werden [83]. Angeborene Verlaufsanomalien der distalen Gliedmaßenarterien sind hingegen relativ selten. Gliedmaßenarterienverschlüsse kommen kaum isoliert vor: Bei einem Kollektiv von 6400 Berufstätigen im Alter von 15–64 Jahren wurden in einem Drittel der Verschlußkranken (75) Verschlüsse in mehreren Extremitäten gefunden. Ein Zehntel dieser Patienten hatte eine Apoplexie durchgemacht, ein Drittel litt an einer coronaren Herzkrankheit [82]. In einer neueren Studie von KRIESSMANN u. Mitarb. [38] wurde die Häufigkeit der peripheren arteriellen Verschlußkrankheit bei coronaren Herzkrankheiten bei 107 konsekutiven Patienten durch selektive Coronarangiographie und Ultraschall-Doppler-Druckmessung ermittelt. Von 75 Patienten mit coronarer Herzkrankheit hatten 28% (21 Patienten) eine arterielle Verschlußkrankheit, von 32 Kranken ohne coronare

Tabelle 14.4. Änderungen des HDL-Cholesterins im Serum in Abhängigkeit von Krankheiten, Ernährung, Arzneimitteln, Hormonen u. a. [3], vgl. [86]

HDL-Cholesterin im Serum erniedrigt
– Männer verglichen mit Frauen
– Hyperlipoproteinämie Typ II, IV, V
– Coronare Herzkrankheit
– Symptomfreie Verwandte von Patienten mit Myokardinfarkt
– Cerebrovasculärer Insult
– Periphere Durchblutungsstörung
– Urämie mit chronischer Hämodialyse
– Nierentransplantation
– Raucher
– Ovulationshemmer, progestative Komponente
– Diabetes mellitus mit Makroangiopathie – angeblich keine Beziehung zur Mikroangiopathie, in Abhängigkeit von der Stoffwechselkontrolle
– Adipositas
– Tangier-Krankheit

HDL-Cholesterin im Serum erhöht
– Postpubertäre Frauen verglichen mit Männern
– Frauen in der lutealen Phase des Cyclus
– Oestrogentherapie
– Athleten, körperliches Training
– Alkoholkonsum
– Familiäre Hyper-α-lipoproteinämie
– Bestimmte ethnische Gruppen
– Hydantoin
– Männer mit hohen Vitamin-C-Spiegeln
– Einwirkung bestimmter Pesticide

Tabelle 14.5. Richtwerte für Serumcholesterin, LDL-Cholesterin, Serumtriglyceride und HDL-Cholesterin [80]

(mg/dl)	Kein Risiko	Verdachtsbereich (Behandlungsbedürftigkeit abhängig von klinischem Gesamtbild)	Behandlungsbedürftig
Serumcholesterin	< 220	220–260	> 200
LDL-Cholesterin	< 150	150–190	> 260
Serumtriglyceride	< 150	150–200	> 190
	Prognostisch günstig	Standardrisiko	Risikoindikator
HDL-Cholesterin (Männer)	> 55	35–55	< 35
HDL-Cholesterin (Frauen)	> 65	45–65	< 45

Herzkrankheit nur ein Patient (3%) (Tabelle 14.7). Es bestand keine statistisch signifikante Korrelation zwischen dem Schweregrad beider Erkrankungen. – Die Autoren weisen darauf hin, daß eine coronare Herzkrankheit häufig als isolierte oder vorzeitige Manifestation der Arteriosklerose angetroffen wird [38].

Chronische Arterienverschlüsse finden sich ganz überwiegend im Bereich der unteren Gliedmaßen, einschließlich der Aorta und Beckengefäße. Nur ca. 10% betreffen die Schultergürtel- und Kopfarterien. Die Letalität peripherer Durchblutungsstörungen ist gering. Ein letaler Krankheitsverlauf wird meist durch die kardialen und cerebralen

Tabelle 14.6. Einsatz lipidsenkender Medikamente [80]

Präparat	Indikation	Dosierung	Nebenwirkungen	Interaktionen mit
Cholestyramin	LDL-Senkung	8–20 g/Tag (Einnahme zwischen den Mahlzeiten)	Obstipation, Erhöhung der VLDL, Senkung fettlöslicher Vitamine	Dicumarolen, Glykosiden, Nicotinsäure, Salicylaten, Schilddrüsenhormonen
β-Sitosterin	LDL-Senkung	3 g/Tag	Keine	Keine
D-Thyroxin	LDL-Senkung	Einschleichend bis 8 mg/Tag	L-Thyroxin-Effekte	Dicumarolen
β-Pyridylcarbinol (Nicotinsäurederivate)	LDL-Senkung	0,9 g–1,35 g/Tag	Flush, Pruritus, gastrointestinale Beschwerden, verminderte Glucosetoleranz	Antidiabetica
Bezafibrat	Senkung triglyceridreicher Lipoproteine (LDL-Senkung)	400–600 mg/Tag	Myositisähnliche Symptome, Tendenz z. Gallensteinbildung, Potenzstörungen	Dicumarolen
Clofibrat	Senkung triglyceridreicher Lipoproteine (LDL-Senkung)	1,5–2,0 g/Tag	Myositisähnliche Symptome, Tendenz z. Gallensteinbildung, Potenzstörungen	Dicumarolen

Tabelle 14.7. Die relative Häufigkeit der peripheren arteriellen Verschlußkrankheit (AVK$^+$) bei gleichzeitig bestehender coronarer Herzkrankheit (KHK$^+$) ist statistisch signifikant ($p < 0{,}01$) größer als bei fehlender coronarer Herzkrankheit (KHK$^-$). Eine nicht nachweisbare periphere arterielle Verschlußkrankheit (AVK$^-$) schließt jedoch eine coronare Herzkrankheit nicht aus [38]

	KHK$^-$		KHK$^+$		Summe
	n	(%)	n	(%)	
AVK$^-$	31	(97)	54	(72)	85
AVK$^+$	1	(3)	21	(28)	22
Summe	32	(100)	75	(100)	107

Manifestationen der Gefäßsklerose bedingt (Myokardinfarkt, apoplektischer Insult). Die arteriellen Verschlußkrankheiten der Extremitäten stellen für sich gesehen kein lebensbedrohliches Leiden dar. Die Prognose wird vielmehr durch Komplikationen des Coronargefäßsystems (Myokardinfarkt) oder der cerebralen Gefäße (Apoplexie) belastet. Erst wenn mehrere Arterien verschlossen sind, ist mit der Ausbildung von Nekrosen zu rechnen. Prognostisch wesentlich ist die Lokalisation der Nekrose. Ein distaler Gefäßverschluß ist günstiger zu beurteilen als ein proximal gelegener oder gar ein doppelseitiger, z. B. im Bereich der Becken- oder Oberschenkelarterien. Im Einzelfall determinieren die Collateralen wesentlich den Verlauf der Erkrankung. So sind die therapeutischen Chancen der totalen Verschlüsse der Aa. femoralis und poplitea wegen der langen Collateralwege besonders ungünstig.

Entzündliche Gefäßkrankheiten

Das Spektrum der Vasculitissyndrome umfaßt Verlaufsformen mit vorherrschendem Gefäßbefall (z. B. Arteriitis cranialis) oder Gefäßentzündungen als Teilmanifestationen von Allgemeinerkrankungen (z. B. Arteriitis bei Kollagenosen). Einige davon sind hinsichtlich ihrer Nosologie einigermaßen durchsichtig (z. B. Immunkomplexvasculitiden), andere hingegen ätiologisch ungeklärt (z. B.

Tabelle 14.8. Das Spektrum der Vasculitissyndrome [88]

1. Vorwiegend nekrotisierende Vasculitiden

   1.1 Primäre

   Klassische Polyarteriitis nodosa
   (Kußmaul und Maier):
   Mit Befall vorwiegend musculärer Arterien

   Überlappende Syndrome:
   Polyarteriitis-nodosa-artige Vasculitiden
   Mit Befall größerer und kleinerer Gefäße

   Hypersensibilitätsvasculitiden:
   Mit Befall vorwiegend kleiner Gefäße
   – Serumkrankheit und serumkrankheitsartige Erkrankungen
   – Purpura Schoenlein-Henoch
   – Vasculitiden der Haut
   – Andere organbeschränkte Vasculitiden
     (Spezialfall Glomerulonephritis!)

   1.2 Sekundäre

   Bei Autoimmunität
   – Gemischte essentielle Kryoglobulinämie
   – Rheumatoide Arthritis
   – Systemischer Lupus erythematodes
   – Dermatomyositis
   – Goodpasture-Syndrom etc.

   Bei Immunität gegen körperfremde Antigene
   – Chemische Substanzen (Medikamente)
   – Biologische Allergene
   – Mikrobielle Antigene

2. Granulomatöse Vasculitiden

   Eosinophile Granulomatose
   (Churg und Strauss)
   Wegener-Granulomatose

3. Riesenzellvasculitiden

   Arteriitis temporalis
   Pulslose Krankheit (Takayasu)
   Polymyalgia rheumatica

Takayasu-Syndrom). Die in Tabelle 14.8 aufgelisteten entzündlichen Gefäßkrankheiten sind nach histologischen und immunologischen Kriterien angeordnet. Für die klinische Diagnostik empfiehlt es sich,
1. nach entzündlichen Aktivitätskriterien (Fieber, BKS-Beschleunigung) und
2. nach der Lokalisation des Gefäßbefalls (z. B. Temporalarterie, Nierengefäße, Haut, Myokard: s. S. 145, etc.)

vorzugehen und erst dann immunologische Methoden (z. B. Nachweis von Anti-DNA-

Antikörpern) und bioptisch-histologische Methoden (Nachweis von Immunkomplex-Depositen) heranzuziehen.
Für die Pathogenese von Gefäßentzündungen kommen vor allem drei Möglichkeiten in Betracht:

1. Eine direkte Schädigung der Gefäßwände durch chemische Substanzen oder Mikroorganismen ohne Beteiligung immunologischer Vorgänge. Ein solcher Mechanismus wurde für eine virale Arteriitis beim Pferd angenommen und ferner mittels hochdosierter Inoculation von Mykoplasmaorganismen an einem experimentellen Tiermodell gezeigt, ist sonst aber für die hier diskutierten Vasculitissyndrome nicht belegt.
2. Celluläre oder humorale immunologische Reaktionen gegen Autoantigene der Gefäßwände oder gegen fremde, virale oder chemische, dort fixierte Antigene. Autoantikörper gegen Basalmembranen kommen beim Goodpasture-Syndrom vor. Autoreaktivität vom cellulären Typ gegen Elastin wurde bei Arteriitis temporalis gefunden. Eine besondere Affinität für kollagen-enthaltende Strukturen wurde für Desoxyribonucleinsäure(DNA)-Antigene nachgewiesen. Eine Immunreaktion gegen in den Basalmembranen fixierte DNA könnte beim systemischen Lupus erythematodes eine wichtige Rolle spielen.
3. Zirkulierende Antigen-Antikörper-Komplexe können unter bestimmten Umständen in den Gefäßwänden abgelagert werden und Entzündungsvorgänge auslösen. Im Gegensatz zu den unter 2. erwähnten Vorgängen muß hier keine besondere Affinität der chemischen oder mikrobiellen Antigene für Gefäßwandstrukturen bestehen, der Immunkomplex ist dafür verantwortlich [88].

Thrombangiitis obliterans (Endangiitis obliterans, v. Winiwarter-Buerger-Erkrankung, Morbus Buerger) (vgl. Tabelle 14.16). Die Thrombangiitis obliterans, eine segmentäre, multiloculäre entzündliche Erkrankung der kleinen und mittelgroßen Arterien und Venen, ist klinisch durch die Hauptmerkmale jugendliches Alter, peripher lokalisierte Ar-

Tabelle 14.9. Diagnostische Kriterien [7]

Thrombangiitis sicher	– 3 Hauptkriterien erfüllt – 2 Hauptkriterien erfüllt + positiver histologischer Befund an Arterien
wahrscheinlich	– 2 Hauptkriterien erfüllt (unterstützend: typischer histologischer Befund an Venen)
möglich	– 1 Hauptkriterium erfüllt

Tabelle 14.10. Diagnostische Nebenkriterien [7]

– Nicotinabusus
– Risikofaktoren der Atherosklerose außer Zigarettenrauchen nicht gehäuft
– Schubweiser Verlauf
– Arteriographie:
  keine Plaques, abrupte Gefäßabbrüche an mittelgroßen Arterien
– Keine Kollagenose, keine Thrombocytose

terienverschlüsse und Phlebitis saltans gekennzeichnet. Als diagnostische Nebenkriterien dienen fehlende Häufung der für die Atherosklerose typischen Risikofaktoren (mit Ausnahme des Nicotinabusus), arteriographischer Befund mit abrupten Abbrüchen der Kontrastmittelfüllung, schubweiser Verlauf und Ausschluß einer Kollagenkrankheit oder einer essentiellen Thrombocytose.
Die wichtigsten diagnostischen Kriterien sind in den Tabellen 14.9 und 14.10 enthalten. Beim Vorliegen der *drei klinischen Hauptkriterien – 1. jugendliches Alter, 2. acral lokalisierte Arterienverschlüsse, 3. Phlebitis saltans sive migrans –* ist die Diagnose gesichert. Als wahrscheinlich kann das Vorliegen der Krankheit bezeichnet werden, wenn zwei Hauptmerkmale zusammentreffen. In dieser Situation spielen die *Nebenkriterien* (Tabelle 14.10) eine besondere Rolle, ebenso ein typischer histologischer Befund, der auf der arteriellen Seite praktisch nur an Amputaten, auf der venösen durch Entnahme eines entzündeten oberflächlichen Venensegments erhoben werden kann. Muskelbiopsien sind wenig ergiebig.

Die Hinweise auf eine mögliche Immunpathogenese der Krankheit mehren sich in der Literatur. In einer Untersuchung von 33 Patienten war der Komplementfaktor C_4 in 54,6% der Fälle erhöht, während Antielastinantikörper in einem Titer von mehr als 1:8 in 57,1% und Immunkomplexe in 23,3% der Fälle nachweisbar waren. Mit Ausnahme eines einzigen Falles fehlte das Histokompatibilitätsantigen HLA-B12 [7]. Aufgrund der erwähnten immunologischen Befunde und der Tatsache, daß die Phlebitis saltans als Symptom der Krankheit nicht durch Anticoagulantien, wohl aber durch Salicylate und Corticosteroide unterdrückt werden kann, wird von BOLLINGER u. Mitarb. [7] folgendes Therapiekonzept vorgeschlagen: Behandlung mit hohen Dosen von Acetylsalicylsäure während des akuten Schubes der Krankheit, bei Versagen evtl. mit Corticosteroiden und Immunsuppressiva.

Riesenzellarteriitis [nach 53]. Dem pathologisch-anatomischen Begriff der Riesenzellarteriitis werden zwei klinische Krankheitsbilder zugeordnet: die Arteriitis cranialis (A.c.) und die Polymyalgia rheumatica (P.r.). Diese beiden klinischen Hauptmanifestationen der Riesenzellarteriitis wurden erst gegen Ende des vergangenen Jahrhunderts beschrieben, die A.c. 1890 von HUTCHINSON, die P.r. 1888 von WILLIAM BRUCE. Die verschiedenen Bezeichnungen, die bisher vorgeschlagen wurden, sind in Tabelle 14.11 zusammengefaßt. Die beiden Begriffe A.c. und P.r. bezeichnen wohl nur zwei typische Gruppierungen innerhalb eines ganzen Spektrums von Symptomen mit zahlreichen Gemeinsamkeiten und Überschneidungen.

Die Pathogenese der Riesenzellarteriitiden. Obwohl streng genommen die pathogenetische Zuordnung der Riesenzellarteriitiden noch ungewiß ist, sprechen sehr viele Argumente für Autoimmunmechanismen: der ausgedehnte Befall aller Gefäßbezirke, die humoralen Begleitveränderungen und das dramatische Ansprechen auf eine Corticosteroidtherapie. In vitro reagieren die Lymphocyten von P.r.-Patienten – von denen die Hälfte in der Biopsie eine Riesenzellarteriitis

Tabelle 14.11. Bezeichnungen für die Arteriitis cranialis und die Polymyalgia rheumatica [53]

- Senile rheumatic gout (BRUCE 1888)
- Arteriitis of the aged (HUTCHINSON 1890)
- Arteriitis temporalis (HORTON et al. 1932)
- Secondary fibrositis (SLOCUMB 1936)
- Arteriitis senilis (OLDBERG 1942)
- Peri-extra-articular rheumatism (HOLST et al. 1945)
- Periarthrosis humeroscapularis (MEULENGRACHT et al. 1942)
- Anarthritic rheumatoid disease (BAGRATUNI 1953)
- Pseudo-polyarthrite rhizomélique (FORESTIER et al. 1953)
- Myalgic syndrome of the elderly with systemic reaction (KERSLEY 1956)
- Polymyalgia rheumatica (BARBER 1957)
- Rhizomelic inflammatory rheumatism of the aged (SERRE et al. 1963)
- Polymyalgia arteritica (HAMRIN et al. 1964)
- Polyarteriitis rheumatica (MEDENICA et al. 1971)

aufwies – signifikant ausgeprägter auf Arterienwandantigene, gemessen an der DNA-Synthese. Immunofluorescenzuntersuchungen in Arterienbiopsien von A.c. zeigten nucleäre, cytoplasmatische und Elastica-Reaktionen in Fällen mit zirkulierenden antinucleären Antikörpern. Daraus könnte vermutet werden, daß die Immunglobuline Antikörper auf Komponenten der Arterienwände, am ehesten auf Elastin, sein könnten (Lit. bei [53]).

Allgemeine klinische Symptomatologie bei Riesenzellarteriitis. Neben den für eine A.c. bzw. P.r. charakteristischen Besonderheiten weisen beide Patientengruppen gemeinsam eine Reihe von Allgemeinsymptomen auf: Müdigkeit, Schwächegefühl, Anorexie, Gewichtsverlust, nicht selten protrahiertes Fieber, Nachtschweiß oder unbestimmte Abdominalbeschwerden. Bei der Allgemeinuntersuchung: schlechter Allgemeinzustand, hypochrome Anämie, beschleunigte Blutsenkungsgeschwindigkeit mit Werten, die sich meist um 100 mm in der ersten Stunde bewegen. Außerdem Dysproteinämie, im besonderen eine Zunahme der Alpha-2-Globuline.

In den meisten Publikationen fällt ein Überwiegen der Frauen auf. Übereinstimmend wird hervorgehoben, daß es sich immer um ältere Patienten handelt, so daß kaum ein Fall vor dem 50. Lebensjahr beobachtet wird.

Die Polymyalgia rheumatica. Eine Übersicht von MUMENTHALER [53] schildert dieses Krankheitsbild folgendermaßen: Neben den oben snhon beschriebenen und bei etwa 60% der Polymyalgia-Patienten vorhandenen Allgemeinsymptomen steht ein Schmerzsyndrom im Vordergrund. Die Schmerzen sind meist symmetrisch, sind im Schultergürtel- und Beckengürtelbereich lokalisiert, nehmen bei Bewegung zu und scheinen im Bereiche der Muskulatur lokalisiert zu sein. Da anfänglich das Mitbefallenein der Gelenke verneint wurde, entstand die Bezeichnung der Franzosen: „pseudo-polyarthrite rhizomélique". In Wirklichkeit allerdings wurden Gelenkschmerzen und Synoviitiden, besonders im Bereich von Knie- und Metacarpalgelenken, mit der Zeit bestätigt und sind alles in allem bei 10–50% der Fälle beschrieben [63]. Es bestehen gelegentlich Schmerzen der Sehnenansätze. Histologisch kann eine lymphocytäre Synoviitis nachgewiesen werden. Die oben beschriebenen Schmerzen beginnen etwa ebenso häufig akut wie subakut. Die unkomplizierten Fälle verlaufen blande und klingen auch ohne besondere Therapie meist innerhalb von 1–2 Jahren ab. Vereinzelte Fälle wurden bis zu 10 Jahre verfolgt und blieben geheilt. In zahlreichen Fällen jedoch treten komplizierende zusätzliche Symptome auf. Wie oft diese allerdings erfaßt werden, hängt auch von der Intensität der Durchuntersuchung ab. Dementsprechend wird die Häufigkeit einer begleitenden bzw. kausal verantwortlichen Arteriitis sehr unterschiedlich angegeben: Bei systematischer Biopsie der A. temporalis in Fällen von P.r. fand sich in der Mehrzahl der Fälle eine Riesenzellarteriitis.

Berücksichtigt man die Daten aus der Literatur, dann muß gefolgert werden, daß die P.r. in vielen, möglicherweise sogar in allen Fällen eine besondere Manifestationsform einer Riesenzellarteriitis ist. Dies kann bei entsprechend intensiver Suche nachgewiesen werden, determiniert die Prognose des Leidens in bezug auf (vasculäre) Komplikationen und sollte das therapeutische Handeln bestimmen.

Die *objektiven Untersuchungsbefunde* bei P.r. entsprechen den allgemeinen Zeichen einer zehrenden Krankheit. Es findet sich Schmerzhaftigkeit beim Bewegen der proximalen Extremitätengelenke, Druckschmerzhaftigkeit periarticulärer Weichteile und Schmerzhaftigkeit der Sehnenansätze. Unter Umständen können sich Zeichen einer Arteriitis, z.B. eine schmerzhafte und verdickte A. temporalis, zeigen. Humoral steht die stark beschleunigte Blutsenkungsgeschwindigkeit im Vordergrund. Es findet sich eine Zunahme der Alpha-2-Globuline, eine hypochrome Anämie mit vermindertem Serumeisen. Die Rheumafaktoren, die antinucleären Antikörper, der LE-Zelltest und der AST sind negativ bzw. normal [63].

Als *Therapie* der P.r. muß heute die Corticosteroidtherapie gefordert werden. Diese ist im Hinblick auf die Augenkomplikationen der Riesenzellarteriitis durchzuführen. Näheres über die Corticosteroidtherapie wird bei der Arteriitis cranialis erwähnt.

Die Arteriitis cranialis. Die zwei Leitsymptome sind der Kopfschmerz und der Augenbefall. Wegweisendes Symptom sind hartnäckige, nie gekannte, erstmals im hohen Lebensalter auftretende Kopfschmerzen. Sie sind vorwiegend im Stirn- und Schläfenbereich, nicht selten aber auch ausschließlich im Hinterkopf und Nacken lokalisiert. Sie können sich in Gesicht und Ohr projizieren. Der andauernde Schmerz ist dumpf oder stechend. Er steigert sich bald bis zur Unerträglichkeit.

Nicht selten und nahezu beweisend ist eine schmerzhafte Ermüdbarkeit der Kau- und Zungenmuskulatur, die beim Essen und Sprechen auftritt und die Nahrungsaufnahme zur Qual machen kann (Claudicatio intermittens der Zungen- und Kiefermuskulatur) [23].

Die *Augensymptome* sind häufig und schwerwiegend. Der *Visusverlust* stellt die häufigste und schwerwiegendste vasculäre Komplikation dar. Ihm liegt eine Ischämie des N. opticus bei Gefäßprozeß in der A. nervi optici bzw. einem ihrer Äste, besonders oft in den kurzen hinteren Ciliararterien, zugrunde.

Am Augenhintergrund finden sich innerhalb von 1–2 Tagen ein Papillenödem, eine gelbliche, unscharf und ödematös begrenzte Sehnervenpapille, eine blasse Retina und enge Retinalarterien. Eine sekundäre Opticusatrophie tritt nach Wochen in Erscheinung. Andere Augensymptome kommen ebenfalls vor: corticale Blindheit bei occipitalem Hirninfarkt, Doppelbilder bei Abducensparese oder eine ausgedehnte Ophthalmoplegie [53].

Andere Symptome bei A.c. sind seltener: Nekrosen der Kopfhaut oder der Zunge, arterielle Durchblutungsstörungen mit Infarzierung des Gehirns, Psychosen und Verwirrtheitszustände und Diabetes insipidus. Die Mitbeteiligung innerer Organe stellt eine große Ausnahme dar: Herz, Nieren, Lunge, Coronarien; Thyreotoxikose oder periphere Polyneuropathie, Claudicatio intermittens der unteren Extremitäten, ja sogar Aortenaneurysmen kommen vor.

Bei der *Untersuchung* findet man neben den allgemeinen Krankheitssymptomen, wie sie auch bei P.r. beschrieben wurden, vor allem die Lokalbefunde am Kopf: Die befallenen Gefäße, meist die A. temporalis, erscheinen verdickt, hart und gelegentlich dolent. Die Umgebung kann gerötet sein. In fortgeschrittenen Stadien ist der Arterienpuls verschwunden. Die histologische Untersuchung der A. temporalis ist fast immer positiv. Die humoralen Veränderungen decken sich mit denjenigen bei der P.r.

Die *Prognose* der A.c. ist durch eine Letalität von etwa 10% gekennzeichnet. Die Prognose der Augensymptome ist schlecht.

Die *Therapie* mit Corticosteroiden hat in allen Fällen, in welchen die Klinik eine A.c. oder eine P.r. mit großer Wahrscheinlichkeit annehmen läßt, sofort und hochdosiert einzusetzen. Als Kriterium für die klinische Diagnose genügen ungewohnte, zunehmende intensive Kopfschmerzen bei alten Leuten, eine Blutsenkungsgeschwindigkeit von 50 mm oder mehr in der ersten Stunde und ein weiteres der Zeichen der Erkrankung, z.B. lokale Dolenz oder andere pathologische Befunde an Gefäßen, Schmerzhaftigkeit der periarticulären Gewebe im Schultergürtel- bzw. Beckengürtelbereich oder Allgemeinsymptome. Man wartet also nicht die Bestätigung durch eine Arterienbiopsie ab, da bei einer A.c. über Nacht eine Sehstörung auftreten kann. Diese ist in der Regel auch bei anschließender sofortiger Corticosteroidtherapie irreversibel. Man beginnt in der Regel mit Prednison, 1 mg/kg täglich, während mindestens 3 Wochen. Sofern dann die Blutsenkungsgeschwindigkeit auf 10 mm oder weniger zurückgegangen ist, kann allmählich die Dosis alle 2 Tage um

Tabelle 14.12. Erscheinungsformen der nekrotisierenden Angiitis [68]

1. Panarteriitis (nodosa)
2. Hypersensitivitätsangiitis
3. Rheumatische Arteriitis
4. Allergische granulomatöse Arteriitis
5. Wegener-Granulomatose
6. Takayasu-Arteriitis (Aortenbogen) s. S. 706
7. Arteriitis nach Resektion der Coarctatio aortae
8. Arteriitis bei Serumkrankheit
9. Arteriitis bei Lupus erythematodes
10. Arteriitis bei rheumatoider Arthritis
11. Arteriitis bei progressiver Sklerodermie
12. Arteriitis bei Dermatomyositis
13. Arteriitis bei Sjögren-Syndrom
14. Chemisch induzierte Arteriitis
15. Sekundäre Arteriitis

5 mg reduziert werden. Die Behandlung wird dann mit einer Erhaltungsdosis von in der Regel 10–15 mg täglich über viele Monate fortgesetzt. Wichtig ist eine regelmäßige Kontrolle und beim Wiederansteigen der Blutsenkungsgeschwindigkeit erneute Dosiserhöhung. Die Behandlung muß so u.U. bis 2 Jahre fortgesetzt werden. Die Schmerzen verschwinden meist innerhalb von 1 bis wenigen Tagen, und der Allgemeinzustand bessert sich rasch [53].

Panarteriitis und verwandte Krankheitsbilder. Die Panarteriitis, die wie auch andere entzündliche Gefäßerkrankungen nicht nur Arterien, sondern auch Venen befällt, ist nur *ein* Vertreter einer ganzen Gruppe entzündlicher Gefäßerkrankungen verschiedener Ätiologie, die man heute unter dem Oberbegriff „*nekrotisierende Angiitis oder Vasculitis*" zusammenfaßt (Tabelle 14.12).

Die *Panarteriitis nodosa* (hyperergische Arteriitis nodosa, Periarteriitis nodosa, Polyarteriitis nodosa, KUSSMAUL-MAIER) tritt meist im Rahmen einer schweren Allgemeinerkrankung auf und ist durch die Beteiligung innerer Organe charakterisiert. Männer sind häufiger als Frauen betroffen, vorzugsweise zwischen dem 2. und 5. Lebensjahrzehnt. Die Ursache der Erkrankung ist unbekannt. Das klinische Bild ist vielfältig: In etwa der Hälfte der Fälle besteht eine Hypertonie. Akutes Fieber mit Schüttelfrost wird nicht selten beobachtet. Bei mehr als 50% der Erkrankungen finden sich Proteinurie, Hämaturie, Niereninsuffizienz und Ödeme als Ausdruck einer Nierenbeteiligung.

Die BKS ist beschleunigt, fast regelmäßig findet sich eine Leukocytose, im Differentialblutbild zeigt sich eine Eosinophilie. Rheumafaktoren und antinucleäre Antikörper fehlen in der bmehrzahl der Fälle. In der Serumelektrophorese sind die Globuline, speziell die γ-Globuline, vermehrt.

Eine Beteiligung der Coronararterien kann zu Rhythmusstörungen, pectanginösen Beschwerden und Myokardinfarkt führen. Bei aneurysmatisch veränderten Coronararterien besteht die Gefahr einer Ruptur mit konsekutiver Herzbeuteltamponade. Oft klagen die Patienten über Leibschmerzen im Gefolge mesenterialer Durchblutungsstörungen, gelegentlich kommt es zu Infarzierungen ausgedehnter Darmabschnitte. Eine akute Cholecystitis oder Pankreatitis gehört gleichfalls zu diesen Komplikationen. Daneben können zahlreiche andere Organe (Lunge, Haut, Gelenke, ZNS) betroffen sein: kleine ischämische Nekrosen an den Fingerbeeren, Livedo racemosa, thrombocytopenisch bedingte Purpura, Lungeninfarkt, Hirninfarkte, Polyneuropathien, Visusstörungen, Myalgien.

Die diagnostische Sicherung gelingt durch Excision entzündlich veränderter Gefäße (z. B. aus der Wadenmuskulatur, der Niere, der Haut oder von peripheren Nerven). Nicht selten wird die histologische Diagnose aus dem Material einer exstirpierten Appendix oder Gallenblase gestellt. Die Prognose der Panarteriitis nodosa ist nicht einheitlich. Neben rasch zum Tode führenden Fällen kommen chronisch sich über Jahre hinziehende Krankheitsverläufe vor. Niereninsuffizienz, Herzinsuffizienz und Hypertonie belasten die Prognose. Die Behandlung besteht in einer Langzeittherapie mit Corticosteroiden (anfänglich hoch dosiert) und Immunsuppressiva.

Hypersensitivitätsangiitis. Diese entzündliche Gefäßerkrankung wird als eine Sonderform der nekrotisierenden Panangiitis aufgefaßt. Sie tritt als akutes Krankheitsbild in Erscheinung und betrifft vornehmlich mittlere und kleine Arterien, Capillaren und postcapillare Venolen. Häufig werden Medikamente (Antibiotica, Thiourazil, Diphenylhydantoin, Ovulationshemmer) oder Virusinfektionen ursächlich angeschuldigt. Regelmäßiger Nachweis von Immunkomplexen im Serum und immunhistologisch. Symptomatologisch stehen acrale Ischämien, Dermatitis („palpable Purpura"), Raynaud-Syndrom und Hautnekrosen im Vordergrund. Ungünstiger ist die Prognose der visceralen Verlaufsform, die durch eine nekrotisierende Glomerulonephritis charakterisiert ist.

Zur Hypersensitivitätsvasculitis im weiteren Sinne zählen Serumkrankheit, Schoenlein-Henoch-Purpura, essentielle gemischte Kryoglobulinämie und Vasculitiden im Verlauf von Kollagenkrankheiten sowie im Rahmen paraneoplastischer Syndrome (bei chronisch lymphatischer Leukämie, malignem Lymphom, M. Hodgkin, multiplem Myelom) [17].

Therapeutisch ist das Absetzen aller nosologisch in Frage kommenden Medikamente von Bedeutung. Akute Gefäßverschlüsse werden einer Lysebehandlung mit Streptokinase unterzogen. Corticosteroide und Immunsuppressiva sind Pharmaka der weiteren Wahl, mit Ausnahme jener Fälle, bei denen Cortisonderivate selbst als Antigene diskutiert werden müssen. In jüngster Zeit wurden therapeutische Erfolge mit Hilfe der Plasmapherese berichtet.

Arteriitis bei visceralem Lupus erythematodes (LED). Grundlage ist eine Immunvasculitis vornehmlich der kleinen Arterien und Arteriolen, nicht selten als Folgekrankheit einer Virusinfektion (z. B. Hepatitis-B). Im Gegensatz zur Panarteriitis nodosa sind Nekrosen

14.2 Krankheiten der Arterien

Tabelle 14.13. Vergleich immunologischer Kriterien bei ausgewählten Kollagenkrankheiten [78]

Immunologie	PCP (lupoide Form)	LED	Panarteriitis nodosa	Progressive Sklerodermie
Allgemeine Kriterien der Entzündung	+	+	+	+
IgA	↑↑↑	↑	↑↑	↑
IgG	↑	↑↑↑	↑	↑↑
IgM	↑↑↑	↑	↑	↑
β₁C/A-Globulin	Nur im frischen ▽ Schub gleichsinnig	▽	▽	zumeist ∅
Nucleoproteid-Antikörper (ANF)	+ —	+	∅	+
Antikörper gegen DNA	(+)	+	∅	∅
Antikörper gegen Kollagen	+	+	+	+
Rheumafaktoren	+	+	+	∅
ds-DNA-Immunkomplexe	+	+	∅	∅
Autohämantikörper	∅	+	∅	∅

und thrombotische Gefäßverschlüsse selten. Der klinische Verlauf ist durch akuten Beginn mit chronischer Progredienz charakterisiert: Dermatitis, Arthritis (mit gelenknaher Osteoporose), Glomerulopathie (meist mit nephrotischem Syndrom, später Übergang in eine Niereninsuffizienz), Libman-Sacks-Endo-myo-perikarditis, entzündliche Höhlenergüsse (Serositis), Lungeninfiltrationen, Beteiligung der Lymphknoten und der Milz sowie des zentralen und peripheren Nervensystems prägen wechselhaft und von Remissionen abgelöst die Symptomatologie (Tabelle 14.14).

Charakteristisch ist eine Leukopenie, gelegentlich wird eine serogene hämolytische Anämie oder eine Thrombocytopenie nachgewiesen.

Zur Bestätigung der Verdachtsdiagnose sind serologische Untersuchungen von ausschlaggebendem Wert (vgl. Tabelle 14.13):

a) Nachweis von DNA-Antikörpern
b) Auftreten des LE-Zellphänomens
c) Auftreten von ds-DNA-Immunkomplexen (z. B. durch C1q-Präcipitation), vornehmlich bei Patienten mit LE-Vasculitis und/oder Miterkrankung des ZNS
d) Verminderung der Komplementaktivität im Serum [72, 78].

Zur Häufigkeit der Organbeteiligungen s. Tabelle 14.14.

Davon abzugrenzen sind Arteriitiden bei anderen Autoimmunkrankheiten: bei progressiver Sklerodermie und Dermatomyositis sowie beim Sharp-Syndrom (mixed connective tissue disease) und beim Goodpasture-Syndrom.

Behandlung: Plasmapherese, Corticoide, Immunsuppressiva.

Die Wegener-Granulomatose ist eine seltene Krankheit des mittleren Lebensalters. Der klinische Verlauf ist durch Allgemeinsymptome (Fieber, Gewichtsverlust, Anämie, Leukocytose oft mit Eosinophilie, beschleunigte Blutsenkung) und durch den bevorzugten Befall der oberen Luftwege und Lungen (Sinusitis, Nasopharyngitis, Pneumonie mit Hämoptysen) charakterisiert.

Im weiteren Verlauf begleiten eine Nieren-

Tabelle 14.14. Häufigkeit der Organbeteiligung bei visceralem Lupus erythematodes und Panarteriitis nodosa [78]

	Lupus erythematodes visceralis	%	Panarteriitis nodosa	%
Haut		63,7–75		30
Gelenke		60–88,9		45
Muskulatur		48		57
Lymphknoten		36,3–58		8
Pleura		45–60,4		0
Lunge		30–50		20
Perikard		18,8–30		0
Magen und Darm		15,1–20		70
Leber		0		40
ZNS und periphere Nerven		11,4–25		40–60
Herz		25,7–40		50–80
Nieren		61,2–80		80
Verhalten der Leukocyten	Leukopenie	39,6–70	Leukocytose	80
LE-Zellen		80–90		0
Erworbene hämolytische Syndrome		5–16,3		0

(in Anlehnung an die Kriterien der American Rheumatism Assoc.: Bull. rheum. Dis. 91 [1971], 643)

insuffizienz, Myalgien, Arthralgien, Dermatitis und periphere Neuropathien den Verlauf. Zur Differentialdiagnose s. Tabelle 14.15.

Unbehandelt nimmt diese Erkrankung regelmäßig einen letalen Verlauf. Eine Behandlung mit Corticosteroiden (anfänglich hoch dosiert) und Immunsuppressiva kann zu langdauernden Remissionen führen.

Takayasu-Syndrom (Synonyma: pulseless disease, Aortenbogensyndrom). Es ist durch das Auftreten entzündlicher Veränderungen im Bereich der Brustaorta (atypische Coarctation!) und ihrer Hauptäste, vornehmlich bei jüngeren Frauen aus asiatischen und südamerikanischen Ländern, charakterisiert.

Nosologisch werden autoimmunologische Prozesse (hohe Antikörpertiter gegen Aortengewebe!) diskutiert. Nur in 50% der Fälle lassen sich Immunkomplexe nachweisen. Auf genetische Faktoren deutet ein häufiges Vorkommen von HL-A A10 und B5 hin [55]. Die Symptomatologie ist durch die Minderdurchblutung im Bereich der oberen Körperhälfte geprägt: belastungsabhängige Schmerzen an den oberen Extremitäten, ggf. mit acralen Nekrosen und Muskelatrophie, Occipitalschmerzen, Haarausfall, Verschlüsse der Lungenarterien, Zeichen der cerebralen Minderdurchblutung (einschl. hirnorganischer Krampfanfälle), Retinopathie und coronare Minderdurchblutung. Gelegentlich werden abdominelle Verlaufsformen (z. B.

14.2 Krankheiten der Arterien

Tabelle 14.15. Differentialdiagnose zwischen Panarteriitis, Hypersensitivitätsangiitis und Wegener-Granulomatose aufgrund klinischer Symptome [68]

	Panarteriitis	Hypersensitivitätsangiitis	Wegener-Granulomatose
Verhältnis M:F	2–3:1	2:1	1:1
Manifestation	Primär systemisch	Primär systemisch	Zunächst Respirationstrakt, später systemisch
Beginn	Abrupt oder schleichend	Meist abrupt	Meist plötzlich
Verlauf	Stark progred., kurz	Sehr variabel	Sehr variabel
Fieber	Obligat	Meist vorhanden	Häufig nicht obligat
Hautbefall	25%, Knötchen	Urticaria, Purpura, Papeln, nekrot. hämorrh. Ulcera	Purpura
Nierenbeteiligung	60% Glomerulitis	Glomerulitis fast obligat	Relativ spät, nekrot. Glomerulitis
Bluthochdruck	60%	Nicht häufig	–
Beteiligung der Atmungsorgane	Spast. Bronchitis, 18%	Pleuritis, spast. Bronchitis	Rhinorrhoe, Epistaxis, Sinusitis, Otitis media, Bronchitis, Lungeninfiltrate, Einschmelzungen
Herz	Coronarinsuffizienz	Myoperikarditis	Myoperikarditis
Abdominalorgane	66%, Mesenterialinfarkte, Diarrhoe, Ulcera, Leber, Pankreas	Schoenlein-Henoch-Symptome, Anorexie, Diarrhoen, Blutung	Anorexie
Bewegungsapparat	Myopathien, Arthralgien	Arthralgien	Myopathien, Arthralgien
Nervensystem	Neuropathien, Encephalop., 79% Mononeuritis multiplex	Neuropathie, Encephalopathie	Neuropathien

Tabelle 14.16. Klinische Unterschiede zwischen Thrombangiitis obliterans und obliterierender Arteriosklerose [27]

Aspekte	Thrombangiitis obliterans	Obliterierende Arteriosklerose
Alter, Jahre	< 40	> 40
Extremitätenarterien	Beginn peripher Untere und obere Extremität	Beginn an größeren Arterien Untere Extremität bevorzugt
Coronararterien	Umstritten	Fast immer betroffen
Venen	Phlebitis migrans	Nicht betroffen
Risikofaktoren		
Endogene	Keine	Fast obligat
Exogene	Fast obligat (Zigarettenrauchen, Oestrogene)	Fakultativ
Progredienz	Häufig subakut, distal → proximal Sistiert, wenn exogene Faktoren wegfallen	Vorwiegend chronisch, diffus Langsam fortschreitend, auch wenn exogene Faktoren beseitigt und Grundkrankheit behandelt

mit renovasculärer Hypertonie) und entzündliche Begleitprozesse an den Ileosacralgelenken beobachtet [2, 31].
Zu den Allgemeinsymptomen gehören normochrome Anämie, beschleunigte Blutsenkung, Dysproteinämie zusammen mit allgemeinem Krankheitsgefühl, Fieber und Gewichtsverlust.
Differentialdiagnostisch sind arteriosklerotische Gefäßobliterationen, eine luische Aortitis und ein Aneurysma dissecans (s. S. 714) abzugrenzen.
Die *Prognose* ist trotz Behandlung mit Corticosteroiden belastet. Meist komplizieren Encephalomalacien, Hypertoniefolgen oder Myokardinfarkt den Verlauf. In geeigneten Fällen bieten sich gefäßchirurgische Eingriffe an (s. S. 721).

Klinische Symptomatik der arteriellen Verschlußkrankheit

Unabhängig von ihrer Entstehung (arteriosklerotisch, entzündlich etc.; s. Tab. 14.16) wird die arterielle Verschlußkrankheit meist nach der Verschlußlokalisation eingeteilt bzw. nach der im Vordergrund stehenden Symptomatik.
Eine Stenosierung des Arterienlumens um ca. zwei Drittel bleibt noch weitgehend ohne Auswirkungen auf das Strömungsvolumen (s. S. 693). Erst eine zusätzliche Verengung oder Verlegung führt zu einer insuffizienten Blutversorgung, besonders bei vermehrter Muskelarbeit, und hat die typischen Beschwerden der Claudicatio intermittens bzw. des Latenzschmerzes zur Folge. In Ruhe kann sogar eine Lumeneinengung bis zu 95% ohne Symptome bleiben. Die Versorgung der poststenotischen Gewebsbezirke wird durch die Funktionstüchtigkeit des Collateralkreislaufs determiniert, der den wichtigsten Kompensationsmechanismus darstellt.
Die *Symptomatik* der arteriellen Verschlußkrankheit besteht vornehmlich in lokalisationsabhängigen Schmerzen, Paraesthesien, Kälte- und Schweregefühl und rascher Ermüdbarkeit der betroffenen Extremitäten. Weitere klinische Zeichen sind trophische Störungen wie Haarausfall, Haut- und Muskelatrophie, schlecht heilende Wunden und in extremen Fällen Nekrose und Gangrän.

Nach der Symptomatologie erfolgt eine Einteilung in vier Stadien (Tabelle 14.17). Der Bezug der klinischen Schweregrade zur Durchblutung und zu den Gefäßbefunden ist in Tabelle 14.18 wiedergegeben.
Die Lokalisationstypen können im einzelnen wie folgt unterschieden werden:

a) peripherer Typ,
b) Carotis-Vertebralis-Typ,
c) Schulter-Arm-Typ,
d) Arm-Hand-Typ,
e) Aortentyp, Aortenbogensyndrom,
f) Beckentyp,
g) Oberschenkeltyp.

Man spricht von einem *peripheren Typ* bei der arteriellen Verschlußkrankheit, wenn Unterschenkel- oder Unterarmarterien oder die Digitalarterien verschlossen sind. Bevorzugt findet sich dieser Verschlußtyp, bei dem meist mehrere Arterien verschlossen sind, bei Diabetikern und bei jüngeren Patienten mit Endangiitis obliterans. Differentialdiagnostisch sind funktionelle Zirkulationsstörungen auszuschließen.
Der *Carotis-Vertebralis-Typ* bezeichnet Verschlüsse oder Obliterationen im Bereich der Aorta, Arteria subclavia sinistra, des Truncus brachiocephalicus und der Carotisgabel (Abb. 14.5). Zur Untersuchungstechnik s. S. 96. Während der Verschluß der Arteria carotis externa nur von untergeordneter kli-

Tabelle 14.17. Arterielle Verschlußkrankheiten. (Stadieneinteilung nach FONTAINE) [82a]

Stadium	
I	Kältegefühl, Empfindungsstörung, rasche Ermüdbarkeit der Extremität, Interdigitalmykose
II	Claudicatio intermittens = Belastungsinsuffizienz
II a	Leichteren Grades
II b	Erhebliche Einschränkung
III	Ischämischer Ruheschmerz, keine trophischen Störungen, musculäre Inaktivitätsatrophie
IV	Ischämischer Ruheschmerz mit trophischen Störungen (Nekrose und Gangrän)

14.2 Krankheiten der Arterien

Tabelle 14.18. Klinische Schweregrade bei arteriellen Verschlußkrankheiten

Schwere-grade	Kompensation	Gefäßbefunde	Durchblutung
I	Vollständig	Partielle Einengung oder ausgedehnte Collateralen	Nur Einschränkung der „Luxusdurchblutung"
II	Teilweise	Hochgradige Stenose oder vollständiger Verschluß mit reichlich Collateralen	In Ruhe ausreichend, bei Belastung ungenügend (verminderte Reserve)
III	Schlecht	Verschluß mit wenig Collateralen	Ruhedurchblutung ungenügend
IV	Fehlend	Verschluß ohne Collateralen, multiple periphere Verschlüsse	Bereits in Ruhe Ischämie

nischer Bedeutung ist, kann es bei obliterierenden Veränderungen der Arteria carotis communis oder interna zu ausgeprägten Krankheitssymptomen kommen.

Der *Verschluß der Arteria carotis interna* bietet eine sehr wechselnde klinische Symptomatik, die vorwiegend durch die Funktion des Collateralkreislaufs determiniert wird. Das Vollbild des Carotis-interna-Syndroms ist charakterisiert durch eine kontralaterale Hemiparese, Hemianopsie und Hemihypaesthesie und hochgradige Visusverminderung bzw. homolaterale Blindheit aufgrund der ausgefallenen Arteria centralis retinae. Weit häufiger als das Vollbild des Arteria-carotis-interna-Verschlusses finden sich Übergangsformen und Zwischenstufen des Syndroms. Hier haben kurzdauernde Sehstörungen, flüchtige Hemiparesen, Aphasie und kurzdauernde Desorientiertheit als Ausdruck einer intermittierenden cerebralen Insuffizienz zu gelten. Nach dem klinischen Verlauf unterscheidet man:

a) transitorisch-ischämische Attacken mit einem Defizit bis zu 24 Stunden (TIA),
b) ein prolongiertes reversibles ischämisches Defizit von mehr als 24 Stunden (PRIND) und
c) einen kompletten Hirninfarkt (completed stroke), der sich bisweilen aus einem
d) progredienten oder progressiven Insult heraus entwickelt (progressive stroke).

Die Auslösung derartiger cerebraler Insuffizienzerscheinungen ist auch im Rahmen kardiovaskulärer Störungen möglich (z.B. Blutdruckabfall bei Schock, Herzinfarkt, bei Herzrhythmusstörungen, beim Carotissinussyndrom [Carotisdruck (s. S. 443)].

Der schubweise Verlauf neurologischer Ausfallserscheinungen weist auf eine chronisch progrediente cerebrovasculäre Insuffizienz hin [34].

Ein *Verschluß der Arteria vertebralis* betrifft partiell oder vollständig das Versorgungsgebiet des Hirnstammes; 22% der durch Obliteration bedingten apoplektischen Insulte sind im Vertebralisgebiet lokalisiert [76]. Bereits ganz geringe Lumeneinengungen der Arteria vertebralis führen zu einer signifikanten Minderdurchblutung mit entsprechender Symptomatik. Der Verschluß beider Vertebralarterien ist als letale Komplikation anzusehen. Das Vertebralissyndrom kann klinisch sehr unterschiedlich ausgeprägt sein, je nach Ausmaß und zeitlicher Entwicklung

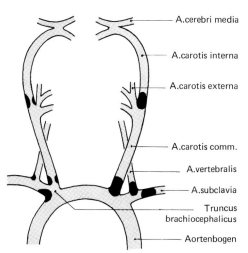

Abb. 14.5. Hauptlokalisationen von Stenosen und Verschlüssen im Bereich des Aortenbogens und der extrakraniellen Arterien [34]

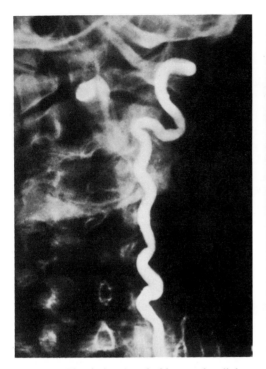 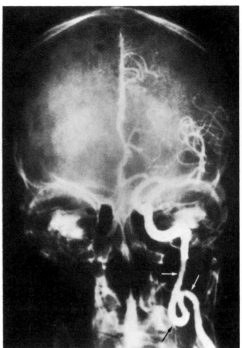

Abb. 14.6. Ektatische Arteriosklerose der linken A. vertebralis mit Schlängelung (Tortuosität, „tortuosity"). Linksseitiges retrogrades Angiogramm der A. brachialis. (Aus [35])

Abb. 14.7. Erhebliche stenosierende Veränderung im mittleren Segment des Halsteiles der A. carotis interna mit Schlingenbildung (Coiling) (Pfeile). (Aus [35])

des Verschlusses. Als *Prodromi* finden sich bei rasch einsetzendem Vertebralisverschluß Erbrechen und Übelkeit. Später kommt es zu Gesichtsfeldausfällen, Tetraparese und Trübung des Sensoriums. Der Tod tritt unter den Zeichen der Atem- und Kreislaufinsuffizienz ein. Die Prognose des Vertebralisverschlusses ist wegen der unzureichenden Collateralen und der begrenzten therapeutischen Möglichkeiten ungünstig. Die schwerste Form der arteriellen Verschlußkrankheit vom Carotis-Vertebralis-Typ ist der zentrale Insult mit Hemiplegie, Hemianopsie und Aphasie.

Eine intermittierende Vertebralis-Basilaris-Insuffizienz auf der Basis einer passageren Zirkulationsstörung im Vertebralis-Basilaris-Gebiet ist durch Drehschwindel, Doppelbilder, Dämmerzustände und vorübergehenden Bewußtseinsverlust gekennzeichnet. Erbrechen, Gang- und Sprachstörungen sind häufige Symptome. Die genannten Zeichen können Vorläufer des sog. *Basilarissyndroms*

sein. Dieses schwere Krankheitsbild geht mit doppelseitigen Hirnnervenparesen einher. Die Pupillen sind beiderseits lichtstarr; es bestehen doppelseitige Pyramidenbahnstörungen und Tetraparesen, das Babinski-Phänomen ist beiderseits positiv. Weiterhin finden sich Schluck- und Artikulationsstörungen. Das klinische Bild geht bald in einen komatösen Zustand über. Atemlähmung und Kreislaufversagen führen meist rasch zum Exitus letalis.

Differentialdiagnostisch ist der Carotis-Vertebralis-Typ von zahlreichen Erkrankungen abzugrenzen wie Hochdruckencephalopathie, Gefäßwandaneurysma, subduralem Hämatom u.a.

25–30% der cerebralen Durchblutungsstörungen beruhen auf stenosierenden Veränderungen extrakranieller Arterien. In ca. 85% handelt es sich um eine obliterierende Arteriosklerose, in 12% um entzündliche Arteriopathien. Seltene Ursachen sind angeborene Mißbildungen, Thrombosierung

14.2 Krankheiten der Arterien

eines Aneurysmas, Tumor oder ein „Kinking" oder „Coiling" der Arterien [34] (vgl. Abb. 14.6).

Es sei darauf hingewiesen, daß es an den Hirngefäßen *stenosierende* und vorwiegend *ektatische* Formen der Arteriosklerose gibt. Bei den letzteren führt eine Verlängerung des Gefäßes, wie sie häufig außen am Schädel an der A. temporalis superficialis auffällig ist, zu einer Schlängelung (tortuosity) (vgl. Abb. 14.6), Schlingenbildung (Coiling) (vgl. Abb. 14.7) oder zu einer Knickbildung (Kinking) (vgl. Abb. 14.8). Schlingenbildung bis zur Kreisform findet man besonders häufig an der A. carotis interna jenseits der Teilungsstelle am Hals, aber auch an der A. vertebralis zwischen Foramen magnum und Atlas. Diese Schlingenbildungen können wahrscheinlich in bestimmten Kopfstellungen relevante Störungen der Durchblutung bedingen. Die echte Knickbildung (Kinking) ist gelegentlich Indikation für eine chirurgische Resektion im Unterschied zur Schlingenbildung, die seltener symptomatisch wird [35].

Aufgabe der Angiographie ist es, Stenosen oder Verschlüsse von Arterien sowie ggf. „reitende Embolien" direkt abzubilden. Ferner ist zu beurteilen, ob dieser Verschluß durch Thrombose oder Embolie hervorgerufen ist; evtl. wird auch nur das Fehlen eines Gefäßzweiges gefunden. – Die Doppler-Ultraschallsonographie (methodische Einzelheiten s. S. 95) erfaßt ziemlich zuverlässig extrakranielle arterielle Stenosen, Verschlüsse oder Ektasien, die die Grundlage einer vasculären Chirurgie bilden (Endarteriektomie, Desobliteration, Umwegsoperation, Segmentresektion) (Abb. 14.8) [35].

Zum *Schulter-Arm-Typ* der arteriellen Verschlußkrankheit gehören obliterierende Prozesse der Aa. subclaviae, axillares, brachiales und des Truncus brachiocephalicus.

Zum sog. *„Subclavian steal"*-Syndrom kann es beim Verschluß der Arteria subclavia vor dem Abgang der Arteria vertebralis kommen, wenn die Arteria vertebralis (bei Strömungsumkehr) als Collateralgefäß für den Arm dient. Besonders bei erhöhtem Blutbedarf des Armes durch körperliche Arbeit kommt es zu Strömungsumkehr in der Arteria vertebralis und „Anzapfung" des cerebralen Versorgungsgebietes über die Arteria basilaris (Abb. 14.9).

Der sog. *Arm-Hand-Typ* bezeichnet obliterierende stenosierende Prozesse der Arteria brachialis und ihrer Äste. Wegen guter Collateralfunktion fehlen häufig klinische Beschwerden. Nicht selten finden sich Digital-

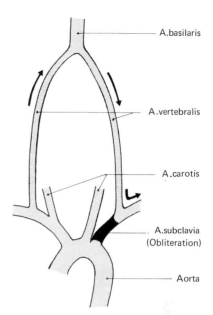

Abb. 14.9. Strömungsumkehr in der Arteria vertebralis infolge Obliteration der Arteria subclavia. Mögliche Ursache einer cerebralen Durchblutungsstörung im Sinne eines „Subclavian steal"-Syndroms [67]

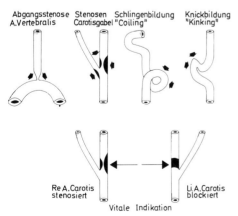

Abb. 14.8. Hauptmuster der operierbaren arteriellen Läsionen der vier Hirngefäße. (Aus [35])

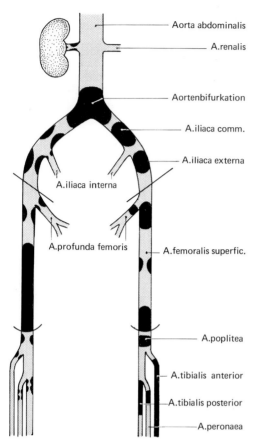

Abb. 14.10. Wichtigste Stenose- und Verschlußlokalisationen in der unteren Körperhälfte [34]

arterienverschlüsse bei entzündlicher Arteriopathie (Endangiitis obliterans, rheumatische Arteriitis, Kollagenosen). Auch die Symptomatik einer Halsrippe oder eines Morbus Raynaud ist differentialdiagnostisch zu erwägen.
Arteriosklerose, arterielle Thrombose, Lues oder die unspezifische juvenile Arteriitis (TAKAYASU) können Ursache des *Aortenbogensyndroms* sein. Die Symptomatik besteht in Schmerzen, Paraesthesien und Muskelschwäche der oberen Extremitäten, in neurologischen Zeichen, Krämpfen (evtl. Apoplexie) oder ischämischen Veränderungen des Gesichtes (Ulcera, Verminderung der Sehfähigkeit, Claudicatio der Gaumenmuskulatur). Klinisch imponieren eine ein- oder doppelseitige Pulslosigkeit: „pulseless disease", Rippenusuren und Pulsationen auf dem Rücken als Zeichen hypertrophischer Collateralgefäße. Ferner werden systolische Geräusche über dem Aortenbogen und den großen Gefäßen registriert. Bei der Takayasu-Erkrankung sind häufig der gesamte Aortenbogen und seine Gefäßabgänge betroffen.

Beim *Aortentyp* (Abb. 14.10) kann es zum totalen Verschluß von Aorta abdominalis oder Aortenbifurkation (Leriche-Syndrom) oder zu partiellen Obliterationen kommen. Die Symptomatik besteht in ausgeprägter Schwäche der Beine, Potenzstörung, Ischialgien, Blässe und Kälte der unteren Extremitäten und fehlenden Femoralispulsen; betroffen sind vorwiegend Männer über 50 Jahre.

Das *Ortner-Syndrom* [Dyspragia intermittens angiosclerotica (arteriosclerotica) abdominalis] ist durch hypoxämische Schmerzen im Bereich der Darmmuskulatur gekennzeichnet, die auf chronischen Verschlüssen der Mesenterialarterien beruhen. Vorwiegend betroffen sind die Arteria mesenterica superior, seltener die Arteria mesenterica inferior und die Arteria coeliaca. Die klinische Symptomatik stellt ein Äquivalent der Claudicatio intermittens dar. Im Vordergrund stehen kolikartige Abdominalschmerzen, die meist (aber nicht obligat) postprandial auftreten (Angina abdominalis); ca. eine Stunde nach der Nahrungsaufnahme lassen die Schmerzen nach. Die Erkrankung findet sich vorzugsweise beim männlichen Geschlecht zwischen der 4. und 7. Lebensdekade. Ursächlich ist in ca. 90% der Fälle eine obliterierende Arteriosklerose anzunehmen. Selten finden sich auskultierbare Gefäßgeräusche. Meteorismus, Völlegefühl und Obstipation sind häufige Symptome. Die diagnostische Objektivierung der Erkrankung ist nur durch die angiographische Darstellung der Mesenterialarterien möglich.

Der Verschluß der Arteria iliaca externa ist beim *Beckentyp* am häufigsten. Pulsausfall an der Leistenbeuge und distal davon, Oberschenkelschmerzen und (selten) trophische Störungen sind die wichtigsten klinischen Zeichen. Bei Verschluß der Arteria iliaca interna bestehen Potenzstörungen. Das männliche Geschlecht zwischen 50 und 65 Jahren ist vorzugsweise betroffen.

14.2 Krankheiten der Arterien

Relativ häufig treten Gefäßverschlüsse vom *Oberschenkeltyp*, insbesondere Stenosierungen der Arteria femoralis superficialis auf. Im Vordergrund stehen klinisch die Claudicatio intermittens der Wadenmuskulatur, der Pulsausfall distal der Arteria poplitea, Kältegefühl und Paraesthesien der Füße. In schweren Fällen finden sich trophische Störungen (Muskelatrophie, Alteration der Hautfarbe) und nachfolgend Gangrän. Gehäuft ist die Kombination mit Coronarsklerose und Diabetes mellitus (s. S. 694).

Akuter Arterienverschluß:

Arterielle Thrombose: Einem akuten oder subakuten Arterienverschluß mit thrombosierenden Veränderungen innerhalb der Gefäße liegt in der überwiegenden Zahl der Fälle eine obliterierende Arteriosklerose zugrunde. Gelegentlich sind iatrogene Komplikationen (nach Arterienpunktion) in Erwägung zu ziehen. Seltene Kausalfaktoren sind eine Arteriitis (s. o.), ein Trauma oder ein Aneurysma (s. u.). Die klinischen Zeichen bestehen in heftigen Schmerzen, in fehlenden peripheren Arterienpulsen, in Kältegefühl, cyanotisch verfärbter Haut und Sensibilitätsstörungen, wenn es sich um ein vollständiges Ischämiesyndrom handelt. Bei unvollständigem Verschluß (ca. 50% der Fälle) sind die Schmerzen geringer. Es bestehen Muskelschwäche und Paraesthesien. Differentialdiagnostisch ist in erster Linie an eine arterielle Embolie zu denken.

Arterielle Embolie: Bei arteriellen Embolien liegt in den meisten Fällen eine Verschleppung von thrombotischem Material aus dem Herzen mit konsekutivem akuten Arterienverschluß zugrunde. In 40–60% handelt es sich um ein rheumatisches Vitium, vorzugsweise um Mitralstenosen mit Vorhofflimmern. Die Embolien können aber auch nach Herzinfarkt oder bei subakuter arterieller Endokarditis auftreten oder ihren Ursprung in der Aorta bzw. ihren Ästen oder in einem Aneurysma nehmen. Selten liegt den Embolien eine Thrombophlebitis zugrunde, wobei der Thrombus über ein offenes Foramen ovale (gekreuzte Embolie) in das linke Herz gelangt. Das Krankheitsbild des akuten Arterienverschlusses ist recht typisch: Es entsteht ein plötzlich einsetzender heftiger Schmerz, die betroffene Extremität ist blaß und kühl, die arteriellen Pulse sind nicht zu tasten. Häufig bleibt der Embolus an einer Gefäßbifurkation hängen (z. B. Bifurkation der Aorta als „reitender Embolus"). Mikroembolien führen zu weniger charakteristischen Schmerzen, die rasch abklingen. Bei akutem arteriellen Gliedmaßenverschluß ist eine Notfalltherapie geboten (s. Tabelle 14.19).

Tabelle 14.19. Sofortmaßnahmen bei Embolie der Extremitätenarterien [24]

1. Tieflagerung der betroffenen Extremitäten
2. Verbot örtlicher Wärmeanwendung
3. Lockere Umhüllung mit Watte oder Wolltuch
4. Zur Verhütung der Sekundärthrombose: sofort 15 000 E Heparin i. v. (keine Depotpräparate!)
5. Zur Schmerzausschaltung: Opiate in vorsichtiger Dosierung (Cave: Kreislaufdepression!)
6. Bei kardialer Insuffizienz: sofortige Glykosidbehandlung
7. Bei schockbedingter Blutdrucksenkung keine gefäßerweiternden Mittel; periphere Kreislaufmittel, z. B. Effortil
8. Bei guter Blutdrucklage: 150 mg Eupaverin langsam i. v.
9. Keine orale Nahrungszufuhr (Narkosevorbereitung!)
10. Entscheidung über weiteres therapeutisches Verfahren:
    gefäßchirurgischer Eingriff
    oder Fortsetzung der Anticoagulantientherapie
    oder thrombolytische Therapie

Arterielle Aneurysmen:

Das Aneurysma stellt eine umschriebene solitäre oder multiple Erweiterung der Arterienwand dar. Ursächlich kommen Arteriosklerose, Trauma, cystische Medianekrose (GSELL-ERDHEIM), eine luische Arteriitis, Morbus Bechterew oder angeborene Anomalien in Frage. Grundsätzlich wird bei den Aneurysmen – d. h. den mit der Lichtung des Herzens oder der großen Arterien in offener Verbindung stehenden Räumen – unterschieden zwischen den wahren Aneurysmen als umschriebener Ausbuchtung der Gefäßwand, den unechten Aneurysmen, die eine Defektbildung der Gefäßwand darstellen, und dem Aneurysma dissecans. Letzteres besteht in einer Spaltung der Gefäßwand, so daß zwei nebeneinanderliegende Räume entste-

Tabelle 14.20. Abdominales Aortenaneurysma [24]

Häufigkeitsgipfel: 7. Lebensjahrzehnt

Ätiologie: überwiegend arteriosklerotisch, selten luisch oder traumatisch

Lokalisation: meist infrarenale Aorta

Symptome des nichtrupturierten Aneurysmas (fakultativ):

Allgemein: Rückenschmerzen (lageabhängig)

Gastrointestinal: Blähungen, Völlegefühl nach Nahrungsaufnahme

Urologisch: Nierenkoliken, Flankenschmerz

Neurologisch: ischialgiforme Schmerzen, Paraesthesien der unteren Körperhälfte

Angiologisch: Claudicatio intermittens, Beschwerden im Sinne eines Aortenbifurkationsverschlusses

Symptome des rupturierten Aneurysmas (fakultativ):

Allgemein: plötzlich einsetzender unerträglicher Leibschmerz, Schwächegefühl, drohende Ohnmacht

Gastrointestinal: paralytischer Ileus, evtl. Bluterbrechen, Blutstuhl

Urologisch: Anurie, Makrohämaturie

Angiologisch: venöse Stauung der unteren Körperhälfte

Rupturquote: ca. 30%; Rupturrisiko von der Größe des Aneurysmas abhängig!

Prognose unbehandelt:

Ein Drittel der Patienten sterben innerhalb von 2 Jahren

Zwei Drittel sterben innerhalb von 5 Jahren

Prognose nach Ruptur:

16% sterben innerhalb von 6 Std

12% sterben innerhalb von 6–24 Std

72% überleben die ersten 24 Std

Operationsrisiko unrupturiert: ca. 10%

Operationsrisiko rupturiert: ca. 55%

---

hen (s. S. 692). Häufig ist die Diagnose eines Aneurysmas ein Zufallsbefund ohne Vorliegen subjektiver Beschwerden. Gelegentlich wird bei Druck auf die Nervenäste die Symptomatik durch pheriphere Schmerzen bestimmt. Ein akutes, vollständiges Ischämiesyndrom (s. o.) kann bei Thrombosierung eines Aneurysmas auftreten. Als besonders schwere Komplikation gilt die Aneurysmaruptur (Pathologische Anatomie, s. S. 692).

Aneurysmen im Bereich der *thorakalen* Aorta können durch Verdrängung (Oesophagus, Trachea) zu Dysphagie und Atemnot führen. Auch das Bild eines Aortenbogensyndroms kann aneurysmatisch bedingt sein. Als besonders rupturgefährdet muß das luische Aortenaneurysma gelten. Das *abdominale* Aortenaneurysma (s. Tabelle 14.20) ist häufig palpatorisch als stark pulsierende Resistenz zu diagnostizieren. Oft besteht ein deutliches systolisches Strömungsgeräusch. Durch Kompressionserscheinungen (z. B. Nierenarterien) kann die Symptomatik starken Schwankungen unterliegen. Die peripheren arteriellen Aneurysmen lassen sich ebenso durch vermehrte Pulsation und systolische Strömungsgeräusche erkennen.

Besondere klinische Bedeutung kommt dem *Aneurysma dissecans* zu. Die Pathogenese ist nicht sicher geklärt. Derzeit wird weniger ein primärer Intimaeinriß als Ursache für die Entstehung eines Aneurysma dissecans angesehen als vielmehr die Ruptur eines Vas vasorum der Aortenwand in einem bereits geschädigten Wandbezirk. Das intramurale Hämatom führt erst dann zum Einreißen der Intima.

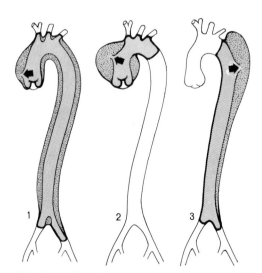

Abb. 14.11. Klassifikation der Aneurysmata dissecantia aortae. Typ I: Dissektion der Aorta ascendens, des Aortenbogens und des distalen Bereichs der Aorta in unterschiedlicher Ausdehnung. Typ II: Aneurysma dissecans mit Lokalisation im Bereich der Aorta ascendens. Typ III: Aneurysma dissecans, ausgehend vom Abgang der Arteria subclavia sinistra oder distal derselben mit unterschiedlicher peripherer Ausdehnung [10]

Die *Einteilung* der dissezierenden Aortenaneurysmen erfolgt heute meist nach der Klassifikation von DE BAKEY [10] (Abb. 14.11). Danach unterscheidet man die Typen I, II und III: Der *Typ I* umfaßt die Dissektion der Aorta ascendens und des Aortenbogens mit unterschiedlicher distaler Ausdehnung; der *Typ II* bezeichnet die im Bereich der Aorta ascendens lokalisierte Dissektion. Beim *Typ III* beginnt das Aneurysma am Abgang der linken Arteria subclavia oder distal davon und erstreckt sich in wechselnder Ausdehnung nach distal. Der proximal der linken Arteria subclavia gelegene Aortenbezirk ist bei dem Typ III nicht betroffen. Bei dieser Klassifikation ergeben sich naturgemäß Mischformen der einzelnen Typen. Etwa 50% der beobachteten Aneurysmen entfallen auf Typ I (30% auf Typ II und 20% auf Typ III). Die häufigste Komplikation ist die Ruptur des Aneurysmas mit meist letalem Krankheitsverlauf. In 70% der Fälle erfolgt die Ruptur in den Perikardspalt mit einer akuten Herzbeuteltamponade als Folge. Die in etwa 10% eintretende Rückperforation des Aneurysma dissecans in das Lumen der Aorta stellt die Möglichkeit für den Übergang in ein chronisches Stadium dar und ist als relativ günstige Entwicklung anzusehen. Sie schützt aber keineswegs vor einer tödlich ausgehenden Ruptur. Ein derartiges rückperforiertes Aneurysma dissecans kann jahrelang symptomlos verlaufen und ist allgemein nur bei einem Aneurysma dissecans vom Typ III zu erwarten [45].

Die Prognose des Aneurysma dissecans ist relativ ungünstig; 24 Std nach Eintritt der Dissektion sind noch 80% der Patienten am Leben, nach 3 Tagen nur mehr 56%, nach einem Monat nur noch 20% und nach einem halben Jahr nur noch 9% der Patienten [25].

Die *Diagnose des Aneurysma dissecans* bereitet meist erhebliche Schwierigkeiten. In 85% der Fälle geht das Ereignis mit äußerst heftigen Schmerzen einher, die abhängig von der Lokalisation und Ausbreitung der Dissektion retrosternal, präcordial, am Hals, interscapulär oder abdominal auftreten können und bei einem Viertel aller Kranken von Symptomen eines Kreislaufschocks begleitet werden. Oft stehen die Folgen der durch das Aneurysma bedingten Kompressionserscheinungen wie cerebrale Durchblutungsstörungen, Ischämiesymptome peripherer Nerven, ggf. Mesenterialarterien- oder Nierenarterienverschluß, Dyspnoe und Orthopnoe im Vordergrund; seltener sind Hämatemesis und Hämoptysen.

Differentialdiagnostisch sind perakute Schmerzzustände im Thoraxraum abzugrenzen: Myokardinfarkt, Spontanpneumothorax, Lungenembolie, akute Pleuritis bzw. Perikarditis, traumatische Hiatushernie, Perforation eines Sinus-Valsalvae-Aneurysmas u.a. In Betracht zu ziehen sind auch Erkrankungen der Nachbarorgane (Pankreatitis, Magenperforation etc.). Hinweise auf eine Dissektion sind 1. der Schmerz, 2. die klinische Symptomatik unter häufigem Einschluß neurologischer Zeichen und 3. eine akut auftretende Aortenklappeninsuffizienz (bei Distension des Klappenansatzes). Den sicheren Nachweis eines Aneurysma dissecans kann jedoch nur die Aortographie liefern (s. Abb. 14.12 a–c). Zum therapeutischen Vorgehen s. S. 727.

Arteriovenöse (a.-v.) Fisteln:

Arteriovenöse Kurzschlußverbindungen zwischen großen oder kleinen Arterien und Venen können angeboren – häufig kombiniert mit Hämangiomen – oder erworben sein (Trauma, iatrogen: Cimino-Shunt, nach Operation). Das Lumen der Verbindung ist wesentlich größer als bei den (physiologischen) a.-v. Anastomosen. Die angeborenen a.-v. Fisteln treten vor allem an Händen und Füßen auf. Oft entwickelt sich das Vollbild erst beim Erwachsenen. Die (vornehmlich traumatisch) erworbenen a.-v. Fisteln sind gewöhnlich von größerer hämodynamischer Relevanz als die angeborenen (z. B. Ductus arteriosus Botalli). Wenn die a.-v. Fisteln vor Epiphysenschluß bestehen, resultiert ein vermehrtes Längenwachstum der betroffenen Extremität. Eine kardiale Belastung (Hypertrophie, Dilatation, Herzinsuffizienz) als Folge des gesteigerten Herzminutenvolumens entwickelt sich erst bei großen a.-v. Kurzschlüssen. Hämodynamisch wirksam sind unter den angeborenen Fisteln die a.-v. Kurzschlußverbindungen bei Morbus Paget, die einen Pulsus celer et altus bedingen.

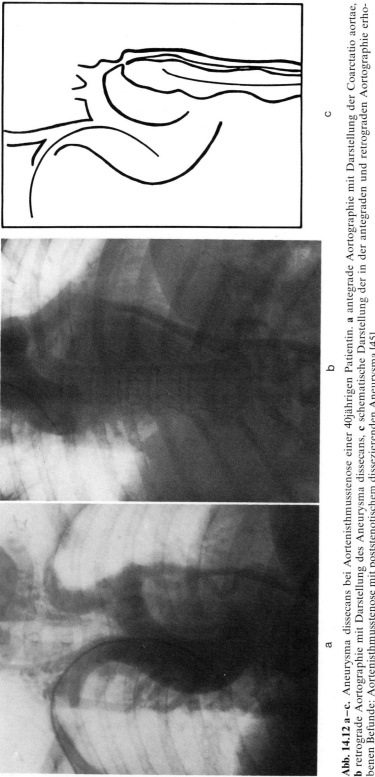

Abb. 14.12 a–c. Aneurysma dissecans bei Aortenisthmusstenose einer 40jährigen Patientin. **a** antegrade Aortographie mit Darstellung der Coarctatio aortae, **b** retrograde Aortographie mit Darstellung des Aneurysma dissecans, **c** schematische Darstellung der in der antegraden und retrograden Aortographie erhobenen Befunde: Aortenisthmusstenose mit poststenotischem dissezierenden Aneurysma [45]

14.2 Krankheiten der Arterien

Klinisch resultieren eine ödematöse Schwellung der Haut, gelegentlich pulsierende Venenstauungen und eine Überwärmung der betroffenen Gewebsbezirke. Auskultatorisch ist ein meist kontinuierliches (systolisch-diastolisches) Geräusch über der Fistel festzustellen. Bei großen a.-v. Kurzschlüssen sind die peripheren Pulse abgeschwächt. Bei Kompression der Fistel tritt eine Verlangsamung der Pulsfrequenz auf. Zur genauen Abklärung von a.-v. Fisteln bedarf es meist der Angiographie. Diagnostische Hinweise geben ferner Venendruckmessung und Bestimmung der arteriovenösen O_2-Differenz. Der Abschätzung der hämodynamischen Relevanz dient die Bestimmung des Herzzeitvolumens, vorzugsweise mit der Thermodilutionsmethode.

Funktionelle Störungen:

Die funktionellen Zirkulationsstörungen können in Erkrankungen mit funktioneller Verengungs- und Erweiterungsbereitschaft von Arterien und Arteriolen unterteilt werden. Es handelt sich vorwiegend um funktionelle Fehlreaktionen nerval gesteuerter Hautgefäße. Die funktionellen Störungen der Durchblutungsregulation können zu organischen Veränderungen der Gefäße führen (s. o.). Die Durchblutungsdrosselung durch periphere Vasoconstriction kann nerval endogen oder durch exogene Einflüsse (mechanische oder chemische Reize) bedingt sein. Eine große Rolle spielen ferner konstitutionelle Faktoren: Betroffen sind vor allem vegetativ Labile und Jugendliche, wobei das weibliche Geschlecht überwiegt.

Eine funktionelle arterielle Verengungsbereitschaft besteht beim *Morbus Raynaud.* Es handelt sich hierbei um eine intermittierende Vasoconstriction und Ischämie der Digitalarterien. Meist sind mehrere Finger beteiligt (Raynaud-Syndrom). Sind nur einzelne Digitalarterien betroffen, so wird vom *Digitus mortuus* gesprochen. Die Vasoconstriction tritt gewöhnlich anfallsartig auf, ausgelöst durch psychische Erregung, häufiger aber durch Kälteeinwirkungen. Die betroffenen Bezirke (Finger oder Teile der Hand) werden weiß oder cyanotisch bis zur spontanen Lösung des Anfalls und Wiederauftreten der normalen Hautfarbe. Der Anfall selbst ist häufig mit starken Schmerzen verbunden. Ein Verschwinden der arteriellen Pulse besteht nicht. Während der Digitus mortuus bei beiden Geschlechtern zu beobachten ist, findet sich der Morbus Raynaud überwiegend bei Frauen.

Die intermittierende Akrocyanose der Finger und Hände führt in Spätstadien zu obliterierenden Gefäßveränderungen und trophischen Hautstörungen.

Das Raynaud-Syndrom kann jedoch nicht nur aufgrund funktioneller Vasoregulationsstörungen auftreten, sondern auch auf dem Boden einer organischen Erkrankung: bei Endangiitis obliterans, embolischen Digitalarterienverschlüssen, Patienten mit Halsrippenanomalien sowie Kollagenkrankheiten (z. B. Sklerodermie). Bei der Raynaud-Krankheit sind die progredienten Verlaufsformen prognostisch ungünstiger zu beurteilen als die langsam fortschreitenden. Bei 100 Raynaud-Kranken fand sich ein maligner Verlauf, wenn die Krankheit zwischen dem 15. und 30. Lebensjahr aufgetreten war. Dies war bei 25% der Patienten der Fall. In jüngeren oder späteren Jahren aufgetretene Formen der Raynaud-Erkrankung zeigten demnach eine bessere Prognose [4].

Auf konstitutioneller Basis beruht die *Akrocyanose*, die bei Jugendlichen auftritt und in einer lividen fleckförmigen Hautveränderung der Akren besteht. Diese Form der arteriellen Vasoconstriction kommt auch symptomatisch bei hypophysären und ovariellen Dysregulationen vor.

Zu wechselnd ausgeprägten ischämischen Beschwerden kann es durch Kompression größerer Arterien kommen. Das *Scalenus-anterior-Syndrom* findet sich bei Hypertrophie des Musculus scalenus anterior und Druck auf die Arteria subclavia. Entsprechend beseht das *Pectoralis-minor-Syndrom* in einer Kompression von Arteria und Vena subclavia und Plexus brachialis. Ferner können ein- oder doppelseitig angelegte Halsrippen zu Kompressionserscheinungen führen. Zwischen erster Rippe und Schlüsselbein wird die Arteria subclavia beim sog. *Costoclavicularsyndrom* komprimiert.

Das *Hyperabduktionssyndrom* wird mit dem Costoclavicularsyndrom als *Schultergürtelsyndrom* zusammengefaßt. Die gemeinsame Symptomatik sind arterielle und venöse Durchblutungsstörungen sowie neurale Kompressionserscheinungen bei Dorsal- und

Abwärtsbewegung der Schulter (Costoclavicularsyndrom) bzw. bei Abduktion und Hyperabduktion der Arme (Hyperabduktionssyndrom). As Indikation für ein operatives Vorgehen müssen Atrophie der Muskulatur der oberen Extremität sowie eine ausgeprägte Stauung und neurale Kompressionserscheinungen angesehen werden. Bei nachgewiesener Strömungsbehinderung im Durchtrittsbereich der Arteria und Vena subclavia zwischen erster Rippe und Schlüsselbein kann die Resektion der ersten Rippe beiderseits zu einer völligen Remission der klinischen Symptomatik führen [73].

Vasomotorische Dysregulationen bestehen bei der *Brachialgia paraesthetica nocturna*, die durch nächtlich auftretende Par- und Hypaesthesien gekennzeichnet ist; tagsüber gehen die Beschwerden zurück. Bei diesem Syndrom spielen Haltungsschäden und Deformierungen der Halswirbelsäule eine kausale Rolle.

Als Ursache der *Erythromelalgie* (Erythralgie) wird eine funktionelle Weitstellung der Arteriolen – als Gefäßwandreaktion auf Wärmereize – angenommen.

Klinisch bestehen eine anfallsartig auftretende Schwellung und Rötung der Unterschenkel und Füße (Fußsohle), begleitet von heftigen Schmerzen. Die Anfälle treten besonders bei Wärmeexposition (Hauttemperatur über 32 °C) auf. Die Anfallsdauer liegt bei ca. 2 Std; das weibliche Geschlecht wird bevorzugt betroffen. Neben dieser seltenen idiopathischen Form kann die Erythromelalgie Ausdruck organischer Grunderkrankungen sein: Arteriosklerose, Endangiitis obliterans, Hypertonie, Diabetes mellitus, Lupus erythematodes, Schwermetallvergiftung, Gicht u. a. [34].

14.2.4 Therapeutische Richtlinien

Wegen des fließenden Übergangs zwischen der Arteriosclerosis obliterans und der Endangiitis obliterans als den wichtigsten kausalen Faktoren der arteriellen Verschlußkrankheit ist das therapeutische Vorgehen in vieler Hinsicht gleichartig (Tabelle 14.21).

Chronische arterielle Verschlüsse: Eine kausale Therapie bzw. die Prophylaxe ist nur dann erfolgversprechend, wenn die ätiologischen Momente bekannt sind und somit angegangen werden können.

Bei der Endangiitis obliterans (Winiwarter-Buerger-Erkrankung) gilt der Nicotinabusus als entscheidender Kausalfaktor. Vielfältige Beobachtungen sprechen dafür, daß der vollständige Verzicht auf die Inhalation von Tabakrauch den Krankheitsverlauf günstig beeinflussen kann.

Bei der Arteriosclerosis obliterans sind neben dem Nicotin zahlreiche weitere Risikofaktoren bekannt (s. S. 694). Daraus ergeben sich entsprechende Möglichkeiten kausaltherapeutischen Vorgehens: die konsequente Behandlung einer arteriellen Hypertonie, die Therapie einer diabetischen Stoffwechsellage, die Reduzierung des Übergewichtes

Tabelle 14.21. Therapie chronischer arterieller Verschlüsse [26]

1. Verbesserung der Durchblutung über Collateralen:

Aktives Training, Gehen, Schwimmen, Ratschow-Rollübungen, intraarterielle Infusionen (ATP 1 mg/min), systemische Applikation von vasoaktiven Medikamenten, Erhöhung des zentralen arteriellen Druckes, Tieflagerung der betroffenen Extremität, Digitalisierung

2. Verbesserung der Zirkulation in der Endstrombahn durch Verminderung der Blutviscosität:

Isovolämische Hämodilution (Aderlaß und Rheomacrodex-Infusion), Trental- oder Fludilat-Infusionen

3. Verbesserung der Sauerstofftransportkapazität:

Behebung einer evtl. entstehenden Anämie, hyperbare Oxygenation

4. Veränderung der Blutverteilung zugunsten der Haut:

Vasoaktive, an Hautgefäßen angreifende Medikamente, Sympathicusblockade, Sympathektomie

5. Wiederherstellung der obliterierten Strombahn:

Spätlyse mit Streptokinase, Rekanalisierung mittels Katheter nach DOTTER [12], Thrombendarteriektomie, Gefäßtransplantat

6. Kausale Therapie und Prophylaxe:

Beseitigung oder Reduzierung von Risikofaktoren, Anticoagulantiendauertherapie, Thrombocytenadhäsions- und -aggregationshemmung, lokale Infektprophylaxe

Tabelle 14.22. Thrombogenese [58]

Arteriell	Venös
Beschleunigte Blutströmung	Stase
Thrombogene Oberfläche	Endotheldefekt nicht erforderlich
Primär Adhäsion und Aggregation	Wesentlich: plasmatische Gerinnung
Hyperaggregäbilität? Akzidenteller Blutfaktor (Viren, Bakterien, IgG-Moleküle?)	Hypercoagulabilität AT-III-Mangel Fibrinolytische Aktivität ↓?
Plättchenthrombus	Erythrocytenreicher Fibrinthrombus
Plättchen-turnover ↑ Fibrinogen-turnover normal	Plättchen- und Fibrinogen-turnover ↑

durch diätetische Maßnahmen, die medikamentöse Therapie essentieller Fettstoffwechselstörungen (Tabelle 14.6), die Behandlung der Hyperuricämie etc. (vgl. [16]).

Prophylaxe. Neuere Erkenntnisse der Thrombogenese haben wesentliche Ansätze zur Prophylaxe thromboembolischer Erkrankungen ergeben. Zu nennen ist hier die Tatsache, daß Blutplättchen auch nach Ausschaltung des Gerinnungsmechanismus hämostatische Funktion besitzen, und ferner die Erkenntnis, daß die Blutströmungsgeschwindigkeit die thrombogenetische Funktion von Plättchen oder plasmatischem Gerinnungssystem bestimmt. Blutplättchen haften um so mehr an einer thrombogenen Gefäßwand, je schneller das Blut fließt [58]. Der Ort der Thrombusentstehung erklärt somit die Heterogenität der Thrombusstruktur. Ein im langsamer fließenden venösen Blut entstandener Thrombus ist vorwiegend aus Fibrin und eingelagerten Erythrocyten konstituiert. Dominierender Mechanismus ist das plasmatische Gerinnungssystem, die Entstehung ist sehr wahrscheinlich auch ohne Endotheldefekt denkbar. Im Gegensatz hierzu führt im arteriellen Bereich eine Gefäßverletzung mit Endothelverlust zur Bildung eines vorwiegend aus Plättchen bestehenden weißen Thrombus. Plasmatische Gerinnungsvorgänge sind sekundär (vgl. Tabelle 14.22). Die venöse Thrombose ist charakterisiert durch einen kombinierten und gleichartigen Verbrauch von Plättchen und Fibrin, während die arterielle Thrombose nur einen isolierten vermehrten Umsatz der Thrombocyten zeigt [58].

Eine verhältnismäßig wirksame *Prophylaxe* thrombotischer Gefäßverschlüsse bedeutet die Anticoagulantientherapie (Marcumar, Sintrom) bei Einstellung des Quick-Wertes auf einen therapeutischen Bereich zwischen 15 und 25% der Norm. (Zur Anticoagulantientherapie s.S. 725). Bei dieser Behandlung gelingt es jedoch nicht, die Thrombocytenabscheidungen an der Gefäßwand zu verhindern, die in der Pathogenese obliterierender Gefäßverschlüsse von entscheidender Bedeutung sind. Die Erfolge einer Langzeitbehandlung mit Plättchenaggregationshemmern, die vorzugsweise zur Prophylaxe arterieller Thromboembolien eingesetzt werden (Acetylsalicylsäure, Dipyridamol, Sulfinpyrazon, Clofibrat), sind noch nicht eindeutig beurteilbar.

Acetylsalicylsäure (Aspirin) blockiert die thrombocytäre Prostaglandin-Synthetase durch irreversible Acetylierung einer strategisch entscheidenden Proteinfraktion des Enzyms. Dadurch wird die Bildung von aggregationsfördernden Endoperoxiden und Thromboxan A_2 blockiert. Da die Plättchen die Prostaglandin-Synthetase nicht neu synthetisieren können, besteht der durch Aspirin gesetzte Defekt für die Lebensdauer der Thrombocytenpopulation (7–10 Tage). Aufgrund experimenteller Befunde scheint es sinnvoll, Aspirin zur Thromboseprophylaxe in der Dosierung von 200–300 mg/Tag zu verwenden [56]. Die klinische Wirksamkeit dieser Behandlung ist jedoch noch nicht ausreichend belegt.

Dipyridamol (Persantin) beeinflußt die thrombocytäre Prostaglandin-Synthetase nicht, hemmt aber die Phosphodiesterase der Plättchen, welche cyclisches AMP inaktiviert. Cyclisches AMP hemmt die Plättchenaggregation wahrscheinlich durch Förderung der Sequestrierung von Calcium im „dense tubular system" [56]. Da Acetylsalicylsäure und Dipyridamol durch unterschiedliche Mechanismen die Plättchenag-

gregation inhibieren, scheint eine Kombinationstherapie mit Aspirin und Persantin theoretisch und aufgrund von tierexperimentellen Untersuchungen sinnvoll.
Der Wirkungsmechanismus von *Sulfinpyrazon* (Anturan) ist nicht sicher geklärt. Das Pharmakon ist ein sehr schwacher Inhibitor der Prostaglandin-Synthetase und beeinflußt die Plättchenaggregation in vitro nur bei Verwendung sehr hoher Dosen. Anturan muß in einer Dosis von 200 mg 3–4mal täglich verabreicht werden [56].
Durch *Clofibrat* werden in vitro die Plättchenfunktionen Adhäsion, Aggregation und Release-Reaktion nur mit sehr hohen Dosen beeinträchtigt, so daß der Effekt dieses Wirkstoffes bei arteriellen Gefäßerkrankungen noch nicht als gesichert angesehen werden kann [57].
Zahlreiche Medikamente hemmen die Thrombocytenaggregation über verschiedene, z.T. noch nicht identifizierte Mechanismen (Dextran 40, Carbenicillin, Ticarcillin, Natriumnitroprussid, Furadantin, Propranolol und viele experimentelle Pharmaka) [56].
Neben dem Herzklappenersatz kann die Therapie mit Thrombocytenaggregationshemmern bei arteriovenösen Shunts als relativ gut begründet angesehen werden.
Zu erwägen ist die Gabe von Aggregationshemmern bei arteriellen Gefäßprothesen, aortocoronarem Bypass, hämolytisch-urämischem Syndrom, thrombotisch-thrombocytopenischer Purpura, maligner Hypertension und verschiedenen Formen chronisch progressiver Glumerulonephritis [58].
Der gegenwärtige Erkenntnisstand spricht zunächst für den therapeutischen Ansatz, daß Plättchenaggregationshemmer bevorzugt im arteriellen Bereich und Anticoagulantien im venösen Gefäßschenkel eine wirksame Thromboseprophylaxe ermöglichen können [58].
Symptomatische Therapie: Es kommen konservative und chirurgische Maßnahmen in Frage (Tabelle 14.21). Alle Behandlungsversuche müssen jedoch auf eine Verbesserung des Sauerstoffangebotes in den minderdurchbluteten Gewebsbezirken ausgerichtet sein.
Aktives Training (Gehen, Schwimmen) ist eine wirksame Maßnahme, um eine Hyperämie in den durchblutungsgestörten Extremitäten herbeizuführen.
Eine Verbesserung des Sauerstoffangebotes durch Erzeugung einer Hyperämie im Versorgungsgebiet obliterierter Arterien ist durch intraarterielle Infusionen von Adenosintriphosphorsäure (ATP 1mg/min) möglich. Bei schlechter Kompensation ist allerdings ein gegenteiliger Effekt zu erwarten. Die Anwendung vasodilatatorischer Medikamente bedarf einer genauen Abwägung im Einzelfall. Während Hydergin und Nicotinabkömmlinge die Hautdurchblutung fördern, führt z.B. Vasculat zu einer vermehrten Muskeldurchblutung. Raubasin (Lamuran) hat eine Stromvolumenzunahme in Haut *und* Muskel zur Folge.
Die Wirksamkeit einer sachgerechten *Digitalisierung* bei Durchblutungsstörungen und bestehender (auch latenter) Herzinsuffizienz steht außer Frage. (Glykosidtherapie s. S. 604). Wirksam ist ferner die Erhöhung des hydrostatischen Drucks durch Tieflagern der betroffenen Extremitäten.
Das O_2-Angebot kann ggf. weiter verbessert werden durch eine Anämiebehandlung, evtl. auch durch hyperbare Oxygenierung. Eine Verminderung der Blutviscosität gelingt durch Rheomacrodex-Infusionen (500 ml/Tag, maximal über 8–10 Tage).
Die Hämodilution (Vollblutentnahme mit Reinfusion des autologen Plasmas und substituierender Infusion niedermolekularen Plasmas) kann bei ischämisch bedingten Extremitätenulcerationen erfolgreich eingesetzt werden [62].
Sympathicusblockade (10–20 ml 1%ige Novocainlösung) und Sympathektomie führen zu einer Verbesserung der Hautdurchblutung.
Bei thrombotischen Ablagerungen, die noch nicht organisiert sind, besteht die Möglichkeit einer Spätlyse mit Streptokinase (s.u.).
Zur Therapie peripherer arterieller Verschlußerkrankungen kann *Arwin* eingesetzt werden. Es handelt sich hierbei um eine gereinigte Fraktion aus dem Gift der malaischen Grubenviper mit fibrinogensenkender Wirkung. Die intravenöse Applikationsform ist heute verlassen. Die subcutane Gabe kann nach folgendem Schema dosiert werden: in den ersten 4 Tagen jeweils 1 E

14.2 Krankheiten der Arterien

Arwin/kg Körpergewicht täglich. Am 5. Tag wird quasi als Depot eine Subcutaninjektion mit 4 E/kg Körpergewicht verabfolgt. Eine individuell unterschiedliche Ansprechbarkeit des Patienten ist anhand des Fibrinogenspiegels feststellbar und zu berücksichtigen. Diese Anwendungsform ist auf einen Fibrinogenspiegel von 70 mg% ausgerichtet und vorwiegend für Patienten im Stadium III und IV gedacht. Für die Behandlung im Stadium II schlägt EHRLY das sog. Ampullenschema vor: 1 Ampulle (1 ml Arwin) pro Patient pro Tag. Hierbei werden Fibrinogenkonzentrationen um 100 mg% über den Behandlungszeitraum eingehalten. Bei höherer Dosierung und tieferer Absenkung des Fibrinogenspiegels auf etwa 70 mg% können jedoch auch mit diesem Dosierungsschema die Stadien III und IV behandelt werden. Häufige Fibrinogenkontrollen sind zur exakten Einstellung empfehlenswert. – Nach erfolgreicher Arwin-Therapie über einen Zeitraum von 3–6 Wochen bleibt der Therapieeffekt meist über Monate bis Jahre bestehen. Der Zeitraum des beschwerdefreien Intervalls ist naturgemäß von der Lokalisation, der Progredienz der Erkrankung und anderen Faktoren abhängig. Die Direktwirkung von Arwin wird auf eine Verbesserung der Flußeigenschaften des Blutes zurückgeführt, der Mechanismus der Langzeitwirkung ist bislang nicht geklärt [15].

Eine kontrollierte therapeutische Studie über Arwin in subcutaner Anwendung im Vergleich zur Ronicoltherapie bei peripheren arteriellen Verschlußkrankheiten ließ eine signifikante Überlegenheit der Arwin-Therapie erkennen [85].

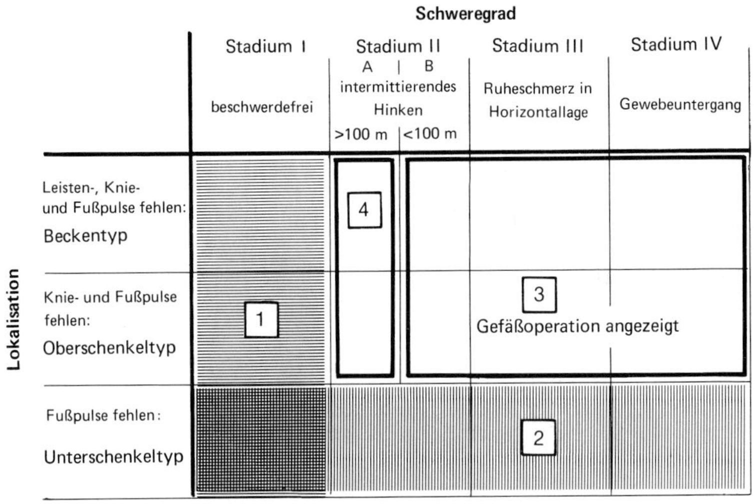

Chirurgische Maßnahmen: (Indikation s. Abb. 14.13.) Die Thrombarteriektomie verspricht vor allem bei großen Arterienverschlüssen eine dauerhafte Desobliteration. – Kunststoffprothesen oder körpereigene Venen finden Verwendung, wenn Gefäßtransplantate notwendig werden.

Eine einseitige asymptomatische und hämodynamisch nicht relevante Carotisstenose ist nicht operationspflichtig. – Bei Verschluß einer Carotis und beim Vorhandensein einer asymptomatischen, aber hämodynamisch relevanten Stenose auf der anderen Seite sollte nicht nur letztere präoperativ beseitigt werden, sondern zusätzlich davor ein extra-intrakranieller Bypass erwogen wer-

Abb. 14.13. Klinische Indikation zur operativen Wiederherstellung der arteriellen Strombahn bei chronischem Gefäßverschluß. Gruppe 1: Gefäßoperation nicht erforderlich. Gruppe 2: Gefäßoperation nicht möglich (evtl. Sympathektomie). Gruppe 3: Gefäßoperation klinisch angezeigt, Angiographie! Gruppe 4: Gefäßoperation bei mangelndem Erfolg der konservativen Therapie angezeigt [60]

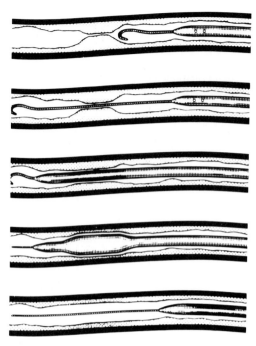

Abb. 14.14. Schema der Rekanalisation mit dem Kathetersatz nach DOTTER: durch schrittweises Vorschieben der beiden Katheter wird das Verschlußmaterial herausgepreßt [12]

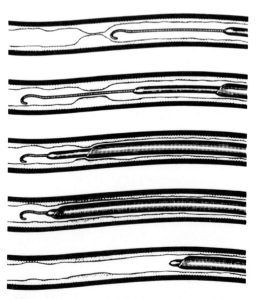

Abb. 14.15. Schema der Rekanalisation und Dilatation mit dem Dilatationskatheter nach GRÜNTZIG [20]

den. – Auch die Kombination: Basilarisinsuffizienz und einseitige Carotisstenose verlangt die individuelle Indikationsstellung zum extra-intracraniellen Bypass auf das Vertebralsgebiet (zur Methodik s. S. 96).
Bei arteriellen Verschlußkrankheiten vom peripheren Typ (besonders Endangiitis obliterans) kann die Sympathektomie zu einer Verbesserung der Hautdurchblutung führen. Bei irreversiblen ausgedehnten Gewebsschädigungen aufgrund arterieller Verschlüsse kann schließlich die (heute seltener gewordene) Amputation notwendig werden.

Dotter-Verfahren. Von DOTTER und JUDKINS wurde 1964 erstmals ein Verfahren beschrieben, mit dessen Hilfe eine arteriosklerotische Obstruktion durch das Durchbohren mit einem Katheter rekanalisiert werden kann [13]. Hieraus entwickelte sich ein Prinzip zur Behandlung der arteriellen Verschlußkrankheit. Größere Bedeutung erlangte diese einfache, patientenschonende und kostensparende Methode jedoch erst in jüngster Zeit.
Das Prinzip besteht darin, den stenosierten oder verschlossenen Gefäßabschnitt zunächst mit einem Führungsdraht zu sondieren und dann einen Katheter durchzupressen (Abb. 14.14). Dadurch wird ein neues Lumen geformt und die Gefäßkontinuität wiederhergestellt. Das Verschlußmaterial wird weder disloziert noch aus dem Gefäß entfernt, sondern lediglich an die Wand gepreßt [20]. Nachteile dieser Kathetertechnik bestehen in dem stufenförmigen Übergang zwischen den Kathetern, dem relativ großen Bohrloch mit der Gefahr von Blutungen, der Gefahr der Embolisierung von Verschlußmaterial durch den Bougiervorgang sowie der Thrombenbildung in und an den Kathetern. – Von GRÜNTZIG wurde eine Modifikation der Dotter-Technik in Form eines Dilatationsverfahrens beschrieben [20]. Bei diesem neuen Vorgehen wird das Verschlußmaterial nicht mehr durch übereinandergeschobene Katheter komprimiert, sondern durch einen Dilatationskatheter, der aus einem Grundkatheter mit dehnbarem Überkatheter besteht (Abb. 14.15). Der Katheter ist doppellumig, wobei ein Lumen für das

14.2 Krankheiten der Arterien

Tabelle 14.23. Primäre Versager und Frührezidive. (OP) = Zahl der Patienten, die operiert werden mußten. Becken = A. iliaca, OS/popl. = A. femoralis superficialis/poplitea/tibiofibularis [20]

	Dotter		Dilatation				Gesamt	
	OS/Popl. n (OP)		OS/Popl. n (OP)		Becken n (OP)		n (OP)	
N	48	100%	136	100%	41	100%	225	100%
Ø Sondiert	1	2%	2 (1)	1%	–	–	3 (1)	1%
Ø Passiert	3 (2)	6%	12 (3)	9%	1 (1)	2%	16 (6)	7%
Frührezidiv	4 (4)	8%	12 (3)	9%	3 (2)	8%	19 (9)	8%
Primärerfolg	40	84%	110	81%	37	90%	187	84%

Kontrastmittel und die Führungsspirale, das zweite für die Füllung des Überkatheters unter Druckanwendung (3–4 atü) vorgesehen ist. – Die Vorteile dieses Verfahrens liegen darin, daß die Kompression ohne längsgerichtete Bewegung stattfindet (Vermeidung von Abscher- und Katheterembolien) und daß das dilatierbare Segment dem Verschluß und der Dimension des befallenen Gefäßes angepaßt werden kann. Das Punktionsloch in der A. femoralis entspricht der Dimension anderer Katheteruntersuchungen.

Zur transluminalen Rekanalisation eignen sich kurzstreckige Stenosen und Verschlüsse der distalen Aa. femoralis superficialis und poplitea sowie die Stenosen der A. iliaca bei Patienten, die noch nicht (jugendliches Alter, isolierter Befall einer Arterie) oder nicht mehr (zu hohes Alter, Begleitkrankheiten, schlechter Ausflußtrakt) operiert werden sollen. Ein weiterer Anwendungsaspekt ist die Kombination der Dilatationstechnik mit der chirurgischen Gefäßrekonstruktion im Operationssaal [20]. Die percutane transluminale Dilatation wurde darüber hinaus erfolgreich angewendet bei arteriosklerotischer Nierenarterienstenose und renovasculärer Hypertonie [39] und bei Obstruktion der A. subclavia [47]. Besonderes Interesse hat das Dilatationsverfahren nach GRÜNTZIG bei Coronarstenosen gefunden [21].

Bei Anwendung der transluminalen Rekanalisation nach der Technik von DOTTER und der von GRÜNTZIG (Dilatation) konnte bei 84% der Patienten (= 187) ein günstiges Primärergebnis erzielt werden, wobei sich für die beiden verwendeten Techniken kein Unterschied ergab [20] (Tabelle 14.23).

Die Komplikationen von 232 Eingriffen an 213 Patienten sind in der Tabelle 14.24 wiedergegeben.

Tabelle 14.24. Komplikationen der transluminalen Rekanalisation. ( ) = Zahl der Patienten, die wegen Komplikationen operiert werden mußten [20]

	Dotter		Dilatation				Gesamt	
	OS/Popl. n (OP)		OS/Popl. n (OP)		Becken n (OP)		n (OP)	
N	48	100%	143	100%	41	100%	232	100%
Aneurysma spurium	3 (3)	6%	1 (1)	1%			4 (4)	2%
Hämatom	2 (1)	4%	5 (2)	3%	1 (1)	2%	8 (4)	4%
Spasmus	3	6%	3	2%			6	3%
Embolie	3	6%	9	6%			12	4%
			18 (3)	12%	1 (1)	2%		
Gesamt	11 (4)	22%	19 (4)	10%			30 (8)	13%

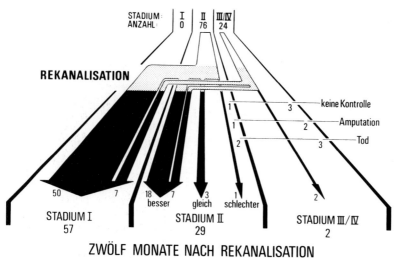

Abb. 14.16. Der klinische Verlauf von 100 Patienten, deren primär erfolgreiche Rekanalisation länger als 1 Jahr zurücklag (Stadieneinteilung nach FONTAINE). Die Breite der Pfeile entspricht der Verhältniszahl der Patienten zueinander. Die überwiegende Zahl der Patienten konnte um 1 oder sogar 2 Schweregrade gebessert werden [20]

Der klinische Verlauf ist in Abb. 14.16 graphisch dargestellt. Von 184 Patienten mit Eingriffen im femoropoplitealen Bereich konnte bei 150 ein Primärerfolg, bei 34 dagegen kein solcher erreicht werden (Tabelle 14.23). Bei 100 der 150 Patienten lag die Rekanalisation länger als 1 Jahr zurück; 76 Patienten befanden sich vor der Rekanalisation im Stadium II, 24 im Stadium III/IV nach FONTAINE (vgl. Abb. 14.16).
Unter Beachtung der speziellen Indikationen (s.o.) ist die transluminale Rekanalisation heute ein akzeptiertes Verfahren, das zwischen konservativer und chirurgischer Therapie steht. Die Methode ist nicht als Alternative, sondern als Ergänzung zur chirurgischen Behandlung anzusehen. Der Dilatationskatheter sollte wegen der einfacheren Handhabung, geringeren Komplikationsrate und geringeren Rezidivquote bevorzugt werden.
Ballonkatheter nach FOGARTY: Bei akuten arteriellen Verschlüssen ist differentialtherapeutisch zwischen Embolie- und Thrombosebehandlung zu unterscheiden (Tabelle 14.25). Die Sofortmaßnahmen bei akuten embolischen Extremitätenarterienverschlüssen sind in Tabelle 14.19 und 14.25 wiedergegeben. Bei embolischen Verschlüssen einer großen Extremitätenarterie ist die Embolektomie vorrangig. Hierbei wird das Gefäß in Höhe des Verschlusses freigelegt und der Embolus direkt entfernt. – Bei der indirekten Embolektomie (periphere Extremitätenarterienverschlüsse) wird nach Eröffnung des Gefäßes das Gerinnsel mit einem Ringstripper, der in das Gefäßlumen eingeführt wird, oder mit einem distal des Embolus aufblasbaren Ballonkatheter nach FOGARTY entfernt.
Eine thrombolytische Therapie (s.u.) ist vor allem bei multiplen Embolien, die einer Embolektomie nicht zugänglich sind, angezeigt. Als Kontraindikation müssen Embolien in den Hirnarterien, in den Mesenterialarterien sowie alle Zustände, die ein erhöhtes Blutungsrisiko beinhalten, gelten. (Einzelheiten s. Tabelle 14.26).
Bei der arteriellen Thrombose steht die thrombolytische Behandlung unter Beachtung der Kontraindikationen im Vordergrund. Mit einer erfolgreichen Streptokinasetherapie ist unter entsprechenden Voraussetzungen in der Mehrzahl der Fälle von akuter arterieller Thrombose zu rechnen. Erst in zweiter Linie kommt hier eine Thrombarteriektomie in Frage (s. Tabelle 14.25).
Thrombolysetherapie: Unter den Substanzen, die nach eingetretener Gerinnung eine

Fibrinolyse herbeiführen können und somit thrombolytisch wirken, besitzen besonders die Streptokinase (aus Streptokokkenkulturen) und die Urokinase (aus menschlichem Urin) sowie Mischpräparate klinische Bedeutung. Der Wirkungsmechanismus der Streptokinase beruht auf der Bildung von Plasmin (aus Plasminogen) bzw. eines Aktivators, der Plasminogen in Plasmin umwandelt und dadurch eine Fibrinspaltung ermöglicht. Urokinase zeigt eine ähnliche Wirkung. Thromben, die noch nicht organisiert sind und Plasminogen enthalten, sind einer Thrombolysetherapie durch Streptokinase und Urokinase zugänglich.

Die Einleitung einer thrombolytischen Therapie ist zu erwägen bei nicht organisierten arteriellen Stenosen bei Atheromatose, bei lebensbedrohlichen Lungenembolien, bei Arterienverschlüssen, die sich nicht operativ angehen lassen, ferner bei frischem Retinaarterienverschluß. Beim akuten Myokardinfarkt kommt eine Streptokinasebehandlung in Frage, sofern das Infarktereignis nicht länger als 12 Std zurückliegt.

Als besonders wirkungsvoll hat sich bei Arterienverschlüssen die kombinierte Gabe von Streptokinase und Heparin erwiesen. Es ist dabei wesentlich, daß nach initialer Streptokinaseinfusion das Heparin nach Abnahme des Plasminogens zusätzlich appliziert wird.

Die Thrombolyse sollte nach erfolgtem Streptokinasetoleranztest bzw. Urokinaseresistenztest unter Kontrolle der Thrombinzeit, des Quick-Wertes und des Serumfibrinogenspiegels vorgenommen werden. Bei anfänglicher Streptokinaseunverträglichkeit können Corticosteroide intravenös verabreicht werden (z.B. Fortecortin). Die Erstdosierung liegt bei 250 000 E Streptokinase innerhalb von 20 min, die folgende Stundendosis bei 100 000 E (als Infusion). Die Thrombinzeit sollte auf das Dreifache der Norm verlängert sein. Bei Normalisierung der Thrombinzeit als Folge einer Fibrinogenverminderung ist zusätzlich Heparin zu applizieren, um eine Verlängerung der Thrombinzeit zu erreichen.

Die nicht unerheblichen Nebenwirkungen der Streptokinase (bzw. Urokinase)-Therapie bestehen in Blutungen und allergisch-anaphylaktischen und unspezifischen Reaktionen (Erbrechen, Übelkeit, Schüttelfrost,

Tabelle 14.25. Differentialtherapie akuter Verschlüsse von Extremitätenarterien [26]

Diagnose	Therapie		Kontraindizierte Verfahren
	1. Wahl	2. Wahl	
Embolie			
Große Extremitätenarterien	Embolektomie	Thrombolyse	
Periphere Extremitätenarterien	24 Std Warten auf Spontanlyse unter Heparin	Thrombolyse (Embolektomie)	
Multiple Embolien:			
a) Ausschließlich Gehirn- und Mesenterialgefäße	Thrombolyse	Embolektomie	
b) Mit Hirn- oder Mesenterialarterienembolie	Embolektomie (evtl. auch der Hirn- oder Mesenterialembolie)	Abwarten der Spontanlyse oder der Kompensation	Thrombolyse
Thrombose			
Ausreichend kompensiert	Thrombolyse	Rekonstruktive Chirurgie, Abwarten der Kompensation	
Schlecht kompensiert	Rekonstruktive Chirurgie	Thrombolyse	

Tabelle 14.26. Kontraindikationen der Thrombolysetherapie mit Strepto- und Urokinase. (Nach [46])

Absolute Kontraindikation:
1. Hypertonie (systolisch > 200, diastolisch > 95 mm Hg)
2. Schwangerschaft in den ersten 14 Wochen
3. Zustand nach Apoplexie
4. Ulcera ventriculi et duodeni
5. Intestinale Malignome
6. Hämorrhagische Diathesen
7. Status postoperativus in den ersten 7 Tagen post op.
8. Zustand nach Aorten- oder Herzpunktion in den letzten 2 Wochen
9. Größere äußere Wunden
10. btracheotomie
11. Nasotracheale bzw. orotracheale Intubation
12. Cavernöse Lungen-Tbc
13. Bronchial- und Gallengangscarcinom
14. Hiatushernie mit Sickerblutung
15. Lithiasis des uropoetischen Systems
16. Cystopyelitis haemorrhagica
17. Colitus ulcerosa
18. Lebercirrhose und chronische Hepatitis
19. Diabetische Retinopathie
20. Glaskörperblutung
21. Aortenaneurysma
22. Überhohe Antistreptokinasetiter, z.B. nach vorheriger Streptokinasetherapie (Urokinase möglich)
23. Arterienkatheter in den letzten 14 Tagen
24. Arterien-(Femoralis)punktionen in den letzten 10 Tagen
25. Mitralstenose mit Vorhofflimmern im Stadium thromboembolicum

Relative Kontraindikation:
1. Schwere Niereninsuffizienz
2. Schwere Herzinsuffizienz
3. Elektrischer Schrittmacher
4. (Blasen)-Dauerkatheter
5. Intramusculäre Injektionen in den letzten 2 Wochen
6. Hohes Alter (> 80 Jahre) (Risiko der Lysis von Cerebralarterienfibrininsudaten)

Tabelle 14.27. Kontraindikationen einer Behandlung mit Anticoagulantien und Arwin (A = absolute Kontraindikation, R = relative Kontraindikation, 0 = keine Kontraindikation) [27]

	Anticoagulantien	Arwin
Hämorrhagische Diathese	A	A
Nach Verletzungen, Operationen und Entbindungen	R in den ersten 6 Tagen, dann 0	R in den ersten 6 Tagen, dann 0
Ulceröse Intestinalerkrankungen	A	A
Niereninsuffizienz (Harnstoff 100 mg%)	A	R
Nierensteine	R	R
Hypertonie		
Systol. < 200 mm Hg Diastol. < 95 mm Hg	R	0
Systol. > 200 mm Hg Diastol. > 95 mm Hg	A	R
Hirngefäßerkrankungen und Retinopathien	R	R

Fieber, hypotone Reaktionen). Ferner kann es bei vorbestehenden Herzthrombosen zu Embolien kommen (z.B. bei Mitralstenose mit Vorhofflimmern). Die Kontraindikationen der Thrombolysetherapie sind daher genau zu beachten (s. Tabelle 14.26). Bei Behandlung mit Anticoagulantien und Arwin sind die in Tabelle 14.27 genannten Kontraindikationen zu berücksichtigen.

Die Prophylaxe akuter arterieller Verschlüsse besteht neben kausalen Maßnahmen (Operation des Mitralvitiums, Defibrillation) naturgemäß in einer konsequenten Anticoagulantienbehandlung mit Cumarinpräparaten (s. S. 196); ggf. kommt auch Acetylsalicylsäure (Colfarit) in Frage (s.o.).

Bei den *symptomatischen Arteriitiden* bestimmt das Grundleiden das therapeutische Vorgehen. Bei der Arteriitis temporalis sind Corticosteroide und Antiphlogistica indiziert (s. S. 702). Auch bei der Panarteriitis nodosa sind Behandlungsversuche mit Corticosteroiden angezeigt. Bei der Wegener-Granulomatose können zudem Immunsuppressiva (z.B. Imurek) in einer Dosierung von

50–200 mg täglich eingesetzt werden (s. S. 705). Beim Nachweis zirkulierender Immunkomplexe ist eine Plasmapherese-Therapie zu erwägen.
Aneurysmen und arteriovenöse Fisteln sollten, soweit möglich, gefäßchirurgisch angegangen werden.
Wegen der klinischen Bedeutung sei auf die *Therapie der Aortendissektion* noch besonders eingegangen: Hier kommen operative und konservative Maßnahmen in Betracht. Die distale Rückperforation des Dissektionssackes in die Aorta stellt einen von der Natur vorgezeichneten Weg eines operativen Vorgehens dar. Diese Methode wurde 1955 erstmals erfolgreich von DE BAKEY [9 a] in Form einer distalen Fensterung des Dissektionssackes angewendet. Weitere operative Verfahren: Naht des Intimarisses, Durchtrennung des Aortenquerschnittes möglichst in der Nähe des Intimaeinrisses und Neuvernähung unter Rekonstruktion des ursprünglichen Wandaufbaus, ferner die Teilresektion des aneurysmatisch veränderten Aortenabschnittes mit Vernähung des Dissektionsspaltes und die Totalresektion des Aneurysmas. Die Operationsletalität beträgt heute etwa 20% bei Typ II und III (s. o.), 67% bei Typ I. Wegen der hohen Letalität scheint ein operatives Vorgehen nach Ablauf der akuten Phase der Dissektion aussichtsreicher. Wesentlich für den Dauererfolg ist eine konsequente postoperative antihypertensive Therapie. Ist eine Operation nicht möglich (hohes Alter, schwere Begleiterkrankung), so muß konservativ behandelt werden. Diese Therapie besteht in Sedierung, kontrollierter Blutdrucksenkung auf systolische Werte um 100–120 mm Hg. Zurückhaltung ist geboten mit positiv-inotrop wirkenden Medikamenten (Digitalis) wegen der ungünstigen Auswirkungen einer hohen Druckanstiegsgeschwindigkeit auf die aortale Wandspannung und -dehnung. Als therapeutisch günstig im Sinne einer Herabsetzung der Herzkraft haben sich β-Rezeptorenblocker erwiesen. Hierbei ist insbesondere auf die frequenzsenkende Wirkung der Betablocker mit konsekutivem Schlagvolumenhochdruck zu achten, der zum Absetzen der Medikation zwingt.

In einer neueren Übersichtsarbeit [81 a] wird in therapeutischer Hinsicht das akute Aneurysma dissecans in zwei Typen unterschieden:

Typ A: Einschluß der Aorta ascendens in den Dissekationsprozeß
Typ B: Dissekation distal der linken Arteria subclavia.

Für die *medikamentöse* Therapie gilt folgender Indikationskatalog:

a) Initialbehandlung bei allen Patienten mit akutem Aneurysma dissecans,
b) Typ B (ohne Ausdehnung auf die Aorta ascendens),
c) fehlende Identifikation des Einrisses, ohne Einschluß der Aorta ascendens,
d) Ausgangspunkt des Aneurysmas im Aortenbogen, ohne Ausdehnung des Hämatoms in die Aorta ascendens,
e) Patienten mit hohem Operationsrisiko,
f) stabiles, chronisches Aneurysma mit länger als 14 Tagen zurückliegendem Ereignis,
g) fehlende Möglichkeit der Angiographie und chirurgischen Intervention,
h) keine Darstellung des falschen Lumens.

Die *chirurgische* Intervention ist bei akutem Aneurysma dissecans unter folgenden Voraussetzungen indiziert:

a) Typ A: (Ausdehnung des Aneurysma dissecans auf die Aorta ascendens),
b) Aorteninsuffizienz als Folge des Aneurysma dissecans,
c) bereits lokalisierte oder drohende Ruptur,
d) Ausdehnung der Dissekation trotz adäquater medikamentöser Therapie,
e) Gefährdung oder Verschluß eines größeren Gefäßastes der Aorta,
f) akutes Aneurysma sacculare,
g) Hämatothorax, Hämatoperikard,
h) erfolglose Schmerzbekämpfung,
i) mangelhafte Stabilisierung von Blutdruck und Herzschlagfolge innerhalb von 4 Stunden.
(vgl. [81 a]).

Bei *funktionellen Störungen* (Morbus Raynaud) und Digitus mortuus bzw. funktionellen Durchblutungsstörungen ist die Vermeidung auslösender Momente entscheidend.

Bei der Raynaud-Erkrankung ist demnach für lokalen Kälteschutz der Hände und Füße zu sorgen, ebenso für die Vermeidung einer allgemeinen Auskühlung des Körpers. Die wichtigsten medikamentösen Maßnahmen sind Reserpin (0,5–1,5 mg/Tag), α-Methyldopa (maximal 2 mg/Tag), Hydergin (3–6mal 20 Tropfen/Tag). In besonders schweren Fällen ist die Sympathektomie zu erwägen.

Bei der *Akrocyanose* kommen physikalische Maßnahmen, Hydergin und Reserpin in Frage.

Die funktionellen Kompressionssyndrome sind sinngemäß durch die Resektion einer Halsrippe bzw. durch Scalenotomie zu bessern. Beim Hyperabduktionssyndrom (s. S. 717) kann die Resektion der ersten Rippe zu einer Remission der Beschwerden führen.

Bei der *Erythromelalgie* sind medikamentöse Behandlungsversuche mit Dihydroergotamin, Procain und Roßkastanienextrakt erfolgversprechend.

14.3 Krankheiten der Venen

14.3.1 Pathologische Anatomie

Entzündliche Venenerkrankungen: Eine *akute Phlebitis* entsteht meist durch Übergreifen von der Nachbarschaft (Periphlebitis), z.B. bei Phlegmonen oder Abscessen. Seltener entwickelt sie sich von der Lichtung her (Endophlebitis), z.B. nach Infusionen oder Venenpunktion. Eine eitrige Phlebitis wird meist durch Streptokokken oder Staphylokokken hervorgerufen.

Eine akute Phlebitis kann chronisch werden, eine chronische Phlebitis kann aber auch durch Übergreifen einer chronischen Entzündung auf die Venenwand entstehen. In Spätstadien bleibt eine Fibrosierung der Venenwand zurück.

Eine Phlebitis ist meist von einer *Thrombose* begleitet. Der Pathologe spricht von einer *Thrombophlebitis*, wenn eine primäre, deutlich ausgeprägte Entzündung der Venenwand vorliegt. Der Kliniker ist mit der Diagnose Thrombophlebitis dagegen großzügiger, er reiht in diese Gruppe oft auch primäre Thrombosen ein, weil sie im Organisationsstadium von einer Hyperämie der Venenwand und geringen entzündlicher Wandinfiltraten begleitet werden.

Eine *eitrige Thrombophlebitis* ist als Sepsisherd gefürchtet. Sie kann vor allem beim Übergreifen einer Otitis media oder einer eitrigen Mastoiditis auf die Sinus sigmoideus oder transversus, beim Übergreifen eines retrotonsillären Abscesses auf die V. jugularis, nach längerdauernder eitriger Appendicitis in Venen des Mesenteriolums oder des Mesenteriums, bei einer Infektion von Uterusvenen nach Wochenbettfieber oder Abort und bei Furunkeln der Oberlippe oder Nase in den Vv. angulares und im Sinus cavernosus entstehen.

Unter den *spezifischen Phlebitiden* spielt heute nur noch die tuberkulöse Venenentzündung eine gewisse Rolle. Eine Intimatuberkulose kann Quelle einer hämatogenen Streuung werden.

Bei der seltenen *Thrombophlebitis migrans* springt die Entzündung nach und nach von einer oberflächlichen Vene zur anderen über. Gelegentlich sind auch viscerale Venen mitbefallen.

Eine Thrombophlebitis migrans begleitet öfter eine Thrombangiitis obliterans oder geht ihr voraus. Sie wird aber auch bei malignen Tumoren (besonders bei Pankreascarcinom), bei Polycythämie und nach Splenektomie beobachtet. Mikroskopisch können neben unspezifischen entzündlichen Veränderungen auch tuberkelähnliche Granulome vorkommen.

Varicen: Venenerweiterungen werden untergliedert in diffuse gleichmäßige Lichtungserweiterungen (=Phlebektasien) und in umschriebene knoten- oder sackförmige Dilatation (=Varicen). Histologisch finden sich in älteren Varicenwänden vielfältige Veränderungen. Die Intima ist in der Regel diffus oder herdförmig bindegewebig verdickt. Fettablagerungen kommen nur selten vor. Die Media wird zunehmend bindegewebig ersetzt, schließlich können die glatten Muskelfasern ganz verschwinden. Häufig sind die ausgesackten Venenwände verdickt, z.T. aber auch verdünnt. Dann droht die Gefahr einer Ruptur. Thrombosen in Varixknoten stellen selten eine Emboliequelle dar. Organisierte Thromben können verkalken und zu Phlebolithen umgewandelt werden. Im aus-

gesackten Venengebiet sind die Klappen insuffizient.
Bei Patienten mit Krampfadern entwickeln sich oft Beinleiden. Die Haut atrophiert zunächst, sie schuppt und neigt zu Ekzemen, an die sich oft eine Überpigmentierung anschließt. Auch kommt es nach längerer Zeit zu Ödemen und einer Verdickung der Epidermis. In der mangelhaft versorgten Haut entstehen oft langwierige Unterschenkelgeschwüre.

14.3.2 Physiologische Vorbemerkungen

Die Venen (Kapazitätsgefäße) stellen den wichtigsten Blutspeicher des Herz-Kreislauf-Systems dar. Die extrathorakalen Venen enthalten etwa 50–60% des Gesamtblutvolumens, während die Arterien nur etwa 15% enthalten. Der Rückstrom des langsam fließenden, nicht pulsierenden Blutes zum Herzen ist an die Funktion der Muskelfascienpumpe auf die dünnwandigen Gefäße und den herzwärts gerichteten Klappenapparat geknüpft. Aus der Druck-Volumen-Beziehung des venösen kapazitiven Niederdrucksystems geht hervor, daß erst eine erhebliche Volumenzunahme zu einem Druckanstieg führt (Abb. 14.17). Krankheiten, die mit einem erhöhten zentralen Venendruck einhergehen, weisen meist einen gesteigerten *Venentonus* auf (Herzinsuffizienz). Den zusätzlichen Tonusveränderungen passen sich die Venen (im Gegensatz zu den Arterien) durch Änderung ihrer Querschnittsfläche an (kollabiert, oval, rund).
Im Gegensatz zu den arteriellen Gefäßverschlüssen, die ein vermindertes Blutangebot an die Peripherie zur Folge haben, führen *venöse Zirkulationsstörungen* vornehmlich zu Drucksteigerungen mit Behinderung der Rückfiltration. Der akute Venenverschluß bedingt nur selten hämodynamisch wirksame Störungen, da meist eine Kompensation durch Anastomosen gewährleistet ist. Massive Venenverschlüsse (Thrombosen) gehen mit einer Venenstauung, d. h. Venendruckerhöhung einher, die durch Capillardruckerhöhung ein Stauungsödem zur Folge hat. Zu einer wirklichen Durchblutungsstörung kommt es aber in der Regel nicht. Hypoxie und Nekrose treten nur bei ausgedehnter Verlegung der Abflußwege auf (akute Thrombose eines Hirnsinus, einer Nieren- oder Darmvene). Auch chronische Venenverschlüsse können meist weitgehend durch Collateralen kompensiert werden. Eine wesentliche Druckerhöhung kann jedoch unter Belastungsbedingungen resultieren.

Von erheblicher Bedeutung für die Krampfaderentstehung und ihre Folgen ist die *Venenklappeninsuffizienz*. Durch die Venenklappen wird ein Rückstrom des Blutes (z. B.

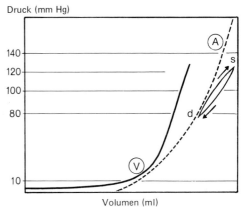

Abb. 14.17. Beziehung zwischen intravasalem Druck und Volumen. Venen (V): kleine Druckunterschiede führen zu großen Volumenänderungen (dehnbare Wand). Arterien (A): große Druckunterschiede bewirken geringe Änderungen des intravasalen Volumens (wenig dehnbare Wand); s systolischer, d diastolischer Blutdruck [74]

bei raschem Aufrichten des Körpers) verhindert. Wesentlich ist diese Klappenfunktion vor allem bei Muskelarbeit, wenn das durch die Muskelpumpe in Richtung zum Herzen gepreßte Venenblut nicht zurückfließen kann. Die Konsequenzen einer Klappeninsuffizienz liegen somit vorwiegend in einer Steigerung des venösen Druckes bei nur unwesentlicher Beeinträchtigung der Stromstärke. – Wenn auch stenosebedingte – und wandabhängige – Gefäßgeräusche vorwiegend im arteriellen System bzw. bei arteriovenösen Fisteln beobachtet werden, so findet sich doch gelegentlich auch über der Vena jugularis ein aufgrund einer Lumeneinengung verursachtes Summen

("Nonnensausen"), dem jedoch kein signifikanter Krankheitswert zukommt.

14.3.3 Epidemiologie

Bei den Zirkulationsstörungen der Extremitäten überwiegen die Erkrankungen des venösen Systems. Bei der Varicosis spielt in über 70% der Fälle eine familiäre Belastung (besonders mütterlicherseits) eine Rolle; 15–20% der Menschen weißer Hautfarbe haben als Varicenträger zu gelten. Dabei überwiegt das weibliche Geschlecht. In etwa 80% handelt es sich um primäre Formen (s. u.), davon in etwa 70% beidseitig.
Bei *einseitigem Befall* dominiert die linke Seite. Die primären Formen beginnen am häufigsten zwischen dem 20. und 30. Lebensjahr. Das Ulcus cruris muß als eine der wichtigsten zur Invalidität führenden Volkskrankheiten gelten. In der Hälfte der Fälle tritt es im Alter von 30–60 Jahren auf und betrifft in zwei Dritteln das weibliche Geschlecht [34].
Bei 3641 Männern und 781 Frauen der chemischen Industrie Basels wurden in 62% der Fälle Varicen gefunden. In 58% der Fälle handelte es sich um leichtere Formen (Besenreiser, reticuläre Varicen); klinisch relevante Varicen bestanden in 4% der Fälle. Der Geschlechtsunterschied war gering: Frauen (meist kinderlos) zu Männern = 1,3:1 [66].

14.3.4 Allgemeine Symptomatologie

Die Erkrankungen des venösen Systems zeigen einen unterschiedlichen Verlauf. Thrombosen der tiefen Beinvenen sind meist – besonders bei bettlägerigen Patienten – symptomarm. Gelegentlich kommt es in fortgeschrittenen Stadien zu Schweregefühl und krampfartigen Schmerzen. Eventuell finden sich lokale Schmerzen im Bereich der Fußsohle oder tiefer Wadenschmerz bei Dorsalflexion des Fußes. Die die Prognose wesentlich determinierende Gefahr der tiefen Beinvenenthrombose besteht in der Möglichkeit oft tödlicher Lungenembolien. In den meisten Fällen resultiert im Anschluß an tiefe Beinvenenthrombosen – begünstigt durch unsachgemäße Behandlung – ein postthrombotisches Syndrom (s. S. 734), das seinerseits wieder zur Entwicklung neuer Thrombosen führen kann.

Auch der *varicöse Symptomenkomplex*, der eigentlich die primären Varicen, d. h. die aufgrund einer Bindegewebsschwäche entstandenen Veränderungen der Beinvenen, umfaßt, führt häufig zu Thrombophlebitiden, dadurch zum postthrombotischen Syndrom und sekundären Varicen mit den beschriebenen Folgeerscheinungen. (Zur klinischen Einteilung und Klassifikation s. Tabelle 14.2.)

Varicosis: Als Varicen (Krampfadern) bezeichnet man stark geschlängelte, erweiterte Venen. Die subcutanen Venen wechselnder Weite können knäuelförmig oder sackartig oder zylindrisch ausgeweitet sein. Man findet dieses Krankheitsbild bevorzugt bei Frauen. Pathogenetisch sind die Varicen auf konstitutioneller Basis (primäre Varicen) zu trennen von den sekundären Varicen, die sich nach Venenentzündungen entwickeln.
Die *primären Varicen* beruhen wahrscheinlich auf einer erblichen Venenwandschwäche, die eine Klappenschlußunfähigkeit begünstigt – mit der Entwicklung von Krampfadern als Folge. Hormonelle und mechanische Faktoren scheinen ferner eine ursächliche Rolle zu spielen. Häufig werden die Varicen bereits in der Pubertät oder während der Schwangerschaft manifest. Mechanische Einflüsse, Tumoren, Gravidität, Obstipation sowie langes Stehen und Sitzen dürften begünstigend für die Varicenentstehung sein. Die primären Krampfadern sind vorzugsweise an der Innenseite von Ober- und Unterschenkel, d. h. im Einzugsgebiet der Vena saphena magna lokalisiert, ferner im Bereich der Vena saphena parva (Abb. 14.18). In dem sog. *varicösen Symptomenkomplex* werden neben den primären Varicen das begleitende Lymphödem, Verhärtung, Atrophie und Pigmentierung der Haut zusammengefaßt.
Die *pathophysiologische Bedeutung* liegt in dem verminderten Rücktransport des venösen Blutes. Bei Klappeninsuffizienz der tiefen Beinvenen erfolgt durch die Arbeit der Muskelfascienpumpe der venöse Bluttransport in die oberflächlichen Venen. Als Folge des erhöhten Veneninnendrucks entwickeln

14.3 Krankheiten der Venen

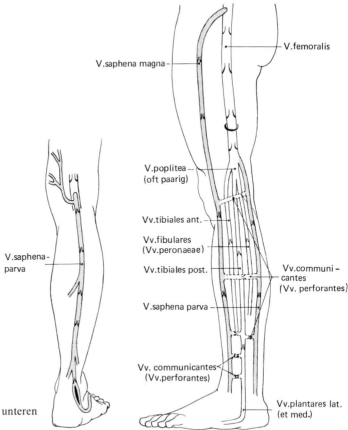

Abb. 14.18. Venensysteme der unteren Extremitäten [34]

sich konsekutiv Varicen und Ödeme (Erhöhung des hydrostatischen Druckes). *Klinisch* erscheinen zunächst ektatisch geschlängelte Venen evtl. mit dem Bild varicöser Knoten, späterhin treten unterschiedlich ausgeprägte Ödeme hinzu (s.o.). Die trophischen Hautveränderungen bestehen (ebenso wie beim postthrombotischen Syndrom) in Induration, Atrophie, Pigmentierung, Cyanose und Ekzem (Abb. 14.19).
Diagnostisch sind der Perthes- und der Trendelenburg-Test von Bedeutung, die der Prüfung der Klappenfunktion der Venae communicantes und der Durchgängigkeit der tiefen Beinvenen bzw. der Vena saphena magna dienen (s. S. 97). Die Phlebographie ist vor allem zur Abklärung einer Operationsindikation von Wichtigkeit.
Sekundäre Varicen (erworbene Krampfadern) entstehen auf der Basis einer venösen

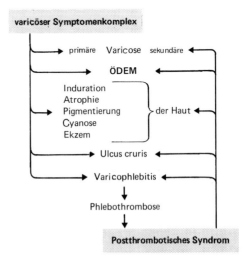

Abb. 14.19. Beziehungen zwischen varicösem Symptomenkomplex und postthrombotischem Syndrom [29]

Abflußbehinderung, am häufigsten im Rahmen eines postthrombotischen Syndroms. Primäre Varicen begünstigen die Entwicklung von Thrombophlebitiden bzw. Thrombosen. Die Unterscheidung zwischen primären und sekundären Krampfadern kann daher im Einzelfall sehr schwierig sein, da z. B. beim postthrombotischen Syndrom beide Formen nebeneinander bestehen können.

Sonderformen der Varicosis: Oesophagusvaricen, die im unteren Drittel der Speiseröhre lokalisiert sind und röntgenologisch zu den typisch rundlich-ovoiden Aussparungen führen, haben meist ihre Ursache in einer Lebercirrhose. Durch Erhöhung des portalen Drucks kommt es zur Ausprägung von Anastomosen zwischen portalen Venen und Körpervenen. Meist fehlen bei den Oesophagusvaricen die typischen Wandaussakkungen, so daß es sich definitionsgemäß nicht um Varicen im engeren Sinne handelt. Blutungen aus Oesophagusvaricen als Folge von Gefäßarrosionen bedingen nicht selten einen letalen Krankheitsverlauf bei Lebercirrhose.

Bei den *Hämorrhoiden* handelt es sich um varicöse Veränderungen des unteren Mastdarmendes, wobei die erweiterten Venengeflechte sowohl innerhalb wie außerhalb des Analrings lokalisiert sein können. Für die inneren Hämorrhoiden werden Abflußstörungen im Pfortadergebiet verantwortlich gemacht, während die äußeren Hämorrhoiden in chronischer Obstipation und sitzender Lebensweise sowie Gravidität ihre Ursache haben sollen.

Thrombophlebitis und Phlebothrombose: Mehr als 90% der Venenthrombosen entwickeln sich an den unteren Extremitäten. An der Thrombogenese (s. Tabelle 14.22) sind lokale und allgemeine Faktoren beteiligt. Zu ersteren gehören Schädigung der Gefäßwand (mechanisch, toxisch, allergisch), Verlangsamung der Blutströmung (Herzinsuffizienz, Schock) und erzwungene Ruhigstellung (längere Bettlägerigkeit, Zustände nach Operationen). Zu den allgemeinen Faktoren rechnet man Bewegungsmangel und Fettsucht sowie eine Erhöhung der Gerinnungsfähigkeit des Blutes (z. B. Thrombocytose bei Polycythämie, Antithrombin III-Mangel). Die einzelnen Faktoren sind meist in unterschiedlichem Maße an der Thromboseentstehung beteiligt. Mit hohem Alter nimmt die Thrombose an Häufigkeit zu.

Als *Thrombophlebitis* bezeichnet man den thrombotischen Venenverschluß aufgrund primär entzündlicher Veränderungen der Gefäßwand. Nach Klinik und Verlauf ist zu unterscheiden zwischen oberflächlicher und tiefer Thrombophlebitis. Bei der erstgenannten bestehen schmerzhafte, druckempfindliche und strangartig verdickte derbe Hautvenen. Die umgebende Haut ist entzündlich gerötet. Schmerzen gehören zu den regelmäßigen Symptomen. Nur in schweren Fällen besteht Fieber. Die Gefahr von Lungenembolien aufgrund oberflächlicher Thrombophlebitiden ist gering. In der Regel klingt das Krankheitsbild nach wenigen Wochen ab. Selten kommt es zum Übergreifen auf die tiefen Venen. Unter den Sonderformen der akuten oberflächlichen Thrombophlebitiden sind die septische Thrombophlebitis (mit Schüttelfrost) und die Varicophlebitis (im Bereich von Krampfadern) zu nennen. Nicht selten kommt es zur iatrogenen Thrombophlebitis nach intra- und paravenösen Infusionen oder Injektionen.

Die akute Thrombophlebitis der tiefen Venen verläuft häufig symptomarm. Kommt es zu Venenthrombosen ohne entzündliche Veränderungen, so spricht man von *Phlebothrombose.* Eine sichere diagnostische Trennung zwischen diesen beiden Formen des Venenverschlusses ist häufig nicht möglich. Erst im weiteren Verlauf der Erkrankung kommt es in der betroffenen Extremität zu ziehenden Schmerzen, die gelegentlich krampfartigen Charakter annehmen können („Zerreißschmerz"). Schmerzen der Plantarmuskulatur (Innenseite) (Payr-Zeichen) und Wadenschmerzen bei Dorsalflexion des Fußes (Homan-Zeichen) sind weitere diagnostische Hinweise (vgl. Abb. 14.20). Eventuell sind schmerzhafte Resistenzen palpabel. Daneben bestehen meistens eine Erhöhung der Pulsfrequenz, eine BKS-Erhöhung und Fieber; die besondere Gefahr der tiefen Beinvenenthrombose (Vena femoralis) liegt in der Möglichkeit nicht selten letal verlaufender Lungenembolien.

Zu den Sonderformen der Phlebothrombose gehört das *Paget-v. Schroetter-Syndrom.* Es

4.3 Krankheiten der Venen

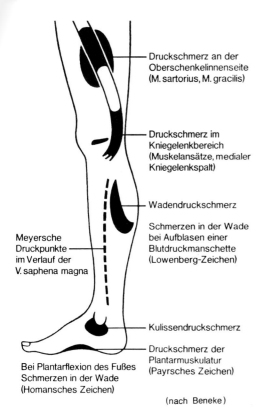

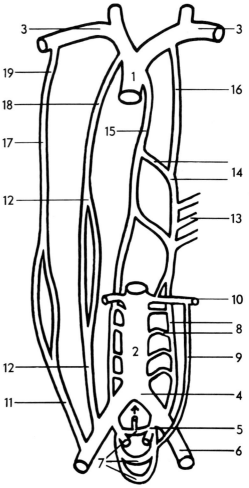

Abb. 14.20. Druckschmerzpunkte bei tiefer Venenthrombose

handelt sich hierbei um einen akuten Achselvenenstau infolge einer Thrombose der Vena axillaris, einer narbigen Kompression oder eines Spasmus bei angiospastischer Reaktionslage nach mechanischer Überlastung. Im Vordergrund der Symptomatik stehen die Schwellung des betroffenen Armes, Spannungsgefühl und bewegungsabhängiger Schmerz sowie evtl. krampfartige Schmerzen in der Achselhöhle. Diagnostisch entscheidend ist die Phlebographie. Das Paget-v.Schroetter-Syndrom ist differentialdiagnostisch von anderen lokalisierten Ödemformen abzugrenzen (Tabelle 14.28). Eine *Vena-cava-superior-Thrombose* (z.B. als Folge eines Tumors) führt zu erheblicher Venenstauung und einem ausgedehnten Umgehungskreislauf im Bereich der oberen Thoraxapertur. Ferner bestehen Cyanose und Schwellung des Gesichts. (Zum Collateralkreislauf s.Abb. 14.21.) Die *akute Bekkenvenenthrombose* geht mit heftigen Schmerzen im ganzen Bein mit Ausstrahlung in Hüfte und Leisten einher. Bei der *Phlegmasia alba dolens* handelt es sich um eine ascendierende Beckenvenenthrombose aus den Beinvenen. Als eine Sonderform gilt

Abb. 14.21. Systeme der Vv. cava superior et inferior mit ihren Collateralkreisläufen [34]: 1 V. cava sup., 2 V. cava inf., 3 V. subclavia, 4 V. iliaca comm., 5 V. iliaca int., 6 V. iliaca ext., 7 Beckenringvenen mit Verbindung zu V. portae (Pfeil) und Vv. haemorrhoidales (distal), 8 Vv. lumbales (iliolumbalis et lumbalis ascendens), 9 Vv. ureterica et spermatica sive ovarica (doppelt), 10 V. renalis, 11 V. epigastrica superfic., 12 Vv. epigastricae prof. (inf. et sup.), 13 Vv. intercostales, Plexus vertebralis, 14 V. hemiazygos, 15 V. azygos, 16 V. hemiazygos access., 17 V. thoracoepigastrica, 18 V. mammaria int., 19 V. thoracica lat.

Tabelle 14.28. Lokalisierte Ödeme

A. *Obere Extremitäten:*
  Paget-v. Schroetter-Syndrom:
   Verlegung der Vena axillaris
  Nach Mammaoperationen (80% Narbenzug,
   10% Thrombosen, Metastasen)
  Lymphknotenpakete
   (z. B. Lymphogranulomatose)
  Cava-superior-Syndrom
   (Gesicht, Hals, obere Extremitäten)
  Mediastinaltumoren
  Schwielige Mediastinitis
  Aortenaneurysma

B. *Untere Extremitäten:*
  Postthrombotisches Syndrom (65% der Fälle)
  Initialödem bei tiefer Beinvenenthrombose
  Status varicosus
  Chronische Beckenvenensperre (Tumoren,
   Thrombosen, Entzündung, Parasiten)
  Cava-inferior-Syndrom: je nach Höhe Einbeziehung der Leber (eiweißreicher Ascites)
   und der Nieren (Proteinurie)

die *Phlegmasia coerulea dolens*, die infolge ausgedehnter Venenthrombosen der oberflächlichen und tiefen Venen eine ganze Extremität betrifft (z. B. beim Carcinom). Die klinische Symptomatik besteht in der rotcyanotischen Schwellung der betroffenen Extremität mit erheblicher Stauung der Hautvenen. Die tiefen Venen sind druckempfindlich. Durch Ascension kann es weiter zur Thrombose der Vena cava inferior kommen mit Anschwellung und Cyanose der Beine, der Bauchwand und der Genitalien.
Ein *Budd-Chiari-Syndrom* kann durch Verschluß der Lebervenen entstehen. Klinisch stehen massive schmerzhafte Lebervergrößerung (seltener Milzvergrößerung), evtl. Ascites und schwere Leberfunktionsstörungen im Vordergrund. Zu den intrahepatischen Ursachen dieses Syndroms gehören Thrombosen, Tumoren, Echinococcuscysten, Cholangitis u. a. Extrahepatische Kausalfaktoren sind Traumen, Contrazeptiva und narbige Verziehungen. Es ist auch über ein Budd-Chiari-Syndrom auf der Grundlage einer beginnenden proliferativen Myelopathie berichtet worden, die zu einer partiellen Thrombose der Vena cava inferior und der Lebervenen geführt hatte. Durch Einleitung einer Streptokinasetherapie konnte eine eindrucksvolle Remission des Krankheitsbildes erreicht werden [37]. Eine seltene Thromboseform ist die schubweise mit wechselnder Lokalisation auftretende *Thrombophlebitis migrans*.

Postthrombotisches Syndrom: Das postthrombotische Syndrom stellt einen Folgezustand nach akuter oder subakuter Phlebothrombose bzw. Thrombophlebitis dar. Im Rahmen des akuten thrombotischen Verschlusses der tiefen Venen kommt es zu einem Collateralkreislauf über die Venae communicantes in die oberflächlichen Venen, die dadurch ektatisch werden, d.h. sich zu Krampfadern entwickeln (sekundäre Varicen), und den Rücktransport des Blutes nur noch unvollkommen gewährleisten. Durch die Venendrucksteigerung und die Lymphabflußstauung entstehen Ödeme und trophische Störungen. Die klinische Symptomatik der durch Induration, Atrophie und Pigmentierung charakterisierten Veränderungen tritt nach einer Latenzzeit zwischen 1 und 30 Jahren nach Abklingen des akuten Prozesses auf [34]. Die Ausprägung des postthrombotischen Syndroms mit fließenden Übergängen zum sog. varicösen Symptomenkomplex (s.o.) wechselt sehr, je nach Lokalisation und Ausdehnung des Grundprozesses, und wird wesentlich durch die Art und die Dauer der Behandlungsmaßnahmen bestimmt. Abgesehen von den trophischen Störungen leiden die Patienten an Schweregefühl und Schmerzen der Extremitäten beim Stehen und Sitzen; in schweren Fällen besteht Ruheschmerz. Im einzelnen können je nach Ausprägung verschiedene Verlaufsformen unterschieden werden: die ödematöse und die varicöse Form, die lymphödematöse Form, Mischformen und der trophisch-ulceröse Verlauf.
Ulcus cruris venosum: Als Folge der gestörten Trophik beim postthrombotischen Syndrom können sich einzelne oder multiple Ulcera entwickeln. Eine banale Verletzung kann Anlaß zu nicht heilenden, sich vergrößernden Geschwürsbildungen sein. Malleolär oder retromalleolär bilden sich wechselnd große Ulcera aus mit callösem, unregelmäßigem Rand und Induration des umge-

benden Gewebes. Das Ulcus cruris varicosum ist eine Komplikation von Varicen mit trophischen Hautveränderungen. Daneben werden ulceröse Prozesse an den Unterschenkeln bei Phlegmasia coerulea dolens (s. o.) sowie (selten) bei oberflächlicher Thrombophlebitis beobachtet.

14.3.5 Therapeutische Richtlinien

Varicosis: Für die Prophylaxe der Varicosis und der Klappeninsuffizienz ist es wesentlich, der Überdehnung der Venen entgegenzuwirken, d. h. Vermeidung eines hohen Venendrucks bei langem, ruhigen Stehen oder Sitzen sowie aktives Training in Form von Gehübungen (längere Spaziergänge und Schwimmen). Grundlagen der Varicentherapie sind weiterhin die Hochlagerung der Beine und eine exakte Kompressionstherapie (s. u.).

Bei der Varicenbehandlung ist differentialtherapeutisch möglichst zwischen primären und sekundären Varicen zu unterscheiden. Die unkomplizierten primären Varicen bedürfen keineswegs immer einer Therapie, so daß hier den Behandlungsmaßnahmen prophylaktische (oder evtl. nur kosmetische) Bedeutung zukommt.

Kompressionstherapie: Der Kompressionsverband dient der Therapie und Prophylaxe von Venenerkrankungen und Gewebsstauungen durch Kompression oberflächlicher und tiefer Venen.

Fixierte, nicht nachgiebige Verbände (Zinkleimverband) sind indiziert bei akuten, subakuten und chronischen Thrombosen und Phlebitiden der oberflächlichen und tiefen Venen (postthrombotisches Syndrom, Ulcera cruris). Kontraindikationen stellen arterielle Verschlußkrankheiten und septische Phlebitiden dar. Fixierte elastische Verbände (Pflasterbinde) sind als Dauerverband nach Abklingen akuter Venenerkrankungen geeignet. Nicht fixierte elastische Verbände kommen vor allem prophylaktisch und zur Nachbehandlung der Venenerkrankungen in Frage sowie bei leichten und mittelschweren venösen Stauungen und Ulcus cruris ohne Begleitphlebitis. – Günstig sind Zweizuggummistrümpfe nach Maß. Über Nacht müssen die Gummibinden abgenommen werden [22].

Varicenverödung: Bestehen Zirkulationsstörungen im Sinne einer venösen Rückflußbehinderung (venöse Insuffizienz), so kommen Verödung oder Operation der Varicen in Betracht. Prinzipiell lassen sich kleine Varicen, Unter- und Oberschenkelvaricen an der Streck- und Außenseite veröden. Die Ausschaltung der Varicen durch Verödung kommt vor allem dann in Frage, wenn Seitenäste der Vena saphena magna betroffen sind. Es wird bei diesem Verfahren eine lokale Thrombose der Intima erzeugt, die schließlich zu einer fibrösen Vernarbung führt.

Nach Punktion der zu behandelnden Varicen im distalen Abschnitt wird ein Verödungsmittel (Varigloban, Varicocid u. a.) injiziert (bei Air-block-Technik zusätzlich Luftinjektion) und anschließend ein Schaumgummikompressionsverband angelegt, den der Patient beim Umhergehen zu tragen hat (Einzelheiten s. [70]). Wegen der Gefahr von Überempfindlichkeitsreaktionen sollte stets ein injizierbares Corticoid (z. B. Urbason) bereitliegen. Als Kontraindikation gelten schwere Allgemeinerkrankungen, hohes Alter, akute Infekte und unbehandelte venöse Stauungszustände.

Die *operative Entfernung* der Varicen ist vor allem bei Insuffizienz der Venae communicantes indiziert. Auch bei ausgedehnten Krampfadern und Convoluten ist eine operative Beseitigung zu erwägen. Wenn der Hauptstamm der Vena saphena magna oder parva betroffen ist, wird eine operative Ausschaltung erfolgversprechender sein als eine Verödung. Die Venenstämme werden nach Unterbindung und Ligatur aller Seitenäste extrahiert: sog. Stripping (Methode nach BABCOCK).

Sekundäre Varicen sollten erst verödet werden, wenn eine Verlegung der tiefen Beinvenen ausgeschlossen ist, d. h. wenn keine Collateralfunktion der gestauten oberflächlichen Venen besteht.

Thrombophlebitis und Phlebothrombose: Bei oberflächlicher *Thrombophlebitis* braucht keine Bettruhe eingehalten zu werden. Der Patient sollte mit einem Kompressionsver-

Tabelle 14.29. Anticoagulantien bei venösen Thromboembolien. Therapeutischer Bereich und Dauer einer Anticoagulantientherapie sowie alternative oder zusätzliche therapeutische Maßnahmen bei venösen thromboembolischen Erkrankungen. Außerdem ist angeführt, ob ein therapeutischer Effekt bei der verschiedenen Indikationen als gesichert angesehen werden kann. GZ = Gerinnungszeit, TT = Thrombotest, PTZ = Prothrombinzeit, TZ = Thrombinzeit, aPTT = aktivierte partielle Thromboplastinzeit [54]

Indikation	Anticoagulans (AC)	Therapeutischer Effekt	Therapeutischer Bereich	Dauer der AC-Therapie	Alternative oder adjuvante therapeutische Maßnahmen
Pulmonalembolie	Initial Heparin	Gesichert	TZ 2–3fach verl. aPTT 1,5–2fach verl. (GZ 25–30 min)	Heparin einige Tage	Fibrinolyse Embolektomie
	Anschließend indirekt	Gesichert	TT 10–15% PTZ[a] 15–25%	1. Emb. 6 Mo 1. Rez. 12 Mo 2. Rez. Dauer	Keine
Tiefe venöse Thrombose	Initial Heparin	Gesichert	TZ 2–3fach verl. aPTT 1,5–2fach verl. (GZ 25–30 min)	Bis mit indir. AC therapeut. Bereich erreicht ist	In Abhängigkeit von Lokalisation und Thrombosealter: Unterschenkelvenen: Kompressionsverband. V. femor.: Fibrinolyse, Thrombektomie. Beckenvene: Thrombektomie, Fibrinolyse
	Anschließend indirekt	Gesichert	TT 10–15% PTZ[a] 15–25%	1. Thromb. 6 Mo 1. Rez. 12 Mo 2. Rez. Dauer	

[a] Bei der genauen Festlegung des PTZ-Bereiches ist die verwendete Thrombokinase zu berücksichtigen

band bei lokaler Auflage Heparinoid-haltiger Salben umherlaufen. Bei starken Schmerzen sind zusätzlich antiphlogistische und analgetische Medikamente zu verabreichen (Butazolidin, Tanderil). Antibiotica sind in unkomplizierten Fällen nicht erforderlich. Auch bei der *tiefen Thrombophlebitis* kann Bettruhe vermieden werden. Ein gut sitzender Kompressionsverband mit Gummi- oder Pflasterbinden und systematische Gehübungen sollten an erster Stelle stehen. Bei bettlägerigen Kranken muß das Fußende hochgestellt werden, um den venösen bzw. lymphatischen Rückstrom zu erleichtern. Eventuell sind Antiphlogistica zu verabreichen.

Obligat ist bei tiefer Thrombophlebitis neben der Kompressionsbehandlung die Anticoagulantientherapie, in schweren Fällen die Thrombolyse (s. u.) unter Berücksichtigung der Kontraindikationen. Es kann mit Heparin i.v. als Dauerinfusion 1000–1500 E pro Std oder mit 10000–15000 E i.v. alle 4–6 Std begonnen werden. Anschließend sollte mit Cumarinpräparaten (Marcumar, Sintrom) über Monate, evtl. Jahre fortgefahren werden (vgl. Tabelle 14.29). Die Beckenvenenthrombose legt eine chirurgische Intervention dringend nahe.
(Zur Prophylaxe venöser Thromboembolien s. Tabelle 14.30 [58].)

Für die Langzeitprophylaxe sind unverändert orale Anticoagulantien vom Typ der Vitamin-K-Antagonisten Therapie der Wahl. Entscheidend ist, daß auf eine exakte Einstellung des Quick-Wertes zwischen 15 und 25% geachtet werden muß, da nur in diesem Bereich eine hinreichende therapeutische Sicherheit erreicht werden kann. In einer neueren Studie [30] wird die Warfarin-(Coumadin)-Langzeittherapie als der Heparinprophylaxe für die Verhinderung rezidivierender Thromboembolien überlegen bezeichnet bei einem allerdings hohen Blutungsrisiko. – Aggregationshemmer (s. S. 720) kommen für den venösen Bereich derzeit nur bei Therapieversagern in Betracht, da Erfolge dieses therapeutischen Prinzips zur venösen Thromboseprophylaxe in keiner der bislang durchgeführten prospektiven randomisierten klinischen Studien zweifelsfrei nachgewiesen werden konnten [58].

Für die postoperative Prophylaxe der tiefen Venthrombosen wird die Kombination von Dihydroergotamin mit Heparin empfohlen.

Tabelle 14.30. Prophylaxe venöser Thromboembolien

---

1. Kurzzeitprophylaxe
   Low-dose-Heparin: 3× 5000 IE s.c.
   Heparin-Dihydergot 2× 2500 IE s.c.
   Gefährdete Patienten: 3× 5000 IE s.c.
   (Dextrane)
2. Langzeitprophylaxe
   Orale Anticoagulantien (Quick-Wert: 15–25%)
   Therapieversager
      Low-dose-Heparin
      Aggregationshemmer

---

fohlen. Eine randomisierte Studie an 300 chirurgischen Patienten (große Bauchchirurgie und Hüftgelenksersatz) zeigte, daß aufgrund eines synergistischen Effektes die kombinierte Therapie von Heparin und Dihydroergotamin zur Thromboseprophylaxe wirksamer ist als Heparin oder Dihydroergotamin allein [33].

Eine chirurgische Behandlung ist vor allem bei Verschluß großer Gefäße mit der Gefahr von Nekrosen indiziert.

Nur unter klinischen Bedingungen kommt eine thrombolytische Therapie (mit Streptokinase oder Urokinase) bei akuten Venenthrombosen in Betracht (s. S. 726). (Kontraindikationen s. Tabelle 14.26).

Die *Streptokinase* als indirekter Fibrinolyseaktivator (Plasminogen) löst eine nicht steuerbare und daher mit mehr Blutungskomplikationen verbundene Fibrinolyse aus, die bis maximal 7 Tage eingesetzt werden kann. Sie ist bedeutend (ca. 3fach) billiger als die Urokinase.

Die *Urokinase* kann als körpereigener direkter Aktivator nahezu unbegrenzt gegeben werden. Bei einer Dosierung von 250 000 E initial und 60 000 E/Std wird eine steuerbare Lyse ausgelöst, die nur in ca. 2% andere Gerinnungsfraktionen angreift und daher selten Blutungskomplikationen verursacht (Kontraindikationen s. Tabelle 14.26). Bei Grenzfällen ist die Urokinase wegen des geringeren Blutungsrisikos vorzuziehen [75].

Bei 18 Patienten mit einer Achselvenenthrombose wurde eine fibrinolytische Therapie mit Urokinase in Kombination mit Heparin durchgeführt. Der thrombolytische Effekt war dabei eindeutig vom Alter der Thrombose und der Höhe der Urokinasedosis abhängig. Unter Gabe einer anfänglichen Erhaltungsdosis von 1000–2000 IE/kg/h (Initialdosis 150000–250000 IE Urokinase) in Kombination mit Heparin (15–17 E/kg/h) konnte bei 9 der 11 Patienten (82%) mit frischen Thrombosen ein nahezu kompletter Behandlungserfolg erzielt werden. Bei einem Thrombusalter von mehr als 10 Tagen war keine phlebographische Befundänderung nachweisbar. Wesentliche Nebenwirkungen wurden nicht beobachtet [87a].

Bei frischen Thrombosen, die weniger als 3 Tage alt sind, sind die Erfolge der *Frühfibrinolyse* mit 80% als sehr gut zu bezeichnen. Vom 3.–6. Tag sinkt die Erfolgsrate auf ca. 60% ab. Hinsichtlich der *Spätfibrinolyse* ist festzuhalten, daß nach dem Stadium der frischen Thrombose vom 6.–12. Tag die Phase der maximalen Gerinnselretraktion folgt, in der die intravasalen Thromben kaum oder gar nicht mehr lysierbar sind. Zwischen dem 12. und 14. Tag erlischt die Gerinnselretraktion, Wasser strömt in den Thrombus, Granulocyten zerfallen und setzen Lysine frei. Von diesem Zeitpunkt an ist die Spätfibrinolyse möglich, der besondere Bedeutung zukommt, da die meisten Patienten erst nach dem 6. Tag mit einer Thrombose zur Aufnahme kommen. Nach Untersuchungen von TILSNER [75] liegen die Erfolge bei unter 40%, zuzüglich ca. 10% Teilerfolge.

Tabelle 14.31. Anticoagulantientherapie bei thromboembolischen arteriellen Erkrankungen [54]

Indikation	Anticoagulans (AC)	Therapeutischer Effekt	Therapeutischer Bereich		Dauer der AC-Therapie	Alternative oder adjuvante therapeutische Maßnahmen
Embolisierende Herzerkrankungen						
Vorhofflimmern bei vergrößertem li. Vorhof	Indirekt	Gesichert	TT PTZ[a]	5–15% 15–25%	Dauertherapie	Keine
Herzklappenersatz	Indirekt	Gesichert	TT PTZ[a]	5–10% 15–25%	Dauertherapie	Aggregationshemmer (Acetylsalicylsäure + Dipyridamol)
Periphere arterielle Durchblutungsstörungen	Indirekt	Wahrscheinlich	TT PTZ[a]	5–12% 15–25%	Dauertherapie	Aggregationshemmer

Therapeutischer Bereich und Dauer einer Antikoagulantientherapie sowie alternative oder zusätzliche therapeutische Maßnahmen bei arteriellen thromboembolischen Erkrankungen. Außerdem ist angeführt, ob ein therapeutischer Effekt bei den verschiedenen Indikationen als gesichert angesehen werden kann. TT = Thrombotest, PTZ = Prothrombinzeit, TZ = Thrombinzeit

[a] Bei der genauen Festlegung des PTZ-Bereichs ist die verwendete Thrombokinase zu berücksichtigen

Langzeitlyse: Ausgedehnte und zugleich wandständige Thromben sind meist nicht in 4–6 Tagen lysierbar. Hier muß die Langzeitlyse über 2–3 Wochen – mit Urokinase – eingesetzt werden, um optimale Ergebnisse zu erzielen [75].

Zur Anwendung indirekter (oraler) Anticoagulantien (im Unterschied zum direkt anticoagulatorisch wirkenden Heparin) bei thromboembolischen arteriellen Erkrankungen s. Tabelle 14.31).

Beim postthrombotischen Syndrom mit chronisch venöser Insuffizienz ist eine konsequente Kompressionsbehandlung vorrangig, zunächst mit elastischen Verbänden, die eine starke Kompression bis zur Entstauung gewährleisten. Danach sind Zweizuggummistrümpfe nach Maß anzuraten. Unterstützend wirken physikalische und hydrotherapeutische Maßnahmen. Die Ligatur insuffizienter Venae communicantes und die Verödung bzw. operative Entfernung sekundärer Varicen sind weitere Maßnahmen zur Verbesserung der gestörten venösen Hämodynamik. Die Prognose des postthrombotischen Syndroms quoad sanationem ist nicht günstig.

Bei *Ulcus cruris* sind Analgetica und Antiphlogistica häufig indiziert. Bei schweren Entzündungen ist eine Ruhigstellung notwendig. Fernerhin ist auf eine Reinigung des Ulcus mit physiologischer Kochsalzlösung zu achten. So bald wie möglich sollte eine Kompression des Ulcus mit einer Schaumgummiplatte erfolgen. Zur Vermeidung eines Ulcus cruris sind naturgemäß die obengenannten prophylaktischen Maßnahmen von besonderer Bedeutung.

14.4 Krankheiten der Capillaren

In *funktioneller Hinsicht* entsprechen die Capillaren Austauschgefäßen. Entscheidend für den Stoffwechselaustausch unter Beteiligung von Filtrations-, Resorptions- und Diffusionsvorgängen sind die Beziehungen zwischen kolloidosmotischem und hydrostatischem Druck. Bei ausgeglichenem Flüssigkeitshaushalt (d. h. ohne Vorliegen von Ödemen oder Gewebsaustrocknung) entspricht die Flüssigkeitsbewegung vom intra- in den extravasalen Raum der Capillaren der vom extra- in den intravasalen Raum. Der Filtrationsdruck, der sich aus der Differenz zwischen hydrostatischem Druck und Gewebsdruck ergibt, begünstigt den Flüssigkeitsaustritt in den Extravasalraum, während der kolloidosmotische, vom Plasmaeiweiß abhängige Druck den Wiedereintritt der Flüssigkeit aus dem Extravasalraum fördert. Der normale kolloidosmotische Druck der Bluteiweißkörper beträgt etwa 25–30 mm Hg. Der Gewebsdruck liegt bei 2–5 mm Hg. Der hydrostatische Druck liegt im arteriellen Schenkel der Capillaren bei 40–45 mm Hg, im venösen Schenkel der Capillaren bei 10–15 mm Hg. – Im arteriellen Schenkel liegt demnach der hydrostatische über dem kolloidosmotischen Druck, so daß hier ein vermehrter Ausstrom von Flüssigkeit stattfindet. Im venösen Schenkel hingegen überwiegt der kolloidosmotische über den hydrostatischen Druck, so daß hier ein Flüssigkeitseinstrom resultiert [44].

Beim *kardial* bedingten Ödem sind die Capillaren selbst intakt, es besteht jedoch eine Erhöhung des hydrostatischen Drucks durch Rückstau vor dem insuffizienten Herzen (vgl. S. 585).

Beim *Quincke-Ödem* und bei der *Urticaria* findet sich im extracapillären Raum eine Flüssigkeit, die durch einen höheren Eiweißgehalt als beim kardialen Ödem gekennzeichnet ist.

Pathologische Anatomie der diabetischen Mikroangiopathie: Bei vielen Diabetikern stellt sich an Capillaren eine charakteristische Verdickung der Basalmembranen ein [59, 71]. Sie erstreckt sich entweder über weite Abschnitte oder ist herdförmig betont. Ausgeprägt tritt sie in Capillaren der Haut und der Skeletmuskulatur auf.
Eine Verdickung capillarer Basalmembranen ist jedoch für einen Diabetes mellitus nicht spezifisch. Sie tritt nicht bei allen Diabetikern auf, und selten kommt sie auch bei Nichtdiabetikern vor. Zu berücksichtigen ist ferner, daß die Dicke der Basalmembranen im Alter zunimmt, so daß im Greisenalter dickere Basalmembranen als bei jugendlichen Diabetikern vorkommen können [32]. Darüber hinaus gibt es deutliche regionäre Unterschiede. Die Basalmembranen in Muskelcapillaren der unteren Extremität sind dicker als in anderen Skeletmuskeln [79]. Auch streuen die Einzelwerte stark.
Die verdickten Basalmembranen bei der diabetischen Mikroangiopathie sind bei elektronenmikroskopischer Untersuchung entweder homogen oder lamellär geschichtet. Manchmal schließen sie sogar Zelldetritus ein. Bei ihrer Entstehung dürfte der Anbau den Abbau übertreffen. Ob dabei auch eine Quellung eine Rolle spielt, ist ungeklärt. Auch ist unbekannt, ob die diabetische Stoffwechsellage (mit Hyperglykämie bzw. Insulinmangel) oder genetische Anomalien die Verdickung der capillaren Basalmembranen begünstigen.
Ferner ist noch ungenügend geklärt, welche funktionellen Störungen Verdickungen der Basalmembranen nach sich ziehen. Der Gedanke liegt nahe, in einer verdickten Basalmembran ein Hindernis für den Durchtritt von Molekülen und Entzündungszellen zu sehen und damit z.B. die verminderte Resistenz der Haut von Diabetikern gegen Infektionen oder eine verzögerte Wundheilung in Zusammenhang zu bringe. Es sei jedoch daran erinnert, daß eine Verdickung der Basalmembran nicht unbedingt die Permeabilität erschweren muß. Bei der Nephrose ist sie in den Glomerula sogar gesteigert.
Bei der diabetischen Mikroangiopathie wird außer einer Capillaropathie auch eine Beeinträchtigung der Arteriolenfunktion diskutiert. So werden am Herzmuskel z.B. kleinfleckige Narben beim Fehlen einer stenosierenden Coronarsklerose auf eine Arteriolosklerose zurückgeführt. Morphologische Veränderungen an kleinen Arterien und Arteriolen sind im Myokard von Diabetikern mehrfach beschrieben worden [5, 41]. Dabei treten vor allem Ablagerungen PAS-positiver Substanzen in den Gefäßwänden auf. Eine Arteriolosklerose im Myokard scheint bei Diabetikern etwa 10 Jahre früher als bei Vergleichspersonen aufzutreten. Ihre funktionelle Wertigkeit ist jedoch bis heute noch keineswegs abgeklärt. In anderen Organen, besonders in der Niere, ist die Arteriolosklerose im Durchschnitt wesentlich stärker entwickelt als im Herzmuskel.
Eine diabetische Capillaropathie im Myokard gibt es offenbar nicht [42]. In Herzen von Diabetikern, die an Herzversagen ohne

Tabelle 14.32. Vasculäre Purpura [34]

1. Purpura simplex sive idiopathica
   (herabgesetzte Capillarresistenz, prämenstruell, im Senium)
2. Purpura symptomatica
   (Hypertonie, Lebercirrhose, Urämie, toxisch-infektiös, neurovasculär)
3. Purpura rheumatica (Schoenlein-Henoch)
   Sonderformen:
   a) Purpura Majocchi
      (Purpura anularis teleangiectodes)
   b) Kokardenpurpura
   c) Purpura fulminans Henoch
      (postinfektiös, z. B. Scharlach, Meningokokken- und Staphylokokkensepsis, Waterhouse-Friderichsen-Syndrom)
   d) Purpura necroticans
4. Purpura bei Vitamin-C-Mangel (Skorbut, Möller-Barlow)
5. Ehlers-Danlos-Syndrom (Cutis hyperelastica)
6. Willebrand-Jürgens-Syndrom
   (Angiohämophilie, Pseudohämophilie)

coronare Herzkrankheit verstarben, wurden jedoch im Interstitium zwischen den Muskelfasern abgelagerte PAS-positive Substanzen und vermehrt kollagene Fasern beobachtet [61]. Es wird diskutiert, ob sie ein wesentliches Substrat einer diabetischen Kardiomyopathie darstellen.

Die **vasculäre Purpura** (s. Tabelle 14.32) beruht wahrscheinlich auf einer erhöhten Gefäßfragilität unter Beteiligung mechanischer, toxischer und allergischer Einflüsse. Im Vordergrund der Symptomatik stehen die petechialen (punktförmigen) Hautblutungen. Eine vasculäre Purpura wird ferner im Zusammenhang mit Störungen des Gerinnungssystems beobachtet, z. B. Willebrand-Jürgens-Syndrom, Morbus Waldenström (Tabelle 14.32).

Die **idiopathische Purpura** aufgrund verminderter Capillarresistenz findet sich vor allem bei Frauen (besonders prämenstruell) sowie im Alter.

Die **symptomatische Purpura** wird bei Hypertonie, Lebercirrhose, Urämie, Diabetes mellitus und anderen Erkrankungen beobachtet, ferner bei toxisch infektiösen Einflüssen (Scharlach, Endokarditis) sowie bei Arzneimittelüberempfindlichkeit. Neurovasculäre Störungen scheinen bei der „Stigmatisation" eine Rolle zu spielen. Bei der Schoenlein-Henoch-Erkrankung finden sich sekundär hämorrhagische Veränderungen auf der Basis einer allergischen Angiitis.

Die **Vasculitis allergica Ruiter** kann im Rahmen arzneimittelbedingter Reaktionen vom Arthus-Typ beobachtet werden. Es bestehen hier enge Beziehungen zur Purpura Schoenlein-Henoch und Purpura rheumatica.

Weitere Formen vasculärer hämorrhagischer Diathesen im Sinne einer Purpura sind die *Purpura pigmentosa progressiva* (wahrscheinlich allergisch bedingt) und die *Purpura beim Ehlers-Danlos-Syndrom* auf dem Boden einer Kollagenstörung. Die **Purpura fulminans** tritt als schweres Krankheitsbild häufig postinfektiös auf (z. B. nach Scharlach), ferner bei Meningokokken- und Staphylokokkensepsis (Waterhouse-Friderichsen-Syndrom).

Beim Skorbut handelt es sich um eine C-Avitaminose mit ausgedehnten Schleimhautblutungen.

Bei Leukosen kann es aufgrund der veränderten Blutzusammensetzung (mit oder ohne begleitende Thrombocytose) zu Thrombosen und Embolien in der Endstrombahn kommen. Insbesondere bei der chronischen Myelose besteht die Gefahr von Leukocytenthromben bzw. Gefäßverschlüssen durch leukotisches Material.

Bei der **Urticaria** besteht eine allgemeine oder diffuse Erhöhung der Capillarpermeabilität mit der Ausbildung von Hautquaddeln. Ursächlich kommen Medikamente, Infekte und Allergene in Frage. Ferner physikalische Faktoren (Kälte, Wärme). Das **Quincke-Ödem** besteht in einer plötzlichen ausgedehnten Hautschwellung. Ätiologisch sind idiopathische bzw. familiäre sowie vor allem allergische Faktoren zu nennen. Sowohl bei der Urticaria als auch beim Quincke-Ödem handelt es sich um allergische Sofortreaktionen vom anaphylaktischen Typ (Typ I).

Therapeutisch steht bei allen Capillarerkrankungen die Behandlung des Grundleidens im Vordergrund. Das Absetzen von auslösenden Medikamenten bzw. Vermei-

dung der kausalen Noxe, Beseitigung einer C-Avitaminose usw.
Insbesondere bei den allergisch bedingten Formen von vasculärer Purpura, Urticaria und angioneurotischem Ödem sind Corticoide wirksam. Als weitere symptomatische Maßnahmen können gefäßabdichtende Medikamente gegeben werden. Besonders beim Quincke-Ödem und bei Urticaria haben sich Antihistaminica bewährt. Schwere Allgemeinsymptome finden sich bei der sog. Serumkrankheit nach Schutzimpfungen. Hier sind Corticosteroide, gelegentlich auch immunsuppressive Medikamente indiziert ebenso wie bei der chronischen Vasculitis vom Typ Schoenlein-Henoch [34].

14.5 Krankheiten der Lymphgefäße

Das Lymphgefäßsystem ermöglicht die Drainage der interstitiellen eiweißhaltigen Flüssigkeit. Dem Lymphtransport dienen dabei ähnliche Mechanismen wie dem venösen Bluttransport (Klappen-Haut-Muskel-Pumpe). Die sehr dünne bzw. fehlende Basalmembran erleichtert den Übertritt der Plasmaproteine in die blindsackartigen Endigungen der Lymphbahnen. Bei Überforderung der Transportkapazität des Lymphsystems kommt es zur Ödembildung, z.B. bei übermäßiger Produktion interstitieller Flüssigkeit oder bei verminderter Transportfähigkeit infolge von Erkrankungen der Lymphgefäße (Sklerose), fernerhin bei congenitalen und erworbenen Lymphgefäß- und Lymphknotenveränderungen (Aplasie, Hypoplasie der Gefäße, Lymphangiopathia obliterans). Lymphödeme resultieren schließlich auch bei posttraumatischen Lymphangiopathien, bei Lymphangitis und Lymphadenitis. Das nicht-entzündliche, obstruktive Lymphödem ist ein häufiges Symptom bei ausgedehntem Tumorbefall von Lymphknotenstationen.

Besondere Bedeutung kommt dem Lymphsystem bei der Pathogenese des kardialen Ödems zu. Die

Tabelle 14.33. Klassifikation der Lymphödeme [19]

A. Primäre Lymphödeme

I. Hereditäre (Typ Nonne-Milroy, Typ Meige)
II. Nicht hereditäre
  a) Angeborenes Lymphödem
     Essentielles
     Bei Frühgeburten
     Bei Bonnevie-Ullrich-Syndrom
  b) Nicht angeborene
     Idiopathische und Lymphoedema praecox

B. Sekundäre Lymphödeme

1. Nach Infektionen
   (Bakteriell und mykotisch) Lokal
   Allgemein (Typhus, Influenza, Malaria)
2. Nach parasitären Erkrankungen
   (Filaria bancrofti)
3. Nach Thrombophlebitis
4. Nach akuter und chronischer Lymphangitis
5. Neoplastisch
6. Iatrogen (chirurgische Entfernung von Lymphknoten, Radium, Röntgen)

Rechtsherzinsuffizienz führt zu einer Erhöhung des hydrostatischen Drucks. Durch Rückstauung vor dem insuffizienten Herzen resultiert konsekutiv eine mechanische Insuffizienz des Lymphsystems, da die Drucksteigerung in den großen Venen über den Ductus thoracicus in die Lymphgefäße übertragen wird und somit eine ausreichende Drainage der interstitiellen Flüssigkeit unmöglich wird [44].

Die nicht über die Capillargefäße rückresorbierte interstitielle proteinhaltige Flüssigkeit wird über die Lymphgefäße und die Lymphknoten, welche Filterfunktion besitzen, und den Ductus thoracicus wieder dem venösen System zugeführt (s. Abb. 14.22). Ähnlich den Venen können varicös erweiterte (Lymphangiektasie), klappeninsuffiziente oder entzündlich veränderte Lymphgefäße (Lymphangiopathia obliterans) den Flüssigkeitsrückstrom behindern und zu einer Lymphostase führen. Neben derartigen angeborenen oder erworbenen Prozessen kommt auch eine gesteigerte Lymphproduktion bzw. eine veränderte Zusammensetzung der Lymphe als Ursache eines Lymphödems in Frage (s. Tabelle 14.33).

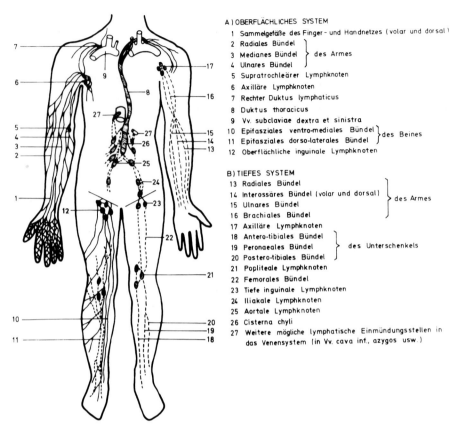

Abb. 14.22. Oberflächliches und tiefes Lymphgefäß- und Lymphknotensystem der Extremitäten; Ductus thoracicus [34]

Die **Lymphangitis** stellt eine bakterielle entzündliche Veränderung der Lymphbahnen dar, die ihren Ausgang in einer Lokalinfektion (Absceß, Furunkel, Venenentzündung) nimmt, die im Einzelfall aber oft schwer nachzuweisen ist. Es bestehen zentripetal verlaufende strang- oder netzförmig gerötete Lymphgefäße, die oft nur in geringem Maße druckschmerzhaft sind. Daneben findet sich meist eine Entzündung der zugehörigen Lymphknoten bei Bestehen allgemeiner Entzündungszeichen wie Leukocytose, Fieber und BKS-Erhöhung.

Als Operationsfolge oder traumatisch bedingt (seltener angeboren) können sich **Lymphfisteln** bilden. Die möglichen klinischen Folgen bestehen in Chylurie, Chylothorax, Chyloperikard, Ascites oder in einer eiweißverlierenden Enteropathie.

Unter einem **Lymphödem** (Tabelle 14.33) wird ein ein- oder doppelseitiges Ödem verstanden, das zu Beginn eine teigigweiche Beschaffenheit aufweist, in fortgeschrittenen Stadien aber derb und kaum noch eindrückbar wird. Ein ausgeprägtes Lymphödem der Beine mit erheblichen Deformierungen der betreffenden Extremität wird als Elephantiasis bezeichnet.

Das klinische Beschwerdebild besteht in Spannungs- oder Schweregefühl und evtl. zusätzlicher Bewegungseinschränkung. Ätiologisch und vor allem therapeutisch wichtig ist die Einteilung in primäre (oder essentielle) und sekundäre Lymphödeme.

Zu den ersteren gehört das familiäre Lymphödem, das vorwiegend beim weiblichen Geschlecht beobachtet wird. Es tritt entweder zur Pubertät als Lymphoedema praecox oder im späteren Erwachsenenalter auf (Lymphoedema tardum). Vorzugsweise ist

eine untere Extremität diffus betroffen. Davon abzugrenzen ist das angeborene primäre Lymphödem und das idiopathische, sporadisch (häufig zunächst prämenstruell) auftretende Lymphödem. Mögliche Komplikation des primären Lymphödems sind Lymphangitis, Erysipel und Lymphfisteln.
Häufiger und klinisch bedeutungsvoller als das primäre Lymphödem sind die sekundären Formen.
Das lymphangitische Lymphödem hat seine Ursache in einem Erysipel, weniger häufig in allgemeinen infektiösen Erkrankungen wie Pneumonie und Tuberkulose. Die ödematöse Schwellung entwickelt sich in der Regel nach Abklingen der akuten Symptomatik der Lymphangitis. Ein parasitär bedingtes Lymphödem findet sich bei der Malaria. Die tropische Elephantiasis wird durch die Filaria bancrofti hervorgerufen.
Tumormetastasen, Morbus Hodgkin und Tbc führen aufgrund regionären Lymphknotenbefalls nicht selten zu einem Lymphödem. Relativ häufig ist das Lymphödem nach Radiatio oder Operation bei carcinomatösen Veränderungen (s. Tabelle 14.33).
Therapie: Die Behandlung der Lymphangitis besteht in der chirurgischen Therapie des Primärherdes. Als konservative Maßnahmen sind kühlende Umschläge, Hochlagerung und Ruhigstellung der betroffenen Extremitäten wesentlich. Zusätzlich kann ein Breitbandantibioticum gegeben werden.
Das *primäre Lymphödem* entzieht sich einer kausalen Behandlung. Unter den symptomatischen Maßnahmen sind permanent zu tragende Kompressionsverbände bzw. Gummistrümpfe anzuraten, um eine Zunahme des Ödems zu vermeiden. In fortgeschrittenen Stadien ist das mechanische Auspressen durch kräftige Binden (in Narkose) zu erwägen. Diuretica, Streptokinase (bei Induration des Ödems) und physikalische Maßnahmen können zusätzlich angewendet werden.
Die Therapie des *sekundären Lymphödems* besteht naturgemäß in einer konsequenten Behandlung und Prophylaxe des Grundleidens (Filaria bancrofti, Erysipel, Mykosen usw.). Zusätzlich zu den obengenannten symptomatischen Maßnahmen ist eine Anticoagulantientherapie bei Gefahr entzündlicher Mikrothromben indiziert.

14.6 Mißbildungen der Blutgefäße

Zu den *Dysplasien der Blutgefäße* sind angeborene und erworbene Angiektasien und Hamartome zu zählen. Unabhängig davon kommen maligne oder benigne Geschwülste der Gefäße vor. Das cavernöse Hämangiom stellt einen bläulich schimmernden Gefäßknoten der Haut oder Muskulatur dar. Als Angioma racemosum wird ein traubenartiges Convolut von ektatischen geschlängelten Gefäßen bezeichnet. Der Naevus flammeus oder angiomatosus ist als Feuermal bekannt. Gefäßmißbildungen finden sich ferner im Rahmen zahlreicher Phakomatosen. Auf angeborene arteriovenöse Fisteln wurde oben eingegangen (s. S. 715). Als diagnostischer Hinweis bei Lebercirrhose können die sog. Spinnennaevi gelten, die aus einem arteriellen Gefäßknäuel mit zentraler Pulsation bestehen und überwiegend an Oberarmen, Brust und Gesicht lokalisiert sind. Zu den gutartigen Hämangioblastomen ist das capillare Angiom zu rechnen, das sich auch (multipel) beim Morbus Recklinghausen findet. Als schmerzhafter Knoten aus knäuelförmigen arteriovenösen Anastomosen kann der Glomustumor imponieren.
Gut- und bösartige Tumoren der großen Gefäße sind außerordentlich selten.
Im Rahmen *mesenchymaler Fehlentwicklung* findet sich relativ häufig eine Gefäßbeteiligung. Das Marfan-Syndrom kann mit einer Aorteninsuffizienz, einer Dissektion der Aorta sowie mit einer cystischen Medianekrose einhergehen. Ein Aortenaneurysma infolge mucoider Mediadegeneration findet sich bei der Osteogenesis imperfecta. (Zur vasculären Purpura beim Ehlers-Danlos-Syndrom s. S. 740.)
Zahlreiche Varianten von Gefäßmißbildungen ergeben sich aus *Fehlentwicklungen der Gefäßanlage* während der Embryonalzeit. Häufig sind diese Dysplasien ohne klinische Symptomatik und stellen Zufallsbefunde bei einer Angiographie dar. Hämodynamische Konsequenzen sind am ehesten bei abnormer Dilatation oder Stenose zu erwarten (z. B. Coarctatio aortae [8]).

Hier seien nur der rechtsseitig absteigende und der doppelseitige Aortenbogen erwähnt. Ferner die Hypoplasie der Aorta ascendens, die Subclavia lusoria und die klinisch wichtigen Verlaufsvarianten der Arteria dorsalis pedis. Eine besondere Rolle in der Hochdruckgenese spielen Stenosen im Bereich der Arteriae renales. Entsprechend zahlreiche Fehlanlagen und Varianten des Gefäßverlaufs und der Gefäßweite werden beim venösen System gefunden.

Die *Therapie* bei Mißbildungen der Gefäße muß im Einzelfall nach Art, Ausdehnung und Symptomatologie sorgfältig abgewogen werden. Lokale und konservative Maßnahmen sind nur selten erfolgversprechend. Beim Glomustumor ist die Excision indiziert. In den meisten Fällen werden chirurgische, strahlentherapeutische oder kombinierte Maßnahmen in Frage kommen.

14.7 Literatur

1. ASSMANN, G.: Lipiddiagnostik heute. In: Lipoproteine und Herzinfarkt. Greten, H., Lang, P. D., Schettler, G. (Hrsg.), S. 29. Baden-Baden, Köln, New York: Witzstrock 1979
2. BARNES, C. G.: Arteriitis. In: Einführung in die klinische Rheumatologie. MASON, R. M., CURREY, H. L. F., ZINN, W. M. (Hrsg.). Bern, Stuttgart, Wien: Huber 1973
3. BERCHTHOLD, P., BERGER, M.: HDL-Cholesterin, ein Schutzfaktor gegen die koronare Herzkrankheit. Dtsch. Med. Wochenschr. *40*, 1537 (1978)
4. BLAIN, A., COLLER, F. A., CARVER, G. B.: Raynaud's disease. A study of criteria for prognosis. Surgery *29*, 387 (1951)
5. BLUMENTHAL, H. T., ALEX, M., GOLDBERG, S.: A study of lesions of the intramural coronary artery branches in diabetes mellitus. Arch. Pathol. *70*, 13 (1960)
6. BOLLINGER, A.: Periphere Zirkulation. In: Klinische Pathophysiologie. SIEGENTHALER, W. (Hrsg.), 4. Aufl., S. 682. Stuttgart: Thieme 1979
7. BOLLINGER, A., HOLLMANN, B., SCHNEIDER, E., FONTANA, A.: Thrombangiitis obliterans: Diagnose und Therapie im Licht neuer immunologischer Befunde. Schweiz. Med. Wochenschr. *109*, 537 (1979)
8. BOLTE, H.-D., LÜDERITZ, B., STRAUER, B. E.: Kardiovaskuläre Formen der arteriellen Hypertonie. Internist (Berlin) *15*, 139 (1974)
9. BREDT, H.: Morphologie und Pathogenese der Arteriosklerose. In: Arteriosklerose. Schettler, G. (Hrsg.), S. 1–50. Stuttgart: Thieme 1961
9a. DE BAKEY, M. E., COOLEY, D. A., CREECK, O., Jr.: Surgical considerations of dissecting aneurysm of the aorta. Ann. Surg. *142*, 586 (1955)
10. DE BAKEY, M. E., HENLY, W. S., COOLEY, D. A., MORRIS Jr., G. C., CRAWFORD, E. S., BEALL Jr., A. C.: Surgical management of dissecting aneurysms of the aorta. J. Thorac. Cardiovasc. Surg. *49*, 130 (1965)
11. DOERR, W.: Perfusionstheorie der Arteriosklerose. Stuttgart: Thieme 1963
12. DOTTER, C. T.: Catheter techniques in diagnosing and treating femoral artery atherosclerosis. Geriatrics *29*, 93 (1974)
13. DOTTER, C. T., JUDKINS, M. P.: Transluminal treatment of arteriosclerotic obstruction. Description of a technique and a preliminary report of its application. Circulation *30*, 654 (1964)
14. DUGUID, J. B.: Thrombosis as a factor in the pathogenesis of coronary atherosclerosis. J. Pathol. Bacteriol. *58*, 207 (1946)
15. EHRLY, A. M.: Dosierungen und Langzeitwirkungen von Arwin. Folia Angiologica *23*, 379 (1975)
16. EPSTEIN, F. H., GUTZWILLER, F., HOWALD, H., JUNOD, B., SCHWEIZER, W.: Prävention der Arteriosklerose: Grundlagen heute. Schweiz. Med. Wochenschr. *109*, 1171 (1979)
17. FAUCY, A.: The spectrum of vasculitis (NIH-Conference). Ann. Intern. Med. *89*, 660 (1978)
18. FRENCH, J. E.: Atherosclerosis. In: General pathology. FLOREY, H. W. (ed.), 4th ed., p. 549. London: Lloyd-Luke (Medical Books) 1970
19. GREGL, A.: Indikation und Technik der Lymphographie in der inneren Medizin. Internist (Berlin) *14*, 397 (1973)
20. GRÜNTZIG, A.: Die perkutane transluminale Rekanalisation chronischer Arterienverschlüsse mit einer neuen Dilatationstechnik. Baden-Baden, Köln, New York: Witzstrock, 1977
21. GRÜNTZIG, A.: Transluminal dilatation of coronary artery stenosis. Lancet *1978 I*, 263
22. HAID-FISCHER, F., HAID, H.: Venenerkrankungen, S. 95–151. Stuttgart: Thieme 1973
23. HALLER, P., PATZOLD, U., SCHLIACK, H.: Arteriitis temporalis. Eine Vaskulitis des alten Menschen. Dtsch. Aerztebl. *52*, 3035 (1977)
24. HEBERER, G., RAU, G., LÖHR, H. H.: Aorta und große Arterien. Berlin, Heidelberg, New York: Springer 1966
25. HEINRICH, F.: Aneurysma dissecans aortae. Med. Welt *21*, 650 (1971)
26. HESS, H.: Arterielle Durchblutungsstörungen. In: Therapie innerer Krankheiten. BUCHBORN, E. et al. (Hrsg.), 4. Aufl. Berlin, Heidelberg, New York: Springer 1980
27. HESS, H.: Krankheiten der Arterien. In: Inne-

re Medizin in Praxis und Klinik. HORNBOSTEL, H., KAUFMANN, W., SIEGENTHALER, W. (Hrsg.), 2. Aufl., Bd. I, S. 2.6, 2.12. Stuttgart: Thieme 1977
28. HESS, R., STÄUBLI, W.: Ultrastructure of vascular changes. In: Atherosclerosis. SCHETTLER, G., BOYD, S. (eds.), p. 49. Amsterdam: Elsevier 1969
29. HILD, R.: Krankheiten der Venen. In: Innere Medizin. SCHETTLER, G. (Hrsg.), S. 227. Stuttgart: Thieme 1969
30. HULL, R., DELMORE, T., GENTON, E., HIRSH, J., GENT, M., SACKETT, D., MCLOUGHLIN, D., ARMSTRONG, P.: Warfarin sodium versus low dose heparin in the long term treatment of venous thrombosis. N. Engl. J. Med. *201*, 855 (1979)
31. ISHIKAWA, K.: Natural history and classification of occlusive thromboaortopathy (Takayashu's Disease). Circulation *57*, 27 (1978)
32. JORDAN, S. W., PERLEY, M. J.: Microangiopathy in diabetes mellitus and aging. Arch. Pathol. *93*, 261 (1972)
33. KAKKAR, V. V., STAMATAKIS, J. D., BENTLEY, P. G., LAWRENCE, D., DE HAAS, H. A., WARD, V. P.: Prophylaxis for postoperative deep-vein thrombosis. Synergistic effect of heparin and dihydroergotamine. J.A.M.A. *241*, 39 (1979)
34. KAPPERT, A.: Lehrbuch und Atlas der Angiologie, 8. Aufl. Bern, Stuttgart, Wien: Huber 1976
35. KAUTZKY, R., ZÜLCH, K. J., WENDE, S., TÄNZER, A.: Neuroradiologie. 2. Aufl. Berlin, Heidelberg, New York: Springer 1976
36. KNIERIEM, H. J.: Elektronenmikroskopische Untersuchungen zur Bedeutung der glatten Muskelzellen für die Pathohistogenese der Arteriosklerose. Beitr. Pathol. Anat. *140*, 298 (1970)
37. KÖSTERING, H., BRUNNER, G., HEIMBURG, P., CREUTZFELDT, W.: Thrombose beim Budd-Chiari-Syndrom infolge partieller Thrombose der Vena cava inferior und Lebervene. Dtsch. Med. Wochenschr. *96*, 1532 (1971)
38. KRIESSMANN, A., SEIDLMANN, W., NEISS, A., SEBENING, H., SEIDL, K. F.: Häufigkeit der peripheren arteriellen Verschlußkrankheit bei koronarer Herzkrankheit mit und ohne Herzinfarkt. Dtsch. Med. Wochenschr. *104*, 1604 (1979)
39. KUHLMANN, U., GRÜNTZIG, A., VETTER, W., LÜTOLF, U., MEIER, B., SIEGENTHALER, W.: Percutaneous transluminal dilatation: a new treatment of renovascular hypertension. Klin. Wochenschr. *56*, 703 (1978)
40. KUSSMAUL, A., MAIER, R.: Über eine bisher nicht beschriebene eigentümliche Arterienerkrankung (Periarteriitis nodosa), die mit Morbus Brighti und rapid fortschreitender allgemeiner Muskellähmung einhergeht. Dtsch. Arch. Klin. Med. *1*, 484 (1866)
41. LEDET, T.: Histological and histochemical changes in the coronary arteries of old diabetic patients. Diabetologica *4*, 268 (1968)
42. LEDET, T.: Diabetic cardiopathy. Quantitative histological studies of the heart from young juvenile diabetics. Acta Pathol. Microbiol. Scand. [A] *84*, 421 (1976)
43. LINZBACH, A. J.: Die Bedeutung der Gefäßwandfaktoren für die Entstehung der Arteriosklerose. Verh. Dtsch. Ges. Pathol. *41*, 24 (1958)
44. LÜDERITZ, B.: Das kardiale Ödem. Nieren Hochdruckkrankh. *2*, 46 (1974)
45. LÜDERITZ, B., HEIMBURG, P., RIECKER, G.: Aneurysma dissecans bei Aortenisthmusstenose. Dtsch. Med. Wochenschr. *97*, 562 (1972)
46. MARX, R.: Antikoagulantien und Thrombolytika. In: Therapie innerer Krankheiten. BUCHBORN, E. et al. (Hrsg.), 3. Aufl. Berlin, Heidelberg, New York: Springer 1977
47. MATHIAS, K., STAIGER, J., THRON, A., SPILLNER, G., HEISS, H. W., KONRAD-GRAF, S.: Perkutane Katheterangioplastik der Arteria subclavia. Dtsch. Med. Wochenschr. *105*, 16 (1980)
48. MEYER, W. W.: Cholesterinkristallembolien kleiner Organarterien und ihre Folgen. Virchows Arch. [Pathol. Anat.] *314*, 616 (1947)
49. MEYER, W. W.: Zum Gewebsbild der Thrombangitis obliterans, insbesondere über die entzündliche Entstehung und weitere Umwandlung der Fibrinablagerungen in der Intima. Virchows Arch. [Pathol. Anat.] *314*, 681 (1947)
50. MEYER, W. W.: Beobachtungen über die Abheilung arteriosklerotischer Geschwüre der Aorta. Virchows Arch. [Pathol. Anat.] *319*, 44 (1950)
51. MORGAN, A. D.: The pathogenesis of coronary occlusion. Oxford: Blackwell 1956
52. MÜLLER, W., HERRMANN, B.: Kollagenosen. In: Therapie innerer Krankheiten. RIECKER, G. (Hrsg.), 4. Aufl. Berlin, Heidelberg, New York: Springer 1980
53. MUMENTHALER, M.: Riesenzellarteriitis (Arteiitis cranialis, Polymyalgia rheumatica). Verh. Dtsch. Ges. Inn. Med. *83*, 765 (1977)
54. NIESSNER, H., THALER, E.: Klinische Anwendung direkter und indirekter Antikoagulantien. Dtsch. Aerztebl. *14*, 941 (1979)
55. NUMANO, F., JSOHISA, J., MAEZAWA, H., JUJI, T.: HL-A Antigens in Takayasu's disease. Am. Heart J. *98*, 153 (1979)
56. OELZ, O.: Wirkungsmechanismus und klinische Indikation der Thrombozytenaggregationshemmer. Schweiz. Med. Wochenschr. *109*, 348 (1979)
57. OSTENDORF, P.: Was ist gesichert in der Therapie mit Plättchenaggregationshemmern? Internist (Berlin) *20*, 585 (1979)

58. Ostendorf, P., Hiller, E.: Früherkennung und Prophylaxe thromboembolischer Erkrankungen. Therapiewoche 28, 2353 (1978)
59. Otto, H., Themann, H., Wagner, H.: Qualitative und quantitative elektronenmikroskopische Untersuchungen an Hautcapillaren jugendlicher Diabetiker. Klin. Wochenschr. 45, 299 (1967)
60. Rau, G.: Untersuchungsverfahren. In: Angiologie, Grundlagen, Klinik und Praxis. Heberer, G., Rau, G., Schoop, W. (Hrsg.) S. 207. Stuttgart: Thieme 1974
61. Regan, T. J., Lyons, M. M., Ahmed, S. S., Levinson, G. E., Oldewurtel, H. A., Ahmad, M. R., Haider, B.: Evidence for cardiomyopathy in familial diabetes mellitus. J. Clin. Invest. 60, 885 (1977)
62. Rieger, H., Köhler, M., Schoop, W., Schmidt-Schönbein, H., Roth, F. J., Leyhe, A.: Hemodilution (HD) in patients with ischemic skin ulcers. Klin. Wochenschr. 57, 1153 (1979)
63. Rosenthal, M.: Polymyalgia rheumatica und Riesenzellarteriitis-Syndrom. Med. Klin. 70, 1497 (1975)
64. Rouffy, J., Loeper, J., Dreux, C., Lemogne, M., Loeper, J., Pestel, M., Dakkak, R.: Hyperlipoprotéinemie primaire de type IIb. Nouv. Presse Méd. 5, 771 (1976)
65. Schettler, G., Mörl, H.: Ätiologie und Pathogenese der Arteriosklerose. Naturwissenschaften 65, 130 (1978)
66. Schneider, M., Glaus, L., Widmer, L. K., Leu, H. J.: Sind Varizenträger venenkrank? Dtsch. Med. Wochenschr. 98, 343 (1973)
67. Schoop, W.: Angiologiefibel, 2. Aufl. Stuttgart: Thieme 1957
68. Schumacher, K.: Panarteriitis und verwandte Krankheitsbilder. Verh. Dtsch. Ges. Inn. Med. 83, 757 (1977)
69. Schwandt, P.: Drug interactions and side effects of hyperlipidemic drugs. Int. J. Clin. Pharmacol. Biopharm. 17, 351 (1979)
70. Sigg, K.: Varizen, Ulcus cruris und Thrombose. Berlin, Göttingen, Heidelberg: Springer 1962
71. Stary, H. C.: Disease of small blood vessels in diabetes mellitus. Am. J. Med. Sci. 252, 357 (1966)
72. Steinman, C. R.: Circulating DNA in systemic lupus erythematodes. Association with central nervous system involvement and systemic vasculitis. Am. J. Med. 67, 429 (1979)
73. Strauer, B. E., Rastan, H.: Das Hyperabduktionssyndrom. Dtsch. Med. Wochenschr. 97, 1335 (1972)
74. Thulesius, O.: General consideration of the circulation. In: Circulation in the extremities. Abramson, D. I. (ed.). New York: Academic Press 1967
75. Tilsner, V.: Konservative Behandlung tiefer Beinvenenthrombosen. Dtsch. Med. Wochenschr. 105, 112 (1980)
76. Tschabitscher, H., Rupprecht, A.: Chronische obliterierende Angiopathie der extracraniellen Hirnarterien. In: Innere Medizin in Praxis und Klinik. Hornbostel, H., Kaufmann, W., Siegenthaler, W. (Hrsg.), Band 1, Teil II, S. 2–19. Stuttgart: Thieme 1973
77. Vogelberg, K. H.: Klinische Aspekte der arteriellen Verschlußkrankheit bei Diabetes mellitus und Hyperlipidämie. Herz Kreislauf 12, 41 (1980)
78. Vorlaender, K. O.: Praxis der Immunologie. Stuttgart: Thieme 1976
79. Vracko, R.: Skeletal muscle capillaries in nondiabetics. A quantitative analysis. Circulation 41, 285 (1970)
80. Weisweiler, P., Schwandt, P.: Aktuelle Diagnostik und Therapie von Hyperlipoproteinämien. Herz Kreislauf 11, 4 (1980)
81. Wessler, S., Ming, S., Gurewich, V., Freiman, D. G.: A critical evaluation of thromboangiitis obliterans. N. Engl. J. Med. 262, 1149 (1960)
81a. Wheat, M. W., Jr.: Acute dissecting aneurysms of the aorta: diagnosis and treatment – 1979. Am. Heart. J. 99, 373 (1980)
82. Widmer, L. K.: Morbidität an Gliedmaßenarterienverschluß bei 6400 Berufstätigen. Baseler Studie. Bibl. Cardiol. 13, 67 (1963)
82a. Widmer, L. K., Waibel, P. (Hrsg.): Arterielle Durchblutungsstörungen in der Praxis. Bern, Stuttgart: Huber 1965
83. Widmer, L. K., Glaus, L.: Die Epidemiologie des Verschlusses der Gliedmaßenarterien. Schweiz. Med. Wochenschr. 100, 761 (1970)
84. Widmer, L. K., Hartmann, G., Duchosal, F., Plechl, S. C.: Risikofaktoren und Gliedmaßenarterienverschluß. Dtsch. Med. Wochenschr. 94, 1107 (1969)
85. Wolf, G. K., Vinazzer, H., Tilsner, V.: Zur Therapie der peripheren arteriellen Verschlußerkrankungen: kontrollierte therapeutische Studie über Arwin in subkutaner Anwendung im Vergleich zur Ronicoltherapie. Folia Angiologica 23, 391 (1975)
86. Wolfram, G., Schlierf, G.: LDL-Cholesterin und HDL-Cholesterin-Risikofaktor und Schutzfaktor? Internist (Berlin) 20, 613 (1979)
87. Zeek, P. M.: Periarteriitis nodosa: A critical review. Am. J. Clin. Pathol. 22, 777 (1952)
87a. Zimmermann, R., Mörl, H., Harenberg, J., Gerhardt, P., Kuhn, H. M., Wahl, P.: Urokinase therapy of subclavian axillary vein thrombosis. Klin. Wschr. 59, 851 (1981)
88. Zubler, R. H.: Entzündliche Gefäßerkrankungen und ihre immunologischen Aspekte. Internist (Berlin) 20, 475 (1979)

15 Zeittafel

1543 A. Vesal: De corporis humani fabrica
1628 W. Harvey: Exercitatio anatomica de motu cordis et sanguinis in animalibus
1752 A. v. Haller begründet die experimentelle physiologische Forschung
1761 G. B. Morgagni: De sedibus et causis morborum
1768 W. Heberden: Klassische Beschreibung der angina pectoris
1785 W. Withering: Klinische Wirkungen der Digitalis purpurea
1822 L. Oken gründet die Versammlung deutscher Naturforscher und Ärzte
1843 E. du Bois-Reymont: Messung des Verletzungsstroms am Skeletmuskel mittels Galvanometer
1852 R. Virchow: Zellularpathologie
1870 A. Fick: Berechnung des Herzminutenvolumens aus Sauerstoffverbrauch und a.v.-O_2-Differenz
1877 A. D. Waller: Erste Registrierung einer Herzstromkurve am Menschen
1895 W.C. Röntgen: „Über eine neue Art von Strahlen"
O. Frank: Druck-Volumendiagramm des Herzens
1897 G. N. Stewart: Bestimmung der Kreislaufzeiten
1898 R. Tigerstedt und P. C. Bergmann: Isolierung des Enzyms Renin aus normalen Kaninchennieren
1903 W. Einthoven: Saitengalvanometer
1906 F. Volhard postuliert die humorale Pathogenese des renalen Hochdrucks
A. Fraenkel führt die intravenöse Strophanthintherapie ein
1908 E. H. Starling: „The law of the heart"
1914 K. F. Wenckebach: „Die unregelmäßige Herztätigkeit"; therapeutische Anwendung von Chinin bei der Arrhythmia perpetua
1916 W. Howell entdeckt das Heparin
1918 V. Schmieden: Extrapleurale Perikardektomie
1919 P. Saxl und R. Heilig: Einführung von Merbaphen (Novasurol) als erstes synthetisches Quecksilberdiureticum
1923 J. A. Sicard und G. Forestier: Kontrastmitteldarstellung des rechten Herzens und der Lungengefäße am Menschen
1926 D. D. van Slyke: Säuren-Basengleichgewicht
1926 V. Schmieden und H. Fischer: Perikardektomie
1928 J. Barcroft: Sauerstoffaufnahme durch die Lunge als Diffusionsvorgang
E. Wollheim: Bestimmung der zirkulierenden Blutmenge (Trypanrot)
Erste Tagung der Deutschen Gesellschaft für Kreislaufforschung in Köln (Vorsitz: Geheimrat Prof. Dr. H. E. Hering)
1929 W. Forssmann: Erste Katheterisierung des Herzens im Selbstversuch
1933 S. Dietrich und H. Schwiegk: Das EKG bei der angina pectoris
1934 H. Goldblatt: Experimenteller Drosselungshochdruck
G. Domagk: Sulfonamidbehandlung bakterieller Infektionen
1935 P. S. Hensch und E. C. Kendall isolieren Cortison aus der Nebennierenrinde
1938 R. E. Gross und J. P. Hubbard: Erste erfolgreiche Durchtrennung eines Ductus arteriosus apertus Botalli
1941 A. Fleming: Einführung von Penicillin in die Therapie
1941 A. Cournand: Klinische Anwendung der Rechtsherzkatheterisierung
1943 T. Avery: Das genetische Material von Zellen ist DNS
1944 A. Weber: Herzschallregistrierung
1947 C. S. Beck: Elektrische Defibrillation des menschlichen Herzens
1948 R. P. Ahlquist: Hypothese von α- und β-Rezeptoren des adrenergen Systems
1949 W. B. Schwartz: Einführung von Acetazolamid als Diuretikum
1950 C. B. Deming und J. A. Luetscher: sodium retaining factor (Aldosteron) bei generalisierten Ödemzuständen
W. D. Keidel: Begründung der Echokardiographie
1952 R. W. Wilkins: Reserpin als Antihypertensivum
1952 P. M. Zoll: Externe Elektrostimulation beim Herzstillstand
1953 J. H. Gibbon: Erster Einsatz einer Herz-Lungenmaschine bei der Operation eines Vorhofseptumdefektes

O. H. Gaver und J. P. Henry: Volumenregulation des Kreislaufs
J. B. Watson und F. Crick: Doppelhelixstruktur der DNS

1957 C. M. Kagawa: Aldosteronantagonisten
R. Brock: Erste klinische Beschreibung der hypertrophischen obstruktiven Kardiomyopathie
F. C. Novello und J. M. Sprague führen Chlorothiazid als erstes Diureticum der Benzothiadiazingruppe ein

1959 E. W. Sutherland: Zyklisches AMP als „second messenger" von Hormonwirkungen
M. Prinzmetal: Variante Form der angina pectoris
A. L. Hodgkin und P. Horowicz: Einfluß von Natrium- und Kaliumionen auf das Membranpotential der Muskelzelle

1959 B. J. Scherlag: Einführung der His-Bündel-Elektrographie in die Klinik

1959 R. Elmquist und A. Senning: Implantation eines internen künstlichen Herzschrittmachers
W. B. Kouwenhoven: Externe Herzmassage

1961 F. Jacob und J. Monod: Entdeckung der Messenger-RNS

1962 F. M. Sones: Coronarangiographie
S. Sakakibara und S. Konno: Endocavitäre Myokardbiopsie
M. Nirenberg, J. Matthaei und S. Ochsa: Beschreibung des genetischen Code

1964 C. T. Dotter und M. P. Judkins: Transluminale Rekanalisation stenosierter Gefäße

1965 J. C. Skou: Hemmung der (Na^+-K^+) empfindlichen Membran-ATPase durch Herzglykoside

1966 Die Framingham-Studie zur Erfassung koronarer Risikofaktoren
R. Zak: Myokardiale Ribosomen sind an Proteinsynthese beteiligt

1967 Ch. Barnard: Erste erfolgreiche Herztransplantation beim Menschen

1969 M. Adam: Aorto-coronarer Bypass

1970 T. W. Smith: Radioimmunoassay zur Bestimmung von therapeutischen und toxischen Glykosidkonzentrationen im Serum

1971 W. G. Mandel: Bestimmung der Sinusknotenerholungszeit

1972 H. J. Wellens: Diagnostische programmierte Ventrikelstimulation

1974 J. M. Griffith und W. S. Henry: Schnittbild-Echokardiographie

1977 A. R. Grüntzig: Transluminale Rekanalisation chronischer Koronararterienstenosen

1978 H. A. Dewar: Intrakoronare Thrombolyse

16 Sachverzeichnis

Acebutolol bei CHK 303, 450
Acetyldigitoxin 602
Acetylsalicylsäure bei Gefäßverschlüssen, thrombotischen 719
– bei Arterienverschluß 726
– bei Karditis, rheumatischer 123
– bei Thrombangiitis obliterans 701
Actin 564
Actinfilament 364
Adams-Stokes-Anfall 412 f., 421, 423 f.
–, Synkope 678
Adenosintriphosphorsäure bei Gefäßverschlüssen 720
Aderlaß 513, 550
Adrenalektomie 660
Adrenalin 644
Adriamycin-Herzerkrankung 153
Adson-Test 93
Agonisten, betaadrenerge 571
Ajmalin
– bei Herzrhythmusstörungen 342, 446, 448, 457
– Wirkungscharakteristika 462
– bei WPW-Syndrom 441
Akinesie des Myokards 61
– im Ventrikulogramm 57
Aktionspotential 384 f.
Aktionspotentialdauer 387 f.
Aktivität, getriggerte 391
Akrocyanose 688, 694, 717
Aldosteron 513
Aldosteronismus 647, 654, 661
Aldosteronsekretion bei Hypertonie 645
Alkalitherapie bei Schock 535
Alkohol-Herzerkrankung 154 f., 163
–, EKG 155
–, Kontraktilitätsindices 156 f.
α-Methyldopa 665, 670
Allen-Test 93
Alphareceptoren bei Hypotension 682
Alphareceptorenblocker 570
Alprenolol 450
– bei CHK 303
Altersherz, insuffizientes 562
Alupent bei Herzrhythmusstörungen 446
Amilorid bei Herzinsuffizienz 609
Amiodarone bei Herzrhythmusstörungen 458
–, Wirkungscharakteristika 468
– bei WPW-Syndrom 441
Amyloidose des Herzens 151

Anastomosen, coronare 268
Aneurysmen 692 f.
–, arterielle 688, 713
Aneurysma dissecans 692, 714
–, Therapie 726
–, Klassifikation 714
Angiitis, nekrotisierende 703
–, – mit Immunkardiopathien 145
Angina abdominalis 712
Angina pectoris 265 f.
–, atypische 285
–, Häufigkeit 312
–, Schmerzsymptomatik 8, 267, 277, 284
–, Therapie und Prophylaxe 296
–, typische 283
–, unstabile 287
Angina pectoris-Anfall 267
–, Pathophysiologie 275 f.
–, Symptomatik 284
Angiographie des Herzens 55
– bei HOCM 170
– bei Perikarditis 175
Angiopathien 687 ff.
–, diabetische 688
–, Klassifikation 687 f.
Angioplastik, transluminale coronare 311
Angiotensin 512
– bei Hypertonie 645
–, Infusionstest 59, 596
–, Metabolismus 647
–, Wirkungsmechanismus 648
Anitschkow-Zellen 114
Antagonisten, betaadrenerge 571
Anterolateralinfarkt, EKG 323
Antiarrhythmika 441, 446 ff., 457 ff.
–, Langzeittherapie 458
– bei Sinusknotensyndrom 437
Antibiotica 130 ff.
–, Karditis, bakt. 134 f.
–, Therapierichtlinien 137
Anticoagulantien 346 ff., 736 f.
– bei Gefäßverschlüssen 719
–, Indikationen 346
– bei Schock 535
– bei Thromboembolien, venösen 736, 738
Antihypertensiva 665, 668, 671
–, Nebenwirkungen 666 f.
–, Wirkungsmechanismus 664
Antikörper gegen Myokard, humorale 120
Antistreptolysine 117
Aprindin 448, 457

– bei Herzrhythmusstörungen 446
–, Wirkungscharakteristika 464
Aorta, reitende 249
Aortenaneurysma, abdominales 714
–, dissezierendes 332
Aortenatresie bei Ductus arteriosus Botalli 241
Aortenbogen, doppelter 238
Aortenbogenanomalien 237
Aortenbogensyndrom 692, 706 f., 712
Aortencoarctation, atypische supraren ale 238, 658
Aortendissekation 240, 726
Aortenfehler, angeborene 260 f.
Aorteninsuffizienz 188, 218 ff.
–, Aortenklappenersatz 224
–, Carotissphygmogramm 220
–, Echokardiogramm 43, 220
–, EKG 220
–, Hämodynamik 217
–, Herzkatheterisierung 222
–, Kontraktilität 578
– bei Mitralstenose, relativer 196
–, Phonokardiogramm 220
–, Symptomatologie 218
–, Therapie 223 ff.
–, Thorax-Röntgenbefund 220
–, Ursachen 217
Aortenisthmusstenose 237 f.
– bei Ductus arteriosus Botalli 241
–, EKG 239
–, Herzkatheterisierung 240
–, Hypertonie 657 f.
–, Hypertoniebehandlung 630
–, Komplikationen 240
–, Phonokardiographie 239
–, Rippenusuren 240
–, Röntgenuntersuchung 239
–, Therapie 240
Aortenklappenfehler, kombinierte 226
Aortenklappenprothese 216, 224, 261
Aortenklappenschlußton 13
Aortenstenose 208 ff., 237
–, congenitale valvuläre 209
–, Echokardiogramm 213
–, EKG 212
–, Hämodynamik 209
–, Herzkatheterisierung 213 f.
–, Klappenersatz operativ 216
–, membranöse subvalvuläre 209
–, musculäre valvulöse 209
–, Phonokardiogramm 211 f.
–, Prognose 215 f.
–, sklerotisch calcifizierende 209

Aortenstenose
–, subvalvuläre 208, 260
–, supravalvuläre 208 f., 260
–, Symptomatologie 210
–, Synkope 678
–, Therapie 214 f.
–, Thorax-Röntgenbefund 314
–, valvuläre 188, 208, 239, 260
– Mönckeberg 188
Aortographie 66
Apexkardiogramm 27, 32
– bei HOCM 170
Aprindin bei Tachykardie 342
Arachnodaktylie 243
Arbeitsmuskulatur des Herzens 567
Argon – Fremdgasanalyse 71, 96, 269
– bei Mikrozirkulationsstörung, coronarer 282
Arrhythmie, s. Herzrhythmusstörungen 381 f.
Arrhythmiegenese 397
Arteria-carotis-interna-Verschluß 709
Arteria-vertebralis-Verschluß 709
Arterienverschluß, akuter 693, 713
Arteriitis, chemisch induzierte 703
– cranialis 699, 701
– –, Augensymptome 702
–, granulomatöse, allergische 703
–, nekrotisierende 691
–, rheumatische 703
–, – mit Arteriitis 703
–, sekundäre 703
Arteriographie 94
Arteriolonekrose 627
Arteriosklerose 688
–, coronare 267
–, Risikofaktoren 690, 694
–, Mönckeberg-Typ 689
–, obliterierende 688, 694
Arwin bei Gefäßverschlüssen 720
Arzneimittelnebenwirkungen 3
Aschoff-Geipel-Knötchen 115
Aschoff-Tawara-Knoten 381
ASD 242 ff.
Asphyxie 534
Asthma bronchiale 364, 375
Asthma cardiale 541 ff.
– bei Mitralstenose 190
Asynchronie im Ventriculogramm 57
Asynerese im Ventriculogramm 57
Asystolie 345
Atemnot s. Dyspnoe
Atenolol bei CHK 303 f.
– bei Herzrhythmusstörungen 450
– bei Hypertonie 640
Atheromatose 688, 694
Atmung, periodische 546
Atrioventricularkanal, persistierender, gemeinsamer 256 f.
Atropin bei Herzrhythmusstörungen 446 f.
– bei WPW-Syndrom 441
Atropin-Test, beim Sinusknoten-Syndrom 432
Aufpfropfgestose 661
Augenhintergrundsveränderungen, Hypertonie 649

Auskultation d. Herzens 12
Austin-Flint-Geräusch 14, 196, 217
Austreibungsfraktion, linksventrikuläre 577
Auswurffraktion 77 f., 578, 581
–, Herzinsuffizienz 573
–, Hypertonie 638
AV-Block, angeborener 382
–, chronischer 382
–, Einteilung 413
–, totaler 413 f.
AV-Dissoziation, einfache 417
–, isorhythmische 417
AV-Fistel, koronare 261
AV-Knoten 381
AV-Knoten-Re-entry 394
AV-Leitungsbahnen, akzessorische 395
AV-Tachykardie, reziproke 395
AV-Überleitungsstörungen 411

Ballonpulsation, intraaortale, bei Schock 352, 532, 536
Ballonseptotomie 253
Baroreceptoren 648
Basilarissyndrom 679, 710
Bauchaortenaneurysma 692, 714
Bauchtrauma, Synkope 678
Bayley-Block 414
Beatmung, künstliche 551
–, –, Aerosole, oberflächenaktive 553
–, – Helium 553
–, – bei Schock 535
Beckenkammbiopsie 282
Beckenvenenthrombose 733
Belastungs-EKG, pathologisches 290
Belastungsinsuffizienz, linksventrikuläre 594
Belastungstests bei CHK 289
Belladonna-Präparate 436
β-Acetyldigoxin 602
β-Methyldigoxin 602
β-Pyridylcarbinol 698
Betareceptorenblocker 570
–, antihypertensive Wirkung 305
–, CHK 300 ff.
–, Elektrophysiologie 451
–, Glucagongabe
–, hämodynamische Wirkung 304
–, Herzrhythmusstörungen 446, 449 ff., 453
–, HOCM 171
–, Hypotension 682
–, Indikationen und Kontraindikationen 306 f., 455
–, Nebenwirkungen 307, 455
–, Tachykardie 341 f.
–, Wirkungsspektrum 450
Betasympathicomimetica, Hypertonie, pulmonale 379
Bewußtlosigkeit 9
Bezafibrat 698
Bigeminus 403
Bioprothese nach Carpentier 227
Blalock-Taussig-Anastomose 251, 258
Bland-White-Garland-Syndrom 261, 286

Blockierungen, sinuauriculäre 410
Blutdruck, diastolischer 339
–, kolloidosmotischer 543
–, systolischer 339
Blutdruckdifferenz, arterielle 238
Blutdruckmessung 631
– blutige 625
–, nach Riva-Rocci 625
Blutgasanalyse 82
Bluthochdruck, arterieller, s. Hypertonie 625 ff.
Bluttransfusionszwischenfall 508
Blutvolumen 510
Brachialgia paraesthetica nocturna 688, 718
Bradykardie, s. Herzrhythmusstörungen, bradykarde
Bradykardie-Angina 286
Bradykardie-Tachykardie-Syndrom 430 ff.
Bretylium-Tosylat 458
Bronchialasthma 546
– bei Lungenödem 543
Bronchiektasen 375
Broncholyse 379
Brustaortenaneurysma 692
Brutto-Leistungsfähigkeit 101
Budd-Chiari-Syndrom 734
Bulbus-Septal-Defekt 246
Bunitrolol 665
Bunitrolol bei Herzrhythmusstörungen 450
– bei CHK 303
Bupranolol bei Herzrhythmusstörungen 450
– bei CHK 303
Bypass, aortocoronarer 310

Calciumantagonisten bei Angina pectoris 286, 300
Canrenoat K 609
Capillarfiltration, gesteigerte 585
Capillaritis 608
Captopril bei Herzinsuffizienz 620
– bei Hypertonie, renaler 656
Carazolol 450
Carotisdruckversuch beim Sinusknoten-Syndrom 432
Carotis-interna-Syndrom 709
Carotissinussyndrom 423, 443
–, Synkope 678
Carotissphygmogramm 27, 30
Carotispulskurve 30
– bei HOCM 170
Catecholamine 570
– bei Phäochromozytom 660
–, Sekretion 514
Cephalosporine bei Endokarditis, bakt. 134
cheese-disease 629
Cheyne-Stokes-Atmung 546
Chinidin 448, 457
– bei Herzrhythmusstörungen 342, 446 f.
–, Wirkungscharakteristika 458 ff.
– bei WPW-Syndrom 441
CHK, s. Coronare Herzkrankheit

Sachverzeichnis

Chlortalidon 609, 665
Cholestyramin 698
Claudicatio intermittens 9, 92, 238, 694, 713
Clearancetechniken zur Coronardurchblutungsmessung 269
Clofibrat 698, 720
Clonidin bei Hypertonie 665
Coarctatio aortae 237 f.
–, Collateralkreislauf 239
–, Hochdruck 657
Cœur en sabot 250
Collateralen, coronare 268
Collateralkreislauf, coronarer 268
Commissurotomie 199
– nach Brock 260
Conn-Syndrom 661
Cordichin bei Herzrhythmusstörungen 461
Coronarangiographie 63 ff.
–, CHK 292
–, Indikationen 65
–, Judkins-Technik 64
–, Komplikationen 65, 293
–, selektive 295
–, Sones-Technik 64
Coronararterienanomalien 267
Coronararterie, solitäre 267
Coronarchirurgie, Indikationen 311
Coronardilatatoren 308
Coronardurchblutung 72, 269 f., 276
–, Messung 71, 89, 269
Coronardurchfluß 270
Coronarfisteln 267
Coronare Herzkrankheit 267 ff.
– –, Coronarangiographie 292
– –, Echokardiogramm 46
– –, EKG-Veränderungen 288
– –, Erscheinungsformen 265
– –, Hämodynamik und Drücke 296
– –, Risikofaktoren 278 ff.
– –, Serumenzyme 327
Coronarinsuffizienz 266 ff.
–, EKG 288
– bei normalem Coronarangiogramm 280
Coronarreserve 72 f., 272, 277
– bei Hypertonie 639
Coronarsklerose 267, 690
–, stenosierende 267
Coronarspasmus 276, 286
Coronarstenose 269, 314
Coronarthrombose 268
Coronartod, akuter 317
Coronarwiderstand 72, 271
Cor pulmonale, akutes 363 ff.
–, –, EKG 368
–, –, Radioisotopenszintigramm 368
–, –, Symptomatologie 366 f.
–, –, Untersuchungen 367 f.
–, –, chronisches 364, 374
–, –, Einschwemmkatheter 375
–, –, EKG 377
–, –, Hämodynamik 375
–, –, Rechtsherzkatheterisierung 378
–, –, Therapie 379
–, –, dekompensiertes 376
–, –, latentes 376

–, manifestes 376
Corrigan-Puls 218
Corticosteroide bei Herzinsuffizienz, therapierefraktärer 620
– bei Arterienverschluß 725
– bei Arteriitis cranialis 703
– bei Karditis, rheumatischer 123
– bei Panarteriitis nodosa 704
– bei Polymyalgia rheumatica 702
– bei Schock 535
– bei Thrombangiitis obliterans 701
– bei Viruskarditis 143 f.
Cor triatriatum 195
Cor triloculare biventriculare 243
Costoclavicularsyndrom 93, 717
cotton-wool-Herde 649
Coxsackie-B-Myokarditis 138
Crescendogeräusch 14
Crush-Syndrom 516
Cumarinderivate 346, 348
–, Hypertonie 630, 660
Cyanose 250, 252, 255
–, Ductus arteriosus Botalli 241
–, periphere 10
–, zentrale 10
Cystenlunge 375
Cystennieren, Hypertonie 653
Cytostatica bei Perikarditis 178
Carcinoid-Herzerkrankung 151

Da Costa-Syndrom 208
Decubitusprophylaxe 536
Defibrillation, elektrische 398, 484 f.
Dehnbarkeitsindices, ventriculäre 75
Dekompensation, kardiale 425, 587
–, –, feuchte 588
Demand-Schrittmacher 471, 473
Dermatomyositis, Arteriitis 703
–, Immunkardiopathie 146
Dermographie 694
Desoxycorticosteronacetat bei Hypotension 683
Dextraposition der Aorta 249
Diazoxid 665
Digitus mortuus 688, 717
Digitalisglykoside, Abklingquote 602
–, CHK 300
–, Dosierung 604
–, Herzrhythmusstörungen 446
–, Hypertonie 640
–, Indikationen 606
–, Intoxikation 456
–, Kardiomyopathie 161
–, Kontraindikationen 606
–, Nebenwirkungen 606
–, Pharmakokinetik und Stoffwechsel 601
–, Resorptionsquote 602
–, Schock 530
–, Struktur, chemische 598
–, Tachykardien 457 f.
–, Transposition der großen Gefäße 253
– bei Truncus arteriosus communis 255
–, Wirkungsmechanismus 599
– bei WPW-Syndrom 441

Digitalisintoxikation 604, 607 f.
Digitoxin 602
Digoxin 530, 602, 640
Dihydralazin 619, 665
– bei Hypertonie, renaler 670
– bei Kardiomyopathie 161
Dihydroergotamin bei Hypotension 683
Dilatation, transluminale percutane 657
Dilatationsverfahren bei Verschlußkrankheit 722
Diltiazem 461
Diphenylhydantoin 457
–, Wirkungscharakteristika 462
–, WPW-Syndrom 441
Dipyridamol 269, 276
– bei Gefäßverschlüssen, thrombotischen 719
Disäquilibrium-Syndrom 631
Disopyramid 457
– bei Herzrhythmusstörungen 446
– bei Tachykardie 342
–, Wirkungscharakteristika 465
– bei WPW-Syndrom 441
Diurese, akute 549
Diuretica 609 ff.
–, Hypertonie 667
–, Indikationen und Kontraindikationen 610
–, Linksherzinsuffizienz 619
–, Nebenwirkungen 611
–, Transposition der großen Gefäße 253
–, Truncus arteriosus communis 255
–, Wirkungsmechanismus 609
DNS-Moleküle 564
Dobutamin bei Kontraktionsstörungen 61, 62
Dobutamintest 596
Doppelrhythmen 416
Doppler-Echokardiographie 37
Doppler-Ultraschallsonographie 95
Dotter-Verfahren bei Verschlußkrankheit 722
Double Outlet Right Ventricle 254
Drehkurbel-Ergometrie 100
Dressler-Syndrom 147, 335
Drop attacks 9, 679
Druck, enddiastolischer 340
–, – bei Herzinsuffizienz 573
–, intraalveolärer 544
Druckanzüge
Druckmessung, arterielle 339
–, intra- u. extrakardial bei Herzkatheter 68
–, linksventrikuläre 339
Druckparameter, ventrikuläre, bei Belastung 76
Druck-Volumen-Diagramm 575
D-Thyroxin 698
Ductitis 240
Ductus arteriosus Botalli, offener 237, 240
–, –, EKG 241
–, –, Herzkatheterisierung 241
–, –, Röntgenbefunde 241

Ductus arteriosus Botalli
–, –, Shuntvolumen 241
–, –, Therapie 242
Durchblutungsstörungen 687 ff.
–, funktionelle 717
Duroziez-Doppelgeräusch 218
Dyskinesie des Myokards 61
Dyskinesie im Ventriculogramm 57
Dysplasien der Blutgefäße 743
Dyspnoe 252, 525
–, Symptomatik 11
–, paroxysmale bei Lungenödem 545
Dyspraxia intermittens angioscleroti-
  ca abdominalis 92, 694, 712

Early-morning-Angina 283
Ebstein-Syndrom 243, 257
Echokardiogramm 33 ff.
–, A-mode-Technik 34
–, Aorteninsuffizienz 220
–, Aortenstenose 213
–, ASD 244
–, Befundemuster, charakteristi-
  sche 40
–, Dopplerverfahren 37
–, Herzinsuffizienz 591
–, HOCM 170
–, Indikationen 41
–, Mitralinsuffizienz 203
–, M-mode-Technik 35
–, Mitralstenose 192
–, Perikarditis 175
–, Pulmonalstenose 259
–, Ventrikeldimensionen 45
–, VSD 247
–, Transposition der großen Ge-
  fäße 253
–, Sektorscan 35
Effort-Syndrom 208, 546
Ehlers-Danlos-Syndrom 740, 743
Einschwemmkatheter 69, 340
Einthoven-Standardableitungen 14
Einzelstimulation, vorzeitige
  atriale 433
Eisenmenger-Komplex 243, 245, 249
Eiweißpermeabilität 544
ejection click 238
–, pulmonaler 259
– bei Vorhofseptumdefekt 244
Eklampsie 661
Elastizitätshochdruck 626, 628
Elektroatriogramm 16
Elektrokardiogramm 14
–, Ableitungen intrakardiale 16
–, Ableitungstechniken 14, 399
–, Aorteninsuffizienz 220
–, Aortenisthmusstenose 239
–, Aortenstenose 212
–, ASD 244
–, Auswertung 17
–, AV-Überleitungsstörungen 412
–, Computer-Diagnostik 24
–, Cor pulmonale 368, 377
–, Doppelrhythmen 416
–, Ductus arteriosus Botalli 241
–, Elektrodenposition 16
–, Elektrolytstörungen 22

–, Fallot-Tetralogie 250
–, Herzinsuffizienz 591
–, Herzrhythmusstörungen 399 ff.
–, His-Bündel 400
–, HOCM 170
–, Hypertonie 632
–, Hypokaliämie 614
–, Hypotension 681
–, Kammerflattern und -flim-
  mern 408
–, Kammertachykardie 408
–, Kreiserregungen, ventriculäre 396
–, Lagetypen 14
–, Mitralinsuffizienz 203
–, Mitralstenose 192
–, Muster 20
–, Oesophagusableitung 399
–, Perikarditis 174
–, Pulmonalstenose 259
–, Sägezahnmuster 407
–, Schrittmacherimplantation 472,
  482
–, Spezialableitungen 16, 23
–, Transposition der großen Ge-
  fäße 253
–, Truncus arteriosus communis 255
–, VSD 247
–, WPW-Syndrom 439 f.
Elektrokonversion 484 f.
Elektrophysiologie des Her-
  zens 383 ff.
– –, Arrhythmiegenese 397
– –, Flimmertheorien 391
– –, Kaliumkonzentration 388 f.
Elektroreduktion 484 f.
Elektroschockbehandlung 446, 484 f.
Elektroventriculogramm 18
Embolektomie 372
Embolie, arterielle 688
–, –, Mitralstenose 190
Emphysem 546
Emphysembronchitis 375
Endangiitis obliterans 700
Encephalopathie, hypertensive 649
Endokardfibroelastose 150
Endokarditis fibroplastica
  Löffler 148
Endokarditis, akute 126
–, bakterielle 124 f.
–, –, Differentialdiagnose 127
–, –, Erregerhäufigkeit 125
–, –, Klinik 126
–, –, Prognose 138
–, –, subakute 124
–, –, Therapie 128 ff.
–, –, Therapie, antibiotische 130 f.,
  137
–, eosinophile 149
– lenta 124
–, –, Aortenisthmusstenose 240
–, nichtbakterielle, thromboti-
  sche 137
–, subakute 126
–, ulceröse, Klappenfehler 186
– verrucosa 149
Endokardkissendefekt 243, 256 f.
Endomyokardfibrose 149
–, afrikanische 150

Endotoxinschock 508
Endteilveränderungen, tachykardie-
  bedingte 406
Epinephrin bei Hypotension 682
– bei Kontraktionsstörungen 61
Ergometrie 99 ff., 596
–, Kontraindikationen 101
Erlanger-Blackman-Phänomen
  414
Ermüdungsblockierung 406
Erregung, ektopische 390
–, kreisende 392 f.
Erregungsleitung 381 ff.
Erregungsleitungsstörungen 410
Erythromelalgie 688, 718
Erythematodes visceralis, Immunkar-
  diopathien 144
Etacrynsäure 609
Etilefrin bei Hypotension 683
Eupaverinhydrochlorid bei Lungen-
  embolie 372
Extrasystolen 402, 418
–, EKG-Formanalyse 404 f.
–, fibrillierende 404
–, Hämodynamik 429
–, ventriculäre, Klassifizierung 419
–, Ursachen 404
Extremitätenschmerzen 9

Fahrradergometrie 100
Fallot-Pentalogie 249
Fallot-Tetralogie 237, 249 ff.
–, acyanotische 250
–, EKG 250
–, Therapie 251 f.
–, Phonokardiographie 250
–, Herzkatheterisierung 251
–, Röntgenbefunde 250
Fallot-Trilogie 243
Faustschlußprobe 93
Fettembolie, Symptomatologie 546
Fibrinolyse 351, 620
Fibroelastose 150, 287
Fieber, rheumatisches, Symptomato-
  logie 118
–, –, akutes 113
Filtrationsdruck, kritischer 543
Fistel, arteriovenöse 688, 715
Flächenkymographie 53
Flimmerbereitschaft 391
Flimmerschwelle, elektrische 397
Flüssigkeitsvolumen, extracellulä-
  res 586, 642
–, intracelluläres 586
fluid lung 541, 546
Fluorhydrocortison bei Hypoten-
  sion 683
Focus, ektopischer 391
Framingham-Studie 277
Frank-Ableitungen im EKG 24
Frank-Starling-Mechanismus 576,
  578
Fremdgasmethoden 96, 269 f.
Fundus hypertonicus 649 f.
Funktionsdiagnostik 1
Funktionsgrößenerfassung bei Herz-
  katheter 68

Sachverzeichnis

Funktionsprüfungen, pharmakologische 57
Funktionsszintigraphie 86
Furosemid 609, 665
–, bei Hypertonie, renaler 656
– beim Lungenödem 549

Gärtnersches Zeichen 10
Gallopamil 461
Gangrän 694
Gaumen, hoher 243
Gefäßdehnbarkeit 510
Gefäßerkrankungen, cerebrovasculäre Diagnostik 96
–, Diagnostik 92 ff.
–, spezielle Untersuchungsmethoden 95
–, Thrombophlebitiden 96, 364
–, arterielle, Therapie 718 f.
–, entzündliche 699
–, bei Hypertonie 655
Gefäßreagibilität 643
Gegenpulsation, intraaortale s. Ballonpulsation 352
Gehprobe 93
Gerinnung, intravasale 518
Gerinnungssystem 518 ff.
Geschwindigkeitsindices, isovolumetrische 74
Gesichtsschmerzen 8
Gewebshypoxydose 518
Gichtnephropathie 652
Gleichverteilungsmethoden 88
Glenn-Anastomose 258
Gliedmaßenarterienverschluß 697
Globalinsuffizienz, respiratorische 378, 542
Glomerulonephritis, akute 651
–, –, membranöse 651
–, chronisch-sklerosierende 651
–, focalnekrotisierende 651
–, postakute 651
–, subakute 651
Glossopharyngeusneuralgie, Synkope 678
Glucagon 454
Glykogen 522
Glykolyse, anaerobe 522
Glykosidintoxikation 456
Goldberger-Ableitungen 14
Goldblatt-Hochdruck 654
Goodpasture-Syndrom 651
Graham-Steell-Geräusch 243
Grenzfrequenz 425
Grenzwert-Hypertonie 625
–, Behandlung 664
Guanethidin 665
Gunn-Zeichen 649

Hämodilution 720
Hämodynamik 269 ff., 425 ff.
Hämoptyse 370, 547
–, Mitralstenose 190
Hämorrhoiden 732
Hämostase 519
Hancock-Prothese 256
Hauptstammstenose, linkscoronare 314

Hautatrophie 694
HDL-Cholesterinspiegel bei Gefäßkrankheiten 697
Hemiblock, linksanteriorer 406
Hemitruncus 256
Heparin 346
– bei Arterienverschluß 725
hepatorenales Syndrom 518
Herzaktion, hebende 12
Herzarbeit 576
–, Berechnung 82
– bei Herzinsuffizienz 573
Herzasthma 545
Herzbeutelerguß, tamponierender 532
Herzdilatation 579
Herzerkrankung, kryptogene 150
–, virale 138 ff.
Herzfehler, angeborene 237 ff.
Herzfrequenz, kritische 425, 428
Herzfunktion, Beurteilung 74
Herzgeräusche 14
–, Form und zeitliche Zuordnung 28
–, diastolische 14
–, – niederfrequente bei Mitralstenose 191
–, kontinuierliche 14
–, präsystolische bei Mitralstenose 191
–, systolische 14
Herzgewicht, kritisches 559
Herzglykoside s. Digitalisglykoside
Herzindex 58 ff.
–, Ermittlung 81
Herzinfarkt s. Myokardinfarkt 314 ff.
Herzinsuffizienz 265
–, chronische 424, 557 ff.
–, –, Altersherz 562
–, –, backward failure 588
–, –, Befunde, mikroskopische 560
–, –, Belastungsinsuffizienz 557, 594
–, –, Coronardurchblutung 582
–, –, Differentialdiagnose 596
–, –, Echokardiogramm 591
–, –, EKG 591
–, –, forward failure 589
–, –, Funktionsprüfungen 595
–, –, Herzmechanik 573
–, –, Herzmuskelproteinsynthese 562
–, –, Komplikationen 596
–, –, Pathophysiologie 562
–, –, Prognose 597
–, –, Rechtsherzinsuffizienz 585
–, –, Röntgenbefunde 591
–, –, Ruheinsuffizienz 557
–, –, Sauerstoffdifferenz, arteriovenöse 590
–, –, Sauerstoffverbrauch 583
–, –, Symptomatologie 588
–, –, Therapie 598
–, –, Ursachen 557
–, –, Venendruck, zentraler 590
–, digitalisrefraktäre 616 ff.
–, Schweregrade, klinische 103
–, Therapie 308 f.
–, therapierefraktäre, Fibrinolysetherapie 620
–, –, Insulin-Glucose-Gemische 620

Herzkatheterisierung 67 ff.
–, Arterieninsuffizienz 224
–, Aortenisthmusstenose 240
–, Aortenstenose 215
–, ASD 244
–, Druck- und Volumenmessung 73 f.
–, Ductus arteriosus Botalli 241
–, Fallot-Tetralogie 251
–, HOCM 170
–, Indikationen 68
–, Kathetertechniken 67
–, Komplikationen 68
–, Mitralinsuffizienz 205
–, Mitralstenose 195
–, Perikarditis 175
–, Pulmonalstenose 259
–, Sinus coronarius 70
–, Transposition der großen Gefäße 253
–, VSD 247
Herzklappenchirurgie 226 ff.
–, Komplikationen 231 f.
–, Prognose 227
Herzklappenfehler, erworbene 185 ff.
–, –, akute 186
–, –, chronische 186 f.
–, –, Klappeninsuffizienz, relative 186
–, –, Prognose 197
–, –, Therapie 196 ff.
–, rheumatische 121
Herzklappenprothesen 226 f.
–, Bioprothese nach Carpentier 226, 230
–, Björk-Shiley 205
–, Klappe nach Ionescu 227
–, Kugelventil 227
–, St.-Jude-Medical-Prothese 227
–, Starr-Edwards-Prothese 205, 216
Herzkranzgefäßversorgung 266, 270
Herzmassage 345
Herzmechanik, Meßgrößen, physiologische 573
Herzminutenvolumen, Bestimmung 78
Herzmuskelerkrankungen 113 ff.
–, Klassifikation 114
Herzmuskelhypertrophie, Biochemie 559, 563 ff.
Herzmuskelproteinsynthese 562 ff.
–, Inhibitoren 566
–, Proteine, kontraktile 564
–, Stimulatoren 566
Herzmuskelzellen 561
Herzrhythmusstörungen 7, 265, 381 ff.
–, EKG 399 ff.
–, Elektrotherapie 469
–, Grenzfrequenz 425
–, Hämodynamik 425 ff.
– bei Hyperthyreose 454
–, Symptomatologie 418
–, Therapie 309, 445 ff.
–, bradykarde, Bradykardie-Angina 286
–, –, Hämodynamik 426
–, –, Schock 530
–, –, Therapie 446

Herzrhythmusstörungen
–, tachykarde, Hämodynamik 427
–, –, paroxysmale 407, 420
–, – bei Schock 530
–, –, Schrittmachertherapie 486
–, –, Stimulationstherapie 486 f., 489 f.
–, –, subjunctionale 406
–, –, suprabifurcale 406
–, –, supraventrikuläre 405, 407
Herzruptur 317
Herzschalluntersuchung s. Echokardiogramm
Herzschmerz 288
Herzschrittmacher, antitachykarde 496
–, Batterietypen 480 ff.
–, elektrischer 469 ff.
–, –, Schrittmachertypen 470
–, Elektrodendislokation 483
–, Komplikationen 483
–, Schrittmacherüberwachung 483
Herzspitzenstoß bei Aortenstenose 211
–, hebender 12
Herztod, plötzlicher 265
–, diastolischer bei Mitralstenose 192
Herzton, zweiter bei Ductus arteriosus Botalli 241
–, – bei Mitralstenose 190
–, dritter 13
–, Extratöne 13
–, pathologischer 13
Herzvolumen 576
Herzvitien, angeborene 237 ff.
Herzwandaneurysma 317, 335
Herzwandruptur 335
Herzzeitvolumen 58 ff.
– bei Herzinsuffizienz 573
Hexobendin 269
high output failure 582
Hili, tanzende 244
Hill-Phänomen 218
Hiluspulsation 241
Hinterwandmyokardinfarkt, EKG 324
Hirnödem bei Tricuspidalatresie 258
Hirnorganisches Syndrom bei Hypertonie 631
His-Bündel-Elektrokardiogramm 23, 381, 399
–, bei Tachykardie 406
Histamin 521
Hochdruckherz 580
Hochdruckkrise, Therapie 671
Hochfrequenzstimulation, ventriculäre 490
Hochspannung, präcordiale, im EKG 18
Höhenlungenödem 544
Holt-Oram-Syndrom 243
Hormon, antidiuretisches 588
Hühnerbrust 243
Hustensynkope 424, 678
Hydralazin, s. Dihydralazin
Hydrochlorothiazid bei Herzinsuffizinz 609
– bei Hypertonie 665

Hypalbuminämie bei Lungenödem 543
Hyperabduktionssyndrom 93, 717
Hypercalcämie 697
– im EKG 23
Hypercoagulabilität 518
Hyperglykämie 522
Hyperkaliämie im EKG 22
Hyperlactatämie 522
Hyperparathyreoidismus 697
Hyperplasie, fibromusculäre 628
Hypersensitivitätsangiitis 691, 703 f.
– mit Immunkardiopathien 146
Hyperthyreose 454
Hypertonie, arterielle 625 ff.
–, –, Anatomie, pathologische 626
–, –, Blutdruckmessung 625
–, –, Diagnostik 662
–, –, EKG 632
–, –, Hochdruckkrise 671
–, –, Hypertonieformen (Einteilung) 628 f.
–, –, Narkose 672
–, –, Niereninsuffizienz 670
–, –, Organsymptome 631
–, –, Ovulationshemmer 662
–, –, Röntgenbefunde 632
–, –, Spätkomplikationen, cerebrale 631
–, –, Spätprognose 634
–, –, Symptomatologie 630 ff.
–, –, Schweregrade 632
–, –, Therapie 663 f., 667 f.
–, –, Widerstandshochdruck 626
–, benigne 628
–, –, Verlaufsdauer 633
–, endokrine 629
–, essentielle 628, 634 ff.
–, fixierte 631
–, kardiovasculäre 629
–, maligne 627 f.
–, –, Prognose 634
–, medikamentöse 629
–, neurogene 629
–, primäre 628, 634 ff.
–, –, Aldosteronsekretion 645
–, –, Augenhintergrund 649
–, –, Angiotensinkonzentration 645
–, –, Baroreflexaktivität 648
–, –, CHK 638
–, –, Herzdynamik 637
–, –, Hirndurchblutung 648
–, –, Myokardstoffwechsel 638
–, –, Natriumhaushalt 644
–, –, Nierenfunktion 648
–, –, Pathogenese 647
–, –, Plasmareninaktivität 645
–, –, Psychosomatik 635
–, –, Stadieneinteilung 642
–, renale 629, 651, 654
–, –, Flüssigkeitsvolumina, extracelluläre 653
–, –, hirnorganische Syndrome 631
–, –, Nephrektomie 651
–, –, neurologische Symptome 631
–, –, Nierenvenenblutentnahme 656
–, –, operative Therapie 657
–, renovasculäre, Herzauswurf 650

–, –, Nierenarterienstenose 655
–, –, Röntgenbefunde 656
–, sekundäre 651 ff.
– bei Stoffwechselkrankheiten 629
–, unbehandelte, Organschäden 633
–, –, Spätprognose 632
Hypertonieformen 628 f.
Hypertrophie, pulmonale 584
Hyperventilationssynkope 678
Hyperventilationstetanie 424, 546
Hypervolämie, Lungenödem 543
Hypocalcämie im EKG 23
Hypokaliämie 611
–, im EKG 22
Hypokinesie des Myokards 61
–, im Ventriculogramm 57
Hypotension, chronische 677 ff.
–, –, Therapie 682 ff.
–, endokrine 677
–, EKG 681
–, hypovolämische 677
–, infektiös-toxische 677
–, neurogene 677
–, orthostatische 681
–, primäre (konstitutionelle) 677, 679
–, posturale, Synkope 678
–, Symptomatologie 681
–, sekundäre 677, 679
–, –, Positionshypotonie 679
Hypoventilation, alveoläre 365, 374
Hypovolämiereaktion d. Niere 512
Hypoxämie, arterielle 542, 551
Hypoxie 272, 522

Immunfluoreszenztest, indirekter 120
Immunkardiopathien 144 ff.
Immunkomplexe, zirkulierende 148
Immunvasculitis 699
– mit Immunkardiopathie 146
Immunsuppressiva bei Panarteriitis nodosa 704
Indandione 348
Indifferenztyp im EKG 15
Indikatorverdünnungsverfahren 79 f., 269
Indomethacin bei Ductus arteriosus Botalli 242
Infarktgrößenbestimmung, radioaktive 91
Infarktpleuritis 368
Innenschichtinfarkt, EKG 324
Inotropiezustand 57 ff., 568
–, Druck-Volumen-Diagramm 575
–, quantitative Erfassung 574
Insuffizienz, respiratorische 522, 525
–, vertebrobasiläre 679
Insulin-Glucose-Gemische 620
Intensivpflege 336
Intensivpflege bei Schock 536
Interferenzdissoziation 401, 417
Intoxikationen, Lungenödem 543
–, Therapie 533
Intrathorakaldruck 545
Ionescu-Herzklappenprothese 227
Isoprenalin bei Herzrhythmusstörungen 274
Isoproterenol 274
– bei HOCM 170

Sachverzeichnis

Isosorbiddinitrat bei Angina pectoris 285, 297 ff.
– bei Herzinsuffizienz 619
– bei Lungenödem 549
Isotopenvenographie 98
Ivemark-Syndrom 249
Jervell-Syndrom 396
Jones-Kriterien 119

Kältemarmorierung der Haut 694
Kälteverdünnungsmethode 528
Kaliumkonzentration, extracelluläre 615
Kaliummangel 611
–, allgemeiner, EKG 614
–, –, Pathophysiologie 614 f.
–, –, Symptomatologie 613
Kalziumantagonisten, Wirkungscharakteristika 460 f.
Kamera-Kinematographie 88
Kammerflattern 409, 421
Kammerflimmern 391, 409
Kammerhypertrophie im EKG 20
Kammertachykardie 406, 408 f.
Kapazität, aerobe 101
Kardiomyopathien 113 ff.
Kardiomyopathie, ätiologisch ungeklärte 164
Kardiomyopathie
–, congestive 163
–, constrictive 163
–, dilative 164
–, –, Immunologie 165
–, –, Symptomatologie 164
–, hypertrophe 162, 169
–, –, Echokardiogramm 44
–, –, Klinik 170
–, obstruktive, Synkope 678
–, idiopathische 164
–, obliterative 148 f.
–, primäre, Antikörper, humorale 121
Karditis, bakterielle 124 ff.
–, rheumatische 113 ff.
–, –, Antistreptolysine 117
–, –, Behandlungsplan 123
–, –, Differentialdiagnose 120
–, –, erbliche Disposition 117
–, –, Faktoren, pathogenetische 115
–, –, Immunfluoreszenztest 120
–, –, Jones-Kriterien 119
–, –, Laboratoriumsdiagnostik 119
–, –, Prognose 123 f.
–, –, Streptokokkeninfektion 117
–, –, Symptomatologie 118
–, –, Therapie 123 f.
Keith-Flack-Sinusknoten 381
Kerley-Linien 591
Klappeninsuffizienz, relative 186
Klappenperforation 186
Klick, frühsystolischer 13
–, mesosystolischer 28
Kochsalztoleranz 586
Kollagenose, kardiovasculäre 150
–, systemische, coronare Mikrozirkulationsstörung 282
Kollaps 507 ff.

Kollapspuls 218
Kombinationssystolen 404
Kompressionsverband 371
Kontraktilitätsparameter, ventrikuläre, Normalwerte 74
Kontraktilitätsreserve, linksventrikuläre 580
Kontraktionsstörungen, myokardiale, regionale 61
Kontrastmittelinjektion 58
Kopfschmerzen 8
Korotkoff-Töne 220, 625
Kreiserregungen, ventriculäre, EKG-Bilder 396
Kreislauf, peripherer bei Hypertonie 642
Kreislaufinsuffizienz 507 ff.
–, akute, Symptomatologie 523
Kreislaufparameter, Lagewechselauswirkung 678
Kreislaufregulationsstörung, orthostatische 682
Kreislaufwiderstände, Berechnung 81
Kreislaufzeiten, kardiovasculäre 86
Krise, hypertone 671
Kryoglobulinämie 694, 704
k-Strophanthin 602
Kugelthrombus 543
Kugelventilprothese 227
Kupferdrahtarterien 649

Labetolol 665
Lachsynkope 678
Lactatkonzentration, coronar-venöse 274
Lagerungsprobe 93
Lanatosid 602
Langzeitlyse 738
late systolic murmur 28
Lateralinfarkt, EKG 324
Lazy-Sinus-Syndrom 430
left ventricular right atrial shunt 256
Leistungsreserve des Herzens 577
Leitungsgeschwindigkeit 386
Leptomeningitis 692
Leriche-Syndrom 712
LGL-Syndrom 442
Lidocain 345, 448, 457
– bei Herzrhythmusstörungen 446
– bei Tachykardie 342
–, Wirkungscharakteristika 463
– bei WPW-Syndrom 441
Lidoflazin bei Herzrhythmusstörungen 458
Linkshypertrophie 239
– im EKG 20, 21
Linksherzinsuffizienz 239
–, chronische 619
Linksherzkatheterisierung 69
Links-rechts-Shunt 238, 241
–, qualitative Ermittlung 80
– bei VSD 246
Linksschenkelblock 406
Linkstyp im EKG 15
–, überdrehter, im EKG 15

Linksversorgungstyp, coronarer 266 f.
Lipidstoffwechselstörungen, Gefäßkrankheiten 695
Livedo 688, 694
Lorcainid bei Herzrhythmusstörungen 446
–, Wirkungscharakteristika 466
Lowenberg-Test 97
Lown-Ganong-Levine-Syndrom 442
Low-output-Syndrom 581, 682
Low-renin-Hypertonie 645
Luftembolie 373
Lungencapillardruck 542
Lungendurchfluß, Errechnung 81
Lungenembolie 332, 364, 366
–, Differentialdiagnose 370
–, Rezidivprophylaxe 372 f.
–, Schock 532
–, Sofortmaßnahmen 371
–, Symptomatologie 546
–, Thrombolysebehandlung 372
Lungenemphysem 365
Lungenfibrose 365
Lungenfunktionsprüfung 377
Lungengewebsdruck 544
Lungengranulomatose 365
Lungeninfarkt 368
Lungenödem 370, 424, 536, 541 f.
–, akutes 364
–, backward failure 547
–, Beatmung, künstliche 551 ff.
–, forward failure 547
–, Hämodynamik 548
–, in Höhen, großen 544
–, intraalveoläres 546
–, kardialer Genese 546
–, Komplikationen 547
–, Lymphabflußstörung 545
–, Osmotherapie 553
–, Pathogenese 543
–, Prophylaxe und Nachsorge 547, 553
–, Röntgenbefunde 546
–, Sofortmaßnahmen 543
–, Therapie 547, 550 ff.
–, Überdruckatmung 550
–, toxisches 543
–, –, Corticosteroide 553
Lungenparenchymerkrankungen 365, 374
Lungenstrombahn bei Hypertonie 642
Lungenszintigramm 369, 378
Lungenvenen, fehleinmündende 237
Lungenvenentransposition 242
Lupus erythematodes, Antikörper, humorale 121
–, Arteriitis 703 ff.
–, Hypertonie 653
Lutembacher-Syndrom 195, 244 f.
Lymphabflußstörung 545
Lymphangitis 688, 742
Lymphfisteln 742
Lymphgefäßerkrankungen 741 ff.
Lymphgefäß- und Lymphknotensystem 742
Lymphödem 688, 741 f.

Mapping, präcordiales 25, 330
Marfan-Syndrom 217
Masse-Volumen-Relation, linksventrikuläre 579
– bei Hypertonie 640
Master, Ein- und Zweistufentest 100
Mc-Ginn-White-Syndrom 367
Medianekrose, idiopathische 692
Mediasklerose 694
Mefrusid bei Hypertonie 665
Melkersen-Rosenthal-Syndrom 596
Membranpotential 383 f.
Meproscillarin bei Herzinsuffizienz 602
Methylxanthine bei Hypertonie, pulmonaler 379
Methypranol 450
Metoprolol bei CHK 303
– bei Herzrhythmusstörungen 450
– bei Hypertonie 665
Mexiletin 457
– bei Herzrhythmusstörungen 446
– bei Tachykardie 342
–, Wirkungscharakteristika 466
midsystolic click 28
Mikroangiopathien 738 ff.
–, diabetische 695, 738
Mikrozirkulation 518 ff.
Mikrozirkulationsstörungen coronare 280, 312
–, coronare, Hämodynamikbestimmung 282
Miktionssynkope 424, 678
Mineralocorticoid-Überproduktion, Hypertonie 661
Minoxidil bei Hypertonie 665
Mischungscyanose bei VSD 247
Mitochondrium 567
Mitralinsuffizienz 188, 201 ff.
–, Echokardiogramm 203
–, EKG 202
–, Hämodynamik 201
–, Herzkatheterisierung 204
–, Klappenersatz operativ 199, 205
–, Kontraktilität 578
–, Phonokardiogramm 202, 204
–, Symptomatologie 202
–, Therapie 204 ff.
–, Thorax-Röntgen 203
–, Ursachen 201
–, Ventriculographie 204
Mitralklappenersatz 199, 205
Mitralklappenöffnungston 13, 191
Mitralklappenprolaps 207
– im Echokardiogramm 41
Mitralstenose 187 ff., 190
–, Aorteninsuffizienz 196
–, Auskultation 190
–, Commissurotomie 199
–, Echokardiogramm 40, 192
–, EKG 191
–, Herzkatheteruntersuchung 194
–, Klassifikation 200
–, Komplikationen, embolische 198
–, Lungenödem 543
–, operative Behandlung 198
–, Phonokardiogramm 190
–, Röntgenbefund 191

–, Symptomatologie 189
–, Vorhofflimmern, paroxysmales 189
Mitralvitien im Apexkardiogramm 32
Mönckeberg-Aortenstenose 188
Mönckeberg-Sklerose 694
Molsidomin bei CHK 300
Monoaminooxidasehemmer bei Hypotension 683
Morbus Buerger 700
Morbus Fabry 152
Morbus Raynaud 717
Morbus Recklinghausen 743
Morbus Whipple 509
Morquio-Ullrich-Syndrom 217
mRNS-Moleküle 564
MUGA-Szintigraphie 88
Muskelkontraktion, Physiologie 568
Musset-Zeichen 218
Myoglobulin 272
Myokardbiopsie bei Kardiomyopathien 168
Myokarddurchblutung, Messung 71
Myokarderkrankung, primäre 164
Myokardfunktion, Determinanten, physikalische 574
–, Ruhedehnungskurve 575
–, Volumenelastizität 575
Myokardhypertrophie, Aufbau, mikroskopischer 559
–, Biochemie 565
–, Herzdilatation 561
Myokardinfarkt 265, 314 ff.
–, Ablauf 316
–, Arrhythmiegenese 397
–, Coronardurchblutung 320
–, chirurgische Behandlung 352
–, Differentialdiagnose 332
–, Echokardiogramm 331
–, Enzymmuster 327
–, Herzrhythmusstörungen 333
–, Hämodynamik 317
–, Infarktgrößenbestimmung 330
–, Infarktgrößenbestimmung, radioaktive 91
–, Infarktmuster 317
–, Komplikationen 316
–, rechtsventrikulärer 327
–, Rehabilitation 355
–, Reinfarkt 317
–, Sauerstofftherapie 344
–, Schmerzsymptomatik 288
–, Symptomatologie 321
–, stummer 321
–, Therapie 341
–, Todesursachen 335
Myokardinfarkt, Verlauf und Prognose 353
Myokarditiden, virale 138 ff.
Myokarditis, chronische 164
–, constrictive 560
–, rheumatische 113
Myokardstoffwechsel 273
Myokardszintigraphie 85 f., 90
Myokardversagen 558 ff.
–, akutes bei Schock 530
–, akutes, Schweregrade 515

Myosin 564
Myosinfilament 364

Nachlasterhöhung 59
Nadolol 450
Naevus flammeus 743
Natriumhaushalt bei Hypertonie 644
Nebennierenrindenadenome, Hypertoniebehandlung 630
Nebennierenrindenüberfunktion, Hypertonie 661
Nehb-Ableitungen im EKG 16
Nephritis, interstitielle 652
Nephropathia gravidarum 661
Nephropathie, diabetische, Hypertonie 652
–, kaliumverlierende 612 f.
Nephrosklerose, maligne 627, 652
Niederdrucksystem, Dehnbarkeit 642
Nierenarterienstenose 628
–, Hypertoniebehandlung 630
Nierenfunktionsprüfung, seitengetrennte 656
Niereninsuffizienz, Hochdrucktherapie 670
–, chronische, Lungenödem 543
Nierenparenchymerkrankungen, einseitige, Hypertoniebehandlung 630
Nierentuberkulose, Hypertonie 653
Nierenversagen, akutes 516, 524
–, –, Hypertonie 652
–, –, Therapie 536 f.
–, –, Pathogenese 517
Nifedipin bei Angina pectoris 285
Nitroglycerin bei Angina pectoris 285 f., 297 ff.
– bei Kontraktionsstörungen 62
– bei Lungenödem 549
–, Wirkungsmechanismus 297 ff.
Nitroglycerinverbrauch bei Angina pectoris 285
Nitroprussid bei Lungenödem 549
Nitroprussid-Natrium 665
Nonnensausen 729
Noradrenalin 514
–, Gefäßreagibilität 643
– bei Hypotension 681 f.
Normal-renin-Hypertonie 645
Normalversorgungstyp, coronarer 266
Norphenylephrin bei Hypotension 682
Nuklearmedizinische Untersuchungsmethoden 85 ff.

Oesophagusableitungen im EKG 16, 399
Oesophagusvaricen 732
Ödem, kardiales 584 f.
–, –, Pathogenese 584
–, interstitielles 546
Ophthalmodynamometrie 94
Opiate bei Lungenödem 550
Orciprenalin 461
–, bei Herzrhythmusstörungen 446

Osler-Knötchen 126
Oscillographie bei Gefäßerkrankungen 93
Orthopnoe 545
Orthostase 677 ff.
Ortner-Syndrom 712
Osmoregulation 512
Osmotherapie 553
Ostium-Primum-Defekt 242, 256
Ostium-secundum-Defekt 242
Ouabain 615
Overdrive Pacing 490
Ovulationshemmer, Hypertonie 662
Oxyprenolol bei Herzrhythmusstörungen 450
- bei CHK 303
Oxymetrie 82

Pacemakertherapie 469 ff.
Paget-von Schroetter-Syndrom 92, 732
Palpation 11
Panarteriitis nodosa 690
- mit Immunkardiopathien 145
-, Symptomatik 704
Pankarditis 113
Papillarmuskelabriß 186, 335
Papillarmuskeldysfunktion 201, 265, 283
Papillarmuskelfibrose 287
Papillenödem 702
- bei Hypertonie 650
Parasympathicolytica 436
Parasystolie 416 f.
Partialinsuffizienz, respiratorische 378, 542
Pectoralis-minor-Syndrom 717
PEEP-Beatmung 551
Penbutolol 450
Penicillin bei Karditis, rheumatischer 123
Perfusionsdruck 72, 693
Perfusionsszintigraphie, selektive koronare 89
Periarteriitis, Immunkardiopathien 145
Periarteriitis nodosa 688, 690
-, Hypertonie 653
Peribronchitis 375
Perikarderguß im Echokardiogramm 43
-, tamponierender 174
Perikarditis 171 ff.
-, akute 171, 332, 334
-, chronische 171
-, EKG 21
-, idiopathische 171
-, Klinik 173 f.
-, Schmerzsymptomatik 288
Perikardiocentese 178
Perikardtamponade 173, 176
Perikardpunktion 176
Perkussionsversuch 97
Perthes-Probe 11, 97, 731
Pharmaka, gefäßerweiternde, bei Lungenödem 548
Pharmakotherapie 3

Phäochromocytom, Herzmuskelerkrankung 153
-, Hypertonie 630, 659
-, Lungenödem 543
-, Therapie, medikamentöse 670
Phenoxybenzamin bei Phäochromozytom 670
Phentolamin 665
- bei Phäochromozytom 670
Phenytoin bei Herzrhythmusstörungen 448
Phlebitis, akute 728 f.
Phlebitis saltans sive migrans 700
Phlebographie 97
Phlebothrombose 688, 732, 735
Phlegmasia coerulea dolens 734
Phonokardiogramm 26
- bei Aorteninsuffizienz 220
- bei Aortenisthmusstenose 239
- bei Aortenstenose 211
-, Computeranwendung 29
- bei Fallot-Tetralogie 250
- bei Mitralinsuffizienz 202, 204
- bei Mitralstenose 191, 194
- bei prothetischem Herzklappenersatz 29
-, Pulmonalstenose 259
- bei Truncus arteriosus communis 255
Pindolol bei Herzrhythmusstörungen 450
- bei Hypertonie 665
- bei CHK 303
Plättchenstörungen 518
Plasmareninaktivität 648
- bei Hypertonie, primärer 645
Plasmareninbestimmung 656
Plethysmographie 94
Pleuroperikarditis 370
P-mitrale 407
PQ-Intervall im EKG 17
Polyarthritis, primär-chron., mit Immunkardiopathie 146
Polyglobulie 251
Polycythämie 250
Polymyalgia rheumatica 701 f.
Positionshypotonie, idiopathische 679
Postcommissurotomiesyndrom 200
Posterolateralinfarkt, EKG 324
Postkardiotomiesyndrom 147
-, Antikörper, humorale 121
-, Immunkomplexe, zirkulierende 148
Postmyokardinfarktsyndrom 335
-, Antikörper, humorale 121
Postmyokardinfarktspätsyndrom 147
Postthrombotisches Syndrom 688, 731, 734
postthrombotisches Syndrom, Therapie 738
Pott-Anastomose 251
P-pulmonale 259
Practolol bei CHK 303
Prazosin bei Hypertonie 665
Präcordialschmerz 288
- bei Myokardinfarkt 321
Präeklampsie 661

Präinfarkt-Angina 283, 287
Präexcitationssyndrom 442
Prajmaliumbitartrat bei Herzrhythmusstörungen 457
Prazosin bei Herzinsuffizienz 619
preload 58
Preßdruckatmung 434
Prinzmetal-Angina 283, 286
Procainamid bei Herzrhythmusstörungen 448
-, Wirkungscharakteristika 460
- bei WPW-Syndrom 441
Procain-Penicillin G bei Endokarditis, bakt. 135
Propafenon bei Herzrhythmusstörungen 446, 457
- bei Tachykardie 342
-, Wirkungscharakteristika 467
Propranolol bei Asynergien 63
- bei CKH 303
Propranolol bei Herzrhythmusstörungen 448, 450, 457
- bei Hypertonie 665
- bei WPW-Syndrom 441
Proscillaridin 602
Prostaglandin 512
Prostaglandinsynthese bei Hypertonie, primärer 646
Prostaglandinsystem, renales 513
Proteasen-Inhibitoren 520
Proteine, kontraktile 564
Pseudotruncus 249, 256
psychovegetative Störungen 5
Pulmonalatresie bei Ductus arteriosus Botalli 249
Pulmonalarteriendruck 340
Pulmonalisangiographie 67, 369
Pulmonalklappeninsuffizienz 191, 232
Pulmonalklappenschlußton 13
Pulmonalstenose 197, 237, 243, 258 ff.
-, Echokardiogramm 259
-, EKG 259
-, Herzkatheterisierung 259
-, infundibuläre 258
-, periphere 241, 258
-, Phonokardiogramm 259
-, supravalvuläre 259
-, Symptomatologie 259
-, valvuläre 258
-, valvuläre und infundibuläre 259
Pulsationen, abnorme 10
-, fehlende 11
-, Vena jugularis 10
pulseless disease 692, 706 f., 712
Pulsfrequenz 12
Pulsqualität 11
Pulsus bisferiens 31
Pulsus celer et altus 12, 241
-, bei Aorteninsuffizienz 218
Pulsus durus bei Hypertonie 631
Pulsus paradoxus 12
Pulsus parvus et tardus 12, 211
Pulsverteilung, arterielle 11
Pulswellengeschwindigkeit, arterielle 642
Pumpfunktion 57 ff.

Purkinje-System, Impulsbildung, abnorme 391
Purpura fulminans 740
Purpura, idiopathische 740
−, symptomatische 740
−, vasculäre 688, 740
Pyrazolonkörper bei Karditis, rheumatischer 123
Pyrophosphat-Myokardszintigraphie 327

Quincke-Ödem 739, 740
QRS-Komplexe 406
Quadrigeminus 403
Quinacrin bei Perikarditis 178
Quincke-Capillarpuls 218
QRS-Komplex im EKG 18 ff.
QT-Abschnitt im EKG 20
Q-Zacken, pathologische im EKG 18

Radiofibrinogen 98
Radioindikatorpassage, erste 87
Radioisotopenszintigramm bei Cor pulmonale, akutem 368
Radionuklid-Angiographie 88, 96
Ratschow-Lagerungsprobe 11
Raubasin bei Gefäßverschlüssen 720
Rauwolfiaalkaloide bei Hypertonie, renaler 670
Raynaud-Syndrom 92, 688, 694, 717
Reanimation 529
R- auf T-Phänomen 404, 418
Rechtsherzhypertrophie im EKG 21
Rechtsherzkatheterisierung 69
Rechts-links-Shunt 237
−, qualitative Ermittlung 81
Rechtsschenkelblock 406
Rechtstyp im EKG 15
Rechtsversorgungstyp, coronarer 266
Re-entry-Mechanismen 394
Re-entry-Tachykardie 387, 393 ff.
−, ventrikuläre 395
Refraktärzeit 384
Rehabilitation 355
Reibegeräusch, herzsynchrones 14
−, perikardiales 173
Reinfarkt 317, 325
Reizbildung des Herzens 381 ff.
Reizbildungsstörungen, heterotope 402 f.
−, nomotope 399 ff.
Reizleitungssystem, Anatomie 400
Rekanalisation, transluminale 722 f.
Renin-Angiotensin-Aldosteron-System 512, 654
−, Hemmstoffe 646
Renovasographie 656
Repolarisation, inhomogen verlängerte 395
Reserpin 665
Restblut 576
Retikulum, sarkoplasmatisches 567
Retinopathie, hypertensive 649
Retrosternalschmerz 289
Revascularisierung, operative, bei Nierenarterienstenose 657

Rheographie 94
Rhythmusstörungen des Herzens 381 ff.
Riesenzellarteriitis 692, 701, 703
Rippenusuren 240
− bei Aortenbogensyndrom 712
Röntgendurchleuchtung 53
Röntgen-Untersuchung des Herzens 49
Roger-Geräusch 247
Rückstautheorie 584
Rückwärtsversagen 588
Ruhedehnungskurve 575
Ruhepotential 386
Ruptur der Aorta 240

SA-Blockierung, pathologische 421
SA-Bradykardie 410
Sägezahnmuster im EKG 407
Salicylate bei Thrombangiitis obliterans 701
− bei Karditis, rheumatischer 123
Saluretica bei Herzinsuffizienz 161, 609
Salus-Zeichen 649
Salz-Wasser-Retention, renale 586
Saralasin bei Hypertonie 654
Sarkoidose des Herzens 151
Sauerstoffaufnahme, maximale 102
Sauerstoffdifferenz, arteriocoronarvenöse 72, 523
Sauerstoffkonzentrationsdifferenz, arterielle 522
Sauerstoffverbrauch 522
−, myokardialer 271
Scalenus-anterior-Syndrom 717
Second-wind-Angina 283, 286
Sedativa bei CHK 300
Seldinger-Technik bei Herzkatheter 67
Septumperforation 335
Septum-primum-Defekt 237
Septum-secundum-Defekt 237
Septuminfarkt, EKG 324
Serumcholesterin, Richtwerte 698
Serumenzymaktivitäten, Differentialdiagnostik 329
Serumkrankheit 703 f.
Shuntdiagnostik 80
Shy-Drager-Syndrom 681
Sick-Sinus-Syndrom 410 f., 430
Silberdrahtarterien 649
single ventricle 254, 255
Sinusarrhythmie 402
Sinusbradykardie 401
Sinusknoten 381
Sinusknotenerholungszeit, Bestimmung 434
Sinusknoten-Funktionsprüfung 23
Sinusknoten-Re-entry 394
Sinusknotensyndrom, Ableitung, intrakardiale 432
−, EKG-Befunde 436
−, Klinik 430 ff.
−, Schrittmachertherapie 437
−, Synkope 678
−, Therapie 436 f.

Sinus-Septal-Defekt 246
Sinustachykardie 401
Sinusstillstand 382
Sinus-Valsalvae-Aneurysma 258
Sinus-venosus-Defekt 242
Sitosterin 698
Sjögren-Syndrom mit Arteriitis 703
Sklerodermie, Arteriitis 703
−, Hypertonie 653
−, Immunkardiopathie 146
Skorbut 740
Sluggish-Sinus-Syndrom 430
small vessel disease 280
Sofortgeräusch, diastolisches, bei Aorteninsuffizienz 218
−, mittel- bis hochfrequentes 202
Sokolow-Index 20
Sondierung des Herzens 67 ff.
Sotalol bei CHK 303
− bei Herzrhythmusstörungen 450
Spätgestose 661
Spartein bei Herzrhythmusstörungen 448
−, Wirkungscharakteristika 463
Spironolacton 513
− bei Herzinsuffizienz 609
− bei Hypertonie 665, 670
Spontanautomatie 390
Spontanpneumothorax 364
Sportherz 576
Subclavian-Steal-Syndrom 251, 424, 678, 711
Substratverbrauch des Herzens 273
Sulfinpyrazon bei Gefäßverschlüssen 720
Swallow-Syndrom 424
Sympathicomimetica 436
− bei Schock 530 f.
−, Wirkungsmechanismus 568
Sympathoadrenales System 643
Syndrom X 280
Synkope 507
−, cerebrovasculäre 678
−, Fallot-Tetralogie 250
−, kardiale 9, 423
−, Ursachen 9
−, vagovasale 678
−, vasal-periphere 678
−, vestibulär-cerebrale 9
−, Zuordnung, diagnostische 678
Synovitis, lymphocytäre 702
Szintigraphie, EKG-getriggerte 88
Szintigraphie des Herzens 85, 90
− − bei Perikarditis 176
− Transitzeiten 87
Szintiphotographie 90

Schenkelblock
− bifaszikulärer 422
−, inkompletter 406
−, kompletter 406
Schlagarbeitsindex 58 ff.
Schlagvolumen, Ermittlung 81
− bei Herzinsuffizienz 573
Schlagvolumenhochdruck 628
Schlagvolumenindex 58 ff.
−, Ermittlung 81

Schlucksynkope 424, 678
Schmerzsynkope 678
Schock 507 ff.
–, Ätiologie 508
–, anaphylaktischer 508
–, –, Histamin 521
–, –, Therapie 532 f.
–, Behandlungsplan 529
–, hypovolämischer 507 f.
–, –, Pathogenese 519
–, –, Therapie 533
– nach Intoxikation 510
–, kardiogener 319, 334, 424, 508 f.
–, –, Hämodynamik 514
–, Komplikationen 526, 536
–, Notfallplan 529
–, Prophylaxe und Nachsorge 537
–, septischer 508 f.
–, Überwachung 527
–, Ursachen 508
–, vasal-peripherer 508
–, –, Therapie 533
–, zentral-venös bedingter 508
Schocklunge 525
–, Pathogenese 521
–, Stadieneinteilung 525
Schockniere 524
Schoenlein-Henoch-Purpura 704
Schoenlein-Henoch-Vasculitis 741
Schrittmacher 398, 437
–, EKG-Muster 472, 482
–, festfrequente 473
–, sequentielle 471
–, vorhofgesteuerte 471
Schrittmacherbatterien 480 ff.
Schrittmacherpotential 389
Schrittmacherstimulation, festfrequente 491
Schrittmachertherapie 469 ff.
Schrittmacherüberwachung 483
Schulter-Arm-Syndrom 336
Schultergürtelsyndrom 717
Schwangerschaftshypertonie 629, 661
Schwangerschaftshypertonie, Therapie 670
Schwangerschaftstoxikose 661
Schwellenpotential 384 f.
Schweregrade von Herzkrankheiten nach NYHA 590
Schwirren, palpables 12
–, systolisches, bei Aortenstenose 211

ST-Abschnitt im EKG 18
Stand-by-Schrittmacher 471
Starr-Edwards-Prothese 227
Staubinden, venöse 548
Stauungspapille bei Hypertonie 650
Steal-Syndrom 261
Steiltyp im EKG 15
Stenoselokalisationen, wichtigste 712
Stickoxydul 269
– bei Fremdgasanalyse 96
Stimulation, schnelle atriale 433
Stimulationstherapie, frequenzbezogene 492
–, Herzrhythmusstörungen 486
–, Kopplungsintervall, progressives 491

–, orthorhythmische 492
–, programmierte 491
St.-Jude-Medical-Prothese 228
Stoffwechsel 522
Streptokinase 724
–, Blutungskomplikationen 372
–, Kontraindikationen 726
–, Myokardinfarkt 353
– bei Thromboembolien 736
Streptomycin bei Endokarditis, bakt. 135
Strömungswiderstand, peripherer 582
–, peripherer, bei Hypertonie 642
Strophanthin 456, 530
– s. a. Digitalisglykoside

Tachykardie s. Herzrhythmusstörungen
Takayasu-Arteriitis 692, 703, 706 f., 712
Taussig-Bing-Transposition 254
Tension-Time-Index 82
Thallium-Szintigraphie 85, 90
Theophyllin bei Lungenembolie 372
Thermodilution 269
Thermographie 94
Thiabutazid 609
Thiazide 609
third ventricle 258
Thoraxdeformitäten 243
Thoraxschmerzen bei Angina pectoris 8
Thorell-Bündel 381
Thrombangiitis obliterans 688, 691, 700
Thrombocytenaggregation 720
Thrombocytenaggregationshemmer 350
Thromboembolien, Langzeitlyse 738
Thrombogenese 350, 719
Thrombolyse 347, 372, 724
–, Kontraindikationen 726
Thrombolytica 346, 351 f.
– bei Schock 535
Thrombolyticatherapie 350 ff.
–, Indikation 351
Thrombophlebitis 688, 728, 732, 735
–, Diagnostik 96
–, eitrige 728
Thrombophlebitis migrans 728, 734
Thrombose, arterielle 688, 713
– bei Myokardinfarkt 317
–, Prädisposition 364, 366
Thrombostase 346
Thrombusdarstellung, direkte 98
Timolol bei Herzrhythmusstörungen 450
– bei CHK 303
Toliprolol bei Herzrhythmusstörungen 450
– bei CHK 303
Toxikose 661
Transfusionshepatitis 534
Transfusionszwischenfall, hämolytischer 533
Tranquilizer bei CHK 300

Transposition der großen Gefäße 237, 252 ff.
– – bei ASD 243
– – bei Ductus arteriosis Botalli 241
– –, Echokardiogramm 253
– –, EKG 253
– –, Herzkatheterisierung 253
– –, komplette 254
– –, Röntgenbefunde 253
– –, Sonderformen 254
– –, Symptomatologie 252 f.
– –, Therapie 253 f.
Traube-Doppelton 219
Trendelenburg-Test 11, 97, 731
Triamcinolon bei Perikarditis 178
Triamteren bei Herzinsuffizienz 609
– bei Hypertonie 665
Tricuspidalatresie 237, 243, 257 f.
Tricuspidalfehler, angeborene 257 ff.
Tricuspidalinsuffizienz 231
Tricuspidalklappe, akzessorische 258
Tricuspidalstenose 230 ff.
Trigeminus 403
Trommelschlegelfinger 10, 249
Troponin 564
Truncus arteriosus communis 237, 254
–, EKG 255
–, Korrekturoperationen 255 f.
–, Phonokardiogramm 255
–, Symptomatologie 255
T-Tubulus 567
T-Welle im EKG 20

Überdruckatmung 550
Überempfindlichkeitsangiitis 691
Überleitungsstörungen bei Schenkelblock 414 f.
–, atrioventriculäre 411
Uhrglasnägel 10
Ulcus cruris, Therapie 738
Ulcus cruris varicosum 688
Ulcus cruris venosum 734
Umkehrextrasystolen 404
Untersuchungsmethoden, allgemeine 7
–, angiologische 91
Urokinase 724
–, Blutungskomplikationen 372
–, Kontraindikationen 726
–, Thromboembolien 737
Urticaria 739 f.
U-Wellen, positive im EKG 20

Valsalva-Preßversuch 170, 424
Varicosis 688, 728, 730
–, Therapie 735
Vasculitis, systemische 282
Vasculitissyndrom 699
Vasculitis allergica Ruiter 740
Vasodilantien bei Herzinsuffizienz, digitalisrefraktärer 618
Vasodilantien bei Schock 530 f.
Vektorkardiographie 47
Venendruck, zentraler 337, 527
–, – bei Mitralstenose 190

Venenerkrankungen 728 ff.
–, Anticoagulantientherapie 736, 738
–, Beckenvenenthrombose 733
–, Hämorrhoiden 732
–, Langzeitlyse 738
–, Oesophagusvaricen 732
–, postthrombotisches Syndrom 731, 734
–, Symptomatologie 730
–, Therapie 735 f.
–, varicöser Symptomenkomplex 731
Venenklappeninsuffizienz 729
Venenmechanik 584
Venenpulskurve 31
Venenthrombose 733
–, nuklearmedizinische Diagnostik 98
Venentonus 729
Ventilationsstörungen 542
Ventriculographie 55
– bei CHK 295
– bei Fallot-Tetralogie 251
– bei Mitralinsuffizienz 204
–, quantitative 77
Ventrikeldehnbarkeit bei Hypertonie 639
Ventrikelseptumdefekt 237, 246 ff.
–, Aorteninsuffizienz 248
–, AV-Kanal-Defekt 246
–, Cor biloculare 248
–, Cor triloculare biatriatum 248
–, Ductus arteriosus Botalli 241
–, Echokardiogramm 247
–, Eisenmenger-Komplex 249
–, EKG 247
–, Herzkatheterisierung 247
–, infundibulärer 246
–, Ivemark-Syndrom 249
—, membranöser 246
–, Mitralklappenanomalien 248
–, muskulärer 246
–, operative Therapie 248
–, Phonokardiogramm 247
–, Verlauf 247
Ventrikelwandhypertrophie 639
Verapamil bei Herzrhythmusstörungen 446, 448, 457
– bei Tachykardie 342
– bei WPW-Syndrom 441
Verbrauchscoagulopathie 347, 519 f.
Verdünnungshypoosmolalität 588
Verner-Morrison-Syndrom 509

Verschlußkrankheit, arterielle 238, 694
–, arterielle, Ballonkatheter 724
–, –, chirurgische Maßnahmen 721
–, –, CHK 699
–, –, Risikofaktoren 694
–, –, Stadieneinteilung 708 f.
–, –, Symptomatik 708
Vertebralis-Basilaris-Insuffizienz 710
Vertebralisverschluß 709
Videodensitometrie 96
Viruskarditis 138 ff.
Virusendokarditis 141
Viruskarditis, Antikörper, humorale 122
–, – Diagnostik 140 f.
–, EKG 141
–, Immunologie 141
–, Klinik 140 f.
–, Myokardbiopsie 141
–, Prognose 144
–, Therapie 143 f.
Volumen, enddiastolisches, bei Herzinsuffizienz 573, 577
–, – bei Hypertonie 638
Volumenanalyse, ventriculographische 75
Volumenelastizität 575
Volumenparameter, ventrikuläre, bei Belastung 76
–, –, Normalwerte 74
Volumenregulation 510, 512, 514
Volumensubstitution 534
Vorderwandinfarkt, akuter, EKG 322
–, rudimentärer, EKG 324
Vorderwandspitzen-Infarkt, EKG 323
Vorhofflattern 407, 420
–, Ursachen 407
Vorhofflimmern 382, 407, 420
–, Hämodynamik 429
–, Ursachen 407
–, paroxysmales 286
–, paroxysmales, bei Mitralstenose 189
Vorhofinfarkt, EKG 325
Vorhofmyxom mit Herzklappenfehler 186
–, Synkope 678
Vorhofseptumdefekt 195, 242 ff.
– bei Ductus arteriosus Botalli 241

–, Echokardiogramm 244
–, EKG 244
–, Herzkatheterisierung 244
–, Mißbildungen, begleitende 243
–, operative Therapie 245
–, Phonokardiogramm 243 f.
–, Röntgenbefunde 244
Vorhofstimulation 432
Vorhoftöne 13
Vorhoftumor 194
Vorhof-Re-entry 394
Vorlasterhöhung 58
Vorwärtsverwagen 589
Voussure 243
VSD 246 ff.

Walk-through-Angina 283
Wandkontraktionsstörungen 265
–, regionale, Therapie 308 f.
Wandspannung, systolische 271, 581
–, –, Determinanten 579
–, – bei Hypertonie 639 f.
Warnarrhythmien 345, 398
Wasserhammer-Puls 219
Wasserverlust, enteraler 509
–, renaler 508
Waterhouse-Friderichsen-Syndrom 740
Waterston-Cooley-Anastomose 251
Waterston-Cooley-Operation bei Tricuspidalatresie 258
Wegener-Granulomatose 703
–, Arteriitis 705
–, Immunkardiopathie 146
Widerstandshochdruck 626
Wilson-Brustwandableitungen 14
Windkesselarterien 693
Winiwarter-Buerger-Erkrankung 700
Wolff-Parkinson-White-Syndrom 382, 437 f.
WPW-Syndrom
– Hämodynamik 428

Xenon-133-Clearance 95

Zirkulationsstörungen, funktionelle 717
–, venöse 729
Zisternen, subsarkolemmale 567
Zwerchfellzucken 483

Therapie innerer Krankheiten

Herausgeber: G. Riecker
In Zusammenarbeit mit E. Buchborn, R. Gross,
H. Jahrmärker, H. J. Karl, G. A. Martini,
W. Müller, H. Schwiegk, W. Siegenthaler
Mit Beiträgen von zahlreichen Fachwissenschaftlern.

4., völlig neubearbeitete Auflage. 1980. 36 Abbildungen, 196 Tabellen. XXXIV, 799 Seiten.
Gebunden DM 88,–. ISBN 3-540-10046-6

Aus den Besprechungen zur 3. Auflage:
„...einer der besten Leitfäden durch den Irrgarten der modernen Therapie innerer Krankheiten." *(Der Internist)*

„Das von zahlreichen namhaften Autoren erstellte Buch bietet die Möglichkeit einer raschen Information über den aktuellen Stand der Therapiemaßnahmen bei inneren Krankheiten. Die präzisen und kurzen Abhandlungen, die durch zahlreiche Tabellen und graphische Darstellungen gute Ergänzung finden, gestatten auch in eiligen Situationen eine zuverlässige und nicht zeitraubende Information. Besonders begrüßenswert ist die Tatsache, daß bei den verschiedenen Pharmaka auf genaue Dosierung, Wirkungseintritt und Wirkungsdauer sowie auf mögliche Nebenwirkungen eingegangen wird. Langatmige Darstellungen werden völlig vermieden, was vom Leser als sehr angenehm empfunden werden dürfte. Das Buch ist jedem Arzt und Medizinstudenten unbedingt zu empfehlen; es gilt als Standardwerk der Therapie innerer Krankheiten."
(Zentralblatt Innere Medizin)

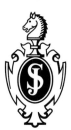

Springer-Verlag
Berlin
Heidelberg
New York

Beta-Rezeptorenblocker
Aktuelle klinische Pharmakologie und Therapie
Herausgeber: H.-D. Bolte, A. Schrey
Unter Mitarbeit von zahlreichen Fachwissenschaftlern
1981. 79 Abbildungen, 48 Tabellen. XI, 188 Seiten. (34 Seiten in Englisch). Gebunden DM 48,-.
ISBN 3-540-11224-3

Der Elektrounfall
Herausgeber: K. Brinkmann, H. Schaefer
Unter Mitarbeit von zahlreichen Fachwissenschaftlern
Redaktion: S. Buntenkötter, J. Jacobsen
1982. 91 Abbildungen, 54 Tabellen.
XVIII, 324 Seiten. Gebunden DM 128,-.
ISBN 3-540-11003-8

Katecholamine und Vasodilatantien bei Herzinsuffizienz
Herausgeber: H.-D. Bolte
Unter Mitarbeit von zahlreichen Fachwissenschaftlern
1981. 49 Abbildungen, 28 Tabellen. VIII, 103 Seiten. DM 28,-. ISBN 3-540-11025-9

P. W. Lücker
Angewandte klinische Pharmakologie
Phase I-Prüfungen
Mit Beiträgen von W. Rindt, M. Eldon
1982. 18 Abbildungen. Etwa 160 Seiten. (Heidelberger Taschenbücher Band 214). DM 19,80.
ISBN 3-540-11353-3

B. Lüderitz
Elektrische Stimulation des Herzens
Diagnostik und Therapie kardialer Rhythmusstörungen
Unter Mitarbeit von D. W. Fleischmann, C. Naumann d'Alnoncourt, M. Schlepper, L. Seipel, G. Steinbeck
Korrigierter Nachdruck. 1980. 229 Abbildungen, 46 Tabellen. XI, 398 Seiten. Gebunden DM 78,-.
ISBN 3-540-09164-5

B. Lüderitz
Therapie der Herzrhythmusstörungen
Leitfaden für Klinik und Praxis

1981. 58 Abbildungen, 33 Tabellen. IX, 184 Seiten. Gebunden DM 32,-. ISBN 3-540-10335-X

J. Schmidt-Voigt
Diagnostische Leitbilder bei koronarer Herzkrankheit
1980. 66 fabige Abbildungen. X, 73 Seiten.
Gebunden DM 34,-. ISBN 3-540-10122-5

B. Strauer
Das Hochdruckherz
Funktion, koronare Hämodynamik und Hypertrophie des linken Ventrikels bei der essentiellen Hypertonie
1979. 50 Abbildungen, 15 Tabellen. V, 92 Seiten.
DM 28,-. ISBN 3-540-08966-7
English edition: „Hypertensive Heart Disease", 1980

Ventrikuläre Herzrhythmusstörungen
Pathophysiologie – Klinik – Therapie
Herausgeber: B. Lüderitz
1981. 149 Abbildungen. XV, 459 Seiten.
Gebunden DM 88,-. ISBN 3-540-10553-0

Springer-Verlag
Berlin
Heidelberg
New York

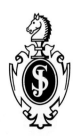